Jane E. Carreiro

Osteopathie bei Kindern und Jugendlichen

Jane E. Carreiro

Osteopathie bei Kindern und Jugendlichen

Grundlagen, Krankheitsbilder und Behandlungstechniken

2., vollständig überarbeitete Auflage

Übersetzt von Walburga Rempe-Baldin, München; Renate Schilling, Oestrich-Winkel

ELSEVIER

ELSEVIER
Hackerbrücke 6, 80335 München, Deutschland

Titel der Originalausgabe
Teil I:
An Osteopathic Approach to Children

ISBN 978-0-443-06738-9
Teil II:
Pediatric Manual Medicine

ISBN 978-0-443-10308-7

This translation of An Osteopathic approach to Children, 2nd edition and of Pediatric Manual Medicine, 1st edition, by Jane E. Carreiro was undertaken by Elsevier GmbH and is published by arrangement with Elsevier Ltd.
Diese Übersetzung von An Osteopathic approach to Children, 2. Auflage und von Pediatric Manual Medicine, 1. Auflage, wird durch die Elsevier GmbH ausgeführt und in Absprache mit Elsevier Ltd. veröffentlicht.

ISBN 978-3-437-58581-4

1. Auflage 2004
Unveränderte Studienausgabe der 2. Auflage 2011

Wichtiger Hinweis für den Benutzer
Die Erkenntnisse in der Medizin unterliegen laufendem Wandel durch Forschung und klinische Erfahrungen. Herausgeber und Autoren dieses Werkes haben große Sorgfalt darauf verwendet, dass die in diesem Werk gemachten therapeutischen Angaben (insbesondere hinsichtlich Indikation, Dosierung und unerwünschten Wirkungen) dem derzeitigen Wissensstand entsprechen. Das entbindet den Nutzer dieses Werkes aber nicht von der Verpflichtung, anhand weiterer schriftlicher Informationsquellen zu überprüfen, ob die dort gemachten Angaben von denen in diesem Buch abweichen und seine Verordnung in eigener Verantwortung zu treffen.
Geschützte Warennamen (Warenzeichen) werden in der Regel besonders kenntlich gemacht (®). Aus dem Fehlen eines solchen Hinweises kann jedoch nicht automatisch geschlossen werden, dass es sich um einen freien Warennamen handelt.

Bibliografische Information der Deutschen Nationalbibliothek
Die Deutsche Nationalbibliothek verzeichnet diese Publikation in der Deutschen Nationalbibliografie; detaillierte bibliografische Daten sind im Internet über http://www.d-nb.de/ abrufbar.

25 26 27 28 9 8 7 6

Um den Textfluss nicht zu stören, wurde bei Patienten und Berufsbezeichnungen die grammatikalisch maskuline Form gewählt. Selbstverständlich sind in diesen Fällen immer Frauen und Männer gemeint.

Planung: Christl Kiener, München
Lektorat und Projektmanagement: Martina Braun, Annekathrin Sichling; München
Übersetzung: Renate Schilling, Oestrich-Winkel (1. A.), Walburga Rempe-Baldin, München (2. A.)
Redaktion: Walburga Rempe-Baldin, München
Herstellung: Marion Kraus, München
Satz: abavo GmbH, Buchloe; TnQ, Chennai/Indien
Druck und Bindung: Rodona Industria Gráfica, S.L., Pamplona/Spanien
Umschlaggestaltung: SpieszDesign, Büro für Gestaltung, Neu-Ulm
Titelfotografie: Karsten Franke, Hamburg/www.nettertrainer.de

Aktuelle Informationen finden Sie im Internet unter **www.elsevier.de** und **www.elsevier.com**

Vorwort

Zu Teil I

Dieses Lehrbuch fasst Forschung, Lehre und Praxis der osteopathischen Wissenschaft und Kunst im Hinblick auf ihre Anwendbarkeit in der Pädiatrie zusammen. Da die Betonung auf dem Beitrag des Nerven-Muskel-Skelett-Systems zu Gesundheit und Krankheit liegt, steht die Rolle der Manualtherapie folglich im Mittelpunkt. Die Kunst der osteopathischen Medizin schließt jedoch eine intuitive Wahrnehmungsfähigkeit für das Unausgesprochene, emotional, kulturell, psychologisch oder spirituell für den Patienten oder seine Familie Bedeutsame mit ein. Die subtilen und manchmal recht vagen Hinweise des Patienten und seines Körpers mit wissenschaftlich Bekanntem und Erklärbarem in Verbindung zu bringen, ist Aufgabe des Therapeuten. Die eine Art Information wird durch die andere weder widerlegt noch im Wert gemindert. Beide ergänzen sich vielmehr zu einem vollständigeren, ganzheitlicheren Bild des Menschen. Das vorliegende Buch ist mein Versuch, genau das zu leisten.

Diese zweite Auflage führt die Informationen aus zahlreichen und vielfältigen Bezugsquellen zusammen. Text und Literaturverzeichnis wurden aktualisiert. In der Umstellung der Kapitel soll sich die Ontogenese besser widerspiegeln. Neben zwei neuen Kapiteln wurden andere komplett umgeschrieben und inhaltlich erweitert sowie im gesamten Buch neue Abbildungen (Zeichnungen und Fotos) ergänzt.

Jeder Kliniker erwirbt sein erstes Grundlagenwissen aus Büchern, Zeitschriften, von Kollegen und Lehrern, doch mit der Zeit beginnt sich das Gelesene und Gehörte durch eigene Erfahrungen zu färben. Oft vermitteln Patienten und deren Erfahrungen uns neue Perspektiven. Vom winzigsten Neugeborenen in der 17. Schwangerschaftswoche bis zur ältesten über 90-Jährigen lehren uns Körper, Seele und Geist unserer Patienten, still zu sein, zu lauschen und das Wunder des Lebens zu respektieren.

Dezember 2007
J. E. Carreiro

Zu Teil II

Dieses Handbuch möchte Ihnen Anleitungen zur Anwendung manualtherapeutischer Techniken bei Kindern geben. Obwohl häufige neuromuskuloskelettale Erkrankungen im Kindesalter im Mittelpunkt stehen, werden auch andere Störungen angesprochen. Der Aufbau orientiert sich stärker an einer Einteilung nach Körperregionen und weniger am pathophysiologischen Geschehen. In jedem Kapitel werden allgemeine Krankheitsbilder unter klinischen (Anmerkungen zur Klinik) und therapeutischen Aspekten (Anmerkungen zur Behandlung) beschrieben sowie spezifische manualtherapeutische Techniken vorgestellt, die sich als nützlich erweisen können. Gezeigt wird auch, wie sich die empfohlenen Techniken für verschiedene Altersgruppen – Neugeborene, Säuglinge, Kleinkinder, Kinder und junge Sportler (hier durch Jugendliche vertreten) – adaptieren lassen.

Das Handbuch ist unter der Perspektive osteopathischer Struktur-Funktions-Modelle (Kap. 18, Grundlagen) geschrieben, die den theoretischen Bezugsrahmen für die Diskussion der jeweiligen Krankheitsbilder, Pathophysiologie, kompensatorischen Anpassungsreaktionen und Behandlungsphilosophie liefern. Obwohl die medizinisch-chirurgischen Informationen dem aktuellen Wissensstand bei der Drucklegung entsprechen, wird dem Leser dringend geraten, auch nach den neuesten Veröffentlichungen in Fachzeitschriften zu suchen.

Um die beschriebenen muskuloskelettalen Beziehungen verständlicher zu machen, wurden viele anatomische Präparate, schematische Darstellungen und radiologische Aufnahmen mit aufgenommen. Doch für Manipulationen wie für Operationen gilt, dass man sie nicht durch Lektüre lernt. Beim Leser werden solide Kenntnisse der manualmedizinischen Grundlagen und eine sichere Beherrschung der Manipulationstechniken vorausgesetzt. Denn der Text ist nicht als Einführung in die manualtherapeutischen Disziplinen gedacht, sondern vielmehr als Hilfestellung, wie sich die entsprechenden Fertigkeiten zum Wohle der jüngeren Mitglieder unserer Gesellschaft einsetzen lassen.
Unsere Kinder sind unsere Zukunft.

J. E. Carreiro, 2008

Sofern nicht anders angegeben, wurden alle Fotos mit freundlicher Genehmigung der Willard & Carreiro Collection abgedruckt.

Danksagung

Zu Teil I

Ich freue mich sehr, dass der Elsevier-Verlag eine Zweitauflage meiner „Pädiatrie aus osteopathischer Sicht“ ermöglicht hat. Für ihre Hilfe und Unterstützung bei dem Projekt danke ich Sarena Wolfaard, Emma Riley und dem Elsevier-Team.

Bedanken möchte ich mich bei meinen Kollegen am Osteopathic Manipulative Medicine Department der University of New England: Stephanie Waecker (D.O.), Ron Mosiello (D.O.), Bill Papura (D.O.), Steve Goldbas (D.O.), Doris Newman (D.O.), John Pelletier (D.O.), Mary Spang und Nancy Goulet, die mich ermutigt und bei der Arbeit unterstützt haben. Mit ihren Diskussionen und Analysen haben auch Karen Steele (D.O.), Lisa Gouldsborough (D.O.), Mary Bayno (D.O.), Lisa Milder (D.O.), Hugh Ettlinger (D.O.) und Kollegen, mit denen ich über die DAAO und DGOM zusammentraf, zu diesem Prozess beigetragen.

Dankbar bin ich für die Unterstützung, die ich von der Verwaltung des College of Osteopathic Medicine an der University of New England und von Boyd Buser (D.O.), dem jetzigen Dean des Pikeville College of Osteopathic Medicine, erhielt. Die Wissbegierde, Begeisterung und Engagiertheit der Studenten am College of Osteopathic Medicine der Universität geben mir ständig neue Anregungen; dasselbe gilt für die hingebungsvolle Leidenschaft, Versiertheit und gelegentlich kritischen Anmerkungen meiner Kollegen in den osteopathischen Grundlagenfächern bzw. der Anatomie, die meine Arbeit zur besten der Welt machen.

Besonderen Dank möchte ich all jenen aussprechen, die einen selbstlosen Beitrag zum Human Anatomy Program der University of New England geleistet haben. Möge ihr Opfer uns helfen, anderen zu helfen.

Schließlich schulde ich den größten Dank meinen Lehrern, Studenten und meiner Familie, die mich fortlaufend anleiten, herausfordern und unterstützen.

Zu Teil II

Als ich dieses Projekt in Angriff nahm, dachte ich irgendwie, es müsse doch kinderleicht sein … Ein paar Bilder, etwas Text dazu schreiben und damit wär's getan. Ich hatte bloß vergessen, dass Zweijährige nicht still halten und sich erneut in ein und derselben Position fotografieren lassen wollen. Sie möchten nicht ausgezogen werden und stundenlang auf einer Plastikunterlage sitzen. Neugeborene wachsen wirklich so rasant, dass sie bald nicht mehr wie Neugeborene aussehen, und bis das nächste kommt, kann es lange dauern. Teenager haben „Hormone“ (was es in netter Weise auf den Punkt bringt). Somit gestaltete sich das Projekt nicht so einfach wie gedacht. Tatsächlich war der Teil, den ich für den zeitaufwendigsten hielt – die Vorbereitung der anatomischen Präparate –, der einfachste (sie sind jederzeit verfügbar, wenn man sie braucht). Das alles heißt jedoch, dass dieses Buch einigen sehr hilfsbereiten, kooperativen, verlässlichen, hart arbeitenden, großzügigen und äußerst netten Menschen, nämlich Nicholas Carreiro, Brayden Rattigan, Kendra Emery, Hunter Ferrill, Michael Willard und Lauren Jane Willard, seine Existenz verdankt. Ihre Geduld, Hilfe und lächelnde Aufmunterung haben die Arbeit zu einem echten Vergnügen gemacht, genauso wie der Mann, der oft hinter der Kamera stand: mein Kollege, Partner und Freund Dr. Frank Willard.

Großen Dank schulde ich außerdem Lynette Bassett (D.O.), Heather Ferrill (D.O.) und Noelle Sheretts-Ratigan (D.O.), deren Unterstützung wesentlich zur Vollendung des Projekts beitrug. Jude Viola (demnächst D.O.) bot mir gewissenhafte, gründliche und umfassende Hilfe bei der Manuskriptbearbeitung und hielt mich mit ihren „Zimstrer“-Keksen bei Laune.

Danken möchte ich meinen Kollegen vom Osteopathic Manipulative Medicine Department der University of New England: Stephanie Waecker (D.O.), Ron Mosiello (D.O.), Bill Papura (D.O.), Steve Goldbas (D.O.), Doris Newman (D.O.), John Pelletier (D.O.), Mary Spang und Nancy Goulet, die mich ermutigt und bei der Arbeit unterstützt haben. Mit ihren Diskussionen und Analysen haben auch Dr. Kerstin Schmidt, Dr. Mathias Reidel, Dr. Bernhard Ewen, Dr. Johannes Mayer, Dr. Theo Rudolf, Karen Steele (D.O.), Lisa Milder (D.O.) und besonders Hugh Ettlinger (D.O.) zu diesem Prozess beigetragen. Für ihre Hilfe und Unterstützung bei dem Projekt möchte ich Sarena Wolfaard, Claire Wilson, Barbara Simmons und dem Team von Elsevier vielmals danken.

Dankbar bin ich für die Unterstützung, die ich an der University of New England fand. Durch ihre Wissbegierde, Begeisterung und Engagiertheit geben mir die Studenten am College of Osteopathic Medicine der Universität ständig neue Anregungen; dasselbe gilt für die hingebungsvolle Leidenschaft, die Versiertheit und Kritikfähigkeit meiner Kollegen in den osteopathischen Grundlagenfächern/Anatomie, mit denen ich zu meiner großen Freude zusammenarbeiten darf.

Abschließend möchte ich noch den Einzelpersonen danken, die sich so selbstlos für das Buch „geopfert“ haben, dass wir alle von ihnen lernen konnten.

Inhaltsverzeichnis

I Pädiatrie aus osteopathischer Sicht

KAPITEL

1 Das Nervensystem aus klinischer Sicht

1.1 Einleitung

Seitdem ich die Einleitung zur ersten Auflage geschrieben habe, sind vier Jahre vergangen, in denen sich unser Verständnis des Nervensystems enorm erweitert hat. Dennoch bleibt das Nervensystem ein riesengroßes und komplexes Themengebiet, das im begrenzten Rahmen dieses Buches nur angerissen werden kann. Im folgenden Kapitel möchte ich dem Leser einige fundamentale neurologische Prozesse und ihre potenzielle Rolle in der osteopathischen Untersuchung und Behandlung aus klinischer Sicht vorstellen. Für weitere Informationen sei auf die ausgezeichneten Bücher und Aufsätze verwiesen, die am Ende dieses Kapitels aufgeführt sind.

1.2 Die Embryologie des Nervensystems

Die zelluläre Entwicklung des Nervensystems lässt sich in sieben Stadien einteilen: Proliferation, Migration, Aggregation, Differenzierung, Synaptogenese, Umformung und Myelinisation [Kandel et al. 2000, Moore 2007]. Die ersten drei, Proliferation, Migration und Aggregation, vollziehen sich während der frühen Embryonalentwicklung und sind bei der Geburt abgeschlossen. Die übrigen vier sind zum Zeitpunkt der Geburt noch nicht abgeschlossen; tatsächlich beginnen einige der Prozesse erst dann und dauern das ganze Leben über an.

Schon zu einem frühen Zeitpunkt der Schwangerschaft beginnen neuronale Zellen zu wandern (Migration) und sich zu Gruppen mit gleicher Funktion anzuordnen. Im primitiven Hirnstamm aggregieren neuronale Zellgruppen zu Nuclei. Im Rückenmark organisieren sie sich zu länglichen Säulen und Bahnen (Tractus). Das Endergebnis des Prozesses ist ein länglicher Nervenstamm mit 41 Paaren von Nervenästen und einem Bulbus als krönendem Abschluss (> Abb. 1.1). Man kann sich den frühen Embryo als segmentierte Säule mit einer Öffnung auf der Vorderseite vorstellen: dem Neuroporus anterior. Diese Seite wächst, verlängert sich und windet sich nach posterior, inferior und anterior wie ein Widderhorn, wodurch die Großhirnhemisphären gebildet werden (> Abb. 1.2).

Die restlichen Säulen der neuronalen Zellgruppen bilden das primitive Rückenmark und die peripheren Nerven. Diese Anlage ist von mesodermalen Zellen umge-

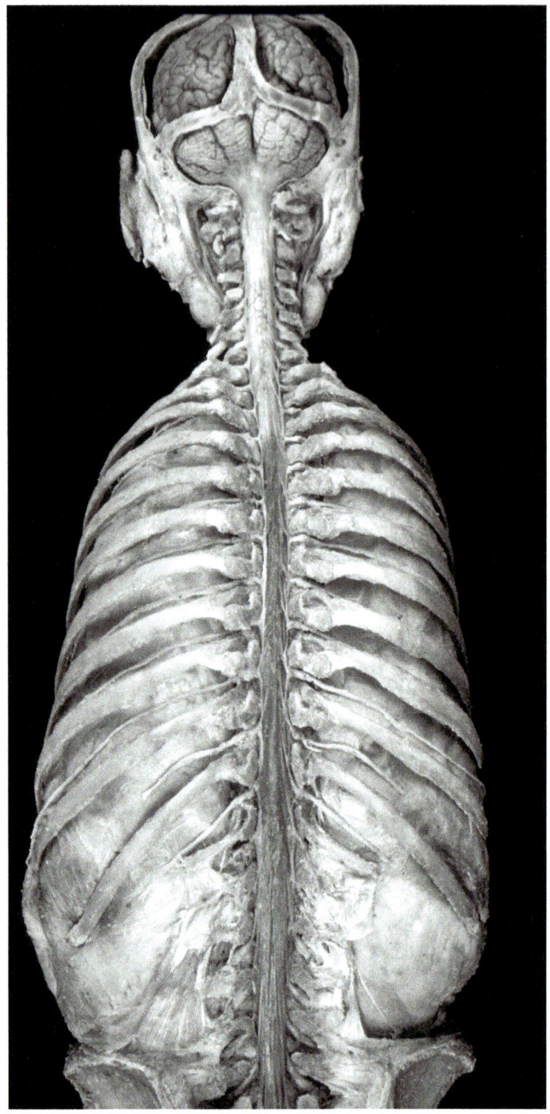

Abb. 1.1 Gehirn und Rückenmark (Ansicht von hinten). Um Gehirn, Rückenmark und periphere Nerven freizulegen, wurden Körpergewebe und knöcherne Strukturen bis hinunter zum Becken entfernt. *[Mit freundlicher Genehmigung der Willard & Carreiro Collection]*

ben, aus denen sich die paarigen Somiten entwickeln. Jeder Somit aggregiert eine Gruppe von Axonen aus den angrenzenden Nervenzellen. Aus den Somiten entstehen alle somatischen Körpergewebe: Haut, Muskeln, Periost, Faszien etc. (Näheres > Kap. 2). Während sich die Somiten zu diesen Geweben entwickeln, ziehen sie in der Regel ihre Innervation aus dem angrenzenden spinalen Segment mit. Im Thorax lässt sich die Anordnung übereinander liegender Innervationssegmente im Muster der Dermatome noch deutlich erkennen (> Abb. 1.3). In den Extremitäten dagegen hat sich das somatische Gewebe in der Längsachse ausgezogen, so

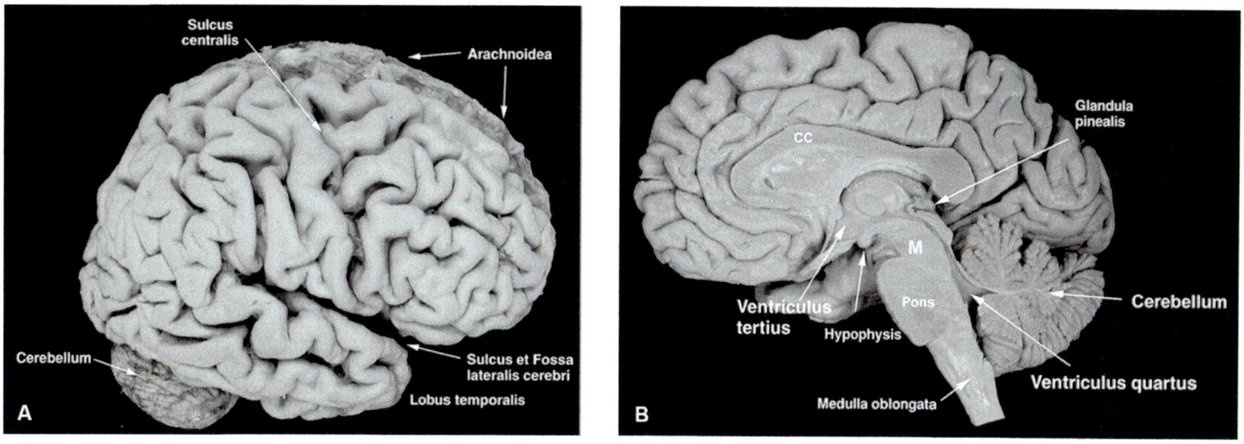

Abb. 1.2 **A** Seitenansicht der äußeren Gehirnoberfläche. Auf der rechten Hemisphäre wurde die Arachnoidea entfernt, auf der linken ist sie noch vorhanden (Pfeile). **B** Sagittalschnitt durch die Mittellinie des Gehirns. CC = Corpus callosum; M = Mesencephalon (Mittelhirn). *[Mit freundlicher Genehmigung der Willard & Carreiro Collection]*

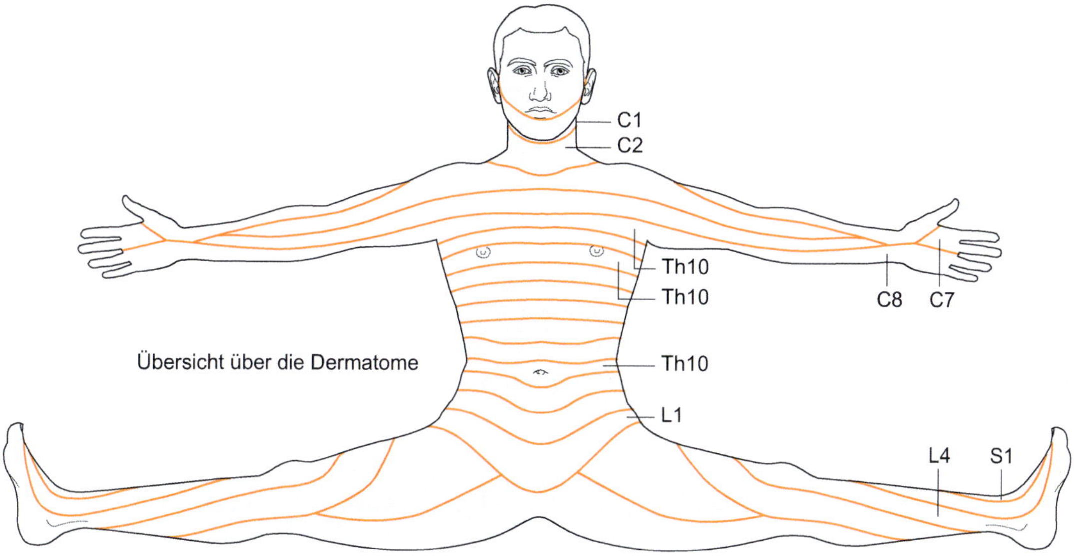

Abb. 1.3 Übersicht über die Dermatome

dass der Aufbau verzerrt ist. Statt einer geschichteten Anordnung bleibt ein Durcheinander sich überlappender Gewebe zurück, so dass sich die motorische Innervation von C3–C4–C5 im Diaphragma findet, die sensorische Innervation des Muskelgewebes (Myotom) dagegen im M. trapezius, die sensorische Innervation der Haut (Dermatom) auf Schulter und Vorderarm und die sensorische Innervation der Knochen (Sklerotom) in der Skapula (➤ Abb. 1.4). Eine Nervenzellreizung im Rückenmarksbereich C3–C5 könnte sich also als Schmerz im Bereich der Skapula (Sklerotom) oder im M. trapezius (Myotom) zeigen.

1.3 Myelinisation

Die embryonalen Prozesse der Proliferation, Migration und Aggregation kann man sich als das Anlegen von Pfaden vorstellen. Man kann auch eine ungepflasterte Straße befahren, kommt aber nur langsam voran. Die Nervenmyelinisierung ist mit dem Pflastern einer Straße vergleichbar. Myelinisation ermöglicht eine viel raschere Leitung der Signale. Ein Nerv muss jedoch nicht myelinisiert sein, um zu funktionieren. Im voll funktionierenden Nervensystem haben Schmerzfasern nur eine dünne My-

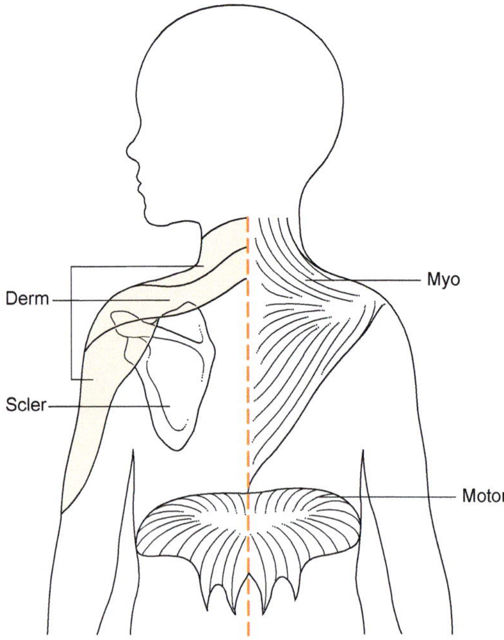

Abb. 1.4 Schematische Darstellung mit Dermatom (Derm), Sklerotom (Scler), Myotom (Myo) und motorischer Innervation (Motor) von C3–C5

elinscheide und unmyelinisierte Endigungen, erfüllen aber trotzdem ihre neuronale Funktion. Die Signalleitung erfolgt jedoch, wie zu erwarten, langsamer als in stärker myelinisierten Nervenfasern. Die stärker myelinisierten („dicken") Fasern mit großem Durchmesser sind rasch leitend und an der propriozeptiven Signalleitung beteiligt. Wegen der langsameren Leitungsgeschwindigkeit der dünneren, myelinärmeren Fasern erreichen zwei Signale, die parallel in dicken und dünnen Fasern übertragen werden, zu unterschiedlichen Zeiten ihr Ziel. Wenn sie ein gemeinsames Ziel haben, wird das zuerst einlaufende Signal das später ankommende erfolgreich „blockieren". Dieses Phänomen wird als „Gating" beschrieben.

1.4 Spinale Reflexe

Reflexe lassen sich in zwei Kategorien einteilen: spinale und supraspinale Reflexe. Spinale Reflexe sind segmentale und monosynaptische Reflexe. Ein leichter Schlag auf die Patellarsehne mit dem Reflexhammer führt z.B. zu einer kurzfristigen Dehnung der Sehne, durch die Muskelspindeln im M. quadriceps femoris erregt (gedehnt) werden (➤ Abb. 1.5). Das Signal wird von der Muskelspindel zum Rückenmark geleitet und dort über Interneurone zu motorischen Vorderhornzellen (α-Motoneurone) umgeschaltet. Diese wiederum geben das Signal an extrafusale Muskelfasern weiter, die eine Kontraktion des M. quadriceps femoris bewirken. Dabei handelt es sich um einen spinalen Muskeldehnungsreflex.

Der reife Muskeldehnungsreflex lässt sich in zwei Komponenten unterteilen: einen dynamischen (phasischen), der rasch auf kurzfristige Veränderungen der Muskellänge reagiert, und einen schwächeren statischen (tonischen) Dehnungsreflex, der die Muskelkontraktion aufrechterhält, solange die dehnende Kraft anhält. Der gesamte Regelkreis läuft auf der Rückenmarksebene ab. Auch das Interneuron kann ein Signal zum Gehirn senden, um es wissen zu lassen, was passiert ist, doch der Reflex hängt nicht vom Input aus dem Gehirn ab. Tatsächlich würde ein Input aus dem Gehirn den Reflex eher dämpfen. Während das Nervensystem heranreift, nimmt die Myelinisation der kortikospinalen und Pyramidenbahnen zu, und die spinalen Reflexe werden gedämpft oder abgeschwächt (Downregulation). Dieser Prozess ist wichtig für die motorische Kontrolle. Um flüssige grob- und feinmotorische Bewegungen auszuführen, bedarf es einer Modulation oder Dämpfung des Muskeldehnungsreflexes. Stellen Sie sich vor, was passieren würde, wenn Ihre Patellarsehne bei einer plötzlichen Drehung rasch gedehnt würde. Ohne kortikale Modulation würde sich der M. quadriceps femoris reflexartig kontrahieren und dadurch Ihre Haltungsstabilität und Ihr Gleichgewicht beeinträchtigen. Eine Schädigung kortikaler Strukturen, die an motorischen Aktivitäten beteiligt sind, beeinflusst die Fähigkeit des Gehirns zur Reflexmodulation. Das passiert z.B. bei der infantilen Zerebralparese. Weil der Muskeldehnungsreflex nicht richtig moduliert werden kann, entwickelt sich bei den betroffenen Kindern ein Hypertonus oder eine Spastizität. Das wirkt sich auf ihre Fähigkeit zu flüssigen Willkürbewegungen aus.

Zum Zeitpunkt der Geburt hat der spinale Reflex noch eine niedrige Aktivierungsschwelle und bezieht in einer ausstrahlenden Reaktion weitere Muskeln mit ein [Myklebust & Gottlieb 1993]. Mit etwa sechs Jahren ist es dann ein reifer, spezifischer Muskelreflex geworden [O'Sullivan et al. 1991].

1.5 Spinale Segmentierung

In dreidimensionaler Ansicht erscheint uns das Neuralrohr wie eine glatte, homogene Röhre ohne Segmentierung, auch wenn klinisch häufig von Segmentierung ge-

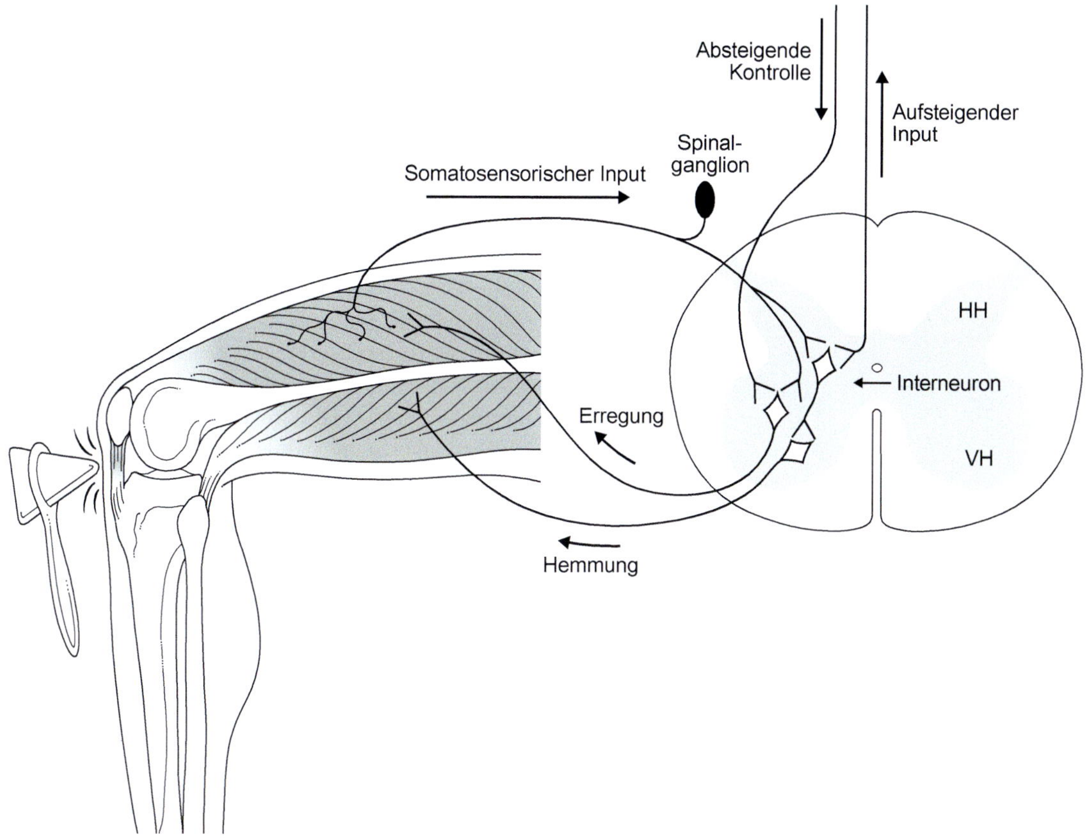

Abb. 1.5 Schematische Darstellung eines spinalen Reflexes am Knie. Von den gedehnten Muskelspindeln der Sehne des M. quadriceps femoris gelangt ein somatosensorischer Input über die Hinterwurzel (Radix posterior nervi spinalis) mit ihrem Spinalganglion ins Hinterhorn (HH). Im Rückenmark bilden diese Afferenzen eine Synapse an Interneuronen, die mit motorischen Neuronen im Vorderhorn (VH) kommunizieren. Die motorischen Vorderhornzellen können an der Erregung oder Hemmung von α-Motoneuronen in der ischiokruralen Muskulatur beteiligt sein. Aufsteigende Bahnen leiten Informationen von den Interneuronen zum Gehirn. Vom Kortex und Cerebellum absteigende Bahnen schwächen den Reflex ab.

sprochen wird. Hirnstamm und Hirnrinde sind dagegen durch chemische Grenzen unterteilt. Markiert werden die Grenzen durch Proteine, die Erkennungsmoleküle bilden, und Axone wachsen nicht über diese Grenzen hinweg. In der Morphologie und Biochemie des Rückenmarks fehlen solche Erscheinungen. Axone verlaufen im Rückenmark ungehindert über beträchtliche Entfernungen, ohne Grenzen oder Segmentierungen. Die Segmentierung des Rückenmarks ist künstlich und wird ihm durch die Anordnung der somatischen Gewebe aufgezwungen. Somiten bestehen aus Ansammlungen von Mesenchym an den Seiten des Neuralrohrs; wenn Axone aus dem Neuralrohr herauswachsen, werden sie von den Somiten gebündelt, wodurch eine Segmentierung entsteht. Der zentrale Axonfortsatz spaltet sich jedoch beim Eintritt in das Rückenmark auf und bildet mit seinen Verzweigungen, die im Rückenmark nach oben und unten verlaufen, Synapsen auf Zellkörpern, die ober- und unterhalb der Eintrittsstelle liegen (> Abb. 1.6). Daher existiert eine Segmentierung außerhalb des Rückenmarks.

1.6 Lokalisation

Dermatome, Myotome und Sklerotome sind als sensorische Innervationsbereiche mit einer gemeinsamen Nervenwurzel verbunden. Die um die Jahrhundertwende erstmalig von Head beschriebenen Bereiche werden als „Head-Zonen" bezeichnet. Eine Head-Zone stellt eine Gesamtheit aus jeweils einem Dermatom, Myotom und Sklerotom desselben embryonalen Ursprungs, das heißt ein Innervationsmuster, dar. Jede dieser Gewebearten besitzt eine unterschiedliche Dichte von Rezeptortypen.

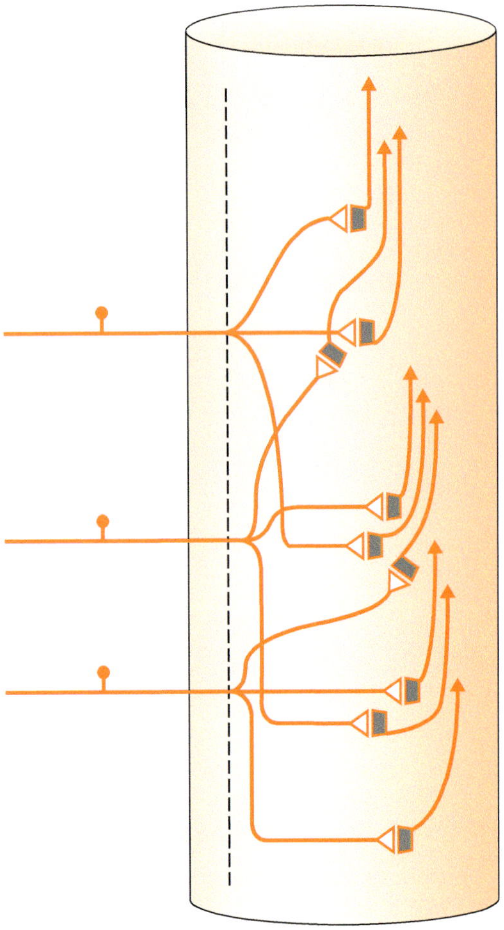

Abb. 1.6 Schematische Darstellung der Segmentierung spinaler Neurone. Im Rückenmark können Axone nach oben oder unten verlaufen, bevor sie auf einem Nervenzellkörper eine Synapse bilden.

Hautrezeptoren reagieren gewöhnlich auf leichte Berührung und vermitteln eine Zweipunktdiskriminationsfähigkeit sowie das Temperatur- und Schmerzempfinden (Nozizeption). Muskelrezeptoren werden durch Schmerz-, Dehnungs- und chemische Reize aktiviert. Knochen- und periostale Rezeptoren sprechen auf eine nozizeptive Stimulation an, haben aber eine höhere Aktivierungsschwelle als Rezeptoren in anderen Geweben. Kommt ein Signal aus dem Rückenmark (z.B. in Höhe von Th1) im somatosensorischen Kortex an, wird es als Signal aus einer Head-Zone interpretiert. So kann sich beispielsweise eine Nervenwurzelirritation mit einer Schmerzausstrahlung bis hinunter ins Bein im Gebiet eines Dermatoms manifestieren. Wenn die Ursache jedoch in der Bandscheibe liegt, werden sich dumpfe, bohrende Schmerzen im Gebiet des Sklerotoms bemerkbar machen. Die nozizeptive Stimulation von Geweben in einer Head-Zone führt zu einer Aktivierung von Hinterhornzellen in der entsprechenden Rückenmarksebene. Häufig empfangen dieselben Nervenzellen Informationen aus drei unterschiedlichen Gewebearten: Haut, Knochen und Muskeln. Diese Informationen werden ins Gehirn übertragen. Die Kortexzellen lernen, je nach Qualität (Intensität und Frequenz) des Signals und Lokalisation der aktivierten Zelle, Signale aus dem Rückenmark als Signale verschiedener Gewebe zu interpretieren. Ein Signal, das im Vorderseitenstrang aus der Rückenmarksebene Th4 weitergeleitet wird, könnte beispielsweise aus der Schulter oder der Herzgegend stammen. Dieses Signal übertragen zahlreiche Neurone, von denen einige mit spezifischen somatosensorischen Kortexzellen und andere mit unspezifischeren Arealen in Verbindung stehen. Kortikale Zellen können anhand der „Begleitmusik" eines Signals die Reizquelle lokalisieren. Sie „lernen" außerdem, die Aktivität in einem bestimmten Bereich des Rückenmarks mit der Irritation eines spezifischen Gewebes zu verbinden. Erhält die (Signal-)aussendende Rückenmarks- oder die empfangende kortikale Zelle jedoch Informationen von mehr als einer Gewebeart, kann sie diese möglicherweise nicht mehr unterscheiden. Das ist einer der Mechanismen für übertragenen Schmerz. Dabei wird eine Irritation oder Verletzung in einem Körperbereich so interpretiert, als käme das Signal aus einem anderen Gewebe, weil beide eine gemeinsame Innervation haben. Eine gemeinsame Innervation ist häufiger zwischen einem Viszeralorgan und einem somatischen Gewebe als zwischen zwei verschiedenen somatischen Geweben anzutreffen. Klinisch verbinden wir diesen Zusammenhang häufig mit einer viszeralen Pathologie.

Die meisten sensorischen Zellen im Rückenmark, die Informationen aus somatischem Gewebe erhalten, empfangen auch Informationen aus den Viszera. Wenn das Gehirn ein Signal aus einem bestimmten Rückenmarksbereich erhält, kann es nicht zwischen viszeralem und somatischem Gewebe unterscheiden. Wenn der Kortex im Laufe des Lebens gelernt hat, Schmerzstimuli aus dem Bereich von Th4 als Arm- oder Schulterverletzung zu interpretieren, wird das Gehirn es wahrscheinlich weiterhin als Schulterschmerz interpretieren, wenn die Stimulation von Th4 auf einer Myokardverletzung beruht. Viele Fälle von übertragenem Schmerz, z.B. Schulterschmerzen bei Gallenblasenerkrankungen oder Rückenschmerzen bei Harnwegsinfekten, lassen sich durch die Konvergenzmuster der Head-Zonen erklären. Bei den meisten Menschen empfängt das Gehirn Schmerzsignale anfangs eher aus somatischen als aus viszeralen Geweben und lernt dadurch, nozizeptive Signale aus den meisten Rückenmarksbereichen als Signale aus somatischen Geweben zu interpretieren. Daher werden viszerale Symptome dem Muskel-Skelett-System zugeordnet. Wenn bei Kindern allerdings schon früh viszerale Störungen wie ein Reflux, eine Invagination oder chirurgisch zu korrigierende angeborene Herzfehler auftreten, lernt ihr Gehirn, nozizeptive Reize aus diesen Rückenmarksbereichen eher als viszerale denn als somatische Irritation zu interpretieren. Falls sich später dann eine somatische Irritation entwickelt, klagt das Kind möglicherweise über ähnliche Symptome wie bei der frühen viszeralen Pathologie.

1.7 Primär afferente Fasern

Afferente Fasern sind die sensorischen Fasern des Nervensystems und lassen sich zur besseren Übersichtlichkeit in zwei Gruppen unterteilen. Die erste Gruppe wird auch als „großkalibriges afferentes System" bezeichnet und umfasst die umhüllten, myelinreichen Nervenfasern, die auf sehr leichte Berührung und Propriozeption reagieren. Sie leiten sehr schnell Informationen über Dehnung, Druck und Position weiter. Dieses System kann man als linear bezeichnen; d.h. ein spezifisches sensorisches Organ, wie z.B. ein Vater-Pacini-Körperchen an der Fingerspitze, aktiviert nur einige wenige Zellen im Hirnstamm, die sich dann mit einigen wenigen Zellen im Kortex verbinden. Über das gesamte System hinweg bleibt eine auf das spezifische Vater-Pacini-Körperchen bezogene Verbindung bestehen. Dadurch lässt sich der Stimulus präzise lokalisieren. Ganz anders verhält es sich mit der Fasergruppe, die man als „kleinkalibriges afferentes System" bezeichnet. Sie besteht aus dünnen, myelinarmen oder unmyelinisierten Fasern mit langsamer Leitungsgeschwindigkeit und ohne Umhüllung der Nervenendigungen. Sie leiten Informationen über Temperatur und Schmerz weiter. Ihre Rezeptoren haben in der Regel eine höhere Aktivierungsschwelle, d.h. zu ihrer Aktivierung bedarf es eines stärkeren Stimulus. Bei den kleinsten dieser Fasern muss oft erst eine Gewebeschädigung eintreten, damit der Rezeptor aktiviert wird. Nozizeptive Informationen werden über die kleinkalibrigen Fasern übertragen. Wird dieses System nur schwach aktiviert, nehmen wir den Stimulus als grobe Berührung wahr, dagegen wird eine starke Aktivierung der Fasern als Schmerz interpretiert. Das unterscheidet sich von dem, was bei der Aktivierung des großkalibrigen Systems geschieht. Wenn sich z.B. die Aktivierung (Entladungsfrequenz) eines Vater-Pacini-Körperchens verändert, wird es dennoch weiterhin als Vater-Pacini-Körperchen, d.h. als Vibrationempfinden, wahrgenommen. Das kleinkalibrige System funktioniert anders: Bei veränderter Aktivierung (Entladungsfrequenz) verändert sich auch die Reizwahrnehmung. Die Interpretation desselben Stimulus kann sich von grober Berührung zu Schmerz umwandeln. Kleinkalibrige afferente Fasern sind in allen – viszeralen und somatischen – Geweben vorhanden. Zusätzlich zu den frequenzabhängigen Eigenschaften des kleinkalibrigen Systems gibt es spezifische Fasern mit einer sehr hohen Aktivierungsschwelle, die als „stumme (silent) Nozizeptoren" bezeichnet werden. Sie finden sich überwiegend in den Viszeralorganen. Ohne einen ausreichend starken Stimulus bleiben sie unter Umständen ein Leben lang stumm, doch wenn sie einmal aktiviert wurden, lassen sie sich nur schwer wieder „abschalten".

1.8 Neurogene Entzündungsreaktion

Die dünnsten afferenten Nervenfasern sind Nozizeptoren oder Schmerzsensoren. Wenn sie aktiviert werden, sezernieren ihre endständigen Rezeptoren Polypeptide ins Gewebe. Zu diesen Polypeptiden zählen Histamin, Bradykinin, Substanz P, Somatostatin, vasoaktive intestinale Polypeptide (VIP) und andere. Durch flüssige chemische Bestandteile in den Polypeptiden wird eine lokale Entzündungsreaktion ausgelöst. Denn die entzündlichen Komponenten reizen die primär afferenten Rezeptoren, die sie freigesetzt haben, und verursachen so eine erneute Rezeptor-Depolarisation und Sekretion weiterer entzündlicher Substanzen. Indem sie sich selbst stimulieren, können die Rezeptoren folglich eine neurogene Stimulation und Entzündungsreaktion hervorrufen. Eine neurogene Entzündungsreaktion kann entweder lokal an der ursprünglich geschädigten Stelle oder weiter entfernt (distal) – unter der Vermittlung konvergierender Neurone oder einer spinalen Fazilitation – auftreten. Eine neurogene Entzündungsreaktion kann auch vom Hinterhorn des Rückenmarks ausgehen, wenn dort zwei oder mehr Neurone konvergieren. In dem Fall wird von einem „Hinterwurzelreflex" gesprochen.

1.9 Konvergenz

Eine Konvergenz tritt auf, wenn Informationen von zwei oder mehr primär afferenten Rezeptoren auf einen gemeinsamen Nervenzellkörper (oder eine Zellgruppe) übertragen werden. Das kann verschiedene Ursachen haben: dass sich afferente Fasern unterschiedlicher Gewebe denselben Zellkörper teilen [McNeill & Burden 1986], dass zwei Fasern eine Synapse auf derselben Hinterhornzelle haben [Cervero & Connell 1984] oder dass Informationen aus zwei primären Afferenzen im Hirnstamm oder Kortex konvergieren [Langhorst et al. 1996].

In jedem dieser Fälle kann eine Irritation der primären Afferenz als Reizung an anderer Stelle wahrgenommen werden. Wie oben beschrieben, trägt dieser Mechanismus zu übertragenen Schmerzen bei. Wenn beispielsweise ein Nervenzellkörper ein verzweigtes Axon hat, kann sich ein Rezeptor im Herz mit einer primären Afferenz am Arm denselben Zellkörper teilen. Wird der Herz-Rezeptor aktiviert, sendet er ein Signal an den Zellkörper, der wiederum Interneurone im Rückenmark aktiviert. Daraufhin wird ein Signal ans Gehirn geleitet, so dass die Schmerzwahrnehmung aus dem Herz kommt. Nehmen wir nun einmal an, dass die primäre Afferenz im Arm aktiviert würde und diese Information im selben Zellkörper und Interneuron ankäme. Die Information im Kortex stammt aus derselben Quelle. Wovon hängt es ab, wie der Patient den Schmerz wahrnimmt? Teilweise handelt es sich dabei um eine erlernte Reaktion. Der Kortex interpretiert den Stimulus aufgrund früherer Erfahrungen und Informationen. Dasselbe kann bei Fasern auftreten, die im Gehirn statt im Rückenmark konvergieren. Neben der Nozizeption konvergieren auch Informationen über visuelle, emotionale, auditive und andere Stimuli in gemeinsamen Kortexarealen, die mit der Interpretation und Reaktion auf diese Stimuli befasst sind. Wie beim nozizeptiven Input ist die Interpretation ein erlernter Prozess. Folglich kann Konvergenz manchmal zur Fehlinterpretation eines Stimulus oder zu übertragenem Schmerz führen.

Aus klinischer Sicht übt Konvergenz noch andere Funktionen aus. Wenn ein Zellkörper, der Informationen von mehreren konvergierenden Neuronen erhält, empfindlich (sensibilisiert) wird, kann er seine Unterscheidungsfähigkeit zwischen den Zelltypen der Signalübertragung verlieren. Das geschieht bei Patienten mit akuten Schmerzen, die ein verändertes Schmerzempfinden angeben, obwohl weder großkalibrige noch sensorische Nervenfasern geschädigt sind. So etwas lässt sich z.B. im Fall von Meniskus- und Bänderrissen bis hin zu akuten Kreuzschmerzen beobachten. Auch bei der neurogenen Entzündungsreaktion spielt Konvergenz eine Rolle. Wie vorhergehend beschrieben, setzt ein primär afferenter Endrezeptor, wenn er aktiviert wurde, entzündliche Peptide ins lokale Gewebe frei und sendet ein Signal an die Hinterhornzelle. Wenn es sich bei dieser Hinterhornzelle um eine Konvergenzstelle handelt,

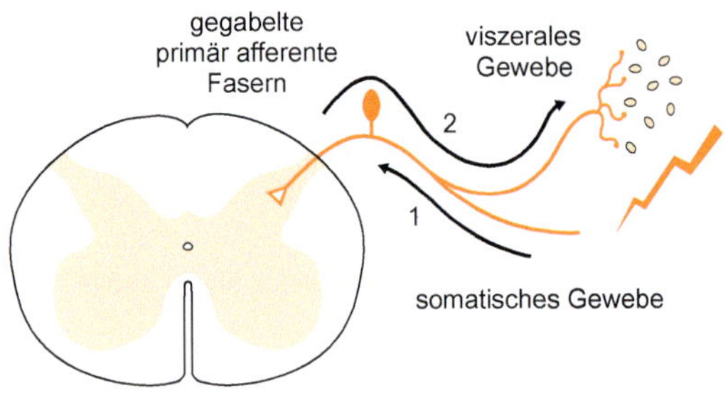

Abb. 1.7 Schematische Darstellung eines Hinterwurzelreflexes an einem gegabelten Neuron. (1) Durch eine Gewebeverletzung wird eine Depolarisation und Signalleitung zu den Hinterhornzellen stimuliert. Am gekoppelten Neuron (2) findet eine retrograde Depolarisation statt, die zur Sekretion an der primär afferenten Nervenendigung führt. *[Mit freundlicher Genehmigung der Willard & Carreiro Collection]*

kann ihre Aktivierung zu einer retrograden Aktivierung der mit ihr gekoppelten primären Afferenz führen. Darauf reagiert das gekoppelte afferente Neuron, indem es entzündliche Peptide an seinem terminalen Ende sezerniert, die eine Entzündung im nicht-geschädigten Gewebe auslösen und die Endrezeptoren reizen (➤ Abb. 1.7).

1.10 Spinale Fazilitation

Werden nozizeptive Fasern aktiviert, verändern sie das Verhalten der Neurone im Vorderhorn [He et al. 1988]. Bei einer anästhesierten Katze führten die Forscher eine Aufzeichnungselektrode in die entsprechenden Vorderhornzellen ein. Dann wurde das Knie der Katze passiv gebeugt und gestreckt. In den Vorderhornzellen ließ sich dabei keine Aktivität feststellen. Anschließend wurde ein Reizstoff in das Knie injiziert. Sobald die Reizung abgeklungen war, wurde das Knie erneut passiv gebeugt und gestreckt. Die Elektroden im Vorderhorn zeichneten bei dieser passiven Bewegung eine erhöhte Aktivität auf. Das deutet darauf hin, dass die Zellen, nachdem sie durch die Injektion ins Knie aktiviert wurden, eine niedrigere Schwelle für ihre weitere Aktivierung entwickelten. Vor der Injektion konnte die passive Bewegung sie nicht aktivieren, doch nach der Injektion sprachen sie auf denselben Stimulus an. Ein Zustand mit erniedrigter Aktivierungsschwelle einer Zellpopulation wird als spinale Fazilitation bezeichnet. Es wurde nachgewiesen, dass primär afferente Fasern mit kleinem Durchmesser notwendig sind, um diese Art von Aktivität im Rückenmark auszulösen [Anderson & Winterson 1995]. Fazilitation ist also eine Eigenschaft des „kleinkalibrigen Systems“.

Eine Fazilitation entsteht und bleibt auf der Rückenmarksebene bestehen, es handelt sich also nicht um einen peripheren Prozess. Sie tritt auf, wenn sich die Aktivität in einem Pool von Interneuronen verändert. Die Interneurone, die an der Fazilitation beteiligt sind, empfangen ihren Input aus vielen verschiedenen peripheren Geweben: Haut, Muskeln, Knochen, Bindegewebe und Viszera. Sie werden als Zellen mit einem „weiten dynamischen Bereich" (WDR) bezeichnet, da sie auf breit gefächerte Stimulationen reagieren. Dieser konvergierende Input summiert sich in den WDR-Zellen (➤ Abb. 1.8). Folglich kann eine Fazilitation auch bestehen bleiben, weil dieselbe Rückenmarkszelle, die den ursprünglichen Stimulus empfing, nun mit Signalen aus den Körper- und Viszeralbereichen, die von der Verletzung betroffen sind, überhäuft wird. Wenn die Verletzung schließlich geheilt ist, empfangen die WDR-Zellen weiterhin Informationen aus nichtnozizeptiven konvergierenden Zellen. Selbst wenn dieser Input von normaler Intensität ist, unterhält er doch die Aktivierungsschwelle in den WDR-Zellen.

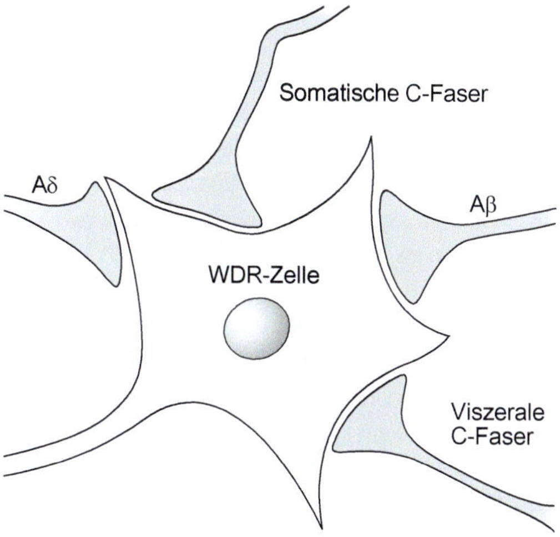

Abb. 1.8 Schematische Darstellung einer Zelle mit weitem dynamischem Bereich (WDR-Zelle), die einen konvergierenden Input von viszeralen und somatischen Nozizeptoren sowie verschiedenen Mechanorezeptoren (Aδ und Aβ) empfängt.

Kleinkalibrige Fasern des afferenten Systems innervieren Muskeln, Gelenke und Haut. Wenn das System aktiviert ist und das Signal die Vorderhornzellen erreicht, kommt es zur Muskelkontraktion. Ist ein Gelenk entzündet, kontrahieren sich die dazugehörigen Muskeln. Eine starke oder lang anhaltende Muskelkontraktion kann zu einer Ischämie führen und dadurch kleinkalibrige primär afferente Fasern im Muskel aktivieren. Die muskulären Nozizeptoren senden ihren Input daraufhin an dieselben Zellen, die ursprünglich durch die Gelenkentzündung aktiviert wurden. So summiert sich die Aktivität im Hinterhorn. Da die nozizeptive Aktivität aus dem Muskel die Hinterhornzellen erregt, die ihrerseits die Zellen im Vorderhorn aktivieren, wird eine spinale Fazilitation unterhalten. Dieser Kreislauf kann selbst dann noch bestehen bleiben, wenn der ursprüngliche Stimulus (das entzündete Gelenk) wegfällt. Schlimmer noch, es braucht sogar viel weniger Input, um den Prozess erneut in Gang zu setzen, weil die Zellpopulation im Hinterhorn auch nach der Gewebeheilung weiterhin sensibilisiert bleiben kann. Die Aktivierungsschwelle kann so niedrig sein, dass auch nichtnozizeptive Stimuli, die auf denselben Hinterhornzellen konvergieren, die Symptome des Patienten (sog. Hyperalgesie) und die Reaktion der Hinterhornzellen reaktivieren können.

Ein Beispiel: Ein fünfjähriges Mädchen entwickelte unmittelbar nach einer offenen Herzoperation starke Schmerzen in der vorderen Brustwand. Die Korrektur ihres angeborenen Ventrikelseptumdefekts verlief erfolgreich und ohne Komplikationen. Über mehrere Wochen erhielt die Patientin postoperativ Analgetika wegen der Schmerzen. Sie erholte sich von der Operation und konnte nach angemessener Zeit ihre normalen Aktivitäten wiederaufnehmen. Zwei Jahre später begann das Kind plötzlich über starke Schmerzen in der vorderen Brustwand zu klagen. Nach eingehenden diagnostischen Untersuchungen fand sich lediglich eine leichte thorakale Skoliose (unter 10°). Die Intensität der Schmerzen ließ sich allein durch die mechanische Deformation des Brustkorbs nicht erklären. Ohne in eine Diskussion über die Ätiologie der Skoliose einsteigen zu wollen, müssen wir doch die Möglichkeit in Betracht ziehen, dass die wahrgenommene Intensität der Brustwandschmerzen darauf zurückzuführen ist, dass Neurone, die auf den biomechanischen Stress in der Brustwirbelsäule ansprechen, auf denselben Zellen konvergieren, die infolge der Operation „fazilitiert" sind. Der nozizeptive Input aus dem Brustwandgewebe, das bei der Operation verletzt wurde, hat diesen Bereich des Rückenmarks fazilitiert. Nun wird die relativ schwache Reizung, die von der Skoliose ausgeht, also aus der Perspektive der fazilitierten Neuronen als übertrieben stark interpretiert. Wenn die Skoliose so behandelt wird, dass sich die biomechanische Belastung verringert, sollte die afferente Erregung dieser Zellen abnehmen und sich damit auch die Symptomatik der Patientin bessern. Da die spinalen Neuronen allerdings weiter sensibilisiert bleiben, besteht das Risiko, dass sich erneut ähnliche Symptome entwickeln.

Spinale Fazilitation ist einer der Mechanismen zur Erklärung chronischer Schmerzen. Patienten mit chronischen Schmerzen erleben bereits bei der kleinsten Reizung eine Verschlimmerung. Wenn wir als Therapeuten mit Patienten konfrontiert sind, die sich wiederholt mit denselben Beschwerden vorstellen, müssen wir daran denken, dass dabei möglicherweise eine spinale Fazilitation eine Rolle spielt. Obwohl wir den Prozess der spinalen Fazilitation eher mit Skelettmuskelgewebe in Verbindung bringen, können auch Viszeralorgane betroffen sein. So kann beispielsweise eine Ösophagitis eine spinale Fazilitation auslösen. Nachdem die Entzündung abgeklungen ist, kann der Patient jetzt eine gewisse gastrointestinale Empfindlichkeit aufweisen. Die spinale Fazilitation kann sich auch im somatischen Gewebe dieses Bereichs ausdrücken. Das ist häufig bei Kindern der Fall, die als Säuglinge unter starkem Reflux litten. Dabei handelt es sich um einen viszerosomatischen Reflex. Auch wenn bei diesem Prozess häufig eine gastrointestinale Immunität eine Rolle spielt, darf die neurogene Komponente nicht ignoriert werden (➤ Kap. 6 und ➤ Kap. 7).

1.11 „Afferente Last"

Die Informationen, die WDR-Zellen durch primär afferente Fasern aus somatischen und viszeralen Geweben sowie durch dickere Fasern über grobe Berührungen erhalten, machen zusammen die „afferente Last" (Afferenz) eines Segments aus. Sind WDR-Zellen erst einmal sensibilisiert, reagieren sie schon auf eine geringere „afferente Last". Alles, was die „afferente Gesamtlast" steigert, einschließlich nicht-noxischer Stimuli wie Berührung oder Vibration, kann die WDR-Zellen aktivieren. Der zusätzliche Input über nicht-noxische sensorische Fasern erhöht die „afferente Last" und Aktivierung der bereits fazilitierten Neurone und lässt sie so reagieren, als würden sie noxische oder nozizeptive Stimuli empfangen. Das kann klinisch dazu führen, dass eine harmlose Berührung, Bewegung (mit normalem Bewegungsumfang) oder Gewebespannung von den Patienten als unangenehm oder schmerzhaft empfunden wird. Bei milderen Formen ist es nur Druckempfindlichkeit, im Extremfall eine Allodynie. Zur afferenten „Gesamtlast" können auch die von Emotionen und Erinnerungen geprägten supratentoriellen Einflüsse des limbischen Systems und der Amygdala beitragen.

Man kann den Prozess der Fazilitation als Kontinuum sehen; in der Frühphase kann der Körper ihn noch umdrehen, doch ab einem bestimmten Punkt ist er nicht mehr reversibel. Nur weiß leider keiner, wann dieser Punkt erreicht ist, und zudem differiert er vermutlich bei jedem Patienten. Ein Behandlungsziel ist daher die Senkung der „afferenten Last", die ein Patient aushält. Dazu werden oft Therapiemodalitäten angewandt, die zumindest theoretisch den Input zum Rückenmark abschwächen sollen. So wird beispielsweise angenommen, dass Maßnahmen zur Linderung von Muskelspasmen oder Ödemen und zur Verbesserung der Sauerstoff- und Nährstoffzufuhr den Zustrom nozizeptiver Reize zum Rückenmark drosseln. Hinzu kommt, dass wir wegen des konvergierenden sensorischen Inputs noch andere Phänomene mit kumulativer Wirkung auf die „afferente Last" berücksichtigen müssen, wie Stress, emotionale Belastungen, sozioökonomische und gesellschaftlich-kulturelle Faktoren. Diese Faktoren beeinflussen auch die Art und Weise, wie sich Patienten an fazilitierte Bereiche anpassen oder sie kompensieren. Tatsächlich postulieren manche Autoren, dass im limbischen System und Kortexarealen ein ähnlicher Prozess wie eine Fazilitation (sog. „Kindling", eine Art Initialzündung) stattfindet, der bei Angst, Depression und anderen affektiven Störungen eine Rolle zu spielen scheint.

In einigen Fällen ist möglicherweise der bereits erwähnte Gating-Mechanismus an der Senkung des afferenten Zustroms beteiligt. Aus vielen unterschiedlichen Geweben konvergieren verschiedenartige sensorische Informationen auf Interneuronen im Hinterhorn. Wird eine Zelle durch ein Signal aktiviert, ist sie für eine gewisse Zeit blockiert und kann nicht mehr auf gleichzeitige oder nachfolgende Stimuli reagieren. Die zuerst ankommenden Signale werden von den Interneuronen auch als Erste zum Kortex weitergeleitet. Langsamere Signale bleiben unerkannt. Empfindungsqualitäten wie Druck, leichte Berührung und Propriozeption werden von stark myelinisierten, rasch leitenden Fasern übertragen. Diese Signale landen folglich schneller im Interneuronen-Pool als Signale der langsamer leitenden nozizeptiven Fasern. Das bedeutet, dass das nozizeptive Signal von einem anderen Stimulus ausgesperrt (gating) oder maskiert werden kann. Das erklärt, warum eine sanfte, aber zugleich feste Berührung oder Vibration Schmerzen maskieren kann und warum sich ein krankes Kind durch sanftes, festes Massieren am Rücken oder Bauch trösten lässt.

1.12 Eigenschaften verschiedener Nozizeptoren – Schmerzrezeptoren

Viszeral verursachte Schmerzen sind eher diffus, dumpf, bohrend oder drückend, während somatische Schmerzen gewöhnlich stechend, klar umschrieben, brennend oder kneifend sind. Ältere Kinder oder Jugendliche bezeichnen viszerale Schmerzen manchmal als schwer oder drückend. Gelegentlich sagen sie, es tut weh, ohne dass sie den Schmerz einem spezifischen Punkt zuordnen können oder ihn als brennend beschreiben würden. Zur Schmerzlokalisation nehmen sie oft die ganze Hand statt nur den Zeigefinger. Wenn es sich um übertragene Schmerzen handelt, sind Haut oder Muskeln nicht druckempfindlich. Sind Baucheingeweide betroffen, wird sich durch eine tiefere Palpation des Bereichs Druckschmerz/-empfindlichkeit auslösen lassen. Bei entzündlicher Reizung von Viszeralorganen hat der Schmerz anfänglich eine viszerale Qualität; doch je weiter die Entzündung dann auf das Peritoneum übergreift, desto mehr nimmt der Schmerz eine somatische Qualität an. Das erklärt den klinischen Verlauf einer Appendizitis und anderer akuter Abdominalzustände.

Eine Appendizitis führt zunächst zu vagen, dumpfen, drückenden Schmerzen. Wenn der entzündete Wurmfortsatz das Peritoneum zu reizen beginnt, wird der Schmerz stechend und lokalisiert, weil das Peritoneum somato- und nicht viszeroafferent innerviert ist. Nimmt ein (diffuser, dumpfer usw.) viszeraler Abdominalschmerz einen somatischen Schmerzcharakter an, wissen wir, dass sich die Entzündung vom Viszeralorgan zum Bindegewebe, d.h. zum Peritoneum, ausgebreitet hat. Bei der körperlichen Untersuchung ist dies mit einem Loslassschmerz verbunden. Ähnliches gilt, wenn Patienten über scharfe oder stechende Thoraxschmerzen klagen; hier ist eine muskuloskelettale Verletzung in Betracht zu ziehen. Ein auf anatomische Kenntnisse begründetes Verständnis von Krankheitsbildern mit viszeralem und somatischem Schmerzcharakter erlaubt Therapeuten, eine exaktere Differenzialdiagnose zu stellen.

Bei jüngeren Kindern ist die sensorische „Kartierung" noch unreif und ungenau. Schmerzmuster können bei ihnen undefinierbar und irreführend sein. Am besten lassen sich Schmerzen bei Kindern durch Beobachtung, Anamnese und Palpieren beurteilen (➤ Kap. 6). Wie unterscheidet sich das Verhalten des Kindes vom Normalzustand? Welche Haltung nimmt es ein? Rollt es sich zur Embryonalstellung ein oder liegt es flach ausgestreckt und will nicht bewegt werden? Möchte es gehalten oder in Ruhe gelassen werden? Isst und trinkt es? Eine sorgfältige und vollständige Anamneseerhebung und körperliche Untersuchung kann in Verbindung mit aufmerksamer Beobachtung des kindlichen Verhaltens während der Untersuchung viele Hinweise auf die Ätiologie der Erkrankung liefern.

1.13 Viszerosomatische Integration

Eine somatische und viszerale Konvergenz wird primär durch dünne (kleinkalibrige) afferente Fasern bewirkt. Sensorische Fasern aus den Eingeweiden und ihre Versorgungsgefäße verlaufen zusammen mit den autonomen Nervenfasern und werden als viszerale Afferenzen bezeichnet. Diese Fasern projizieren in Höhe des Seitenstrangs ins Rückenmark, bilden aber Synapsen auf den Zellkörpern im Hinterhorn. Während somatosensorische Fasern deutlich erkennbar zu Zellkörpern im Hinterhorn führen und der Beziehung einen „Fingerabdruck" aufprägen, sind viszerale Afferenzen weniger spezifisch. In den meisten Fällen konvergieren viszeroafferente Fasern auf Zellkörpern, die einen somatischen Input empfangen [Garrison et al. 1992, Hobbs et al. 1992]. Folglich kann ein nozizeptiver Input dieser viszeralen Fasern so interpretiert werden, als käme er aus somatischem Gewebe.

Schätzungsweise 5–10% der Hinterwurzel-Spinalganglien sind so „verschaltet", dass sie nicht zwischen Soma und Viszera unterscheiden können. Sie besitzen gegabelte Axone. Das ist eine sehr interessante Vorstellung, da diese Neurone Polypeptide sezernieren können. Stellen Sie sich vor, was passieren würde, wenn eine viszeroafferente Faser gereizt und eine retrograde Reizleitung ins Soma erzeugt wird (➤ Abb. 1.9). Das somatische Gewebe würde auf zwei Einflüsse reagieren: auf die Sti-

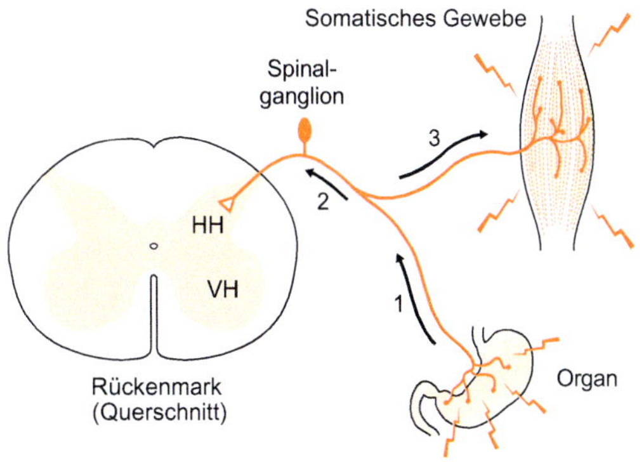

Abb. 1.9 Schematische Darstellung von retrograder Reizleitung und viszerosomatischem Reflex. Über eine viszerale primäre Afferenz (1) gelangt ein initialer Stimulus zum Hinterhorn (2). Durch die Aktivierung von Hinterhornzellen werden Vorderhornzellen stimuliert, die eine Muskelkontraktion hervorrufen. Hinzu kommt eine retrograde Reizleitung (3) über eine gekoppelte primäre Afferenz zum Muskel. Die somatische primäre Afferenz bewirkt die Freisetzung entzündungsfördernder Substanzen ins gesunde Muskelgewebe. Dies ist ein Mechanismus neurogener Entzündungsreaktionen. HH = Hinterhorn, VH = Vorderhorn.

mulation des Hinterhorns, die über eine Reaktion im Vorderhorn zu einem Muskelspasmus führt, und auf die Freisetzung entzündlicher Produkte (durch die gekoppelte primäre Afferenz) ins lokale Gewebe. Dies beschreibt einen der Mechanismen, die hinter viszerosomatischen Reflexen stehen. Es gibt zahlreiche Beispiele für neurogene Entzündungsreaktionen in somatischen Geweben, die durch viszerale Irritationen ausgelöst werden. Muskelspasmen bei Nierensteinen, die Abwehrspannung der Abdominalwand bei gastrointestinalen Entzündungen und die Rigidität bei Appendizitis sind Beispiele für dieses Phänomen. Es gibt allerdings Hinweise darauf, dass der Mechanismus auch in umgekehrter Richtung funktioniert. Eine somatische Irritation kann genauso gut Veränderungen in viszeralen Geweben verursachen.

Aihara et al. (1979) konnten viszerale Reaktionen auf eine nozizeptive Stimulation von somatischem Gewebe nachweisen. Während das Abdomen einer anästhesierten Ratte mit der Pinzette gezwickt wurde, zeichneten sie den Innendruck im oberen Gastrointestinaltrakt auf. Wurde die Bauchhaut gezwickt, verringerte sich die Peristaltik und erhöhte sich der Druck im Darmtrakt. Von bestimmten Bereichen gingen stärkere Veränderungen aus, wobei die signifikantesten Veränderungen auftraten, wenn der mittlere Teil der Abdominalwand gereizt wurde. Dieser Hautbezirk fällt beim Menschen in den Dermatombereich von Th5–Th9, der auch den oberen Gastrointestinaltrakt innerviert. Aihara et al. zeigten, dass eine unmittelbare und sehr starke Peristaltikhemmung auftrat, wenn dieser Bereich gereizt wurde. Was würde geschehen, wenn man eine „Salve" sympathischer Impulse in den Bauchraum feuerte? Sie würde die Peristaltik „lahmlegen". Das bezweckten die Forscher im Wesentlichen mit ihrem Versuch. Das Zwicken der Ratte löste eine somatische „Salve" aus, die über das kleinkalibrige afferente System ins Rückenmark gelangte, dort präganglionäre Neurone aktivierte, sofort in den Bauchraum zurückkehrte und die Peristaltik hemmte. Hörte das Zwicken auf, kehrte die Peristaltik zurück. Das zeigt, dass eine ziemlich enge Verbindung zwischen diesen somatischen und viszeralen Geweben besteht: ein somatoviszeraler Reflex.

Die Konvergenz primärer Afferenzen liefert auch eine Erklärung für wiederkehrende Symptome bei Patienten nach einer erfolgreichen Behandlung. Bei einem Kind mit Reflux werden sich beispielsweise bald Veränderungen in den assoziierten paraspinalen Muskeln entwickeln. Daraus resultiert ein Spasmus, der primäre Afferenzen im Bindegewebe und im Muskelkörper aktiviert, die im Rückenmark zu denselben Zellkörpern zurücklaufen, die ursprünglich durch den Reflux gereizt wurden. Diese Nervenzellkörper werden nun sowohl vom viszeralen als auch somatischen irritierten Gewebe stimuliert. Selbst wenn die Mutter des Kindes versucht, den Reflux durch eine Ernährungsumstellung, Füttern im Sitzen, häufiges Aufstoßenlassen usw. zu vermindern, kann die somatische Irritation zu einer neurogenen Entzündungsreaktion in den Viszera führen, so dass die Symptome des Kindes anhalten.

1.14 Viszerosomatische Reflexe

Wir besitzen zwar ein mediales und ein laterales motorisches System, doch viszerosomatische Reflexe treten nur im medialen System, den Rumpf- oder paraspinalen Muskeln, auf. Die Extremitätenmuskulatur ist in der Regel nicht daran beteiligt. Um das verständlich zu machen, wird im Folgenden kurz die Topographie des Rückenmarks erläutert.

Im Vorderhorn befinden sich Interneurone, die Säulen von Motoneuronen innervieren. Die lateralen Säulen kontrollieren die Extremitätenmuskeln, die medialen Säulen die Rumpfmuskeln. Die Form des Vorderhorns verändert sich im Verlauf des Rückenmarks von oben nach unten. Das laterale Säulensystem der Extremitätenmuskulatur, das im Bereich des Plexus brachialis und des Plexus lumbosacralis am größten ist, sendet Fasern zu den Arm- und Beinmuskeln. Die Säule der Rumpfmuskulatur zieht sich über die gesamte Länge der Wirbelsäule. Aufsteigende Bahnen leiten sensorische Informationen zum Hirnstamm und Kortex. Die Bahnen, die aus diesen Bereichen absteigen, projizieren auf Zellkörper des Vorderhorns. Projektionsbahnen des Hirnstamms verlaufen in den medialen Säulen und innervieren die Rumpfmuskeln, Projektionsbahnen des Kortex verlaufen in den lateralen Säulen zu den Extremitätenmuskeln. Die Informationen der primären Afferenzen aktivieren die Formatio reticularis des Hirnstamms. Der absteigende Input von der Formatio reticularis ist am stärksten in den medialen Säulen, wo die Rumpfmuskeln repräsentiert sind. Um es anders auszudrücken: Schmerz aktiviert die Formatio reticularis, die wiederum die Rumpfmuskeln aktiviert. Diese reagieren auf den erhöhten spinalen Input mit Veränderungen des Muskeltonus. Daher sind in den Rücken- und Abdominalmuskeln Tonusveränderungen palpierbar, die durch viszerale Irritationen ausgelöst werden.

Im klinischen Kontext zeigen sich Änderungen des abdominalen Muskeltonus als Abwehrspannung (Guarding). Abwehrspannung ist ein segmentaler Reflex, der von viszeralen Afferenzen ausgelöst wird. Sie ist mit einer viszeralen Irritation verbunden, wie sie beispielsweise bei Entzündungen oder Infektionen auftritt, und stellt einen viszerosomatischen Reflex dar. Zu den viszeralen Pathologien, die häufig mit Abwehrspannung verbunden sind, zählen Appendizitis und Invagination. Eine andere Form des viszerosomatischen Reflexes findet sich in den Rumpfmuskeln. Hier entstehen Bereiche mit erhöhtem Muskeltonus und vasomotorischen Veränderungen durch akute und chronische viszerale Irritationen. Viszerosomatische Reflexe in den Rumpfmuskeln manifestieren sich mit Veränderungen der Gewebetextur und der Hauttemperatur sowie einer eingeschränkten Beweglichkeit der betroffenen Gelenke, Kriterien, die allgemein für somatische Dysfunktionen stehen. Die Verbindung zwischen fokalen Bereichen paraspinaler Hypertonizität und viszeraler Irritation ist in der osteopathischen Literatur gut belegt (➤ Tab. 1.1) [Beal & Dvorak 1984, Beal & Morlock 1984, Beal 1985, Beal & Kleiber 1985, Kuchera & Kuchera 1994]. Diese Bereiche können diagnostische Hinweise darauf geben, welches viszerale Gewebe betroffen sein könnte. Cox et al. [1983] haben die Sensitivität und Spezifität somatischer Befunde bei Herzkrankheiten nachgewiesen. Das deutet darauf hin, dass auch andere Bereiche zuverlässige Informationen liefern könnten. Dies kann vor allem bei kleinen Kindern hilfreich sein, deren Schmerzschilderungen nicht immer klar sind. Viszerosomatische Reflexe können auch durch eine spinale Fazilitation ausgelöst werden. Primäre Afferenzen aus erkrankten oder gereizten Viszeralorganen können reflektorische Veränderungen der Rumpfmuskulatur auslösen, die dann durch einen erhöhten spinalen Tonus aufrechterhalten werden. Die sog. Chapman-Reflexe sind als neurolymphatische Reflexe definiert. Trotz ihrer unklaren Ätiologie lassen einige empirische Belege in der älteren osteopathischen Literatur vermuten, dass sie sich möglicherweise als ein weiteres Diagnoseinstrument für viszerale Störungen anbieten.

Tab. 1.1 Viszerosomatische und Chapman-Reflexe

Organ	Viszerosomatische Reflexe (Höhe)	Chapman-Reflexe
Lunge	Th1–Th5	Vorn: 3./4. Sternokostalgelenk Hinten: 3./4. BW
Herz	Th3–Th6	Vorn: 2. Sternokostalgelenk Hinten: 3. BW
Oberer Gastrointestinaltrakt	Th5–Th8	
Gastroösophageealer Übergangs-/Kardiabereich		Vorn: 5. Sternokostalgelenk Hinten: 5. BW
Leber		Vorn: 5. (rechtes) Sternokostalgelenk Hinten: 5. (rechter) BW
Gallenblase		Vorn: 6. (rechtes) Sternokostalgelenk Hinten: 6. (rechter) BW
Unterer Gastrointestinaltrakt	Th7–Th12	Vorn: 8./9./10. Sternokostalgelenk Hinten: 10./11. BW
Appendix		Th11 (rechts)
Milz		Th7 (links)
Niere	Th10–L1	Periumbilikal

1.15 Somatoviszerale Reflexe

Untersuchungen von Aihara et al. [1979] und Sato [1992] deuten darauf hin, dass eine somatische Dysfunktion über einen somatoviszeralen Reflex Veränderungen in dazugehörigen Viszeralorganen bewirken kann. Dazu kann es durch spinale Fazilitation oder durch eine retrograde neurogene Entzündung kommen. Wird ein Rückenmarksbereich durch eine viszerale Pathologie sensibilisiert, kann der daraus resultierende Muskelspasmus eine retrograde neurogene Entzündung im Viszeralbereich unterhalten. Das ist bei Kindern mit einer viszeralen Pathologie in sehr jungem Alter wichtig. Hier können die Symptome wegen einer anhaltenden somatischen Dysfunktion oder eines Übertragungsmechanismus bestehen bleiben. Wenn ein Neugeborenes beispielsweiseüberempfindlich gegen Säuglingsmilchnahrung ist und deshalb Refluxsymptome entwickelt, finden sich häufig damit verbundene paraspinale Veränderungen. Je länger der Reflux andauert, desto größer ist die Wahrscheinlichkeit, dass sich eine spinale Fazilitation entwickelt. Wird die Ernährung des Kindes umgestellt, kann die spinale Irritation, die durch die somatische Dysfunktion bedingt ist, weiterhin Symptome auslösen. Vielleicht hat das Gehirn des Kindes auch gelernt, aus Rückenmarksbereich stammende Signale als Reizung des gastroösophagealen Übergangsbereichs zu interpretieren. Wenn nun dieser Rückenmarksbereich von Signalen überhäuft wird, wird das Gehirn sie unabhängig vom tatsächlichen Ursprungsgewebe als gastroösophageale Irritation interpretieren.

1.16 Emotionen

Spinale Fazilitation ist nur ein Wirkmechanismus, der hinter chronischen und rezidivierenden Schmerzzuständen stecken könnte. Die Schmerzwahrnehmung von Patienten gibt die kombinierten Einflüsse viszero- und somatoafferenter Aktivitäten, ihrer emotionalen und psychischen Verfassung sowie ihres Gedächtnisses wieder. Von jeder dieser Komponenten kann die Interpretation des afferenten Inputs beeinflusst werden. Im Hinterhorn des Rückenmarks summieren sich typischerweise nichtnoxische und noxische (nozizeptive) sensorische Informationen. Wie oben erläutert, kann der Summationseffekt afferenter Aktivität in einem fazilitierten Bereich als Schmerz interpretiert werden. Im Locus coeruleus des Mittelhirn laufen der Input aus dem Rückenmark und der Input aus dem limbischen System (bezüglich Emotionen und psychischem Zustand des Patienten) zusammen. Die afferente Aktivität aus dem Rückenmark, die den Locus coeruleus erreicht, kann von der Aktivität im limbischen System verstärkt oder abgeschwächt werden. Wie ein Patient nozizeptive Signale auffasst und beantwortet, dürfte auch von seinem Wohlbefinden und Sicherheitsgefühl abhängen. Vom Rückenmark und limbischen System führen Leitungsbahnen zur Amygdala, in der das Gedächtnis angesiedelt ist. Hier im „Mandelkern“ wird die Wichtigkeit von Stimuli vor dem Hintergrund früherer Erfahrungen abgewogen. Auch dies kann die Interpretation und Reaktion des Patienten auf spinale Afferenzen beeinflussen (➤ Abb. 1.10).

Emotionen können Veränderungen im somatoviszeralen Gewebe bewirken, und unter bestimmten Bedingungen können Gehirnbereiche, die mit der Verarbeitung emotionaler Stimuli befasst sind, fazilitiert oder sensibilisiert werden. Zwei Kortexareale, die zu diesem Mechanismus beitragen, sind das limbische System und der Hypothalamus. Letzterer ist an der Modulation absteigender Kontrollmechanismen zu Interneuronen im Rückenmark beteiligt, die mit autonomen Funktionen zu tun haben. Diese absteigenden Leitungsbahnen können die efferente Aktivität inhibitorisch oder stimulierend beeinflussen. Der Hypothalamus kann daher als Regulator der autonomen und somatischen Reaktionen auf emotionale Zustände betrachtet werden [Iverson et al. 2000]. Viele Neurowissenschaftler verstehen unter Emotionen unbewusste Prozesse, durch die ein Stimulus als negativ oder positiv bewertet wird und sofort eine entsprechende Reaktion auslöst. Gefühle sollen eine „bewusste Reflexion der unbewussten Bewertung“ des Stimulus beinhalten [Iverson et al. 2000]. Der Hypothalamus ist am Ausdruck eines unbewussten emotionalen Prozesses beteiligt. Dieser setzt bereits vor der bewussten Reflexion über den Stimulus ein [LeDoux 1992]. So ist beispielsweise die unmittelbare Reaktion auf eine beängstigende Situation eine Erhöhung der Herzfrequenz. Diese reflexive Tachykardie wird durch Signale vom Hypothalamus moduliert, der autonome und viszerale Funktionen durch synaptische Prozesse und neurohumorale Mechanismen beeinflusst.

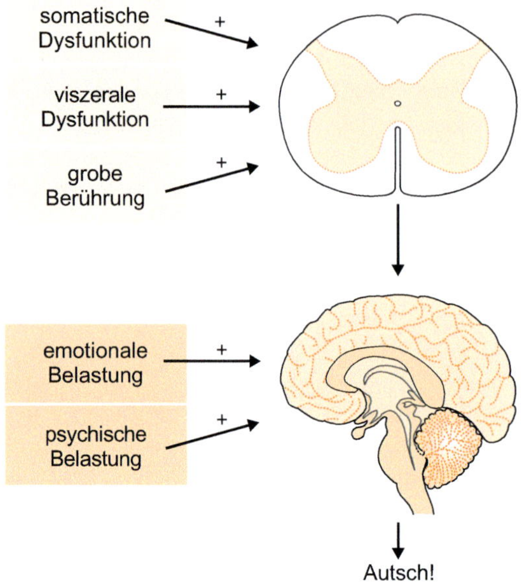

Abb. 1.10 Schematische Darstellung des Summationseffekts von somatischen und viszeralen Dysfunktionen, grober Berührung sowie emotionaler und psychischer Belastung auf die individuelle Schmerzwahrnehmung *[Mit freundlicher Genehmigung der Willard & Carreiro Collection].*

Es ist bekannt, dass nozizeptive Stimuli autonome Funktionen verändern [Sato & Swenson 1984, Sato 1992], indem sie Herzfrequenz und Blutdruck steigern und möglicherweise auch die kardiovaskuläre Gesundheit beeinflussen [Gockel et al. 1995a, b]. Wenn eine Katecholamin-Reaktion an diesem Reflex beteiligt ist, wird er verzögert [Sato 1992, Budgell et al. 1997]. Die unmittelbare Reaktion ist neurogen und erfolgt über die konvergente Innervation. Außerdem war nachzuweisen, dass sich auch eine nicht-nozizeptive Stimulation auf autonome Parameter auswirken kann [Kurosawa et al. 1995]. Bei anästhesierten Ratten wurden der arterielle Blutdruck und die Herzfrequenz überwacht, während zart über die Abdominalwand gestrichen wurde. Die Streichmassage der vorderen Bauchwand führte zu einer definitiven und länger anhaltenden Senkung beider Parameter, das Streichen über die Seitenwände zu einer kleineren und kürzer anhaltenden Veränderung; durch

Streicheln beider Bereiche ließ sich die stärkste Veränderung erzielen. Das könnte mit dem „Gating"-Mechanismus oder einem anderen der oben beschriebenen Phänomene erklärbar sein.

1.17 Homöostase

Der Hypothalamus reguliert autonome Funktionen als Reaktion auf visuelle, auditive, olfaktorische, emotionale, viszerale und somatische Stimuli [Willard 1993, Kandel et al. 2000]. Er erhält zudem Informationen über den inneren Zustand des Körpers, unter anderem den Glukosespiegel, die Elektrolytwerte und die Körpertemperatur. Der Hypothalamus ist verantwortlich für die Aufrechterhaltung der Homöostase, des Gleichgewichts zwischen innerem Körpermilieu und äußeren Anforderungen (Umwelteinflüssen). Laut Iverson et al. [2000] werden im Hypothalamus autonome und endokrine Funktionen mit dem Verhalten verbunden. Am häufigsten denken wir an die Beteiligung des Hypothalamus an der Flucht-oder-Kampf-(flight-or-fight-)Reaktion, indem er rasche autonome Funktionsänderungen so abstimmt, dass die Blutzufuhr umgeleitet, die metabolische Versorgung in den Vordergrund gerückt und die Immunreaktion stimuliert wird. Doch er sorgt auch für die allgemeine Homöostase, Tag für Tag, von Minute zu Minute. Den Tagesrhythmus beispielsweise reguliert er mithilfe von Informationen aus dem visuellen System. Er trägt dazu bei, Umwelteinflüsse und innere Regelgrößen im Gleichgewicht zu halten [Kandel et al. 2000]. Er moduliert den Wasser-Elektrolyt-Haushalt, den Nahrungsstoffwechsel, den vasomotorischen Tonus und eine Vielzahl weiterer homöostatischer Prozesse.Im Hypothalamus enden außerdem Projektionsbahnen aus dem limbischen System, der Amygdala und dem präfrontalen Kortex. Diese Bereiche sind mit der Verarbeitung emotionaler Stimuli befasst. Weiter vorne in diesem Kapitel wurde der Mechanismus der spinalen Fazilitation erläutert, wodurch es unter bestimmten Bedingungen zu einer niedrigeren Aktivierungsschwelle der Interneurone im Rückenmark kommen kann. Das kann zu einer anomalen Reaktion auf Stimuli führen. So wie sich die Aktivierungsschwelle spinaler Interneurone abflachen kann, scheint sich dasselbe in diesen Kortexbereichen einzustellen. Das kann zu einer veränderten Wahrnehmung oder Reaktion auf einen Stimulus führen. Auch wenn sich zahlreiche affektive Störungen anscheinend unter genetischem Einfluss entwickeln, sind viele Forscher der Meinung, dass bei einer bestimmten Patientengruppe frühere Erfahrungen als Auslöser wirken. Ein oder mehrere Ereignisse summieren sich und verändern die individuelle Reaktion auf Neurotransmitter, die an der Regulation von Verhalten, Schlaf, Libido etc. beteiligt sind. Wird der auslösende Stimulus entfernt, zeigt sich trotzdem weiterhin eine veränderte Reaktion auf ähnliche Stimuli. Das erklärt möglicherweise viele Störungen bei Erwachsenen, die als Kinder missbraucht oder auf andere Weise schwer traumatisiert wurden [Lemieux & Coe 1995]. Es erklärt möglicherweise auch den Rückzug und die Affektabflachung bei Kindern, die in missbräuchlichen oder vernachlässigten Situationen leben.

Der Hypothalamus reagiert auf Stress mit der Ausscheidung von CRH (corticotropin-releasing hormone) [Gold & Goodwin 1988a, b, Li et al. 1996]. CRH stimuliert die Freisetzung von Kortisol in den Nebennieren. Normalerweise existiert ein negativer Feedback-Mechanismus, über den der Hypothalamus die Kortisolkonzentration überwacht und die CRH-Sekretion reguliert. Bei manchen Menschen kann der Hypothalamus jedoch nicht mehr auf Kortisol reagieren und produziert laufend weiter CRH. Die Betreffenden zeigen häufig Symptome einer melancholischen Depression. Gold & Goodwin [1988a, b] stellten fest, dass erhöhte CRH-Konzentrationen mit Depression verbunden sind. Darüber hinaus kann ein somatischer Input diese Kaskade auslösen. Patienten mit chronischem Schmerz weisen neben erhöhten Kortisol- und CRH-Konzentrationen auch Anzeichen einer melancholischen Depression auf. Durch erhöhte Kortisolkonzentrationen werden Immun- und endokrine Funktionen beeinflusst, was zu einer Stressreaktion oder einem allostatischen Zustand führen kann [Ganong 1988]. Wie wir in den folgenden Kapiteln noch sehen werden, spielen die Faktoren, die zur Allostase beitragen, in der Pathogenese zahlreicher Krankheitsprozesse eine Rolle [McEwen & Stellar 1993, Seeman et al. 1997a, b, McEwen 1998, McEwen & Seeman 1999] (➤ Kap. 7).

1.18 Zusammenfassung

Das Nervensystem ist ein komplexes Organ, das die Interaktion zwischen unserer Innen- und Außenwelt organisiert. Es besitzt eine hohe Plastizität und, wie wir noch sehen werden, die Fähigkeit, sich zeitlebens zu verfeinern und neu zu definieren. Die Anpassungsfähigkeit des Nervensystems hat jedoch auch Grenzen. Man kann es sich wie seinen Bewegungsspielraum vorstellen. Wird

1

es über diese Grenzen hinausbelastet, treten biochemische und physikalische Veränderungen auf, die unsere Fähigkeit, angemessen auf unsere Umgebung zu reagieren, unter Umständen permanent beeinträchtigen. Chronische Krankheitsprozesse lassen sich oft durch eine frühe Intervention beeinflussen. Die Rolle des Muskel-Skelett-Systems bei diesen Prozessen sollte nicht unterschätzt werden [Gockel et al. 1995a, b]. Unabhängig von der Ätiologie trägt ein nozizeptiver Input aus somatischen Geweben zu all den zuvor erwähnten Mechanismen bei, indem die afferente „Gesamtlast" des Nervensystems erhöht und die Fähigkeit, angemessen auf innere und äußere Anforderungen zu reagieren, vermindert wird.

QUELLEN

Aihara Y., Nakamura H., Sato A., Simpson A. Neural control of gastric motility with special reference to cutaneo-gastric reflexes. In: Brooks C. (Hrsg.). Integrative functions of the autonomic nervous system. Elsevier, New York, 1979, S. 38–49.

Anderson M. F., Winterson B. J. Properties of peripherally induced persistent hindlimb flexion in rat: involvement of N-methyl-D-aspartate receptors and capsaicin-sensitive afferents. Brain Research 678 (1–2), 1995, S. 140–150.

Beal M. C. Viscerosomatic reflexes: a review. Journal of the American Osteopathic Association 85 (12), 1985, S. 786–801.

Beal M. C., Dvorak J. Palpatory examination of the spine: a comparison of the results of two methods and their relationship to visceral disease. Manual Medicine 1, 1984, S. 25–32.

Beal M. C., Kleiber G. E. Somatic dysfunction as a predictor of coronary artery disease. Journal of the American Osteopathic Association 85 (5), 1985, S. 70–75.

Beal M. C., Morlock J. W. Somatic dysfunction associated with pulmonary disease. Journal of the American Osteopathic Association 84 (2), 1984, S. 179–183.

Budgell B., Noda K., Sato A. Innervation of posterior structures in the lumbar spine of the rat. Journal of Manipulative and Physiological Therapy 20 (6), 1997, S. 359–368.

Cervero F., Connell L. A. Distribution of somatic and visceral primary afferent fibres within the thoracic spinal cord of the cat. Journal of Comprehensive Neurology 230 (1), 1984, S. 88–98.

Cox J. M., Gorbis S., Dick L., Rogers J. C., Rogers F. J. Palpable musculoskeletal findings in coronary artery disease: results of a double blind study. Journal of the American Osteopathic Association 82, 1983, S. 832–836.

Ganong W. The stress response – a dynamic overview. Hospital Practice 23 (6), 1988, S. 155–171.

Garrison D. W., Chandler M. J., Foreman R. D. Viscerosomatic convergence onto feline spinal neurons from esophagus, heart and somatic fields: effects on inflammation. Pain 49, 1992, S. 373–382.

Gockel M., Lindholm H., Vastamaki M., Lindqvist A., Viljanen A. Cardiovascular functional disorder and distress among patients with thoracic outlet syndrome. Journal of Hand Surgery [Britain] 20, 1995a, S. 29–33.

Gockel M., Lindholm H., Alaranta H., Viljanen A., Lindquist A., Lindholm T. Cardiovascular functional disorder and stress among patients having neck-shoulder symptoms. Annals of Rheumatic Disease 54, 1995b, S. 494–497.

Gold P., Goodwin F. Clinical and biochemical manifestations of depression: Part II. New England Journal of Medicine 319 (7), 1988a, S. 413–420.

Gold P., Goodwin F. Clinical and biochemical manifestations of stress: Part I. New England Journal of Medicine 319 (6), 1988b, S. 348–353.

He X., Schmidt R. F., Schmittner H. Effects of capsaicin on articular afferents of the cat's knee joint. Agents and Actions 25 (3–4), 1988, S. 222–224.

Hobbs S. F., Chandler M. J., Bolser D. C., Foreman R. D. Segmental organization of visceral and somatic input onto C3–T6 spinothalamic tract cells of the monkey. Journal of Neurophysiology 68 (5), 1992, S. 1575–1588.

Iverson S., Kupfermann I., Kandel E. R. Emotional states and feelings. In: Kandel E. R., Schwartz J. H., Jessell T. M. (Hrsg.). Principles of neural science. McGraw-Hill, New York, 1999, S. 982–998.

Kandel E. R., Schwartz J. H., Jessell T. M. Principles of neural science. 4. Auflage, McGraw-Hill, Philadelphia, 2000.

Kuchera W. A., Kuchera M. L. Osteopathic considerations in systemic dysfunction. 2. Auflage, Greyden Press, Columbus, Ohio, 1994.

Kurosawa M., Lundeberg T., Agren G., Lund I., Uvnas-Moberg K. Massage-like stroking of the abdomen lowers blood pressure in anesthetized rats: influence of oxytocin. Journal of the Autonomic Nervous System 56 (1–2), 1995, S. 26–30.

Langhorst P., Schulz B. G., Seller H., Koepchen H. P. Convergence of visceral and somatic afferents on single neurones in the reticular formation of the lower brain stem in dogs. Journal of the Autonomic Nervous System 57 (3), 1996, S. 149–157.

LeDoux J. E. Brain mechanisms of emotion and emotional learning. Current Opinions in Neurobiology 2 (2), 1992, S. 191–197.

Lemieux A. M., Coe C. L. Abuse-related posttraumatic stress disorder: evidence for chronic neuroendocrine activation in women. Psychosomatic Medicine 57, 1995, S. 105–115.

Li H. Y., Ericsson A., Sawchenko P. E. Distinct mechanisms underlie activation of hypothalamic neurosecretory neurons and their medullary catecholaminergic afferents in categorically different stress paradigms. Proceedings of the National Academy of Sciences of the USA 93 (6), 1996, S. 2359–2364.

McEwen B. S. Stress, adaptation, and disease. Allostasis and allostatic load. Annals of the New York Academy of Sciences 840, 1998, S. 33–44.

McEwen B. S., Seeman T. Protective and damaging effects of mediators of stress. Elaborating and testing the concepts of allostasis and allostatic load. Annals of the New York Academy of Sciences 896, 1999, S. 30–47.

McEwen B. S., Stellar E. Stress and the individual. Mechanisms leading to disease. Archives of Internal Medicine 153 (18), 1993, S. 2093–2101.

McNeill D. L., Burden H. W. Convergence of sensory processes from the heart and left ulnar nerve onto a single afferent perikaryon: a neuroanatomical study in the rat employing fluorescent tracers. Anatomical Record 214 (4), 1986, S. 441–447.

Moore K. L. The developing human. 8. Auflage, W. B. Saunders, Philadelphia, 2007.

Myklebust B. M., Gottlieb G. L. Development of the stretch reflex in the newborn: reciprocal excitation and reflex irradiation. Child Development 64, 1993, S. 1036–1045.

O'Sullivan M. C., Eyre J. A., Miller S. Radiation of phasic stretch reflex in biceps brachii to muscles of the arm in man and its restriction during development. Journal of Physiology 439, 1991, S. 529–543.

Sato A. The reflex effects of spinal somatic nerve stimulation on visceral function. Journal of Manipulative and Physiological Therapeutics 15 (1), 1992, S. 57–61.

Sato A., Swenson S. Sympathetic nervous system response to mechanical stress of the spinal column in rats. Journal of Manual Medicine 7 (3), 1984, S. 141–147.

Seeman T. E., Singer B. H., Rowe J. W., Horwitz R. I., McEwen B. S. Price of adaptation – allostatic load and its health consequences. MacArthur studies of successful aging. Archives of Internal Medicine 157 (19), 1997a, S. 2259–2268.

Seeman T. E., McEwen B. S., Singer B. H., Albert M. S., Rowe J. W. Increase in urinary cortisol excretion and memory declines: MacArthur studies of successful aging. Journal of Clinical Endocrinology and Metabolism 82 (8), 1997b, S. 2458–2465.

Willard F. H. Medical neuroanatomy. Lippincott, Philadelphia, 1993.

WEITERFÜHRENDE LITERATUR

Blanchard C., Blanchard R., Fellous J. M. et al. The brain decade in debate: III. Neurobiology of emotion. Brazilian Journal of Medical and Biological Research 34 (3), 2001, S. 283–293.

Bonica J. J. The management of pain. Lea and Febiger, Philadelphia, 1990.

Donnerer J. Nociception and the neuroendocrine-immune system. In: Willard F. H., Patterson M. (Hrsg.). Nociception and the neuroendocrine-immune connection. American Academy of Osteopathy, Indianapolis, 1992, S. 260–273.

Esterling B. Stress-associated modulation of cellular immunity. In: Willard F. H., Patterson M. (Hrsg.). Nociception and the neuroendocrine-immune connection. American Academy of Osteopathy, Indianapolis, 1992, S. 275–294.

Gazzaniga M. S., LeDoux J. E., Wilson D. H. Language, praxis, and the right hemisphere: clues to some mechanisms of consciousness. Neurology 27 (12), 1977, S. 1144–1147.

Gold P. W., Licinio J., Wong M. L., Chrousos G. P. Corticotropin releasing hormone in the pathophysiology of melancholic and atypical depression and in the mechanism of action of antidepressant drugs. Annals of the New York Academy of Sciences 771, 1995, S. 716–729.

Kandel E. R., Schwartz J. H., Jessell T. M. Principles of neural science. 5. Auflage, McGraw-Hill, Philadelphia, 2008.

LeDoux J. E. Emotional memory systems in the brain. Behavior and Brain Research 58 (1–2), 1993, S. 69–79.

LeDoux J. E. Emotional memory: in search of systems and synapses. Annals of the New York Academy of Sciences 702, 1993, S. 149–157.

LeDoux J. E. Emotion, memory and the brain. Scientific American 270 (6), 1994, S. 50–57.

LeDoux J. E. Emotion: clues from the brain. Annual Review of Psychology 46, 1995, S. 209–235.

LeDoux J. E., Müller J. Emotional memory and psychopathology. Philosophical Transactions of the Royal Society of London Series B: Biological Sciences 352 (1362), 1997, S. 1719–1726.

Mabry T. R., Gold P. E., McCarty R. Stress, aging, and memory involvement of peripheral catecholamines. Annals of the New York Academy of Sciences 771, 1995, S. 512–522.

McEwen B. S. Hormones as regulators of brain development: life-long effects related to health and disease. Acta Paediatrica Supplements 422, 1997, S. 41–44.

McEwen B. S. Allostasis and allostatic load: implications for neuropsychopharmacology. Neuropsychopharmacology 22 (2), 2000, S. 108–124.

McEwen B. S. The neurobiology of stress: from serendipity to clinical relevance. Brain Research 886 (1–2), 2000, S. 172–189.

McEwen B. S. Allostasis, allostatic load, and the aging nervous system: role of excitatory amino acids and excitotoxicity. Neurochemistry Research 25 (9–10), 2000, S. 1219–1231.

McMahon S., Koltzenburg M. (Hrsg.). Wall and Melzack's textbook of pain. Churchill Livingstone, Edinburgh, 2005.

Morrison J. F., Sato A., Sato Y., Yamanishi T. The influence of afferent inputs from skin and viscera on the activity of the bladder and the skeletal muscle surrounding the urethra in the rat. Neuroscience Research 23 (2), 1995, S. 195–205.

Quirk G. J., Armony J. L., Repa J. C., Li X. F., LeDoux J. E. Emotional memory: a search for sites of plasticity. Cold Spring Harbor Symposia on Quantitative Biology 61, 1996, S. 247–257.

Rogan M. T., LeDoux J. E. Emotion: systems, cells, synaptic plasticity. Cell 85 (4), 1996, S. 469–475.

Saper C. B., Iverson S., Frackowiak R. Integration of sensory and motor function. In: Kandel E. R., Schwartz J. H., Jessell T. M. (Hrsg.). Principles of neuroscience. McGraw-Hill, New York, 2000, S. 349–381.

Sato A. Somatovisceral reflexes. Journal of Manipulative and Physiological Therapeutics 18 (9), 1995, S. 597–602.

Sato A., Schmidt R. F. Somatosympathetic reflexes: afferent fibers, central pathways, discharge characteristics. Physiological Reviews 53 (4), 1973, S. 916–947.

Schulkin J., McEwen B. S., Gold P. W. Allostasis, amygdala, and anticipatory angst. Neuroscience and Biobehavioral Reviews 18 (3), 1994, S. 385–396.

Schulkin J., Gold P. W., McEwen B. S. Induction of corticotropin-releasing hormone gene expression by glucocorticoids: implication for understanding the states of fear and anxiety and allostatic load. Psychoneuroendocrinology 23 (3), 1998, S. 219–243.

Seeman T. E., McEwen B. S., Rowe J. W., Singer B. H. Allostatic load as a marker of cumulative biological risk: MacArthur studies of successful aging. Proceedings of the National Academy of Sciences of the USA 98 (8), 2001, S. 4770–4775.

Sternberg E. M., Chrousos G. P., Wilder R. L., Gold P. W. The stress response and the regulation of inflammatory disease. Annals of Internal Medicine 117 (10), 1992, S. 854–866.

Volpe J. J. Neurology of the newborn. 3. Auflage, W. B. Saunders, Philadelphia, 1995.

Wall P. D., Melzack R. Textbook of pain. Churchill Livingstone, Edinburgh, 2003.

Ward R. Foundations of osteopathic medicine. Williams and Wilkins, Baltimore, 1997.

Willard F. H., Mokler D. J., Morgane P. J. Neuroendocrine-immune system and homeostasis. In: Ward R. C. (Hrsg.) Foundations for osteopathic medicine. Williams & Wilkins, Baltimore, 1997, S. 107–135.

KAPITEL

2 Muskel-Skelett-System (Bewegungsapparat)

2.1 Einleitung

Das Muskel-Skelett-System oder der Bewegungsapparat ist das größte Körpersystem und wird dennoch häufig als völlig selbstverständlich hingenommen. Bei der Geburt gleicht es eher einem Vorspiel als einer Miniaturausgabe des Erwachsenen. Das Neugeborene hat noch zahlreiche Anpassungen und Veränderungen des Muskel-Skelett-Systems vor sich. Dieses Kapitel gibt einen Überblick über die prä- und postnatalen Veränderungen in den primären somatischen Körperregionen und über die Faktoren, von denen sie beeinflusst werden.

2.2 Entwicklung des Muskel-Skelett-Systems

Die Schwangerschaft kann in zwei Stadien unterteilt werden: das Embryonal- und das Fetalstadium. Das Embryonalstadium beginnt ab der Befruchtung mit anschließender Embryoblastogenese. Während der Embryonalentwicklung kommt es zur Proliferation, Induktion (Differenzierung) und Migration von Zellen. Durch Proliferation entsteht die kritische Zellmasse zur Bildung einer Anlage, d. h. einer Gruppe von Zellen, die in ähnlicher Weise auf dieselben mechanochemischen Stimuli reagieren. Durch Induktion tritt als Reaktion auf einen biochemischen oder biomechanischen Reiz eine Zelldifferenzierung, d. h. Veränderung in einer Zelle/Anlage auf. Eine interaktive Induktion findet statt, wenn unter dem Einfluss einer Zelle/Anlage auf eine angrenzende eine dritte Art von Zelle/Anlage entsteht. Der Induktionsprozess spielt sich auf molekularer Ebene unter Beteiligung der Homöobox-Gene ab. Von den Expressionsmustern der Homöobox-Gene werden Zellen dazu veranlasst, sich in einer bestimmten Weise zu differenzieren. Zellgruppen, die sich in ähnlicher Weise differenzieren, bilden ein morphogenetisches Feld, das zur Formung spezifischer Strukturen oder Gewebe befähigt ist. Diese Anlagen wandern in spezifische Bereiche des Embryos ein. Obwohl die meisten Zelltypen chemische Spuren auf ihrer Wanderung hinterlassen, wird der Migrationsprozess noch kaum verstanden. Sobald sie ihr Ziel erreicht haben, führen weitere Veränderungen wie Induktion, Modifikation, Revision und/oder Apoptose zur endgültigen Struktur. Diese Prozesse sind an der Entstehung der Keimblätter – Entoderm, Mesoderm und Ektoderm – beteiligt, die für die embryonale Organisationsform der Chorda dorsalis und des Achsenskeletts zuständig sind.

In der ersten Schwangerschaftswoche besteht die Keimscheibe aus zwei Keimblättern (Ekto- und Entoderm), die durch eine Grundmembran getrennt sind. In der zweiten Woche stülpt sich durch eine primitive Grube am kaudalen Ende der Keimscheibe ektodermales Gewebe zwischen Ekto- und Entoderm ein. Es wächst von kaudal nach kranial und bildet den Primitivstreifen. Während sich die Zellen auf beiden Seiten des Primitivstreifens in Mesoderm ausdifferenzieren, bilden die Zellen rund um die primitive Grube einen Primitivknoten, aus dem sich die Rückensaite (Chorda dorsalis) entwickelt. Sie durchschneidet Ekto- und Entoderm und setzt sich zwischen den beiden Mesodermsäulen in kaudokranialer Richtung weiter fort. Zu Beginn verschmilzt die Rückensaite mit dem Entoderm zu einer primitiven Röhre oder Rinne, die kurz darauf verkümmert. Dann entsteht eine zweite, die echte Chorda dorsalis aus dem Ektoderm. Man nimmt an, dass angeborene Fehlbildungen der Wirbelsäule, die mit Darmanomalien einhergehen, aus Störungen während dieses Prozesses resultieren.

Für die richtige Segmentierung der Wirbel, die Entwicklung der Disci intervertebrales und die Anordnung der bilateralen Spinalganglien zu Paaren ist die Chorda dorsalis entscheidend. Durch Lithiumeinnahme der Mutter kann die embryonale Entwicklung der Chorda dorsalis beeinträchtigt werden. Nach der Geburt bleibt Material der Rückensaite in den Bandscheiben erhalten und stimuliert eine Induktion und Zelldifferenzierung. An die Grundmembran zwischen Chorda dorsalis und Ektoderm heften sich neuroektodermale Vorläuferzellen und bilden die Neuralplatte, nachdem sie eine Induktion und Proliferation durchgemacht haben. Die Zellen verändern sich nach apikal hin, und unter Hochwölbung der Ränder entsteht aus der Neuralplatte die Neuralrinne. Dieser Prozess wiederholt sich, bis die obersten Randleisten zusammentreffen und sich zum Neuralrohr schließen. Wenn sich die Zellen nicht vereinen, kommt es je nach Lage und Ausdehnung des Defekts zu einer Anenzephalie oder Myelomeningozele. Die am weitesten lateral befindlichen Zellen des sich entwickelnden Neuralrohrs werden als Neuralleistenzellen bezeichnet. Sie durchlaufen eine Differenzierung, Proliferation und Migration, um schließlich die Hinterwurzelganglien und die verschiedenen Komponenten des peripheren Nervensystems zu bilden. Aus dem Neuralrohr gehen die unterschiedlichen Zellarten des zentralen Nervensystems hervor.

Nachdem das Neuralrohr entstanden ist, machen die seitlich der Chorda dorsalis befindlichen mesodermalen

Zellen eine Induktion durch und werden zu Mesenchymzellen, die drei verschiedene Zellaggregate (Cluster) bilden: mediale paraxiale und intermediäre Säulen sowie periphere Seitenplatten. Aus dem ersten Cluster entwickelt sich das Achsenskelett, aus dem zweiten der Urogenitaltrakt und das dritte differenziert sich zu den Peritonealschichten im Thorax und Abdomen aus. Die Entwicklung der Ursegmente (Somiten) schreitet von kranial nach kaudal fort; ab der dritten Schwangerschaftswoche liegt eine Segmentierung vor. Die medialen paraxialen Zellsäulen ordnen sich zu einer Epithelplatte paariger Somiten entlang der Rückensaite an. Benachbarte Somiten sind jeweils durch Zonulae occludentes (tight junctions) miteinander verbunden. In diesem Stadium liegen die Somiten auf einer Grundmembran und haben über Fortsätze quer durch die Membran Verbindung zur Rückensaite und zum Neuralrohr. Schon bald nach der Segmentation weist ein Somit sechs Flächen auf, die sich je nach ihrer Lagebeziehung zur Rückensaite unterschiedlich weiterentwickeln. Die ventromediale Fläche differenziert sich zum Sklerotom und wandert auf die Chorda dorsalis zu; aus diesen Vorläuferzellen gehen später die Knochen, Gelenke und Bänder der Wirbelsäule hervor. Der verbleibende Rest wird nun als Dermomyotom bezeichnet, aus dem sich Haut und Skelettmuskeln entwickeln. Aus den Zellen der kraniomedialen Fläche entstehen Skelettmuskeln auf der Körperrückseite und entlang der Wirbelsäule. An der ventrolateralen Fläche wandern Zellen aus der näheren Umgebung in die Extremitätenknospen ein, um später die Gliedmaßenmuskeln zu bilden. Aus Zellen der unteren Fläche werden schließlich die Skelettmuskeln der Körperflanken. Obwohl die verbleibenden Zellen der Ursegmente mehrheitlich Vorläufer von Haut- und Epidermiszellen sein werden, tragen einige von ihnen auch zur Muskelmasse bei.

Wie bereits erwähnt, differenziert sich die ventromediale Fläche der Somiten zu Sklerotomen aus und wandert auf die Chorda dorsalis zu. Jedes Sklerotom enthält zwei Zelltypen, die sich biochemisch unterscheiden: einen lockeren Zellverband, aus dem die Bandscheiben (Disci intervertebrales) entstehen, und eine dicht gepackte Zellmasse, aus der die Nervenbögen und Bogenfüße (Pediculi arcus vertebrae) der Wirbel sowie die Rippen (im Thorax) hervorgehen. Beide Zellgruppen sind durch eine extrazelluläre Matrix voneinander getrennt. Über den Ursprung von Wirbeln und Bandscheiben herrscht noch immer eine gewisse Verwirrung (auch bei der Verfasserin). Manche Autoren beschreiben die Entstehung der Bandscheiben als sklerotische Aufspaltung der Somiten, wodurch sich jedes Ursegment in einen Discus intervertebralis, eine untere Deckplatte des oberen und eine obere Deckplatte des unteren Wirbels aufteilen soll [Sensenig 1949, Verbout 1985]. Allerdings vertreten andere Autoren die Auffassung, bei der vermeintlichen sklerotischen Fissur handle es sich um die lockere Zellmasse der Somiten [Peacock 2007, Theiler 1988]. Nach diesem Modell entstehen aus dem Sklerotom eines Somitenpaares die Bandscheibe, der angrenzende Wirbel, Quer-, Neural- und Gelenkfortsätze sowie ein Rippenpaar (im Thorax). Das ist eine völlig andere Vorstellung von der Wirbelentwicklung.

Zu den angeborenen Fehlbildungen aufgrund einer gestörten oder fehlenden Segmentierung gehören Halbwirbel, bei denen zwei oder mehr Somiten nicht getrennt sind, und Blockwirbel, die unsegmentiert miteinander verschmolzen sind. Wirbelkörper und Nervenbögen entwickeln sich durch separate Induktionsprozesse. Während sich die Zellen eines Sklerotoms, die den Wirbelkörper bilden, unter dem Einfluss von Neuralrohr und Chorda dorsalis zu differenzieren scheinen, erhalten die Zellen, die den Nervenbogen bilden, ihre Signale von der Neuralleiste. Die Segmentation der Nervenbögen wird von der Entwicklung der Spinalganglien beeinflusst. Demzufolge können angeborene Fehlbildungen die hinteren oder die vorderen Teile betreffen und müssen nicht unbedingt in beiden gleichzeitig auftreten.

Die Brustwirbel verknöchern früher als die Lenden- und Halswirbel. Ab der 16. Schwangerschaftswoche beginnt die Ossifikation von L5. Die unreif-knorpeligen Rippen entwickeln sich aus den Processus costales der Wirbelbögen und durchtrennen die Myotomzellen, indem sie quer von der Mittellinie weg wachsen. Anfänglich besteht noch eine mesenchymale Verbindung zwischen den sich entwickelnden Rippen und den Wirbeln, aus der die Bänder und die Kostovertebralgelenke hervorgehen. Aus den Processus costales der Halswirbel entstehen die Tubercula anterius und posterius bzw. der Querfortsatz (Proc. transversus) von C1 und C2; in der Lendenwirbelsäule werden sie zu Querfortsätzen der Lumbalwirbel und im Sakralbereich zur Ala ossis sacri (➤ Abb. 2.1). Das Sternum entwickelt sich aus zwei Zellsäulen des somatopleuralen Mesenchyms, die sich auf der Ventralseite des Embryos befinden und aufeinander zu wandern, um das Manubrium sterni und die anderen Brustbeinsegmente zu bilden. Die Umwandlung in Knorpelgewebe vollzieht sich in kraniokaudaler Richtung.

Die Extremitäten entstehen zunächst als Knospen aus Mesenchymzellen, die aus dem Bereich um die Rückensaite nach lateral wandern (➤ Abb. 2.2). Zur Ausbildung der Gliedmaßen interagiert das somatopleurale Mesenchym, das sich auf der Ventralseite des Embryos befindet, mit dem paraxialen Mesenchym der Rücken-

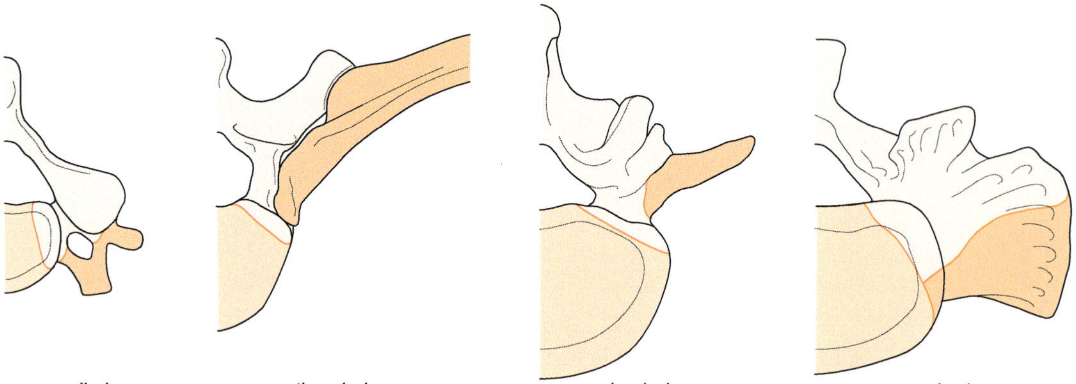

Abb. 2.1 Ablaufschema der Wirbelentwicklung mit Kennzeichnung der wichtigsten morphologischen Merkmale bei einem Erwachsenen. *[Mit freundlicher Genehmigung aus Williams P. (Hrsg.): Gray's Anatomy, 38. Aufl. Churchill Livingstone, London 1995]*

saite. Um den 26. Schwangerschaftstag entwickelt sich ein verdickter, apikaler, ektodermaler Kamm aus somatopleuralem Mesenchym. Er stellt eine Progressionszone oder eine Leitschiene dar, an der entlang sich die Skelettstrukturen der Gliedmaßen ausrichten. Diese Progressionszone bleibt bis zur Ausformung der Gliedmaßen erhalten. Bald danach wandern die Mesenchymzellen von der Mittellinie weg, und begründen damit die Architektur der Extremitätenknospen. Die Achse der sich entwickelnden Gliedmaßen verläuft von der Mitte des Knospengrunds zum apikalen, ektodermalen Kamm. In einzelnen Bereichen der Extremitätenknospen zeigen sich unterschiedliche Wachstumsraten. Das führt dazu, dass sich die Knospen nach ventral biegen und drehen. Knorpelgewebe taucht zum ersten Mal um den 33. Tag auf, danach beginnen die neurovaskulären Elemente in die Mesenchymstruktur einzudringen. Ab dem 38. Tag weisen die oberen Gliedmaßen Ellbogen und Fingerstrahlen auf. Aus Zellen, die von der ventrolateralen Epithelplatte des Somiten in die Extremitätenknospen einwandern, geht die gestreifte Muskulatur hervor. Zu Beginn wandern die Zellen „en masse" von extrazellulären Fibrillen umgeben, die sie untereinander verbinden. Diese Zellmasse zieht sich aus und verzweigt sich am vorderen Ende. Nach zahlreichen Zellteilungen entstehen daraus die Arm- und Beinmuskeln. Die kritische Periode in der Ausformung der Extremitätenknospen liegt zwischen der 4. und 6. Schwangerschaftswoche. In dieser Zeit kann es zu schweren morphologischen Anomalien, wie z.B. Fehlbildungen, kommen. Wachstumsstörungen und Deformierungen treten in der Regel nach der Embryonalperiode infolge von Stress auf.

Myotubuli erscheinen etwa in der 5. Schwangerschaftswoche und wandeln sich bis zur 20. Woche in Muskelfasern um. Die Muskelinnervation beginnt um die 10. Woche, Muskelspindeln erscheinen etwa ab der 14. und Golgi-Organe (Sehnenspindeln) ab der 16. Woche. Dieser Reifungsprozess dauert noch einige Zeit nach der Geburt an. Bei reifen Neugeborenen sind nur 20% der Muskelfasern eines Erwachsenen vorhanden. Bei der Geburt sind die Muskeln noch am Periost befestigt, nicht am Knochen. Während der ersten 2–3 Lebensmonate wächst das Sehnengewebe durch das Periost und stellt die Verbindung zum darunterliegenden Knochen her.

Die Gelenke in den Extremitäten differenzieren sich aus dem Mesenchymgewebe durch einen Prozess der Höhlenbildung (Kavitation), der Bewegung voraussetzt. Die ersten Bewegungen in utero beginnen etwa in der 7. Schwangerschaftswoche. Diese Bewegungen bestimmen die Form der Gelenkoberflächen. Bei Frühgeborenen liegt eine Hypermobilität der Gelenke vor, reife Neugeborene weisen dagegen eine eingeschränkte Gelenkmobilität mit begrenztem Bewegungsspielraum auf. Tatsächlich variiert der Bewegungsumfang jedes beliebigen Gelenks je nach Alter. Generell erreichen jedoch die meisten größeren Gelenke im Alter von 3 Jahren den vollen Bewegungsumfang.

Die Entwicklung des Muskel-Skelett-Systems wird von inneren und äußeren Einflüssen gelenkt und begrenzt. Innere Einflüsse sind unter anderem die chemischen Gradienten von Zell- und Oberflächen-Adhäsionsmolekülen. Dieser Prozess scheint durch Homöobox-Gene kontrolliert zu werden, da er auch bei In-vitro-Experimenten auftreten kann. Äußere Einflüsse auf das Muskel- und Skelettgewebe üben beispielsweise mechanische Stressoren und Bewegungen aus. Gliedmaßenbewegungen scheinen bei der Ausrichtung der Knochenbälkchen, bei Bänder- und Sehnenansätzen, bei der räumlichen Orientierung von Kollagenfasern im Bindegewebe und beim normalen Skelettwachstum eine Rolle zu spielen.

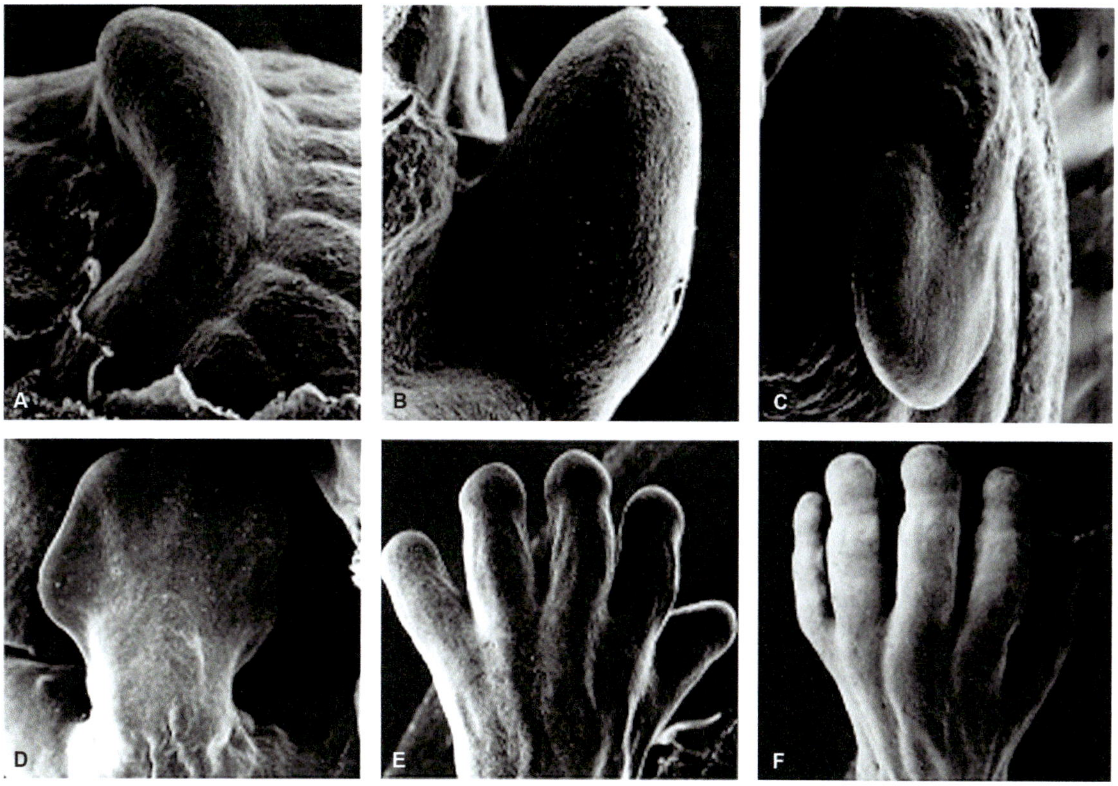

Abb. 2.2 Rasterelektronenmikroskopische Bilderserie (A–F), die die Entwicklung der oberen Gliedmaße zeigt (Aufnahmen von P. Collins, Ausdruck von S. Cox, Electron Microscopy Unit, Southampton General Hospital). *[Mit freundlicher Genehmigung aus Williams P. (Hrsg.): Gray's Anatomy, 38. Aufl. Churchill Livingstone, London 1995]*

Angeborene Skelettanomalien beruhen auf einem der drei folgenden Prozesse: Fehlbildung, Entwicklungsstörung oder Deformierung. Eine Fehlbildung (Malformation) entsteht durch Fehlschlagen der Differenzierung oder der Migration im Embryonalstadium. Während der Organogenese können Fehlbildungen wie Halbwirbel oder Hemimelien auftreten. Unterbrechungen der Zellproliferation führen zum Fruchttod oder – ebenso wie eine erfolglose Induktion – zu einer Agenesie des embryonalen Gewebes. Fingerverwachsungen oder Syndaktylien sind das Ergebnis einer gestörten Migration. Wachstums- und Reifungsstörungen können eine Hypoplasie oder den Zelltod induzieren. Eine Entwicklungsunterbrechung bzw. -störung, die Strukturdefekte in einem normalerweise während des Embryonalstadiums gebildeten Gewebe verursacht, ist häufig mit Infektionen, toxischer Belastung, Stoffwechselstörungen oder einem Trauma verbunden. Eine Deformierung betrifft normal ausgebildete Strukturen und tritt während der Fetalzeit oder postnatal auf. Zur Deformierung kommt es häufig durch äußere Einflüsse wie Kompression einer Struktur. Skelettstrukturen sind mit größerer Wahrscheinlichkeit von Deformitäten betroffen. Beruht eine extrinsische Deformität des Feten auf der Kindslage und den beengten intrauterinen Raumverhältnissen, spricht sie gut auf eine konservative Behandlung an.

2.2.1 Wolff-Gesetz und mechanische Belastung

Nach dem Wolffschen Gesetz beeinflussen mechanische Stressoren die Gewebedifferenzierung und die Wachstumscharakteristika des Muskel-Skelett-Gewebes. Für ein normales, optimales Wachstum sind normale mechanische Belastungen erforderlich, die intermittierend auftreten. Intermittierende Belastungen führen zur Chondrogenese, während kontinuierliche Belastungen die Osteogenese fördern. Normaler Kompressionsdruck stimuliert das Wachstum der Epiphysenplatte, während übermäßiger Druck ihr Wachstum verzögert. Tatsächlich führt eine kontinuierliche Kompression zu einer Knochenatrophie, während intermittierender Druck das Knochenwachstum stimuliert. Nicht-vertikale Belastungen führen zu einem abweichenden und Torsionsbelastungen zu einem verdrehten Wachstum der Epiphysenplatten.

Muskelkräfte und die Schwerkraft sind die wichtigsten Quellen einer mechanischen Belastung von Knochen, und jedes Ungleichgewicht oder Fehlen dieser Kräfte verändert ihr Wachstum und die Wachstumscharakteristika. Eine intermittierende Belastung stimuliert die Kollagensynthese in den betroffenen Weichteilgeweben, was eine größere Gewebestärke und bessere Energieabsorption bewirkt. Im Muskel-Skelett-System sind die Osteozyten die Zellen, die am stärksten auf mechanischen Stress reagieren. Sie sind höchst empfänglich für kleine Veränderungen des Flüssigkeitsdrucks. Bei pulsierenden Flüssigkeitsdruckwellen setzen die Osteozyten Prostaglandine frei, die den Osteoklasten signalisieren, mit der Knochenumgestaltung zu beginnen [Klein-Nulend et al. 1995].

Während der Wachstumsperioden ist das Muskel- und Skelettgewebe am empfindlichsten für mechanische Belastungen. Auch wenn sich diese Reaktionsbereitschaft während der Embryonalentwicklung am auffälligsten zeigt, besteht sie doch das ganze Leben lang weiter. Das sollte man bei der osteopathischen Behandlung von Kindern beachten. Häufig hat eine Manipulationstherapie stärkere und nachhaltigere Wirkungen, wenn es gelingt, Spannungsmuster unmittelbar vor oder während eines Wachstumsschubes zu behandeln.

Obwohl es typischerweise in der Diskussion über Knochen angeführt wird, gilt das Wolff-Gesetz im Prinzip für die Reaktion sämtlicher somatischer Gewebe auf einwirkende Kräfte. Je nach Dichte, Länge, Breite und Stärke wird sich ein Gewebe unterschiedlich gegenüber solchen Kräften verhalten. Entscheidende Faktoren sind Beschaffenheit oder Häufigkeit der Belastung und die Anpassungsfähigkeit des Gewebes. Zu starker oder zu rasch ausgeübter Druck kann die Gewebestruktur schädigen. In den meisten Fällen reagieren Knochen und Bindegewebe allerdings mit einer Umformung auf mechanische Kräfte. Wie bereits erwähnt führen Torsionskräfte zu einem verdrehten Knochenwachstum und nicht-vertikale Kräfte zu einer abweichenden Wachstumsrichtung (vom Druck weg). Um der Belastung besser standhalten zu können, verdicken sich Bänder- und Sehnenfasern und verändern ihre Ausrichtung entsprechend. Alternativ kann die Faserorientierung durch unangemessene Spannungen aber auch unstrukturiert und das Gewebe geschwächt werden. In der pädiatrischen Population verfügen Körpergewebe über ein viel größeres Wachstums- und Remodellierungspotenzial als bei Erwachsenen. Dies gilt es sowohl unter pathologischen wie therapeutischen Aspekten zu berücksichtigen. Zu einer Umformung von Knochen- oder Bindegewebe kann es verletzungsbedingt oder durch Belastung kommen. Anomale Belastungen beeinträchtigen Wachstum und Funktion des Knochen- oder Bindegewebes. Nach Beseitigung dieses Stresses bietet sich jedoch möglicherweise eine Gelegenheit zur Remodellierung und Korrektur.

2.2.2 Wachstumszonen und Verletzungen

In der pädiatrischen Population weisen die meisten Knochen drei Wachstumszonen auf: eine Epiphysen-(Wachstums-)Platte, die am proximalen und distalen Knochenende an die Metaphyse angrenzt, eine Epiphyse oder Gelenkfläche sowie eine Apophyse, die sich neben der Diaphyse an allen Sehnenansatzstellen befindet. Während Epiphysenplatte und Epiphyse typischerweise aus hyalinem Knorpel bestehen, ist die Apophyse gewöhnlich aus Faserknorpel aufgebaut. Der histologische Unterschied erklärt ihre Gewebereaktionen auf Belastungen. Hyaliner Knorpel ist anfälliger für Druck- und Kompressionskräfte, Faserknorpel hingegen für Zug- und Scherkräfte. Wie sich Belastungen auf Knochen auswirken, hängt demnach davon ab, wo sich welche Art von Kräften summiert.

Bei jungen Sportlern können ständig wiederkehrende Aktivitäten zu minimalem Stress besonders verletzungsanfälliger Bereiche führen. Während Kompressions- oder Druckkräfte den Übergangsbereich zwischen Meta- und Epiphyse, also die Epiphysenplatte, am stärksten gefährden, stellen Zugspannungen oder Scherkräfte im Übergangsbereich zwischen Bänderansätzen und Diaphyse, für die Apophyse und die unreifen Sharpey-Fasern an Sehnenansätzen das höchste Risiko dar. Unabhängig von der Art der Stresseinwirkung entwickeln sich durch ständige Wiederholung größere Überlastungen, die unbehandelt in Mikrofrakturen übergehen können. Dadurch kommt es zu Stressfrakturen von Knochen oder zu Dehnungen, Zerrungen und Rupturen im Bindegewebe.

Das Knorpelwachstum findet im Bereich der Apophyse von Sehnenansätzen statt. Dort entsteht schließlich ein knöchernes Höckerchen wie die Tuberositas tibiae oder die Spina iliaca anterior inferior. Die meisten Apophysen sind aus Faserknorpel und daher anfälliger für Zugspannungen als der hyaline Gelenkknorpel. Ihre Entzündung wird als Apophysitis bezeichnet. Aus klinischer Sicht entwickelt sich eine Apophysitis, wenn die Zugspannung eines Ligaments die Belastbarkeitsgrenze des Periosts oder des Knorpels zwischen Apo- und Diaphyse überschreitet. Hat sich das Periost unter dem Zug der Sehnenfasern von der Knochenkortikalis gelöst und ein Spalt gebildet, wird dies als Insertionstendopathie oder Enthesopathie bezeichnet. Die traumatische Ablösung des Periosts von der Kortikalis ruft eine Entzündungsreaktion mit Hypertrophie der darunterliegenden Knochenrinde hervor, die zu einer Exostose („Knochenauswuchs“) führt. Bei Bewegungen wird die Exostose gereizt, wodurch sich Entzündung und Hypertrophie weiter verstärken. Wenn der Übergangsbereich zwischen Apophyse und Diaphyse überlastet ist, tritt durch den Mikrostress eine echte Apophysitis auf. Zwischen einer Apophysitis und einer Abriss- bzw. Avulsionsfraktur besteht ein Unterschied hinsichtlich Schweregrad und klinisch-zeitlichem Verlauf: Während sich eine Apophysitis typischerweise schleichend entwickelt, stellt eine Abrissfraktur eher ein akutes Ereignis dar. In beiden Fällen gerät der Knorpelbereich zwischen Apophyse und Diaphyse unter Stress. Wegen der noch unverknöcherten Apophysen kommen Abrissfrakturen häufiger bei Kindern als bei Erwachsenen vor.

2.3 Die Wirbelsäule

2.3.1 Entwicklung

Alle typischen Wirbel entwickeln sich aus drei primären Ossifikationszentren: einem für den Wirbelkörper und einem für jeden Wirbelbogen, die bereits in der Schwangerschaft auftauchen, sowie zahlreichen sekundären Ossifikationszentren, die erst einige Zeit nach der Geburt auftreten. In der Vergangenheit nahm man an, die Ossifikation würde von kranial nach kaudal voranschreiten, doch neuere Studien lassen eine gleichzeitige Ausbreitung nach oben und unten an der Wirbelsäule entlang vermuten. Wirbelkörper verknöchern von einem Zentrum aus, das sich dorsal von der Rückensaite befindet. Das erste Ossifikationszentrum erscheint im Bereich der unteren Brust- und oberen Lendenwirbelsäule. Obwohl es sich üblicherweise um ein einzelnes Zentrum handelt, können gelegentlich auch zwei vorhanden sein. Wenn die beiden Zentren nicht verschmelzen, kommt es zur Keilwirbelbildung oder einer angeborenen Skoliose.

Bei der Geburt sind Wirbelkörper und -bögen durch Knorpel miteinander verbunden. Im ersten Lebensjahr beginnen sich die Wirbelbögen dorsal zu vereinen. Mit drei Jahren verbinden sich zunächst Halswirbelkörper und -bögen, ehe der Prozess seinen Abschluss etwa im sechsten Lebensjahr in der Lendenwirbelsäule findet. Die Randzonen der Wirbel bleiben bis zur Pubertät knorpelig. Dann erscheinen an den Spitzen der Quer- und Dornfortsätze sowie an den Gelenkflächen der Wirbelkörper sekundäre Ossifikationszentren. Diese Epiphysen bleiben bis zum 25. Lebensjahr bestehen (➤ Tab. 2.1).

Atlas und Axis entstehen nach einem anderen Muster als die anderen Wirbel. Bei der Frühentwicklung des Atlas spielen die Ursegmente des Hinterkopfs eine Rolle. Wenn die Segmentation der Okziput- und C1-Somiten unterbleibt, kommt es zu einer Fusion oder „Okzipitalisierung" von C1. Aus der Vereinigung der C1- und C2-Somiten gehen Dens axis, Arcus anterior atlantis (C1) und die Dens-axis-Bänder hervor. In der übrigen Wirbelsäule wandern die Sklerotomzellen nach dorsal, um den Nervenbogen und danach den Proc. spinalis zu bilden. Weiter ventral gelegene Zellen differenzieren sich zu Wirbelkörper-Anlagen aus. Nachdem sich das Gewebe des Anulus fibrosis verfestigt und vom Nucleus pulposus abgegrenzt hat, entstehen Knorpelbildungs-(Chondrogenese-)Zentren. Ab der sechsten Schwangerschaftswoche sind bereits alle Vorläufer der Wirbelstrukturen vorhanden. In jedem Wirbelkörper erscheint ein Ossifikationszentrum und darüber hinaus mindestens ein weiteres in jedem Teil des paarigen Neuralbogens. Vom Thorakolumbalbereich, in dem die Ossifikation beginnt, schreitet sie kranial- und kaudalwärts voran. Der Wachstums- und Verknöcherungsprozess setzt sich auch nach der Geburt noch weiter fort. Die Rand- und Kerngebiete der Wirbel zeigen ein unterschiedliches Wachstumsverhalten. Während die Wirbelhöhe möglicherweise primär genetisch bestimmt ist, werden peripheres Wachstum und Breite der Wirbel von Bewegungen, Druckbelastung und vom Mus-

Tab. 2.1 Beginn und Abschluss der Ossifikation unterschiedlicher Knochen

Knochen	Beginn der Ossifikation	Abschluss der Ossifikation
Crista iliaca	11–14 Jahre	20 Jahre
Spina iliaca anterior inferior	13–15 Jahre	16–18 Jahre
Tuber ischiadicum	13–15 Jahre	16–18 Jahre
Acetabulum	Zeitpunkt der Geburt	14–16 Jahre
Caput femoris	4 Monate	16–18 Jahre
Trochanter major	4–6 Jahre	16–17 Jahre
Trochanter minor	11–12 Jahre	15–16 Jahre
Femurkondylen	Zeitpunkt der Geburt	16–18 Jahre
Tibiaplateau	Zeitpunkt der Geburt	16–20 Jahre
Caput fibulae	3–4 Jahre	16–20 Jahre
Tibia (distale)	6 Monate	17–18 Jahre
Clavicula (proximales Ende)	17 Jahre	20 Jahre
Acromion	14–15 Jahre	18–20 Jahre
Processus coracoideus	14–15 Jahre	18–20 Jahre
Caput humeri	1. Lebensjahr	18–20 Jahre
Humerus (distaler)	Verschiedene Zentren 12. Monat bis 10. Lebensjahr	14–17 Jahre
Trochanter ulnaris	8–10 Jahre	14–17 Jahre
Caput radii	3–6 Jahre	14–17 Jahre
Rippen und Sternum	1. Lebensjahr	25 Jahre

keltonus beeinflusst. Spontane Bewegungen des Embryos stimulieren den Ossifikationsprozess. Nach der Geburt trägt wahrscheinlich auch die aufrechte Körperhaltung mit dazu bei.

2.3.2 Krümmungen

Die ganze Wirbelsäule weist sagittale Krümmungen auf, die eine entwicklungsbedingte Anpassung an den Zweibeinstand darstellen könnten. Bewegungsabhängige sagittale Krümmungen ließen sich schon in der 7. Schwangerschaftswoche beobachten. Aus den ersten dorsalkonvexen (Flexions-)Kurven im Thorakal- und Beckenbereich resultiert die gebeugte Haltung des Embryos. In den ventral-konvexen (Extensions- oder Lordose-)Kurven im Zervikal- und Lumbalbereich wird eine Folge der funktionellen Muskelentwicklung gesehen. Als Reaktion auf die Entwicklung der Nackenmuskulatur zeigt sich schon in einem frühen Gestationsalter eine HWS-Lordose. Auch die lumbale Krümmung entwickelt sich relativ früh, wenngleich es sich dabei eher um eine fehlende Flexionshaltung als um eine echte Lordose handelt. Durch die funktionellen neuromuskulären Veränderungen in den frühen Lebensphasen, die das Erreichen wichtiger Meilensteine in der Entwicklung der Körperhaltung ermöglichen, werden die sagittalen Krümmungen der Wirbelsäule noch verstärkt und übersteigert.

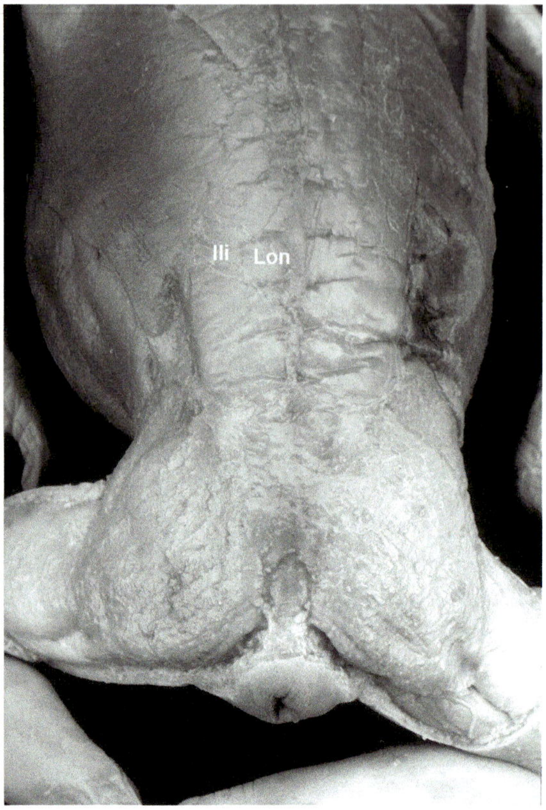

Abb. 2.3 Reifes Neugeborenenpräparat (Ansicht von hinten). Haut und oberflächliche Faszien wurden entfernt. M. iliocostalis (Ili) und M. longissimus (Lon) sind beschriftet und reichen bis zum Sakrum hinunter. *[Mit freundlicher Genehmigung der Willard & Carreiro Collection]*

2.3.3 Skelettmuskulatur

Drei stützende Muskelsäulen ziehen vom Nacken bis zum Sakrum an der Wirbelsäule hinunter: oberflächlich der M. iliocostalis und der M. longissimus und in der Tiefe die Mm. multifidi (➤ Abb. 2.3). Obwohl sie auch an spinalen Bewegungen beteiligt sind, spielen sie doch in erster Linie eine haltungsstabilisierende und stützende Rolle. Es sind lange „Zügel"-(Stell-)Muskeln. Direkt an der Wirbelsäule spannen sich kleine segmentale Muskeln – die Mm. rotatores, interspinales und intertransversarii – jeweils über ein oder zwei Segmente. Sie sind dicht mit Propriozeptoren innerviert und haben unmittelbar Einfluss auf Haltungs- und Gleichgewichtsstrategien. Fehlbildungen, Deformitäten und Dysfunktionen der Wirbelsäule wirken sich auf die propriozeptive Kartierung und die Stabilisierungsfunktion aus. Das kann sich bei Säuglingen in einer verzögerten Entwicklung und bei älteren Kindern mit Schmerzen, Skoliose oder Ganganomalien manifestieren.

Die thorakolumbale Faszie gehört zu einem anderen myofaszialen Stützsystem, das sich beidseits von der Schulter über die Dornfortsätze (Processus spinosi) bis zur kontralateralen Beckenseite ausspannt. Auf dem M. latissimus dorsi erstreckt sie sich bis in den Arm hinein. Die Fascia thoracolumbalis ist an den supraspinalen Bändern, der Crista iliaca und der Naht (Raphe communis) befestigt. Über diese Faszie kann eine asymmetrische Muskelspannung des M. latissimus dorsi auch die Wirbelstellung beeinflussen (➤ Abb. 2.4). Daran sollte gedacht werden, wenn Kinder Schwierigkeiten haben, bestimmte Meilensteine in der Entwicklung der Haltungskontrolle (wie Sitzen oder Laufen) zu erreichen. Bei älteren Kindern können Haltung und Gleichgewicht aufgrund einer Zerebralparese oder durch eine andere motorische Dysfunktion der Arme beeinträchtigt sein. Bei einem normalen Gangmuster wird der Gesamtenergieaufwand dadurch verringert, dass sich die mit Arm- und Muskelarbeit (des M. latissimus dorsi) beim Gehen erzeugte Energie durch die thorakolumbale Faszie auf das Becken übertragen kann [Vleeming et al. 1995]. Dieser Mechanismus steht Kindern mit einer motorischen Funktionsstörung nicht zur Verfügung. Deshalb bedeutet Gehen für sie eine deutlich größere Anstrengung.

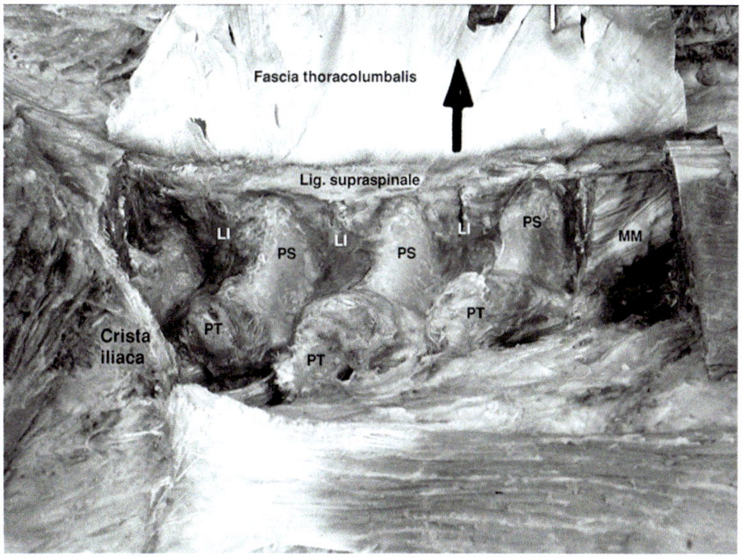

Abb. 2.4 Schnitt durch die Lendenwirbelsäule an einem liegenden Präparat (dorsale Ansicht). Die Fascia thoracolumbalis ist in Pfeilrichtung angehoben, so dass ihre Befestigung am Lig. supraspinale sichtbar wird. Procc. spinosi (PS) und Procc. transversi (PT) sowie Mm. multifidi (MM) sind gekennzeichnet. Die Ligg. interspinalia (LI) liegen zwischen den Processus spinosi. *[Mit freundlicher Genehmigung der Willard & Carreiro Collection]*

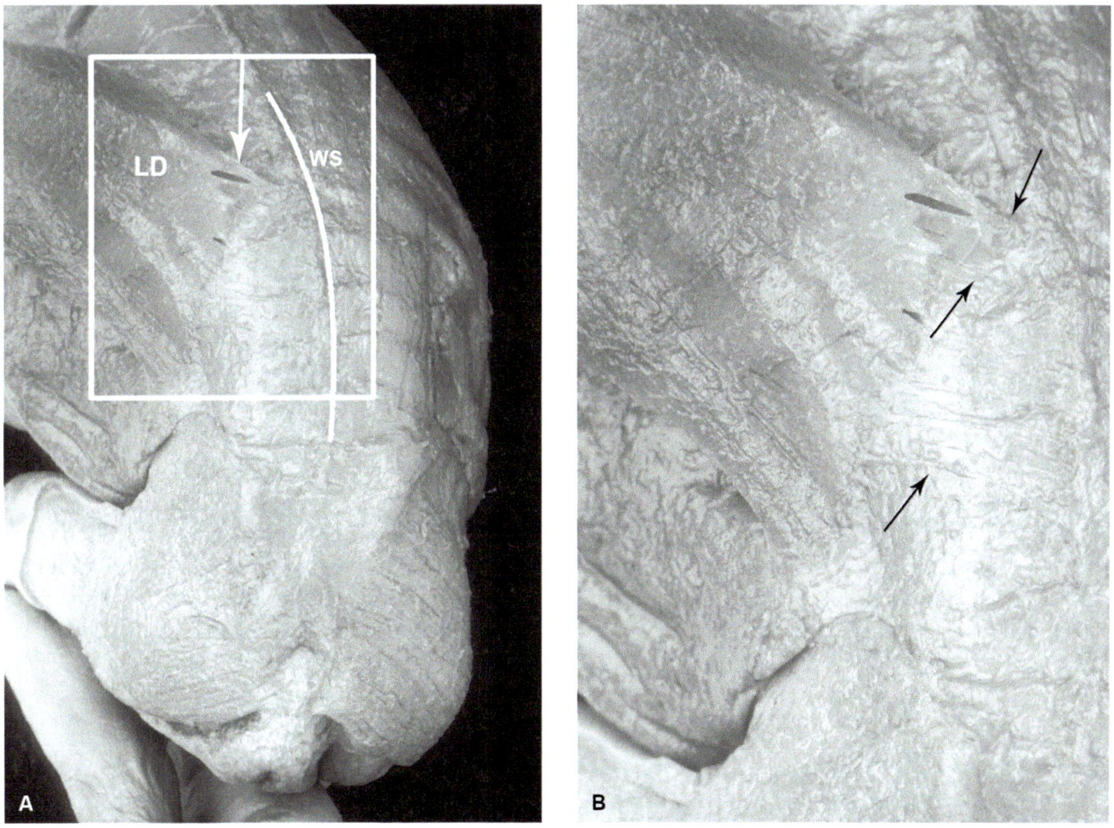

Abb. 2.5 Reifes Neugeborenenpräparat (Ansicht schräg von hinten). **A** Der M. latissimus dorsi (LD) ist als ein Gewebeband zu sehen, das sich ausdünnt (weißer Pfeil) und an der Wirbelsäule (WS, weißer Bogen) ansetzt. Muskel und Sehne lassen sich noch nicht klar voneinander abgrenzen. **B** Vergrößerung des weiß markierten Ausschnitts. Die schwarzen Pfeile zeigen auf Fasern der Muskelfaszie, die sich bis zur Wirbelsäule erstrecken. *[Mit freundlicher Genehmigung der Willard & Carreiro Collection]*

Bei der Geburt sind viele dieser Verbindungen noch schwach ausgeprägt. Die Fascia thoracolumbalis von Neugeborenen liegt wie ein dünnes Segel auf der autochthonen Rückenmuskulatur, den Mm. erectores spinae (➤ Abb. 2.5). Bei Kleinkindern zeichnet sich schon deutlicher die Rautenform der Faszie ab (➤ Abb. 2.6), nachdem sie sich verdickt hat und an den Dornfortsätzen und supraspinalen Bändern befes-

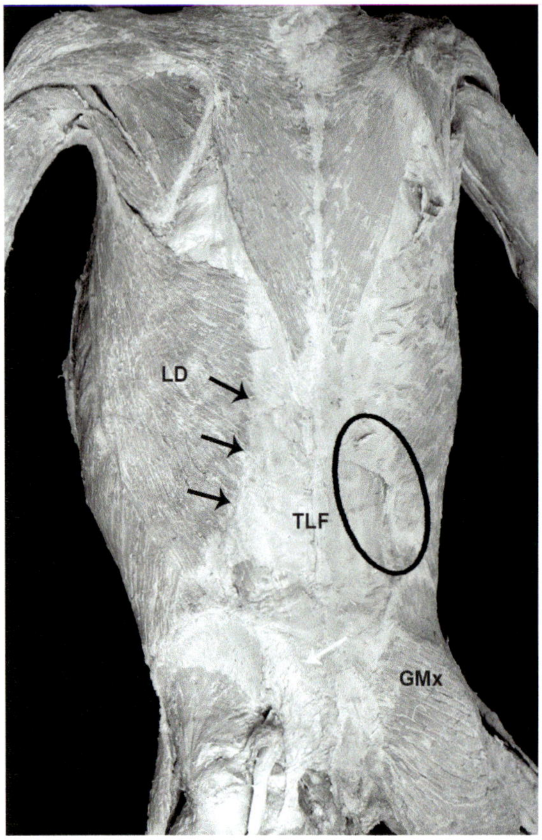

Abb. 2.6 Kleinkindpräparat (Ansicht von dorsal). Haut und oberflächliche Faszien wurden entfernt. Der M. latissimus dorsi (LD) imponiert als gut entwickeltes Muskelgewebe. Der Unterschied zwischen den Muskelfasern und ihren Insertionen (schwarze Pfeile) an der thorakolumbalen Faszie (TLF) ist viel deutlicher erkennbar als beim Neugeborenen. Dass sich die Faszie verdickt hat, zeigt der Schnittrand rechts im Bild (schwarzes Oval). Zusätzlich ist die Insertionsstelle des M. gluteus maximus (GMx) am rechten kaudalen Ende der TLF gekennzeichnet (weißer Pfeil). *[Mit freundlicher Genehmigung der Willard & Carreiro Collection]*

tigt ist. Der M. latissimus dorsi wölbt sich in die Faszie hinein, und seine Faszienhülle erstreckt sich voll bis ins Becken, wo sie dem M. gluteus maximus als Ansatzstelle dient.

2.4 Das Becken

Lendenwirbelsäule und Becken wirken als eine Einheit zum Tragen von Gewicht und zum Energietransfer beim Gehen. Die Bänder dieses Bereichs bilden einen Stützapparat für die Lendenwirbelsäule und das Os sacrum. Die Muskelkomponenten, die an diesem Stützapparat ansetzen, erzeugen Spannung in den Bändern. Dies wird als sich selbst stützender Mechanismus bezeichnet [Snijders et al. 1993].

Unabhängig davon, welchen Bereich der Wirbelsäule man betrachtet, gilt es immer gewisse grundlegende Tatsachen zu beachten. Die Anatomie der einzelnen Bereiche ist nicht statisch. Die verschiedenen Körpergewebe verändern sich ständig. Eine sich entwickelnde oder wachsende Struktur ist plastischer als eine voll ausgebildete, und aus diesem Grund können adaptive Veränderungen rascher stattfinden.

2.4.1 Entwicklung

Je nachdem, welchen Text man liest, bezeichnen Begriffe wie Becken, Beckenknochen, Os coxae, Hüftbein etc. etwas Unterschiedliches. In diesem Buch verstehen wir unter Becken oder Beckenring zwei „namenlose" Knochen (Ossa innominata = Ossa coxae), zwischen denen das Os sacrum aufgehängt ist. Die Ossa coxae bestehen eigentlich aus drei Knochen, die in der Hüftpfanne, dem Acetabulum, durch eine dreistrahlige knorpelige Naht (Y-Fuge) verbunden sind (➤ Abb. 2.7). Jeder dieser Knochen – Os ilium, Os ischii und Os pubis – besitzt ein eigenes primäres Ossifikationszentrum. Zwischen den zusammengesetzten Hüftbeinen liegen verstreut noch fünf sekundäre Ossifikationszentren, und zwar jeweils im Bereich der Crista iliaca, des Tuber ischiadicum, der Spina iliaca anterior superior (SIAS) und inferior (SIAI), der Symphysis pubica und im Zentrum des Acetabulums.

Etwa ab der 8. Schwangerschaftswoche erscheint das erste primäre Ossifikationszentrum, und zwar das des Os ilium, direkt über der Incisura acetabuli. Es wird sich nach anterior und superior ausdehnen und den oberen Rand des Acetabulums sowie die Beckenschaufel des Os ilium bilden. Rund vier Wochen später tritt das nächste Ossifikationszentrum auf dem Ramus ossis ischii in Erscheinung, aus dem das untere-hintere Drittel des Pfannenrands und das restliche Os ischii hervorgehen werden. Das dritte primäre Ossifikationszentrum zeigt sich im 4./5. Schwangerschaftsmonat auf dem Ramus superior ossis pubis. Zum Zeitpunkt der Geburt sind die Bereiche noch getrennt und nur knorpelig miteinander verbunden.

Als Erstes vereinen sich die Ossifikationszentren des Ramus ossis pubis und des Ramus ossis ischii, die im Alter von etwa acht Jahren zu verknöchern beginnen. Um einiges später treten dann die sekundären Ossifikationszentren auf, mit ca. 12 Jahren zunächst eines in der Hüftpfanne, das zwischen den primären Ossifikationszentren von Os ilium und Os pubis liegt. Die Ver-

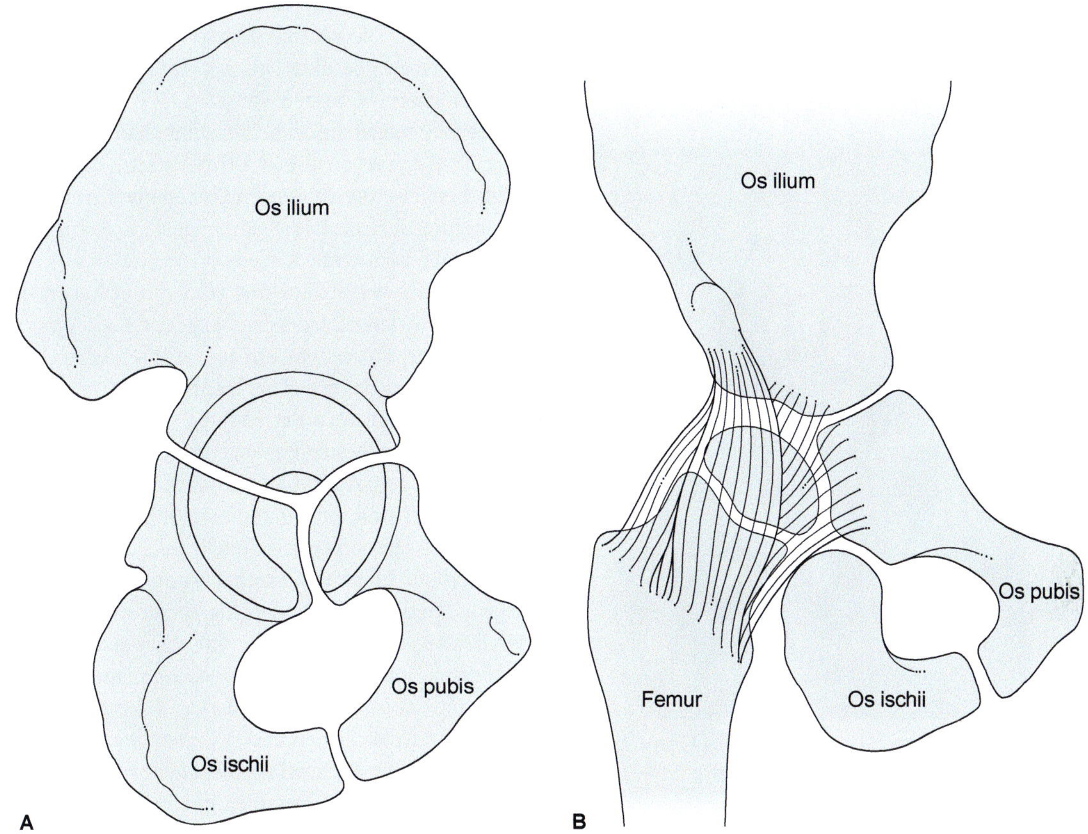

Abb. 2.7 **A** Schematische Darstellung der drei Teile des Os coxae, die das Acetabulum bilden. **B** Schematische Darstellung auf der Grundlage einer Röntgenaufnahme von der Hüfte eines Säuglings. Beachten Sie die Knorpelbereiche zwischen den Einzelknochen des Os coxae. Os ilium, Os ischii und Os pubis sind gekennzeichnet.

knöcherung des pubischen Teils der Hüftpfanne beginnt mit 12 Jahren und kommt mit 18 Jahren zum Abschluss. Als Nächstes vereinen sich die primären Ossifikationszentren der Darm- und Sitzbeine an der Y-Fuge, gefolgt vom Os pubis und Os ischii. Dieser Prozess wird irgendwann in der Mitte der Pubertät abgeschlossen sein. Die übrigen sekundären Ossifikationszentren (Crista iliaca, Tuber ischiadicum, SIAS und SIAI sowie Tuberculum pubicum) erscheinen zu Beginn der Pubertät und wachsen bis Anfang zwanzig kontinuierlich weiter. Sie befinden sich an den Ansatzstellen der langen Hüft- und Beinmuskeln (Adduktoren), was sie besonders anfällig für wiederholte Mikrotraumen und Überlastung macht. Bei jungen Sportlern sind es daher auch die Prädilektionsstellen für eine Apophysitis, Abriss-/Avulsionsfraktur und Enthesopathien. Bei den meisten Menschen hat bis zum 25. Lebensjahr eine komplette Fusion der Hüftknochen stattgefunden. Nur die faserknorpelige Symphyse mit dem Discus interpubicus zwischen beiden Schambeinen bleibt ein Leben lang bestehen und lässt eine gewisse Bewegung zwischen den Knochen des Beckenrings zu.

Die Vergrößerung von Acetabulum und Becken erfolgt durch appositionelles Wachstum entlang der knorpeligen Y-Fuge, der Crista iliaca, des Ramus superior ossis pubis und des Tuber ischiadicum. Durch das Wachstum der knorpeligen Y-Fuge vertieft und vergrößert sich die „Napfform“ der Hüftpfanne. Die Form des Acetabulums wird durch die Lagebeziehungen der drei Hüftbeinteile beeinflusst. Darüber hinaus werden auch Stellung und Ausrichtung des Femurs von der Form des Acetabulums bestimmt. Dieses Phänomen kann bei einer persistierenden Anteversio femoris eine Rolle spielen.

Bei der Geburt bestehen Os sacrum und Os coccygis aus insgesamt neun Segmenten, fünf Kreuzbein- und vier Steißbeinwirbel (➢ Abb. 2.8). Das Os sacrum ist ein Knochen aus Substantia spongiosa mit einer dünnen Kompakta als Hüllschicht. Wie die meisten anderen Wirbel verknöchern auch die Sakralwirbel von jeweils drei primären Ossifikationszentren aus: einem für den Wir-

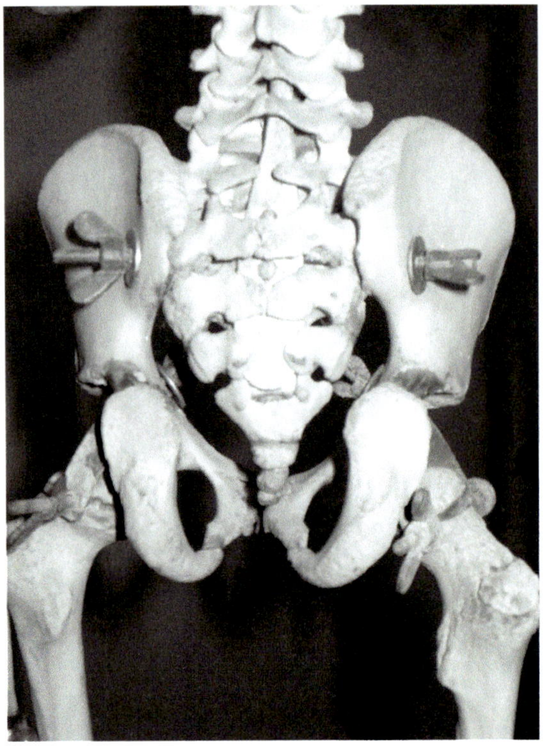

Abb. 2.8 Beckenring eines etwa 4–5 Jahre alten Kindes (Ansicht von dorsal). Sakral- und Kokzygealwirbel sind noch nicht verschmolzen. Im Bereich von S1 und S4 liegt eine Spina bifida (Spaltbildung) vor. *[Mit freundlicher Genehmigung der Willard & Carreiro Collection]*

belkörper und je einem pro Wirbelbogen; hinzu kommt ein sekundäres Zentrum für jedes Rippenelement. Die Ossifikationszentren für Wirbelkörper und -bögen erscheinen zwischen dem dritten und fünften Schwangerschaftsmonat, die für die Rippen- bzw. seitlichen Elemente etwa im achten Lebensmonat. Die Rippen- und dazugehörigen Wirbelbogenelemente vereinen sich im Alter von 2–5 Jahren und verbinden sich bis zum achten Lebensjahr auch mit den Wirbelkörpern und untereinander. Die Gelenkflächen der Wirbelkörper sind mit hyalinem Knorpel überzogen und durch eine faserknorpelige Gelenkscheibe getrennt. Zwischen den lateralen Wirbelanteilen entwickelt sich eine knorpelige Epiphyse. Nach der Pubertät erscheinen Wachstumszentren für die Wirbelkörper, Dornfortsätze, Querfortsatzhöcker und Rippenelemente. Die Wirbelbögen beginnen in kaudokranialer Richtung miteinander zu verschmelzen.

Bei der Geburt sind die Sakralwirbel(körper) durch primitive Zwischenwirbelscheiben getrennt, die sich beim Älterwerden in Faserknorpel umwandeln. Mit etwa 18 Jahren sind die unteren beiden Wirbel knöchern verbunden. Bei den meisten Menschen schreitet der Prozess nach oben weiter fort, bis im dritten Lebensjahrzehnt alle Segmente an den Rändern zusammengewachsen sind. Die zentrale Masse und der Diskus im Innern bleiben allerdings bis ins mittlere Lebensalter unverknöchert [McKern & Stewart 1957]. Wie Obduktionsbefunde zeigen, findet bei manchen Menschen sogar nie eine Ossifikation dieser Wirbel statt. (Das erklärt möglicherweise die von vielen Osteopathen nach einer Behandlung interossärer Spannungen im Sakrum beschriebenen Dichteunterschiede.)

Die Anzahl der Steißbeinwirbel kann zwischen drei und fünf schwanken. Jedes Segment des Os coccygis verknöchert von einem Zentrum aus. Während das Ossifikationszentrum des ersten Segments bei der Geburt vorliegt, ist das Auftreten der anderen variabel. Der erste Kokzygealwirbel besitzt ein Facettengelenk, über das er gelenkig mit dem Apex ossis sacri verbunden ist; die anderen Wirbel sind oft nur rudimentär ausgebildet. Die Articulatio sacrococcygealis besteht aus einer Symphyse mit faserknorpeliger Gelenkscheibe und Synovia, umgeben von Bändern. Die Bänder (Lig. sacrococcygeus anterius bzw. posterius) verlaufen von der Steißbeinspitze nach distal und stützen die Wirbel/Segmente. Bei Kindern sind zwischen den anderen Kokzygealwirbeln ebenfalls Gelenkscheiben und zwischen dem ersten und zweiten Wirbel manchmal auch ein Synovialgelenk vorhanden. Bei Männern beginnen die Steißbeinwirbel ab dem dritten oder vierten Lebensjahrzehnt zu verschmelzen, bei Frauen etwas später. Im Alter kommt es gelegentlich zu einer Fusion von Co1 mit dem Sakrum.

Die Iliosakralgelenke (ISG) sind Synovialgelenke. Sie sind aurikulär oder C-förmig, wobei der Apex (die konvexe Seite) nach anterior gerichtet ist (> Abb. 2.9). Die Gelenkfläche des Os sacrum ist konkav und mit einer Hyalinknorpelschicht ausgekleidet, die Gelenkfläche des Os ilium konvex und mit Faserknorpel bedeckt. Bei der Geburt sind die Gelenkflächen noch glatt. Während der Pubertät beginnen sie sich durch die normale Gewichtsbelastung beim Stehen und Gehen aufzurauen. Dieser Prozess setzt sich das ganze Leben hindurch fort. Die Gelenkkapsel des Iliosakralgelenks steht anterior stärker vor.

2.4.2 Ligamentäre Verbindungen

Das Lig. iliolumbale erstreckt sich von den Procc. transversi von L4 und L5 bis zur Crista iliaca. Es verläuft dann auf der Vorderfläche des Os sacrum nach inferior und wird zum Lig. sacroiliacum anterius. Dabei handelt es sich jedoch um eine durchgängige Struktur (> Abb. 2.10 und > Abb. 2.11). Das Lig. iliolumbale begrenzt die Rotation und Seitneigung von L4 und L5 sowie die Bewe-

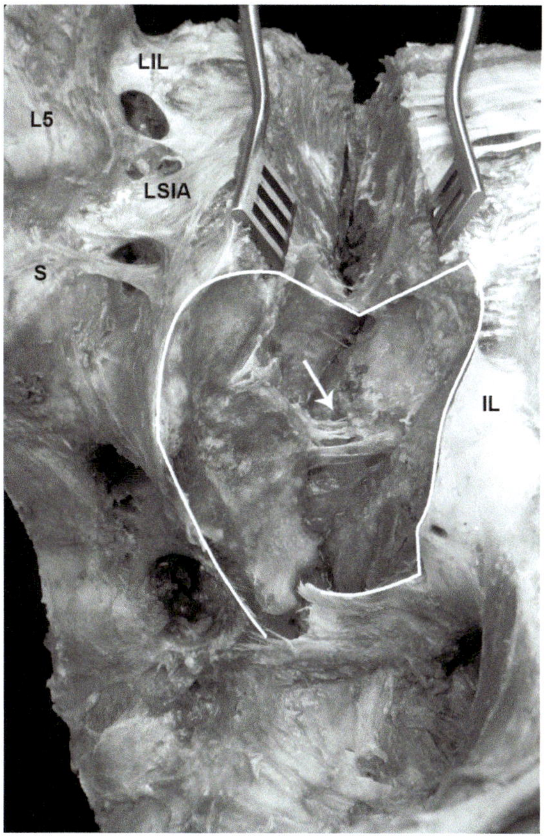

Abb. 2.9 Beckenansicht (von anterior-superior) nach Entfernung aller Weichteilstrukturen und Beckeneingeweide. Der Spreizer ist so positioniert, dass sich das Iliosakralgelenk von vorn öffnet. Im weiß umrissenen Gelenk sind die intraartikulären Bänder erkennbar (weißer Pfeil). Gekennzeichnet wurden fünfter Lumbalwirbel (L5), Sakrum (S), Lig. iliolumbale (LIL), Lig. sacroiliacum anterius (LSIA) und vorderes Ileum (IL). *[Mit freundlicher Genehmigung der Willard & Carreiro Collection]*

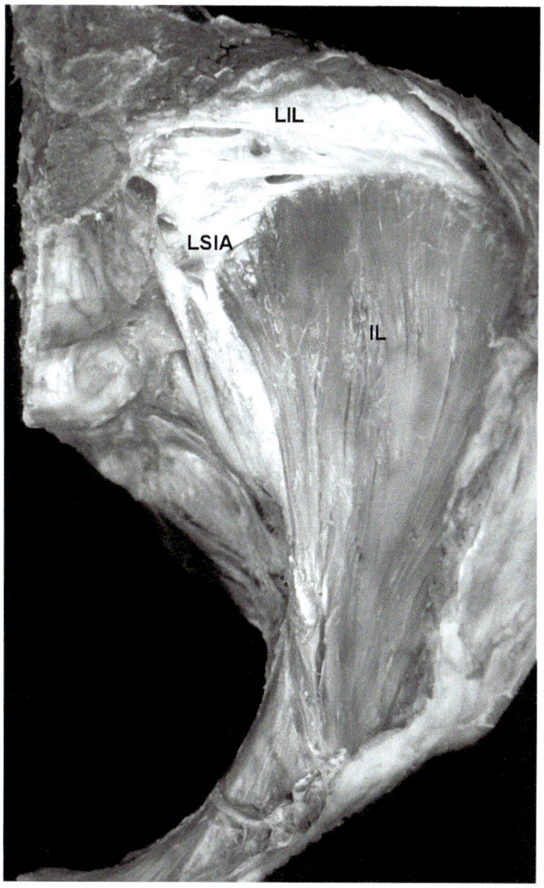

Abb. 2.10 Blick von oben in die linke Beckenhälfte. Der Medianschnitt durch Sakrum und Becken trennt sie in Höhe von L3 vom Rumpf und vom Bein ab. Die Beckeneingeweide wurden entfernt. Man erkennt den Verlauf des M. iliacus (IL) am Darmbein entlang sowie die Verbindung des Lig. iliolumbale (LIL) mit den Fasern des Lig. sacroiliacum anterius (LSIA). *[Mit freundlicher Genehmigung der Willard & Carreiro Collection]*

gung von L5 auf dem Os sacrum nach vorne. Es wird manchmal auch als Aufhängeband von L5 bezeichnet.

Von hinten wird das Iliosakralgelenk (ISG) durch einen sakroiliakalen Bänderkomplex stabilisiert, dessen zahlreiche Komponenten synchron zusammenarbeiten. Innerhalb des Komplexes gibt es eine gemeinsame Sehnennaht (Raphe), die Mm. multifidi und M. gluteus maximus voneinander trennt. Die Raphe erstreckt sich von der Spina iliaca posterior superior (SIPS) bis zum Os coccygis. Ihr vorderer Rand ist im ISG verankert, während der hintere obere Rand in die Fascia thoracolumbalis übergeht (➤ Abb. 2.12). Fasern der Fascia thoracolumbalis, die in den Bänderkomplex eingebettet sind, übertragen Kräfte aus den oberen Extremitäten auf Lendenwirbelsäule und Becken [Vleeming et al. 1995]. Das lange Lig. sacroiliacum posterius („langes dorsales Band") verläuft von der SIPS zur Crista sacralis lateralis des dritten und vierten Kreuzbeinwirbels. Unterhalb davon können seine Fasern ins Lig. sacrotuberale einstrahlen. Die Rückseite des Ligaments bildet eine Ansatzstelle für den M. gluteus maximus. Bei Gegennutation des Os sacrum erhöht sich die Spannung im Lig. sacroiliacum posterius, bei Nutation verringert sie sich. Das Lig. sacroiliacum posterius schränkt also die Gegennutation des Os sacrum ein [Vleeming et al. 1995].

Das Lig. sacrotuberale zieht vom unteren seitlichen Winkel des Kreuzbeins zur medialen Oberfläche des Tuber ischiadicum. Seine Fasern strahlen oben ins Lig. sacroiliacum posterius und unten in die Sehne des M. biceps femoris ein. Zug an der Bizepssehne verstärkt auch die Spannung im Lig. sacrotuberale, das Os sacrum und Tuber ischiadicum verbindet. Die Spannung im Lig. sacrotuberale nimmt bei Nutation des Os sacrum zu und bei einer Gegennutation ab. Dieses Ligament widersetzt sich also einer Nutation des Os sacrum [Vleeming et al.

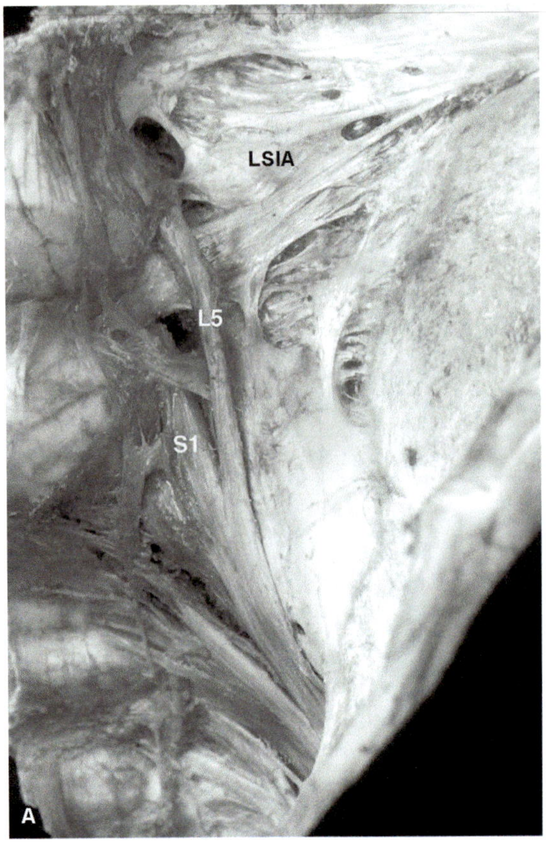

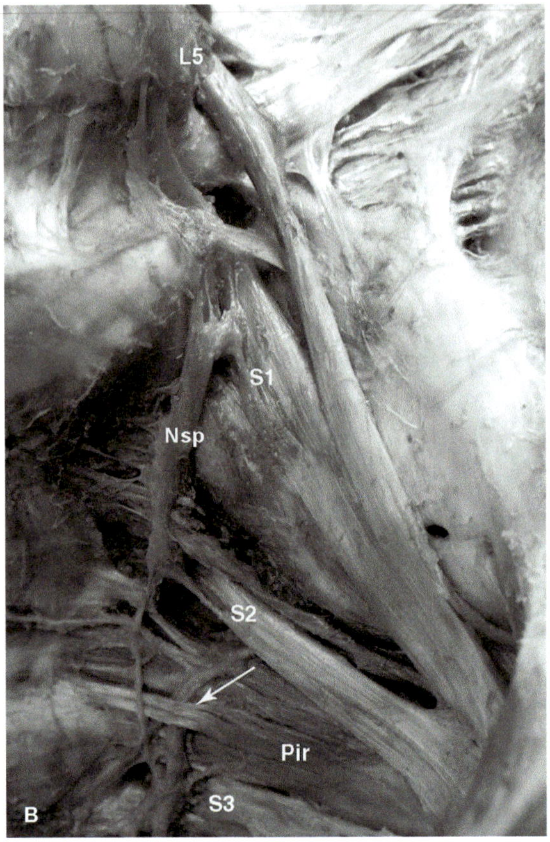

Abb. 2.11 Dasselbe Präparat wie in ➤ Abb. 2.10, nur mit Kameraeinstellung direkt von vorn auf das Iliosakralgelenk. **A** M. iliacus und M. piriformis wurden entfernt, doch der Plexus lumbosacralis ist intakt geblieben. Die Fasern des Lig. sacroiliacum anterius (LSIA) lassen sich leicht erkennen. Die Spinalnerven von L5 und S1 sind beschriftet. Beachten Sie ihre räumliche Nähe zum Ligament; der erste Sakralnerv verläuft teilweise direkt unter dem Band. **B** In dieser Aufnahme ist der M. piriformis (Pir) noch nicht vollständig entfernt worden. Nervenäste von S3 und die Nn. splanchnici pelvici (Nsp) ziehen zwischen Muskelbauch und einem sehnigen Muskelteil hindurch (weißer Pfeil). *[Mit freundlicher Genehmigung der Willard & Carreiro Collection]*

1995]. Für die Stabilität des ISG spielen sowohl das Lig. sacroiliacum posterius als auch das Lig. sacrotuberale eine wichtige Rolle, da sie die Gelenkbewegung in der Transversalebene (Querachse) führen und begrenzen. Das Lig. sacrospinale erstreckt sich von der Spina ischiadica zum lateralen Rand von Os sacrum und Os coccygis [Standring 2004]. Auf der Vorderseite liegt es dem M. coccygeus an. Alle Bänder des Iliosakralgelenkkomplexes enthalten propriozeptive und nozizeptive Nervenfasern.

2.4.3 Beckenmuskulatur

Der M. gluteus maximus ist der größte Muskel des Körpers und der oberflächlichste im Beckenbereich. Er ist an der Rückseite des Darmbeins, an der Fascia thoracolumbalis, an der gemeinsamen Naht (Raphe, zu den Mm. multifidi), am Lig. sacrotuberale, an der Crista lateralis von Os sacrum, und Os coccygis, am Lig. iliotibiale und am Femur befestigt (➤ Abb. 2.12). Dieser kräftige Muskel überquert das Iliosakral- und das Hüftgelenk. Wenn er sich kontrahiert, wird das Iliosakralgelenk komprimiert, was zum Stützmechanismus des Beckens beiträgt [Snijders et al. 1993]. Am Rücken sind die Mm. multifidi fest mit der Fascia thoracolumbalis sowie den Dornfortsätzen (Procc. spinosi), Ligg. interspinalia und Gelenkkapseln der Lumbalwirbel verbunden. Die Muskeln erstrecken sich bis ins Becken und inserieren an der SIPS, der Facies sacropelvica des Os ilium und der Rückseite des Os sacrum (➤ Abb. 2.13). Beim Sezieren fanden wir sogar Fasern der Mm. multifidi, die unter der Raphe verliefen und sich mit dem Lig. sacrotuberale verbanden [Willard et al. 1998] (➤ Abb. 2.14). Über ihre gemeinsame Naht (Raphe) können Mm. multifidi und M. gluteus maximus bei Belastung des ISG für ein Gegengewicht sorgen und es dadurch zusätzlich stabilisieren.

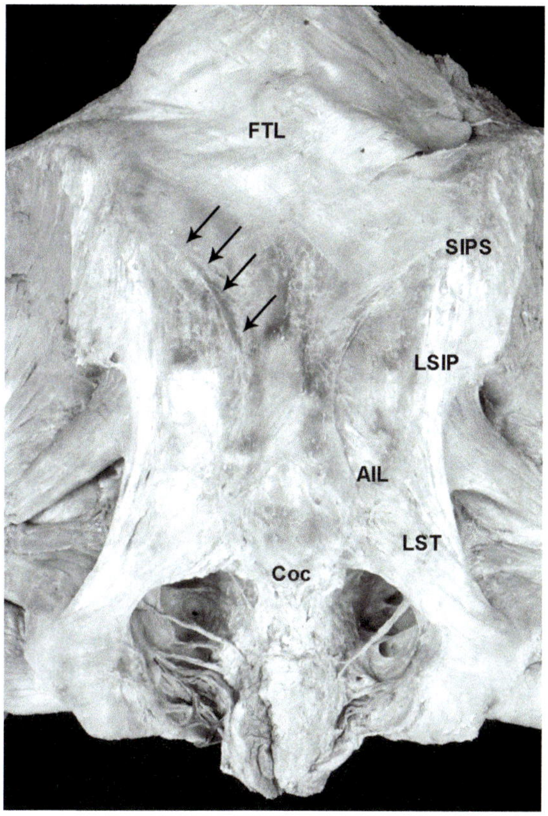

Abb. 2.12 Sakroiliakaler Bänderkomplex und gemeinsame Naht (Raphe); Dorsalansicht eines im Lumbalbereich nach vorn gebeugten Präparats. Die Mm. glutei wurden entfernt. Beschriftet sind Fascia thoracolumbalis (FTL), Lig. sacroiliacum posterius (LSIP), Angulus inferior lateralis (AIL), Lig. sacrotuberale (LST), Os coccygis (Coc) und Spina iliaca posterior superior (SIPS). Die schwarzen Pfeile markieren den Ansatz des M. gluteus maximus an der Raphe. Die kaudalen Ausläufer der FTL, die in die Raphe einstrahlen, sind gut erkennbar. *[Mit freundlicher Genehmigung der Willard & Carreiro Collection]*

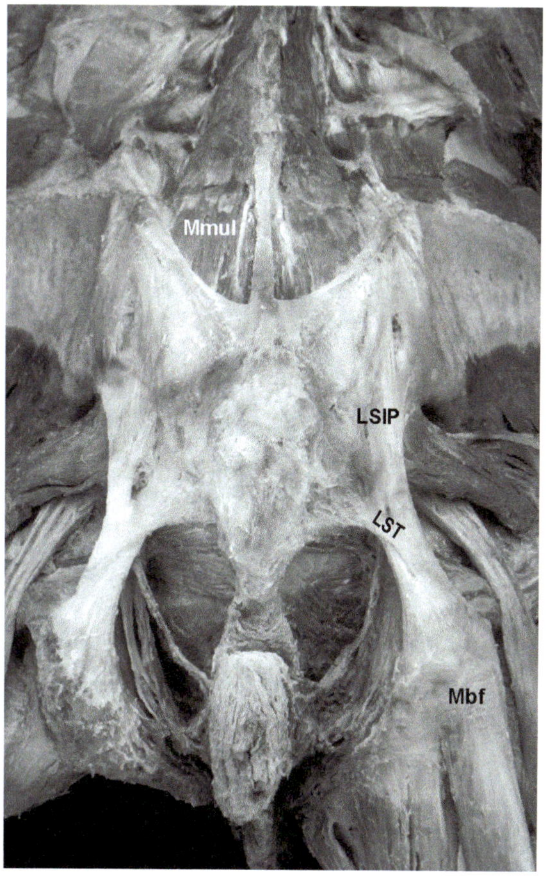

Abb. 2.13 Dorsalansicht von Sakrum und Raphe. Die gemeinsame Nahtschicht ist teilweise durchtrennt, um den M. multifidus (Mmul) freizulegen. Gekennzeichnet sind außerdem M. biceps femoris (Mbf), Lig. sacroiliacum posterius (LSIP) und Lig. sacrotuberale (LST). *[Mit freundlicher Genehmigung der Willard & Carreiro Collection]*

Der M. biceps femoris liegt hinten auf der Außenseite des Oberschenkels. Er besitzt einen kurzen und einen langen Kopf. Der lange Kopf spielt in der Beckenmechanik eine wichtige Rolle. Seine Sehne mit Ursprung am Tuber ischiadicum setzt sich im Lig. sacrotuberale fort. Unten setzt der M. biceps femoris am Fibulaköpfchen und am Condylus lateralis der Tibia an [Standring 2004]. Der M. biceps femoris gehört zu einer Muskel-Faszien-Kette, die von der Fußsohle über das Iliosakralgelenk bis zur kontralateralen Schulter verläuft.

Der M. piriformis liegt auf der Innenseite des Beckens. Sein Ursprung mit drei fingerförmigen Fortsätzen, die rund um die Foramina sacralia ansetzen, befindet sich auf der Vorderseite des Os sacrum. Gelegentlich sieht man, dass sich Sakralnerven, die aus den Foramina austreten, durch den Muskel bohren. Der M. piriformis besitzt weitere Aufhängungen an der Facies glutealis des Os ilium in der Nähe des SIPS und der Kapsel des Iliosakralgelenks, manchmal auch am Lig. sacrotuberale. Er verlässt das Becken durch das Foramen ischiadicum majus und setzt am Trochanter major des Femurs an. Bei Kontraktion des M. piriformis dreht sich das Femur nach außen, wodurch sich die Kapsel des Iliosakralgelenks spannt und das Os sacrum gegen das Os ilium gezogen wird, was zur Stabilisierung des Iliosakralgelenks beiträgt.

2.4.4 Selbststützmechanismus der Iliosakralgelenke

Wegen ihrer relativ flachen Oberfläche sind die Iliosakralgelenke anfällig für eine Dislokation durch Scherkräfte. Es existiert jedoch ein Kraftschlussmechanismus zwischen Os sacrum und Os ilium. Muskeln, die das Iliosakralgelenk überqueren, wie der M. gluteus maximus und der M. piriformis, komprimieren das Gelenk, wenn sie

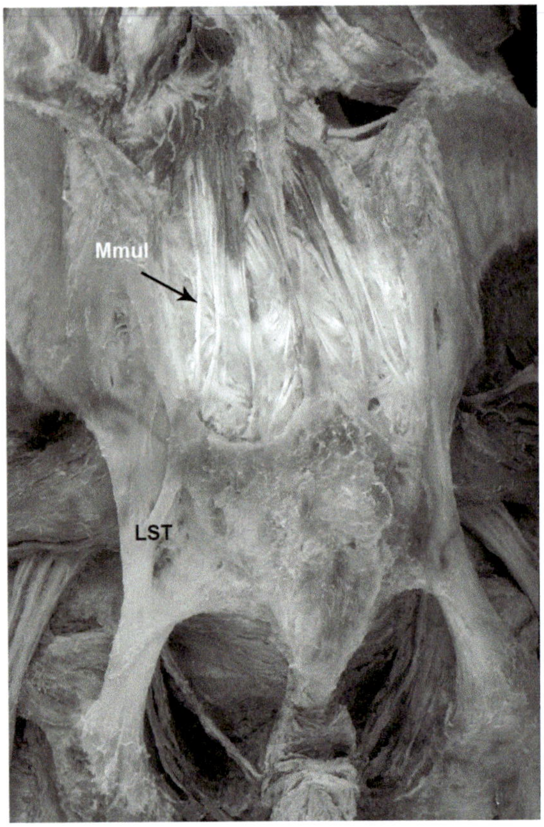

Abb. 2.14 Dorsalansicht des Sakrums nach Entfernung der gemeinsamen Nahtschicht. Man erkennt, dass distale Fasern des M. multifidus (Mmul, schwarzer Pfeil) unter dem distalen Teil der Raphe in das Lig. sacrotuberale (LST) einstrahlen. *[Mit freundlicher Genehmigung der Willard & Carreiro Collection]*

sich kontrahieren. Zusätzliche Kräfte üben auch der M. biceps femoris von unten und die Mm. multifidi von oben auf das Os sacrum und seine Bänder aus. Durch die Spannung in diesen Bändern werden Os sacrum und Os ilium zusammengezogen und das Iliosakralgelenk komprimiert. Dieser Mechanismus, den Vleeming et al. [1995] als „self-locking mechanism" bezeichnet haben, stabilisiert das Os sacrum gegenüber Belastungen.

Beim Gehen bewegt sich der ipsilaterale Bereich des Os sacrum während der Schwungphase in eine relative Nutation und der kontralaterale Bereich in eine relative Gegennutation. Durch die Nutation verstärkt sich die Kompression des Iliosakralgelenks und bereitet es auf die Belastung beim Aufsetzen der Ferse vor. Das ipsilaterale Lig. sacrotuberale spannt sich mit zunehmender Nutation an. Unmittelbar vor dem Aufsetzen der Ferse wird der M. biceps femoris aktiv und verstärkt die Spannung des Lig. sacrotuberale noch weiter [Vleeming et al. 1995]. Folglich wechselt das Os sacrum beim Gehen ständig zwischen Nutation und Gegennutation auf jeder Seite, wobei es sich offenbar um eine schräge Achse bewegt.

2.4.5 Beziehung zur allgemeinen Körperstruktur und -funktion

Das Becken reagiert als funktionelle Einheit auf Einflüsse, die von oben aus der Lendenwirbelsäule und dem Rumpf und von unten aus den Beinen kommen. Biomechanische Spannungen können zwischen Becken und angrenzenden Geweben oder zwischen den Komponenten des Beckens selbst auftreten. Der gesamte Beckengürtel kann im Verhältnis zur Lendenwirbelsäule seitlich geneigt oder verdreht sein. Dies verursacht kompensatorische Veränderungen in der Wirbelsäule, die dann für offensichtliche Beinlängenunterschiede verantwortlich sind. Doch auch eine isolierte Belastung des Os sacrum durch ein Os coxae kann zu einem offensichtlichen Beinlängenunterschied führen. Bei sehr kleinen Kindern können auch intraossäre Spannungen die Komponenten der Ossa coxae einbeziehen, z.B. das Os ischii auf dem Os ilium. Im Allgemeinen entstehen solche Spannungen infolge starker Kräfte oder chronischen Drucks. Intrauterine Lage und Geburtsmechanismus sind bei Säuglingen und Kleinkindern der wahrscheinlichste Auslöser.

Durch Spannungen in den Beckengeweben, ob in oder zwischen den Knochen, werden kompensatorische strukturelle Veränderungen verursacht, die die Atem- und Kreislauffunktionen des Körpers beeinträchtigen und daher zu einem eingeschränkten Blut- und Lymphabfluss führen können. So wird beispielsweise eine primäre Dysmenorrhö mit einer Stauung (Kongestion) des Plexus venosus uterinus in Verbindung gebracht [Beard et al. 1984, 1988a, b]. Die Auswirkungen einer ungenügenden Drainage sind in allen Körpergeweben spürbar, aber besonders leicht in der Leistengegend und in der Kniekehle zu palpieren. Bei jungen Säuglingen können Spannungen im Beckenbereich, die das Niederdruck-Kreislaufsystem beeinflussen, mit Obstipation und erschwerter Defäkation einhergehen.

2.5 Die unteren Extremitäten

2.5.1 Hüfte

Der Femurkopf und das Acetabulum des Os coxae (Hüftpfanne) bilden das Hüftgelenk. Der Tractus iliotibialis unterstützt die Bewegung im Hüftgelenk und begrenzt sie gleichzeitig. Das Hüftgelenk ist eng mit der Funktion von Abdomen und Becken wie auch mit der Beinfunktion verbunden. Es ist eine wichtige tragende Struktur, auf der das Becken beruht. Zwischen Hüfte,

Bauchhöhle und Beckenraum besteht eine direkte Kontinuität über die Faszien und den M. iliopsoas, so dass sich jede Störung im Bauch- und Beckenraum auf Hüftgelenkfunktion auswirkt und umgekehrt. Da das Lig. arcuatum mediale über den proximalen M. psoas zieht, wird die Zwerchfellbewegung durch eine Hypertrophie, Entzündung oder Spasmen dieses Muskels beeinträchtigt. Eine Dysfunktion des Hüftgelenks kann ebenso eine Folge von distalen Störungen wie von lokalen pathophysiologischen Veränderungen sein. Hüftprobleme können aber auch eine (sekundäre) Kompensation für Dysfunktionen der sakropelvinen Mechanik darstellen. Sowohl über den M. piriformis und die Mm. glutei als auch über die Faszienverbindungen kann eine somatische Dysfunktion des Iliosakralgelenks zu einer veränderten Hüftgelenkmechanik führen. Bei der Untersuchung und Behandlung von Säuglingen mit Hüftproblemen müssen das Iliosakralgelenk, die Rotations- und (mediolaterale) Translationsmechanik des Os coxae sowie die kurzen und langen Hüftadduktoren berücksichtigt werden. All diese Bereiche können sich auf das Hüftgelenk selbst auswirken. Bei Kindern, die schon laufen gelernt haben, müssen auch Einflüsse aus dem Knie- und Fußbereich in Betracht gezogen werden.

Entwicklung

Das Hüftgelenk ist ein Synovialgelenk, ein Napf- oder Nussgelenk (als Sonderform des Kugelgelenks) mit glattem, elastischem Knorpelgewebe und eng anliegenden Kapselbändern.

In der 6. Schwangerschaftswoche erfolgt eine Chondrifizierung des primitiven Beckengürtelmesenchyms, wobei hyaliner Modellknorpel entsteht, der schließlich zu der knorpeligen Y-Fuge im Zentrum der Hüftpfanne heranreift, an der Os ilium, Os ischii und Os pubis zusammenwachsen. Die Ossifikation beginnt in der Frühschwangerschaft und ist erst mit etwa 25 Jahren abgeschlossen. Durch Wachstum im Bereich der Pfannenrandepiphyse vertieft sich das Acetabulum und durch appositionelles Wachstum im Bereich der knorpeligen Y-Fuge vergrößert sich der Durchmesser des „Napfgelenks". Auf die beiden Wachstumszentren einwirkende Kräfte beeinflussen die Morphologie der Gelenkflächen und die Stellung des Hüftgelenks. Die Form der Hüftpfanne wird über das mechanische Verhältnis zwischen Druckbelastung der zusammengesetzten Knochen und Zugkräften am Gelenk gestaltet. Durch anomale oder veränderte Druck-, Zug- oder Torsionskräfte zwischen den Hüftknochen erhöht sich das Risiko einer Hüftpfannendysplasie oder degenerativen Gelenkerkrankung.

Bei der Geburt ist die Hüftpfanne noch ziemlich flach und nach vorn gedreht, was als Anteversion des Hüftgelenks beschrieben wird. Sobald das Kind heranwächst, geht die antevertierte in eine retrovertierte bzw. eher posterolaterale Position über. Durch Wachstum, Gewichtsbelastung, zunehmende Muskelgröße und Laufenlernen verändern sich Form und Stellung des Hüftgelenks. Gleichzeitig findet auch an den anderen Epiphysen von Os ilium, Os ischii und Os pubis Wachstum statt, wodurch sich das Os coxae vergrößert und umformt, während sich das Acetabulum mehr nach hinten und lateral verschiebt. Diese Umstellung bedingt begleitende Veränderungen im Femur und umgekehrt.

Der Oberschenkelknochen entwickelt sich aus fünf Ossifikationszentren, die in den ersten 14 Lebensjahren einzeln nacheinander auftreten: je eines für den Schaft, den Kopf, den Trochanter major und minor sowie die Femurkondylen. In der 7. Schwangerschaftswoche beginnt das erste Ossifikationszentrum im Schaft (Corpus femoris) zu verknöchern. Die Ossifikation setzt sich in der Längsachse nach kranial und kaudal fort. Bei der Geburt liegt dann das Ossifikationszentrum vor, aus dem später die Kondylen hervorgehen werden, und ein Jahr später folgt das für den Hüftkopf (Caput femoris). Im Alter von 4 Jahren erscheint das Ossifikationszentrum für den Trochanter major und mit 14 Jahren das für den Trochanter minor (➢ Abb. 2.15). Nach der Pubertät verschmelzen die Ossifikationszentren in umgekehrter Reihenfolge ihres Auftretens mit dem Femurschaft, also angefangen vom Trochanter minor bis zu den beiden Rollhügeln (Kondylen) im Alter von 20 Jahren. Mit der Entwicklung der Ossifikationszentren, die wachsen und schließlich mit dem Femurschaft fusionieren, verändert sich zugleich das Gefäßmuster am Femurkopf und -hals. Aufgrund dessen ist das Komplikationsrisiko nach Verletzung oder Überlastung des Hüftgelenks höher als bei allen anderen Gelenken. Wachstumsbedingte Veränderungen beeinflussen auch auf die Biomechanik des Hüftgelenks. Dass es in der Adoleszenz mit größerer Wahrscheinlichkeit zu einer Apophysitis oder Abrissfraktur (Avulsion) im Hüftbereich kommt, liegt zum einen an der lokalen Häufung von Epiphysen und zum anderen an den sportlichen Aktivitäten, die diese Altersgruppe ausübt.

Verschiedene Autoren haben die Krafteinwirkungen am Femur untersucht. Als wichtigste Komponenten lassen sich Torsions-, Druck- und Zugkräfte charakterisieren. Sobald das Kind laufen lernt, wird das Hüftgelenk in Streckstellung belastet. Dabei dehnt sich die Vorderseite der Gelenkkapsel, die am Femurhals ansetzt, und erzeugt einen mechanischen Stress, durch den nicht-vertikale Druck- und Torsionskräfte am Femurhals ausgeübt

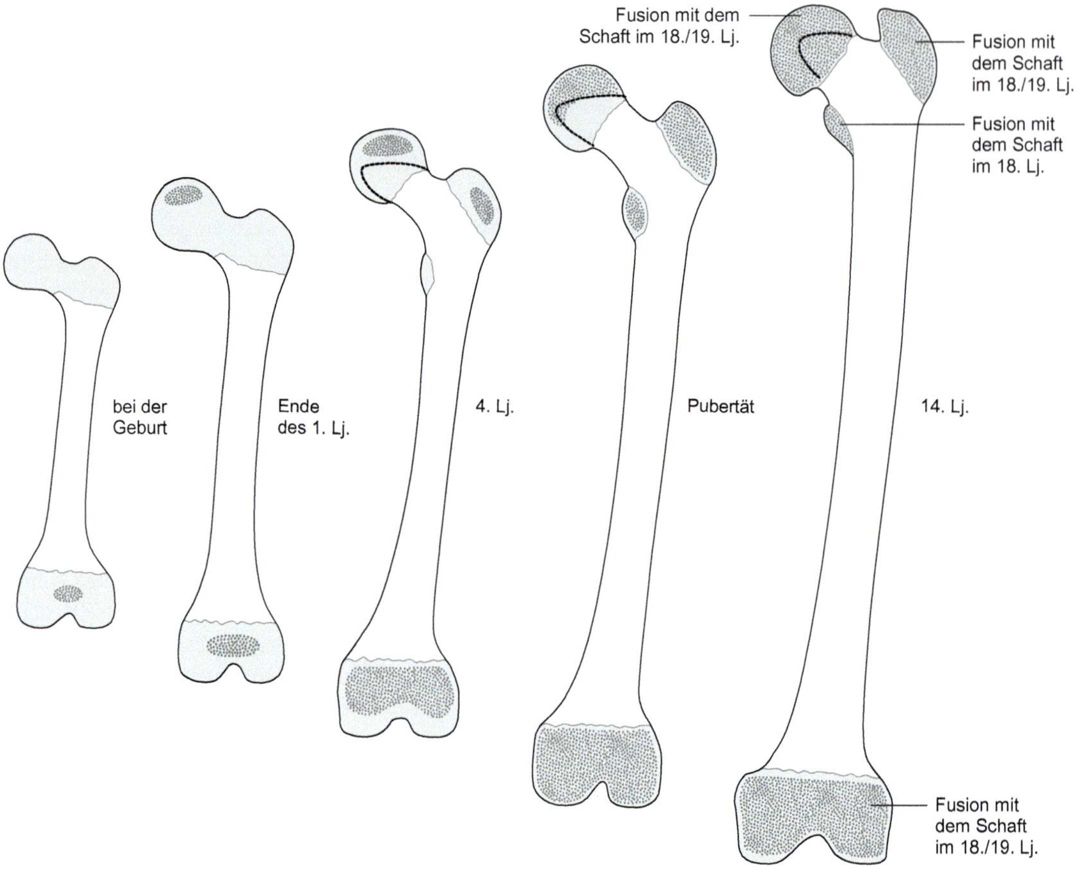

Abb. 2.15 Stadien der Femurossifikation. Die sich entwickelnden Ossifikationszentren sind als gesprenkelte Bereiche dargestellt. *[Mit freundlicher Genehmigung aus: Gray's Anatomy, 38. Auflage, Churchill Livingstone, London 1995]*

werden. Beide Kräfte ergänzen sich bei der Umformung des Femurkopfes und -halses und der Verlagerung in eine posterolaterale Position. Durch eine verzögerte oder falsche Gewichtsbelastung beim Laufenlernen wird dieser Prozess jedoch behindert. Noch über das 4. Lebensjahr hinaus anhaltendes Einwärtsgehen kann auf eine nach vorn geneigte Hüftpfanne hindeuten. Neben der Anteversion des Acetabulums sind auch die Femoralknochen selbst bei der Geburt nach außen gedreht. Die Ruhelänge der Hüftflexoren und -rotatoren ist zwar verkürzt, aber ihr Ruhetonus gesteigert. Wenn der Muskeltonus der Hüftbeuger verringert ist, nimmt gleichzeitig die Außenrotation ab. Durch Stehen, Gehen und femorale Retroversion erhöht sich der Adduktorentonus; das bringt den Femoralknochen in eine neutralere Stellung, bis die Patella im Alter von sieben Jahren schließlich in der Frontalebene liegt. Parallel zur reifen Beinstellung entwickelt sich das mediale Längsgewölbe des Fußes. Dies beruht auf einer Kräftigung und Reifung von Aktivierungsmustern der Mm. tibiales anterior und posterior.

Zum Zeitpunkt der Geburt befinden sich Femurkopf und -hals gegenüber den Kondylen weiter vorn als später beim Kind. Ihre antevertierte Stellung beim Neugeborenen und Kleinkind begünstigt das Einwärtsgehen. Infolge einer Fehlform oder Fehlstellung der Hüftpfanne kann es zu einer Stellungsanomalie der Hüfte kommen. Wenn die physiologische Umstellung der Hüftpfanne im Laufe der kindlichen Entwicklung verhindert wird, bleibt die femorale Anteversion bestehen. Obwohl die mechanischen Kräfte der langen Adduktoren und aus dem Unterschenkelbereich weiter auf den Femurhals einwirken, ist der Knochen nicht imstande, entsprechend darauf zu reagieren. In einigen Fällen kann eine extrem starke persistierende Anteversion der Hüfte offensichtlich sein. Häufiger ist sie jedoch so subtil ausgeprägt, dass die normale Entwicklung nicht davon beeinträchtigt wird. Bei Kindern mit einer Spastik der Adduktorengruppe kann die femorale Innenrotation verstärkt sein und eine persistierende Anteversion vorliegen. Da sich in leichteren Fällen kompensatorische Veränderungen in den langen Röhrenknochen und den Füßen entwickeln, sollte bei Unterschenkelproblemen differenzialdiagnostisch auch an eine femorale Anteversion gedacht werden. Im späteren Leben sind Patienten mit einer Hüftstellungsanomalie zu degenerativen Hüfterkrankungen prädisponiert.

Spezialisierte Bänder

Das Hüftgelenk besitzt eine spezialisierte Bänderstruktur, die die Gelenkkapsel verstärkt. In aufrechter Haltung ist der Oberschenkel von der Hüfte aus gestreckt und das Gelenk belastet. Diese Bänder sind dabei straff gespannt, stabilisieren das Gelenk und sorgen für eine gewisse Kontrolle über das Abkippen des Becken als Ganzes nach hinten. Während einer Hüftbeugung wird das Gelenk entlastet und die Spannung der Bänder leicht verringert. Folglich ist eine Dislokation des Femurkopfes in dieser Position wahrscheinlicher.

Es gibt mehrere Bänder, die das Hüftgelenk stabilisieren, propriozeptive Informationen über Haltung und Gleichgewicht liefern und die Gelenkbewegungen steuern. Das Kapselband umgibt das Gelenk. Es wird anterior vom Lig. iliofemorale (Y-förmiges Kapselband) und posterior vom Lig. ischiofemorale unterstützt.

Am Rand des Acetabulums zieht sich eine faserknorpelige Gelenklippe (Labrum acetabulare) entlang, die dazu dient, die Gelenkpfanne zu vertiefen und dadurch das Hüftgelenk zu stabilisieren. Das Lig. capitis femoris ist ein relativ kurzes Band, das sich von der Incisura acetabuli zur Fovea capitis femoris erstreckt. In funktioneller Hinsicht kann man es als Drehpunkt (Fulcrum) für die Bewegungen des Femurs im Acetabulum betrachten. Aus biodynamischer Sicht wäre der thorakolumbale Übergang das Fulcrum, der neurophysiologische Ursprung der unteren Extremitäten. Es ist wichtig, daran zu denken, dass die Arterie des Lig. capitis femoris auch den Femurkopf versorgt, zusammen mit einem Ast der A. obturatoria und/oder der A. circumflexa femoris medialis. Bei einer Dislokation des Femurkopfes aus dem Acetabulum kann diese Arterie beeinträchtigt werden, was zu ischämischen Veränderungen am Femurkopf (Hüftkopfnekrose) oder der Epiphysenplatte führt.

Hüftmuskulatur

Die kurzen Hüftadduktoren oder äußeren hinteren Hüftmuskeln lassen sich als Rotatorenmanschette auffassen, ähnlich wie die am Schultergelenk (➤ Abb. 2.16 und ➤ Abb. 2.17). M. gluteus medius und M. gluteus minimus setzen am Trochanter major an und wirken als

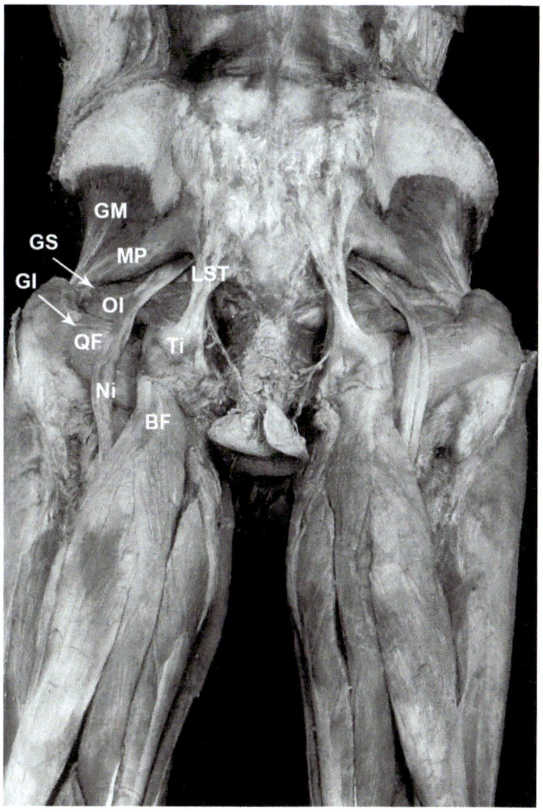

Abb. 2.16 Becken- und Hüftpräparat (Ansicht von dorsal). Die Mm. glutei maximus und medius wurden entfernt, um die hinteren Anteile der Rotatorenmanschette darzustellen: M. quadratus femoris (QF), M. piriformis (MP), M. gluteus minimus (GM), M. gemellus superior (GS), M. obturatorius internus (OI) und M. gemellus inferior (GI). Auch das Lig. sacrotuberale (LST), das Tuber ischiadicum (Ti), der M. biceps femoris (BF) und der N. ischiadicus (Ni) sind gekennzeichnet. *[Mit freundlicher Genehmigung der Willard & Carreiro Collection]*

Abduktoren und Innenrotatoren des Femurs. Beide stabilisieren die unbelastete Seite des Beckens beim Gehen. M. piriformis, M. gemellus superior, M. gemellus inferior, M. obturatorius internus und M. quadratus femoris setzen hinten am Femur an. Sie wirken als Außenrotatoren des Oberschenkels. Gemeinsam stabilisieren und steuern sie die Bewegungen und Stellungen des Femurkopfes in Relation zum Acetabulum. Das gilt es bei der Untersuchung von Kindern mit einem Hüftclick (Ortolani-Phänomen) zu beachten. Jede Abweichung der Spannung oder des Tonus dieser Muskeln kann die Stabilität des Hüftkopfs im Acetabulum beeinträchtigen und zu einem asymmetrischen Bewegungsbogen des Oberschenkels führen. Das ist besonders bei Neugeborenen und Säuglingen von Interesse. Aus einer intrauterinen Lageanomalie können asymmetrische Muskelspannungen resultieren. Bei einem passiven Bewegungstest zeigt sich statt eines gleichmäßigen Bewegungsbogens

2

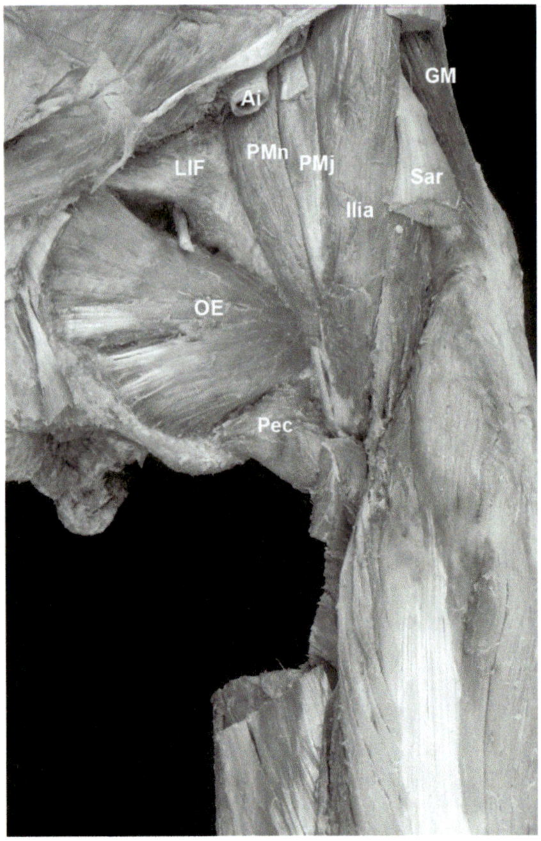

Abb. 2.17 Rechte Beckenhälfte und Hüfte (Vorderansicht desselben Präparats wie in Abb. 2.16). Der M. sartorius (Sar) wurde durchtrennt. Lateral davon ist der M. gluteus minimus (GM) zu sehen. M. obturatorius externus (OE) und M. pectineus (Pec) werden als vordere Anteile der Rotatorenmanschette aufgefasst. Zusätzlich beschriftet sind M. iliacus (Ilia), A. inguinalis (Ai), M. psoas major (PMj), M. psoas minor (PMn) und Lig. iliofemorale (LIF). *[Mit freundlicher Genehmigung der Willard & Carreiro Collection]*

möglicherweise eine gewisse Distorsion der Bewegung, die als Bänderschlaffheit missdeutet werden kann. Signifikante Asymmetrien der Muskelspannung können außerdem die normale Mechanik und Entwicklung des Hüftgelenks beeinträchtigen, was zu Verzögerungen oder Distorsionen beim Krabbeln, Stehen oder Gehen führen kann.

Gefäßversorgung

Die A. abdominalis teilt sich in Höhe des 4. Lendenwirbels (L4) in zwei Aa. iliacae communes auf. Jede dieser Aa. iliacae communes zweigt sich weiter in eine A. iliaca interna (die das Becken versorgt) und eine A. iliaca externa (die die unteren Extremitäten versorgt) auf. Die A. iliaca externa wird unterhalb des Lig. inguinale als A. femoralis bezeichnet, später dann als A. poplitea, bevor sie sich (unterhalb des Knies) in die A. tibialis anterior und A. tibialis posterior verzweigt. Das Hüftgelenk wird mehrfach arteriell versorgt, was einen Kollateralkreislauf ermöglicht. Zu den Hauptarterien zählen die A. obturatoria, ein Ast der A. iliaca interna, die Aa. circumflexae femoris medialis und lateralis als Äste der A. femoralis und die Aa. gluteae superior und inferior als Äste der A. iliaca interna.

Der venöse Rückfluss aus den unteren Extremitäten erfolgt über ein oberflächliches sowie ein tiefes Venensystem (➤ Abb. 2.18). Das venöse Blut wird passiv bewegt, durch die kombinierte Wirkung von Muskelkontraktion und -entspannung sowie Faszienbewegungen. Die Venen leiten das Blut über die V. femoralis in die V. cava inferior. Die Beckenvenen kommunizieren über die V. lumbalis ascendens frei mit dem klappenlosen Plexus venosus vertebralis. Im Becken fördern Muskelkontraktion und Faszienspannung den venösen Rückfluss, doch auch wechselnde Drücke im Atmungssystem tragen dazu bei.

Die Lymphe aus den unteren Extremitäten durchläuft drei Gruppen von Lymphknoten, die Nodi lymphatici crurales (Nodi lymphatici tibialis anterior und posterior), Nodi lymphatici popliteales und ca. 12–20 Nodi lymphatici inguinales (oberflächliche und tiefe). Von den Inguinalen Lymphknoten aus wird die Lymphe über eine Reihe weiterer Knotennetzwerke durch das Becken transportiert und in Höhe von L1/L2 in die Cisterna chyli geleitet. Dann wird sie durch den Ductus thoracicus transportiert und auf der linken Seite in die V. subclavia entleert. Das Lymphsystem ist verantwortlich für die Rückführung von Flüssigkeiten, Proteinen und anderen Partikeln, die nicht in den venösen Kreislauf übergehen können. Diese extrazelluläre Flüssigkeit wird unter Mitwirkung von Muskelkontraktionen, intrathorakalen Druckgradienten (durch die thorakoabdominale Pumpe erzeugt), Pulsationen der

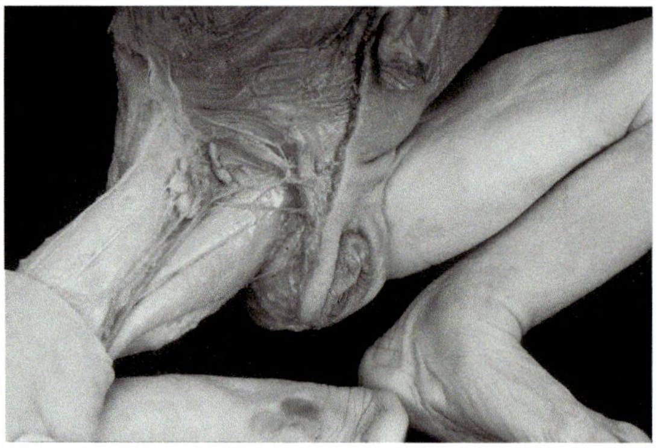

Abb. 2.18 Linke Leistenregion eines reifen Neugeborenenpräparats (Vorderansicht). Dargestellt sind die Muskelkomplexe des M. abductor und M. quadriceps. Zu sehen sind auch Lymphgefäße, Arterien und Venen sowie mehrere inguinale Lymphknoten. *[Mit freundlicher Genehmigung der Willard & Carreiro Collection]*

großen Arterien und rhythmischen Darmkontraktionen zum Herzen zurückgeleitet. Wenn das Lymphsystem nicht angemessen funktioniert, sammeln sich Partikel und extrazelluläre Flüssigkeit im Interstitialraum an.

Nerven

Die Topographie der Nerven in den unteren Extremitäten ist bei der Untersuchung eines Kindes mit Hüftproblemen von klinischer Signifikanz. Sehr häufig bezieht sich eine Dysfunktion der unteren Extremitäten auf ein anderes Gelenk. Ein Hüftleiden kann beispielsweise auf Knie und Tibia oder den Sakroiliakalbereich hinweisen, und Knöchelschmerzen auf Hüfte oder Knie. Ein Verständnis der strukturellen Beziehungen ist unbedingt erforderlich, da es sich bei den häufigsten Beschwerden in diesem Bereich um Schmerzen handelt. Der Therapeut muss die Bedeutung von Schmerzen erkennen und differenzieren können, ob sie dem Verlauf von Myotomen, Dermatomen und Sklerotomen folgen oder direkt durch einen Muskel oder Nerv hervorgerufen werden. Leider sind kleine Kinder meist nicht in der Lage, Schmerzen mitzuteilen oder genau zu lokalisieren, da die Kartierung auf kortikaler Ebene noch zu unreif ist. Stattdessen zeigt sich möglicherweise nur ein Hinken, eine Veränderung des Aktivitätsniveaus oder eine allgemeine Reizbarkeit. Schmerzmuster werden in Kapitel 15 ausführlicher beschrieben.

Biomechanik

Von der Geburt bis zur Adoleszenz wird sich die Femurstellung beträchtlich verändern. Diese Veränderungen treten infolge des Wachstums, der Muskelentwicklung, Gewichtsbelastung und des Laufenlernens ein. Bei Neugeborenen befindet sich die (transversale) Querachse von Femurkopf und -hals in Bezug zu den Femurkondylen weiter vorn als bei älteren Kindern. Man spricht von einer femoralen Anteversion mit einem Antetorsionswinkel von 30° zwischen Kondylen und Caput/Collum femoris. Hinzu kommen eine Außenrotation der Oberschenkel und ein höherer Ruhetonus der Flexoren gegenüber den Extensoren. Diese Faktoren tragen dazu bei, dass die Füße von Säuglingen und Kleinkindern mit den Zehen einwärts zeigen. Wenn das Kind laufen lernt, wird die Hüfte in Streckstellung belastet. Dabei dehnt sich die Vorderseite der Gelenkkapsel, die am Femurhals ansetzt. Durch den mechanischen Stress werden nicht-vertikale Druck- und Torsionskräfte erzeugt, die eine Drehung des wachsenden Femurhalses bewirken. Dieses Wachstum führt zur Umformung des Femurkopfes und -halses und zur Verlagerung in eine posterolaterale Position. Wenn sich Stehen und Laufenlernen verzögern oder eine Bänderschlaffheit besteht, bleibt die Ummodellierung möglicherweise unvollständig.

Hüftkopf und Hüftpfanne bilden das napf- oder kugelförmige Hüftgelenk. Der Femurkopf kann sich innerhalb der Gelenkpfanne um drei Achsen bewegen: Flexion und Extension erfolgen um eine transversale (Quer-) Achse, Abduktion und Adduktion um eine anterior-posteriore Achse und Innen- und Außenrotation um eine vertikale Achse. Eine Zirkumduktion stellt eine Kombination dieser Bewegungen dar. Alle Bewegungen kommen durch die Aktivität der langen und kurzen Hüftmuskeln zustande.

Klinische Bilder

Säuglinge und Kleinkinder mit Hüftdysfunktionen weisen häufig Entwicklungsverzögerungen auf. Bei älteren Kindern kann eine plötzliche Veränderung des Aktivitätsniveaus eintreten. Dass sie beim Gehen hinken oder schlurfen, ist ein Versuch, die Bewegung zu minimieren und die falsche anatomische Gewichtsverteilung zu kompensieren. Wenn es schon alt genug ist, klagt das Kind vielleicht über Schmerzen im betroffenen Bereich, die lokal begrenzt, diffus, konstant oder wiederkehrend sein können. Alternativ kann der Schmerz auch ins Knie oder den Rücken projiziert werden. Weitere häufige Symptome bei älteren Kindern sind Steifheit, eingeschränkter Bewegungsumfang oder Krämpfe, besonders nachts. Die Schmerzen bessern sich möglicherweise durch Bewegung und verschlimmern sich, wenn das Kind ruht. So können beispielsweise kleine Jungen noch imstande sein, Sport zu betreiben, aber dann nachts vor Schmerzen nicht schlafen. Weitere Beschwerden sind Sensibilitätsstörungen wie Taubheit oder Kribbeln, Schwäche, Müdigkeit und Instabilität.

2.5.2 Knie

Das Kniegelenk wird als Ginglymus oder Scharniergelenk beschrieben, ist aber eigentlich viel komplizierter. In *Gray's Anatomy* [Standring 2004] wird es als drei Gelenke in einem beschrieben: zwei Gelenke zwischen den Kondylen von Femur und Tibia und ein Gelenk zwischen Patella und Femur. Von der Geburt bis etwa zum 2. Lebensjahr bildet die Tibia einen leicht nach innen offenen Winkel (Genu varum) zum Femur. Die Abknickung beruht zum Teil auf der entwicklungsbedingten muskulären Dysbalance und zum Teil auf der femoralen Anteversion. Vom 2. bis 4. oder 5. Lebensjahr verändert sich der Winkel eher zu einer Valgusstellung (Genu valgum) hin. Auch in der frühen Adoleszenz kann eine Valgisierung vorliegen, die in dem Fall als Folge des raschen Wachstums gesehen wird. Aufgrund des größeren Q-(Quadriceps-)Winkels ist sie beim weiblichen Geschlecht meist stärker ausgeprägt.

Entwicklung

In der 5. Schwangerschaftswoche (SSW) bildet sich der Kniescheibenknorpel, und ab der 7. SSW beginnen sich aus dem Mesenchymgewebe des vorderen Femurs die Kniebänder zu differenzieren. Etwa zur selben Zeit entstehen auch die Kreuzbänder, die Menisken und die Gelenkkapsel. Ab der 8. SSW bedeckt rudimentärer Knorpel die Oberflächen von Tibia, Femur und Patella, die zu Beginn noch durch Membranen voneinander getrennt sind. Im 3. Schwangerschaftsmonat besteht das Knie als Knorpelstruktur in der erwachsenen Form. In der Frühschwangerschaft liegt die Kniescheibe oberhalb des Gelenks, wandert aber bald an ihre richtige Position und zieht dabei die Sehne des M. quadriceps mit sich. Wenn sie nicht absteigt, wird von einem Patella-Hochstand (Patella alta) gesprochen. Der primitive Patella-Quadrizeps-Mechanismus ist bereits vorhanden, und eine erste Kniebeugung tritt ab dem 3. Schwangerschaftsmonat auf. Das fällt zeitlich mit der Innenrotation der abduzierten Beinknospen in eine neutralere Stellung (in Bezug zur Körpervorderseite) zusammen, wobei sich die Patella auf die Beinvorderseite verlagert. Etwa um dieselbe Zeit entwickelt sich die Rinne zwischen den Kondylen (das Gleitlager der Patella), während spontane Bewegungen in utero dazu beitragen, die Gelenkflächen zu modellieren. Die Verknöcherung der Kondylen geht von einem seit Geburt vorhandenen Ossifikationszentrum aus. Bei der Geburt ist die Kniescheibe ein rundes Knorpelgebilde mit ein oder zwei Ossifikationszentren. Wie die anderen Kniegelenkflächen nimmt auch die Patella durch Bewegung und Gewichtsbelastung bis zum 7. Lebensjahr ihre erwachsene Form an. Mit 12 Jahren sollten die zahlreichen Ossifikationszentren der Patella fusioniert und die Verknöcherung der Kniescheibe dann normalerweise bis zum Ende der Pubertät abgeschlossen sein. Wenn zwei Knochenkerne nicht miteinander verschmelzen, kommt es zu einer Patella bipartita. Bei Kindern unter sechs Jahren stellt sich die Kniescheibe auf Röntgenbildern gewöhnlich nicht dar, und danach erscheint sie noch immer knorpelig. Ihr Gelenkknorpel ist der dickste im ganzen Körper. Kniescheiben weisen meist drei bis fünf Facetten auf der Gelenkfläche auf, die sich in jungen Jahren unter dem Einfluss von Bewegungen („Tracking") entwickeln. Größe und Form können bei verschiedenen Patienten und sogar an beiden Knien desselben Patienten erheblich variieren.

Die Patella ist ein großes Sesambein in der Sehne des Quadrizeps-Muskelkomplexes (➤ Abb. 2.19) mit bis zu fünf Gelenkflächenfacetten. Ihre Stellung kann der entwicklungsbedingten Position von Femur oder Tibia folgen. Bei einer femoralen Anteversion entwickelt sich häufig eine Innentorsion des Oberschenkelknochens. Hat sich die Kniescheibe am Femur ausrichtet, wird sie nach medial verschoben sein („squinting" [schielende] oder „kissing patella"). Umgekehrt kann sie sich an der Tibia orientiert auch nach lateral verschieben („Grashüpferknie"). Ist die Patella nach kranial verlagert, liegt ein Patellahochstand (Patella alta) vor, sitzt sie näher auf dem Gleitlager, wird von Patellatiefstand (Patella baja) gesprochen. Unter Krafteinflüssen aus dem Fuß- oder Hüftbereich kann sich eine intraossäre Tibiatorsion entwickeln. Eine Außen- oder laterale Torsion tritt ge-

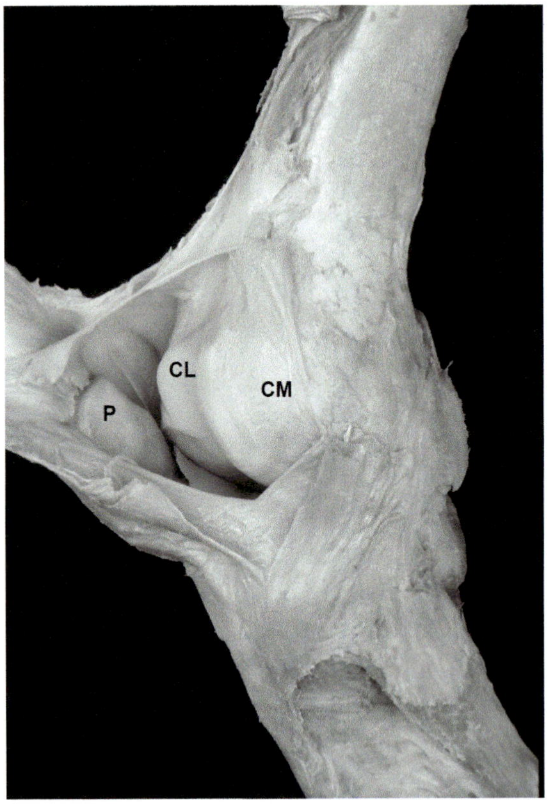

Abb. 2.19 Eröffnetes Kniegelenk (Ansicht von medial). Die Patellarsehne wurde oben und medial durchtrennt, um die Kniescheibe vom Gelenk wegzuziehen. Die Gelenkflächen des Gleitlagers, Condylus lateralis (CL) und Condylus medialis (CM), sowie die Patella (P) sind beschriftet. *[Mit freundlicher Genehmigung der Willard & Carreiro Collection]*

wöhnlich im proximalen Knochenabschnitt auf. Dadurch bildet sich ein Höcker auf der Außenseite des Schienbeins, der die Belastung der Patellarsehne beim Kniebeugen verstärkt und zur Entwicklung eines Osgood-Schlatter-Syndroms beitragen kann. Zur Kompensation der Außentorsion befindet sich die Tibia bevorzugt in Außenrotation und bewegt sich bei der Knieflexion nur begrenzt in eine Innenrotation. (Zur Innentorsion der Tibia kommt es eher im distalen Abschnitt, und zwar infolge einer Hyperpronation des Vorderfußes oder eines Calcaneus varus.) Die Stellung der Kniescheibe wird auch von den Muskel- und Faszienansätzen beeinflusst. Bei unvollständiger oder falscher Insertion des M. vastus medialis von schräg oben an der Patella kippt sie bei der Kniestreckung nach lateral, was den Druck auf die laterale Facette und das Gleitlager erhöhen kann. Auch durch ein verkürztes oder zu straffes laterales Retinaculum patellae kippt die Patella seitlich weg.

Kniegelenkbänder

Das Kniegelenk ist von einer Gelenkkapsel umgeben. Diese setzt superior oberhalb der Fossa intercondylaris am Femur und inferior an den Rändern der Tibiakondylen sowie am Gelenkrand des Fibulaköpfchens an. Deshalb kann sich eine Fibuladysfunktion als Mittellinien-Knieschmerz manifestieren. Die Gelenkkapsel umgibt die Patella und ist an der Tuberositas tibiae befestigt. Die Sehnen der Kniekehle verlaufen durch Öffnungen in der Rückseite der Kapsel. Die Gelenkkapsel wird durch propriozeptive und nozizeptive Nervenfasern innerviert.

Innerhalb des Gelenks befinden sich das vordere und hintere Kreuzband (Lig. cruciatum anterius und Lig. cruciatum posterius), die Bewegungen zwischen Femur und Tibia steuern und begrenzen (➤ Abb. 2.20). Das Lig. cruciatum anterius verläuft vom medioposterioren Aspekt des Condylus lateralis femoris zum vorderen Rand des Tibiaplateaus. Es ist bei maximaler Extension straff gespannt und verhindert eine zu starke Vorwärtsbewegung der Tibia in Relation zum Femur. Das Lig. cruciatum posterius ist an der Rückseite des Tibiaplateaus und am Condylus medialis femoris befestigt. Es ist am aktivsten bei der Flexion, wobei es eine zu starke Rückwärtsbewegung der Tibia in Relation zum Femur verhindert. Das vordere Kreuzband kann durch ein Hyperextensionstrauma am Knie verletzt werden, während das hintere anfällig für Hyperflexionsverletzungen ist.

In die Quadrizepssehne, die an der Tuberositas tibiae ansetzt, ist als großes Sesambein die Patella eingebettet. Wenn sich M. rectus femoris, M. vastus lateralis und M. vastus medialis kontrahieren, gleitet die Patella in

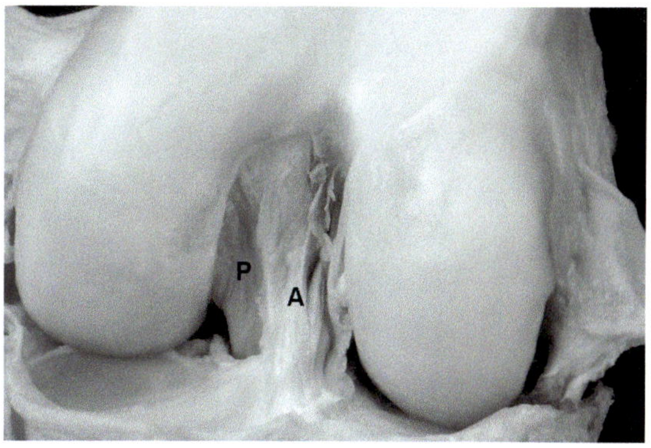

Abb. 2.20 Nahaufnahme des gebeugten Kniegelenks. Die Kreuzbänder – Lig. cruciatum anterius (A) und Lig. cruciatum posterius (P) – sind beschriftet. *[Mit freundlicher Genehmigung der Willard & Carreiro Collection]*

der Rinne zwischen den Femurkondylen. Indem sie die Rückwärtsbewegung der Tibia auf dem Femur begrenzen, verleihen die Patellarbänder dem Knie beim Beugen und Strecken mehr Stabilität.

Das Lig. popliteum obliquum ist ein hinteres Kniegelenkband, das vom Condylus lateralis femoris zum posterioren Tibiakopf verläuft. Es liegt unter den Ansatzstellen der Mm. gastrocnemii medialis und lateralis, und die Sehne des M. semimembranosus strahlt darüber in das Lig. popliteum obliquum ein. Das Lig. collaterale tibiale verbindet den Epicondylus medialis femoris mit dem Condylus medialis tibiae und dem Innenmeniskus. Eine extreme Belastung dieses Seitenbands kann sich auf den Meniscus medialis übertragen und ihn einreißen. Das Lig. collaterale fibulare verbindet den Epicondylus lateralis femoris mit dem Fibulaköpfchen und überbrückt den Außenmeniskus (Meniscus lateralis), ohne mit ihm verbunden zu sein.

Menisken

Die Menisken liegen als zwei hufeisenförmige Halbringe zwischen Tibia und Femur und sind bereits bei der Geburt vorhanden (➤ Abb. 2.21). Sie vergrößern die Gelenkfläche der Tibia und wirken bei Gewichtsbelastung als Puffer. Der Innenmeniskus ist an der Kniegelenkkapsel und am Lig. collaterale tibiale befestigt. Er wird ungefähr achtmal häufiger als der Außenmeniskus verletzt. Das ist auf drei Faktoren zurückzuführen: Der Meniscus lateralis ist durch das Fibulaköpfchen gewissermaßen geschützt, er ist über ein Band fest mit dem Condylus lateralis tibiae verbunden und setzt nicht am Lig. collaterale fibulare an. Die Menisken sind anterior durch das Lig. transversum genus verbunden. Wenn dieses Band reißt oder überdehnt wird, kann sich der Innen- oder

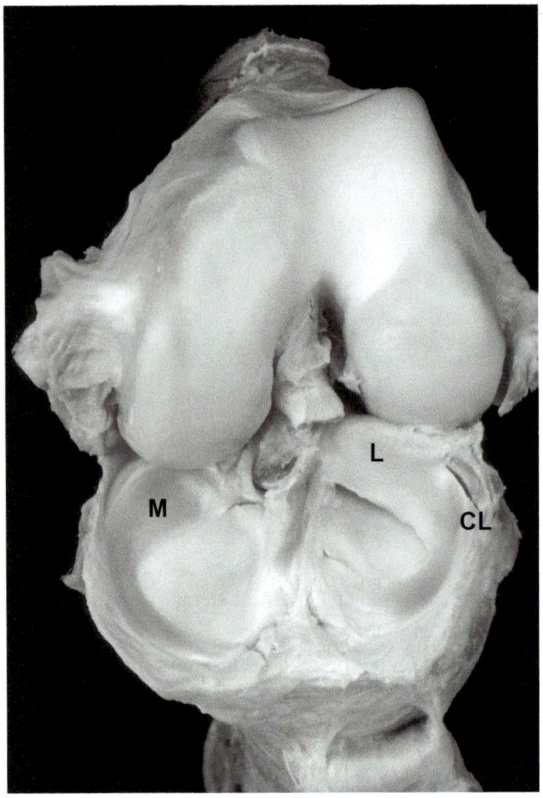

Abb. 2.21 Blick von vorn ins Kniegelenk. Um die Menisken – Meniscus medialis (M) und Meniscus lateralis (L) – darzustellen, wurden die Kreuzbänder durchtrennt und das Gelenk überstreckt. Auch das „Lig. coronarium" (LC) ist beschriftet. *[Mit freundlicher Genehmigung der Willard & Carreiro Collection]*

Außenmeniskus beim Belasten des Knies verlagern. Da es keine primären Gefäße in den Menisken gibt, werden Nährstoffe und Abbauprodukte über passive Gradienten hin- oder abtransportiert. Das macht sie anfälliger für chronisch degenerative Veränderungen und erklärt die schlechte Heilungstendenz nach Verletzungen.

Biomechanik

Beim Strecken stabilisieren die vorderen Kreuzbänder das Knie und verhindern eine Hyperextension. Die Tibia gleitet mit einer leichten Außenrotation unter dem Femur nach vorn, und die Patella wird nach oben (kranial) gezogen. Die faserknorpeligen Menisken bewegen sich bei der Extension nach anterior, wobei sie sich leicht verformen. Im Gesamtbereich zwischen Flexion und Extension bewegen sich die Menisken um etwa 6 mm (Innenmeniskus) bis 12 mm (Außenmeniskus). All diese Komponenten werden für eine normale Kniefunktion benötigt. Abweichungen von der physiologischen Norm führen zu einer veränderten Druckverteilung auf einzelne Gelenkflächen, zu veränderten Muskel-Faszien-Spannungskräften und zu Kompensationen im Knie oder den Geweben. Das kann sich auf das Wachstumsmuster auswirken und ein Mikrotrauma in den myofaszialen Strukturen auslösen.

Tibia und Femur müssen sich beim Kniebeugen und -strecken an die Asymmetrie der Menisken und Femurkondylen (der Condylus medialis femoris ist größer und länger als der laterale) anpassen. Bei einer Knieflexion dreht sich die Tibia nach medial oder innen und der Oberschenkelknochen nach lateral oder außen. Bei einer Knieextension verhält es sich genau umgekehrt. Die Drehung der Tibia kommt unter dem Einfluss der ischiokruralen Muskulatur, des M. quadriceps und der Mm. tibiales zustande. Die Außenrotation der Tibia wird manchmal als „Schlussrotation" des Knies bezeichnet. Durch Kontraktion der Mm. semimembranosus und semitendinosus wird eine Innenrotation des Beins induziert, während durch die Kontraktion des M. biceps femoris eine Außenrotation des Beins und eine Rückwärtsbewegung des Fibulaköpfchens verursacht wird. Die Bewegung der Tibia lässt sich abschätzen, wenn man die Position der Tuberositas tibiae und der Mitte der Kniescheibe bei der Beugung und Streckung vergleicht (➤ Abb. 2.22). Bei der Extension liegt die Tuberositas tibiae lateral im Vergleich zur Kniescheibenmitte. Bei der Flexion liegt sie genau unter der Mitte der Kniescheibe. Anomale Muskelspannungen können die Drehung der Tibia verstärken oder behindern. Wenn sich die Tibia bei der Extension nicht nach außen dreht, wird der Innenmeniskus zwischen Femur und Tibia komprimiert. Daraus kann mit der Zeit eine Meniskusentzündung, ein medial lokalisierter Mittellinien-Gelenkschmerz und letztlich eine Meniskusdegeneration entstehen. Wenn sich dagegen die Tibia bei der Flexion nicht nach innen dreht, werden das Lig. collaterale tibiale und das hintere Kreuzband überdehnt. Eine veränderte Bewegungsmechanik bei relativen Stellungsanomalien von Tibia und Femur führt zu einer stärkeren Belastung der Menisken, einer veränderten Bänderspannung und beeinflusst zudem die Ruhelänge der am Kniegelenk ansetzenden Muskeln. Eine veränderte Mechanik der Tibia hat auch Auswirkungen auf die Mechanik im Fuß- und Knöchelbereich (und umgekehrt). Eine Innenrotation der Tibia geht häufig mit einem Pes planus und Hyperpronation des Fußes einher. Sie kann auf einem erhöhten Tonus der Adduktoren beruhen, der ihre Außenrotation einschränkt. Eine Außenrotation der Tibia geht typischerweise mit Hypersupination oder einem Pes cavus im Stehen einher. Im Gehen wird die Hypersupination jedoch durch Pronation des hinteren Sprunggelenks (Art. subtalaris) und des Vorderfußes

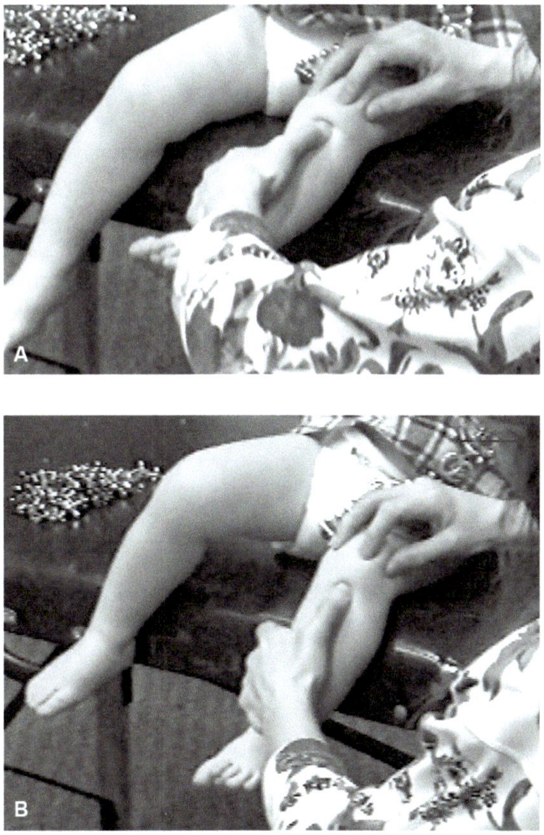

Abb. 2.22 Beurteilung der Schlussrotation zwischen Tibia und Femur. In **A** ist das Knie des Kindes gebeugt, und die Tuberositas tibiae befindet sich in einer Linie mit der Mitte der Patella. In **B** ist das Knie gestreckt, und die Tuberositas tibiae bewegt sich im Verhältnis zur Mitte der Patella nach lateral. Das ist normal.

kompensiert. Zur Außenrotation der Tibia kann es auch bei Genu varus und O-Beinen kommen.

Auch Abduktion und Adduktion sind am Knie zu beobachten und dienen unter anderem dazu, die Fußstellung, Beckenmorphologie oder myofasziale Einflüsse zu kompensieren. Begleitet werden sie von einer Gleitbewegung oder Translation (horizontale Verschiebung) des Gelenks. Manchmal treten sie auch traumatisch nach einer medial oder lateral gerichteten Krafteinwirkung ober- oder unterhalb des Kniegelenks auf.

Bei der Geburt befindet sich die Kniescheibe noch weiter lateral und gelangt erst mit der Retroversion des Femurs zur Kniemitte hin. Obwohl sich die Patella zwischen den Femurkondylen hauptsächlich auf und ab bewegt, kann sie durch Muskel- und beckenmorphologische Einflüsse auch gekippt und gedreht sein. Mit übermäßiger Neigung oder Rotation ist typischerweise eine Instabilität der Patella verbunden. Bei anomaler Bewegungsführung („Tracking") lastet vermehrt Druck auf der tiefen Knorpelfläche der Patella-Facetten. In diesem Bereich ist der subchondrale Knochen dicht mit primären Nozizeptoren innerviert. Anhaltender Druck kann aber auch den Knorpel der Femurkondylen angreifen und durch Risse in der Proteoglykanmolekülschicht den Gelenkknorpel schädigen. Dies führt zur Entzündung und Oberflächenverformung, was die „Tracking-Probleme" noch verstärken und Schmerzen auslösen kann.

Klinische Bilder

Bei Kindern können sich Knieprobleme mit Schmerzen, Schonhaltung (Vermeiden von Belastung) oder Hinken manifestieren. Kleinkinder mit Kniebeschwerden weigern sich entweder, überhaupt zu laufen, oder gehen nur, wenn sie sich irgendwo festhalten können. In dieser Altersgruppe können Störungen der Kniegelenkmechanik zu einem Pes planus, Genu valgum, Genu varum oder Genu recurvatum beitragen. Bei älteren Kindern können Schmerzen im Knie-, Knöchel- oder Hüftbereich auf eine Pathologie des Kniegelenks hinweisen. Oft hinken sie, um das Knie nicht zu belasten. In dieser Altersgruppe kann eine biomechanische Dysfunktion des Kniegelenks auch beim Osgood-Schlatter-Syndrom, Patellainstabilität, rezidivierenden Knöchelzerrungen, Fasciitis plantaris und einem iliotibialen Band-(ITB-)Syndrom eine Rolle spielen.

2.5.3 Fuß und Knöchel

Im Uterus liegen die Füße des Kindes typischerweise supiniert an den Oberschenkeln. Knie und Hüften sind gebeugt und die Unterschenkel mit tibialer Innenrotation übereinander geschlagen. Durch diese intrauterine Lage werden die langen Röhrenknochen der Beine insofern beeinflusst, als sie bei der Geburt oft angeborene Torsionen und Verbiegungen aufweisen. Die Form der langen Beinknochen wirkt sich wiederum auf die Morphologie der Füße aus, besonders auf die Fußgewölbe, deren Integrität von einer normalen funktionellen Beziehung zwischen den langen Adduktoren im Knöchel- und Unterschenkelbereich abhängig ist. Den Rahmen für die Fußgewölbe bilden die Fußknochen, während die langen distalen Beinmuskeln, die Mm. tibiales anterior und posterior sowie der M. peroneus [fibularis] longus, ihnen Halt geben. Wenn die Beziehung der Weichteilstrukturen, auf denen die stützende Plattform der Fußgewölbe aufbaut, durch Knochendeformitäten gestört ist, hat das auch Einfluss auf die Fußmechanik.

2

Entwicklung

Die Verknöcherung der Füße schreitet vom Rück- zum Vorfuß voran. Während die Ossifikation des Talus und Calcaneus schon vor der Geburt beginnt, setzt der Prozess im Os naviculare nicht vor dem dritten (bei Jungen) bzw. zweiten Lebensjahr (bei Mädchen) ein. Mit Ausnahme des Calcaneus entwickeln sich sämtliche Knochen im hinteren Fußbereich aus je einem Ossifikationszentrum, das in der Fetalzeit entsteht. Der Calcaneus dagegen hat zwei Ossifikationszentren; das erste erscheint im Laufe der Schwangerschaft, das zweite mit etwa 10 Jahren. Erst mit ca. 20 Jahren fusioniert diese zweite Epiphyse mit dem Hauptknochen. Im Talus geht aus einem zweiten Knochenkern ein sog. Os trigonum hervor, das sich nicht mit dem Hauptteil des Knochens verbindet. Die Mittelfußknochen (Ossa metatarsales) besitzen jeweils zwei Ossifikationszentren. Die Verknöcherung der Metatarsalia II bis V beginnt während der Fetalzeit von der Mitte aus und verläuft dann in Längsrichtung zu beiden Enden hin. Zwischen dem 5. und 8. Lebensjahr erscheinen die Knochenkerne der Metatarsalköpfchen, die sich erst in den Zwanzigern mit den Mittelfußknochen vereinen. Das Ossifikationszentrum für die Basis des Metatarsale I entsteht nicht vor dem 3. Lebensjahr.

Funktionelle Anatomie

Das obere Sprunggelenk (Art. talocruralis) ist ein Scharniergelenk, das von Tibia und Fibula mit dem Talus gebildet wird (➤ Abb. 2.23). Tibia und Fibula sind vor allem durch die Membrana interossea cruris, aber auch durch das Lig. tibiofibulare anterius und das Lig. tibiofibulare posterius eng miteinander sowie durch ein Lig. transversum auch mit dem Talus verbunden. Die Tibia überträgt das Körpergewicht auf die Trochlea tali. Die Fibula trägt wenig bis kein Gewicht. Die vom Malleolus medialis und Malleolus lateralis um den Talus herum gebildete Malleolengabel (Knöchelgabel) verleiht dem Gelenk Stabilität. Medial ist der Talus durch das Lig. collaterale mediale [deltoideum], das am Malleolus befestigt ist, mit der Tibia verbunden. Dieses Band besitzt außerdem Teile, die den Knöchel mit dem Calcaneus und dem Os naviculare verbinden und damit eine Verlagerung der Tibia nach vorn oder hinten verhindern. Lateral wird das Gelenk vom Lig. talofibulare anterius, Lig. talofibulare posterius und vom Lig. calcaneofibulare umspannt. Diese Bänder dienen nicht nur dazu, dem Gelenk Halt zu geben, sondern verhindern auch, dass sich die Fibula nach vorn oder hinten verlagert. Der Vorfuß besteht aus den Intertarsalgelenken (Artt. intertarsales), den Fußwurzel-Mittelfuß-Gelenken (Artt. tarsometatarsales) und den Zehengrundgelenken (Artt. metatarsophalangeales). Diese Gelenke lassen Gleitbewegungen, aber auch Flexion und Extension sowie eine leichte Abduktion und Adduktion zu. Die Interphalangealgelenke (Artt. interphalangeales pedis) sind Scharniergelenke, die eine Flexion und Extension der Zehen ermöglichen. Die starke propriozeptive Innervation der Gelenke und kurzen Stellmuskeln im Vorfußbereich spielt für Haltung und Gleichgewicht eine Rolle.

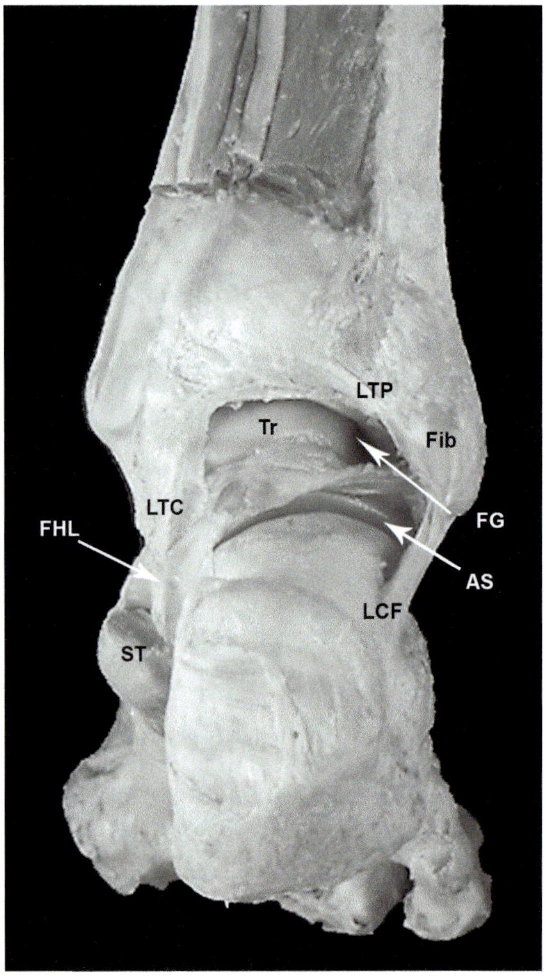

Abb. 2.23 Rechter Knöchelbereich (Schnittpräparat von hinten). Die Fußsohlenbeuger wurden entfernt und die hintere Fußfaszie sowie das Lig. talofibulare posterius durchtrennt, um die Trochlea tali (Tr), das Fußgelenk (FG) und hintere Sprunggelenk (Art. subtalaris, AS) darzustellen. Auf der Innenseite sind das Sustentaculum tali (ST) mit der Rinne für die Sehne des M. flexor hallucis longus (FHL) und das Lig. tibiocalcaneale (LTC), auf der Außenseite die Fibula (Fib), das Lig. tibiofibulare posterius (LTP) und das Lig. calcaneofibulare (LCF) beschriftet. *[Mit freundlicher Genehmigung der Willard & Carreiro Collection]*

Nerven- und Gefäßversorgung

Die sympathische Innervation der Beinarterien erfolgt von L1–L2 aus. Die präganglionären Fasern bilden in lumbalen Ganglien Synapsen. Von dort aus ziehen sie am Bein hinab und beeinflussen den vasomotorischen (Gefäß-)Tonus. Aus osteopathischer Sicht besteht eine Möglichkeit zur Verbesserung der Beindurchblutung darin, den Thorakolumbal-, Lumbosakral- und Beckenbereich zu harmonisieren, Druckgradienten wiederherzustellen und den venösen und lymphatischen Rückfluss zu steigern.

Die Venen der unteren Extremitäten lassen sich in drei Gruppen einteilen: oberflächliche, tiefe und Verbindungsvenen (Vv. perforantes). Die oberflächlichen Venen sind die V. saphena magna und die V. saphena parva mit ihren Zuflüssen, die unter der Haut in der Oberflächenfaszie liegen. Die tiefen Venen begleiten A. tibialis anterior und A. tibialis posterior, A. poplitea und A. femoralis sowie deren Äste. Die Vv. perforantes sind Verbindungsgefäße zwischen den oberflächlichen und den tiefen Venen. Vor allem im Knöchelbereich und auf der Innenseite des Unterschenkels sind solche Venen zu finden. Sie besitzen Klappen, die den Rückfluss von Blut aus den tiefen zu den oberflächlichen Venen verhindern. In den geschlossenen Faszienkompartimenten der unteren Extremität wird auf die dünnwandigen, mit Klappen versehenen Vv. comitantes in Ruhe wie in Bewegung intermittierend Druck ausgeübt. Die Pulsationen der angrenzenden Arterien helfen mit, das Blut in den Beinen zum Becken zu befördern. Auch die Muskelkontraktionen innerhalb der Faszienkompartimente unterstützen diese Bewegung. Solchen Kompressionskräften sind die oberflächlichen Venen wie die V. saphena in der Fascia superficialis nicht ausgesetzt, außer wenn sie kurz vor ihrer Mündung durch die Oberschenkelmuskeln hindurchziehen. Die Klappen in den Vv. perforantes verhindern, dass venöses Blut aus diesem Hochdruck- in das Niederdruckgebiet der oberflächlichen Venen gedrückt wird. Wenn sich die Muskeln in den geschlossenen Faszienkompartimenten entspannen, kann Blut aus den oberflächlichen zu den tiefen Venen fließen.

Die großen Venen und Hauptlymphbahnen folgen dem Verlauf der Arterien. Arterienpulse, veränderliche Faszienspannungen sowie Kontraktion und Entspannung der Muskelgruppen beim Gehen fördern die Zirkulation in diesem Niederdruck-(Kreislauf-)System. In weit peripher befindlichen Gefäßen ist das Risiko einer Stauung (Kongestion) am höchsten, zu der es nach Verletzungen oder dauernder Fehlbelastung kommen kann. Durch immer dieselbe Bewegung oder Überanstrengung können Gefäße in tieferen Kompartimenten gestaut werden. Das ist gewöhnlich der Fall, wenn ein wiederholtes Mikrotrauma von Faszien oder Muskeln zu Hypertrophie oder Ödemen im Gewebe oder an ihrer Ansatzstelle am Periost geführt hat. Der intrakompartimentale Druckanstieg verhindert den venösen und Lymphabfluss im betroffenen Gebiet. Infolge der Stase steigt der Druck im Kompartiment noch weiter an und beeinträchtigt den arteriellen Blutfluss. Aus der anfänglichen Hypoxie des Gewebes entsteht eine Ischämie, die eine Kaskade der Gewebeschädigung, Ödembildung, Stauung und Gefäßinsuffizienz auslöst. Das ist die Pathophysiologie eines Kompartment-Syndroms.

Fußgewölbe

Im aufrechten Stand überträgt sich das Körpergewicht durch den Fuß auf den Boden. Im Idealfall trägt jeder Fuß 50% des Körpergewichts, das dabei gleichmäßig über die gesamte Wölbung der Fußsohle verteilt ist. Die Fußsohle ist mit dichtem Bindegewebe bedeckt, das zwischen dem Calcaneus und dem ersten und fünften Metatarsalknochen aufgehängt ist. Am reifen Fuß gibt es vier anatomische Gewölbe, von denen drei funktionell sind. Das Gewicht ist entlang der funktionellen Fußgewölbe so verteilt, dass eine Bindegewebspyramide entsteht. Der Funktionsmechanismus der Fußgewölbe liegt bei der Geburt noch nicht vor und entwickelt sich normalerweise nicht vor dem Alter von 3 Jahren. Fuß- und Beindeformitäten wirken sich auch auf die Entwicklung der Fußgewölbe aus.

Die funktionellen Fußwölbungen befinden sich an der Innen- und Außenseite des Fußes und entlang der Metatarsalia (➤ Abb. 2.24). Das laterale Längsgewölbe wird von Calcaneus, Os cuboideum und dem vierten und fünften Metatarsalknochen gebildet. Bei den meisten Kindern ist es unter Gewichtsbelastung relativ flach, aber ziemlich flexibel. Ein häufiger Befund in diesem Bereich ist ein abgesenktes Os cuboideum. Das kann aus einem direkten Druck nach unten auf das Os cuboideum oder auf den vierten und fünften Metatarsalknochen resultieren, die das Os cuboideum vorn abstützen. Am häufigsten tritt die Absenkung des Os cuboideum jedoch infolge einer talokalkanealen Dysfunktion auf, wenn der Talus vorverlagert und der Calcaneus nach innen gedreht ist. Die Absenkung des Os cuboideum geht häufig mit einer Außenrotation des Knochens einher. Dadurch flacht sich das laterale Längsgewölbe ab, und das Os cuboideum kann auch das Quergewölbe nicht mehr wirksam abstützen. Das kann sich auf die Position des Os naviculare auswirken und die Sohlenwölbung verzerren.

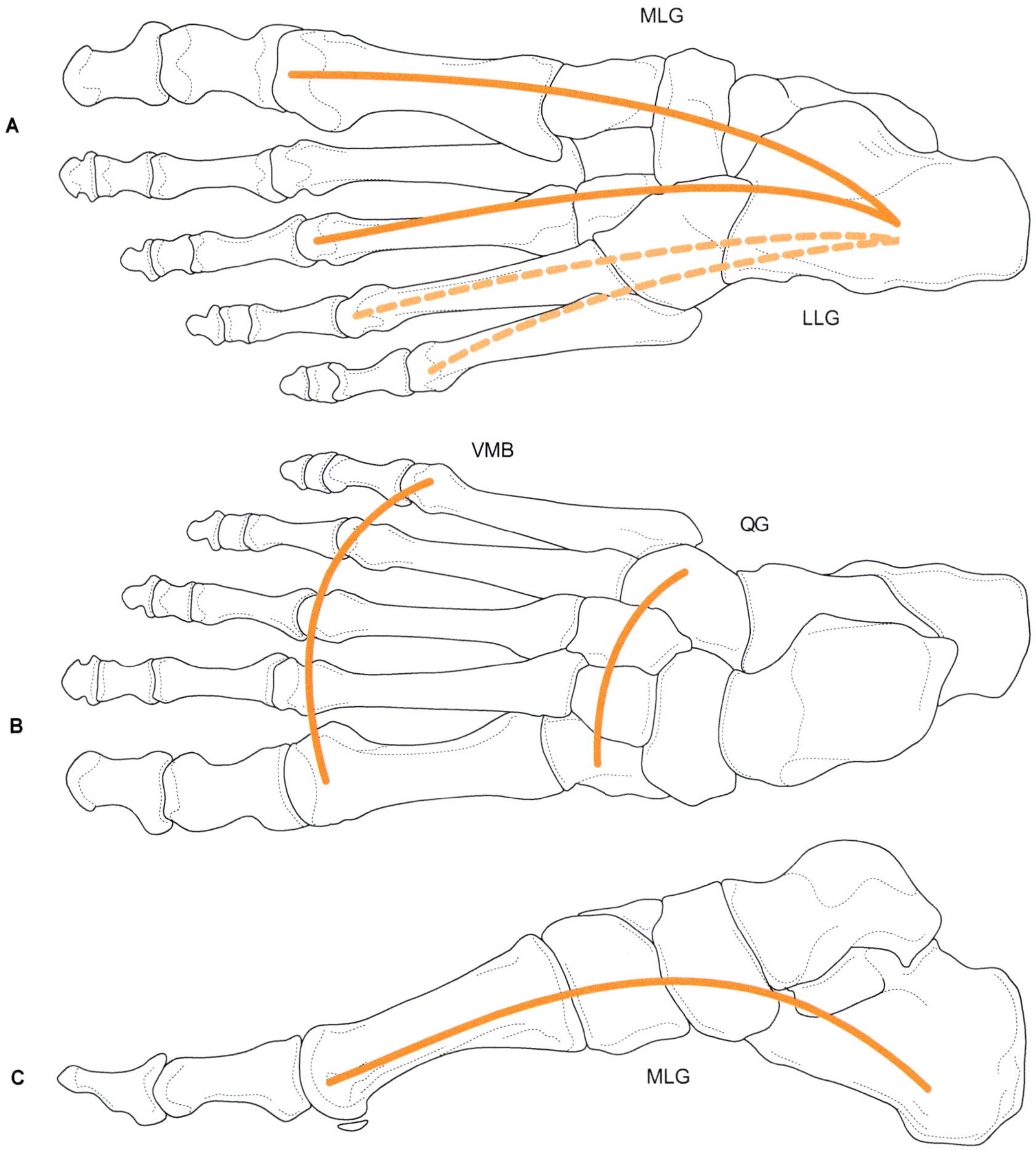

Abb. 2.24 Schematische Darstellung der Fußgewölbe – von der Fußsohle, vom Fußrücken und von der Fußinnenseite aus betrachtet. In der Ansicht von plantar **A** sind das laterale (LLG; gestrichelte Linien) und das mediale Längsgewölbe (MLG; durchgezogene Linien) skizziert. Die Ansicht von dorsal **B** zeigt den vorderen Metatarsalbogen (VMB) und das Quergewölbe (QG). In der Ansicht von medial **C** ist das mediale Längsgewölbe (MLG) zu sehen.

Es kommt zu einer plantaren Druckempfindlichkeit und einem palpierbar vorspringenden inferomedialen Winkel des Os cuboideum. In der Regel liegt eine Bewegungseinschränkung an den Gelenkverbindungen des Os cuboideum vor.

Das mediale Längsgewölbe wird vom Calcaneus, Talus, Os naviculare, den Ossa cuneiformia und den drei medialen Metatarsalknochen gebildet. Diese Wölbung wirkt wie eine Feder, indem sie die natürlichen Stöße beim Gehen abfedert. Das Os naviculare, das den Grundstein bildet, ist typischerweise die Prädilektionsstelle für Dysfunktionen. Wenn die Kahnbeinbewegung eingeschränkt ist, nimmt die Gewichtsbelastung des medialen Längsgewölbes zu und seine Wölbung wird flacher. Zeigt ein Vergleich zwischen unbelasteter und Standphase eine um ≥ 3 mm geringere Bogenhöhe, ist der Befund als klinisch signifikant zu bewerten. Durch vermehrte Gewichtsbelastung im Stehen wird die Dysfunktion des Os naviculare noch weiter verstärkt. Die Ossa cuneiformia und die Basen der ersten drei Metatarsalknochen flachen sich ebenfalls ab. Mit der Zeit wird die Plantarfaszie überdehnt und eine erhöhte Zugspannung auf die stützenden Muskeln ausgeübt. Das führt zur venösen und lymphatischen Stauung, gestörten Nährstoffversorgung und Gewebeirritation.

Der vordere Metatarsalbogen wird von den Gelenkverbindungen der Mittelfuß- und Zehenknochen gebildet. Der erste und fünfte Metatarsalknochen liegen auf einer tieferen, der zweite, dritte und vierte auf einer höheren Ebene. Direkt an den Metatarsalknochen gibt es keine Muskelansatzstellen, sondern einen ligamentären Funktionsmechanismus. Werden die distalen Enden (Köpfchen) der Metatarsalknochen belastet, flacht sich die Wölbung des vorderen Bogens ab. Der zweite Metatarsalknochen ist der Grundstein dieses Gewölbes. Bei Belastung des reifen Fußes sollte er ungefähr 9 mm über dem Boden liegen.

Die vierte Fußwölbung ist das Quergewölbe, das eine gewisse Flexibilität behält, obwohl es als steifer gilt. Es wird von den drei Ossa cuneiformia und dem Os cuboideum gebildet. Diese steifere Wölbung erhält die knöcherne Architektur des Fußes aufrecht, während die flexibleren Längsgewölbe und der vordere Bogen die Fußfunktion unterstützen. Grundstein des Quergewölbes ist das Os cuneiforme intermedium, das zusammen mit dem zweiten Metatarsalknochen auch die Achse des Fußes bildet. Eine Dysfunktion des Quergewölbes manifestiert sich typischerweise mit starken Schmerzen beim Belasten des Fußes.

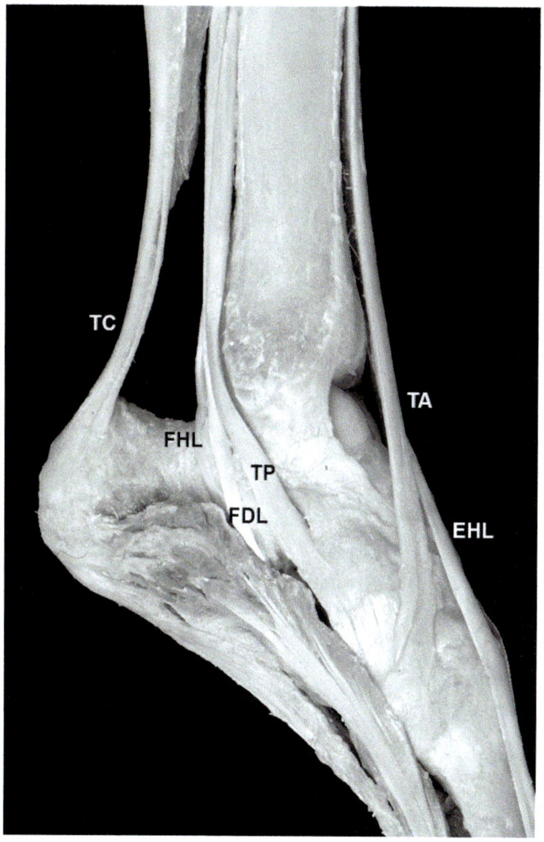

Abb. 2.25 Knöchel-/Fußgelenkpräparat (Ansicht von medial). Nach Entfernung des Muskel-, Fett- und Fasziengewebes liegen die stützenden Sehnen der Fußgewölbe frei. Beschriftet sind jeweils die Sehnen von M. tibialis anterior (TA), M. tibialis posterior (TP), M. flexor digitorum longus (FDL), M. flexor hallucis longus (FHL) und M. extensor hallucis longus (EHL) sowie die Achillessehne (Tendo calcaneus, TC). *[Mit freundlicher Genehmigung der Willard & Carreiro Collection]*

Sehnenkomponenten

Die Fußgewölbe sind durch einen Sehnenkorb verspannt (➢ Abb. 2.25 und ➢ Abb. 2.26). Die Sehne des M. tibialis posterior setzt am Os naviculare und am Os cuneiforme mediale an, erstreckt sich dann lateral über die Fußsohle und ist am Os cuneiforme intermedium sowie am zweiten bis vierten Metatarsalköpfchen befestigt. Wenn sich der M. tibialis posterior kontrahiert, wird das Os naviculare nach posterior unter das Caput tali gezogen. Die Sehne des M. tibialis anterior setzt lateral am Os naviculare an. Wenn der Fuß nach Aufsetzen der Ferse in die Standphase überwechselt, hilft die exzentrische Kontraktion des M. tibialis anterior den hinteren Muskeln, das Gewicht auf das mediale Längsgewölbe zu verteilen. Die Sehne des M. flexor hallucis longus verläuft unter dem Sustentaculum tali und der Fußsohle entlang bis zum Grundgelenk der Großzehe. Beim Aufsetzen der Ferse stabilisiert sie den Talus und hebt den vorderen Calcaneus an. Eine Dysfunktion dieses Muskels oder seiner funktionell-mechanischen Beziehungen kann zu einer anomalen Gewichtsverteilung auf dem Calcaneus führen.

Die Sehne des M. fibularis [peroneus] longus verläuft in einer Rinne um den Außenrand des Os cuboideum und überquert dann die Fußsohle, um am ersten Metatarsalknochen und am Os cuneiforme mediale anzusetzen. Diese Sehne stützt die mediale und vordere Fußwölbung. Die Sehne des M. fibularis brevis ist am Tuberculum laterale des Os metatarsale V befestigt. Mechanische Belastungen der Mm. fibulares oder der Fibula können die Funktion des lateralen Längsgewölbes beeinträchtigen. Die Sehne des M. adductor hallucis longus verläuft vom Calcaneus zum Grundglied der Großzehe und verspannt die beiden Enden der medialen Wölbung. Die Sehne des M. adductor digiti minimi verläuft lateral

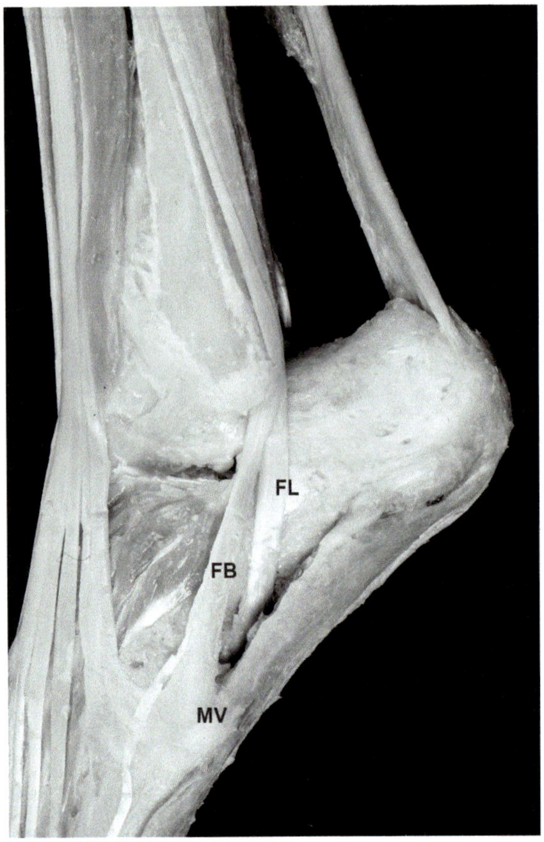

Abb. 2.26 Knöchel-/Fußgelenkpräparat (Ansicht von lateral). Nach Entfernung des Muskel-, Fett- und Fasziengewebes liegen die stützenden Sehnen der Fußgewölbe frei. Beschriftet sind die Sehnen des M. fibularis [peroneus] longus (FL) und des M. fibularis brevis (FB). Der M. fibularis brevis setzt am Tuberculum laterale des Os metatarsale V (MV) an. *[Mit freundlicher Genehmigung der Willard & Carreiro Collection]*

des Calcaneus zum Grundglied der kleinen Zehe und verspannt die beiden Enden der lateralen Wölbung. Beide Sehnenstrukturen fungieren als Bogensehnen der Fußgewölbe.

Fußgewölbe als Diaphragma

Die Fußgewölbe aus faserigem Bindegewebe wirken wie ein Diaphragma (➤ Abb. 2.27). Bei der normalen Gangmechanik werden die Gewichtskräfte zunächst auf den Calcaneus übertragen und dann an der Außenseite des Fußes entlang zum vorderen Metatarsalbogen oder zum Quergewölbe weitergeleitet. In der Mitte der Standphase lastet das Körpergewicht auf drei Punkten und verteilt sich dann entlang der Fußgewölbe, ähnlich wie bei einer zeltförmigen Pyramide. Dabei fungieren die zwischen diesen Punkten ausgespannten Bindegewebsbänder als Basis und das Os naviculare als Spitze oder Schlussstein der Pyramide. Durch diese Anordnung entsteht eine dynamische, sehr anpassungsfähige Basis, die beim Stehen und Gehen sowohl als „Stoßdämpfer“ wie auch als „Stabilisator“ dienen kann. Beim Gehen kommt es abwechselnd zu einer Abflachung der Bindegewebspyramide in der Belastungsphase und zu einer Erhöhung in der Schwungphase. Diese Abflachung/Dehnung und Erhöhung/Entspannung des plantaren Bindegewebes erzeugt eine Pumpwirkung, die den Lymph- und Blutfluss aus den Füßen nach oben unterstützt. Wenn die strukturellen Beziehungen der „Zeltpyramide“ gestört sind, wird die normale Fußmechanik (Gewichtsverteilung und Diaphragmafunktion) ebenfalls beeinträchtigt.

Biomechanik

Die Bewegung im Fuß- und Knöchelbereich ist unterschiedlich, je nachdem, ob eine Gewichtsbelastung vorliegt oder nicht. Ohne Gewichtsbelastung sind Inversion, Eversion, Adduktion, Abduktion, Pronation und Supination zwischen Calcaneus und Talus möglich. Bei Gewichtsbelastung lassen sich die Bewegungen im Sprunggelenk am einfachsten als Bewegungen des ganzen Fußes bezeichnen und beschreiben. Es gibt vier Fußbewegungen. Die Dorsalflexion, auch als Extension bezeichnet, besteht im Anheben des Fußes in Richtung der Beinvorderseite. Der größte Teil dieser Bewegung findet im oberen Sprunggelenk statt, mit einer leichten Bewegung im unteren. Die Plantarflexion, manchmal auch als Zehenstreckung bezeichnet, besteht im Absenken des Fußes, so dass sich seine Längsachse in einer Linie mit der des Beines befindet. Auch die Plantarflexion findet größtenteils im oberen Sprunggelenk statt, mit einer leichten Bewegung im unteren. Zur Eversion (= Pronation) kommt es durch Auswärtsdrehen der Fußsohle, während eine Inversion (= Supination) einem Einwärts-

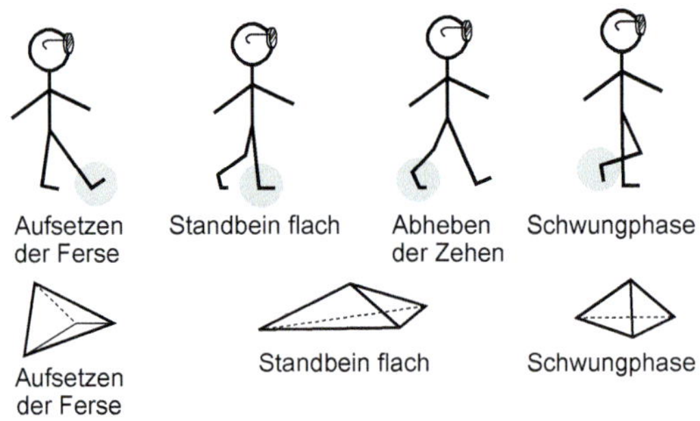

Abb. 2.27 Schematische Darstellung der diaphragmalen Mechanik der Fußsohlengewebe

drehen des Fußes entspricht und nur im unteren Sprunggelenk stattfindet.

Gewichtsübertragung im Fuß

Die Gewichtsverteilung ist im Stehen anders als bei aktiven Bewegungen wie Gehen oder Laufen und bei Kindern anders als bei Erwachsenen. Der Calcaneus ist als einziger Knochen an beiden Längsgewölben beteiligt und außerdem der stärkste gewichtstragende Knochen im Fuß. Beim Stillstehen eines reifen Fußes wird ein großer Teil des Körpergewichts vom Talus, der anterior und superior des Calcaneus liegt, auf den Calcaneus übertragen, ein kleinerer Teil vom Talus nach unten und nach vorn zum Os naviculare. Das Os naviculare wiederum überträgt das Gewicht auf die drei Ossa cuneiformia, zu denen es Gelenkverbindungen hat. Die Ossa cuneiformia sind distal mit den ersten drei Metatarsalknochen verbunden und geben das Gewicht an diese weiter. Das Os cuboideum, das lateral des Os naviculare liegt, empfängt das vom Calcaneus nach vorn gerichtete Gewicht und überträgt es auf das Os metatarsale IV und V. Die fünf Metatarsalknochen, die auf unterschiedlichen Ebenen liegen, leiten das Gewicht in den vorderen Teil des Fußes weiter.

Beim reifen Gangmuster wird das Gewicht am Fuß entlang von proximal nach distal übertragen. Beim Aufsetzen der Ferse wird das Gewicht vom Bein auf den Calcaneus übertragen. Das obere Sprunggelenk (Art. talocruralis) wird gebeugt und stabilisiert dadurch das untere Sprunggelenk (Art. talocalcaneonavicularis und Art. subtalaris). Während sich der Fuß zum flachen Stand abrollt, bewegt sich das obere Sprunggelenk passiv aus der Beugung in eine neutrale Position. Sobald der Fuß den Boden berührt, wird das Gewicht zunächst vom Calcaneus auf das Os cuboideum und das Os metatarsale V übertragen und dann mit beginnender Eversion (Pronation) des Fußes auf das mediale Längsgewölbe. In der Mitte der Standphase verteilt sich das Gewicht medial über den vorderen Metatarsalbogen zum ersten Metatarsalköpfchen. Wenn das Gewicht dort ankommt, beginnt das Abstoßen des Fußes. Beim Gehen wird das Körpergewicht durch die Plantarflexion und Pronation im Fuß- und Knöchelbereich aufgefangen. Die tatsächliche Krafteinwirkung auf das Sprunggelenk beträgt annähernd das 4,5-fache des Körpergewichts beim Gehen bzw. das 10-fache beim Laufen. Bei einer Dorsalflexion unter Belastung bewegt sich die Tibia nach vorn und einwärts. In Dorsalflexion ist der Knöchelbereich besonders stabil, in Plantarflexion besonders verletzungsanfällig.

2.6 Die oberen Extremitäten

2.6.1 Schultergürtel

Der Schultergürtel ist eine komplexe Struktureinheit aus Schulter-, Akromioklavikular- und Sternoklavikulargelenken sowie der skapulothorakalen Gleitebene. Im Allgemeinen liegt die Betonung auf der flachen Schultergelenkpfanne der Art. humeri, obwohl an den meisten Schulterproblemen eine Dysfunktion im Skapulothorakalbereich beteiligt ist. Aufgrund der komplizierten Mechanik des Schultergürtels lässt sich aber kaum eine isolierte Störung eines einzelnen Gelenks ausmachen. Im Schultergelenk (Art. humeri) sind Anteversion (Flexion), Retroversion (Extension), Innen- und Außenrotation, Abduktion und Adduktion sowie Zirkumduktion möglich. Die Bewegungsmöglichkeiten der Skapula, wie Anheben, Senken, Protraktion, Retraktion und Rotation nach oben und unten, tragen ebenfalls zur Gesamtbeweglichkeit des Schultergürtels und damit der oberen Extremitäten bei. Zu mechanischen Dysfunktionen im Skapulothorakalbereich kommt es, wenn die Muskeln der Rotatorenmanschette erhöhtem Gewebestress ausgesetzt sind. Die Beweglichkeit der Skapula hängt von der Klavikulargelenkfunktion ab. Jede Funktionsstörung einer dieser Komponenten, die für Halt und Beweglichkeit des Schulterkomplexes sorgen,, kann jedoch die Schulter- und Armfunktionen einschränken.

Entwicklung

Bis zur 8. Schwangerschaftswoche haben die Komponenten des Schultergürtels fast schon ihre erwachsene Form angenommen. In den darauffolgenden sieben Monaten vergrößern sie sich noch, dennoch sind viele erst Anfang zwanzig voll ausgereift. Die unreifen Stellen bleiben verletzungsanfällig (durch falsches oder übermäßiges Training). Der Humeruskopf verknöchert in Teilen. Bei der Geburt sind Diaphyse und Metaphyse des Humerus vereint und bereits verknöchert, die Knochenkerne für die Oberarmhöcker aber nicht einmal vorhanden. Die zwei Ossifikationszentren für das Tuberculum majus entwickeln sich im 7. Lebensmonat und mit drei Jahren, das für das Tuberculum minus mit fünf Jahren. Zwischen fünf und sieben Jahren beginnen sich die drei Wachstumszonen zu vereinen, doch erst im frühen Erwachsenenalter kommt ihre Ossifikation zum Abschluss. Die Humeruskopf-Epiphyse befindet sich sowohl intra- wie extraartikulär. Sie liegt unterhalb der Tubercula majus et minus und zieht nach medial zur intraartikulären Oberfläche. Am medialen Ende überqueren Kapselbänder die Epiphyse. Die Schultergelenkpfanne (Cavitas glenoidalis) geht aus zwei Ossifikationszentren hervor. Ihr oberes Drittel entsteht zusammen mit der Basis des Proc. coracoideus. Im Alter von 10 Jahren erscheint eine Epiphyse, die um die Basis des Proc. coracoideus und im oberen Drittel der Cavitas glenoidalis verläuft, sich aber erst nach der Pubertät schließt. Die ebenfalls in der Pubertät auftretenden Ossifikationszentren des Acromions fusionieren mit 22 Jahren. Die Skapula hat mehrere Ossifikationszentren, von denen sich einige in der Embryonalzeit und andere erst nach der Geburt entwickeln. Das primäre Zentrum besteht aus Knorpel im mittleren Zervikalbereich des Embryos. Nach einer intramembranösen Ossifikation wandert es zum unteren Pol (kaudalwärts) und zieht dabei das Sklerotom mit sich. An der unteren Rundung der Skapula taucht zu Beginn der Pubertät die periphere Epiphysenplatte auf, die sich mit 20 Jahren schließt. Im ersten Lebensjahr bildet sich der Proc. coracoideus, dessen gemeinsame Epiphyse mit der Gelenkpfanne (Cavitas glenoidalis) sich etwa neun Jahre später entwickelt. Bei manchen Kindern entwickelt sich in der Adoleszenz ein zweites Ossifikationszentrum an der Spitze des Proc. coracoideus; es kann eine Prädilektionsstelle für Entzündungen und Reizungen sein, wenn junge Athleten Sportarten mit häufigen Abduktions- und Flexionsbewegungen der Schulter ausüben. Die Entwicklung des Acromions verläuft variabel; die ersten Knochenkerne erscheinen zwischen 14 und 15 Jahren, und die Epiphysenfugen schließen sich kurze Zeit später. Wegen der zahlreichen Ossifikationszentren im Schulterkomplex kann ein fehlender Epiphysenfugenschluss oder eine unvollständige Verknöcherung zu unterschiedlichen Fehlbildungen, wie einem zweigeteilten Proc. coracoideus oder Acromion oder einer Dysplasie der Schultergelenkpfanne, führen.

Im Kindesalter laufen auch mehrere strukturelle Entwicklung im Schulterkomplex ab. Wie beim Hüftgelenk muss der Humerus ein Torsionsmuster durchmachen, um seine erwachsene Position zu erreichen. Bei Neugeborenen ist der Humeruskopf eher nach hinten orientiert, was sich bei Erwachsenen abschwächt [Cowgill 2007]. Obwohl sich eine persistierende, ausgeprägte Torsion (Retroversion) im Wurfarm von Hochleistungssportlern finden lässt, scheint bei den meisten Menschen eine gewisse Asymmetrie vorzuliegen [Krahl 1976, Cowgill 2007]. Durch welchen Mechanismus es zu einer normalen Torsion kommt, ist unklar, doch vermutlich spielt die Muskelentwicklung dabei eine Rolle. Hinzu kommt, dass sich neben der Ausrichtung auch die Morphologie des Humeruskopfes sowie der Skapula und der Klavikula verändert. Bei der Geburt ist das Schlüsselbein ziemlich flach und das Akromioklavikulargelenk noch kaum entwickelt. Es hat bei Kleinkindern auch eine stabilisierende Funktion zwischen erster Rippe und Sternum.

Schultermuskulatur

Die Muskeln des Schultergürtels wirken wie aktive Bänder, die die Gelenkverbindung zwischen Humeruskopf und Schultergelenkpfanne (Cavitas glenoidalis) unterstützen (➤ Abb. 2.28 und ➤ Abb. 2.29). Dazu zählen M. supraspinatus, M. subscapularis, M. teres minor, M. infraspinatus und das Caput longum des M. biceps brachii. Die ersten vier Muskeln bilden die Rotatorenmanschette. Diese Muskeln und ihre Sehnen besitzen wie die Gelenkkapsel eine dichte propriozeptive Innervation und spielen eine wichtige Rolle in der Entwicklung der fein- und grobmotorischen Kontrolle und der Hand-Augen-Koordination. Zu den weiteren Muskeln, die den Schulterbereich beeinflussen, gehören M. latissimus dorsi, M. triceps brachii, M. levator scapulae, M. rhomboideus, M. teres major, M. deltoideus und M. serratus anterior. Bis auf die letzten beiden sind alle anderen beim Neugeborenen nur als dünne Gewebehäute angelegt.

Schultergelenkkomplexe

Der Schultergürtel stellt einen facettenreichen Gelenkkomplex zwischen Armen und Thorax dar. Er sorgt dafür, dass die oberen Extremitäten mit dem Rumpf in Verbindung bleiben, während er einen komplexen dreidimensionalen Bewegungsumfang zulässt. Zu diesem großen Bewegungsspielraum tragen mindestens fünf interaktive Gelenkflächen bei.

Das Schultergelenk (Art. humeri) ist ein echtes Synovialgelenk, bei dem beide Gelenkflächen mit hyalinem Knorpel überzogen sind. Das subakromiale Nebengelenk dagegen ist ein physiologisches Gelenk, das aus zwei Oberflächen besteht, die übereinander gleiten. Der funktionelle Gelenkraum wird von der tiefen Oberfläche des M. deltoideus sowie den oberflächlichen und distalen Oberflächen von M. supraspinatus, M. infraspinatus und M. teres minor begrenzt. Innerhalb dieses Raums liegt die Bursa subdeltoidea, die beide Oberflächen reibungsarm übereinander gleiten lässt. Bewegungen dieses Gelenks sind eng mit den Bewegungen des Schultergelenks verbunden.

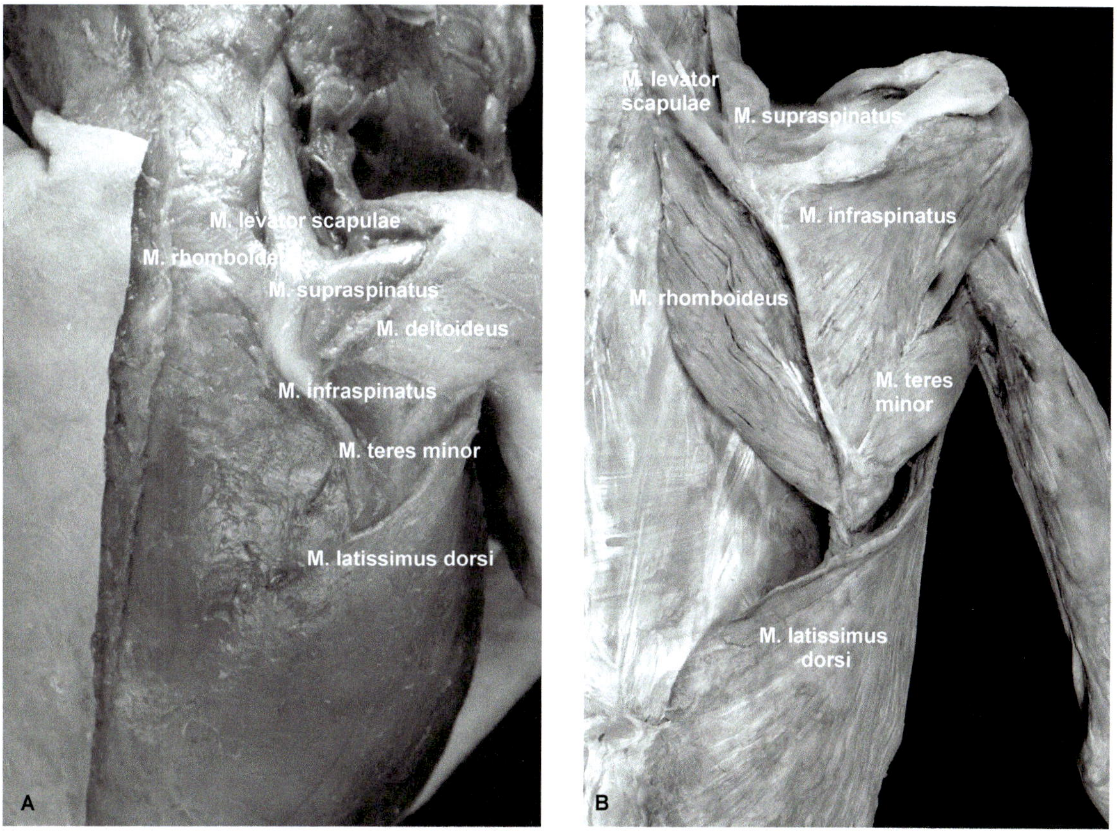

Abb. 2.28 Schulter eines reifen Neugeborenen **A** und eines Erwachsenen **B** nach Entfernung des M. trapezius (Ansicht von hinten). Beschriftet sind die Mm. latissimus dorsi, infraspinatus, supraspinatus, teres minor, rhomboideus, levator scapulae und deltoideus. Am Neugeborenenpräparat sind M. teres minor und M. rhomboideus weniger gut abgrenzbar als beim Erwachsenen. Der M. levator scapulae des Neugeborenen ist relativ größer. *[Mit freundlicher Genehmigung der Willard & Carreiro Collection]*

Bei der skapulothorakalen Gleitebene handelt es sich ebenfalls um ein physiologisches Gelenk. Es bestimmt Art und Umfang der Bewegungen aller anderen Gelenke und besteht aus zwei Gelenkräumen. Der oberflächlichere Bereich befindet sich zwischen Skapula und M. serratus anterior. Zu seinen Randbegrenzungen gehören der M. subscapularis (posterior) und der M. serratus anterior (anterior und lateral). Der tiefere Bereich liegt zwischen der Thoraxwand und dem M. serratus anterior. Bei der Abduktion hebt sich die Skapula um 8–10 cm an, rotiert um 38°, neigt sich nach mediolateral und posteroanterior und dreht sich dabei um eine vertikale Achse. Alle diese Bewegungen laufen innerhalb der skapulothorakalen Gleitebene ab.

Das Akromioklavikulargelenk (Art. acromioclavicularis) besteht aus dem abgeflachten lateralen (distalen) Ende der Klavikula, das in die Innenseite des Acromions hineinpasst. Dieses Gelenk hat einen sehr begrenzten Bewegungsspielraum und bewirkt eine feste Verbindung zwischen Klavikula und Skapula.

Das Sternoklavikulargelenk (Art. sternoclavicularis) schließlich stellt die einzige knöcherne Gelenkverbindung zwischen Arm und Thoraxwand dar. Seine Bewegungscharakteristika sind so eng mit der Skapula gekoppelt, dass jede Bewegung der Klavikula eine Bewegung der Skapula erfordert. Das Gelenk ermöglicht drei Bewegungsarten: Heben/Senken, Anteversion/Retroversion und Rotation. Der Bewegungsumfang der Klavikula beträgt beim Heben 45° und beim Senken 15°. Die Bewegungsachse entspricht dem Lig. costoclaviculare, so dass sich das laterale Ende der Klavikula senkt, wenn sich das Schlüsselbein hebt. Anteversion und Retroversion betragen jeweils 15°. Auch hierbei entspricht die Achse dem Lig. costoclaviculare, und wenn das Schlüsselbein hervortritt, wird das laterale Ende der Klavikula nach hinten gezogen. Eine Rotation ist nur nach hinten möglich und sie begleitet die Anteversion und Abduktion der oberen Extremitäten.

Das Sternoklavikulargelenk ist von festem Bindegewebe umgeben, an dem strahlenförmig Ligamente ansetzen. Das Lig. sternoclaviculare anterius und das Lig. sternoclaviculare posterius befestigen die Gelenkkapsel an der Vorder- und Rückseite am Sternum, wobei

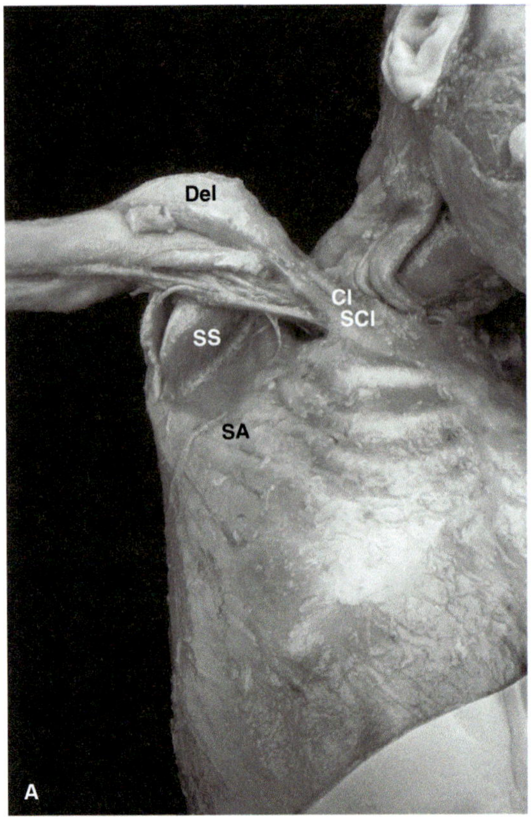

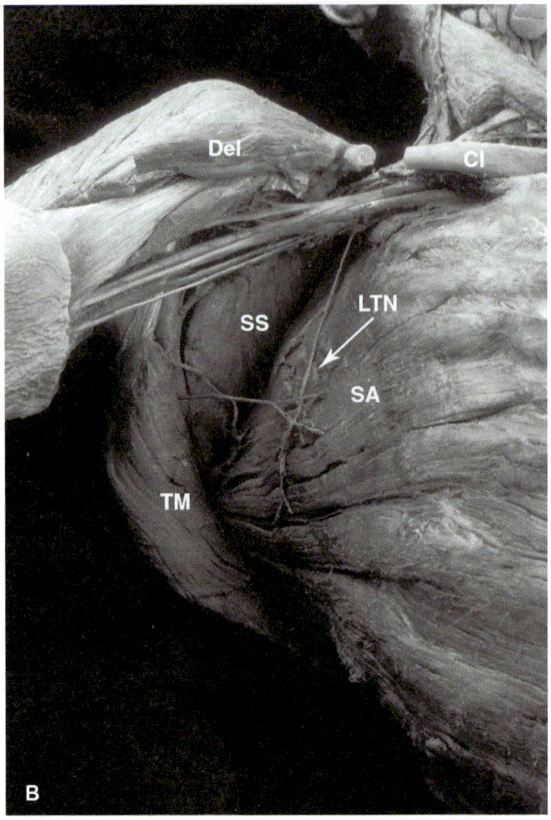

Abb. 2.29 Schulter eines reifen Neugeborenen **A** und eines Erwachsenen **B** nach Entfernung der Mm. pectorales major und minor (Ansicht von vorn). Das Schlüsselbein des Erwachsenen wurde durchtrennt. Beschriftet sind die Mm. subscapularis (SS), serratus anterior (SA), deltoideus (Del), teres minor (TM) und subclavius (SCl), die Klavikula (Cl) und der N. longus thoracicus (LTN). *[Mit freundlicher Genehmigung der Willard & Carreiro Collection]*

das vordere Band das stärkere ist. Die Gelenkkapsel der Art. sternoclavicularis ist an einem Discus articularis befestigt, den sie vollständig umgibt. Der Discus articularis ist superoposterior verdickt und von zwei Gelenkspalten umgeben. Das Lig. interclaviculare bildet eine Brücke zwischen den beiden Klavikulagelenken. Deshalb kann sich eine Verlagerung oder Fehlausrichtung des einen Schlüsselbeins auch auf das andere auswirken. In diesem Band können suprasternale Knöchelchen vorliegen. Das Lig. costoclaviculare besteht aus einer anterioren und einer posterioren Schicht, die durch eine Bursa getrennt sind. Bei einer axialen Schlüsselbeinrotation spannt sich jeweils die Schicht am anderen Ende an.

Das laterale Drittel des Schlüsselbeins ist in der vertikalen Achse abgeflacht und kann sich durch das konvex gebogene laterale Ende in die Innenseite des Acromions einfügen. Das Akromioklavikulargelenk ist ebenfalls vollständig von einer festen Bindegewebskapsel umgeben, wobei das Lig. acromioclaviculare die verdickte Oberfläche der Gelenkkapsel darstellt. Zwischen Proc. coracoideus und Klavikula verläuft ein zweiteiliger Bänderkomplex, das Lig. coracoclaviculare. Der trapezförmige Teil (Lig. trapezoideum) bildet das horizontal ausgerichtete anterolaterale Band und der kegelförmige Teil (Lig. conoideum) das vertikal ausgerichtete posteromediale Band zwischen Klavikula und Proc. coracoideus.

Das größte Gelenk des Schulterkomplexes ist die Art. humeri. Der Humeruskopf hat eine unregelmäßige Kugelform, deren vertikaler Durchmesser größer ist als ihr posteriorer Durchmesser. Er enthält eine Reihe spiralförmig angeordneter Krümmungen, die seine Stabilität verbessern, wenn der obere Teil des Humeruskopfes mit der Schultergelenkpfanne (Cavitas glenoidalis) in Kontakt steht. Die Pfanne ist viel kleiner als der Humeruskopf. Sie ist nach lateral, anterior und superior orientiert und an den Rändern leicht erhöht. Das Labrum glenoidale ist ein Faserknorpelring, der die Pfanne umgibt und sie vertieft, ohne ihren Durchmesser zu vergrößern. Es erhöht zudem die Traktionskräfte zwischen der Gelenkpfanne und dem Humeruskopf [Matsen et al. 1991]. Läsionen des Labrum glenoidale führen zur Instabilität im Schultergelenk [Pappas et al. 1983]. Außerhalb des Labrum glenoidale ist eine feste Bindegewebskapsel an der Schultergelenkpfanne und am Humeruskopf befestigt. Ihr superolateraler Rand bildet einen Tunnel für die Sehne des langen Bizepskopfes (Caput longum M. bicepitis brachii). Der äußere Rand des Tunnels verdickt sich und bildet die Vagina tendinis intertubercularis. Drei Verdickungen in der Vorderwand der Kapsel bilden die Ligg. glenohumeralia [Matsen 1991]. Diese Ligamente sorgen für Halt und Stabilität, können aber durch eine biomechanische Dysfunktion leicht gereizt werden oder sich entzünden. Das obere dieser Bänder strafft sich bei der Adduktion und setzt einer Translokation nach inferior Widerstand entgegen. Das mittlere strafft sich bei der Außenrotation und verhindert in dieser Position eine Translokation des Humerus nach anterior. Das untere strafft sich bei Abduktion, Retroversion und Außenrotation und schränkt dabei die Translokation nach anterior-inferior ein.

Als weitere Strukturen sind das Lig. coracohumerale und die Bizepssehne an der Stabilisierung des Schultergelenks beteiligt. Das Lig. coracohumerale ist eine breite Verdickung auf der oberen Seite der Gelenkkapsel und verbindet den Proc. coracoideus mit dem Tuberculum majus des Humerus. Es besteht aus zwei Bändern, einem vorderen und einem hinteren. Das vordere Band strafft sich bei der Retroversion, das hintere bei der Anteversion. Die Sehne des langen Bizepskopfes wirkt als Band, das den vorderen Teil der Schultergelenkkapsel verstärkt und insbesondere die Belastung des unteren Lig. glenohumerale verringern hilft [Rodosky et al. 1994]. Sie ist an der Gelenkkapsel des Humeruskopfes beteiligt. Von ihrem Ursprung am Tuberculum supraglenoidale der Skapula und am Labrum glenoidale zieht sie distal durch den Gelenkraum und in die Gelenkkapsel hinein. Aufgrund ihrer Position drückt die Bizepssehne bei Abduktion der Schulter, wenn sich der M. biceps brachii kontrahiert, den Humerus in die Cavitas glenoidalis und stabilisiert damit die Schulter. Das Lig. coracoacromiale ist ein straffes Band aus festem Bindegewebe zwischen Proc. coracoideus und Akromion. Es umgibt und überspannt das Schultergelenk. Vor allem der laterale Teil dieses Bandes kann sich auf die Rotatorenmanschette auswirken. Bei Patienten mit Rissen in der Rotatorenmanschette war eine anomale Verdickung des Bands zu beobachten [Soslowsky et al. 1994].

Biomechanik

Zugunsten seiner multiplanaren Beweglichkeit von fast 360°, die größer als bei jedem anderen Körpergelenk ist, hat der Schulterkomplex in gewissem Umfang an Stabilität eingebüßt. Seine Beweglichkeit hängt vom koordinierten Zusammenwirken der Muskeln, Sehnen und Bänder ab, die das Schultergelenk umgeben und es an der Körperwand befestigen. Die unterschiedlichen Schultergelenke sind selbst an den einfachsten Grundbewegungen beteiligt. So werden die meisten Bewegungen des Schultergelenks von Rotation, Adduktion und Hochziehen der Skapula begleitet, ähnlich wie das Drehen, Herunter- und Hochziehen der Klavikula. Deshalb kommen die fein abgestimmten Bewegungsmuster der oberen Extremitäten durch ausgewogene, koordinierte Aktivitäten vieler Muskeln und Gelenke zustande. Diese Bewegungsmuster sind bei der Geburt noch nicht vorhanden, sondern entwickeln sich erst. Schon im frühen Kindesalter macht der Schulterkomplex zahlreiche neurologische und strukturelle Veränderungen durch. Aufgrund ihrer redundanten Innervationsmuster sind die Motoneuroneinheiten bei der Geburt noch zu keiner koordinierten Muskelkontraktion imstande. Wenn die Beziehung der Motoneurone reifer wird, so dass ein einzelnes Motoneuron mehrere motorische Neuronenverbände innerviert, entwickelt eine Gruppe von Muskelfasern die Fähigkeit, sich synchronisiert zu kontrahieren. Das ist der Beginn koordinierter Bewegungen (➤ Kap. 9). Tatsächlich zeigen sich erwachsene Bewegungsmuster beim Greifen aber erst nach etwa drei Jahren [Konczak & Dichgans 1997]. Eine Verfeinerung der propriozeptiven Kartierung fördert den Prozess noch weiter. Für ein effizientes und effektives Handeln müssen die strukturellen Beziehungen der Muskeln und Gelenke jedoch eine optimale Hebelwirkung ermöglichen. Das ist nirgendwo wichtiger als bei den Armen, die mit ihrer langen Hebelwirkung die feinsten (feinmotorischen) Bewegungen zustande bringen.

Indem sie den Humeruskopf in der Schultergelenkpfanne halten, sorgen die Muskeln der Rotatorenmanschette – M. subscapularis, M. supraspinatus, M. infraspinatus und M. teres minor – für eine dynamische Gelenkstabilisierung, wenn große Muskeln wie der M. trapezius, M. deltoideus oder M. latissimus dorsi auf das Schultergelenk einwirken. Durch Kontraktion des M. deltoideus wird der Humerus abduziert und hochgezogen. Die Rotatorenmanschette sorgt dabei für ein Gegengewicht, denn sie stabilisiert den Humeruskopf und verhindert, dass er sich kranialwärts verschiebt. Das Zusammenspiel von M. deltoideus und Rotatorenmanschette führt zur Abduktion des Humerus. Der M. subscapularis stabilisiert das Gelenk von vorn und wird am stärksten belastet, wenn der Arm über den Kopf gestreckt ist. M. supraspinatus, M. infraspinatus und M. teres minor geben dem Gelenk hinten und oben Halt. Die Muskeln der Rotatorenmanschette arbeiten auch mit den Mm. latissimus dorsi und pectoralis major zusammen.

Während das Schultergelenk von den Muskeln der Rotatorenmanschette stabilisiert und bewegt wird, sind der Skapulothorakal- und der Sternoklavikularbereich stille Teilhaber, die Stabilisierung und Bewegung unterstützen müssen. Sind sie nicht daran beteiligt, kommt es zu einer ungeeigneten Kraftübertragung auf die Rotatorenmanschette und andere Strukturen [Mottram 1997]. Im Allgemeinen verteilen sich Druckbelastungen gleichmäßig auf die Muskeln des Schulterkomplexes. Doch wenn ein einziger Muskel ermüdet oder verspannt ist, verändert sich die Kräfteverteilung [Jensen et al. 2000]. Dabei spielt insbesondere die Schulterblattbeweglichkeit eine wichtige Rolle für die Funktion der Rotatorenmanschette. Durch eine beschränkte Scher- oder Aufwärtsbewegung der Skapula verändern sich Kontraktionskraft, Spannung, Muskellänge und exzentrische kontraktile Belastung der Rotatorenmanschette. In vielen Fällen sind Schmerzen oder Verletzungen der Rotatorenmanschette der Anlass zu einer (ärztlichen) Untersuchung. Als Beschwerden der Rotatorenmanschette manifestieren sich aber oft Dysfunktionen oder Verspannungen, die sich in anderen Schulterbereichen angesammelt haben.

Aufgrund der zuvor erwähnten Ausrichtung des Humeruskopfes nach hinten und der funktionellen Mechanik der Klavikula weist die Schulter bei der Geburt einen kleineren Bewegungsumfang auf. Durch die reduzierte Innenrotation des Humerus werden Pronation und Adduktion des Arms beeinflusst, was sich auf die frühe Bewegungsmechanik auswirkt. Nachdem sich strukturelle und funktionelle Veränderungen eingestellt haben, nimmt der Bewegungsumfang des Schulterkompexes jedoch zu. Das versetzt das Kind in die Lage, die für reife Bewegungsstrategien erforderliche Präzision zu entwickeln und zu perfektionieren.

2.6.2 Ellbogen

Am Ellbogen treffen sich drei Knochen – Humerus, Radius und Ulna. Daher bildet das Ellbogengelenk (Art. cubiti) eigentlich einen Komplex aus drei miteinander verbundenen Gelenken: Art. humeroradialis, Art. humeroulnaris und Art. radioulnaris proximalis. Als Scharniergelenk erlaubt das Ellbogengelenk Bewegungen wie Flexion und Extension, verbunden mit einer Rotation, die zusätzlich eine Supination und Pronation von Unterarm und Handgelenk ermöglicht. Die drei Teilgelenke besitzen eine gemeinsame Gelenkkapsel mit Synovialhaut und gemeinsame Stützbänder. Als Einheit werden sie als Art. cubiti bezeichnet. Der Ellbogen ist sehr viel komplexer als das einfache Scharniergelenk, als das er zunächst erscheint. Die beiden Unterarmknochen, Radius und Ulna, setzen vollkommen unterschiedlich am Humerus an. Die Art. humeroulnaris ist ein echtes Scharniergelenk, doch die Art. humeroradialis ist ein Arthrodialgelenk oder planes Gelenk, das mehr wie ein atypisches Kopf- und Pfannengelenk funktioniert. Dadurch wird der Arm bei der Extension leicht proniert und bei der Flexion leicht supiniert.

Entwicklung

Im Gelenkkomplex des Ellbogens gibt es primäre und sekundäre Ossifikationszentren, von denen einige in der Säuglingszeit, andere hingegen erst im mittleren Kindesalter erscheinen. Alle Epiphysenfugen schließen sich gegen Mitte der Pubertät, und zwar bei Mädchen früher als bei Jungen. Wegen der zahlreichen und unterschiedlichen Wachstumszonen ist der Ellbogen von Kindern anfälliger für komplizierte Verletzungen als bei Erwachsenen. Aus der Vielzahl von Wachstumszonen verschiedener Reifestadien ergeben sich anatomische und biomechanische Unterschiede in der pädiatrischen Population. Das Capitulum humeri, das nicht vor Beginn des zweiten Lebensjahres auftritt, sieht zunächst noch wie ein rundes Höckerchen neben der Metaphyse und weniger wie die abgeflachte Kugel im späteren Leben aus. In der Frühphase ist die Epiphyse hinten breiter als vorn. Das kugelförmige Radiusköpfchen entsteht typischerweise im Alter von 3–6 Jahren, wieder früher bei Mädchen als bei Jungen, und erreicht seine erwachsene Form, wenn sich die Epiphysenfuge mit 17 Jahren schließt. Die beiden Ossifikationszentren des Epicondylus medialis zeigen sich bei Mädchen im Alter von 3–6 Jahren und bei Jungen rund zwei Jahre später. Dabei handelt es sich es sich meist um die zuletzt erscheinende Zone, die im Alter von etwa 15–18 Jahren mit dem Humerusschaft zusammenwächst. Dieser Bereich ist besonders anfällig für Scherkräfte und Ausrissfrakturen (Avulsionen).

Ellbogengelenke

Das Ellbogengelenk ist ein Komplex aus drei getrennten Gelenken – Art. humeroradialis, Art. humeroulnaris und Art. radioulnaris proximalis –, die eine gemeinsame Gelenkkapsel und Synovialhaut sowie gemeinsame Bänder besitzen.

Die Gelenkkapsel ist ein breites, dünnes Band aus festem Bindegewebe, das sich um das Ellbogengelenk schlingt. Oben ist sie zwischen Epicondylus medialis und Epicondylus lateralis am Humerus befestigt und breitet sich über die Fossa olecrani nach hinten und über die Fossa coronoidea und die Fossa radialis nach vorn aus. Ihr unterer Rand setzt hinten am Olekranon und vorn am Lig. anulare radii an. Klinisch lässt sich die Kapsel in vier Teile unterteilen: anterior, lateral, posterior und medial [Andrews & Whiteside 1993].

Das Ellbogengelenk ist mit einer Synovialhaut ausgekleidet, die sich oben in die Fossae coronoidea, radialis und olecrani erstreckt und unten bis unter das Lig. anulare und in den Raum zwischen Radiusköpfchen und Ulna reicht. Die Synovialhaut ist von zahlreichen Fettpolstern umgeben.

Die Trochlea humeri wird häufig als walzen- oder rollenförmig mit zentraler Rinne beschrieben. Sie bildet eine Gelenkverbindung mit der Ulna. Lateral der Trochlea liegt das eher kugelförmige und flache Capitulum humeri, das eine Gelenkverbindung mit dem Radius bildet. Die Incisura trochlearis der Ulna entspricht in ihrer Form der Trochlea humeri.

Die proximale Oberfläche des Radius ist konkav geformt und die Wölbung des Capitulum passt genau in diese Schale hinein. Die oberhalb des Gelenks gelegene Fossa radialis bietet bei einer Flexion Platz für das Radiusköpfchen. Das Gelenk wird vom Capitulum humeri und dem leicht konkaven, schalenförmigen Caput radii gebildet. Obwohl das Gelenk eine Kopf- und Pfannenstruktur aufweist, ist keine Abduktion und Adduktion möglich, da das Lig. anulare radii das Radiusköpfchen umgibt und es mit der Incisura radialis der Ulna verbindet. Dieses Ringband und weitere Bänderverbindungen mit der Ulna verhindern eine unabhängige Bewegung des Radius. Die scheinbare Adduktion bzw. Abduktion des Unterarms wird von einer Rückwärts- bzw. Vorwärtsbewegung des Radiusköpfchens begleitet.

Die Art. humeroulnaris wird von der Trochlea humeri und der Incisura trochlearis der Ulna gebildet. Trochlea und Incisura trochlearis sind allerdings nicht perfekt aufeinander abgestimmt. Bei vollständiger Extension ist der mediale Teil der oberen Olekranonhälfte nicht in Kontakt mit der Trochlea, und bei der Flexion verliert ein entsprechender Streifen auf der lateralen Seite den Kontakt. Daher wird die primäre Vor- und Zurückbewegung des Scharniergelenks von einer Schraubbewegung begleitet und ist mit einer Drehung verbunden. Die Facies articularis ulnaris ist ein konkav geformter Haken; die Facies articularis humeri, die Trochlea, ist konvex. Oberhalb des Gelenks nimmt die Fossa coronoidea humeri bei der Flexion den Proc. coronoideus ulnae auf. Eine Rinne, die das Capitulum von der Trochlea trennt, dient der Bewegungsführung auf der Innenseite des Radiusköpfchens. Dieser Gelenkaufbau bietet die größtmögliche Stabilität gegen Varusstress bei vollständiger Extension (55%) und bei einer Flexion von 90° (75%) [Morrey & An 1983].

Die Art. radioulnaris proximalis besteht aus dem Radiusköpfchen, einem zylindrischen Knorpelrand und der Incisura radialis ulnae, die ebenfalls von Gelenkknorpel bedeckt ist. Der Rand des Radiusköpfchens passt genau in die Incisura radialis ulnae hinein. Beide Knochen werden durch das Lig. anulare radii und das Lig. quadratum zusammengehalten. Man kann sich die Bänder als Ausläufer vom Kamm der Incisura radialis vorstellen. Das Gelenk wirkt wie ein Kugellager, das eine begrenzte Rotation des Radiusköpfchens in der Incisura radialis zulässt.

Der Widerstand gegen Valgusstress verteilt sich bei vollständiger Extension des Ellbogens gleichmäßig auf die vordere Gelenkkapsel, das Gelenk und das Lig. collaterale ulnare; bei einer Flexion von 90° wird das Lig. collaterale ulnare etwas stärker beansprucht [Morrey & An 1983]. Widerstand gegen Varusstress geht über den gesamten Bewegungsumfang in erster Linie vom Ellbogengelenk aus. An den wichtigsten Bewegungen des Unterarms, Pronation und Supination, sind die Art. radioulnaris proximalis, die Art. radioulnaris distalis und die Membrana interossea antebrachii beteiligt. Das Radiusköpfchen dreht sich auf der Incisura radialis; die Rotation tritt an der Art. radioulnaris proximalis innerhalb des Lig. anulare radii auf und wird durch das Lig. quadratum begrenzt. An der Rotation des Radiusköpfchens ist zudem eine Bewegung im Bereich der Gelenkverbindung zwischen Capitulum humeri und Radius beteiligt.

Die Art. radioulnaris distalis ist ein einachsiges Radgelenk zwischen dem konvexen distalen Caput ulnae und der konkaven Incisura ulnaris des distalen Radius. Die Gelenkflächen sind von einer Gelenkkapsel umgeben und über eine Gelenkscheibe zusammengefügt. Bei einer Bewegungseinschränkung dieses Gelenks kann keine Korrektur durch die Art. radioulnaris proximalis erfolgen und umgekehrt. Der ganze Radius wurde mit einer Kurbel verglichen [Kapandji 1982], die sich um die Walze der Ulna bewegt. Bei der Pronation und Supination sorgen die Muskeln für ein „Aufwinden" und „Abdrehen" der Kurbel. Wenn die Bewegung von der Pronation zur Supination übergeht, fegt die Gelenkscheibe der Art. radioulnaris distalis buchstäblich über die Gelenkflächen, so dass es bei maximaler Pronation und Supination beinahe zu einer Subluxation des Ulnaköpfchens kommt. Am Ende des Bewegungsumfangs ist die Gelenkscheibe entspannt und die Membrana interossea antebrachii gespannt. In der Neutralstellung, der Position mit größtmöglicher Stabilität, ist die Gelenkscheibe gespannt und liegt voll auf den Gelenkflächen auf, während die Membrana interossea antebrachii entspannt ist. Die schwachen vorderen und hinteren Bänder geben dem Gelenk keinen funktionellen Halt. Zwischen den Gelenkflächen der Art. radioulnaris distalis wird die Stabilität nur von der Membrana interossea antebrachii aufrechterhalten.

Die Membrana interossea antebrachii verbindet als dünnes, aber starkes Band aus faserig festem Bindegewebe die Schäfte von Radius und Ulna und wird auch als Syndesmosis radioulnaris bezeichnet. Um Pronation und Supination zu ermöglichen, muss sich der Radius um die Ulna, also auf dem Capitulum humeri, drehen. Das proximale und distale Radioulnargelenk sind koaxial. Für eine effektive Bewegung ist es erforderlich, dass ihre jeweilige Drehachse mit dem Angelpunkt (Fulcrum) der Pronation und Supination zusammenfällt, der durch die Köpfe von Radius und Ulna verläuft [Kapandji 1982].

Die Fasern der Membrana interossea antebrachii ziehen vom Radiusrand (Margo interosseus radii) schräg nach unten und medial zur Ulna. Durch die Membran vergrößert sich die Fläche für die Ansätze der tiefen Unterarmmuskeln; sie dient auch dazu, die Knochen miteinander zu verbinden. Über sie werden Kräfte aus dem Hand- und Handgelenkbereich zu Radius und Ulna und von dort zum Humerus übertragen. Sie enthält außerdem Foramina für den Durchtritt von Blut- und Lymphgefäßen sowie Nerven. Für Osteopathen ist die Membran praktisch-anatomisch insofern von großer Bedeutung, als Arterien, Venen, Lymphgefäße und Nerven sie auf ihrem Weg von der vorderen zur hinteren Muskelloge durchqueren. Bewegungsrestriktionen aufgrund einer proximalen oder distalen Dysfunktion können ein Drehmoment auf die Membrana interossea antebrachii ausüben und zu einer passiven Stauung in Unterarm, Handgelenk oder Hand führen. Wird diese Kongestion nicht aufgelöst, kann es zu funktionellen Störungen und schließlich pathologischen Veränderungen wie myofaszialen Kontrakturen, Muskelschwäche oder einem Karpaltunnelsyndrom kommen.

Bänder

Die wichtigsten Bänder des Ellbogengelenks sind die Seitenbänder (Lig. collaterale ulnare und Lig. collaterale radiale) und das Kapselband; auch das Ringband des proximalen Radioulnargelenks (Lig. anulare radii) ist wichtig. Da diese Ligamente sehr stark sind, kommt es bei einer Verletzung des Gelenks eher zu einer Knochenfraktur als zu einer Bänderruptur. Diese Bänder sind außerdem untereinander sowie mit den beteiligten Muskelfaszien verbunden.

Das dreiteilige Ellbogengelenk ist vollständig von einer ausgedehnten fasrigen Gelenkkapsel umhüllt. Die Synovialhaut, die sie auskleidet, erstreckt sich bis in die Art. radioulnaris proximalis hinein und bedeckt das Olekranon, die Fossa coronoidea, die Fossa radialis und das Lig. anulare radii. Von hinten dringt eine Falte aus Synovialhaut in das Gelenk ein und unterteilt es in einen humeroulnaren und einen humeroradialen Bereich. Diese Falte enthält eine variable Menge an extrasynovialem Fett. Zwischen der Gelenkkapsel und der Synovialhaut befinden sich drei weitere Fettpolster, das größte über der Fossa olecrani, das zweite über der Fossa coronoidea und das dritte über der Fossa radialis.

Das Lig. collaterale ulnare (Innenband) besteht aus einem vorderen, einem schrägen und einem hinteren Teil. Es bildet ein Dreieck, das den Epicondylus medialis humeri mit der Fossa olecrani und einem Höcker auf der Innenseite der Ulna verbindet. Dieser Bänderkomplex gibt bei einer 90°-Flexion den stärksten Halt (55%) gegen Valgusstress und ist zu gleichen Teilen mit dem Gelenk und dem vorderen Teil der Gelenkkapsel bei voller Extension daran beteiligt [Morrey & An 1983]. Der vordere Teil des Innenbands ist durch den vollen Bewegungsumfang einer Flexion gespannt [Regan et al. 1991]. Eine Schädigung dieser Struktur führt zu einer ausgeprägten Valgusinstabilität des Ellbogens. Der schräge Teil des Bandes verläuft am Rand der Fossa olecrani entlang und ist Teil der Gelenkkapsel. Der hintere Teil spannt sich ab einer Flexion über 60° an, ist jedoch nicht so entscheidend für die mediale Stabilität [Stroyan & Wilk 1993].

Das Lig. collaterale radiale (Außenband) zieht vom Epicondylus lateralis humeri zum Lig. anulare radii und strahlt in die Ansätze der Unterarmstrecker ein. Es handelt sich um einen Bänderkomplex, in dem sich mehrere kleinere Bänder abgrenzen lassen; das gesamte Ligament leistet jedoch nur einen kleinen Beitrag zur Varusstabilität bei voller Extension (14%) oder bei 90°-Flexion (9%) [Morrey & An 1983].

Das Lig. anulare radii ist ein starkes Ringband aus festem Bindegewebe, das um das Radiusköpfchen herum verläufft und an der Incisura radialis der Ulna verankert ist. Am proximalen Rand vereint es sich mit der Gelenkkapsel des Ellbogens und dem Lig. collaterale radiale. Sein distaler Rand begrenzt den Radiushals (Collum radii) zwischen dem Köpfchen (Caput radii) und dem Ansatz der Bizepssehne (Tuberositas radii). Die Innenfläche des Ringbands ist dort, wo es mit dem Radiusköpfchen in Kontakt kommt, von Knorpel bedeckt.

Biomechanik

Anatomisch besteht der Ellbogen aus einer einzigen Gelenkhöhle, physiologisch besitzt das Gelenk jedoch zwei unterschiedliche Funktionen: Flexion/Extension und axiale Rotation [Kapandji 1982]. Im Allgemeinen ist am Ellbogen ein Flexionswinkel von 135–150°, ein Extensionswinkel von 0–5° und ein Supinations- und Pronationswinkel von jeweils 90° möglich.

Flexion und Extension

Flexion und Extension finden zwischen dem distalen Ende des Humerus und dem proximalen Ende von Ulna und Radius statt. Ist der Unterarm voll gestreckt und die Hand supiniert, befinden sich Oberarm und Unterarm nicht auf einer Linie. Der Unterarm ist etwas mehr nach lateral gerichtet und bildet mit dem Oberarm einen nach lateral offenen „Abweichungswinkel" von ca. 160°. Dies ist zum Teil auf den medialen Rand der Trochlea und zum Teil auf die schräge obere Gelenkfläche des Proc. coronoideus zurückzuführen, der sich nicht im rechten Winkel zum Ulnaschaft befindet. Wegen des Winkels, den die Gelenke von Humerus und Ulna zur Längsachse der Knochen bilden, verschwindet die „Winkelabweichung" bei voller Flexion. Sie wird auch durch eine Pronation des ausgestreckten Unterarms maskiert. Dieses Arrangement erhöht die Präzision, mit der die Hand oder etwas in der Hand Gehaltenes bei voller Extension des Ellbogens kontrolliert werden kann. Die normale „Winkelabweichung" beträgt ca. 5° beim Mann und zwischen 10° und 15° bei der Frau. Dadurch kann sich der Ellbogen genau der Tailleneinbuchtung anpassen. „Die Winkelabweichung" zeigt sich deutlicher, wenn etwas Schweres in der Hand getragen wird. Für die Flexion des Ellbogens zuständige Muskeln sind M. brachialis, M. biceps brachii und M. brachioradialis. Ellbogenstrecker sind der M. triceps brachii und der M. anconeus.

Supination und Pronation

An Pronation und Supination sind jeweils zwei Gelenke beteiligt, die mechanisch miteinander verbunden sind, das proximale und das distale Radioulnargelenk [Kapandji 1982]. Beide Gelenke arbeiten synchron an der Bewegungsausführung von der Supination (Handfläche zeigt nach oben und der Daumen nach außen) über die Neutralstellung (Handfläche nach innen und Daumen nach oben) bis zur Pronation (Handfläche nach unten und Daumen nach innen) mit. Sind diese Bewegungen auf die Radioulnargelenke beschränkt, kann sich die Hand in einem Bogen von 140–150° drehen. Kommt noch eine Humerusrotation durch Strecken des Ellbogens hinzu, erweitert sich der Bewegungsbogen auf nahezu 360°. Die Supination ist stärker als die Pronation. Eine Supination des Unterarms wird vom M. supinator und M. biceps brachii induziert, eine Pronation vom M. pronator quadratus und M. pronator teres. Bewegungseinschränkungen in der einen oder anderen Richtung können auf einer Dysfunktion des proximalen oder distalen Radioulnargelenks beruhen. Durch Supination und Pronation lassen sich Restriktionen im Schultergelenk- und Halswirbelsäulenbereich ausgleichen. Bei begrenzter Innenrotation der Schulter kann eine verstärkte Pronation auftreten, und bei begrenzter Außenrotation kann die Supination verstärkt sein.

Von William Sutherland und anderen frühen Osteopathen wurden Pronation und Supination als komplexe Bewegung unter Beteiligung der Membrana interossea radii beschrieben [Wales 1994]. Nach dieser Vorstellung dreht sich der Radius um die Ulna, die an ihrem gemeinsamen Angelpunkt (Fulcrum) aufgehängt ist. Wenn Druck, Zug und Belastung auf den Unterarm einwirken, können sie sich auf die ganze Membrana interossea ausbreiten und deren Flexibilität beeinträchtigen. Von Spannungen und Kräften innerhalb der Membran wird auch die Bewegungsmechanik zwischen Radius und Ulna beeinflusst. Unterarmbewegungen und Membranspannungen wirken sich aber ebenso auf die Fließdynamik der Blut- und Lymphgefäße in diesem Bereich aus.

Nebenbewegungen

Die Art. humeroulnaris lässt kleine Abduktions- und Adduktionsbewegungen zu, wobei sich das Radiusköpfchen auf dem Capitulum humeri leicht nach hinten und vorn verschiebt. Zudem gibt es in kleinerem Umfang eine Innen- und Außenrotation des Gelenks. Bei allen Bewegungen können Restriktionen auftreten.

2.6.3 Handgelenk

Das Handgelenk ist ein komplexes System aus zahlreichen Gelenkverbindungen, das sich funktionell in drei Segmente einteilen lässt: eine distale und proximale Handwurzelknochen-(Karpal-)Reihe sowie das Radioulnargelenk. Sie bilden zwei Gelenkkomplexe: distales Handgelenk (Art. mediocarpalis) und proximales Handgelenk (Art. radiocarpalis). Da es keine direkten Muskelansatzstellen an der proximalen Karpalreihe gibt, fungiert sie als Vermittler zwischen der Art. radiocarpalis und der distalen Karpalreihe. Die proximale Reihe kann als zwischengeschaltetes, relativ freies mittleres Segment einer dreiteiligen Verbindung betrachtet werden [Norkin & Levangie 1992].

Funktionelle Anatomie

Es gibt zwei funktionelle Gelenke im Bereich des Handgelenks bzw. der Handwurzel, die Art. radiocarpalis und Art. mediocarpalis. Bei der Pronation und Supination der Art. radioulnaris distalis bewegen sich Hand und Radius um die Ulna. An der Flexion und Extension sowie Radial- und Ulnarabduktion des Handgelenks sind komplizierte Bewegungen der Karpalknochen beteiligt. Die meisten dieser Bewegungen finden zwischen den Knochen der proximalen Reihe statt, wobei das Bewegungszentrum irgendwo im proximalen Os capitatum lokalisiert ist [Nordin & Frankel 1989]. Da die Bewegung des Handgelenks so komplex ist, müssen die Bänder ihm Halt geben können, komplizierte Bewegungen erlauben und eine Kraftübertragung ermöglichen. Die palmaren Ligamente sind viel dicker als die dorsalen, deren Anzahl auch geringer ist.

Art. radiocarpalis (Radiokarpalgelenk, proximales Handgelenk)

Die Art. radiocarpalis befindet sich zwischen dem Radius und der proximalen Reihe der Karpalknochen (Os scaphoideum, Os lunatum und Os triquetrum). Diese Handwurzelknochen bilden zusammen eine einzige konvexe Oberfläche, die sich in die Hohlform von distalem Radius und Ulna hineinwölbt. Funktionell verhalten sich Radius und Ulna bei Handgelenkbewegungen wie eine einzige Gelenkfläche. Tatsächlich hat die Ulna aber keine direkte Gelenkverbindung mit den Karpalknochen, sondern ist durch einen dreieckigen Faserknorpelkomplex (Discus articularis) von ihnen getrennt; dieses Bindegewebspolstermit Ursprung in der Fossa lunata des Radius bedeckt die distale Ulna und ist am Os triquetrum, Os hamatum sowie am fünften Metatarsalknochen befestigt. Es bildet eine Schlinge für die distale Ulna und stabilisiert das distale Radioulnargelenk, indem es die axiale Belastung des Radius zum Teil absorbiert. Es ist also sowohl an der Art. radioulnaris distalis wie an der Art. radiocarpalis beteiligt. Es konnte gezeigt werden, dass sich nach Entfernen des dreieckigen Faserknorpelkomplexes 95% der axialen Kräfte auf den Radius verteilen und nur 5% auf die Ulna entfallen, verglichen mit den normalen 60% und 40% [Steinberg & Plancher 1995]. Der Aufbau der Art. radioulnaris begünstigt Flexion und Ulnarabduktion. Die Bänder der Art. radiocarpalis werden als palmare extrinsische Ligamente bezeichnet, da sie an Radius und Ulna entspringen. Sie lassen sich in tiefe und oberflächliche Bänder unterteilen.

Das Lig. radiocarpale palmare hat zwei Abschnitte, einen radialen und einen ulnaren. Der radiale Abschnitt enthält einen tiefen und einen oberflächlichen Teil. Die oberflächliche Komponente ist V-förmig. Die tiefe Komponente besteht aus drei starken Bändern: dem Lig. radioscaphocapitatum, das die schmalste Stelle des Os scaphoideum stützt, dem Lig. radiolunatum, das das Os lunatum stützt, und dem Lig. radioscapholunatum, das die Flexion und Extension des Os scaphoideum kontrolliert. Diese Bänder spielen eine wichtige Rolle bei der Bewegung des Handgelenks, indem sie für den Zusammenhalt des Gelenks sorgen und die Bewegung der Gelenkflächen begrenzen. Der ulnare Abschnitt besteht aus dem Lig. radiotriquetrum (Entsprechung zum Meniskus), dem dreieckigen Faserknorpel (Discus articularis), dem Lig. ulnolunatum, dem Lig. collaterale carpi ulnare, dem Lig. radioulnare dorsale und dem Lig. radioulnare palmare. Das Lig. collaterale carpi ulnare, das zwischen Ulna und Os pisiforme sowie Os triquetrum verläuft, sorgt für eine passive Bewegungskontrolle in der Frontalebene (Flexion und Extension). Das Lig. ulnocarpale palmare mit Ursprung am dreieckigen Faserknorpelkomplex setzt am Os lunatum, Os capitatum und Os triquetrum an.

Das Lig. radiocarpale dorsale besteht aus drei Faserbündeln, die am Rand des Radius entspringen und am Os lunatum, Os triquetrum und Os scaphoideum inserieren, und stellt im Grunde eine Verdickung der Gelenkkapsel dar. Es begrenzt die Flexion des Handgelenks und stabilisiert die Beziehung zwischen Os lunatum und Radius.

Art. mediocarpalis (Mediokarpalgelenk, distales Handgelenk)

Die Art. mediocarpalis befindet sich zwischen der proximalen und der distalen Reihe der Handwurzelknochen. Die proximale Reihe besteht aus Os scaphoideum, Os lunatum und Os triquetrum, die distale Reihe aus Os trapezium, Os trapezoideum, Os capitatum und Os hamatum. Das Os pisiforme in der proximalen Reihe ist nicht am Gelenk beteiligt, sondern als Sesambein in die Sehne des M. flexor carpi ulnaris eingelagert. Die Art. mediocarpalis ist eher ein funktionelles als ein anatomisches Gelenk. Die proximale Karpalreihe wirkt wie ein „variables geometrisches Schaltstück zwischen der distalen Reihe und dem Radius sowie dem dreieckigen Faserknorpelkomplex“ [Steinberg & Plancher 1995]. Bei einer

Radialabduktion kommt es beispielsweise zur Palmarflexion von Os scaphoideum und Os lunatum, während sich das Os triquetrum nach proximal bewegt. Bei einer Ulnarabduktion kommt es zur Dorsalflexion von Os scaphoideum und Os lunatum, während sich das Os triquetrum nach distal bewegt. Die Funktion des Os scaphoideum variiert je nach Bewegung in der sagittalen oder frontalen Ebene. Bei der Flexion/Extension des Handgelenks bewegt sich das Os scaphoideum mit der distalen Reihe, bei der Ulnar- und Radialabduktion mit der proximalen Reihe mit. Die Art. mediocarpalis wird daher auch als „Kondylengelenk mit zwei Freiheitsgraden“ bezeichnet [Norkin & Levangie 1992]. Die Architektur dieses Gelenks begünstigt, im Gegensatz zur Art. radiocarpalis, eine Extension gegenüber einer Flexion und eine Radial- gegenüber einer Ulnarabduktion.

Die Bänder der Art. mediocarpalis lassen sich als intrinsische palmare Ligamente beschreiben. Sie bestehen vornehmlich aus dem Lig. deltoideum [Steinberg & Plancher 1995], einer umgekehrt V-förmigen Bindegewebsverdickung, die vom Os scaphoideum und Os triquetrum aus auf die Spitze (Apex) am Os capitatum zuläuft. Diese Bandstruktur bildet mit dem Lig. radiolunatum und dem Lig. radioscapholunatum zusammen zwei „V“ mit vertikal ausgerichteten Spitzen. Zwischen diesen beiden Bänderkomplexen liegt als eine inhärente Schwachstelle der mit Gelenkflüssigkeit gefüllte Poirier-Raum. Lig. scapholunatum und Lig. lunotriquetrum bilden ein Bindegewebsband, das sich an der Wölbung der proximalen Karpalreihe entlang zieht. Das Lig. scapholunatum dürfte das am häufigsten verletzte Band des Handgelenks sein [Steinberg & Plancher 1995].

Biomechanik

Bewegungen des Handgelenks finden um zwei Achsen herum statt: Um eine transversale Achse in der Frontalebene kommt es zur Flexion (Palmarflexion) und Extension (Dorsalflexion) und um eine anterior-posteriore Achse in Sagittalebene zur Ulnar- und Radialabduktion. Die Muskelkräfte, die Bewegungen des Handgelenks induzieren, wirken auf die distalen Karpalknochen ein. Die meisten Bewegungen lassen sich auf passive und aktive Einflüsse der Bänder zurückführen, von denen die Mechanik der Karpalknochen gesteuert wird.

Der Bewegungsumfang bei der Ulnarabduktion ist mit 30–50° mehr als doppelt so groß wie bei der Radialabduktion. Bei proniertem Unterarm nimmt er um 25–30° ab. Auch bei vollständiger Flexion und Extension verkleinert sich der Bewegungsumfang. Wird das Handgelenk aus einer Neutralstellung in eine Ulnarabduktion gedreht, bewegt sich die distale Karpalreihe in Richtung der Ulna, bis sie von den Bändern gestoppt wird. Das Os triquetrum gleitet nach distal und in eine Extension hinein. Das Os hamatum verlagert sich nach proximal, wodurch sich die proximale Reihe nach radial bewegt, bis sie von den Bändern gestoppt wird. Die Extension des Os triquetrum bringt auch Os lunatum und Os scaphoideum in eine Streckstellung, während die distale Reihe in eine Palmarflexion übergeht [Norkin & Levangie 1992].

Der Bewegungsumfang bei der Radialabduktion ist in der Regel auf 15° begrenzt. Bei vollständiger Flexion oder Extension verringert er sich noch mehr. Bei der Radialabduktion aus einer Neutralstellung bewegt sich die distale Karpalreihe auf der proximalen Reihe nach radial, bis sie vom Lig. collaterale carpi ulnare und vom Lig. ulnocarpale palmare gestoppt wird [Norkin & Levangie 1992]. Da sich der Raum zwischen Os trapezoideum, Os scaphoideum und Proc. styloideus radii verengt, dreht sich der distale Pol des Os scaphoideum zur Handfläche. Diese Bewegung überträgt sich durch das Lig. scapholunatum auf die palmare Reihe. Das Os triquetrum bewegt sich gegenüber dem Os hamatum nach proximal. Os trapezoideum, Os trapezium und Os capitatum bewegen sich in eine relative Streckstellung hinein.

Der Bewegungsumfang bei der Extension beträgt 85° und ist wie bei der Flexion begrenzt, wenn sich der Unterarm in Pronation befindet. Zu 67% findet die Extension an der Art. radiocarpalis statt, zu 33% an der Art. mediocarpalis [Nordin & Frankel 1989]. Die Extension beginnt an der distalen Karpalreihe. In Neutralstellung liegen Os capitatum und Os scaphoideum eng beisammen mit straff gespannten Ligamenten. Wenn die distalen Karpalknochen in eine Extensionsstellung gleiten, bewegt sich das Os scaphoideum auf dem relativ fixierten Os lunatum und Os triquetrum mit. Bei einer Extension von etwa 45° werden Os scaphoideum und Os lunatum so eng zusammengedrückt, dass sich die Karpalknochen als Einheit auf dem Radius und der radioulnaren Gelenkscheibe bewegen [Nordin & Levangie 1992].

Die größtmögliche Flexion des Handgelenks lässt sich bei entspannten Karpalbändern, d.h. in einer neutralen Stellung des Unterarms erreichen. In der Regel ist eine Flexion bis 85° möglich. Zu etwa 60% findet die Flexion an der Art. mediocarpalis und zu 40% an der Art. radiocarpalis statt [Nordin & Frankel 1989]. Wie die Extension, beginnt auch die Flexion an der distalen Karpalreihe. Wenn die distalen Knochen aus einer Neutral- in eine Flexionsstellung übergehen, ziehen sie das Os scaphoideum mit. Sobald sich die Bänder straffen, folgen Os lunatum und Os triquetrum dem Os scaphoideum in die Flexion.

Beim Kreisen (Zirkumduktion) des Handgelenks handelt es sich um eine Kombination aus Flexion, Extension, Ulnar- und Radialabduktion. Die Bewegung findet gleichzeitig um die transversale und die sagittale Achse statt.

Die Muskeln des Handgelenks dienen vorwiegend zur Stabilisierung von Handbewegungen. Sie wirken weder direkt auf die Karpalknochen ein noch lösen sie Handgelenkbewegungen aus. Es gibt sechs Muskeln, deren Sehnen das Handgelenk auf der Palmarseite überqueren und eine Flexion herbeiführen können. Drei sind in erster Linie Handgelenkbeuger, während die anderen drei als primäre Fingerflexoren auch eine sekundäre Wirkung auf das Handgelenk ausüben können. Alle ziehen unter dem Retinaculum flexorum hindurch, mit Ausnahme des M. palmaris longus.

2.7 Zusammenfassung

Dass „Kinder nicht einfach kleine Erwachsene sind", ist ein Grundsatz, den die enormen Veränderungen, die das Muskel-Skelett-System von der Kindheit bis zum Erwachsenenalter durchläuft, gut belegen. Wer sich beruflich für die Manualmedizin und andere manuelle Therapien interessiert, muss sich besonders gut mit den stattfindenden Veränderungen, ihrem Einfluss auf die Biomechanik und auf das Verletzungspotenzial bei Patienten auskennen. Werden potenzielle oder frühe Störungen bei Kindern behandelt, lassen sich chronische Probleme im Erwachsenenalter verhindern.

QUELLEN

Andrews J. R., Whiteside J. A. Common elbow problems in the athlete. Journal of Orthopedic and Sports Physical Therapy 17, 1993, S. 289–295.

Beard R. W., Highman J. H., Pearce S., Reginald P. W. Diagnosis of pelvic varicosities in women with chronic pelvic pain. Lancet 2, 1984, S. 946–949.

Beard R. W., Reginald P. W., Wadsworth J. Clinical features of women with chronic lower abdominal pain and pelvic congestion. British Journal of Obstetrics and Gynaecology 95, 1988a, S. 153–161.

Beard R., Reginald P., Pearce S. Psychological and somatic factors in women with pain due to pelvic congestion. Advances in Experimental Medicine and Biology 245, 1988b, S. 413–421.

Cowgill L. W. Humeral torsion revisited: a functional and ontogenetic model fpr population variation. American Journal of Phys. Anthropology 134, 2007, S. 472–480.

Jensen B. R., Laursen B., Sjogaard G. Aspects of shoulder function in relation to exposure demands and fatigue – a mini review. Clinical Biomechanics 15 (Suppl. 1), 2000, S. S17–S20.

Kapandji I. A. The physiology of the joints. Churchill Livingstone, Edinburgh, 1982.

Klein-Nulend J., van der Plas A., Semeins C. M., Ajubi N. E. et al. Sensitivity of osteocytes to biomechanical stress in vitro. FASEB Journal 9 (5), 1995, S. 441–445.

Konczak J., Dichgans J. The development towards stereotypic arm kinematics during reaching in the first 3 years of life. Experimental Brain Research 117, 1997, S. 346–354.

Krahl V. E. The phylogeny and ontogeny of humeral torsion. American Journal of Phys. Anthropology 45, 1976, S. 595–599.

Matsen F. A., Harryman D. T., Sidles J. A. Mechanics of glenohumeral instability. Clinics in Sports Medicine 10, 1991, S. 783–788.

McKern T. W., Stewart T. D. Skeletal age changes in young American males. Technical Report EP45. Environmental Protection Research Division, Natick, Massachusetts 1957.

Morrey B. F., An K. N. Articular and ligamentous contributions to the stability of the elbow joint. American Journal of Sports Medicine 11, 1983, S. 315–319.

Mottram S. L. Dynamic stability of the scapula. Manual Therapy 2, 1997, S. 123–131.

Nordin M., Frankel V. H. Basic biomechanics of the musculoskeletal system. Lea & Febiger, Philadelphia, 1989.

Norkin C. C., Levangie P. C. Joint structure and function. FA Davis, Philadelphia, 1992.

Pappas A. D., Goss T. P., Kleinman P. K. Symptomatic shoulder instability due to lesions of the glenoid labrum. American Journal of Sports Medicine 11, 1983, S. 279–288.

Peacock A. Observations on the prenatal development of the intervertebral disc in man. Journal of Anatomy 85, 2007, S. 260–274.

Regan W. D., Korinek B. F., An K. N. Biomechanical study of ligaments around the elbow joint. Clinical Orthopedics and Related Research 271, 1991, S. 170–179.

Rodosky M. W., Harner C. D., Fu F. H. The role of the long head of the biceps muscle and superior glenoid labrum in anterior stability of the shoulder. American Journal of Sports Medicine 22, 1994, S. 121–130.

Sensenig E. The early development of the human vertebral column. Contributions in Embryology 33, 1949, S. 21–49.

Snijders C. J., Vleeming A., Stoeckart R. Transfer of the lumbarsacral load to iliac bones and legs. Clinical Biomechanics 8, 1993, S. 285–294.

Soslowsky L. J., An C. H., Carpenter J. E. Geometric and mechanical properties of the coracoacromial ligament and their relationship to rotator cuff disease. Clinical Orthopedics and Related Research 304, 1994, S. 10–17.

Standring S. (Hrsg.): Gray's Anatomy. 39. Auflage, Churchill Livingstone, New York, 2004.

Steinberg B. G., Plancher K. D. Clinical anatomy of the wrist and elbow. Clinics in Sports Medicine 14, 1995, S. 299–313.

Stroyan M., Wilk K. E. The functional anatomy of the elbow complex. Journal of Orthopedic and Sports Physical Therapy 17, 1993, S. 279–288.

Theiler K. Vertebral malformations. Advances in Anatomy, Embryology and Cell Biology 112, 1988, S. 1–99.

Verbout A. J. The development of the vertebral column. Advances in Anatomy, Embryology and Cell Biology 90, 1985, S. 1–122.

Vleeming A., Pool-Goudzwaard A. L., Stoeckart R., van Wingerden J. P., Snijders C. J. The posterior layer of the thoracolumbar fascia: its function in load transfer from spine to legs. Spine 20, 1995, S. 753–758.

Willard F. H., Carreiro J. E., Manko W. The long posterior interosseous ligament and the sacrococcygeal plexus. Third Interdisciplinary World Congress on Low Back and Pelvic Pain, 1998.

WEITERFÜHRENDE LITERATUR

Adams M. A., Dolan P. Posture and spinal mechanisms during lifting. In: Vleeming A., Mooney V., Snijders C. J., Dorman T. (Hrsg.). The integrated function of the lumbar spine and sacroiliac joints. European Conference Organ, Rotterdam, 1995, S. 19–28.

Adams M. A., Dolan P. Recent advances in lumbar spinal mechanics and their clinical significance. Clinical Biomechanics 10 (1), 1995, S. 3–19.

Anetzberger H., Putz R. The scapula: principles of construction and stress. Acta Anatomica (Basel) 156 (1), 1996, S. 70–80.

Arbuckle J. D., McGrouther D. A. Measurement of the arc of digital flexion and joint movement ranges. Journal of Hand Surgery (British and European) 20B (6), 1995, S. 836–840.

Archer I. A., Dickson R. A. Stature and idiopathic scoliosis. A prospective study. Journal of Bone and Joint Surgery (Britain) 67, 1985, S. 185–188.

Ash H. E., Joyce T. J., Unsworth A. Biomechanics of the distal upper limb. Current Orthopedics 10 (1), 1996, S. 25–36.

Beal M. C. The sacroiliac problem: review of anatomy, mechanics and diagnosis. Journal of the American Osteopathic Association 81, 1982, S: 667–679.

Beal M. C., Dvorak J. Palpatory examination of the spine: a comparison of the results of two methods and their relationship to visceral disease. Manual Medicine 1, 1984, S. 25–32.

Berthier N. E., Clifton R. K., McCall D. D., Robin D. J. Proximodistal structure of early reaching in human infants. Experimental Brain Research 127 (3), 1999, S. 259–269.

Britz G. W., Haynor D. R., Kuntz C. et al. Ulnar nerve entrapment at the elbow: correlation of magnetic resonance imaging, clinical, electrodiagnostic, and intraoperative findings. Neurosurgery 38 (3), 1996, S. 458–465.

Browning J. E. Mechanically induced pelvic pain and organic dysfunction in a patient without low back pain. Journal of Manipulative and Physiological Therapeutics 13, 1990, S. 406–411.

Burnett C., Johnson E. Development of gait in childhood II. Developmental Medicine and Child Neurology 13 (2), 1971, S. 207–215.

Dandy D. J. Chronic patellofemoral instability. Journal of Bone and Joint Surgery (Britain) 78B (2), 1996, S. 328–335.

Dorman T. A., Vleeming A. Self-locking of the sacroiliac articulation. Spine 9, 1995, S. 407–418.

Fernandez-Bermejo E., Garcia-Jimenez M. A., Fernandez-Palomeque C., Munuera L. Adolescent idiopathic scoliosis and joint laxity. Spine 18, 1993, S. 918–922.

Fuss F. K., Wagner T. F. Biomechanical alterations in the carpal arch and hand muscles after carpal tunnel release: a further approach toward understanding the function of the flexor retinaculum and the cause of postoperative grip weakness. Clinical Anatomy 9 (2), 1996, S. 100–108.

Gordon A. M., Soechting J. F. Use of tactile afferent information in sequential finger movements. Experimental Brain Research 107 (2), 1995, S. 281–292.

Greenman P. E. Clinical aspects of sacroiliac function in walking. Journal of Manual Medicine 5, 1990, S. 125–130.

Greenman P. E. Principles of manipulation of the cervical spine. Journal of Manual Medicine 6, 1991, S. 106–113.

Gwinnutt C. L. Injury to the axillary nerve. Anaesthesia 43 (3), 1988, S. 205–206.

Haggard P., Hutchinson K., Stein J. Patterns of coordinated multi-joint movement. Experimental Brain Research 107 (2), 1995, S. 254–266.

Hall J. E. Three-dimensional effect of the Boston brace on the thoracic spine and rib cage – point of view. Spine 21 (1), 1996, S. 64.

Hay M. C. Anatomy of the lumbar spine. Medical Journal of Australia 1 (23), 1976, S. 874–876.

Hollowell J. P., Vollmer D. G., Wilson C. R., Pintar F. A., Yoganandan N. Biomechanical analysis of thoracolumbar interbody constructs – how important is the endplate? Spine 21 (9), 1996, S. 1032–1036.

Horton W. C., Holt R. T., Muldowny D. S. Controversy fusion of L5–S1 in adult scoliosis. Spine 21, 1996, S. 2520–2522.

Hutton W. C. The forces acting on a lumbar intervertebral joint. Journal of Manual Medicine 5, 1990, S. 66–67.

Johnston R. B., Seiler J. G., Miller E. J., Drvaric D. M. The intrinsic and extrinsic ligaments of the wrist. A correlation of collagen typing and histologic appearance. Journal of Hand Surgery (British and European) 20B (6), 1995, S. 750–754.

Kaigle A. M., Holm S. H., Hansson T. H. Experimental instability in the lumbar spine. Spine 20 (4), 1995, S. 421–430.

Kalin P. J., Hirsche B. E. The origins and function of the interosseous muscles of the foot. Journal of Anatomy 152, 1987, S. 83–91.

Kindsfater K., Lowe T., Lawellin D., Weinstein D., Akmakjian J. Levels of platelet calmodulin for the prediction of progression and severity of adolescent idiopathic scoliosis. Journal of Bone and Joint Surgery (American) 76 (8), 1994, S. 1186–1192.

Kissling R. O. The mobility of the sacro-iliac joint in healthy subjects. In: Vleeming A., Mooney V., Dorman T., Snijders C. J. (Hrsg.). The integrated function of the lumbar spine and sacroiliac joint. ECO, Rotterdam, 1995, S. 411–422.

Klein P., Mattys S., Rooze M. Moment arm length variations of selected muscles acting on talocrural and subtalar joints during movement: an *in vitro* study. Journal of Biochemistry 29 (1), 1996, S. 21–30.

Lehman G. J., McGill S. M. The influence of a chiropractic manipulation on lumbar kinematics and electromyography during simple and complex tasks: a case study. Journal of Manipulative and Physiological Therapy 22 (9), 1999, S. 576–581.

Macintosh J. E., Bogduk N. The biomechanics of the lumbar multifidus. Clinical Biomechanics 1, 1986, S. 205–213.

Machida M. Cause of idiopathic scoliosis. Spine 24 (24), 1999, S. 2576–2583.

Machida M., Dubousset J., Imamura Y., Miyashita Y., Yamada T., Kimura J. Melatonin – a possible role in pathogenesis of adolescent idiopathic scoliosis. Spine 21 (10), 1996, S. 1147–1152.

Machida M., Murai I., Miyashita Y., Dubousset J., Yamada T., Kimura J. Pathogenesis of idiopathic scoliosis. Experimental study in rats. Spine 24 (19), 1999, S. 1985–1989.

Magoun H. I. S. Idiopathic adolescent spinal scoliosis. The DO 13 (6), 1973.

McGregor A. H., McCarthy I. D., Hughes S. P. Motion characteristics of the lumbar spine in the normal population. Spine 20 (22), 1995, S. 2421–2428.

Mitchell F. L., Moran P. S., Pruzzo N. A. An evaluation and treatment manual of osteopathic muscle energy procedures. Mitchell, Moran and Pruzzo, Valley Park, MO, 1979.

Mosca V. S. Flexible flatfoot and skewfoot. Journal of Bone and Joint Surgery (America) 77A (12), 1995, S. 1937–1945.

Moseley L., Smith R., Hunt A., Gant R. Three-dimensional kinematics of the rearfoot during the stance phase of walking in normal young adult males. Clinical Biomechanics 11 (1), 1996, S. 39–45.

Oda I., Abumi K., Lü D. S., Shono Y., Kaneda K. Biomechanical role of the posterior elements, costovertebral joints, and rib cage in the stability of the thoracic spine. Spine 21 (12), 1996, S. 1423–1429.

Ogon M., Haid C., Krismer M., Jesenko R., Wimmer C. The possibility of creating lordosis and correcting scoliosis simultaneously after partial disc removal – balance lines of lumbar motion segments. Spine 21 (21), 1996, S. 2458–2462.

Panjabi M. M., White A. Clinical biomechanics of the spine. JB Lippincott, Philadelphia, 1990.

Patwardhan A. G., Rimkus A., Gavin T. M. et al. Geometric analysis of coronal decompensation in idiopathic scoliosis. Spine 21 (10), 1996, S. 1192–1200.

Perry J. Anatomy and biomechanics of the hindfoot. Clinical Orthopedics and Related Research 177, 1983, S. 9–15.

Pincott J. R., Davies J. S., Taffs L. F. Scoliosis caused by section of dorsal spinal nerve roots. Journal of Bone and Joint Surgery (British) 66 (1), 1984, S. 27–29.

Pincott J. R., Taffs L. F. Experimental scoliosis in primates: a neurological cause. Journal of Bone and Joint Surgery (British) 64 (4), 1982, S. 503–507.

Prasad R., Vettivel S., Isaac B., Jeyaseelan L., Chandi G. Angle of torsion of the femur and its correlates. Clinical Anatomy 9 (2), 1996, S. 109–117.

Raschke U., Chaffin D. B. Trunk and hip muscle recruitment in response to external anterior lumbosacral shear and moment loads. Clinical Biomechanics 11 (3), 1996, S. 145–152.

Reddy N. P., Krouskop T. A., Newell P. H. jun. Biomechanics of a lymphatic vessel. Blood Vessels 12, 1975, S. 261–278.

Rupp S., Berninger K., Hopf T. Shoulder problems in high level swimmers – impingement, anterior instability, muscular imbalance? International Journal of Sports Medicine 16 (8), 1995, S. 557–562.

Scholz J. P., Millford J. P., McMillan A. G. Neuromuscular coordination of squat lifting, I: Effect of load magnitude. Physical Therapy 75 (2), 1995, S. 119–132.

Shekelle P. G., Coulter I. Cervical spine manipulation: summary report of a systematic review of the literature and a multidisciplinary expert panel. Journal of Spinal Disorders 10 (3), 1997, S. 223–228.

Stubbs M., Harris M., Solomonow M., Zhou B., Lu Y., Baratta R. V. Ligamento-muscular protective reflex in the lumbar spine of the feline. Journal of Electromyography and Kinesiology 8 (4), 1998, S. 197–204.

Taylor J. R., Slinger B. S. Scoliosis screening and growth in Western Australian students. Medical Journal of Australia 1, 1980, S. 475–478.

Thompson P., Volpe R. (Hrsg.). Introduction to podopediatrics. Churchill Livingstone, Edinburgh, 2001.

Van Dieën J. H., Böke B., Oosterhuis W., Toussaint H. M. The influence of torque and velocity on erector spinae muscle fatigue and its relationship to changes of electromyogram spectrum density. European Journal of Applied Physiology 72 (4), 1996, S. 310–315.

Vleeming A., Snijders C. J., Stoeckart R., Mens J. M. A. A new light on low back pain: the selflocking mechanism of the sacroiliac joints and its implication for sitting, standing and walking. In: Vleeming A., Mooney V., Snijders C. J., Dorman T. (Hrsg.). The integrated function of the lumbar spine and sacroiliac joints. European Conference Organ, Rotterdam, 1995, S. 149–168.

Wu P. B., Date E. S., Kingery W. S. The lumbar multifidus muscle is polysegmentally innervated. Electromyography and Clinical Neurophysiology 40 (8), 2000, S. 483–485.

Yahia L., Rhalmi S., Newman N., Isler M. Sensory innervation of human thoracolumbar fascia. An immunohistochemical study. Acta Orthopaedica Scandinavica 63 (2), 1992, S. 195–197.

Yamada K., Yamamoto H., Nakagawa Y., Tezuka A., Tamura T., Kawata S. Etiology of idiopathic scoliosis. Clinical Orthopaedics and Related Research 184, 1984, S. 50–57.

KAPITEL

3 Die Entwicklung des Schädels

3.1 Einführung

Kinder besitzen ein großes Potenzial. Eine unserer wichtigsten Aufgaben als Osteopathen ist es, dieses Potenzial durch unsere Arbeit am Nerven-Muskel-Skelettsystem zu fördern. Betrachtet man ein Kind, so weiß man nicht, wer oder was es werden könnte. Betrachtet man einen Erwachsenen, so weiß man nie, wer oder was er hätte werden können. Das nicht manifeste Potenzial, das noch in ihm schlummert, weil es nicht gefördert wurde oder wird, lässt sich nicht erkennen. Um das in jedem Kind verborgene Potenzial sehen zu können, müssen wir uns etwas klarmachen, was recht offensichtlich ist: Kinder unterscheiden sich von Erwachsenen. Sie sind psychisch, emotional, spirituell und physiologisch verschieden. Viele Gewebestrukturen von Kindern sind vollkommen anders, und wie jeder weiß, der schon einmal ein Kind in den Händen gehalten hat, ist das, was man bei ihnen tasten, fühlen und erfahren kann, von einzigartiger Qualität. Um ein Verständnis für diese Unterschiede zu bekommen, müssen wir uns den Erwachsenen ansehen, weil er den Endpunkt darstellt, zu dem sich das Kind hin entwickeln wird.

Der Erwachsenenschädel wird häufig als modifizierte Kugel betrachtet, die auf einem flexiblen Stab balanciert. Die Tatsache, dass hier 29 verschiedene Knochen durch harmonische, gezackte, abgeschrägte und verkeilte Nähte miteinander verbunden sind, wird allzu häufig vergessen. Wenn wir nichts weiter als einen geschützten Raum für das Gehirn und einen Weichteilschlauch für die Aufnahme von Nahrung, Luft und Wasser bräuchten, wieso hätten wir dann nicht genau den Kopf? Stattdessen besitzen wir eine komplizierte Anordnung von Knochen, Bindegewebe und Muskeln, die zahlreiche empfindliche Strukturen schützen und funktionieren lassen. Die 23 Knochen des Kopfes (ohne die Gehörknöchelchen) gingen aus vielen winzigen, in einer Matrix aus Bindegewebe verstreuten Ossifikationszentren hervor. Bei der Geburt sind viele dieser Knochen noch Einzelteile und die meisten noch knorpelig. Es gibt sechs wichtige Fontanellen oder Knochenlücken im Schädeldach: das Bregma auf dem Scheitel, das Lambda zum Hinterkopf hin sowie das Pterion und das Asterion auf beiden Seiten. Bei Neugeborenen sind die Knochennähte am Schädeldach recht plastisch und flexibel. Diese Merkmale ändern sich nicht „über Nacht“, sobald das Kind geboren ist, sondern bleiben bestehen und ermöglichen Wachstum und Entwicklung bis in die frühen Erwachsenenjahre hinein und darüber hinaus.

Um die Embryologie zu verstehen, müssen wir auf die Anatomie des Erwachsenenschädels Bezug nehmen.

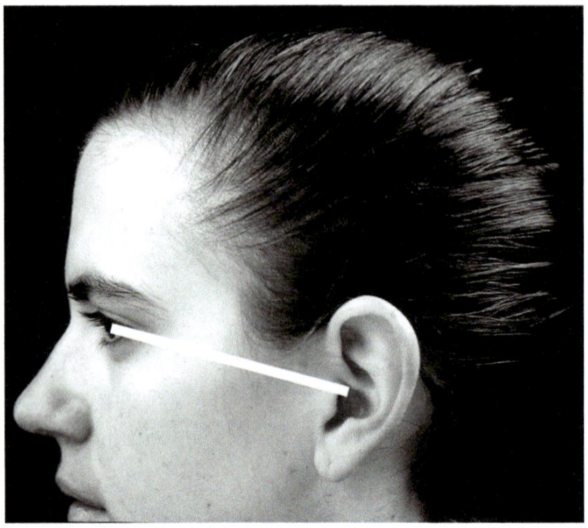

Abb. 3.1 Seitliche Kopfansicht. Die weiße Linie entspricht der Lage der medianen Achse. *[Mit freundlicher Genehmigung der Willard & Carreiro Collection]*

Stellen Sie sich eine Linie am Kopf vor, die zwischen Augen und Ohren verläuft (➤ Abb. 3.1). Diese Linie entspricht einer Basis oder Plattform, die sich gerade durch den Schädel zieht. In der frühen Entwicklung wird sie als mediane (Stamm-)Achse bezeichnet. Oberhalb dieser Linie befindet sich der Hirnschädel oder das Neurokranium, das Gewölbe, das das Gehirn beherbergt, und unterhalb dieser Linie eine Reihe von Rundbögen den Gesichtsschädel oder das Viszerokranium bilden. Diese Basis ist ein wichtiger Bezugspunkt während der Entwicklung und spielt eine entscheidende Rolle bei der Ausformung des Hirnschädels und des Gesichtsschädels. An der von der medianen (Stamm-)Achse gebildeten Schädelbasis setzen sämtliche Lagen der Schädelhäute an. Alle Schädelknochen entwickeln sich in diesen Membranschichten und werden von ihnen gestützt. Einige bleiben im Laufe der Entwicklung „häutige“ Membranen (Dura) und andere werden zur Knochenhaut (Periost). Doch sie alle sind an der Schädelbasis verankert.

3.2 Pränatale Entwicklung des Schädels

Die im Schädelinneren zu Scheidewänden (Duraduplikaturen) angeordneten Membranen unterteilen die Schädelhöhle in Kompartimente und bilden ein Stützsystem für das Gehirn. Im Erwachsenenschädel sind mehrere sichelförmige Durastrukturen beschrieben: die vertikal ausgerichtete Großhirnsichel(Falx cerebri), die zwei horizontalen Sicheln des Kleinhirnzelts (Tentorium cerebelli) und als kleinere vierte die Kleinhirnsichel (Falx cerebelli), die inferior des Tentorium cerebelli liegt. Während der Entwicklung werden die größeren intrakranialen Sicheln als Durasepten bezeichnet. Die Falx cerebri wird als medianes longitudinales Septum bezeichnet, das Tentorium cerebelli als posteriores transversales Septum. Es gibt noch ein weiteres Septum, das wir besprechen wollen und das bei Erwachsenen nicht häufig erwähnt wird, das anteriore transversale Septum; darin befinden sich ein winziger venöser Sinus und die rudimentären kleinen Keilbeinflügel.

3.2.1 Die Schichten des Schädeldachs

Das Neurokranium oder Schädeldach besteht aus einer Reihe von Knochenplatten. Würden wir das Schädeldach entfernen und in den Schädel blicken, würden wir einen Membransack sehen, in dem sich das Gehirn befindet (➤ Abb. 3.2). Dieser Membransack wird durch eine Reihe innerer Scheidewände unterteilt: durch die oben beschriebenen Durasepten. Diese inneren Trennwände sind am Membransack befestigt, der wiederum an der Innenseite der Knochenplatten verankert ist. Tatsächlich haben sich Scheidewände und Sack aus demselben Gewebe entwickelt und sind ein zusammenhängendes Gebilde (➤ Abb. 3.3). Sie sind aus einer einzigen Mesenchymschicht hervorgegangen. Das Mesenchym wird sich zu Periost, Knochen und Dura ausdifferenzieren und schließlich nach diesen Untereinheiten klassifiziert. Doch sobald wir verschiedene Schichten unterteilt haben, vergessen wir ihre gemeinsame Herkunft. Auch dass sich der Membransack, der das Gehirn umgibt, in den Durasepten des Gehirns und im Periost um die Knochen fortsetzt, verlieren wir aus dem Blick. Die Bindegewebe sind über die Nähte miteinander verbunden (➤ Abb. 3.4). Der Knochen wird mitten in der Mesenchymschicht gebildet, so dass er regelrecht darin eingebettet ist. Die Membran setzt sich über die Nähte hinweg fort und die Scheidewände zwischen den verschiedenen

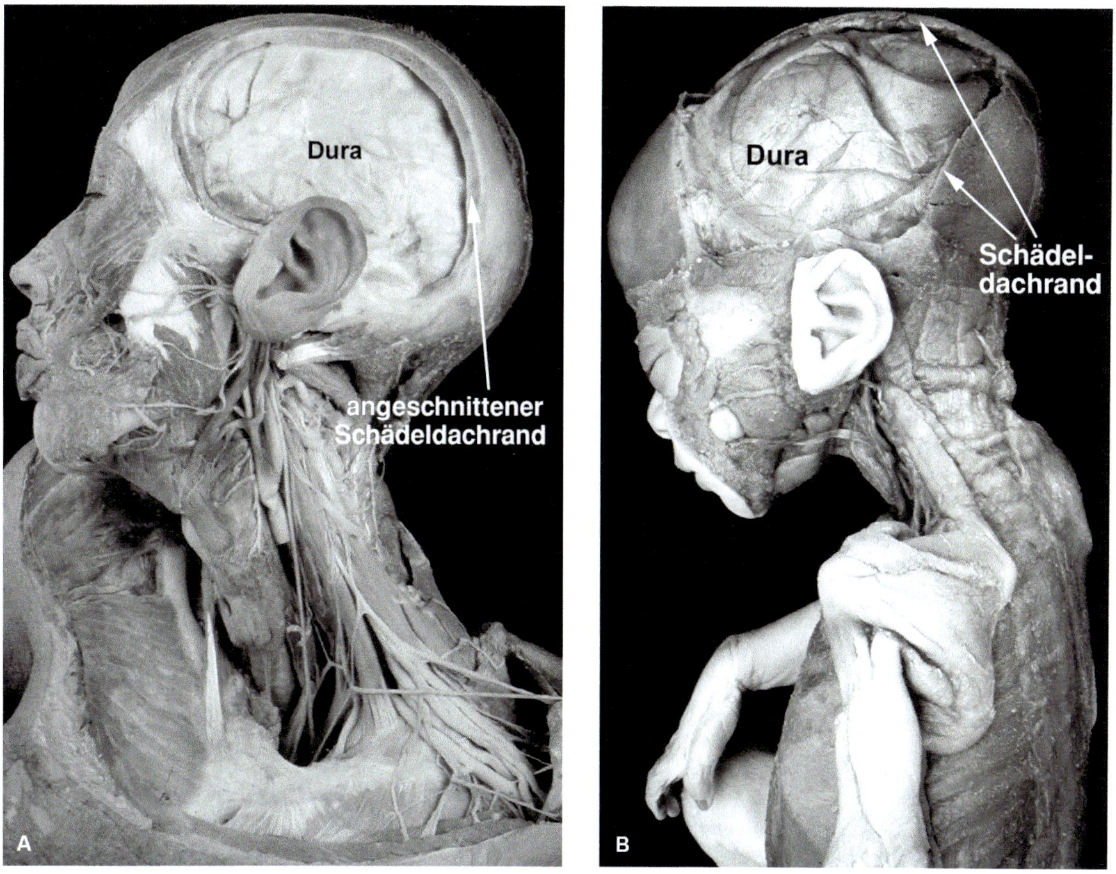

Abb. 3.2 **A** Ansicht eines Erwachsenen, **B** Ansicht eines Neugeborenen.
In beiden Fällen wurde das Os parietale entfernt, um die äußere Duraschicht sichtbar zu machen, die zugleich das Innenperiost der Schädelknochen ist. *[Mit freundlicher Genehmigung der Willard & Carreiro Collection]*

3

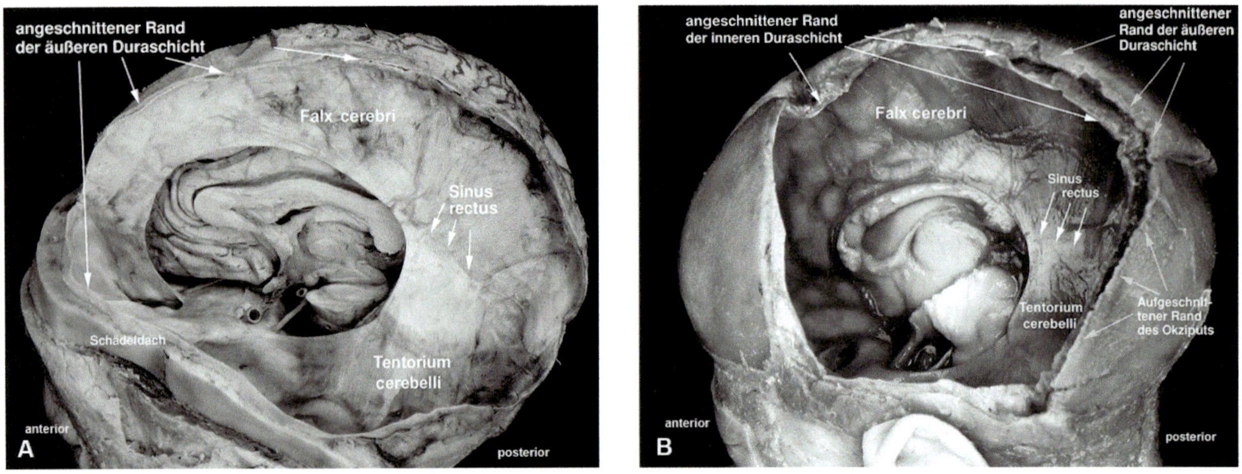

Abb. 3.3 **A** Präparat eines Erwachsenen, **B** Präparat eines Neugeborenen. Schädeldach und eine Kortexhälfte wurden entfernt, um die Kontinuität von Falx cerebri und Tentorium cerebelli zu zeigen. Die beiden Duraschichten, äußere (Periost) und innere, sind mit Pfeilen markiert. Sie sind am Neugeborenenpräparat leichter erkennbar; die Auftrennung ist aber auch beim Erwachsenen sichtbar. *[Mit freundlicher Genehmigung der Willard & Carreiro Collection]*

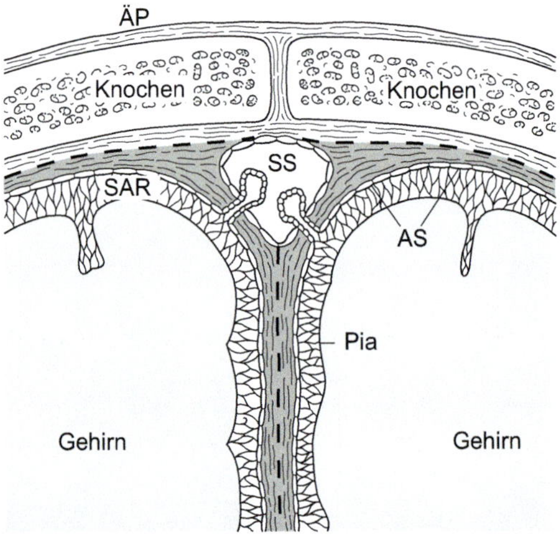

Abb. 3.4 Schematische Darstellung der Kontinuität der intrakranialen Gewebe und des äußeren Periosts. SAR = Subarachnoidalraum, ÄP = äußeres Periost, SS = Sinus sagittalis, AS = Arachnoidalschranke. Die helle Schicht unterhalb des Knochens entspricht dem inneren Periost, die dunklere Schicht der inneren Dura.

Teilen des Zentralnervensystems gehen nahtlos in die Hüllschicht um die Schädelknochen über.

3.2.2 Die Anatomie der Hirnhäute

Die Kontinuität dieser Gewebe lässt sich gut erkennen, wenn wir die Hirnhautschichten des Schädels elektronenmikroskopisch betrachten (➤ Abb. 3.5). Über die Gliazellen haftet die Schicht der Pia mater dem Gehirn unmittelbar an. Von der Pia mater zieht sich ein Gerüst lockerer Bindegewebsbälkchen (Trabeculae arachnoideae) zur Schicht der Arachnoidea mater. In diesem subarachnoidalen Raum befindet sich der Liquor cerebrospinalis (kurz: Liquor). In der Regel wird auch zwischen der Arachnoidea mater und der Dura mater ein potenzieller Raum eingezeichnet. Tatsächlich liegt hier jedoch eine Übergangsschicht vor, in der Fibroblasten der Duraschicht mit der Arachnoidea verwoben sind. Die Dura mater besteht aus zwei Schichten, einer inneren und einer äußeren. Die Fibroblasten der inneren Duraschicht unterscheiden sich auf elektronenmikroskopischer Ebene durch ihre Größe und ihre Organellen etwas von denen der äußeren Duraschicht, den periostealen Fibroblasten. Die Bindegewebsschichten sind auf der zellulären Ebene von der Gehirnoberfläche bis zu den Schädelknochen miteinander verwoben. Fälschlicherweise wird häufig angenommen, es gebe keine Kontinuität zwischen Arachnoidea mater und Dura mater, doch die Gewebe gehen tatsächlich nahtlos ineinander über. Jeder Raum dazwischen ist pathologisch. Subarachnoidalblutungen treten im Raum der Trabeculae arachnoideae auf (zwischen Arachnoidea mater und Pia mater) und zerreißen diese. Subdurale Blutungen (Subduralhämatome) spalten den Übergangsbereich zwischen Dura mater und Arachnoidea mater auf. Auch der Epiduralraum ist im Schädelbereich nur potenziell unmittelbar unter den Knochen vorhanden, anders als der echte Raum im Bereich der Wirbelsäule. Die Tatsache, dass es sich um eine Gewebekontinuität handelt, ist sehr wichtig, denn alles, was die intrakranialen Scheidewände beeinflusst, kann sich auch auf das äußere Gewebe auswirken, und umgekehrt. Bindegewebe und Knochenstrukturen des Schädels bilden ein

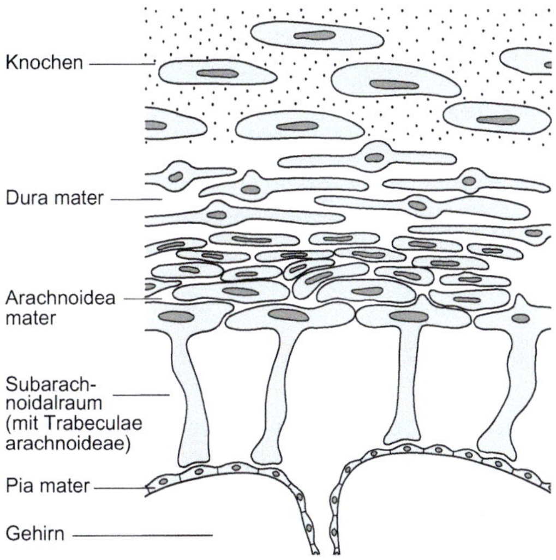

Abb. 3.5 Schematische Darstellung der Hirnhautschichten

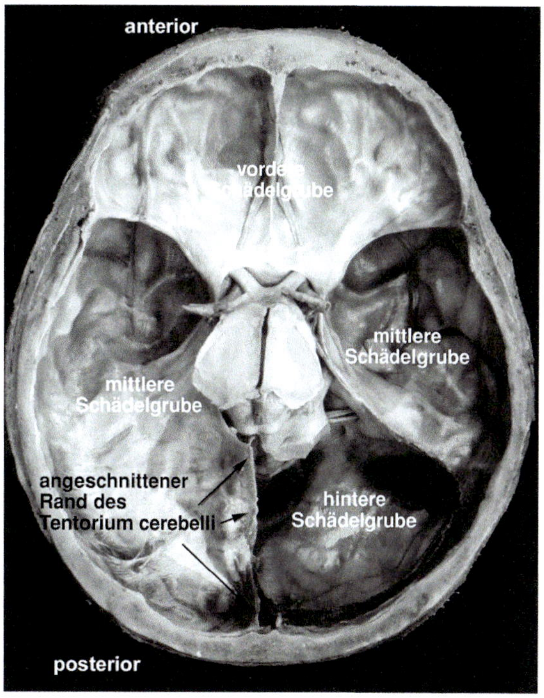

Abb. 3.6 Blick von oben in den Schädel. Der Kortex wurde entfernt, das Tentorium cerebelli ist auf der linken Seite des Präparats noch vorhanden. Auf der rechten Seite wurden Kleinhirn und Tentorium entfernt, um die hintere Schädelgrube (Fossa cranii posterior) sichtbar zu machen. *[Mit freundlicher Genehmigung der Willard & Carreiro Collection]*

Kontinuum, das sich nur durch die Zellgröße und Zellzahl unterscheidet.

Wenn wir das Gehirn entfernen und in den Schädel hineinblicken, können wir die „Fußspuren" des Gehirns erkennen (➤ Abb. 3.6). Sie fragen sich vielleicht, wie etwas so Weiches und Zartes wie neurales Gewebe mit seiner puddingartigen Konsistenz in einer harten, knochigen Struktur Spuren hinterlassen kann. Um diese Frage zu beantworten, müssen wir uns klarmachen, wie weich und zart diese knochigen Strukturen sind, die sich gerade erst aus dem Mesenchym bilden.

3.2.3 Der „Kampf" zwischen Gehirn und Herz

Das Mesenchym kann man sich insofern als omnipotentes Gewebe vorstellen, als es sich zu anscheinend sehr unterschiedlichen Gewebearten weiterentwickelt. Im Schädelbereich entstehen aus dem Mesenchym sowohl Knochen als auch Periost und Hirnhäute. Mesenchym reagiert unterschiedlich, je nachdem, welche Kräfte auf es einwirken. Wird es gedehnt, entwickelt es sich zu Membranen; wird es komprimiert, wandelt es sich in Knorpel um; das ist im Grunde genommen der Ausgangspunkt, an dem alles beginnt. In der frühen Embryonalentwicklung umgibt eine Schicht aus Mesenchym das Neuralrohr, das dem primitiven Gehirn entspricht. Wenn das Neuralrohr sich zu verlängern und zu wachsen beginnt und sein Aussehen in Richtung der adulten Form verändert, zieht es etwas Mesenchym mit sich. Bereits bei der Bildung des Neuralrohrs gibt es eine Achse oder zentrale Platte, die Rückensaite (Chorda dorsalis), die sich von einem Ende zum anderen erstreckt. Die frühe Entwicklung des Neuralrohrs orientiert sich an der Chorda dorsalis. Dann wächst es darüber hinaus und biegt sich auf der Vorderseite nach unten. Den Antrieb zum Wachstum und Biegen gibt die Verlängerung des Neuralrohrs. Anterior und superior des Neuralrohrs liegt die präkordiale Platte (Schlundtasche, Membrana buccopharyngealis). Mesoblastische Zellen wandern an der Chorda dorsalis entlang und sammeln sich um die präkordiale Platte herum an. Dies sind die Vorläuferzellen von Herz und Perikard. Während das Neuralrohr wächst und sich die mesoblastischen Zellen vervielfältigen, bewegt sich das kardiogene Mesenchym nach ventral zur Rückensaite (➤ Abb. 3.7). Mit anderen Worten, das Herz liegt zunächst oben im Kopf und schwingt dann bogenförmig in seine Position im Thorax. Bei dieser Bewegung wird Mesenchym zwischen Herz und Neuralrohr eingeklemmt. Dieses Mesenchym wird zunehmend komprimiert, wenn das Herz darunter und das Gehirn darüber wachsen. und Als Reaktion auf den Druck beginnt es sich zu verdicken und Knorpel zu bilden. Wenn sich das Neuralrohr seitwärts ausdehnt und sich das Herz erweitert, dehnt sich auch die Mesenchymverdickung lateral aus. Es bildet sich eine verdickte Gewebe-

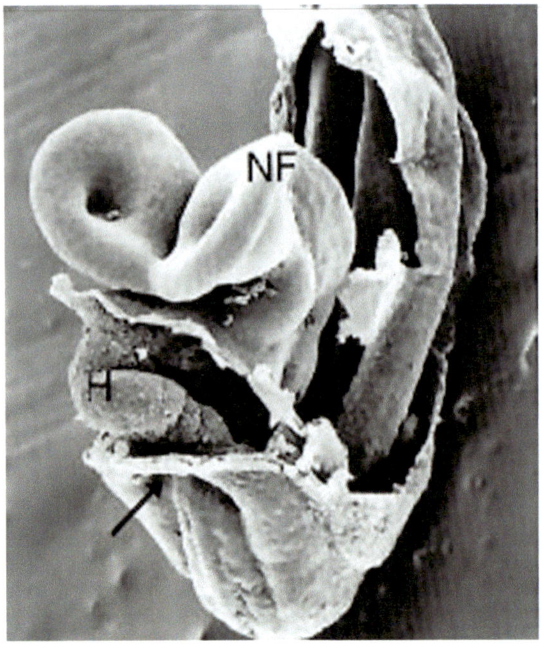

Abb. 3.7 Neuralfalte (NF) und Herz (H) eines Embryos von ventral aus gesehen. Der Pfeil markiert die Öffnung des primitiven Vorderdarms. *[Mit freundlicher Genehmigung aus Williams P. (ed.) Gray's anatomy, 38th ed. Churchill Livingstone, London 1995]*

platte zentral zur Chorda dorsalis und unterhalb des Neuralrohrs. Diese Platte entwickelt sich zu den primitiven Formen der Schädelbasis, des Os sphenoidale und des Os ethmoidale weiter – zur medianen Achse. Ein Teil dieser Platte verdickt sich zu Knorpel rund um die primitive Hypophyse. (Beim Neugeborenen befindet sich die rudimentäre Spitze der Rückensaite im Os sphenoidale unmittelbar unterhalb der Hypophyse.) Wenn sich das Herz schließlich an seinen endgültigen Platz im Thorax absenkt, bildet sich zwischen ihm und der Mesenchymplatte der Rachenraum. Inzwischen wächst das Neuralrohr nach superior, posterior, inferior und anterior, und

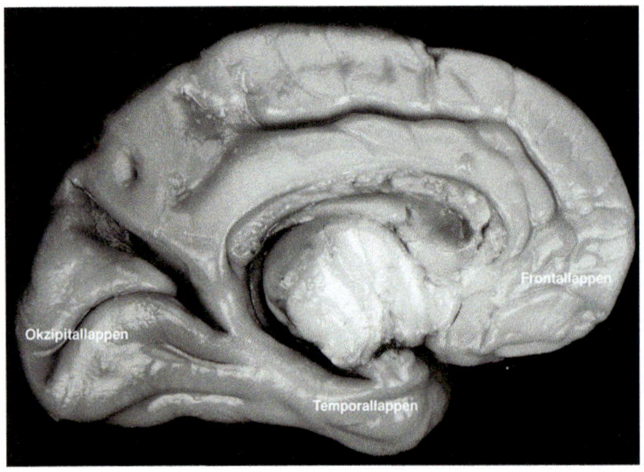

Abb. 3.8 Die linke Hirnhemisphäre von medial aus gesehen. *[Mit freundlicher Genehmigung der Willard & Carreiro Collection]*

dabei entsteht eine Reihe von Ausbuchtungen, die einem Widderhorn oder einer C-förmigen Krümmung ähneln (➤ Abb. 3.8). Alle Gehirnstrukturen werden von dieser C-Form beeinflusst. Auf diese Weise erhalten die Hirnventrikel und der Hippokampus ihre Form. Die Temporallappen zum Beispiel beginnen auf der Vorderseite des Neuralrohrs, wachsen widderhornförmig und enden schließlich in der mittleren Schädelgrube.

3.2.4 Die Rolle des Mesenchyms

In Lehrbüchern der Embryologie wird leider häufig nur ein isoliertes Gehirn dargestellt, das eine Reihe von Faltungen durchmacht. Doch das Gehirn ist nicht isoliert; es faltet sich innerhalb einer Mesenchymschicht. Weil das Gehirn mit der Innenfläche dieser Mesenchymschicht verbunden ist, hat sein Wachstum Einfluss auf das Mesenchym. Tatsächlich erzeugt das Gehirn einige Falten und Verstrebungen in der Mesenchymschicht, aus denen schließlich die Scheidewände oder Durasepten werden (➤ Abb. 3.9 und ➤ Abb. 3.10). Während sich das Neuralrohr in Gehirn und Rückenmark differenziert, differenziert sich auch das Mesenchym, das das Gehirn einhüllt. Es spaltet sich in unterschiedliche Schichten oder Zonen auf. Doch handelt es sich dabei nicht um getrennte Schichten. Vielmehr hat sich das Gewebepotenzial dieser beiden Schichten oder Zonen verändert. Die innere Zone, die Endomeninx, bildet später die Pia mater und die Arachnoidea mater. Diese haften aneinander, am Gehirn und an der äußeren Schicht, der Ektomeninx. Die Ektomeninx wird vom Schädelknochen unterteilt und bildet eine innere Schicht aus innerem Periost und Dura mater sowie eine äußere Schicht, die als äußeres Periost bezeichnet wird. Das ist jedoch eine sehr unglückliche Wortwahl, weil dadurch der Eindruck entsteht, als sei die äußere Schicht völlig vom Gewebe tief unter dem Schädelknochen getrennt. Eigentlich bildet sich der Knochen jedoch in der Mitte der Ektomeninxschicht und breitet sich dann aus, so dass die Ektomeninx in zwei Periostschichten aufgeteilt wird. Der innere Teil dieser Periostschicht spezialisiert sich zu dem, was wir schließlich als Dura mater bezeichnen.

Das biochemische Potenzial der Endomeninx unterscheidet sich von dem der Ektomeninx. Beim Menschen kann die Endomeninx nicht verknöchern, wohl aber die Ektomeninx, die als Reaktion auf entsprechende Stimuli ossifizieren und sich auch noch in anderer Form verändern kann. Beispielsweise kann sie sich verdicken und eine Membran bilden, die sich rasch in Knorpel umwandelt, wenn sie komprimiert wird. Dieser Knorpel durchläuft eine enchondrale Ossifikation, ähnlich wie

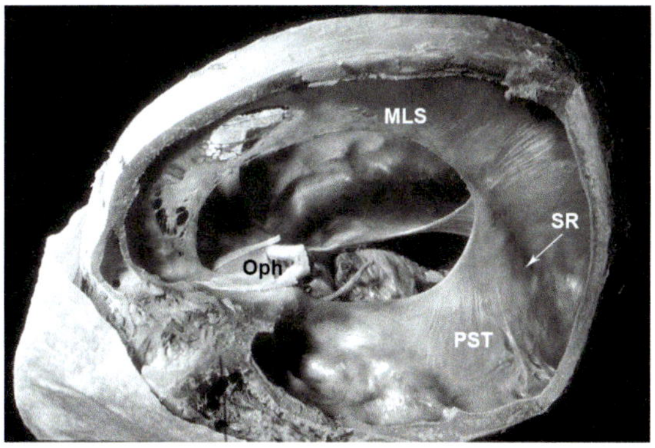

Abb. 3.9 Ansicht eines Erwachsenenschädels von hinten und oben. Das Neuralgewebe wurde entfernt, aber die Sehnervenkreuzung (Oph) in situ belassen. Der Pfeil zeigt auf den Sinus rectus (SR). Die Durasepten oder intrakranialen Membranen sind intakt. Man erkennt die Kontinuität zwischen dem medianen Längsseptum (MLS, der adulten Falx) und dem posterioren Septum transversum (PST, dem adulten Tentorium). Diese Anordnung ist durch die C-förmige Bewegung des sich entwickelnden Neuralrohrs entstanden und ahmt die „Widderhornform" (➤ Abb. 3.8) nach. *[Mit freundlicher Genehmigung der Willard & Carreiro Collection]*

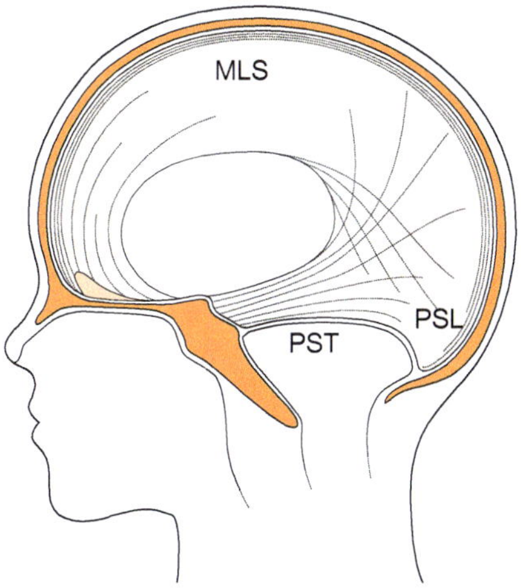

Abb. 3.10 Schematische Darstellung der intrakranialen Durasepten. Hier sind medianes Längsseptum (MLS), hinteres Quer- (posteriores Septum transversum, PST) und hinteres Längsseptum (posteriores Septum longitudinale, PSL) beschriftet. (Vgl. den eröffneten Erwachsenenschädel in ➤ Abb. 3.9). *[Mit freundlicher Genehmigung aus* Blechschmidt & Gasser 1978]

Röhrenknochen, nur dass sich kein Periostring bildet. Den Typ der enchondralen Ossifikation bestimmt das Mesenchym, das an der Basis des wachsenden Gehirns komprimiert wird. Es wandelt sich rasch in Knorpel, wie dem der medianen Achse, um und verknöchert schließlich, wie an der Schädelbasis. In anderen Bereichen dagegen wird dieselbe Ektomeninxschicht gedehnt. Unter der Zugwirkung verdickt sie sich zu einer Membran, doch statt sich in Knorpel zu verwandeln, bleibt sie membranös, bis sie zu verknöchern beginnt. Das wird als intramembranöse Ossifikation bezeichnet. Die Knochenplatten des Schädeldachs entwickeln sich auf diese Weise, wachsen aufeinander zu und treffen sich schließlich an den späteren Nahtlinien.

Die innere Duraschicht besitzt dagegen nicht das Potenzial, sich in Knochen zu verwandeln. Da sie über die Glia dem Gehirn anliegt, wird sie durch sein Wachstum beeinflusst. Mesenchym ist muköses Gewebe; es ist recht klebrig und eng am Neuralrohr haftend. Anfangs ist das Neuralrohr genau das, nämlich ein Rohr. Dann wächst der vordere Teil nach superior, posterior, inferior und anterior, wie ein Widderhorn. Die muköse Mesenchymschicht, die dem Neuralrohr anliegt, wird vom wachsenden Gehirn mitgezogen. Diese Bewegung hat unterschiedliche Auswirkungen auf das muköse Gewebe. Die Zellen in unmittelbarer Nähe des Neuralrohrs werden zu einer dünnen, fest am Hirngewebe haftenden Piamater-Schicht. Die weiter entfernten Mesenchymzellen werden ebenfalls mitgezogen, folgen aber nicht exakt allen Hirnkonturen. Stattdessen werden sie von der Bewegung der sich entwickelnden Lappen des Neuralrohrs beeinflusst. Auf jeder Seite des primitiven Gehirns bilden sich vier Lappen: Kleinhirn, Okzipital-, Temporal- und Frontallappen. Während sich die Hirnlappen zu den Stellen hinbewegen, die sie beim Erwachsenen einnehmen, wird das Mesenchym zwischen ihnen komprimiert. Das zwischen den Lappen komprimierte Mesenchym wird als Duragürtel bezeichnet. Der Temporallappen trifft anterior auf den Frontallappen, am Frontotemporale. Aus dem Mesenchym zwischen diesen beiden Lappen entsteht das anteriore Septum transversum, das sich später zu den kleinen Keilbeinflügeln entwickelt (➤ Abb. 3.11). Posterior wächst der Okzipitallappen nach unten und trifft auf das nach oben wachsende Kleinhirn. Beide sind von Mesenchym bedeckt. Das Mesenchym zwischen diesen beiden Lappen (Lobus occipitalis und Cerebellum) bildet das posteriore Septum transversum. Es wird später zum Tentorium cerebelli, in dem der Sinus transversus liegt (➤ Abb. 3.12). Die beiden Großhirnhemisphären wachsen nach oben und hinten und treffen sich in der Mittellinie. Das Mesenchym in der Mittellinie bildet die kortikokortikale Approximation, die später zur Falx cerebri wird (➤ Abb. 3.11).

3.2.5 Der Mesenchymbewegung folgende Innervationsmuster

Das Innervationsmuster der Schädelgruben und Hirnhäute hängt vom embryonalen Ursprung des Mesenchyms ab. Das Mesenchym trägt seine eigene Innervati-

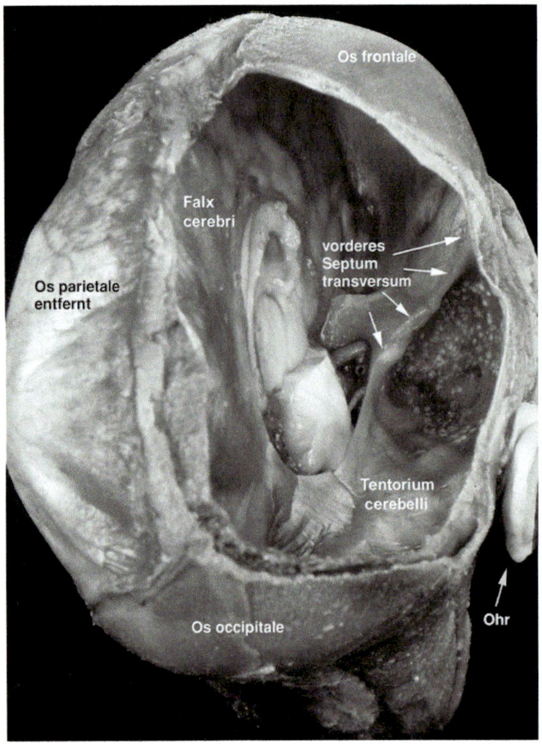

Abb. 3.11 Posterolaterale Ansicht eines Neugeborenenschädels. Die rechte Großhirnhemisphäre wurde entfernt, um die mittlere und vordere Schädelgrube freizulegen. Falx cerebri und Tentorium cerebelli befinden sich in situ. Das vordere Septum transversum (VST) würde in der Ebene des kleinen Keilbeinflügels liegen und den Frontal- und Temporallappen voneinander trennen. Das mit Pfeilen markierte Knorpelgewebe befindet sich dort, wo das VST beim Feten verlaufen würde. *[Mit freundlicher Genehmigung der Willard & Carreiro Collection]*

on mit sich. Wenn die Kleinhirnknospe wächst und auf den wachsenden Okzipitallappen trifft, vereinen sich ihre Mesenchymschichten zum posterioren Septum transversum oder Tentorium cerebelli. Die untere Schicht des Tentoriums, die aus dem Mesenchym des unteren primitiven Hirnstamms kommt, wird von zervikalen Rückenmarksneuronen innerviert. Die obere Schicht stammt aus dem vorderen Teil des Neuralrohrs und wird vom N. trigeminus innerviert (insbesondere dem Augenast, N. ophthalmicus). Das führt zu einer zweifachen (dualen) Innervation des Kleinhirnzelts. Zwischen dem Temporal- und Frontallappen bilden die nach oben gedrückten Mesenchymschichten den anterioren Duragürtel. Er wird schließlich zum anterioren Septum transversum und beim Erwachsenen zu den kleinen Keilbeinflügeln. Das Mesenchym um den Temporal- und Frontallappen hat seinen Ursprung im rostralen (Mund-)Bereich. Deshalb wird dieses Septum vom N. trigeminus innerviert, ebenso wie die Falx cerebri, deren Mesenchym ebenfalls trigeminale Nervenfasern aufweist.

3.2.6 Die Entwicklung der venösen Sinus

Die venösen Sinus entstehen durch die Annäherung der sich entwickelnden Hirnlappen.

Wenn die Großhirnhemisphären wachsen und sich an der Mittellinie treffen, bewegt sich das Mesenchymgewebe, das sie umgibt, in der sagittalen Ebene aufeinander zu und bildet das mediane longitudinale Septum oder die Falx cerebri. Das vom Mesenchym mitgezogene Blut sammelt sich zwischen den beiden Gewebeschichten im oberen und unteren Sinus sagittalis (➤ Abb. 3.13). Posterior, an der Annäherungsstelle der Okzipitallappen an das Kleinhirn, sammelt es sich im Sinus transversus. An der Verbindung von Falx cerebri und Tentorium cerebelli befindet sich der Sinus rectus. Genau gesagt entwickeln sich Falx cerebri und Tentorium cerebelli nicht als getrennte Strukturen. Die Falx cerebri wird mit den wachsenden Hemisphären nach posterior gedrückt und wird zur oberen Schicht des Tentorium cerebelli (➤ Abb. 3.14). Das Band aus Mesenchym, das die Falx cerebri bildet, ist vorne an der Schädelbasis befestigt. Wenn es sich nach hinten bewegt, zieht es die Crista galli von der knorpeligen Basis weg. Inzwischen wächst das mit Mesenchym bedeckte Kleinhirn nach oben auf die sich entwickelnden Großhirnhemisphären zu. Die primitiven Okzipitallappen und das Kleinhirn schließen das Tentorium cerebelli zwischen sich ein. Die Mesenchymschicht des Kleinhirns bildet die untere Schicht, die des Os occipitale die obere Schicht. Daher ist die Falx cerebri eine nahtlose Fortsetzung des Tentorium cerebelli, und der Sinus rectus befindet sich an der Verbindungsstelle der Mesenchymschichten um Groß- und Kleinhirn.

3.2.7 Der „fünfzackige Stern"

Die Duragürtel sind verdickte Membranen und von den Spannungen des wachsenden Neuralrohrs weniger betroffen als das Mesenchym, das zwischen ihnen gedehnt wird. Man könnte sie mit den Leinen eines Fallschirms und die Stellen dazwischen mit dem Fallschirmmaterial vergleichen. Die Leinen sind unten an der verdickten Mesenchymplatte zwischen Neuralrohr und Herz verankert. Der Fallschirm umgibt das primitive Gehirn. Wenn es wächst, dehnt es den Fallschirm, und die Duragürtel ziehen an der Knorpelplatte, an der sie verankert sind, wodurch Höckerchen (Tubercula) und Wälle in der Schädelbasis entstehen: die Procc. clinoidei, die Crista galli, die Alae minores des Os sphenoidale und die Spitzen der Felsenbeinpyramiden (Pars petrosa des

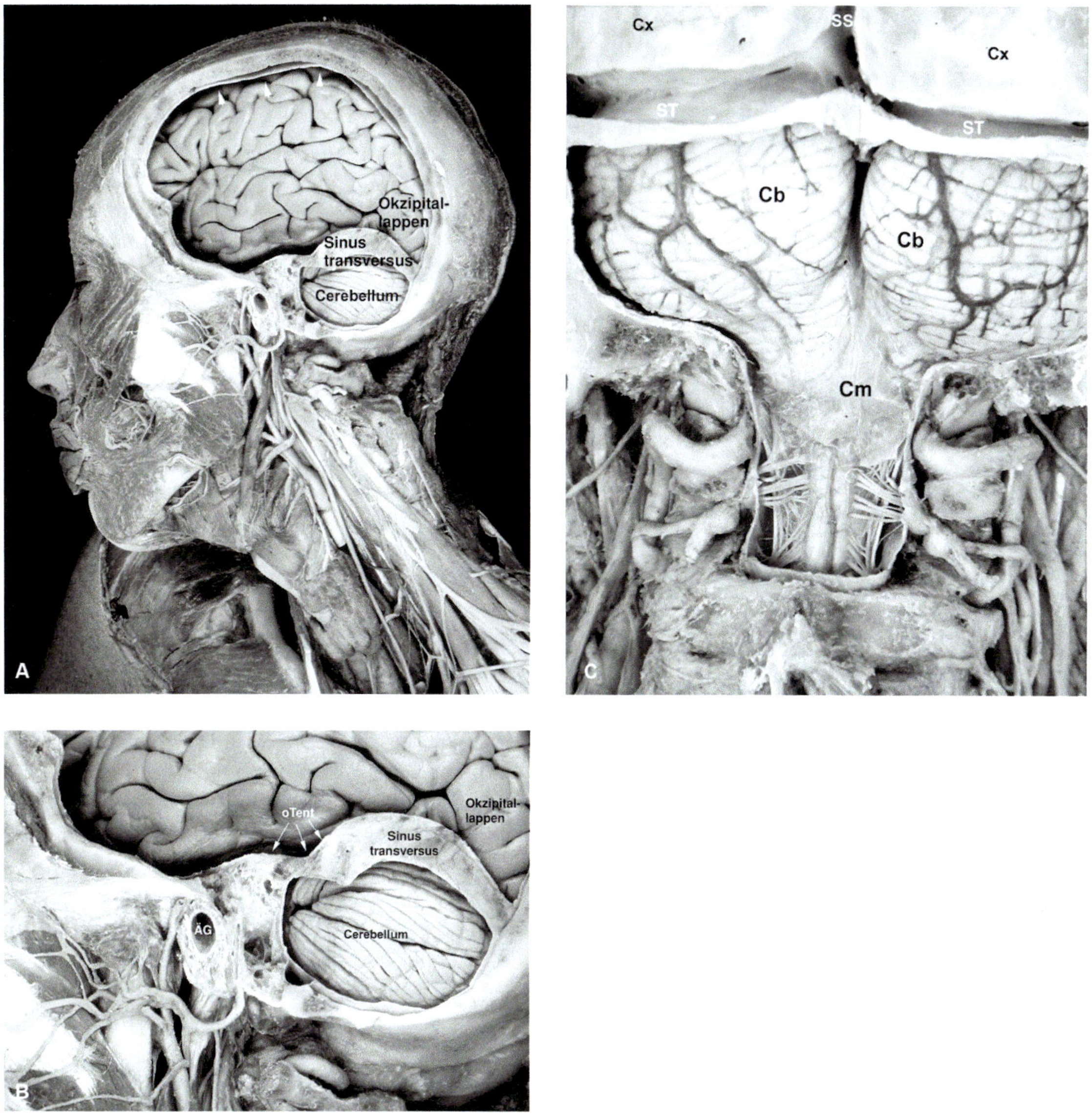

Abb. 3.12 A, B Seitenansichten eines Erwachsenenschädelpräparats.Teile von Os parietale und Os temporale wurden entfernt, um das zwischen Okzipitallappen und Kleinhirn liegende Tentorium cerebelli darzustellen. Die äußere Wand des Sinus transversus (ST) ist zu erkennen. Pfeile zeigen auf die äußere Duraschicht (Periost). Die beiden Schichten des Tentorium cerebelli spalten sich auf; die obere Schicht (oTent) ist mit dem Periost auf der oberen Pars petrosa des Os temporale verbunden.
C Ansicht eines Erwachsenenschädels von hinten nach Entfernung des Okziputs. Die Außenwände des Sinus transversus und Sinus sagittalis sowie die äußere Duraschicht (Periost), die das Kleinhirn bedeckt, wurden durchtrennt. Rückenmark und austretende Nervenwurzeln sind sichtbar. Zwischen den Kleinhirnhemisphären liegt die Cisterna cerebellomedullaris (C. magna). ÄG = äußerer Gehörgang, SS = Sinus sagittalis, ST = Sinus transversus, Cb = Cerebellum, Cm = Cisterna magna, Cx = Cortex. *[Mit freundlicher Genehmigung der Willard & Carreiro Collection]*

Os temporale). Ihre Anordnung ähnelt einem „fünfzackligen Stern“ auf der Schädelbasis (➤ Abb. 3.15). Er wird von den beiden Felsenbeinrändern, den beiden Linien des anterioren Septum transversum sowie der Einzellinie durch die Crista galli und die Sutura frontalis gebildet. All diese Linien laufen auf die Hypophyse zu, wo die Rückensaite endet und die Gehirnentwicklung begann. Wenn wir einen Erwachsenenschädel betrachten, sehen wir einen verknöcherten fünfzackigen Stern, dürfen aber nicht vergessen, dass es sich nicht von Anfang an um so eine harte, spröde, tote Substanz handelte. Bei der Geburt war das Gewebe noch formbar und empfindlich gegenüber Belastungen und Spannungen. Das Zentrum dieses Sterns liegt dort, wo alle Entwicklungskräfte im Kopf zusammenlaufen. Er ist der Dreh- und Angelpunkt, das Fulcrum aller auftretenden Kräfte.

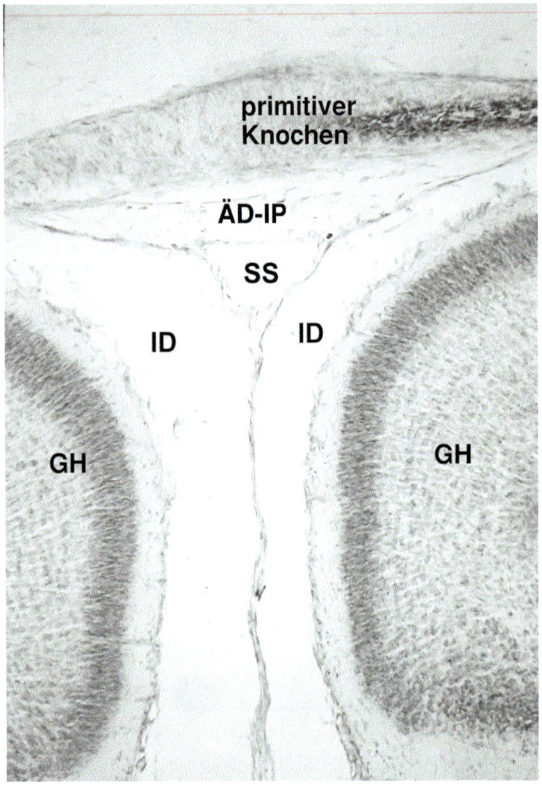

Abb. 3.13 Histologischer Gewebeschnitt durch das sich entwickelnde Gehirn eines Opossums (das dem menschlichen Gehirn ähnlich ist). Der Sagittalschnitt zeigt die beiden Großhirnhemisphären (GH) und die beiden Schichten der inneren Dura (ID), die sich treffen und die Falx cerebri bilden. Außerdem ist erkennbar, dass die äußere Dura- oder innere Periostschicht (ÄD-IP) die Außenwand des Sinus sagittalis (SS) bildet. In den oberflächlichen Mesenchymschichten beginnt sich sichtbar primitiver Knochen zu entwickeln. *[Mit freundlicher Genehmigung der Willard & Carreiro Collection]*

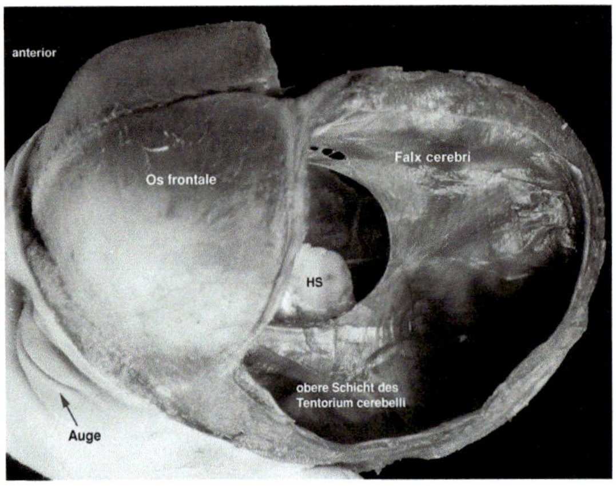

Abb. 3.14 Schädel eines Neugeborenen, Ansicht von seitlich-oben. Beide Großhirnhemisphären wurden entfernt, der Hirnstamm (HS) jedoch in situ belassen. Die Kontinuität von Falx cerebri und Tentorium cerebelli ist deutlich erkennbar. *[Mit freundlicher Genehmigung der Willard & Carreiro Collection]*

Die Sella turcica mit der Hypophyse befindet sich im Zentrum dieser sternförmigen Konfiguration. Die Hypophyse ist von einem Diaphragma aus Bindegewebe bedeckt, in dem sich das Periost der umgebenden Knochen fortsetzt. Diese Anordnung macht deutlich, wie verletzbar die Hypophyse und ihr Gefäßnetz sind, da sie genau im Zentrum des Sterns sitzt, so dass all diese Entwicklungskräfte aus verschiedenen Richtungen auf sie einwirken.

Im verdichteten Mesenchym zwischen Gehirn und Herz bildet sich Knorpelgewebe, das als Reaktion auf die Bewegung des sich entwickelnden Gehirns zu verknöchern beginnt. Die Mesenchymplatte erstarrt mehr und mehr und wird zum Anker für die Duragürtel. Diese bewirken durch ihre Zugkräfte Veränderungen an der Schädelbasis, so wie ein Sehnenansatz an einer knöchernen oder knorpeligen Struktur schließlich zu einer Erhebung oder einem Höcker führt. Durch die Duragürtel übertragene Kraftlinien beeinflussen die Struktur der knorpeligen Platte und des sich neu bildenden Knochens. Die Schädelbasis wird also durch die Kompressionskräfte, die auf die mesenchymale Verankerung einwirken, und die Zugkräfte der Duragürtel geformt. Dagegen ist für die Ausformung des Schädelgewölbes nur die Dehnung des Gewebes, das zwischen den Duragürteln ausgespannt ist, bestimmend. Der Punkt der höchsten Druckbelastung oder Dehnung zwischen den Durasepten wird zum Ossifikationszentrum. Wenn es verknöchert, verhärtet sich dieses Zentrum. Nun tritt die ganze Belastung rund um diesen Punkt auf. Das Ossifikationszentrum wird zur „Radnabe", auf die alle Belastungslinien wie Radspeichen zulaufen. Entlang dieser Belastungslinien setzen sich knöcherne Trabekel ab. Anfangs bildet sich Knochen im Bereich der stärksten Belastung, der zum Ossifikationszentrum wird. Dann bildet sich Knochen in einem Muster, das entlang den Belastungslinien von diesem Zentrum ausstrahlt. Die knöchernen Trabekel spalten das Mesenchym oder die Ektomeninx in ein äußeres und ein inneres Periost auf. Doch eigentlich spaltet sich die Ektomeninx nicht, sondern der Knochen entwickelt sich vielmehr innerhalb der Mesenchymschicht. Wir können uns dies fast wie eine Umwandlung der Zellstruktur innerhalb des Mesenchyms vorstellen. Es erfolgt eine Anhäufung von Kalziumsalzen, eine Veränderung des Zellaufbaus und die Ablagerung von Knochensubstanz. Die Knochen des Schädelgewölbes entwickeln sich innerhalb der Mesenchymmembran, wobei sie diese in zwei Schichten aufspalten: in ein inneres und ein äußeres Periost. Das innere Periost differenziert sich dann weiter in die äußere und die innere Dura. Beide Schichten werden im Laufe der

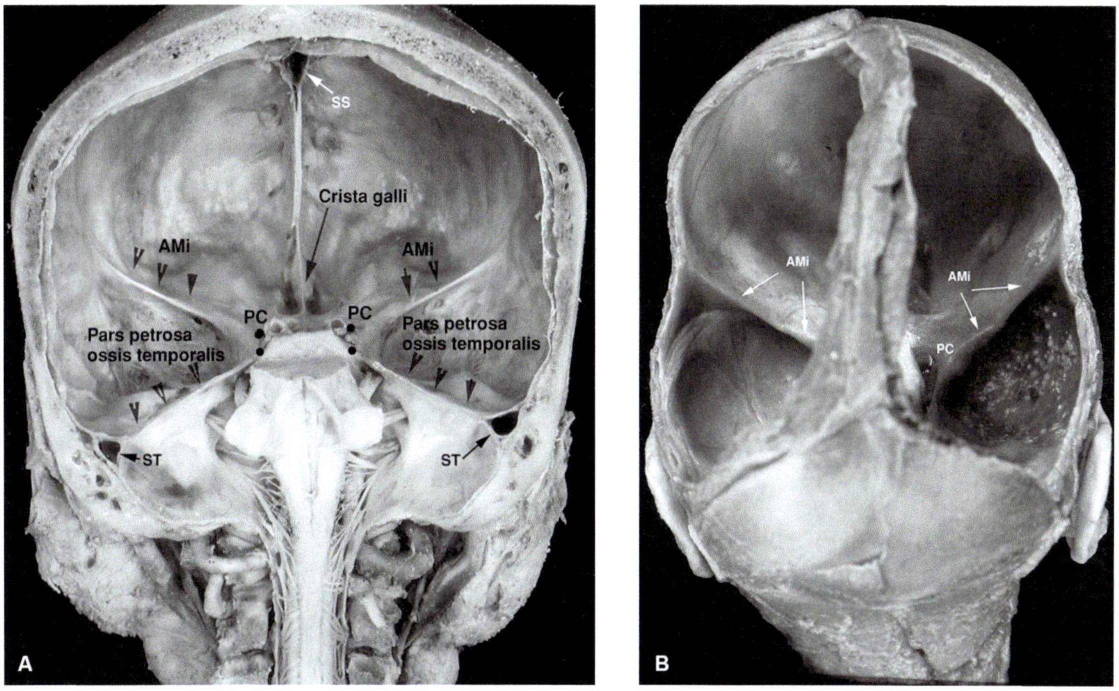

Abb. 3.15 **A** Posteriore Ansicht eines erwachsenen Schädels. Falx cerebri, Tentorium cerebelli, Cortex und Kleinhirn wurden entfernt, so dass der fünfzackige Stern, der auf die Sella turcica und die Procc. clinoidei (PC) ausgerichtet ist, gut zu erkennen ist. Die angeschnittenen Ränder von Sinus transversus (ST) und Sinus sagittalis (SS) sind sichtbar. Beachten Sie die drei Wände jedes Sinus. **B** Posteriore Ansicht eines kindlichen Schädels. Okziput und Falx cerebri sind noch vorhanden, da ein Entfernen dieser Strukturen die Darstellung beeinträchtigen würde. AMi = Ala minor ossis sphenoidalis. *[Mit freundlicher Genehmigung der Willard & Carreiro Collection]*

Hirnentwicklung gegen die Innenfläche des Schädels gedrückt, doch die Kontinuität der inneren Schicht zu den intrakranialen Durasepten, zum Tentorium cerebelli und zur Falx cerebri bleibt erhalten.

3.2.8 Das Schädeldach

Das Schädeldach besteht aus einer Reihe schuppenartiger Knochen. Die Hüllmembran, die dem Gehirn anliegt, verformt sich mit dem Wachstum des Gehirns. In der 7. oder 8. Schwangerschaftswoche beginnt der Prozess der Ossifikation, wobei sich das Schädeldach direkt aus der Membran heraus entwickelt. Das führt zu einer Reihe von Platten, die durch Durabänder an der Schädelbasis verankert sind, aus denen sich später die Durasepten bilden. So befinden sich also einzelne, voneinander getrennte Knochenplatten in einer gemeinsamen Membran (> Abb. 3.16). Das ist eine bemerkenswerte Anordnung, denn sie bietet dem Gehirn bei der Geburt weiterhin Schutz in der Membranhülle und lässt gleichzeitig eine maximale Verformbarkeit und Plastizität der Struktur während des Geburtsprozesses zu. Wir neigen meist dazu, die äußere Periostschicht als Teil des Knochens und getrennt von Strukturen im Inneren (der sog. Dura) zu sehen. Doch der Schädel begann als ein Gewebe, das sich aufgrund seiner biochemischen Fähigkeit zur Osteogenese in zwei Schichten aufteilte. Die

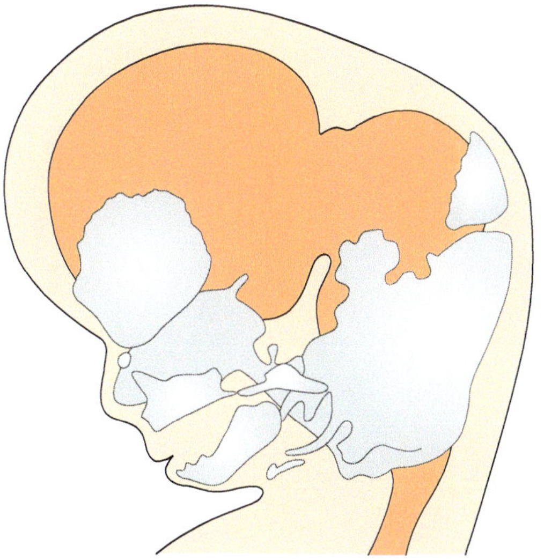

Abb. 3.16 Die Knochen des Schädeldachs gehen aus Platten innerhalb der Membranstruktur des sich entwickelnden Kopfes hervor. *[Mit freundlicher Genehmigung aus Williams P (ed.): Gray's anatomy, 38th ed. Churchill Livingstone, London 1995]*

vom äußeren Periost über die Schädelknochen, über das innere Periost, die meningeale Dura, Arachnoidea und Pia mater bis zum Gehirn reichende Kontinuität darf nicht übersehen werden. Wir können uns das Schädeldach so vorstellen, als würden seine Knochen in der Membran schwimmen; deshalb betreffen Kräfte, die während des Geburtsprozesses auf das Schädelgewölbe einwirken, sowohl das Schädeldach als auch die Schädelbasis.

Am Os parietale eines Neugeborenen lässt sich gut erkennen, wie die Ossifikationszentren von Schädeldachknochen aussehen (➤ Abb. 3.17). Die Linien der Knochenentwicklung strahlen von diesen Punkten aus. Das Os frontale hat zwei, jedes Os parietale ein und die Squama occipitalis zwei Ossifikationszentren. Die Knochen sind tatsächlich eher knöcherne Platten, die sich innerhalb der Mesenchymmembran bilden. So kann man sich das Schädeldach als eine Membran vorstellen, in der sich kleine verdickte Platten entwickeln (das ist eine andere Vorstellung, als wenn sich eine Reihe verdickter Platten in getrennten Membranen aneinander legen). Wo sich keine Platte bildet, besteht eine Fontanelle. Neugeborene besitzen sechs Fontanellen, jeweils eine am Bregma und Lambda und je zwei am Asterion und Pterion (➤ Abb. 3.18). Die Fontanellen entsprechen der Membran, in der die Knochenplatten wachsen. Wenn sich die Platten vergrößern, nähern sie sich im Bereich der Fontanellen aneinander an. Die Membran, in der sich die knöchernen Platten des Schädeldachs entwickeln, ist an der knorpeligen Schädelbasis befestigt. Das Schädeldach passt sich an die von der Schädelbasis übertragenen Kräfte an, und in seiner Form spiegeln sich Veränderungen an der Basis wider.

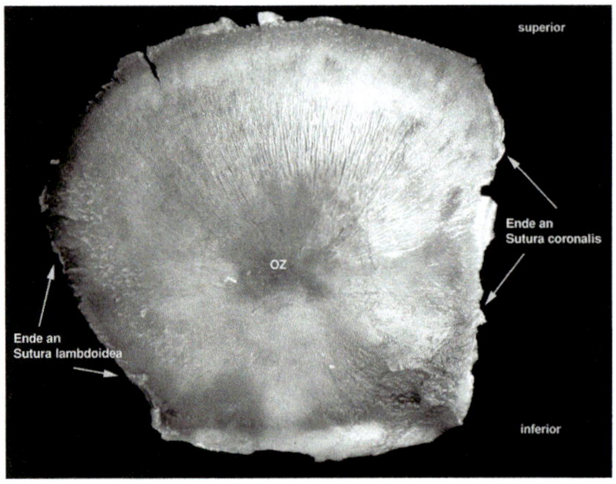

Abb. 3.17 Rechtes Os parietale eines Neugeborenen. Die Suturen wurden abgeschnitten. Die vom Ossifikationszentrum (OZ) ausstrahlenden Entwicklungslinien sind gut zu erkennen. *[Mit freundlicher Genehmigung der Willard & Carreiro Collection]*

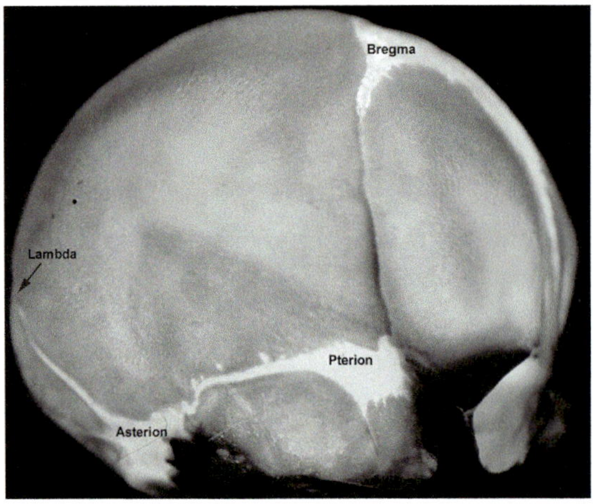

Abb. 3.18 Von innen ausgeleuchteter Schädel eines Säuglings, Ansicht von rechts. Die Fontanellen sind beschriftet. *[Mit freundlicher Genehmigung der Willard & Carreiro Collection]*

Am anatomischen Präparat eines reifen, intrauterin verstorbenen Kindes lässt sich leicht nachvollziehen, dass die kranialen Membranen Hüllen sind. Nach Entfernung des Weichteilgewebes stellen sich die Schädelnähte als verdickte Membran in den Bereichen dar, wo Periost und knorpelige Endplatte des Knochens verschmelzen (➤ Abb. 3.19A). Wird das äußere Periost aufgeschnitten, lässt es sich leicht vom Knochen ablösen, außer an den Nähten, wo mit den Innenschichten verwachsen ist (➤ Abb. 3.19B). Bei prämaturen Schädelnähten liegt keine Periostschicht mehr auf dem Knochen, sondern eher stellenweise verdicktes Gewebe, das in der Konsistenz einer Sehne ähnelt, ohne deutlich unterscheidbare Schichten. Wird das äußere Periost entfernt, lässt sich das Os parietale leicht vom inneren Periost abheben (➤ Abb. 3.20), außer an den Nähten, wo die Gewebe zu einer verdickten Masse verschmolzen sind und ein kleiner Einschnitt vorgenommen werden muss. Die innere Dura und die Durasepten (in diesem Fall die Falx cerebri) bilden eine durchgängige Gewebeschicht. Das lässt sich am besten an den drei Wänden des Sinus sagittalis und des Sinus transversus erkennen (➤ Abb. 3.13). Die äußere Dura bildet die äußere Wand der Hirnblutleiter und die innere Dura von beiden Seiten die lateralen Wände, um sich dann in der Falx cerebri fortzusetzen. Diese Kontinuität deutet stark darauf hin, dass Veränderungen an der Schädelbasis zu Veränderungen in der Form des Schädeldachs beitragen und umgekehrt. Das ist ein wichtiger Gesichtspunkt für die Behandlung eines Plagiozephalus.

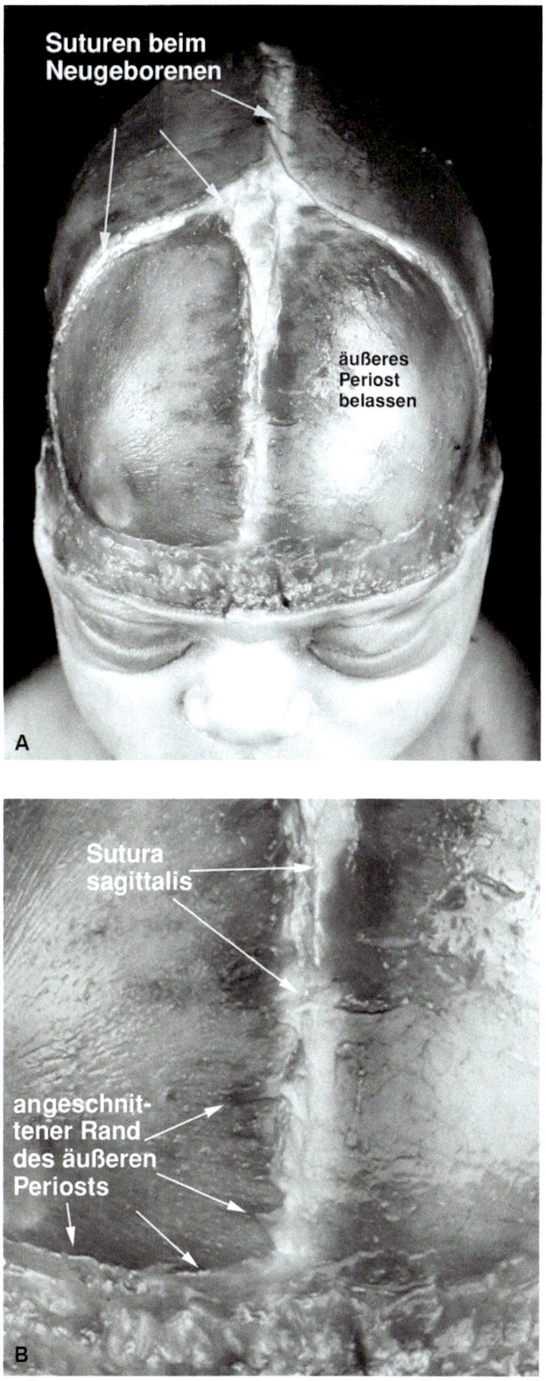

Abb. 3.19 A Ansicht eines Neugeborenenpräparats von vorn-oben. Das äußere Periost vom rechten Os frontale ist entfernt, auf dem linken ist es noch vorhanden. Die Suturen lassen sich als Bindegewebsverdickung ansehen. **B** Die Nahansicht zeigt den beschnittenen Periostrand. *[Mit freundlicher Genehmigung der Willard & Carreiro Collection]*

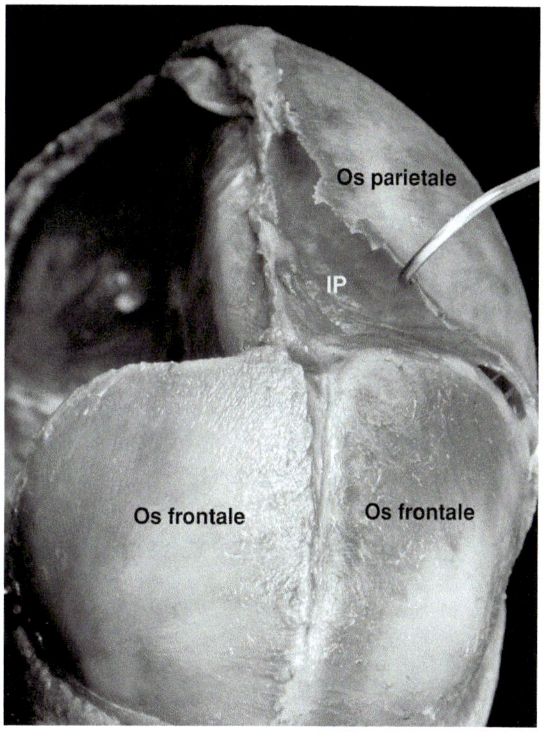

Abb. 3.20 Ansicht eines Neugeborenenpräparats von vorn. Das Os parietale wird vom inneren Periost (IP) abgehoben. Wie in ➢ Abb. 3.19 ist das linke Stirnbein noch von äußerem Periost bedeckt. *[Mit freundlicher Genehmigung der Willard & Carreiro Collection]*

3.3 Postnatale Entwicklung der Schädelknochen

Einige Schädelknochen liegen bei der Geburt noch in Teilen vor, weshalb sie als zusammengesetzte Knochen bezeichnet werden. Das betrifft Os occipitale, Os sphenoidale und Os temporale. Während der ersten sechs Lebensjahre treten dramatische Veränderungen an der Schädelbasis auf, doch es gibt auch Veränderungen, die das ganze Leben über andauern. Wir werden uns hier vor allem auf die Ereignisse in der Kindheit konzentrieren. Um sie zu verstehen, müssen wir festlegen, auf welcher Basis sich alles abspielt, und das ist die mediane Achse.

Die mediane Achse ist der Mittelpunkt des Schädels. Sie ist um die Chorda dorsalis organisiert, und der Rest des Kopfes organisiert sich wiederum um die mediane Achse. Am ausgewachsenen menschlichen Kopf bleibt als ihr Abdruck eine sichtbare Linie oder Furche zurück, die von den Augen zu den Ohren verläuft (➢ Abb. 3.21). Würde man genau an dieser Stelle eine Schicht herausschneiden, würde die Schnittebene direkt durch die

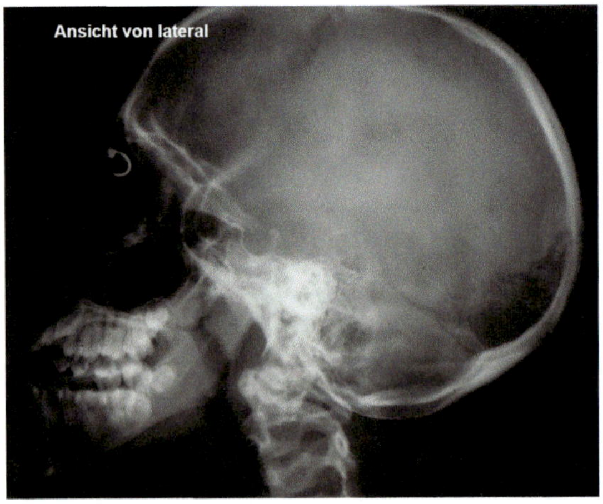

Abb. 3.21 In der lateralen Röntgenaufnahme eines jugendlichen Schädels sind die Umrisse der Sella turcica und der Processus clinoidei zu sehen. Diese Achse, die sich vorn bis zu Crista galli und hinten durch die Schädelbasis erstreckt, entspricht der medianen Achse. Bei der ringförmigen Struktur in Stirnnähe handelt es sich um ein Augenbrauenpiercing. *[Mit freundlicher Genehmigung aus einer Unterrichtsdatei des UNECOM OMM Department]*

Schädelbasis gehen. Die mediane Achse besteht aus drei Teilen. Der vorderste Teil ist das Os ethmoidale, dahinter folgt die Basis des Os sphenoidale und gleich dahinter die Basis des Okziputs. Die Basis des Os sphenoidale ist der Teil des Keilbeins, der auch als „Körper" bezeichnet wird. Die seitlichen Teile, das heißt die großen Keilbeinflügel (Alae majores) und die Flügelfortsätze (Procc. pterygoidei), gehören ebenso wenig zur medianen Achse wie die seitlichen Teile und die Pars squamosa des Os occipitale. Die mediane Achse umfasst nur die zentralen Teile, die direkt um die Rückensaite angeordnet sind und auf der Linie zwischen Augenhöhle und Ohr liegen. Beim Säugling sind die Mittellinienstrukturen und alle anderen Teile durch Knorpel voneinander getrennt. In den seitlichen Komponenten auftretende Kräfte, Distorsionen oder Verformungen können sich auf die zentralen Teile in der Mittellinie auswirken. Auch die Ossa temporalia spielen bei dem Mechanismus eine wichtige Rolle. Sie sind zwischen Okziput und Os sphenoidale eingefügt und dienen als „Stützpfeiler" des Systems.

3.3.1 Postnatale Veränderungen an der Schädelbasis

Beim Erwachsenen sind Os occipitale und Os sphenoidale an der Basis jeweils mit ihren seitlichen Teilen fusioniert, was dem Zentralnervensystem Stabilität, Halt und Schutz gibt. Zum Glück liegen diese Knochen beim heranwachsenden Kind alle noch in Teilen vor, denn im Gehirn stehen enorme Veränderungen an. Die Form des intrakranialen Raums wird sich während der ersten sechs Lebensjahre beträchtlich verändern, und die Schädelbasis muss sich an diese Veränderungen anpassen. Der Zeitpunkt der Fusion oder Ossifikation von Mittellinien- und lateralen Teilen ist sehr wichtig. Es handelt sich dabei um kritische Phasen. Vor der Ossifikation ist die Struktur sehr verletzlich. Kräfte und Spannungen können sowohl die intraossären Verhältnisse als auch die Beziehungen zwischen den Knochen an der Schädelbasis verändern. Das kann Auswirkungen auf Knorpel, Sehnen und Bänder haben. Viele dieser Bindegewebe befinden sich an den Foramina, so dass auch Strukturen, die aus den Foramina austreten, betroffen sein können. Viele

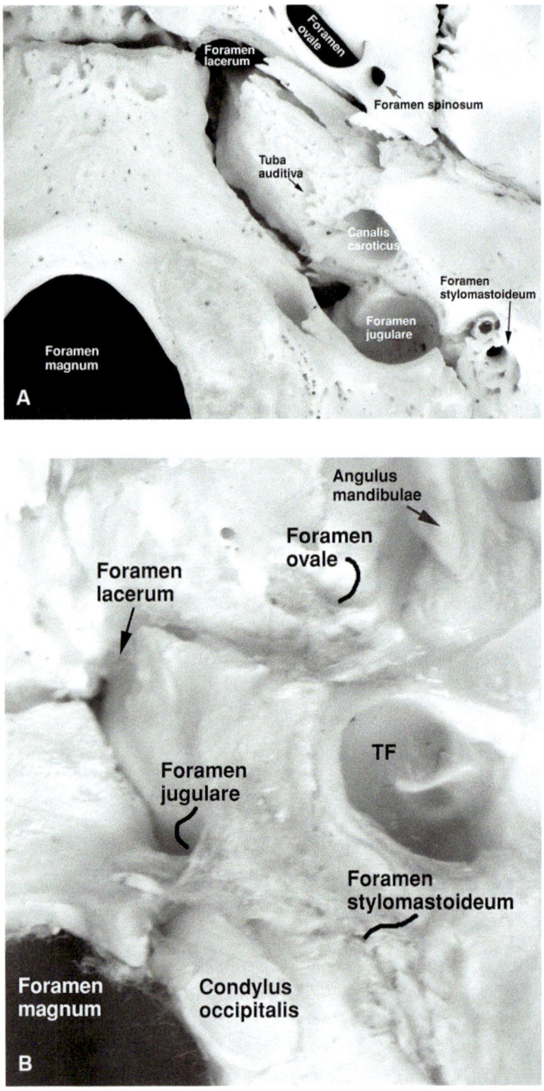

Abb. 3.22 Schädelpräparat eines Erwachsenen **A** und eines etwa zweijährigen Kindes **B** in der Ansicht von unten. Die Foramina sind gekennzeichnet. Beachten Sie die Position des Trommelfells (TF) im kindlichen Schädel. *[Mit freundlicher Genehmigung der Willard & Carreiro Collection]*

Foramina sind zu Beginn des Lebens noch keine gut umschriebenen Löcher. Foramen jugulare, Foramen lacerum und Foramen stylomastoideum beispielsweise entwickeln sich im Knorpelgewebe zwischen benachbarten oder zusammengesetzten Knochen (➤ Abb. 3.22). Diese Foramina sind anfällig für Krafteinwirkungen oder Veränderungen in der sich entwickelnden Schädelbasis.

Eine wichtige Veränderung betrifft den Neigungswinkel der Schädelbasis. Vergleicht man einen Erwachsenen- mit einem Säuglingsschädel, so ist ein deutlicher Unterschied in der Beziehung von Os sphenoidale und Okziput festzustellen. Wir können eine horizontale Verbindung herstellen, indem wir eine Linie durch die Glabella bis zum Inion ziehen (➤ Abb. 3.23). Eine weitere Linie durch die Basis des Okziputs schneidet diese horizontale Referenzlinie beim Säugling in einem Winkel von 30°, beim Erwachsenen in einem Winkel von 50°. Die mediane Achse des Erwachsenen weist zusätzlich eine Neigung von 20° auf, die sich während der ersten sechs Lebensjahre einstellt. Die Flexion der Schädelbasis trägt dazu bei, viel Platz über dem Kehlkopf zu schaffen, den supralaryngealen Raum. Erwachsene Menschen sind die einzigen Säugetiere mit einer derart geneigten Schädelbasis. Die Flexion der Schädelbasis fällt mit der Entwicklung komplexer Phoneme in unserer Sprache zusammen, die keine anderen Primaten hervorbringen können. Diese komplexen Phoneme sind möglich, weil wir den supralaryngealen Raum dazu nutzen können, die im Kehlkopf erzeugten Luftstöße zu modulieren. Auch andere Primaten besitzen einen Kehlkopf und können Töne hervorbringen, doch sie können sie nicht formen, weil ihnen dieser komplizierte, vergrößerte supralaryngeale Raum fehlt. Der supralaryngeale Raum und die Fähigkeit, komplizierte, komplexe Phoneme zu bilden, unterstützen unsere Art der Kommunikation. Die Flexion der Schädelbasis beruht auf der Umformung, die durch appositionales Wachstum der Schädelknochen zustande kommt.

3.3.2 Entwicklung des Okziputs

Bei der Geburt ist das Okziput aus vier Teilen zusammengesetzt: dem supraokzipitalen Teil oder der Squama occipitalis (Hinterhauptsschuppe), zwei lateralen Teilen und der Basis (➤ Abb. 3.24). Die Hinterhauptsschuppe und die seitlichen Teile sind untereinander sowie mit der Basis über eine knorpelige Matrix verbunden. Knorpel ist verformbar (testen Sie es an Ihrer Nase oder Ihren Ohren). Bei der Geburt sind die Condyli occipitales durch eine Synchondrose unterteilt; ein Drittel entfällt

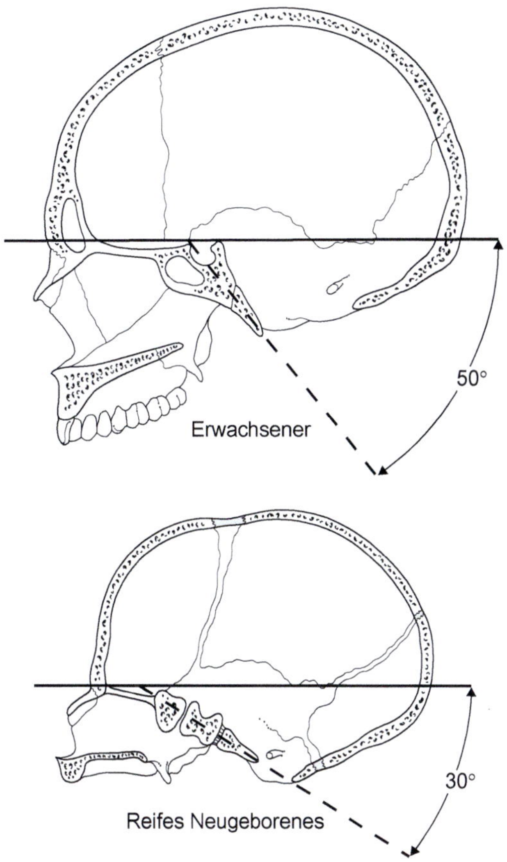

Abb. 3.23 Schematische Darstellung des veränderten Neigungswinkels der medianen Achse vom reifen Neugeborenen zum Erwachsenen. *[Mit freundlicher Genehmigung der Willard & Carreiro Collection]*

3

auf die Basis, zwei Drittel auf die seitlichen Teile. Durch Verformungen der knorpeligen Brücke zwischen beiden Teilen können sich die Kondylenform und die Gelenkverbindung zum Atlas (C1) verändern. Bei der Geburt ist die Kondylenform kaum ausgeprägt, da noch keine Gewichtsbelastung stattgefunden hat. Unter Gewichtsbelastung verändern sich Form, Größe und Gelenkfläche der Kondylen. Die Kondylenteile fusionieren erst mit etwa 6 Jahren. Bei der Geburt ist die Hinterhauptsschuppe noch nicht an den lateralen Teilen darunter festgewachsen. Das wird nicht vor dem 3. Lebensjahr geschehen. Die Verbindung zwischen diesen Strukturen ist knorpelig und ermöglicht daher Wachstum und Ausdehnung des Foramen magnum. Doch die notwendige Verformbarkeit macht diesen Bereich auch empfindlich.

Die Erweiterung des Foramen magnum in den ersten 6 Lebensjahren ist davon abhängig, dass die einzelnen Teile des Okziputs noch nicht miteinander verwachsen sind. Tatsächlich liegen die meisten Kanäle und Forami-

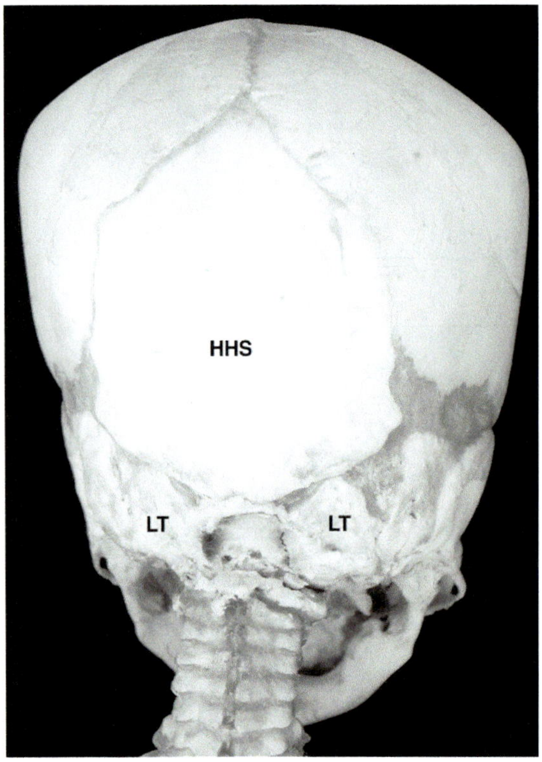

Abb. 3.24 Schädelpräparat eines Kindes zwischen 5 und 7 Jahren in der Ansicht von hinten. Die lateralen Teile (LT) des Okziputs und die Hinterhauptsschuppe (HHS) sind gekennzeichnet. Beachten Sie die knorpelige Matrix, die die seitlichen Teile mit der Squama occipitalis verbindet. Dieser Bereich ist anfällig für Druck (bei atlantookzipitalen und kondylären Dysfunktionen) und Zerrungen (bei verdrehter Hinterhauptsschuppe). *[Mit freundlicher Genehmigung der Willard & Carreiro Collection]*

na des Schädels zwischen Knochen oder unverbundenen Knochenteilen. Ihre Form wird nicht durch starre, gut entwickelte Knochen geschützt, sondern sie sind nur von Knorpelgewebe umgeben. Das Foramen jugulare beispielsweise entsteht durch die Verbindung von Okziput und Os temporale und der Canalis nervi hypoglossi durch die Fusion der lateralen Teile (> Abb. 3.22). Veränderungen oder Deformierungen der okzipitalen Basis-Seitenteil-Verbindung können nicht nur die Form des Os occipitale beeinflussen, sondern auch die Form der Foramina. Dies ist aus klinischer Sicht von großer Bedeutung. Nerven und Gefäßstrukturen verlaufen nicht isoliert durch die Foramina, sondern sind von Venengeflechten, Faszien und Fett begleitet. Die Sehnen und Faszien der Pharynx- und Halsmuskulatur sind an der äußeren Oberfläche des Okziputs befestigt. Bei veränderten Beziehungen zwischen den angrenzenden knöchernen Strukturen verändern sich auch die Beziehungen der daran ansetzenden Weichteilstrukturen. Das kann zur Kompression oder Dehnung der Nerven und Gefäße führen, die in enger Nachbarschaft verlaufen. Veränderungen der Gewebebeziehungen können außerdem den venösen und lymphatischen Abfluss aus dem Bereich beeinträchtigen, was zu Stauungen im Gewebe führt und die neurotrophe Funktion beeinträchtigt. Veränderte Beziehungen zwischen Muskelursprung und -ansatz können sich auf die Muskelfunktion auswirken.

Die Squama occipitalis fusioniert innerhalb von 2–3 Jahren mit den lateralen Teilen des Okziputs. Davor können schon Zerrungen im supraokzipitalen Bereich die Beziehung zwischen den lateralen Teilen und der Hinterhauptsschuppe beeinflussen. Trifft der kindliche Kopf unter der Geburt auf Widerstand, wenn das Okziput über der Symphysis pubica hängt, kann sich die Hinterhauptsschuppe leicht drehen, wodurch sich ihre Beziehung zu den lateralen Teilen verändert. Ist dieser Effekt stark genug, kann sich die Stellung der lateralen Teile in der horizontalen Ebene und damit die Funktion und Propriozeption im kraniozervikalen Übergangsbereich verändern. Es gibt eine knorpelige Verbindung zwischen den lateralen Teilen und den benachbarten Ossa temporalia, die ebenfalls empfindlich auf Belastungen reagiert. Die lateralen Teile verbinden sich im Alter von 6 Jahren mit der Basis des Okziputs. Während dieser ersten 6 Jahre treten enorme Veränderungen auf, die den Neigungswinkel der Schädelbasis und die Beziehung zwischen Schädelbasis und lateralen Teilen beeinflussen. Die Synchondrosis sphenooccipitalis beginnt sich letztlich erst nach der Pubertät zu schließen. Vorher findet sich in diesem Bereich immer noch Knorpelgewebe, und bei der Geburt ist er sehr verletzlich. Das Ausmaß der Verformung, zu der dieser Bereich fähig ist, lässt sich an der Asymmetrie vieler erwachsener Schädelpräparate erkennen.

Mehrere Veränderungen ergeben sich durch die Muskelansätze am Okziput. Die entsprechenden Knochenhöcker sind bei der Geburt noch nicht vorhanden, sondern entwickeln sich erst infolge der aufrechten Kopfhaltung gegenüber der Schwerkraft. Während der Embryonalentwicklung bewegen wir uns in einer flüssigen Umgebung. Erst wenn wir uns gegen die Schwerkraft behaupten müssen, beginnt sich die paravertebrale Muskelkraft zu entwickeln, die zur Ausbildung der Knochenhöcker notwendig ist.

3.3.3 Entwicklung des Os temporale

Das Okziput ist die hinterste Komponente der medianen Achse; vorn befindet sich das Os sphenoidale und dazwischen die Ossa temporalia. Sowohl Okziput als auch

Os sphenoidale besitzen laterale Komponenten: die seitlichen Teile des Okziputs sowie die großen Keilbeinflügel und -platten des Os sphenoidale. Die beiden weit auseinander liegenden Strukturen verbindet ein dünner Stiel, ein knorpeliger Stab, die Basis des Okziputs. Diese Anordnung macht ein seitliches Stützsystem gegen Dreh- und Torsionskräfte erforderlich. Die Evolution schuf ein Stützsystem in Form des Os temporale, einem dreieckigen Knochen, der genau zwischen Okziput und Os sphenoidale eingepasst ist und wie ein Polster wirkt, das Verformungen der medianen Achse verhindert. Bei der Geburt besteht das Os temporale aus drei Teilen: der posterior gelegenen Pars petrosa, der Pars squamosa mit dem Proc. zygomaticus und der Pars tympanica. Das Os temporale (➤ Abb. 3.25) hat eine komplizierte Struktur mit einer komplizierten Embryonalentwicklung, die beide zu seiner sehr komplexen Funktion beitragen. Erstens wirkt das Os temporale aufgrund seiner keilförmigen Pars petrosa als Stützpfeiler für den Kopf. Oben ist das posteriore Septum transversum (Tentorium cerebelli) befestigt, unten hängen die Rachenmuskeln an der Pars petrosa und an der Außenseite liegt ein relativ großes Gelenk, das Kiefergelenk, an dem der Unterkiefer aufgehängt ist. Zweitens befindet sich in der Mitte der Pars petrosa das Hör- und Gleichgewichtsorgan (➤ Abb. 3.26). Dieses Organ ist so empfindlich, dass es es eine Stereozilien-/Haarzellenbewegung über eine Entfernung von der Größe eines Wasserstoffatoms wahrnehmen kann. Schließlich verlaufen auch noch mehr Hirnnerven durch das Os temporale als durch jeden anderen Knochen. Die Hirnnerven III, IV, V, VI, VII, VIII, IX, X und XI haben alle eine Verbindung zum Os temporale (➤ Abb. 3.27).

Das Wachstum des Os temporale unterliegt mehreren Zwängen. Auch wenn es sich mit dem Heranwachsen des Kindes vergrößert und verändert, müssen Form und Funktion des Hör- und Gleichgewichtsorgans gewährleistet bleiben, das bereits in der 23. Schwangerschaftswoche voll ausgebildet ist. Die Embryonalentwicklung des Os temporale ist recht kompliziert, weil es sich von verschiedenen Zentren aus entwickelt. Bei der Geburt liegen die Pars petrosa mit dem Anulus tympanicus und die Pars squamosa mit dem Proc. zygomaticus vor. Die Pars squamosa entwickelt sich wie das Schädeldach aus einer Membran. Es handelt sich um einen typischen Bindegewebsknochen, dessen Ossifikationszentren in der 7.–8. Woche auftauchen. Der Anulus tympanicus entwickelt sich in der 12. Woche aus einem Ossifikationszentrum, und die Pars petrosa beginnt sich um die 16. Woche aus ungefähr 20 verschiedenen Ossifikationszentren zu entwickeln. Die Pars petrosa entsteht anfangs als knorpeliges Modell, bis in der 16. Woche die Ossifikationszentren auftauchen. Diese sind äußerst komplex. Sie formieren sich um das Ohrbläschen herum, in dem das Hör- und Gleichgewichtsorgan enthalten ist, das in der 20. Woche seine endgültige Größe erreicht. Zu Beginn des 6. Schwangerschaftsmonats besitzen wir also einen Hör- und Gleichgewichtsapparat, der bereits voll ausgewachsen ist und nicht mehr größer wird. Hinzu kommt, dass auch die Gehörknöchelchen, das Trommelfell und der Durchmesser (nicht die Länge) des äußeren Gehörgangs bereits vor der Geburt ihre endgültige Größe erreichen.

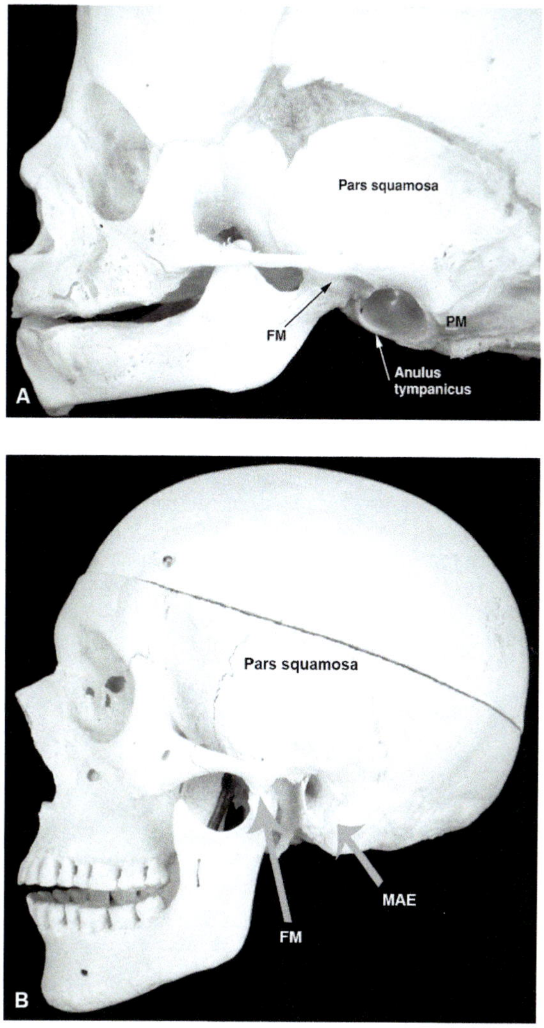

Abb. 3.25 Seitenansicht eines **A** Neugeborenen- und **B** Erwachsenenschädels mit Darstellung der Schläfenbeinteile. Der noch nicht entwickelte Proc. mastoideus des Os temporale erscheint bei dem Kind als Pars mastoidea (PM). Beachten Sie die unterschiedliche Ausrichtung der Fossa mandibularis (FM) in beiden Präparaten. Im äußeren Gehörgang (Meatus acusticus externus, MAE) des kindlichen Schädels ist im Unterschied zum Erwachsenenschädel das Trommelfell erkennbar. *[Mit freundlicher Genehmigung der Willard & Carreiro Collection]*

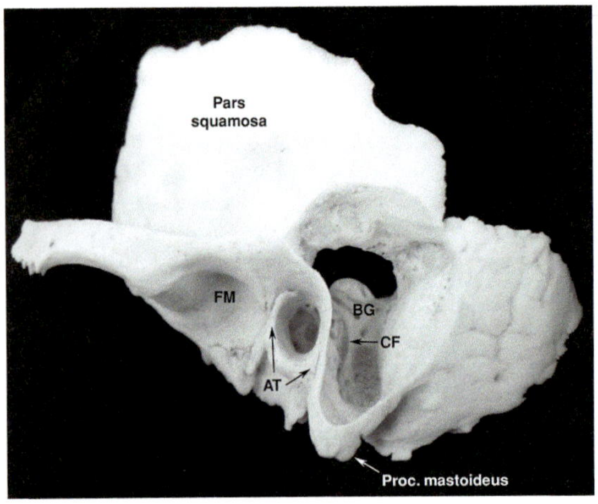

Abb. 3.26 Seitenansicht des Os temporale eines jungen Erwachsenen. Der mittlere Teil wurde herausgebohrt, um die Bogengänge (BG) und den Canalis nervi facialis (CF) sichtbar zu machen. Der Anulus tympanicus (AT) ist neben der Fossa mandibularis (FM) zu erkennen. Die Schädelpräparierung übernahm freundlicherweise Michael Thomas D.O. *[Mit freundlicher Genehmigung der Willard & Carreiro Collection]*

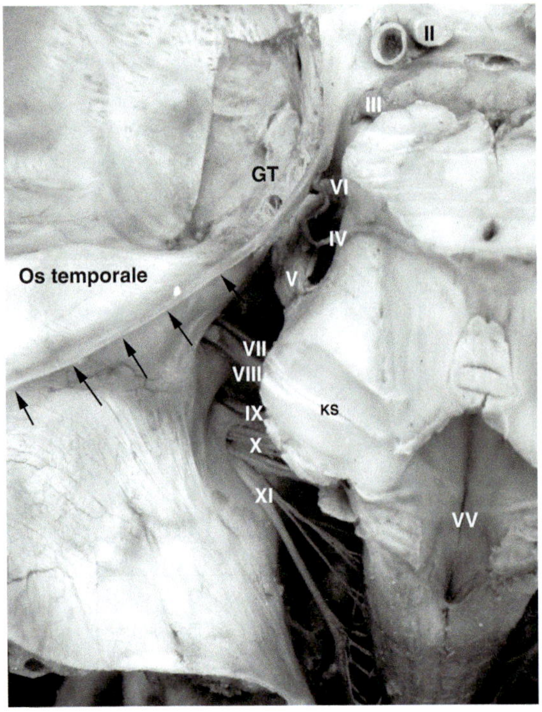

Abb. 3.27 Posteriore Ansicht des Schädelpräparats eines Erwachsenen. Kortex und Kleinhirn wurden entfernt. Der aufgeschnittene Rand des Tentorium cerebelli ist durch schwarze Pfeile markiert. Der vierte Ventrikel (VV) ist innerhalb des Hirnstamms zu erkennen. Der Kleinhirnstiel (KS) ist beschriftet und die Hirnnerven II–XI sind nummeriert. Beachten Sie das Ganglion trigeminale (GT). *[Mit freundlicher Genehmigung der Willard & Carreiro Collection]*

Innerhalb des ersten Lebensjahres verbinden sich die einzelnen Teile zum Os temporale. Bei der Geburt haben wir noch keinen Proc. mastoideus (➤ Abb. 3.25). Erst mit etwa 2 Jahren beginnt der am Schläfenbein ansetzende M. sternocleidomastoideus genügend Zugspannung aufzubringen, so dass sich der Proc. mastoideus bildet. Auch andere Teile des Os temporale müssen erst noch ihre endgültige Größe erreichen: nämlich das knöcherne Labyrinth, das Mittelohr, die Gehörknöchelchenkette und die Länge des äußeren Gehörgangs. Obwohl sein Durchmesser bei der Geburt bereits die endgültige Größe aufweist, muss sich die lange, nach außen erweiterte, trompetenähnliche Form erst noch entwickeln. Dies passiert in den ersten 6 Lebensjahren. Vergleicht man einen Erwachsenen- und einen Säuglingsschädel von unten, so kann man sehen, dass der äußere Gehörgang beim Kind nach inferior weist, während er beim Erwachsenen eher in einer sagittalen Ebene verläuft (➤ Abb. 3.28). In den ersten 6 Lebensjahren dient das Os temporale nicht nur als Stützpfeiler, an dem Pharynx, Tentorium cerebelli und Unterkiefer befestigt sind, sondern es macht auch eine komplizierte Formveränderung durch, so dass sich der äußere Gehörgang von unten in Richtung der parasagittalen Ebene verlagert.

Wenn dies geschieht, verändert auch die Unterkiefer-Gelenkgrube ihre Lage. Bei der Geburt zeigt die Fossa mandibularis leicht nach anterior, während sie beim Erwachsenen nach inferior gerichtet ist. Der Ramus mandibulae ist beim Neugeborenen leicht nach vorne gewinkelt. Dieser Winkel verändert sich in den ersten Lebensjahren durch das Längenwachstum des Oberkiefers, und damit verbunden auch die Rotationsachse des Kiefergelenk(➤ Abb. 3.25). Durch die Umformung des Os temporale verlagern sich die Ohren in sagittaler Richtung, und aufgrund des Unterkieferwachstums verändert sich auch die Lage der Gelenkgrube. Wenn sich Okziput und Os sphenoidale auseinander bewegen, muss sich die Pars petrosa verlängern, um ihre Stützfunktion weiter auszuüben, wodurch sich der äußere Gehörgang in die sagittale Ebene dreht. Je kräftiger die am Proc. styloideus befestigten Muskeln werden und sich dem Zug nach oben durch das umgeformte Os temporale widersetzen, desto mehr verlängert sich der Griffelfortsatz. Der äußere Gehörgang besitzt bereits seinen endgültigen Durchmesser, kann sich aber von medial nach lateral noch weiter ausdehnen. Da sich der laterale Teil der Pharyngealaponeurose nach außen bewegt, vergrößert sich der supralaryngeale Raum. Auch die Flexion der Schädelbasis, die mit dem Wachstum der Pars petrosa einhergeht, vergrößert den supralaryngealen Raum und trägt zu unserer sprachlichen Fähigkeit mit der Bildung komplexer Phoneme bei. Als weitere Veränderung tritt die Einkapselung des Cana-

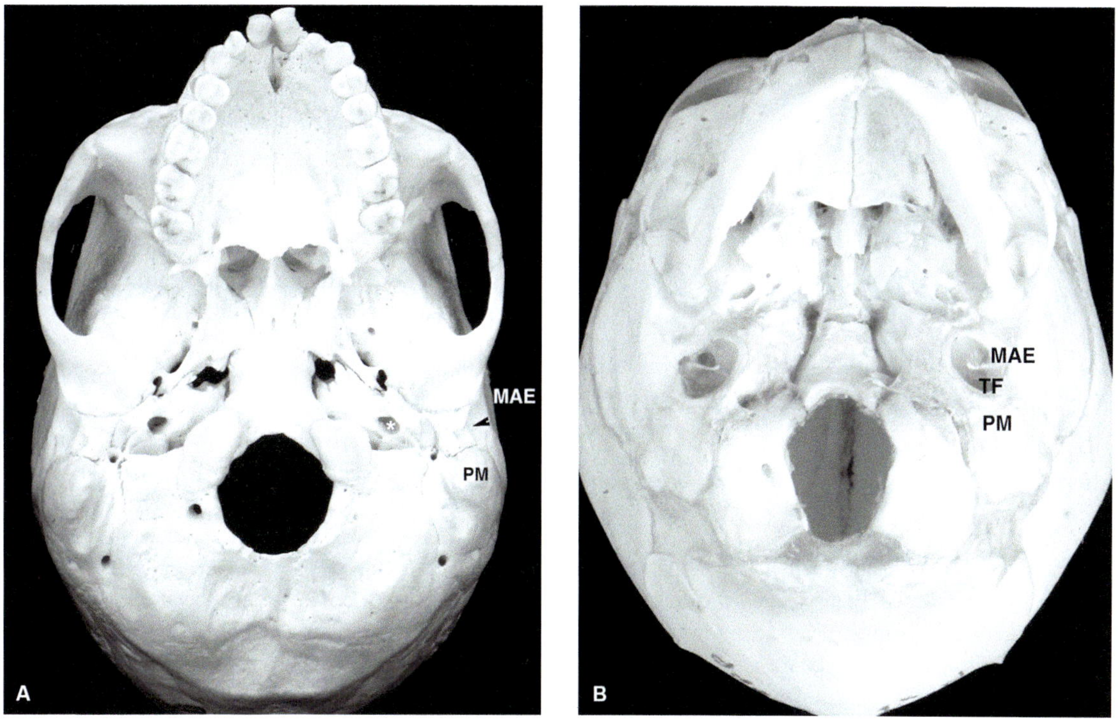

Abb. 3.28 Schädelpräparate eines **A** Erwachsenen und **B** Neugeborenen zum Vergleich. In der Ansicht von unten ist die Lage des Trommelfells (TF) am Neugeborenenschädel erkennbar. MAE = Meatus acusticus externus, PM = Proc. mastoideus. *[Mit freundlicher Genehmigung der Willard & Carreiro Collection]*

lis caroticus auf. Bei der Geburt besitzen wir noch keinen Canalis caroticus; er entwickelt sich erst postnatal.

Bei der Geburt ist die Pars petrosa des Os temporale fast horizontal ausgerichtet. Wenn ihr unterer Teil wächst, schwingt es nach außen und zieht dabei den äußeren Gehörgang mit nach lateral. Dadurch verändert sich die relativ vertikale Orientierung des Canalis caroticus hin zu einer Kurve von 90°. Die Ohrtrompeten, die in der Pars petrosa liegen und in den Rachenraum einmünden, liegen zunächst in einer horizontalen Ebene. Wenn sich die Pars petrosa umformt, kippen sie und bilden den schrägen Winkel, der bei Erwachsenen vorliegt. Alle diese Veränderungen finden in den ersten 6 Lebensjahren statt. In dieser Zeit vollziehen sich auch einige wichtige klinische Veränderungen: Die Häufigkeit von Ohrenentzündungen geht bei Kindern über 6 Jahren dramatisch zurück, und wenn der Supralaryngealraum seine endgültige Form annimmt, verändert sich auch die Sprache. Diese klinischen Veränderungen werden von der anatomischen Entwicklung gesteuert. Folglich können Kompressions- oder Torsionskräfte, die auf die Pars squamosa oder die Pars petrosa einwirken, die funktionalen Beziehungen verändern und zu otorhinolaryngologischen (HNO-)Erkrankungen von Kindern und Erwachsenen beitragen.

3.3.4 Entwicklung des Os sphenoidale

Das Okziput ist der hinterste Punkt der stützenden medianen Achse. Die Schläfenbeine mit der Pars petrosa wirken als Stabilisatoren oder Stützpfeiler. Das Os sphenoidale ist die vorderste Komponente. Es ist ein ausgestellter Knochen mit breiter seitlicher Ausdehnung, der auf einem schmalen Mittelsteg balanciert (➤ Abb. 3.29). In utero besteht die Keilbeinbasis zunächst aus zwei Teilen, dem Präsphenoid und dem Postsphenoid, die etwa im 8. Schwangerschaftsmonat zusammenwachsen. (Das geschieht nicht bei Kindern mit Down-Syndrom.) Die Fusion findet im Bereich der Keilbeinhöhle statt. Postnatal bezieht sich der Begriff „Keilbeinbasis" auf das Corpus ossis sphenoidalis und den kleinen Keilbeinflügel (Ala minor), während der Begriff „Keilbeinflügel" das Gebilde aus Ala major (großem Keilbeinflügel) und Proc. pterygoideus (Flügelfortsatz) bezeichnet. Bei der Geburt liegen drei Teile des Os sphenoidalevor: zwei Keilbeinflügel und eine Keilbeinbasis. Während der ersten Lebensjahre machen sie einige signifikante Veränderungen durch, die sich auf die Form der Augen, die vordere und mittlere Schädelgrube sowie den Rachen auswirken.

Wie das Os temporale übt auch das Os sphenoidale eine recht komplizierte Funktion bei der Stabilisierung des

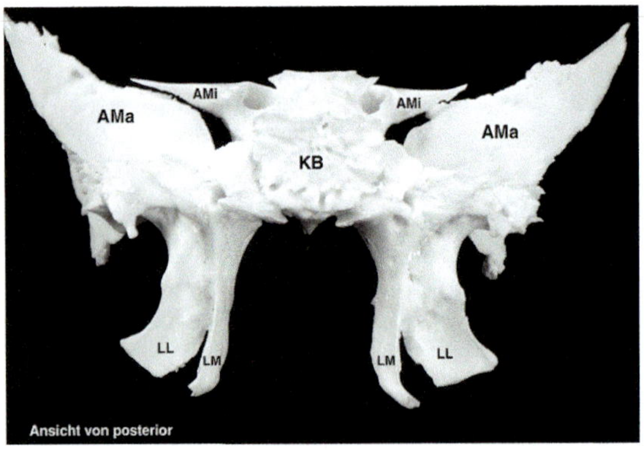

Abb. 3.29 Ansicht des Os sphenoidale eines Heranwachsenden von hinten. Alae minores (AMi), Alae majores (AMa), Keilbeinbasis (KB) sowie Lamina medialis (LM) und Lamina lateralis (LL) des Proc. pterygoideus (PP) sind beschriftet. *[Mit freundlicher Genehmigung der Willard & Carreiro Collection]*

Schädels aus. Diese Rolle spiegelt sich in seiner Anatomie und komplizierten Embryonalentwicklung wider. Das Os sphenoidale befindet sich im Schnittpunkt unterschiedlicher Strukturen. Hier konvergieren Vorder- und Mittelhirn in einem Bereich, in dem sich die Hypophyse entwickelt. Es ist auch der Endpunkt der Rückensaite (wo sich wiederum die Hypophyse entwickelt). Es bildet das Zentrum für alle Duraseptendes fünfzackigen Sterns, die im Keilbeinkörper zusammenlaufen (➤ Abb. 3.15). Die Hirnnerven I, II, III, IV, V und VI konvergieren ebenfalls im Os sphenoidale. Unterhalb der Schädelbasis treffen die drei wichtigsten Höhlen des Viszerokraniums im Bereich des Os sphenoidale zusammen: Augen-, Nasen- und Rachenhöhle. Das Os sphenoidale liegt also im Zentrum der Entwicklung des Kopfes; es ist der Bereich, um den herum sich der Kopf im Laufe der Entwicklung organisiert und formt.

Im Alter von 9 Wochen entwickelt sich ein Ossifikationszentrum im kleinen Flügel. In der 16. Woche, ungefähr zur selben Zeit, in der das Os temporale zu verknöchern beginnt, entwickelt sich auch ein Ossifikationszentrum im Postsphenoid. Mit 8 Wochen entsteht das Ossifikationszentrum für den großen Flügel im Knorpel, doch die Struktur wächst dann wie die anderen Bindegewebsknochen aus der Membran heraus. Die Verknöcherung der Procc. pterygoidei beginnt ebenfalls in diesem Zeitraum (8./9. Woche). Dabei entwickelt sich anfangs je eine mediale und laterale Lamina, die ungefähr bis zum 6. Schwangerschaftsmonat getrennt bleiben, dann verschmelzen und jeweils einen Proc. pterygoideus am unteren Rand der großen Flügel bilden. Bei der Geburt besitzt das Os sphenoidale noch nicht die endgültige Form, die es beim Erwachsenen aufweist. Die zwei kleinen Flügel sind durch eine geringe Menge Knorpel und Membran miteinander verbunden [Bosma 1986]. Die kleinen Flügel sind am Keilbeinkörper befestigt, die großen Flügel dagegen am Proc. pterygoideus (➤ Abb. 3.30). Der Hamulus, ein kleiner Fortsatz am unteren Ende der Lamina medialis, scheint ab dem 3. Monat zu verknöchern. Dass die Sehne des M. tensor veli palatini um den Hamulus herumbiegt, verbessert die Hebelwirkung des Muskels. Das Postsphenoid fusioniert ungefähr im 8. Schwangerschaftsmonat mit dem Präsphenoid.

Im ersten Lebensjahr verbinden sich die beiden kleinen Keilbeinflügel und bilden eine Fläche oder Brücke (➤ Abb. 3.31). Darunter verlaufen beidseitig die Hirnnerven III, IV und VI sowie der N. ophthalmicus (Augenast des N. trigeminus, V/1). Wenn das Os sphenoidale wächst, verlängert sich seine rostral-kaudale Achse, wodurch sich der Ansatz der Falx cerebri vorn von den kleinen Flügeln weg verlagert. Gleichzeitig werden die kleinen Flügel vom anterioren Septum transversum nach lateral gezogen. Innerhalb des ersten Lebensjahres oder kurz danach verbinden sich diese Knochenteile, wobei die zahlreichen Foramina, die durch sie hindurch ziehen, aber offen bleiben. Durch die Fusion der kleinen Keilbeinflügel im ersten Lebensjahr schließt sich die Lücke zwischen den Seiten der

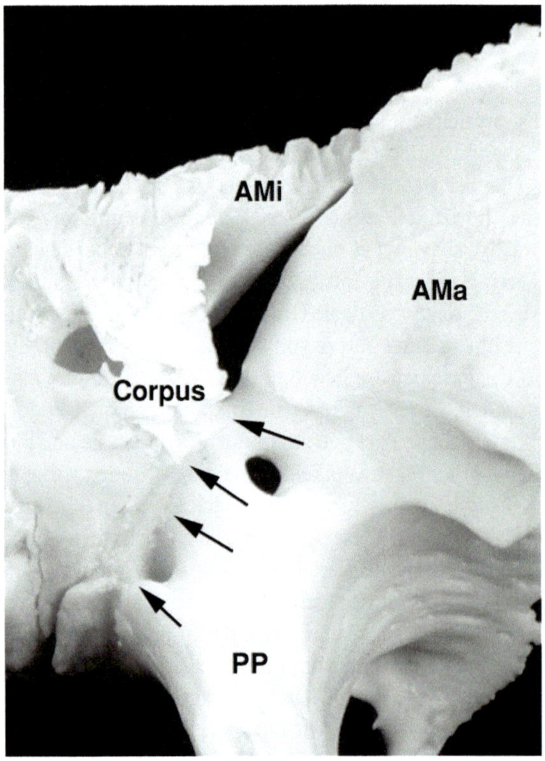

Abb. 3.30 Vergrößerte Ansicht der rechten Seite des Os sphenoidale von vorn. Die Verbindung zwischen Ala major (AMa), Proc. pterygoideus (PP) und Corpus/Ala minor (AMi) als Einheit ist mit schwarzen Pfeilen markiert. *[Mit freundlicher Genehmigung der Willard & Carreiro Collection]*

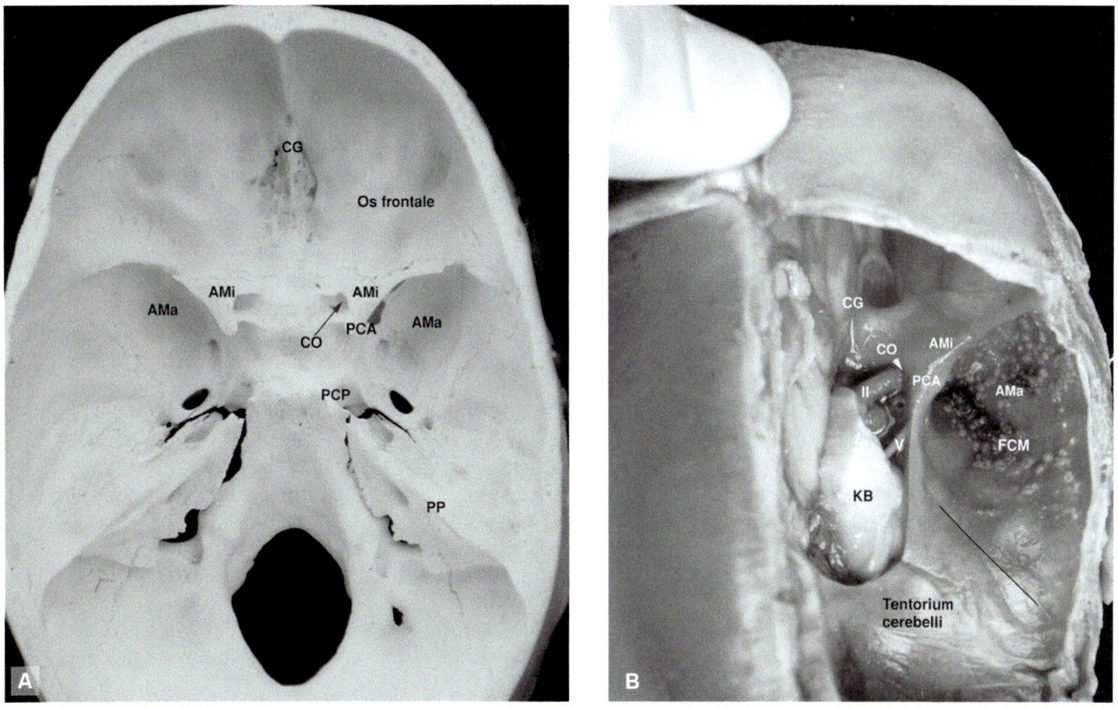

Abb. 3.31 Blick in die Schädelgrube eines **A** Erwachsenen und **B** Neugeborenen aus einem leicht posterolateralen Winkel. Beim Erwachsenen ist eine Knochenbrücke zwischen den Alae minores (AMi) erkennbar. Vergleichen Sie die Lage von Crista galli (CG) und Canalis nervi optici (CO) beim Erwachsenen und beim Neugeborenen. AMa = Ala major, PCA = Proc. clinoideus anterior, PCP = Proc. clinoideus posterior, PP = Pars petrosa, KB = Keilbeinbasis, FCM = Fossa cranialis media. *[Mit freundlicher Genehmigung der Willard & Carreiro Collection]*

anterioren Septa transversa. Bei der Geburt ist die Falx cerebri an der Stelle befestigt, wo sich später diese Brücke entwickelt, und stellt damit eine Kontinuität zwischen den anterioren und posterioren Septa transversa her. So bildet die Falx cerebri eine Sichel zwischen diesen beiden Septen, an denen sie befestigt ist. Während des ersten Lebensjahres erweitert sich diese Brücke zwischen den kleinen Flügeln und schiebt den Ansatz der Falx cerebri (der Crista galli des Neugeborenen) weiter nach vorn, weg vom anterioren Septum transversum. Denken Sie daran, dass die Crista galli im Erwachsenenschädel vor den kleinen Keilbeinflügeln liegt, während sich diese Strukturen beim Neugeborenen in derselben Ebene befinden. So kommt es zu einigen unterschiedlichen Bewegungscharakteristika des vorderen Schädelbereichs von Neugeborenen und älteren Kindern. In dieser veränderten Stellung spiegelt sich auch eine Veränderung der Kräfte in der vorderen Schädelgrube wider.

Der Mund-Nasen-Rachenraum ist ein weiterer Bereich, in dem starke Veränderungen auftreten. Die Augenhöhlen vereinigen sich mit Naso- und Oropharynx. Um die Durchgängigkeit dieses Bereichs zu wahren, nehmen die Flügelfortsatzplatten eine U-Form an, mit dem Nasopharynx dazwischen. Das entspricht jedoch nicht dem Zustand bei der Geburt. Beim Neugeborenen sind die Platten kurz und ziemlich horizontal gestellt, wodurch der Rachenraum unter der Schädelbasis komprimiert wird und sich die Mund- und Nasenhöhlen im Vergleich zu älteren Kindern entsprechend verkleinern. Der Raum wird noch zusätzlich dadurch verkleinert, dass die Zunge von Säuglingen größer und die Schleimhaut, die den Mund-Nasen-Rachenraum auskleidet, dicker ist. Glücklicherweise verbessert sich durch diese Faktoren die Saugwirkung der Zunge. Beim Säugling bewegt sich die Zunge auf einer anterior-posterioren Achse vor und zurück, was einen kleinen komprimierten Raum erfordert, um einen Sog zu erzeugen. Doch ein enger Raum lässt sich viel schwieriger offenhalten. Das führt dazu, dass Säuglinge ein größeres Risiko für Atemwegsobstruktionen haben, besonders wenn ihre Muskulatur schwach oder die Innervation noch unreif ist. Wenn das Kind heranwächst, vergrößert sich der Oberkiefer, während der Unterkiefer seine endgültige Form annimmt und sich die Flügelfortsatzplatten in die U-Form herabsenken. In Verbindung mit der Neigung der Schädelbasis tragen diese Veränderungen dazu bei, das Gesicht zu vergrößern, den Mund-Nasen-Rachenraum zu öffnen und komplexere Sprachmuster zu ermöglichen.

3.4 Zusammenfassung

In den ersten sechs Lebensjahren vollziehen sich zahlreiche anatomische Veränderungen des kindlichen Kopfes. Dem entsprechen Veränderungen der Kräfteverhältnisse und der Biomechanik beim heranwachsenden Kind. Jeder Osteopath, der Kinder behandeln möchte, muss sich mit den Veränderungen und Variationen in der Anatomie seiner kleinen Patienten auskennen. Ich hoffe, dass diese Beschreibung dem Leser ein Bild von der Dynamik vermittelt, die während des kindlichen Wachstums und der Entwicklung auftritt, und verdeutlicht, dass Kinder nicht einfach nur kleine Erwachsene sind.

QUELLEN

Bosma J. F. Anatomy of the infant head. 1. Auflage, Johns Hopkins University Press, Baltimore, 1986

WEITERFÜHRENDE LITERATUR

Blechschmidt E., Gasser R. Biokinetics and biodynamics of human differentiation. Charles C. Thomas, Springfield, 1978.
Bluestone C. D., Klein J. O. Otitis media in infants and children. WB Saunders, Philadelphia, 1995, S. 39–54.
Bluestone C. D., Klein J. O. Otitis media in infants and children. WB Saunders, Philadelphia, 1995, S. 5–16.
Bosma J. F. 4th symposium on oral sensation and perception. Prologue to the symposium. Symposium on Oral Sensory Perception (4), 1973, S. 3–8.
Bosma J. F. Introduction to the symposium. In: Bosma J. F., Showacre J. (Hrsg.). Development of upper respiratory anatomy and function. NIH, Bethesda, 1975, S. 5–49.
Bosma J. F. Postnatal ontogeny of performances of the pharynx, larynx, and mouth. American Review of Respiratory Disease 131 (5), 1985, S. S10–S15.
Bosma J. F., Bartner H. Ligaments of the larynx and the adjacent pharynx and esophagus. Dysphagia 8 (1), 1993, S. 23–28.
Bosma J. F., Showacre J. (Hrsg.). Symposium on development of upper respiratory anatomy and function: implications for sudden infant death syndrome. NIH, Bethesda, 1975.
Donner M. W., Bosma J. F., Robertson D. L. Anatomy and physiology of the pharynx. Gastrointestinal Radiology 10 (3), 1985, S. 196–212.
Geurkink N. Nasal anatomy, physiology, and function. Journal of Allergy and Clinical Immunology 72, 1983, S. 123–128.
Graves G. O., Edwards L. F. The eustachian tube. Archives of Otolaryngology 39 (5), 1944, S. 359–397.
Proctor B. Embryology and anatomy of the eustachian tube. Acta Otolaryngologica 86, 1967, S. 51–62.
Rood S. R., Doyle W. J. Morphology of the tensor veli palatini, tensor tympani, and dilatator tubae muscles. Annals of Otology 87, 1978, S. 202–210.
Rubesin S. E., Jessurun J., Robertson D., Jones B., Bosma J. F., Donner M. W. Lines of the pharynx. Radiographics 7 (2), 1987, S. 217–237.
Standring S. (Hrsg.). Gray's Anatomy. 39. Auflage, Churchill Livingstone, New York, 2004.

KAPITEL

4 Herz-Kreislauf-System

4.1 Einführung

Die Herzanlage entwickelt sich aus einer Mesenchymknospe im obersten (Kopf-)Teil des Neuralrohrs. Etwa ab dem 8. Schwangerschaftstag neigt sich der Kopf des Embryos und das primitive Herz senkt sich in den Bereich, aus dem der Schlund hervorgehen wird. Während sich das Neuralrohr in den darauf folgenden Tagen nach oben von ihm weg bewegt, wandert das primitive Herzgewebe in die Brustregion [Blechschmidt & Gasser 1978]. Damit beginnt die endlose Auseinandersetzung zwischen Herz und Hirn. Obwohl das sicherlich ein sehr interessantes Thema wäre, wollen wir uns in diesem Kapitel darauf beschränken, die funktionelle und Entwicklungsanatomie des Herz-Kreislauf-Systems und seine klinische Bedeutung zu besprechen. Das kardiovaskuläre System kann als Transportsystem für Blut, Nährstoffe, Abbauprodukte und Immunzellen betrachtet werden. Es besteht hauptsächlich aus zwei Komponenten: einem Hochdrucksystem mit Herz und Arterien sowie einem Niederdrucksystem, das Venen und Lymphgefäße einschließt. Wir stellen Struktur und Funktion der beiden Drucksysteme zunächst getrennt dar und geben danach einen Überblick über ihr Zusammenspiel.

4.2 Entwicklung

Um den 19. Schwangerschaftstag herum führt die Vaskulogenese in der Thorakalregion zur Ausbildung endokardialer Schläuche, die etwa ab dem 21. Tag miteinander verschmelzen; dann beginnt das Herz zu schlagen. In den nächsten sechs Wochen kommt es zu Faltungen, Septen und Einstülpungen in diesem Herzschlauch, aus denen die Scheidewände, Klappen und Buchten (Sinus) des reifen Herzens werden [bu-Issa & Kirby 2007]. Jede Unterbrechung oder Störung dieser Entwicklungsschritte zieht angeborene kardiovaskuläre Defekte oder Fehlbildungen nach sich.

Das Herz hat hauptsächlich die Aufgabe, Blut in den systemischen Kreislauf auszuwerfen. Ob es seine Pumpfunktion in jedem Entwicklungsstadium erfüllen kann, hängt von verschiedenen Einflussfaktoren ab. Wenn das Herz heranreift, verändern sich Struktur und Biochemie der Myokardzellen (Myozyten) [Bernstein 2000]. In der Schwangerschaft erfolgt eine Herzvergrößerung durch vermehrte Teilung der Myozyten; dies wird als Hyperplasie bezeichnet. Nach der Geburt beruht das Herzwachstum auf einer Größenzunahme der Myozyten; dies wird als Hypertrophie bezeichnet. Beide Prozesse setzen sich – als Reaktion auf den kardialen Bedarf und pathologische Veränderungen – im Laufe des Lebens weiter fort.

Wenn sich das Herz entwickelt, verändern sich Kontraktilität und Relaxationseigenschaften des Myokardgewebes. Die Membrankanäle für die Depolarisation und Repolarisation der Myozyten sind beim Feten noch unreif. Unreife Natrium-Kalium-Pumpen behindern die Zelldepolarisation. Hinzu kommt, dass sich die Muskelentspannung durch den langsameren Ausstrom von Kalziumionen aus dem kontraktilen Organ verzögert. Beides verringert die Kontraktionskraft des fetalen Herzens; um trotzdem einen gesteigerten kardialen Bedarf decken zu können, wird sich statt der Kontraktionskraft eher die Herzfrequenz erhöhen. Noch bei der Geburt besteht eine gewisse Unreife des Depolarisations-Repolarisations-Mechanismus. Das ist klinisch besonders bei Säuglingen oder Kleinkindern mit Herzfehlern oder einem erhöhten kardialen Bedarf von Bedeutung. Denn die Unfähigkeit des unreifen Herzens, den steigenden Anforderungen gerecht zu werden, kann zu Herzversagen oder einer Endorgan-Hypoxie führen.

4.3 Anatomie

Das Herz liegt auf dem Centrum tendineum des Zwerchfells. Darunter erstreckt sich das Perikard und strahlt in die Fascia diaphragmatica superior ein (➤ Abb. 4.1). Obwohl manche Autoren diese Insertionen als perikardiale diaphragmale Ligamente bezeichnen, handelt es sich eher um dicke Faszienbänder. Der Herzbeutel (Perikard) besteht aus zwei Teilen: einem Pericardium fibrosum und Pericardium serosum. Das Pericardium fibrosum hüllt das Herz locker ein und ist am Centrum tendineum des Zwerchfells befestigt. Nach oben geht es nahtlos in die Fascia praetrachealis und die Adventitia der großen Gefäße (d.h. Aorta, V. cava superior, A. pulmonalis dextra und sinistra sowie die vier Vv. pulmonales) über. Es setzt am Ringknorpel des Kehlkopfs (Cartilago cricoidea) an und dient als hintere Stützhülle oder -schlinge für die Schilddrüse. Die Vorderseite des Pericardium fibrosum ist über das Lig. sternopericardiacum superius und das Lig. sternopericardiacum inferius mit dem Sternum verbunden, das knorpelig ist und bis in die Zeit zwischen Pubertät und mittlerem Alter aus fünf Teilen besteht.

Das Pericardium serosum ist ein geschlossener Sack innerhalb des Pericardium fibrosum und besteht aus zwei Schichten. Die Lamina visceralis oder das Epikard

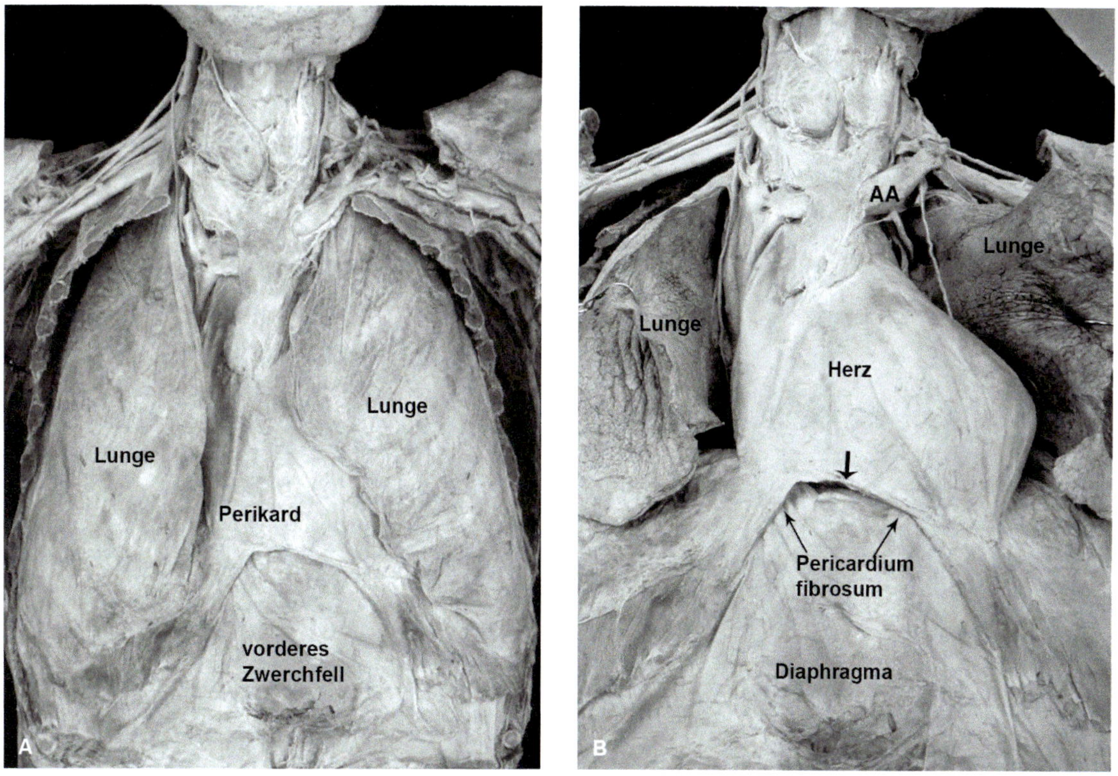

Abb. 4.1 Vorderansicht des eröffneten Thorax. **A** Sternum und Brustkorb wurden entfernt, um die Überlagerung des Herzens durch die Lunge zu zeigen. Hier ist das Perikard erkennbar. **B** In der Nahaufnahme sind die Lungenhälften seitlich angehoben, um das Herz freizulegen. Der mit einem dicken schwarzen Pfeil markierte Spalt unter dem Herz entstand als Artefakt bei der Präparierung. Die dünnen schwarzen Pfeile weisen zu den Randbereichen, in denen das Pericardium fibrosum in die obere Fascia diaphragmatica einstrahlt. AA = Arcus aortae. *[Mit freundlicher Genehmigung der Willard & Carreiro Collection]*

bedeckt das Herz und die großen Blutgefäße und bildet eine Umschlagsfalte auf der Lamina parietalis, die dem Pericardium fibrosum innen anliegt. Die Wandschicht (Lamina parietalis) des Perikards setzt sich in der Adventitia der großen Gefäße (Aorta, V. cava und Pulmonalgefäße) fort (➤ Abb. 4.2). Zwischen den beiden Schichten des Pericardium serosum befindet sich ein schmaler Spaltraum, die Cavitas pericardialis (Herzbeutel- bzw. Perikardhöhle), in der sich nach einer Verletzung, Entzündung oder Infektion Flüssigkeit ansammeln kann. Wenn ihre Menge groß genug ist, um das Herz zu komprimieren, kann es zur Herzbeuteltamponade kommen. Dies ist ein kritischer Zustand, denn das Herz kann aufgrund des enormen Flüssigkeitsdrucks in seiner Umgebung trotz normaler elektrischer Muskelaktivität des Myokards nicht mehr arbeiten. Parietales und fibröses Perikard haften aneinander. Auf der Herzunterseite inseriert das Pericardium fibrosum in die oberflächliche Zwerchfellfaszie, während die Wandschicht (Lamina parietalis) weg zieht und zwischen der Herzunterseite und dem Centrum tendineum des Zwerchfells zu liegen kommt.

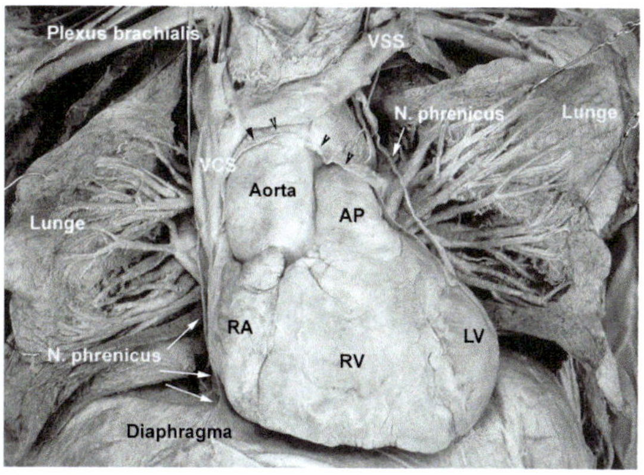

Abb. 4.2 Vorderansicht von Herz und Lunge nach Thorakotomie. Die Lungengefäße wurden freipräpariert. Herzkammern und -gefäße sind beschriftet: Aorta, AP = A. pulmonalis, VCS = V. cava superior, VSS = V. subclavia sinistra, RA = rechter Vorhof, RV und LV = rechter und linker Ventrikel. Seitlich ziehen Äste des N. phrenicus am Herzen entlang; beachten Sie die enge Nachbarschaft. Wegen der großen räumlichen Nähe kann der N. phrenicus bei Herzoperationen mit kontrollierter Hypothermie des Myokards geschädigt werden. Die schwarzen Pfeilspitzen markieren den oberen Schnittrand des Perikards (Lamina parietalis). *[Mit freundlicher Genehmigung der Willard & Carreiro Collection]*

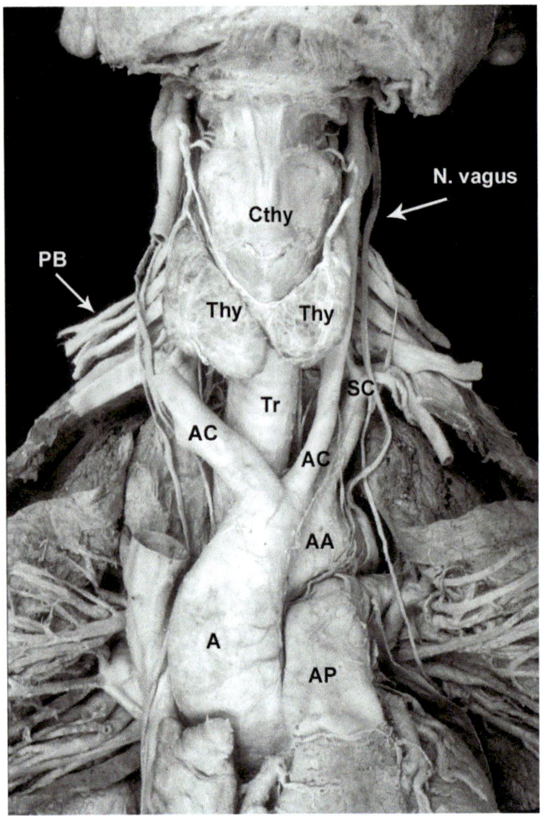

Abb. 4.3 Vorderansicht des Mediastinums und tiefen Halsbereichs. Hier sind die großen Gefäße und ihre Äste (A = Aorta, AA = Arcus aortae, AP = A. pulmonalis, AC = A. carotis, SC = A. subclavia) beschriftet. Auch N. vagus, Trachea (Tr), Schilddrüse (Gl. thyroidea, Thy), Schildknorpel (Cartilago thyroidea, Cthy) und der angeschnittene Plexus brachialis (PB) wurden gekennzeichnet. *[Mit freundlicher Genehmigung der Willard & Carreiro Collection]*

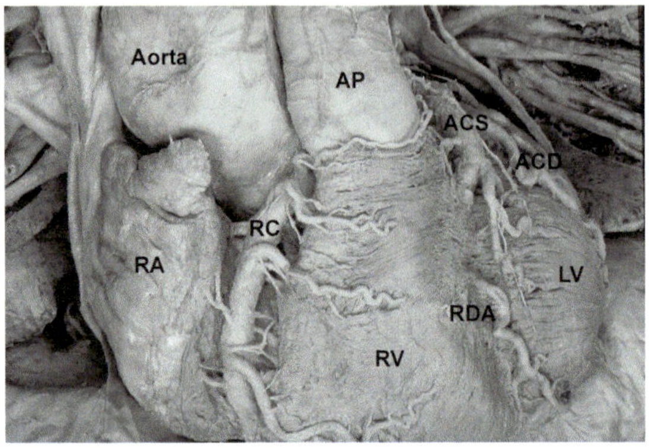

Abb. 4.4 Vorderansicht von Herz und Koronararterien. Die A. coronaria dextra (ACD) durchquert den Sulcus atrioventricularis. Die A. coronaria sinistra (ACS) verzweigt sich in den linksseitigen Ramus circumflexus (RC) und den Ramus descendens anterior (RDA). Hier sind rechter Vorhof (RA), rechter bzw. linker Ventrikel (RV, LV), Aorta und A. pulmonalis (AP) beschriftet. *[Mit freundlicher Genehmigung der Willard & Carreiro Collection]*

Das normale perinatale Herz hat vier „Kammern“ und eine asymmetrische Lagebeziehung zum Sternum. Flankiert vom linken Ventrikel und rechten Vorhof befindet sich der rechte Ventrikel am weitesten anterior, während der linke Vorhof weiter hinten sitzt. Die großen Gefäße steigen vom Herz in den tiefen unteren Halsbereich auf und werden von den tiefen Halsfaszien gehalten (➤ Abb. 4.3). Als Herzkranzgefäße versorgen Äste der Aorta den Herzmuskel. Die rechte und die linke Koronararterie (A. coronaria dextra/sinistra) gehen direkt am Ursprung aus der Aorta (Sinus aortae) ab. Die linke Koronararterie teilt sich in einen Ramus descendens [interventricularis] anterior und einen Ramus circumflexus arteriae coronariae sinistrae auf (➤ Abb. 4.4). Der Ramus descendens anterior verläuft im Sulcus interventricularis und versorgt beide Herzventrikel sowie das Kammerseptum, während der linke Ramus circumflexus nach posterior zieht, um den linken Vorhof zu versorgen. Die rechte Koronararterie, die im Sulcus atrioventricularis verläuft, versorgt den rechten Ventrikel und den rechten Vorhof. Wenn das Herz während der Diastole erschlafft, füllen sich die Gefäße, und das Myokardgewebe wird durchblutet. Das ist sehr wichtig. Denn wenn Herzfrequenz und Kontraktilität zunehmen, verkürzen sich Diastolendauer und Füllungszeit, was zu einer Minderperfusion des Myokards mit erhöhtem Ischämierisiko führt. Dieser Faktor spielt bei Myokardischämie und akutem Herzversagen eine Rolle.

4.4 Übergang vom fetalen zum neonatalen Kreislauf

Der fetale Herzkreislauf läuft in parallelen Schaltkreisen ab. Blutzellen und -plasma fließen entweder in den rechten oder in den linken Ventrikel, aber nicht durch beide hindurch. Über die Plazenta, in der der Gasaustausch stattfindet, tritt sauerstoffreiches (oxygeniertes) Blut in den fetalen Kreislauf über (➤ Abb. 4.5). Das oxygenierte Blut strömt durch die Nabelvene zur fetalen Leber oder über den Ductus venosus in die untere Hohlvene. In der V. cava inferior mischt es sich mit sauerstoffarmem Blut aus den unteren Extremitäten und dem Becken. Dieses gemischte Blut gelangt in den rechten Vorhof und wird von den besonderen Strömungsverhältnissen, die in diesem Bereich herrschen, durch das Foramen ovale in den linken Vorhof geleitet. Von dort fließt es durch den linken Ventrikel in den aufsteigenden Teil (Pars ascendens) der Aorta. Der Blutrückfluss aus dem Kopf- und Oberkörperbereich erfolgt durch die V. cava

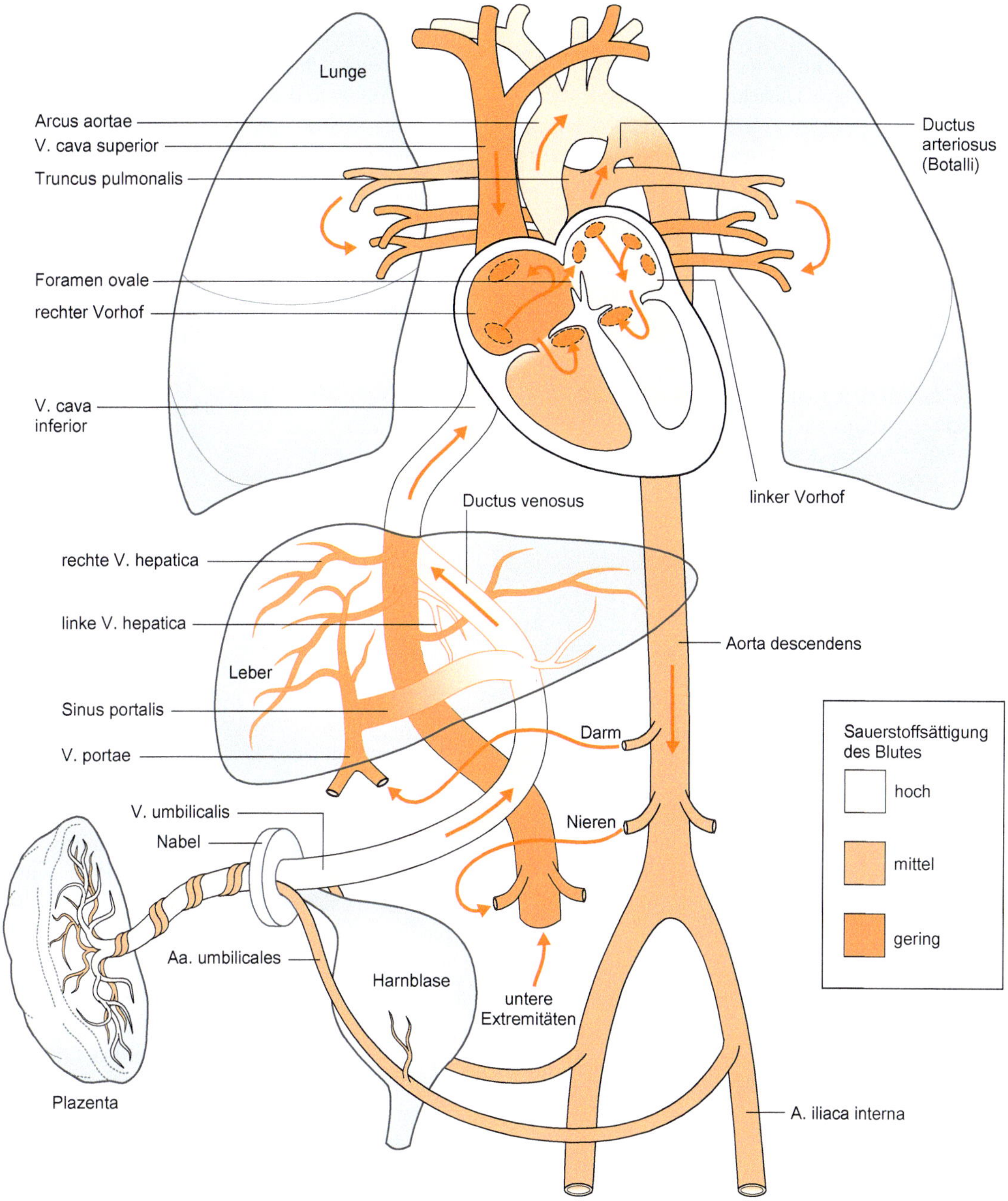

Abb. 4.5 Schematische Darstellung des intrauterinen Blutflusses

superior zum rechten Vorhof und weiter über die Trikuspidalklappe (Valva atrioventricularis dextra) in den rechten Ventrikel. Aus dem rechten Ventrikel fließt das Blut in die Pulmonalarterie ab und wird – wegen des hohen pulmonalen Gefäßwiderstands – in einem Shunt durch den Ductus arteriosus (Botalli) direkt in den absteigenden Teil (Pars descendens) der Aorta umgeleitet. Auf die Weise werden zunächst die unteren Extremitäten, der Bauch- und Beckenbereich durchblutet, bevor das Blut in die Aa. umbilicales übertritt. Kopf und obere Körperhälfte erhalten demnach in der Schwangerschaft stärker oxygeniertes Blut als die untere Körperhälfte.

Nach der Geburt verringert sich der pulmonale Gefäßwiderstand infolge des steigenden arteriellen Sauerstoffpartialdrucks (paO_2), der geringeren Menge an Lungenflüssigkeit und der niedrigeren alveolaren Oberflächenspannung (Näheres dazu ➤ Kap. 5). Deshalb fließt das Blut eher durch die Trikuspidalklappe als durch den

4

Ductus arteriosus. Da sich gleichzeitig der Widerstand in der Körperperipherie (Nachlast) erhöht, besteht ein größerer Widerstand im systemischen als im Lungenkreislauf. Das hat eine Umkehr des Blutflusses durch den Ductus arteriosus zur Folge, bis er schließlich ganz aufhört. Aus dem größeren Blutvolumen im linken Vorhof resultiert ein Druckanstieg, unter dessen Einfluss sich das Foramen ovale verschließt. Anfangs handelt es sich um einen funktionellen, keinen hormonell bedingten Verschluss des Foramen ovale und Ductus arteriosus. Bei gesunden, reifen Neugeborenen verschließt sich der Ductus arteriosus innerhalb von 18 Stunden nach der Geburt. Das Foramen ovale verschließt sich bis etwa zum 3. Lebensmonat, doch bei manchen Menschen kann sein Verschluss auch unvollständig bleiben [Bernstein 2000].

4.5 Herzzyklus

Das postnatale Herz könnte man als vier pumpende Herzkammern (zwei Vorhöfe, zwei Ventrikel) betrachten, deren Kontraktion das Blut vorantreiben soll. Die normale Kontraktion und Relaxation des Herzens findet in der Reihenfolge statt, dass sich die Vorhöfe vor den Ventrikeln kontrahieren. Diese zeitliche Verzögerung fördert den Blutfluss vom kontrahierten Vorhof (hoher Druck) zum entspannten Ventrikel (niedriger Druck). Eine komplette Abfolge von Kontraktion und Erschlaffung beider Vorhöfe und Ventrikel wird als Herzzyklus bezeichnet. Der Herzzyklus umfasst zwei Phasen: Diastole und Systole. Die Diastole ist der Zeitraum, in dem die Ventrikel entspannt sind und sich mit Blut füllen. Während dieser Phase können die Koronargefäße auch das Myokard mit Blut versorgen. Die Systole ist der Zeitraum, in dem sich die Ventrikel kontrahieren, so dass Blut in die Pulmonalarterie und die Aorta „ausgeworfen“ wird. Als Reaktion auf den Druckanstieg in den Ventrikeln kommt es zum Verschluss der Atrioventrikular-(AV-)Klappen während der Systole. Dadurch können sich die Vorhöfe mit Blut aus der V. cava und den Pulmonalvenen füllen. Am Ende der Systole, wenn der intraventrikuläre Druck abfällt und die Ventrikel erschlaffen, führt der Druckanstieg in den Vorhöfen zur Öffnung der AV-Klappen; jetzt fließt Blut aus den Vorhöfen in die erschlafften Ventrikel. Dies markiert den Beginn der Diastole. Auch nachdem sich die Vorhöfe geleert haben, strömt noch Blut aus der V. cava und den Pulmonalgefäßen direkt über die AV-Klappen in die Ventrikel. In der Spätphase der Diastole kontrahieren sich die Vorhöfe, um die Kammern weiter zu füllen. Die Kontraktion der Ventrikel markiert den Beginn der Systole. Wie oben beschrieben, schließen sich die AV-Klappen beim Auftreten der (Ventrikel-)Kontraktionen. Die fortlaufende Kontraktion treibt das Blut im arteriellen System voran. Diese Auswurf- bzw. Ejektionsphase bildet den Abschluss eines Herzzyklus. Der Herzzyklus lässt sich als Herzstromkurve in Form eines Elektrokardiogramms (EKG) wiedergeben. Eine optimale Herzfunktion setzt eine normale elektrische Leitfähigkeit des Myokardgewebes voraus. Dennoch können Funktionsanomalien vorliegen – trotz normaler elektrischer Herzaktivität.

4.6 Herzfunktion

Die Fähigkeit des Herzens, den Anforderungen des Körperstoffwechsels zu genügen, wird als Herz- oder kardiale Funktion bezeichnet. Die Zufuhr von sauerstoffreichem Blut und die Entsorgung zellulärer Abbauprodukte sind lebenswichtig. Bei gesteigertem metabolischem Bedarf wird mehr Sauerstoff benötigt. Das kann bei Stress, Krankheit oder körperlicher Anstrengung der Fall sein. Den vermehrten Sauerstoffbedarf kann der Körper auf zweierlei Weise decken: durch eine höhere Sauerstoffsättigung im Blut (größere O_2-Konzentration in den Alveolen) oder eine gesteigerte Perfusionsrate (stärkere Durchblutung des Gewebes). Die erste Reaktion manifestiert sich als Zunahme der Atemfrequenz, des Atemzugvolumens oder verlängerte Einatmungsphase. Bei der zweiten Reaktion kommt es zum Anstieg der Herzfrequenz oder des Schlagvolumens. Das Herzschlagvolumen entspricht der während der Systole aus dem Ventrikel ausgeworfenen Blutmenge, die von der Kontraktionskraft und dem Füllungsvolumen der Herzkammern abhängt. Um einen erhöhten körperlichen Bedarf zu decken, kann das Schlagvolumen des reifen Herzens gesteigert werden. Die unreifen Natrium-Kalium-Pumpen von Neugeborenen schränken allerdings die kontraktile Kraft des Herzens ein.

Die Herzfunktion wird vom Füllungsvolumen (Vorlast), Gefäßwiderstand (Nachlast) und der myokardialen Kontraktilität beeinflusst. Vorlast (preload) oder Füllungsdruck bezieht sich auf die Blutmenge, die in die Kammern strömt und die bei restriktiven Kardiomyopathien, Klappenstenosen, Klappeninsuffizienz und venöser Atresie verringert ist. Nachlast (afterload) bezieht sich auf den Gegendruck bzw. die Kraft, mit der sich das Herz kontrahieren muss, um das Blut in den Kreislauf zu pumpen. Sie wird vom Muskeltonus der Gefäße und deren Dehnbarkeit, mit der sie sich an den Blutfluss anpassen können, reguliert. Die Herzfunktion lässt sich als Herzzeitvolumen oder kardialer Output (durch Lunge und Aorta zirkulierendes Blutvolumen) ausdrücken, das von einer effektiven und synchronisierten Kontraktion des Myokards und vom Füllungsvolumen der Vorhöfe und Ventrikel bestimmt wird.

Durch eine Herzkatheterisierung kann die kardiale Funktion direkt gemessen werden. Über ein großes peripheres Blutgefäß wird dabei ein Katheter in die rechte und linke Herzhälfte vorgeschoben. So lassen sich hämodynamische Parameter und der Gefäßwiderstand genau bestimmen. Die Herzkatheterisierung gilt als wichtiges Messinstrument zur Untersuchung der Herzfunktion und wird von vielen Ärzten als diagnostischer Goldstandard angesehen. Indirekt lässt sich das Herzzeitvolumen auch mit der Thermodilutionsmethode ermitteln. Dazu wird ein Katheter mit Temperaturfühler an der Spitze (Swan-Ganz-Katheter) in die Pulmonalarterie eingeführt. Nach der Injektion von normaler Kochsalzlösung in die V. cava, durch die sich die Bluttemperatur verändert, kann anhand des Temperaturunterschieds an der Katheterspitze (in der A. pulmonalis) das Herzzeitvolumen errechnet werden. Zusätzlich kann ein weiterer Parameter der Herzfunktion bestimmt werden, nämlich der pulmonal-kapilläre Verschlussdruck (pulmonary capillary wedge pressure, PCWP) oder kurz Wedge-Druck. Um den Swan-Ganz-Katheter in der Pulmonalarterie zu „verkeilen" (wedging), wird ein kleiner Ballon am distalen Katheterende entfaltet und mit einem Druckfühler an der Ballonspitze der pulmonale Gefäßdruck ermittelt. Weitere Untersuchungsmethoden zur Bestimmung der Herzfunktion sind Echokardiografie und Belastungstests. Ein EKG gibt Hinweise auf die Aktivität und Leitung der Herzströme. Informationen zur Herzstruktur und -funktion lassen sich auch durch eine Magnetresonanztomografie (MRT) – im statischen oder dynamischen Modus – gewinnen.

4.7 Angeborene Herzerkrankungen

In der pädiatrischen Patientengruppe sind die meisten kardialen Erkrankungen ätiologisch auf angeborene Herzfehler zurückzuführen. Die Gründe dafür sind allerdings noch unklar. Es spricht einiges dafür, dass genetische, Umwelt-, teratogene und mütterliche Einflüsse eine Rolle spielen [Crawford et al. 1988, Gillum 1994]. Angeborene Herzerkrankungen können als zyanotisch oder azyanotisch klassifiziert werden. Pathologen und Kliniker verwenden diese Terminologie in leicht unterschiedlicher Bedeutung. Während Pädiater und andere Kliniker ihre Einteilung kindlicher Herzerkrankungen auf das Leitsymptom Zyanose (oder etwas anderes) stützen, definieren Pathologen eine angeborene zyanotische Herzerkrankung als Herzfehler mit Shuntbildung und eine azyanotische Erkrankung als kardiale Obstruktion. Trotz großer Ähnlichkeit der beiden Definitionen verwenden wir die Begriffe hier eher im klinischen als im pathologischen Sinne.

Eine zyanotische Herzerkrankung tritt auf, wenn unzureichend oxygeniertes Blut in den systemischen Kreislauf gelangt, so dass der Stoffwechselbedarf der Gewebe nicht gedeckt wird. Umgekehrt strömt bei einer azyanotischen Herzerkrankung zwar ausreichend mit Sauerstoff gesättigtes Blut im Körper, doch die Menge oder Fließrate ist deutlich reduziert. Auch bei Patienten mit azyanotischer Herzerkrankung kann sich schließlich noch eine Zyanose entwickeln, wobei es sich dann gewöhnlich um eine Folgekomplikation des initialen Herzfehlers handelt.

4.7.1 Zyanotische Herzfehler

Kennzeichnend für zyanotische Herzerkrankungen oder Herzfehler ist eine anomale Verbindung zwischen den Kammern und/oder innerhalb des kardialen Systems. Pathologisch lässt sich eine weitere Unterteilung in früh oder spät auftretende Zyanosen vornehmen. Eine Zyanose manifestiert sich schon früh, wenn ein Rechts-Links-Shunt im Herzkreislauf vorliegt, so dass sauerstoffarmes Blut unter Umgehung der Lunge in den Körper gelangt. Mit anderen Worten: Das Blut fließt von der rechten zur linken Herzhälfte, ohne in den Lungenkreislauf überzutreten. Das ist ähnlich wie im intrauterinen Kreislauf. Von der Defektgröße hängt es ab, wie schwer die Symptome sind und wie rasch sie sich zeigen. Sowohl eine Fallot-Tetralogie als auch eine Transposition der großen Arterien (TGA), eine Trikuspidalatresie und ein persistierender Truncus arteriosus communis sind Beispiele eines früh manifesten zyanotischen Herzfehlers. In jedem dieser Fälle ist ein Rechts-Links-Shunt vorhanden, dessen klinische Zeichen sich schon bald nach der Geburt entwickeln. Bei den genannten angeborenen zyanotischen Herzfehlern ist eine Korrekturoperation unumgänglich. Die letzteren drei Formen werden unmittelbar nach der Diagnosestellung operiert, weil ein Hinauszögern des Eingriffs riskanter als die Operationsrisiken wäre. Bei einer Fallot-Tetralogie mit mild ausgeprägter Zyanose darf der Eingriff für kurze Zeit verschoben werden.

Obwohl sie relativ selten vorkommt, ist eine Fallot-Tetralogie doch die häufigste Form eines zyanotischen Herzfehlers bei Kindern (ca. 6% der Patienten). Sie umfasst vier Anomalien: einen Ventrikelseptumdefekt (VSD), eine Pulmonalatresie, eine „reitende" Aorta, die den hohen VSD überlagert, und eine rechtsventrikuläre Hypertrophie (als typische Folge der veränderten Hämodynamik im Herzen). Kinder mit diesem Herzfehler haben zudem eine höhere Inzidenz begleitender extrakardialer Fehlbildungen. Bei der Fallot-Tetralogie wird in den rechten Ventrikel einströmendes Blut in einem Shunt zum linken Ventrikel und/oder in die „reitende" Aorta umgeleitet. Die Symptomatik richtet sich nach dem Schweregrad der Pulmonalatresie. Da der Gefäßwiderstand im Truncus pulmonalis zunimmt, wird mehr Blut in Richtung des niedrigeren Drucks im Ventrikelseptumdefekt oder der Aorta fließen. Die Zyanose macht sich gewöhnlich bei Aktivitäten wie Schreien oder Füttern bemerkbar. Wenn nur kleine Defekte und ausgeglichene Druckverhältnisse vorliegen, treten möglicherweise erst Symptome auf, sobald das Kleinkind laufen lernt und das Herz mehr leisten muss. In dem Fall berichten die Eltern häufig, dass ihr Kind beim Spielen eine Hockstellung („squatting baby") einnimmt, sich dann wieder aufrichtet, um die Aktivität für kurze Zeit fortzusetzen, und sich dann erneut hinhockt. Durch die Hockstellung erhöht sich der Gefäßwiderstand in den Beinen, was dazu führt, dass das Blut zu den lebenswichtigen Organen umgeleitet wird.

Ein anderes Beispiel für angeborene zyanotische Herzfehler ist die Transposition der großen Arterien (TGA), bei der die großen Herzgefäße vom falschen Ventrikel abgehen – die Aorta vom rechten und die Pulmonalarterie vom linken Ventrikel. Vor der Geburt kann oxygeniertes Blut durch den Ductus arteriosus hindurchfließen, doch nach der Geburt ist eine solche Anordnung nicht mit dem Leben vereinbar. Bei diesen Kindern liegt in der Regel ein Vorhofseptumdefekt (atrial septal defect, ASD), ein offenes Foramen ovale und ein offener bzw. persistierender Ductus arteriosus (PDA) vor. Sobald sich der Ductus arteriosus verschließt, entwickelt sich eine schwere Zyanose. Vor der Einführung moderner herzchirurgischer Korrektureingriffe starben 90% der Kinder mit einer TGA im ersten Lebensjahr.

Eine dritte Form eines angeborenen zyanotischen Herzfehlers ist ein Truncus arteriosus communis, bei dem Aorta und Pulmonalarterie nicht voneinander getrennt sind, so dass Blut aus dem rechten und linken Ventrikel in dieselbe Gefäßstruktur eingespeist wird. In dem Fall tritt relativ früh eine Zyanose auf; die Korrekturoperation muss im frühen Säuglingsalter erfolgen. Schließlich kann sich auch eine Trikuspidalatresie als Zyanose manifestieren; wie die anderen Herzfehler bedarf sie einer frühzeitigen operativen Korrektur.

Bei zyanotischen Herzfehlern ist das Gewebe möglicherweise normal durchblutet, doch die Sauerstoffkonzentration im Blut reicht nicht aus. Anders ausgedrückt: Wenn ein Rechts-Links-Shunt besteht, werden sämtliche Bemühungen des linken Ventrikels, den körperlichen Anforderungen zu genügen, dadurch unterminiert, dass das gesamte Blutvolumen, das in den Kreislauf hineingepumpt wird, eine zu geringe Sauerstoffsättigung aufweist. Sobald sich der metabolische Bedarf des Gewebes erhöht, muss der linke Ventrikel kompensatorisch sein Schlagvolumen und die -frequenz steigern. Schafft er es trotzdem nicht, den Bedarf zu decken, wird das Gewebe hypoxisch – und es entwickeln sich alle Komplikationen, die mit einer chronischen Hypoxie einhergehen. Dies manifestiert sich mit Trommelschlegelfingern und Nierenversagen als den Zeichen einer ungenügenden Endorganperfusion.

4.7.2 Azyanotische Herzfehler

Obwohl sie normalerweise erst später in Erscheinung tritt, kann sich eine azyanotische Herzerkrankung genauso schädlich auf die kindliche Gesundheit auswirken wie ihr zyanotisches Pendant. Azyanotische Herzfehler schließen in typischen Fällen einen angeborenen Links-Rechts-Shunt ein. So fließt mit Sauerstoff angereichertes Blut zurück in den Lungenkreislauf, und die Gesamtblutmenge im Körperkreislauf verringert sich. Im Neugeborenenalter bleiben Links-Rechts-Shunts gewöhnlich stumm. Das liegt vermutlich daran, dass der immer noch hohe Druck in der rechten Herzhälfte den Blutfluss von links nach rechts begrenzt und ein Neugeborenes nur einen relativ geringen Sauerstoffbedarf hat. In den ersten Lebensmonaten findet eine ausgedehnte Umformung der Lungenalveolen und -kapillaren statt, durch die der pulmonale Gefäßwiderstand sinkt. Der Druck in der rechten Herzhälfte wird niedriger als in der linken, was den Links-Rechts-Shunt verstärkt. In dieser Situation wird es zu einer kompensatorischen Zunahme des Herzzeitvolumens kommen – durch ein größeres Schlagvolumen und eine höhere Frequenz. Unter dem ständigen Rückfluss steigt allerdings der Druck in der rechten Herzhälfte am Ende doch an und verursacht eine rechtsventrikuläre Hypertrophie und pulmonale Hypertonie. Da der Druck in der rechten jetzt den Druck in der linken Herzhälfte übersteigt, wird das Blut unter Umgehung des Lungenkreislaufs von rechts nach links zurückgedrängt. Bis eine azyanotische Herzerkrankung symptomatisch wird, kann in der Zwischenzeit bereits eine bleibende Schädigung des Herz-Kreislauf-Systems eingetreten sein. Dennoch gibt es Formen azyanotischer Herzfehler, die jahrelang ohne Komplikationen weiterbestehen. Das trifft im Allgemeinen auf kleine Defekte zu, die den pulmonalen Gefäßwiderstand nicht beeinträchtigen.

Zu den häufigsten azyanotischen Herzerkrankungen gehören Ventrikelseptumdefekt (VSD), Vorhofseptumdefekt (ASD) und ein persistierender Ductus arteriosus (PDA). Von diesen drei Formen ist ein VSD die häufigste und überhaupt der häufigste angeborene Herzfehler. Bei einem VSD tritt gewöhnlich links-parasternal ein hartes, lautes, holosystolisches Geräusch auf, dessen Intensität von der Defektgröße und den intrakardialen Drücken abhängt. Größe und Lage eines VSD sind variabel; die Größe schwankt zwischen kleinen Löchern („Fenster") und völlig fehlender Kammerscheidewand, und der Defekt kann sich im membranösen oder muskulären Teil des Kammerseptums befinden. Rund 30–70% der Defekte verschließen sich spontan in den ersten drei Lebensjahren. Bei muskulären Defekten scheint es häufiger zum Spontanverschluss zu kommen. Auf den Spontanverlauf haben die Defektgröße und der Druck im Lungenkreislauf allerdings größeren Einfluss als die Lokalisation des VSD. Kleine Ventrikelseptumdefekte bleiben gelegentlich ein Leben lang ohne unerwünschte Folgen. Erste Anzeichen eines Rechts-Links-Shunts oder einer pulmonalen Hypertonie erfordern jedoch sofortige ärztliche Maßnahmen.

Kleine Vorhofseptumdefekte (unter 1 cm) werden tendenziell gut toleriert und sind oft asymptomatisch. Bei größeren Defekten besteht die Gefahr, dass sich ein Rechts-Links-Shunt entwickelt. Der weitere Verlauf eines ASD wird von der Anpassungsfähigkeit der Ventrikel und Klappen beeinflusst. Während restriktive oder obstruktive Veränderungen an Linksherzstrukturen einen Links-Rechts-Shunt begünstigen, können restriktive Veränderungen am rechten Ventrikel, an der Trikuspidal- oder Pulmonalklappe einen Rechts-Links-Shunt fördern.

Wenn sich der Ductus arteriosus (Botalli) in der Postnatalperiode nicht verschließt, sondern offen (patent) bleibt, liegt ein PDA vor. Dieser Herzfehler kann auf Unreife (Frühgeburt), Nichtansprechen auf Prostaglandine, chronische Hypoxie oder einen intrauterinen Kontakt mit bestimmten Viren zurückführbar sein. Bei einem PDA fließt Blut aus der Aorta in einem Links-Rechts-Shunt zurück in die Pulmonalarterie. Ein PDA geht mit einem maschinenartigen Rumpelgeräusch einher, das sich während des gesamten Herzzyklus über dem 2. und 3. Interkostalraum links auskultieren lässt. Dies ist mit einer erhöhten Ventrikelbelastung und oft auch mit hüpfenden Pulsen verbunden. Am Ende steigt der pulmonale Gefäßdruck an, was die Entwicklung einer Hypertonie und eines Rechts-Links-Shunts nach sich zieht. Falls nur ein PDA ohne Begleitkomplikationen vorliegt, empfiehlt sich ein unverzüglicher Verschluss. Das lässt sich üblicherweise durch die Anwendung eines Prostaglandinsynthesehemmers wie Indometacin erreichen. Obwohl sich die Arzneimitteltherapie als risikoarme (low risk) Behandlungsoption anbietet, muss notfalls doch eine Korrekturoperation durchgeführt werden.

Bei azyanotischen Herzfehlern wird das Blut ausreichend oxygeniert, aber in zu geringer Gesamtmenge zu den Geweben transportiert. Deshalb muss die Durchblutung des Gewebes mit dem verfügbaren sauerstoffreichen Blut verbessert werden. Gewebe-pH und interstitieller Flüssigkeitsdruck beeinflussen die O_2-Diffusionsfähigkeit im Gewebe. Ödeme, die den interstitiellen Druck erhöhen, können die O_2-Diffusion beeinträchtigen. Das Niederdrucksystem der Venen- und Lymphstrukturen spielt eine wichtige Rolle für die Aufrechterhaltung des Flüssigkeitsdrucks im Interstitium. Faktoren wie venöse Stauungen, Faszienrestriktion, Gliedmaßenruhigstellung, Lymphödeme sowie Muskelpumpen- und Lymphgefäßfunktionsstörungen können sich auf die interstitielle Flüssigkeitsbewegung auswirken.

4.8 Niederdrucksystem

Im osteopathischen Kreislaufkonzept besteht das Niederdrucksystem des Körpers aus dem Venen- und Lymphsystem. Es sorgt für die Aufrechterhaltung der Homöostase innerhalb des Zellmilieus, indem zelluläre Abbau- und Entzündungsprodukte, Fremdpartikel sowie feste und flüssige Extravasate aus den Blutgefäßen über dieses System abtransportiert werden. Hinzu kommt, dass die O_2-Diffusionskapazität im Gewebe vom Gewebe-pH und vom interstitiellen Flüssigkeitsdruck abhängt, die beide wiederum von der Lymphfunktion beeinflusst werden. Lymphkapillaren resorbieren die meiste Flüssigkeit, die aus Blutgefäßen austritt (Extravasate). Trotz gewisser Unterschiede zwischen einzelnen Gewebearten sind die terminalen Lymphgefäße im Wesentlichen einzellige Lymphkapillarbetten. Von jeder dieser Zellen erstrecken sich Ankerfilamente ins umgebende Interstitium. Bei Arterienpulsen, Atem- oder grobmotorischen Bewegungen im Interstitium bewegen sich die Ankerfilamente mit, was auf die Lagebeziehung der Endothelzellen zurückwirkt. So entstehen Lücken im Wandendothel der Lymphkapillaren, durch die flüssige und feste Partikel in die Gefäße hineinströmen. Nach der Aufnahme in ein terminales Lymphgefäß befördern äußere Kräfte wie die Muskel- und Faszienbewegungen, das Pulsieren benachbarter Arterien und die Atembewegungen die Lymphflüssigkeit und Partikel weiter voran. In den Sammelgefäßen befinden sich überall Semilunarklappen, die einen retrograden Lymphfluss verhindern. Wenn die Lymphe schließlich im Lymphstamm angelangt ist, wird sie durch sympathisch vermittelte glattmuskuläre Wandkontraktionen des Truncus lymphaticus (Peristaltik) vorwärtsbewegt.

Nach der osteopathischen Theorie haben Niederdruck- und Atmungssystem eng verwandte Funktionen, die im Atem-Kreislauf- bzw. respiratorisch-zirkulatorischen Modell als strukturell-funktionelle Beziehungen beschrieben werden. Mehrere Studien stützen die Auffassung, dass die Atmung eine Rolle für die Physiologie des Niederdrucksystems spielt. In den Lymphkapillaren lassen sich zwei Druckschwankungsmuster beobachten: rhythmische Wellen mit flacher Amplitude, deren Frequenz mit den Atembewegungen des Thorax übereinstimmt, und spontane, unregelmäßige, niederfrequente Wellen mit größerer Amplitude. Während atemsynchrone Wellen bei Lymphödempatienten genauso häufig wie bei Kontrollpersonen auftraten, fand sich eine höhere Prävalenz niederfrequenter Wellen in der Patienten- als in der Kontrollgruppe [Wen et al. 1994]. Die Untersucher vertraten die Hypothese, dass bei primären Lymphödemen eine erhebliche Lymphmenge in kleinkalibrige Lymphgefäße mit hohem Gefäßwiderstand abfließt und zu einer mikrovaskulären Hypertonie führt. Diese verstärkt wiederum die Kontraktionen der wenigen erhalten gebliebenen großen proximalen Sammelgefäße – ein Mechanismus, der die steigende Prävalenz spontaner niederfrequenter Druckschwankungen mit hoher Amplitude in den kleinsten Lymphgefäßen erklären könnte [Wen et al. 1994].

In den Lymphgefäßen werden Flüssigkeiten durch äußere Massage, inhärente Peristaltik oder wechselnde Druckgradienten bewegt. Für die Flüssigkeitsbewegung in Venen und großen Lymphbahnen der Extremitäten ist eine äußere Massage verantwortlich. Durch Kontraktionen der umgebenden Muskeln und Faszienbewegungen werden diese Gefäße komprimiert. Eindirektionale Klappen leiten die Flüssigkeit von den Kapillaren weg zum proximalen Ende der Gliedmaßen. In größeren Lymphgefäßen gibt es eine peristaltische Bewegung, doch in den kleineren Lymphgefäßen beruht die Bewegung auf denselben Mechanismen wie in kleinen Venen. Im Becken-, Bauch- und Brustraum kann die Flüssigkeitsbewegung nicht durch äußere Massage bewirkt werden. In diesen Bereichen unterstützen Druckgradienten den Rückfluss von Lymphe und venösem Blut. Zahlreiche Lakunen auf der abdominalen Zwerchfelloberfläche nehmen Flüssigkeit aus der Bauchhöhle auf, wobei Zwerchfellkontraktionen die Resorptionsrate steigern. Im Alveolarbereich erfolgt die Ableitung über das pulmonale Lymphsystem. Atemdrücke und -bewegungen sind für mehr als 50% des Lymphabflusses im Thorax verantwortlich. Um den für den Lymph- und venösen Rückfluss notwendigen Druck zu erzeugen, müssen die Atemexkursionen ausreichend sein, vor allem wenn Infektionen oder Entzündungen vorliegen. Das ist besonders wichtig beim Säugling, der noch keine reife Atmungsfunktion besitzt, und beim schwerkranken Kind, das möglicherweise den gesteigerten metabolischen Gewebebedarf nicht decken kann.

In einer Versuchsreihe wurden Faktoren, die den Blutfluss in den Hauptvenen beeinflussen, sowie Veränderungen der Druck- und Strömungswerte in der V. cava, der V. portae hepatis und den Vv. hepaticae simultan aufgezeichnet und zu den Atemzyklusphasen in Beziehung gesetzt [Rabinovici & Navot 1980]. Obwohl die Experimente an Kaninchen durchgeführt wurden, liefern sie doch interessante Informationen. In der V. cava scheint rund um das Zwerchfell ein asymmetrischer Druckgradient mit größeren Druckunterschieden im thorakalen Segment zu existieren. In der V. portae hepatis gibt es keinen Druckgradienten und in den Vv. hepaticae einen starken Gradienten zum kavalen Endabschnitt hin. Während des Atemzyklus ließen sich Blutflussschwankungen feststellen. Die Drücke in der Pfortader, den Lebervenen und im abdominalen Teil der V. cava waren positiv, aber ungleichmäßig verteilt. Über dem Zwerchfell überwog ein negativer Druck in der V. cava. Die Verteilung der (positiven/negativen) Druck- und Durchflusswerte in diesen Venen und ihre Anpassung an den Atemzyklus lassen vermuten, dass die einzelnen Komponenten und Segmente unterschiedliche Funktionen im Rahmen des venösen Rückflusses erfüllen, die von der Atmung und Herzaktivität koordiniert werden [Rabinovici & Navot 1980]. Maximale Druck- und Durchflusswerte in der Pfortader und den Vv. hepaticae gingen mit Tiefstwerten in der V. cava einher und waren eng mit der Atmung verbunden. Durch Anwenden des Valsalva-Manövers verdoppelte sich der Pfortaderdruck und durch Hustenstöße vervierfachte er sich [Burchardt & Bertheussen 1979]. Nach Auffassung von

Franzeck et al. [1996] ist der mittlere Lymphkapillardruck im Sitzen deutlich höher als im Liegen. In Rückenlage sind venöser und Lymphdruck praktisch gleich hoch, doch im Sitzen steigt der Lymphdruck stärker an als der venöse Druck. Dieser Druckanstieg kann durch die unterbrochene Flüssigkeitssäule im Lymphsystem und eine verstärkte orthostatische Kontraktilität der Sammel- und zuführenden Lymphgefäße bedingt sein. Spontane niederfrequente Druckschwankungen traten in 89% der Messungen im Sitzen auf, und somit signifikant häufiger als in Rückenlage. Das legt die Vermutung nahe, dass sich die intrinsische Kontraktilität der Sammel- und zuführenden Lymphgefäße in abhängiger Position verstärkt. Dieser Mechanismus dürfte in erster Linie dafür sorgen, dass auch beim Stillsitzen, wenn die extrinsische Wadenmuskelpumpe nicht aktiv ist, Lymphe aus der Peripherie zum Ductus thoracicus befördert wird [Franzeck et al. 1996].

Mit dem als PEEP (**p**ositive **e**nd-**e**xpiratory **p**ressure) bezeichneten Druck in den Luftwegen am Ende der Ausatmungsphase lässt sich das Residualvolumen der Lungen bestimmen. Eine positive endexspiratorische Druckbeatmung ist eine wichtige Komponente der künstlichen (assistierten) Beatmung. Sie kann die Oxygenierung verbessern, und zwar durch eine höhere funktionelle Residualkapazität, ein günstigeres Ventilations-Perfusions-Verhältnis und eine größere Lungencompliance. Eine PEEP-Beatmung ist besonders beim Atemnotsyndrom von Frühgeborenen und in Fällen von Beinahe-Ertrinken wichtig. Es kann allerdings auch Komplikationen geben. Durch den zur Aufrechterhaltung des PEEP notwendigen Druck kann sich der Gefäßwiderstand in der Lunge erhöhen, das kardiale Füllungsvolumen sinken und ein interstitielles Lungenemphysem verursacht werden. Nach Brienza et al. [1995] verringert sich der gesamte venöse Rückfluss durch die PEEP-Beatmung. Bei dieser Reaktion spielt vermutlich die Leber eine wichtige Rolle, weil sich entweder ein höherer venöser Widerstand entwickelt oder der retrograde Druck im Ausflusstrakt der Leber ansteigt. Demzufolge kann eine PEEP-Beatmung sowohl die Sauerstoffzufuhr beeinträchtigen als auch zur vermehrten Ödembildung durch Venen- und Lymphstaus im Gewebe beitragen, was in beiden Fällen eine Mehrbelastung für das Herz bedeutet. Zudem kommt es durch die PEEP-Beatmung zu einer selektiven Verminderung der Flussrate in der A. hepatica [Brienza et al. 1995]. Das kann sich auf den Stoffwechsel in der Leber (Abbau von Bilirubin und Bereitstellung von Glukose) auswirken. Letzteres kann sich gerade bei kranken Kindern mit einem gesteigerten Metabolisierungsbedarf als sehr wichtig herausstellen.

4.9 Klinische Unterschiede bei Kindern

Herzfrequenz, Herzrhythmus, Herztöne und Blutdruck sind entscheidende Kriterien der Herzuntersuchung. Was als Normalbereich der einzelnen Parameter angesehen wird, verändert sich von der Geburt bis zur Pubertät. Für die klinische Diagnostik kann sich das Verständnis solcher Veränderungen als hilfreich erweisen. Aufgrund von Veränderungen der Muskelkontraktilität und der Natrium-Kalium-Pumpen variiert die kardiale Kontraktionsrate innerhalb der ersten Lebensdekade (➤ Tab. 4.1). Bei Fieber, schwerer Anämie, Hypoxie, Hyperthyreose, Myokarditis und Kawasaki-Syndrom erhöht sich die kindliche Herzfrequenz im Allgemeinen. Als Tachykardie gilt definitionsgemäß eine Herzfrequenz von 150–200 Schlägen/min bei Säuglingen und 100–150 Schlägen/min bei älteren Kindern. Wenn eine Tachykardie länger als 24 Stunden andauert, entwickeln Säuglinge eine kongestive (Stauungs-)Insuffizienz. Eine Bradykardie kann bei Kindern mit schweren systemischen Erkrankungen, Azidose, einem intrakraniellen Druckanstieg, Hypothyreose und Anorexia nervosa assoziiert sein. Eine Neugeborenen-Bradykardie, die mit Asphyxie einhergeht, ist Zeichen einer Funktionsschwäche und einer ungünstigen Prognose.

Der Herzrhythmus ist die zweite Komponente der Herzuntersuchung, die im Kindesalter Unterschiede aufweist. Bei Kindern unter drei Jahren kann eine Sinusarrhythmie einen Normalbefund darstellen. Ihr Puls beschleunigt sich beim Einatmen und wird beim Ausatmen wieder langsamer. Gelegentlich können asymptomatische Befunde wie ausfallende Schläge (dropped beats) oder verfrühte Kontraktionen auftreten. Eine Aortenisthmusstenose bzw. Coarctatio aortae geht mit fehlenden oder schwachen Femoralispulsen einher. Werden Radialis- und Femoralispuls gleichzeitig palpiert, lässt

Tab. 4.1 Normalbereich und mittlere Herzfrequenz von Kindern

Alter	Normalbereich der Herzfrequenz (Schläge/min)	mittlere Herzfrequenz (Schläge/min)
Neugeborenes	70–190	125
1. Lebensjahr	80–160	120
2. Lebensjahr	80–130	115
4. Lebensjahr	80–120	110
6. Lebensjahr	75–120	100
8. Lebensjahr	70–110	90
10. Lebensjahr	70–110	90

4

sich femoral möglicherweise eine leichte Verspätung der Pulswelle tasten. Ein Arterienpuls, der sich bei der Einatmung abschwächt oder verschwindet, wird als Pulsus paradoxus bezeichnet und kann mit schwerem Asthma, intraperikardialem Druckanstieg, einem Pneumothorax oder Pleuraerguss assoziiert sein.

Wie bei Erwachsenen werden Herztöne und vor allem Herzgeräusche anhand ihrer Fortleitung, Qualität, Tonhöhe, Lautstärke, Dauer und des Zeitpunkts ihres Auftretens im Herzzyklus beschrieben. Ihr Klangcharakter (Qualität) kann knallend oder pfeifend, dumpf oder grollend, kratzend oder krächzend sein. Die Intensität von Herzgeräuschen reicht von kaum hörbarer Lautstärke (Grad 1), über einen ohne Stethoskop hörbaren Grad 5 bis zu einem tastbaren Schwirren (Grad 6). Intensität und Qualität der Herzgeräusche werden vom Durchflussvolumen beeinflusst. Nimmt das Herzzeitvolumen durch Fieber, Anstrengung, Angst oder Anämie zu, können sich Herzgeräusche verstärken, während sie bei kräftigen Schrei-Episoden manchmal verschwinden. Herzgeräusche können systolisch oder präsystolisch sein. Holosystolische, also über den ganzen Herzzyklus andauernde Herzgeräusche lassen sich oft auf eine organische Schädigung zurückführen. So geht ein VSD gewöhnlich mit einem rauen, weit fortgeleiteten, holosystolischen Herzgeräusch 3./4. Grades im linken Parasternalbereich einher. Ein PDA ruft ein raues maschinenartiges, über den gesamten Herzzyklus im 2./3. Interkostalraum (ICR) links hörbares Rumpelgeräusch hervor. Das typisch hohe holosystolische Geräusch 3. Grades bei einer Mitralinsuffizienz ist am besten im Bereich der Herzspitze während der Ausatmung hörbar. Eine Aortenstenose führt zu einem rauen, sehr lauten, systolischen Austreibungsgeräusch mit einem Crescendo-Decrescendo-Muster, das am besten im 2. ICR rechts zu hören ist. Häufig kommt es auch zu Aorten-„Clicks" und einem systolischen Schwirren.

Als vierte Komponente umfasst eine Herzuntersuchung die Blutdruckmessung. Abhängig von Körpergröße (Längenperzentile) und Geschlecht des Kindes variieren die Blutdruckwerte (➤ Tab. 4.2). Aus unbekannten Gründen ist der Blutdruck von Mädchen im Allgemeinen ca. 5 mmHg höher als bei Jungen.

Tab. 4.2 Blutdruckwerte (in mmHg) von Kindern

Alter (Jahre)	männlich	weiblich
1	94/50–102/55	97/53–104/56
5	104/65–112/69	107/65–109/69
8	107/71–116/78	112/74–118/78
10	110/73–119/78	116/77–122/80
14	120/76–128/80	123/81–130/85
17	126/83–132/86	132/85–140/89

Als weitere kardiovaskuläre Parameter werden Pulse, viszerosomatische Reflexe, kapillare Füllungszeit und chronische Hypoxie-Anzeichen untersucht. In allen vier Extremitäten sollten seitengleiche Pulse nachzuweisen sein. Bei einer Aortenisthmusstenose oder Coarctatio aortae sind keine oder lediglich schwache Femoralispulse tastbar. Im Vergleich zum Radialispuls treten sie vielleicht auch mit Verspätung auf. Als viszerosomatischer Reflex kann ein paraspinaler Muskelspasmus in Höhe von Th3–Th6 aus einer Myokardverletzung oder -überlastung herrühren. Eine zeitlich verzögerte Kapillarfüllung deutet möglicherweise auf eine Anämie oder ein Strömungshindernis hin. Kinder mit chronischen Herzerkrankungen haben oft Trommelschlägelfinger oder -zehen. Noch häufiger lässt sich allerdings eine Wachstums- und Entwicklungsretardierung bei ihnen beobachten. Deshalb sollte bei kindlichen Gedeihstörungen, kleiner Körpergröße, angeborenen Knochendefekten oder Entwicklungsverzögerungen immer auch an eine kardiovaskuläre Erkrankung gedacht werden.

4.10 Zusammenfassung

In den ersten Lebenstagen vollzieht sich eine enorme strukturelle Veränderung des Herz-Kreislauf-Systems, und seine funktionellen Veränderungen dauern noch das ganze erste Lebensjahr hindurch an. Wenngleich Operation und medikamentöse Behandlung die Therapie der Wahl bei angeborenen Herzfehlern sind, bedeutet ein ganzheitlicher Ansatz, sie durch Maßnahmen zu ergänzen, die vor, während und nach der definitiven Versorgung der Patienten eine optimale kardiovaskuläre Funktion fördern und unterstützen können.

QUELLEN

Bernstein D. The cardiovascular system. In: Behran R. E., Kliegman R. M., Jenson H. B. et al. (Hrsg.) Textbook of pediatrics. WB Saunders, Philadelphia 2000, S. 427–429.

Blechschmidt E., Gasser R. Blood vessels. Biokinetics and biodynamics of human differentiation. Charles C Thomas, Springfield 1978, S. 80–87.

Brienza N., Revelly J. P., Ayuse T. et al. Effects of PEEP on liver arterial and venous blood flows. American Journal of Respiratory and Critical Care Medicine 152, 1995, S. 504–510.

bu-Issa R., Kirby M. L. Heart field: from mesoderm to heart tube. Annual Reviews of Cellular and Developmental Biology 23, 2007, S. 45–68.

Burcharth F., Bertheussen K. The influence of posture, Valsalva manoeuvre and coughing on portal hypertension in cirrhosis. Scandinavian Journal of Clinical Laboratory Investigations 39, 1979, S. 665–669.

Crawford D. C., Chita S. K., Allan L. D. Prenatal detection of congenital heart disease: factors affecting obstetric management and survival. American Journal of Obstetrics and Gynecology 159, 1988, S. 352–356.

Franzeck U. K., Fischer M., Costanzo U. et al. Effect of postural changes on human lymphatic capillary pressure of the skin. Journal of Physiology (London) 494, 1996, S. 595–600.

Gillum R. F. Epidemiology of congenital heart disease in the United States. American Heart Journal 127, 1994, S. 919–927.

Rabinovici N., Navot N. The relationship between respiration, pressure and flow distribution in the vena cava and portal and hepatic veins. Surgery in Gynecology and Obstetrics 151, 1980, S. 753–763.

Wen S., Dörffler-Melly J., Herrig I. et al. Fluctuation of skin lymphatic capillary pressure in controls and in patients with primary lymphedema. International Journal of Microcirculation and Clinical Experience 14, 1994, S. 139–143.

KAPITEL

5 Das Atmungssystem

5.1 Einführung

Die Reifung des menschlichen Atmungssystems verläuft in drei Hauptphasen: Entwicklung der Strukturen und ihrer Beziehungen untereinander, Anpassung an die postnatale Umwelt und proportionales Größenwachstum entsprechend dem individuellen Wachstum. Auch wenn die beiden ersten Phasen bereits in utero beginnen, setzen sich doch alle nach der Geburt noch weiter fort. Grundfunktion des Atmungssystems ist der Gasaustausch. Der vielkammerige eingestülpte Bau der Alveolarräume bietet eine maximale Oberfläche für den Gasaustausch und begrenzt gleichzeitig die Verdunstung von Wärme und Wasser. Der Surfactant-Faktor, der die Wände der Alveolen bedeckt, setzt die Oberflächenspannung herab und verhindert Adhäsionen. Die an der Atmung beteiligten Muskeln und der Brustkorb wirken wie eine mechanische Pumpe, die bei Bedarf große und rasche Veränderungen des Atemvolumens bewirken kann. Der Atmungsapparat des Neugeborenen und des Säuglings unterscheidet sich von dem des Erwachsenen nicht nur in der Größe. Der Aufbau der Endalveolen, das biochemische Milieu und die Lagebeziehungen der an der Atmung beteiligten Gewebe sowie die Funktion der beteiligten Muskeln sind in den ersten Lebensjahren signifikanten Veränderungen unterworfen, bevor sie schließlich ihre endgültige Form annehmen.

5.2 Embryonalentwicklung

In der vierten Schwangerschaftswoche bildet sich die primitive Trachea zunächst als eine Ausstülpung auf der Ventralseite des Vorderdarms. Sie teilt sich in zwei Bronchienstämme, die sich zu Bronchialknospen verzweigen, aus denen später sekundäre Knospen entstehen. Die Bronchialknospen sind von einem Gefäßplexus umgeben, der aus der embryonalen Aorta entspringt. Diese Gefäße haben wie alle Stützstrukturen der Lungen ihren Ursprung im Mesenchym. Die Teilung der sekundären Bronchialknospen setzt sich bis in die 26. bis 28. Schwangerschaftswoche weiter fort. In diesen letzten Wochengeht die Lunge in eine säckchenartige Zustandsphase über. Die terminalen Luftwege, die aus dünnem Epithel bestehen, beginnen sich zu weiten. Auf den inneren Oberflächen entwickeln sich Wülste und Falten. Jede Falte enthält eine doppelte Kapillarschicht, die durch eine dünne Basalmembran vom potenziellen Luftraum getrennt ist. Dieser als Septierung bezeichnete Prozess schreitet rasch voran, so dass sich in der 32. Schwangerschaftswoche bereits zahlreiche Alveolengebildet haben. Zeitpunkt und Fortschritt der Alveolarseptenbildung werden durch Schilddrüsenhormone und Glukokortikoide beeinflusst, die diesen Prozess stimulieren bzw. hemmen.

Ein physikalischer Stimulus für die Entwicklung der Alveolen geht von der Ansammlung fetaler Lungenflüssigkeit und der Aktivität der Atemmuskulatur in utero aus. Werden Lunge oder Brustkorb zusammengedrückt, wie im Fall einer Zwerchfellhernie oder verringerten Fruchtwassermenge (Oligohydramnion), kommt die Alveolenbildung zum Erliegen, was zur Unterentwicklung (Hypoplasie) der Lunge führt. Auch Rückenmarkläsionen, die die Aktivität der Atemmuskulatur beeinträchtigen, hemmen die Alveolenbildung.

5.3 Übergang von der Fetal- zur Neonatalatmung

Mit ihren flüssigkeitsgefüllten Alveolensäckchen, die von steifen, unnachgiebigen Arteriolen umgeben sind, erfüllt die Lunge intrauterin eine sekretorische Funktion. Der Gefäßwiderstand des Lungenkreislaufs ist höher als der des Körperkreislaufs. Weil Blut auf dem Weg des geringsten Widerstands fließt, umgeht es die Lungenfelder mit ihrem hohen Widerstand und strömt in einem Shunt durch den Ductus arteriosus zur Aorta und zum Körperkreislauf. Im rechten Ventrikel des Herzens herrscht höherer Druck als im linken. Das Blut fließt durch das Foramen ovale vom rechten in den linken Vorhof, wobei es dem Druckgradienten folgt, der durch die Ausrichtung der V. cava inferior zum Foramen ovale entsteht (➤ Abb. 5.1). Beim Übergang von der Fetal- zur Neonatalatmung muss der Druck im Lungenkreislauf unter den des Körperkreislaufs sinken, damit die Lunge von einem Ausscheidungs- zum Gasaustauschorgan werden kann.

Während der Schwangerschaft ist die fetale Sauerstoffkonzentration relativ niedrig. Dementsprechend ist der Lungenkreislauf eingeschränkt und der Gefäßwiderstand in der Lunge hoch. Mit den ersten Atemzügen bei der Geburt entsteht eine Luft-Wasser-Grenzschicht in den Alveolen und die Lunge entfaltet sich. Der Surfactant-Faktor bewirkt eine Verringerung der Oberflächenspannung in den Alveolarräumen. Ohne Surfactant-Faktor würden die Alveolenwände kollabieren, und der Gasaustausch wäre unmöglich. Sobald sich die Alveolar-

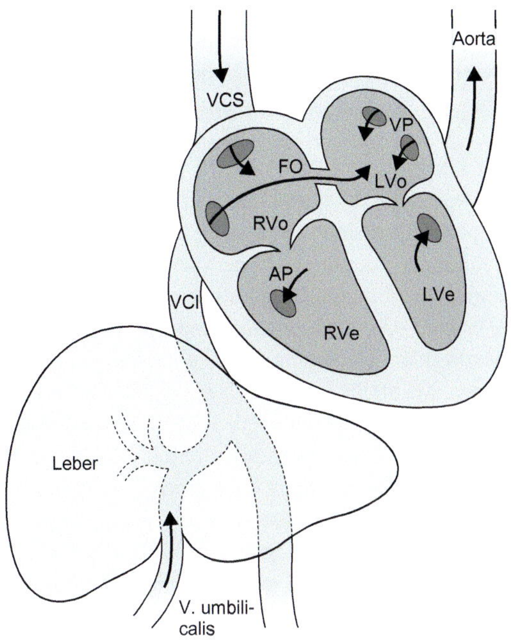

Abb. 5.1 Schematische Darstellung des Blutflusses durch das fetale Herz. Aufgrund der Ausrichtung von V. cava inferior (VCI) und Foramen ovale (FO) fließt das Blut von der VCI durch das FO zum linken Vorhof (LVo). AP = A. pulmonalis; VCS = V. cava superior; VP = V. pulmonalis, RVo = rechter Vorhof, RVe = rechter Ventrikel, LVe = linker Ventrikel.

räume mit Luft füllen, nimmt der Druck in den Lungenkapillaren ab. Das beruht teilweise auf dem erhöhten arteriellen Sauerstoff-Partialdruck (paO_2) in den Alveolarräumen, der einen abnehmenden arteriolären Widerstand verursacht. Dadurch verringert sich der Gefäßwiderstand in der Lunge insgesamt gegenüber dem Körperkreislauf. Das ermöglicht eine langsame Resorption der fetalen Lungenflüssigkeit aus den Alveolen in Venen und Lymphbahnen. Die Atemmechanik unterstützt die Flüssigkeitsdrainage aus den Alveorlen ebenso wie intrathorakale Druckveränderungen. Druckschwankungen in Abdomen und Thorax unterstützen die Lymphdrainage der Lungen. Ist die Bewegung der fetalen Lungenflüssigkeit aus den Alveolen beeinträchtigt, kann sich eine transitorische Neugeborenen-Tachypnoe (TNT) oder ein Atemnotsyndrom (Respiratory-Distress-Syndrom Typ II) entwickeln.

Während des ersten Lebenstages nehmen das Flüssigkeitsvolumen in den Alveolen ab und das Luftvolumen in der Lunge zu. Das führt sowohl zu einem Anstieg des paO_2 als auch zur Senkung des Gefäßwiderstands im Bronchialbaum. Das hat zur Folge, dass das Blut eher in Richtung des niedrigen Widerstands im Lungensystem als durch den Ductus arteriosus oder das Foramen ovale fließt. Der verringerte Durchfluss, die erhöhte Sauerstoffkonzentration und veränderte fetale Prostaglandinwerte tragen dazu bei, dass sich der Ductus gegen Ende des ersten Lebenstages schließt. Es ist wichtig daran zu denken, dass die Lungengefäße des Neugeborenen in der ersten Zeit ihre starke Muskelschicht behalten. Die glatte Muskulatur der Gefäßwände kontrahiert sich unter hypoxischen oder azidotischen Bedingungen, so dass es zu einer pulmonalen Hypertonie kommen kann. In dem Fall kann der erhöhte Widerstand in der Lunge dazu führen, dass der Druck im rechten Ventrikel stärker als im linken ansteigt und sich das noch funktionsfähige Foramen ovale erneut öffnet.

Die Lunge eines Neugeborenen unterscheidet sich hinsichtlich der Anzahl, Größe und Topographie der Alveolen von der eines Erwachsenen und selbst eines älteren Kindes. Bei der Geburt besitzen die Alveolen ein doppeltes Kapillarnetz, das bald darauf zu einem einzigen System verschmilzt. In den ersten 18 Lebensmonaten geht der in utero begonnene Prozess der Alveolarseptenbildung weiter. Arterien, Venen und Kapillaren begleiten die Alveolen bei ihrer Faltung, Verzweigung und Verlängerung. In dieser Zeit vergrößert sich die innere Oberfläche der Lunge überproportional im Vergleich zu ihrem Gesamtgrößenwachstum. In den ersten drei Lebensjahren wächst die Zahl der Alveolen von 20 Millionen auf 200 Millionen an [O'Brodovich & Haddad 2001]. Sobald sich der Bronchialbaum entwickelt hat, verlangsamt sich der Prozess der Septierung. Es beginnt die zweite Phase des Lungenwachstums, in der sich zwar weiterhin neue Alveolen bilden können, das Wachstum aber in erster Linie das Alveolarvolumen und den Kapillarraum im Verhältnis zum Körperwachstum betrifft. In dieser zweiten Phase, die bis zum Ende der Adoleszenz andauert, vervierfacht sich die Größe der Alveolen [O'Brodovich & Haddad 2001]. Faktoren wie Körpergröße, körperliche Aktivität und Sauerstoffgehalt der Luft (Höhe über NN) beeinflussen die endgültige Größe und Konfiguration der Lungenfelder.

5.3.1 Surfactant-Faktor

Die Lungen haben eine natürliche Tendenz, sich nach dem Einatmen wieder zusammenzuziehen. Das beruht auf zwei Faktoren: den zahlreichen Elastinfasern, die im Lungenparenchym verstreut sind, die sich beim Einatmen dehnen und sich beim Ausatmen wieder kontrahieren, sowie der Oberflächenspannung der Flüssigkeit, mit der die Alveolenwände überzogen sind. Die Lungenelastizität wird zu einem Drittel von den elastischen Fasern und zu zwei Dritteln von der Oberflächenspannung bewirkt. Diese Faktoren werden teilweise durch den intrapleuralen Druck wieder aufgehoben, der einen negativen Wert von ca. -24 mmHg aufweist [Guyton 1996]. Der intrapleurale Druck allein wäre jedoch ohne den Surfactant-Faktor nicht in der Lage, eine Atelektase und ein Kollabieren der Lunge zu verhindern. Beim Surfactant-Faktor handelt es sich um ein Lipoprotein, das in den Alveolarraum sezerniert wird. Es verringert die Oberflächenspannung an der Grenze zwischen Luft und Flüssigkeit. Ohne diese Substanz wäre ein intrapleuraler Druck von 220–230 mmHg notwendig, um die Oberflächenspannung in den Alveolen und kleinen Luftwegen zu überwinden. Wenn die Surfactant-Produktion oder -Wirksamkeit beeinträchtigt ist, entwickelt sich eine Atemnot.

Der Surfactant-Faktor wird vorwiegend von granulären Pneumozyten (Typ-II-Alveolarepithelzellen) in den Alveolarraum sezerniert. Während des Atemzyklus wird die Substanz in die Alveolarflüssigkeit absorbiert und bildet eine einlagige hydrophobe Lipidschicht über dem alveolaren Flüssigkeitsfilm. Die Lipidkomponente vermindert die Oberflächenspannung, indem sie die Anziehungskraft zwischen den Flüssigkeitsmolekülen verringert. Ausscheidung und Absorption der Phospholipide hängen von der Proteinkomponente des Surfactant-Faktors ab. Mindestens vier (aber vermutlich noch mehr) Surfactant-Proteintypen sorgen für eine gesteigerte Ausscheidung von Phospholipiden, die Bildung von tubulärem Myelin (Depotform für Zwischenprodukte des Surfactant-Faktors) sowie für die Reabsorption und das Recycling des Surfactant-Faktors. Neben der Verringerung der Oberflächenspannung in den Alveolen ist der Surfactant-Faktor auch daran beteiligt, die kleinen Luftwege offen zu halten, ein Flüssigkeitsleck im Interstitialraum zu verhindern und Abwehrmechanismen zu stärken [Griese 1992, Mason & Lewis 2000], indem er beispielsweise die Phagozytose-Aktivität der Lungen-Makrophagen erhöht [Arnon et al. 1993, Bellanti & Zeligs 1995].

Surfactant-Faktor wird ungefähr ab der 24. Schwangerschaftswoche gebildet, doch zur Unterstützung der Lungenbelüftung reicht die Konzentration noch nicht aus. Ausreichende Konzentrationen liegen normalerweise nach der 35. Schwangerschaftswoche vor [Kliegman 1996]. Ist nicht genügend Surfactant-Faktor vorhanden, kollabieren die Alveolen und es entwickelt sich eine Atelektase. Das ist Auslöser eines „Syndroms der hyalinen Membranen“ (➤ Kap. 13). Das manchmal auch als Neugeborenen-Atemnotsyndrom (neonatales Respiratory-Distress-Syndrom, NRDS Typ II) bezeichnete Syndrom ist die häufigste Komplikation bei Frühgeborenen und auf eine ungenügende Produktion von Surfactant-Faktor zurückzuführen. Die fetale Lunge bildet erst im letzten Schwangerschaftsdrittel ausreichende Mengen an Surfactant-Faktor, und wenn Kinder früher geboren werden, entwickelt sich häufig ein Atemnotsyndrom (NRDS). Frühgeborene und/oder Säuglingen mit einem geringen Geburtsgewicht haben demnach ein höheres NRDS-Risiko. Die Folgen variieren je nach Ausmaß der Hypoxie und Lungenschädigung. Mögliche Komplikationen sind Atelektasen, Mikrohämorrhagien, Entzündung, pulmonale Hypertonie und die Bildung hyaliner Membranen. Langfristig erhöht sich durch ein NRDS das Risiko für bronchopulmonale Dysplasien, intraventrikuläre Hämorrhagien, Retinopathie und Hirnschäden. Nachteilig wirken sich Frühgeburtlichkeit, Hypoxie, genetische Anomalien, Kältestress und Mehrlingsschwangerschaften auf die Produktion von Surfactant-Faktor aus. Es scheint auch einen Zusammenhang zwischen niedrigen Surfactant-Faktor-Spiegeln und Kaiserschnitt zu geben [Kliegman 1996]. Die Surfactant-Faktor-Produktion wird durch Schilddrüsenhormone und Glukokortikoide stimuliert. Bei den Säuglingen von Müttern mit Diabetes mellitus und Hypothyreose scheint sich aus unklaren Gründen die ausreichende Bildung von Surfactant-Faktor zu verzögern [Murray & Nadel 2000].

5.3.2 Der erste Atemzug

Der erste Atemzug stellt eine Reaktion auf verschiedene Faktoren wie eine erhöhte CO_2-Konzentration, verringerte O_2-Konzentration, einen niedrigen pH-Wert, ein Absinken der Körpertemperatur und hämodynamische Veränderungen dar [Haddad & Perez Fontain 1996a, b, c]. Er ist auf eine kräftige Kontraktion der Atemmuskeln zurückzuführen. Idealerweise sollte er erst nach vollständiger Entbindung des Neugeborenen auftreten. Befindet sich der Rumpf des Kindes noch im Vaginalkanal, wenn es den ersten Atemzug macht, wird dieser unwirksam sein, weil er auf den Widerstand des mütterlichen Gewebes trifft. Wie zu erwarten, haben solche Kinder somatische Dysfunktionen im Thorax-, Rippen- und Zwerchfellbereich sowie in den Mm. scaleni und an der Schädelbasis. Häufig entwickelt sich eine Reizbarkeit und/oder ein Reflux kurz nach der Geburt. Unter Normalbedingungen ist es ein langer erster Atemzug, der mit einem Anstieg des Lungendrucks einhergeht, um die Oberflächenspannung und die viskösen Kräfte in den Alveolen zu überwinden. Fehlt es den Kindern an der erforderlichen Kraft oder Koordinationsfähigkeit zur Entfaltung der Alveolen, wird die normale Atemmechanik erst verzögert einsetzen, selbst wenn eine ausreichende Surfactant-Faktor-Konzentration vorliegt. Die funktionelle Residualkapazität, die mit dem ersten Atemzug aufgebaut wird, etabliert sich mit jedem weiteren Atemzug in den nächsten paar Stunden, während sich die Lungenphysiologie verändert. Der erste Atemzug ist der schwierigste, jeder nachfolgende Atemzug wird wirkungsvoller und weniger anstrengend. Dementsprechend dauert es auch mehr als 40 Minuten, bis sich eine annähernd normale Lungencompliance entwickelt [Murray & Nadel 2000].

Eine osteopathische Untersuchung von 1600 Neugeborenen unmittelbar nach der Geburt zeigte, dass tief im Gewebe auf der Ebene von Th3–Th4 auf der rechten Körperseite ein funktionaler Drehpunkt (Fulcrum) vorlag [Carreiro 1994]. Da dieses Fulcrum nur bei Neugeborenen, die spontan zu atmen versuchten, zu beobachten war, ist anzunehmen, dass es mit dem Übergang zur Lungen-/Luftatmung in Verbindung steht. Dieses thorakale Fulcrum war bei Neugeborenen, die älter als 25 Wochen waren und respiratorische Komplikationen hatten, nur schwach ausgeprägt. Bei älteren Kindern mit chronischen Atemwegserkrankungen wurden außerdem noch Gewebeverspannungen im Bereich dieses Fulcrums gefunden (Zusammenstellung aus Patientenkarteien und Ärztebefragung).

5.4 Regulation der Atmung

Die Atemregulation unterliegt einem negativen Feedback-System. Chemo- und Mechanorezeptoren im Larynx und in den oberen Atemwegen reagieren auf Dehnungs-, Temperatur- und chemische Reize. Die sensorischen Informationen aus dem Larynx und den oberen Atemwegen werden vom N. laryngeus superior und N. vagus zum Hirnstamm geleitet. Sie gelangen zu Zentren im Hirnstamm und in der Medulla oblongata, die den zeitlichen Ablauf und die Aktivität aller Atemmuskeln kontrollieren, einschließlich Interkostalmuskulatur und Zwerchfell. Das Glomus caroticum registriert die Sauerstoffwerte und sendet seine Signale über die Nerven des Karotissinus an das Zentralnervensystem. Dort werden sie mit den Gewebeinformationen aus den Atemwegen verglichen und eventuell mit Informationen über den emotionalen Zustand oder das Stressniveau des Betreffenden, die sich auf die Atmung auswirken können, zusammengefügt [Chow et al. 1986]. Es braucht jedoch keine afferenten Informationen zur Atmung. In Tierversuchen lässt sich selbst nach Entfernung von Hirnstamm und Rückenmark eine Aktivität des N. phrenicus feststellen, obwohl sie langsamer als normalerweise ist [Haddad & Perez Fontain 1996a, b, c]. Vermutlich spielen chemotaktische Rezeptoren in der Lunge in dieser Situation eine Rolle bei der Regulation der Atmung.

Afferenter Input aus dem Lungengewebe stammt primär aus rasch adaptierenden C-Fasern und langsam adaptierenden Dehnungsfasern. Die langsam adaptierenden Fasern befinden sich in der glatten Muskulatur der Bronchien und werden durch eine Zunahme des Lungenvolumens oder -drucks aktiviert. Die Stimulation der langsam adaptierenden Fasern kann eine Bronchodilatation, Tachykardie, einen Blutdruckabfall und/oder eine Atemhemmung auslösen. Die rasch adaptierenden C-Fasern dagegen reagieren auf eine mechanische und chemische Irritation, durch die es zu Bronchospasmen und Husten kommt. Generell reagieren Neugeborene sehr viel empfindlicher auf einen afferenten Input als Erwachsene. Durch eine Aspiration oder Stimulation laryngealer Chemorezeptoren werden bei Säuglingen Reflexe (Hering-Breuer-Reflexe) ausgelöst, die ihre Atmung hemmen [Haddad & Perez Fontain 1996a, b, c]. Auch Hypoglykämie und Anämie des Neugeborenen wirken sich nachteilig auf die Atmung aus. Eine Hypoxie führt bei Neugeborenen zu einer geringeren Atemanstrengung, während im Gegensatz dazu bei Erwachsenen die Anstrengung verstärkt wird. Auch die Reaktion auf erhöhte CO_2-Konzentrationen ist beim Neugeborenen und Säugling schwächer als beim Erwachsenen.

5.5 Die ventilatorische Pumpe beim Säugling und Kleinkind

Für eine wirksame Lungenbelüftung bzw. Ventilation ist eine koordinierte Interaktion der an der Atmung beteiligten Muskelgruppen erforderlich. Alle Atemmuskeln sind Skelettmuskeln, und ihr Innervationsmuster verändert sich während der postnatalen Entwicklung. Bei der Geburt können sich die motorischen Einheiten noch überlappen, so dass eine bestimmte Muskelfaser von mehr als einem Axon innerviert wird. Im Erwachsenenalter sind die motorischen Einheiten herangereift und haben sich umgeformt, so dass nun jede Muskelfaser oder Muskelfasergruppe von einem einzigen Axon innerviert wird. Dieser Reifungs- und Umformungsprozess reagiert auf verschiedene Stimuli und stellt einen aktivitätsabhängigen Mechanismus dar. Die neuromuskuläre Verbindung und der Synapsenspalt machen ebenfalls Veränderungen durch. So unterscheiden sich beispielsweise die Azetylcholinrezeptoren des Säuglings von denen des Erwachsenen, und durch die verringerte

Azetylcholinesteraseaktivität sind Neugeborene anfälliger für ein Versagen der neuromuskulären Übertragung bei rasch wiederholter Stimulation(wie einer Tachypnoe). Hinzu kommt, dass beim Neugeborenen das sarkoplasmatische Retikulum in den Muskelfasern noch schwach entwickelt ist, wodurch sich die Kontraktions- und Entspannungszeiten der Muskeln erhöhen.

Die Atemmuskulatur von Neugeborenen steht aufgrund der besonderen strukturellen Eigenschaften des kindlichen Thorax unter erhöhter Arbeitslast. Die für die Passage durch den Geburtskanal erforderliche Verformbarkeit von Brustkorb und Thorax des Neugeborenen erweist sich nach der Geburt jedoch als Nachteil. Beim Erwachsenen wird die funktionelle Residualkapazität (FRK) durch ein Gleichgewicht zwischen der Elastizität der Lunge und dem Widerstand des starren Brustkorbs aufrechterhalten. Die FRK oder das exspiratorische Lungenvolumen ist das Luftvolumen, das nach einer normalen Ausatmung in der Lunge verbleibt. Die vorhandene FRK versorgt die alveolären Kapillaren mit Sauerstoff und dient zwischen den Atemphasen als CO_2-Depot. Sie ist wichtig für einen maximalen Gasaustausch und die Hämoglobinsättigung. Wenn die FRK abnimmt, verringert sich die Hämoglobinsättigung und es entwickelt sich eine Hypoxämie. Da der Brustkorb des Neugeborenen der Lungenelastance keinen Widerstand entgegensetzt, muss die FRK durch aktive Atemarbeit aufrechterhalten werden [Wohl 2000]. Um ein Kollabieren der Brustwand zu verhindern, bleibt die ganze Zeit ein gewisser kontraktiler Tonus der inspiratorischen Muskeln bestehen. Das steigert die Atemarbeit des Säuglings noch beträchtlich mehr. Während der REM-Schlafphasen (rapid eye movements) wird der inspiratorische Muskeltonus nicht aufrechterhalten, so dass sich selbst bei ruhig atmenden Säuglingen typische Einziehungen der Brustwand zeigen. Ist das Atmungssystem eines Neugeborenen beispielsweise durch eine Infektion, Atelektase, ein Lungenödem oder obstruktive Veränderungen belastet, wird die FRK beeinträchtigt und dadurch das Hypoxämie-Risiko erhöht. Wie oben beschrieben, sind die neuromuskulären Verbindungen der Skelettmuskulatur von Neugeborenen noch unreif, so dass sie bei vermehrter Beanspruchung rasch ermüden. Klinisch kann eine assistierte Beatmung mit positiv-endexspiratorischem Druck (PEEP) helfen, bei Neugeborenen und Säuglingen mit Atemstörungen die FRK aufrechtzuerhalten. Erst gegen Ende des ersten Lebensjahres, wenn sich die Compliance des Brustkorbs wegen der Verknöcherung zu verringern beginnt, sind Säuglinge zur passiven Aufrechterhaltung der FRK imstande [Collin et al. 1989],. Die Ossifikation von Brustkorb und Sternum setzt sich während der ersten 25 Lebensjahre weiter fort [Wohl 2000].

5.6 Atemwegssystem

Der Atemwegstrakt besteht anatomisch aus drei Teilen: den oberen Atemwegen, die sich von der Nase bis zum Eintritt in den Thorax erstrecken, einem Mittelteil bis zu den Hauptbronchien (Trachealbaum) und den unteren Atemwegen von der Aufzweigung der Stammbronchien bis zu den Alveolen. Vom Tracheobronchialbaum bis zum Labyrinth der Alveolen sind die engen Atemwege von Neugeborenen und Säuglingen anfällig für Stauungen, Entzündungen und Ödeme. Selbst unter normalen Bedingungen weisen ihre engen Atemwege einen größeren Widerstand als bei älteren Kindern auf. Ein erhöhter Atemwegswiderstand erzeugt Turbulenzen im Luftstrom, die die Luftbewegung und den Gasaustausch behindern. Klinisch kann sich ein erhöhter Atemwegswiderstand je nach Höhe der Störung als Stridor, Brummen oder Pfeifen manifestieren. Bei Erwachsenen sorgt ein konstanter Muskeltonus der oberen Atemwege dafür, dass sie sich beim Einatmen weiten und beim Ausatmen verengen, aber trotzdem durchgängig bleiben. Die oberen Atemwege von Neugeborenen und Säuglingen weiten sich zwar bei normaler Inspiration, können unter Belastung jedoch kollabieren, wenn sich der negative intrathorakale Druck gegenüber der relativ schwachen Rachenmuskulatur durchsetzt. Zu einem Kollaps kann es auch infolge obstruktiver Veränderungen wie einer Tracheobronchitis, Atresie oder Abszessbildung im oberen Atemwegstrakt kommen. In dem Fall zeigt sich ein typischer inspiratorischer Stridor. Eine Obstruktion der unteren Atemwege wie bei Asthma führt zu einem pfeifenden Atemgeräusch bei der Ausatmung (exspiratorischer Stridor).

5.7 Atemmuskulatur

Beim Einatmen müssen Kräfte wie die Elastance der Lunge, die Elastizität der Brustwand und der Atemwegswiderstand überwunden werden. Diese Muskelarbeit leisten das Zwerchfell und die Atemmuskulatur. Am offensichtlichsten sind Zwerchfell und Interkostalmuskeln an der Atmung beteiligt; es gibt jedoch noch zwei weitere Muskelgruppen, die primär der Atmung dienen, nämlich die Mm. scaleni im Halsbereich und der M. quadratus lumborum am Rücken. Jede dieser Muskelgruppen stabilisiert den Brustkorb während der aktiven Kontraktion des Zwerchfells. Ohne sie würde die mechanische Wirksamkeit des Brustkorbs unterminiert.

Innerhalb des osteopathischen Konzepts ist die Bedeutung des Diaphragma pelvis für die Atmung ebenfalls nicht zu vernachlässigen. Zusammen mit abdominalen und thorakalen Muskeln erzeugen die Gewebe des Beckenbodens einen intraabdominalen Druck, der die Lungenbelüftung (Ventilation) erleichtert und Fließgradienten im Niederdruck-Kreislaufsystem erzeugt. Es gibt außerdem zahlreiche Atemhilfsmuskeln, von den retrosternalen Muskeln bis zu den Hüftbeugern. Sie springen zeitweilig bei Atemnot ein, um die Funktion der primären Atemmuskeln zu unterstützen. Der Umfang, in dem Atemhilfsmuskeln eingesetzt werden, lässt das Ausmaß der Atembeschwerden grob abschätzen. Das ist jedoch seltener bei sehr jungen Kindern der Fall, bei denen sich, wie wir noch sehen werden, die Mechanik der normalen Atmung signifikant von der eines Erwachsenen unterscheidet.

Die Muskelabfolge beim Einatmen ist beim Säugling anders als beim Erwachsenen. Zunächst kontrahiert sich der M. genioglossus und bewegt die Zunge nach vorn, so dass sich der hintere Rachenraum öffnet. Die Abduktion der Stimmbänder verringert den Widerstand im Kehlkopf. Danach spannen sich die Skalenus-, die Interkostalmuskeln und das Zwerchfell an. Während des REM-Schlafes sind die Interkostalmuskeln des Säuglings inaktiviert, wodurch die Brustwand sehr flexibel wird. Bei jedem Einatmen kollabiert die vordere Brustwand, während sich das Abdomen nach außen wölbt. Das lässt sich bei einem schlafenden Säugling leicht beobachten. Die Compliance der vorderen Brustwand erhöht den Arbeitsaufwand bei der Atmung und kann zu Muskelermüdung führen [Haddad & Mellins 1984, Haddad & Perez Fontain 1996a, b, c].

5.7.1 Funktionale Einheit der Skalenus-, Interkostal- und schrägen Bauchmuskulatur

Die Interkostalmuskeln sind in drei Schichten angeordnet, wobei ihre Fasern senkrecht zu den Rippen verlaufen (➤ Abb. 5.2). Sie entstehen, wenn das Diaphragma während der Embryonalentwicklung entlang der Thoraxinnenfläche nach unten gleitet und sich der primitive

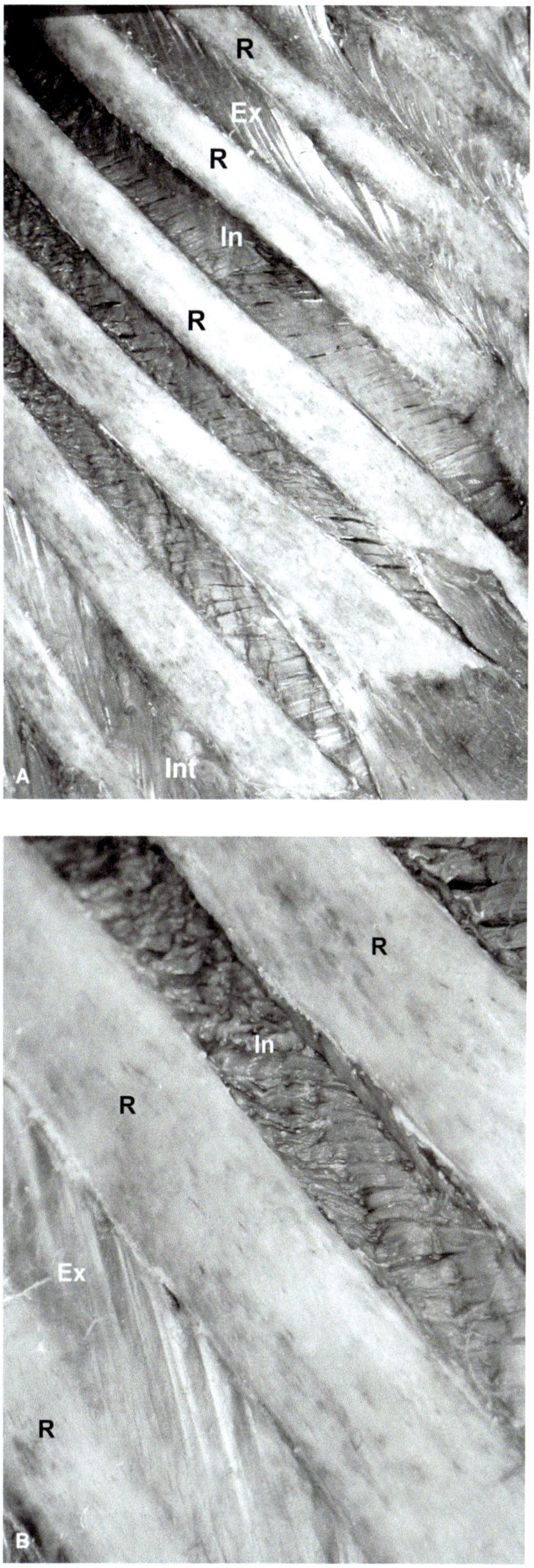

Abb. 5.2 Interkostalmuskulatur eines Erwachsenen aus größerer Entfernung **A** und in Nahaufnahme **B**. Beachten Sie die unterschiedliche Orientierung der Muskelfasern. R = Rippe, Ex = Mm. intercostales externi, In = Mm. intercostales interni, Int = Mm. intercostales intimi. *[Mit freundlicher Genehmigung der Willard & Carreiro Collection]*

Rippenknorpel verfestigt. Die Mm. intercostales externi sind an der Einatmung und die Mm. intercostales interni an der Ausatmung beteiligt. Ihre jeweilige Funktion hat eher etwas mit der Reihenfolge der Kontraktion als mit der Orientierung der Muskelfasern zu tun. Laut De Troyer & Estenne [1988] setzt das Anheben der ersten Rippe durch die Mm. scaleni einen Anker, gegen den sich die Interkostalmuskeln kontrahieren können. Wenn die erste Rippe angehoben ist, während sich die Interkostalmuskeln kontrahieren, wird die zweite Rippe nach oben gezogen, dann die dritte und so weiter. Wenn die unteren Rippen dagegen nach unten gezogen wären und sich nicht bewegen könnten, würden bei der Kontraktion der Interkostalmuskeln auch die angrenzenden Rippen nach unten gezogen. Die Mm. intercostales externi kontrahieren sich während der Einatmung, nachdem die Mm. scaleni die erste Rippe angehoben haben. Sie kontrahieren sich nacheinander von kranial nach kaudal, heben die Rippen an, vergrößern den intrathorakalen Raum und erzeugen einen negativen Druck im Thorax. Die Mm. intercostales externi wirken also als Muskeln der Einatmung. Nachdem die schrägen Bauchmuskeln (M. obliquus internus abdominis, M. obliquus externus abdominis) und der M. quadratus lumborum die unteren Rippen fixiert haben, kontrahieren sich die Mm. intercostales interni nacheinander von kaudal nach kranial und ziehen die Rippen nach inferior, wodurch sich der intrathorakale Raum verkleinert und der intrathorakale Druck erhöht. Die Mm. intercostales interni sind also an der Ausatmung beteiligt. Die Mm. intercostales intimi lassen sich funktionell unterteilen: in die parasternalen Muskeln, die an der Einatmung beteiligt sind, und in die M. transversus thoracis und Mm. subcostales, die an der forcierten oder späten Ausatmung beteiligt sind.

Beim Neugeborenen und Säugling breitet sich der Brustkorb stärker nach lateral aus, und die Rippen sind horizontal orientiert. Die erwachsene Form wird erst im Alter von ungefähr 10 Jahren erreicht [Openshaw et al. 1984]. Das verändert die biomechanische Wirksamkeit der Interkostalmuskulatur und zwingt das Kind, Atemhilfsmuskeln einzusetzen.

5.7.2 Das Zwerchfell

Das Zwerchfell ist eigentlich eine Fortsetzung der Mm. intercostales intimi. Es bildet sich um eine dünne Sehnenplatte herum, die als Centrum tendineum bezeichnet wird. Der ventrale Teil des Zwerchfells entwickelt sich aus dem Mesenchym des Septum transversum und ist an der vorderen Abdominalwand befestigt. Der mittlere Teil entsteht aus splanchnopleuralem Mesenchym (das auch die Membrana pleuroperitonealis überzieht). Der laterale Teil entwickelt sich aus somatopleuralem Mesenchym. Somatomyozyten aus C3, C4 und C5, die Neurone für die Innervierung des Zwerchfells enthalten, wandern in den lateralen Teil ein. Sobald sich die Zwerchfellplatte gebildet hat, steigt sie so weit ab, dass sich der posteriore Teil in der Ebene von Th12–L1 befindet.

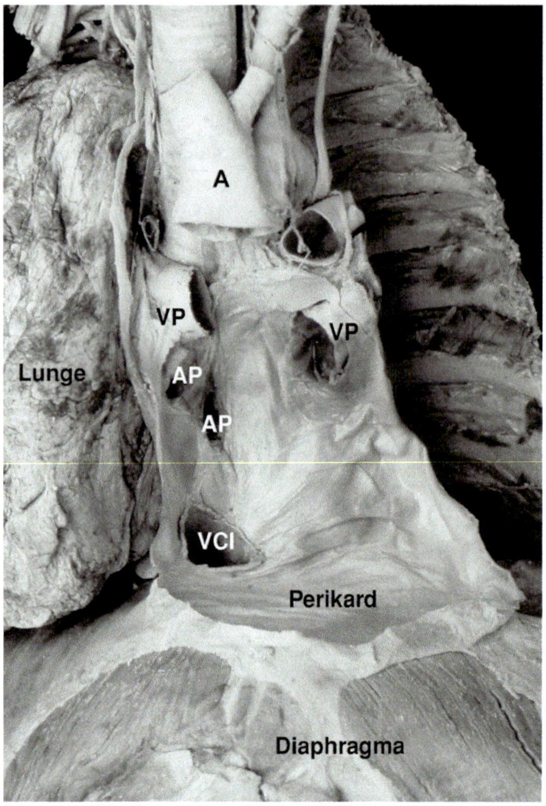

Abb. 5.3 Blick in die Tiefe des Mediastinums beim Erwachsenen. Die vordere Brustwand wurde entfernt, das Perikard eröffnet und das Herz entfernt. Dargestellt ist die Hinterwand des Pericardium viscerale. Die großen Blutgefäße sind folgendermaßen markiert: A = Aorta; VP = V. pulmonalis; AP = A. pulmonalis; VCI = V. cava inferior. Die V. cava superior wurde entfernt. Der Boden des Perikards liegt auf dem Centrum tendineum des Diaphragmas. Zwischen Perikard und Diaphragma sind noch weitere Aufhängungen sichtbar. *[Mit freundlicher Genehmigung der Willard & Carreiro Collection]*

Das Centrum tendineum liegt unmittelbar unter dem Perikard, in das es teilweise einstrahlt (➤ Abb. 5.3). Es besitzt eine „dreiblättrige" Form. Das vordere Blatt sieht wie ein gleichseitiges Dreieck aus, dessen Spitze zum Proc. xiphoideus zeigt. Das rechte und das linke Blatt sind zungenförmig und nach lateral und nach hinten gebogen, wobei das linke etwas schmaler ist. Das Centrum tendineum hat vier diagonale Bänder, die sich von einem verdickten Knoten vor dem Ösophagus und links der V. cava auffächern.

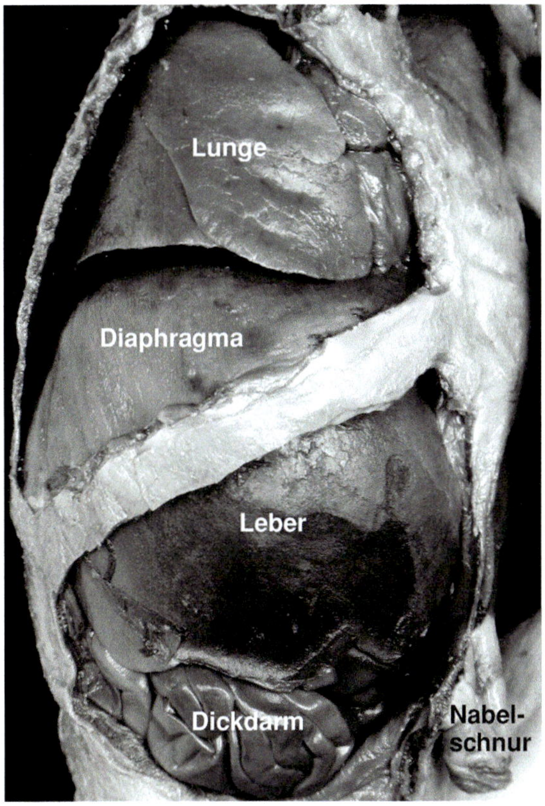

Abb. 5.4 Ansicht eines Neugeborenenpräparats von rechts (anterolateral). Brustkorb und seitliche Abdominalwand wurden entfernt, um die Brust- und Baucheingeweide darzustellen. Das Zwerchfell ist über der Leber zu erkennen, seine periphere Befestigung an den unteren Rippen wurde belassen. *[Mit freundlicher Genehmigung der Willard & Carreiro Collection]*

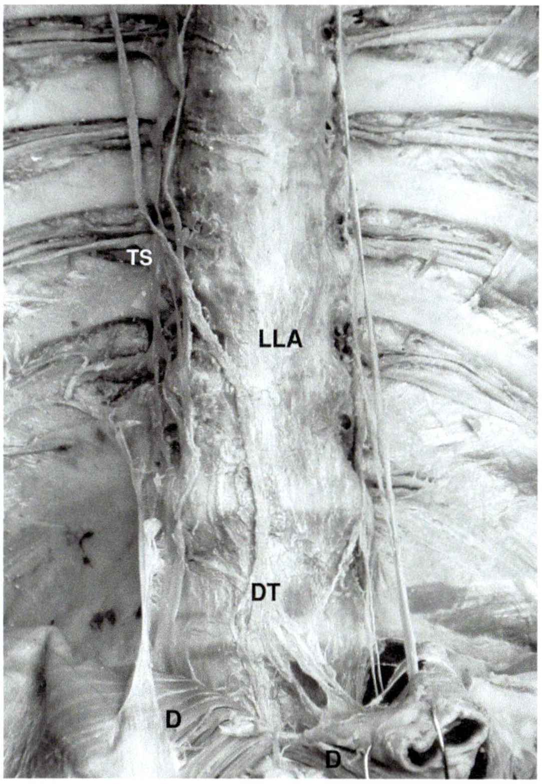

Abb. 5.5 Ansicht der hinteren Thoraxwand. Die Wirbelsäule befindet sich in der Mitte des Fotos. Die großen Blutgefäße sind entfernt und der Ösophagus nach vorne gezogen. Die Rückseite des Diaphragmas (D) ist zu sehen. An den Rippenköpfchen ziehen sich Grenzstrangganglien des Truncus sympathicus (TS) entlang. DT = Ductus thoracicus (Cisterna chyli), LLA = Lig. longitudinale anterius. *[Mit freundlicher Genehmigung der Willard & Carreiro Collection]*

Die Fasern des Zwerchfells gehen strahlenförmig vom Centrum tendineum ab. Die hinteren Muskelfasern sind sehr viel länger als die vorderen und reichen bis in den unteren Thoraxbereich. Diese Anordnung verleiht dem Zwerchfell eine Schmetterlingsform. Der „Schmetterling" ist über den Baucheingeweiden ausgebreitet und an der Peripherie an den umgebenden Knochenstrukturen befestigt (➤ Abb. 5.4). Die Pars sternalis des Zwerchfells entspringt an zwei Muskelstreifen auf der Rückseite des Proc. xiphoideus. Die Pars costalis hat ihren Ursprung beidseits an den Innenflächen der unteren sechs Rippenknorpel und ihren angrenzenden Rippen. Sie ist mit dem M. transversus abdominis verflochten. Die Pars lumbalis entspringt aus zwei Sehnenbögen, dem Lig. arcuatum laterale und dem Lig. arcuatum mediale und besteht aus zwei Schenkeln (Crus dextrum/sinistrum diaphragmatis), die an den Lendenwirbeln ansetzen.

Die Zwerchfellschenkel sind sehnige Befestigungsbänder, die sich mit dem Lig. longitudinale anterius verbinden (➤ Abb. 5.5). Wenn sich das Zwerchfell kontrahiert, üben diese Schenkel eine Kraft auf ihre Wirbelansätze aus. Das erklärt zum Teil die vertebrale Bewegung, die bei der Atmung zu beobachten ist. Nach einer frühen osteopathischen Lehrmeinung (A. Wales, persönliche Mitteilung 1989) lässt der Einfluss der Schenkel auf das Lig. longitudinale anterius die Wirbel und Bindegewebsstrukturen der hinteren Thoraxwand hin und her schaukeln. Durch diese Gewebe verlaufen prävertebrale Lymphgefäße, Venen und der Truncus sympathicus (➤ Abb. 5.6). Die sanft schaukelnde Bewegung der Wirbel und umgebenden Gewebe wurde von frühen Osteopathen als passiver Pumpmechanismus beschrieben, der sich auf die Flüssigkeitsbewegung durch den Batson-Plexus und andere Strukturen des Niederdruck-Kreislaufsystems auswirkt. Demnach fördern die Bewegungen, die durch das Lig. longitudinale anterius über seine Verbindung zu den Zwerchfellschenkeln entstehen, also die Flüssigkeitshomöostase

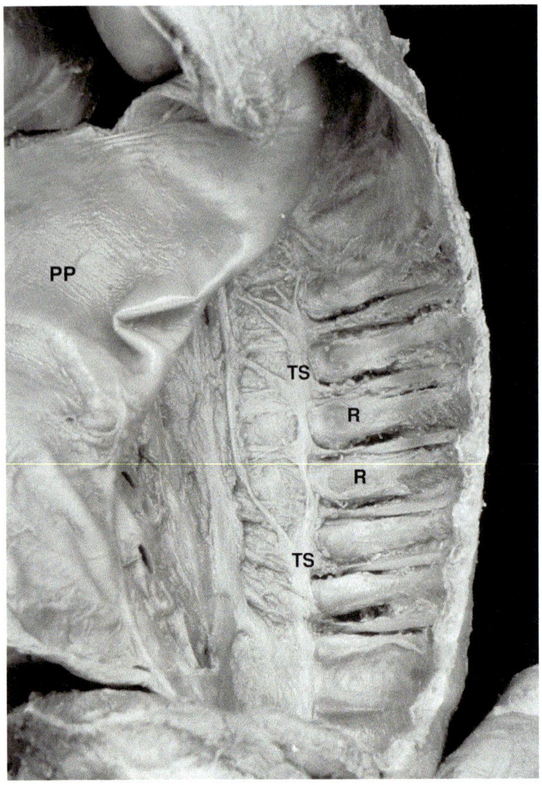

Abb. 5.6 Hintere Thoraxwand eines Neugeborenenpräparats aus leicht seitlicher Perspektive. Der Brustkorb wurde eröffnet, die linke Seite ist gezeigt. Die Pleura parietalis (PP) wurde entfernt, um die Rippen (R) und die Ganglien des Truncus sympathicus (TS) darzustellen. *[Mit freundlicher Genehmigung der Willard & Carreiro Collection]*

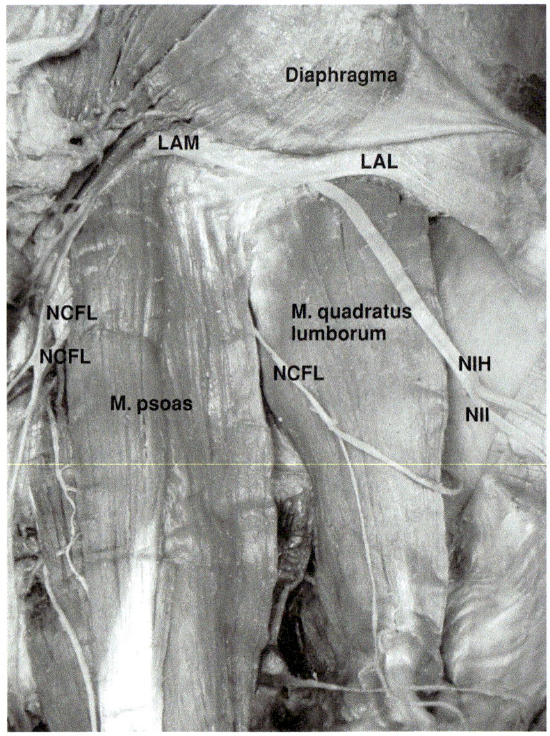

Abb. 5.7 Lig. arcuatum mediale (LAM) und Lig. arcuatum laterale (LAL) auf der linken Körperseite. Das Zwerchfell ist angehoben. Zu sehen sind M. psoas und M. quadratus lumborum sowie Äste des N. cutaneus femoris lateralis (NCFL), die unter dem Lig. arcuatum mediale verlaufen. Auch die Lagebeziehung von N. iliohypogastricus (NIH), N. ilioinguinalis (NII) und Lig. arcuatum laterale wird sichtbar. *[Mit freundlicher Genehmigung der Willard & Carreiro Collection]*

und Ernährung (Trophik) in den Strukturen rund um die Wirbelsäule.

Der rechte Zwerchfellschenkel ist breiter und länger als der linke. Er setzt an den anterolateralen Oberflächen der oberen drei Lendenwirbelkörper, der linke an den oberen zwei Lendenwirbelkörpern an. Die medialen Sehnenränder der Schenkel treffen sich in der Mittellinie und bilden das Lig. arcuatum medianum, das sich in Höhe der thorakolumbalen Bandscheibe bogenförmig vor die Aorta wölbt. Andrew Taylor Still bezog seine Metaphern von „Ziege und Felsblock" auf diese Beziehung (A. Wales, persönliche Mitteilung 1990). Bei Kompression oder Verengung dieses Bogens (Aortenarkade) wird der Blutfluss in der Aorta beeinträchtigt und die Nachlast (Afterload) für das Herz erhöht. Das Lig. arcuatum mediale setzt sich mit dem lateralen Rand des Zwerchfellschenkels nach medial fort und setzt seitlich am ersten oder zweiten Lendenwirbelkörper an. Lateral ist es an der Vorderseite des Proc. transversus von Th12 befestigt und als „Psoasarkade" über den M. psoas gewölbt (➤ Abb. 5.7). Verspannungen in diesem Band können den M. psoas belasten und zu Schmerzen und Spasmen führen. Umgekehrt können sich Psoas-Spasmen auch auf die Zwerchfellmechanik auswirken. Säuglinge halten dann ihre Hüften lieber gebeugt und reagieren gereizt, wenn diese zum Windelwechseln gestreckt werden. Das Lig. arcuatum laterale ist ein verdicktes Faszienband, das sich von der Vorderseite des ersten Lendenwirbel-Querfortsatzes zum unteren Rand der zwölften Rippe (etwa in der Mitte) erstreckt. Es wölbt sich über den oberen Teil des M. quadratus lumborum, und unter ihm verlaufen der N. iliohypogastricus und der N. ilioinguinalis (➤ Abb. 5.8). Eine Fehlstellung der zwölften Rippe kann nicht nur die Atemexkursion beeinflussen, sondern auch Verspannungen im Lig. arcuatum laterale und damit eine Reizung des N. iliohypogastricus oder des N. ilioinguinalis hervorrufen. Bei älteren Kindern oder jungen Sportlern kann es sich beim Laufen als Parästhesie oder Schmerzausstrahlung auf der Vorderseite des Oberschenkels und in die Leiste manifestieren.

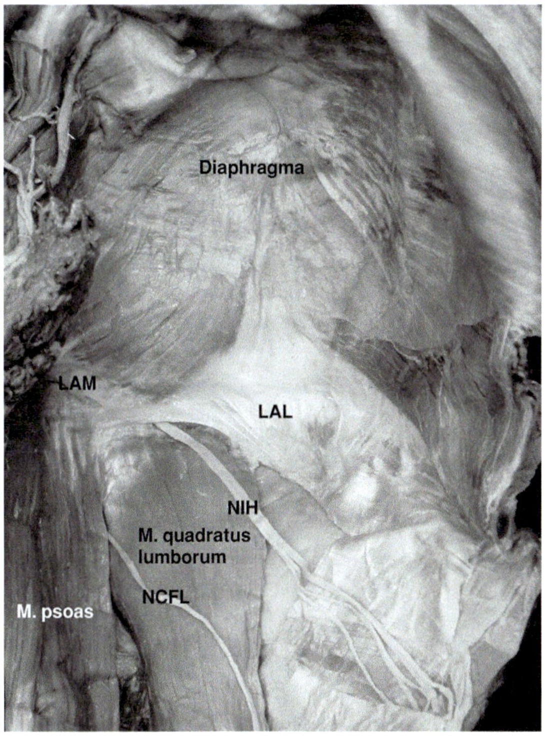

Abb. 5.8 Für dieses Foto wurde das Diaphragma gedehnt, um das Lig. arcuatum laterale (LAL) vollständig sichtbar zu machen. Auch N. cutaneus femoris lateralis (NCFL) und N. iliohypogastricus (NIH) sind beschriftet. LAM = Lig. arcuatum mediale. *[Mit freundlicher Genehmigung der Willard & Carreiro Collection]*

5.7.3 Funktionelle Anatomie des Zwerchfells

Würde man das Zwerchfell flach ausbreiten und von oben betrachten, würde es einem Schmetterling gleichen, mit dem Centrum tendineum zwischen den beiden Flügeln. Es liegt über den Baucheingeweiden und ist anterolateral an den Oberseiten der unteren sechs Rippen, posterior an den ersten drei Lendenwirbeln und anterior am Brustbein befestigt. Die Pars costalis wölbt sich über die Bauchorgane und ist an den unteren Rippen befestigt. Folglich befindet sich das Zwerchfell oberhalb seiner Ansatzstellen. Das führt zu einer „Appositionszone" (➤ Abb. 5.9), in der die Muskelfasern nach kranial orientiert sind. Bei einem aufrecht stehenden Erwachsenen macht die „Appositionszone" etwa 30% der gesamten Oberfläche des Brustkorbs aus, während der prozentuale Anteil bei kleinen Kindern wesentlich geringer ist (➤ Abb. 5.10). Bei Klein- und älteren Kindern wie auch Erwachsenen wirken die Baucheingeweide wie ein Kolben, der sich den Kompressionskräften der absteigenden Zwerchfellkuppel widersetzt. Das Zwerchfell nutzt diesen Widerstand dazu, die Rippen anzuheben

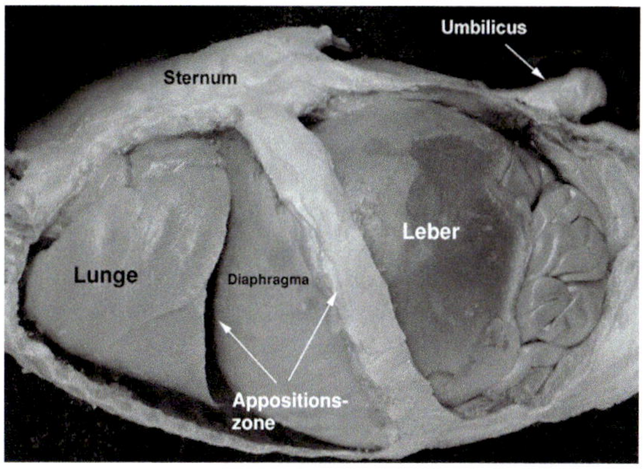

Abb. 5.9 Seitliche Ansicht eines Neugeborenenpräparats. Der laterale Brustkorb und die Abdominalwand wurden entfernt, um die Eingeweide sichtbar zu machen. Die „Appositionszone" ist durch Pfeile gekennzeichnet. RR = Rippenrand *[Mit freundlicher Genehmigung der Willard & Carreiro Collection]*

und den Brustkorb auszudehnen. Wenn sich das Zwerchfell bei der Einatmung kontrahiert, verkürzen sich die Muskelfasern, so dass sich die „Appositionszone" verkleinert und sich die Zwerchfellkuppel absenkt [De Troyer & Estenne 1988]. Das erzeugt einen Unterdruck im Brustkorb und vermindert den Pleuradruck. Gleichzeitig erhöht sich der Druck im Abdomen, was zu einer Vorwölbung der vorderen Bauchwand führt. Die Bauchmuskeln müssen dieser Bewegung widerstehen, um die Wirkung der Zwerchfellarbeit zu maximieren. Neugeborene und Säuglinge besitzen noch keine ausreichende Muskelkoordination, um die abdominalen Muskeln als Gegenspieler des Zwerchfells einzusetzen. Das schränkt die Wirksamkeit der Zwerchfellatmung ein. Folglich müssen Säuglinge und Kleinkinder eher die Bauchatmung einsetzen, bei der die Muskeln der Bauchwand die Absenkung des Zwerchfells erleichtern. Das führt zu flacheren und schnelleren Atemzügen, durch die sich die Atemarbeit insgesamt erhöht. Sobald sich die anatomischen Verhältnisse der Erwachsenenform annähern, nehmen die Atemfrequenz ab und das Atemzugvolumen zu.

Zusätzlich zur weniger effizienten Form der „Appositionszone" müssen Neugeborene bei der Atmung auch die negative Wirkung der Brustwandflexibilität überwinden. Bei einer starren Brustwand vergrößert sich das Volumen im Thorax beim Absenken des Zwerchfells. Der flexible Brustkorb des Säuglings kann jedoch vom Zug des absteigenden Zwerchfells überwältigt und nach innen gezogen werden, wodurch sich das intrathorakale Volumen verringert. Um das Atemzugvolumen aufrechtzuerhalten, muss die Abwärtsbewegung des Zwerchfells proportional zur Einziehung des Brustkorbs zunehmen. Das ist gar nicht so leicht, vor allem nicht,

5

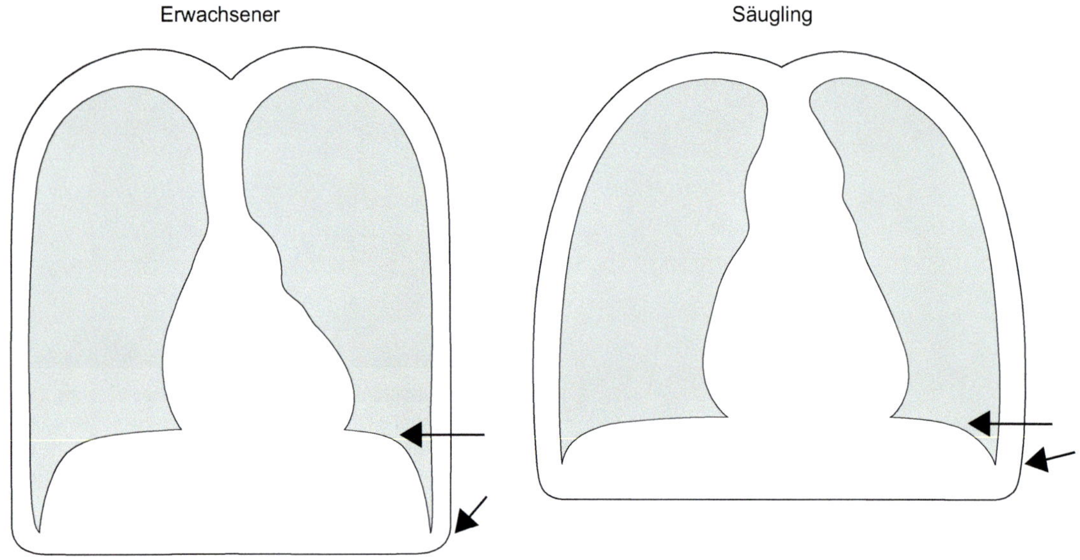

Abb. 5.10 Schematische Darstellung zum Vergleich der „Appositionszone" beim Erwachsenen und Säugling

wenn ein gesteigerter Atmungsbedarf wie bei Infektionen oder anderen Atemwegserkrankungen besteht. Häufig wird das Neugeborene seine Atemfrequenz erhöhen, um das verringerte Volumen auszugleichen. Das führt bald zu Muskelermüdung, Dehydratation und Atemnot. Selbst unter relativ normalen Bedingungen kann das Atmungssystem des Neugeborenen durch eine somatische Dysfunktion beeinträchtigt sein.

5.7.4 Die Muskeln des Oropharynx

Beim Neugeborenen sind die Schlundmuskeln bei der Atmung von besonderer Bedeutung. Die Schlundmuskeln bilden eine Röhre, die posterior an der Raphe pharyngis verankert und an den Unterseiten des Os sphenoidale und der Pars petrosa ossis temporalis aufgehängt ist. Ihr unterer Teil ist flexibler und enger als der obere [Bosma 1986]. Diese Röhrenstruktur bildet den Nasopharynx und den Supralaryngeal-Raum. Ihre Durchgängigkeit ist für die ungehinderte Bewegung der Atemgase in und aus den Lungen erforderlich. Wie die Brustwand müssen auch die oberen Atemwege beim Einatmen Widerstand gegen den Unterdruck im Thorax, der durch das Absenken des Zwerchfells entsteht, leisten können. Kämen die Rachenwände in Kontakt miteinander, würde die Oberflächenspannung sie zusammenziehen und die Röhre kollabieren lassen. Der bei Kindern und Erwachsenen vorhandene Hustenreflex schützt sie vor dem Kollabieren der Röhre. Durch eine Reizung der Rachenwände wird ein Hustenreflex ausgelöst, der die Zwerchfellkontraktion verhindert und eine kräftige Ausatmung bewirkt, die die Luftröhre öffnet. Dieser Hustenreflex fehlt Neu- und Frühgeborenen jedoch. Folglich kann bei ihnen nichts das fortschreitende Kollabieren der Rachenwände verhindern, falls sie sich berühren sollten. Durch die fortgesetzte Aktivität des Zwerchfells werden die Rachenwände immer enger zueinander gezogen und die Luftröhre kollabiert. Dies gilt als einer der Mechanismen für eine Neugeborenen-Apnoe [Bosma 1986]. Am häufigsten ist der Bereich zwischen der hinteren Rachenwand, dem weichen Gaumen und dem M. genioglossus betroffen. Hinzu kommt noch, dass sich die Schlund- und Mundmuskulatur während des Schlafs entspannt. Untersuchungen zum Einfluss der Haltung auf Muskeltonus und -aktivität haben gezeigt, dass sich der Tonus des M. genioglossus je nach der Stellung von Kopf und Hals verändert. Da sich bei einer Flexion des Halses die Biegung des Rachens verstärken und das Lumen verengen kann [Thach & Stark 1979], trägt sie zu einem erhöhten Kollapsrisiko bei. Die Studien haben auch gezeigt, dass die Schlundmuskeln bei einer Halsbeugung mehr leisten müssen, um die Luftröhre gegen die Kontraktion des Zwerchfells offen zu halten [Bosma 1986]. Bei Säuglingen, die in Bauchlage schlafen, war ein Anstieg der Apnoe-Inzidenz festzustellen [Willinger et al. 1994]. In dieser Position neigt der Säugling dazu, das Kinn herunterzudrücken und den Nacken zu beugen.

Apnoe-Phasen von Kindern bedürfen in jedem Fall einer vollständigen und umfassenden medizinischen Untersuchung. Als osteopathische Untersuchungsbefunde liegen häufig Restriktionen im Kondylenbereich des Atlantookzipitalgelenks und interossäre Spannungen an der Schädelbasis vor. Dagegen findet sich bei Kindern mit Apnoe nur selten eine Dysfunktion des oben beschriebenen neonatalen respiratorischen Fulcrums bei Th3–Th4 (nach einer Befragung von Ärzten und Therapeuten). Bei den meisten Erwachsenen und Kindern treten gewisse Atempausen während des Schlafs auf. Sie sind in der Regel sehr kurz und danach kehrt wieder die normale Atemtätigkeit zurück. Von höherer Signifikanz sind Atempausen, die mit einer Zyanose einhergehen oder bei sehr jungen Säuglingen oder Frühgeborenen auftreten. Hierbei sind nicht diagnostizierte Krankheiten, angeborene Anomalien, funktionelle Unreife der Atemwege sowie kardiovaskuläre oder ZNS-Störungen in Betracht zu ziehen.

5.7.5 Die Bauchmuskulatur

Die primären Muskeln der Ausatmung sind die Muskeln der Bauchwand, auch wenn sie sich bei der Einatmung ebenfalls in gewissem Umfang kontrahieren, um den „Zylinder" der Baucheingeweide zu stabilisieren. Die geraden, queren und schrägen Bauchmuskeln (Mm. rectus, transversus und obliqui abdominis) sind an der Exspiration beteiligt, indem sie sich gegen den Bauchinhalt kontrahieren, den Druck im Abdomen erhöhen und dadurch das Zwerchfell nach oben zwingen. Gleichzeitig werden die unteren (10.–12.) Rippen nach unten gezogen und durch die geraden und schrägen Bauchmuskeln stabilisiert. Daran schließt sich eine sequentielle Kontraktion der Mm. intercostales interni an, durch die auch die übrigen Rippen noch nach unten gezogen werden, während sich das Zwerchfell hebt. Das führt in Verbindung mit der natürlichen Lungenelastizität dazu, dass sich das intrathorakale Volumen verkleinert und der Druck im Thorax erhöht, wodurch die Luft aus den Lungen gepresst wird. Eine rasche und kräftige Kontraktion der Abdominal- und Interkostalmuskeln führt zu einer forcierten Exspiration und/oder zu Husten.

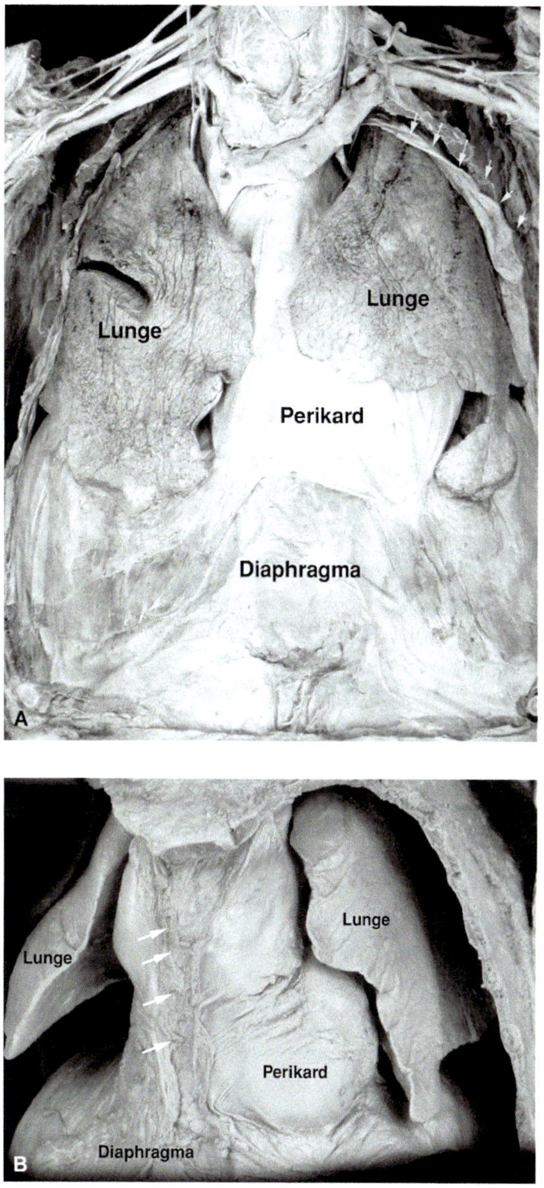

Abb. 5.11 Erwachsenen- **A** und Neugeborenenpräparat **B** zum Vergleich. Nach vollständiger vorderer Thorakotomie liegen die Brusteingeweide frei. Die Ansicht beim Neugeborenenpräparat ist leicht seitlich. Beachten Sie die Rauhigkeit des Mediastinums an der Stelle, wo das Sternum saß (weiße Pfeile in B). Die große Struktur direkt über dem Herzen ist der Thymus. Die Kontinuität des Herzbeutels mit der oberen Seite des Zwerchfells ist beim Neugeborenen deutlicher zu erkennen als beim Erwachsenen. Die weißen Pfeile in A zeigen auf den Schnittrand der Pleurahöhle. *[Mit freundlicher Genehmigung der Willard & Carreiro Collection]*

5.8 Andere wichtige anatomische Beziehungen im Thorax

Das Herzplateau des Zwerchfells, auf dem das Perikard mit seinem Inhalt liegt, befindet sich mehr auf der linken als auf der rechten Seite (➤ Abb. 5.11). Lateral besitzt das Zwerchfell zwei Kuppeln, wobei die rechte höher und breiter ist und die Leber bedeckt. Leber und Zwerchfell stehen in engem Kontakt. Wenn sich das Zwerchfell senkt, bewegt sich auch die Leber nach kaudal. Bei entzündlichen Erkrankungen der Leber kann es zu einer Reizung des Zwerchfells kommen, die über Afferenzen des N. phrenicus zu übertragenen Schmerzen in der rechten Schulter führt. Sie kann aber auch die normalen Zwerchfellkontraktionen behindern und so die Atemvolumina verringern.

Der N. phrenicus sorgt für die motorische Innervation des Zwerchfells. Der rechte Zwerchfellschenkel wird vom linken und rechten N. phrenicus versorgt. Obwohl die gesamte motorische Innervation über den N. phrenicus verläuft, kontrahiert sich der Zwerchfellschenkel leicht vor der Pars costalis. Sensorische Informationen aus dem peripheren Teil der Muskelfasern werden von den unteren sechs oder sieben Nn. intercostales weitergeleitet.

5.9 Zwerchfelllücken

Der Aortenschlitz (Hiatus aorticus) ist die unterste und hinterste Öffnung und liegt in Höhe von Th12 und der thorakolumbalen Bandscheibe leicht links von der Mittellinie. Es ist eine knöchern-aponeurotische Öffnung, die lateral von den Zwerchfellschenkeln, anterior vom Zwerchfellmuskel und posterior von den Wirbeln begrenzt wird. Wenn das Zwerchfell flach ist oder die Schenkel angespannt sind, kann dies die Durchtrittspforte samt Inhalt einschnüren (Stills Vergleich mit „Ziege und Felsblock"). Gelegentlich verlaufen einige Sehnenfasern von der Innenseite der Zwerchfellschenkel hinter der Aorta. Die Aorta wird von der V. azygos und der V. hemiazygos sowie einigen Lymphbahnen begleitet, die für die Drainage der unteren posterioren Thoraxwand sorgen.

Der Speiseröhrenschlitz (Hiatus oesophageus) in Höhe von Th10 befindet sich superior, anterior und links vom Aortenschlitz. Durch ihn hindurch ziehen Speiseröhre, Magennerven, Rr. oesophageales der A. gastrica sinistra und einige Lymphgefäße. Diese Lücke hat eine schräge Form. Fasern aus dem medialen Teil des rechten Zwerchfellschenkels überqueren die Mittellinie, umrunden den Ösophagus und bilden einen „Kamin" für seinen Endabschnitt (➤ Abb. 5.12). Die innersten Fasern sind ringförmig angeordnet, die äußersten vertikal. Dieses Muster ermöglicht eine radiale Druckausübung auf den Ösophagus. Wenn sich das Zwerchfell beim Einatmen senkt, kontrahieren sich die Fasern rund um die Speiseröhre, die dadurch komprimiert wird. Dies verhindert, dass Magen-Darm-Inhalt beim Atmen in den thorakalen Ösophagus zurückfließt. Störungen der Zwerchfellmechanik können den Vorgang beeinträchtigen und zu Refluxsymptomen und Erbrechen führen.

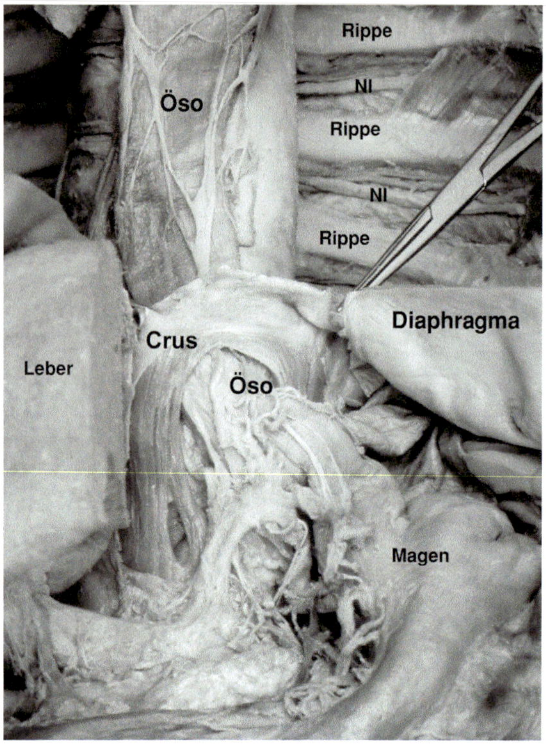

Abb. 5.12 Vorderansicht des Thorax in Höhe der Zwerchfellschenkel. Die Leber wurde entfernt und das Diaphragma aufgeschnitten und angehoben, um den Schenkel (Crus) darzustellen. Man sieht den Durchtritt des Ösophagus (Öso) durch den Hiatus oesophageus. Rippen und Nn. intercostales (NI) sind gekennzeichnet. *[Mit freundlicher Genehmigung der Willard & Carreiro Collection]*

Selbst unter normalen Bedingungen kann das kindliche Zwerchfell wegen seiner geringeren vertikalen Exkursion die Speiseröhre nur begrenzt komprimieren und einen Reflux verhindern. (Das zeigt sich deutlich auf Ihrer Schulter, wenn ein überfütterter Säugling „spuckt".) Auch wenn es zwischen der Ösophaguswand und dem Muskel, der die Öffnung im Zwerchfell bildet, keine direkte Kontinuität gibt, so setzt sich doch die Faszie von der Unterseite des Zwerchfells nach oben fort und strahlt in Form eines flachen Kegels 2–3 cm über dem gastroösophagealen Übergang in die Speiseröhrenwand ein. Einige elastische Fasern dieser Faszie dringen in die Submukosa des Ösophagus ein und bilden das Lig. phrenicooesophageale. Es verbindet die Speiseröhre mit dem Zwerchfell, lässt jedoch beim Schlucken und Atmen eine ausreichende Bewegungsfreiheit zu. Außerdem begrenzt es die Aufwärtsbewegung des Zwerchfells.

Das Hohlvenenloch (Foramen venae cavae) befindet sich in Höhe von Th8 und Th9. Es ist viereckig und liegt im rechten vorderen Abschnitt des Centrum tendineum. Die Ränder bestehen aus Bindegewebe (Aponeurose). Die V. cava, die durch das Foramen hindurch zieht, ist am

Rand der Öffnung befestigt. Beim Einatmen kontrahieren sich die Fasern, die diese Lücke bilden, und weiten sie auf. Das lässt venöses Blut, unterstützt vom negativen Druck im Thorax, ins Herz zurückfließen. Auch Äste des rechten N. phrenicus verlaufen durch diese Lücke.

5.10 Die sekretorische Funktion des Atemwegstrakts

Das Pulmonalsystem bzw. die Lunge ist eine der wenigen Stellen im Körper, an denen das innere Milieu direkt Substanzen aus der Umgebung ausgesetzt ist. Da zudem das gesamte Blut des Körpers laufend durch die Lungen gefiltert wird, bedeutet dies, dass das Immunsystem Informationen über antigene Substanzen in den Atemwegen erhält. Bei Neugeborenen und Säuglingen sind Lunge und Gastrointestinaltrakt die wichtigsten „Bildungsstätten" für die Immunaktivität.

Die Luftwege in der Lunge sind vom viskoelastischem Schleim bedeckt, der in den Bronchialbaum gelangende Schmutzpartikel und Antigene einfängt. Der Schleim besteht vorwiegend aus Wasser mit kleinen Mengen an Lipiden, Proteinen und Mineralstoffen. Sekretorisches IgA ist das wichtigste Immunglobulin im Bronchialschleim. Zusammen mit IgG und IgM lagert es sich an Antigenpartikel an (Opsonierung) und ist an der Komplementbindungsreaktion beteiligt. Auch Lysozyme werden in die Atemwege sezerniert. Diese Enzyme besitzen eine bakteriolytische Wirkung, z.B. gegen Streptococcus pneumoniae und bestimmte Pilzarten.

Die Schleimsekretion wird vom sympathischen und parasympathischen Nervensystem zu gleichen Teilen gesteuert [Gallagher et al. 1975] und stellt die efferente Schleife eines Reflexweges dar. Ähnlich wie bei den in Kapitel 1 erläuterten Mechanismen gibt es auch zwischen viszeralen Geweben eine gewisse Konvergenz, einen viszeroviszeralen Reflex. In der Lunge wird dieser vermutlich durch den N. vagus vermittelt. Eine Magenschleimhautreizung regt z.B. die Schleimproduktion in der Lunge an [German et al. 1982]. Das resultiert vermutlich aus einer neurogenen Entzündung. Wenn primäre Afferenzen in der Lunge irritiert werden, scheiden sie Substanz P, Tachykinine, vasoaktives intestinales Polypeptid (VIP) und andere Substanzen aus. Diese wirken auf die Epithelzellen, die glatte Muskulatur und die Drüsen in den Wänden der Atemwege ein und führen zu einer gesteigerten Produktion von Schleim und Lysozymen, zu einer Vasodilatation und einer Kontraktion der glatten Muskulatur.

Schleim mit Abfallprodukten und Staubpartikeln wird über das Flimmerepithel-Transportsystem aus den Lungen entfernt. Die Flimmerhärchen der Atemwege bewegen Schleimsekrete zur Glottis, wo sie geschluckt werden. Es gibt einige Hinweise, dass diese Reinigung (mukoziliare Clearance) beim Säugling langsamer vor sich geht als beim Erwachsenen [Wanner et al. 1996]. Eine Störung dieses Transportsystems hat negative Auswirkungen auf die Gesundheit. Solche Kinder präsentieren sich in der Regel mit chronischem Husten und zähem Schleimauswurf. Die Stärke der Hypoxie und Hyperkapnie ist proportional zur Schwere der Störung. Genetische Anomalien des Flimmerepithel-Transportsystem kommen selten vor und werden meist schon in früher Kindheit erkannt. Bestimmte Viren, vor allem Grippeviren, heften sich an die Flimmerhärchen und paralysieren sie, wodurch der Transport verhindert wird. Das verstärkt die Entzündung und beeinträchtigt den Gasaustausch. Eine Bronchiektasie infolge eines Neugeborenen-Atemnotsyndroms (NRDS) oder einer Mekoniumaspiration ist mit einer gestörten Flimmerepithelfunktion verbunden. Auch bei starkem kindlichem Asthma bronchiale kann eine Flimmerhärchen-Dysfunktion beteiligt sein. Bei Kindern mit Mukoviszidose liegt eine Transportstörung des Flimmerepithels vor.

5.11 Das Immunsystem der Lunge

Bei Kindern und Heranwachsenden liegt bronchiales lymphoides Gewebe in den größeren Luftwegen und einigen Blutgefäßen verteilt, während es in gesunden Lungen Erwachsener nicht auftaucht [Tschernig & Pabst 2000]. Es gibt eine gewisse Kontroverse darüber, ob Bronchus-assoziiertes lymphoides Gewebe (BALT) bereits bei der Geburt vorhanden ist oder sich erst nach einer Antigenstimulation entwickelt [Hiller et al. 1998]. BALT gehört zum MALT-System (Mukosa-assoziiertes lymphoides Gewebe). Es handelt sich dabei um lokale Ansammlungen von Lymphozyten, ähnlich den Peyer-Plaques im Dünndarm. Diese Lymphozytenansammlungen sind von modifiziertem Epithel mit Mikrovilli statt Zilien bedeckt. Die Zellen sind mehrheitlich B-Zellen oder Lymphozyten ohne Marker. Über die BALT-Funktion wird kontrovers diskutiert, auch wenn die meisten Forscher vermuten, dass es für den Aufbau der frühen Immunfunktion eine Rolle spielt. Makrophagen bewegen sich vom BALT in die Luftwege und wieder hinaus. B-Lymphozyten, Makrophagen, Mastzellen und T-Zellen scheinen sich zwischen den Lymphoid-Populationen der Schleimhautgewebe auszutauschen. So ließ sich beispielsweise bei Patienten mit Asthma bronchiale nachweisen, dass aktivierte Lymphozyten zwischen den Schleimhäuten von Lungen, Speicheldrüsen und Verdauungstrakt zirkulieren [Lamblin et al. 2000]. Diese Kommunikation spielt vermutlich eine Rolle, wenn sich Nahrungsmittelallergien im Bereich von Haut und Atemwegen manifestieren [Oehling et al. 1997]. Außerdem findet sich BALT nicht bei gesunden Erwachsenen, wohl aber bei bestimmten Erkrankungen wie rheumatoider Arthritis, Lymphom, chronischen Atemwegsinfektionen und Asthma bronchiale. Obwohl bei Kindern, die am plötzlichen Säuglingstod (SIDS) starben, ebenfalls BALT vorlag, waren Häufigkeit und Schwere des Befunds nicht höher als bei Kontrollpatienten [Tschernig et al. 1995].

Neben den bereits erwähnten Immunglobulinen sind in der Lunge noch viele weitere Immunzellen angesiedelt. Lymphknoten, Bronchoalveolen und interstitielles Bindegewebe enthalten verschiedene Arten von T-Zellen, natürliche Killer-(NK-)Zellen, Makrophagen und B-Zellen. Innerhalb der Lunge befinden sich diese Komponenten des Immunsystems in einer Umgebung, wo sie kontinuierlich mit antigenen Substanzen in Kontakt kommen und als Primer und Auslöser von Immunreaktionen wirken können.

5.12 Das Lymphsystem der Lunge

Das ausgedehnte Lymphsystem der Lunge trägt dazu bei, den Flüssigkeitshaushalt in den Lufträumen des Respirationstrakts aufrechtzuerhalten. Die terminalen Lymphgefäße (Lymphkapillaren) liegen im lockeren Bindegewebe und peribronchialen Gefäßräumen der Lunge [O'Brodovich & Haddad 2001, Standring 2004]. Sie reichen bis in die Bronchiolen, jedoch nicht bis in die Alveolarwände. Obwohl die größeren Lymphgefäße einen eigenen Pumpmechanismus besitzen, wird der Flüssigkeitsübertritt in die Lymphkapillaren durch ventilatorische Druckunterschiede und die Bewegung der umgebenden Flüssigkeit unterstützt. Das spielt besonders beim Auftreten von Entzündungsreaktionen eine Rolle. Dann halten die Zellwände der Lymphkapillaren mit ihrem einschichtigen Epithel dem Druck der interstitiellen Flüssigkeit nicht mehr stand und kollabieren, so dass sie nutzlos werden. Die Klappen schließen sich und die Flüssigkeit kann nicht mehr in das Lumen übertreten. Aus osteopathischer Sicht können auch Geweberestriktionen, die Sammel- oder proximale Lymphgefäße beeinträchtigen, zu einem (Lymph-)Rückstau in den Lymphkapillaren führen, was ebenfalls die Epithelklappen verschließt. In beiden Fällen trägt die Atemmechanik dazu bei, Fluktuationen in der Lymphflüssigkeit und Zellen rund um die Lymphgefäße zu erzeugen, so dass durch die Ankerfilamente ein Pumpmechanismus entsteht. Das kann bei Infektionen, chronischen Erkrankungen mit entzündlicher Komponente wie Asthma bronchiale und COLD (chronic obstructive lung disease) sowie Erkrankungen mit Flimmerepithel-Transportstörungen wie der Mukoviszidose von besonderer Bedeutung sein.

Die meisten Sammellymphgefäße der Lunge fließen in den Ductus thoracicus ab, während die Lymphgefäße des oberen rechten Lungenlappens direkt in die rechte V. subclavia und V. jugularis interna einmünden.

5.13 Innervation des Respirationstraktes

Die Lunge ist mit afferenten und efferenten Fasern ausgestattet. Obwohl es auch einige sensorische Fasern aus langsam adaptierenden Dehnungsrezeptoren gibt, stammt der Großteil der afferenten Informationen von kleinkalibrigen primären Afferenzen, den C-Fasern. Diese viszeralen Afferenzen ziehen mit dem N. vagus zur Medulla oblongata. Die efferente Aktivität wird durch das sympathische und parasympathische Nervensystem moduliert, um die glatte Muskulatur und die sekretorischen Drüsen zu beeinflussen. Darüber hinaus enthält die Lunge auch neuroepitheliale Zellen, die Serotonin, Dopamin, Noradrenalin, Calcitonin und Leukenkephalin speichern. Ihre Rolle ist jedoch noch nicht vollständig geklärt.

Die Luftwege des Bronchialbaums sind bis zur Ebene des Ductus alveolaris mit Bändern aus glatter Muskulatur in der Submukosaschicht ausgekleidet und sympathisch und parasympathisch innerviert. Bei Ruheatmung bleibt eine geringe dynamische Spannung in diesen Bronchialmuskeln erhalten, um ein Kollabieren zu verhindern. Das wird primär durch den N. vagus moduliert. Bei Veränderungen der autonomen Nervenaktivität oder Entzündungen verändert sich der Muskeltonus. Eine Entzündung oder gesteigerte Parasympathikusaktivität führt zu Muskelkontraktion und Bronchospasmen. Das ist genau der Pathomechanismus, durch den sich reaktive Atemwegserkrankungen und Asthma bronchiale entwickeln. Die Atemwege von Säuglingen und Kindern reagieren in der Regel empfindlicher auf Histamin und Methylcholin als die Erwachsener [Wohl 2000]. Das spiegelt sich in der klinisch beobachtbaren erhöhten Anfälligkeit für Bronchospasmen wider, mit denen Kinder auf eine Entzündung bei Erkältungen und Virusinfektionen reagieren. Da Kindern außerdem reife katabolische Enzyme fehlen, reagiert die glatte Bronchialmuskulatur auch verstärkt auf Acetylcholin [Panitch et al. 1993].

Das Lungengefäßsystem von Neugeborenen weist einen viel höheren Tonus auf als das von Erwachsenen. Dieser Tonus wird vermutlich durch die Aktivität zahlreicher α-adrenerger Rezeptoren in den größeren Gefäßen moduliert. Dieselben Rezeptoren haben erheblich weniger Einfluss auf die Lungengefäße von Erwachsenen, denn ihre Blockierung bewirkt keine merkliche Veränderung des vasomotorischen Tonus [Silove & Grover 1968]. Der höhere pulmonale Gefäßtonus von Neugeborenen ist teilweise auf die dickere glatte Muskelschicht zurückzuführen. Während der Embryonalentwicklung kommt es zu einer hypoxisch bedingten Vasokonstriktion des Lungenbetts, die dazu dient, das Blut in einem Shunt über das Foramen ovale und den Ductus arteriosus von der nicht belüfteten Lunge weg zu leiten. Dieser Reflex liegt auch bei der Geburt noch vor. Bei Erwachsenen tritt er auf, wenn Ventilations-Perfusions-Störungen korrigiert werden müssen. Weil jedoch die glatte Gefäßmuskulatur von Neugeborenen und Säuglingen erheblich dicker und der Tonus erheblich höher ist, besteht ein höheres Risiko, dass sich aufgrund dieses Reflexes eine pulmonale Hypertonie entwickelt. Außerdem können lokale Tonusveränderungen durch Substanzen mit gefäßverengender und/oder -erweiternder Wirkung, die bei Gewebeverletzungen oder Entzündungen auftreten, vermittelt sein. Die Gewebereaktion auf diese Substanzen kann durch eine Blockade β-adrenerger Rezeptoren verstärkt werden. Insgesamt ist die Rolle der sympathischen und parasympathischen Kontrolle des pulmonalen Gefäßtonus bei Säuglingen noch nicht vollständig geklärt [Malik et al. 2000].

Wie bereits angedeutet, unterscheidet sich das Innervationsmuster der Atemmuskulatur von Neugeborenen und Erwachsenen. Beim Neugeborenen besitzen die meisten Muskelfasern eine polyneurale Innervation, d.h. die Axone von zwei oder mehr Motoneuronen bilden eine Synapse an derselben Muskelfaser. Beim Erwachsenen trifft das Gegenteil zu; hier bilden die Axone eines Motoneurons Synapsen in mehr als einer Muskelfaser, wobei aber jede Muskelfaser nur ein Axon empfängt. Dadurch wird die synchronisierte Kontraktion einer Muskelfasergruppe durch ein einziges Motoneuron kontrolliert, während bei Neugeborenen und Säuglingen die Muskelkontraktion häufig unkoordiniert und zufällig ist. Hinzu kommt, dass die Kontraktions- und Entspannungszeiten der Muskeln aufgrund des noch unreifen sarkoplasmatischen Retikulums länger sind. Außerdem müssen sich – wie oben beschrieben – die neuromuskulären Verbindungen, die postsynaptischen Membranen und einige Neurotransmitterrezeptoren bis zum Erreichen der erwachsenen Form erst noch signifikant verändern. Das bedeutet, dass bei hochfrequenter Stimulation der Atemmuskeln und insbesondere des Zwerchfells ein erhöhtes Risiko besteht, dass die neuromuskuläre Erregungsübertragung fehlschlägt [Haddad & Perez Fontain 1996]. Deshalb ist es bei Säuglingen und Kleinkindern mit Lungenerkrankungen umso wichtiger, durch eine Optimierung der mechanischen Effizienz der Atemmuskeln die Atemarbeit zu verringern.

5.14 Zusammenfassung

Ein wichtiger Lehrsatz der osteopathischen Philosophie ist eine optimale Funktion des Atem-Kreislauf-Systems. Auf den ersten Blick scheint dies klar auf der Hand zu liegen: Welche Gesundheitsphilosophie würde nicht die Lebensnotwendigkeit von Sauerstoff anerkennen? Doch die osteopathische Philosophie dringt noch tiefer in die Materie ein und erkennt auch die Rolle an, die das Niederdruck-Kreislaufsystem für die Aufrechterhaltung des interstitiellen Milieus, die Stabilisierung des pH-Werts und die Förderung einer optimalen extrazellulären Umgebung für die Zellfunktion spielt. Osteopathen sehen in jedem Atemzug das komplexe Atmungssystem am Werk, bis hinunter zu den Mitochondrien, den kleinsten und grundlegendsten Bestandteilen, dem Sitz der primären Respiration. Bei Neugeborenen und Säuglingen hängt ein optimaler pulmonaler Gasaustauch von neurologischen, biochemischen, hormonellen und mechanischen Einflüssen ab. Viele dieser Kräfte spielen auch bei Kindern und Erwachsenen weiterhin eine Rolle. Unabhängig von der aktuellen Diagnose eines Patienten sollte es immer Ziel der Behandlungsplanung sein, diese Prozesse zu unterstützen und jedes Hindernis der physiologischen Atmungs-Kreislauf-Funktion zu beseitigen. Für den osteopathischen Behandlungsansatz ist es fundamental, dass sich Gase und Flüssigkeiten ungehindert bewegen und austauschen können.

QUELLEN

Arnon S., Grigg J., Silverman M. Association between pulmonary and gastric inflammatory cells on the first day of life in preterm infants. Pediatric Pulmonology 16 (1), 1993, S. 59–61.

Bellanti J. A., Zeligs B. J. Developmental aspects of pulmonary defenses in children. Pediatric Pulmonology Supplement 11, 1995, S. 79–80.

Bosma J. F. Anatomy of the infant head. 1. Auflage, Johns Hopkins University Press, Baltimore, 1986.

Carreiro J. E. Osteopathic findings in 1600 newborns. Paper presentation, American Academy of Osteopathy, March 1994.

Chow C. M., Winder C., Read D. J. Influences of endogenous dopamine on carotid body discharge and ventilation. Journal of Applied Physiology 60 (2), 1986, S. 370–375.

Collin A. A., Wohl M. E., Mead J. Transition from dynamically maintained to relaxed end-expiratory volume in human infants. Journal of Applied Physiology 74, 1989, S. 2107.

De Troyer A., Estenne M. Functional anatomy of respiratory muscles. Clinics in Chest Medicine 9 (2), 1988, S. 175–193.

Gallagher G. T., Kent P. W., Passatore M. et al. The composition of tracheal mucus and the nervous control of its secretion in the cat. Proceedings of the Royal Society of London (Biology) 192, 1975, S. 49–76.

German V. F., Corrales R., Ueki I. F. Reflex stimulation of tracheal submucosa gland secretion by gastric irritation in cats. Journal of Applied Physiology 52, 1982, S. 1153–1155.

Griese M. Pulmonary surfactant and the immune system. Monatsschrift Kinderheilkunde 140 (1), 1992, S. 57–61.

Guyton A. C. Textbook of medical physiology. 9. Auflage, WB Saunders, Philadelphia, 1996.

Haddad G. G., Mellins R. B. Hypoxia and respiratory control in early life. Annual Review of Physiology 46, 1984, S. 629–643.

Haddad G. G., Perez Fontain J. J. Regulation of respiration. In: Behrman R. E., Kliegman R. M., Jenson H. B. (Hrsg.). Nelson's textbook of pediatrics. WB Saunders, Philadelphia, 1996a.

Haddad G. G., Perez Fontain J. J. Development of the respiratory system. In: Behrman R. E., Kliegman R. M., Jenson H. B. (Hrsg.). Nelson's textbook of pediatrics. WB Saunders, Philadelphia, 1996b.

Haddad G. G., Perez Fontain J. J. Congenital abnormalities. In: Behrman R. E., Kliegman R. M., Jenson H. B. (Hrsg.). Nelson's textbook of pediatrics. WB Saunders, Philadelphia, 1996c.

Hiller A. S., Tschernig T., Kleemann W. J., Pabst R. Bronchus-associated lymphoid tissue (BALT) and larynx-associated lymphoid tissue (LALT) are found at different frequencies in children, adolescents and adults. Scandinavian Journal of Immunology 47 (2), 1998, S. 159–162.

Kliegman R. Respiratory tract disorders. In: Behrman R. E., Kliegman R. M., Jenson H. B. (Hrsg.) Nelson's Textbook of pediatrics. WB Saunders, Philadelphia, 1996.

Lamblin C., Saelens T., Bergoin C., Wallaert B. The common mucosal immune system in respiratory disease. Revue des Maladies Respiratoires 17 (5), 2000, S. 941–946.

Malik A. B., Vogel S. V., Minshall R. D., Tiruppathi C. Pulmonary circulation and regulation of fluid balance. In: Murray J., Nadel J. (Hrsg.). Textbook of respiratory medicine. WB Saunders, Philadelphia, 2000, S. 119–154.

Mason R., Lewis J. Pulmonary surfactant. In: Murray J., Nadel J. (Hrsg.). Textbook of respiratory medicine. WB Saunders, Philadelphia, 2000.

Murray J., Nadel J. (Hrsg.). Textbook of respiratory medicine. WB Saunders, Philadelphia, 2000.

O'Brodovich H. M., Haddad G. G. The functional basis of respiratory pathology and disease. In: Chernick V., Boat T. (Hrsg.). Kendig's disorders of the respiratory tract in children. WB Saunders, Philadelphia, 2001, S. 27–73.

Oehling A., Fernandez M., Cordoba H., Sanz M. L. Skin manifestations and immunological parameters in childhood food allergy. Journal of Investigative Allergy and Clinical Immunology 7 (3), 1997, S. 155–159.

Openshaw P., Edwards S., Helms P. Changes in rib cage geometry in childhood. Thorax 39 (8), 1984, S. 624–627.

Panitch H. B., Wolfson M. R., Shaffer T. H. Epithelial modulation of preterm airway smooth muscle contraction. Journal of Applied Physiology 74, 1993, S. 1437–1443,

Silove E. D., Grover R. F. Effects of alpha adrenergic blockade and tissue catecholamine depletion on pulmonary vascular responses to hypoxia. Journal of Clinical Investigation 47, 1968, S. 274–285.

Standring S. Gray's anatomy, 39. Auflage. Churchill Livingstone, New York 2004.

Thach B. T., Stark A. R. Spontaneous neck flexion and airway obstruction during apneic spells in preterm infants. Journal of Pediatrics 94 (2), 1979, S. 275–281.

Tschernig T., Pabst R. Bronchus-associated lymphoid tissue (BALT) is not present in the normal adult lung but in different diseases. Pathobiology 68 (1), 2000, S. 1–8.

Tschernig T., Kleemann W. J., Pabst R. Bronchus-associated lymphoid tissue (BALT) in the lungs of children who had died from sudden infant death syndrome and other causes. Thorax 50 (6), 1995, S. 658–660.

Wanner A., Salathe M., O'Riordan T. G. Mucociliary clearance in the airways. American Journal of Respiratory and Critical Care Medicine 154, 1996, S. 1868–1902.

Willinger M., Hoffman H. J., Hartford R. B. Infant sleep position and risk of sudden infant death syndrome: report of meeting held January 13 and 14, 1994. Pediatrics 93, 1994, S. 814–819.

Wohl M. E. Developmental physiology of the respiratory system. In: Chernick V., Boat T. (Hrsg.). Kendig's disorders of the respiratory tract in children. WB Saunders, Philadelphia, 2000, S. 19–27.

WEITERFÜHRENDE LITERATUR

Burcharth F., Bertheussen K. The influence of posture, Valsalva manoeuvre and coughing on portal hypertension in cirrhosis. Scandinavian Journal of Clinical and Laboratory Investigation 39, 1979, S. 665–669.

Chernick V., Boat T. (Hrsg.). Kendig's disorders of the respiratory tract in children. WB Saunders, Philadelphia, 2001.

De Troyer A., Legrand A. Inhomogeneous activation of the parasternal intercostals during breathing. Journal of Applied Physiology 79 (1), 1995, S. 55–62.

De Troyer A., Peche R., Yernault J. C., Estenne M. Neck muscle activity in patients with severe chronic obstructive pulmonary disease. American Journal of Respiratory and Critical Care Medicine 150, 1994, S. 41–47.

Fischer M., Franzeck U. K., Herrig I. et al. Flow velocity of single lymphatic capillaries in human skin. American Journal of Physiology 270 (1 Pt 2), 1996, S. H358–H363.

Franzeck U., Fischer M., Costanzo U., Herrig I., Bollinger A. Effect of postural changes on human lymphatic capillary pressure of the skin. Journal of Physiology 494, 1996, S. 595–600.

Gandevia S. C., Leeper J. B., McKenzie D. K., De Troyer A. Discharge frequencies of parasternal intercostal and scalene

5

motor units during breathing in normal and COPD subjects. American Journal of Respiratory and Critical Care Medicine 153, 1996, S. 622–628.

Hoffmann U., Uckay I., Fischer M., Wen S., Franzeck U. K., Bollinger A. Simultaneous assessment of muscle and skin blood fluxes with the laser-Doppler technique. International Journal of Microcirculation: Clinical and Experimental 15 (2), 1995, S. 53.

Wen S., Dorffler-Melly J., Herrig I. et al. Fluctuation of skin lymphatic capillary pressure in controls and in patients with primary lymphedema. International Journal of Microcirculation: Clinical and Experimental 14 (3), 1994, S. 139–143.

Wendell-Smith C. P., Wilson P. M. The vulva, vagina and urethra and the musculature of the pelvic floor. In: Philipp E., Setchell M., Ginsburg J. (Hrsg.). Scientific foundations of obstetrics and gynaecology. Butterworth-Heinemann, Oxford, 1991, S. 84–100.

Zaugg-Vesti B., Dorffler-Melly J., Spiegel M. et al. Lymphatic capillary pressure in patients with primary lymphedema. Microvascular Research 46 (2), 1993, S. 128–134.

KAPITEL

6 Der Gastrointestinaltrakt

6.1 Einführung

Der Gastrointestinaltrakt vom Mund bis zum Anus ist der größte zusammenhängende Bereich des Körpers, der in ständigem Kontakt mit der Umwelt steht. Seine primäre Rolle besteht zwar in der Verdauung und Nährstoffaufnahme, doch ist er auch an endokrinen Mechanismen und der Immunfunktion beteiligt. Bei der Geburt sind viele dieser Funktionen bestenfalls in rudimentärer Form vorhanden. Der Übergang vom Stillen zu fester Nahrung ist der erste größere Meilenstein in der postnatalen Reifung des Verdauungstrakts. Die Fähigkeit, feste Nahrung zu verdauen und Nährstoffe daraus aufzunehmen, ist ein facettenreicher Prozess, der motorische, sekretorische und endokrine ebenso wie Immun- und Resorptionsmechanismen umfasst. Weil es sich bei der Verdauung um einen komplizierten und altersabhängigen Prozess handelt, können unzählige Faktoren darauf Einfluss nehmen. Auch die Entwicklung und das klinische Bild von Störungen verändern sich mit der Reifung des Verdauungstraktes. Ein offensichtliches Beispiel ist das häufige Erbrechen, das bei jungen Säuglingen eine ganz normale Erscheinung ist, während es bei einem Heranwachsenden nicht mit derselben Gelassenheit zu betrachten wäre. Für die Diagnostik und Behandlung von gastrointestinalen Erkrankungen bei Kindern braucht man am besten einen Überblick über die verschiedenen Funktionen des Verdauungstrakts, die Reihenfolge ihrer Entwicklung und die möglichen Pathologien. Dieses Kapitel liefert daher eine Grundlage für das Verständnis der normalen Verdauungsfunktion. Häufige Probleme werden dann in ➤ Kapitel 14 behandelt.

6.2 Anatomie des Gastrointestinaltrakts

6.2.1 Embryonalentwicklung

Ein guter Abriss über die Entwicklung und Anatomie des Gastrointestinaltrakts findet sich in Moore [2007] und in Standring [2004].

Der menschliche Verdauungstrakt beginnt in der vierten Schwangerschaftswoche als 4 mm lange Röhre und wird bis zum Zeitpunkt der Geburt eine Länge von 4 m erreichen. Der reife Verdauungstrakt besteht vorwiegend aus glatter Eingeweidemuskulatur, außer an den Enden, dem proximalen Ösophagus und dem Anus, deren quergestreifte Muskulatur eine willkürliche Kontrolle ermöglicht. Der primitive Darmkanal bildet sich als Einfaltung der Keimscheibe. Bereits recht früh in der Schwangerschaft verlängert sich der Mitteldarm mit seinen Mesenterien und dringt in das umbilikale Zölom vor. Mit 6 Wochen beginnt dann ein Prozess der Rotation und Migration, der in der 20. Schwangerschaftswoche mit der ausgereiften Position des Darms zum Abschluss kommt. Bei diesem Prozess können zahlreiche Anomalien auftreten, die zwar nicht lebensgefährlich sind, aber zu einer Vielzahl angeborener Störungen führen können, vom Volvulus bis zur Malrotation, von einer Hernie bis zur Omphalozele. Schon früh bilden sich die Knospen von Pankreas, Leber und Gallenblase am embryonalen Darm, doch ihre Position und Morphologie werden sich im Laufe der nächsten Wochen noch verändern. Mit 6 Wochen ist die Leber bereits an der Blutbildung beteiligt, und mit 9 Wochen macht sie 10% des fetalen Gewichts aus [Moore 2007].

Während der ersten Schwangerschaftswochen besteht der Gastrointestinaltrakt aus mehreren Schichten einfachen Epithels. Gegen Ende des ersten Schwangerschaftsdrittels ist die Ösophaguslichtung rekanalisiert und mit Flimmerepithel ausgekleidet, der Dünndarm ist von einschichtigem Säulenepithel (hochprismatisches Epithel) und Dünndarmzotten überzogen, und auf der ganzen Länge des Darms haben sich Muskelschichten zu bilden begonnen. Diese spielen eine wichtige Rolle bei der Koordination der Darmmotilität.

Der Ösophagus entwickelt sich bereits früh in der Fetalzeit, wenn sich der primitive Vorderdarm in Trachea und Ösophagus aufteilt. Das ist ein sehr komplexer Prozess, und wenn nicht alles nach Plan verläuft, kann es zu verschiedenen angeborenen Störungen kommen. Eine unvollständige Trennung von Ösophagus und Trachea kann zu einer Ösophagusatresie und/oder einer Ösophagotrachealfistel führen (➤ Abb. 6.1). Liegt eine Fistel vor, können Nahrung und Sekrete in die Trachea gelangen und zu Erstickungsanfällen und Asphyxie führen. Bei reifen Neugeborenen ist der Ösophagus etwa 10 cm lang und wächst dann um durchschnittlich 6 mm pro Jahr, bis er seine ausgewachsene Länge von 32–50 cm erreicht [Boyle 1992, Pelot 1995]. Die primäre Rolle des Ösophagus besteht im Nahrungstransport vom Pharynx zum Magen. An jedem Ende sitzt ein funktioneller Ösophagussphinkter. Normalerweise befindet sich der Ösophagus in einem entspannten, kollabierten Zustand, in dem beide Schließmuskeln kontrahiert sind. Der obere Ösophagussphinkter wird vom M. cricopharyngeus gebildet und liegt ab der 32. Schwangerschaftswoche vor. Der untere Sphinkter ist ein funktionell kompetenter

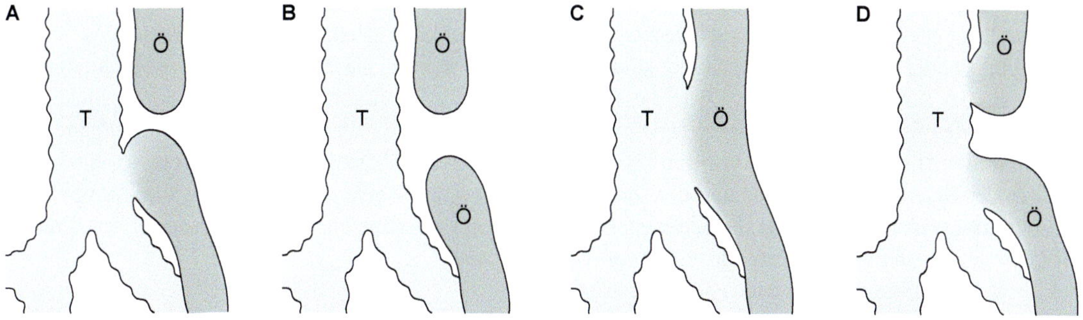

Abb. 6.1 Schematische Darstellung der vier häufigsten Formen einer angeborenen Fehlbildung von Ösophagus und Trachea. T = Trachea, Ö = Ösophagus. Typ **A** ist mit etwa 85% die häufigste Form. Hier besteht eine Fistel zwischen Trachea und distalem Ösophagus, verbunden mit vollständiger Atresie des oberen Ösophagus. Typ **B** und **C** kommen etwa gleich häufig vor, zwischen 5 und 10%. Bei Typ **B** liegt keine Fistel, bei Typ **C** keine Atresie vor. Typ **D** tritt am seltensten auf.

Bereich des distalen Ösophagus, der beim Erwachsenen 3–4 cm lang ist, sich kontrahieren und Druckkräfte erzeugen kann, die ein Zurückfließen des Mageninhalts verhindern [Boyle 1992, Pelot 1995, Milla 1996]. Ob klar abgrenzbares Schließmuskelgewebe vorliegt, ist umstritten, doch die Existenz eines funktionellen Sphinkters steht außer Frage (➤ Kap. 14).

Die Oberfläche des ausgereiften Gastrointestinaltrakts entspricht fast seiner 300-fachen Länge. Das wird durch Ringfalten (Plicae circulares), Zotten (Villi) und Krypten sowie Mikrovilli, vor allem im Bereich des Dünndarms, erreicht [Weaver 1996]. Diese Modifikationen beginnen sich um die 9. Schwangerschaftswoche herum zunächst im Duodenum, Jejunum und Ileum zu entwickeln. Die Bildung der Villi schreitet von kranial nach kaudal voran und ist mit 16 Wochen auf der gesamten Darmlänge abgeschlossen [Weaver 1996]. Durch Krypten und Mikrovilli, die in der 10. bis 12. Woche erscheinen, vergrößert sich die innere Oberfläche noch weiter. Morphologie und Konzentration der Villi unterscheiden sich in den drei Teilen des Dünndarms. Am dichtesten ist der Besatz im Jejunum. Hier sind die Villi lang und dünn. Im Duodenum und Ileum sind weniger Villi vorhanden. Im Duodenum sind sie kurz und kompakt, im Ileum mehr pyramidenförmig. Zwischen den Villi liegen die Lieberkühn-Krypten, der Sitz von Stammzellenaktivität und Drüsenzellen (Paneth-Körnerzellen), die regulatorische Polypeptide ausscheiden.

Die gastrointestinalen Viszeralorgane hängen in einer dünnen serösen Membran, von der sie auch umhüllt sind, dem Peritoneum. Diese Anordnung entwickelt sich durch eine Reihe komplexer embryonaler Ereignisse, doch es reicht zu sagen, dass der embryonale Darm seine Entwicklung im primitiven Peritoneum beginnt, bis er dann nach einem Wachstums-, Rotations- und Reduktionsprozess schließlich im Peritonealgewebe aufgehängt ist [Moore 2007]. Um das an der ausgereiften Form zu illustrieren, kann man sich das Peritoneum wie einen Sack innerhalb der Bauchhöhle vorstellen. Einige Bauchorgane, wie Leber und Magen, haben sich in die hintere Wand geschoben und sind nun von einer dünnen Schicht der Membran, dem sog. Peritoneum viscerale umgeben. Sie werden als intraperitoneale Organe bezeichnet. Andere Organe, wie Nieren und Pankreas, liegen außerhalb des Peritoneums an der posterioren Abdominalwand und werden als retroperitoneale Organe bezeichnet (➤ Abb. 6.2).

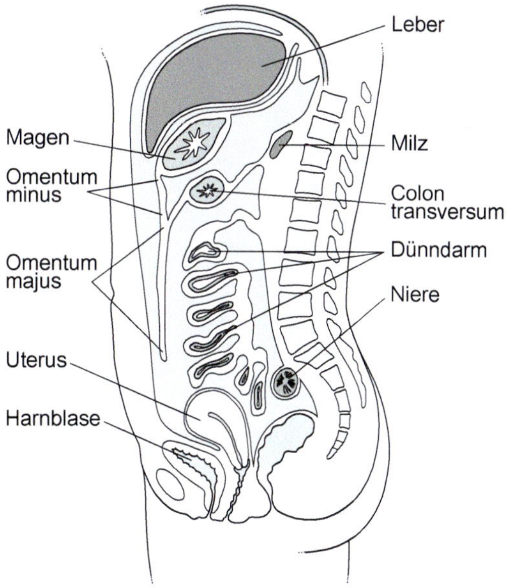

Abb. 6.2 Schematische Darstellung der dorsalen Mesenterien. Der Intraperitonealraum ist durch den zentralen hellgrauen Bereich gekennzeichnet. Omentum majus und Omentum minus sind beschriftet. Beachten Sie, dass Niere und Milz dorsal hinter dem Peritoneum (retroperitoneal) liegen und nicht von ihm eingehüllt sind.

6

Die Baucheingeweide sind durch eine Reihe dorsaler Mesenterien an der hinteren Bauchwand befestigt. Diese Verdopplungen der peritonealen Membran sind eine Fortsetzung des Peritoneum viscerale. Zwei dieser Mesenterien werden als großes und kleines Netz (Omentum majus und minus) bezeichnet. Das Omentum majus ist zwischen der Unterseite des Magens und der Oberseite des Colon transversum aufgehängt. Es bildet eine Umschlagfalte und breitet sich wie eine Mesenteriumdecke über dem Gastrointestinaltrakt aus (➤ Abb. 6.3A). Durch dieDuplikatur des Omentum majus entsteht die Bursa omentalis zwischen Magen und Darm. Superior gehen die Schichten des Omentum majus nahtlos in das Peritoneum von Magen und Duodenum über. Distal verschmelzen sie mit dem Mesocolon transversum. Das Omentum minus ist von der Unterseite des Zwerchfells, zwischen den Leberlappen und am Magen aufgehängt. Es handelt sich um eine doppelte Schicht von Peritoneum, die sich vor dem Magen aufspaltet und dieses Organ umschließt (➤ Abb. 6.3B). Die beiden Netze enthalten Fettgewebe, Blutgefäße, Nerven und Lymphozyten, vor allem Makrophagen. Im Fall einer Infektion oder Verletzung kann das Omentum majus den betroffenen Bereich abdichten, um die restlichen Eingeweide zu schützen. Daher bezeichnen viele Chirurgen das Omentum majus als „Heftpflaster" des Darms.

Mit den beiden anderen dorsalen Mesenterien sind der restliche Dünndarm und das Colon sigmoideum an der hinteren Bauchwand befestigt. Beide Organe sind in Peritoneum eingehüllt und ihre Mesenterien enthalten Blutgefäße, Nerven, Lymphgefäße und Lymphknoten. Colon ascendens und Colon descendens liegen retroperitoneal.

6.2.2 Histologie

Der gesamte Gastrointestinaltrakt besteht aus drei Schichten: Tunica mucosa, Tela submucosa und Tunica muscularis, wobei es allerdings überall Abweichungen von der Regel gibt. Tatsächlich variieren die makroskopische und histologische Morphologie jedes Bereichs je nach seiner Funktion.

Der Ösophagus ist beispielsweise ausschließlich an die Passage des Speisebreis angepasst, so dass hier keine Verdauung oder Resorption stattfindet. Folglich ist sein Lumen eine glatte Röhre mit Flimmerepithel ohne Sekretionsdrüsen.

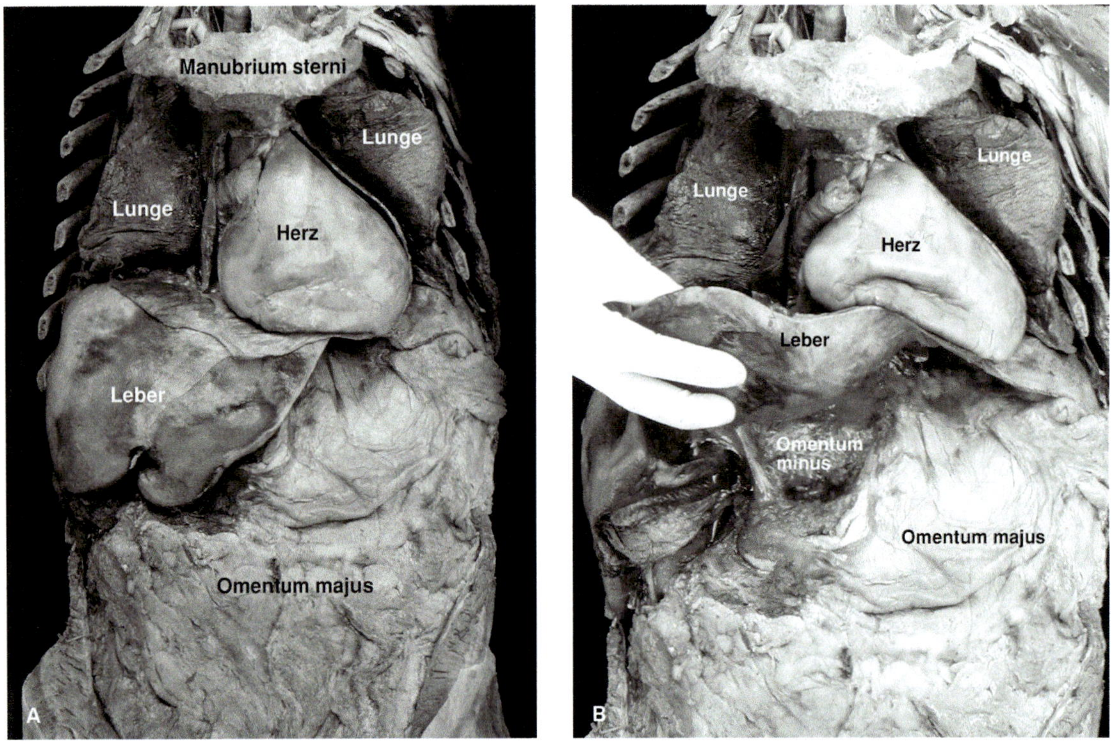

Abb. 6.3 **A** Die Vorderansicht der Brust- und Bauchhöhle eines Erwachsenen (Präparat) zeigt, dass das Omentum majus die Baucheingeweide vollständig bedeckt. **B** Nahansicht desselben Präparats; die Leber ist angehoben, um das Omentum minus sichtbar zu machen. *[Mit freundlicher Genehmigung der Willard & Carreiro Collection]*

6

Im Gegensatz dazu ist der Magen mit der Auflösung großer Nahrungspartikel befasst. Das Mageninnere ist mit Magengrübchen bedeckt, die Nebenzellen (Schleimzellen), Hauptzellen und Belegzellen (Parietalzellen) enthalten. Die gesamte Magenschleimhaut, einschließlich der Magengrübchen, besteht aus einschichtigem, sekretorischem Säulenepithel. Die Belegzellen scheiden Wasserstoff- und Chloridionen aus, die den Mageninhalt ansäuern. Das ist eine notwendige Voraussetzung, damit das starke Magenenzym Pepsin, das von den Hauptzellen ausgeschieden wird, seine Wirkung richtig entfalten kann. Eine von den Nebenzellen produzierte Schleimschicht schützt die Magenschleimhaut vor dieser stark sauren Umgebung. Eine Hemmung der sekretorischen Aktivität der Nebenzellen kann zu Gastritis und Magengeschwüren führen.

Der Dünndarm ist vor allem mit der Aufschlüsselung, Verdauung und Resorption der Nahrung befasst. Hier haben wir ein Organ, das „gespickt" ist mit Zellen, die an sekretorischen und immunregulatorischen Prozessen beteiligt sind. Die Schleimhautoberfläche weist Krypten und mit Zotten besetzte „Pseudoklappen" (Einstülpungen) auf. Die Darmzotten (Villi) sind mit einem Bürstensaum aus Mikrovilli überzogen, die an der Resorption beteiligt sind. Die Schleimhaut selbst besteht aus zahlreichen unterschiedlichen Drüsenzellen, von denen einige für die Hydrolyse der aufgenommenen Proteine, Fette und Kohlenhydrate und andere für den Transport dieser Substanzen durch das Epithel sorgen. Schleimhautzellen spielen auch bei der Immunregulation eine Rolle, unter anderem bei der Antigenerkennung.

Wasser und Ionen werden größtenteils im Dickdarm resorbiert, wo der Speisebrei eingedickt und auf die Ausscheidung vorbereitet wird. Der proximale Teil des Dickdarms ist hauptsächlich für die Resorption zuständig, während im distalen Teil die Kotsäule gespeichert wird. Die primären Villi des Dickdarms erscheinen ungefähr in der 13. Schwangerschaftswoche. Anschließend spalten sie sich in sekundäre Villi auf, und ungefähr zur selben Zeit, in der sich Krypten zu bilden beginnen, entwickelt sich ein Bürstensaum [Moore 2007, Schmitz 1996]. Diese Entwicklung schreitet von distal nach proximal voran und ist in der 16. Schwangerschaftswoche abgeschlossen. Das Vorliegen von Verdauungsenzymen korreliert mit der Entwicklung der Villi und des Bürstensaums im Dickdarm. Im ausgewachsenen Dickdarm sind jedoch weder Villi noch Verdauungsenzyme vorhanden. Folglich funktioniert der Dickdarm von Frühgeborenen anders als der von reifen Neugeborenen und Erwachsenen. Ab der Mitte des zweiten bis zum Beginn des dritten Schwangerschaftsdrittels gleicht der Dickdarm in Morphologie und Funktion dem Dünndarm, was sich in seiner Fähigkeit zur Resorption und Verdauung widerspiegelt. Bei Frühgeborenen kann daher der Dickdarm eine Rolle bei der Nahrungsaufnahme spielen. Die Reifung des Dickdarms geht mit einer Rückbildung der Villi und Drüsenzellen einher. Dieser Prozess beginnt kurz nach der 25. bis 28. Schwangerschaftswoche und ist bei der Geburt abgeschlossen. Die Konzentration der Verdauungsenzyme nimmt mit dem Verschwinden der Villi ab. Im reifen Dickdarm werden Chlorid-, Natrium- und Bikarbonationen durch die Darmwand transportiert, wodurch ein osmotischer Gradient entsteht, der dem Speisebrei Wasser entzieht. Dickdarmbakterien produzieren Vitamin K, Vitamin B12, Thiamin und Riboflavin, die ebenfalls resorbiert werden. Dem Darm von Frühgeborenen fehlen viele dieser Fähigkeiten; einige, wie etwa die Vitaminproduktion, entstehen sogar erst lange nach der Geburt.

6.2.3 Gefäßversorgung

Aus anatomischer Sicht lässt sich der Gastrointestinaltrakt in drei Teile gliedern: Vorderdarm, Mitteldarm und Hinterdarm. Der Vorderdarm besteht aus Oropharynx, Ösophagus, Magen und proximalem Duodenum. Auch Leber, Gallenblase, Gallengangsystem und Pankreas entwickeln sich aus dem primitiven Vorderdarm und besitzen dieselben vaskulären und neurologischen Eigenschaften. Als Mitteldarm ist der restliche Dünndarm zusammen mit Zäkum, Appendix sowie Colon ascendens und Colon transversum definiert. Colon descendens, Colon sigmoideum und das Rektum bilden den Hinterdarm.Zwar gibt es anatomische Variationen, doch besitzt prinzipiell jede dieser Regionen eine eigene Blutversorgung, die sich auf einen der ventralen Äste der Bauchaorta zurückführen lässt: den Truncus coeliacus, die A. mesenterica superior oder die A. mesenterica inferior (➤ Abb. 6.4):

Der Truncus coeliacus mit seinen primären und sekundären Ästen versorgt den Vorderdarm zwischen distalem Ösophagus und proximalem Duodenum. Während das Duodenum auch die Milzgefäße als venöse Abflussrouten nutzt, wird das Blut aus dem distalen Ösophagus und dem Magen primär durch das Pfortadersystem abgeleitet. Folglich können sich bei einem Pfortaderhochdruck (portale Hypertension) Ösophagus- und Magenvarizen entwickeln. Der Mitteldarm wird arteriell aus einer Gefäßarkade versorgt, die von Anastomosen der A. mesenterica superior mit ihren Ästen (A. colica dextra, A. colica sinistra und A. ileocolica) gebildet wird. Der Hinterdarm mit der Flexura coli sinistra, dem Colon descendens, Colon sigmoideum und

6

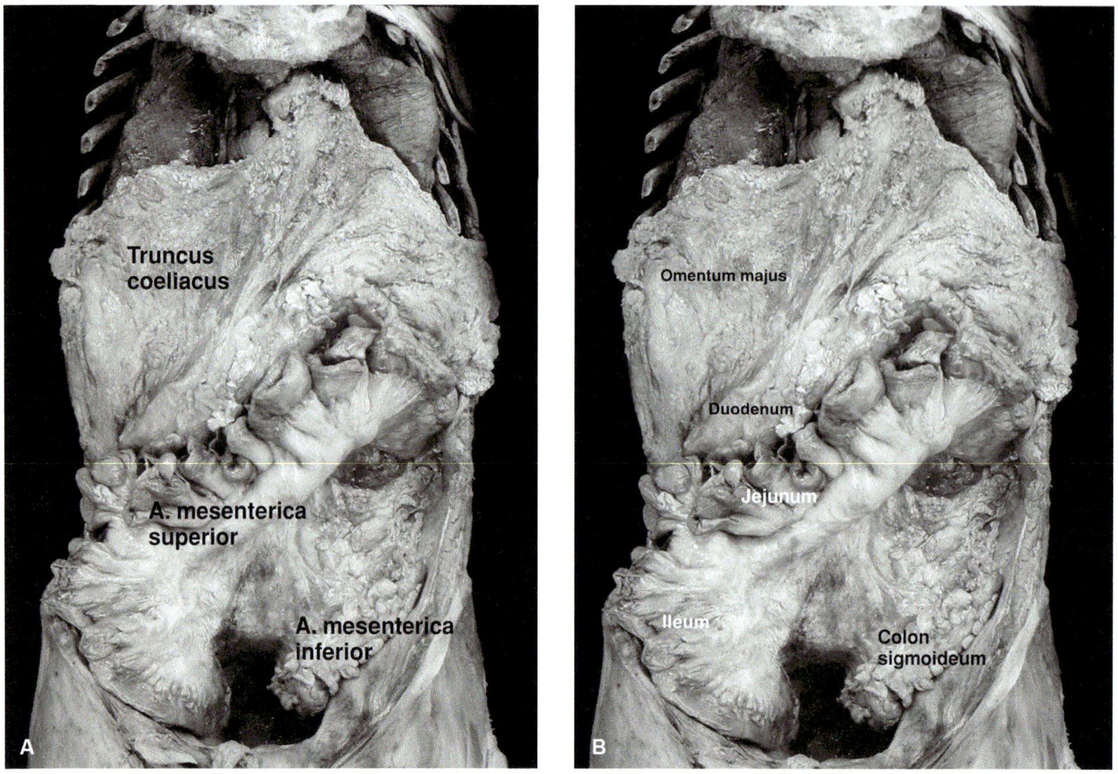

Abb. 6.4 A und B zeigen dasselbe Präparat. In **A** ist die regionale arterielle Versorgung der Viszeralorgane angegeben. In **B** sind die anatomischen Strukturen gekennzeichnet. *[Mit freundlicher Genehmigung der Willard & Carreiro Collection]*

Rektum wird von der A. mesenterica inferior und ihren Ästen versorgt. So versorgen also die drei ventralen Hauptäste der Bauchaorta den gesamten Gastrointestinaltrakt, wobei zwischen den primären und sekundären Ästen häufig Anastomosen bestehen. Diese Gefäßanordnung ist ein Grund für den allgemeinen Erfolg der meisten chirurgischen Eingriffe im Darmbereich, da relativ große Abschnitte ohne signifikante Komplikationen entfernt werden können. Sie erklärt aber auch die rasche Ausbreitung von Infektionen und Krebszellen in diesem System.

Nährstoffe und Wasser werden über die Blut- und Lymphgefäße des Gastrointestinaltrakts aus dem Darmlumen aufgenommen. Diese erwünschten Substanzen haben jedoch häufig weniger erwünschte Begleitstoffe. Bakterien, Antigene und andere schädliche Partikel müssen aus dem Blut gefiltert werden, bevor es in den Körperkreislauf gelangt. Dafür sorgen die Retikuloendothelzellen der Leber. Das venöse Blut aus Darm, Milz und Pankreas fließt in die V. portae hepatis (Pfortader). In den Sinusoiden der Leber wird ein großer Teil der wasserlöslichen Nährstoffe von den Retikuloendothel- und Leberzellen resorbiert und gespeichert. Die Retikuloendothelzellen entfernen auch potenzielle Schadstoffe [Guyton 1996]. (Das Lymphsystem und die Drainage des Gastrointestinaltrakts über eine Reihe von Lymphgefäßen und -knoten werden weiter unten in diesem Abschnitt besprochen.)

Der Darm erhält mehr als 10% des Herzzeitvolumens, wobei der größte Teil perfundiert und für die Mikrozirkulation der Schleimhautschicht verwendet wird und der Rest zur Submukosa und Tunica muscularis fließt [Tepperman & Jacobson 1981]. Die Dünndarmzotten enthalten ein dichtes Netzwerk von Arteriolen, Venolen und Kapillaren, das in der Lamina propria mucosae direkt unter der Basalmembran des intraluminalen Epithels liegt (> Abb. 6.5). Die Kapillarwände sind mit zahlreichen Membranöffnungen versehen, die den Übertritt von Molekülen in den Körperkreislauf kontrollieren [Clark & Miller 1992, Standring 2004].

6.2.4 Regulation der Hämodynamik

Im Darm existiert ein vaskulärer Autoregulationsmechanismus, der normale systemische Fluktuationen des Blutflusses und der Sauerstoffversorgung ausgleicht. Das stellt sicher, dass die Sauerstoffversorgung im Darm und die Ausscheidung von Abbauprodukten recht konstant bleibt. Das ist notwendig, weil die hohen Metaboli-

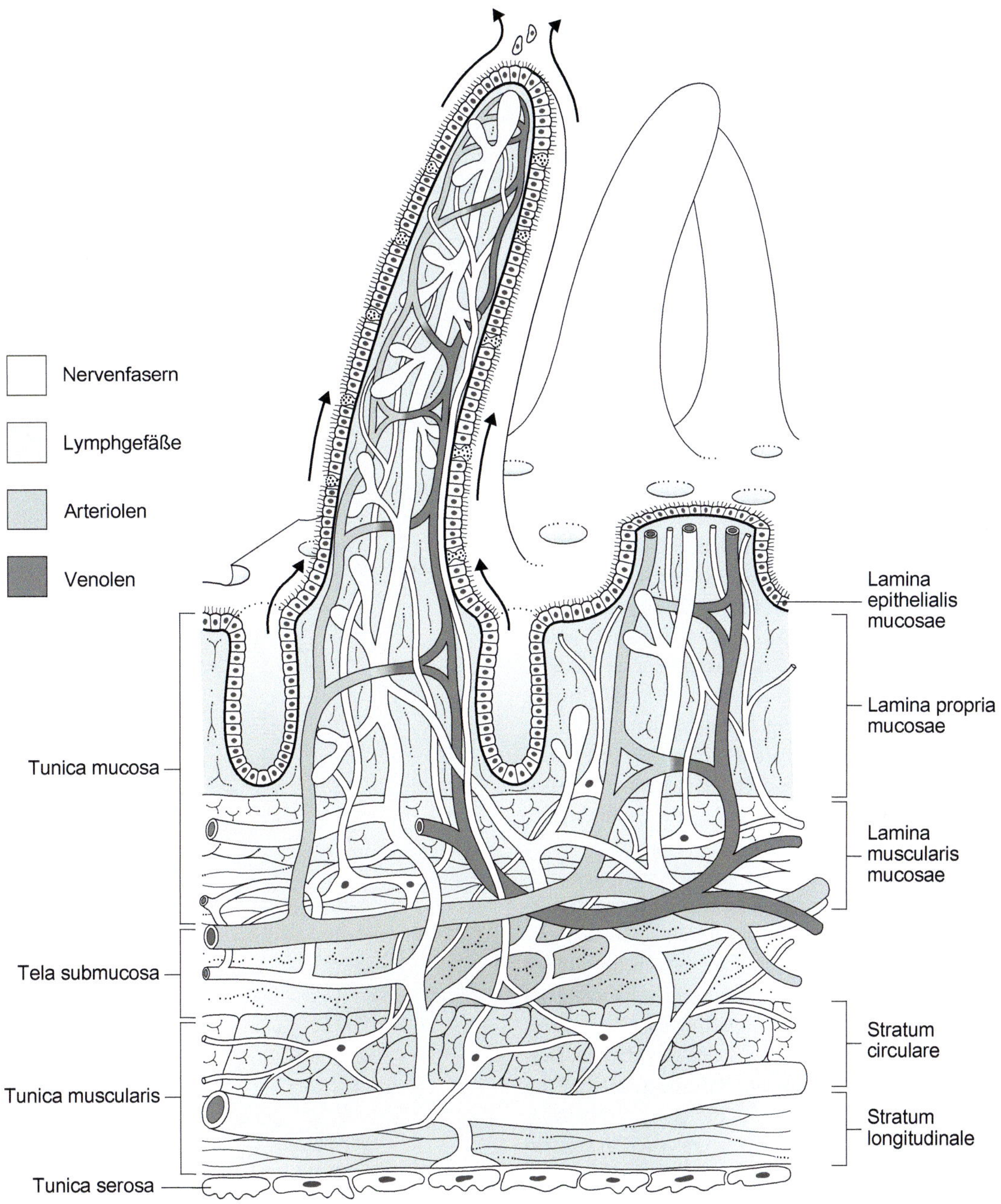

Abb. 6.5 Schematische Darstellung der Mikroanatomie einer Darmzotte. Die Schichten von Tunica mucosa, Tela submucosa und Tunica muscularis sind gekennzeichnet. *[Mit freundlicher Genehmigung aus Gray's Anatomy, 38. Aufl. 1995, entnommen]*

sierungs- und Umsatzraten die Gewebe im Gastrointestinaltrakt besonders anfällig für hypoxische Störungen machen. Eine vaskuläre Autoregulation von Blutfluss, Blutdruck und Sauerstoffversorgung existiert im Magen, Dünndarm und Kolon und reagiert auf den Bedarf der Gewebe [Crissinger & Granger 1995]. Postprandial verstärkt sich der Blutfluss, wenn Verdauung, Motilität, Sekretion und Resorption nach einer Mahlzeit gesteigert sind, während er in Nüchternphasen abnimmt. Die Autoregulation scheint über mehrere Mechanismen zustande zu kommen, unter anderem durch vasoaktive Peptide, proinflammatorische Substanzen und eine Reflexantwort der glatten Muskulatur auf Hypoxie [Crissinger & Granger 1995, Guyton 1996]. Ein Beispiel für die vaskuläre Autoregulation ist die Modulation des Gefäßtonus durch bestimmte Peptide, die während der

Verdauung freigesetzt werden. Cholezystokinin, vasoaktives intestinales Polypeptid (VIP), Gastrin und Sekretin sind Verdauungshormone, die eine Erweiterung der lokalen Blutgefäße auf der Innenseite des Darmlumens stimulieren können. Ein weiteres Beispiel für eine lokale Kontrolle des Gefäßtonus lässt sich beobachten, wenn sekretorische Drüsen, die an der Verdauung beteiligt sind, gleichzeitig die Vasodilatatoren Bradykinin und Kallidin in die Darmwand ausscheiden. Ein drittes Beispiel ist eine reflektorische Entspannung, mit der die glatte Gefäßmuskulatur auf erniedrigte Sauerstoffkonzentrationen reagiert, so dass der Gefäßwiderstand verringert und der Blutfluss gesteigert wird. Es gibt noch weitere Mechanismen, die in zahlreichen Lehrbüchern dargestellt sind [Tepperman & Jacobson 1981, Crissinger & Granger 1995, Guyton 1996]. Der autoregulatorische Reflex wird vom Input autonomer Nerven beeinflusst. Eine parasympathische Stimulation verstärkt den Blutfluss zum Magen und distalen Kolon, kann aber gleichzeitig zu einer vermehrten sekretorischen Drüsenaktivität in diesen Geweben führen. Die Sympathikus-Aktivität wirkt sich auf den gesamten Darm aus, indem sie eine Vasokonstriktion der Arteriolen verursacht. Diese Situation wird jedoch innerhalb weniger Minuten überwunden, weil Autoregulationsmechanismen, die primär durch den ischämischen Reflex vermittelt werden, wieder einen ausreichenden gastrointestinalen Blutfluss herstellen können [Crissinger & Granger 1995, Guyton 1996].

Die Mikrozirkulation in den Darmzotten unterscheidet sich aufgrund der gegenläufigen Anordnung der Arteriolen und Venolen von der Blutzirkulation in den größeren Darmgefäßen (➤ Abb. 6.6). Wegen der großen räumlichen Nähe der Gefäße kann Sauerstoff direkt vom arteriellen zum venösen Kompartiment diffundieren, ohne sich auf die umgebenden Zellen zu verteilen. Deshalb sind möglicherweise bis zu 80% des Sauerstoffs im Gefäßnetz der Zotten nicht für die Gewebe verfügbar [Guyton 1996]. Infolgedessen reagieren die Darmzotten recht empfindlich auf Veränderungen in der Sauerstoffversorgung; ihre Spitzen können leicht ischämisch werden und absterben [Lanciault & Jacobson 1976]. Selbst bei reifen Neugeborenen sind die Autoregulationsmechanismen noch nicht gut entwickelt, und bei Frühgeborenen fehlen sie unter Umständen sogar ganz [Nowicki & Miller 1988, Crissinger & Granger 1995]; dabei ist die metabolische Aktivität dieser Gewebe stärker ausgeprägt als beim Erwachsenen. Das erhöht zusätzlich die Empfindlichkeit der Darmzotten, die bei fetalem Distress im letzten Trimenon der Schwangerschaft oder während der Wehen und bei der Geburt durch Ischämie geschädigt werden können. Je nach Ausmaß der Ischämie kann das Gewebe seine Resorptionsfähigkeit verlieren oder empfindlich gegen Verdauungsenzyme werden, was zu weiteren Komplikationen führt [Tepperman & Jacobson 1981, Crissinger & Granger 1995]. Bei einer schweren oder großflächigen Schädigung kann sich eine Enterocolitis necroticans des Neugeborenen entwickeln, bei der die betroffenen Bereiche nekrotisch und infektiös werden [Israel 1996]. Wenn bei chronischen Erkrankungen des Darms oder anderer Organsysteme die Sauerstoffzufuhr zu den Darmzotten beeinträchtigt ist, können die Spitzen oder die kompletten Villi „abstumpfen“, was die Resorption aus dem Darmlumen vermindert [Crissinger & Granger 1995, Guyton 1996]. Das könnte die pathogenetische Erklärung für die Wachstumsverzögerung bei Kindern mit chronischen Erkrankungen sein.

Die Nährstoffzufuhr der Körpergewebe hängt vom koordinierten Zusammenwirken von Verdauung, Re-

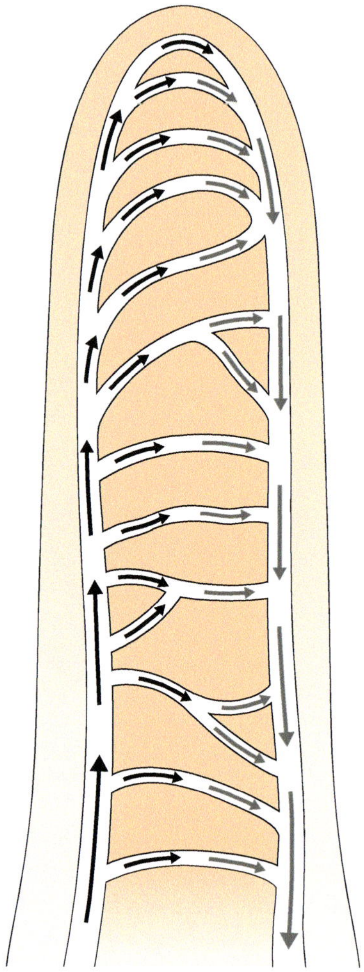

Abb. 6.6 Schematische Darstellung des gegenläufigen Blutflusses in den Darmzotten. Der arterielle Blutfluss ist durch die dunklen Pfeile symbolisiert, der venöse durch die helleren Pfeile.

sorption und Blutzirkulation ab. Die Darmdurchblutung wird von vielen Faktoren beeinflusst. Zunächst hat die Aufrechterhaltung der kardiovaskulären Funktion und einer ausreichenden Hämodynamik absoluten Vorrang, um Blut zum Darm zu liefern. Ebenso wichtig ist eine ausreichende, dem Bedarf der Darmzellen angepasste Sauerstoffkonzentration im Blut. Die Gewebe des Gastrointestinaltrakts haben eine hohe Metabolisierungsrate und reagieren empfindlich auf eine Ischämie, vor allem beim Neugeborenen. Ein autoregulatorisches „Escape-Phänomen" stellt sicher, dass der Blutfluss zum Darm angesichts der normalen systemischen Schwankungen relativ konstant bleibt [Clark & Miller 1992]. Der Mechanismus dieses Phänomens ist noch nicht genau geklärt, doch sowohl das autonome und das enterische Nervensystem als auch humerale Einflüsse sind daran beteiligt. Verdauungshormone wie Glukagon und Cholezystokinin steigern zum Beispiel den Blutfluss im Darm und Gastrin bewirkt dasselbe in den Blutgefäßen des Magens. Der autoregulatorische Prozess reagiert aber nicht nur auf akute neurohumerale Einflüsse, sondern auch auf chronische. Dieser Zusammenhang muss bei funktionellen Darmerkrankungen und stressinduzierten Veränderungen der Darmfunktion berücksichtigt werden. Empirisch haben viele Kliniker feststellen können, dass erwachsene Patienten mit funktionellen Darmstörungen ihr Leben und ihre Kindheit als sehr stressreich beschreiben. Könnte also auch chronischer Stress im frühen Säuglingsalter zu diesem Phänomen beitragen? Und wie können wir therapeutisch eingreifen?

Während der Verdauung erhöht sich die Metabolisierungsrate vieler Schleimhautzellen, wodurch der Sauerstoffbedarf steigt und eine relative Hypoxie entsteht. Das führt zur Freisetzung proinflammatorischer Substanzen (Entzündungsmediatoren) wie Histamin, Bradykinin, VIP und Prostaglandinen, die alle gefäßerweiternd wirken. Auch wenn feststeht, dass die Blutzirkulation im Gastrointestinaltrakt von vielen Faktoren abhängt, ist noch weitgehend unklar, wie weit deren Einfluss beim Neugeborenen geht und ob sie interagieren können. Früh- und Neugeborene scheinen besonders anfällig für eine Darmischämie zu sein. Bei Neugeborenen mit perinataler Hypoxie treten häufig gastrointestinale Begleitkomplikationen auf, wie Malabsorption, Diarrhö und im Extremfall eine ischämische Nekrose (Enterocolitis necroticans). Sie lassen sich häufig auf eine Schädigung infolge Minderperfusion des Gewebes zurückführen [Clark & Miller 1992]. Angeborene Fehlbildungen, die sich auf den Sauerstofftransport oder die Sauerstoffversorgung auswirken, lösen höchstwahrscheinlich auch eine Hypoxie im Darmbereich aus. Wenn sich durch Atemwegserkrankungen oder Komplikationen die Ventilation oder Perfusion bei sehr jungen Säuglingen und Kindern verändert, kann es zu einer chronischen Hypoxie des empfindlichen Darmtrakts kommen. Auch Frühgeborene, die eine längere Beatmung oder zusätzlichen Sauerstoff benötigen, sind anfällig für eine Darmhypoxie.

6.2.5 Lymphwege

Die Lymphgefäße von Dünndarm und Dickdarm (> Abb. 6.5) beginnen als Chylusgefäße, erweiterte blinde Anhängsel, die in die Darmzotten hineinreichen. In der Regel ist es eines pro Villus, manchmal auch zwei, die der Länge nach durch ihn hindurch verlaufen und die Lymphe zum Plexus lymphaticus in der Lamina propria mucosae leiten [Standring 2004]. In der Schleimhaut und Submukosa verbinden sich die Lymphgefäße aus den Zotten mit den Gefäßen aus den Lymphfollikeln und bilden einen dichten Plexus lymphaticus in der Submukosa. Die Lymphgefäße aus der Lamina muscularis mucosae führen über Anastomosen zu einem Plexus lymphaticus, der zwischen der Ring- und Längsmuskelschicht des Darms verläuft. Beide Plexus entleeren sich schließlich in Sammelgefäße und in die mesenterialen Sammellymphknoten. Die Lymphsammelgefäße folgen dem Verlauf der Mesenterialarterien, an denen sich Lymphknoten entlang ziehen. Die erste Lymphknotengruppe befindet sich nahe am Übergang der Endarterien und Arteriolen, die in den Darm eintreten. Die zweite Gruppe ist entlang der arteriellen Gefäßarkade lokalisiert, die von den primären Mesenterialästen gebildet wird. Die letzte und größte Lymphknotengruppe liegt neben der A. mesenterica superior. Alle Lymphsammelgefäße vom proximalen Jejunum bis zum Analkanal münden schließlich im Ductus thoracicus.

Die Chylusgefäße in den Darmzotten sind allen Substanzen ausgesetzt, die den Darm passieren. Nährstoffe, Wasser und weniger erwünschte Substanzen gelangen über die Chylusgefäße ins Lymphsystem. Flüssigkeit, die in die Peritonealhöhle austritt, wird vorwiegend über Öffnungen der Lymphlakunen auf der Unterseite des Zwerchfells entfernt. Diese liegen zwischen den Muskelfasern des Zwerchfells und sind von einer dünnen lymphatischen Endothelschicht, einer elastischen gefensterten Membran und den Mesothelzellen des Peritoneums bedeckt [Negrini et al. 1991, Abu-Hijleh et al. 1995]. Die Form der Lakunenöffnungen verändert sich mit der Zwerchfellbewegung bei der Atmung. Veränderungen der Zwerchfellspannung wirken sich unterschiedlich auf die Muskel- und Sehnenanteile der Lakunen aus, was dazuführt, dass die Lymphklappen durch den Formwechsel als Pumpe fungieren können [Negrini et al. 1991, Abu-Hijleh et al. 1995].

6.3 Motilität

Damit der Gastrointestinaltrakt die Nahrung verdauen und resorbieren kann, muss er zuerst einmal imstande sein, sie vom Oropharynx zum Anus und durch diesen hindurch zu befördern. Das setzt eine organisierte motorische Aktivität voraus, die durch intrinsische und extrinsische Mechanismen moduliert wird. Die motorische Aktivität des Gastrointestinaltrakts hängt vom richtigen Funktionieren des enterischen Nervensystems, der glatten Muskulatur und der hormonalen Umgebung ab [Milla 1996]. In der zweiten Hälfte des letzten Schwangerschaftsdrittels und in den ersten Lebensmonaten kommt es zu größeren Veränderungen der motorischen Aktivitätsmuster. Peristaltikbewegungen zum Beispiel sind zwar bereits in der 26. Schwangerschaftswoche zu beobachten [Weaver 1996], doch mangelt es ihnen noch an Organisiertheit und Kraft. Darüber hinaus fehlen erwachsene Muster der motorischen Darmaktivität bei Kindern normalerweise auch noch mehrere Monate nach der Geburt [Milla 1996]. Darin zeigt sich vermutlich eine Unreife der erwähnten Modulationsmechanismen.

Im variablen Muster der motorischen Aktivität und Muskelorganisation im reifen Darm spiegelt sich die unterschiedliche Funktion der verschiedenen Bereiche. Der proximale Ösophagus besteht auf den ersten Zentimetern des Übergangsbereichs vom Pharynx zum Ösophagus vorwiegend aus quergestreifter Muskulatur, die im reifen Zustand ein willkürliches Schlucken ermöglicht. Der mittlere Teil des Ösophagus weist eine Mischung aus quergestreifter und glatter Muskulatur auf, während das distale Drittel wie der übrige Darm nur aus glatter Muskulatur unter Kontrolle des enterischen Nervensystems besteht.

Der reife Darm besitzt drei Schichten glatter Muskulatur, die schräg, ringförmig und längs angeordnet sind. Glatte Muskelzellen erscheinen im Darm in der 8. bis 10. Schwangerschaftswoche als ringförmige äußere Schicht, und in der 12. Woche bildet sich dann die Längsschicht. Es ist unklar, wann sich die innersten Schichten entwickeln [Milla 1996, Moore 2007, Standring 2004]. Während der Entwicklung und Reifung der Schichten verbessern sich allerdings Kontraktionskraft, -frequenz und -wirksamkeit, bis noch vor dem Ende des ersten Lebensjahres die reife Funktionsfähigkeit erreicht ist. Die (glatten) Muskelschichten sind im Verlauf des Gastrointestinaltrakts leicht unterschiedlich angeordnet. Im Magen liegen zwar alle drei Schichten vor, doch die Ringmuskelschicht setzt sich nicht über die kleine Magenkrümmung fort [Standring 2004]. Im Dünndarm ist die Ringmuskelschicht dicker und die Längsschicht dünner. Das gilt vor allem für das Jejunum. Im Dickdarm ist die Längsschicht in drei Bändern angeordnet, die als Tänien bezeichnet werden und die der Grund sein dürften, dass sich die Dickdarmwand in Haustren vorwölbt [Standring 2004]. Diese unterschiedliche Anordnung der glatten Muskulatur ist vermutlich für die Motilitätsunterschiede im Verlauf des Darms verantwortlich.

Darmbewegungen entstehen aus dem Zusammenwirken neurologischer, hormonaler und inhärenter Mechanismen. Es gibt zwei Bewegungsarten: Mischbewegungen und Peristaltik. Die Durchmischung des Speisebreis wird durch lokale Kontraktion der Darmabschnitte bewirkt. Die Peristaltik ist dagegen eine Kontraktionswelle, die sich den Darm entlang fortpflanzt und dabei den Darminhalt vor sich her schiebt. In jeder Muskelschicht des Darms sind die Muskelfasern durch „gap junctions“ verbunden, wodurch sich die Muskelschicht effektiv in ein Synzytium umwandelt, in dem Aktionspotenziale frei verteilt sind. An den Zellmembranen der viszeralen glatten Muskulatur findet eine spontane rhythmische Depolarisation und Repolarisation statt, wenn Natrium- und Kalziumionen durch die Zellmembranen transportiert werden. Dies wird als elektrische Kontrollaktivität (EKA) bezeichnet und führt zu einem langsamen wellenförmigen Membranpotenzial. Durch die Eigenstimulierbarkeit der viszeralen glatten Muskulatur kann sich von selbst ein Aktionspotenzial erzeugen. Erreicht das Potenzial der EKA, der langsamen Welle, eine Spannung von 235 mV, entwickelt sich ein Aktionspotenzial, das sich über die „gap junctions“ in der viszeralen glatten Muskulatur ausbreitet und zu einer Muskelkontraktion führt (für eine umfassende Darstellung siehe Guyton [1996]). Diese Erregbarkeit ist primär für die rhythmischen Kontraktionen verantwortlich, die den Speisebrei mit Verdauungssekreten mischen. Die von langsamen Wellen oder der EKA bewirkte Kontraktion der glatten Muskulatur wird als rhythmische Kontraktion bezeichnet, deren Frequenz im Verlauf des reifen Darms variiert. Die glatte Muskulatur des Magens hat eine EKA von 3 Zyklen/Minute, während die Frequenz im Duodenum 12 Zyklen/Minute beträgt [Foulk 1954, Milla 1996]. Im Dickdarm treten langsame Wellen eher unregelmäßig und mit sehr variabler Frequenz auf [Huizinga et al. 1985]. Untersuchungen haben gezeigt, dass die EKA-Frequenz mit dem Gestationsalter zunimmt [Milla

1996]. Die Reifung der EKA vollzieht sich durch Veränderungen der Aktivität und Kontrolle der Ionenpumpen und Kanäle der Zellmembran.

Neben diesen rhythmischen Kontraktionen weist der Gastrointestinaltrakt auch tonische Kontraktionen auf, die Minuten bis Stunden dauern können und die Peristaltik bewirken. Die Peristaltik befördert den Speisebrei durch den Darm. Die Stärke der tonischen Kontraktionen der Peristaltik kann innerhalb eines Darmabschnitts und zwischen verschiedenen Abschnitten variieren. Tonische Kontraktionen können elektrisch, hormonell, durch Ionen oder bestimmte für den Darm toxische Substanzen, z.B. Bakterientoxine, ausgelöst werden. Jahrelang hielt man die langsame Wellen-(slow-wave-)Aktivität der glatten Darmmuskulatur für den Schrittmacher der Peristaltik. Doch heute werden die interstitiellen Cajal-Zellen, die innerhalb der Muskelschichten liegen, als die Hauptschrittmacher gesehen. Verschiedene Untersuchungen [Gershon 1999] ergaben, dass diese Zellen die elektrische Slow-wave-Aktivität der glatten Muskulatur beeinflussen, auch wenn der genaue Mechanismus noch unklar ist. Die Ontogenese dieser Zellen wird ebenfalls noch kaum verstanden, doch vermutlich stehen ihr Erscheinen und ihre Reifung mit einer erhöhten Darmkontraktionsfrequenz im Zusammenhang. Die normale Darmperistaltik im Leerzustand besitzt ein zyklisches Muster. Die Länge der Zyklen nimmt mit dem Gestationsalter zu [Milla 1996]. Bei Frühgeborenen (30. Schwangerschaftswoche) beträgt die Dauer des Darmzyklus zum Beispiel 10–13 Minuten, beim reifen Neugeborenen 40–45 Minuten. Mit der Verlängerung des Zyklus bleibt mehr Zeit für die Verdauung und Resorption der Nährstoffe, und die Darmfunktion verbessert sich.

6.4 Innervationsmuster

Auch wenn die Aktivität des Gastrointestinaltrakts hormonell, immunologisch und neurologisch moduliert wird, behält doch das enterische Nervensystem die Hauptkontrolle über die normale Funktion. Es gibt zwei intramural gelegene Plexus im enterischen Nervensystem: den Plexus myentericus (Auerbach-Plexus) und den Plexus submucosus (Meißner-Plexus). Der Auerbach-Plexus liegt zwischen der Ring- und Längsmuskelschicht, der Meißner-Plexus in der Submukosa. Diese Plexus tauchen in der 9. bzw. 13. Schwangerschaftswoche auf [Weaver 1996]. Neurone des Auerbach-Plexus sind an der Darmbewegung und Enzymsekretion beteiligt [Gershon 1999], während die des Meißner-Plexus den Blutfluss und die sekretorische Drüsenaktivität zügeln [Guyton 1996] und den Plexus myentericus zu beeinflussen scheinen. Die Neuronen des Meißner-Plexus kommunizieren mit jenen des Auerbach-Plexus und reagieren offenbar empfindlich auf Serotonin [Gershon 1999]. Sie erhalten afferenten Input von Dehnungsrezeptoren in der Darmwand sowie verschiedene sensorische Informationen aus dem Darmlumen. Unter normalen Bedingungen wird die Ruheperistaltik des Darms vom Plexus myentericus und Plexus submucosus abgestimmt. Beide Plexus könnten durch verschiedene extrinsische Faktoren wie das autonome Nervensystem, Polypeptidhormone und Immunregulatoren beeinflussbar sein [Ritchie et al. 1980, Bueno 1985, Gershon 1999].

Im Darmepithel finden sich spezialisierte Zellen, wie chromaffine, osmiophile und azidophile Zellen. Sie scheiden endokrine und parakrine Substanzen aus, die auf Nervenendigungen des enterischen Nervensystems, glatte Muskelfasern in der Darmwand, Blutgefäße und lokale Epithelzellen beeinflussen. Viele dieser Substanzen wirken auch als Neurotransmitter im enterischen und zentralen Nervensystem und sind in den neuronalen Sekretgranula nachzuweisen [Scott 1996]. Das lässt ein neurohumerales Zusammenspiel bei der Darmmotilität vermuten. Fehlen Ganglienzellen im Meißner- und Auerbach-Plexus, kommt es zu einer obstruktiven Obstipation, die zu einem Megakolon führt [Wyllie 2000].

Mit dem Plexus submucosus und Plexus myentericus sind postganglionäre parasympathische Fasern verbunden. Parasympathischer Input erfolgt primär durch den N. vagus, obwohl er zu 50–90% afferente Fasern enthält. Ösophagus, Magen, Gallenblase, Dünndarm und proximaler Dickdarm werden vom N. vagus innerviert. Parasympathische Fasern des Plexus sacralis versorgen den restlichen Darm. Die sympathische Innervation stammt aus den thorakalen und oberen lumbalen Rückenmarksegmenten. Man geht davon aus, dass die Innervation des gastroösophagealen Übergangs von Th4–Th6, des Magens von Th6–Th7, des Dünndarms von Th7–Th10 und des Dickdarms von Th12–L1 aus erfolgt [Willard 1997]. Dieses segmentale Innervationsmuster führt zu den in Kapitel 1 erläuterten viszerosomatischen Reflexen [Beal 1985] (➤ Tab. 6.1). Die parasympathischen und sympathischen Fasern, die den Gastrointestinaltrakt innervieren, üben einen starken Einfluss auf seine Funktion aus. Das enterische Nervensystem kann aber auch ohne den autonomen Nerveninput normal funktionieren, wie sich an Patienten mit Vagotomie und Mesenterialresektion erkennen lässt [Thompson et al. 1982, Gershon 1999].

Man nimmt allgemein an, dass eine parasympathische Stimulation die Peristaltik und Sekretion steigert

6

Tab. 6.1 Übersicht über die häufigsten viszerosomatischen Reflexe

Organ und/oder Sitz der Störung	Segmentaler Reflex
Schilddrüse	C7 und C8
Bronchien	Th2–Th4
Lunge	Th2–Th5
Pleura	Th1–Th11 (entsprechend der Ebene)
Herz	Th2–Th5 (links)
Magen	Th5–Th9 (links)
Duodenum	Th7–Th10 (rechts)
Gallenblase	Th9 (rechts)
Leber	Th5–Th9 (rechts)
Pankreas	Th6–Th9 (beidseitig)
Niere, Ureter	Th10–Th12 (ipsilateral)
Ovarien	Th12–L1 (ipsilateral)
Eileiter	Th11–Th12, L1
Nebennieren	Th10–Th11 (ipsilateral)
Appendix vermiformis	Th11–Th12 (rechte Rippen)
Uterus	L4 und L5 (beidseitig)
Blase, Prostata	L3–L5
Kolon	L1–L5 (rechts aufsteigend, links absteigend)
Rektum	L4–L5

und eine sympathische Stimulation die Darmmotilität und Verdauung verlangsamt. Dabei ist jedoch zu beachten, dass autonome Fasern je nach ihrem Zielgewebe einen stimulierenden oder hemmenden Einfluss ausüben. Im Allgemeinen reagiert der Darm auf Einflüsse des Zentralnervensystems (über Parasympathikus und Sympathikus) kürzer, aber intensiver als auf die des enterischen Nervensystems. Auch das unterstützt die These, dass das enterische Nervensystem vermutlich die stärkste modulierende Wirkung entfaltet [Guyton 1996].

Interessanterweise hat auch der Schlaf Einfluss auf die Darmmotilität, und es scheint einen Tagesrhythmus des Nüchtern-Peristaltikzyklus zu geben [Ritchie et al. 1980, Ruckebusch 1986]. Untersuchungen konnten eine gleichzeitige Zunahme der Schlafzyklus- und Peristaltikzykluslänge aufzeigen. Mit anderen Worten: Wenn der Säugling längere Zeit durchzuschlafen beginnt, verlängert sich auch der Peristaltikzyklus. Die Darmpassagezeiten werden länger, was mehr Zeit für Verdauung und Resorption lässt. Außerdem korrelieren auch Veränderungen im Elektroenzephalogramm, und zwar speziell die Entwicklung der α-Aktivität des Kortex [Ruckebusch 1986, Milla 1996], mit dem Auftreten eines verlängerten Peristaltikzyklus. Die bisherige Forschung deutet darauf hin, dass sich die Reifung der Darmfunktion in großem Umfang durch die Entwicklung des zentralen und enterischen Nervensystems nach der Geburt ergibt [Milla 1996].

6.5 Regulatorische Peptide

Der menschliche Gastrointestinaltrakt ist übersät mit Zellen, die regulatorische Proteine sezernieren, die an der Darmentwicklung und -funktion, der Immunregulation, hormonalen Prozessen und neuralen Mechanismen beteiligt sind. Sekretorische Zellgruppen sind in der Schleimhaut vom Mund bis zum Rektum verteilt. Diese Zellen entstehen bereits zu Beginn der Schwangerschaft, wenn sich die Krypten und Zotten im Dünndarm entwickeln, und nehmen kurz danach ihre Funktion auf [Milla 1996, Moore 2007]. Die von ihnen sezernierten regulatorischen Peptide erscheinen zwischen der 6. und 16. Schwangerschaftswoche zum ersten Mal und erreichen ab der 20. Woche signifikante Konzentrationen [Murphy & Aynsley-Green 1996]. Die sezernierten Proteine dieser Zellen lassen sich als Neurotransmitter, Hormone oder Immunregulatoren klassifizieren. Auch wenn die Mechanismen noch nicht vollständig geklärt sind, steht doch fest, dass diese Peptide an Zellwachstum und -differenzierung, Darmmotilität, Verdauung und Resorption beteiligt sind. Interessanterweise finden sich viele dieser Peptide auch in der sich entwickelnden Lunge, und obwohl der definitive Beweis noch fehlt, gibt es doch Hinweise darauf, dass sie bei der Entwicklung beider Organe während der Schwangerschaft eine Rolle spielen [Murphy & Aynsley-Green 1996].

6.5.1 Rolle beim Wachstum

Das ganze Leben hindurch ist der Gastrointestinaltrakt unzähligen Substanzen ausgesetzt, die teilweise nützlich sind und teilweise nicht. Das kann im Darmbereich, wo die Nahrung ziemlich langsam transportiert wird und ein großer Teil der Resorption stattfindet, besondere Auswirkungen haben. Die Zellen in der Schleimhautoberfläche von Dünn- und Dickdarm haben eine hohe Umsatzrate. Wenn Zellen funktionslos werden oder absterben, werden sie von der Darmwand abgestoßen und durch Zellen aus den Lieberkühn-Krypten ersetzt. Diese Darmkrypten sind mit undifferenzierten Vorläuferzellen ausgekleidet. Die Zellen wandern an den Kryptenwänden entlang zur Oberfläche des Darmlumens. Dabei differenzieren sie sich aus und reifen dadurch heran [Murphy & Aynsley-Green 1996]. Auf diese Weise wird die Darmschleimhaut ständig erneuert und fortlaufend mit neuen Zellen aufgefrischt. Forscher haben drei Polypeptide identifiziert, die an der Modulation dieses offensichtlich komplizierten und gut organisierten Prozesses beteiligt sind: den epidermalen Wachstumsfaktor (epidermal growth factor, EGF), den transformierenden Wachstumsfaktor (TGF) und den insulinähnlichen Wachstumsfaktor (IGF).

EGF (epidermaler Wachstumsfaktor)

EGF ist das am längsten bekannte und am besten erforschte dieser Polypeptide. Ab dem zweiten Schwangerschaftstrimenon ist EGF im Fruchtwasser enthalten und wird von Speicheldrüsen, Brunner-Drüsen im Duodenum und Paneth-Zellen im Dünndarm produziert [Murphy & Aynsley-Green 1996]. EGF liegt auch in der Muttermilch und im Kolostrum vor [Murphy & Aynsley-Green 1996]. An Rezeptoren der Magendrüsen, Dünndarmschleimhaut und Leberzellen gebundenes EGF induziert eine Zellproliferation. Auf diese Weise kann EGF die Sekretion und Zellvermehrung beeinflussen. EGF scheint auch bei der Heilung von Darmgeschwüren eine Rolle zu spielen [Wright et al. 1990].

TGF (transformierender Wachstumsfaktor)

Die transformierenden Wachstumsfaktoren (TGF-α, TGF-β etc.) sind als weitere Gruppe von Polypeptiden an der Zellproliferation beteiligt. Sie finden sich in embryonalem und erwachsenem Gewebe. Zu dieser Familie gehörende Polypeptide können die Zelldifferenzierung, -proliferation und Chemotaxis induzieren oder supprimieren [Murphy & Aynsley-Green 1996]. TFG-β kontrolliert vermutlich die Migration und Reifung von Stammzellen der intestinalen Krypten [Barnard et al. 1993]. Folglich könnten sie für die Gewebeheilung nach Verletzungen sowie das Zellwachstum eine Rolle spielen.

IGF (insulinähnlicher Wachstumsfaktor)

Ein dritter Modulator des Darmwachstums und -funktionszustands ist IGF. Die Konzentration dieses Peptids erhöht sich unter dem Einfluss von Wachstumshormonen aus dem Hypophysenvorderlappen und Nährstoffen im Darm. IGF stimuliert nachweislich die normale Bürstensaumentwicklung im Jejunum [Murphy & Aynsley-Green 1996].

6.5.2 Rolle bei der Verdauung

Eine gute Darmfunktion sorgt für die Aufschlüsselung der Nahrung in immer kleinere Einheiten, bis die Nährstoffe extrahiert und durch die Darmwand in die aufnahmebereiten Blutgefäße transportiert werden können. Das geschieht gut abgestimmt und unter Beteiligung vieler Mitspieler. Dabei sind Qualität und Geschwindigkeit der Passage durch den Darmtrakt von großer Bedeutung. Bewegt sich der Speisebrei zu schnell, so dass wenig Zeit für eine angemessene Verdauung und Resorption bleibt, kommt es zu einer Diarrhö. Bewegt er sich zu langsam, so dass die Zellen über einen längeren Zeitraum den Abfallprodukten ausgesetzt sind, kommt es zu vermehrter Gasbildung, Blähungen, Schmerzen und Obstipation bis hin zu Übelkeit. Die Zerkleinerung der Nahrung beginnt im Mund mit den Kaubewegungen von Zunge und Zähnen und der Sekretion von Speichelenzymen, die den Speisebrei andauen und gleitfähig machen.

6

Gastrin

Im Magen ist Gastrin die Substanz, die für die Stimulation der Magensäuresekretion (Pepsin und Salzsäure) verantwortlich ist. Gastrin wird von G-Zellen im Magenantrum und im proximalen Duodenum sezerniert. Für die Freisetzung sorgt ein lokaler Nervenreflex, der auf die Ausdehnung des Magens und bestimmte Substanzen (sog. Sekretagoga), die in einigen Proteinen, Alkohol und Koffein enthalten sind, reagiert [Guyton 1996]. Zur Information des Lesers sei angemerkt, dass derzeit vier Gastrintypen in der Literatur diskutiert werden, die nach ihrer Größe als sehr großes (big big), großes (big), kleines (little) und Mini-Gastrin bezeichnet werden [Murphy & Aynsley-Green 1996]. Die primäre Wirkung von Gastrin ist die Magensäureproduktion. Es stimuliert aber auch die Kontraktion des unteren Ösophagussphinkters und der glatten Magenmuskulatur, hemmt die Kontraktion des Sphinkter Oddi, steigert die Magendurchblutung, setzt Histamin frei und wirkt als Neurotransmitter [Castell & Harris 1970, Murphy & Aynsley-Green 1996]. Wie bereits erwähnt, hat Gastrin eine schwächere Wirkung auf die Pepsin- und Salzsäureproduktion, die aber länger anhält als eine vagale Stimulation. Laut Guyton [1996] wird Magensäure nach einer vagalen Stimulation mit einer Rate von 500 ml/h und nach einer Gastrinstimulation mit einer Rate von

200 ml/h sezerniert; die Wirkung von Gastrin hält jedoch mehrere Stunden an, während die Reaktion auf die vagale Stimulation sehr viel akuter ist. Ferner wird die Magensäuresekretion auch durch Histamin stimuliert, in dem man einen Vorläufer vermutet, der die Gastrinwirkunganbahnt. Histamin ist kein Polypeptid, sondern ein Neurotransmitter und Entzündungsmediator. Es wird bei einer Gewebeschädigung von primär afferenten Nozizeptoren freigesetzt und spielt vermutlich bei der Entwicklung und Unterhaltung einer Gastritis und Ulkuskrankheit eine Rolle.

VIP

Sobald die Nahrung den Magen passiert hat, muss sich der restliche Darm darauf vorbereiten, die Verdauung abzuschließen. Eine Substanz, die dabei eine Rolle spielt, ist VIP, ein Neurotransmitter, der im Darm und im Gehirn anzutreffen ist. Es konnte gezeigt werden, dass sich durch erhöhte VIP-Konzentrationen der Flüssigkeitsübertritt in das Darmlumen beschleunigt, die Sekretion von Pepsin und Salzsäure im Magen verringert, dass die Glykogenolyse stimuliert und die glatte Darm- und Gefäßmuskulatur entspannt wird [Murphy & Aynsley-Green 1996]. Hohe VIP-Konzentrationen wurden bei Patienten mit Morbus Crohn gefunden [O'Morain et al. 1984]. VIP besitzt außerdem entzündungsfördernde Eigenschaften und kann von kleinkalibrigen nozizeptiven Fasern freigesetzt werden.

Somatostatin, Neurotensin und Motilin

Somatostatin ist ein weiteres regulatorisches Peptid, das Entzündungen fördern kann. Es wirkt ebenfalls als Modulator der Darmfunktion und ist im Gehirn, Rückenmark und D-Zellen des Gastrointestinaltrakts anzutreffen. Beim Fetus und Neugeborenen ist die Somatostatin-Konzentration noch signifikant erhöht, nimmt jedoch mit zunehmender Reife ab [Murphy & Aynsley-Green 1996]. Somatostatin wird als Neurotransmitter und parakrine Substanz klassifiziert (parakrine Substanzen werden lokal ausgeschieden und wirken auf lokale Zielgewebe). Somatostatin hemmt die Freisetzung anderer sekretorischer Substanzen wie Pepsin und Magensäure. Es scheint die Resorption im Darm zu beeinträchtigen und führt in erhöhten Konzentrationen zur Steatorrhö. Somatostatin wirkt außerdem inhibitorisch auf Wachstumshormon, Thyroidea-stimulierendes Hormon (TSH), Insulin, Motilin und Calcitonin.

Neurotensin scheint ähnlich wie Somatostatin die Magenfunktion und die Darmmotilität zu hemmen. Durch erhöhte Neurotensin-Konzentrationen wird zudem die pankreatische Bikarbonatproduktion gesteigert. Dieses Peptid ist im Dünndarm, Hypothalamus und in Basalganglien nachweisbar. Es wird nach der Nahrungsaufnahme im Ileum freigesetzt.

Motilin wird von Zellen des Duodenums und des Jejunums ausgeschieden, die damit auf die Aufweitung des Magens reagieren. Dieses Polypeptid stimuliert die Magenmotilität und verkürzt die Passagezeiten im Magen und proximalen Dünndarm. Es wird durch Somatostatin gehemmt. Die Motilin-Konzentration ist bei Früh- und Neugeborenen geringer als bei Erwachsenen und scheint ab einem Gestationsalter von 33 Wochen auf die enterale Nahrungsaufnahme des Kindes anzusprechen und anzusteigen [Lucas et al. 1980a, b, c].

Wie man sieht, sind viele der regulatorischen Darmpeptide multifunktional und besitzen hormonale, immunregulatorische und Neurotransmitter-Eigenschaften. Es gibt zwei weitere Substanzen im Nervensystem und Gastrointestinaltrakt, die in diese Gruppe fallen: Cholezystokinin und Substanz P.

Cholezystokinin und Substanz P

Cholezystokinin wirkt als entzündungsförderndes Peptid, Neurotransmitter und Hormon. Auch wenn der Mechanismus noch nicht vollständig geklärt ist, scheint es bei der Veränderung postsynaptischer Membranen, der Sekretion von Pankreasenzymen, der Kontraktion der Gallenblasenwand und der Gallensekretion eine Rolle zu spielen [Murphy & Aynsley-Green 1996].

Substanz P findet sich in Neuronen des enterischen Nervensystems und autonomen Nerven, die das Pankreas innervieren. Die Wirkung von Substanz P auf die glatte Muskulatur führt zur Vasodilatation und vermehrten Kontraktionen der Darmwand. Erhöhte Konzentrationen von Substanz P führen zu einer verringerten Insulinproduktion und vermehrten Glukagonsekretion des Pankreas sowie einem Konzentrationsanstieg von Amylase und Bikarbonat im Darm. Substanz P hat außerdem natriuretische und diuretische Eigenschaften. Im Zentralnervensystem ist dieses Peptid an der Schmerzwahrnehmung beteiligt, und bei manchen Bewegungsstörungen sind verringerte Konzentrationen zu beobachten [Kandel et al. 2000]. Interessanterweise gibt es in einigen Darmbereichen niedrige Substanz-P-Konzentrationen bei der Chagas-Krankheit und beim Morbus Hirschsprung, beides Erkrankungen mit lokalen Anomalien des enterischen Nervensystems [Long et al. 1980, Murphy & Aynsley-Green 1996].

6.6 Pankreasfunktion

Vom Pankreas werden verschiedene an der Verdauung, Resorption und Energiehomöostase beteiligte Substanzen sezerniert. Zu den an der Proteinverdauung beteiligten Pankreasenzymen zählen Trypsin, Chymotrypsin und Carboxypolypeptidase. Für die Kohlenhydratverdauung ist pankreatische Amylase erforderlich, während Fette mithilfe von Lipase, Cholesterinlipase und Phospholipase verdaut werden. Das pankreatische Polypeptid ist ein regulatorisches Peptid, das an der Gallenblasenfunktion sowie am Protein- und Fettstoffwechsel beteiligt ist. Außerdem werden von der Bauchspeicheldrüse Bikarbonationen ausgeschieden, um Säuren im Darm zu neutralisieren. Das schützt die Darmschleimhaut und unterstützt bestimmte Resorptionsprozesse. Bei Frühgeborenen und Neugeborenen ist die Bikarbonatsekretion im Vergleich zum Erwachsenen verringert und unklar, wann die adulte Konzentration erreicht wird. Die pankreatische Bikarbonatausscheidung erfolgt als Reaktion auf Sekretin. Sekretin, ein Polypeptid im proximalen Dünndarm, wird freigesetzt, wenn saurer Speisebrei ins Duodenum gelangt.

Generell ist die Pankreasaktivität von Kindern schwächer als bei Erwachsenen. Die für den Kohlenhydratabbau notwendige Amylaseaktivität ist beispielsweise bei normalen Neugeborenen noch mehrere Wochen nach der Geburt extrem niedrig [Schmitz 1996]. Unverdaute Saccharide erhöhen den osmotischen Druckgradienten in den Fäzes, so dass Wasser zurückgehalten wird. Deshalb sind die Stühle von Früh- und Neugeborenen locker und wässrig. Mit zunehmender Amylaseaktivität zeigt sich die für Säuglinge typische puddingähnliche Stuhlkonsistenz. Bis zu einem gewissen Grad scheint die Reifung der Pankreasaktivität beim Frühgeborenen durch die Art der aufgenommenen Kohlenhydrate beeinflussbar zu sein. Bei Frühgeborenen fanden sich höhere Amylasewerte, wenn sie stärkehaltige Ersatzmilch erhielten, und höhere Trypsin- und Lipasewerte, wenn die Ersatzmilch glukosehaltig war [Hadorn 1968, Zoppi et al. 1972, Werlin 1992, 1996]. Auch andere Verdauungsenzyme wie Chymotrypsin, Trypsin und Carboxypeptidase lagen bei Neugeborenen in niedrigeren Konzentrationen vor [Lebenthal & Lee 1980]. Trotz einiger Diskrepanzen zwischen den unterschiedlichen Studienergebnissen, die zu den tatsächlichen Enzymkonzentrationen und deren Reifungsmuster bei Frühgeborenen, reifen Neugeborenen und Säuglingen veröffentlicht wurden, ist jedoch klar, dass Neugeborene und Frühgeborene im Vergleich zum Erwachsenen einen gewissen Grad an Pankreasinsuffizienz aufweisen. Selbst bei jüngeren Teenagern hat die Sekretion einiger Enzyme, wie der Amylase, noch nicht dieselben Werte wie bei Erwachsenen erreicht [Werlin 1996]. Folglich können Säuglinge und Kinder zwar Fette, Proteine und Kohlenhydrate verdauen, aber möglicherweise nicht so wirksam wie Erwachsene.

Die beiden Substanzen, für die das Pankreas besonders berühmt ist, sind Glukagon und Insulin. Beide sind insofern endokrine Substanzen, als sich ihre Wirkung an Zielgeweben in größerer Entfernung entfalten kann. Glukagon ist ein Polypeptid, das von den α-Zellen der Langerhans-Inseln ausgeschieden wird. Es wird in den Pfortaderkreislauf eingeschleust und aktiviert in der Leber die Glykogenolyse und Glukoneogenese. Im Gegensatz dazu fördert das in den β-Zellen produzierte Insulin den Glukosetransport durch die Zellmembranen, die Aufnahme und Speicherung von Glukose in der Leber und die Aufnahme in die Muskeln. Insulin wird postprandial vom Pankreas ausgeschieden. In der Leber wird Glukose durch einen Phosphorylierungsprozess, an dem Insulin beteiligt ist, in Glykogen umgewandelt. Insulin erleichtert auch den Transport von Glukose in ruhende Muskelzellen, wo sie in Form von Glykogen gespeichert werden kann, häufiger aber rasch zur Energieproduktion metabolisiert wird [Guyton 1996].

Insulin und Glukagon sind für die Aufrechterhaltung der energetischen Homöostase im Darm und im gesamten Körper verantwortlich. Unmittelbar nach einer Mahlzeit ist der Darm hohen Glukose- und Fettkonzentrationen ausgesetzt. Veränderungen des Gefäßtonus führen zu einer erhöhten Permeabilität und einem gesteigerten Blutfluss in den Darmwandgefäßen. Nährstoffe, Wasser und Ionen können leichter resorbiert und zu weiter entfernten Geweben geliefert werden. Allerdings muss auch ein Mechanismus vor Ort das Energieniveau zwischen den Mahlzeiten aufrechterhalten. Das wird durch das Zusammenspiel von Glukagon und Insulin bewirkt. Als Reaktion auf erhöhte Plasma-Glukosewerte scheidet das Pankreas Insulin aus, das die Glukosespeicherung fördert. Wenn die Glukosewerte abfallen, wird Glukagon freigesetzt, das die Glykogenolyse in der Leber stimuliert, damit den Körpergeweben eine Energiequelle zur Verfügung steht.

Einer der ersten Schritte beim Übergang zur extrauterinen Glukosehomöostase scheint das Durchtrennen der Nabelschnur zu sein. Dies führt zu einer plötzlichen Zunahme der frei zirkulierenden Katecholamine, die bei den Neugeborenen mancher Säugetierarten einen Glukagonanstieg bewirkt [Gajwer 1977]; dasselbe wird auch für Menschenkinder angenommen. Eine gleichzeitige Erhöhung der Plasma-Adrenalinwerte während der Geburt stimuliert die Glukoneogenese in der Leber

[Padbury & Ogta 1992]. Trotzdem fallen die Plasma-Glukosewerte in den ersten Stunden nach der Geburt um 40–50% und normalisieren sich erst während der nächsten zwei Tage wieder [Padbury & Ogta 1992]. Bei Frühgeborenen kommt es durch eine ungenaue Kontrolle der Glukoneogenese häufig zur Hypoglykämie. In Verbindung mit einer schlechten oralen Nahrungsaufnahme kann dies zu stark erniedrigten Plasma-Glukosewertenführen, was bei den Frühgeborenen kardiale, respiratorische und neurologische Spätfolgen haben kann. Anzeichen einer neonatalen Hypoglykämie können unter anderem Apnoe, Zyanose, Nervosität, Hypotonie, Tachypnoe, Hypothermie und Zittern sein [Cowett 1992]. Eine Hypoglykämie kann auch bei Hyperinsulinismus auftreten. Erhöhte Insulinwerte von Neugeborenen sind am häufigsten bei mütterlichem Diabetes, Rhesusunverträglichkeit, Morbus haemolyticus neonatorum sowie nach Austauschtransfusionen anzutreffen. Auch bei reifen Neugeborenen können Hypoxie, Kältestress und Sepsis die Glukosehomöostase beeinträchtigen und eine Hypoglykämie auslösen. Tatsächlich sind Anzeichen einer Hypoglykämie wie Teilnahmslosigkeit, Blässe und Schwitzen oft auch bei älteren Säuglingen mit schweren Infektionen vorhanden.

6.7 Aktivierung der Darmfunktion

Mit 16 Wochen kann der Fetus bereits Fruchtwasser verschlucken, das dann durch den Gastrointestinaltrakt transportiert wird. Das Volumen ist anfangs relativ gering und liegt bei 2–7 ml/Tag, es nimmt gegen Ende des zweiten Schwangerschaftsdrittels auf 16 ml/Tag zu und erreicht gegen Ende der Schwangerschaft 450 ml/Tag [Milla 1996]. Fruchtwasser ist ein Dialyseprodukt des mütterlichen und fetalen Plasmas. Von der 16. Schwangerschaftswoche bis zur Geburt ist der fetale Darm einer relativ konstanten Fruchtwassermenge ausgesetzt. Es wird angenommen, dass bestimmte Substanzen im Fruchtwasser bei der Entwicklung des Verdauungstrakts und seiner Funktion eine Rolle spielen [Milla 1996]. Ebenso spielt die fetale Aufnahme von Fruchtwasser eine Rolle bei der Aufrechterhaltung eines angemessenen intrauterinen Volumens. So wird beispielsweise ein Mangel an Amnionflüssigkeit während der Schwangerschaft mit einer Atresie des Gastrointestinaltrakts in Verbindung gebracht.

Bei reifen Neugeborenen scheint die Reifung der Darmfunktion durch das erste Füttern angeregt zu werden. Tatsächlich gibt es Hinweise darauf, dass die Konzentration bestimmter regulatorischer Darmpeptide bei Neugeborenen davon abhängt, ob sie mit Muttermilch ernährt werden oder nicht [Lucas et al. 1978, 1980a, b, c, Lucas & Bloom 1986]. Während der Schwangerschaft ist der Gastrointestinaltrakt des heranwachsenden Feten nur einfachen Proteinen aus dem Fruchtwasser ausgesetzt, die er verdauen und resorbieren kann. Mit Beginn der normalen Nahrungsaufnahme gelangen jedoch Laktose, Fette, höhere Proteinkonzentrationen und Mikroorganismen ins Darmlumen. Bei verschiedenen Säugetieren ließen sich Veränderungen der Darmfunktion und -struktur im Laufe der Entwicklung beobachten, die mit der postnatalen Fütterung oder ihrem Fehlen in Verbindung standen [Murphy & Aynsley-Green 1996]. Bei reifen Neugeborenen wird die Aktivität zahlreicher Darmenzyme durch die erste enterale Nahrungsaufnahme verstärkt oder ausgelöst. Dabei könnte es sich um eine Reaktion auf die Peptide, Hormone und Neurotransmitter in der Milch handeln. In Muttermilch sind zum Beispiel hohe Konzentrationen von epidermalem Wachstumsfaktor (epidermal growth factor, EGF), Prostaglandin E, Neurotensin, Melatonin, Calcitonin, Thyreotropin (TSH), Thyreotropin-Releasing-Hormon (TRH), adrenocorticotropem Hormon (ACTH) und anderen Hormonen enthalten [Lucas et al. 1980a, b, c, Milla 1996, Murphy & Aynsley-Green 1996]. Wie bereits erläutert, sind viele von ihnen am Wachstum und an der Funktion des Gastrointestinaltrakts beteiligt.

Nahrung im Darmlumen löst möglicherweise auch Reaktionen sekretorischer Zellen in der Schleimhaut aus. Es ist bekannt, dass enterochromaffine Zellen auf die Ausdehnung des Darmlumens mit der Serotoninausscheidung reagieren [Gershon 1999] und dass G-Zellen Gastrin freisetzen [Guyton 1996]. Die Plasmakonzentrationen von Gastrin und Enteroglukagon (ein Glukagon, das von den Darmzellen sezerniert wird) nehmen in den ersten vier Lebenstagen des Neugeborenen zu [Rodgers et al. 1978], und Untersuchungen am Menschen und an anderen Säugetieren deuten darauf hin, dass diese Reaktion durch die Milchaufnahme ausgelöst wird [Litchenberger & Johnson 1974, Von Berger et al. 1976, Aynsley-Green et al. 1979]. Es wurde festgestellt, dass sich die Glukosewerte im Blut sowie die Konzentrationen von Insulin, Wachstumshormon, Gastrin und Enteroglukagon bei reifen Neugeborenen durch Muttermilch erhöhen, weshalb sie als beste Ernährung in dieser Altersgruppe gilt. Frühgeborene reagieren dagegen nicht so unmittelbar auf das erste Trinken. Lucas konnte nachweisen, dass sich auch bei Frühgeborenen mit den nachfolgenden Schlucken die Konzentration der Darmhormone erhöht. Beim weiteren Füttern zeigen sich außerdem veränderte Reaktionen zahlreicher anderer Substanzen wie Gastrin, Glukose, Insulin und Wachstumshormon [Lucas et al. 1980a, b, c, 1981a, b, 1982a, b]. Vergleichsstudien zur Reaktion reifer Neugeborener auf Muttermilch und Ersatzmilch kamen zu dem Schluss, dass mit Ersatzmilch gefütterte Kinder im Vergleich zu gestillten Kindern desselben Alters signifikant höhere Insulin- und Wachstumshormonwerte hatten. Auch die Motilin- und Neurotensin-Konzentrationen waren gegenüber gestillten Säuglingen verändert [Lucas et al. 1980a, b, c, 1981a, b, Murphy & Aynsley-Green 1996]. Die unterschiedliche Reaktion der Darmhormone auf Ersatzmilch und Muttermilch dauerte noch mindestens 9 Monate nach der Geburt weiter an [Murphy & Aynsley-Green 1996]. Die veränderte Konzentration von Peptiden, die für die Verdauung, Resorption und Darmmotilität verantwortlich sind, liefert möglicherweise eine Erklärung für das in Einzelfällen berichtete vermehrte Auftreten von Koliken bei Kindern, die mit Ersatzmilch gefüttert werden.

Im Nabelschnurblut von vaginal entbundenen Neugeborenen liegen im Vergleich zu Kaiserschnittgeburten deutlich erhöhte Gastrinwerte vor. Es wird vermutet, dass es eine Reaktion auf die Vagusstimulation sein könnte, da die Konzentration innerhalb weniger Stunden nach der Geburt rasch auf ein normales Niveau abfällt [Lucas et al. 1979, 1980a, b, c, Murphy & Aynsley-Green 1996]. Darüber hinaus lässt sich im Nabelschnurblut von Neugeborenen mit fetalem Distress ein Anstieg von Motilin, VIP, Glukagon und Neurotensin feststellen [Lucas et al. 1979, 1980a, b, c]. Erhöhte Motilinwerte sind möglicherweise für die intrauterine Ausscheidung von Mekonium bei gestressten Kindern verantwortlich. Die erhöhten Glukagonwerte sind insofern von besonderer Bedeutung, als sie häufig zu einer Rebound-Hypoglykämie kurz nach der Geburt führen. Es versteht sich von selbst, dass man diese Faktoren und ihre Auswirkungen im Kopf haben sollte, wenn die Geburtsanamnese von den Eltern erfragt wird.

6.8 Verdauung und Resorption

Im Mund beginnt bereits die Verdauung der Nahrung durch den aktiven Einsatz der Zähne, Zunge und Speicheldrüsen. Die zerkleinerte Nahrung gelangt dann durch den Ösophagus in den Magen. Dort findet eine weitere Zerlegung durch die Salzsäure statt, doch erst mit dem Eintritt in den Darmtrakt werden die Verdauungsenzyme voll wirksam. Sobald sich der Speisebrei im Darm befindet, spalten Enzyme, die vom Pankreas aufgrund der Vagusstimulation und in Anwesenheit von Sekretin (ein regulatorisches Peptid) und Cholezystokinin ausgeschieden werden, die Proteine, Kohlenhydrate und Fette auf. Die Pankreassekrete bereiten diese Grundbausteine der Nahrung auf den Kontakt mit Enzymen der Dünndarmschleimhaut vor. Es sind die Enzyme der Saum- und Epithelzellen, die dann den letzten Schritt im Verdauungsprozess vollziehen und die Nährstoffe für die Resorption durch die Darmwand bereit machen.

Alle Kohlenhydrate werden durch einen Prozess, an dem Enzyme der Speicheldrüsen, des Magens und des Pankreas beteiligt sind, zu Laktose, Saccharose oder Maltodextrinen hydrolysiert. Sobald sie in dieser Form vorliegen, können sie von den Saumzellen des Dünndarms aufgenommen werden, wo sie durch Laktase, Saccharase, Maltase oder α-Dextrinase zu Glukose, Fruktose oder Galaktose hydrolysiert und mithilfe von Carrier-Proteinen durch die Darmschleimhaut geschleust werden. Dieser Transportvorgang ist mit einem Austausch von Natriumionen durch die Darmwand gekoppelt. Die Glukose gelangt in den Pfortader- und Körperkreislauf, wo sie unter dem Einfluss von Insulin entweder gespeichert oder von den Körpergeweben als Energiequelle genutzt wird. Die Fähigkeit, Glukose durch die Darmwand zu schleusen, ist ab der 11. Schwangerschaftswoche vorhanden, wenn auch mit langsamer Frequenz. Sie nimmt im Verlauf der Schwangerschaft und in der postnatalen Periode zu, beträgt aber ein Jahr nach der Geburt immer noch nur etwa ein Viertel bis ein Fünftel der Transportraten beim Erwachsenen [Schmitz 1996]. Es ist unklar, wann der Glukosetransport die adulten Werte erreicht. Die gesteigerte Glukosetransportrate scheint mit einer höheren Dichte von Transportstellen verbunden zu sein [Schmitz 1996]. Die Reifung des Fruktose- und Galaktose-Systems ist ebenfalls noch unklar. Das Carrier-Protein von Fruktose ist jedoch nicht mit Natriumionen gekoppelt und Galaktose wird von demselben Carrier-Protein transportiert wie Glukose.

Im Vergleich zum Kohlenhydratabbau ist die Proteinverdauung sehr viel komplizierter. Nahrungsproteine werden vorwiegend im Magen und proximalen Dünndarm verdaut. Nach dem Kauvorgang werden Proteine im Magen durch Pepsin in Proteosen, Peptone und große Polypeptide aufgespalten. Die Pankreasenzyme Trypsin, Chymotrypsin und Carboxypeptidase A verdauen sie noch weiter. Peptidasen der Saumzellen hydrolysieren die Peptide anschließend zu Aminosäuren, die resorbiert werden. Alternativ können sehr kleine lösliche Proteine auch direkt von Zellen resorbiert und dann von

Peptidasen im Zytoplasma in Aminosäuren zerlegt werden [Schmitz 1996]. Konzentration und Aktivität der verschiedenen Saumzellenpeptidasen variieren stark während der Entwicklung. Einige erreichen schon früh in der Schwangerschaft ihre adulte Konzentration und volle Funktionsfähigkeit, während andere noch zum Zeitpunkt der Geburt von der Norm abweichen. Die Aufnahme von Aminosäuren und Peptiden aus der Nahrung durch die Darmwand ermöglichen zweierlei Mechanismen; an einem ist ein Natriumionentransport beteiligt, am anderen nicht. Beide sind bereits in der 20. Schwangerschaftswoche funktionsfähig, wenn auch noch nicht auf adultem Niveau.

Der erste Schritt der Fettverdauung besteht in der Emulgierung durch Gallensalze, die von der Leber ausgeschieden werden. Diese setzen die Oberflächenspannung der Fettkügelchen herab, während sie unter den rhythmischen Darmbewegungen auseinanderbrechen. Dann spaltet die Pankreaslipase mit einem kleineren Beitrag der Darmlipase das Fett in Monoglyzeride und Fettsäuren auf. Die Gallensalze bilden mit den Monoglyzeriden Mizellen und befördern sie zum Bürstensaum. Freie Fettsäuren und Monoglyzeride diffundieren durch den Bürstensaum und die Plasmamembran. Sobald sie sich im Innern der Endothelzellen befinden, setzt das endoplasmatische Retikulum sie wieder zu Triglyzeriden zusammen. Diese aggregieren mit Phospholipiden und Cholesterin und bilden in Verbindung mit Apolipoproteinen Chylomikronen. Chylomikronen werden durch Exozytose aus der Zelle ins Lymphsystem geschleust, über das sie in den Körperkreislauf gelangen. In unterschiedlichen Entwicklungsstadien treten verschiedene Arten von Apolipoproteinen in konzentrierter Form auf, deren genaue Ontogenese beim Menschen noch nicht vollständig geklärt ist.

6.9 Die Darmwand als schützende Barriere

Aktivität und Konzentration der Transportsysteme und Verdauungsenzyme im Darm von Neugeborenen und Frühgeborenen weisen einige Unterschiede im Vergleich zum Erwachsenen auf. Der Unterschied ist jedoch noch viel größer, wenn man die Durchlässigkeit der Darmwand insgesamt betrachtet. Bei Erwachsenen bildet die Darmschleimhaut eine schützende Barriere zwischen den von außen aufgenommenen Stoffen und der fein abgestimmten Homöostase im Körper. Bei Frühgeborenen und Neugeborenen zeigt sich eine erhöhte Durchlässigkeit für Makromoleküle. Die Plasmaspiegel von kleinen Protein- und Kohlenhydratmolekülen wie α-Laktalbumin, β-Laktalbumin, Laktulose, Mannitol und Rhamnose liegen bei Frühgeborenen höher als bei reifen Neugeborenen und bei jenen wiederum höher als bei Erwachsenen. Die Reifung der Darmpermeabilität scheint durch Nahrung stimuliert zu werden, wobei gestillte Kinder rascher ansprechen als Kinder, die mit Säuglingsnahrung gefüttert werden. Interessanterweise lässt sich bei Säugetierjungen, denen Kolostrum und Muttermilch eine passive Immunität verleihen, ebenfalls eine erhöhte Durchlässigkeit der Darmwand in der frühen Lebensphase beobachten, während die Darmwand bei den Neugeborenen anderer Tierarten, ohne passive Leihimmunität, eine reifere Barrierefunktion aufweist [Schmitz 1996].

Der menschliche Darm ist im Laufe des Lebens einer Unzahl von Antigenen ausgesetzt. Wenn wir älter werden, haben wir viele davon kennengelernt, doch es tauchen immer neue auf. Es muss also einen Mechanismus geben, der den Gastrointestinaltrakt, und damit auch den Körper, vor eventuell schädlichen Substanzen schützt. Das geschieht auf unterschiedliche Weise. Muttermilch versorgt den Darmtrakt des Neugeborenen mit zahlreichen Immunstoffen. Sekretorisches Immunglobulin A, das Neugeborene vor mikrobiellen Infektionen schützt, liegt sowohl in der Muttermilch als auch im Kolostrum vor. Besondere Formen von Enzymen, Glykoproteinen und Oligosacchariden wirken ebenfalls antibakteriell und gegen Parasiten. Diese Stoffe dienen auch als Schutz gegen darmreizende Substanzen.

Der Schleim, den Becherzellen in der Darmwand sezernieren, macht den Speisebrei (Chymus) gleitfähiger und überzieht den Darm innen mit einer Schicht aus viskoelastischem Gel, das aus Wasser, Muzin, Elektrolyten, Immunglobulinen, Glykoproteinen, Peptiden und Phospholipiden besteht. Schutzfaktoren der Muttermilch sind darin ebenfalls enthalten, falls sie verfügbar sind. Der Schleim erfüllt mehrere Funktionen. Er bindet pathologische Antigene, Enterotoxine, Bakterien, Viren und Parasiten und verhindert so eine Besiedlung der Darmwand. Er wirkt als Lösungsmittel, um unerwünschte Substanzen zu lockern und zu entfernen. Er dient als Barriere und trägt zur Undurchlässigkeit der Darmwand bei. Die Schleimschicht enthält außerdem Immunglobuline, die bei Bedarf reagieren können. Es ist unklar, ob sich auch beim Menschen der Darmschleim von Neugeborenen und Erwachsenen unterscheidet; bei anderen Säugetieren bestehen jedenfalls Unterschiede [Sherman & Litchtman 1996].

Wie bereits erwähnt, haben die Zellen der Schleimhaut eine rasche Umsatzrate und werden etwa alle 5 Tage von Zellen ersetzt, die an den Wänden der Lieberkühn-Krypten hoch wandern. Das ermöglicht eine rasche Erneuerung von erkranktem oder geschädigtem Gewebe. Zelltod und Abschilferung werden durch einen apoptotischen Prozess kontrolliert.

Andere Faktoren, die zum Schutz des Darmes beitragen, sind die Magensäureproduktion, die Darmpassagezeit und die Expression reifer Zellrezeptoren. Viele bakterielle Toxine verursachen gastrointestinale Störungen, indem sie sich an Zellrezeptoren binden. Die tatsächliche Infektiosität ingestierter Pathogene hängt bei den meisten von der Affinität der Wirtsrezeptorzellen für die produzierten Enterotoxine ab, und diese kann je nach Alter variieren. Die Rezeptorzellen junger Säuglinge und Kleinkinder haben zum Beispiel eine höhere Affinität für Botulinustoxin als die von Erwachsenen. Daher sollten Kinder dieser Altersgruppe keinen Honig essen. Auch dass die Enterotoxine von *Escherichia coli* und *Vibrio cholerae* leichter an die unreifen Rezeptoren von Säuglingen binden, macht diese anfälliger. Dagegen scheint *Clostridium difficile* schlechter an unreife Rezeptoren zu binden [Sherman & Litchtman 1996] und führt entsprechend seltener zu Problemen bei dieser Altersgruppe.

6.10 Immunfunktion der Darmschleimhaut

Darm und Lunge sind in jungen Jahren die beiden Stellen, an denen die Immunreaktion des Körpers entsteht. Das unreife Immunsystem lernt, Antigene zu erkennen und darauf zu reagieren, sobald sie in diese Organsysteme gelangen. Das Immunsystem des Gastrointestinaltrakts führt die Antigen-Identifikation, (Wieder-)Erkennung und Reaktion nach einem ausgeklügelten Schema durch. Daher wird der Darm auch als das größte Lymphorgan des Körpers beschrieben, das von Millionen lymphoider und myeloider Zellen nur so „wimmelt" [Blumberg & Stenson 1995, MacDonald & Spencer 1996]. Die Zellen der Darmschleimhaut, die mit der Antigenverarbeitung und der humoralen und zellulären Immunität zu tun haben, entfalten eine unablässige Aktivität. Diese Arbeit leistet das GALT (gut-associated lymphoid tissue, darm-assoziiertes lymphoides Gewebe), lokale Ansammlungen von Immunzellen, die überall in der Schleimhautschicht des Gastrointestinaltrakts verteilt sind. Das GALT interagiert mit Lymphgewebe in der Lunge, Brust, Haut und im Urogenitaltrakt als Teil des Mukosa-assoziierten lymphoiden Gewebe-(MALT-)Komplexes. Dadurch wird eine rasche Übertragung von Informationen zur Immunität und Antigenität zwischen diesen Systemen ermöglicht. Bei der erwachsenen Frau wandern zum Beispiel im Darm stimulierte B-Lymphozyten aus den Peyer-Plaques ins Brustdrüsengewebe, wo sie IgA ins Kolostrum und in die Muttermilch ausscheiden [MacDonald & Spencer 1996].

Im GALT gibt es verschiedene Modifikationen, die den Aufbau der zellulären und humoralen Immunität erleichtern. Im Dünndarm besteht das GALT aus drei Arten von lymphoidem Gewebe, die sich durch ihre Struktur und Zellbestandteile unterscheiden. Auch wenn zwischen allen drei Gewebearten eine Interaktion stattfindet, hat doch jede eine andere Ontogenese und Mikroumgebung. Von diesen drei Gewebearten sind die Peyer-Plaques am stärksten strukturiert; sie bestehen aus organisierten Ansammlungen von Lymphfollikeln (T- und B-Lymphozyten) in der Lamina propria mucosae des Dünndarms. Die zweite Gruppe ist eine Zellschicht der Lamina propria mucosae, die vor allem aus IgA-und IgM-sezernierenden Plasmazellen sowie aus B- und T-Lymphozyten, natürlichen Killerzellen, Mastzellen und Phagozyten besteht. Schließlich gibt es noch eine spärlichere Population von T-Lymphozyten, die zwischen den Säulenepithelzellen der Darmzotten liegen und als intraepitheliale Lymphozyten (IEL) bezeichnet werden. Die Peyer-Plaques wurden als afferenter Teil des GALT beschrieben, die Plasmazellen der Lamina propria mucosae als efferenter Teil [Blumberg & Stenson 1995].

Die T- und B-Lymphozyten in den Peyer-Plaques reagieren empfindlich auf Antigene und Mitogene. Beide Zelltypen kommunizieren mit dem MALT. Bei Stimulation differenzieren sich B-Lymphozyten zu Plasmazellen, die Antikörper bilden und ausscheiden. Werden T-Lymphozyten stimuliert, differenzieren sie sich zu verschiedenen T-Effektor-Zellen, die ihre Zielgewebe schädigen, die Antikörpersynthese in B-Lymphozyten induzieren oder hemmen und die Differenzierung weiterer T-Lymphozyten anregen können. Auf den Peyer-Plaques liegt ein spezialisiertes kubisches Epithel, das M-Zellen (microfold cells) enthält und das Lymphfollikelgewebe vom Darmlumen trennt. Statt der gut entwickelten Mikrovilli des Säulenepithels weist das kubische Epithel der M-Zellen zahlreiche Pinozytose-Bläschen auf, die Antigene aus dem Darmlumen aufnehmen und zu den darunter liegenden B- und T-Lymphozyten weiterleiten können [Silverstein & Lukes 1962, Owen & Jones 1974, Owen 1977, MacDonald & Spencer 1996]. M-Zellen tauchen etwa in der 17. und Lymphozyten in der 19. Schwangerschaftswoche zum ersten Mal auf. Nach der Geburt vergrößern und entwickeln sich die

Peyer-Plaques rasch infolge von Antigenkontakten [MacDonald & Spencer 1996]. Die B-Lymphozyten der Peyer-Plaques reagieren mit einer Zellproliferation auf Antigene in oral aufgenommenen Substanzen und wandern zum Ductus thoracicus, aus dem sie in den Körperkreislauf übertreten können [Losonsky & Ogra 1992]. Beim Erwachsenen produzieren die B-Lymphozyten der Peyer-Plaques einen höheren Anteil an IgA-sezernierenden Lymphoblasten, die zu anderen MALT-Geweben zirkulieren und die Immunität im Mund-Rachen-Bereich, in den Atem- und Harmwegen (Nieren) sowie den Reproduktionsorganen vermitteln. Im Darm gebildete IgA-Lymphoblasten wandern außerdem ins Brustdrüsengewebe, wo IgA in die Muttermilch übergeht und gestillten Kindern Immunität verleiht. Bei der Geburt liegen in den Peyer-Plaques noch keine IgA-produzierenden Zellen vor. Das Neugeborene erhält IgA vorwiegend durch die Muttermilch. IgA-Plasmazellen treten ab der 2. Lebenswoche auf und vermehren sich, bis ihre Anzahl im Alter von 2 Jahren adulte Werte erreicht [Perkkio & Savvilahti 1980]. Die Proliferation der IgA-Plasmazellen wird anscheinend von der Milchaufnahme beeinflusst [Knox 1986].

Beim Erwachsenen umfasst das Lymphgewebe der Darmschleimhaut T- und B-Lymphozyten, Plasmazellen, Phagozyten und Mastzellen, wobei die IgA-ausscheidenden Plasmazellen überwiegen. Weil in den Peyer-Plaques von Neugeborenen noch keine IgA-sezernierenden Plasmazellen gebildet werden, liegt bei ihnen kein IgA in der Lamina propria mucosae vor. Ab dem 12. Lebenstag tauchen IgA und IgM auf, doch IgM überwiegt während der ersten Monate. Die häufigsten Zelltypen in der Lamina propria mucosae des Neugeborenen sind T-Lymphozyten, die HLA-DR-, CD4- und CD45-Antigene aufweisen. Sie spielen eine Rolle bei der Zytolyse und beim Immungedächtnis. IgA ist besonders wichtig, da es im Darm als spezialisiertes sekretorisches Immunglobulin gebildet wird, das durch die Verdauungsenzyme nicht abgebaut werden kann. Sekretorisches IgA verhindert die Bakterienadhäsion an der Darmschleimhautoberfläche des Darms, blockiert die Absorption toxischer Antigene und wirkt antiviral [Blumberg & Stenson 1995, Guyton 1996, MacDonald & Spencer 1996].

Die intraepithelialen Lymphozyten (IEL) haben eine begrenzte Anzahl von T-Zell-Rezeptoren für Antigene. Auch wenn sie an der Akutreaktion auf eine lokale Verletzung oder Zellschädigung der Darmwand beteiligt zu sein scheinen, ist ihre primäre Funktion möglicherweise die Überwachung von Epithelzellen auf zytologische Anomalien. Die rasche Proliferations- und Umsatzrate von Darmepithelzellen erhöht das Risiko für Replikationsdefekte und Dysplasien. Die IEL sind in der Lage, dysplastische Zellen aufgrund einer spezifischen Oberflächenantigenexpression zu vernichten [Blumberg & Stenson 1995]. Sie lösen möglicherweise eine lokale Sofortreaktion aus, die dann durch die Aktivität der Lamina propria mucosae oder der Peyer-Plaques unterstützt wird.

6.11 Mekonium

Mekonium besteht aus Sekreten und abgeschilferten Zellen aus dem Verdauungstrakt sowie Abfallprodukten des verschluckten Fruchtwassers. Es beginnt sich vom zweiten Schwangerschaftsdrittel bis zur Geburt im Kolon anzusammeln. Mekonium wird in der Regel in den ersten 24 Stunden nach der Geburt ausgeschieden, spätestens aber nach 48 Stunden [Stoll & Kliegman 2000]. Falls nicht, könnte eine intestinale Obstruktion (Darmatresie), Analatresie, ein Morbus Hirschsprung oder ein Mekoniumpfropfsyndrom vorliegen. Ein Pfropf bildet sich, wenn das Mekonium eindickt (d.h. zu wenig Wasser enthält) und nicht ausgeschieden werden kann. Das kann zu Geschwüren und Peritonitis führen, wenn es nicht erfolgreich behandelt wird.

Bei fetalem Stress kann es bereits im Uterus zum Mekoniumabgang kommen, was normalerweise erst nach der Geburt geschieht. In diesem Fall zeigen sich Mekoniumflecken, das heißt im Allgemeinen eine grünliche Verfärbung der Finger- und Zehennägel des Neugeborenen, die entsteht, wenn der Fetus längere Zeit dem Mekonium ausgesetzt war. Mekonium ist toxisch für die Atemwege, und eine Mekoniumaspiration stellt eine lebensbedrohliche Komplikation bei vorzeitiger Mekoniumausscheidung dar. In Risikofällen muss das Neugeborene sofort nach der Entbindung abgesaugt werden, bevor die Atemtätigkeit einsetzt. Die Stimmbänder werden mit dem Laryngoskop auf Flecken untersucht und notfalls wird eine Intubation mit tiefer Absaugung durchgeführt.

6.12 Zusammenfassung

Der Gastrointestinaltrakt ist ein großes und komplexes Organ, das an der Aufnahme von Nährstoffen, der Ausscheidung von Abfallstoffen und der Immunabwehr (Antigenerkennung) beteiligt ist. Viele dieser Abläufe sind bei der Geburt noch unterentwickelt und reifen erst über Wochen oder Jahre heran. Aus diesem Grund können der Darm und seine zahlreichen Funktionen in den prägenden Jahren verletzungsanfällig sein. Prävention, Diagnostik und Behandlung von gastrointestinaler Funktionsstörungen setzen ein umfassendes Verständnis dieser Prozesse und ihrer Entwicklung voraus.

QUELLEN

Abu-Hijleh M. F., Habbal O. A., Moqattash S. T. The role of the diaphragm in lymphatic absorption from the peritoneal cavity. Journal of Anatomy 186, 1995, S. 453–467.

Aynsley-Green A., Lucas A., Bloom S. R. The effect of feeds of differing composition on entero-insular hormone secretion in the first hours of life in human neonates. Acta Paediatrica Scandinavica 68 (2), 1979, S. 265–270.

Barnard J., Warwick G., Gold L. Localization of transforming growth factor beta isoform in the normal murine small intestine and colon. Gastroenterology 105, 1993, S. 667–673.

Beal M. C. Viscerosomatic reflexes: a review. Journal of the American Osteopathic Society 85 (12), 1985, S. 786–801.

Blumberg R. S., Stenson W. F. The immune system and gastrointestinal inflammation. In: Yamada T. (Hrsg.). Textbook of gastroenterology. WB Saunders, Philadelphia, 2003.

Boyle J. Motility of the upper gastrointestinal tract in the fetus and neonate. In: Polin R., Fox W. (Hrsg.). Fetal and neonatal physiology. WB Saunders, Philadelphia, 1992.

Bueno L. Central control of intestinal motility by prostaglandins: a mediation of the action of several peptides in rats and dogs. Gastroenterology 88, 1985, S. 1888–1894.

Castell D., Harris L. Hormonal control of gastroesophageal sphincter strength. New England Journal of Medicine 282, 1970, S. 886–890.

Clark D., Miller M. Development of the gastrointestinal circulation in the fetus and newborn. In: Polin R., Fox W. (Hrsg.). Fetal and neonatal physiology. WB Saunders, Philadelphia, 1992.

Cowett R. M. Hypoglycemia and hyperglycemia in the newborn. In: Polin R., Fox W. (Hrsg.). Fetal and neonatal physiology. WB Saunders, Philadelphia, 1992.

Crissinger K., Granger D. N. Gastrointestinal blood flow. In: Yamada T. (Hrsg.). Textbook of gastroenterology. Lippincott, Philadelphia, 2003, S. 498–521.

Foulk W. T. Gastroenterology 26, 1954, S. 601–611.

Gajwer L. Possible mechanisms and significance of the neonatal surge in glucagon secretion: studies in newborn lambs. Pediatric Research 11, 1977, S. 883.

Gershon M. D. The enteric nervous system; a second brain. Hospital Practice 34, 1999, S. 31–52.

Guyton A. C. Textbook of medical physiology. 9. Auflage, WB Saunders, Philadelphia, 1996.

Hadorn B. Quantitative assessment of exocrine pancreatic function in infants and children. Journal of Pediatrics 73, 1968, S. 39–50.

Huizinga J. D., Stern H. S., Chow E., Diamant N. E., el Sharkawy T. Y. Electrophysiologic control of motility in the human colon. Gastroenterology 88 (2), 1985, S. 500–511.

Israel E. Necrotizing enterocolitis. In: Walker W. A., Durie P. R., Hamilton J. R., Walker-Smith J. A., Watkins J. B. (Hrsg.). Pediatric gastrointestinal disease, vol. 1. Mosby, St Louis, 1996, S. 750–761.

Kandel E. R., Schwartz J. H., Jessel T. M. Principles of neural science. 4. Auflage, McGraw Hill, Philadelphia, 2000.

Knox W. Restricted feeding and human intestinal plasma cell development. Archives of Disease in Childhood 61, 1986, S. 744–749.

Lanciault G., Jacobson E. The gastrointestinal circulation. Gastroenterology 71, 1976, S. 851–873.

Lebenthal E., Lee P. Development of functional response in human exocrine pancreas. Pediatrics 66, 1980, S. 556–560.

Litchenberger L., Johnson L. Gastrin in the ontogenic development of the small intestine. American Journal of Physiology 277, 1974, S. 390–395.

Long R. G., Bishop A. E., Barnes A. J. et al. Neural and hormonal peptides in rectal biopsy specimens from patients with Chagas' disease and chronic autonomic failure. Lancet 1 (8168 Pt 1), 1980, S. 559–562.

Losonsky G., Ogra P. Immunology of the breast and host immunity. In: Polin R., Fox W. (Hrsg.). Fetal and neonatal physiology. WB Saunders, Philadelphia, 1992.

Lucas A., Bloom S. Gut hormones and 'minimal enteral feeding'. Acta Paediatrica Scandinavica 75, 1986, S 719–723.

Lucas A., Bloom S., Aynsley-Green A. Metabolic and endocrine events at the time of the first feed of human milk in preterm and term infants. Archives of Disease in Childhood 53, 1978, S. 731–736.

Lucas A., Bloom S., Aynsley-Green A. Gut hormones in fetal distress. Lancet ii, 1979, S. 718.

Lucas A., Bloom S., Aynsley-Green A. Development of gut hormone responses to feeding in neonates. Archives of Disease in Childhood 55, 1980a, S. 678–682.

Lucas A., Sarson D. L., Bloom S. R., Aynsley-Green A. Developmental aspects of gastric inhibitory polypeptide (GIP) and its possible role in the enteroinsular axis in neonates. Acta Paediatrica Scandinavica 69 (3), 1980b, S. 321–325.

Lucas A., adrian T. E., Christofides N. et al. Plasma motilin, gastrin and enteroglucagon and enteral feeding in the human newborn. Archives of Disease in Childhood 55, 1980c, S. 673–677.

Lucas A., Boyes S., Bloom S. R., Aynsley-Green A. Metabolic and endocrine responses to a milk feed in six-day-old term infants: differences between breast and cow's milk formula feeding. Acta Paediatrica Scandinavica 70 (2), 1981a, S. 195–200.

Lucas A., Aynsley-Green A., Blackburn A. M., Adrian T. E., Bloom S. R. Plasma neurotensin in term and preterm neonates. Acta Paediatrica Scandinavica 70 (2), 1981b, S. 201–206.

Lucas A., Bloom S., Aynsley-Green A. Plasma vasoactive intestinal peptide (VIP) in the neonate. Acta Paediatrica Scandinavica 71, 1982a, S. 71–74.

Lucas A., Bloom S., Aynsley-Green A. Postnatal surges in gut hormones in term and preterm neonates. Biology of the Neonate 41 (1–2), 1982b, S. 63–67.

MacDonald T. T., Spencer J. The ontogeny of the mucosal immune system. In: Walker W. A., Durie P. R., Hamilton J. R., Walker-Smith J. A., Watkins J. B. (Hrsg.). Pediatric gastrointestinal disease. Mosby, St Louis, 1996, S. 115–126.

Milla P. J. The ontogeny of intestinal motor activity. In: Walker W. A., Durie P. R., Hamilton J. R., Walker-Smith J. A., Watkins J. B. (Hrsg.). Pediatric gastrointestinal disease. Mosby, St Louis, 1996, S: 31–41.

Moore K. L. The developing human. 8. Auflage, WB Saunders, Philadelphia, 2007.

Murphy M., Aynsley-Green A. Regulatory peptides of the gastrointestinal tract in early life. In: Walker W. A., Durie P. R., Hamilton J. R., Walker-Smith J. A., Watkins J. B. (Hrsg.). Pediatric gastrointestinal disease. Mosby, St Louis, 1996, S. 43–70.

Negrini D., Mukenge S., Del Fabbro M., Gonano C., Miserocchi G. Distribution of diaphragmatic lymphatic stomata. Journal of Applied Physiology 70 (4), 1991, S. 1544–1549.

Nowicki P., Miller C. Autoregulation in the developing postnatal intestinal circulation. American Journal of Physiology 254, 1988, S. G189–G193.

O'Morain C., Bishop A. E., McGregor G. P. et al. Vasoactive intestinal peptide concentrations and immunocytochemical studies in rectal biopsies from patients with inflammatory bowel disease. Gut 25 (1), 1984, S. 57–61.

Owen R. L. Sequential uptake of horseradish peroxidase by lymphoid follicle epithelium of Peyer's patches in the normal unobstructed mouse intestine: an ultrastructure study. Gastroenterology 72 (3), 1977, S. 440–451.

Owen R. L., Jones A. L. Epithelial cell specialization within human Peyer's patches: an ultrastructure study of lymphoid follicles. Gastroenterology 66, 1974, S. 189–203.

Padbury J. F., Ogta E. S. Glucose metabolism during transition to postnatal life. In: Polin R., Fox W. (Hrsg.). Fetal and neonatal physiology. WB Saunders, Philadelphia, 1992.

Pelot D. Anatomy, anomalies and physiology of the esophagus. In: Haubrich W., Schaffner F., Berk J. (Hrsg.). Bockus gastroenterology. WB Saunders, Philadelphia, 1995, S. 397–410.

Perkkio M., Savvilahti E. Time of appearance of immunoglobulin-containing cells in the mucosa of the neonatal intestine. Pediatric Research 14, 1980, S. 953–957.

Ritchie H., Thompson D., Wingate D. Diurnal variation in human jejunal fasting motor activity. Journal of Physiology 304, 1980, S. 54.

Rodgers B. M., Dix P. M., Talbert J. L., McGuigan J. E. Fasting and post-prandial serum gastrin in normal human neonates. Journal of Pediatric Surgery 13, 1978, S. 13–16.

Ruckebusch Y. Development of digestive motor patterns during perinatal life: mechanisms and significance. Journal of Pediatric Gastroenterology and Nutrition 5 (4), 1986, S. 523–536.

Schmitz J. Digestive and absorptive function. In: Walker W. A., Durie P. R., Hamilton J. R., Walker-Smith J. A., Watkins J. B. (Hrsg.). Pediatric gastrointestinal disease. Mosby, St Louis, 1996, S: 263–279.

Scott R. Motility disorders. In: Walker W. A., Durie P. R., Hamilton J. R., Walker-Smith J. A., Watkins J. B. (Hrsg.). Pediatric gastrointestinal disease. Mosby, St Louis, 1996, S. 936–954.

Sherman P. M., Litchtman S. Mucosal barrier function and colonization of the gut. In: Walker W. A., Durie P. R., Hamilton J. R., Walker-Smith J. A., Watkins J. B. (Hrsg.). Pediatric gastrointestinal disease. Mosby, St Louis, 1996, S. 103–114.

Silverstein A. M., Lukes R. J. Fetal response to antigenic stimulus. 1. Plasmacellular and lymphoid reactions in the human fetus to intrauterine infection. Laboratory Investigation 11, 1962, S: 918–932.

Standring S. (Hrsg.) Gray's anatomy. 39. Auflage, Churchill Livingstone, New York, 2004.

Stoll B. J., Kliegman R. M. The newborn infant. In: Behrman R. E., Kliegman R. M., Jensen H. (Hrsg.). Nelson's textbook of pediatrics. WB Saunders, Philadelphia, 2000, S. 454–460.

Tepperman B., Jacobson E. Mesenteric circulation. In: Johnson L. (Hrsg.). Physiology of the gastrointestinal tract. Raven Press, New York, 1981, S. 1317–1336.

Thompson D., Ritchie H., Wingate D. Patterns of small intestinal motility in duodenal ulcer patients before and after vagotomy. Gut 23, 1982, S. 517–523.

Von Berger L., Henrichs I., Raptis S. et al. Gastrin concentrations in plasma of the neonate at birth and after first feeding. Pediatrics 58, 1976, S. 264–267.

Weaver L. T. Anatomy and embryology. In: Walker W. A., Durie P. R., Hamilton J. R., Walker-Smith J. A., Watkins J. B. (Hrsg.). Pediatric gastrointestinal disease. Mosby, St Louis, 1996, S. 9–30.

Werlin S. Exocrine pancreas. In: Polin R., Fox W. (Hrsg.). Fetal and neonatal physiology. WB Saunders, Philadelphia, 1992.

Werlin S. Development of the exocrine pancreas. In: Walker W. A., Durie P. R., Hamilton J. R., Walker-Smith J. A., Watkins J. B. (Hrsg.). Pediatric gastrointestinal disease. Mosby, St Louis, 1996, S. 143–161.

Willard F. H. The autonomic nervous system. In: Ward R. (Hrsg.). Foundations for osteopathic medicine. Williams & Wilkins, Baltimore, 1997, S. 53–83.

Wright N. A., Pike C., Elia G. Induction of a novel epidermal growth factor secreting cell lineage by mucosal ulceration in human gastrointestinal stem cells. Nature 343, 1990, S. 82–85.

Wyllie R. Congenital aganglionic megacolon. In: Behrman R. E., Kliegman R. M., Jenson H. B. (Hrsg.). Nelson textbook of pediatrics. WB Saunders, Philadelphia, 2000, S. 1139–1141.

Zoppi G., Andreotti G., Pajno-Ferrara E. et al. Exocrine pancreatic function in premature and full term infants. Pediatric Research 6, 1972, S. 880–886.

WEITERFÜHRENDE LITERATUR

Bernbaum J. C., Pereira G. R., Watkins J. B., Pedcham G. J. Nonnutritive sucking during gavage feeding enhances growth and maturation in premature infants. Pediatrics 71, 1983, S. 41–45.

Daniel E., Berezin I. Interstitial cells of Cajal: are they major players in control of gastrointestinal motility? Journal of Gastrointestinal Motility 4, 1992, S. 1–24.

Guyton A. C., Hall J. E. Textbook of medical physiology. 11. Auflage, WB Saunders, Philadelphia, 2005.

Kagnoff M. F. Immunology of the digestive system. In: Johnson L. (Hrsg.). Physiology of the gastrointestinal tract, vol. II. Raven Press, New York, 1981, S. 1337–1359.

Kleinman R. E., Sanderson I. R., Goulet O. et al. Pediatric gastrointestinal disease. BC Decker, Ontario (Kanada) 2008.

Menard D., Arsenault P., Pothier P. Biologic effects of epidermal growth factor in human fetal jejunum. Gastroenterology 94, 1988, S. 656–663.

Padbury J. F., Ludlow J. K., Ervin M. G., Jacobs H. C., Humme J. A. Thresholds for physiological effects of plasma catecholamines in fetal sheep. American Journal of Physiology 252 (4 Pt 1), 1987, S. E530–E537.

Walker W. A., Durie P. R., Hamilton J. R., Walker-Smith J. A., Watkins J. B. (Hrsg.). Pediatric gastrointestinal disease, vols I and II. 2. Auflage, Mosby, St. Louis, 1996.

Weaver L. T. Breast and gut: the interaction of lactating mammary function and neonatal gastrointestinal function. Proceedings of the Nutrition Society 51, 1992, S. 155–163.

KAPITEL

7 Nozizeption und das neuroendokrine Immunsystem

7.1 Einführung

Die primäre Rolle des Nerven-, endokrinen und Immunsystems ist es, zwischen den verschiedenen Zellen, Flüssigkeiten und Geweben des Körpers ein dynamisches Gleichgewicht aufrechtzuerhalten. Auch wenn sie traditionell als drei getrennte Systeme betrachtet werden, lässt das Ausmaß ihrer wechselseitigen Abhängigkeiten die Grenzen zwischen ihnen fast verschwinden. Chemische Substanzen, die als klassische Neurotransmitter galten, können ebenso endokrine und Immunzellen beeinflussen, wie Hormone und entzündungsfördernde Substanzen als Neurotransmitter wirken können. Das neuroendokrine Immunsystem spielt bei körperlichen Stressreaktionen eine Schlüsselrolle. Es beeinflusst homöostatische Rhythmen und färbt die individuelle Art, auf Krankheit und Dysfunktionen zu reagieren oder sie zu kompensieren (➤ Abb. 7.1). Jeder Teil des neuroendokrinen Immunsystems lernt durch Kontakte und Erfahrungen, die im Laufe des Lebens gesammelt werden, seine Rolle und seine Beziehung zu den anderen Teilsystemen kennen. Bei der Geburt sind diese Verbindungen und Beziehungen oft bestenfalls primitiv und die Organsysteme selbst noch unreif. Viele wichtige Faktoren, die zu physiologischen Funktionen und zur Gesundheit beitragen, wie grundlegende (basale) Aktivitätsniveaus, Reaktionsmuster und Aktivierungsschwellen, bilden sich in den ersten Lebensjahren heraus. Jedes dieser Phänomene kann, wenn es gestört ist, die erfolgreiche Anpassungsfähigkeit des Körpers an die an ihn gestellten Anforderungen beeinträchtigen und somit den allgemeinen Gesundheitszustand des Betreffenden unterminieren.

7.2 The Big Picture – Homöostase

Homöostase ist ein Begriff, den Walter Cannon 1932 prägte, und bezieht sich auf die Neigung des Körpers, sich in Richtung eines stabilen Zustands zu bewegen. Allostase ist ein dynamischer Prozess, bei dem subtile und weniger subtile Veränderungen in der Biochemie und Physiologie unserer Innenwelt stattfinden, die uns ein optimales Funktionieren in der äußeren Umgebung ermöglichen. Allostase schließt Veränderungen im Immun-, endokrinen und Nervensystem mit ein, die als Reaktion auf kurz- oder langfristigen Stress auftreten. Die physiologischen Kosten solcher Veränderungen werden als „allostatische Last" bezeichnet [McEwen & Stellar 1993, McEwen 1997, Karlamangla et al. 2002, McEwen & Dhabar 2002].

Obwohl der Begriff Allostase erst kürzlich geprägt wurde [McEwen & Stellar 1993], hat die osteopathische Philosophie schon länger die Bedeutung der Homöostase für eine optimale Gesundheit und den Preis, den Kompensationen kosten, erkannt. Der Körper ist ein Selbstregulierungssystem und kann sich bei Krankheitsprozessen selbst heilen. Eine adäquate Funktion der Körpersysteme hängt von Kreislaufmechanismen sowie von neurologischen, immunologischen und endokrinen Einflüssen ab. Ziel einer osteopathischen Behandlung ist es, alle Hindernisse, die diese Mechanismen beeinträchtigen könnten, zu beseitigen und die homöostatischen Prozesse im Körper zu fördern bzw. – nach der neuen Terminologie – die allostatische Last zu verringern.

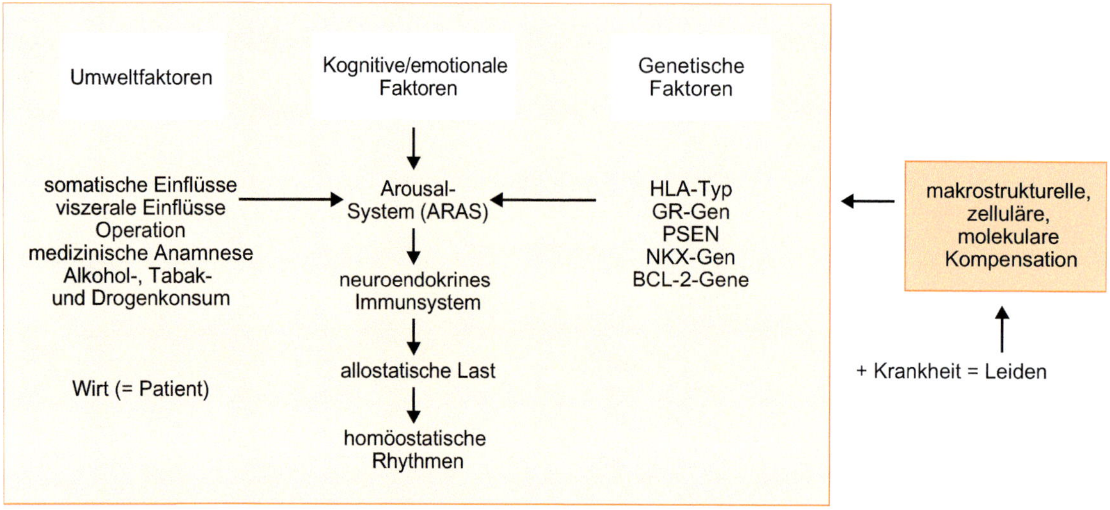

Abb. 7.1 Schematische Darstellung der Wirtsreaktion (= Patientenreaktion) auf Krankheit und daraus resultierende kompensatorische Veränderungen (bearbeitet von Ed Stiles, D.O.)

7.2.1 Allostatische Last

Als Allostase wird eine allgemeine Anpassungsreaktion des Körpers an – chronischen oder starken – Dauerstress beschrieben. In jeder Situation, die Anpassung und Veränderung erfordert, kann Stress auftreten. Neurotransmitter, Hormone und Immunzellen vermitteln Allostase. Typisch ist, dass diese Veränderungen im Einzelfall kurzfristig positive Wirkungen entfalten. Ist der Körper jedoch über einen längeren Zeitraum solchen Substanzen ausgesetzt, kommt es zu physiologischen Veränderungen mit schädlichen Folgen für das Gesamtbefinden. Dies wird als allgemeine Anpassungsreaktion bezeichnet [McEwen & Stellar 1993]. McEwen und Stellar [1993] beschrieben eine Methode, mit der sich die Dysregulierung mehrerer physiologischer Systeme erfassen lässt; das Messergebnis, ein Punktwert (Score) bzw. die „allostatische Last", kann als Indikator für Gesundheit und Wohlbefinden herangezogen werden. In McEwens Bestimmung der allostatischen Last flossen folgende Einzelmessungen ein: nächtliche Urinausscheidung von Cortisol, Noradrenalin und Adrenalin (über 12 Stunden); Dehydroepiandrosteronsulfat-(DHEAS-)Serumspiegel; systolischer und diastolischer Blutdruck; Taillen-Hüftumfangs-Quotient (waist-to-hip ratio); High-Density-Lipoprotein-(HDL-)Cholesterin-Serumspiegel, Gesamt-Serumcholesterin-/HDL-Cholesterin-Quotient und Hämoglobinkonzentration (glykosyliertes Hb). Jeder einzelne Messwert bei der Bestimmung der allostatischen Last steht für den Ausfall oder Funktionsstörungen des jeweiligen Systems. Ein Cortisolanstieg bewirkt z. B. einen größeren Widerstand der Insulinrezeptoren. Ein chronisch erhöhter Cortisolspiegel ist daher mit insulinresistentem Diabetes und Hyperlipidämie verbunden, und über Interaktionen mit Interleukinen und anderen Immunkomponenten ist auch die Immunfunktion betroffen. Chronisch erhöhte Noradrenalin- und Adrenalinwerte sind mit Atherosklerose und Krebs assoziiert. Niedrige DHEAS-Spiegel lassen sich ebenfalls zur kardiovaskulären Gesundheit in Beziehung setzen. Es wurde nachgewiesen, dass die allostatische Last des Einzelnen im Laufe des Lebens kumulativ anwachsen kann [Karlamangla et al. 2002]. Eine erhöhte allostatische Last geht mit einer Verschlechterung kognitiver Leistungen, Herz-Kreislauf-Erkrankungen und Mortalität einher [Karlamangla et al. 2002]. Sie kann außerdem mit der Entwicklung von Autoimmunkrankheiten [McEwen & Dhabar 2002], hirnmorphologischen Veränderungen und psychiatrischen Erkrankungen in Verbindung gebracht werden.

7.2.2 Homöostase und Einflussfaktoren

Die Homöostase wird von verschiedensten Informationen beeinflusst. Licht beeinflusst die normale zyklische Produktion und Freisetzung von Substanzen, die Tagesrhythmen unseres Körpers bestimmen. Emotionale Stimuli wirken über das limbische System und den Hypothalamus auf homöostatische Mechanismen ein. Viszeraler und somatischer Input über primär afferente Fasern spielt ebenfalls eine Rolle. In diesem Kapitel liegt der Schwerpunkt auf viszeralen und somatischen Einflüssen.

Um es kurz zu wiederholen: Der sensorische Teil des Nervensystems lässt sich in zwei Gruppen einteilen, die wir hier als A-afferentes und B-afferentes System bezeichnen wollen. Fasern des A-afferenten Systems sind großkalibrig, stark myelinisiert und rasch leitend. Sie besitzen umhüllte Nervenendigungen mit niedriger Aktivierungsschwelle. Das A-afferente System ist dafür zuständig, Informationen über grobe Berührung und Propriozeption weiterzuleiten. Fasern des B-afferenten Systems sind kleinkalibrig, schwach myelinisiert und langsam leitend. Die Nervenendigungen des B-afferenten Systems sind in der Regel nicht eingekapselt und besitzen neurosekretorische Eigenschaften. Sie haben eine hohe Aktivierungsschwelle und einige bleiben tatsächlich stumm. Das kleinkalibrige B-afferente Fasersystem leitet Informationen über Schmerz, Temperatur und leichte Berührungen weiter. Und es kann, wie wir noch sehen werden, die Regulation der homöostatischen Mechanismen des Körpers beeinflussen.

Das B-afferente System ist ein nozizeptives System, das Informationen über noxische Stimuli zum Rückenmark und Gehirn überträgt. Unser Körper reagiert auf diesen Input mit Veränderungen im motorischen und autonomen Nervensystem. Je nach Intensität des Signals können wir den nozizeptiven Stimulus bewusst wahrnehmen oder auch nicht. Ist der Reiz ausreichend stark, um ins Bewusstsein vorzudringen, interpretiert das Gehirn das Signal als Schmerz. Die wahrgenommene Schmerzqualität hängt von der Art und Anzahl der Rezeptoren im verletzten Gewebe ab. In manchen Geweben überwiegen Rezeptoren mit niedriger Aktivierungsschwelle, so dass der Schmerz eher dumpf ist. Andere Gewebe besitzen Rezeptoren mit höherer Schwelle und rascherer Leitfähigkeit, so dass der Schmerz eher stechend ist. Auch die afferente Leitungsbahn zum Kortex beeinflusst die Schmerzqualität.

Aδ- und C-Fasern sind zwei Fasertypen des B-afferenten Systems. Aδ-Fasern übermitteln sowohl noxische als auch andere Informationen. Diese laufen in das Hinterhorn des Rückenmarks ein, kreuzen sich an der vorderen

Commissura alba und ziehen dann im Vorderseitenstrang zum lateralen Thalamus und weiter zum somatosensorischen Kortex. Die Stimulation von Aδ-Fasern löst eine gut lokalisierbare Reizempfindung oder stechende Schmerzen aus. Der Stimulus lässt sich rasch lokalisieren.

Nozizeptive Informationen, die durch C-Fasern geleitet werden, treten in das Hinterhorn ein und steigen im Vorderseitenstrang zum Hirnstamm, medialen Thalamus, präfrontalen Kortex und vorderen Gyrus cinguli auf. Die Stimulation von C-Fasern führt zu schlecht lokalisierbarem Unbehagen oder generalisierten Schmerzen, die häufig als tief, pochend oder pulsierend beschrieben werden. Hat man sich zum Beispiel mit einem scharfen Messer in den Finger geschnitten, ist die erste, unmittelbare Empfindung ein brennender, heftiger, auf die verletzte Stelle begrenzter Schmerz. Ihm folgt bald darauf ein tiefer, pochender Schmerz, der sich über einen viel größeren Bereich des Fingers erstreckt. Die erste Empfindung wird von Aδ-Fasern übermittelt, die zweite von C-Fasern.

Dünne, B-afferente Fasern begleiten die Gefäße in allen Viszeralorganen und somatischen Geweben. Aδ-und C-Fasern finden sich auch in Muskeln, Gelenken, Bändern, Sehnen, Periost und praktisch allen Bindegeweben. Innerhalb des Nervensystems ziehen Fasern des B-afferenten Systems vorwiegend mit den Blutgefäßen mit, obwohl es Anzeichen dafür gibt, dass auch die Dura einen geringen Anteil an propriozeptiven und C-Fasern enthält.

7

7.3 Verarbeitung und Interpretation der Nozizeption

Nozizeptive Informationen von Aδ- und C-Fasern des B-afferenten Systems werden über fünf aufsteigende Bahnen zu höheren kortikalen Zentren geleitet: über den Tractus spinothalamicus anterior und den Tractus spinothalamicus lateralis, Tractus spinoreticularis, Tractus spinotectalis und Tractus spinoolivaris. Tractus spinothalamicus und Tractus spinoreticularis enden im Thalamus und sind an der Schmerzwahrnehmung beteiligt. Vom Tractus spinoreticularis ziehen Fasern weiter bis zur Formatio reticularis, einem Bereich, der mit der Modulation autonomer Prozesse befasst ist. Auch der Tractus spinotectalis strahlt in die Formatio reticularis und die Amygdala ein und ist vermutlich an der affektiven Schmerzkomponente beteiligt [Basbaum & Jessell 2000].

Die Thalamuskerne verarbeiten nozizeptive Informationen und übermitteln sie an die höheren kortikalen Zentren. Diese interpretieren Schmerzen auf der Basis vorangegangener Erfahrungen und im Kontext der Stimulation [Basbaum & Jessell 2000]. Weitere Gehirnbereiche, die mit Emotionen und autonomen Funktionen zu tun haben, wie das limbische System und der Insellappen, spielen bei diesem Prozess ebenfalls eine Rolle [Basbaum & Jessell 2000, Craig et al. 1994, 1996]. Folglich kann die Wahrnehmung eines nozizeptiven Stimulus als Schmerz sowohl mit einer emotionalen als auch einer physiologischen Reaktion verbunden sein. Es wurde gezeigt, dass sich diese Bereiche unter dem Einfluss einer chronischen Stimulation verändern, wodurch es zu einer veränderten Wahrnehmung des Stimulus kommt.

Die Formatio reticularis ist ein weiterer wichtiger Empfangsbereich für nozizeptive Informationen. Ihre Fasern erstrecken sich bis zur Medulla oblongata, Pons und zum Mittelhirn und üben einen starken Einfluss auf autonome Funktionen und die Erhaltung der Homöostase aus. Die Formatio reticularis stimmt direkt und indirekt die viszeralen, kardiovaskulären, respiratorischen und sekretorischen motorischen Aktivitäten aufeinander ab. Unmittelbar über der Formatio reticularis befindet sich der Locus coeruleus. Von dieser kleinen Zellgruppe gehen diffuse Ausläufer aus, die sich im Kortex, Thalamus, Hypothalamus und Hirnstamm verzweigen. Über die Formatio reticularis können nozizeptive Informationen aus dem Rückenmark indirekt auch den Locus coeruleus beeinflussen. Dieser ist ein sekretorisches Zentrum. Er hat keine synaptischen Verbindungen zu Zellen, sondern scheidet über weit verzweigte Projektionen Neurotransmitter aus (➤ Abb. 7.2). So können die Neu-

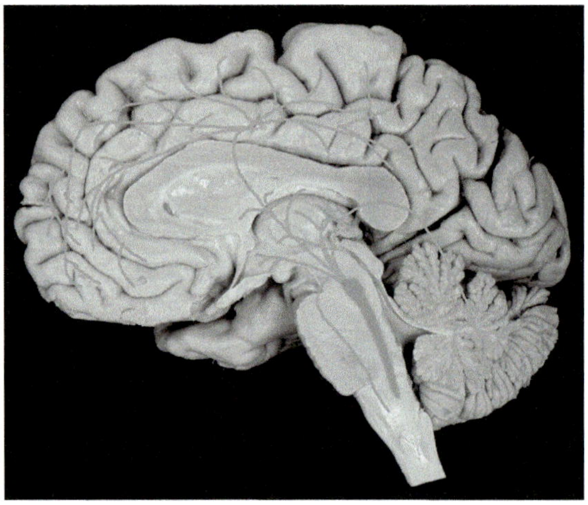

Abb. 7.2 Sagittaler Schnitt durch ein menschliches Gehirn. Der Bereich der Formatio reticularis liegt im Hirnstamm und ist grau markiert. Das Arousal-System (aufsteigendes retikuläres Aktivierungssystem, ARAS) befindet sich im obersten Teil. Die Bahnen, die vom oberen Rückenmark in den Kortex und ins Cerebellum einstrahlen, sollen die ausgedehnten Projektionen des Arousal-Systems im gesamten Gehirn andeuten. *[Mit freundlicher Genehmigung der Willard & Carreiro Collection]*

rotransmitter einen großen Bereich von Zellen erreichen. Der Locus coeruleus reagiert sehr empfindlich auf äußere Stimuli wie visuelle, akustische, somatische und viszerale Reize. Ist er stimuliert, so ruft das Wachsamkeit, Aktiviertheit (Arousal) und Interesse für die Umgebung hervor. Er wird manchmal als Verhaltenskontrollzentrum bezeichnet, da er uns vor kritischen Situationen bewahrt.

7.4 Schmerzkontrolle

Unter normalen Bedingungen gibt es zwei Mechanismen, mit denen unser Körper Schmerzempfindungen unterdrücken kann: einen absteigenden Mechanismus, der im Hypothalamus ausgelöst wird, und einen spinalen Mechanismus, der im betroffenen neurologischen Segment abläuft. Der absteigende Mechanismus umfasst Bahnen aus dem Hypothalamus und limbischen System, die auf Zellen im Hinterhorn einwirken (➢ Abb. 7.3). Der Hypothalamus besitzt Projektionsbahnen zur grauen Substanz, die den dritten Ventrikel und den Aqueductus cerebri im Mittelhirn umgibt. Der Hypothalamus stimuliert die periaquäduktale graue Substanz zur Freisetzung von Endorphinen und Opioiden, die auf Serotonin-haltige Zellen im Raphekern einwirken. Serotonin regt enkephalinerge Fasern im Rückenmark dazu an, die Synapsen im Hinterhorn zu blockieren. Diese Fasern dämpfen außerdem die Signale, die von postsynaptischen nozizeptiven Fasern geleitet werden. Auf diese Weise können die absteigenden Bahnen Schmerzempfindungen vollständig blockieren. Allerdings sind sie in beiden Richtungen wirksam und können das nozizeptive Signal genauso verstärken wie abschalten.

Der zweite Mechanismus der Schmerzkontrolle tritt auf der Ebene des Rückenmarks auf und wird als Gate-Control-Theorie beschrieben (➢ Abb. 7.4). Auf diesen Mechanismus wurde bereits in Kapitel 1 kurz eingegangen. Sowohl A- als auch B-afferente Fasern projizieren auf Interneurone. Da A-Afferenzen rasch leiten, erreichen ihre Signale die Interneurone vor den Signalen aus dem B-afferenten System. Wenn die A-afferenten Signale das Interneuron erreichen, werden hemmende, vermutlich enkephalinerge Neurone stimuliert. Diese inhibitorischen Neurone schwächen nozizeptive Signale des B-afferenten Systems ab. Wenn Sie sich zum Beispiel den Kopf an der Hängeschranktür anstoßen, lindert Reiben des Kopfes den Schmerz. Das B-afferente Signal, der Schmerz, wird durch das A-afferente Signal, den Druck, gedämpft. TENS-Geräte funktionieren nach dem Gate-Control-Prinzip. Dieses segmentale System kann Schmerzen jedoch nicht vollständig ausschalten.

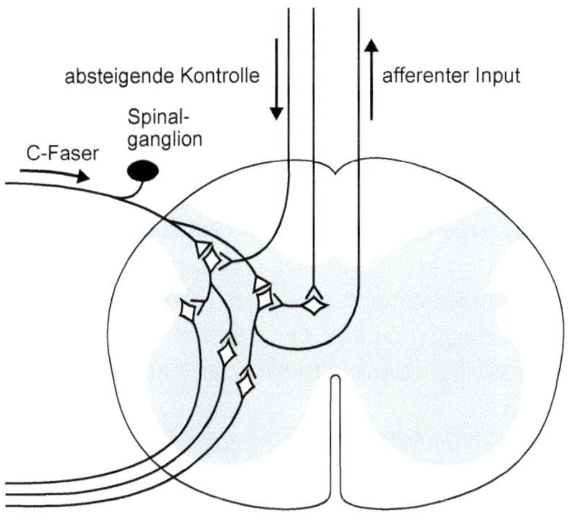

Abb. 7.3 Schematische Darstellung der vom Hypothalamus und limbischen System zu Interneuronen des Rückenmarks absteigenden Kontrolle.

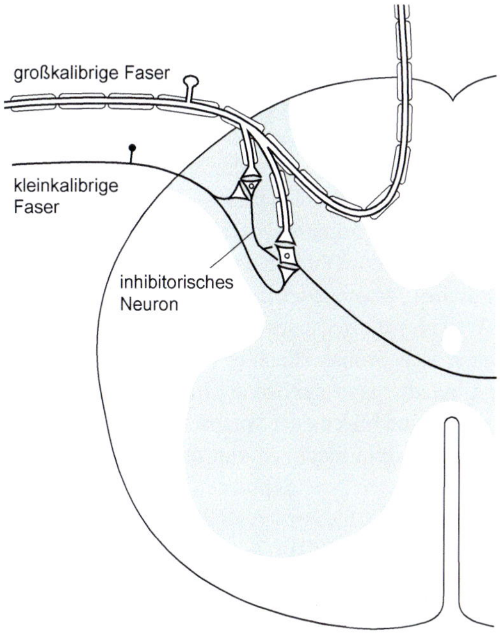

Abb. 7.4 Schematische Darstellung der Gate-Control-Theorie. Ein Stimulus der großkalibrigen Faser aktiviert das inhibitorische Neuron, das daraufhin das Signal der kleinkalibrigen Faser dämpft. Obwohl beide Fasern eine Synapse auf demselben Interneuron bilden, versperrt die Aktivität der großkalibrigen Faser dem Signal der kleinkalibrigen Faser den Zugang.

7.5 Sensibilisierung primär afferenter Neurone

Wird eine primäre Afferenz aktiviert, nehmen wir akuten Schmerz wahr. Es gibt mehrere Typen primär afferenter Fasern, die an der Nozizeption beteiligt sind und sich unter unterschiedlichen Bedingungen aktivieren lassen. Ein Nozizeptortyp besitzt eine besonders hohe Aktivierungsschwelle und wird als stummer Nozizeptor bezeichnet. Auch wenn stumme Nozizeptoren in der Regel ruhig sind, können sie nach einmaliger Aktivierung durch verschiedene Substanzen sensibilisiert werden und sich in eine chronische Schmerzquelle verwandeln.

Alle primär afferenten Neurone, die an der Nozizeption beteiligt sind, haben Rezeptoren für Bradykinine, Prostaglandine und andere entzündungsfördernde Substanzen. Bei einer Verletzung reagieren sie auch auf Katecholamine empfindlich. Zur Modulation autonomer Aktivitäten setzen sympathische Nervenfasern Noradrenalin und Prostaglandine frei. Wenn eine Sympathikusaktivierung eine Vasodilatation auslöst, führt dies auch zur Freisetzung von Bradykininen. Folglich können nozizeptive primär afferente Neurone bereits ein normales Maß an sympathischem Output als Irritation deuten. Wenn primäre Afferenzen sensibilisiert sind, reagieren sie schon auf ein niedriges Sympathikusaktivitätsniveau. Eine wiederholte Stimulation der primären Afferenzen kann die Aktivierungsschwelle des Neurons sogar noch weiter absenken. Sobald primär afferente Neurone sensibilisiert sind, dauert der Schmerz auch dann noch an, wenn der nozizeptive Stimulus entfernt wurde, da das Neuron nun auch auf harmlose Stimuli reagiert. Die sensibilisierten primären Afferenzen interpretieren jetzt auch schmerzlose Stimuli als Schmerz. Das führt zum klinischen Symptom der Hyperästhesie.

Wie in vorangegangenen Kapiteln bereits erwähnt, treffen sich primär afferente Neurone von viszeralen und somatischen Geweben auf Interneuronen des Hinterhorns und bilden dort Synapsen. Diese Interneurone empfangen Informationen von den Aδ- und C-Fasern des B-afferenten Systems und den Aβ-Fasern des A-afferenten Systems. Sie werden als Zellen mit weitem dynamischem Bereich (WDR-Zellen) bezeichnet, da sie auf verschiedene Aktivitätsniveaus primär afferenter Fasern reagieren können. WDR-Zellen erhalten einen polymodalen Input von Aβ-, C- und Aδ-Fasern. Informationen aus Gelenken, Muskeln, Haut und Viszera laufen in diesen Zellen zusammen (➤ Abb. 7.5). Die Reaktionsbereitschaft der WDR-Zellen hängt von der Art des Stimulus ab. WDR-Zellen sind durch bestimmte Stimuli zu langfristigen Veränderungen imstande. Beispielsweise kann der gesamte Input der zuvor erwähnten primär afferenten Neurone die Aktivierungsschwelle der WDR-Zellen und der angrenzenden Zellen absenken. WDR-Zellen enthalten Kanäle für *N*-methyl-D-Aspartat (NMDA), die normalerweise geschlossen sind. Bei starker Aktivierung der primären Afferenzen öffnen sie sich, und es kommt zu einem Kalziumeinstrom in die Zelle. Das sensibilisiert die Zelle und senkt ihre Aktivierungsschwelle. Eine Schwellenerniedrigung des Interneuronen-Pools führt zu einem fazilitierten Segment oder einer spinalen Fazilitation (➤ Kap. 1). Eine veränderte Aktivität von Interneuronen kann in den Seiten-, Hinter- und Vorderhornzellen auftreten. Eine gesteigerte Aktivität der primären Afferenzen kann durch noxische, thermische, elektrische oder chemische Stimuli ausgelöst werden.

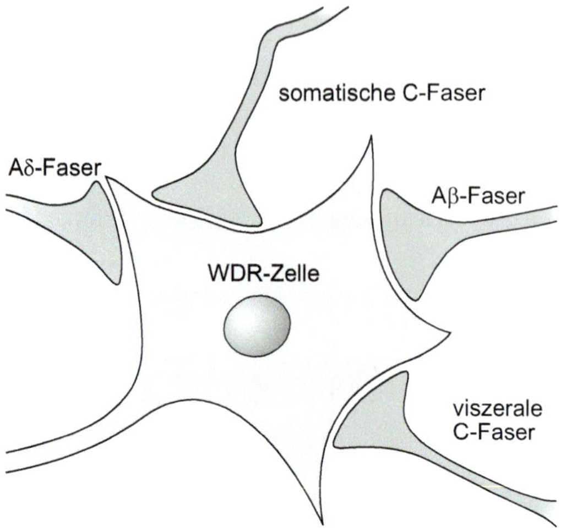

Abb. 7.5 Neurone mit weitem dynamischem Bereich (WDR-Zellen) empfangen Signale aus vielen verschiedenen Quellen.

Fazilitation entspricht einer erhöhten Aktivität im Interneuronen-Pool. Klinisch manifestiert sie sich als Veränderung viszeraler Funktionen, des somatischen Muskeltonus, des vasomotorischen Tonus und des Flüssigkeitshaushalts. Hyperalgesie und Entzündung sind häufige Begleitsymptome dieser Veränderungen. Frühe Osteopathen beschrieben eine osteopathische Läsion als Bereich mit veränderter Gewebestruktur/-textur, Asymmetrie, eingeschränkter Beweglichkeit und Druckempfindlichkeit. All dies sind Anzeichen einer spinalen Fazilitation.

Axone von WDR-Zellen projizieren in das Vorder- und Seitenhorn des sympathischen Nervensystems, kreuzen die Mittellinie und verbinden sich mit dem Vorderseitenstrang. Informationen aus WDR-Zellen steigen über den Vorderseitenstrang zur Formatio reticularis, zum Thalamus und schließlich zum Kortex auf.

7.6 Nozizeption, Stress und allostatische Last

Nozizeptive Informationen, die im Vorderseitenstrang aufsteigen, stimulieren über die Formatio reticularis indirekt auch die Aktivität im Locus coeruleus. Vom Locus coeruleus gehen Projektionsbahnen zum Kortex, Thalamus, Hypothalamus und Hirnstamm aus. Der Hypothalamus ist besonders wichtig. Er reagiert auf die Stimulation durch den Locus coeruleus mit einer gesteigerten efferenten Aktivität zu den sympathischen Nervenfasern und einer gesteigerten neurohumoralen Aktivität zum Hypophysenvorderlappen.

Der Hypothalamus moduliert die Aktivität im sympathischen Nervensystem über komplexe Projektionen zum Hirnstamm, Rückenmark und zu sympathischen Zellkörpern im Seitenhorn des Rückenmarks. Unter dem Einfluss von Noradrenalin aus dem Locus coeruleus setzt der Hypothalamus Noradrenalin frei, das die Sympathikusaktivität erhöht. Auf diese Weise reguliert der Hypothalamus Herzfrequenz, Blutdruck, Verdauungsfunktion, Atmung und Gefäßtonus. Über das sympathische Nervensystem hat er auch Einfluss auf das Immunsystem. Die sympathischen Fasern folgen den Blutgefäßen in alle Lymphorgane, Lymphknoten, Thymus, Knochenmark, Rachenmandeln und die Lamina propria mucosae des Darms hinein. Sie verzweigen sich und umgeben die T-Zellen, von denen viele Noradrenalin-Rezeptoren besitzen (➤ Abb. 7.6). Erhöht sich auf eine nozizeptive Stimulation hin die Noradrenalin-Sekretion des Locus coeruleus, reagiert der Hypothalamus mit einer Steigerung der Sympathikusaktivität, und die sympathischen Fasern setzen wiederum Noradrenalin frei. Noradrenalin erhöht die Rate der T-Zell-Differenzierung, verringert aber die Zellteilungsrate. Das bedeutet, dass das Immunsystem rasch auf verschiedene Arten von Antigenen reagieren kann. Weil aber die Zellteilungsrate herabgesetzt ist, kann die Reaktion nicht aufrechterhalten werden. Sie ist nützlich unter Stressbedingungen, weil sie dem Körper die notwendigen Mittel gegen eine breite Palette von Angriffen bereitstellt und gleichzeitig Energie einspart, die für andere Prozesse genutzt werden kann. Weil der Hypothalamus auf alle Arten von Stimuli reagiert, ist diese Immunreaktion nicht nur auf nozizeptiven Stress begrenzt. Ob körperlicher (Schmerz) oder emotionaler Stress (Angst oder Wut), das Immunsystem wird zwar sofort darauf reagieren, doch nur begrenzt zu einer wirksamen Reaktion in der Lage sein.

Der Hypothalamus übt auch über ein neurohämales System Einfluss aus. Daran sind der Hypophysenvorderlappen und damit das endokrine System beteiligt. Im Hypothalamus produzierte hypophysiotrope Hormone werden in ein dichtes Kapillarnetz sezerniert, das sich von seiner Basis bis zum Hypophysenvorderlappen erstreckt (➤ Abb. 7.7). Diese Hormone beeinflussen die Bildung und Freisetzung von Hormonen aus dem Hypophysenvorderlappen. Eines dieser Hormone, CRH (Corticotropin-Releasing-Hormon), führt zur vermehrten Ausschüttung von Corticotropin (ACTH, adrenocorticotropes Hormon) aus dem Hypophysenvorderlappen. ACTH wiederum stimuliert die Freisetzung von Glukokortikoiden aus der Nebenniere. Normalerweise besteht ein Gleichgewicht zwischen der Freisetzung von Glukokortikoiden und Steroidhormonen (Sexualhormonen), das durch ihre zirkadianen Rhythmen aufrechterhalten wird. Steigert der Locus coeruleus die Hypothalamusaktivität, wird mehr CRH produziert, wodurch sich die Produktion von Steroidhormonen in der Nebenniere zu Glukokortikoiden hin verschiebt. Eines dieser Glukokortikoide, Cortisol, senkt in einer Feedback-Schleife die Aktivität von Hypophyse und Hypothalamus.

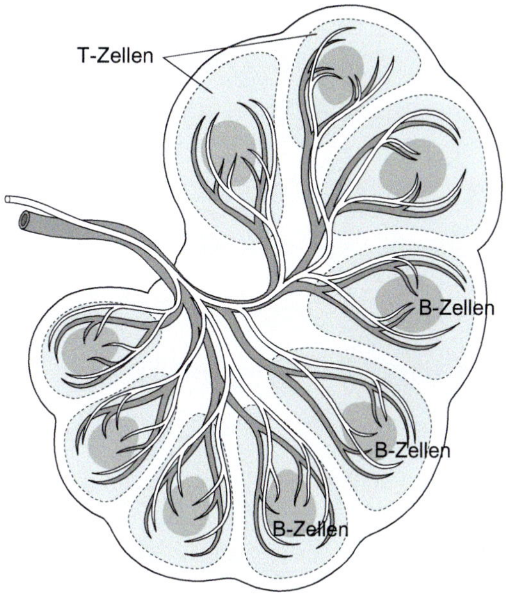

Abb. 7.6 Schematische Darstellung eines Lymphknotens. Sympathische Fasern folgen dem Arterienverlauf im Lymphknoten und verteilen sich auf alle B- und T-Zellen. *(Mit freundlicher Genehmigung aus: Gray's Anatomy, 38. Auflage, hrsg. von P. Williams, Churchill Livingstone 1995)*

Auf Stress reagiert der Körper mit der Produktion und Freisetzung von Cortisol. Cortisol stimuliert den Abbau von Glykogen und Speicherfett zu leicht verfügbaren Energiereserven. Es verstärkt die Wirkungen von Noradrenalin im ganzen Körper, indem es das sympathische Nervensystem auf Hochtouren bringt – in Form

7

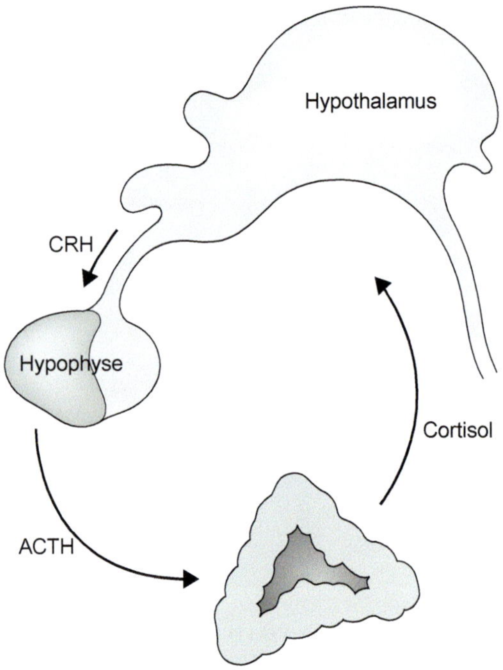

Abb. 7.7 CRH wird vom Hypothalamus in das Kapillarsystem ausgeschieden und erreicht so den Hypophysenvorderlappen. Daraufhin setzt die Hypophyse ACTH frei, das die Nebennierenrinde zur Produktion von Cortisol anregt. Cortisol hat eine negative Feedback-Wirkung auf den Hypothalamus.

des Flucht-oder-Kampf-Reflexes. Cortisol blockiert die Prostaglandinsynthese und unterdrückt die Freisetzung von Interleukinen, Interferonen, Tumor-Nekrose-Faktor und anderen entzündungsfördernden Substanzen, die der Körper normalerweise zur Gewebereparatur einsetzen würde. Eine erhöhte Cortisolkonzentration bringt den Körper aus dem homöostatischen Zustand, in dem sich Gewebezerfall und -reparatur, Energiespeicherung und -verbrauch, Zelltod und Zellregeneration im Gleichgewicht befinden, in einen Zustand der Bereitschaft, in dem Regeneration und Reparatur geopfert werden. Dieser Zustand wird als allgemeine Anpassungsreaktion (Adaptationssyndrom) bezeichnet. Es handelt sich um einen physiologischen Zustand, der dem Individuum ein nützliches und wirksames Mittel für eine kurzzeitige Anpassung bereitstellt. Unter normalen Bedingungen sorgt ein Feedback-Mechanismus dafür, dass die Hypothalamusaktivität unter dem Einfluss erhöhter Cortisolkonzentrationen „heruntergefahren" wird. Wenn jedoch ein konstanter oder entsprechend starker Stimulus auf den Hypothalamus einwirkt, versagt dieser Mechanismus. Einige Autoren sprechen von einem Zustand chronischer Hyperaktivierung. Bisher haben wir unsere Diskussion auf den nozizeptiven Input beschränkt, doch die allgemeine Anpassungsreaktion und ihre Extremform, die chronische Hyperaktivierung der Hypothalamus-Hypophysen-Nebennieren-Achse (HHN-Achse), kann bei jeder Art von physischem, psychischem oder emotionalem Stress auftreten, wenn er von signifikanter Stärke oder Dauer ist.

7.7 Chronische Hyperaktivität der Hypothalamus-Hypophysen-Nebennieren-Achse

Es gibt zahlreiche Hinweise darauf, dass eine veränderte CRH-Konzentration viele Aspekte der Homöostase beeinflussen kann. McEwen & Stellar [1993] haben – wie bereits erwähnt – den Begriff der allostatischen Last geprägt, um eine Reihe messbarer physiologischer Parameter zu beschreiben, die sich bei einer chronischen Adaptationsreaktion verändern. Obwohl sie primär bei Erwachsenen verfolgt wurden, liegen die Mechanismen hinter diesen Veränderungen auch bei Kindern vor.

Eine erhöhte CRH-Konzentration bewirkt Anorexie und führt auf Dauer unter Umständen zu einer Anorexia nervosa [Gold et al. 1986, Kaye et al. 1987]. Außerdem hemmt eine länger anhaltende Aktivierung der HHN-Achse die Produktion von Wachstumshormon, Somatomedin C und anderen Faktoren, die für ein normales Wachstum notwendig sind. Das ist einer der Mechanismen von Gedeihstörungen, bei denen die Gewichtszunahme nicht von der Kalorienaufnahme, sondern von neuroendokrinen Faktoren beeinflusst wird. Eine schwere Form, der sog. psychosoziale Minderwuchs, ist auf starke emotionale Deprivation oder Misshandlung zurückzuführen. Das Kind weist eine geringe Körpergröße und/oder verzögerte Pubertätsentwicklung auf, mit oder ohne Anzeichen einer affektiven Störung. Die verringerten Wachstumshormonkonzentrationen, die bei diesen Kindern vorliegen, sind reversibel, wenn sie aus der negativen Umgebung herausgeholt werden [Albanese et al. 1994]. Intrauterine Wachstumsverzögerungen sind mit einer Aktivierung der HHN-Achse während der Fetalentwicklung verbunden [Nieto-Diaz et al. 1996, Houang et al. 1999].

Bei Infektionen oder Stress tragen erhöhte Cortisolkonzentrationen dazu bei, die Blutglukosekontrolle von Diabetespatienten zu verschlechtern, da sie die Glukoneogenese und Insulinresistenz steigern [Reaven 1988, Chrousos & Gold 1992]. Eine chronisch erhöhte Cortisolkonzentration ist mit der Entwicklung einer diabetischen Neuropathie verbunden [Tsigos et al. 1993]. Das hebt einen besonders wichtigen osteopathischen Behandlungsaspekt hervor. Die Entwicklung einer diabetischen Neuropathie ist ein chronischer Prozess. Kinder mit juvenilem Diabetes mellitus haben ein erhöhtes Risiko für diese und andere Diabeteskomplikationen im späteren Leben. Auch wenn es keine spezifischen Daten zur Rolle von muskuloskelettalem Stress bei den oben erwähnten Störungen gibt, ist die Beziehung zwischen primär afferenter somatischer Aktivität und einer Aktivierung der HHN-Achse doch gut dokumentiert [Gold & Goodwin 1988a, b, Van Buskirk 1990, Vaccarino & Couret 1995, Gockel et al. 1995]. Eine osteopathische Manipulation könnte durchaus eine Möglichkeit sein, einen Faktor der HHN-Stimulation zu reduzieren.

Eine gesteigerte Aktivität der HHN-Achse hemmt die normale Immunaktivität, und eine erhöhte CRH-Konzentration wurde mit chronischer Immunsuppression in Verbindung gebracht [Gold & Goodwin 1988a, b]. Cortisol beeinflusst praktisch jeden Aspekt der Immunreaktion, unter anderem die Aktivität beim Auftreten einer akuten Reaktion und im Tagesrhythmus. CRH aktiviert Mastzellen, die an allergischen Reaktionen wie Dermatitis, Ekzem und Asthma beteiligt sind. Das könnte den empirischen Zusammenhang zwischen Stress und atopischen Störungen erklären.

Es gibt mehrere Unterschiede zwischen dem Immunsystem von Neugeborenen und Kleinkindern und dem von Erwachsenen. Zu Beginn des Lebens wird das Immunsystem durch Erfahrungen geprägt (konditioniert) und reift unter dem Einfluss von Hormonen und Neurotransmittern heran. Vor der Geburt findet ein aktiver Transport von IgG über die Plazenta statt, so dass die IgG-Konzentration von Mutter und Kind gleich hoch ist. Die IgG-Konzentration ist direkt proportional zum Gestationsalter und Geburtsgewicht des Kindes. Außerdem kann der Fetus IgA und IgM bei intrauterinen Infektionen selbst synthetisieren. Im ersten Schwangerschaftsdrittel können Feten auch Komplementfaktoren synthetisieren, obwohl bei Neugeborenen leicht erniedrigte Konzentrationen vorliegen. Bei reifen Neugeborenen zeigt sich eine verringerte Chemotaxis, Adhärenz, Aggregation und Deformierbarkeit der neutrophilen Granulozyten. Dadurch verzögert sich die Neutrophilenreaktion auf Infektionen. Atemnot, Hypoglykämie, Hyperbilirubinämie und Sepsis verringern die Neutrophilenreaktion noch weiter, ebenso wie erhöhte CRH-Konzentrationen. Die Zahl der Makrophagen ist bei der Geburt reduziert, während die Zahl der Monozyten bei Neu- und Frühgeborenen normal ist. Eine erhöhte Cortisolkonzentration hemmt indirekt die Antikörperproduktion der Makrophagen. Die Interferon-(IFN-)Konzentration von α- und β-IFN ist normal, die von γ-IFN jedoch verringert. Die Tumor-Nekrose-Faktor-(TNF-) α-Konzentration ist normal, und die Interleukin-(IL-)2-Aktivität ist höher als bei Erwachsenen. Ein Cortisolanstieg hemmt nachweislich die IL-2-Aktivität und hat negative Folgen für die CD8-Zellfunktion [Vago et al. 1994, Norbiato et al. 1994, Corley 1995, Honour et al. 1995, Nair et al. 1995].

Man weiß inzwischen, dass Umweltfaktoren eine signifikante Rolle bei der Stressreaktion spielen, auch wenn sie teilweise genetisch determiniert ist. Während der Säuglingszeit, Kindheit und Adoleszenz sind diese Systeme noch ziemlich formbar (plastisch), und frühe Stressoren haben möglicherweise Einfluss auf die Aktivierungsschwelle. Zum Beispiel ist sexueller Missbrauch in der Kindheit mit einer veränderten Aktivität der HHN-Achse [De Bellis et al. 1994] und mit Anzeichen einer posttraumatischen Belastungsstörung verbunden [Lemieux & Coe 1995]. Als Erwachsene haben sexuell missbrauchte Kinder mit höherer Wahrscheinlichkeit chronische Gastrointestinalschmerzen [Scarinci et al. 1994] und Depressionen [De Bellis et al. 1994]. CRH hemmt die Magensäuresekretion und verlängert die Darmpassagezeiten, stimuliert jedoch gleichzeitig die Kolon-Aktivität. Es wurde mit dem Reizdarmsyndrom in Verbindung gebracht. Auch die psychische Gesundheit wird von der HHN-Achse beeinflusst. Bei Patienten mit klinisch manifester Depression lassen sich erhöhte Cortisolspiegel nachweisen [Gold & Goodwin 1988a, b, McEwen 1987], und erwachsene Patienten mit chronischen Schmerzen entwickeln häufig Merkmale einer Depression [Gold & Goodwin 1988a, b].

7.8 Zusammenfassung

Verschiedenste Stressoren lösen eine verstärkte Aktivität der HHN-Achse und die Freisetzung von CRH aus. Unter dem Einfluss einer verstärkten Aktivität von primär nozizeptiven afferenten Neuronen wird der Locus coeruleus durch die Formatio reticularis aktiviert. Daraufhin stimuliert der Hypothalamus 1. das sympathische Nervensystem über direkte Projektionsbahnen und 2. den Hypophysenvorderlappen, was zu einem CRH-Anstieg führt. CRH wiederum stimmt die Verhaltens-, neuroendokrinen, autonomen und Immunreaktionen auf den Stress erzeugenden Stimulus ab [De Bellis et al. 1994]. Unter normalen Bedingungen ist ein Feedback-Mechanismus vorhanden, der das Individuum nach Beseitigung des Stresses wieder zu einer funktionalen Grundlinie zurückkehren lässt. Dieser Mechanismus funktioniert aber möglicherweise nicht, wenn er durch einen starken einzelnen Stressor, längere Perioden von schwachem Dauerstress oder durch den Summationseffekt mehrerer Stressoren außer Kraft gesetzt wird. Dies ruft eine allgemeine Anpassungsreaktion hervor, die mit Veränderungen physiologischer und psychologischer Parameter verbunden sein kann. Langfristig führen die Veränderungen zum Zusammenbruch der adaptiven Mechanismen des neuroendokrinen Immunsystems. Der Beitrag einer somatischen Irritation zu diesem Prozess darf nicht unterschätzt werden. Forschungsergebnisse deuten darauf hin, dass sich die neuroendokrine Immunfunktion durch eine Behandlung der somatischen Komponente positiv beeinflussen lässt [Keicolt-Glaser & Glaser 1991, Field et al. 1996]. Dadurch eröffnet sich für Osteopathen die große Chance, dass sie muskuloskelettale Spannungs- und Stressmuster behandeln können, die möglicherweise eine Rolle bei der Unterhaltung einer erhöhten Aktivität der HHN-Achse spielen.

Im Kindes- und frühen Jugendalter reifen das Nerven-, das endokrine und das Immunsystem heran und entwickeln ihre Reaktionsmuster und Aktivierungsschwellen. Der Einfluss des nozizeptiven Inputs auf den Reifungsprozess sollte nicht unterschätzt werden. Daher müssen wir die Untersuchung eines Kindes erweitern und uns über die Erhebung von Befunden, die zu seinem aktuellen Zustand beigetragen haben, hinausgehend fragen: „Was sind die langfristigen Folgen dieser Befunde?“ und: „Was davon könnte die zukünftige Gesundheit des Kindes beeinflussen?“. Das ist die Essenz präventiver Gesundheitsfürsorge und einer der Eckpfeiler der osteopathischen Medizin. Die Anwendung osteopathischer Techniken mit dem Ziel, den primären nozizeptiven Input auszuschalten oder abzuschwächen, sollte die Aktivität der HHN-Achse vermindern und die homöostatischen Mechanismen des neuroendokrinen Immunsystems fördern.

QUELLEN

Albanese A., Hamill G., Jones J., Skuse D., Matthews D. R., Stanhope R. Reversibility of physiological growth hormone secretion in children with psychosocial dwarfism. Clinical Endocrinology (Oxford) 40 (5), 1994, S. 687–692.

Basbaum A. I., Jessell T. M. The perception of pain. In: Kandel E. R., Schwartz J. H., Jessell T. M. (Hrsg.). Principles of neural science. McGraw-Hill, New York, 2000, S. 472–491.

Chrousos G. P., Gold P. W. The concepts of stress and stress system disorders. Overview of physical and behavioral homeostasis. Journal of the American Medical Association 267 (9), 1992, S. 1244–1252.

Corley P. A. HIV and the cortisol connection: a feasible concept of the process of AIDS. Medical Hypotheses 44 (6), 1995, S. 483–489.

Craig A. D., Bushnell M. C., Zhang E. T., Bloomquist M. C. A thalamic nucleus specific for pain and temperature sensation. Nature 372, 1994, S. 770–773.

Craig A. D., Reiman E. M., Evans A., Bushnell M. C. Functional imaging of an illusion of pain. Nature 384, 1996, S. 258–260.

De Bellis M. D., Chrousos G. P., Dorn L. D. et al. Hypothalamic-pituitary-adrenal axis dysregulation in sexually abused girls. Journal of Clinical Endocrinology and Metabolism 78 (2), 1994, S. 249–255.

Field T., Ironson G., Scafidi F. et al. Massage therapy reduces anxiety and enhances EEG pattern of alertness and math computations. International Journal of Neuroscience 86, 1996, S. 197–205.

Gockel M., Lindholm H., Alaranta H., Viljanen A., Lindquist A., Lindholm T. Cardiovascular functional disorder and stress among patients having neck-shoulder symptoms. Annals of Rheumatic Disease 54, 1995, S. 494–497.

Gold P., Goodwin F. Clinical and biochemical manifestations of depression: Part II. New England Journal of Medicine 319 (7), 1988a, S. 413–420.

Gold P., Goodwin F. Clinical and biochemical manifestations of stress: Part I. New England Journal of Medicine 319 (6), 1988b, S. 348–353.

Gold P. W., Gwirtsman H., Avgerinos P. C. et al. Abnormal hypothalamic-pituitary-adrenal function in anorexia nervosa. Pathophysiologic mechanisms in underweight and weight-corrected patients. New England Journal of Medicine 314 (21), 1986, S. 1335–1342.

Honour J. W., Schneider M. A., Miller R. F. Low adrenal androgens in men with HIV infection and the acquired immunodeficiency syndrome. Hormone Research 44 (1), 1995, S. 35–39.

Houang M., Morineau G., le Bouc Y., Fiet J., Gourmelen M. The cortisol-cortisone shuttle in children born with intrauterine growth retardation. Pediatric Research 46 (2), 1999, S. 189–193.

Karlamangla A. S., Singer B. H., McEwen B. S. et al. Allostatic load as a predictor of functional decline. MacArthur studies of successful aging. Journal of Clinical Epidemiology 55, 2002, S. 696–710.

Kaye W. H., Gwirtsman H. E., George D. T. et al. Elevated cerebrospinal fluid levels of immunoreactive corticotropin-releasing hormone in anorexia nervosa: relation to state of nutrition, adrenal function, and intensity of depression. Journal of Clinical Endocrinology and Metabolism 64 (2), 1987, S. 203–208.

Kiecolt-Glaser J. K., Glaser R. Stress and immune function in humans. In: Ader R., Felton D. L., Cohen N. (Hrsg.). Psychoneuroimmunology. Academic Press, San Diego, CA, 1991, S. 849–895.

Lemieux A. M., Coe C. L. Abuse-related posttraumatic stress disorder: evidence for chronic neuroendocrine activation in women. Psychosomatic Medicine 57, 1995, S. 105–115.

McEwen B. Glucocorticoid-biogenic amine interactions in relation to mood and behavior. Biochemical Pharmacology 36, 1987, S. 1755–1763.

McEwen B. S. Hormones as regulators of brain development: life-long effects related to health and disease. Acta Paediatrica (Supplement) 422, 1997, S. 41–44.

McEwen B. S., Dhabar F. Stress in adolescent females: relationships to autoimmune diseases. Journal of Adolescent Health 30S, 2002, S. 30–60.

McEwen B. S., Stellar E. Stress and the individual. Archives of Internal Medicine 153, 1993, S. 2093–2101.

Nair M. P., Saravolatz L. D., Schwartz S. A. Selective inhibitory effects of stress hormones on natural killer (NK) cell activity of lymphocytes from AIDS patients. Immunological Investigations 24 (5), 1995, S. 689–699.

Nieto-Diaz A., Villar J., Matorras-Weinig R., Valenzuela-Ruiz P. Intrauterine growth retardation at term: association between anthropometric and endocrine parameters. Acta Obstetrica Gynaecologica Scandinavica 75 (2), 1996, S. 127–131.

Norbiato G., Galli M., Righini V., Moroni M. The syndrome of acquired glucocorticoid resistance in HIV infection. Baillières Clinical Endocrinology and Metabolism 8 (4), 1994, S. 777–787.

Reaven G. M. Banting lecture 1988. Role of insulin resistance in human disease. Diabetes 37 (12), 1988, S. 1595–1607.

Scarinci I. C., McDonald-Haile J., Bradley L. A., Richter J. E. Altered pain perception and psychosocial features among women with gastrointestinal disorders and history of abuse: a preliminary model [see comments]. American Journal of Medicine 97, 1994, S. 108–118.

Tsigos C., Young R. J., White A. Diabetic neuropathy is associated with increased activity of the hypothalamic-pituitary-adrenal axis. Journal of Clinical Endocrinology and Metabolism 76 (3), 1993, S. 554–558.

Vaccarino A. L., Couret L. C. Jr. Relationship between hypothalamic-pituitary-adrenal activity and blockade of tolerance to morphine analgesia by pain: a strain comparison. Pain 63 (3), 1995, S. 385–389.

Vago T., Clerici M., Norbiato G. Glucocorticoids and the immune system in AIDS. Baillières Clinical Endocrinology and Metabolism 8 (4), 1994, S. 789–802.

Van Buskirk R. L. Nociceptive reflexes and the somatic dysfunction: a model. Journal of the American Osteopathic Association 90 (9), 1990, S. 792–809.

WEITERFÜHRENDE LITERATUR

Buckingham J. C., Loxey H. D., Christian H. C., Philip J. G. Activation of the HPA axis by immune insults: roles and interactions of cytokines, eicosanoids and glucocorticoids. Pharmacology, Biochemistry and Behavior 54 (1), 1996, S. 285–298.

Donnerer J. Nociception and the neuroendocrine-immune system. In: Willard F. H., Patterson M. (Hrsg.). Nociception and the neuroendocrine-immune connection. American Academy of Osteopathy, Indianapolis, 1992, S. 260–273.

Esterling B. Stress-associated modulation of cellular immunity. In: Willard F. H., Patterson M. (Hrsg.). Nociception and the neuroendocrine-immune connection. American Academy of Osteopathy, Indianapolis, 1992, S. 275–294.

Fischman H. K., Pero R. W., Kelly D. D. Psychogenic stress induces chromosomal and DNA damage. International Journal of Neuroscience 84 (1–4), 1996, S. 219–227.

Ganong W. The stress response – a dynamic overview. Hospital Practice 23 (6), 1988, S. 155–171.

Groenink L., Compaan J., Van Der Gugten J., Zethof T., Van Der Heyden J., Olivier B. Stress-induced hyperthermia in mice – pharmacological and endocrinological aspects. Annals of the New York Academy of Science 771, 1995, S. 252–256.

Häkkinen K., Pakarinen A. Acute hormonal responses to heavy resistance exercise in men and women at different ages. International Journal of Sports Medicine 16 (8), 1995, S. 507–513.

Herbert T. B., Cohen S. Stress and immunity in humans: A meta-analytic review. Psychosomatic Medicine 55, 1993, S. 364–379.

Host C. R., Norton K. I., Olds T. S., Lowe E. L. A., Mulligan S. P. The effects of altered exercise distribution on lymphocyte subpopulations. European Journal of Applied Physiology 72 (1–2), 1995, S. 157–164.

Jemmont J. B., Boryshenko M., Chapman R. et al. Academic stress, power motivation and decrease in secretion rate of salivary secretory immunoglobulin A. Lancet 1, 1983, S. 1400–1402.

Jevning R., Anand R., Biedebach M., Fernando G. Effects on regional cerebral blood flow of transcendental meditation. Physiology and Behaviour 59 (3), 1996, S. 399–402.

Li H. Y., Ericsson A., Sawchenko P. E. Distinct mechanisms underlie activation of hypothalamic neurosecretory neurons and their medullary catecholaminergic afferents in categorically different stress paradigms. Proceedings of the National Academy of Sciences of the USA 93 (6), 1996, S. 2359–2364.

Marsh J. A., Scanes C. G. Neuroendocrine-immune interactions. Poultry Science 73, 1994, S. 1049–1061.

Norbiato G., Bevilacqua M., Vago T. et al. Cortisol resistance in acquired immunodeficiency syndrome. Journal of Clinical Endocrinology and Metabolism 74 (3), 1992, S. 608–613.

Sabban E. L., Hiremagalur B., Nankova B., Kvetnansky R. Molecular biology of stress-elicited induction of catecholamine biosynthetic enzymes. Annals of the New York Academy of Sciences 771, 1995, S. 327–338.

Seeman T. E., Singer B. H., Rowe J. W., Horowitz R. I., McEwan B. Price of adaptation – allosteric load and its health consequences. Archives of Internal Medicine 157, 1997, S. 2259–2268.

Seidel A., Arolt V., Hunstiger M., Rink L., Behnisch A., Kirchner H. Increased $CD56^+$ natural killer cells and related cytokines in major depression. Clinical Immunology and Immunopathology 78 (1), 1996, S. 83–85.

Sternberg E. M. Neuroendocrine factors in susceptibility to inflammatory disease: focus on the hypothalamic-pituitary-adrenal axis. Hormone Research 43, 1995, S. 159–161.

Sternberg E. M., Chrousos G. P., Wilder R. L., Gold P. W. The stress response and the regulation of inflammatory disease. Annals of Internal Medicine 117, 1992, S. 854–866.

Van Buskirk R. L. Nociceptive reflexes and the somatic dysfunction: a model. Journal of the American Osteopathy Society 90 (9), 1990, S. 792–809.

Willard F. H., Patterson M. M. Nociception and the neuroendocrine immune connection. International Symposium. American Academy of Osteopathy, Athens, Ohio, 1992.

Willard F. H., Mokler D. J., Morgane P. J. Neuroendocrine-immune system and homeostasis. In: Ward R. C. (Hrsg.). Foundations for osteopathic medicine. Williams & Wilkins, Baltimore, 1997, S 107–135.

KAPITEL

8 Geburtsverlauf und Geburt

8.1 Der Übergang vom intrauterinen zum extrauterinen Leben

Die flüssige Umgebung der Fruchtblase bewirkt eine weitgehende sensorische Deprivation. Sie schützt vor der Schwerkraft und ermöglicht dem Körper, sich in einer gepufferten Umwelt zu entwickeln, in der wenig oder gar keine sensorische Stimulation vorhanden ist. Druckwellen werden durch das flüssige Medium abgeschwächt, so dass die taktile Stimulation minimal ist. Das Fruchtwasser hat Körpertemperatur, was die Temperaturrezeptoren von einer vergleichbaren Stimulation wie beim Eintauchen in ein sehr warmes Bad abpuffert. Schallwellen, die durch das Fruchtwasser dringen, sind leicht verzerrt, geben dem heranwachsenden Kind jedoch eine gewisse akustische Stimulation. (Die Myelinisation des Mittelhirns und des Hörsystems ist mit ungefähr 22 Wochen abgeschlossen, vermutlich reagiert der Fötus aber schon vorher auf sensorischen Input.)

Die intrauterine Umgebung unterscheidet sich chemisch von der extrauterinen. Der heranwachsende Fötus ist einer höheren Konzentration mütterlicher als eigener Hormone ausgesetzt. Die Sympathikusstimulation der Mutter beeinflusst die vasomotorische Kontrolle der Plazenta und des Fötus. Vermutlich treten auch adrenerge Wirkungen in der Lunge und im Gastrointestinaltrakt auf.

8.2 Geburtsverlauf

Während der Geburtswehen tritt der Kopf durch das knöcherne Becken und die Weichteile hindurch nach unten. Die Einstellung des kindlichen Kopfes im Becken erfolgt meist in der linken vorderen Hinterhauptslage (Ia. HHL); das heißt, der Hinterkopf des Kindes befindet sich auf der linken Seite des mütterlichen Beckens (➤ Abb. 8.1). In dieser Position liegt die Pfeilnaht quer im Beckeneingang (Diameter transversa); dabei spricht man von Synklitismus. Dazu muss das Becken ausreichend Platz bieten. In jeder anderen Position der Pfeilnaht ist es eine asynklitische Kopfeinstellung. Dass sich der Durchmesser des kindlichen Kopfes durch den Asynklitismus verschmälert, weil er schräg ins Becken eintritt, kann von Vorteil sein. Ein großer Kopf führt oft zu einem Asynklitismus. Tatsächlich liegt häufiger ein hinterer Asynklitismus als ein Synklitismus vor. Bei den meisten Schwangeren bildet der Uterus keinen rechten Winkel zum Beckenboden. Wenn der kindliche Kopf ins Becken eintritt, befindet sich das hintere Scheitelbein (Os parietale) tiefer bzw. weiter unten als das vordere. Dadurch steht der biparietale Durchmesser (BPD) des Kopfes schräg zur Beckenebene, was als hinterer Asynklitismus bezeichnet wird. Ein vorderer Asynklitismus tritt auf, wenn eine Bauchmuskelschwäche der Mutter den Uterus nach vorn kippen lässt. Jetzt befindet sich das vordere Scheitelbein unterhalb des hinteren und tritt zuerst in das Becken ein (➤ Abb. 8.2). Im weiteren Verlauf des Geburtsprozesses schiebt sich der führende Teil des Kindes durch die zunehmende Stärke der Uteruskontraktionen in den Beckenausgang. Dies führt in Verbindung mit biochemischen und hormonellen Veränderungen zum Verstreichen und Öffnen des Muttermundes und zur Dehnung der Beckenweichteile.

Während es tiefer ins Becken eintritt, nimmt die natürliche Flexion des Kindes durch den Widerstand der Beckenweichteile zu. Mit einer Kinnbeugung zur Brust bewegt sich der führende Teil, in der Regel der Kopf, aus der linken queren Hinterhauptslage zur linken vorderen Hinterhauptslage (I. HHL). In dieser Position stellt sich

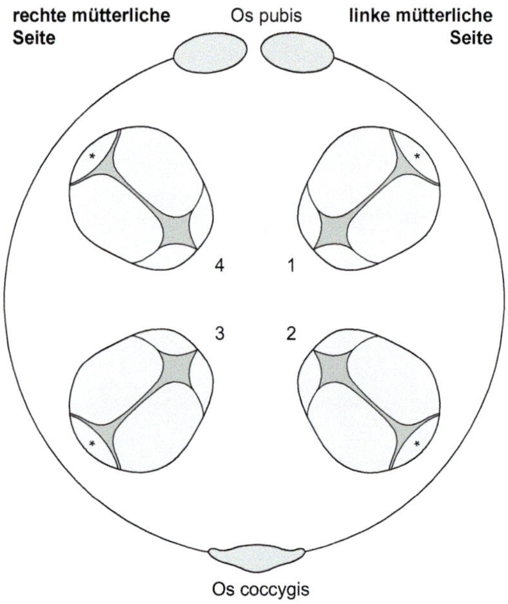

Abb. 8.1 Die Kopflagen werden entsprechend der Position des kindlichen Hinterhaupts zum mütterlichen Becken benannt. In dieser schematischen Darstellung ist das mütterliche Becken als Kreis symbolisiert, mit Beschriftung des Os pubis und Os coccygis. Bei den vier eingezeichneten kindlichen Köpfen ist das Hinterhaupt jeweils mit einem Stern markiert. Kopf 1 zeigt die linke vordere Hinterhauptslage. Das Hinterhaupt (*) befindet sich auf der linken Seite des mütterlichen Beckens und zeigt nach vorn. Im Gegensatz dazu liegt das Hinterhaupt von Kopf 2 ebenfalls auf der linken Seite, weist aber nach hinten zum mütterlichen Steißbein. Zusätzlich ist noch die rechte hintere (3) und rechte vordere (4) Hinterhauptslage abgebildet.

das Kind vorwiegend im rechten schrägen Beckendurchmesser ein (> Abb. 8.3). (Die schräge Achse wird nach dem hinteren Ausgangspunkt im mütterlichen Becken bezeichnet.) In der Beckenmitte dreht sich der Kopf um 45 Grad nach rechts, wodurch sich die Ausrichtung der Pfeilnaht von schräg rechts nach anterior-posterior verlagert. Die Schultern bleiben in einer linksschrägen Position, bis der Kopf geboren ist. Daraus wird unmittelbar das Risiko von Zerrungen bei längeren Geburtsverläufen ersichtlich.

Damit der Kopf geboren werden kann, muss eine Streckung (Deflexion) des kraniozervikalen Übergangs- und Halsbereichs erfolgen. Diese Kopfstreckung kommt durch den fortdauernden Drucks des Uterus, der das Kind in Richtung Beckenboden presst, zustande. Stirn, Nase, Mund und Kinn bewegen sich am Os sacrum entlang, während sich das Hinterhaupt über die Schambeinsymphyse dreht. Gleich nach seinem Durchtritt kehrt der Kopf spontan wieder in eine neutrale Position zum Hals zurück (Restitution). Sobald die Schultern den Beckenboden erreicht haben, gleitet die vordere Schulter unter der Symphyse hindurch und aus dem Vaginalkanal heraus. Die hintere Schulter folgt ihr nach.

Bei jeder Uteruskontraktion wirken vertikale Kompressionskräfte auf den kindlichen Körper ein, die sich entlang einer kraniokaudalen Achse ausbreiten und die primär von der Schädelbasis und der Wirbelsäule absorbiert werden. Die Art. atlantooccipitalis ist zu diesem Zeitpunkt das einzige echte Gelenk im Schädelbereich. Infolgedessen werden vertikale Kräfte von den Schädelknochen weitergeleitet und treffen erst im kraniozervikalen Übergangsbereich, der typischerweise in einer Beu-

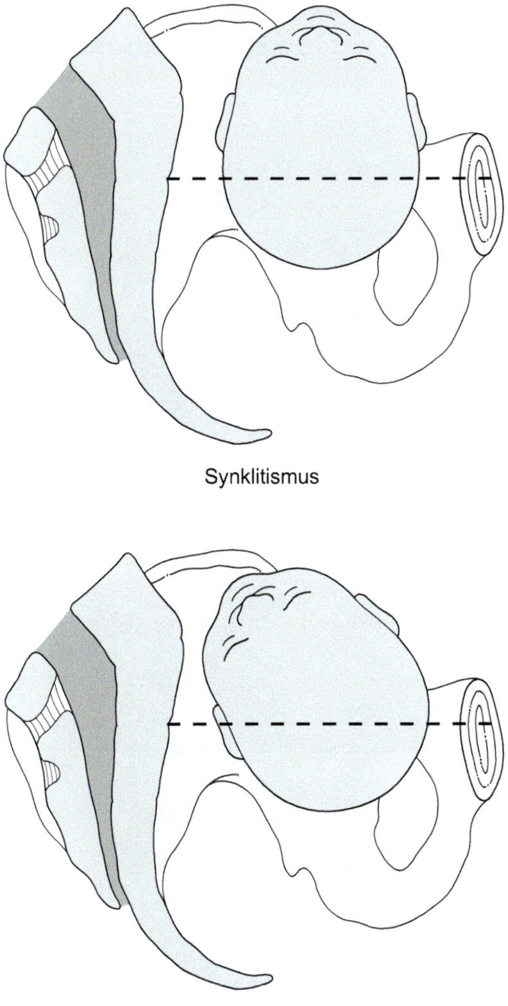

Abb. 8.2 Schematische Darstellung des kindlichen Kopfes in synklitischer und asynklitischer Position

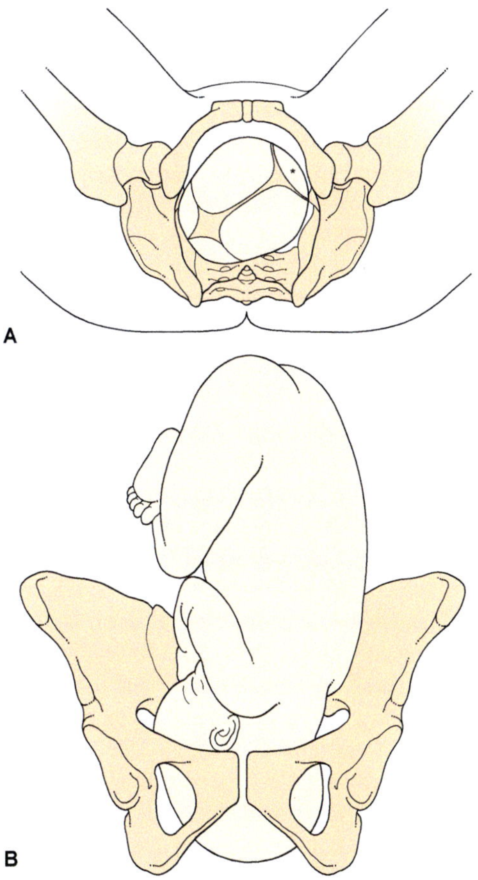

Abb. 8.3 A Schematisiertes Röntgenbild des mütterlichen Beckens in dorsaler Steinschnittlage mit linker vorderer Hinterhauptslage des kindlichen Kopfes. Das Hinterhaupt ist mit einem Sternchen (*) gekennzeichnet. **B** Rotation des kindlichen Kopfes um 45 Grad in der Beckenmitte.

gestellung fixiert ist, auf Widerstand. Wegen der Beugung des Hinterkopfs auf dem Atlas kann sich das obere Kopfgelenk nicht so leicht an Seitneigungs- und Rotationskräfte anpassen. Diese Torsionskräfte müssen von den Kondylen, der Schädelbasis und dem Schädeldach absorbiert werden. Die Membranqualität des kindlichen Schädelaufbaus sorgt für eine enorme Akkommodationsfähigkeit. Sobald jedoch die Belastungsgrenze erreicht ist, findet eine Deformierung der viskoelastischen Gewebeeigenschaften statt. Dies ist vermutlich der Entstehungsmechanismus für Verspannungen an der Schädelbasis. Nach einem von William Sutherland, D.O. entwickelten Modell liegt der Ursprung solcher Spannungsmuster in der Synchondrosis sphenobasilaris (SSB). Dieser mit C1 verbundene Bereich bildet das einzige echte Funktionsgelenk des Neugeborenenschädels und könnte so zum Dreh- und Angelpunkt („Fulcrum") werden, um den herum kraniale Gewebespannungen auftreten. Bei der Inspektion lassen sich schon mit bloßem Auge Eindellungen der Schädelkalotte, Gesichtsasymmetrien oder eine leichte Schiefhaltung des Kopfes erkennen.

Je nach Eintrittswinkel können sich vertikale Kräfte auch im Brust und Becken des Kindes verteilen. Die Kompressionskräfte der Uteruskontraktionen werden von der Körperperipherie zum -zentrum weitergeleitet. Breitere Körperbereiche, wie Becken, Thorax, Schultergürtel, Schultern und Kopf, sind besonders anfällig für solche Kräfte.

Während sich der kindliche Körper in und durch das Becken hindurch bewegt, kommen Rotationskräfte ins Spiel. Zunächst muss sich der Kopf in die Geburtsposition drehen. Unter dem Druck der Uteruskontraktionen schiebt sich der vorangehende Kindsteil in Richtung der Beckenöffnung. Der kindliche Kopf trifft dabei auf Widerstand durch die Geometrie des kleinen Beckens. Die Drehung, die daraus resultiert und in der Regel 45 Grad beträgt, vollzieht sich vorwiegend im oberen Kopfgelenk, mit einer gewissen Angleichung im zervikothorakalen Übergangsbereich. Auf diese Rotation kann Th1 bei Beugung des Thoracic-Inlet-Bereichs und durch die Druckeinwirkung auf den Brustkorb nur begrenzt reagieren, so dass die Kräfte unter Umständen in die Schlüsselbeine ausstrahlen. Während des Kopfdurchtritts am Damm wirkt das Hinterhaupt als Drehpunkt des Schädels, der sich unter die Schambeinsymphyse bewegt. Das tatsächliche Drehmoment überträgt sich aber auf das obere Kopfgelenk. Wenn es dort nicht verkraftet werden kann, muss es sich an der Hinterhauptschuppe auflösen, was Auswirkungen auf die lateralen Knochen, die Kondylen und das obere Kopfgelenk hat. Torsionskräfte belasten alle Wirbelverbindungen von C1, C2, C3, C7–Th1, Th12–L1 und L5–S1.

8.3 Schädelverformung

Die nachgiebigen kindlichen Schädelknochen passen sich durch Verformung an die Form des mütterlichen Beckens, den Geburtskanal und die Wehenkräfte an. Wenn es sich um eine normale Anpassung des Schädels handelt, ist die Verformung nur schwach ausgeprägt und nicht mit Gesichtsasymmetrie, Kephalhämatom, Caput succedanum, blauen Flecken oder Abschürfungen verbunden; auch die unwillkürliche kraniale Beweglichkeit ausgeglichen. Eine physiologische Schädeldeformierung normalisiert sich innerhalb weniger Stunden nach der Geburt wieder. Eine lang anhaltende Wehentätigkeit geht häufig mit einer starken Verformung des kindlichen Schädels einher (➤ Abb. 8.4). In solchen Fällen können zudem noch Gesichtsasymmetrie, Hämatome und Abrasionen vorliegen und vor allem die Beweglichkeit im Schädelbasisbereich beeinträchtigt sein.

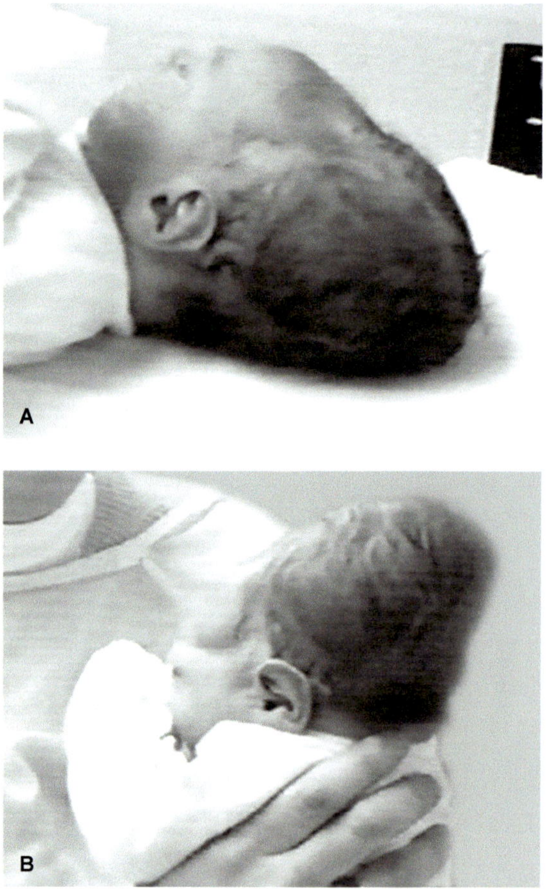

Abb. 8.4 A, B Zwei Fotos eines 6 Stunden alten Neugeborenen mit stark verformtem Kopf nach längerer Wehendauer und vaginaler Entbindung. Das Kind befand sich in einer rechten hinteren Hinterhauptslage.

Bleibt die Schädelverformung noch über den ersten oder zweiten Lebenstag hinaus bestehen, ist es eine Knochendeformierung mit oder ohne Verspannung an der Schädelbasis als weiterer Komponente. Ohne ein signifikantes Spannungsmuster im Bereich der Schädelbasis kann sich die Knochendeformierung über einen gewissen Zeitraum aufgrund einer frühen Kopfeinstellung oder intrauterinen Kindslage entwickelt haben. Ist zusätzlich Spannung an der Schädelbasis vorhanden, könnte die Knochendeformierung ebenfalls auf der intrauterinen Lage oder vorzeitigen Kopfeinstellung beruhen, aber auch Folge der kraniobasalen Spannung sein oder eine Kompensation bzw. Adaptation darstellen, die von dem Stressmuster unterhalten wird.

Verformungen können am Schädeldach und an der Schädelbasis auftreten und zu Spannungen im Bindegewebe führen, die bis in den kindlichen Körper hineinreichen. Wenn die Verformung im Rahmen der normalen Anpassung an den Geburtskanal aufgetreten ist, löst sie sich mitsamt der Spannungen innerhalb von ein bis zwei Tagen nach der Geburt von allein auf. Dagegen bleiben Verformungen, die auf einer irregulären intrauterinen Lage, einer verzögerten Passage oder auf Belastungen der Schädelbasis beruhen, länger bestehen oder bilden sich nicht vollständig zurück. In einigen Fällen verstärkt sich die Deformierung im Laufe des kindlichen Wachstums. Dasselbe gilt für Verformungen in anderen Körperbereichen, etwa der Gliedmaßen oder des Brustkorbs. Sie weisen oft eine Weichteil- und eine Knochenkomponente auf, die beide behandelt werden müssen, um die Deformierung korrigieren zu können. Bei Deformitäten der unteren Extremitäten (z.B. Metatarsus adductus, Klumpfuß und O-Beine) tragen Zugkräfte im Weichteilgewebe zu verzerrten Wachstumsmustern bei. Zur Normalisierung des Wachstums müssen Gewebeverspannungen ebenso angegangen werden wie Gelenkfehlstellungen. Dieses Therapieziel wird durch eine Behandlung mit Gipsverbänden oder Schienen, ein Muskelaufbautraining und Manualtechniken wie osteopathische Manipulationen angestrebt.

8.4 Lageanomalien

Die häufigste Schädellageanomalie ist die rechte hintere Hinterhauptslage (IIb. HHL; ➤ Abb. 8.5), die zu einer adaptiven Verformung des Schädeldachs führt. Bei der Absenkung dreht sich der Kopf dieser Kinder in der Regel um 135 Grad in die vordere Hinterhauptslage. Die Schultern machen die Drehung des Kopfes zum größten Teil mit, so dass der endgültige Winkel bei der Deflexion 45 Grad beträgt; er kann aber auch größer sein. Der Geburtsvorgang dauert bei hinteren Hinterhauptslagen meist länger, da Rotation und Flexion verzögert sind. Bei diesen Kindern zeigt sich meist ein etwas stärkeres Drehmoment in den Übergangsbereichen, und wegen der längeren Wehendauer ist die Kompression im ganzen Körper stärker ausgeprägt.

Bei einer Beckenendlage kann der nachfolgende Kopf das Kreuzbein (der Mutter) ausrenken (persönliche Mitteilung von A. Wales, 1996). Bei einer echten Beckenendlage (➤ Abb. 8.6) „führt" das kindliche Becken beim Durchtritt durch den Geburtskanal. Die Rotationskräfte sind dabei sehr viel geringer als bei Kopflagen. Dagegen sind die vertikalen Kompressionskräfte verstärkt, besonders im kindlichen Beckenbereich. Während die Sitzbeinhöcker (Tubera ischiadica) ständig auf den Widerstand der Knochen und Weichteile des Ge-

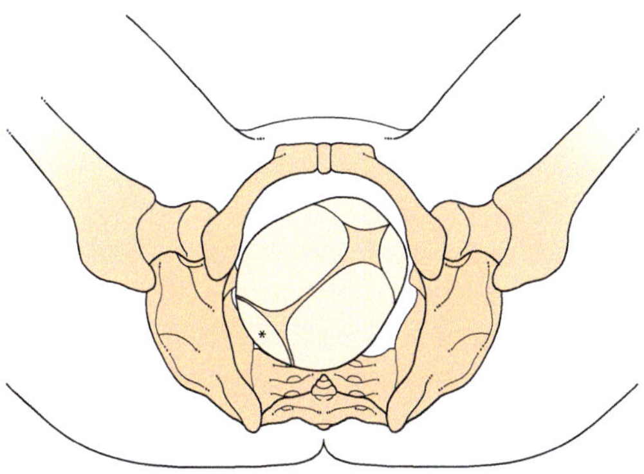

Abb. 8.5 Schematisiertes Röntgenbild des mütterlichen Beckens in dorsaler Steinschnittlage. Der kindliche Kopf befindet sich in rechter hinterer Hinterhauptslage (HHL-IIb). Das Hinterhaupt ist mit einem Stern (*) markiert.

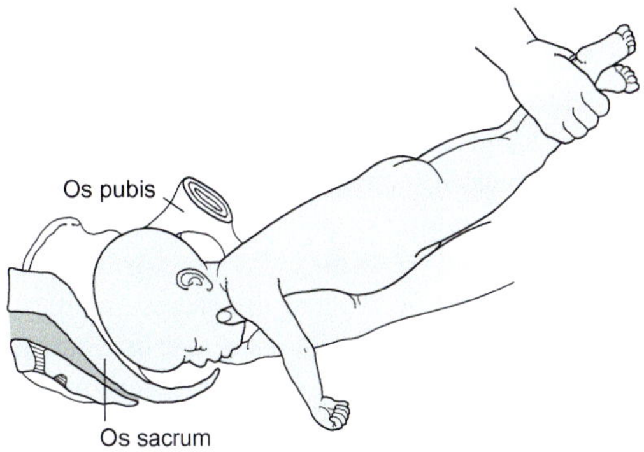

Abb. 8.6 Schematische Darstellung der Entbindung des kindlichen Kopfes bei Beckenendlage. Der Geburtshelfer fasst das Kind an den Unterschenkeln und stützt gleichzeitig den austretenden Kopf. Der Zug an den Beinen kann den Becken- und Kreuzbeinbereich des Kindes belasten.

8

burtskanals treffen, werden die vertikalen Kompressionskräfte über Schädel und Wirbelsäule direkt auf das Kreuzbein übertragen, das zwischen den Hüftbeinen (Ossa coxae) aufgehängt ist. Die Sitzbeinhöcker werden nach medial gedrückt, wobei die Darmbeine nach außen ausweichen, während das Kreuzbein nach inferior und in eine Gegennutation gezwungen wird, so dass sich die Lendenwirbelsäule abflacht. Sobald der Unterkörper ausgetreten ist, können sich die Hüftbeine unter dem an Beinen oder Becken ausgeübtem Zug nach inferior verlagern. Das Kreuzbein nimmt in Bezug zum Becken eine Gegennutationsstellung nach oben ein. Dadurch verändert sich die Gelenkmechanik im Iliosakral-, Lumbosakral- und Thorakolumbalbereich. Ob sich diese Veränderungen durch die Aktivität des Neugeborenen spontan auflösen, hängt von der Intensität und Dauer der einwirkenden Kräfte ab.

Bei einer Stirnlage ist das Hinterhaupt auf dem Atlas gestreckt und nur eine begrenzte Drehung im unteren Kopfgelenk sowie im zervikothorakalen Übergangsbereich möglich. Schädelbasis und -dach bekommen einen großen Teil der entstehenden Belastung ab. Besonders empfindlich ist auch C3, da es sich hierbei um einen funktionellen Übergangspunkt der Halswirbelsäule handelt. Der obere Thoraxbereich flacht sich ab, um sich an Kräfte anzupassen, die über den Schultergürtel (Thoracic-Inlet) einwirken. Das hat Einfluss auf die Funktion von Rippen, Zwerchfell und Schlüsselbeinen. Der Thorakolumbalbereich kompensiert die Streckung der Brustwirbelsäule, was sich auch auf die Bewegung des Zwerchfells auswirkt. Die Dehnung der anterioren und prävertebralen Gewebe kann sich auf das Kreuzbein übertragen und ein oberes Spannungsmuster auslösen.

Zu einer Schulterdystokie kommt es meistens bei Kopflagen. Sobald der Kopf ausgetreten ist, gerät die weitere Austreibung ins Stocken. In der Regel tritt keine Restitution des Kopfes auf, sondern er scheint ins Becken zurückzugleiten. Normalerweise schieben sich die Schultern in Schräglage in das Becken hinein und drehen sich dann in eine anterior-posteriore Position. Wenn sie bereits in anterior-posteriorer Ausrichtung ins Becken eintreten, drückt die obere Schulter gegen die mütterliche Symphyse. In dieser Position wird durch die spitzwinklige seitliche Beugung des Halses und die anhaltende Kompression des Thorax der venöse Blutrückfluss vom Kopf behindert. In schweren Fällen kann sich eine Anoxie sowie Blutung und Hirnschädigung entwickeln. Auch konjunktivale Blutungen können vorliegen. Es ist schwierig, eine Schulterdystokie zu diagnostizieren, bevor der Kopf ausgetreten ist. Für die Entbindung kann sanftes, gleichmäßiges Ziehen ohne Rotation oder Torsion des Kopfes notwendig sein. Führt dies nach ein oder zwei Versuchen nicht zum Erfolg, wird versucht, die vordere oder hintere Schulter manuell zu entwickeln und dazu eine Hand tief ins Becken eingeführt. Häufig sind die Schlüsselbeine zusammengepresst, was eine entsprechende Gewebebelastung am Akromioklavikular- und Sternoklavikulargelenk bewirkt. Auch eine Grünholzfraktur oder Verbiegung des Schlüsselbeins kann dabei auftreten.

8.5 Entbindungsmodus

Während sich der Kopf durch den Geburtskanal vorschiebt, „falten" sich die Knochen des Schädeldaches übereinander wie die Blütenblätter einer Rosenknospe. Nach der Entbindung lösen sich viele der Belastungen und Spannungen, vom Gewebe absorbiert wurden, durch die normalen Prozesse (Schreien, Atmen und Saugen) wieder auf. Durch irreguläre Geburtslagen und assistierte Geburten mit Zangen-, manueller oder Vakuumextraktion wird dagegen eine Belastung erzeugt, die sich vom Körper nicht so leicht auflösen lässt.

In den Händen eines geübten Geburtshelfers ist die Zange ein nützliches Werkzeug, das vor allem eingesetzt wird, wenn der Kopf nach längerem Pressen nur durchschneidet, aber nicht durchtritt. Wegen der Zangenform wird immer eine gewisse Kompression auf den kindlichen Kopf ausgeübt, wenn der Geburtshelfer ihn behutsam aus der Vagina holt. Dies kann die ohnehin bereits vorhandene Gewebebelastung des Kindes, die den Einsatz der Zange erforderlich gemacht hat, noch weiter verstärken oder vermehren. Infolgedessen weisen solche Neugeborenen oft sehr komplexe kraniale Spannungs- bzw. Stressmuster auf, einschließlich einer SSB-Kompression und einer kompensatorischen Torsion oder Lateralflexion-Rotation durch vertikale oder laterale Scherkräfte. Die Kompression der Synchondrosis sphenobasilaris (SSB) muss zuerst behandelt werden. Ist erst wieder eine gewisse Beweglichkeit vorhanden, lassen sich auch die anderen Muster leichter beurteilen und behandeln.

Der N. facialis ist bei der Zangenentbindung besonders gefährdet. Im Gegensatz zum Erwachsenen, bei dem der Warzenfortsatz (Proc. mastoideus) dem N. facialis einen geringen seitlichen Schutz bietet, hat sich dieser Fortsatz beim Neugeborenen noch nicht entwickelt. Dadurch sind Foramen stylomastoideum und N. facialis leicht exponiert. Bei Neugeborenen mit Fazialislähmung treten Gesichtsasymmetrien beim Schreien (mit Abweichung des Mundes weg von der betroffenen Seite) und/oder Saugschwierigkeiten beim Stillen auf.

Eine Vakuumextraktion führt üblicherweise zu einer Membran- oder Weichteilstörung im kranialen Mechanismus. Sie ist als kegelförmiges Rotationsspannungsmuster palpierbar, das sich von der Kontaktstelle aus in Zugrichtung erstreckt (➤ Abb. 8.7). Je nach eingesetzter Kraft kann die Spannung bis in den Thorax- oder Beckenbereich hinein palpierbar sein. Kompressions- oder Scherkräfte im Bereich des Schädels können ein Kephalhämatom hervorrufen, eine lokale Blutansammlung zwischen Periost und Schädelknochen.

Kephalhämatome überschreiten nie die Schädelnahtlinien und lösen sich in der Regel spontan auf, können aber auch kalzifizieren. Sie können durch Anämie, Gelbsucht, Infektion, Leptomeningealzysten sowie darunter liegende Frakturen kompliziert sein. Kephalhämatome treten bei 1,5–2,5% aller Entbindungen auf [Menkes & Sarant 2000] und können unilateral oder bilateral vorliegen. Nach Menkes und Sarant [2000] sind bei 5% der unilateralen und bei 18% der bilateralen Kephalhämatome lineare Schädelfrakturen zu beobachten. Diese benötigen in der Regel keine chirurgische Behandlung, mit Ausnahme von Impressionsfrakturen [Menkes & Sarant 2000]. Eine osteopathische Behandlung des Kopfes sollte in den ersten vier Monaten vermieden werden, genauso wie alle Fluktuationstechniken, die vom Os sacrum oder Becken aus auf das Schädeldach gerichtet sind, in den ersten 6–8 Wochen. Auf die Schädelbasis gerichtete Fluktuationstechniken dürfen jedoch angewandt werden, da sie Spannungen, die zur Verformung des Schädeldachs beitragen, lindern helfen. Kephalhämatome werden häufig innerhalb von 8–9 Monaten resorbiert, selbst wenn eine Kalzifikation eingetreten ist. Zu den unmittelbaren Komplikationen zählen Anämie und Hyperbilirubinämie. Eine osteopathische Behandlung im Hinblick auf Atmungsmechanik, abdominale Spannungen und viszerale Funktionen ist sehr wichtig, damit das Kind besser mit der erhöhten Bilirubinbelastung umgehen kann. Kephalhämatome sind vom Caput succedaneum abzugrenzen (➤ Abb. 8.8), einem Ödem in der Kopfhaut, das sich über die Schädelnahtlinien erstreckt und sich in der Regel innerhalb weniger Tage zurückbildet. Caput succedaneum und Kephalhämatom können bei allen protrahierten Geburtsverläufen auftreten; sie sind nicht notwendigerweise mit Zangen- oder Vakuumextraktion verbunden, auch wenn Kephalhämatome seit Einführung der Vakuumextraktion häufiger vorzukommen scheinen.

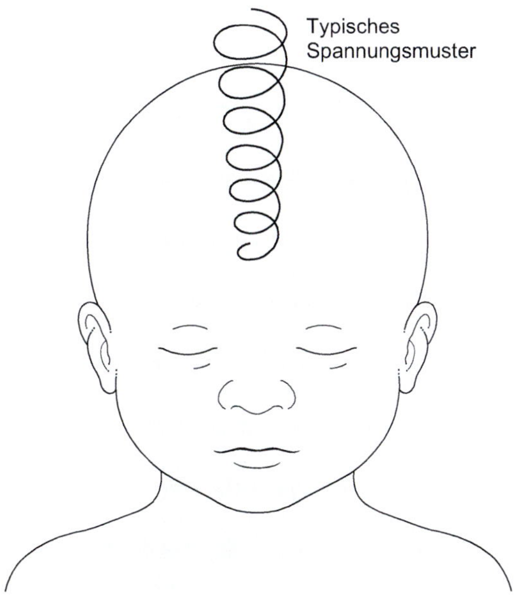

Abb. 8.7 Schematische Darstellung der typischen kegelförmigen Rotationsspannung an der Ansatzstelle der Saugglocke. Die Ausdehnung in tiefere Gewebeschichten scheint von der Dauer und Intensität der Vakuumextraktion abzuhängen.

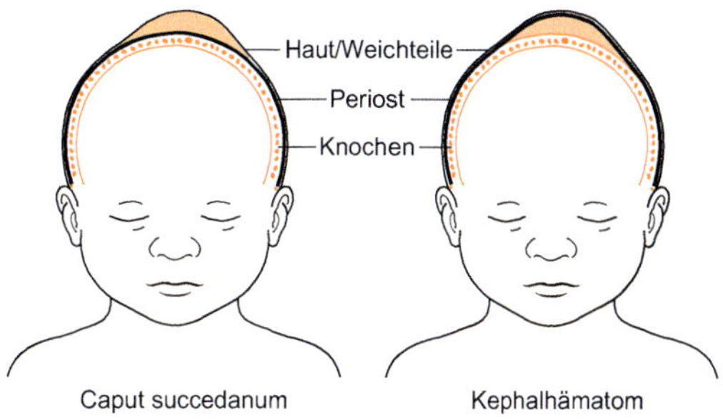

Abb. 8.8 Schematische Darstellung von Caput succedanum und Kephalhämatom

Vollkommen anderen Bedingungen ist das Kind bei einem Kaiserschnitt (Sectio caesarea) ausgesetzt. Wird die Operation erst nach Beginn der Wehen durchgeführt, gerät das Kind rasch aus dem Hochdruckbereich des kontrahierenden Uterus in eine Umgebung mit niedrigerem Druck. Statt der langsamen, allmählichen Kompressions- und Dekompressionskräfte des normalen Geburtsprozesses findet eine plötzliche Veränderung statt. Das führt häufig zu einem Rebound-Effekt im Gewebe, so ähnlich wie sich Gewebe kontrahiert, nachdem es plötzlich gedehnt wurde. Dies lässt sich am häufigsten bei den Kopf-, Hals- und Thorakalgeweben feststellen, die sich straffer anfühlen und häufig klinische Zeichen einer Fazilitation aufweisen.

Wehen und Geburt beeinflussen nicht nur den Bewegungsapparat. Die mechanischen Kräfte bei der Wehentätigkeit wirken auch auf den Kopf des Kindes, die Hirndurchblutung, das Herz, die Nabelschnur und die Plazenta ein. Valkeakari [1973] berichtete von echographisch messbaren Veränderungen im Gehirn des Kindes nach einer normalen Entbindung aus der Kopflage. Mit Ultraschall (Echographie) ließen sich Verschiebungen der Mittellinie nachweisen, die sich 3 Stunden nach der Geburt entwickelten und innerhalb von 24 Stunden wieder verschwanden. Die Richtung der Verschiebung hing von der Kindslage ab; sie war vermutlich durch ein zerebrales Ödem bedingt und nicht notwendigerweise mit einer Kopfverformung verbunden.

Sowohl Schwartz et al. [1969] als auch Mocsary et al. [1970] zeigten, dass Druck auf den Schädel auch den intrakranialen Druck des Kindes erhöht. Bis zu einem Druck von 55 mmHg bleibt die kindliche Herzfrequenz stabil [Mocsary et al. 1970]. Höherer Druck führt zum raschen Abfallen der Herzfrequenz. Nimmt die Hirndurchblutung signifikant ab, entwickeln sich Hirnödeme, durch die sich der intrakraniale Druck noch weiter erhöht und eine Bradykardie resultieren kann. Uteruskontraktionen bewirken außerdem einen intraamniotischen Druckanstieg, der die Nabelschnurgefäße beeinträchtigen kann. Eine Bradykardie kann durch eine verringerte Sauerstoffversorgung oder einen Barorezeptor-Reflex entstehen. Beides kann zu zerebraler Hypoxie und metabolischer Azidose führen.

8.6 Häufige kraniale Spannungsmuster

In der ersten Hälfte des 20. Jahrhunderts beschrieb William Sutherland, D.O., eine Reihe von Spannungs- oder Stressmustern im Schädelbasisbereich, die sich bei Erwachsenen und Kindern fanden und die seit ihrer Entdeckung mit unterschiedlichen klinischen Syndromen in Verbindung gebracht werden [Frymann 1966, Upledger 1978, Heisey & Adams 1993, Degenhardt & Kuchera 1994, Mills et al. 2002, Lassovetskaya 2003]. Sutherlands kraniale Spannungsmuster können sich infolge der intrauterinen Kindslage, einer Lageanomalie, der Wehen- und Geburtskräfte oder eines Schädeltraumas entwickeln.

„Diese Muster sind schematische Darstellungen, die Dr. Sutherland erfunden hat. Er begriff sie nie als etwas Absolutes.“ (persönliche Mitteilung von A. Wales, 1994) Definitionsgemäß ist der Referenzpunkt dieser Muster die Synchondrosis sphenobasilaris (➤ Abb. 8.9).

Torsionen und Rotationen mit Seitneigung werden als „physiologische Spannungsmuster“ betrachtet: Torsionen treten auf, wenn sich Os sphenoidale und Os occipitale auf einer anterior-posterioren Achse in gegenläufiger Richtung drehen, meist als Reaktion auf eine Kompression der peripheren Gewebe in einem Quadranten. Sie werden nach dem oberen großen Keilbeinflügel benannt, wie z. B. „großer Flügel links hochstehend“. Rotationen mit Seitneigung entstehen, wenn sich Os occipitale und Os sphenoidale auf der vertikalen Achse in entgegengesetzter Richtung und auf der anterior-posterioren Achse in gleicher Richtung drehen. Dies geschieht in der Regel bei starkem einseitigem Druck auf den Kopf. Solche Muster werden nach der konvexen Seite benannt, z. B. als „Seitneigungs-Rotation mit Konvexität rechts“.

Vertikale und laterale Spannungen oder Scherungen werden als „unphysiologisch“ bezeichnet. Vertikale Scherspannungen entstehen, wenn sich das Os sphenoidale in eine Flexion und das Os occipitale gleichzeitig in eine Extension hineinbewegt (oder umgekehrt). Kopfstöße hinter oder vor dem Bregma können ebenso vertikale Spannungen auslösen wie eine Kompression der Kondylen oder des Gesichts, beispielsweise bei einer Stirnlage. Sie werden nach der Position der Basis des Os sphenoidale benannt. Laterale Spannungen führen zu einem parallelogrammförmigen Kopf. Os sphenoidale und Os occipitale drehen sich in dieselbe Richtung um eine parallele vertikale Achse. Eine diagonal angesetzte Zange kann diese Art von Belastung erzeugen. Laterale werden wie vertikale Spannungen nach der Position der Basis des Os sphenoidale bezeichnet.

Eine gründlichere Darstellung dieser Spannungsmuster findet sich bei Magoun [1976] oder Sutherland [1990].

8.7 Untersuchung des Neugeborenen

8.7.1 Zustandsdiagnostik des Neugeborenen

Der APGAR-Index (➤ Tab. 8.1) spiegelt den Stress wider, dem das Neugeborene während des Geburtsvorgangs ausgesetzt war. Er wird jeweils 1 Minute, 5 und 10 Minuten nach der Geburt bestimmt. Fünf Variablen – **A**ussehen (Hautfarbe), **P**uls (Herzfrequenz), **G**rimassieren beim Absaugen (Reflexe), **A**ktivität (Muskeltonus) und **R**espiration (Atmung) – werden mit 0 bis 2 Punkten bewertet. Zwischen dem APGAR-Wert und dem Ausmaß an Azidose und Hypoxie besteht eine negative Korrelation.

Hypoxie und Azidose können zu einer Hirnzellschädigung oder zum Tod führen. Die Schwelle, an der bio-

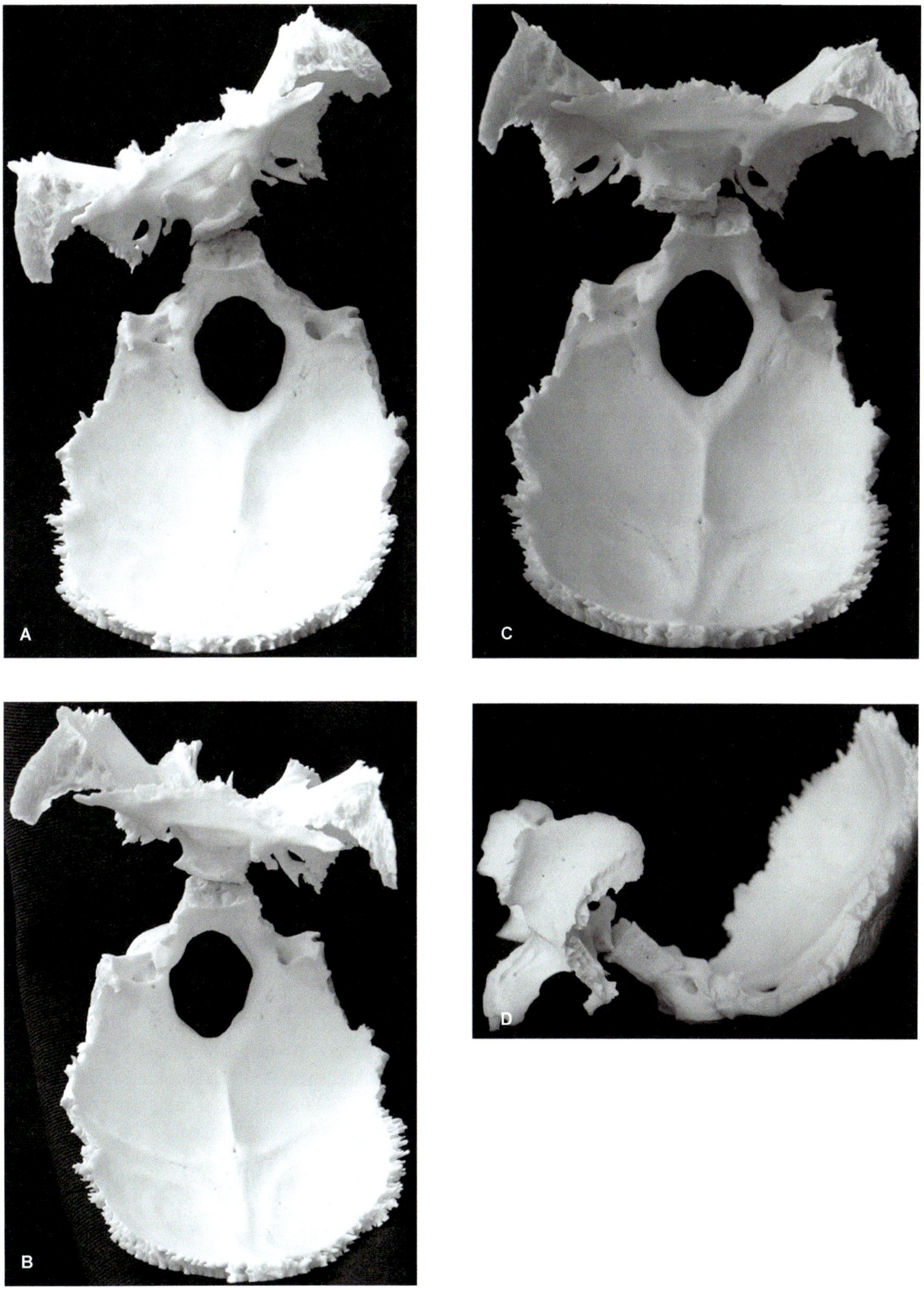

Abb. 8.9 Schematische Zuordnung von Os occipitale und Os sphenoidale zu den von William Sutherland beschriebenen Spannungsmustern im Bereich der Synchondrosis sphenobasilaris (SSB). **A** rechtsseitiges Neigungs-Rotationsmuster, **B** rechtsseitiges Torsionsmuster, **C** laterale Spannung, **D** superiore vertikale Spannung

Tab. 8.1 APGAR-Index zur Beurteilung des Zustandes eines Neugeborenen.
Bewertung: 9–10 Punkte: optimal lebensfrisch, 7–8 Punkte: normal lebensfrisch, 5–6 Punkte: leichter Depressionszustand, 3–4 Punkte: mittelgradiger Depressionszustand, 0–2 Punkte: schwerer Depressionszustand.

Variable/Punkte	0	1	2
Aussehen (Hautfarbe)	bläulich, blass	Stamm rosig, Extremitäten blau (Akrozyanose)	rosig
Puls (Herzfrequenz)	fehlt	≤ 100/Minute	≥ 100/Minute
Grimassieren beim Absaugen (Reflexe)	fehlt	Verziehen des Gesichtes	Grimassen, Husten, Niesen
Aktivität (Muskeltonus)	schlaff, keine Spontanbewegung	leichte Flexion der Extremitäten	aktive Bewegungen
Respiration (Atmung)	fehlt	langsam, unregelmäßig	gut, kräftiges Schreien

chemische Veränderungen im Zentralnervensystem einsetzen, ist individuell unterschiedlich. Bei einer unkomplizierten Geburt kommt es nur vorübergehend zu einer mäßig-gradigen Ischämie und Hypoxie. Die meisten Kinder scheinen solche Episoden gut zu tolerieren. Eine länger anhaltende oder schwere metabolische Azidose überfordert jedoch die Kompensationsfähigkeit des Neugeborenen. Episoden einer länger andauernden Bradykardie weisen auf eine Gefährdung hin. Die Überwachung der kindlichen Herzfrequenz hilft einzuschätzen, wie gut das Kind die Wehen verträgt. Die Kompression des Kopfes kann über einen Vagusreflex zu einer Verringerung der kindlichen Herzfrequenz führen. Eine späte oder prolongierte Dezeleration im CTG (Kardiotokogramm) deutet auf kindlichen Stress hin, der aus einer kumulativen Azidose, einer Hypoxie durch Beeinträchtigung der Nabelschnurgefäße oder zahlreichen anderen Faktoren resultieren kann. Hat der Wehen- und Geburtsstress zu einer länger andauernden Hypoxie oder einer verstärkten metabolischen Azidose geführt, spiegelt sich das im APGAR-Index wider.

8.7.2 Bestimmung des Gestationsalters

Gestationsalter und Größe sind wichtige Faktoren bei der allgemeinen Zustandsbeurteilung des Neugeborenen. Am zuverlässigsten und genauesten lässt sich das Gestationsalter anhand morphologischer und neuromuskulärer Reifezeichen des Neugeborenen einschätzen (➤ Tab. 8.2, ➤ Tab. 8.3).

Begriffsdefinitionen

Kinder mit einer Tragzeit von 38–42 Wochen werden als „reife" (termingerecht) Neugeborene bezeichnet. Mit einer Tragzeit unter 38 Wochen gelten sie als Frühgeborene und über 42 Wochen als übertragene Kinder. Kinder, deren Länge, Gewicht und Kopfumfang zwischen der 10. und 90. Perzentile liegen, sind eutroph. Mit einem Geburtsgewicht unter der 10. Perzentile sind sie hypotroph (bzw. small for gestational age, SGA) und mit einem Geburtsgewicht über der 90. Perzentile hypertroph (bzw. large for gestational age, LGA). Sowohl bei SGA- als auch bei LGA-Kindern treten spezielle Risikofaktoren auf.

Morphologische und neuromuskuläre Reifezeichen (➤ Tab. 8.2, ➤ Tab. 8.3)

Die Käseschmiere (Vernix caseosa) ist eine dickliche weiße Substanz von der Konsistenz weichen Käses, die den Körper des Säuglings bedeckt. Mit zunehmender Gestationsdauer verschwindet sie, so dass sie mit 40 Wochen nur noch in den Hautfalten auftritt.

Lanugo ist die weiche, feine Behaarung, die den Körper des Kindes bedeckt. Sie erscheint mit etwa 20 Wochen; mit 33 Wochen ist sie im Gesicht verschwunden, mit 38 Wochen nur noch auf den Schultern vorhanden, und mit 42 Wochen sollte sie vollständig verschwunden sein. Echte Kopfhaare tauchen mit 20–21 Wochen zum ersten Mal auf. Augenbrauen und Wimpern erscheinen mit 24 Wochen.

Die Haut des Kindes ist dünn und durchscheinend, mit leicht erkennbarer Venenzeichnung auf dem Abdomen bis zur 31. Woche. Dann wird sie glatt und rosa, und die Venenzeichnung verschwindet im Verlauf der nächsten 8 Wochen. Nach der 42. Schwangerschaftswoche wird die Haut trockener und beginnt sich zu schuppen.

Die Ohren sind sehr weich und lassen sich bis zur 32. Woche leicht falten, ohne sich wieder aufzufalten. Erst danach kehren sie nach einem Falten langsam wieder zu ihrer ursprünglichen Form zurück. Ein wirkliches Zurückfedern findet bis etwa zur 36. Woche nicht statt. Bis zur 34. Woche ist das Ohr flach und formlos, dann erst beginnt sich der Ohrmuschelrand einzurollen.

Tab. 8.2 Morphologische und neuromuskuläre Reifezeichen des Neugeborenen
(mit freundlicher Genehmigung aus Ballard et al. A simplified score of assessment of fetal maturation of newly born infants. Journal of Pediatrics 95, 1979, S. 769)

Morphologische Reifezeichen/Punkte	0	1	2	3	4	5
Hautbeschaffenheit, -farbe und -durchsichtigkeit am Rumpf	gallertartig, rot, durchsichtig	glatt, rosa, sichtbare Venen	oberflächliche Abschilferungen, Reizzustände, Exantheme, blassrosa, wenige große Gefäße deutlich sichtbar	oberflächliche Risse, blasse Bereiche, vereinzelt Gefäße sichtbar	pergamentartig, tiefe Risse, keine Gefäße sichtbar	ledrig, rissig, runzlig
Lanugo auf dem Rücken	nicht vorhanden	reichlich	spärlicher werdend	kahle Stellen	vorwiegend kahl	
Fußsohlenfurchung	keine Falten	blasse, schwache rote Linien in der vorderen Hälfte	Furchen nur im Bereich des vorderen Drittels	Furchen in den vorderen zwei Dritteln	Furchen auf der gesamten Fußsohle	
Brustdrüse und Brustwarze	nicht tastbar, kaum erkennbar	keine Knospe, flache Areola	Knospe 1–2 mm, getüpfelte Areola	Knospe 3–4 mm, erhabene Areola	Knospe 5–10 mm, volle Areola	
Ohrform und -festigkeit	Ohrmuschel flach, lässt sich leicht falten und bleibt gefaltet	leicht gekrümmte Ohrmuschel, weich, federt langsam zurück	gut gekrümmte Ohrmuschel, weich, doch mit raschem Rückfedern	abgeschlossene Einrollung des oberen Ohrmuschelrandes, fest, mit sofortigem Rückfedern	dicker Knorpel, Ohr steif	
Genitalien männlich (Hoden, Skrotum)	Hoden nicht deszendiert, Skrotum glatt ohne Falten		Hoden deszendierend, hoch im Leistenkanal, Skrotum wenig Falten	Hoden deszendiert, gute Fältelung	Hoden pendelnd, tiefe Falten	
Genitalien weiblich (Klitoris, Labien)	Klitoris und kleine Labien vorstehend		große und kleine Labien gleich weit vorstehend	große Labien groß, kleine Labien klein	Klitoris und kleine Labien vollständig von großen Labien bedeckt	
Neuromuskuläre Reifezeichen/Punkte	**0**	**1**	**2**	**3**	**4**	**5**
Haltung	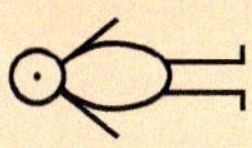	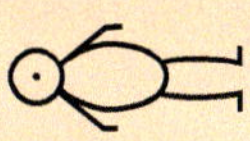	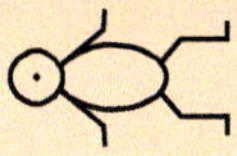	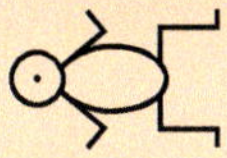	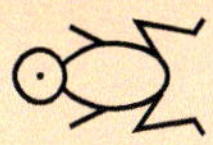	
Winkel zwischen Daumen und Hand	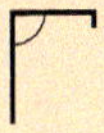 90°	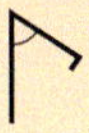 60°	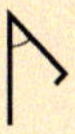 45°	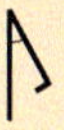 30°	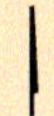 0	
Armstellung	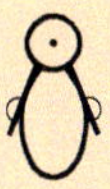 180°		 100°–180°	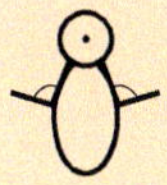 90°–100°	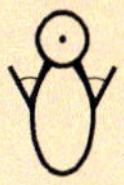 < 90°	
Winkel zwischen Unter- und Oberschenkel	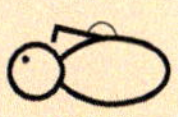 180°	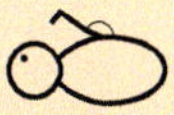 160°	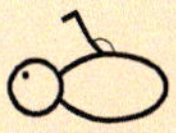 130°	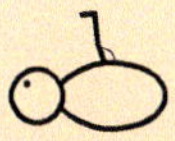 110°	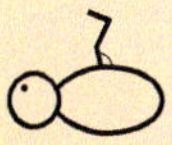 110°	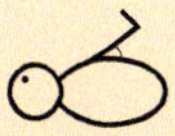 < 90°
Adduktion der Schulter	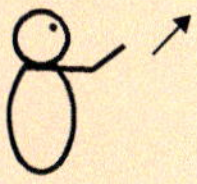	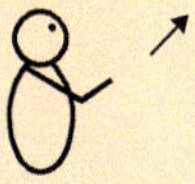	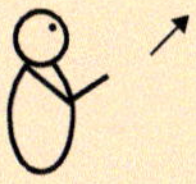	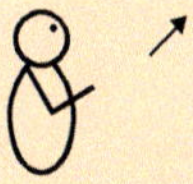	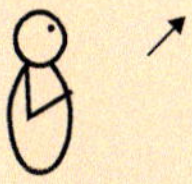	
Beweglichkeit Ferse zum Ohr	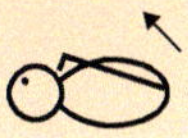	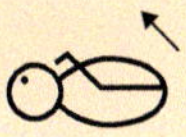	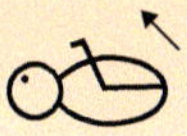	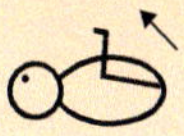		

Tab. 8.3 Bewertungsskala für die Reifezeichen

Punktzahl	Gestationsalter (in Wochen)
5	26
10	28
15	30
20	32
25	34
30	36
35	38
40	40
45	42
50	44

Die Brustwarzenhöfe (Areolae mammae) bleiben bis zur 34. Woche unscheinbar. In der frühen Schwangerschaft ist die Klitoris größer als die Labien, während sich die Hoden beim männlichen Säugling noch im Leistenkanal befinden und sich nur schwer tasten lassen. Dies kann im Trubel der Entbindung zunächst bis zu einer genaueren Untersuchung zu einer unklaren Geschlechtszuweisung führen. Die Hoden treten erst mit ungefähr 36 Wochen in das Skrotum ein, und über die nächsten Wochen setzt sich ihr Deszensus weiter fort. Mit 36 Wochen sind die großen Labien größer als die Klitoris und bedecken sie fast vollständig. Ab der 40. Woche bedecken sie auch die kleinen Labien.

Auch neuromuskuläre Reflexe und der Muskeltonus werden zur Bestimmung des Gestationsalters herangezogen. Die fetale Haltung nähert sich ab der 28. Schwangerschaftswoche einer stärkeren Beugung an. Davor ist das Kind relativ schlaff. Die Beugehaltung beginnt in den unteren Extremitäten und schreitet kopfwärts voran, so dass mit 36 Wochen die oberen und die unteren Extremitäten gebeugt sind. Mit 38–40 Wochen ist der Muskeltonus sehr hoch, und nach jedem Versuch, einen Arm oder ein Bein des Kindes zu strecken, bewegen sich diese sofort in die Ausgangsposition zurück. Der Widerstand von Bein und Hüfte verhindert eine Bewegung der Ferse zum Ohr. Der Winkel zwischen Unter- und Oberschenkel verringert sich von 150° in der 28. auf 80° in der 40. Schwangerschaftswoche, ebenfalls aufgrund des zunehmenden Tonus (➤ Abb. 8.10). Die Dorsalflexion des Fußes nimmt mit dem Gestationsalter zu; sie ist bis zur 32. Woche am stärksten und beim reifen Neugeborenen am wenigsten eingeschränkt. Die Flexibilität der Schulter bzw. die Fähigkeit, den Arm über die Brust zu führen (zu adduzieren), verringert sich mit zunehmender Reife des Kindes (➤ Abb. 8.11). Nachdem dies anfangs, bis zur 28. Woche, uneingeschränkt möglich ist, lässt sich der Ellbogen mit 36 Wochen nur leicht über die Mittellinie führen und beim reifen Neugeborenen nur gerade bis zur Mittellinie. Der aktive Halsmuskeltonus ist ebenfalls ein guter Indikator für die Reife von Neugeborenen mit einem Gestationsalter von 32–40 Wochen. Um die Kontrolle über Halsbeuger und -strecker zu testen, kann man das Neugeborene zum Sitzen hochziehen und wieder Hinlegen lassen.

Ein gesundes Neugeborenes hat eine rosige Hautfarbe. Anfangs kann eine leichte Blaufärbung der Lippen vorliegen, die aber innerhalb weniger Minuten zurückgehen sollte. Bei länger dauernder Akrozyanose ist eine kardiovaskuläre Untersuchung nötig, da Durchblutung und/oder Sauerstoffversorgung des Gewebes beeinträchtigt sein können. Dies gilt besonders, wenn eine Akrozyanose beim Schreien oder Saugen auftritt. Das Schreien von Neugeborenen sollte kräftig sein. Leise, hohe oder schrille Töne deuten auf ein neurologisches Pro-

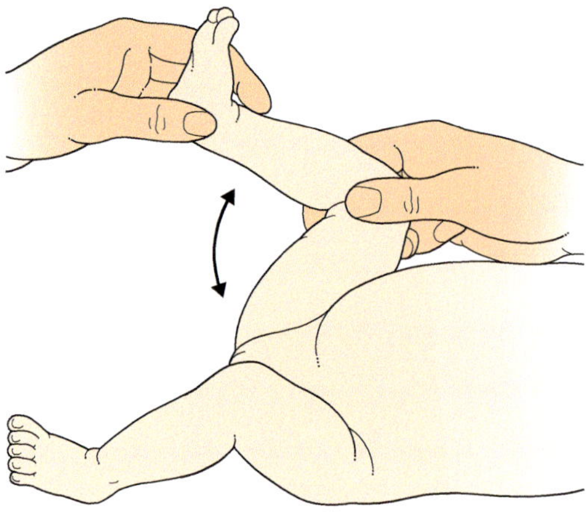

Abb. 8.10 Untersuchung des Winkels zwischen Unter- und Oberschenkel. Die Hüfte wird stabilisiert, während das Knie gestreckt wird.

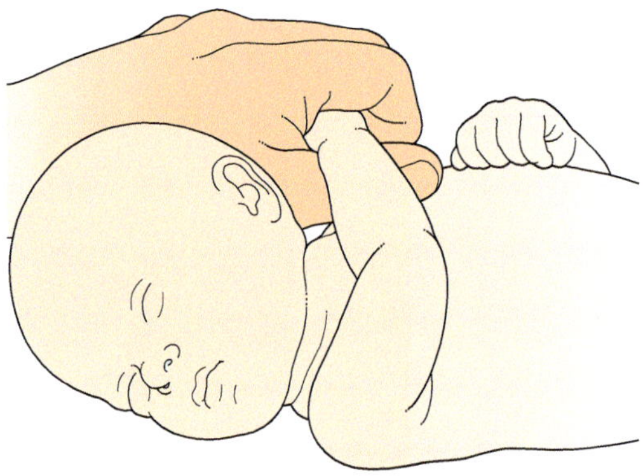

Abb. 8.11 Der Arm wird über die Brust gezogen, um die Flexibilität (Adduktion) der Schulter zu prüfen.

blem hin. Heiseres Schreien geht mit einer Schilddrüsenunterfunktion oder Kehlkopflähmung einher. Ist das Gewebe im vorderen Halsbereich traumatisiert, wie es bei einer Gesichts- oder Stirnlage der Fall sein kann, werden die Schreitöne ebenfalls davon beeinflusst.

Während der ersten Stunden nach der Geburt nimmt das Neugeborene häufig eine ähnliche Position wie im Uterus ein. Wenn die Lage für das Muskel-Skelettgewebe sehr belastend war oder längere Zeit beibehalten wurde, nimmt das Kind möglicherweise noch lange nach der Postnatalperiode dieselbe Lage im Schlaf ein. Eine bald nach der Geburt durchgeführte osteopathische Behandlung kann dies größtenteils lindern.

8.8 Osteopathische Untersuchung des reifen Neugeborenen

Am Kopf des Neugeborenen finden sich normalerweise sechs Fontanellen. Die große (vordere) Fontanelle am Bregma sollte weich, flach und weniger als 3,5 cm im Durchmesser sein. Die kleine (hintere) Fontanelle an der Verbindung von Okziput und Ossa parietalia sollte sehr klein sein. Je zwei weitere Fontanellen am Asterion und Pterion sind vorhanden, aber nicht tastbar.

Alle Schädelnähte sollten auf Flexibilität palpiert und die Bewegungsmechanik der Knochen an den Rändern der Fontanellen überprüft werden. Überlappende Nähte sind besonders sorgfältig zu prüfen, um sicherzugehen, dass keine Kraniosynostose vorliegt. Am häufigsten treten Überlappungen an der Sutura coronalis und der Sutura sagittalis auf, die sich aber häufig spontan wieder auflösen. Eine Überlappung an der Sutura lambdoidea bildet sich weniger leicht zurück, möglicherweise weil es derzeit üblich ist, Neugeborene und Säuglinge in Rückenlage schlafen zu lassen.

Das häufigere Auftreten einer Plagiozephalie kann ebenfalls auf die restriktive Lagerung von Neugeborenen zurückzuführen sein [Kane te al. 1996, Peitsch et al. 2002]. Jede Asymmetrie im Halsmuskeltonus führt zu einer Kopfdrehung, so dass das Kind immer auf derselben Seite liegt, was zu einer Abflachung des Hinterkopfs auf dieser Seite führt. Solche Probleme sind osteopathisch nur sehr schwer zu behandeln, da sie durch Haltungskräfte hervorgerufen werden. Sobald die Spannung der Halsmuskeln nachlässt, bildet sich die Abflachung des Hinterkopfs im Laufe des Wachstums zurück, vorausgesetzt, die Schlafposition des Kindes wird variiert. Ermutigt man die Eltern, das Kind auf den Bauch zu legen, wenn es wach ist und beaufsichtigt wird, bildet sich nicht nur die Plagiozephalie rascher zurück, sondern dies trägt auch zur besseren Halsmuskelkontrolle und Augen-Hand-Koordination bei. Eine Art Helm lässt sich in manchen Fällen zur Korrektur des Schädeldachs einsetzen. Solche Helme bestehen oft aus Styropor oder anderen leichten Materialen. Richtig angewandt können Helme die osteopathische Korrekturbehandlung ergänzen und erleichtern.

Eine Gesichtsasymmetrie kann auf die Lage im Uterus oder auf Wehen- und Geburtskräfte zurückzuführen sein. Hämatome oder Abrasionen deuten auf Letzteres hin. Man sollte das Gesicht beim Schreien und Saugen beobachten, um Lähmungen zu erkennen, die sich als asymmetrische Muskelbetätigung manifestieren. Zangengeburten können in seltenen Fällen zu einer Jochbeinfraktur führen, die sich mit kleinflächigen Hautblutungen an der entsprechenden Stelle, Saugschwierigkeiten (wegen Schmerzen) oder leicht asymmetrischem Schreien (Widerwillen gegen weites Öffnen des Mundes) bemerkbar machen kann. Das Auge kann auf der betroffenen Seite leicht nach posterior versetzt und der Augapfel runder sein. Das Jochbein sollte nach Zangengeburt oder Gesichtslagen immer osteopathisch auf Spannungen oder Dysfunktionen an den Gelenken untersucht werden.

Eine angeborene Ptose des Augenlids kann auch unabhängig von neurologischen Störungen vorliegen. Signifikante Spannungen im Os sphenoidale oder zwischen Os sphenoidale und Os frontale können sich auf den Ursprung des M. levator palpebrae oder die Form des Augapfels auswirken und zu einer leichten Ptose führen. Ist der N. oculomotorius (III. Hirnnerv), der den M. levator palpebrae superioris innerviert, gereizt, kann das Oberlid des geöffneten Auges leicht herabhängen. Der Nerv zieht vom Mittelhirn durch den Subarachnoidalraum, durchdringt die Arachnoidea und verläuft zwischen dem festen und freien Rand des Tentorium cerebelli, unmittelbar lateral des Proc. clinoideus posterior. Im weiteren Verlauf tritt er durch die Dura und durchquert den Sinus cavernosus. Er teilt sich in zwei Äste auf, die im Sehnenring der Augenmuskeln (Anulus tendineus communis) durch die obere Augenhöhlenspalte verlaufen. Der obere Ast innerviert den M. rectus superior und den M. levator palpebrae superioris. Spannungen im Tentorium cerebelli, durch die sich die Lagebeziehung zwischen den beiden Nervenansätzen verändert, sowie Stauungen im Sinus cavernosus oder zwischen den Knochen der Augenhöhle vorhandene Spannungen, die den Sehnenring belasten, können Auswirkungen auf den N. oculomotorius haben. Schon eine leichte Nervenreizung kann zu einer Augenmuskellähmung führen, die sich beim Neugeborenen nicht ohne weiteres nachweisen lässt. Eine Ptose ist leichter zu erkennen.

Die Unfähigkeit, ein Auge vollständig zu schließen, kann auf einer Verletzung oder Reizung des N. facialis beruhen, die entweder durch direkte Verletzung oder Quetschung des peripheren Nervs bedingt ist oder häufiger sekundär nach einer Kompression im Fazialiskanal oder am Austrittspunkt des Nervs auftritt. Diese Kompression kann auf eine venöse Stauung oder Spannungen des angrenzenden Bindegewebes zurückzuführen sein. Der Nerv verläuft mit einem dichten venösen Plexus durch den Fazialiskanal. Der venöse Plexus leitet in zwei Richtungen ab: nach oben zurück in den Sinus petrosus und nach unten in die V. jugularis externa. Veränderte Druck- und Spannungsverhältnisse im Muskel- oder Bindegewebe rund um den venösen Plexus an der Austrittsstelle aus dem Foramen oder an der Drainagestelle in die V. jugularis externa führen zu Stauungen in den Gefäßen, die den Fazialiskanal durchqueren. Durch Anschwellen des venösen Plexus kann der Fazialisnerv komprimiert oder irritiert werden. Ein leicht geöffnetes Auge von Neugeborenen kann dann fälschlicherweise als Ptose interpretiert werden.

Die während der Wehen und bei der Entbindung auftretenden Kräfte können zu subkonjunktivalen Blutungen führen; sind sie sehr stark, kann es zu Netzhautblutungen oder Blutungen in der vorderen Augenkammer kommen.

Die Nasenlöcher sollten auf Symmetrie geprüft werden. Während der Geburtswehen kann sich das Nasenseptum verschieben, besonders bei Stirn-, Gesichts- und Hinterhauptslagen. Bei sanftem seitlichem Druck auf die Nasenspitze sollte sich der ipsilaterale Nasenflügel erweitern, falls das Septum normal ausgebildet ist.

Den Mund sollte man auf eine Gaumenspalte palpieren. Häufig tritt in Verbindung mit einer Gaumenspalte auch eine Uvulaspalte auf. Auch die Länge des Zungenbändchens muss untersucht werden, da ein zu kurzes Frenulum das normale Saugen beeinträchtigt. Koordination und Intensität des Saugreflexes lassen sich prüfen, indem man dem Neugeborenen einen Finger in den Mund steckt.

Der Hals sollte auf den passiven Bewegungsumfang sowie subtilere Gewebespannungen und Restriktionen geprüft werden. Ein Tortikollis kann aus einem angespannten oder verkürzten M. sternocleidomastoideus resultieren, obwohl häufiger die Mm. scaleni betroffen sind, was zu einer seitlichen Drehung des Kopfes führt, die sich möglicherweise nicht sofort manifestiert. Eine Untersuchung der Rippenmechanik ist für die Behandlung eines Tortikollis mit Beteiligung der Mm. scaleni von größter Bedeutung. Während der Geburt kann es zu Muskelhämatomen kommen, deren anschließende Vernarbung und Fibrose zu einem Tortikollis kann führen. Im Verlauf des kindlichen Wachstums können daraus dann Schädelverformungen und Haltungsprobleme resultieren. Ein Tortikollis kann auch auf einer Reizung des N. accessorius an der Austrittsstelle aus dem Foramen jugulare beruhen. Sehr häufig wird eine Plagiozephalie mit einem Tortikollis verwechselt, bis der Bewegungsumfang des Halses richtig untersucht wird. Mit einem passiven Rumpf- und Becken-Bewegungstest lassen sich fasziale Spannungs- und Haltungsmuster feststellen, die aufgrund der intrauterinen Lage oder unter der Geburt entstehen können. In Rückenlage des Neugeborenen werden Gesicht und Kopf genau in der Körpermittelachse ausgerichtet, eine Position, die das Kind beibehalten sollte. Falls ein fasziales Spannungsmuster vorliegt, wird sich das Kind in weniger als einer Minute zu einer Seite hinüber neigen oder kippen. Nach erneuter gerader Ausrichtung des Kindes wird die Beobachtung wiederholt. Nimmt das Kind gleich wieder dieselbe schiefe Haltung ein, lässt das eine Haltungsasymmetrie vermuten [Philippi et al. 2006]. Danach sollte noch die Symmetrie von Körperdrehungen gegenüber dem Kopf und die seitliche Neigung des Beckens und Rumpfes untersucht werden (vgl. dazu Teil II dieses Buches).

Schließlich sollte auch die Funktionsfähigkeit aller Gelenke überprüft werden. Ein Hüftklicken oder eine offensichtliche Laxheit der Hüftgelenkskapsel kann auf einer angeborenen Hüftdysplasie beruhen, ist aber häufiger das Ergebnis biomechanischer Spannungen innerhalb des Hüftgelenks. Im Acetabulum, der Hüftgelenkspfanne, treffen Os ischii, Os ilium und Os pubis zusammen, die im Zentrum der Fossa acetabuli durch Knorpelgewebe verbunden sind. Wenn Spannungen die Beziehung zwischen diesen Knochen in irgendeiner Weise verändern, wird auch die Beziehung zwischen Ursprungs- und Ansatzstellen der Rotatorenmanschette und der Hüftgelenkskapsel davon beeinflusst. Das kann sich als veränderter Bewegungsumfang oder scheinbare Schlaffheit manifestieren. Eine sonografische Untersuchung der Hüfte fällt bei diesen Patienten jedoch in der Regel normal aus. Wird die Beziehung zwischen diesen drei Knochen und den damit verbundenen Geweben wieder ausgeglichen, löst sich oft auch das Problem.

8.9 Erste Befunde nach der Geburt

Die ersten Palpationsbefunde nach der Geburt variieren je nach Gestationsalter und Entbindungsmodus. In einer osteopathischen Studie wurden 1600 Neugeborene untersucht. Die Auswertung konzentrierte sich auf den von Sutherland beschriebenen „Involuntary Mechanism".

Hierbei wurde dokumentiert, wie dieser unwillkürliche homöostatische Prozess auf die Geburt – vom Augenblick der Geburt und Durchtrennen der Nabelschnur bis etwa zur 10. Lebensminute – reagiert. Alle Beobachtungen wurden im Rahmen der Standardversorgung von Neugeborenen im Kreißsaal gemacht. Bei manchen Beobachtungen, vor allem an nicht gesunden Neugeborenen, handelt es sich möglicherweise um eine Reaktion des Involuntary Mechanism auf die angewandte medizinische Behandlung. Etwa 80% der Neugeborenen wurden vaginal entbunden, die übrigen durch Kaiserschnitt. Das Fehlen exakter Zahlen ist auf eine teilweise inkonsistente Dokumentation zurückzuführen, was sich aber auf die Daten insgesamt nicht auswirken sollte. Diese repräsentieren die häufigsten bei Neugeborenen zu beobachtenden Muster, korrigiert nach Alter und Geburtsmodus.

Alle Neugeborenen wurden zunächst gleich bei der Geburt, d. h. innerhalb der ersten 10 Minuten nach der Entbindung, untersucht. Jedes Neugeborene wurde dann in regelmäßigen Abständen nach einem Schema kontrolliert, dem die Bestimmung des Gestationsalters nach Dubowitz, anamnestisch bekannte pränatale Komplikationen sowie anomale palpatorische, körperliche und medizinische Befunde zugrunde lagen. Vier Kinder mit einem Gestationsalter von 23 Wochen mussten aufgrund ihres schlechten Zustands vom Protokoll ausgeschlossen und stattdessen stündlich beurteilt werden. Eines dieser Frühgeborenen wurde erstmals 20 Minuten nach der Geburt untersucht, dann 24 Stunden lang stündlich, und blieb anschließend 12 Stunden lang unbeobachtet. Danach erfolgte wieder für 12 Stunden eine stündliche Untersuchung; im darauffolgenden 12 Stunden langen beobachtungsfreien Zeitraum starb das Kind. Ein weiteres Frühgeborenes mit einem Gestationsalter von 23 Wochen wurde bei der Geburt, dann 6 Stunden lang stündlich sowie durchgehend 30 Minuten vor und 25 Minuten nach seinem Tod beobachtet. Das dritte Frühgeborene wurde 24 Stunden lang stündlich beobachtet, blieb dann 12 Stunden unbeobachtet, und wurde danach ein- bis zweimal pro Tag untersucht. Eine Gruppe von Kindern, die man aufgrund ihres intrauterinen Kontakts zu infektiösen oder chemischen Substanzen als „toxisch" bezeichnen könnte, wurde bis zu ihrer Entlassung zweimal täglich beobachtet. Einschlusskriterien für diese Gruppe waren spezifische palpatorische Befunde, die durch die Anamnese und die Laborwerte bestätigt wurden.

Ab einem Gestationsalter von 26 Wochen sind die ersten Minuten des Neugeborenen eine Zeit der (Re-)Organisation. Dieser Prozess der (Re-)Organisation lässt sich durch geübtes Palpieren nachvollziehen. Er tritt sowohl innerhalb des Involuntary Mechanism als auch zwischen Involuntary und Voluntary Mechanism auf. Der primär respiratorische Mechanismus, die Motilität des Zentralnervensystems, die Fluktuation des Liquor cerebrospinalis, die Mobilität der reziproken Spannungsmembran sowie die (Gelenk-)Mobilität der Schädelknochen und des Os sacrum zwischen den Ossa ilia lassen sich bei lebensfähigen Neugeborenen in den ersten Augenblicken des Lebens als unterschiedliche Phänomene identifizieren.

Nach der vaginalen Entbindung des Kindes übergab der Geburtshelfer das Neugeborene an den Untersucher. Gelegentlich waren die Nabelschnurgefäße noch intakt. Auf einer palpatorischen Ebene ließen sich die fünf Phänomene des Involuntary Mechanism nicht differenzieren. Qualitativ fühlten sich die Gewebe wie in Extension an, doch die Flüssigkeit befand sich einer anschwellenden Phase. Der kraniale Rhythmus war nicht palpierbar. Die Gewebe wiesen unterschiedliche Phasen des Involuntary Mechanism auf, obwohl noch keine zyklische Bewegung vorlag.

Bei Neugeborenen jenseits der 26. Gestationswoche trat dann ein Prozess auf, den man als „Aufziehen" bezeichnen könnte, wie bei einem Propellerspielzeug mit Gummiband. Auf sensorischer Ebene scheint dieser Prozess innerhalb der Hirnhäute einzusetzen. Er beginnt gleichzeitig am Bregma und Os coccygis und bewegt sich spiralförmig zur Mitte des Brustkorbs in den Bereich des vierten Thorakalsegments auf der rechten Seite. Sobald dieser Punkt erreicht ist, entsteht ein Dreh- und Angelpunkt (Fulcrum) oder ein Stillpunkt, gefolgt von einer allmählichen Ausbreitung, die sich entlang der Mittelachse bis zum Kopf und Becken fortsetzt. Sie verläuft zwar auch nach peripher, aber weniger eindrucksvoll. Am auffälligsten ist die Veränderung in der Mittellinie. Hat diese Expansion Bregma und Os coccygis erreicht, tritt eine lange Flexionsphase ein, in der die fünf Phänomene des Involuntary Mechanism deutlich spürbar sind. Dabei handelt es sich um eine reine Tastempfindung, die sich bei den meisten lebensfähigen Neugeborenen in weniger als einer Minute palpieren lässt.

Nach dieser Organisationsphase und während der ersten 15–20 Lebensminuten waren bei lebensfähigen Neugeborenen keine Spannungsmuster erkennbar. Schädelbasis, Schädeldach, Thorax, Becken, Extremitäten und reziproke Spannungsmembran funktionierten jeweils von einem physiologischen Fulcrum aus. Bei Neugeborenen mit spontaner Atmung, einer Pulsfrequenz über 100/min und gutem Muskeltonus waren in den ersten Minuten kein träges Fulcrum und keine Spannungen zwischen oder innerhalb der Knochen- oder Membranstrukturen palpierbar. Recht häufig fand sich dagegen ein qualitativer Unterschied an der Grenze zwischen intrakranialer Flüssigkeit und Membranstrukturen, der mit einem Anstieg der Flussstärke in diesem

Bereich einherging. Selbst bei deutlich sichtbarer Verformung des Schädeldachs waren innerhalb dieses geometrischen Zusammenhangs keine Spannungen nachweisbar. Das System funktionierte harmonisch innerhalb der vorliegenden Geometrie. Eine erneute Untersuchung der Neugeborenen ergab 6 oder mehr Stunden nach der Geburt bei 40% der Kinder Spannungen an der Synchondrosis sphenobasilaris, während 70% Spannungen im Bereich der Wirbelsäule, des Os sacrum, Beckens und/oder Schädeldachs aufwiesen.

Bei fünf reifen Neugeborenen wurde eine Trisomie 21 mit entsprechenden körperlichen Merkmalen diagnostiziert. Direkt im Anschluss an die Organisation des Involuntary Mechanism ließ sich kein Gewebestress bei ihnen palpieren. Auffällig war vor allem, dass die bei diesen Patienten häufig zu beobachtende prä-/postsphenoidale Spannung und membranöse Torsion fehlten. Auch bei einem Neugeborenen mit Bauchdeckenaplasie, einem angeborenen Defekt der Bauchdeckenmuskeln (Prune-belly-Syndrom), waren keine unmittelbaren Gewebespannungsmuster festzustellen. Erst später entwickelten sich signifikante Spannungsmuster im Becken-, unteren Rücken- und Zwerchfellbereich, mit einem trägen Fulcrum im hinteren rechten Zwerchfellschenkel.

Dauerte die Organisationsphase länger, zeigten die fünf Phänomene eine niedrigere Amplitude, geringere Stärke und schlaffe Gewebereaktion. Diese Befunde waren am häufigsten mit einer Anästhesie oder mit Geburtskomplikationen wie verzögerter Geburt, vorzeitigem Blasensprung oder geburtshilflichen Eingriffen verbunden. Es ist wichtig anzumerken, dass die Neugeborenen tachypnoisch waren, sich sperrten und grunzende Geräusche von sich gaben, wenn der Organisationsprozess nur unvollständig ablief. Die palpatorischen Befunde legten ein Spannungsmuster im Bereich des vierten Thorakalsegments nahe. Die Fluktuation des Liquor cerebrospinalis befand sich in einer relativen Expansionsphase bzw. im Inspir, während sich die Knochen- und Membrankomponenten der fünf Phänomene in einer Innenrotations- bzw. Extensionsphase befanden. Insgesamt entstand der Eindruck einer Exspiration, jedoch ohne zyklische Bewegung. Wurde diese Konstellation erkannt und ausgeglichen, korrigierte sich das System selbst, und es war eine lange Flexionsphase, eine longitudinale Welle (Tide), spürbar, gefolgt von synchronen Flexions- und Extensionszyklen der fünf Phänomene.

Bei Kindern ohne Spontanatmung war ein deutlicher „Widerspruch" zwischen den Phasen von Os sacrum und Schädelbasis erkennbar (Os sacrum in relativer Extension und Schädelbasis in relativer Flexion). Es trat keine Spontanatmung auf, solange dieser „Widerspruch" weiter bestand. Häufig löste er sich durch eine manuelle Stimulation wie Reiben oder Herzmassage auf. Sobald sich das Thorax-Fulcrum ausgebildet hatte, dauerte die Organisationsperiode länger. Doch auch nachdem sie abgeschlossen war und sich die fünf Phänomene gut unterscheiden ließen, blieb an der Grenze von Gewebe und Flüssigkeit häufig eine Stelle zurück, an der sich Spannungen überlagerten.

Die beschriebene Organisationsperiode ließ sich bei Frühgeborenen mit einem Gestationsalter von weniger als 26 Wochen nicht beobachten. Trotz Herztätigkeit und gelegentlicher Spontanatmungsversuche bei reiferen Frühgeborenen war keine erkennbare Organisation des Involuntary Mechanism zu beobachten. Bei Frühgeborenen mit einem Gestationsalter von 19–23 Wochen waren die fünf Phänomene nicht erkennbar. Auch wenn bei ihnen etwas anderes als der Herz- und Atemrhythmus wahrzunehmen ist, lässt es sich mit der vorhandenen osteopathischen Terminologie nicht beschreiben. Zwischen der 24. und 26. Schwangerschaftswoche tritt eine Veränderung ein, und die Phänomene werden allmählich leichter unterscheidbar. Tatsächlich eignet sich ihre Ausprägung zu diesem Zeitpunkt zur Altersschätzung.

Bei einem Gestationsalter von weniger als 24 Wochen lässt sich die Qualität des Involuntary Mechanism nur schwer beschreiben. Die palpierbare Konsistenz der Gewebe unterscheidet sich stark von der eines älteren Neugeborenen. Das hat möglicherweise etwas mit dem geringen Anteil von Zellbestandteilen im Verhältnis zum Intrazellularraum zu tun; vielleicht kann sich die innere Struktur noch nicht gegen die Schwerkraft behaupten. Das ist allerdings eine rein subjektive Interpretation der gefühlten Qualität.

Die gesamte Untersuchungsgruppe umfasste auch eine Gruppe von Neugeborenen, bei denen die Qualität des primär respiratorischen Mechanismus von den anderen abwich. Die vorliegenden Muster waren ähnlich genug, um sie einer der zuvor erwähnten Altersgruppen zuordnen zu können, doch subtile Unterschiede ermöglichten eine Unterteilung und einen Vergleich zwischen den Gruppen. Die Untergruppen wiesen alle ein subtiles Dissonanzmuster auf, das bei den übrigen Neugeborenen nicht vorlag. Dieses Muster wurde erst erkennbar, nachdem die fünf Phänomene unterscheidbar waren. Es wies eine hochfrequente Vibrations-/Schwingungsqualität auf, die auch nach ihrer Frequenz unterteilt werden könnte. Die Dissonanz, die in den Flüssigkeitsphänomenen existierte, reichte bis in die Flüssigkeits-Spannungs-Grenzschicht hinein. Die pränatale Vorgeschichte dieser Kinder schloss unvermeidlich einen intrauterinen Kontakt mit einem „Toxin" ein, wie einem infektiösen Agens, Kokain, Marihuana oder Heroin. Neugeborene, die nur während der Geburt Analgetika oder Anästhetika in Berührung gekommen waren, wiesen kein solches Dissonanzmuster auf. Folgeuntersuchungen deuten darauf hin, dass diese Muster auch bei älteren Säuglingen und Kindern noch nachweisbar sind.

Zusammenfassend lassen sich fünf allgemeine Beobachtungen in Bezug auf den Involuntary Mechanism bei Neugeborenen machen:

- Unmittelbar nach der Geburt bildet sich bei Neugeborenen mit einem Gestationsalter von mehr als 26 Wochen ein Fulcrum im Bereich des vierten Thorakalsegments. Darauf folgt eine Periode, in der sich der Involuntary Mechanism organisiert.
- Die Herausbildung dieses Fulcrums und die Dauer der Organisationsperiode hängen mit dem Alter des Kindes, seinem Zustand (APGAR-Wert) und dem Entbindungsmodus zusammen.
- Die fünf Phänomene des primär respiratorischen Mechanismus werden sichtbar, sobald dieser Organisationsprozess abgeschlossen ist; doch bei den meisten Neugeborenen zeigt sich mindestens 6 Stunden lang kein Spannungsmuster oder träges Fulcrum.
- Bei Frühgeborenen mit einem Gestationsalter von weniger als 24 Wochen ließ sich dieser Prozess nicht beobachten.
- Bei Neugeborenen, die intrauterin infektiösen Agenzien, Heroin, Kokain oder Marihuana ausgesetzt waren, fand sich ein hochfrequentes Schwingungsmuster.

Angesichts dieser Beobachtungen müssen wir die Möglichkeit in Betracht ziehen, dass es ein therapeutisches Fenster gibt, in dem sich das Nerven-, Muskel- und Skelettsystem an die Auswirkungen des Übergangs von der flüssigen Umgebung zum Schwerkraftfeld anpasst. Wir könnten dies als „propriozeptives Priming" bezeichnen. Die geschmeidigen und elastischen knöchernen Strukturen schwimmen buchstäblich in einer flüssigen Matrix ihrer Membranhüllen. Möglicherweise kann der Körper des Neugeborenen Kompressions- und Rotationskräfte eher auflösen, statt sie in seine Struktur zu übernehmen. Falls dies zutrifft, wird klar, dass Osteopathen die Rolle zufällt, diesen inhärenten homöostatischen Mechanismus des Neugeborenen zu unterstützen.

8.10 Zusammenfassung

Wie sich über Tausende von Jahren erwiesen hat, sind der kindliche Kopf und Körper durch ihre mechanische Struktur und Elastizität gut für den Wehen- und Geburtsprozess geeignet. Manchmal laufen die natürlichen Prozesse allerdings nicht so perfekt ab, wie sie eigentlich sollten, und es kommt zu Verformungen des Gewebes. Während physiologische Aktivitäten des Neugeborenen wie Atmen, Schreien und Saugen bei der Normalisierung der Funktion helfen können, ist manchmal eine gewisse Unterstützung notwendig. Neugeborene mit geburtsbedingten Spannungsmustern behandelnde Kliniker tun gut daran zu denken, dass Verspannungen selten isoliert in einem erkennbar deformierten Bereich auftreten. In den meisten Fällen haben sich andere Körperbereiche an das Spannungsmuster angepasst: Deformierungen der Gliedmaßen sind gewöhnlich mit Distorsionen im Becken- und Rumpfbereich verbunden, während eine Plagiozephalie mit Hals- und Rippenbeteiligung einhergeht. Statt aus einer traditionellen Gips-, Schienen- und Helmbehandlung ziehen die meisten Kinder einen größeren Nutzen aus einem ganzheitlichen, osteopathischen Behandlungskonzept, das sich neben der offensichtlichen Verformung auch auf weniger offensichtliche kompensatorische Spannungsmuster konzentriert, die mit dazu beitragen.

QUELLEN

Carreiro J. E. Osteopathic evaluation of 1600 neonates. Paper presentation, Annual Convocation of the American Association of Osteopathy, 1993.

Degenhardt B. F., Kuchera M. L. The prevalence of cranial dysfunction in children with a history of otitis media from kindergarten to third grade. Journal of the American Osteopathic Association, September 1994, S. 10.

Frymann V. M. Relation of disturbances of craniosacral mechanism to symptomatology of the newborn. Journal of the American Osteopathic Association, 65, 1966, S. 1059–1075.

Heisey S. R., Adams T. Role of cranial bone mobility in cranial compliance. Neurosurgery 33, 1993, S. 869–877.

Kane A. A., Mitchell L. E., Craven K. P. et al. Observations on the recent increase in plagiocephaly without synostosis. Pediatrics 97, 1996, S. 877–885.

Lassovetskaya L. Osteopathic treatment of schoolchildren with delayed psychic development of cerebral-organic origin. Journal of Osteopathic Medicine (Australia) 6, 2003, S. 38.

Magoun H. I. S. Osteopathy in the cranial field. 3. Auflage, The Journal Printing Company, Kirksville, Missouri, 1976.

Menkes J. H., Sarant H. B. Child neurology. 6. Auflage, Lippincott Williams and Wilkins, Philadelphia, 2000.

Mills M. V., Henley C. E., Barnes L. L. et al. Effect of osteopathic manipulative treatment (OMT) on recurrent acute otitis media in children. Meeting abstract. Journal of the American Osteopathic Association 102, 2002, S. 441.

Mocsary P., Gaal J., Komaromy B. Relationship between fetal intracranial pressure and fetal heart rate during labor. American Journal of Obstetrics and Gynecology 106, 1970, S. 407–411.

Peitsch W. K., Keefer C. H., LaBrie R. A. et al. Incidence of cranial asymmetry in healthy newborns. Pediatrics 110, 2002, e72.

Phillippi H., Faldum H., Bauer K. et al. Patterns of postural asymmetry in infants: a standardized video-based analysis. European Journal of Pediatrics 165, 2006, S. 158–164.

Schwartz R. L., Strada-Saenz G., Althabe O. Pressure exerted by uterine contractions on the head of the human fetus during labor. Scientific Publications, No. 185, Washington, 1969, S. 115–126.

Sutherland W. G. Teachings in the science of osteopathy. 1. Auflage, Rudra Press, Portland, Oregon, 1990.

Upledger J. E. The relationship of craniosacral examination findings in grade school children with developmental problems. Journal of the American Osteopathic Association, 77, 1978, S. 760–776.

Valkeakari T. Analysis of serial echoencephalograms in healthy newborn infants during the first week of life. Acta Pediatrica Scandinavica 242, 1973, S. 1–62.

WEITERFÜHRENDE LITERATUR

Amiel-Tison C., Stewart A. The newborn infant: one brain for life. French National Institute of Health and Medicine, Paris, 1994.

Frymann V. F. Collected writings. American Academy of Osteopathy, Indianapolis, 1998.

Magoun H. I. S. Idiopathic adolescent spinal scoliosis. The DO 13 (6), 1973.

Magoun H. I. S. Osteopathy in the cranial field. 3. Auflage, The Journal Printing Company, Kirksville, Missouri, 1976.

Sutherland W. G. Contributions of thought. 2. Auflage, Rudra Press, Portland, Oregon, 1998.

Volpe J. J. Neurology of the newborn. 3. Auflage, WB Saunders, Philadelphia, 1995.

KAPITEL

9 Haltung, Gleichgewicht und Bewegung

9.1 Überblick

Wenn Sie die Augen schließen, die Arme ausstrecken und versuchen, Ihre Nase zu berühren, dürften Sie diese selten verfehlen. Dass Sie Ihre Nase auch mit geschlossenen Augen berühren können, ist darauf zurückzuführen, dass in Ihrem Gehirn eine Landkarte Ihres Körpers in Bezug zum Raum vorhanden ist. Wenn Sie die Augen schließen, werden die Informationen der propriozeptiven sensorischen Rezeptoren des Muskel-Skelett-Systems über die räumlichen Verhältnisse im Körper in diesem Moment mit der Körperlandkarte verglichen, die im Laufe der Entwicklung im Gehirn entstanden ist. Ihr Gehirn vergleicht die beiden Landkarten, um festzustellen, wo sich Ihr Arm im Verhältnis zum Körper gerade befindet und welche Muskelaktivitäten notwendig sind, um die Nase mit dem Finger zu berühren.

Wir besitzen Landkarten auf der Basis somatosensorischer, visueller, auditiver und vestibulärer Informationen. Je besser diese Karten koordiniert sind, desto leichter ist es, das Gleichgewicht zu halten, Bewegungen auszuführen und körperlich auf die Umgebung zu reagieren. Wenn wir Disziplinen wie Yoga oder die fernöstlichen Kampfkünste betrachten, besteht eines ihrer Grundprinzipien darin, eine neutrale, ausgewogene Mitte zu finden und alle Bewegungen um diese Mittellinie zu organisieren. Informationen des visuellen, vestibulären und Muskel-Skelett-(Bewegungs-)Systems, die zum Rückenmark, Hirnstamm und Kortex geleitet werden, helfen uns, das Gleichgewicht zu halten und uns zu bewegen. Auf jeder dieser Ebenen des Nervensystems liegen Karten vor, deren Informationen interpretiert und verglichen werden. Sind Informationen aus einem dieser Systeme verzerrt, lässt sich die Distorsion durch Informationen aus einem der anderen Systeme ausgleichen. Das impliziert eine gewisse Redundanz zwischen den Karten und den sensorischen Systemen, die ihnen zugrunde liegen. Diese Redundanz kann als Kontrolle und Ausgleich zur Feinabstimmung der Karten während der Entwicklung dienen. Ist ein sensorisches System erkrankt oder geschwächt, kann die Organisation seiner eigenen Karte verzerrt sein und die Entwicklung anderer Karten beeinträchtigen.

Haltung ist die Fähigkeit des Körpers, seine Stellung im Raum gegen die Kräfte von außen aufrechtzuerhalten [Shumway-Cook & Woollacott 2000]. Sie ist das Produkt einer integrierten Abstimmung zwischen den sensorischen und motorischen Körpersystemen. Die peripheren sensorischen Systeme sorgen für eine innere Repräsentation der Außenwelt. Es ist Aufgabe des Zentralnervensystems, aus diesen inneren Karten die notwendigen Informationen zu extrahieren und damit unser Bewegungsverhalten zu steuern. Die neuralen Netzwerke des Zentralnervensystems, die an der Kartierung sensorischer Informationen und ihrer Zusammenschaltung mit dem motorischen System beteiligt sind, bilden den Haltungskontrollmechanismus. Dieser Mechanismus kann die sich fortlaufend verändernde äußere Umwelt wahrnehmen und den Bewegungsapparat an die jeweiligen Anforderungen anpassen. Normalerweise ist es ein Mechanismus, der mit seinen eingebauten Redundanzen das ganze Leben hindurch richtig funktioniert. Erkrankungen, die sich auf die sensorischen Systeme, die zentralen Kontrollsysteme, die motorischen Systeme oder strukturelle Elemente des Körpers auswirken, können jedoch zu einem progressiven Versagen des Haltungsmechanismus mit manifesten Haltungsstörungen führen. Zahlreiche Faktoren, die zu einer Beeinträchtigung von Haltung und Gleichgewicht beitragen, lassen sich aber behandeln, um so die Funktionsfähigkeit des Patienten zu verbessern.

9.2 Die sensorischen Systeme und ihre Rolle bei der Haltungsmodulation

Drei sensorische Systeme sind an der Modulation des Haltungskontrollmechanismus beteiligt: das visuelle, das vestibuläre und das somatosensorische System.

9.2.1 Das visuelle System

Das visuelle System vermittelt sowohl Informationen über die vertikale Orientierung des Körpers zur Horizontalen sowie einen Mechanismus zur Fern- oder Tiefenwahrnehmung. Diese Informationen sind im okzipitalen Bereich der Hirnrinde kartiert. Altersbedingte Veränderungen des visuellen Systems betreffen unter anderem die Sehschärfe und die Tiefenwahrnehmung. Die Sehschärfe von Neugeborenen ist schwierig zu messen, wird jedoch mit 20/400 (0,05) bei der Geburt angegeben. Mit 3 Jahren liegt sie zwischen 20/30 (0,63) und 20/20 (1,0). Im Allgemeinen kommt es nur zu einer geringen Akkommodation der Pupillen bei Neugeborenen, doch die Konvergenzreaktion ist vorhanden. Unter kontrollierten Bedingungen können zwischen 8 und 10 Wochen alte Säuglinge ein Objekt über ca. 180° mit den Augen verfolgen [Olitsky & Nelson 2000]. Sehschärfe und

Tiefenwahrnehmung können die Haltungsstabilität beeinflussen, vor allem bei Bewegungsaktivitäten. Durch die Tiefenwahrnehmung wird ein zweidimensionales in ein dreidimensionales Bild umgewandelt [Wurtz & Kandel 2000]. Die Augendominanzsäulen im visuellen Kortex trennen sich im Alter von 4 Monaten voneinander, so dass eine binokulare Tiefenwahrnehmung entsteht. Die monokulare Tiefenwahrnehmung beruht stärker auf Erfahrung als die binokulare und entwickelt sich erst später.

Auch wenn Sehschärfe und Tiefenwahrnehmung bei Säuglingen noch nicht ausgereift sind, werden Bewegung und Haltung durch visuelle Reize ausgelöst. So richten beispielsweise Neugeborene im Alter von 3 Tagen ihre Augen auf einen visuellen Stimulus und verfolgen seine Bewegung, obwohl die Muskelsynergien für eine koordinierte Kopfbewegung noch zu unreif sind [Shumway-Cook & Woollacott 2000]. Im Alter von 2 Monaten sind frühe Anzeichen einer Haltungskontrolle zu erkennen. Liegt der Säugling auf dem Rücken, dreht er den Kopf, um etwas anzusehen, und wenn er auf dem Bauch liegt, beginnt er nun den Kopf zu heben. Dies sind visuell ausgelöste Aktivitäten. Untersuchungen bestätigen, dass Säuglinge bei der frühen Haltungskontrolle stark auf visuellen Input angewiesen sind [Butterworth & Cicchetti 1978]; allerdings spielen auch vestibulärer und somatosensorischer Input bei der Aufrechterhaltung des Gleichgewichts eine Rolle [Woollacott et al. 1987]. Mit 2,5 Monaten trägt die visuelle Fixierung zu signifikanten Verbesserungen der Anti-Schwerkraft-Reflexe bei, und auf Gleichgewichtsstörungen reagiert der Säugling mit Ausgleichsbewegungen des Kopfes.

Visuell aktivierte Muskelsynergien gehen den somatosensorisch aktivierten voraus. Das deutet darauf hin, dass das visuelle System noch vor dem propriozeptiven System die Kartierung des motorischen Systems prägt. Beobachtungen zum Einfluss visueller Reize auf die frühe Haltungs- und Gleichgewichtskontrolle bestätigen diese Hypothese; Säuglinge unter einem Jahr reagieren mit Schwankungen auf visuelle Stimuli [Lee & Aronson 1974]. Zehn Monate alte Säuglinge passen ihre Haltung im Sitzen an den optischen Signalfluss an. Im Alter von 12 Monaten führen sie auch im Stehen Haltungsanpassungen durch [Shumway-Cook & Woollacott 2000]. Im Allgemeinen scheint der visuelle Input gegenüber somatosensorischen Informationen zu überwiegen, wenn ein Individuum eine neue Aufgabe in Angriff nimmt. Wird sie dann automatischer erledigt, überwiegt der somatosensorische Input [Lee & Aronson 1974], während die visuell ausgelösten Reflexe abnehmen.

9.2.2 Das vestibuläre System

Das zweite an der Haltung beteiligte System ist das vestibuläre System. Es liefert Informationen über die Richtung der Schwerkraft und Kopfbewegungen in der sagittalen, frontalen und transversalen (horizontalen) Ebene. Diese Informationen werden im Hirnstamm kartiert und auf den Insellappen der Großhirnrinde übertragen. Der Vestibularapparat liegt beidseits im Felsenbein des Schläfenbeins (Pars petrosa des Os temporale) und ist bereits in der Mitte der 10.Schwangerschaftswoche voll ausgebildet (➤ Abb. 9.1). Die Nuclei vestibulares funktionieren ab der 21. Woche. Jeder Vestibularapparat besteht aus drei halbkreisförmigen Bogengängen, die jeweils vertikal, anterior-posterior und horizontal im Winkel von 90° zueinander angeordnet sind. Die Ampulle jedes Bogengangs ist mit spezialisierten Haarzellen ausgekleidet, aus denen jeweils zahlreiche Stereozilien und ein einzelnes Kinozilium in die Lichtung wachsen. Die Bogengänge sind mit Endolymphe gefüllt. Kopfbewegungen führen zu einer entsprechenden Bewegung der Endolymphe in den Bogengängen. Dadurch werden die Stereozilien der Haarzellen wie Seegras durch eine Welle von der Endolymphe umgebogen (➤ Abb. 9.2). Sind die Stereozilien zum Kinozilium hingebogen, wird die Zelle depolarisiert, was zu einer vermehrten Freisetzung von Neurotransmittern und einer verstärkten Aktivierung führt. Sind die Stereozilien vom Kinozilium weg gebogen, wird die Zelle hyperpolarisiert, wodurch

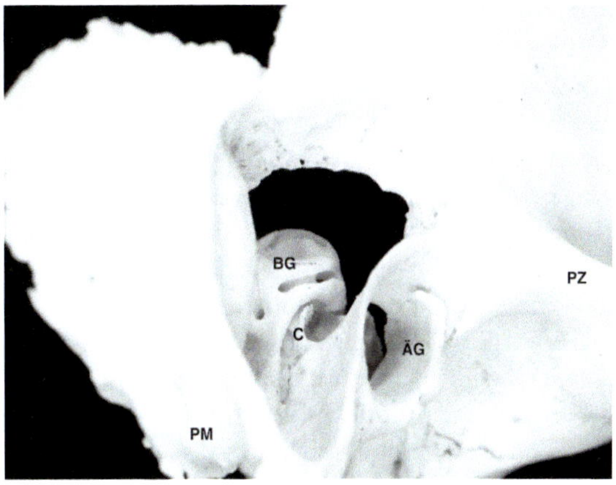

Abb. 9.1 Präparat des Schläfenbeins (Os temporale) eines Erwachsenen. Teile der Pars squamosa und des Processus mastoideus wurden herausgebohrt, um das Hör- und Gleichgewichtsorgan freizulegen. Die halbkreisförmigen Bogengänge (BG) sind durch die Öffnung zu sehen. Die Cochlea (C) liegt anterior-inferior und lateral. Ein Gelenknahtrest zwischen Porus acusticus externus und Felsenbein (Sutura squamomastoidea) ist medial des äußeren Gehörgangs (ÄG; Meatus acusticus externus) zu erkennen. PM = Processus mastoideus; ÄG = äußerer Gehörgang; PZ = Processus zygomaticus. *[Mit freundlicher Genehmigung der Willard & Carreiro Collection]*

9

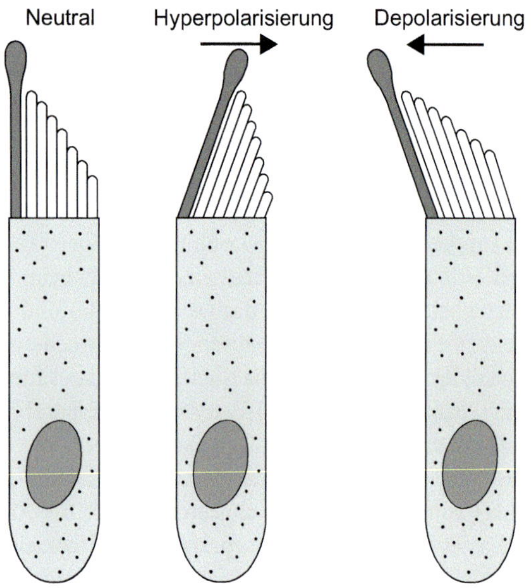

Abb. 9.2 Schematische Darstellung einer Haarzelle mit Kinozilium (dunkel) und Stereozilien (hell). Sind die Stereozilien zum Kinozilium hin gebogen, wird die Zelle depolarisiert.

sich die Transmitterfreisetzung sowie die Aktivierung verringern.

Signale aus den Haarzellen werden zum vestibulären Kerngebiet geleitet, das aus vier einzelnen Nuclei vestibulares mit unterschiedlicher Bau- und Funktionsweise besteht. Der laterale Vestibulariskern beeinflusst die Beinextensoren und Armflexoren und ist an der aufrechten Haltung beteiligt. Das wird als vestibulospinaler Reflex bezeichnet. Der mediale und der superiore Vestibulariskern vermitteln den vestibulookularen Reflex (VOR). Zellsignale aus diesen Kernen aktivieren die Kerne des N. abducens und N. oculomotorius, so dass sich die Augen mit gleicher Geschwindigkeit, doch in entgegengesetzter Richtung zum Kopf bewegen (➤ Abb. 9.3). Nervenfasern aus dem oberen Vestibulariskern führen auch zu motorischen Neuronen der Halsmuskulatur und wirken über den vestibulozervikalen/-kollischen Reflex auf die Halshaltung ein.

Der vestibulookulare Reflex funktioniert bereits bei der Geburt und beeinflusst zusammen mit den vestibulozervikalen und vestibulospinalen Reflexen die Kopf- und Halshaltung beim Säugling. Diese drei Reflexe haben Einfluss auf den paraspinalen Muskeltonus und können mithilfe spezifischer Muskelenergietechniken zur Behandlung somatischer Dysfunktionen im oberen Halsbereich eingesetzt werden [Goodridge & Kuchera 1997]. Umgekehrt kann sich bei unkorrigierter Sehschwäche ein erhöhter Tonus der oberen Halsmuskeln entwickeln, vermutlich über denselben Mechanismus.

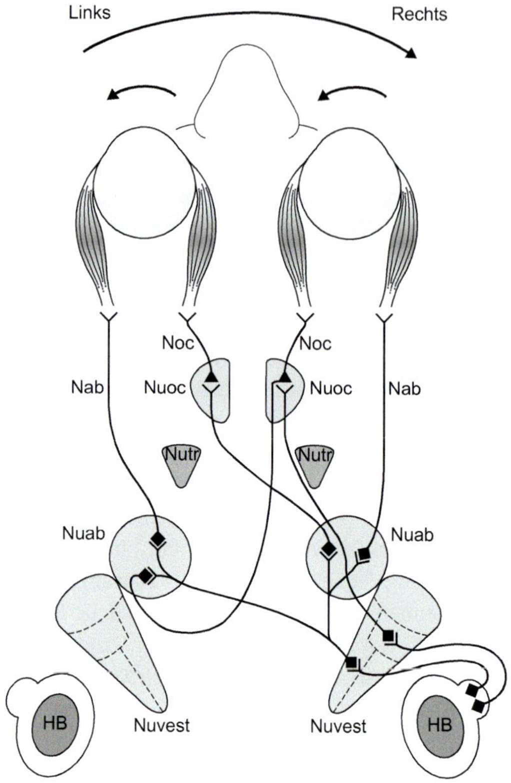

Abb. 9.3 Schematische Darstellung des vestibulookularen Reflexes, wenn der Kopf nach rechts gedreht wird. Die Richtung der Kopfbewegung zeigt der große Pfeil (nach rechts). Die Richtung der Augenbewegung geben die kleineren Pfeile (nach links) an. Die Nervenbahnen auf der rechten Seite beider Augen wirken hemmend, die auf der linken Seite aktivierend. Noc = N. oculomotorius, Nuoc = Nucleus nervi oculomotorii (Okulomotoriuskern), Nab = N. abducens, Nuab = Nucleus nervi abducentis (Abduzenskern), Nutr = Nucleus nervi trochlearis (Trochleariskern), Nuvest = Nucleus vestibularis (Vestibulariskern), HB = horizontaler Bogengang.

Im Laufe des Alterungsprozesses kommt es zu einer Degeneration der Haarzellen, die den Beitrag des Gleichgewichtsorgans zu Haltung und Gleichgewicht beeinträchtigt.

9.2.3 Das somatosensorische System

Als drittes System empfängt das somatosensorische System Informationen von Haut, Muskeln und Bindegeweben des Körpers. Diese Informationen werden im Temporallappen der Großhirnrinde kartiert.

Muskelafferenzen besitzen eine propriozeptive Funktion und vermitteln Informationen über Veränderungen der Stellung im Raum. Werden diese Fasern durch eine rasche Sehnen- oder Muskeldehnung aktiviert, sorgt die daraus resultierende Muskelkontraktion für eine schnelle

Anpassungsreaktion an den plötzlichen Positionswechsel. Gelenkafferenzen liefern Informationen über Veränderungen der Gelenkstellung. Das schließt eine veränderte Ausrichtung des Kopfes gegenüber Hals und Wirbelsäule sowie der Extremitäten zum Rumpf (Achsenskelett) mit ein. Gelenkafferenzen leiten Informationen über die räumlichen Beziehungen an das Zentralnervensystem weiter. Viele dieser Propriozeptoren sind im Bindegewebe der Halswirbelsäule lokalisiert. Tatsächlich können propriozeptive Informationen aus der Halswirbelsäule die von Augen und Gleichgewichtsorgan kommenden Informationen bezüglich der Position überlagern. Hautafferenzen leiten Informationen über Druckeinwirkungen auf die Haut weiter. Von besonderer Bedeutung für die aufrechte Haltung sind Informationen von den Fußsohlen. Druck auf die Fußsohle löst eine Reflexbewegung des Fußes in Richtung des Stimulus aus, wodurch sich der Muskeltonus in den Extensoren von Bein und Becken erhöht. Darüber hinaus versorgen Nervensignale von Scherkräften an der Haut der Fußsohle das Zentralnervensystem mit Informationen über die Körperbewegung.

Funktionsveränderungen des somatosensorischen Systems können die Haltungsstabilität beeinträchtigen. Verzerrte propriozeptive Informationen aus erkrankten Gelenken wie beispielsweise einem arthritischen Kniegelenk [Barrett et al. 1991] oder entzündeten Wirbelgelenken beeinflussen die Wahrnehmung der eigenen Haltung. Propriozeptive Informationen können sich durch Abnahme der Gelenkbeweglichkeit und -gleitfähigkeit, Zunahme der Halslordose und Kompression der Bandscheibenzwischenräume verändern [Alexander et al. 1992]. Dieses Phänomen beschränkt sich nicht nur auf Propriozeptoren in Gelenken. Durch Erkrankungen, die sich auf die afferenten Fasern der Haut auswirken, wie eine diabetische Neuropathie, werden Bewegungsinformationen, die von den Fußsohlen kommen, beeinträchtigt [Simoneau et al. 1994]. Eine Studie von Woollacott et al. [1998] deutet darauf hin, dass sich veränderte Haltungsstrategien bei Kindern mit spastischer Diplegie eher auf biomechanische als auf neurologische Faktoren zurückführen lassen (➤ Kap. 16). Auch wenn die Auswirkungen veränderter biomechanischer Beziehungen auf die Haltung noch nicht eingehender untersucht sind, lässt die klinische Erfahrung doch einen signifikanten Zusammenhang vermuten. Neben einer potenziell veränderten Propriozeption erfordern Veränderungen der Haltungswahrnehmung Anpassungen der Bewegungsstrategien, die für behinderte oder geschwächte Patienten häufig schwierig zu leisten sind und ihre Stabilität noch mehr beeinträchtigen.

Die Körperhaltung ist Ausdruck der integrierten Informationen aus drei sensorischen Systemen, dem visuellen, vestibularen und somatosensorischen. Es scheint eine gewisse Redundanz zwischen ihnen zu geben, die Defizite maskieren kann. Sind jedoch zwei Systeme gleichzeitig beeinträchtigt, treten zugrunde liegende Dysfunktionen und eine Störung des körperlichen Gleichgewichts zutage.

9.3 Der motorische Beitrag zur Haltung

Das motorische System besteht aus den Nervenverbindungen von Großhirnrinde und Hirnstamm zum Rückenmark und vom Rückenmark zu den Skelettmuskeln. Über diese Verbindungen kann das Gehirn koordinierte Bewegungen der Rumpf- und Extremitätenmuskeln steuern. Um willkürliche Bewegungen auszuführen, muss das Zentralnervensystem über das motorische System drei Dinge leisten: (1) eine Haltungsanpassung in Antizipation der veränderten Verteilung der Muskelmasse vornehmen, (2) agonistischen und antagonistischen Muskeln in Rumpf und Gliedmaßen zeitlich genau abgestimmte Befehle erteilen und diese Befehle (3) in das vorliegende Arrangement der Muskel- und Skelettgewebe integrieren. Kontraktion und Entspannung von agonistischen und antagonistischen Muskelgruppen müssen koordiniert sein, um flüssige und präzise Bewegungen zu ermöglichen. Wenn die Haltung gestört ist, muss das motorische System in rascher Abfolge Muskelaktivitäten ausführen, um die Stabilität aufrechtzuerhalten. Diese Abfolge wird häufig als Haltungsstrategie bezeichnet. Eine falsche Abfolge bei der Aktivierung agonistischer und antagonistischer Muskelgruppen führt zu einer abgehackten Bewegung. Das äußert sich durch verstärktes Schwanken bei Haltungsanpassungen [Woollacott 1993] oder durch ungeschickte Bewegungen. Bei sehr jungen und sehr alten Menschen kann die Latenzzeit bis zum Einsetzen von Muskelkontraktionen verändert sein. Eine verzögerte Latenzzeit beeinflusst die zeitliche Abfolge von Muskelreaktionen auf Haltungsstörungen [Woollacott & Shumway-Cook 1990]. Die normalen erwachsenen Muster (Strategien) bei der Aktivierung von Stellmuskeln sind beim Neugeborenen und Säugling noch nicht vorhanden. Sie werden im Laufe der Entwicklung durch Versuch und Irrtum ausgebildet und verfeinert. Kinder mit motorischen oder sensorischen Dysfunktionen entwickeln Haltungsstrategien, die von der Norm abweichen.

Haltungsstrategien koordinieren den sensorischen Input aus dem visuellen, vestibulären und somatosensorischen System mit motorischer Aktivität. Daher hängt die Haltungskontrolle von der individuellen Fähigkeit ab, diese sensorischen Informationen richtig zu interpretieren und mit einer entsprechenden motorischen Reaktion zu antworten. Dies erfordert Kraft, Flexibilität und Koordination, die unter anderem vom Muskeltonus, vom Gelenk-Bewegungsumfang und den biomechanischen Verhältnissen beeinflusst werden. Haltungsstrategien lassen sich unterteilen in solche, die das Gleichgewicht im Ruhezustand, wie im Stehen und Sitzen aufrechterhalten, und solche, die bei aktiven Bewegungen eingesetzt werden. Beide erfordern eine synchronisierte Aktivität einzelner Muskelgruppen als Reaktion auf den sensorischen Input und sind, in unterschiedlichem Ausmaß, auf eine Feedback- und antizipatorische Kontrolle angewiesen. Ghez [1991] verglich diese beiden Kontrollmechanismen am Beispiel von zwei Aufgaben, nach einer Tasse zu greifen und einen Ball zu fangen. Wird nach einer Tasse gegriffen, sorgt eine Feedbackkontrolle dafür, die visuellen und somatosensorischen Informationen über die Armstellung im Raum mit der Position der Tasse abzugleichen. Notwendige Anpassungen erfolgen aufgrund dieser Informationen. Die Verarbeitung und Reaktion auf sensorische Informationen in einer Feedbackschleife erfolgt relativ langsam; es dauert fast genauso lange, die Informationen zu verarbeiten, wie die Bewegung auszuführen. Deshalb dienen Feedbackmechanismen dazu, langsame Bewegungen oder Handlungssequenzen zu unterhalten oder zu modulieren. Handlungen, die sehr schnelle Reaktionen erfordern, sind dagegen auf eine Feedforwardkontrolle angewiesen. Die Information wird verarbeitet, um die notwendige Reaktion vorwegzunehmen zu können. Das lässt sich am Fangen eines Balls illustrieren. Die visuelle Information wird dazu verwendet, die wahrscheinliche Flugbahn des Balls, seine Höhe und die Zeit bis zu seinem Ankommen abzuschätzen. Anhand dieser visuellen Informationen bereitet sich das Muskel-Skelettsystem auch auf eine angemessene Haltung für das Auftreffen des Balls vor [Ghez 1991]. Bei neuen Aufgaben dominiert die Feedbackkontrolle den Lernprozess. Haben wir etwas gelernt, wird die Aufgabe unter Feedforwardkontrolle in Angriff genommen, während die Feedbackkontrolle zur Feinabstimmung der Zielbewegungen dient [Ghez & Krakauer 2000].

Nashner [1976] hat festgestellt, dass Muskelreaktionen auf Haltungsstörungen im Allgemeinen von distal nach proximal ablaufen. Zwei der häufigsten Strategien zur Haltungskorrektur sind die Knöchel- und die Hüftstrategie [Horak & Nashner 1986]. Die Knöchelstrategie geht von Muskeln am Sprung- oder Kniegelenk aus und führt zu kleinen Schwankungen nach hinten und vorn. Sie wird in der Regel eingesetzt, wenn die Stützfläche stabil und die Störung relativ klein ist. Hüftstrategien beginnen im Becken- und Hüftbereich mit einer sekundären Reaktion im Knöchelbereich. Mit großen Bewegungen von Becken und Torso wird dabei die Körperposition angepasst. Hüftstrategien scheinen eingesetzt zu werden, wenn die Stützfläche schmal oder instabil ist oder eine größere Störung vorliegt [Horak & Nashner 1986]. Haltungsstrategien werden von wiederholten Erfahrungen beeinflusst [Nashner et al. 1982]. Erfolglose strategische Komponenten werden ausgemerzt und die übrigen auf Effizienz und Wirksamkeit hin getrimmt. Dies ist eine Form des Lernens.

Manche Haltungsstrategien beinhalten Reflexbewegungen wie den vestibulokollischen und den vestibulospinalen Reflex. Der vestibulokollische Reflex setzt ein, wenn der Kopf ohne Halsbeugung rasch nach vorne bewegt wird. Die Nackenmuskeln kontrahieren sich, um den Kopf zu heben. Vestibulospinale und zervikospinale Reflexe beeinflussen die Muskulatur der oberen Extremitäten. Eine plötzliche Vorwärtsbewegung des Kopfes löst eine Kontraktion der Armextensoren aus [Ghez 1991]. Andere Reflexe, wie der zervikokollische und zervikospinale Reflex, werden durch Propriozeptoren in den oberen Halswirbelsegmenten induziert. Der zervikokollische Reflex bewirkt eine Halsmuskelkontraktion als Reaktion auf eine plötzliche Dehnung. Zervikospinale Reflexe sind etwas komplexer; eine Halsbeugung führt zu einer Flexion der oberen Extremitäten, während ein Vorkippen des Kopfes und Körpers wie beim Hinfallen zu einem Ausstrecken der Arme führt [Ghez 1991]. Eine Halsrotation führt zum Ausstrecken des gleichseitigen Arms und Beins sowie zum Beugen der kontralateralen Gliedmaßen. Dieses Haltungsmanöver wird bei Neugeborenen manchmal auch als asymmetrischer tonischer Nackenreflex (ATNR, Halsstellreflex) bezeichnet.

9.4 Die Entwicklung der Haltung

Bei der kognitiven Entwicklung in den ersten Lebensmonaten geht es um die Koordination einfacher Handlungssysteme, die den Aufbau von Muskelsynergien unterstützen. Der Säugling beginnt erste Bewegungsstrategien zu entwickeln, wie mit den Händen zu greifen und zu schlagen oder den Kopf zu drehen. Durch Wiederholung automatisiert sich das Lernen. In dieser frühen Phase ist die Extremitäten-, Thorax- und Halsbewegungsmechanik von besonderer Bedeutung, da der

Säugling lernt, über das sensorische Feedback der Extremitäten in Verbindung mit dem visuellen Input eine Feinabstimmung seiner Handlungsstrategien vorzunehmen. Wenn das Kind bestimmte Muskelgruppen aktiv in koordinierten Mustern einzusetzen beginnt, entstehen neue Belastungen für den Bewegungsapparat.

Als eines der frühesten Handlungssysteme entwickelt sich die Kopfkontrolle. Anfangs wird sie durch visuelle Reize stimuliert. Ab der 32. bis 34. Schwangerschaftswoche sind Neugeborene imstande, den Kopf einem visuellen Stimulus zuzuwenden [Shumway-Cook & Woollacott 2000]. Mit 2,5 Monaten ermöglicht die besser koordinierte Muskelaktivität im Halsbereich erste Haltungskorrekturen gegen die Schwerkraft als Reaktion auf visuelle und vestibuläre Interaktionen [Shumway-Cook & Woollacott 2000]. Das kann man sehen, wenn man den Säugling an den Armen aus der Rückenlage zu heben versucht; kurz nach der Geburt fällt der Kopf nach hinten, mit 2,5 Monaten bewegt er sich in einer Linie mit dem Rücken und mit 5–6 Monaten führt der Kopf die Schultern an (➤ Abb. 9.4).

Sitzen erfordert eine Koordination von Hals- und Rumpfmuskeln, um den Kopf aufrecht zu halten, sowie eine verbesserte Muskelkontrolle im Lumbal- und Beckenbereich und Entspannung der Hüftflexoren. Das frühe Sitzen stützt sich stark auf das visuelle System. Mit 1–2 Monaten hebt der Säugling auf visuelle Signale hin seinen Kopf. Mit 3 Monaten hat sich die Kontrolle über den Thoraxbereich verbessert, doch der lumbale Halt fehlt noch immer und das Kind stützt sein Gleichgewicht eher auf visuelle als propriozeptive Reize. Tatsächlich können junge Säuglinge bereits ungestützt sitzen bleiben, wenn ihr Kopf stabilisiert wird (➤ Abb. 9.5). Nach 3 Monaten beginnen propriozeptive Signale aus dem Hüft- und Beckenbereich die Haltungskontrolle zu bestimmen. Mit 8 Monaten können die meisten Kinder aufrecht sitzen und Schwankungen durch entsprechende Muskelaktivität in Rumpf und Hals korrigieren [Shumway-Cook & Woollacott 2000]. Wird ihre Balance gestört, strecken sie die Arme aus, um ihre Stabilität zu bewahren (schützende Gleichgewichtsreaktion). Somati-

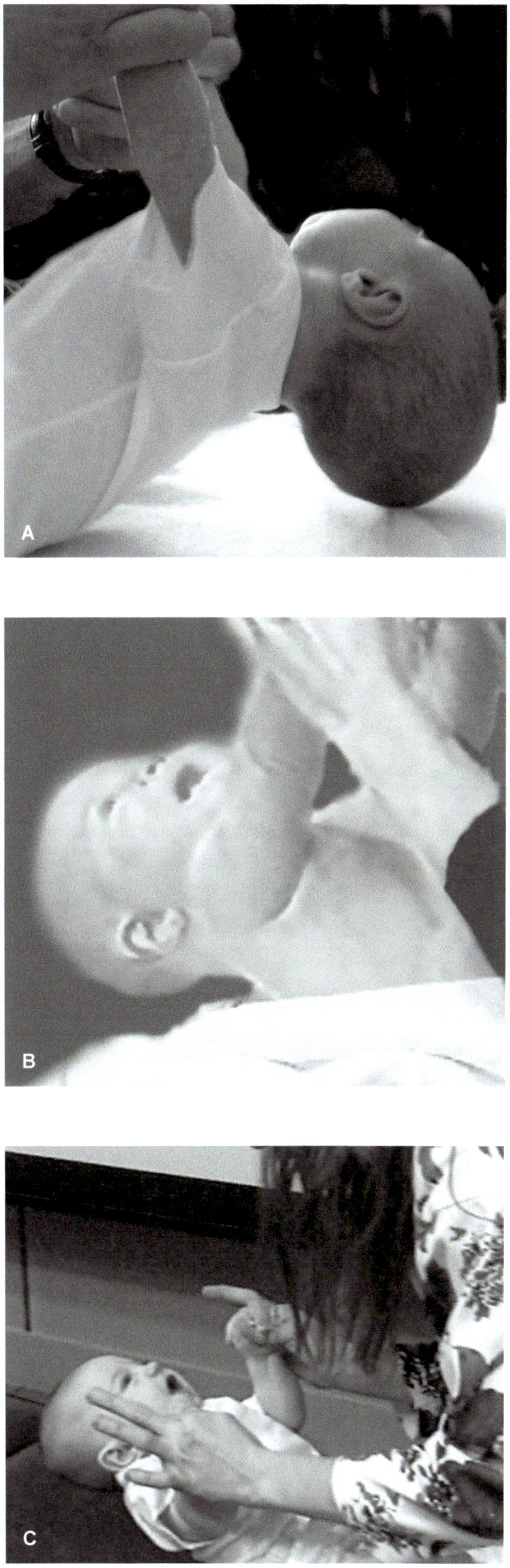

Abb. 9.4 Auf diesen drei Fotos lassen sich die unterschiedlichen Reaktionen von Säuglingen verfolgen, wenn man sie aus der Rückenlage hochzieht. Die Linie vom Ohr zur Schulter verändert sich, sobald das Kind die Halsmuskeln anspannt, um den Kopf zu heben. **A** 10 Tage altes Neugeborenes: Der Kopf fällt nach hinten, ohne Anzeichen einer Halsmuskelkontraktion oder von Widerstand in den Armen. **B** 2 Monate alter Säugling: Leichte Halsmuskelkontraktion, um den Kopf anzuheben. **C** 4 Monate alter Säugling: Beachten Sie die Beugung der Ellbogen und die Ohr-Schulter-Linie. *[Mit freundlicher Genehmigung der Willard & Carreiro Collection]*

sche Spannungen im Rumpf-, Hüft- oder Beckenbereich können ein selbstständiges Sitzen behindern. Kinder mit einem gesteigerten Muskeltonus der unteren Extremitäten haben Schwierigkeiten, ihre Beine auszustrecken, um das Becken zu stabilisieren. Durch biomechanische Spannungen im Becken-, Hals- oder Rumpfbereich kann sich der Körperschwerpunkt vor die stützende Basis (das Becken) verlagern, beispielsweise bei Kindern mit Tortikollis. Eine Steißlage kann die Wirbelsäule in der Becken- und Lumbalregion ebenfalls übermäßig belasten, was zu einer verzögerten Entwicklung oder Erschwernis des selbstständigen Sitzens führt (Quelle: Auswertung von Krankenakten und Ärztebefragung).

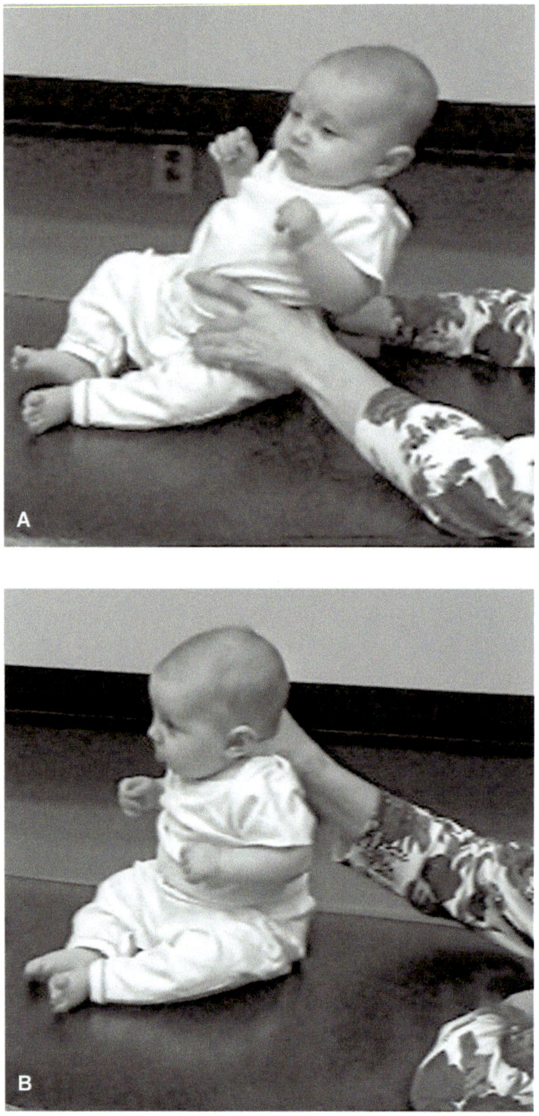

Abb. 9.5 Bereits ein zwei Monate alter Säugling kann frei sitzen, wenn der Kopf stabilisiert wird. *[Mit freundlicher Genehmigung der Willard & Carreiro Collection]*

Mit 6 Monaten können Kinder in Bauchlage ihren Kopf, die Schultern und den größten Teil der Brust anheben. Das schaffen sie eher durch die Kopf-, Hals- und Rumpfkontrolle als durch ein Hochstemmen mit den Armen. Die Hüft- und Beinflexoren sind jetzt stärker entspannt und das Becken kann flach auf dem Boden liegen. Aus dieser Position kann das Kind zu robben oder zu krabbeln anfangen, indem es sich mit Armen und Rumpf auf dem Boden vorwärts schiebt. In der Frühphase des Manövers muss sich das Kind dabei eher auf eine wellenförmige Körperbewegung verlassen, statt aktiv die Beine zu bewegen. Seitdem in den letzten Jahren empfohlen wurde, Säuglinge nicht auf dem Bauch schlafen zu lassen, vermeiden es viele übereifrige Eltern überhaupt, ihre Kinder auf den Bauch zu legen. Wir haben festgestellt, dass sich einige der Kinder rollend statt krabbelnd mit einer Art unterstützender Rumpfkoordination vorwärts bewegen. In beiden Fällen kommen Beinbewegungen hinzu, wenn sich die Koordination zwischen den Muskelgruppen der unteren Extremitäten entwickelt hat. Sobald sie die Flexoren- und Extensorenaktivität in den Beinen koordinieren können, müssen Kinder nur noch die Lumbal- und Beckenkontrolle verbessern, um den Körper anzuheben und auf Händen und Knien zu krabbeln (➤ Abb. 9.6). Die Fähigkeit zu krabbeln entwickelt sich in der Regel gleichzeitig mit der Fähigkeit selbstständig zu sitzen und der Etablierung der Lumbal- und Beckenkontrolle. Ein propriozeptives Feedback ist für die Lumbal- und Beckenmechanik von Bedeutung. Wie bereits erwähnt, wird die Haltungskontrolle in den ersten Lebensmonaten stark durch visuelle Reize beeinflusst, die jedoch bald durch den propriozeptiven Input ersetzt werden.

Wenn wir das Voranschreiten der Entwicklungsstadien betrachten, scheint die Kartierung der sensorischen Systeme im Hals zu beginnen und sich dann auf den Thorax-, Rumpf-, Lenden- und Beckenbereich auszudehnen. Sobald sich diese inneren Karten stärker etabliert haben, stützt sich das Kind mehr auf somatosensorische Informationen und weniger auf visuellen Input. Kann ein Kind keine richtigen oder funktionierenden somatosensorischen Karten entwickeln, benutzt es weiterhin den visuellen Input, um das Gleichgewicht zu halten. Bei den meisten Kindern mit infantiler Zerebralparese treten übrigens signifikante Gleichgewichtsprobleme und -störungen auf, wenn der visuelle Input ausgeschaltet wird (klinische Beobachtungen der Autorin sowie von Mitarbeitern). Für eine Haltungskontrolle der Gliedmaßen muss sich die sensorische Kartierung auch auf Gliedmaßenbewegungen erweitern [Ghez 1991]. Bis zum 6. Lebensmonat weisen die Flexoren der Gliedmaßen einen höheren Muskeltonus als die Extensoren auf.

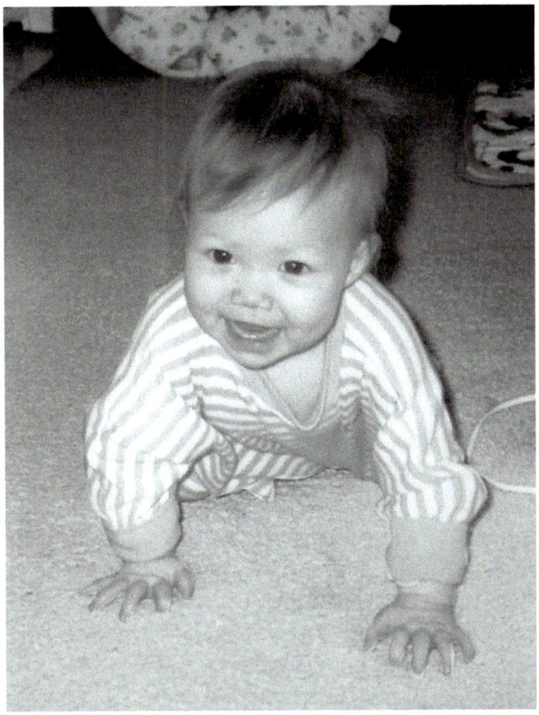

Abb. 9.6 Krabbeln erfordert eine koordinierte Bewegung der vier Extremitäten. *[Mit freundlicher Genehmigung der Willard & Carreiro Collection]*

Das führt zu gewissen Einschränkungen im Bewegungsumfang. Damit der Bewegungsradius der Gliedmaßen angemessen repräsentiert werden kann, ist für die sensorische Kartierung ein viel stärkerer Grad an Bewegungsfreiheit erforderlich. Ohne entsprechende sensorische Kartierung können keine flüssigen, exakten Bewegungen entstehen. Bis zum Alter von 6 Monaten können Säuglinge nicht stehen. Das ist jedoch nicht auf Muskelschwäche zurückzuführen, da die Kraft der Beinmuskeln ja genügt, das Körpergewicht des Kindes zu tragen [Roncesvalles & Jensen 1993]. Vielmehr sind die zum Stehen notwendigen neuralen Kontrollmechanismen über die agonistische-antagonistische Muskelkoordination noch nicht ausreichend entwickelt. Im Alter von 2 bis 6 Monaten zeigen Elektromyogramme einen Mangel an Koordination zwischen M. gastrocnemius, ischiokruraler Muskulatur, M. tibialis anterior und M. quadriceps femoris, wenn das Gleichgewicht bedroht ist [Sveistrup & Woollacott 1993]. Mit 7 bis 9 Monaten beginnt sich die Muskelkontrolle im Knöchelbereich zu verbessern. Diese Verbesserung setzt sich am Bein hoch weiter fort und bezieht mit 9 bis 12 Monaten auch die Oberschenkel- und Rumpfmuskulatur ein [Shumway-Cook & Woollacott 1995]. Obwohl sich durch Übungen auf Balancebrettchen die Kraft steigern lässt, verkürzt sich nicht die Latenzzeit bis zur Aktivierung, was darauf hindeutet, dass neurale Schaltkreise erst reifen müssen, um zu funktionieren [Sveistrup & Woollacott 1997].

Die Lumballordose entwickelt sich in zeitlichem Zusammenhang mit dem freien Sitzen und wird dann durch das Stehen noch verstärkt. Das hilft dem Kind, seinen Schwerpunkt auszubilden. Während sich die Muskelaktivierungssequenzen verfeinern, kommt häufig eine primitive Dreifuß-Mechanik zum Einsatz. In dieser Zeit stabilisieren Kinder ihr Gleichgewicht durch Rumpfschwankungen. Mit 10 bis 12 Monaten halten sie schon deutlich besser das Gleichgewicht, auch wenn sie immer noch Rumpf und Becken in die Haltungsstrategien einbeziehen. Es entwickeln sich Schutzmechanismen mit stärker kontrollierten Bewegungsreaktionen. Die Haltungs- und Gleichgewichtsstrategien von Rumpf und Armen verbessern sich, obwohl die Bein- und Hüftstrategien noch recht unreif sind. In diesem Alter lernt das Kind erst noch, die propriozeptiven Informationen von Rückenmark, Vestibularapparat, Augen und somatosensorischem System zu integrieren und zur Gleichgewichtskontrolle zu nutzen. Während sich Kinder in diesem Alter hochziehen und mit Unterstützung auch stehen können, lässt sich ihre Stabilität noch sehr leicht stören. Selbst visuelle Ablenkungen können bei einem 12 bis 14 Monate alten Kind dazu führen, dass es das Gleichgewicht verliert (> Abb. 9.7).

Wenn das Gehen koordinierter und komplexer wird, belastet es die Funktionsmechanik der unteren Extremitäten. In dieser Zeit ist es wichtig, die Beziehung zwischen Os coxae und Femur sowie die Mechanik von Tibia und Knöchel zu untersuchen. Der Behandlungsschwerpunkt sollte auf Gewebespannungen gelegt werden, um ausgeglichene biomechanische Beziehungen aufrechtzuerhalten. In den frühen Entwicklungsstadien des Laufens ist die normale Mechanik des erwachsenen Gangs, nämlich Standphase, Aufsetzen der Ferse, Abflachen des Fußes, Belastung des Vorderfußes, Abheben der Zehen, Schwungphase, Beschleunigung, Mitte der Schwungphase und Abbremsen, bestenfalls rudimentär vorhanden. In der frühen Phase der Laufentwicklung ist das Kind ein Zehengänger. Das hält so lange an, bis sich eine Koordination zwischen Flexoren und Extensoren im Fuß- und Knöchelbereich entwickelt hat. (Kinder mit einer Beinspastik gehen wegen des erhöhten Extensorentonus weiter auf den Zehen.) Die Gewichtsverteilung im Fuß sollte schließlich folgendermaßen ablaufen: Ferse, Abrollen auf den lateralen Fuß, am Quergewölbe entlang (proximal der Metatarsalköpfchen), dann zum Längsgewölbe, so dass die Ferse für das Abrollen der Zehen frei wird. Auch wenn Kinder diese Sequenz erst im Alter von 5 bis 6 Jahren vollständig beherrschen, wird doch die ganze Zeit über die Fußmechanik eingesetzt

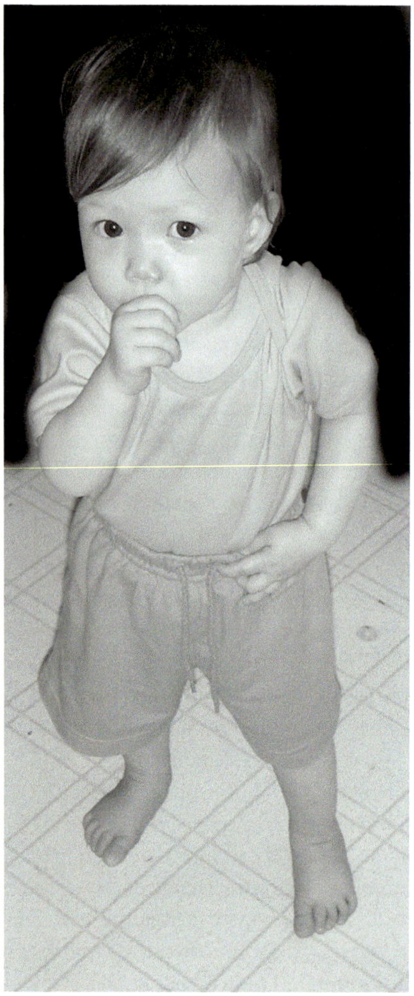

Abb. 9.7 Ein zwölf Monate altes Kind verwendet beim freien Stehen immer noch visuellen Input für die Haltungsstabilität. *[Mit freundlicher Genehmigung der Willard & Carreiro Collection]*

und verfeinert. Die Entwicklung einer optimalen Fußmechanik wird dabei von funktionalen Beziehungen im Becken-, Hüft-, Bein- und Knöchelbereich beeinflusst. Durch den koordinierten Einsatz dieser Bereiche verlagern sich die Gleichgewichtsstrategien des Kindes schließlich vom Rumpf und Becken in den Fuß- und Knöchelbereich. Das geschieht im Alter von etwa 7 Jahren [Shumway-Cook & Woollacott 2000].

Somatische Belastungen der Halsmuskulatur können sich über den zervikospinalen Reflex auf die Mechanik der Lendenwirbelsäule und der unteren Extremitäten auswirken. Andererseits kann die Entwicklung einer Lumballordose auch die Beziehungen und die Mechanik im Hals- und kraniozervikalen Übergangsbereich beeinflussen. Subtile kraniale Asymmetrien und ein Tortikollis können extrem verstärkt werden, sobald ein Kind zu sitzen oder zu stehen beginnt. Aus osteopathischer Sicht kann die Reaktion von Lendenwirbelsäule und Becken auf die Beziehung zwischen Schädelbasis und Halswirbelsäule den Grundstein für eine spätere Skoliose legen [Magoun 1973].

9.5 Haltung und Bewegung

Bei willkürlichen Bewegungen werden vor einer potenziell destabilisierenden Bewegung der Extremitäten Haltungsanpassungen im Rumpfskelett ausgelöst. Diese Bewegungen in den Rumpf- und proximalen Gliedmaßenmuskeln bilden die Basis für die Bewegungen der distalen Extremitäten. Wie bereits beschrieben, führen antizipatorische oder Feedforward-Mechanismen, die Störungen der Haltung voraussagen, zu vorprogrammierten Reaktionen, um die Stabilität zu erhalten. Diese Reaktionen können durch Erfahrung modifiziert werden. Ein Beispiel für einen Feedforward-Mechanismus wären Haltungsanpassungen vor einer willkürlichen Armbewegung, um eine Milchflasche zu holen. Sowohl wenn der Arm ausgestreckt als auch wenn die Flasche angehoben wird, kommt es zur Verlagerung der Körpermasse. Würde der Körperschwerpunkt nicht vor jedem dieser Manöver stabilisiert, verlöre der Handelnde sein Gleichgewicht.

Die großen Muskelgruppen der Extremitäten arbeiten in Untergruppen als Agonisten und Antagonisten (➤ Abb. 9.8). Die Aktivierung einer Agonistengruppe ist mit einer gleichzeitigen und entsprechenden Entspannung ihrer Antagonisten verbunden. Dieser rasche Prozess von Anpassung und Korrektur spielt sich zwischen den Muskelgruppen um ein Gelenk herum ab und sorgt für gleichmäßige und koordinierte Bewegungen. Die zeitliche Abfolge der Muskelaktivierung verändert sich von der Geburt bis ins Erwachsenenalter hinein. Das ist darauf zurückzuführen, dass die Latenzzeiten, die Organisation der motorischen Einheiten und die kortikale Verarbeitung reifer werden. Der Prozess der Myelinisation beginnt in der Schwangerschaft und setzt sich in den ersten Lebensjahren fort. Kinder haben verlängerte Latenzzeiten, da die Myelinisation der beteiligten neuralen Strukturen noch unvollständig ist. Außerdem ist die motorische Einheit beim Neugeborenen und Kleinkind noch nicht so gut organisiert wie beim Erwachsenen. Ihre Muskelfasern sind polyneural innerviert, das heißt, dass Axone von zwei oder mehr Motoneuronen an derselben Faser eine Synapse bilden. Beim Erwachsenen ist es umgekehrt; die Axone eines Motoneurons bilden an mehr als einer Muskelfaser Synapsen,

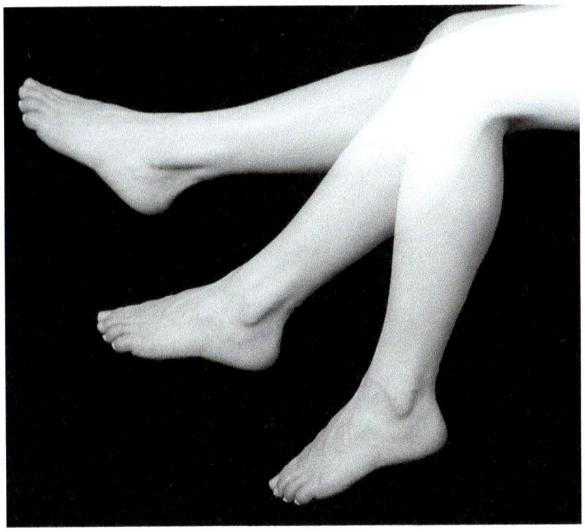

Abb. 9.8 Beim Strecken des Beines ist die Quadrizepsgruppe der Agonist und die Gruppe der ischiokruralen Muskulatur der Antagonist. *[Mit freundlicher Genehmigung der Willard & Carreiro Collection]*

wobei jede Muskelfaser aber nur ein Axon erhält. In einer reifen motorischen Einheit wird die synchronisierte Kontraktion einer Gruppe von Muskelfasern durch ein einziges Motoneuron kontrolliert, während eine Muskelkontraktion beim Neugeborenen und Säugling häufig unkoordiniert und zufällig zustande kommt. Auch die Tatsache, dass das sarkoplasmatische Retikulum noch unreif ist und nicht optimal funktioniert, verhindert die Ausbildung einer angemessenen Muskelkopplung. Dadurch verlängern sich die Kontraktions- und Entspannungszeiten der Muskeln. Darüber hinaus müssen auch an den neuromuskulären gap junctions, den postsynaptischen Membranen und einigen Rezeptoren für Neurotransmitter noch signifikante Veränderungen stattfinden, bis die adulte (reife) Form erreicht ist, die eine Koordination der Muskelfaserkontraktion ermöglicht. Beim Kleinkind ist die zeitliche Aufeinanderfolge noch unreif. Sie erreicht ihren Höhepunkt im Alter zwischen 10 und 20 Jahren. Ab 35 Jahren scheint die Fähigkeit, die Muskelaktivität exakt zu koordinieren, wieder abzunehmen. Genauer gesagt verlängern sich die Latenzzeiten der Muskelaktivierung mit dem Alter wieder, so dass sich die zeitliche Abfolge verändert. Das erklärt möglicherweise die größeren und langsameren Haltungskorrekturen, die sich bei älteren Menschen häufig beobachten lassen. Allerdings haben einige Forscher gezeigt, dass sich die Reaktionszeiten von älteren Erwachsenen nicht signifikant unterscheiden, wenn Patienten mit subtilen neurologischen Störungen ausgeschlossen und die direkten Muskelreaktionen über ein EMG gemessen werden [Woollacott et al. 1986, Nardone et al. 1995].

9.6 Synergistische Muskelkoordination über vestibuläre und visuelle Stimuli

Die Fähigkeit, gleichmäßige, exakte Bewegungen auszuführen, hängt von einer synergistischen Muskelkoordination ab – der funktionalen Verbindung von Muskelgruppen zu einer aktiven Einheit. Diese Synergien sind neurale Programme, die durch sensorische Stimuli aktiviert werden. Häufig denken Eltern fälschlicherweise, ihr Kind sei zu schwach, um bestimmte Bewegungen erfolgreich auszuführen. Neugeborene besitzen ausreichend Muskelkraft, um sich aufzurichten; was ihnen jedoch fehlt, ist die Muskelkoordination zur Ausführung der Bewegung. Alle willkürlichen Bewegungen sind das Ergebnis fein abgestimmter sequenzieller Muskelkontraktionsmuster. Diese Muster entwickeln sich durch Versuch und Irrtum, wobei ineffiziente und unwirksame Muster aussortiert und erfolgreiche Muster selektiv beibehalten werden. Selbst relativ statische Bewegungen wie Sitzen, Stehen oder Gleichgewicht-Halten sind ein Ausdruck von Muskelsynergien, die sich mit der Zeit entwickelt haben.

Generell verläuft die motorische Entwicklung von Bewegungen mit geringen synergistischen Anforderungen zu solchen mit höheren Anforderungen. Einfache Bewegungsmuster werden verfeinert und in komplexere Muster integriert. Bei der Geburt besitzen Neugeborene noch keine ausgebildete synergistische Muskelkontrolle. Frühe Reflexe wie der palmare Greif- und der Moro-Reflex (Schreckreflex) sind segmentale oder vestibuläre Reflexe, aber keine willkürlichen Bewegungsmuster. Die mit dem Moro-Reflex verbundenen Bewegungen können jedoch sehr wohl in spätere Schutzreaktionen integriert werden. Der Moro-Reflex lässt sich auslösen, indem man den Säugling in Rückenlage an den Händen fasst und behutsam hochzieht, um Kopf und Hals anzuheben. Dann lässt man das Kind sanft in die liegende Position zurückfallen (➤ Abb. 9.9) (bitte eine weiche Unterlage verwenden). Durch dieses Manöver verändert sich plötzlich die Beziehung zwischen Kopf, Hals und vestibulären Reizen. Der Säugling wird daraufhin rasch beide Arme ausstrecken und dann vor der Brust anziehen, meist begleitet von Weinen. Diese Bewegungsfolge entspricht einem normalen Moro-Reflex. Falls derselbe Säugling später einmal, sagen wir mit 30 Jahren, eine Straße entlanggeht und stolpert, so dass sich die Beziehung von Kopf, Hals und vestibulärem Input rasch verändert, wird das reflexartige Ausstrecken der Arme verhindern, dass er sich die Nase auf dem Pflaster aufschlägt.

9

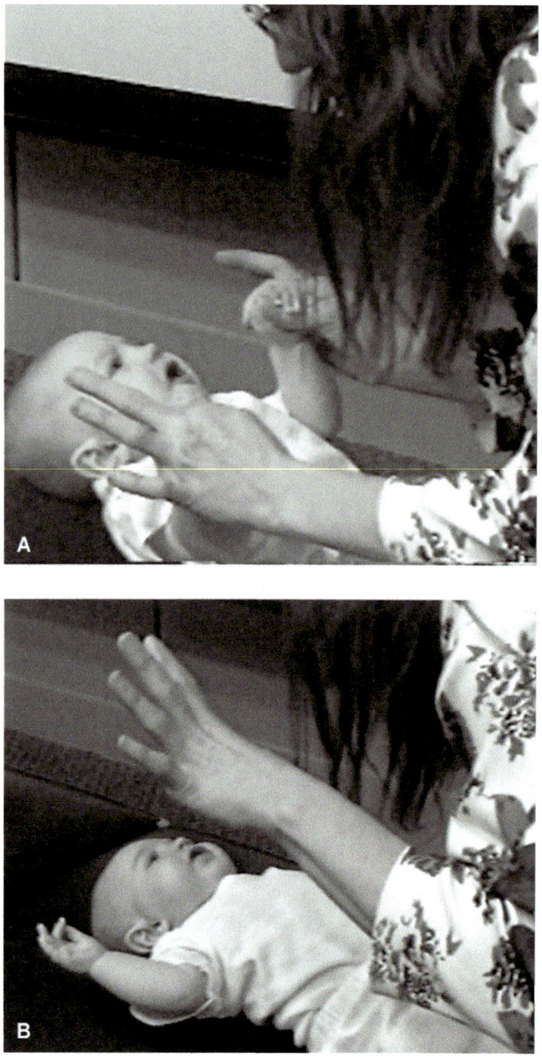

Abb. 9.9 A, B: Der Moro- oder Schreckreflex *[Mit freundlicher Genehmigung der Willard & Carreiro Collection]*

Bei anderen Reflexen sind Signale verschiedener sensorischer Systeme beteiligt. Wie bereits erwähnt, entwickelt sich der asymmetrische tonische Nackenreflex (Halsstellreflex) mit ungefähr 2 Wochen und bleibt fast bis zum 6. Lebensmonat bestehen. Er verbindet Informationen aus dem vestibulären System und von Propriozeptoren im Hals mit einer Koordination zwischen Arm- und Beinflexoren und -extensoren (➤ Abb. 9.10). Wird der Kopf des Kindes in Rückenlage passiv gedreht, streckt es Arm und Bein auf der ipsilateralen Seite und beugt die kontralateralen Gliedmaßen, wie zu einer Fechterstellung. Der ausgestreckte Arm liegt direkt im Sichtfeld des Kindes. Daher wird häufig angenommen, dass dieser Reflex an der Koordination von Hand und Augen beteiligt ist.

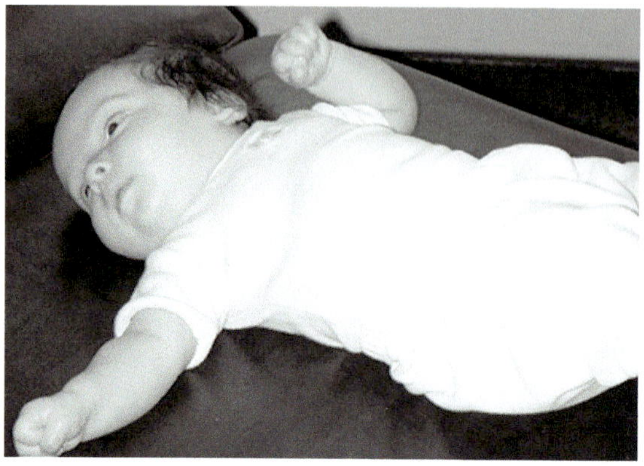

Abb. 9.10 Der asymmetrische tonische Nackenreflex (ATNR) oder die Fechterstellung. Beim Drehen des Kopfes werden die ipsilateralen Gliedmaßen gestreckt und die kontralateralen gebeugt. Dieser Reflex ist in der Regel mit 2 Wochen voll ausgebildet und kann bis zu einem Alter von 6 Monaten bestehen bleiben. *[Mit freundlicher Genehmigung der Willard & Carreiro Collection]*

9.7 Neurobiologische Grundlagen der Augen-Hand-Koordination

Beim Erwachsenen sind drei Faktoren am absichtlichen Hinbewegen einer Extremität zu einem Zielobjekt beteiligt: die visuelle Auslösung einer Handbewegung aufgrund der Zielposition, ballistische Armbewegungen auf das Zielobjekt zu, die von entsprechenden Muskelsynergien und sensorischem Feedback abhängen, sowie die antizipatorische Orientierung des Handgriffs auf die Zielposition, einschließlich des Fingerschlusses beim Berühren des Zielobjekts. Die Planung des Bewegungsbogens erfolgt im parietalen Kortex, während der prämotorische Kortex an der Koordination der Gelenkbewegungen zur Ausführung der Aufgabe beteiligt ist [Levin 1996].

9.7.1 Theorien

Es gibt verschiedene Theorien über die Entwicklung der Augen-Hand-Koordination; eine ausführliche Analyse jeder einzelnen würde den Rahmen dieses Kapitels sprengen. Mit einer kurzen Beschreibung der bekanntesten Theorien soll jedoch der Hintergrund für die nachfolgenden Ausführungen abgesteckt werden.

- Piaget betonte, dass Handeln und selbst gemachte Erfahrung in der Entwicklung der Koordination Vorrang vor Wahrnehmungen haben. Sein Konzept der prämotorischen Entwicklung bezieht zufällige Bewegungen, bei denen Hände, Augen und Hals nicht koordiniert sind, während der ersten 4 Monate mit ein. Piaget zufolge werden erst danach erste Anzeichen einer Koordination zwischen den Wahrnehmungssystemen erkennbar.

- Im Gegensatz dazu ermöglichen nach Gibsons Theorie Wahrnehmung und Handlung es dem Individuum gemeinsam, Erfahrungen mit der Umwelt zu machen [Reed 1982]. Das würde bedeuten, dass Wahrnehmungs- und Bewegungssystem schon recht früh in der Entwicklung zu einem gewissen Grad koordiniert wären.
- Bei der Selektionstheorie handelt es sich um eine funktionalistische Theorie, die davon ausgeht, dass die Anatomie des Gehirns von vornherein festgelegt („hard-wired") ist und die Bedeutung von Signalen an das Gehirn feststeht. Sie postuliert, dass der Organismus durch anatomische und funktionelle Variabilität seine Fähigkeit erlangt, eine unstrukturierte Welt zu organisieren.

In einer osteopathische Sichtweise findet sich von jeder dieser Theorien etwas wieder, während gleichzeitig die konsistente und doch anpassungsfähige Art der neuralen Verbindungen sowie der Einfluss motorischer Funktionen auf die sensorische Verarbeitung anerkannt wird.

9.7.2 Visuelle und propriozeptive Bewegungsführung

Während der frühkindlichen Entwicklung verändern sich die visuell ausgelösten, aber durch ein breites propriozeptives Feedback (Treffen eines Zielobjekts) geführten Bewegungen der ersten Lebenswochen [von Hofsten & Fazel-Zandy 1984] zwischen dem 4. und 5. Lebensmonat zu Bewegungen, die ein visuelles Zielpunkt-Feedback steuert [von Hofsten & Fazel-Zandy 1984]. Im Alter von 12 Wochen gelingt es dem Säugling, mit ungezielten, schlagenden Bewegungen des ausgestreckten Arms ein Objekt zu treffen. Dass diese Bewegungen visuell ausgelöst, jedoch durch propriozeptiven Input geleitet werden, zeigt sich, wennman ein leuchtendes Objekt als Auslöser verwendet; dabei lässt sich beobachten, dass diese Bewegungen im Dunkeln mit derselben Genauigkeit wie bei Tageslicht ausgeführt werden können [Clifton et al. 1994]. Beim Greifen tauchen mit 3,5–5 Monaten häufig wechselnde Richtungen der Handbewegungen auf, obwohl sie nicht unbedingt auf das Objekt zielen. Sie sind vermutlich visuell gesteuert. Ab dem 7. Lebensmonat beginnen sich erste ballistische Bewegungen mit visueller Zielsteuerung zu zeigen [Shumway-Cook & Woollacott 2000]. In dieser Zeit entwickelt sich eine Modulation von Drehbewegungen mit dem Drehmoment der Muskeln. Visuell gesteuerte Bewegungen der Extremitäten tauchen auf. Der Säugling nutzt jetzt visuelle Informationen zur Auswahl bestimmter Muskelsynergien. Zwischen 6 und 10 Monaten nehmen sequenziell organisierte Handbewegungen zu, und die Anzahl der Richtungswechsel erreicht ein Plateau. In dieser Zeit entwickeln sich selektive Synergien bei ballistischen Bewegungen, deren Zielpunkt mit den Augen angesteuert wird. Somit werden visueller Input bezüglich der Zielgenauigkeit und propriozeptiver Input zur Feinabstimmung koordiniert. Obwohl visueller Input notwendig ist, um das Zielobjekt zu lokalisieren, kann die propriozeptive Information die Hand (wenngleich etwas ungeschickt) noch immer zum Ziel führen, ohne es zu sehen. Mit 12 Monaten werden die Handbewegungen fließender und sind auf die Mitte des Spielzeugs gerichtet. Anfangs erzeugen Kinder durch Drehmomente der Ellbogen- und Schultermuskeln übersteigerte Drehbewegungen des distalen Arms. Gegen Ende des ersten Lebensjahrs können sie das Drehmoment der Muskeln einsetzen, um die Drehbewegungen zu kontrollieren und auszugleichen und Bewegungen flüssiger auszuführen.

Propriozeption spielt in der Steuerung der Gliedmaßenbewegungen eine wichtige Rolle. Selbst leichtere geburtstraumatische Einwirkungen auf die Gliedmaßen sind folglich für den Osteopathen von Belang. Offensichtlich ist das kindliche Gewebe bei einer Hand- oder Schulterlage enormen Spannungen unterworfen, die sich auf die biomechanischen Beziehungen und nachfolgend auf das propriozeptive Feedback aus der betroffenen Extremität auswirken können. Noch häufiger treten Spannungen im Bereich des M. scalenus, M. trapezius, der oberen Rippen und der Schultern auf, wenn der Hals beim Austreten von Schultern und Körper gedehnt wird. Das gilt vor allem für große Neugeborene. Macht das Kind den ersten Atemzug, bevor Körper und Schultern entwickelt sind, können ebenfalls die oberen Extremitäten betroffen sein. In diesem Fall trifft die versuchte Atemexkursion von Rippen und oberem Thorax auf den Widerstand des mütterlichen Vaginalgewebes. Diese Kinder haben häufig so signifikante Atembeschwerden, dass die Beteiligung der Schultern leicht übersehen wird.

9.7.3 Entwicklung des Greifens

Bei den Greifbewegungen von Erwachsenen werden Objektgröße und -lage als visuelle Codes verschlüsselt und in ein motorisches Muster zur Orientierung von Handgelenk, Daumen und Fingern umgewandelt. Diese Größen- und Lagecodes werden im Parietallappen verarbeitet und zum prämotorischen Kortex weitergeleitet, wo die Bewegungsmuster aufeinander abgestimmt werden [Ghez 1991]. Visueller und somatosensorischer Input liefern Informationen über Größe, Form und Lage des Objekts.

Die Entwicklung des Greifens umfasst mehrere Phasen. Beim Neugeborenen öffnen sich die Finger reflexartig, wenn der Arm ausgestreckt wird. Dieser Reflex verliert sich mit 2 Monaten; nun schließen sich die Finger, wenn der Arm ausgestreckt wird. Kopf- und Augenbewegungen beginnen sich nach dem 2. Lebensmonat zu entkoppeln [Shumway-Cook & Woollacott 2000]. Das ermöglicht mehr Flexibilität und Kontrolle. Mit 4 bis 5 Monaten fangen Säuglinge an, ihre Hände auf das gewünschte Objekt zu richten [von Hofsten & Fazel-Zandy 1984], können aber erst nach dem ersten Lebensjahr die Handöffnung richtig an das Objekt anpassen [Shumway-Cook & Woollacott 2000]. Im Alter von 5 oder 6 Jahren sollte die Handfertigkeit des Kindes im Umgang mit Objekten schon ziemlich gut entwickelt sein. Wenn sich Kinder ohne neurologische Probleme bei der Handhabung ungeschickt oder ungelenk anstellen, sollte untersucht werden, ob mechanische Belastungen den normalen somatosensorischen Input beeinträchtigen. Bei Kindern mit einer Spastik entwickeln sich kompensatorische mechanische Belastungen infolge des anomalen Muskeltonus. Diese Spannungen können das normale propriozeptive Feedback stören, den Muskeltonus noch weiter verändern und eine optimale Funktion verhindern. Damit das Kind sein Potenzial voll entfalten kann, ist es wichtig, biomechanische Belastungen zu korrigieren. Das bedeutet nicht, dass alles nach irgendwelchen stereotypen Vorgaben „begradigt" oder „ausgebügelt" werden sollte. Vielmehr geht es darum, dass Therapeuten die Funktionsmechanik im betroffenen Bereich genau untersuchen, um entscheiden zu können: Welche Charakteristika sind Zeichen der kindlichen Hirnverletzung und damit die Grundlinie, von der aus es funktioniert; welche Komponenten haben sich kompensatorisch entwickelt und sind möglicherweise notwendige Bestandteile modifizierter Bewegungsstrategien; und schließlich, welche Komponenten sind als Reaktion auf die Kompensation entstanden und damit nicht notwendig?

9.8 Sensomotorische Integration

Von den drei sensorischen Systemen, die an Haltungs- und Gleichgewichtsstrategien beteiligt sind, werden getrennte primär sensorische Kortexareale geprägt (kartiert). Jedes primäre Kortexareal steht mit dem posterioren parietalen Kortex in Verbindung, in dem die sensorischen Systeme integriert werden. Die Karten im parietalen Kortex bilden einen Gesamtplan des Körpers, seiner Stellung im Raum und seiner räumlichen Beziehung zur äußeren Umgebung und liefern dem motorischen Kortex die Informationen, die er zur Bewegungskontrolle benötigt.

Dass das motorische Haltungssystem auch sehr gut mit nur zwei der drei sensorischen Systeme arbeiten kann, haben Studien gezeigt, in denen ein oder mehrere sensorische Systeme entfernt oder verändert wurden. Der Ausfall eines Systems konnte maskiert sein, doch eine Dysfunktion zweier sensorischer Systeme führte zu Haltungsstörungen bei den Versuchspersonen. Das heißt konkret, mit den Informationen der funktionierenden Systeme lässt sich ein dysfunktionales Systems maskieren. Das wird als Kompensation bezeichnet. Die Redundanz, die zwischen den sensorischen Systemen besteht, dient also zum Schutz. Die Plastizität des Nervensystems erlaubt uns, degenerative Veränderungen eines Systems zu kompensieren. Es gibt allerdings eine Grenze, bei deren Überschreiten das Versagen des motorischen Haltungssystems deutlich wird.

9.8.1 Haltungsfehler von Neugeborenen

Eine infantile Haltungsasymmetrie (IHA) ist als Funktionsstörung der normalen Haltungsmuster und Reflexe im Säuglingsalter definiert, ohne dass organische Veränderungen wie ein Hirninfarkt, neuromuskuläre Erkrankungen, angeborene Fehlbildungen oder ein Tumor zugrunde liegen. Da Ätiologie und Pathophysiologie der IHA noch ungeklärt sind, wird sie als idiopathisch, haltungsbedingt (postural) oder funktionell beschrieben. Es gibt Hinweise darauf, dass eine frühkindliche Haltungsasymmetrie mit Plagiozephalie, Kiefergelenkdysfunktion [St. John 2002], progressiver Skoliose [Canale et al. 1982, Binder et al. 1987], Hüftluxation [Walsh & Morrissy 1998] und anderen strukturellen Asymmetrien [Thompson 1980, Hamanishi & Tanaka 1994, Boere-Boonekamp & van der Linden-Kuiper 2001] assoziiert sein könnte. Eine von Phillippi et al. [2006] entwickelte qualitative Asymmetrie-Skala beruht auf der Messung von Lateralflexion (Rumpfkonvexität) und Hals-(HWS-)

Bewegungsumfang. Auch wenn ein verändertes HWS-Rotationsmuster und eine asymmetrische Rumpfkonvexität die typischen Kennzeichen [Phillippi et al. 2006] sind, können angeborene Plagiozephalie, Hüftdysplasie, Fußfehlstellung und/oder ein Schiefhals als weitere Befunde vorliegen. Ausgewertet wurden Videoaufzeichnungen von Säuglingen in der Bauch- und Rückenlage (➤ Abb. 9.11). Während sie die Kinder zu einer aktiven Kopfdrehung zur einen oder anderen Seite stimulierten, beurteilten die Untersucher den Bewegungsumfang und die Kopplung der HWS-Rotation mit der Lateralflexion und Konvexität des Rumpfes (➤ Tab. 9.1). Die Videoanalysen von Phillippi et al. [2006] zeigten, dass eine aktive HWS-Drehung bei Säuglingen unter 4 Monaten mit einer Rumpfbeugung zur ipsilateralen Seite in Bauchlage und zur kontralateralen Seite in Rückenlage einhergeht. Eine Rumpfkonvexität manifestierte sich mit asymmetrischen Rumpfbewegungen als Reaktion auf die oben beschriebene Drehrichtung des Kopfes (➤ Abb. 9.12 und ➤ Abb. 9.13). Philippi et al. [2006] unterschieden zwischen einem Skoliose-Typ, wenn eine asymmetrische Rumpfkonvexität im Vordergrund stand, und einem Torticollis-Typ, wenn eine asymmetrische HWS-Rotation der Kinder überwog.

Dieses einfache Messinstrument für Haltungsasymmetrien kann sich im Rahmen der klinischen Diagnostik und, vielleicht sogar noch wichtiger, der Verlaufskontrolle bzw. Beurteilung des Therapieansprechens bei Säuglingen als sehr nützlich erweisen. Das Konzept der IHA ist sehr osteopathisch und bietet eine Erklärung da-

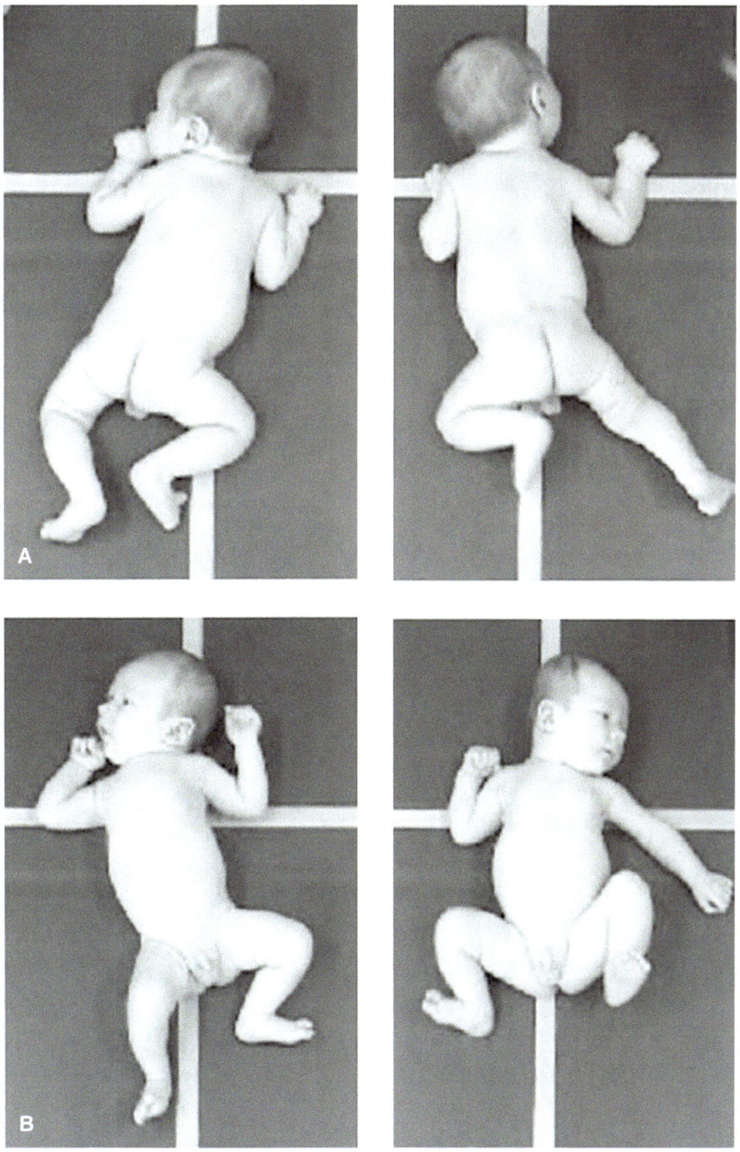

Abb. 9.11 Aufnahmen eines Säuglings mit fixierter zervikaler Lateralflexion in Bauchlage **(A)** und Rückenlage **(B)** [Philippi et al. 2006]

9

Tab. 9.1 Wirbelsäulenkrümmung und Halswirbelsäulen-(HWS-)Rotation (modifiziert nach Philippi et al. [2006])

Wirbelsäulenkrümmung/-konvexität	
Kategorie	Beschreibung
1	Gleichmäßige oder keine Konvexität
2	Konvexität lässt sich neutralisieren; leicht verringerte Flexibilität in die andere Richtung
3	Konvexität lässt sich neutralisieren; deutlich verringerte Flexibilität in die andere Richtung
4	Konvexität lässt sich nur noch neutralisieren; Widerstand gegen Bewegung in die andere Richtung
5	Konvexität lässt sich nicht mehr neutralisieren, sondern nur abflachen
6	Konvexität lässt sich nicht beseitigen
Aktive HWS-Drehung	
Kategorie	Beschreibung
1	Keine Bewegungsrestriktion
2	Drehung in einer Richtung leicht eingeschränkt; keine bevorzugte Kopfposition
3	Drehung in einer Richtung deutlich eingeschränkt, aber noch über die Mittellinie möglich; reversibel
4	Drehung in einer Richtung deutlich eingeschränkt, höchstens bis zur Mittellinie möglich; gelegentlich reversibel
5	Drehung in einer Richtung eingeschränkt, nicht mehr über die Mittellinie möglich; kaum noch reversibel

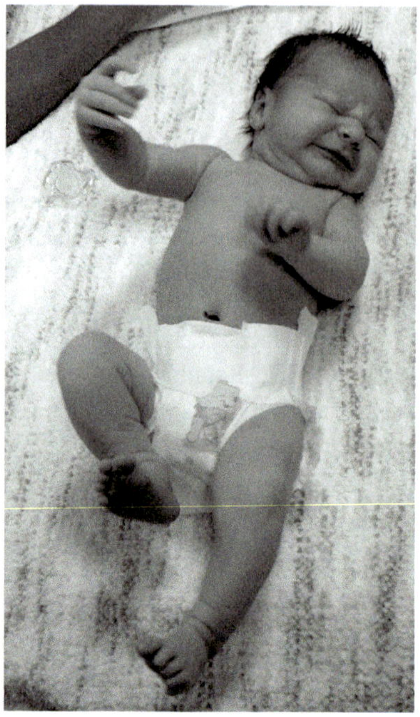

Abb. 9.12 Eine Woche alter Junge mit infantiler Haltungsasymmetrie. Beachten Sie die Linksrotation der HWS und die Rechts-Lateralflexion des Rumpfes. Die Rechtsrotation war eingeschränkt. *[Mit freundlicher Genehmigung der Willard & Carreiro Collection]*

für, dass sich bei vielen funktionellen Anpassungen von Säuglingen Querverbindungen zwischen verschiedenen Körperbereichen beobachten lassen. In einer kleinen Pilotstudie führte eine osteopathische Behandlung von Säuglingen mit IHA zu besseren Ergebnissen als in der Kontrollgruppe [Phillippi et al. 2006].

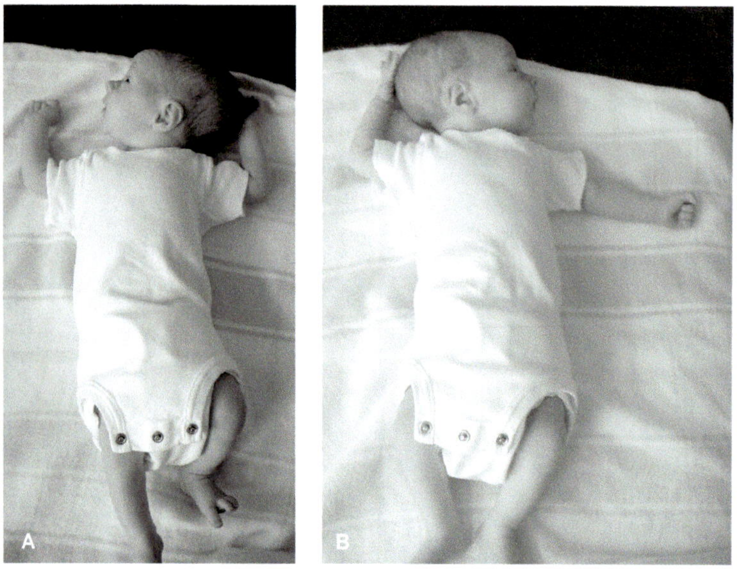

Abb. 9.13 A und **B** Drei Wochen altes Mädchen mit infantiler Haltungsasymmetrie. *[Mit freundlicher Genehmigung der Willard & Carreiro Collection]*

9.8.2 Haltung und Körperschwerpunkt

Für eine stabile Haltung muss die Beziehung zwischen Körperzentrum und stützender Körperbasis aufrechterhalten bleiben. Verändert sich die Verteilung der Körpermasse, ist ein Positionswechsel der stützenden Basis erforderlich. Bei einem Verlust des Gleichgewichts werden über sensorische Einflüsse Feedback- oder Kompensationsmechanismen ausgelöst. Dabei handelt es sich um automatische Haltungsanpassungen aufgrund vestibulärer Informationen. Diese reflektorischen, raschen Haltungsanpassungen mit ihrer relativ stereotypen räumlich-zeitlichen Organisation führen zu leichten Schwankungen und werden als Haltungsstrategie bezeichnet. Strategien, die sich graduell entwickeln und mit jeder Wiederholung verfeinern, stellen eine Form des Lernens dar. Haltungsanpassungen gehen typischerweise von Strukturen aus, die der Körperbasis am nächsten sind [Ghez 1991]. Durch kleine Bewegungen im Knöchel- und Kniebereich werden Haltungs- oder Gleichgewichtsstörungen korrigiert. Sind Knöchel und Knie nicht in der Lage, die erforderliche Positionsänderung vorzunehmen, muss eine Kompensation im Becken-, Hüft- oder Rumpfbereich stattfinden. Das führt zu stärkeren Schwankungen oder Drehungen bei dem Versuch, die Haltung zu korrigieren oder das Gleichgewicht wiederzufinden. Ältere Menschen neigen eher dazu, über Hüften und Rumpf ihren Schwerpunkt zu stabilisieren, während jüngere Menschen stattdessen die Knöchel verwenden. Wenn sich die funktionelle Stützbasis verkleinert, treten größere Schwankungen im Stehen auf [King et al. 1994]. Ältere Menschen neigen auch dazu, Schwankungen mit wenigen, aber stärkeren Anpassungen der Muskelspannung zu begegnen, während jüngere Menschen viele schnelle, kleine Anpassungen vornehmen [Panzer et al. 1995]. Bei Kindern entwickeln sich diese ausgereiften Strategien erst im Alter von 7 bis 10 Jahren; davor sind ihre Haltungsstrategien noch schlecht organisiert.

Der Körperschwerpunkt liegt beim Kind höher (Th12) als beim Erwachsenen (L5–S1). Daher muss sich ein Kind mehr anstrengen, wenn es aufrecht stehen bleiben und Haltungsstörungen ausgleichen will. Während der ersten vier Lebensjahre ist eine rasche Zunahme an Haltungsreaktionen und anschließend ein leichter Rückgang zu beobachten, bis sich mit etwa 7–10 Jahren ähnliche Reflexe wie bei Erwachsenen entwickelt haben. Dabei spielen die sensorischen Systeme eine wichtige Rolle. Bei Zwei- bis Dreijährigen wird die Haltung durch visuelle Reize unterstützt. Das Ausschalten oder Verzerren dieser Reize führt zu Haltungsreflexen mit kürzerer Latenzzeit. Bei Kindern unter 7 Jahren kann der vestibuläre Input allein die Haltungsreflexe nicht ausreichend unterstützen. Da das Haltungssystem bei älteren Kindern jedoch heranreift, lässt sich das Gleichgewicht schließlich auch durch den vestibulären Input halten. Wie zu erwarten, tragen Störungen der Vestibularfunktion zu einer Feedback-Störung der Haltungsmechanismen bei. Andere Faktoren, die eine negative Wirkung auf die Haltungsstrategien von Kindern haben, sind Sehstörungen mit beeinträchtigter Tiefenwahrnehmung und Gelenkrestriktionen, die sowohl physiologisch als auch iatrogen bedingt sein können. Wenn Kinder mit einer Beinspastik beispielsweise eine Orthese tragen, die das Sprunggelenk blockiert, kompensieren sie Haltungsstörungen mithilfe von Hüft- und Rumpfstrategien.

9.9 Mechanische Aspekte von Haltung und Gang

Wenn Kinder laufen lernen, sind die motorischen Aktivitätsmuster der Hüftstabilisatoren und Beinmuskeln noch immer unreif. Das wirkt sich auf die Gangphasen und die Mechanik im Fuß- und Knöchelbereich aus. Bei den ersten Gehversuchen ist die Schwungphase verkürzt, damit der Einbeinstand wegen der Instabilität des Standbeins nicht zu lang dauert. Das führt zu einer kürzeren Schrittlänge und rascheren Schrittfolge. Kleinkinder vermeiden außerdem Gangmuster, bei denen sich Arme und Beine überkreuz bewegen würden. Stattdessen halten sie den ipsilateralen Arm beim Gehen steif und seitlich leicht vom Körper ab. Der breitbeinige Gang und die Armstellung erhöhen die Stabilität. Auch die Fußmechanik von Kindern, die gerade erst laufen lernen, ist anders. Den Plantar- und Dorsalflexoren im Knöchelbereich mangelt es an reifen Aktivierungsmustern. So kommt es zwischen dem Aufsetzen der Ferse und der Standphase zu einer exzentrischen Kontraktion der Dorsalflexoren. Deshalb fehlt eine echte Fersen-Aufsetzphase bei den meisten Laufanfängern; sie landen vielmehr häufig auf dem Mittelfuß oder gehen lieber auf den Zehen. Das Abrollen und Abheben der Zehen spielt ebenfalls eine untergeordnete Rolle. Die meisten Kinder induzieren Schritte eher mit den Hüft- und Kniefexoren als mit dem Fuß. Wegen der geringeren Kniebeugung und Dorsalflexion des Sprunggelenks in der Schwungphase sieht ihr Gang wie ein Steppergang mit Fallfuß aus. Sobald der Fuß den Boden berührt, verstärkt sich die Dorsalflexion allerdings tatsächlich; das Knie bleibt oft weiterhin leicht gebeugt. Der ganze Gangzyklus vollzieht sich in Außenrotation des Femurs. In der Schwungphase dreht sich das Becken durch die Außenro-

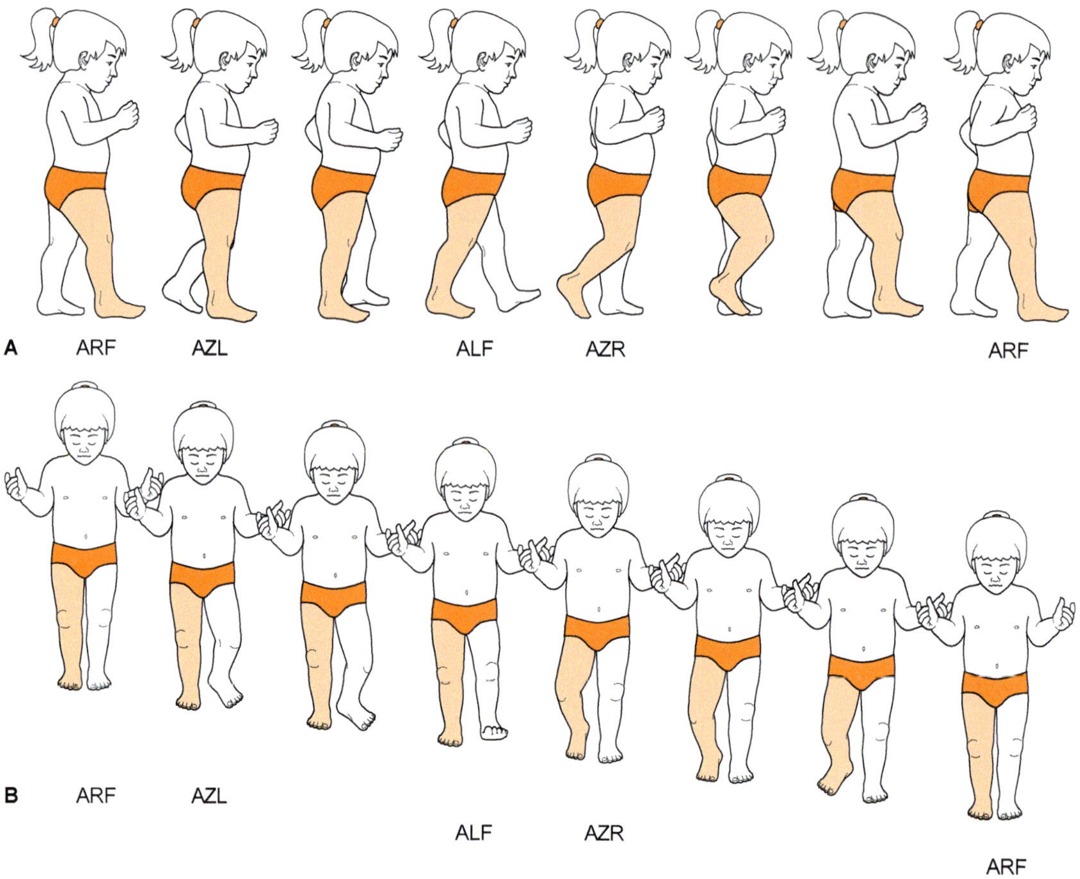

Abb. 9.14 Gangbild eines einjährigen Mädchens in der Sagittalebene **A** und von vorn **B**. Dargestellt sind die Bewegungsphasen eines kompletten Gangzyklus [Sutherland 1984]. Die einzelnen Zeichnungen geben wichtige Momente beim Gehen wieder. Der Gangzyklus beginnt und endet mit dem Aufsetzen des rechten Fußes (dunkel getönt). ARF = Aufsetzen des rechten Fußes, AZL = Abheben der Zehen des linken Fußes, ALF = Aufsetzen des linken Fußes, AZR = Abheben der Zehen des rechten Fußes.

tation nach lateral, während sich Rumpf und Arm in dieselbe Richtung bewegen. Wie bereits erwähnt, stellt diese lineare Anordnung von ipsilateralem Arm, Rumpf, Becken und Bein eine Stabilisierungsstrategie dar (➤ Abb. 9.14).

Die reifer werdenden neurologischen Prozesse wirken sich auf die Koordination, Stabilität und Kraft aus, die allesamt Einfluss auf die Gangmechanik haben. Bei den meisten Kindern bewegen sich Arme und Beine ab dem 2. Lebensjahr kreuzweise beim Gehen mit [Burnett & Johnson 1971] und bei allen übrigen bis zum 4. Lebensjahr [Sutherland et al. 1980]. Falls Probleme wie eine Armplexuslähmung oder Spastik vorliegen, behalten die Kinder auf der betroffenen Seite häufig eine fixierte Armposition bei, während der andere Arm beim Gehen normal mitschwingt. Ab dem 2. Lebensjahr können M. gastrocnemius und M. soleus den Vorwärtsschwung der Tibia beim Bodenkontakt des Fußes besser kontrollieren. Unter gleichzeitiger Aktivierung des M. quadriceps femoris führt das Abbremsen der Tibia zu einer Kniestreckung, sobald der Fuß aus der Stand- zur Abrollphase überwechselt, auch wenn Zweijährige ihre Zehen noch mit relativ schwachem Antrieb vom Boden abheben. Durch reifere Entladungsmuster der Unterschenkelmuskulatur wird der Knöchelbereich ab dem 2. Lebensjahr besser kontrollierbar, was eine aktivere Dorsalflexion des Schwungbeins zur Folge hat (➤ Abb. 9.15). Da die Dorsalflexion im Sprunggelenk jetzt auch weiter besteht, wenn der Fuß den Boden berührt, kann sich ein Gangmuster mit Aufsetzen der Ferse entwickeln. Die bessere Koordination der Becken- und Hüftstabilisatoren ermöglicht eine Verschmälerung der Stützbasis, so dass die Kinder die Einbeinstand-Phase verlängern und ihre Schrittlänge vergrößern können. Die Schritte werden auch durch das Beinwachstum länger. Einen Beinlängenunterschied kompensieren Kinder möglicherweise durch eine vermehrte Beckenrotation und -kippung während der Schwungphase. Wenn beide Beine gleich lang sind, aber Größenunterschiede von Femur und Tibia beste-

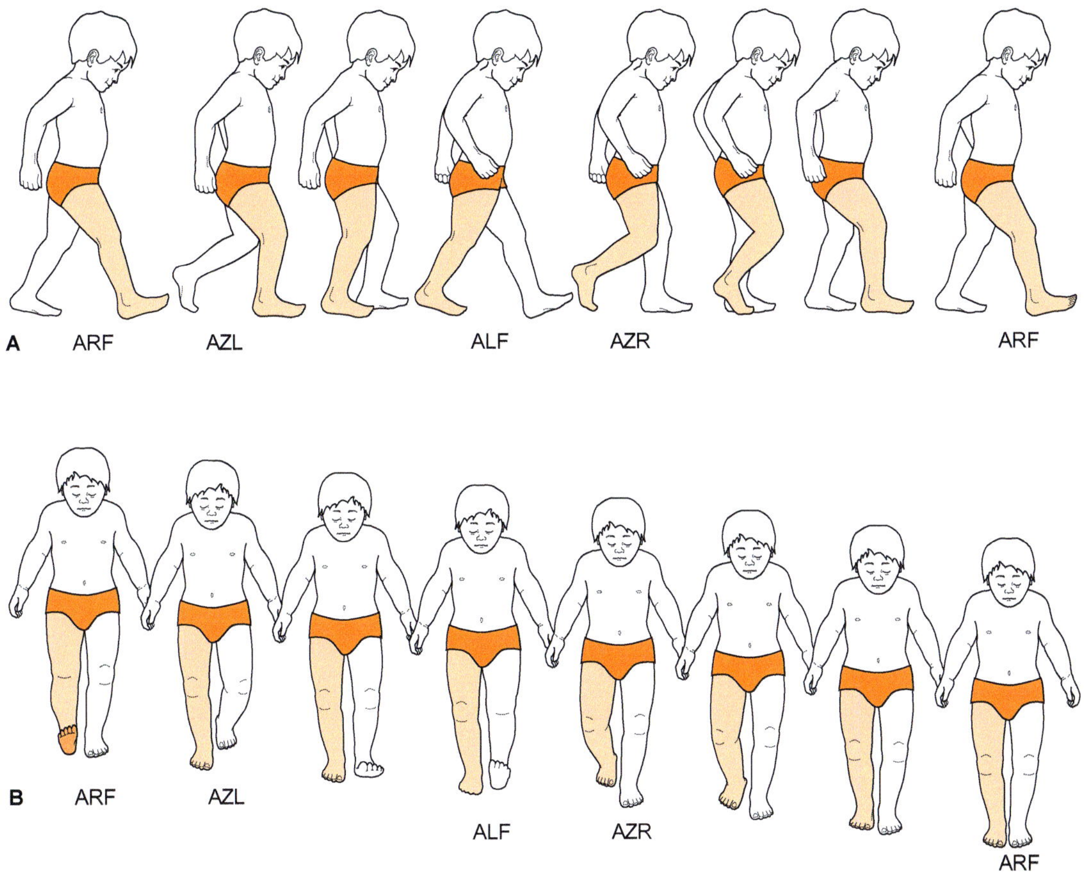

Abb. 9.15 Normales Gangmuster eines zweijährigen Jungen in der Sagittalebene **A** und von vorn **B**. Es zeigt sich, dass beim Berühren des Bodens die Ferse aufsetzt, die Arme in die Gegenrichtung schwingen und dass die Schrittlänge größer geworden ist [Sutherland 1984]. ARF = Aufsetzen des rechten Fußes, AZL = Abheben der Zehen des linken Fußes, ALF = Aufsetzen des linken Fußes, AZR = Abheben der Zehen des rechten Fußes.

hen, werden sie durch eine Kombination aus Beckendrehung und Seitneigung kompensiert.

Bei Erwachsenen sorgt ein myofasziales System, das von Vleeming und anderen [Gracovetsky 1985, Greenman 1990, Vleeming et al. 1995a, b, Willard 1995] beschrieben wurde, für Stabilität beim Gehen. Es erstreckt sich vom Fuß über den M. peroneus longus und den M. biceps femoris das Bein hoch zum Tuber ischiadicum, setzt sich dann über das Lig. sacrotuberale und die sakroiliakalen Bänder fort, kreuzt die Fascia thoracolumbalis und zieht zum M. latissimus dorsi auf der Gegenseite bis in die obere Extremität. Dieses Muskelfasziensystem dient als „Stoßdämpfer", da es die Energie eines Schrittes auffängt und beim nächsten freisetzt. Dadurch verringert sich die Gesamtarbeit beim Gehen, Stehen und Gleichgewichthalten. Nur ist dieser Tensegrity-Mechanismus bei Kindern, die erst laufen gelernt haben, leider noch unterentwickelt; deshalb sie müssen mehr Energie aufwenden als Erwachsene. Bei Kindern und Erwachsenen hängt ein effizientes und effektives Gehen vom Zusammenspiel neurologischer und mechanischer Prozesse ab. Weist eine der Komponenten ein Defizit oder eine Dysfunktion auf, steigt nicht nur die Arbeitsbelastung beim Gehen, sondern die Funktionsfähigkeit des Kindes, diese Aufgabe überhaupt sicher und zuverlässig auszuführen, kann stark beeinträchtigt sein.

9

9.10 Negative Einflüsse auf den Haltungsmechanismus

Jedes Versagen der Haltungskontrollmechanismen führt im Endeffekt zu einer Häufung von Stürzen. Die Betroffenen neigen außerdem zu verstärktem Schwanken im Stehen. Herausforderungen im Umfeld bringen sie leicht aus dem Gleichgewicht, und sie haben größere

Schwierigkeiten, mehrere der typischen motorischen Aufgaben im Alltagsleben gleichzeitig auszuführen. Die Körperhaltung kann durch Krankheiten und Störungen des Zentralnervensystems, des peripheren Nervensystems, der Augen, Ohren und des Bewegungsapparats negativ beeinflusst werden. Der Haltungsmechanismus ist außerdem stark von der individuellen Körpermorphologie abhängig, und es wirkt sich besonders negativ aus, wenn Menschen unter Übergewicht leiden. Es gibt Hinweise darauf, dass mehrere Faktoren den Haltungsmechanismus negativ beeinflussen und kumulativ wirken können [Wolfson et al. 1992]. Diese kumulative Wirkung gilt es bei der Untersuchung von Kindern mit Behinderungen zu beachten. Ein Kind mit leichter Beinspastik kann signifikante Anzeichen von Instabilität aufweisen, weil begleitende Störungen der Sehschärfe oder der Raumwahrnehmung hinzukommen. Das kann sowohl in Verbindung mit einer zu starken als auch einer zu schwachen Brille auftreten. Der Einfluss des visuellen Systems auf die Haltung kann gar nicht genug betont werden. Gerade beim Kleinkind ist es jedoch nicht einfach, die richtige Brillenstärke festzulegen. Eine enge fachliche Zusammenarbeit von Augenarzt und Osteopath kann bei der Verordnung von Brillen sehr hilfreich sein.

Das Zentralnervensystem enthält die neuralen Schaltkreise, über die sensomotorische Integration und Haltungskontrolle vermittelt werden. Zentrale Prozessoren führen sensorische Informationen über die aktuelle Position mit den Haltungsanforderungen für willkürliche Bewegungen zusammen. Diese Integration muss sich vor dem Hintergrund laufend veränderter räumlicher Beziehungen abspielen. Eine Störung zentralnervöser Mechanismen beeinträchtigt die Verarbeitung des sensorischen Inputs ebenso wie die Organisation des motorischen Outputs. Die wichtigsten Erkrankungen, die das Zentralnervensystem betreffen, sind ischämische, metabolische und degenerative Prozesse. Bei Kindern wirken sich am häufigsten zerebrale Störungen wie eine infantile Zerebralparese auf das Zentralnervensystem aus. Eine Haltungsinstabilität kann aus einem ischämischen Insult in Bereichen, die an Propriozeption, Gleichgewicht oder motorischer Koordination beteiligt sind, resultieren. Aufgrund der unterschiedlichen Metabolisierungs- und Resorptionsraten können Medikamente, die bei Patienten mittleren Alters nur minimale Nebenwirkungen haben, bei Kindern klinisch signifikante Nebenwirkungen verursachen. Degenerative Störungen des Zentralnervensystems können auch bei Kindern auftreten, sind aber eher selten. Ausführliche Beschreibungen dieser Prozesse finden sich in guten Lehrbüchern der pädiatrischen Neurologie.

Sensorische Informationen aus Haut, Muskeln und Gelenken dienen zur Korrektur von Fehlern und zur Haltungsanpassung über Feedback- und Feedforward-Mechanismen. Durch Funktionsstörungen der peripheren Nerven, die diese Informationen weiterleiten, kommt es zu Defiziten in der Feedforward- und Feedback-Kontrolle der Haltung. Erkrankungen, die mit einer Demyelinisation einhergehen, können die Funktion der großkalibrigen, markreichen efferenten Nerven beeinträchtigen und zum Nachlassen der Haltungskontrolle führen. Metabolische Neuropathien, zum Beispiel aufgrund von Nährstoffmangel, können den sensorischen Input verändern. Nervenkompressionen wirken sich auch auf die Funktion afferenter Fasern aus.

Die Augen geben eine Orientierung im Hinblick auf den Horizont bzw. die horizontale Ebene. Durch einen Sehverlust oder ein gestörtes Sehvermögen werden weniger Informationen zum Haltungskontrollmechanismus transferiert. Zu den Faktoren, die häufig das Sehvermögen beeinträchtigen, gehören degenerative Erkrankungen wie Katarakt, Refraktionsanomalien (Presbyopie), Störungen des Flüssigkeitshaushalts/Kammerwassers (Glaukom) und restriktive Erkrankungen (Strabismus).

Dem Gleichgewichtsorgan (Vestibularapparat) im Os temporale hilft ein membrangebundenes Flüssigkeitssystem, die Schwerkraft und Kopfbewegungen wahrzunehmen. Krankheitsprozesse, die diesen Mechanismus beeinträchtigen, können zu Schwindel, Vertigo und Haltungsstörungen führen. Im Laufe des Alterungsprozesses wird das Vestibularsystem anfällig für einen Haarzellverlust in den Sinnesorganen. Eine Labyrinthitis, eine akute und meist selbst limitierend verlaufende Viruserkrankung, kann starken Schwindel (Vertigo) und Instabilität auslösen. Auch die Menière-Krankheit, eine chronische Erkrankung, die sich vermutlich auf Störungen der Endolymph-Produktion zurückführen lässt, führt zu Haltungsinstabilität.

Bewegungsapparat

Der Bewegungsapparat bildet das „Vehikel", das dem Haltungsmechanismus des Nervensystems Ausdruck verleiht. Wenn es defekt ist, kommt es zu Haltungsstörungen, da der Bewegungsapparat nicht mehr auf die entsprechenden neuralen Befehle reagieren kann. Zudem können Schmerzen aufgrund von Muskel-Skelett-Erkrankungen zu Bewegungseinschränkungen und damit zu weiteren Haltungsstörungen führen. Die Kinematik der Haltungskontrolle ist die unmittelbare Reaktion des Bewegungsapparats auf motorische Signale. Die Fähigkeit, angemessen, effizient, wirksam und unmittelbar auf Haltungsstörungen zu reagieren, hängt von der Muskelkraft und den biomechanischen Gelenkbeziehungen ab [Alexander et al. 1992]. Tatsächlich lässt sich die Untersuchung der Stabilität bei bestimmten Aufgaben dazu heranziehen, das Sturzrisiko bei entsprechenden Alltagsaktivitäten vorauszusagen [Topper et al. 1993].

Der Bewegungsapparat von Kindern kann von Muskeldystrophien, Stoffwechsel- oder Entwicklungsstörungen der Muskeln betroffen sein. Häufiger sind jedoch mechanische Veränderungen, degenerative und entzündliche Erkrankungen von Gelenken und Bindegewebsstrukturen sowie strukturelle Veränderungen wie eine Skoliose oder Beinlängendifferenz für Haltungsstörungen verantwortlich. Skoliotische Verkrümmungen, die vom Hals- und oberen Thorakalbereich ausgehen, gehen häufig mit kranialen Asymmetrien, Plagiozephalie oder Tortikollis einher [Biedermann 1992]. Eine Skoliose im Thorakolumbal- und Lumbalbereich kann mit einer Beinlängendifferenz verbunden sein. Ein Sakrum- oder Beckenschiefstand führt zu Muskelverspannungen und einer kompensatorischen Wirbelsäulenkrümmung. Das gilt besonders für heranwachsende Kinder und Jugendliche. Bei Erwachsenen kann sich eine Beinlängendifferenz mit Rücken-, Nacken- oder Kopfschmerzen manifestieren und in einigen Fällen arthritische Veränderungen an der Wirbelsäule begünstigen. Eine Haltungsinstabilität kann bei Kindern zu verschiedenen Lern- und Verhaltensstörungen beitragen, unter anderem einem ADS (Aufmerksamkeitsdefizitsyndrom) und verbreiteten Entwicklungsstörungen. Viele Kinder, die in diese Kategorien fallen, weisen bei sorgfältiger Untersuchung signifikante Haltungs- und Gleichgewichtsdysfunktionen auf. Häufig ist die Haltungsschwäche mit einer biomechanischen Dysfunktion verbunden, die korrigiert werden kann. Aufgrund der klinischen Erfahrung spricht einiges für den Nutzen verschiedener Manipulationstechniken, um Gelenkdysfunktionen und Haltungsfehler zu behandeln.

Bei Patienten jeden Alters ist häufig eine schlechte körperliche Kondition ein Faktor, der bei Muskelschwäche, eingeschränktem Bewegungsumfang und veränderten Bewegungsstrategien eine Rolle spielt. Das lässt sich durch Krafttraining und Haltungskorrektur ausgleichen. Es hat sich gezeigt, dass Haltungs- bzw. Kraftübungen die Gleichgewichts- und Haltungsreaktionen verbessern können. Das Übungsprogramm muss auf das Alter und die Fähigkeiten des Patienten zugeschnitten sein. Bei Säuglingen könnte es zum Beispiel darin bestehen, dass die Eltern Spielzeuge immer auf eine bestimmte Seite legen, um das Kind zu ermuntern, dorthin zu blicken oder zu greifen. Bei älteren Kindern sind Interessen und Vorlieben zu berücksichtigen. Kinder lassen sich leichter zur Teilnahme an Aktivitäten gewinnen, die ihnen Spaß machen. Ich empfehle häufig Schwimmen, Radfahren (mit Vater oder Mutter auf dem Tandem), Gymnastik, Reiten oder Kampfsportarten. Die positiven Auswirkungen dynamischer und statischer Haltungsübungen halten bei älteren Patienten durchschnittlich 1,5 Jahre lang an. Province et al. [1995] haben mit ihrer Studie gezeigt, dass Tai Chi die Haltungsstabilität von älteren Patienten verbessert. Es hatte eine bessere Langzeitwirkung als Physiotherapie oder Gewichtheben [Province et al. 1995]. Yoga und Alexander-Technik sind zwei weitere Ausgleichsübungsprogramme. Auch durch ein Krafttraining großer Muskelgruppen verbessert sich nachweislich die Anpassungs- und Reaktionsfähigkeit auf Haltungsstörungen, insbesondere bei älteren Patienten; es sollte deshalb für Jugendliche oder junge Erwachsene in Betracht gezogen werden. Dasselbe lässt sich durch Physiotherapie [Hu & Woollacott 1994a, b] oder Gewichtheben [McMurdo & Rennie 1994] erreichen.

Um sicherzustellen, dass sich das Kind für eine Aktivität engagiert, bei der es vermutlich auch Erfolgserlebnisse haben wird, müssen seine Persönlichkeit, Fähigkeiten und Interessen berücksichtigt werden. Besonders wünschenswert sind Programme, die den Bedürfnissen des Kindes entsprechen, aber jede Langeweile vermeiden. Ich möchte damit nicht sagen, dass andere therapeutische Maßnahmen nicht angewandt werden sollten. Vielmehr betrachte ich die hier erwähnten Aktivitäten als Ergänzung und nur dann als Ersatz, wenn dies angemessen ist.

9.11 Zusammenfassung

Das Haltungssystem besteht aus drei sensorischen und zwei motorischen Systemen, die sich in der Großhirnrinde vereinen, um den Haltungskontrollmechanismus zu bilden. Defekte oder Störungen jeder einzelnen Komponente können zu einer schwächeren Haltungsfunktion und größeren Instabilität, und damit letztlich zu Verletzungen durch Stürze führen. Die Haltungsstrategien von Kindern unterscheiden sich von denen Erwachsener. Ob Haltungsmechanismen richtig heranreifen, hängt von der physiologischen Funktion der sensorischen und motorischen Systeme ab. Kinder mit sensorischen oder motorischen Defiziten wenden deshalb weiterhin unreife Mechanismen an, wenn sie heranwachsen. Unabhängig vom Alter verändern sich die individuellen Haltungsstrategien unter dem Einfluss von Schmerzen oder Entzündungen. Die Haltungsstörungen von Patienten lassen sich zu einem großen Teil auf eine Anhäufung von Defekten in einzelnen Komponenten des Haltungssystems zurückführen. Durch eine Verbesserung der Teilfunktionen des Haltungssystems wird das Kind darin unterstützt, den Anforderungen seiner Umwelt zu begegnen und angemessenere Strategien zu entwickeln, um sein verborgenes Potenzial voll zu entfalten.

QUELLEN

Alexander N. B., Shepard N., Gu M. J., Schultz A. Postural control in young and elderly adults when stance is perturbed: kinematics. Journal of Gerontology 47, 1992, S. M79–M87.

Barrett D. S., Cobb A. G., Bentley G. Joint proprioception in normal, osteoarthritic and replaced knees. Journal of Bone and Joint Surgery [Britain] 73, 1991, S. 53–56.

Biedermann H. Kinematic imbalances due to suboccipital strain in newborns. Journal of Manual Medicine 6, 1992, S. 151–156.

Binder H., Eng G. D., Gaiser J. F., Koch B. Congenital muscular torticollis: results of conservative management with long-term follow-up in 85 cases. Archives of Physical and Medical Rehabilitation 68, 1987, S. 222–225.

Boere-Boonekamp M. M., Van der Linden-Kuiper A. T. Positional preference: prevalence in infants and follow-up after two years. Pediatrics 107, 2001, S. 339–343.

Burnett C., Johnson E. Development of gait in childhood II. Developmental Medicine and Child Neurology 13 (2), 1971, S. 207–215.

Butterworth G., Cicchetti D. Visual calibration of posture in normal and motor retarded Down's syndrome infants. Perception 7 (5), 1978, S. 513–525.

Canale S. T., Griffin D. W., Hubbard C. N. Congenital muscular torticollis. A long-term follow-up. Journal of Bone and Joint Surgery [American] 64, 1982, S. 810–816.

Clifton R. K., Rochat P., Robin D. J., Berthier N. E. Multimodal perception in the control of infant reaching. Journal of Experimental Psychology and Human Perceptual Performance 20 (4), 1994, S. 876–886.

Ghez C. The control of movement. In: Kandel E. R., Schwartz J. H., Jessell T. M. (Hrsg.). Principles of neural science. Elsevier, New York, 1991, S. 533–547.

Ghez C., Krakauer J. The organization of movement. In: Kandel E. R., Schwartz J. H., Jessell T. M. (Hrsg.). Principles of neural science. Elsevier, New York, 2000, S. 653–673.

Goodridge J. P., Kuchera W. A. Muscle energy techniques for specific areas. In: Ward R. (Hrsg.). Foundations of osteopathic medicine. Williams & Wilkins, Baltimore, 1997, S. 697–763.

Gracovetsky S. An hypothesis for the role of the spine in human locomotion: a challenge to current thinking. Journal of Biomedical Engineering 7, 1985, S. 205–216.

Greenman P. E. Clinical aspects of sacroiliac function in walking. Journal of Manual Medicine 5, 1990, S. 125–130.

Hamanishi C., Tanaka S. Turned head-adducted hip truncal curvature syndrome. Archives of Diseases in Childhood 70, 1994, S. 515–519.

Horak F. B., Nashner L. M. Central programming of postural movements: adaptation to altered support-surface configurations. Journal of Neurophysiology 55 (6), 1986, S. 1369–1381.

Hu M. H., Woollacott M. H. Multisensory training of standing balance in older adults: I. Postural stability and one-leg stance balance. Journal of Gerontology 49, 1994a, S. M52–M61.

Hu M. H., Woollacott M. H. Multisensory training of standing balance in older adults: II. Kinematic and electromyographic postural responses. Journal of Gerontology 49, 1994b, S. M62–M71.

King M. B., Judge J. O., Wolfson L. Functional base of support decreases with age. Journal of Gerontology 49, 1994, S. M258–M263.

Lee D. N., Aronson E. Visual proprioception and postural stability in infancy. Perceptual Psychophysiology 15, 1974, S. 529–532.

Levin M. F. Interjoint coordination during pointing movements is disrupted in spastic hemiparesis. Brain 119 (1), 1996, S. 281–293.

Magoun H. I. S. Idiopathic adolescent spinal scoliosis. The D O 13 (6), 1973.

McMurdo M. E., Rennie L. M. Improvements in quadriceps strength with regular seated exercise in the institutionalized elderly. Archives of Physical and Medical Rehabilitation 75, 1994, S. 600–603.

Nardone A., Siliotto R., Grasso M., Schieppati M. Influence of aging on leg muscle reflex responses to stance perturbation. Archives of Physical and Medical Rehabilitation 76, 1995, S. 158–165.

Nashner L. M. Adapting reflexes controlling human posture. Experimental Brain Research 26, 1976, S. 59–72.

Nashner L. M., Black F. O., Wall C. III Adaptation to altered support and visual conditions during stance: patients with vestibular deficits. Journal of Neuroscience 2 (5), 1982, S. 536–544.

Olitsky S. E., Nelson L. B. Growth and development of the eye. In: Behrman R. E., Kliegman R. M., Jenson H. B. (Hrsg.). Nelson textbook of pediatrics. WB Saunders, Philadelphia, 2000, S. 1895–1896.

Panzer V. P., Bandinelli S., Hallett M. Biomechanical assessment of quiet standing and changes associated with aging. Archives of Physical and Medical Rehabilitation 76, 1995, S. 151–157.

Philippi H., Faldum A., Jung T., et al. Patterns of postural asymmetry in infants: a standardized video-based analysis. Eur J Pediatry 2006; 165: 158–164.

Province M. A., Hadley E. C., Hornvrook M. C. et al. The effects of exercise on falls in elderly patients: a preplanned meta-analysis of the FICSIT trials. Journal of the American Medical Association 273, 1995, S. 1341–1347.

Reed E. S. An outline of a theory of action systems. Journal of Motor Behavior 14, 1982, S. 98–134.

Roncesvalles N., Jensen J. The expression of weight bearing in infants between four and seven months of age. Sport and Exercise Physiology 15, 1993, S. 568.

Shumway-Cook A., Woollacott M. H. Motor control: theory and practical applications. 1. Auflage, Williams & Wilkins, Philadelphia, 1995.

Shumway-Cook A., Woollacott M. H. Motor control: theory and practical applications. 2. Auflage, Lippincott Williams & Wilkins, New York, 2000.

Simoneau G. G., Ulbrecht J. S., Derr J. A., Becker M. B., Cavanagh P. R. Postural instability in patients with diabetic sensory neuropathy. Diabetes Care 17, 1994, S. 1411–1421.

St. John D., Mulliken J. B., Kaban L. B. et al. Anthropometric analysis of mandibular asymmetry in infants with deformational posterior plagiocephaly. Journal of Oral and Maxillofacial Surgery 60, 2002, S. 873–877.

Sutherland D., Olsen R., Cooper L. et al. The development of mature gait. Journal of Bone and Joint Surgery [American] 62, 1980, S. 354–363.

Sveistrup H., Woollacott M. H. Systems contributing to the emergence and maturation of stability in postnatal development. In: Savelsbergh G. (Hrsg.). The development of coordination in infancy. Elsevier, Amsterdam, 1993, S. 331.

Sveistrup H., Woollacott M. H. Practice modifies the developing automatic postural response. Experimental Brain Research 114 (1), 1997, S. 33–43.

Thompson S. K. Prognosis in infantile scoliosis. Journal of Bone and Joint Surgery [American] 62-B, 1980, S. 151–154.

Topper A. K., Maki B. E., Holliday P. J. Are activity based assessments of balance and gait in the elderly population predictive of risk of falling and/or type of fall? Journal of the American Geriatric Society 41, 1993, S. 479–487.

Vleeming A., Pool-Goudzwaard A. L., Stoeckart R. et al. The posterior layer of the thoracolumbar fascia: its function in load transfer from spine to legs. Spine 20, 1995a, S. 753–758.

Vleeming A., Snijders C. J., Stoeckart R. et al. A new light on low back pain: The selflocking mechanism of the sacroiliac joints and its implication for sitting, standing and walking. In: Vleeming A., Mooney V., Snijders C. J. et al. (Hrsg.). The integrated function of the lumbar spine and sacroiliac joints. European Conference Organ, Rotterdam, 1995b, S. 149–168.

von Hofsten C., Fazel-Zandy S. Development of visually guided hand orientation in reaching. Journal of Experimental Child Psychology 3, 1984, S. 378–388.

Walsh J. J., Morrissy R. T. Torticollis and hip dislocation. Journal of Pediatric Orthopedics 18, 1998, S. 219–221.

Willard F. H. The anatomy of the lumbosacral connection. Spine. State of the Art Reviews 9, 1995, S. 333–355.

Wolfson L., Whipple R., Derby C. A. et al. A dynamic posturography study of balance in healthy elderly. Neurology 42, 1992, S. 2069–2075.

Woollacott M. H. Age related changes in posture and movement. Journal of Gerontology 48, 1993, S. 56–60.

Woollacott M. H., Shumway-Cook A. Changes in posture control across the life span – a systems approach. Physical Therapy 70, 1990, S. 799–807.

Woollacott M. H., Shumway-Cook A., Nashner L. Aging and posture control: Changes in sensory organization and muscular coordination. Journal of Aging and Human Development 23, 1986, S. 97–114.

Woollacott M. H., Debu B., Mowatt M. Neuromuscular control of posture in the infant and child: is vision dominant? Journal of Motor Behavior 19, 1987, S. 167–186.

Woollacott M. H., Burtner P., Jensen J., Jasiewicz J., Roncesvalles N., Sveistrup H. Development of postural responses during standing in healthy children and children with spastic diplegia. Neuroscience and Biobehavioral Reviews 22 (4), 1998, S. 583–589.

Wurtz R. H., Kandel E. R. Perception, motion depth and form. In: Kandel E. R., Schwartz J. H., Jessell T. M. (Hrsg.). Principles of neural science. McGraw-Hill, New York, 2000, S. S48–S69.

WEITERFÜHRENDE LITERATUR

Alexander N. B. Postural control in older adults. Journal of the American Geriatric Society 42, 1994, S. 93–108.

Angelaki D. E., Hess B. J. M. Adaptation of primate vestibuloocular reflex to altered peripheral vestibular inputs. 2. Spatiotemporal properties of the adapted slow-phase eye velocity. Journal of Neurophysiology 76 (5), 1996, S. 2954–2971.

Arendt R. E., MacLean W. E. jun., Halpern L. F., Youngquist G. A., Baumeister A. A. The influence of rotary vestibular stimulation upon motor development of nonhandicapped and Down syndrome infants. Research Developmental Disabilities 12, 1991, S. 333–348.

Arnold L. E., Clark D. L., Sachs L. A., Jakim S., Smithies C. Vestibular and visual rotational stimulation as treatment for attention deficit and hyperactivity. American Journal of Occupational Therapy 39 (2), 1985, S. 84–91.

Balogun J. A., Akindele K. A., Nihinola J. O., Marzouk D. K. Age-related changes in balance performance. Disability and Rehabilitation 16 (2), 1994, S. 58–62.

Berg K. O., Maki B. E., Williams J. I., Holliday P. J., Wood-Dauphinee S. L. Clinical and laboratory measures of postural balance in an elderly population. Archives of Physical Medicine and Rehabilitation 73, 1992, S. 1073–1080.

Bertenthal B., von Hofsten C. Eye, head and trunk control: the foundation for manual development. Neuroscience and Biobehavioral Reviews 22 (4), 1998, S. 515–520.

Black F. O., Shupert C. L., Horak F. B., Nashner L. M. Abnormal postural control associated with peripheral vestibular disorders. Progress in Brain Research 76, 1988, S. 263–275.

Bundy A. C., Fisher A. G., Freeman M., Lieberg G. K., Izraelevitz T. E. Concurrent validity of equilibrium tests in boys with learning disabilities with and without vestibular dysfunction. American Journal of Occupational Therapy 41 (1), 1987, S. 28–34.

Butterworth G., Hicks L. Visual proprioception and postural stability in infancy. A developmental study. Perception 6 (3), 1977, S. 255–262.

Damiano D. L., Abel M. F. Relation of gait analyses to gross motor function in cerebral palsy. Developmental Medicine and Child Neurology 38 (5), 1996, S. 389–396.

De Negri M. Hyperkinetic behaviour, attention deficit disorder, conduct disorder and instabilite psychomotrice: identity, analogies, and misunderstandings. Commentary to Gordon's paper (Brain Development 15, 1994, S. 169–172). Brain Development 17 (2), 1995, S. 146–147.

Diener H. C., Horak F. B., Nashner L. M. Influence of stimulus parameters on human postural responses. Journal of Neurophysiology 59 (6), 1988, S. 1888–1905.

Forsstrom A., von Hofsten C. Visually directed reaching of children with motor impairments. Developmental Medicine and Child Neurology 24 (5), 1982, S. 653–661.

Freides D., Barbati J., Kampen-Horowitz L. J. et al. Blind evaluation of body reflexes and motor skills in learning disability. Journal of Autism and Developmental Disorders 10 (2), 1980, S. 159–171.

Freychat P., Belli A., Carret J. P., Lacour J. R. Relationship between rearfoot and forefoot orientation and ground reaction forces during running. Medicine and Science in Sports Exercise 28 (2), 1996, S. 225–232.

Gahery Y., Massion J. Co-ordination between posture and movement. In: Evarts E. V., Wise S., Bousfield D. (Hrsg.). The motor system in neurobiology. Elsevier Biomedical Press, Amsterdam, 1985, S. 121–125.

Gimse R., Tjell C., Bjorgen I. A., Saunte C. Disturbed eye movements after whiplash due to injuries to the posture control system. Journal of Clinical and Experimental Neuropsychology 18 (2), 1996, S. 178–186.

Goldberg M. E., Hudspeth. The vestibular system. In: Kandel E. R., Schwartz J. H., Jessell T. M. (Hrsg.). Principles of neural science. McGraw-Hill, New York, 2000, S. 801–816.

Greenman P. E. Clinical aspects of sacroiliac function in walking. Journal of Manual Medicine 5, 1990, S.125–130.

Hansen P. D., Woollacott M. H., Debu B. Postural responses to changing task conditions. Experimental Brain Research 73 (3), 1988, S. 627–636.

Harris N. P. Duration and quality of the prone extension position in four-, six-, and eight-year-old normal children. American Journal of Occupational Therapy 35 (1), 1981, S. 26–30.

Hennessy M. J., Dixon S. D., Simon S. R. The development of gait: a study in African children ages one to five. Child Development 55, 1984, S. 844–853.

Hills A. P., Parker A. W. Locomotor characteristics of obese children. Child Care, Health and Development 18, 1992, S. 29–34.

Horak F. B., Diener H. C., Nashner L. M. Influence of central set on human postural responses. Journal of Neurophysiology 62 (4), 1998, S. 841–853.

Horak F. B., Nashner L. M., Diener H. C. Postural strategies associated with somatosensory and vestibular loss. Experimental Brain Research 82 (1), 1990, S. 167–177.

Horak F. B., Nutt J. G., Nashner L. M. Postural inflexibility in parkinsonian subjects. Journal of Neurological Science 111 (1), 1992, S. 46–58.

Janda V. Muscles, central nervous motor regulation and back problems. In: Korr I. M. (Hrsg.). The neurobiologic mechanisms in manipulative therapy. Plenum Press, New York, 1978, S. 27–41.

Jouen F. Visual – vestibular interactions in infancy. Infant Behavior and Development 7, 1984, S. 135–145.

Kandel E. R. Perception of motion depth and form. In: Kandel E. R., Schwartz J. H., Jessell T. M. (Hrsg.). Principles of neural science. Elsevier, New York, 1991.

Kandel E. R., Schwartz J. H., Jessell T. M. Principles of neural science. 4. Auflage, McGraw-Hill, Philadelphia, 2000.

Kantner R. M., Clark D. L., Allen L. C., Chase M. F. Effects of vestibular stimulation on nystagmus response and motor performance in the developmentally delayed infant. Physical Therapy 56, 1976, S. 414–421.

Katoh Y., Chao E. Y. S., Laughman R. K., Schneider E., Morrey B. F. Biomechanical analysis of foot function during gait and clinical applications. Clinical Orthopedics and Related Research 177, 1983, S. 23–33.

Lesny I., Syrovatka A., Dourbravsky O. Proceedings: Postural polymyography in children with minimal brain damage. Electroencephalography and Clinical Neurophysiology 39 (4), 1975, S. 440–441.

Lishman J. R., Lee D. N. The autonomy of visual kinesthesis. Perception 2 (3), 1973, S. 287–294.

McChesney J. W., Sveistrup H., Woollacott M. H. Influence of auditory precuing on automatic postural responses. Experimental Brain Research 108 (2), 1996, S. 315–320.

McFarland D. H., Lund J. P., Gagner M. Effects of posture on the coordination of respiration and swallowing. Journal of Neurophysiology 12 (5), 1994, S. 2431–2437.

Mills L. The effects of faulty cranio-spinal form and alignment upon the eyes. American Journal of Ophthalmology 2, 1919, S. 493–499.

Mirka A., Owen Black F. Clinical application of dynamic posturography for evaluation of sensory integration and vestibular dysfunction. Neurologic Clinics 8 (2), 1990, S. 351–359.

Mitchell F. L., Moran P. S., Pruzzo N. A. An evaluation and treatment manual of osteopathic muscle energy procedures. Mitchell, Moran and Pruzzo, Valley Park, MO, 1979.

Nashner L. M., Shupert C. L., Horak F. B. Head-trunk movement coordination in the standing posture. Progress in Brain Research 76, 1988, S. 243–251.

Nashner L. M., Shupert C. L., Horak F. B., Black F. O. Organization of posture controls: an analysis of sensory and mechanical constraints. Progress in Brain Research 80, 1989, S. 411–418.

Norre M. E. Head extension effect in static posturography. Annals of Otology, Rhinology and Laryngology 104, 1995, S. 570–573.

Paige G. D. Senescence of human visual-vestibular interactions. 1. vestibulo-ocular reflex and adaptive plasticity with aging. Journal of Vestibular Research 2, 1992, S. 133–151.

Petri J. L., Anderson M. E. Eye and head movements in reading-disabled and normal children. American Journal of Occupational Therapy 34, 1980, S. 801–808.

Pyfer J. L., Carlson B. R. Characteristic motor development of children with learning disabilities. Perceptual and Motor Skills 35 (1), 1972, S. 291–296.

Rider B. A. Relationship of postural reflexes to learning disabilities. American Journal of Occupational Therapy 26 (5), 1972, S. 239–243.

Teixeira L. F., Olney S. J. Relationship between alignment and kinematic and kinetic measures of the knee of osteoarthritic elderly subjects in level walking. Clinical Biomechanics 11 (3), 1996, S. 126–134.

Vleeming A., Pool-Goudzwaard A. L., Stoeckart R., van Wingerden J. P., Snijders C. J. The posterior layer of the thoracolumbar fascia: its function in load transfer from spine to legs. Spine 20, 1995, S. 753–758.

Weeks Z. R. Effects of the vestibular system on human development, Part I. Overview of functions and effects of stimulation. American Journal of Occupational Therapy 33, 1979, S. 376–381.

Weeks Z. R. Effects of the vestibular system on human development, Part II. Effects of vestibular stimulation on mentally retarded, emotionally disturbed, and learning-disabled individuals. American Journal of Occupational Therapy 33, 1979, S. 450–457.

Wells M. R., Giantinoto S., D'Agate D. et al. Standard osteopathic manipulative treatment acutely improves gait performance in patients with Parkinson's disease [see comments]. Journal of the American Osteopathic Association 99 (2), 1999, S. 92–98.

Westall C. A. Binocular vision: its influence on the development of visual and postural reflex eye movements. Ophthalmic and Physiological Optics 6 (2), 1986, S. 139–143.

Wheelwright E. F., Minns R. A., Elton R. A., Law H. T. Temporal and spatial parameters of gait in children. II: Pathological gait. Developmental Medicine and Child Neurology 35, 1993, S. 114–125.

Winter D. A., Patia A. E., Frank J. S., Wait S. E. Biomechanical walking pattern changes in the fit and healthy elderly. Physical Therapy 70 (6), 1990, S. 340–347.

Wynne-Davies R. Infantile idiopathic scoliosis. Causative factors, particularly in the first six months of life. Journal of Bone and Joint Surgery [Britain] 57 (2), 1975, S. 138–141.

Zennou-Azogui Y., Xerri C., Leonard J., Tighilet B. Vestibular compensation: role of visual motion cues in the recovery of posturo-kinetic functions in the cat. Behavioral Brain Research 74 (1–2), 1996, S. 65–77.

KAPITEL

10 Bewegung, Wahrnehmung und kognitive Entwicklung

10.1 Der Prozess der Wahrnehmung

Unsere Wahrnehmung der Welt, in der wir leben, ist abhängig von unseren Sinnen. Jeder unserer fünf Sinne – Sehen, Hören, Schmecken, Tasten und Riechen – trägt zur Entstehung einer Karte der uns umgebenden Welt bei. Wir können uns unsere Wahrnehmung der Welt durchaus als Landkarte vorstellen. Karten geben uns Informationen über Beziehungen, zwischen zwei Städten, zwischen einem Berg und einem Fluss oder zwischen einem Stuhl und einem Tisch. Landkarten breiten ein Bild vor uns aus, das wir zur Navigation verwenden können. Unsere Wahrnehmung der Welt und unsere Erfahrungen basieren auf einer inneren Landkarte und tragen gleichzeitig zu ihr bei.

Die Assoziationsfelder der Großhirnrinde sind der Teil des Gehirns, der Informationen integriert. Sie sind an allen Lernvorgängen beteiligt, seien es nun motorische, visuelle oder andere. Man kann sich den Assoziationskortex als Schichten von Informationen vorstellen: jede Zellschicht empfängt Informationen von einem anderen sensorischen System. Während wir heranwachsen und uns entwickeln, werden die Informationen eines sensorischen Systems wie eine Landkarte in der jeweiligen Zellschicht abgelegt. Die verschiedenen Karten ergänzen und bereichern sich gegenseitig, wodurch eine multisensorische, mehrdimensionale Wahrnehmung unserer Umwelt entsteht. Wir verwenden diese multisensorische Wahrnehmung, um effektiv mit der Welt zu interagieren. Wenn wir zum Beispiel gerade eine Straße überqueren und lautes Hupen hören, treten wir rasch wieder auf den Bürgersteig zurück. Warum? Weil unser Hörsinn durch eine Tonfrequenz stimuliert wurde, die irgendwie eine Assoziation mit einem großen schnellen Fahrzeug auslöste und uns aus irgendwelchen Gründen an eine Gefahr denken ließ. Sinneserlebnisse aus der Vergangenheit – Schallwellen in Verbindung mit einem Auto, Lichtwellen in Verbindung mit 3 Tonnen rasendem Metall, vielleicht sogar eine nozizeptive Stimulation durch einen früheren Autounfall – verbanden sich zu einer Vorstellung, als wir die Autohupe hörten, die zur Wahrnehmung einer Gefahr führte.

In jedem Augenblick nutzen wir auf sehr subtile wie auch sehr offensichtliche Art und Weise multisensorische Erfahrungen aus der Vergangenheit, um wirksam in der Gegenwart zu agieren. Diese Erfahrungen bündeln sich zu einer Wahrnehmung dessen, was gerade geschieht und wie man am besten darauf reagiert. Das ist eine Form von Lernen. Wenn der Input der sensorischen Systeme widersprüchlich ist oder eine Diskrepanz zwischen den sensorischen Erfahrungen besteht, kann dies unsere Fähigkeit zur Interaktion mit der Umwelt beeinträchtigen.

Unsere Wahrnehmung der Welt ist plastisch und kann sich verändern. Zu einer veränderten Wahrnehmung kommt es als Reaktion auf die Art einer Stimulation. Dieser Prozess setzt sich das ganze Leben hindurch fort, weshalb ein Mensch neue Fähigkeiten, neue Konzepte und völlig neue Denkweisen erlernen kann. Im Zentralnervensystem werden sensorische Reize, die Größe, räumliche Verhältnisse, Töne, Textur, Geschmack, Schmerz, Wohlgefühl und eine Vielzahl anderer Erfahrungen betreffen, gesammelt und katalogisiert. Diese aufgezeichneten Erfahrungen kann man als „Karten" betrachten, die verglichen und integriert werden können. So können beispielsweise Informationen über Größe, Farbe und Form, die uns ein Objekt (das Auto) erkennen lassen, mit Informationen über ein körperlich schmerzhaftes Erlebnis (einen Autounfall) verbunden werden, um eine ganz spezifische Reaktion hervorzurufen. Das Nerven-, Muskel- und Skelettsystem ist interaktiv am Erstellen von inneren Karten unserer Welt beteiligt. Tatsächlich liefert es schon während der frühen Entwicklung einen der wichtigsten Beiträge zu diesem Kartierungsprozess. Probleme im Bereich der sensorischen oder motorischen Kontrolle können daher eine große Rolle für die individuelle Fähigkeit zur Kartierung und Interaktion mit der Umwelt spielen.

10.2 Die Biologie des Lernens

Proliferation, Migration und Aggregation der Zellen im Zentralnervensystem beginnen sehr früh in der embryonalen Entwicklung und sind bereits vor der Geburt abgeschlossen (➤ Kap. 1). Differenzierung, Synaptogenese, Umformung und Myelinisation beginnen zu einem späteren Zeitpunkt der Embryonalphase und setzen sich das ganze Leben hindurch fort. Letztere Prozesse führen zur Bildung, Eliminierung und Feinabstimmung interzellulärer Verbindungen. Das entspricht dem physiologischen Lernprozess. Jedes Lernen – emotional, körperlich und kognitiv – wird durch die Bildung, Eliminierung und Feinabstimmung interzellulärer Verbindungen erreicht. Eine Tasse Tee zu heben, ohne etwas zu verschütten, oder einen Stift so fest zu halten, dass er über ein Stück Papier geführt werden kann, sind erlernte Fähigkeiten. Und doch müssen wir über diese Tätigkeiten nicht nachdenken. Es handelt sich um spontane, beinahe unbewusste Bewegungen, die auf unglaublich komplexen Prozessen basieren. Auch die Farbe Blau zu erkennen, sich an den Namen eines bestimmten Nahrungsmittels zu erinnern oder 2 und 2 zusammenzuzählen, sind für viele Menschen spontane, nahezu unbewusste Fähigkeiten. Doch auch diese Funktionen beruhen auf unglaublich komplexen Prozessen. An der Fähigkeit, einen Stift zu halten, sind zahlreiche chemische und elektrische Signale beteiligt, deren Zusammenspiel in exakten Abfolgen und Mustern erlernt und verfeinert wurde. Dasselbe gilt für die Addition von 2 und 2. Immer wenn wir etwas Neues lernen, lösen wir Differenzierungs-, Synaptogenese- und Umformungsprozesse im Zentralnervensystem aus. Ein Geigenspieler ist sehr empfindlich für Töne, Schwingungen und Druck. Seine Rezeptororgane für Klang, Schwingung und Druck werden hoch entwickelt sein. Kortikale „Karten", die Informationen von Haarzellen, Propriozeptoren und Druckrezeptoren empfangen, haben eine erhöhte Empfindlichkeit für den Empfang von Klang-, Schwingungs- und Druckinformationen. Bei einem Geigenspieler entwickeln sich synaptische Verbindungen von diesen Sinnesorganen bis zum Kortex, die ihm erlauben, Klang, Schwingung und Druck exakt zu interpretieren. Wenn jemand, der bisher kein Musikinstrument spielte, Geige spielen lernt, wird sein Nervensystem über Differenzierungs-, Synaptogenese- und Umformungsprozesse die Art und Weise, in der Töne, Schwingungen und Druck interpretiert werden, verändern. Würde andererseits jemand, der Geige spielen kann, eine Zeit lang vom Üben und Musikhören abgehalten, ginge ein Teil seiner Sensibilität und Interpretationsfähigkeit für Töne, Schwingungen und Druck verloren – mit anderen Worten, ein Teil der interzellulären Organisation, die das Geigespielen ermöglichte, verändert sich.

Wir werden mit zu viel Zellen und interzellulären Verbindungen geboren. Durch Lern- und Entwicklungsprozesse wählen wir selektiv Zellen aus und verfeinern und definieren ihre Verbindungen, bis schließlich viele Verbindungen zwischen weniger Zellen übrig bleiben [Kandel et al. 2000]; dies wird als „Pruning" (Beschneiden, Reduktion) bezeichnet. Wenn wir etwas Neues lernen, wie Stehen, Springen oder Rechnen, werden keine neuen Zellen, sondern neue Verbindungen bereits existierender Zellen gebildet. Lernen ist ein Integrationsprozess. Dabei werden die Verbindungen zwischen Interneuronen im Rückenmark, die Rezeptorstellen in der Peripherie und die im Kortex entwickelten Querverbindungen von der Art der Stimulation beeinflusst. Ein Kind erlernt neue Fähigkeiten häufig schneller als ein Erwachsener, wie sich an Skihängen in den Schulferien zeigt. Ein Erwachsener passt eher seine zuvor erlernten Fähigkeiten an die neue Aufgabe an. Leider gehen vertraute Bewegungsmuster häufig mit schlechten Gewohnheiten einher, die korrigiert werden müssen. Das Kind dagegen erlernt eine völlig neue Fertigkeit und benutzt die Differenzierungs-, Synaptogenese- und Umformungsprozesse zur weiteren Perfektionierung. In gewissem Umfang hängt es auch vom Körpertyp ab, wie leicht man neue motorische Fähigkeiten erlernt. Ein Mensch mit langen Gliedmaßen hat lange Muskeln und arbeitet mit entsprechend langen Hebeln, so dass eine kleine proximale Bewegung zu einem großen distalen Bewegungsbogen führt. Ein langer Hebel erfordert größere Präzision als ein kurzer Hebel und lässt mehr Raum für Fehler. Daher wirken große oder langgliedrige Kinder häufig ungeschickt und linkisch, bis sie in ihren Körper „hineingewachsen" sind.

Neurale Synapsen kann man sich als Mittel der Kommunikation zwischen den Zellen vorstellen. Viele Zellverbindungen sind bereits vor der Geburt festgelegt, wodurch eine topographische Karte des Körpers entsteht. Sobald sich der Säugling zu bewegen beginnt, werden Interneurone dazu stimuliert, sich in diese Schaltkreise einzuklinken, um die Karten und die Verbindungen zwischen ihnen zu verfeinern. In der Weiterentwicklung von zufälligen, spontanen Bewegungen zu geplanten, intendierten Bewegungen spiegelt sich die Verfeinerung der Verbindungen wider. Genauigkeit und Wirksamkeit der kindlichen Bewegungen dienen dabei als Feedbackkontrolle der verbesserten Karten und Verbindungen und führen häufig auch zu alternativen Verbindungen. Daher können Menschen, die etwas gut beherrschen, dies auf unterschiedlichste Weise tun und sich auf verschiedene Situationen einstellen. Wer jeden Tag zur Arbeit fährt, lernt die Strecke sehr gut kennen, kennt aber auch einige alternative Strecken. Diese anderen Strecken entsprechen den verschiedenen synaptischen Sequenzen, die sich entwickeln. Wenn Sie etwas regelmäßig und gut machen, haben Sie auch alternative Möglichkeiten, es zu tun. Denken Sie ans Ballwerfen: Sie können ausholen und ihn von hinten oder von unten werfen, Sie können harte oder weiche Bälle nehmen. Jede dieser Varianten erfordert eine andere Reihe oder Sequenz von Verbindungen, doch ein professioneller Ballspieler ist imstande, unterschiedlich große Bälle auf unterschiedlichste Weise erfolgreich zu werfen. Tennis ist ein weiteres Beispiel. Viele Menschen spielen Tennis; sie können den Ball aus der Vorhand oder der Rückhand, von oben oder von unten spielen. Ich treffe einen Tennisball nur auf der rechten Seite (selbst nach vielen Trainingsstunden). Mein Bruder ist ein sehr guter Tennisspieler und kennt kein derartiges Handicap. Wenn man etwas gut beherrscht, kann man es auf viele unterschiedliche Arten ausführen. Das trifft auch für abstraktere Fähigkeiten wie Rechnen oder Schreiben zu. Wenn Sie geübt sind, können Sie Aufgaben (Zahlen addieren oder einen Satz bilden) auf unterschiedlichen Wegen lösen. Die Fähigkeit, sich auf unterschiedliche Bedingungen einzustellen, ist genau der Grund für erfolgreiches Handeln. Sie erzielen dieselbe Wirkung (Tennisball treffen, Preise auf einer Restaurantrechnung addieren) durch verschiedene Kombinationen neuronaler Aktivitäten. Im ersteren Fall sind es motorische, im letzteren kognitive, doch in beiden Fällen handelt es sich um eine Reihe biochemischer Prozesse, an denen innere Karten des parietalen Kortex beteiligt sind. Kinder mit motorischen oder kognitiven Lernschwierigkeiten oder mit Behinderungen haben üblicherweise keine große Wahl zwischen unterschiedlichen Optionen. Sie haben vielleicht nur eine einzige Methode, eine einzige Lösungsstrategie, um das Ziel zu erreichen. Jede Veränderung der äußeren Bedingungen beeinträchtigt ihre Fähigkeit zur erfolgreichen Ausübung von Tätigkeiten. Nehmen wir ein anschauliches Beispiel.

Maura ist eine Neunjährige mit einer milden Form von spastischer Hemiparese. Nach anfänglich verzögerter Entwicklung ist sie inzwischen fähig, selbstständig zu gehen und praktisch alle Alltagsaufgaben zu erledigen. In einer geschützten Umgebung wie der ärztlichen oder therapeutischen Praxis bewegt sich Maura leicht ataxisch, kann aber ein stabiles Gleichgewicht halten. In einer weniger ruhigen Umgebung dagegen, zum Beispiel auf dem Schulhof oder Korridor, wird ihr Gang instabil, sie kippt zur Seite, rudert mit den Armen, stolpert, fällt und zieht sich verzweifelt zu ihren Eltern zurück. Warum? Maura besitzt nur ein sehr begrenztes Repertoire an motorischen Strategien. Unter kontrollierten Bedingungen mit begrenzten Außenreizen kann sie diese Strategien erfolgreich einsetzen. Ist sie jedoch in ihrem Umfeld spontanen, zufälligen und unterschiedlichen Stimuli ausgesetzt, wie Bodenunebenheiten, der Bewegung anderer Menschen um sie herum oder dem fröhlichen Schreien der Klassenkameraden, ist sie nicht in der Lage, ihre motorischen Strategien entsprechend anzupassen, und verliert das Gleichgewicht. Man kann versuchen, diese Instabilität durch starre Orthesen für Knöchel, Knie oder Hüfte auszugleichen, um so ihr Schwanken zu begrenzen. Dadurch würde unglücklicherweise aber auch der propriozeptive Input beeinträchtigt, der ihr Gleichgewicht unterstützt. Darüber hinaus würden Knöchel-, Knie- oder Hüftorthesen ihre motorischen Strategien zum Aufrechterhalten des Gleichgewichts behindern. Das stellt jeden, der helfen möchte, vor ein schwieriges Dilemma.

Begrenzte Optionen manifestieren sich nicht nur bei grobmotorischen Aktivitäten. Die meisten kognitiven Prozesse bauen auf einer sensomotorischen Integration auf. Das Erkennen von Zahlen und Buchstaben setzt ein Verständnis für Formen und räumliche Beziehungen voraus. Die Interpretation ihrer Bedeutung ist ein abstrakter Prozess, der vom Kontext und der Erfahrung abhängt. Logik wie auch Kreativität entwickeln sich zum Teil aus einem konzeptuellen Rahmen, der auf Erfahrungswissen basiert. Kinder mit subtilen motorischen oder sensorischen Funktionsstörungen weisen häufig kognitive Lernstörungen auf, da sie die Informationen nicht problemlos und angemessen verarbeiten können. Tatsächlich steht ihnen nur eine begrenzte Vielfalt an Informationsverarbeitungsstrategien zur Verfügung.

10.2.1 Innere Karten

Unser Nervensystem ist übersät von Karten – Anordnungen von Zellkörpern oder Axonen, die unsere Körperteile, unsere Umwelt und unser emotionales Milieu repräsentieren. Die weit überwiegende Mehrheit dieser Landkarten hat mit sensorischen Informationen zu tun, meist mit somatosensorischem Input. Die Axone der (Hinterwurzel-)Spinalganglien bilden eine Karte der Körperoberfläche am Rückenmark entlang. Weitere Karten existieren im Hirnstamm, Thalamus, Klein- und Großhirn. Häufig enthält ein Hirnbereich mehrere Karten, die jeweils Informationen einer spezifischen sensorischen Modalität empfangen. Im primären somatosensorischen Kortex gibt es zum Beispiel viele Karten von der Haut [Amaral 2000]: Während die eine grundlegende taktile Informationen verarbeitet, erhält eine andere komplexe taktile Informationen und eine dritte integriert taktile und propriozeptive Signale, um Objekte durch Betasten (Stereognosie) erkennen zu können. Auch wenn sich diese Bereiche leicht unterscheiden, sind sie doch alle vorwiegend mit somatosensorischen Informationen befasst. Sie werden als unimodale Assoziationsfelder bezeichnet, weil sie sich auf eine einzige Modalität, nämlich Berührung, konzentrieren [Amaral 2000]. Jedes dieser unimodalen Felder liefert wiederum Informationen an benachbarte Kortexbereiche und so weiter und so fort. Kortexareale, die mehrere Informationsarten integrieren, werden als multimodale Assoziationsfelder bezeichnet. Diese multimodalen kortikalen Assoziationsfelder sind eng mit dem Hippokampus verbunden und spielen eine wichtige Rolle für die Erzeugung einer einheitlichen Vorstellung oder Wahrnehmung und deren Abbild (Repräsentanz) im Gedächtnis [Amaral 2000]. Multimodale sensorische Felder projizieren auch auf multimodale motorische Felder, die an der Ausführung geeigneter Reaktionen auf die Außenwelt beteiligt sind.

Saper et al. [2000] postulieren, dass „multimodale Assoziationsfelder aus verschiedenen höheren sensorischen Arealen Informationen empfangen und diese zu höheren motorischen Arealen weiterleiten, die nach entsprechender Verarbeitung geplante Handlungen organisieren". Drei multimodale Verarbeitungsbereiche sind für Wahrnehmungen und Lernen von besonderer Bedeutung [Saper et al. 2000]:

- Der posteriore Assoziationskortex mit den Parietal-, Okzipital- und Temporallappen ist mit Wahrnehmung und Sprache befasst. Er ist dafür zuständig, eine räumliche Karte unserer Umwelt zu erstellen. Er integriert visuelle und somatosensorische Informationen, die uns erlauben, uns in einer vertrauten Umgebung sicher zu bewegen. Der posteriore parietale Kortex ermöglicht es uns, mitten in der Nacht aufzustehen und ohne größere Unfälle im Dunkeln zur Toilette zu gehen oder einen Stift über ein Stück Papier zu führen, um einen Gedanken in symbolisierter Form niederzuschreiben, ohne das Papier zu zerreißen oder den Stift zu zerbrechen. Durch einen etwas komplexeren Prozess ist der posteriore parietale Kortex auch an abstrakten Ideen wie der Fähigkeit, etwas als „dasselbe" oder als „gleich" zu interpretieren.
- Das limbische System hat mit Gefühlen und Gedächtnis zu tun. Den Übergang vom Kurzzeit- zum Langzeitgedächtnis vermittelt dieser Bereich. Emotionale Reaktionen werden nach früheren Erfahrungen bewertet. Ereignisse, die ängstliche oder freudige Erinnerungen wecken, werden mit denselben Gefühlen begrüßt. Ereignisse, an die wir keine emotionalen Vorerwartungen haben, lösen häufig „nichts" in uns aus und geben uns das Gefühl, sie „erst verarbeiten zu müssen". „Nichts" zu fühlen ist für die meisten Menschen westlicher Kulturen ein ungewohnter Zustand und wird von vielen als „Schockzustand" beschrieben.
- Der präfrontale Kortex schließlich organisiert Bewegungen und Planungen [Saper et al. 2000]. Phineas Gage ist das klassische Beispiel eines Mannes mit einer Frontallappenverletzung. Zwar überlebte er den Unfall, bei dem sich ein Schienennagel durch seinen Schädel durch, doch seine Persönlichkeit war danach unwiderruflich verändert; der verantwortungsbewusste, hart arbeitende Mann verwandelte sich in einen entschlussunfähigen, unzuverlässigen Trunkenbold. Der präfrontale Kortex ist dafür zuständig, Entscheidungen zu fällen, Optionen abzuwägen und Handlungen zu planen.

Wie man sieht, hat jeder dieser Bereiche mit multimodaler Verarbeitung zu tun – dem Vergleichen und Integrieren von Informationen aus primär sensorischen Arealen, um eine Raum-, Verhaltens- oder Gefühlskarte zu erstellen, mit deren Hilfe wir auf unsere Umwelt reagieren können. Demnach sind die kortikalen Assoziationsfelder an allen komplexen mentalen Funktionen beteiligt [Saper et al. 2000]. Eine Schädigung eines dieser Kortexareale führt beim Erwachsenen zu spezifischen Funktionsdefiziten. Tritt die Schädigung bei sehr kleinen Kindern auf, ist die Situation jedoch weniger eindeutig. Selbst bei Erwachsenen ist das Gehirn sehr plastisch und zeigt eine Remodellierungsfähigkeit, die seine Funktion zurückgewinnen oder alternative Mechanismen zum Ausdruck kommen lässt. Da im kindlichen Nervensystem sehr viel mehr Zellen, Neurone und Verbindungen vorhanden sind, verfügt es über ein viel größeres Regenerationspotenzial. Das gilt es besonders bei Kindern mit einer vermuteten zerebralen Schädigung durch hypoxische oder ischämische Episoden zu beachten. Selbst wenn auffällige MRT- oder CT-Befunde vorliegen, lassen sich die tatsächlichen Einschränkungen nicht voll erfassen. Bei entsprechender Betreuung und Stimulation können Kinder möglicherweise weit mehr erreichen als der MRT-Befund voraussagen lässt. Man wird dem Kind und den Eltern durch strikte Grenzziehungen nicht gerecht. Vielmehr kann eine realistische und behutsame Anleitung den Eltern und der Familie helfen, das Kind mit der richtigen Stimulation, Unterstützung und Grenzsetzung großzuziehen.

Die komplexen Leistungen der zahlreichen multimodalen Kortexareale hängen von einer optimalen Funktion des peripheren sensorischen Systems ab. Werden aberrierende oder verzerrte Signale zu den Assoziationsfeldern geleitet, werden die inneren Karten, der Integrationsprozess und die Angemessenheit der Reaktionen darunter leiden. Alles, was die normale Funktion der sensorischen Rezeptoren, ihrer Axone und Interneurone im Rückenmark und Hirnstamm stört, kann sich folglich in der Fähigkeit des Kindes, kognitiv, emotional oder mechanisch mit seiner Umwelt zu interagieren, manifestieren. Unsere Wahrnehmung eines Stimulus wird davon beeinflusst, wie er sich in alle anderen Erlebnisse des jeweiligen Augenblicks integriert. Wenn wir unsere ganze Aufmerksamkeit darauf richten müssen, das Gleichgewicht zu halten, während wir auf der Schulbank sitzen, können wir möglicherweise nicht auch noch auf den Lehrer oder ein mathematisches Problem im Rechenheft achten. Vielleicht müssen wir alle ein bis zwei Minuten unsere Haltung ändern. Wenn unsere innere Karte der räumlichen Umgebung verzerrt ist, kann das unsere Fähigkeit, Buchstaben auf einer Seite oder eine Stimme quer durch den Raum richtig zu verstehen, beeinflussen. Unsere Wahrnehmung eines Stimulus und die Reaktion darauf hängen also von unseren inneren

Karten ab. Und ein großer Teil der Informationen in diesen Karten ist, wie bereits erwähnt, aus dem Input abgeleitet, der aus dem Bewegungsapparat kommt (in Form von Propriozeption, Vibration, Druck, Zug, Temperatur etc.). Dass bei Kindern mit motorischen Einschränkungen verzerrte Informationen in den Karten verzeichnet werden, hat Auswirkungen auf ihre Wahrnehmung eines Stimulus und die Reaktion darauf.

10.2.2 Angeboren oder erlernt?

Bei der Diskussion über Lernen und Entwicklung taucht immer auch die Frage auf, ob bestimmte Fähigkeiten angeboren oder erlernt sind. Wenn sich ein Kind in Bereichen hervortut, in denen ein oder beide Elternteile gut sind, liegt das vermutlich an zwei wichtigen Faktoren: Veranlagung und Förderung. Ein Mensch kann genetisch zu einer bestimmten Reaktion in einer bestimmten Situation prädisponiert sein. Neurochemische Substanzen, die unter spezifischen Bedingungen ausgeschieden werden, können ein Gen anschalten. Besitzt ein Mensch eine spezifische Fähigkeit, wie zum Beispiel Geigespielen, müssen wir uns die beteiligten sensorischen und motorischen Systeme ansehen. Im Fall eines Geigenspielers sind es Schwingungs-, Hör- und Druckempfinden sowie eine sehr feine motorische Kontrolle. Die Veranlagung zu einer hoch entwickelten Funktion dieser Systeme kann genetisch vorhanden sein, und wenn das Kind eine entsprechende Anregung durch seine Umgebung erfährt (etwa wenn beide Eltern Musiker sind), kann sich seine musikalische Fähigkeit manifestieren. Diese Kombination von genetischer Prädisposition und Umweltfaktoren wird auch als Mechanismus hinter vielen psychischen und psychiatrischen Störungen vermutet.

10.3 Die Verbindung von frühmotorischer und sensorischer Entwicklung

Von der Integration der sich entwickelnden motorischen und sensorischen Systeme wird die Entwicklung von Wahrnehmungen und kognitiven Funktionen beeinflusst [Bushnell & Boudreau 1993]. Traditionell galt die sensorische Entwicklung als wichtigster Schritt in der Ontogenese des motorischen Verhaltens. Aktuelle Forschungsergebnisse deuten jedoch darauf hin, dass die Entwicklung motorischer Verhaltensweisen ein permissives Merkmal in der Ontogenese der sensorischen, kognitiven und sensomotorischen Integration im Kortex darstellt. Motorische Muster entwickeln sich durch dynamische und symbiotische Interaktionen des Organismus mit seiner Umwelt. Aufgrund der sensomotorischen Integration könnte das Auftauchen bestimmter motorischer Fähigkeiten tatsächlich einige Aspekte der perzeptiven und kognitiven Entwicklung bestimmen. Die motorische Kontrolle dient möglicherweise als Kontrollparameter in der Entwicklung des gesamten Organismus. Die zunehmende Fortbewegungsfähigkeit (Lokomotion) des Säuglings fördert eine Ausweitung seiner perzeptiven Entwicklung [Bushnell & Boudreau 1993]. Durch die eigenständige Fortbewegung kann ein Kleinkind sein perzeptives und kognitives Erleben steigern. Das Kind kann nun damit beginnen, Stellungen als Standorte im Raum und nicht mehr als Erweiterung seines Selbst abzuspeichern. Mobil zu werden dient als Ereignis, das die Weichen stellt und andere Erfahrungen wahrscheinlicher macht.

Betrachten wir es einmal von Anfang an. Das Neugeborene spielt eine passive Rolle in seiner Umwelt. Menschen, Dinge und Tiere kommen in sein Bewusstseinsfeld und verlassen es wieder. Wie es deren Bedeutung interpretiert, hängt von seinen bisherigen Erfahrungen ab. Wenn die Mutter jedes Mal erscheint und das Kind füttert, sobald es hungrig ist, wird es den Geruch der Mutter mit Nahrung, Sättigung und tröstlicher Behaglichkeit verbinden. Die Eltern haben vielleicht ein Mobile über das Bettchen des Kindes gehängt, das es schließlich in seinem Gesichtsfeld wahrnimmt. Einige Wochen später hat sich der Muskeltonus der Armflexoren und -extensoren harmonisiert und das Kind beginnt, die Arme ungezielt zu bewegen. Eines Tages bewegt es den Arm und stößt an das Mobile. „Was war das?" Es schaut. „Das Ding da war's." Propriozeptive Informationen über die Gelenkbeziehungen im Bereich von Schulter, Ellbogen, Handgelenk und Hand liefern eine Karte von der Armstellung im Raum. Diese propriozeptiven Informationen verbinden sich mit den visuellen Informationen über die Position des Mobiles über dem Bett. Jedes Mal, wenn das Kind zufällig das Mobile trifft, bestätigt, korrigiert und vergleicht es den propriozeptiven und visuellen Input, wodurch die innere Karte von der räumlichen Position des Mobiles entsteht. Netzhautsignale mit Informationen über Größe, Form, Farbe und Dichte werden mit Signalen, die aus den Gliedmaßen kommen und über Abstand, Dichte, Form und Position des Objekts informieren, in Übereinstimmung gebracht und integriert. Das ist der Anfang des Begreifens. Die kindliche Wahrnehmung von Raum, Entfernung und Tiefe ist durch zufälliges Berühren des Mobiles ausgelöst worden. Irgendwann kann das Kind den Arm bewusst und zielgenau ausstrecken, um das Mobile zu berühren, doch zunächst einmal wird es die erforderlichen Bewegungsmuster durch Versuch und Irrtum verfeinern, mit dem Feedback des visuellen und somatosensorischen Systems.

Was geschieht, wenn sich ein Arm nicht so leicht bewegen lässt wie der andere? Angenommen, eine motorische Störung beträfe den Arm oder nach einer Schlüsselbeinverletzung wäre die Armabduktion eingeschränkt. Wie würde das kindliche Gefühl für die Mitte, Entfernung und Tiefe davon beeinflusst? Eine Mittellinie ist keine esoterische Vorstellung. Wenn wir als Säuglinge beide Hände zusammenführen, finden wir die Mitte unseres Raumes, unsere körperliche Mittellinie (➤ Abb. 10.1). Von dieser Linie sind unsere Arme beidseits gleich weit entfernt, und die Informationen über die Gelenkstellung im Raum sind bilateral symmetrisch. Dieses Konstrukt hilft uns, unser Gleichgewichtszentrum zu etablieren. Es gibt uns einen Ort, an dem wir räumliche Beziehungen zwischen uns selbst und Dingen in unserer Umwelt herstellen können. Was geschieht, wenn unsere Mittellinie verschoben ist? Wie beeinflusst das unsere Fähigkeit, das Gleichgewicht zu halten? Welchen Einfluss hat es auf unsere Lernfähigkeit?

Um lesen zu können, braucht man ein gewisses Gefühl für Formen und für den Abstand zwischen Buchstaben und Wörtern. Um schreiben zu können, braucht ein Kind ein Gefühl für die Mittel- und Randlinien der Seite, um Buchstaben und Wörter im richtigen Abstand zu positionieren. Das Kind muss einen Stift flüssig und gerade mit so viel Druck über das Papier bewegen können, dass

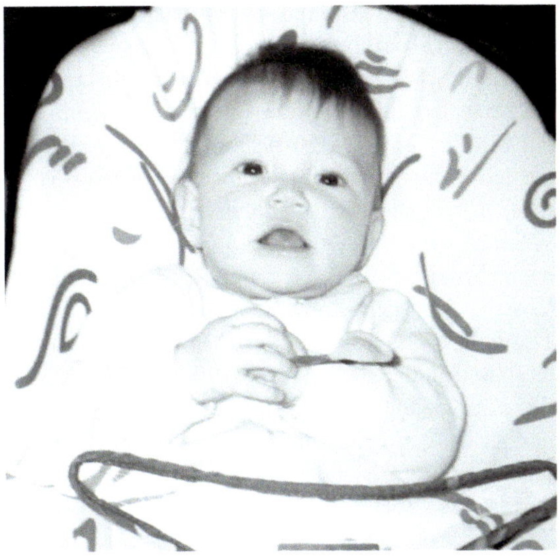

Abb. 10.1 Die individuelle Mittellinie entsteht dort, wo sich die Hände treffen.

er einen Strich macht, ohne die Seite zu zerreißen. Um ein Buch zu lesen oder einen Satz zu schreiben ist ein gewisses Maß an Aufmerksamkeit erforderlich. Das Kind muss auf dem Stuhl das Gleichgewicht halten können, ohne umzukippen, herumzuzappeln oder sich ablenken zu lassen. Jede dieser Fähigkeiten wird von vestibulären, propriozeptiven und visuellen Interaktionen beeinflusst. Aus osteopathischer Sicht besteht das Risiko, dass sich bei Kindern mit körperlichen Problemen verzerrte räumliche Karten ausbilden, die ihre schulischen Leistungen beeinflussen können.

10.4 Entwicklung der visuellen Wahrnehmung

Wenn man einen geliebten Menschen berührt, wenn man etwas Schönes sieht oder beruhigende Musik hört, sind es nicht die Hände, Augen oder Ohren, die fühlen, sehen oder hören. Diese Organe empfangen einfach nur stimulierende Druck-, Temperatur-, Lichtwellen- oder Tonfrequenzsignale, die zu elektrischen Impulsen im Zentralnervensystem und zur Ausschüttung von chemischen Substanzen führen. Das Gehirn interpretiert die elektrische Stimulation und die ausgeschütteten Substanzen als ein Gefühl, als würde man einen geliebten Menschen berühren, die Farbe Rot sehen oder Bach hören. Sind irgendwelche Verbindungen von peripheren Rezeptoren zum Gehirn unterbrochen, wird sich das auf die Fähigkeit, die eintreffenden Signale zu interpretieren, auswirken. Wir mögen alle unterschiedliche Wahrnehmungen von Blau haben, doch wir haben alle gelernt, es als Blau zu bezeichnen. Sprache repräsentiert einfach symbolisch bestimmte chemische Prozesse im Gehirn.

Durch die Hornhaut und Linse auf die Netzhaut gebündeltes Licht wird dort zum Beispiel von den Photorezeptoren absorbiert. Diese Photorezeptoren, d h. die Stäbchen und Zapfen, enthalten Sehpigmente, die das Licht absorbieren und eine Kaskade von Ereignissen auslösen, die schließlich zu einer Veränderung des Membranpotenzials der Photorezeptorzellen führt [Tessier-Lavigne 2000]. Die Umwandlung des absorbierten Lichts in elektrische Signale stellt sich als abgestufte Veränderung des Membranpotenzials dar, nicht als Aktionspotenzial. Das verleiht Photorezeptoren eine gewisse Flexibilität in Bezug auf Qualität und Quantität des Signals. Ein Aktionspotenzial könnte man als binäres Signal sehen: Es ist an oder aus. Eine Zelle, die eine abgestufte Veränderung produzieren kann, ist dagegen in der Lage, ein breites Spektrum von Signalen zu erzeugen. Interneurone in Form von bipolaren, horizontalen und amakrinen Zellen übermitteln die Signale von den Photorezeptoren über laterale und vertikale Bahnen zu den Ganglienzellen des Sehnervs, und zwar in einer räumlich-zeitlichen Sequenz, die der Lage des signalisierenden Photorezeptors und der Reizintensität entspricht. Durch diesen Mechanismus wird das Netzhautsignal so umgewandelt, dass der Kortex damit Kontraste und Intensitätsveränderungen interpretieren kann [Tessier-Lavigne 2000].

Offensichtlich ist es bei diesem Prozess äußerst wichtig, dass das Licht genau auf der Netzhaut auftrifft. Können Linse und Hornhaut das Licht nicht richtig fokussieren, sind die Signale beeinträchtigt; so entsteht ein verschwommenes Bild, wie es bei Menschen mit mangelnder Sehschärfe der Fall ist.

Das höhere visuelle System ist bei der Geburt noch unreif und entwickelt sich erst durch entsprechende Stimulation und Verfeinerung. Wenn die höheren Zentren ungleiche Signale von den beiden Netzhäuten empfangen, unterdrückt das Gehirn den abweichenden Input, was zur Amblyopie führt. Amblyopie ist kortikale Blindheit. Diese Rindenblindheit kann bei Kindern auftreten, die eine Diplopie oder starke Sehschärfeunterschiede beider Augen aufweisen. So wie alle Zellen im Nervensystem müssen auch die Zellen des visuellen Kortex stimuliert werden, um zu funktionieren. Eine fehlende Stimulation wirkt sich auf die Zellverbindungen und -organisation aus. Entstehen bei Kindern mit Eso- oder Exotropie bzw. Strabismus convergens oder divergens (Einwärts- oder Auswärtsschielen), Doppelbilder, schaltet das Gehirn die Signale des schielenden Auges aus. Dadurch erhalten die Zellen im visuellen Kortex, die Signale von den Photorezeptoren des betroffenen Auges empfangen, keine Stimulation mehr und entwickeln sich nicht. Obwohl Auge, Netzhaut und Sehnerven voll funktionsfähig sind, kann der visuelle Kortex die Signale dieses Auges nicht interpretieren. Dies wird als kortikale Blindheit („Rindenblindheit") bezeichnet. Es gibt einen Zeitraum, in dem eine Amblyopie reversibel ist; in den meisten Büchern wird er auf das Alter von 3 bis 5 Jahren begrenzt.

Die Zellen des visuellen Kortex sind aufgrund ihrer Funktion in sechs horizontalen Reihen aufgebaut und ordnen sich dann in vertikalen Säulen an, die als Orientierungssäulen bezeichnet werden und auf ähnliche rezeptive Felder reagieren [Wurtz & Kandel 2000]. Zwischen und in den Orientierungssäulen sind „Kleckse" („blobs") von Zellen verteilt, die auf Farbe reagieren. Die Orientierungssäulen wechseln sich mit okulären Dominanzsäulen ab, die jeweils Signale eines einzelnen Auges empfangen und für binokulares Sehen sorgen. Unser Gehirn interpretiert die Informationen, die es von diesen Zellreihen, Säulen und blobs erhält, als ein Bild, das wir als Form, Gestalt, Bewegung oder Farbe erkennen. Die Entscheidung über die Benennung dieses Bildes ist ein völlig anderer Vorgang. Zuerst müssen wir die Signale als Gestalt oder Form, Bewegung oder Farbe begreifen, dann können wir sie benennen.

Unsere Fähigkeit, einen visuellen Stimulus zu erkennen, hängt von der Assoziation mit Gestalt, Form, Bewegung und Farbe ab [Wurtz & Kandel 2000]. Unser Gefühl für Formen entwickelt sich durch das Erleben von Berührungen. Die Entwicklung der Handbewegungen ermöglicht verschiedene Stadien in der Ausbildung des Berührungsempfindens [Bushnell & Boudreau 1993]. Wenn ein Säugling beispielsweise ein Klötzchen sieht, wird er es anfangs nicht als solches interpretieren. Während er das Klötzchen anfasst und damit spielt, sammelt er jedoch propriozeptiven Input von seinen Gelenken und Muskeln, aus dem sich eine Karte von den räumlichen Verhältnissen innerhalb des Objekts zu bilden beginnt. Diese kann mit der Karte, die durch den visuellen Input entsteht, integriert, verglichen und kontrastiert werden. Ist Ihnen schon einmal aufgefallen, dass Ihre Hand sich automatisch an Form und Größe des Objekts anpasst, nach dem Sie greifen? Sie müssen nicht einmal auf die Bewegung achten. Sie werden weder mit dem Arm vorbeizielen noch die Größe des Objekts falsch einschätzen. Das kann man als Berührungsempfinden bezeichnen. Diese Wahrnehmung entwickelt sich im ersten Lebensjahr. Größen werden mit etwa 2 Monaten, Strukturen (Textur) mit 6 Monaten, Gewicht mit 9 Monaten und Formen mit 12–15 Monaten wahrgenommen [Shumway-Woollacott 1995]. Die Unfähigkeit, spezifische Handbewegungen auszuführen, kann sich daher als Hemmnis erweisen, durch das die perzeptive und kognitive Entwicklung beeinträchtigt wird. Es gibt drei Entwicklungsphasen im Verhalten der kindlichen Handbewegungen: Greifen (0–3 Monate) als typisches Verhalten, mit dem Erwachsene das Volumen bzw. die Größe eines Gegenstands bestimmen; rhythmische Stereotypien (4–10 Monate) als das Verhalten, mit dem Erwachsenen Härte und Struktur/Textur eines Gegenstands beurteilen, und komplementäre zweihändige Aktivität (ab 10 Monaten); sie setzt die Entwicklung von Haltungsmechanismen voraus und gleicht den Bewegungen, mit deren Hilfe Erwachsene Form und Gestalt bestimmen können. Bei der Geburt ist das visuelle System von der Netzhaut bis zum Kortex intakt, und die Sehschärfe beträgt schätzungsweise 20/400 (0,05). Mit drei Jahren liegt sie zwischen 20/30 (0,63) und 20/20 (1,0). Bei Neugeborenen findet nur eine geringe oder keine Akkommodation statt; ihre Augen sind auf etwa 20 cm Abstand fokussiert [Harcourt 1974]. Die bei der Geburt vorhandene Weitsichtigkeit (5 Dioptrien) verringert sich bis zum 3. Lebensjahr auf 2,5 Dioptrien und bis zum 8. Lebensjahr auf 1 Dioptrie. Der Pupillen-Lichtreflex erscheint in der 29. bis 31. Schwangerschaftswoche. Fixations- und Konvergenzreflex sind zwar schon bei der Geburt vorhanden, zeigen sich aber nur zeitweilig und schwach ausgeprägt. Auch wenn mit 6 Wochen konjugiertes Sehen auftritt, kann weiterhin eine Divergenz bestehen bleiben. Mit 10 Wochen werden Objekte bereits flüssiger, mit kontrollierten Augenbewegungen verfolgt. Ab dem 4. Lebensmonat beginnen Säuglinge das Gesicht ihrer Mutter zu erkennen; davor ist ihre Sehschärfe (Kontrastempfindlichkeit) zu gering, um Einzelheiten des Gesichts auflösen zu können. Bei Diavorführungen lässt sich beobachten, dass Säuglinge mit 3,5 Monaten regelmäßige visuelle Reize erwarten [Harcourt 1976]. Bei der Geburt liegt eine Selektivität der Blickorientierung vor, und gleich in den ersten Wochen kommt es zur Dominanz eines Auges. Die okularen Dominanzsäulen im visuellen Kortex trennen sich voneinander, und mit 4 Monaten entwickelt sich die binokulare Tiefenwahrnehmung. Bis zum Alter von 6–8 Jahren bleibt die Sehschärfe vermehrt anfällig für Störungen. In diesem Zeitraum kann monokulares Sehen oder der Entzug visueller Stimuli zu kortikaler Blindheit oder Amblyopie führen.

Die motorische Entwicklung fördert die Entstehung der Tiefenwahrnehmung im visuellen System [Bushnell & Boudreau 1993]. Für die Entwicklung der Tiefenwahrnehmung ist von drei Faktoren abhängig: kinetischen, binokularen und bildhaften Informationen. Für eine kinästhetische Analyse der Tiefenwahrnehmung kann eine Kopfbewegung erforderlich sein. Damit das Kind binokulare Informationen erhalten kann, muss Konvergenz vorliegen, was eine ausreichende okulomotorische Kontrolle voraussetzt. Inkonsistente Konvergenzbewegungen lassen sich erst mit 1 Monat, konsistente Bewegungen mit 3 Monaten feststellen, und mit 6 Monaten kann eine unterbrochene Konvergenz durch ruckartige (sakkadische) Augenbewegungen wiederhergestellt werden. Bildhafte Informationen sind aus Bildwahrnehmungen und Vorerfahrungen verfügbar. Sie tauchen zwischen 5 und 7 Monaten zum ersten Mal auf. Möglicherweise ist das „Begreifen" mit der Hand die motorische Fähigkeit, die das Kind benötigt, um aus der Vorkenntnis eines Objekts bildhafte Hinweise für die Tiefenwahrnehmung abzuleiten. Mit 6 Monaten rücken solche Handfertigkeiten in den Vordergrund.

Unsere Fähigkeit, anhand von visuellen Informationen Gestalt und Form zu interpretieren, wird von der Händigkeit und manuellen Entwicklung beeinflusst. Lesen zum Beispiel setzt die richtige Interpretation von Buchstabenformen voraus, die zusammen einen Begriff wie „Hund" bilden. Der Buchstabe „d" ist anders zu deuten als „b" oder „p". Man muss erkennen, dass zwar jeder dieser Buchstaben ein Bogen- und ein Strichelement hat, die aber beide in unterschiedlicher Beziehung zueinander stehen (➤ Abb. 10.2). Bevor ein Kind verstehen kann, dass bestimmte Formen (d – n – u – H), in einer bestimmten Reihenfolge (H – u – n – d) zusammengestellt, den Begriff „Hund" ergeben, muss es die einzelnen Buchstabenformen „H", „u", „n" und „d" erkennen. Wir begreifen aus der Anordnung des Strichelements zum Zentrum des Bogenelements den Unterschied zwischen „d", „b" oder „p". Unser Gefühl für die Mitte oder das Zentrum entstand bei den frühen zufällig treffenden Handbewegungen, und unser Formsinn durch die Handhabung oder den Umgang mit Objekten. Warum wird ein „d" für manche Kinder zum „b" oder „p"? Wenn die Identifikation des visuellen Symbols „d" auf einer kinästhetischen Kenntnis von Formen und räumlichen Beziehungen beruht, kann eine Bewegungsstörung das kognitive Verständnis des Kindes für die verschiedenen Formen von „d", „b" und „p" beeinträchtigen. Viele Kinder mit Lernbehinderungen weisen auch subtile Gleichgewichts- und Koordinationsstörungen auf, was sich durch multiple sensorische Belastungstests nachweisen lässt. Wird ein Kind, das Probleme mit der Verarbeitung visueller Reize hat, gebeten, frei sitzend über Kopf nach oben zu schauen und dabei die Augen zu schließen, kippt es häufig nach hinten. Ein anderer Test besteht darin, das Kind an einen Tisch zu setzen und ihm die Aufgabe zu stellen, ein Haus zu zeichnen oder Zahlen zu addieren. Wenn es mit der Aufgabe beschäftigt ist, wird plötzlich sein Name gerufen oder ein ablenkendes Geräusch gemacht. Oft verliert das Kind dann sein Gleichgewicht auf dem Stuhl, wie bei einem übertriebenen Schreckreflex.

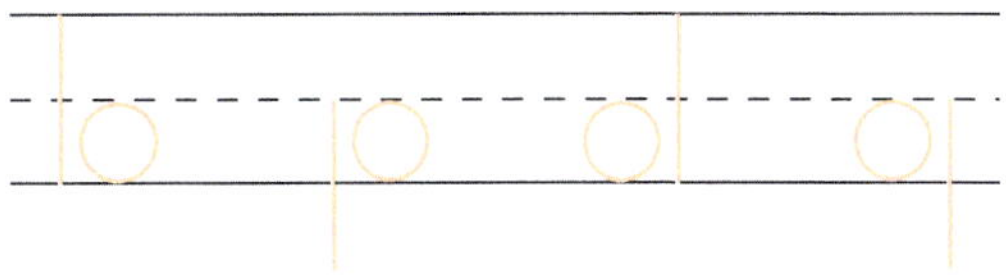

Abb. 10.2 Lesen setzt ein Erkennen von Formen und räumlichen Beziehungen voraus. Die Buchstaben „b", „p", „d" und „q" bestehen jeweils aus einem Kreis und einer vertikalen Linie. Die einzigartige Beziehung zwischen diesen geometrischen Formen gibt jedem Buchstaben seine Identität. Man kann das Symbol „b" erst interpretieren, wenn man es vom Symbol „d" usw. unterscheiden kann.

10

10.5 Entwicklung der akustischen Wahrnehmung

Die akustische Wahrnehmung (Hören) hängt von drei Faktoren ab: der richtigen Übertragung von Schallwellen in elektrische Signale, dem Ausfiltern von Hintergrundgeräuschen und der Umformung komplexer Klangmuster in erkennbare Einzelinformationen. Schon kleine Veränderungen des Luftdrucks bewegen das Trommelfell und den daran befestigten Hammer, wodurch sich Steigbügel und Amboss verschieben. Von der Bewegung des Amboss gegen das ovale Fenster der Cochlea (Schnecke) wird die Flüssigkeit in der Scala vestibuli und indirekt auch in der Scala tympani und im Ductus cochlearis beeinflusst (➤ Abb. 10.3). Diese Veränderungen wirken sich wiederum auf die Basilarmembran der Cochlea aus [Hudspeth 2000]. Störungen des Knochen- oder Bindegewebes im äußeren Gehörgang oder im Mittelohr behindern diesen Prozess und führen zu Schallleitungsschwerhörigkeit. Die Basilarmembran ist eine kleine Bindegewebsstruktur, dic auf einer Länge von 33 mm unterschiedlich breit und dick ist. Daher reagieren die verschiedenen Bereiche unterschiedlich auf Frequenz, Amplitude und Intensität der Flüssigkeitswelle [Hudspeth 2000]. Je nachdem, wie sich die Basilarmembran bewegt, werden die Haarzellen in eine exzitatorische, inhibitorische oder neutrale Stellung gebracht. Somit wird der mechanische Stimulus der Welle durch die Bewegung der Haarzellen in ein elektrisches Signal übertragen. Dieses Signal wird vom N. cochlearis zu den Cochleariskernen und über die zentrale Hörbahn zum Kortex geleitet. Auf diesem Weg werden die Signale verarbeitet und analysiert [Hudspeth 2000]. Der Prozess, durch den diese elektrischen Signale in den symbolischen Kontext von Sprache übersetzt werden (und umgekehrt), bezieht zahlreiche Kortexareale mit ein; er ist noch nicht vollständig geklärt und würde den Rahmen dieses Kapitels sprengen. Wichtig ist jedoch die Erkenntnis, dass an der Verarbeitung von Sprache viele verschiedene Kortexareale beteiligt sind, unter anderem auch Bereiche, in denen visuelle oder somatosensorische Informationen integriert werden [Dronkers et al. 2000]. Störungen der Sprachverarbeitung, wie eine Dyslexie, können folglich aus einem verzerrten Input oder aus einer gestörten Integration visueller oder somatosensorischer Informationen resultieren.

Bei der Geburt funktioniert das Hörsystem zwar schon, der Kortex hat jedoch noch nicht den nötigen Reifezustand erreicht, um akustische Informationen als Wahrnehmung zu interpretieren. Sprache ist das Symbolsystem für den Austausch und die Speicherung von Informationen. Die Sprachentwicklung hängt vom afferenten neuralen Input (Hören, Sehen), einer intakten ZNS-Funktion und dem neuralen Output zu funktionierenden Stimmstrukturen ab [Coplan & Gleason 1990]. Normales Hören umfasst einen Bereich von 250–16000 Hz oder einen Schalldruckpegel von 0–120 dB.

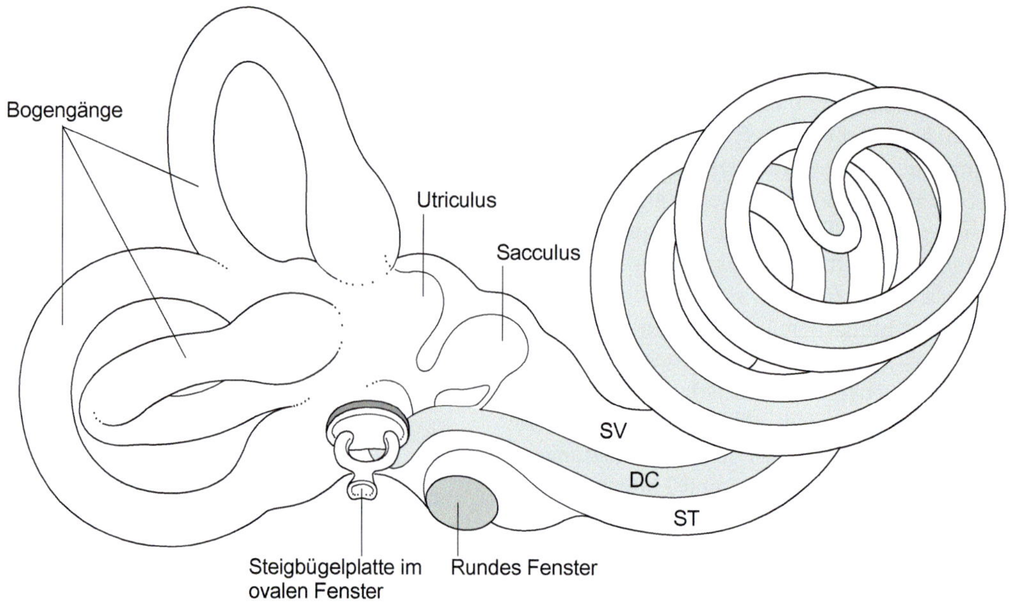

Abb. 10.3 Schematische Darstellung von Cochlea und Labyrinth. Der graue Bereich repräsentiert die Endolymphe im Ductus cochlearis. SV = Scala vestibuli, DC = Ductus cochlearis, ST = Scala tympani.

10

Eine Durchsicht der Literatur zeigt, dass zwischen 4 und 20% der Kinder im schulpflichtigen Alter Hörprobleme haben. Hörverluste können unilateral oder bilateral auftreten und die Schallleitung oder die Schallempfindung betreffen. Eine Schallleitungsschwerhörigkeit resultiert aus Funktionsstörungen oder Interferenzen bei der Schallübertragung auf Cochlea, Vestibulum und Bogengänge. Meist ist die Luftleitung beeinträchtigt. Die häufigsten Ursachen sind Gehörgangsatresie, Fehlbildungen der Gehörknöchelchen, Trommelfellanomalien, Verlegung des Gehörgangs durch Fremdkörper, Cerumen und Erguss im Mittelohr. Die Schallleitungsschwerhörigkeit betrifft alle Frequenzen, die Knochenleitung bleibt jedoch in der Regel erhalten. Eine Schallempfindungsschwerhörigkeit tritt auf, wenn sich Funktionsstörungen oder Beeinträchtigungen der Haarzellen in der Cochlea oder des Hörnervs auf die Luft- und Knochenleitung der Stimuli auswirken. Das Hören im niedrigen Frequenzbereich ist möglicherweise weniger betroffen; allerdings muss man bedenken, dass sich Sprache im höheren Frequenzbereich bewegt. Häufige Ursachen einer Schallempfindungsschwerhörigkeit sind unter anderem Hypoxie, intrakranielle Blutungen, Meningitis, Hyperbilirubinämie, Masern, Mumps und, wenn auch selten, Windpocken.

Das Gehirn filtert Hintergrundgeräusche aufgrund von Phasenverschiebungen in einem Prozess aus, der als Maskierung bezeichnet wird. Schallwellen erreichen die Ohren leicht zeitlich versetzt. Diesen Unterschied nutzt das Gehirn dazu, unerwünschten Schall auszuschalten. Für die Geräuschmaskierung ist binaurales Hören erforderlich. Kinder mit einseitiger Taubheit können in einer lauten Umgebung wie einer Grundschulklasse Schwierigkeiten haben, bestimmte Töne, wie etwa die Stimme des Lehrers, zu isolieren. Das gilt besonders, wenn Hintergrundgeräusche im selben Frequenzbereich auftreten wie die Töne, auf die sich das Kind zu konzentrieren versucht. Ein partieller Gehörverlust betrifft vor allem Zischlaute mit hoher Frequenz und geringer Amplitude, wie „s“, „sch“, „f“, während Konsonanten mit niedrigerer Frequenz, wie „r“, „m“, „w“, nicht betroffen sind. Ein partieller Gehörverlust von Kindern bleibt möglicherweise undiagnostiziert, bis sich in der Schule eine scheinbare Lernstörung zeigt.

Eine akute Otitis media mit Erguss führt in der Regel zu einem Hörverlust im Bereich von 10–50 dB, eine chronische Otitis media im Bereich von 50–65 dB, der die meisten Sprachtöne umfasst. Dieser Hörverlust tritt im Allgemeinen nur vorübergehend auf. Kinder, die im ersten Lebensjahr mehr als 30 Tage lang an einer Otitis media mit Erguss litten, schneiden bei Prüfungen ihrer Sprachfähigkeit aber in der Regel um eine Standardabweichung schlechter ab als kürzer erkrankte Kinder.

Sprachstörungen entsprechen einer Dysfunktion kortikaler Prozesse, die speziell mit rezeptiven und expressiven Funktionen befasst sind. Eine Sprachstörung kann phonetisch sein, etwa eine abweichende Tonerzeugung, weil die Toninterpretation gestört ist und das Kind Töne so ausspricht, wie es sie hört. Eine andere Sprachstörung kann die Syntax betreffen, d. h. die Wortstellung und Grammatik. Eine falsche Interpretation von Wortbedeutung und -bezügen stellt eine Semantikstörung dar, während Störungen des sprachlichen Handelns (Pragmatik) die soziale Angemessenheit von Sprache beeinträchtigen. Sprachstörungen können eines oder mehrere dieser expressiven oder rezeptiven Funktionsmerkmale betreffen. Je nach Art der Störung kann sich Zeichensprache als sinnvolle therapeutische und diagnostische Möglichkeit anbieten. Häufig wird angenommen, dass Sprachstörungen durch Hörprobleme entstehen. Doch wie wir gesehen haben, sind zahlreiche sensorische Systeme an der kognitiven Entwicklung beteiligt. Denken Sie an das Beispiel von dem Kind, das aufgrund einer motorischen Störung nicht zwischen „d“, „b“ und „p“ unterscheiden kann. Was geschieht, wenn ihm der Buchstabe „d“ in Verbindung mit dem Klang „deh“, der Buchstabe „b“ in Verbindung mit dem Klang „beh“ usw. gezeigt wird? Wie kann das Kind die Beziehungen zwischen diesen Buchstaben und ihren Klängen unterscheiden, wenn es das Symbol für den Klang nicht sicher erkennen kann?

Sprachmuster basieren auf der Flüssigkeit, der Frequenz und dem Rhythmus des Sprachflusses. Kleine Kinder beginnen die Sprachmuster ihrer Muttersprache bei ihrem frühen Brabbeln nachzuahmen. Wenn Frequenz oder Rhythmus des Sprachflusses gestört sind, kommt es zu Störungen der Flüssigkeit oder (Rede-)Gewandtheit. Physiologisches Stottern erreicht zwischen 2 und 4 Jahren einen Höhepunkt und geht dann zurück. Es äußert sich in der Regel als Wiederholung von Phrasen oder ganzen Wörtern wie „kann ich – kann ich“ oder „kann – kann“. Eine stärkere Abweichung zeigt sich als Wiederholung eines Anfangsbuchstabens oder einer Anfangssilbe, wie etwa Wwwwwwwwwarum? oder Wa-wa-wa-warum? Alfred Tomatis berichtet, dass Stottern meist mit der Länge der längsten Silbe der gesprochenen Sprache korreliert ist. Das heißt, der Ton, an dem das Kind stottert, dauert genauso lang wie die längste Silbe. Tomatis vermutet, dass das Kind verzögert verarbeitet, was es sich selbst sprechen hört, und postuliert daher, dass „eine anomale zerebrale Repräsentation von Sprache und/oder eine generalisierte Anomalie der interhemisphärischen Kommunikation die Basis für Stottern ist“ [Tomatis 1991]. Er berichtet, dass Kinder mithilfe von Kopfhörern, die den gestotterten Ton verkürzten, zu einem flüssigen Sprachmuster ohne Unterbrechungen zurückfanden. Osteopathen haben in Einzelfällen eine Verbindung zwischen einem leichten Kopftrauma und der Entwicklung von Stottern festgestellt (Auswertung von Krankenakten und Befragung). Es ist eine interessante Frage, ob Stottern eine Sprach- oder eine Stimmstörung ist. Stimm- oder Vokalisationsstörungen sind keine Störungen von Sprache oder Sprachverständnis, sondern eine Dysfunktion der mechanischen Komponente beim Sprechen.

Rezeptive Sprachfähigkeiten gehen den expressiven Fähigkeiten voraus. Kinder können bereits sehr früh rezeptive Sprachfähigkeiten aufweisen. Das kann sich beispielsweise daran zeigen, dass sie zur Flasche schauen, wenn die Mutter ankündigt, es sei Zeit zum Füttern, oder zum Haustier hinüberblicken, wenn dessen Name erwähnt wird. Die meisten Kinder sind bis zum Alter von 10 Monaten imstande, auf ein bestimmtes Objekt zu zeigen, auch wenn sie es meist erst nach dem 1. Lebensjahr benennen können. Kinder reagieren auf ein „Nein", bevor sie es aussprechen können (diese Fähigkeit verliert sich im Alter zwischen 2 und 18 Jahren oft unerklärlicherweise, doch das ist eine ganz andere Geschichte). Das Brabbeln von Säuglingen enthält häufig bereits den Tonfall der Sprache, mit der es konfrontiert ist, und stellt vermutlich die ersten Nachahmungsversuche dar. Tomatis [1991] berichtet, dass das Brabbeln gewöhnlich auch in den Frequenzbereich der Muttersprache fällt. Bei Kindern, die in einem mehrsprachigen Haushalt aufwachsen, entwickeln sich die expressiven Sprechfähigkeiten oft leicht verzögert, obwohl die rezeptiven Fähigkeiten durchaus altersentsprechend sind. Wie zu erwarten, scheinen diese Kinder eine besondere Begabung zum Erlernen neuer Sprachen aufzuweisen, sobald sich ihre Sprechfähigkeit entwickelt hat. Im Allgemeinen scheinen Fremdsprachen flüssiger gesprochen zu werden, deren Frequenzbereiche in etwa dem der Muttersprache entsprechen.

Ein großer Teil unseres Wissens über Sprache stammt aus der Untersuchung von Menschen mit Sprachstörungen nach Gehirnverletzungen. Unser Verständnis der Prozesse, die zur Sprachbildung, zum Sprachverständnis und -ausdruck beitragen, ist aber immer noch relativ vage. Mit dem Begriff „funktionelle Differenzierung" wird die Tatsache beschrieben, dass bestimmte Gehirnbereiche jeweils mit spezifischen Prozessen befasst sind. Am Sehen, Hören, Denken und Sprechen eines Wortes sind zum Beispiel jeweils unterschiedliche Gehirnbereiche beteiligt [Kandel et al. 2000]. Außerdem sind die kognitiven Prozesse bei diesen Aufgaben an anderen Stellen lokalisiert als die sensorischen Bereiche, die am Sprechen beteiligt sind. So wird zum Beispiel der visuelle Kortex benötigt, um das Wort K – a – t – z – e zu sehen (zu lesen), doch verstanden wird der Begriff nicht dort. Sprache ist die symbolische Wiedergabe einer Vorstellung – einer Katze, einer Umarmung, vom Schlafen. Das alles sind Konzepte, die mittels Sprache kommuniziert werden. Ob gesprochen, geschrieben, gezeichnet oder gezeigt, immer symbolisiert die Botschaft eine Idee. Wir können unsere Ideen in jede dieser sprachlichen Formen übertragen und jede dieser Formen in eine Idee übersetzen. Doch jede dieser Aufgaben wird in einem anderen Gehirnbereich bearbeitet. Die Assoziationsfelder von Frontal-, Parietal-, Temporal- und Okzipitallappen der dominanten Hemisphäre sind an der Sprachfunktion beteiligt [Dronkers et al. 2000]. Die dominante Hemisphäre ist bei den meisten Menschen die linke. Die rechte oder nicht-dominante Hemisphäre hat mit Tonfall, Frequenz und Rhythmus der gesprochenen Sprache zu tun, was als emotionaler Kontext verstanden werden kann.

10.6 Gleichgewichtsorgan und kognitive Entwicklung

Der Vestibularapparat (Gleichgewichtsorgan) ist nach 9,5 Schwangerschaftswochen voll ausgebildet und die Nuclei vestibulares funktionieren ab der 21. Woche. Das Gleichgewichtsorgan besteht aus einem Labyrinth, einem kleinen, empfindlichen Organ in der Pars petrosa des Os temporale, das bereits geringste Veränderungen der Position wahrnehmen kann. Im letzten Drittel der Schwangerschaft ist es ausgewachsen und voll funktionsfähig. Von diesem Zeitpunkt an muss sich jedes Wachstum im kindlichen Körper um dieses Organ herum orientieren. Wie in den vorhergehenden Kapiteln erläutert, hat es einen starken Einfluss auf Wachstum und Entwicklung.

Das Gleichgewichtsorgan oder Labyrinth besteht aus fünf Organen: den beiden Vorhofsäckchen (Sacculus und Utriculus) und drei halbkreisförmigen Bogengängen, die jeweils einen Winkel von 90° zueinander bilden (➤ Abb. 10.4). In beiden Schläfenknochen liegt je ein Labyrinth, die sich spiegelbildlich zueinander verhalten. Das Labyrinth ist mit Epithelzellen ausgekleidet, die Endolymphe produzieren. In jedem Gleichgewichtsorgan befindet sich ein Cluster von Haar-/Sinneszellen, die Körperbewegungen in elektrische Signale übersetzen können [Goldberg & Hudspeth 2000]. Die Sinneszellen sind von Endolymphe umgeben, und wenn sich die Kopfstellung verändert, werden sie von der Endolymphe

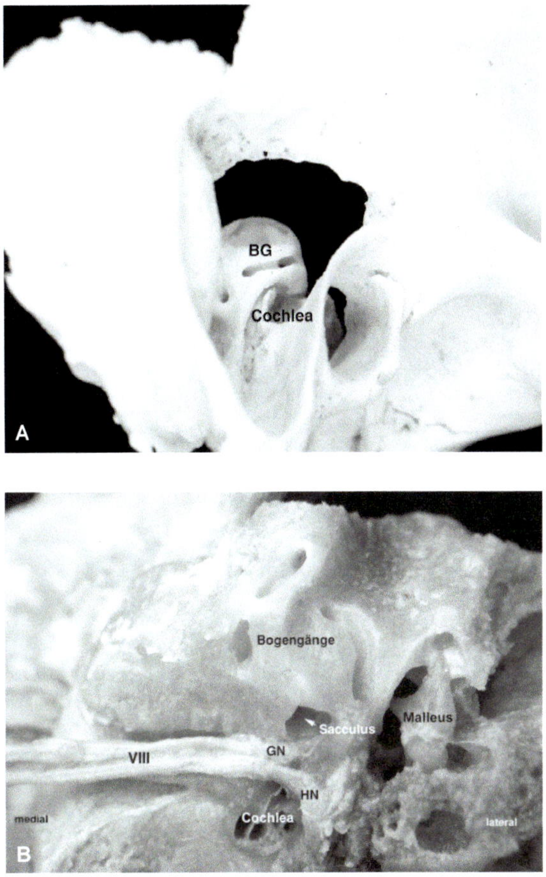

Abb. 10.4 **A** Seitenansicht des Os temporale, nachdem die Pars squamosa teilweise entfernt wurde, um die drei Bogengänge (BG) und die Cochlea sichtbar zu machen. **B** Vorderansicht des Os temporale, nachdem die Pars petrosa bis zur Ebene des Mittelohrs abgefeilt wurde. Der Hammer (Malleus) ist sichtbar; darunter liegen Amboss und Steigbügel. Sacculus, Cochlea und Bogengänge sind beschriftet. Hör- (HN) und Gleichgewichtsnerv (GN), die zusammen den N. vestibulocochlearis (VIII. Hirnnerv) bilden, sind ebenfalls gekennzeichnet. *[Mit freundlicher Genehmigung der Willard & Carreiro Collection]*

bewegt. Durch einen ähnlichen Mechanismus wie in der Cochlea werden auch die Sinneszellen des Vestibularorgans stimuliert und ein Signal zu den Nuclei vestibulares gesendet [Goldberg & Hudspeth 2000]. Im Sacculus und Utriculus werden lineare Beschleunigungen registriert, während die Bogengänge aufgrund ihrer rechtwinkligen (vertikalen, anterior-posterioren bzw. sagittalen und horizontalen) Ausrichtung Drehbewegungen wahrnehmen. Da sich die beiden Gleichgewichtsorgane spiegelbildlich verhalten, so dass eines stimuliert und das andere gehemmt wird, kann das Gehirn die Signale vergleichen, um die Bewegungsrichtung zu bestimmen.

Nehmen wir ein stark vereinfachtes Beispiel, um diesen recht komplexen Prozess zu illustrieren. Wenn Sie den Kopf nach rechts drehen, senden die Sinneszellen im rechten horizontalen Bogengang ein verstärktes, jene im linken horizontalen Bogengang ein abgeschwächtes Signal aus (➤ Abb. 10.5). Das Signal von rechts wird als Rechtsdrehung des Kopfes interpretiert. Führt eine Störung im System zur Signalabschwächung auf einer Seite, dann interpretiert das Gehirn dies als verstärktes Signal von der gegenüberliegenden Seite, was der Betreffende als Drehschwindel erlebt. Entzündliche Veränderungen im Labyrinth oder Innenohr können ähnliche Symptome hervorrufen (➤ Kap. 11). Schon früh im Leben verfeinert sich die Reaktion auf Gleichgewichtsinformationen und wird mit den Informationen anderer sensorischer Systeme vereint, um Motorik und kognitive Entwicklung zu beeinflussen.

Ein früher Reflex, der vestibulo-okuläre Reflex (VOR), ist an der Koordination von Augen- und Handbewegungen beteiligt. Wenn sich der Kopf nach links dreht, bewegen sich die Augen mit gleicher Geschwindigkeit, aber in die entgegengesetzte Richtung (➤ Kap. 9). Im 6. Schwangerschaftsmonat ist die Myelinisation der Gleichgewichtsbahnen bereits voll im Gange. Der VOR und andere Vestibularreflexe sind jedoch bis zur Geburt gehemmt, wodurch unnötige Reflexbewegungen im Mutterleib verhindert werden. Dennoch lassen sich bereits vor der Geburt fetale Bewegungen beobachten. Obwohl beispielsweise bei Frühgeborenen nichts auf Vestibularreflexe hindeutet, hat sich ihre intrauterine Position in der ersten Schwangerschaftshälfte bis zu 20-mal pro Stunde verändert. Diese Häufigkeit reduziert sich in der zweiten Schwangerschaftshälfte um die Hälfte. Bei reifen Neugeborenen ist der vestibulo-okuläre Reflex intakt, auch wenn die schnelle sakkadische Komponente noch fehlt. Das liegt möglicherweise an der unzureichenden Myelinisation der beteiligten kortikalen Strukturen. Bei Frühgeborenen ist die Vestibularisreaktion vermindert; außerdem fehlt ihnen noch der Nystagmus, der sich jedoch 3–4 Monate nach der Geburt entwickelt.

Kinder zwischen 5 und 10 Jahren haben sowohl eine niedrigere Schwelle für das Auslösen eines Bewegungsnystagmus als auch eine verringerte Latenzzeit und größere Amplitude von Augenbewegungen. Normalerweise suchen Kinder nach vestibulären und propriozeptiven Stimuli. Eine spontane vestibuläre Stimulation findet beim Schaukeln, Hüpfen, Wiegen oder Kopfschütteln statt. Diese Verhaltensweisen entwickeln sich in der Regel mit 6 Monaten. Verzögerungen lassen sich bei Kindern mit Down-Syndrom und infantiler Zerebralparese beobachten. Das mit 6 bis 8 Monaten einsetzende Kopfschütteln kann mit dem Grad der motorischen Entwicklung korreliert werden. Verzögerungen der motorischen Entwicklung wurden mit dem Fehlen spontaner vestibulär-stimulierender Verhaltensweisen aufgrund einer La-

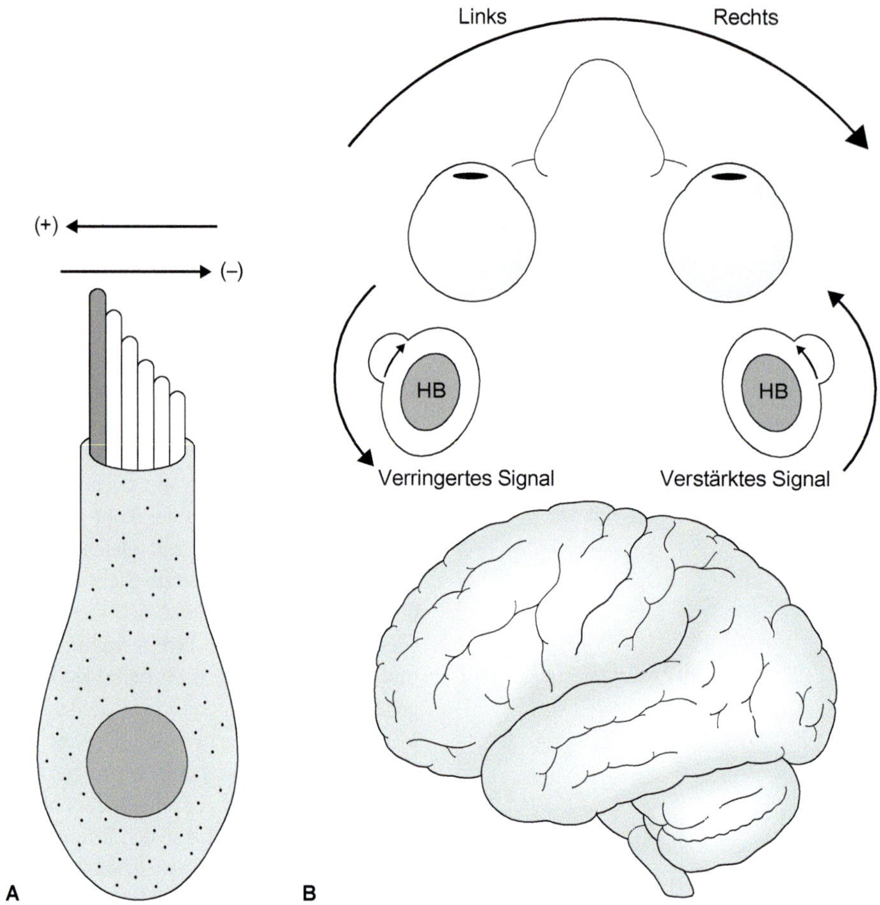

Abb. 10.5 **A** Die Ampulle der Bogengänge ist mit Sinneszellen ausgekleidet. Jede Sinneszelle trägt mehrere Reihen von Stereozilien und ein einzelnes Kinozilium (dunkel dargestellt). Wenn die Stereozilien in Richtung des Kinoziliums gebogen werden, wird die Zelle depolarisiert. Wenn die Stereozilien vom Kinozilium weg gebogen werden, wird die Zelle hyperpolarisiert. Konventionsgemäß wird eine Depolarisation und damit die Erzeugung eines Signals mit einem Pluszeichen (+) und eine Hyperpolarisation oder das Fehlen eines Signals mit einem Minuszeichen (–) dargestellt. **B** Hier wird eine Kopfdrehung nach rechts gezeigt. Die kleinen schwarzen Pfeile in den horizontalen Bogengängen (HB) geben die Richtung für eine Depolarisation der Sinneszellen an. Wenn sich der Kopf dreht, werden die Stereozilien durch die träge Endolymphe in den Bogengängen bewegt. Ihre relative Bewegungsrichtung zeigen die Pfeile auf beiden Seiten an. Die Zellen im rechten horizontalen Bogengang erzeugen ein verstärktes Signal. Signale aus den Bogengängen werden zum Hirnstamm, Kleinhirn und Kortex geleitet.

byrinthschädigung in Verbindung gebracht [Tsuzuku & Kaga 1992]. Hyperaktivität und emotionale Störungen wurden mit einem anomalen postrotatorischen Nystagmus assoziiert. Vestibuläre Anomalien gehen auch häufig mit Lernstörungen einher, unter anderem kognitiven, Wahrnehmungs- und Aufmerksamkeitsdefiziten. . Das somatosensorische System, insbesondere der Halsmuskulatur, kann die Gleichgewichtsfunktion kompensieren und beeinflussen. Schlaganfall-Patienten oder ältere Patienten mit Gleichgewichtsproblemen verwenden den sensorischen Input der Halswirbelsäule, um Haltung und Gleichgewicht zu bewahren. Andererseits gilt es auch zu beachten, dass ein anomaler sensorischer Input infolge von biomechanischem Stress eine Gleichgewichtsstörung verstärken kann. Klinisch fand sich eine stärkere Verbesserung, wenn Kinder im Rahmen einer sensorischen Integrationstherapie gleichzeitig osteopathisch behandelt wurden.

Es gibt zahlreiche Beweise für den Einfluss des Gleichgewichtssystems auf die kognitive Entwicklung von Kindern [Weeks 1979]. Eine angemessene vestibuläre Stimulation scheint eine positive Wirkung auf die Entwicklung des motorischen Systems zu haben, denn „normale Säuglinge, die in der präambulatorischen Phase 4 Wochen lang an jeweils 2 Tagen pro Woche eine leichte Stimulationsbehandlung der Bogengänge erhielten, zeigten eine signifikante Verbesserung ihrer grobmotorischen Fähigkeiten“ [Clark et al. 1977]. Durch eine vestibuläre

Stimulation ließen sich erregte Säuglinge beruhigen [Cordero et al. 1986]. Es zeigte sich auch, dass eine langfristige vestibuläre Therapie die visuelle Aufmerksamkeit bei deprivierten, institutionalisierten Säuglingen verbesserte und die motorische Entwicklung (Reflexe und Fähigkeiten) anregte [Clark et al. 1977, 1988]. Eine vestibuläre Stimulation kann zur Verhaltenskonditionierung (z. B. Saugen) eingesetzt werden. Für Kinder mit Aufmerksamkeitsdefizit, Verhaltens- und kognitiven Störungen kann eine sensorische Integrationstherapie hilfreich sein, deren Betonung auf der vestibulären Stimulation liegt.

Vestibuläre Anomalien wurden mit frühen Entwicklungsverzögerungen und späteren Lernstörungen in Verbindung gebracht. So sind beispielsweise ein fehlender Nystagmus und eine verzögerte motorische Entwicklung mit einer Ganginstabilität und verzögerten Sprachentwicklung verbunden. Ein abgeschwächter kalorischer Nystagmus ist mit motorischen Lese- und Schreibstörungen und nachfolgendem Verlust jedes Interesses an der Schule assoziiert worden. In einer Gruppe von Kindern mit verzögerter Sprachentwicklung, Aphasie und Dyslexie (ohne Hörstörung, geistige Retardierung oder Hirnläsion) wiesen 25% angeborene vestibuläre Störungen auf, die eine zerebelläre Dysfunktion mit verzögerter Sprachentwicklung induzieren können. Bei aphasischen Kindern trat häufig (63%) eine vestibuläre Dysfunktion (abgeschwächter oder fehlender Nystagmus) auf. In einer Studie an 6- bis 14-jährigen Kindern mit Dyslexie wiesen 97% (der insgesamt 115 Kinder) eine vestibulozerebelläre Störung auf.

10.7 Meilensteine der Entwicklung

Die primitiven, ungeschickten, isolierten Reflexe von Neugeborenen und Säuglingen sind die Bausteine ihrer späteren Intelligenz. Eingeleitet und verfeinert werden emotionale und kognitive Prozesse durch motorisches und sensorisches Lernen. Die Integration von motorischen und sensorischen Informationen beeinflusst die individuelle Wahrnehmung der Welt und die Interaktionsfähigkeit. Wir können Entwicklung als integriertes Ereignis betrachten, das von äußeren und inneren Prozessen beeinflusst wird. Das daraus resultierende Verhalten (oder der Meilenstein in der Entwicklung) stellt eine Summe aus vielen Faktoren dar (➤ Tab. 10.1).

Bei der Geburt ist der Flexortonus stärker als der Extensortonus. Die gekrümmte Haltung des Neugeborenen ist Ausdruck dieses Phänomens. Da die nachfolgende Entwicklung zu einer ausgeglicheneren Beziehung zwischen Flexoren und Extensoren führt, werden willkürliche Bewegungen erleichtert. Frühe Reflexe, wie der Moro-Reflex oder der asymmetrische tonische Nackenreflex (ATNR), beruhen auf der Aktivierung von Extensoren und der Entspannung von Flexoren. Diese frühen Reflexe sind vielleicht das erste Beispiel für agonistische-antagonistische Muskelsynergien. Auch an der frühen taktilen und propriozeptiven Entwicklung, wie Greifen und Saugen, ist die Koordination von Handlungssystemen beteiligt. In den ersten 2 bis 4 Lebenswochen beginnen Neugeborene eine erste primitive Kontrolle über den Hals zu zeigen, indem sie beispielsweise den Kopf zu einem visuellen Stimulus hinwenden. Die für die Halsbewegung und Kopfkontrolle verantwortlichen Handlungssysteme entstehen, auch wenn der Kopf immer noch nachhinkt. Im Laufe der nächsten Monate entwickeln sich diese groben Bewegungen durch Verfeinerung der Handlungssysteme zu geschmeidigen, exakten und gut koordinierten Bewegungsmustern weiter.

Mit der Fähigkeit, frei zu sitzen, verändert sich die Beziehung des Kindes zu seiner Umwelt (➤ Abb. 10.6). Nicht länger in einer passiven Position, kann es nun Interaktionen mit der Umgebung initiieren. Die Fähigkeit, sich auf gewünschte Objekte zuzubewegen, macht das Kind zum Meister auf dem Gebiet, das es überblicken kann. Das ist ein wichtiger Schritt in der individuellen Entwicklung. Viele Verfechter der Ontogenese-Theorie (Developmentalisten) glauben, dass sich die Fähigkeiten, das Potenzial des Individuums im Alter von 8 bis 36 Monaten festigen. Bis zu diesem Zeitpunkt hat großenteils die neuronale Myelinisierung die Entwicklung bestimmt; jetzt übernimmt die Stimulation durch die Umwelt die dominierende Rolle. Ein Kind, das seine Interaktion mit der Umwelt selbst initiieren kann, wird sie anders erleben als ein Kind, dem Behinderungen eine passivere Rolle aufzwingen. Die Gehfähigkeit entwickelt sich gleich nach dem Verlust des plantaren (Fußsohlen-) Greifreflexes (➤ Abb. 10.7). Die feinmotorische Kontrolle der Hände verbessert sich ebenfalls. Mit 12 Monaten können die meisten Kinder ihre Daumen unabhängig von den anderen Fingern bewegen. Der differenzierte Gebrauch der Finger ermöglicht die Entwicklung des Pinzettengriffs.

Vor den ersten Gehversuchen ist die kindliche Wahrnehmung der Welt auf die unmittelbare Umgebung beschränkt. Dass Dinge außerhalb ihres Gesichtsfeldes existieren, ist Kindern kaum bewusst. Wenn Sie zum Beispiel einem zwei Monate alten Kind ein Spielzeug zeigen und es dann mit einem Tuch abdecken, wird das

Tab. 10.1 Meilensteine der Entwicklung

Meilenstein	Alter	Differenzialdiagnose
Moro-Reflex	Neugeborenes	Armplexuslähmung, Klavikulafraktur (unilateral), Hypoxie (bilateral), Hypoglykämie (bilateral), systemische Erkrankung
Suchreflex (Rooting)	Neugeborenes	Fazialislähmung (unilateral), systemische Erkrankung (bilateral), d.h. Hypoglykämie, Hypoxie
ATNR (Halsstellreflex)	Neugeborenes bis 5. Monat	Torticollis, Extremitätenprobleme, IHA
Lächeln, Lautbildung	4–6 Wochen	Seh- und Hörstörungen (bilateral)
Hängender Kopf beim Hochziehen in Rückenlage	6–12 Wochen	
Greifen, Schlagen	6–8 Wochen	
Kopfdrehung zu Schallquelle	12–16 Wochen	Hörstörungen (bilateral), Torticollis (unilateral)
Kopfhebung in Bauchlage	8 Wochen	Torticollis, Klavikulafraktur
Drehung	5–6 Monate	
Fremdeln	6–8 Monate	
Sitzen	6–7 Monate	
Landau-Reflex	5–12 Monate	
Krabbeln	6–8 Monate	
Kriechen	8–10 Monate	
Daumenadduktion	8–10 Monate	
Schutzreflexe	7 Monate (und länger)	
Hochziehen zum Stand	10–11 Monate	
Pinzettengriff	12 Monate	
Selbstständiges Stehen	11–13 Monate	
Reaktion auf Nein	12 Monate	
Reagiert nicht mehr auf Nein	24–30 Monate	
Laufen	14–18 Monate	
Auffinden von halb verborgenem Spielzeug	10–11 Monate	
Winken	10–12 Monate	
Bilder erkennen	14–20 Monate	
Geometrische Formen erkennen	16–22 Monate	
Zwei- bis Vierwortsätze	18–24 Monate	
Unabhängigkeit	24–30 Monate	
Klötzchenstapeln	24 Monate	
Einbeinstand	36 Monate	
Treppensteigen ohne Hilfe	36–48 Monate	
Formen kopieren	36–48 Monate	

IHA = infantile Haltungsasymmetrie

Kind nicht versuchen, es zu finden. Es wird sich weder danach umsehen noch erwartungsvoll auf das Tuch starren, unter dem das Spielzeug wieder auftauchen könnte. Das Kind hat noch kein Gefühl für die Permanenz von Objekten. Die kognitiven Prozesse, die uns erkennen lassen, dass etwas weiter existiert, nachdem es aus unserer sensorischen Umgebung entfernt wurde, sind bei jungen Säuglingen noch nicht entwickelt. „Developmentalisten" sind der Ansicht, das Bewusstsein des Kindes für seine Umgebung wachse mit seiner Fähigkeit, sich in ihr zu bewegen. Es lernt so, dass die Existenz von Dingen nicht davon abhängt, ob es sie sehen kann. Eltern fördern diesen Lernschritt, wenn sie durch Versteckspiele das Konzept der Objektpermanenz einführen.

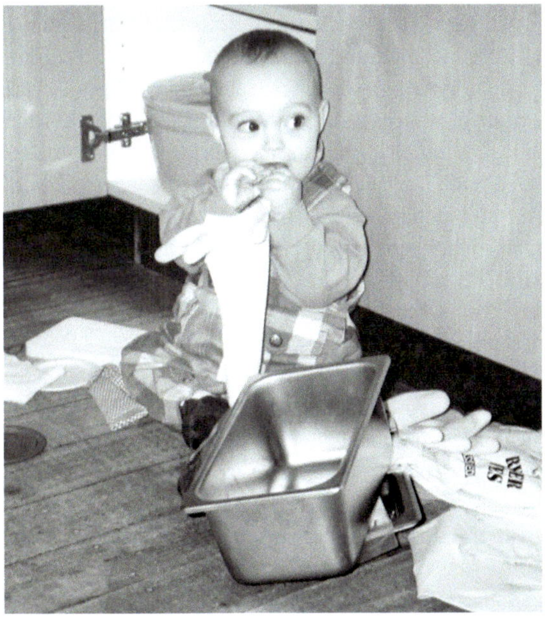

Abb. 10.6 Selbstständiges Sitzen eröffnet eine neue Welt von Möglichkeiten.

Diese Spiele bilden möglicherweise die Grundlage für das spätere Verständnis von Ursache- und Wirkungsbeziehungen.

Zwischen 8 und 14 Monaten sind frühe Anzeichen der späteren kognitiven Fähigkeiten erkennbar. Mit 10 Monaten kann das Kind ein teilweise verstecktes Spielzeug und mit 12 Monaten vollständig versteckte Objekte finden; Kinder genießen das Suchen in der Regel als lustiges Spiel. Das Konzept der Objektpermanenz, das zunächst mit Versteckspielen eingeführt wurde, ist nun fest etabliert. In dieser Altersgruppe zeigen sich auch häufig spielerische Imitationen wie das Verwenden eines Kamms oder eines Stifts. Mit 10 Monaten wird ein Kind Gesten richtig verwenden. Die ersten Beispiele für diese neu erworbene Fähigkeit tauchen etwa mit 8 Monaten auf, wenn das Kind den Kopf schüttelt, um „Nein" auszudrücken; mit 14 Monaten kann es auf das Objekt seiner Ablehnung deuten und dazu den Kopf schütteln.

Manuelle Geschicklichkeit manifestiert sich zunächst bei Aufgaben, die eine isolierte Handgelenkmechanik erfordern, wie beim Kritzeln oder Öffnen einer Tür. In dieser Zeit ist die koordinierte Mechanik der Armkomponenten und ihre Abstimmung auf Bewegungen der Wirbelsäule ein wichtiger Faktor für den Osteopathen. Wie bereits erläutert, haben Veränderungen oder Belastungen, die einzelne Komponenten der oberen Extremität betreffen, Einfluss darauf, wie das Kind seinen Arm bewegt und den Armgebrauch wahrnimmt. Merzenich et al. [1996] wiesen nach, dass sich die kortikale Repräsentation einer Extremität bei muskuloskelettalen Ver-

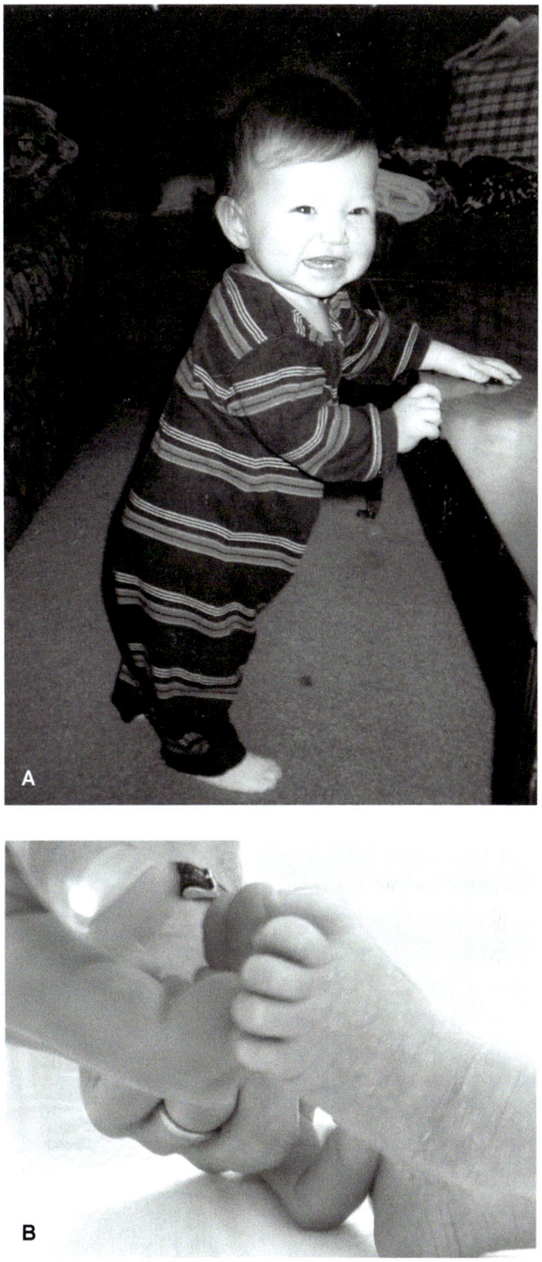

Abb. 10.7 A Erste Gehversuche **B** Der plantare Greifreflex

spannungen verändert. Dies ist vermutlich auf einen falschen sensorischen Input zurückzuführen. Es ist leicht nachzuvollziehen, dass sich eine biomechanische Dysfunktion in einer Extremität auf die Entwicklung der kortikalen Repräsentation auswirkt.

Bis zum Alter von 18 Monaten sind Kinder beidhändig und sollten keine Präferenz für eine Hand aufweisen. Neigen sie schon vor diesem Alter zur Einhändigkeit, muss nach einer zugrunde liegenden Pathologie gesucht werden. Neurologische und biomechanische Störungen einer Extremität können sich in einer bevorzugten Verwendung der anderen Extremität manifestieren. Als neurologische Prozesse sind Verletzungen des Plexus brachialis (wobei das Kind im Allgemeinen die Hand, aber nicht den Arm einsetzt), des Gehirns oder der Wirbelsäule abzuklären. Als biomechanische Ursachen kommen undiagnostizierte Schlüsselbeinfrakturen, Schultergürtelkompressions-(Thoracic-Outlet-)Syndrom, Schulterluxation, Muskelspasmen oder Rotatorenmanschettenspannungen etc. in Betracht.

Mit 14 Monaten können Kinder bildliche Darstellungen mühelos erkennen. Ihr Verständnis von Kausalität erweitert sich, wenn auch meist nicht genug, um ihr wachsendes Unabhängigkeitsbestreben und Grenzen-Austesten zu beeinflussen. Mit 18 bis 24 Monaten beginnt das Kind, kurze Zwei- bis Vierwortsätze zu sprechen, auch wenn Grammatik und Syntax noch nicht korrekt sind. Die Sprachentwicklung kann sehr stark variieren, wenn das Kind ältere Geschwister hat oder Eltern, die für es „übersetzen“. Die Identitätsbildung, das „Selbst“-Konzept, beginnt mit 18 bis 24 Monaten. Mit 18 Monaten hat das Kind eine erste Identität, eine Vorstellung von sich selbst entwickelt, auch wenn das Konzept des „Ich“-Konzept immer noch von Zweipersonen-Perspektiven überlagert ist; das heißt, das Kind spricht sich häufig mit seinem Namen – „David aufheben“ – oder als zweite Person an – „Tu mich aufheben“. Mit 24 Monaten können die meisten Kinder Farben und Formen unterscheiden und Dinge nach diesen Kriterien sortieren. Die Ursprünge ihres Sinns für Geometrie liegen im frühen Berührungsempfinden und primitiven Handbewegungen.

Mit 3 Jahren hat sich die Körperwahrnehmung der meisten Kinder so weit entwickelt, dass ein erfolgreiches Sauberkeitstraining einsetzen kann. Jüngeren Kindern fehlt häufig noch ein durchgängiges Bewusstsein für Körperempfindungen und/oder die Fähigkeit, sie richtig zu interpretieren. Dass Haltung und Gleichgewicht mit 3 Jahren relativ stabil sind, ermöglicht dem Kind wagemutigere Bewegungsformen wie Hüpfen, Kicken oder Springen. In diesem Alter können die meisten Kinder bei Vorwärts- und Rückwärtsbewegungen ihr Gleichgewicht halten, auch wenn die Bewegungen noch etwas ruckhaft erfolgen. Da sich die feinmotorischen Fähigkeiten im Alter zwischen 3 und 4 Jahren rasch verbessern, können die meisten Kinder mit 4 Jahren Quadrate, Kreise und die meisten Buchstaben kenntlich abmalen. Die sprachliche Entwicklung schreitet zu Sätzen mit 5 bis 6 Wörtern voran, und auch die Grammatik verbessert sich im 4. Lebensjahr. Stottern ist in diesem Alter keine Seltenheit, sollte sich aber mit 5 Jahren gelegt haben, wenn es rein physiologisch war.

Ein drei- oder vierjähriges Kind kann nicht immer zwischen Realität und Fantasie unterscheiden. Es fürchtet sich vielleicht vor Ungeheuern und wilden Tieren, vor allem wenn ältere Geschwister seine Angstreaktion amüsant finden. Drei- bis Vierjährige zeigen erste Ansätze zum Aushandeln von Problemlösungen; obwohl sie jetzt unabhängiger sind, verhalten sie sich doch (glücklicherweise) kooperativer als mit 2 Jahren. Langsam entwickelt sich ein Gefühl für Zeit und abstraktes Denken, selbst wenn es noch unreif und im Konkreten verhaftet ist.

Kreativität zeigt sich beim Krabbelkind und Kleinkind vor allem im Spiel. Zwischen 24 und 36 Monaten beginnt das Kind mit Dingen zu spielen, die etwas anderes vorgeben oder repräsentieren, und kündigt seine Intention oft auch an: „Diese Kiste ist mein Auto.“ Das stellt eine Erweiterung seines Verständnisses für Symbolisierungen und eine konkrete Absichtserklärung dar. Es hat einen Plan. Langsam wird das Kind immer abstraktere Vorstellungen in sein Spiel integrieren, die es aus Erfahrungen und Beobachtungen lernt. Mit 4 bis 5 Jahren können Kinder interessierten Zuhörern ihre ersten Geschichten erzählen. Im selben Zeitraum entwickelt sich häufig ein Sinn für Humor und Absurdes. Mit 5 Jahren kann ein Kind hüpfen und treffsicher werfen. Es braucht nur noch kleinste Hilfestellungen beim Anziehen, muss aber beim Waschen und Zähneputzen wegen seines Widerwillens häufig noch überwacht werden. Ein Fünfjähriger kann Dreiecke und Druckbuchstaben nachzeichnen. Wenn er jemand zeichnen soll, kommt in der Regel ein Strichmännchen mit Kopf, Körper und einfachen Extremitäten dabei heraus. Während das abstrakte Denken heranreift, benutzt das Kind die Zukunftsform beim Sprechen und entwickelt Vorhaben und Pläne. Das reifer werdende Abstraktionsvermögen fördert die Entwicklung der sprachlichen Fähigkeiten. Dieser Schritt verfestigt dann endgültig die Basis von Kommunikation und kognitivem Lernen, die zunächst durch die primitiven sensorischen und motorischen Systeme des Neugeborenen gelegt wurde.

10.8 Zusammenfassung

Das somatosensorische System ist das ganze Leben lang untrennbar mit der perzeptiven und kognitiven Entwicklung verbunden. Wie wir die Welt um uns herum interpretieren und mit ihr interagieren, gründet sich auf die inneren Karten, die schon in frühen Lebensphasen entstehen. Bei der Ausbildung und Verfeinerung dieser

Karten spielt der Bewegungsapparat eine wichtige Rolle. Während sich in der Literatur noch einige Studien zu den Auswirkungen von Muskelerkrankungen (wie Spastik, Hypotonie usw.) auf kognitive Funktionen finden lassen, ist die Forschungslage zum Einfluss subtilerer Dysfunktionen oder zum Summationseffekt von Dysfunktionen auf die frühkindliche Entwicklungsphase sehr dünn. Von der osteopathischen Philosophie wird anerkannt, dass biomechanische Dysfunktionen zu strukturellen und physiologischen Veränderungen beitragen können. Diejenigen von uns, die sehr junge Patienten betreuen, müssen sich die potenziellen Auswirkungen, die somatische Dysfunktionen auf die sich entwickelnden inneren Karten und neuralen Beziehungen haben können, klarmachen. Spielt eine Schädelbasiskompression eine Rolle bei Aufmerksamkeitsdefizitstörungen? Was ist mit Depressionen? Kann ein Torticollis oder eine Halszerrung die räumliche Wahrnehmung des Neugeborenen beeinträchtigen? Es gilt viele Fragen zu beantworten und Möglichkeiten zu berücksichtigen. Aus osteopathischer Sicht hängen Struktur und Funktion ganz offensichtlich zusammen, und wegen der negativen Folgen für das Wachstum und die kindliche Entwicklung bedürfen Dysfunktionen einer osteopathischen Behandlung. Dies ist der Inbegriff von Prävention: dem Patienten nicht schaden (nil nocere).

QUELLEN

Amaral D. G. The functional organization of perception and movement. In: Kandel E. R., Schwartz J. H., Jessell T. M. (Hrsg.). Principles of neuroscience. McGraw-Hill, New York, 2000.

Bushnell E. W., Boudreau J. P. Motor development and the mind: the potential role of motor abilities as a determinant of aspects of perceptual development. Child Development 64, 1993, S. 1005–1021.

Clark D. L., Kreutzberg J. R., Chee F. K. Vestibular stimulation influence on motor development in infants. Science 196 (4295), 1977, S. 1228–1229.

Clark S. A., Allard T., Jenkins W. M., Merzenich M. M. Receptive fields in the body-surface map in adult cortex defined by temporally correlated inputs. Nature 332 (31), 1988, S. 444–445.

Coplan J., Gleason J. R. Quantifying language development from birth to 3 years using the Early Language Milestone Scale. Pediatrics 86 (6), 1990, S. 963–971.

Cordero L., Clark D. L., Schott L. Effects of vestibular stimulation on sleep states in premature infants. American Journal of Perinatology 3, 1986, S. 319–324.

Dronkers N. F., Pinker S., Damasio A. Language and aphasias. In: Kandel E. R., Schwartz J. H., Jessell T. M. (Hrsg.). Principles of neuroscience. McGraw-Hill, New York, 2000.

Goldberg M. E., Hudspeth A. J. The vestibular system. In: Kandel E. R., Schwartz J. H., Jessell T. M. (Hrsg.). Principles of neural science. McGraw-Hill, New York, 2000.

Harcourt B. Strabismus affecting children with multiple handicaps. British Journal of Ophthalmology 58, 1974, S. 272–280.

Hudspeth A. J. Hearing. In: Kandel E. R., Schwartz J. H., Jessell T. M. (Hrsg.). Principles of neuroscience. McGraw-Hill, New York, 2000.

Kandel E. R., Schwartz J. H., Jessell T. M. Principles of neural science. 4. Auflage, McGraw Hill, Philadelphia, 2000.

Merzenich M., Wright B., Jenkins W. et al. Cortical plasticity underlying perceptual, motor, and cognitive skill development: implications for neurorehabilitation. Cold Spring Harbor Symposia on Quantitative Biology 61, 1996, S. 1–8.

Saper C. B., Iverson S., Frackowiak R. Integration of sensory and motor function. In: Kandel E. R., Schwartz J. H., Jessell T. M. (Hrsg.). Principles of neuroscience. McGraw-Hill, New York, 2000.

Shumway-Cook A., Woollacott M. H. Upper extremity manipulation skills: changes across a life span. Motor control: theory and practical applications. Williams & Wilkins, Baltimore, 1995, S. 377–397.

Tessier-Lavigne M. Phototransduction and information processing in the retina. In: Kandel E. R., Schwartz J. H., Jessell T. M. (Hrsg.). Principles of neural science. McGraw-Hill, New York, 2000, S. 400–420.

Tomatis A. A. The conscious ear. Station Hill Press, Barrytown, New York 1991.

Tsuzuku T., Kaga K. Delayed motor function and results of vestibular function tests in children with inner ear anomalies. International Journal of Pediatric Otorhinolaryngology 23, 1992, S. 261–268.

Weeks Z. R. Effects of the vestibular system on human development, part 2: Effects of vestibular stimulation on mentally retarded, emotionally disturbed, and learning-disabled individuals. American Journal of Occupational Therapy 33, 1979, S. 450–457.

Wurtz R. H., Kandel E. R. Perception, motion depth and form. In: Kandel E. R., Schwartz J. H., Jessell T. M. (Hrsg.). Principles of neural science. McGraw-Hill, New York, 2000.

WEITERFÜHRENDE LITERATUR

Arnold L. E., Clark D. L., Sachs L. A., Jakim S., Smithies C. Vestibular and visual rotational stimulation as treatment for attention deficit and hyperactivity. American Journal of Occupational Therapy 39 (2), 1985, S. 84–91.

Byl N., Wilson F., Merzenich M. et al. Sensory dysfunction associated with repetitive strain injuries of tendinitis and focal hand dystonia: a comparative study. Journal of Orthopedics, Sports & Physical Therapy 23 (4), 1996, S. 234–244.

Gazzaniga M. S. The cognitive neurosciences. 1. Auflage, The MIT Press, Cambridge, Massachusetts, 1993.

Ghez C. The control of movement. In: Kandel E. R., Schwartz J. H., Jessell T. M. (Hrsg.). Principles of neural science. Elsevier, New York, 1991, S. 533–547.

Ghez C., Krakauer J. The organization of movement. In: Kandel E. R., Schwartz J. H., Jessell T. M. (Hrsg.). Principles of neural science. McGraw-Hill, New York, 2000.

Harcourt B. Hereditary nystagmus in early childhood. Journal of Medical Genetics 7, 1970, S. 253–256.

Harcourt B. Functional and organic visual defects: the differentiation in schoolchildren. Proceedings of the Royal Society of Medicine 64, 1971, S. 619–621.

Harcourt B. The association of visual and other handicaps in childhood. Proceedings of the Royal Society of Medicine 66, 1973, S. 612–616.

Harcourt B. The education of visually handicapped children in Great Britain. Child Care, Health and Development 1, 1975, S. 359–361.

Harcourt B. Clinical ophthalmic assessment in visually handicapped children. Child Care, Health and Development 1, 1975, S. 315–324.

Harcourt B. Squint. British Medical Journal 1, 1976, S. 703–705.

Kantner R. M., Clark D. L., Allen L. C., Chase M. F. Effects of vestibular stimulation on nystagmus response and motor performance in the developmentally delayed infant. Physical Therapy 56, 1976, S. 414–421.

Kantner R. M., Kantner B., Clark D. L. Vestibular stimulation effect on language development in mentally retarded children. American Journal of Occupational Therapy 36, 1982, S. 36–41.

O'Brien C., Clark D. Ocular biometry in pre-term infants without retinopathy of prematurity. Eye 8, 1994, S. 662–665.

Savelsbergh G., von Hofsten C., Jonsson B. The coupling of head, reach and grasp movement in nine months old infant prehension. Scandinavian Journal of Psychology 38 (4), 1997, S. 325–333.

Sveistrup H., Woollacott M. H. Systems contributing to the emergence and maturation of stability in postnatal development. In: Savelsbergh G. (Hrsg.). The development of coordination in infancy. Elsevier, Amsterdam, 1993, S. 331.

Tallal P., Merzenich M., Miller S., Jenkins W. Language learning impairment: integrating research and remediation. Scandinavian Journal of Psychology 39, 1998, S. 197–199.

Tsuzuku T., Kaga K. The relation between motor function development and vestibular function tests in four children with inner ear anomaly. Acta Otolaryngologica Supplement 481, 1991, S. 443–446.

Woolley S. M., Rubin A. M., Kantner R. M., Armstrong C. W. Differentiation of balance deficits through examination of selected components of static stabilometry. Journal of Otolaryngology 22 (5), 1993, S. 368–375.

KAPITEL

11 Otorhinolaryngologie

11.1 Otitis media

Die chronische und die rezidivierende akute Otitis media mit Erguss sind zwei der häufigsten Erkrankungen in der frühen Kindheit. Zahlreiche Arztbesuche, Antibiotikarezepte und schlaflose Nächte gehen auf ihr Konto. Im Alter von 7 Jahren haben die meisten Kinder wenigstens eine Otitis-media-Episode hinter sich, und bei etwa einem Drittel trat wiederholt eine akute Otitis auf [Bluestone & Klein 1995]. Es gibt einige Hinweise darauf, dass Sprech-, Sprach- und Lernstörungen mit einer rezidivierenden oder chronischen Otitis media mit Erguss zusammenhängen können. Generell weisen 40% aller Kinder mit akuter Otitis media noch einen Monat, nachdem die akute Infektion abgeklungen ist, einen Erguss auf; bei 20% besteht er auch nach zwei Monaten und bei 10% sogar nach drei Monaten noch weiter [Bluestone & Klein 1995]. Außerdem lässt sich eine starke Korrelation zwischen persistierendem Erguss und wiederkehrenden akuten Infektionen nachweisen. Die Liste möglicher Ätiologien eines Mittelohrergusses und seines chronischen Verlaufs ist sicher umfangreich, doch ein gemeinsamer Nenner ist dabei eine Dysfunktion der Tuba auditiva. Die Ohrtrompete spielt eine wichtige Rolle für die Gesundheit des Mittelohrs und ist bei Dysfunktionen an zahlreichen Mittelohrerkrankungen beteiligt. Aus osteopathischer Sicht kann die Anatomie der Schädelbasis und ihrer Gewebe die Funktion der Tuba auditiva beeinflussen. Darüber hinaus lassen empirische Daten vermuten, dass eine osteopathische Behandlung dieser Gewebe Auswirkungen auf die Funktion der Tuba auditiva hat. Deshalb werden wir uns in diesem Kapitel vor allem auf die Rolle einer Tuba-auditiva-Dysfunktion bei einer Otitis media mit Ergussbildung konzentrieren.

11.1.1 Diagnose

Eine Otitis media oder Mittelohrentzündung kann mit und ohne Erguss auftreten (> Abb. 11.1). Erguss bezieht sich dabei auf Flüssigkeit, die sich im Mittelohrbereich angesammelt hat. Diese Flüssigkeit kann dünn und serös, zäh-viskös und schleimig oder eitrig sein. Ihre Beschaffenheit gibt Hinweise auf die Ätiologie und Chronizität. Bei zäh-visköser Flüssigkeit liegt in der Regel ein chronischer Prozess vor. Eitrige Flüssigkeit lässt auf eine akute bakterielle Infektion schließen. Ein dünnflüssiger, relativ klarer Erguss tritt häufiger im Anfangsstadium einer Virusinfektion auf. Eine Otitis media mit Erguss präsentiert sich also unterschiedlich, je nachdem, ob es sich um eine akute oder chronische Entzündung handelt. Akute Infektionen gehen meist mit Allgemeinsymptomen wie Fieber, Unwohlsein, Appetitmangel, Ohrenschmerzen oder anderen Krankheitszeichen einher. Tatsächlich erfordert die Diagnose einer akuten Otitis media nach den derzeit geltenden medizinischen Standards, dass die akuten Symptome und klinischen Zeichen einer Mittelohrentzündung rasch auftreten und ein Erguss nachzuweisen ist [American Academy of Pediatrics and American Academy of Family Physicians 2004]. Als Zeichen einer Ergussbildung muss mindestens einer der folgenden Befunde vorliegen: Vorwölbung des Trommelfells, eingeschränkte oder fehlende Beweglichkeit des Trommelfells, Luft-Flüssigkeitsspiegel hinter dem Trommelfell oder eine Otorrhö. Eine Mittelohrentzündung führt zur Gefäßinjektion oder Rötung (Erythem). Den akuten Symptomen können, müssen aber nicht Prodromalerscheinungen im Bereich der oberen Atemwege vorausgehen. Zudem zeichnet sich immer deutlicher ab, dass eine akute Otitis media bei Kleinkindern unter zwei Jahren eine etwas andere Erkrankung als bei älteren Kindern ist. Eine akute Otitis media ist häufiger auf eine virale als auf eine bakterielle Infektion zurückzuführen, obwohl es zu einer bakteriellen Sekundärinfektion kommen kann. Bis vor kurzem erhielten die meisten Kinder mit akuter Otitis media noch Antibiotika; neuere Studien haben jedoch gezeigt, dass das bei der Mehrzahl der älteren Kinder unnötig ist; nach den derzeitigen Empfehlungen in den USA wie auch in weiten Teilen Europas sollte mit dem Beginn einer antimikrobiellen Therapie gewartet werden, bis spezifische Kriterien erfüllt sind.

Von einer chronischen Otitis media mit Erguss spricht man, wenn ein Erguss im Mittelohr länger als drei Monate persistiert. Allgemeinsymptome fehlen oft, und es können rezidivierende akute Infektionen auftreten oder auch nicht. Eine chronische Otitis media mit Erguss verläuft häufig asymptomatisch, obwohl sich auch beobachten lässt, wie das Kind an den Ohren herumspielt oder im Gehörgang bohrt. Diese Otitis ist nicht unbedingt mit einer Infektion verbunden. Tatsächlich fehlen in der Regel Rötung und Gefäßinjektion des Trommelfells. Bei manchen Kindern kann das Trommelfell vorgewölbt oder eingezogen sein und dahinter Luft-Flüssigkeitsspiegel und/oder Bläschen erkennen lassen. In manchen Fällen ist das Trommelfell aufgrund der ständigen Reizung verdickt oder geschwollen und nicht mehr durchscheinend. Eine Otitis media mit Erguss kann sich in akuter, subakuter oder chronischer Form präsentieren; sie unterscheidet sich aber insofern von einer akuten Otitis media, als Allgemeinsymptome fehlen.

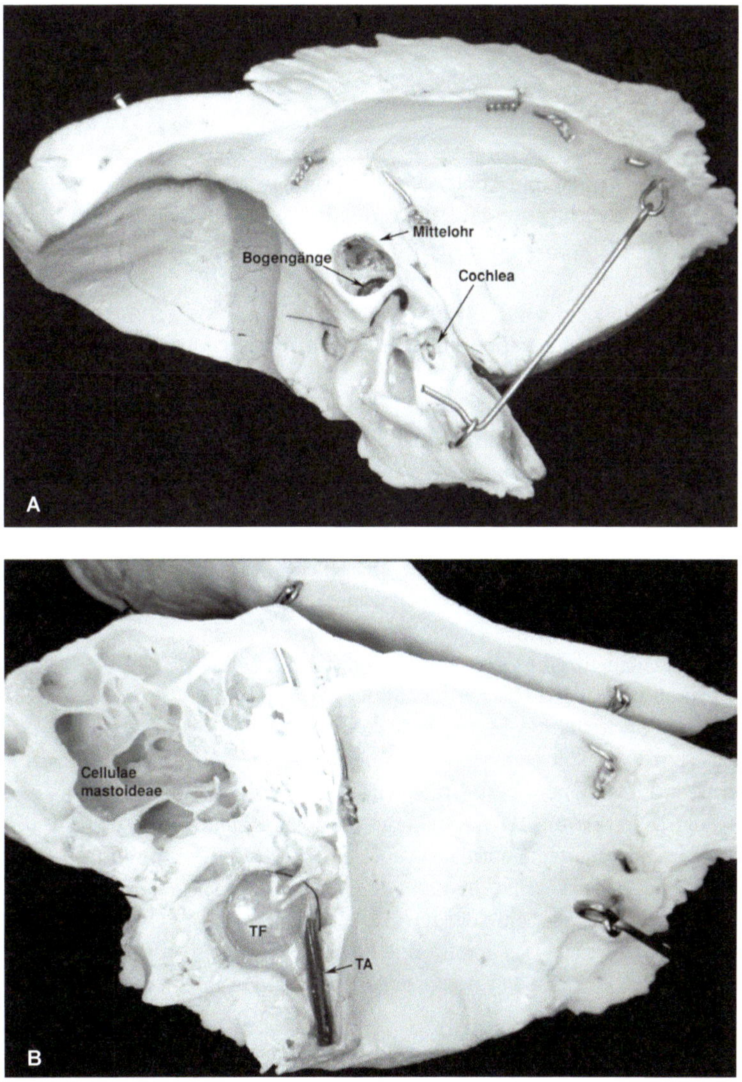

Abb. 11.1 **A** Isoliertes Os temporale von oben gesehen. Die Pars petrosa wurde genau über den Bogengängen, dem Mittelohr und der Cochlea aufgebohrt. Der Sinus petrosus superior sowie der Sinus sigmoideus sind grau schattiert. **B** Blick in die Pars petrosa und das Mittelohr desselben Präparats. Amboss, Hammer, Trommelfell (TF), Tuba auditiva (TA) und Cellulae mastoideae sind beschriftet. *[Mit freundlicher Genehmigung der Willard & Carreiro Collection]*

11.1.2 Ätiologie

(Zur ausführlicheren Beschreibung der Ätiologie sei auf eines der ausgezeichneten Lehrbücher in der Literaturliste am Ende dieses Kapitels verwiesen.)

Eine Otitis media mit Erguss ist eine relativ häufige Erkrankung, die bis zu 20% der Säuglinge und Kleinkinder durchmachen. Sie tritt typischerweise bei Kindern im Alter zwischen 6 Monaten und 6 Jahren auf, mit einer signifikant geringeren Häufigkeit nach dem 6. Lebensjahr. In den ersten drei Lebensjahren nimmt die Inzidenz eher zu, doch nach dem 8. Lebensjahr wird sie zu einem seltenen Ereignis. Bekannt ist auch, dass der Erguss bei 40% aller Kinder mit akuter Otitis media 4 Wochen und bei 10% sogar 3 Monate bestehen bleiben kann [Bluestone & Klein 1995]. Wir sollten uns fragen, warum. Ätiologie und Pathophysiologie der Otitis media sind multifaktoriell. Unreife oder geschwächte Immunreaktionen, Allergien, Passivrauchen, Ansteckung durch andere Kinder, gleichzeitig vorliegende andere Infektionen und Dysfunktionen der Tuba auditiva sollen an der Entwicklung dieser Krankheit beteiligt sein. Unabhängig vom Auslöser darf nicht unterschätzt werden, welche Rolle die Anatomie der Tuba auditiva, des Os temporale sowie der Muskel- und Skelettkomponenten des Rachens in der Ätiologie einer chronischen und rezidivierenden akuten Otitis media bei Kindern spielt.

11.1.3 Die Physiologie der Ohrtrompete (Tuba auditiva)

Die Tuba auditiva hat mehrere wichtige Funktionen für das Mittelohr. Erstens sorgt sie für den Druckausgleich zwischen Mittelohr und Atmosphäre, was für die Schallübertragung wichtig ist, zweitens verhindert sie einen Reflux von Sekreten und Bakterien aus dem Nasenrachen- in den Mittelohrbereich, und schließlich leitet sie Flüssigkeiten ab, die im Mittelohr gebildet werden. Für jede dieser Aufgaben braucht es eine durchgängige, funktionierende Tuba auditiva.

Im Ruhezustand ist die Tuba auditiva kollabiert. Beim Erwachsenen sorgt periodisches Öffnen der Tuba auditiva beim Schlucken und anderen Aktivitäten für einen Druckausgleich zwischen Mittelohr und Atmosphäre. Bei Kindern besteht leichter Unterdruck im Mittelohr [Bluestone & Klein 1996], und die meisten Kinder haben, selbst ohne Mittelohrerkrankungen, Schwierigkeiten, einen angemessenen Druck aufrechtzuerhalten, da dies anscheinend eine gewisse Steifheit der Tuba auditiva voraussetzt. Die Tatsache, dass die Ohrtrompete von Kindern noch relativ verformbar ist, ist vermutlich für das vermehrte Auftreten von Mittelohrerkrankungen in dieser Altersgruppe verantwortlich [Bylander 1980, Bylander & Tjernstrom 1983]. Funktionsdefizite der Tuba auditiva behindern die normale Drainage in den Nasenrachenraum [Takahashi et al. 1989] und bewirken einen negativen Druck im Mittelohr im Vergleich zum atmosphärischen Druck. Das könnte eine Insufflation, Aspiration oder einen Reflux nasopharyngealer Sekrete in das Mittelohr fördern.

Funktionsstörungen der Tuba auditiva lassen sich in folgende Kategorien einteilen: anomale Durchgängigkeit bzw. Öffnung, äußere und innere Verlegung (Obstruktion). Eine anomale Durchgängigkeit wird im Allgemeinen auf eine flexible Tuba auditiva zurückgeführt, was bei Kindern häufiger als bei Erwachsenen der Fall ist. Eine innere Obstruktion liegt vor, wenn sich das Lumen aufgrund einer Wandhyperplasie oder -schwellung verengt. Dies kann entzündlich bedingt oder angeboren sein. Äußere Obstruktionen beruhen im Allgemeinen auf Adenoiden oder Tumoren. Aus osteopathischer Sicht können dabei aber auch angrenzende muskuloskelettale Gewebe eine Rolle spielen.

Funktionsstörungen der Tuba auditiva sind mit wiederkehrenden Infektionen verbunden. Häufig wird eine Rachenmandelhyperplasie dafür verantwortlich gemacht, doch nach dem derzeitigen Forschungsstand scheint weniger die Größe der Wucherung als vielmehr das Bakterienreservoir im adenoiden Gewebe zu den Reinfektionen beizutragen [Gates et al. 1988]. Eine Adenotomie reduziert zwar die Häufigkeit akuter Infektionen, hat jedoch keinen Einfluss auf das Vorliegen eines Mittelohrergusses [Gates et al. 1988]. Andere Behandlungsmöglichkeiten sind Myringotomie und Tympanostomie (Einsetzen von Paukenröhrchen). Die Paukenröhrchen können eingeführt werden, um die Belüftung und Drainage des Mittelohrs zu verbessern [Handler 1994, Berman 1995], aber keinesfalls einen Reflux oder eine Insufflation verhindern [Bluestone & Klein 1996]. Zwar wurden damit kurzfristige Erfolge erzielt, doch die Ergebnisse von Nachuntersuchungen nach 6, 12 und 18 Monaten wiesen auf Rezidive einer Otitis media mit Erguss hin, die eine erneute Behandlung notwendig machten [Berg & Stool 1994, Handler 1994, Philippe et al. 1991]. Durch einen Mittelohrerguss erhöht sich zweifellos das Risiko für rezidivierende Infektionen wie auch für Hör- und Sprechstörungen. Die Drainage der Tuba auditiva dient als prophylaktische Maßnahme in der Behandlung der akuten Otitis media.

11.1.4 Funktionelle Anatomie

Bei der Geburt liegt das Os temporale in drei Teilen vor: mit Pars squamosa, Pars petrosa und Pars tympanica. Diese drei Teile sind durch Knorpelgewebe miteinander verbunden. Die Tuba auditiva verläuft vom Mittelohr aus durch die Pars petrosa, die Gelenkverbindung zwischen Os sphenoidale und Felsenbeinspitze und durch die Rachenmuskulatur und mündet mit einer Öffnung in der lateralen Wand des Nasenrachenraums. Im Übergangsbereich zwischen knöchernen und knorpeligen Teilen ist ihr Durchmesser am geringsten. Diese Engstelle befindet sich dort, wo die Tuba auditiva das Os temporale verlässt und unter der Gelenkverbindung von Os sphenoidale und Pars petrosa hindurchzieht (➤ Abb. 11.2). Im Rachenraum liegt die Tuba auditiva eng am M. tensor veli palatini, M. levator veli palatini und M. salpingopharyngeus an [Bluestone & Klein 1995, Standring 2004].

Die Schleimhaut von Tuba auditiva und Mittelohr bildet eine Fortsetzung der Nasenrachenschleimhaut besteht aus Säulenepithel (Zylinderepithel) mit Zilien und Drüsen, das im tieferen Mittelohrbereich in kubisches Epithel übergeht. Dieses Gewebe überzieht Tuba auditiva, Cellulae mastoideae, Mittelohr und Gehörknöchelchen. Muköse (Schleim-)Sekrete nähren das Gewebe und helfen Antigene und andere unerwünschte Substanzen abzufangen. Da Nasopharynx und Mittelohr über das in beiden vorliegende schleimhautassoziierte Lymphgewebe (MALT, mucosa-associated lymphoid tissue) verbunden sind, sorgen Reizstoffe oder Antigene, die eine erhöhte Schleimproduktion im Nasenra-

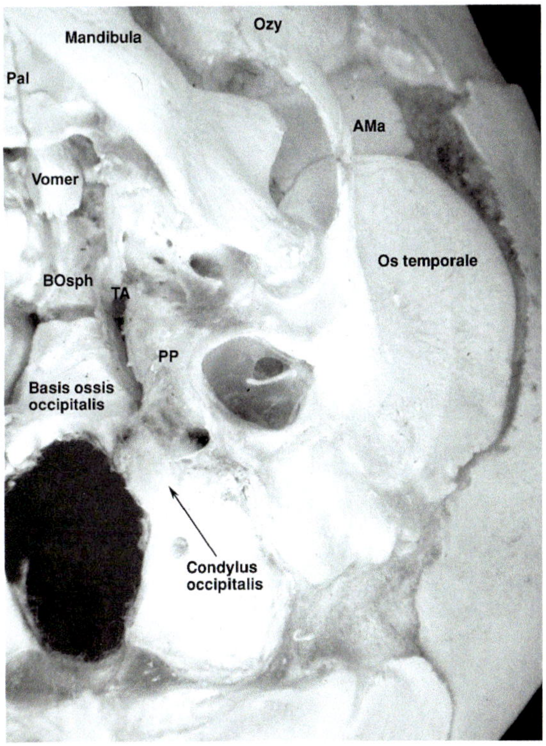

Abb. 11.2 Ansicht von unten auf einen Neugeborenenschädel. Beachten Sie die Lage der Tuba auditiva (TA) zwischen Pars petrosa (PP) ossis temporalis und Basis ossis sphenoidalis (BOsph). Palatum (Pal), Ala major ossis sphenoidalis (AMa) und Os zygomaticum (Ozy) sind gekennzeichnet. *[Mit freundlicher Genehmigung der Willard & Carreiro Collection]*

chenraum auslösen, auch für eine verstärkte Schleimbildung im Mittelohr; das heißt wenn die Nase verstopft ist, schwillt auch das Ohr zu. Unter optimalen Bedingungen würde der überschüssige Schleim durch die Tuba auditiva abfließen. Ist deren Funktion jedoch beeinträchtigt oder der Abfluss behindert, sammelt sich die Flüssigkeit im Mittelohr an und führt zu einer Otitis mit Erguss. Handelt es sich anfangs noch um eine seröse Flüssigkeit, verändert sich mit zunehmender Retentionsdauer deren Charakter. Durch die Anhäufung von entzündungsfördernden Substanzen und zellulären Abbauprodukten verändert sich der pH-Wert im Mittelohr, was die sekretorische Aktivität beeinflusst. Ein chronischer Erguss wird typischerweise mit der Zeit visköser und führt zu veränderten Befunden bei der Otoskopie. Ein seröser Erguss lässt das Trommelfell grau oder bernsteinfarben erscheinen. Lichtreflexe fehlen, weil der Lichtstrahl des Otoskops von der Flüssigkeit absorbiert statt reflektiert wird.

Die Tuba auditiva ist von drei intraoralen Muskeln umgeben, die an verschiedenen Stellen ihres Knorpelgewebes ansetzen. Der M. salpingopharyngeus entspringt am unteren distalen Ende des Tubenknorpels und strahlt unten in den M. palatopharyngeus ein. Dieser Muskel könnte bei der Funktion der Tuba auditiva eine Rolle spielen, was jedoch noch nicht ganz geklärt ist. Das laterale Bündel des M. tensor veli palatini umfasst einige posterior-inferiore Fasern, die am Tubenknorpel entspringen. Bei Föten ist dieses Muskelbündel zum größten Teil am hinteren Drittel bis zur Hälfte der membranösen Wand der Tuba auditiva befestigt, die beim Erwachsenen zum Knorpelanteil wird [Proctor 1967, Rood & Doyle 1978, Standring 2004]. Das mediale Bündel des M. tensor veli palatini, der die Ohrtrompete offen hält, liegt unmittelbar neben der membranösen Seitenwand der Tuba auditiva. Wenn sich dieser Muskel kontrahiert, zieht er die laterale Wand nach inferior-lateral und öffnet die Tuba auditiva [Proctor 1967, Rood 1973, Rood & Doyle 1978, Standring 2004]. Honjo und Okazaki haben gezeigt, dass durch die Kontraktion und Entspannung des M. tensor palatini eine Pumpwirkung in der Tuba auditiva erzeugt wird, die Flüssigkeit in den Nasenrachenraum befördert [Honjo et al. 1980a, b, 1981a, b].

Wir neigen dazu, die Gaumenmuskeln wegen ihrer geringen Größe beim Erwachsenen für klein und relativ unbedeutend zu halten. Beim Säugling sind sie jedoch recht groß im Verhältnis zur Tuba auditiva (➤ Abb. 11.3). Anomale Spannungen können die Funktion der Tuba auditiva in zweifacher Hinsicht beeinflussen: Bei Muskelschlaffheit oder einer Anordnung, die die Biomechanik der Muskeln stört, wird die Öffnung behindert. Ein gesteigerter Tonus dagegen kann je nach Geschmeidigkeit des Tubenknorpels zu zweierlei Problemen führen. Durch einen Muskelspasmus oder eine Verkürzung des M. tensor veli palatini wird sich die Tuba auditiva öffnen und weit offen stehen. Das geschieht bei Erwachsenen, weil sich der Tubenknorpel der medialen Wand dem Zug des Muskels widersetzt, während die laterale Wand nachgibt. Anders als beim Erwachsenen ist die Tuba auditiva beim Säugling recht biegsam, und statt sich zu öffnen, wird die ganze Ohrtrompete durch den kontrahierenden Muskel mitgezogen und verformt [Bluestone & Klein 1996]. Deshalb kann eine Verkürzung dieses Muskels die Tuba auditiva beim Säugling verformen und so zu einer Obstruktion führen.

Ein vierter Muskel, der bei der Betrachtung der Tuba auditiva häufig vernachlässigt wird, ist der M. pterygoideus medialis. Dieser relativ große Muskel liegt nahe bei der Tuba auditiva und kann manchmal über Fasern an ihrer lateralen Wand befestigt sein [Willard & Carreiro 1993, unveröffentlichte Beobachtung; Standring 2004]. Bei einer Kontraktion komprimiert der vergrößerte Bauch dieses Muskels die Tuba auditiva [Ross 1971, Bluestone & Klein 1996]. Logischerweise ist also anzunehmen, dass dieselbe Wirkung eintritt, wenn er sich aufgrund biome-

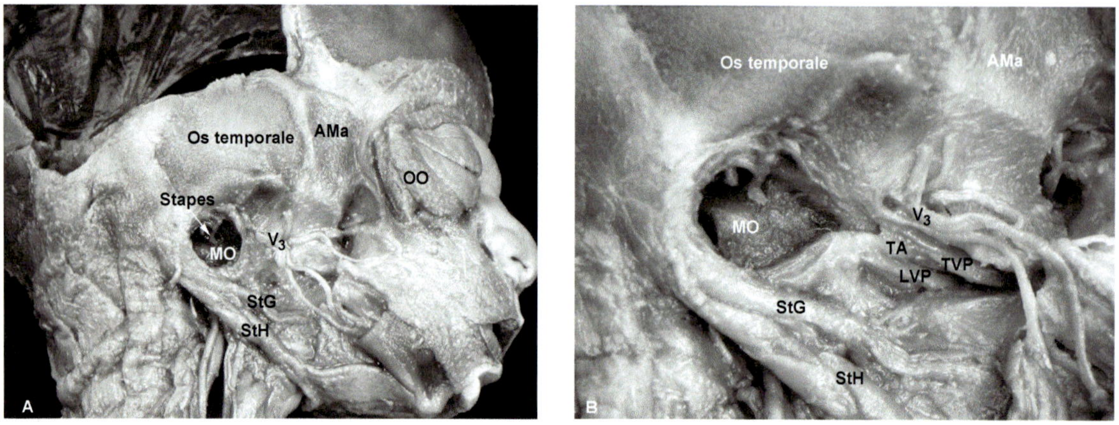

Abb. 11.3 **A** Seitenansicht eines Neugeborenenpräparats. Unterkiefer und Os zygomaticum sowie die Kaumuskeln wurden entfernt. Das Trommelfell ist kollabiert, wodurch Mittelohr (MO) und Stapes sichtbar werden. M. styloglossus (StG), M. stylohyoideus (StH), M. orbicularis oculi (OO), N. mandibularis (3. Trigeminusast, V_3) und Ala major ossis sphenoidalis (AMa) sind gekennzeichnet. **B** Vergrößerte Ansicht des in (A) durch einen Pfeil markierten Bereichs. Der laterale Teil des Os temporale wurde weggefräst, um die Tuba auditiva (TA) freizulegen, die vom M. tensor veli palatini (TVP) und M. levator veli palatini (LVP) umgeben ist. Beachten Sie die relative Größe der Muskeln im Vergleich zur Tuba auditiva. Mittelohr (MO), M. styloglossus (StG), M. stylohyoideus (StH), Ala major ossis sphenoidalis (AMa) und N. mandibularis (3. Trigeminusast, V_3) sind beschriftet. *[Mit freundlicher Genehmigung der Willard & Carreiro Collection]*

chanischer Faktoren vergrößert hat. Ist der Muskel zudem über Fasern mit der Tuba auditiva verbunden, könnte ein erhöhter Muskeltonus die nachgiebige Tuba auditiva auch verformen. Ein Muskelspasmus des M. pterygoideus medialis lässt sich bei älteren Kindern und Erwachsenen feststellen, indem man die Kieferbewegungen beim Öffnen und Schließen des Mundes beobachtet. Liegt ein seitenasymmetrischer Tonus vor, wird der Unterkiefer in Richtung des angespannten Muskels abgelenkt. Man kann den Muskel aber auch beidseits intraoral palpieren, um die Spannung zu vergleichen.

11.1.5 Postnatale Veränderungen

Bei der Geburt ist die Tuba auditiva stärker horizontal ausgerichtet als beim Erwachsenen. Während der ersten Lebensjahre verändert sich die Orientierung der Schädelbasis und des zusammengesetzten Os temporale [Bosma 1986]. Diese Veränderungen wurden bereits in Kapitel 3 erläutert, sollen hier aber noch einmal kurz zusammengefasst werden. Beim Säugling weist die Schädelbasis eine ziemlich schräge Orientierung auf, während sie beim Erwachsenen stärker geneigt ist (➤ Abb. 11.4). Die vertikale Orientierung und Vergrößerung des Pharynx sowie das Längenwachstum des Unterkiefers sind mit der postnatalen Entwicklung des Os temporale korreliert. Durch das appositionale Wachstum in der Pars petrosa verlagert sich die Fossa temporomandibularis nach lateral und die Paukenhöhle nach oben (➤ Abb. 11.5) [Bosma 1986]. Der äußere Gehörgang verschiebt sich aus der

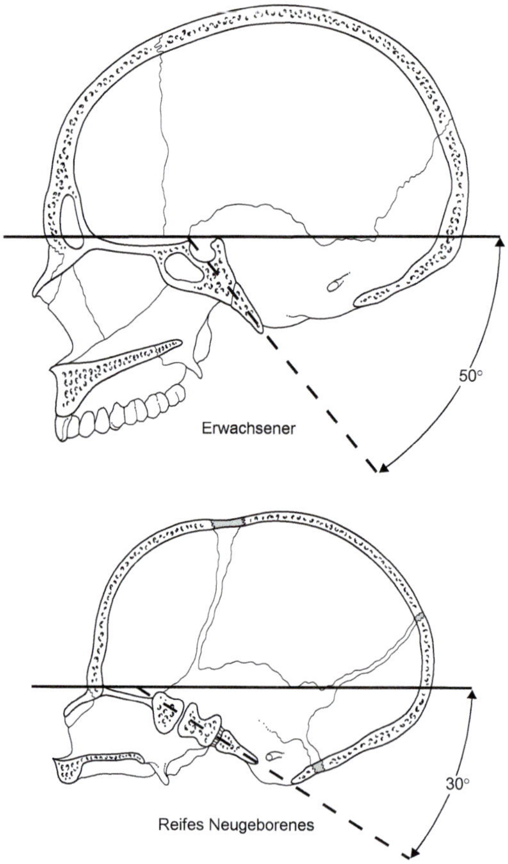

Abb. 11.4 Vergleich zwischen der Orientierung der Schädelbasis beim Neugeborenen und beim Erwachsenen, gemessen als Winkel zur axialen Ebene, die durch Glabella und Inion verläuft. *[Mit freundlicher Genehmigung der Willard & Carreiro Collection]*

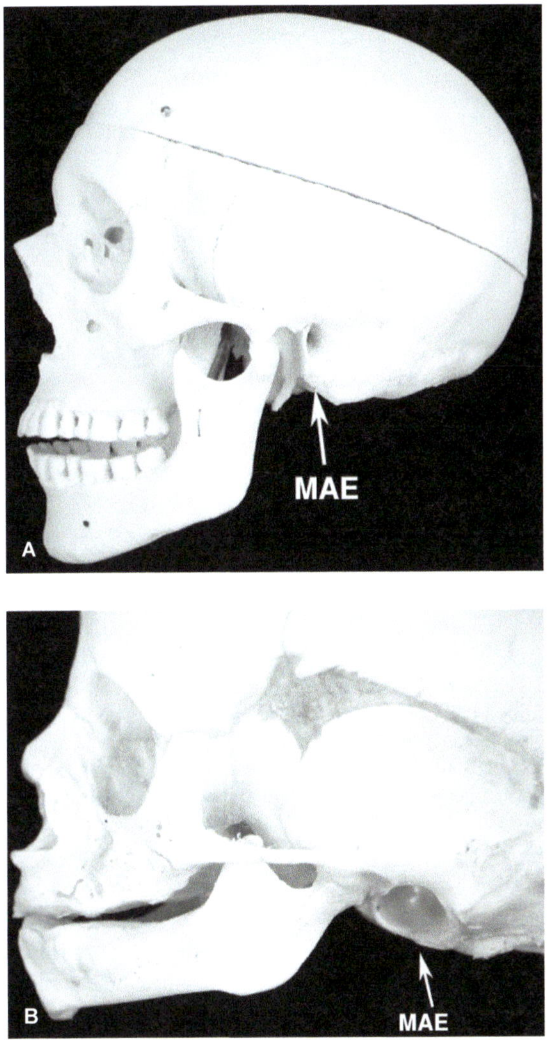

Abb. 11.5 Vergleich zwischen der Orientierung des Meatus acusticus externus (MAE) beim Erwachsenen **A** und beim Säugling **B**. *[Mit freundlicher Genehmigung der Willard & Carreiro Collection]*

horizontalen in die sagittale Ebene (> Abb. 11.6). Im Bereich der Schädelbasis ist das Wachstum an der Synchondrosis sphenooccipitalis stärker als am Rand der Keilbeinbasis, wodurch sich die Basis des Os occipitale nach posterior ausdehnt [Bosma 1986]. Im Endeffekt führt dieses Wachstumsmuster zu einer Flexion der Schädelbasis und einer lateral-superioren Rotation der Schläfenbeine, wodurch sich die Orientierung der Ohrtrompeten aus einer horizontalen in eine leicht nach vorn geneigte Ebene verlagert [Bosma 1986, Bluestone & Klein 1995, Standring 2004].

In ihrem Verlauf vom Mittelohr zur Mündung in der hinteren Rachenwand ist die Tuba auditiva von Muskeln, Faszien und anderen Weichteilstrukturen des Rachens und der Schädelbasis umgeben. Viele dieser Gewebe setzen am Knorpelteil der Tuba auditiva an und

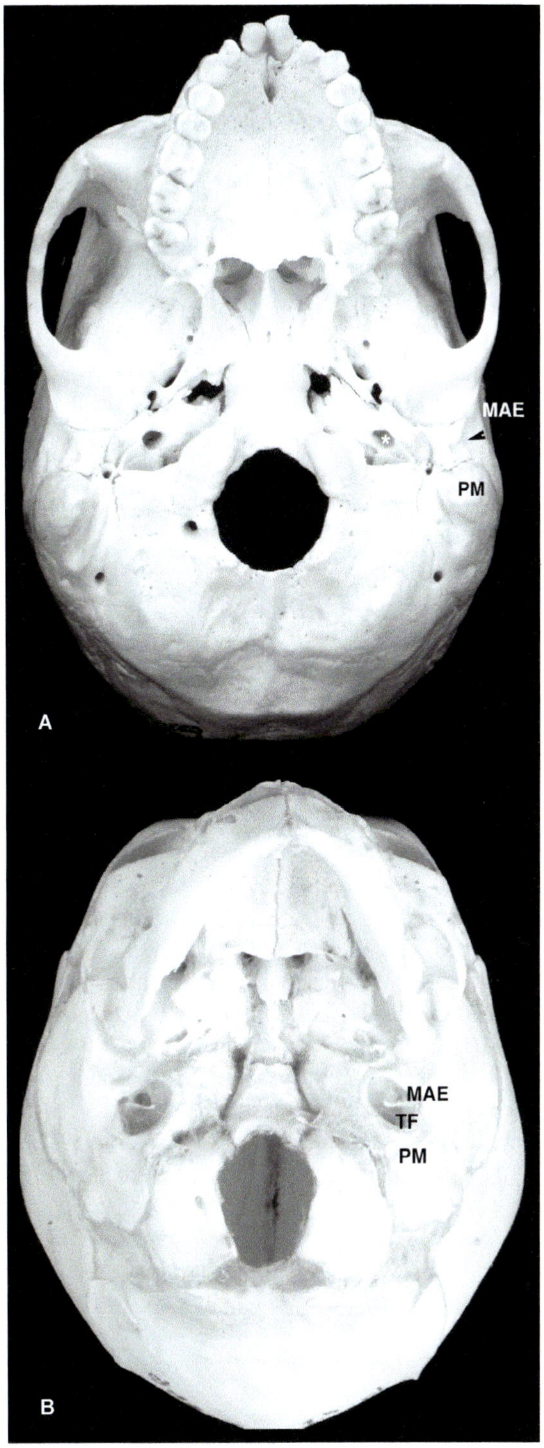

Abb. 11.6 Schädelansicht von unten beim Erwachsenen **A** und beim Säugling **B**. Der Meatus acusticus externus (MAE) liegt beim Säugling weiter unten (inferior) als beim Erwachsenen. Beachten Sie die Position der Procc. mastoidei (PM) beim Erwachsenen und beim Säugling. Der Canalis caroticus ist am Erwachsenenpräparat mit einem Stern (*) gekennzeichnet, beim Säugling dagegen kaum zu erkennen. TF = Trommelfell. *[Mit freundlicher Genehmigung der Willard & Carreiro Collection]*

11

können auf sie Einfluss nehmen. Die Tuba auditiva ist dort am engsten, wo sie unter der Verbindung von Pars petrosa ossis temporalis und Os sphenoidale hindurchzieht. Sie hängt in einer Bindegewebshülle, die an dieser Verbindung befestigt ist. Beim Neugeborenen und Säugling ist die knorpelige Verbindung zwischen Pars petrosa und Os sphenoidale anfällig für mechanischen Stress. Werden Gewebespannungen von den Knorpelstrukturen in das Fasziengewebe dieses Bereichs übertragen, können sie die Funktion der Tuba auditiva beeinflussen. Ein Zusammenhang zwischen Mittelohrinfektionen und kranialen Spannungsmustern wurde beschrieben [Degenhardt & Kuchera 1994, Mills et al. 2002, 2003].

Epidemiologische Daten zeigen einen signifikanten Rückgang der chronisch serösen Otitis media ab einem Alter von 6 Jahren [Bluestone & Klein 1995]. Das korreliert eng mit dem Zeitpunkt, an dem die Tuba auditiva ihre endgültige Position einnimmt. Eine Hypothese zur Pathogenese einer chronisch serösen Otitis media muss eine Diskussion der postnatalen Veränderungen und funktionellen Anatomie des Bereichs einschließen, die sich auf die Drainage der Tuba auditiva auswirken können. In den ersten Lebensjahren wird die Drainage möglicherweise durch die horizontale Lage der Tuba auditiva beeinflusst. Außerdem können Spannungen im M. tensor veli palatini, M. dilatator tubae, M. pterygoideus medialis und M. salpingopharyngeus, Ödeme und Anomalien der angrenzenden Strukturen oder Gewebe den Durchmesser der Tuba auditiva am Isthmus wie auch ihre Durchgängigkeit beeinträchtigen. Eine Verbesserung der Weichteilfunktion mit sanften osteopathischen Manipulationstechniken kann Ödeme und Muskelspannungen verringern und damit die Funktion der Tuba auditiva normalisieren. Im Tympanogramm und bei der akustischen Reflektometrie von Kindern mit einer chronisch serösen Otitis media lassen sich nach einer osteopathischen Behandlung Veränderungen nachweisen, die auf eine kausale Verbindung hindeuten (> Abb. 11.7). Die akustische Reflektometrie (AR) ist eine einfache Methode, den Mittelohrdruck zu messen und das Risiko eines Mittelohrergusses vorherzusagen. In Bezug auf Mittelohrergüsse hat sie sich als valide und verlässliche Alternative zur Tympanometrie erwiesen [Block et al. 1998].

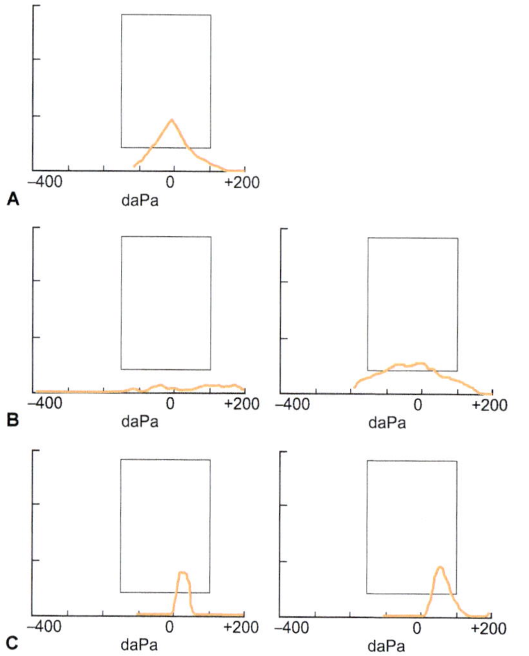

Abb. 11.7 Tympanogramme eines 13 Monate alten Jungen mit einer 9-monatigen Vorgeschichte einer chronisch-rezidivierenden serösen Otitis media. **A** Normaler Schallreflex in einer altersangepassten Kontrollmessung als Bezugsgröße **B** Vor der osteopathischen Behandlung gemessener Schallreflex **C** Unmittelbar nach der osteopathischen Behandlung (20 Minuten nach B) gemessener Reflex

11.1.6 Eine Pilotstudie

Patienten im Alter von 18 Monaten bis 5 Jahren kamen mit der Diagnose „chronische Otitis media mit Erguss" in die Praxis. Einige der Kinder wurden von den Eltern direkt zu uns gebracht, doch die Mehrzahl war von einem Hals-Nasen-Ohren- oder Kinderarzt überwiesen worden. Jedes Kind wurde osteopathisch behandelt, und zwar speziell mit Balanced-Ligamentous-Tension- und Balanced-Membranous-Tension-Techniken. Jeder Patient erhielt eine vollständige osteopathische Untersuchung und Behandlung. Da es keine spezifische Behandlung einer chronisch serösen Otitis media gibt, wurde jeweils eine komplette körperliche Screening-Untersuchung durchgeführt, unter Anwendung osteopathischer Techniken in den anatomischen Bereichen, die aufs Engste mit den Funktionen von Mittelohr und Tuba auditiva zusammenhängen. Ernährungseinschränkungen wurden nicht empfohlen. Antibiotika wurden verabreicht, wenn das klinische Bild des Patienten auf eine akute bakterielle Infektion hindeutete. Antihistaminika wurden nicht gegeben, doch in vier Fällen schleimhautabschwellende und schleimlösende Medikamente (Mukolytika) verordnet. Das klinische Ansprechen wurde anhand der Inspektion des Trommelfells (mit/ohne pneumatische Otoskopie), des Zeitpunkts, an dem erste Rezidive einer akuten Infektion oder eines Ergusses auftraten, und der Dauer eines erneuten Ergusses beurteilt.

Bei zwölf Kindern hatte sich der Erguss nach der vierten Behandlung vollständig zurückgebildet, und zwar innerhalb von vier bis sechs Wochen. Die Kinder in dieser Gruppe blieben während des ganzen Untersuchungszeitraums frei von akuten Otitis-media-Symptomen. Antibiotika wurden nicht verabreicht, wohl aber schleimhautabschwellende Mittel gegen Infektionen der oberen Atemwege, soweit indiziert. Vier Kinder erhielten schon vor dem ersten Besuch eine prophylaktische Antibiotika-Behandlung. Diese wurde beibehalten, bis der überweisende Arzt sie absetzte. Das war in der Regel der Fall, wenn der Erguss verschwunden war, meist innerhalb von 4–6 Wochen nach Beginn der osteopathischen Behandlung.

Nach der Rückbildung des Ergusses trat bei diesen 16 Kindern 18 Monate lang keine akute Otitis media mehr auf. Über die Hälfte von ihnen kam allerdings während dieser Zeit zu Nachbehandlungen, entweder auf Anraten des überweisenden Arztes wegen eines erneuten Ergusses ohne Infektion, aus elterlicher Sorge oder auf Empfehlung des behandelnden Osteopathen. Während der 18 Monate wurde kein Kind häufiger als achtmal behandelt. Bei zwei der 18 Kinder in dieser Studie zeigten sich keine Besserung des klinischen Zustands und auch keine sichtbare Veränderung der osteopathischen Befunde. Das weist auf ein schlechtes oder fehlendes Ansprechen auf die osteopathische Manualtherapie hin. Diese Kinder wurden zur chirurgischen Behandlung an den Hals-Nasen-Ohren-Arzt zurück überwiesen. Trotz des kleinen Patientenkollektivs dieser Studie stellte sie doch ein wertvolles Instrument zur vorläufigen Untersuchung alternativer Behandlungsmethoden bei chronischer Otitis media mit Erguss dar. Zwar wurde für diese Studie keine spezielle Kontrollgruppe gebildet, doch es gibt bereits viele Daten über die Behandlungserfolge in dieser Altersgruppe [Gates et al. 1988, Goldie et al. 1993, Handler 1994, Bluestone & Klein 1995].

In jüngerer Zeit publizierten Mills et al. [2003] die Ergebnisse einer Pilotstudie, in der 57 Kinder mit rezidivierender akuter Otitis media randomisiert einer osteopathischen Manipulationstherapie-(OMT-)Gruppe oder einer Standardbehandlungsgruppe zugewiesen wurden. In der OMT-Gruppe hatten die Patienten weniger Rückfälle, weniger chirurgische Eingriffe, häufiger bessere Tympanogramme und einen geringeren Antibiotikaverbrauch als in der Standardbehandlungsgruppe [Mills et al. 2003]. Um die vermutete Wirksamkeit osteopathischer Manipulationen in der Behandlung einer chronischen Otitis media mit Erguss oder einer rezidivierenden akuten Otitis media richtig diskutieren zu können, sind jedoch größer angelegte prospektive Studien nötig.

11.2 Chronische Sinusitis

Eine chronische Sinusitis kann auf eine allergische Entzündung oder eine persistierende Infektion zurückzuführen sein. Bei Kleinkindern präsentiert sie sich mit Husten, verstopfter oder blockierter Nase mit oder ohne Sekretfluss. Bei Jugendlichen können außerdem Kopfschmerzen, Gesichtsschmerzen und leichte Gesichtsödeme vorliegen [Kenna 2000]. Aufgrund der Rachenirritation durch zurücklaufendes Nasensekret verschlimmert sich der Husten häufig nachts oder in Rückenlage. Auch morgendliche Übelkeit oder Appetitlosigkeit können auftreten. Das Kind klagt möglicherweise über Zahnschmerzen, falls die Kieferhöhlen betroffen sind, oder über Schmerzen hinter den Augen bei Beteiligung der Stirnhöhle, Keilbeinhöhle oder Siebbeinzellen. Die letzteren zwei Formen können sich auch mit (Scheitel-)Kopfschmerzen oder Druck hinter den Augen präsentieren. Der Mechanismus dieser Schmerzübertragung wird in Kapitel 16 erläutert.

Bei der körperlichen Untersuchung können die betroffenen Nebenhöhlen druckempfindlich sein. Der Rachen kann erythematös sein und Sekretspuren (Schleimstraße) an der Hinterwand erkennen lassen. Manchmal führt eine Lymphfollikelhyperplasie zu einem „Kopfsteinpflaster-Relief" der hinteren Rachenwand. Dieser Effekt beruht auf einer Schwellung der tiefen Rachenlymphknoten, über die Keilbeinhöhle und Siebbeinzellen drainiert werden. Eine Durchleuchtung von Kiefer- und Stirnhöhle kann hilfreich sein, ist aber oft schwierig zu interpretieren. Bei der Naseninspektion zeigt sich in der Regel eine Schwellung der Nasenmuscheln und eine gerötete Schleimhaut, eventuell auch mit Gefäßinjektion. Dünner, fadenziehender Schleim weist auf eine Allergie hin, während eitriges Sekret auf eine chronische Infektion verweist. Allerdings kann eine chronische allergische Rhinorrhö bei Kindern nach einer langfristigen Antihistaminikatherapie oder bei leichter Dehydratation ebenfalls verdickt erscheinen. In schwierigen oder hartnäckigen Fällen ist möglicherweise eine bildgebende Diagnostik mit Röntgen, CT oder Magnetresonanztomographie (MRT) angezeigt. Bei Nichtansprechen oder chronischen Infektionen mit Komplikationen kann eine Absaugung der Nebenhöhle erforderlich sein, um eine genaue Erregeridentifizierung zu ermöglichen.

11.2.1 Funktionelle Anatomie

Wie das Mittelohr sind auch die Nebenhöhlen Teil des Respirationstrakts und mit einem pseudomehrschichtigen Plattenepithel mit Flimmerhaaren ausgekleidet, in dem Drüsenzellen verteilt sind. Diese Zellen bilden eine Schleimschicht, die das Epithel bedeckt. Die Schleimschicht besteht aus zwei Teilen: einer oberflächlichen viskösen Gelschicht, die Partikel und andere unerwünschte Substanzen (wie Bakterien) abfängt, und einer darunter befindlichen dünneren Solschicht, aus der die Flimmerhaare ragen. Indem sich die Flimmerhaare durch die Solschicht bewegen, befördern sie die Substanzen/Partikel der Gelschicht sanft in Richtung Ausgang.

Schleim und Abschilferungen verlassen die Nebenhöhlen über die Öffnungen. Dieser Reinigungsmechanismus schützt die tieferen Atemwege vor möglicherweise schädlichen Substanzen. Durch die Nebenhöhlen entstehen außerdem Räume, die an der Lautbildung und Sprachübermittlung beteiligt sind. Ein Verschluss der Öffnungen, eine Paralyse oder Funktionsstörung der Flimmerhaare oder eine veränderte Qualität der Schleimsekretion beeinträchtigen den Mechanismus und führen zur Sinusitis.

Bei der Geburt sind rudimentäre Nebenhöhlen vorhanden, die sich über die nächsten 12–14 Jahre langsam entwickeln. Bei den meisten Menschen vergrößern sich die Nebenhöhlen jedoch während des ganzen Lebens weiter [Annon et al. 1996, Standring 2004]. Die Öffnungen der Nebenhöhlen sind das ganze Leben hindurch relativ klein und mit Schleimhaut ausgekleidet. Sie können durch Polypen, angeborene Anomalien, Septumdeviation, Fremdkörper oder traumatische Verletzungen mechanisch blockiert sein. Häufiger ist die Blockierung jedoch auf ein Anschwellen der Schleimhäute zurückzuführen. Tatsächlich gilt eine viral oder allergisch bedingte Schleimhautentzündung als häufigste Ursache einer blockierten Nebenhöhlenöffnung [Wald 1996]. Meist liegt eine partielle Obstruktion vor, die zu einem verzögerten Sekretabfluss und einer unzureichenden Durchlüftung führt. Bei einer kompletten Obstruktion entwickelt sich nach einem anfänglichen Druckanstieg in den Nebenhöhlen ein Unterdruck. Wenn sich das Ostium wieder öffnet, üblicherweise durch Schniefen, Niesen oder Schneuzen, können Sekrete aus der Nase zurück in die Nebenhöhlen gelangen. Das ist der häufigste Mechanismus, wie es zu einer bakteriellen Besiedlung der Nebenhöhlen kommt.

Die Öffnung der Kieferhöhle (Sinus maxillaris) befindet sich in ihrer oberen Innenwand (➤ Abb. 11.8). Der Transport von Sekreten in ihre Richtung erfolgt durch Flimmerschlag. Nach Sutherlands Modell der Gesichtsknochenmechanik wird durch die Bewegung des Os zygomaticum auf dem Oberkiefer ein Pumpmechanismus in dieser Nebenhöhle erzeugt, der die Fließbewegung in Richtung der Öffnung fördert [Magoun 1976, Sutherland 1990]. Siebbeinzellen (Cellulae ethmoidales) und Stirnhöhle (Sinus frontalis) werden über den Ductus sinus frontalis in den mittleren Nasengang abgeleitet (➤ Abb. 11.9). Sekrete gelangen über mehrere in den unteren Nebenhöhlenwänden verteilte Öffnungen in den Nasengang. Öffnungen in den Wänden der Siebbeinzellen lassen ebenfalls Sekrete passieren. Die Öffnungen der Keilbeinhöhlen (Sinus sphenoidalis) befinden sich vorn in den unteren Wänden. Auch wenn diese Lage darauf hindeutet, dass die Schwerkraft die Schleimausscheidung erleichtert, sollte man daran denken, dass es sich bei der Schleimschicht um ein visköses Gel handelt, das von den Flimmerhaaren bewegt wird. Noch immer wird kontrovers diskutiert, wie sich die Rückenlage auf die Schleimausscheidung auswirkt [Bluestone & Klein 1996].

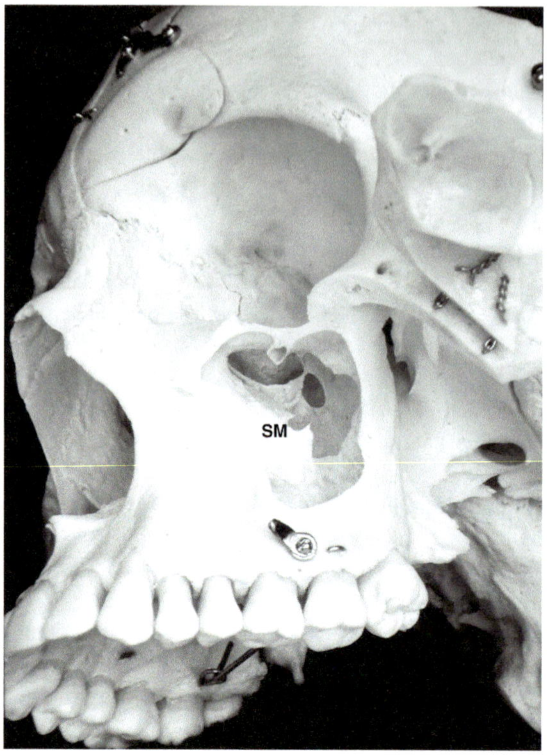

Abb. 11.8 Schädel eines Erwachsenen mit freipräpariertem Sinus maxillaris (SM); die Außenwand des Oberkiefers wurde entfernt und die Kieferhöhlenöffnung künstlich vergrößert. *[Mit freundlicher Genehmigung der Willard & Carreiro Collection]*

11.2.2 Die Flimmerhaare

Das mukoziliare (Flimmerhaar-)Transportsystem sorgt für den Abtransport von Sekreten und Teilchen aus den Nebenhöhlen. Es ist von der Funktion der Flimmerhaare und der Schleimviskosität abhängig.

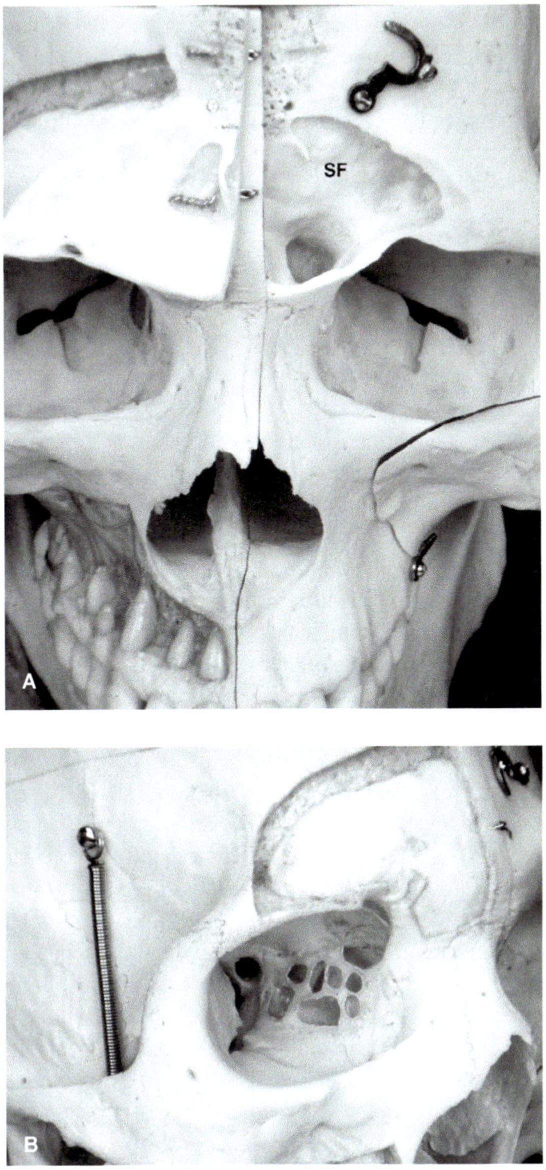

Abb. 11.9 **A** Sinus frontalis (SF) in einem erwachsenen Schädel **B** Die Cellulae ethmoidales sind durch die Innenwand der Augenhöhle zu sehen. *[Mit freundlicher Genehmigung der Willard & Carreiro Collection]*

Die Flimmerhaare bewegen sich in eine festgelegte Richtung, doch nicht im Gleichklang; es konnte gezeigt werden, dass sie die Nasenschleimhaut innerhalb von 10–20 Minuten reinigen können [Cressman & Naclerio 1996]. Wenn die Flimmerhaare die Gelschicht durchqueren, werden sie länger und richten sich auf, um Substanzpartikel zu den Öffnungen zu transportieren. Danach biegen sie sich wieder um und bewegen sich durch die dünnere Solschicht in ihre Ausgangsposition zurück. Diese koordinierte Bewegung hängt von einer normalen Flimmerhaarfunktion und normalen Schleimkonsistenz ab.

Das „Schlagen" der Flimmerhaare kann durch angeborene oder erworbene Motilitätsstörungen beeinträchtigt sein. Auch Viren tendieren dazu, die Flimmerhaare anzugreifen. Nach einem Viruskontakt verringert sich die Zahl der Flimmerhaarzellen. Durch Änderungen der Schleimviskosität wird die mukoziliare Clearance ebenfalls behindert. Eine Eindickung des Schleims tritt bei chronischen Entzündungen, Mukoviszidose, bestimmten Virus- und anderen Infektionen auf. Anticholinerge Medikamente erhöhen die Schleimviskosität und verzögern damit die Reinigung durch das Flimmerepithel. Auch Antihistaminika verdicken den Schleim und lähmen die Flimmerhaarbewegung. Dagegen verringert Guaifenesin vermutlich die Viskosität und unterstützt die Reinigungsfunktion [Cressman & Naclerio 1996].

Das mukoziliare Transportsystem der oberen Atemwege ist parasympathisch und sympathisch innerviert. Die parasympathischen Fasern bilden Synapsen im Ganglion pterygopalatinum und verlaufen dann mit dem N. canalis pterygoidei zu den Drüsen und Blutgefäßen der Schleimhaut. Eine parasympathische Stimulation führt zu vermehrter Sekretion und Vasodilatation. Die sympathische Innervation entstammt dem Hypothalamus; die Fasernziehen zum Ganglion cervicale superius, wo sie Synapsen bilden, und dann mit den Halsarterien (Karotiden) weiter, um sich im N. canalis pterygoidei mit den parasympathischen Fasern zu vereinen. Eine sympathische Stimulation führt zur Vasokonstriktion.

Neurotransmitter, die zum nicht-adrenergen, nicht-cholinergen System gehören, sind ebenfalls an der Schleimhautfunktion der oberen Atemwege beteiligt. Viele von ihnen sind Entzündungsmediatoren und wurden in Kapitel 5 und 6 behandelt. Vasoaktive intestinale Polypeptide (VIP), Substanz P und Calcitonin-gene-related-Peptid (CGRP) sind einige Beispiele für Substanzen, die bei chronischer Sinusitis eine Rolle zu spielen scheinen. Auch wenn der genaue Mechanismus noch unklar ist, könnten die häufig vorhandenen entzündungsfördernden Substanzen eine Erklärung für die klinische Beobachtung sein, dass eine chronische Nebenhöhlenentzündung (Kongestion) mit einem gastroösophagealen Reflux einherzugehen scheint.

11.2.3 Osteopathische Untersuchung

Bei Kindern mit chronischer Sinusitis ist die Gesichtsmechanik in der Regel eingeschränkt. Die Gewebe im pterygopalatinalen Bereich sind ödematös und druckempfindlich. Der Raum zwischen Muskeln und Bindegewebe in der Fossa pterygoidea ist häufig ein- oder beidseitig verengt. Bei einem kooperativen Kind lassen sich diese Verspannungen durch Anwendung der von Sutherland [1990] und Magoun [1976] beschriebenen Maxilla-Spreiz- und Jochbein-Techniken schon weitgehend auflösen. In der Incisura ethmoidalis besteht gewöhnlich eine Kompression, besonders bei Kindern mit einer Vorgeschichte von Schwellungen (Kongestion) seit dem Säuglingsalter. Es ist nicht ungewöhnlich, zwischen Ala minor und Corpus ossis sphenoidalis ein intraossäres Spannungsmuster anzutreffen. Bei Kleinkindern ist es aufgrund der Position des Os ethmoidale tief im anterioren Kranialbereich wahrzunehmen. Meist liegt auch eine Bewegungsrestriktion im Bereich der Schädelbasis und der Hirnblutleiter (venöse Sinus) vor. Auch wenn es schwierig sein kann, die primäre Dysfunktion festzustellen, erweist sich eine Normalisierung der Schädelbasismechanik vor der Behandlung anderer Befunde häufig als erfolgreich. Eine Restriktion des Schädeldachs tritt häufig sekundär zu den Befunden an der Schädelbasis auf. Eine Dysfunktion der subokzipitalen Muskeln kann auf einer Fazilitation durch übertragene Schmerzen aus der Keilbeinhöhle oder den Siebbeinzellen beruhen und über den trigeminozervikalen Reflex vermittelt sein (➤ Kap. 16).

Von besonderem Interesse für osteopathische Therapeuten ist die Rolle, die eine Sinusitis und Kongestion der oberen Atemwege bei der Auslösung von Asthma spielt. Durch eine Sinusitis oder Kongestion verschlimmern sich gewöhnlich die Asthmasymptome, und die therapeutische Wirkung von Bronchodilatanzien kann eingeschränkt sein [Wald 1995]. Eine undiagnostizierte chronische Sinusitis kann sich als hartnäckiges Asthma manifestieren [Kercsmar 1998]. Bei diesen Kindern muss sich die osteopathische Behandlung nicht nur auf die Gesichtsmechanik und Faktoren, die zur Sinusitis oder Kongestion der oberen Atemwege beitragen, konzentrieren, sondern auch auf Dysfunktionen in anderen Bereichen, die an der Atemtätigkeit beteiligt sind.

11.2.4 Behandlung

Eine chronische Sinusitis aufgrund hartnäckiger Infektionen sollte mit den richtigen Antibiotika, notfalls auch prophylaktisch behandelt werden. Mechanische Hindernisse sollten in geeigneter Weise beseitigt werden, in der Regel durch chirurgische Intervention. Bei einer viral oder allergisch bedingten Sinusitis, wie auch in anderen Fällen, kann eine osteopathische Behandlung der begleitenden mechanischen Dysfunktion helfen, die mukoziliare Clearance der Nebenhöhlen zu fördern und den Gesundheitszustand insgesamt zu verbessern. Neben der von der traditionellen Osteopathie beschriebenen Funktion der Knochen- und Gewebemechanik für die Nebenhöhlendrainage und -belüftung können auch Ödeme, die sich an einer veränderten Gewebetextur und eingeschränkten Beweglichkeit erkennen lassen, über das zuvor erwähnte nicht-adrenerge, nicht-cholinerge System bei einer hartnäckigen Sinusitis eine Rolle spielen.

11.3 Persistierende nasale Kongestion beim Neugeborenen

Neugeborene atmen während der ersten zwei bis drei Lebensmonate obligatorisch durch die Nase. Eine Blockade der Luftwege kann zu Zyanose und sogar Apnoe führen. Deshalb kann eine nasale Kongestion von Neugeborenen den Eltern große Sorgen bereiten. Typischerweise zeigt sich die Obstruktion sehr bald nach der Geburt. Obwohl gewöhnlich nur spärlich Sekret aus der Nase läuft, können die Eltern oft mit einer manuellen Saugglocke mehrmals täglich den verdickten Schleim aus den Nasenlöchern absaugen. Typisch ist das Schniefen und Schnauben des Kindes beim Stillen. Husten tritt bei sehr jungen Säuglingen nicht auf, weil sich der Hustenreflex noch nicht entwickelt hat. Durch eine anhaltende Kongestion der Nase erhöht sich das Risiko einer Apnoe und eines plötzlichen Kindstods.

Anamnestisch kann eine hintere Hinterhauptslage, ein Gesichtshämatom bei der Entbindung oder ein anomales Trauma eruierbar sein oder auch nicht. Häufig berichtet die Mutter von einer plötzlichen Beschleunigung nach einer langsam fortschreitenden Wehentätigkeit. Das kann bei einer asynklitischen Kindslage auftreten, durch die sich der Geburtsprozess verlangsamt. Wenn sich das Kind drehen oder verlagern kann, beschleunigt dies die Passage durch das Becken. Doch die Wehenkräfte, die bereits früher auf den Kopf und Hals des Neugeborenen eingewirkt haben, als es noch eine irreguläre Position einnahm, , konnten vom Gewebe möglicherweise nicht problemlos absorbiert werden.

Die körperliche Untersuchung ergibt Normalbefunde mit Ausnahme des Schleims in den oberen Atemwegen und gelegentlich einer geröteten Schleimhaut. Angeborene Fehlbildungen, wie eine Septumdeviation, müssen ausgeschlossen werden. In den meisten Fällen einer chronischen Kongestion von Neugeborenen lässt sich keine kausale Ätiologie finden und sie wird mit den zu kleinen Nasengängen des Säuglings erklärt. Theoretisch sind die Nebenhöhlen zu klein, um daran beteiligt zu sein.

Bei der osteopathischen Untersuchung zeigt sich in der Regel eine Kompression im Übergangsbereich zwischen Os frontale, Os ethmoidale und Os sphenoidale oder an der Incisura ethmoidalis. Man sollte daran denken, dass dies ein winzig kleiner Raum beim Neugeborenen ist. Bei Säuglingen, die schon mehr als nur ein paar Tage alt sind, kann eine Kompression der Schädelbasis vorliegen. Allerdings lässt sich der Kompressionsdruck bei sehr jungen Neugeborenen und Frühgeborenen möglicherweise noch gar nicht erkennen. Empirisch scheinen vertikale Spannungsmuster an der Synchondrosis sphenooccipitalis und intraossäre Spannungen zwischen Ala minor und Corpus ossis sphenoidalis ebenfalls mit einer chronischen Kongestion verbunden zu sein.

QUELLEN

American Academy of Pediatrics and American Academy of Family Physicians, Subcommittee on management of acute otitis media clinical practice guideline: Diagnosis and management of acute otitis media. Pediatrics 113 (5), 2004, S. 1451–1465.

Annon J. B., Rontal M., Zinreich S. J. Embryology and anatomy of the paranasal sinuses. In: Bluestone C. D., Sylvan S. E., Kenna M. A. (Hrsg.). Pediatric otolaryngology. WB Saunders, Philadelphia, 1996, S. 319–335.

Berg A. O., Stool S. E. Managing otitis media with effusion in young children. American Family Physician 50 (5), 1994, S. 1003–1010.

Berman S. Otitis media in children. New England Journal of Medicine 332 (23), 1995, S. 1560–1565.

Block S. L., Mandel E., McLinn S. et al. Spectral gradient acoustic reflectometry for the detection of middle ear effusion by pediatricians and parents. Pediatric Infectious Disease Journal 17 (6) 1998, S. 560–564.

Bluestone C. D., Klein J. O. Otitis media in infants and children. WB Saunders, Philadelphia, 1995, S. 5–16 und 39–54.

Bluestone C. D., Klein J. O. Otitis media, atelectasis and eustachian tube dysfunction. In: Bluestone C. D., Sylvan S. E., Kenna M. A. (Hrsg.). Pediatric otolaryngology. WB Saunders, Philadelphia, 1996, S. 388–583.

Bosma J. F. Anatomy of the infant head. 1. Auflage, Johns Hopkins University Press, Baltimore, 1986.

Bylander A. Comparison of eustachian tube function in children and adults with normal ears. Annals of Otology, Rhinology and Laryngology 89, 1980, S. 20.

Bylander A., Tjernstrom O. Changes in eustachian tube function with age in children with normal ears: a longitudinal study. Acta Otolaryngologica (Stockholm) 96 (467), 1983.

Cressman W. C., Naclerio R. M. Nasal physiology. In: Bluestone C. D., Sylvan S. E., Kenna M. A. (Hrsg.). Pediatric otolaryngology. WB Saunders, Philadelphia, 1996, S. 738–744.

Degenhardt B. F., Kuchera M. L. The prevalence of cranial dysfunction in children with a history of otitis media from kindergarten to third grade. Journal of the American Osteopathic Association 94, 1994, S. 754.

Gates G. A., Avery C. A., Prihoda T. J. Effect of adenoidectomy upon children with chronic otitis media with effusion. Laryngoscope 98, 1988, S. 58–63.

Goldie P., Jung T. K. T., Hellstrom S. Arachidonic acid metabolites in experimental otitis media and effects of anti-inflammatory drugs. Annals of Otology, Rhinology and Laryngology 102, 1993, S. 954–960.

Handler S. D. Current indications for tympanostomy tubes. American Journal of Otolaryngology 15 (2), 1994, S. 103–108.

Honjo I., Okazaki N., Ushiro K., Kumazawa T. Cineradiographic analysis of eustachian tube function. Experimental study. Annals of Otology, Rhinology and Otolaryngology 89 (3 Pt 1), 1980a, S. 276–278.

Honjo I., Okazaki N., Kumazawa T. Opening mechanism of the eustachian tube. A clinical and experimental study. Annals of Otology, Rhinology and Laryngology, Supplement 89 (3 Pt 2), 1980b, S. 25–27.

Honjo I., Ushiro K., Okazaki N., Kumazawa T. Evaluation of eustachian tube function by contrast roentgenography. Archives of Otolaryngology 107 (6), 1981a, S. 350–352.

Honjo I., Okazaki T., Ushiro K., Kumazawa T. Experimental study of the pumping function of the eustachian tube. Acta Otolaryngologica 91, 1981b, S. 85–89.

Kenna M. A. Upper respiratory tract. In: Behrman R. E., Kliegman R. M., Arvin H. B. (Hrsg.). Nelson's textbook of pediatrics. WB Saunders, Philadelphia, 2000, S. 1258–1259.

Kercsmar C. Asthma. In: Chernick V., Boat T. (Hrsg.). Kendig's disorders of the respiratory tract in children. WB Saunders, Philadelphia, 1998.

Magoun H. I. S. Osteopathy in the cranial field. 3. Auflage, The Journal Printing Company, Kirksville, Missouri, 1976.

Mills M. V., Henley C. E., Barnes L. L. et al. Effect of osteopathic manipulative treatment (OMT) on recurrent acute otitis media in children (meeting abstract). Journal of the American Osteopathic Association 102, 2002, S. 441.

Mills M. V., Henley C. E., Barnes L. L. et al. The use of osteopathic manipulative treatment (OMT) as adjuvant therapy in children with recurrent acute otitis media. Archives of Pediatric and Adolescent Medicine 157, 2003, S. 861–866.

Philippe A. M., Bernard T. N., Stenstrom R. J., Feldman W., Durieux-Smith A. Randomized, controlled trial comparing long-term sulfonamide therapy to ventilation tubes for otitis media with effusion. Pediatrics 88 (2), 1991, S. 215–222.

Proctor B. Embryology and anatomy of the eustachian tube. Acta Otolaryngologica 86, 1967, S. 51–62.

Rood S. R. Morphology of the tensor veli palatini muscle in a five month old human fetus. American Journal of Anatomy 38, 1973, S. 191.

Rood S. R., Doyle L. W. Morphology of tensor veli palatini, tensor tympani, and dilator tubae muscles. Annals of Otology 87, 1978, S. 202–210.

Ross M. Functional anatomy of the tensor palatini – its relevance in cleft palate surgery. Archives of Otolaryngology 93, 1971, S. 1.

Standring S. (Hrsg.). Gray's Anatomy. 39. Auflage, Churchill Livingstone, New York, 2004.

Sutherland W. G. Teachings in the science of osteopathy. 1. Auflage, Rudra Press, Portland, Oregon, 1990.

Takahashi H., Hayashi M., Sato H., Honjo I. Primary deficits in eustachian tube function in patients with otitis media with effusion. Archives of Otolaryngology and Head and Neck Surgery 115, 1989, S. 581–584.

Wald E. R. Chronic sinusitis in children. Journal of Pediatrics 127, 1995, 339–347.

Wald E. R. Rhinitis and acute and chronic sinusitis. In: Bluestone C. D., Sylvan S. E., Kenna M. A. (Hrsg.). Pediatric otolaryngology. WB Saunders, Philadelphia, 1996, S. 843–859.

WEITERFÜHRENDE LITERATUR

Bluestone C. D., Klein J. O. (Hrsg.). Otitis media in infants and children. WB Saunders, Philadelphia, 1995.

Bluestone C. D., Klein J. O. Otitis media, atelectasis and eustachian tube dysfunction. In: Bluestone C. D., Sylvan S. E., Kenna M. A. (Hrsg.). Pediatric otolaryngology. WB Saunders, Philadelphia, 1996, S. 388–583.

Magoun H. I. S. Osteopathy in the cranial field. 1. Auflage, The Journal Printing Company, Kirksville, Missouri, 1951.

McMyn J. K. The anatomy of the salpingopharyngeus muscle. Journal of Laryngology and Otology, 1940, S. 1–22.

Parsons D. S., Wald E. R. Otitis media and sinusitis: similar diseases. Otolaryngologic Clinics of North America 29 (1), 1996, S. 11–25.

Weinberg B., Bosma J. F. Similarities between glossopharyngeal breathing and injection methods of air intake for esophageal speech. Journal of Speech and Hearing Disorders 35 (1), 1970, S. 25–32.

KAPITEL

12 Ophthalmologie

12.1 Einführung

Wenn man einen geliebten Menschen berührt, etwas Schönes sieht oder beruhigende Musik hört, sind es nicht die Hände, Augen oder Ohren, die fühlen, sehen oder hören. Man empfängt ein Druck-, Temperatur-, Tonfrequenz- oder Lichtwellensignal, das zu einem elektrischen Impuls im Zentralnervensystem und zur Ausschüttung von chemischen Substanzen führt. Das Gehirn interpretiert die elektrische Stimulation und die ausgeschütteten Substanzen als Gefühl, jemanden zu berühren, die Farbe Rot zu sehen oder Bach zu hören. Sind irgendwelche Verbindungen von den peripheren Rezeptoren zum Gehirn unterbrochen, wirkt sich das auf die Aufnahmefähigkeit für die (Reiz-)Stimulation aus. Unsere Interpretation des Signals basiert noch auf weiteren Informationen, unter anderem früheren Erfahrungen und Sprache. Wir haben vielleicht alle unterschiedliche Wahrnehmungen von Blau, doch wir haben alle gelernt, es als Blau zu bezeichnen. Sprache ist einfach eine symbolische Wiedergabe einiger chemischer Prozesse im Gehirn. Die sensorischen Rezeptoren in der Netzhaut des visuellen Systems werden beispielsweise von Lichtwellenfrequenzen stimuliert. Diese Erregung wird zum primären visuellen Kortex im Okzipitallappen weitergeleitet. Die Nervenzellen ordnen sich zu vertikal orientierten Säulen an, die auf eine bestimmte Lichtfrequenz reagieren. Dann ordnen sie sich je nach Reizintensität zu horizontalen Reihen an. Unser Gehirn nimmt diese Bereiche und interpretiert sie als ein Bild, das wir als Gestalt oder Form oder Farbe erkennen. Die Interpretation von visuellem Input ist ein Prozess, der durch zahlreiche Faktoren beeinflusst und in Kapitel 10 beschrieben wird. An dem Mechanismus, über den dieser Input das Nervensystem (die Netzhaut) erreicht, sind die knöchernen, muskulären und bindegewebigen Strukturen der Augenhöhle sowie der Augapfel beteiligt.

12.2 Entwicklung der Orbita

Die Augenhöhle und ihr Inhalt entwickeln sich aus verschiedenen embryonalen Geweben [Bosma 1986]. Die Netzhaut ist eine Ausstülpung des Vorderhirns, die Linse ist ektodermalen und die Sklera mesodermalen Ursprungs. Die Augenmuskeln, ihre Faszien und Blutgefäße entwickeln sich ebenfalls aus dem Mesoderm. Die Orbita besteht aus Knochen, die sich in Membranen entwickeln. In der frühen Embryonalentwicklung ist der Augapfel lateral orientiert, und der Sehnerv liegt in der Frontalebene. Wenn sich das Gesicht entwickelt, drehen sich die Augen nach medial und anterior, so dass sie bei der Geburt nach vorne blicken. Der Sehnerv verändert seine Position, indem er der Bewegung des Augapfels folgt und schließlich in einer schrägen Ebene zu liegen kommt. Auch die knöcherne Augenhöhle verändert ihre Position und Form, wobei dieser Prozess allerdings nach der Geburt noch weitergeht.

Bei der Geburt sind die Augen im Verhältnis zum Gesicht überproportional groß. Augäpfel und Augenhöhlen von Säuglingen und Kleinkindern sind relativ rund und flach. Beim Erwachsenen nimmt die Augenhöhle eine viereckige Form an, was teilweise auf die Verlängerung des Proc. frontalis des Os zygomaticum und des Oberkiefers zurückzuführen ist (➤ Abb. 12.1). Während des ersten Lebensjahres verbreitern sich Gesicht und Augenhöhlen, und zwar durch das Wachstum im Bereich der Sutura palatina mediana, das sich auf die Oberkieferknochen auswirkt, im Bereich der Sutura internasalis, wodurch die Augenhöhlen tiefer und weiter werden, und im Bereich der Sutura frontalis, was die Länge des supraorbitalen Randes beeinflusst [Standring 2004]. Interessanterweise findet also das anfängliche postnatale Wachstum entlang der Mittellinie des Gesichts statt.

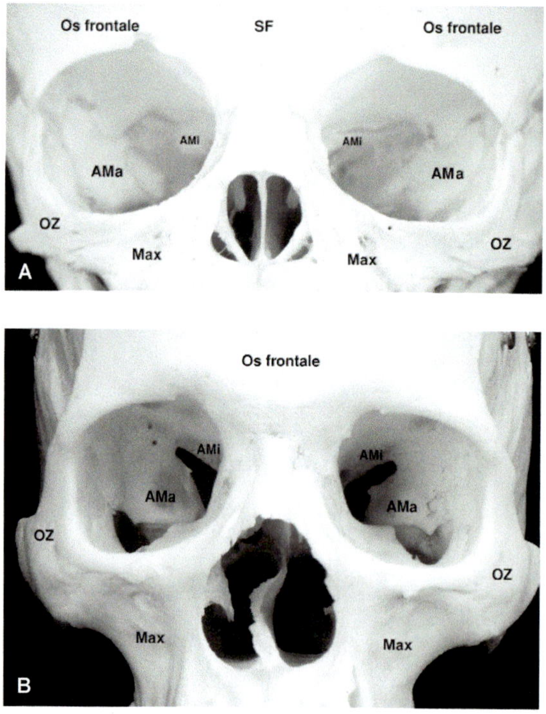

Abb. 12.1 Vergleich der Augenhöhlenränder beim Säugling **A** und beim Erwachsenen **B**. SF = Sutura frontalis, AMi = Ala minor ossis sphenoidalis, AMa = Ala major ossis sphenoidalis, OZ = Os zygomaticum, Max = Maxilla.

12.2.1 Die inferiore Wand der Augenhöhle

Der untere Rand und der Boden der Augenhöhle werden lateral vom Jochbein- und medial vom Oberkieferrand gebildet.

Os zygomaticum

Beim Neugeborenen und Säugling ist das Os zygomaticum relativ flach und ohne die charakteristische Vorwölbung, die sich bei den meisten Erwachsenen zeigt und die sich aufgrund der von den M. zygomaticus minor, M. zygomaticus major und M. masseter ausgehenden Kräfte entwickelt. Die intraorbitalen Gelenkflächen der Jochbeine sind beim Säugling und Kleinkind primär knorpelig, doch im Gegensatz zu den anderen Wänden ist der Boden der Augenhöhle bereits abgeschlossen und relativ stabil. Intraossäre Spannungen treten im Os zygomaticum nur selten auf, außer bei Verformungen durch eine irreguläre Lage im Uterus. Aus osteopathischer Sicht scheint die Verbindung des Os zygomaticum mit dem Os frontale im Vergleich zu anderen Bereichen der Augenhöhle recht stabil zu sein, vermutlich weil die Gelenkverbindung besser umschrieben und weniger anfällig für Membraneinflüsse ist, während die Innenwand vorwiegend membranös ist, häufig ohne durchgehende Oberfläche und mit schlecht definierten Knochenrändern. Wie bei den meisten Knochen der Augenhöhle erfolgt das Wachstum des Os zygomaticum an der Peripherie mit einer Ablagerung von Knochen an der Gesichtsfläche [Standring 2004]. Die charakteristische Jochbeinform, die an ein Segelboot erinnert, entsteht durch Größenzunahme des Corpus sowie Verlängerung des Proc. maxillaris und des Proc. frontalis des Os zygomaticum. Vergleicht man das Os zygomaticum beim Säugling und beim Erwachsenen, scheint das stärkste Wachstum in den Verbindungsbereichen zum Oberkiefer, Os frontale und Os sphenoidale und weniger im Bereich des Proc. temporalis auszutreten.

Oberkiefer

Bei der Geburt ist der Oberkiefer kurz und breit; sein Quer- (transversaler) und Längs-(anterior-posteriorer) Durchmesser sind größer als der vertikale. Die aus reifem Knochen bestehende Platte des Oberkiefers, die den Boden der Augenhöhle bildet, ist zwar dünn, aber voll ausgeformt und stabil. Der Hauptteil des Oberkieferknochens (Corpus maxillae) enthält keine Luftkammern, sondern den Arcus alveolaris und die Zahnfächer. Tatsächlich befindet sich nur sehr wenig Knochenmasse zwischen den Zahnfächern und dem Boden der Augenhöhle. Die primitive Kieferhöhle ist nur eine Furche auf der Nasenoberfläche, vielleicht doppelt so groß wie die Furche des Tränennasengangs. Proc. alveolaris und Kieferhöhle nehmen später enorm an Größe zu, bis hin zu dem pyramidenförmigen Knochen, den wir von Erwachsenen kennen (➤ Abb. 12.2). Durch das Wachstum des Proc. alveolaris verlängert sich der mediale Rand der Augenhöhle, und der Kanal für den Tränennasengang vergrößert und schließt sich.

12.2.2 Die mediale Wand der Augenhöhle

Der vordere Teil der medialen Augenhöhlenwand trennt den Augenapparat, der fast schon seine endgültige Größe hat, vom Nasenraum, der sich bis zum Erwachsenenalter noch um das Vier- bis Sechsfache vergrößert. In diesem Bereich der Augenhöhle finden nach der Geburt noch signifikante Veränderungen statt. Os lacrimale und Os ethmoidale, die an diesen Veränderungen vor allem beteiligt sind, bilden sich in Membranen und sind bei der Geburt noch knorpelig.

Os ethmoidale

Das Os ethmoidale bildet einen großen Teil des lateralen Nasenrands und verändert enorm seine Form, wenn sich die Nasengänge erweitern und die Nasenmuscheln entwickeln. Die mediale Wand der Augenhöhle kann gefenstert und unvollständig sein (➤ Abb. 12.3). Die Nasenmuscheln können die Lamina orbitalis des Os ethmoidale unterhöhlen und an die Gesichtsknochen angrenzen, die zunächst mit dem Os ethmoidale in Verbindung standen [Bosma 1986]. Die Luftzellen des Os ethmoidale und Os frontale können ebenfalls durch diesen Bereich erodieren. Da die mediale Wand häufig unvollständig und wenig stabil ist, darf sie nur sehr vorsichtig mit Manualtechniken behandelt werden. Als knorpelige und unvollständige Wand ist dieser Bereich anfällig für Torsions- oder Kompressionskräfte. Die Mechanik im medialen Teil der Augenhöhle ist bei der Geburt und auch im Kleinkindalter noch kaum ausgebildet. Erst mit 7 Jahren ist das Wachstum der oberen Nasenhöhle größtenteils abgeschlossen, was dem Bereich mehr Stabilität gibt, auch wenn das Gesicht noch bis ins Erwachsenenalter hinein weiter wächst.

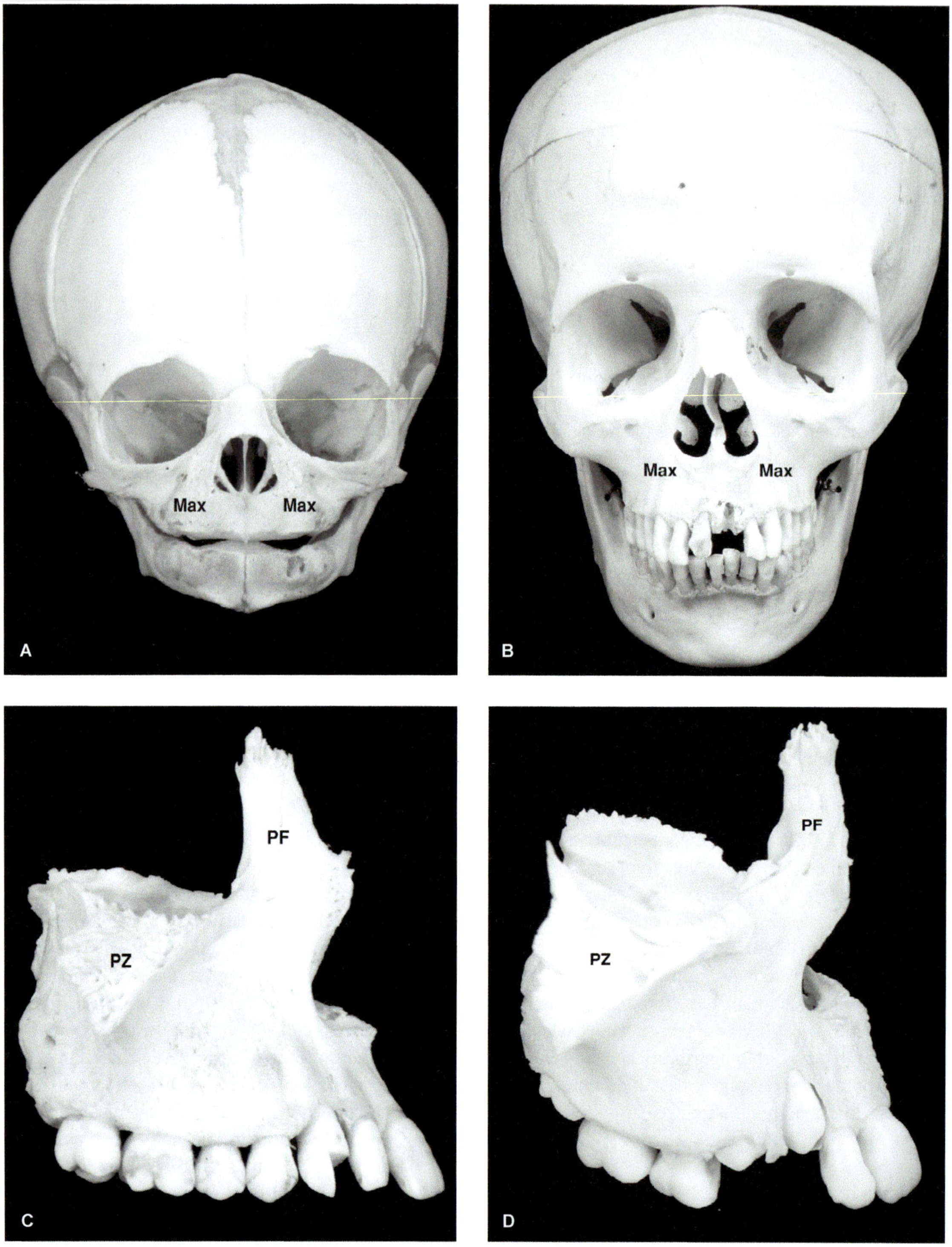

Abb. 12.2 Vorderansicht eines Säuglings- **A** und Erwachsenenschädels **B**. Daneben ist der herausgelöste Oberkieferknochen eines Erwachsenen **C** und eines älteren Kindes **D** zu sehen. Bei beiden sind der Proc. frontalis (PF) und der Proc. zygomaticus (PZ) gekennzeichnet. Max = Maxilla. Beachten Sie die Größenverhältnisse des Arcus alveolaris und des Proc. frontalis in beiden Präparaten. Durch diese Veränderungen, die sich weitgehend in den ersten Lebensjahren einstellen, verändert sich das Aussehen des Mittelgesichts im Laufe des Lebens. *[Mit freundlicher Genehmigung der Willard & Carreiro Collection]*

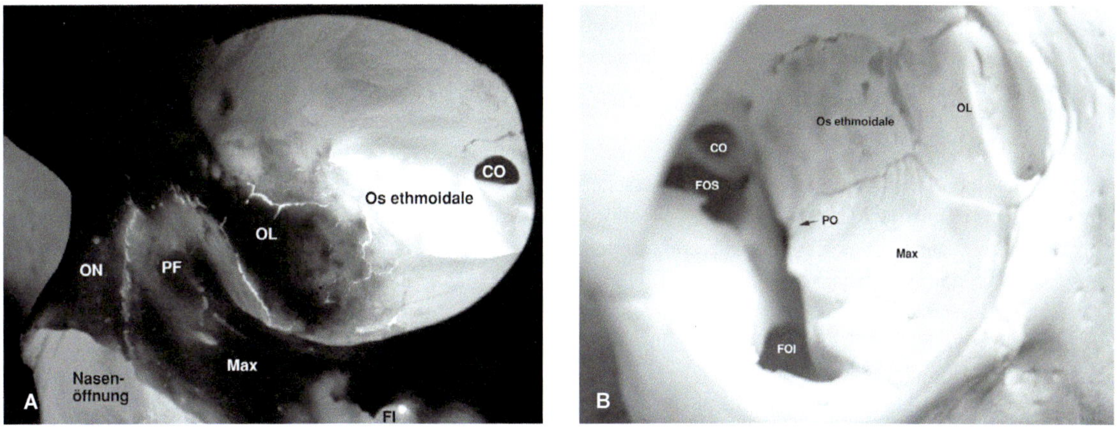

Abb. 12.3 Durchleuchtete linke Augenhöhle eines Säuglings **A** im Vergleich zur rechten Augenhöhle eines Erwachsenen **B**. Beachten Sie die geringe Dicke der medialen Wand beim Säugling und die Fensterung beim Erwachsenen. CO = Canalis opticus, OL = Os lacrimale, PF = Proc. frontalis maxillae, ON = Os nasale, Max = Maxilla, FI = Foramen infraorbitale, PO = Proc. orbitalis ossis palatini, FOS = Fissura orbitalis superior, FOI = Fissura orbitalis inferior

Man sollte daran denken, dass die Lamina cribrosa beim Neugeborenen und Säugling kürzer ist. Das bedeutet, dass die Crista galli in derselben Ebene wie die kleinen Keilbeinflügel liegt. Deshalb wird der Bereich der Incisura ethmoidalis stärker komprimiert als beim Erwachsenen, und die anterior-posteriore Länge der medialen Augenhöhlenwand ist geringer.

Os lacrimale

Das Os lacrimale ist eine kleine, zarte Struktur, die anterior mit dem Proc. frontalis des Oberkiefers, posterior mit der Lamina orbitalis des Os ethmoidale, superior mit dem Os frontale und inferior mit der Facies orbitalis des Oberkiefers verbunden ist. Posterior und superior wird das Os lacrimale durch die Schädelbasis beeinflusst und anterior durch das Gesicht. Folglich kann das Os lacrimale zu einem Treffpunkt gegensätzlicher Spannungen werden.

Das häufigste Problem in diesem Bereich ist eine Stenose des Tränengangs (Dakryostenose). Sie zeigt sich gewöhnlich recht bald nach der Geburt in Form eines verdickten Sekrets im Bereich des Punctum lacrimale. Unter normalen Bedingungen fließt die von den Tränendrüsen ausgeschiedene Tränenflüssigkeit mithilfe des Lidschlags durch den Bindehautsack zu den Tränenröhrchen und in den Tränensack. Von hier wird die Flüssigkeit durch den Tränennasengang abgeleitet. In Gray's Anatomy [Standring 2004] wird beschrieben, dass Kontraktionen des M. orbicularis oculi, der eine kleine Ansatzstelle am Os lacrimale besitzt, den Prozess unterstützen. Diese Muskelkontraktionen treten beim Lidschlag auf. Restriktionen im Bereich der Tränenröhrchen oder des Tränenganges können zu einer Einengung führen. Bei den betroffenen Kindern lässt sich anamnestisch oft eine verzögerte Geburt oder Schädelverformung feststellen. Auf das Schädeldach einwirkende Kräfte können über das Os frontale oder das Os ethmoidale weitergeleitet und an der Verbindung von Os lacrimale, Maxilla und Os ethmoidale absorbiert werden. Zu berücksichtigen ist auch, dass dieser Bereich beim Neugeborenen noch unvollständig ausgebildet und extrem dünn ist, was ihn anfällig für membranöse Spannungsmuster macht. Der knöcherne Kanal des Tränengangs wird von Maxilla, Os lacrimale und unterer Nasenmuschel gebildet (➤ Abb. 12.4). Weil der Oberkiefer über die Gaumenbeine primär dem Einfluss des Os sphenoidale ausgesetzt ist, können vom Os sphenoidale weitergeleitete Kräfte den fazialen Mechanismus und die Be-

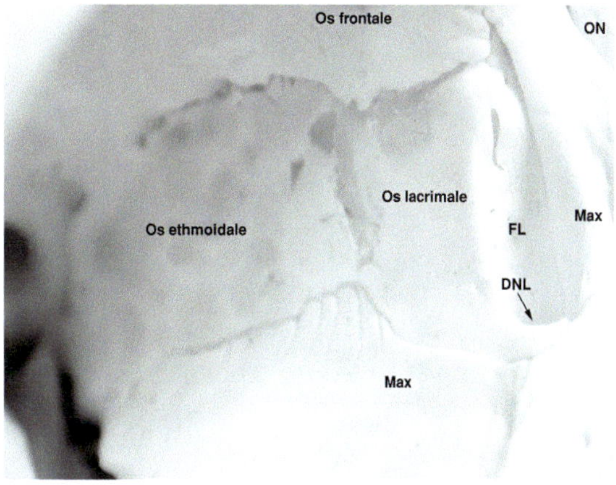

Abb. 12.4 Fossa lacrimalis (FL) und Ductus nasolacrimalis (DNL) eines Erwachsenenpräparats; beim Neugeborenen sind sie fast nicht erkennbar (vgl. ➤ Abb. 12.3A). Max = Maxilla, ON = Os nasale. *[Mit freundlicher Genehmigung der Willard & Carreiro Collection]*

12

ziehung zwischen Os lacrimale und Oberkiefer beeinflussen. Dass Kinder mit Dakryostenose auch häufig aus Gesichtslagen geboren wurden, hat offensichtliche Gründe. Wenn der Proc. frontalis maxillae nach posterior oder das Os lacrimale nach anterior gedrückt wird, verengt sich der Tränengang. Weil Gesichtslagen selten sind, scheint die Druckbelastung häufiger posterior, vom Os ethmoidale auf das Os lacrimale, aufzutreten. Intraossäre Spannungen zwischen Okziput und Os parietale können über die Falx cerebri und/oder das Tentorium cerebelli zur sich entwickelnden Crista galli des Os ethmoidale und zum Os lacrimale weitergeleitet werden.

Os sphenoidale

Die postnatale Entwicklung des Os sphenoidale wurde bereits in Kapitel 3 diskutiert. Hier geben wir nur einen Überblick über Veränderungen, die das Auge betreffen.

Das Os sphenoidale bildet den hinteren Teil der unteren und lateralen Augenhöhlenwand, das Os zygomaticum und die Maxilla den vorderen. Da die laterale Wand kürzer als die mediale ist, sind die Augen des Neugeborenen tendenziell nach lateral gerichtet. Mit dem Wachstum der lateralen Knochen und der Verlängerung der Procc. frontales des Oberkiefers richten sich die Augen dann mehr medial aus. Magoun [1976] zufolge kommt es, wenn sich Prä- und Postsphenoid nicht vereinigen, zu einer Schrägstellung der Augen, wie sie bei Kindern mit Down-Syndrom zu beobachten ist. Die Fissurae orbitales superior und inferior sind beim Neugeborenen größer als beim Erwachsenen (➤ Abb. 12.5). Beim Säugling ist die Fissura orbitalis superior länger und enger als beim Erwachsenen, wo sie eine dreieckige Form annimmt. Ihre Randbegrenzung besteht medial aus dem Keilbeinkörper, superior und lateral aus dem kleinen sowie inferior und lateral aus dem großen Keilbeinflügel. Diese drei Teile des Os sphenoidale sind bei der Geburt noch nicht miteinander verschmolzen, sondern als getrennte Strukturen nur durch sehr dünnes Knorpelgewebe verbunden. Bei der Geburt ist der kleine Keilbeinflügel in den Überrest des anterioren Duragürtels eingebettet. Ein Querschnitt dieses Bereichs zeigt deutlich den kleinen Keilbeinflügel als knorpelige Struktur, aus der ein verdicktes Bindegewebsband entspringt, das sich koronal über das vordere Schädeldach zieht (➤ Abb. 12.6). Der ebenfalls unreife große Keilbeinflügel ist in das Periost der vorderen Schädelgrube eingebettet und liegt in derselben Ebene wie die Crista galli und der vordere Proc. clinoideus. Das Periost dieser Strukturen kann ebenfalls als Verlängerung des vorderen Duragürtelrests gesehen werden. Intraossäre Spannungen im Os sphenoidale können entweder dadurch entstehen, dass Kräfte, die auf die Schädelbasis einwirken, über die Keilbeinbasis, oder Kräfte, die auf das Schädeldach einwirken, über die Schädelmembranen, d. h. den vorderen Duragürtel, auf die paarigen Strukturen des Os sphenoidale weitergeleitet werden. Zusätzlich können sich dieselben Kräfte auch im Os ethmoidale oder in der Keilbeinbasis ausbreiten. Spannungen, die von der Schädelbasis ausge-

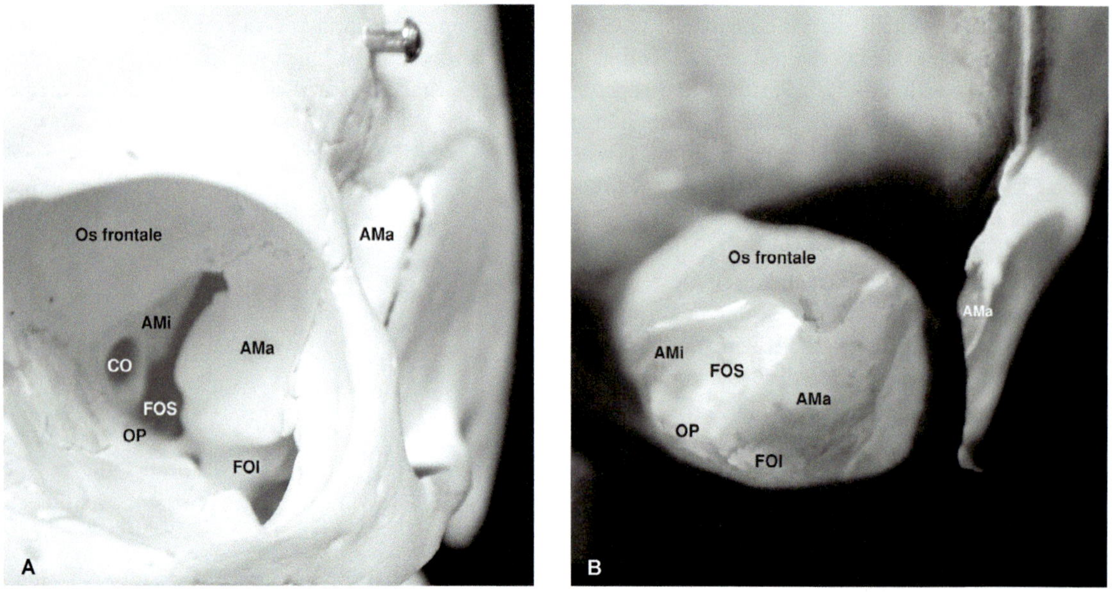

Abb. 12.5 Ansicht der Orbita beim Erwachsenen **A** und beim Säugling **B.** Hier können Form und Orientierung der Fissura orbitalis superior (FOS) und inferior (FOI) verglichen werden. AMi = Ala minor, AMa = Ala major, CO = Canalis opticus, OP = Os palatinum. *[Mit freundlicher Genehmigung der Willard & Carreiro Collection]*

hen, betreffen eher den Keilbeinkörper und den kleinen als den großen Keilbeinflügel und sind häufig mit einer Kompression der Keilbeinbasis verbunden. Intraossäre Spannungen, die vom Schädeldach ausgehen, betreffen eher den großen Keilbeinflügel als die Einheit Keilbeinkörper/kleiner Flügel und sind oft unilateral. Häufig setzt sich eine Torsion in den ipsilateralen Proc. pterygoideus und das primitive Os palatinum fort. Durch Spannungen im Os sphenoidale verändert sich die Form der Fissura orbitalis superior. Dadurch können Gefäße und Nerven wie die V. ophthalmica superior und inferior, der N. frontalis, N. lacrimalis, N. nasociliaris sowie die Hirnnerven II, III und VI beeinträchtigt werden. Die letzteren vier Nerven ziehen durch den gemeinsamen Sehnenring der äußeren Augenmuskeln, der sich vom Canalis opticus auf der Unterseite der Fissura orbitalis superior erstreckt (➤ Abb. 12.7). Veränderte Beziehungen zwischen den Keilbeinteilen können sich indirekt auch auf die geraden Augenmuskeln auswirken, die an diesem Sehnenring ihren Ursprung haben.

Der Canalis opticus ist eine kleine Durchtrittsstelle, die auf allen Seiten von einer knorpeligen Brücke umgeben ist, die den kleinen Keilbeinflügel mit dem Keilbeinkörper verbindet. Der N. opticus (II. Hirnnerv) und die A. ophthalmica ziehen durch diesen Kanal, umgeben von einem Bindegewebsnetz. Intraossäre Spannungen im kleinen Keilbeinflügel und Keilbeinkörper können sich auf diese Strukturen auswirken. Alle Gefäße und Nerven werden von winzigen Arterien, Venen und Nerven, die sie begleiten, versorgt. Bereits eine leichte Kompression dieser winzigen Strukturen kann ihre Funktion beeinträchtigen, wodurch sich das Aktionspotenzial und die Depolarisationseigenschaften der von ihnen versorgten Nerven verändern. Zusätzlich zu den zuvor genannten Strukturen können intraossäre Spannungen auch die Form der Augenhöhlen verändern und damit die funktionsmechanische Wirksamkeit der schrägen Augenmuskeln oder des M. levator palpebrae beeinflussen.

Os palatinum

Das Os palatinum erstreckt sich mit einem sehr kleinen, aber recht wichtigen Fortsatz bis in den Boden der Augenhöhle. Nach Sutherland [1990] und Magoun [1976] trägt dieser Proc. orbitalis des Os palatinum dazu bei,

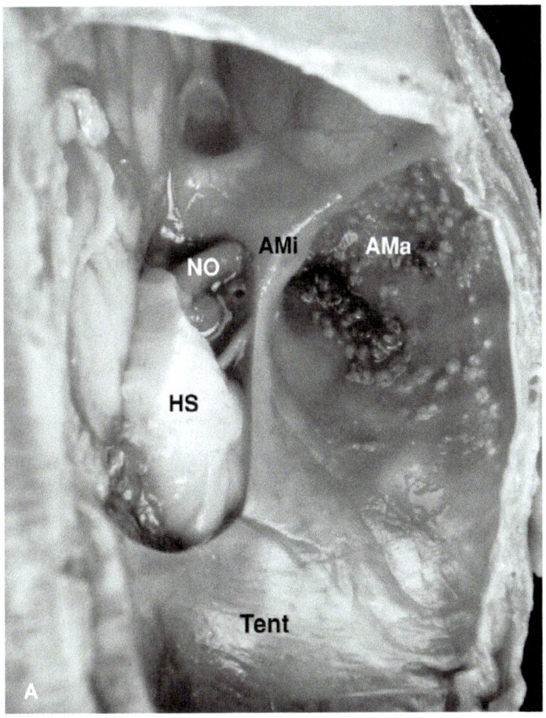

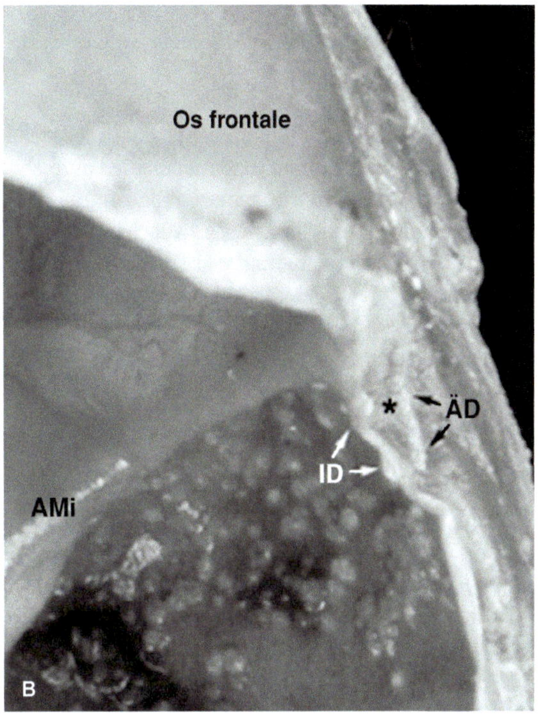

Abb. 12.6 **A** Foto eines Neugeborenenpräparats. Die Kamera ist rechts hinter dem Kopf positioniert. Die rechte Großhirnhemisphäre wurde entfernt, um das Tentorium cerebelli (Tent) und den angeschnittenen Hirnstamm (HS) zu zeigen. Ala major (AMa) und Ala minor (AMi) des Os sphenoidale sind ebenso gekennzeichnet wie der N. opticus (NO). **B** Nahaufnahme der angeschnittenen Sutura coronalis. Äußere (ÄD) und innere (ID) Duraschicht sind durch Pfeile markiert. Zwischen ihnen befindet sich ein Zwischenraum, der mit zunehmender Schädelreife schließlich verschwindet. Die Kontinuität von kleinem Keilbeinflügel und Sutura coronalis beim Neugeborenen ist deutlich zu erkennen. *[Mit freundlicher Genehmigung der Willard & Carreiro Collection]*

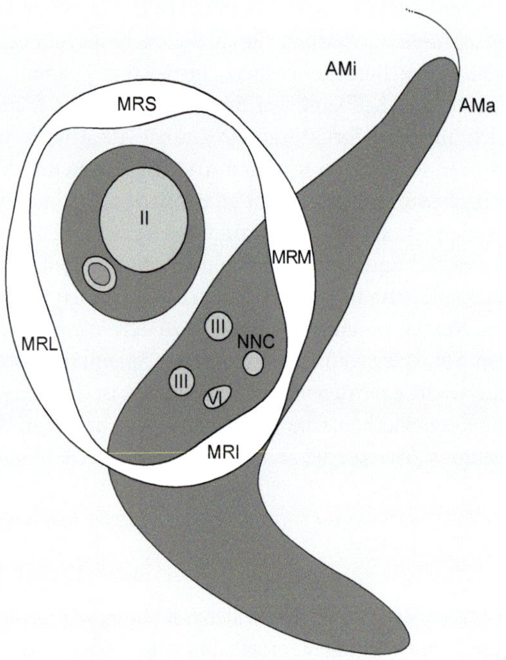

Abb. 12.7 Schematische Darstellung des Anulus tendineus communis und der an ihm ansetzenden Strukturen. AMi = Ala minor, AMa = Ala major, MRS = M. rectus superior, MRM = M. rectus medialis, MRL = M. rectus lateralis, MRI = M. rectus inferior, II = N. opticus, III = N. oculomotorius, VI = N. abducens, NNC = N. nasociliaris.

eine ausgewogene Spannung im N. maxillaris während der kranialen Flexions- und Extensionszyklen aufrechtzuerhalten. Bei der Geburt bestehen Proc. orbitalis und Proc. sphenoidalis aus spongiösem Knochen. Die Furchen für den N. maxillaris und den N. palatinus majus sind glatt und gut ausgebildet. Während sich die Form des Os palatinum postnatal stark verändert, bleibt der Bereich um die Furche des N. maxillaris relativ stabil. Er kann jedoch durch Veränderungen an anderer Stelle beeinflusst werden, die meistens Komponenten des Mund-Nasen-Rachenraums betreffen.

Bei der Geburt sind die horizontalen Platten bloße Blenden, die Bosma [1986] als „vanes" („Flügel") bezeichnet, was laut Oxford Dictionary [Brown 1993] als Angriffsfläche für Luft oder Flüssigkeit (Wind- oder Wassermühlenflügel) definiert ist. Die Querfläche, die an der Maxilla ansetzt, besitzt weder Zacken noch Fortsätze und überlappt den Oberkiefer. Der Proc. pyramidalis erstreckt sich leicht lateral und trifft auf die Lamina lateralis des Proc. pterygoideus ossis sphenoidalis. Bei der Geburt sind horizontale und vertikale Gaumenplatten beinahe gleich groß, während die vertikale Platte beim Erwachsenen doppelt so lang ist wie die horizontale Platte breit ist [Standring 2004]. Dies erklärt zum großen Teil den Unterschied zwischen dem Mund-Rachenraum von Neugeborenen und Erwachsenen. Weitere Veränderungen betreffen das Vordringen der Kieferhöhle und der Siebbeinzellen in die Trennwand zwischen den Augenhöhlen. Der anteromediale Aspekt des Proc. orbitalis kommuniziert beim Erwachsenen mit der Keilbeinhöhle. Diese Höhle ist beim Säugling noch nicht ausgebildet, so dass dieser Teil des Proc. orbitalis eine Umformung erfährt.

Die Ossa palatina bilden funktionale Trennwände zwischen Mund und Rachen sowie zwischen Gesicht und Schädelbasis. Im ersten Fall ist es eine muskuläre und funktionale Trennwand, die in Kapitel 11 und 14 erläutert wird. Im zweiten Fall ist es eine knöcherne und mechanische Trennwand, die von Magoun [1976] ausführlich beschrieben wird.

12.2.3 Die superiore Wand der Augenhöhle

Os frontale

Die gesamte obere Wand der Augenhöhlen wird von den Ossa frontalia gebildet, die sich noch leicht über den seitlichen Rand erstrecken und mit den Ossa zygomatica verbinden. Bei der Geburt sind die Ossa frontalia eine paarige Struktur und durch die Sutura frontalis verbunden (➤ Abb. 12.8). Während der postnatalen Entwicklung müssen sich die Stirnbeine an die Veränderungen der angrenzenden Strukturen anpassen. Die Entwicklung der Frontallappen und das Wachstum des Schädeldachs wirken sich über die Falx cerebri auf die Ossa frontalia aus, was schließlich zur Ausbildung eines Kamms an der Sutura frontalis und in der Regel zur Fusion führt. Das Dach der Augenhöhle ist dünn und kann unvollständig sein, während der obere Augenhöhlenrand verdickt und gut entwickelt ist. An das Os lacrimale angrenzende Nahtbereiche reifen postnatal rascher als an das Os sphenoidale und das Os parietale angrenzende. Anfangs sind die Nahtbereiche glatt mit schwach definierten Abgrenzungen. Der Knochen selbst differenziert sich in zwei kortikale Schichten aus, mit einer spongiösen Knochenschicht dazwischen. Die primitiven Nebenhöhlen bilden sich während des ersten Lebensjahres aus. Sie dringen später in das Os frontale vor und brechen manchmal durch die Wand in die Augenhöhle ein. Das vertikale Wachstum des Os frontale im Bereich des Proc. maxillaris und Proc. zygomaticus trägt zu den Formveränderungen der Augenhöhle bei. Auch die Beziehung des Os frontale zur Lamina cribrosa verändert sich infolge von Veränderungen in den Nasenhöhlen,

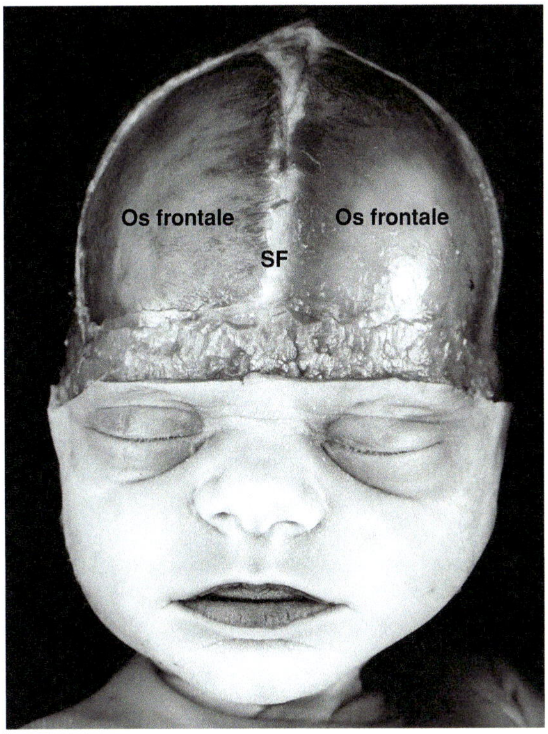

Abb. 12.8 Sutura frontalis (SF) bei einem Neugeborenenpräparat. *[Mit freundlicher Genehmigung der Willard & Carreiro Collection]*

und dies beeinflusst wiederum den medialen Aspekt der Augenhöhle.

Die Tränendrüsen sind bei der Geburt noch unreif. Sie hängen vom lateralen Augenhöhlendach in die Fossa glandulae lacrimalis des Proc. zygomaticus hinein.

12.2.4 Faszien

Der Inhalt der Augenhöhlen wird durch das umgebende Fett- und Fasziengewebe geschützt und gestützt. Obwohl sie durchgängig sind, werden die Faszienscheiden je nach Lage, Ansatzstelle und Erstbeschreiber unterschiedlich bezeichnet. Eine Faszienscheide umhüllt den N. opticus und reicht zusammen mit ihm bis zur Augenrückseite. Hier breitet sie sich aus und wird zur Faszie des hinteren Augapfels. Wo immer sie auf einen äußeren Augenmuskel trifft, wechselt sie hinüber und wird zur Muskelhülle. Posterior, wo die geraden Augenmuskeln am gemeinsamen Sehnenring ansetzen, geht sie in den Sehnenring über. Wo die schrägen Augenmuskeln an der knöchernen Augenhöhle ansetzen, verschmelzen ihre Faszienhüllen mit dem Periost. Die orbitale Faszie bildet das Periost der Augenhöhle, ist aber nur locker an den Knochen befestigt [Standring 2004]. Dieser Raum ist einer der Wege, auf denen sich Infektionen aus dem Gesichts- und Periorbitalbereich in den Schädel ausbreiten können. Die Faszienhülle des M. rectus superior strahlt in die des M. levator palpebrae ein. Die Faszienhüllen des M. rectus lateralis und M. rectus medialis verdicken sich, je mehr sie sich an den Knochen annähern, und sind als mediales und laterales Kontrollband fest am Os zygomaticum und Oberkiefer befestigt. Zwischen diesen Sehnen und unter dem Auge zieht sich hängemattenartig eine verdickte Faszie hindurch, die als Aufhängeband des Augapfels bezeichnet wird (➤ Abb. 12.9). Die untereinander verbundenen Faszien rund um die Augen bilden ein Stützsystem, das die Augenbewegungen bis zu einem gewissen Grad begrenzt und führt. Das lässt sich bei Nervenlähmungen erkennen, bei denen sich das Auge in eine neutrale Position zurückbewegt, sobald sich der nicht betroffene antagonistische Muskel entspannt. Der Einfluss dieser Faszienstrukturen auf das Auge kann wichtig für das Verständnis von Astigmatismus, Refraktionsstörungen aufgrund der Linsenform und Presbyopie (Verlust der Akkommodationsfähigkeit der Linse) sein.

12.3 Die Augenmuskeln

Es gibt sechs äußere Augenmuskeln; vier sind in die Hauptrichtungen orientiert und werden als gerade Augenmuskeln bezeichnet, zwei sind schräg ausgerichtet (➤ Abb. 12.10). Die vier geraden Augenmuskeln haben ihren Ursprung an einem gemeinsamen Sehnenring

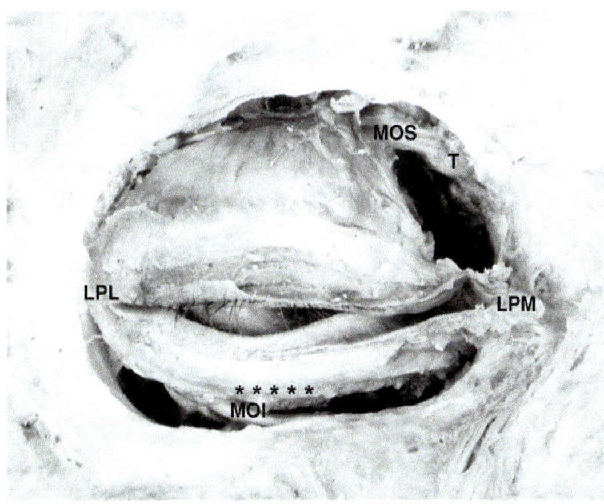

Abb. 12.9 Vorderansicht der präparierten Augenbänder eines Erwachsenen. M. obliquus inferior (MOI) und M. obliquus superior (MOS) sind zu sehen. Das Ligamentum palpebrale mediale (LPM) und Lig. palpebrale laterale (LPL) sind ebenfalls erkennbar. Das Ligamentum suspensorium ist mit fünf Sternen (*****) gekennzeichnet. T = Tendo des MOS. *[Mit freundlicher Genehmigung der Willard & Carreiro Collection]*

12

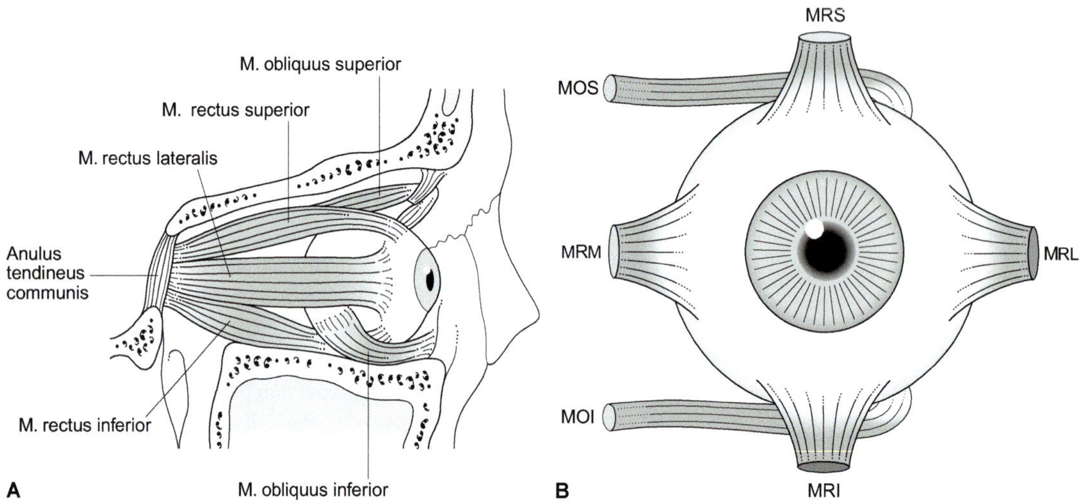

Abb. 12.10 Schematische Darstellung der äußeren Augenmuskeln in der Ansicht von lateral **A** und durchtrennt von vorn **B**. MOS = M. obliquus superior, MOI = M. obliquus inferior, MRM = M. rectus medialis, MRL = M. rectus lateralis, MRS = M. rectus superior, MRI = M. rectus inferior. In der Seitenansicht sind die Muskelansätze am Anulus tendineus communis gezeigt.

(Anulus tendineus communis). Dieser Sehnenring umgibt den Canalis opticus und überquert die Fissura orbitalis superior, um am großen Keilbeinflügel anzusetzen. Er wird durch die Mechanik des kleinen und großen Keilbeinflügels sowie des Keilbeinkörpers beeinflusst. Die vier geraden Augenmuskeln entspringen von diesem Sehnenring, wobei der M. rectus lateralis allerdings zusätzlich einen Kopf hat, der am großen Keilbeinflügel lateral des Sehnenrings entspringt [Standring 2004]. Eine Analyse der tatsächlichen Mechanik der äußeren Augenmuskeln kann recht kompliziert sein. Ein allgemeines Verständnis ihrer Funktion und ihrer Wirkung auf die Augenposition ist jedoch erforderlich, um klinische und palpatorische Befunde interpretieren zu können.

Die Position des Auges wird nach der Position der Pupille benannt. Der M. rectus medialis adduziert und der M. rectus lateralis abduziert das Auge in der horizontalen Ebene des Gesichtsfeldes. Diese vier Muskeln (zwei an jedem Augapfel) bewirken über eine komplizierte neurologische Sequenz das konjugierte Sehen, die koordinierte Bewegung beider Augen entlang der Horizontalen (Konvergenz), die Bewegung beider Augen zur Mittellinie (Divergenz) sowie die Bewegung beider Augen von der Mittellinie weg. M. rectus superior und M. rectus inferior bewegen den Augapfel auf der vertikalen Achse; beide beeinflussen jedoch auch die horizontale Ebene, so dass daraus eine Bewegung nach oben zur Mitte beim M. rectus superior und nach unten außen beim M. rectus inferior resultiert. Auch die schrägen Augenmuskeln beeinflussen die Bewegungen auf der vertikalen und horizontalen Ebene. Die isolierte Wirkung des M. obliquus inferior besteht darin, das Auge nach oben und außen zu bewegen, während der M. obliquus superior die Pupille nach unten und innen bewegt. Zusammen mit M. rectus superior und M. rectus inferior können die schrägen Muskeln die Augen entlang der Mittellinie heben und senken.

Die beiden schrägen Augenmuskeln setzen direkt an der knöchernen Augenhöhle an. Der M. obliquus superior entspringt am Corpus ossis sphenoidalis, superior und medial des Canalis opticus, und zieht nach vorn durch die Trochlea, eine Bindegewebsschlaufe, die am Os frontale befestigt ist. Infolgedessen wird er von der Mechanik des Os sphenoidale und des Os frontale beeinflusst. Er wird durch den N. trochlearis innerviert. Bei einem erhöhten Tonus oder einer Kontraktion des M. obliquus superior bewegt sich das Auge nach unten und zur Mitte hin. Der M. obliquus inferior verläuft an der unteren Augenhöhlenwand entlang. Er entspringt am Oberkiefer, unmittelbar lateral der Tränen-Nasengang-Furche. Er schlängelt sich posterior und lateral zunächst zwischen dem M. rectus inferior und dem Augenhöhlenboden, dann zwischen dem M. rectus lateralis und dem Augapfel einher, bevor er am Auge ansetzt. Er wird zusammen mit M. rectus superior, M. rectus inferior und M. rectus medialis vom N. oculomotorius innerviert. Durch eine Kontraktion des M. obliquus inferior bewegt sich das Auge nach oben und zur Seite. Bei einer Verletzung des N. oculomotorius sorgt die fehlende Antagonisierung der Kräfte des M. obliquus superior und des M. rectus lateralis dafür, dass das Auge nach unten und außen abweicht.

Spannungen in den Knochen der Augenhöhle oder im umgebenden Bindegewebe können sich auf die biomechanische Wirksamkeit der äußeren Augenmuskeln auswirken. Ein Strabismus lässt sich in den meisten Fällen durch eine operative Korrektur der Position der äußeren Augenmuskeln beheben, was darauf hindeutet, dass er eher auf eine mechanische als eine neurologische Ursache zurückzuführen ist.

Bei der Geburt befinden sich die Ansatzstellen der äußeren Augenmuskeln am Augapfel im Prinzip bereits in der adulten Position. Doch aufgrund der zahlreichen Veränderungen der knöchernen Strukturen, an denen sie ansetzen, verändern sich auch die Beziehungen des Augapfels und der Augenmuskeln zur Augenhöhle. Die Trochlea des M. obliquus superior verlagert sich nach anterior, wenn die orbitale Platte des Os frontale wächst. Die Ansatzstelle des M. obliquus inferior bewegt sich mit der Vergrößerung des Oberkiefers ebenfalls nach anterior. Der Ursprung der schrägen Augenmuskeln liegt beim Säugling mehr in der Koronal- bzw. Frontalebene als beim Erwachsenen [Bosma 1986].

Der Oberlidheber, M. levator palpebrae superioris, besitzt willkürliche und autonome Funktionen. Er entspringt am kleinen Keilbeinflügel und setzt am distalen Lidrand an. Abgesehen vom Lidschlag muss er seine Kontraktion über viele Stunden aufrechterhalten. Eine Lidptose ist bei Neugeborenen und Säuglingen meist gering ausgeprägt und bedeckt weniger als ein Viertel der sichtbaren Oberfläche des Augapfels. Das Gesichtsfeld wird dadurch meist nicht wesentlich eingeschränkt. Falls doch, kann sich eine Amblyopie entwickeln. Eine geringgradige Lidptose lässt sich bei Kindern beobachten, wenn sich intraossäre Spannungen im kleinen Keilbeinflügel auf die biomechanische Wirksamkeit des Muskels auswirken. Vor allem eine Lidptose, die nur zeitweilig oder bei Müdigkeit auftritt, ist höchstwahrscheinlich darauf zurückzuführen. Eine konstante Lidptose, die das Auge zur Hälfte bis zu drei Vierteln bedeckt, kann mit einer Verletzung des N. oculomotorius verbunden sein und kommt nur selten vor.

12.4 Innervation der Augenstrukturen

Der N. opticus (Sehnerv) überträgt Informationen von den Ganglienzellen der Netzhaut. Er bildet, ebenso wie die Netzhaut, eine Fortsetzung des Gehirns; beide sind mit Oligodendrozyten, nicht mit Schwann-Zellen bedeckt. Der N. opticus tritt hinten über den Canalis opticus in die Schädelhöhle ein. Die beiden Sehnerven vereinigen sich im Chiasma opticum, das direkt oberhalb der Sella turcica liegt, dem Zentrum des fünfzackigen Sterns. Innerhalb der Augenhöhle ist der Nerv etwas länger als der Abstand vom Foramen opticum zum Auge, wodurch er ziemlich geschlängelt aussieht. Der N. opticus ist von drei Hirnhautschichten umhüllt: Pia, Arachnoidea und Dura mater. Dies ist ein potenzieller Zugangsweg für eine Bakterieninvasion vom Auge zum Gehirn, auch wenn das Auge normalerweise aseptisch ist. In der Pia-Hülle des Nervs befindet sich ein Arterienplexus, der zusammen mit einigen intraneuralen Arterien den Sehnerv und die Netzhaut mit den notwendigen Nährstoffen versorgt. Nach Gray's Anatomy [Standring 2004] reicht ein Ausläufer der Pia bis in die Nervensubstanz hinein. Wegen dieser Verbindung kann sich eine Hirnhautreizung mit starken Augenschmerzen und Photophobie manifestieren.

Der N. oculomotorius versorgt alle mit dem Auge verbundenen Muskeln außer dem M. rectus lateralis und dem M. obliquus superior. Er enthält propriozeptive Fasern aus dem Trigeminusganglion sowie motorische und autonome Fasern aus Hirnnervenkernen und bewegt sich auf einem gewundenen Pfad zum Augapfel. Er tritt an der ventralen Seite des Mittelhirns aus und verläuft, von einer Piaschicht umhüllt, durch den Subarachnoidalraum. Er zieht zwischen der A. cerebelli superior und der A. cerebri posterior, die bei älteren Menschen erweitert und geschlängelt sein können und den Nerv dann komprimieren (selten bei Kindern). Der Nerv begleitet die A. communicans posterior durch die Cisterna interpeduncularis, tritt dann durch die Arachnoidea und verläuft zwischen dem freien und festen Rand des Tentorium cerebelli (➤ Abb. 12.11). Hier dringt er in der Nähe des Proc. clinoideus posterior in die harte Hirnhaut ein und verläuft zwischen der inneren und äußeren Duraschicht bis in den Sinus cavernosus. Dort vereinigt er sich mit sympathischen Fasern aus dem Plexus caroticus internus. Beim Eintritt in die Augenhöhle teilt er sich in zwei Äste auf. Der Ramus superior zieht lateral zum M. rectus superior und M. levator palpebrae. Der Ramus inferior versorgt den M. rectus medialis und den M. rectus inferior sowie den M. obliquus inferior. Dieser letztere Ast sendet außerdem Fasern zum Ganglion ciliare. Ganz offensichtlich ist der N. oculomotorius auf seiner langen, gefährlichen Wegstrecke anfällig für Kompressionen und Irritationen. Besonders kritisch sind die Bereiche, in denen er die Tentorium-Ränder kreuzt und in die harte Hirnhaut eindringt, da beide Stellen für Knochen- und Membranspannungsmuster empfänglich sind. Wieder sollten wir uns erinnern, dass jede Irritation oder Kompression der winzigen Nervenversorgungsgefäße die Zufuhr von Sauerstoff und Nährstoffen zum Nerv behindert und damit seine Leitfähigkeit beeinträchtigt. Der Nerv

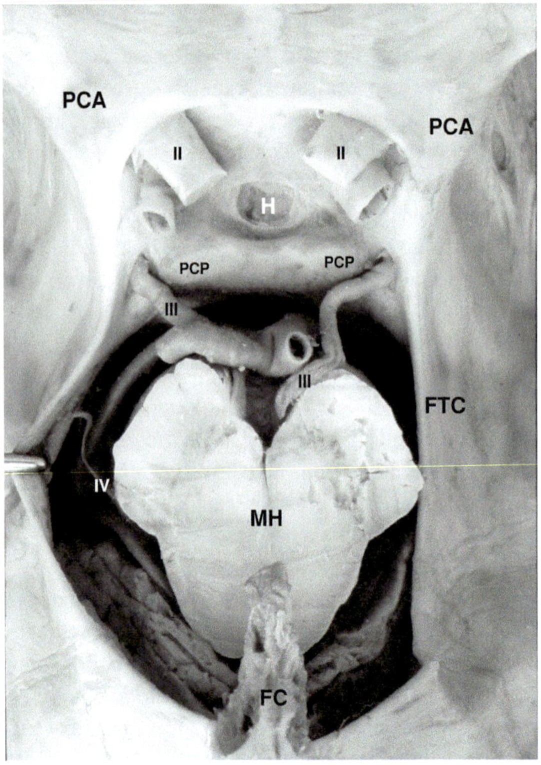

Abb. 12.11 Blick in den Schädel. Der Kortex wurde entfernt, um das Mittelhirn (MH) zu zeigen. Der geschnittene Rand der Falx cerebri (FC) ist sichtbar. Die Procc. clinoidei anteriores (PCA) sind ebenso gekennzeichnet wie der freie Rand des Tentorium cerebelli (FTC). Der N. oculomotorius (III) verläuft zwischen dem freien und festen Rand des Tentorium cerebelli, unmittelbar hinter dem Proc. clinoideus posterior (PCP). Mit einer Pinzette wird der Rand des Tentorium cerebelli angehoben, um den N. trochlearis (IV) darzustellen, der durch die innere Dura tritt. Die aufgeschnittene Hypophyse (H) liegt in der Sella turcica. Der N. opticus (II) überlagert die A. ophthalmica. *[Mit freundlicher Genehmigung der Willard & Carreiro Collection]*

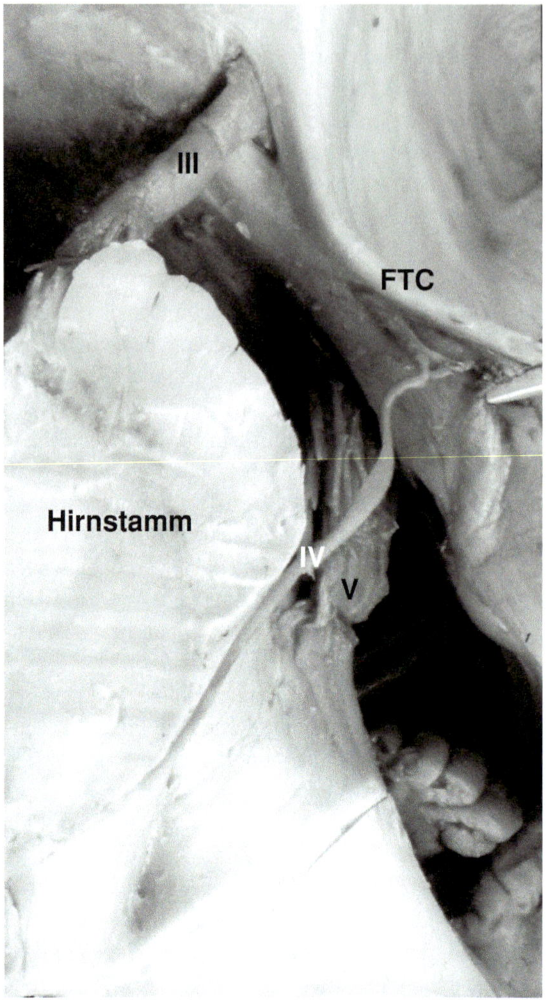

Abb. 12.12 Nahansicht des N. trochlearis (IV), der den freien Rand des Tentorium cerebelli (FTC) durchbohrt. N. trigeminus (V) und N. oculomotorius (III) sind ebenfalls zu erkennen. *[Mit freundlicher Genehmigung der Willard & Carreiro Collection]*

muss nicht besonders stark komprimiert werden, um in seiner Funktion gestört zu sein.

Der N. trochlearis (IV. Hirnnerv) innerviert den M. obliquus superior und hat ebenfalls eine interessante Verlaufsstrecke. Innerhalb des Hirnstamms kreuzen seine Fasern zur Gegenseite und treten an der dorsalen Seite aus. Der Nerv bewegt sich nach anterior, indem er sich um den Hirnstiel windet und zusammen mit dem N. oculomotorius zwischen der A. cerebelli superior und der A. cerebri posterior verläuft. Dann tritt er direkt unter dem freien Rand des Tentorium cerebelli in die innere Duraschicht ein (➤ Abb. 12.12). Auf dem Weg durch den Sinus cavernosus wird er vom N. oculomotorius und vom N. ophthalmicus (Ast des N. trigeminus) begleitet. Er kreuzt den N. oculomotorius und tritt über die Fissura orbitalis superior oberhalb des Sehnenrings in die Augenhöhle ein. Innerhalb des Sinus nimmt der N. trochlearis Fasern des N. trigeminus auf. Eine echte Trochlearislähmung zeigt sich in der Unfähigkeit, nach unten und außen zu blicken; zur Kompensation streckt das Kind seinen Kopf und Hals mit einer Lateralflexion von der betroffenen Seite weg.

Der M. rectus lateralis wird vom N. abducens (VI. Hirnnerv) versorgt, der aus dem ventralen Teil des Hirnstamms austritt. Er durchbohrt die innere Dura und steigt über die Spitze der Pars petrosa ossis temporalis unter dem Lig. petrosphenoideum nach oben. Dann verläuft er durch den Sinus cavernosus und tritt über den Sehnenring in die Augenhöhle ein. Dieser Nerv ist besonders in zwei Bereichen einer mechanischen Gefährdung ausgesetzt: am Scheitelpunkt der Pars petrosa, wo er durch eine anomale Position des Os temporale gedehnt oder durch das Ligament komprimiert werden kann, sowie beim Durchqueren des Sehnenrings, wo sich die Mechanik der

Augenhöhle auf die Ringform des Ligaments oder die Position der umgebenden Muskeln und Faszien auswirken kann. Eine vollständige Lähmung des M. rectus lateralis führt zur Esotropie, bei der das Auge nach innen schielt.

12.5 Die inhärente Bewegung von Auge und Augenhöhle

Die Augenhöhle besitzt eine Pyramidenform. Magoun [1976] nahm an, dass sich die knöcherne Spitze am Canalis opticus befindet, doch Inspektion und Messungen an erwachsenen und kindlichen Schädeln deuten darauf hin, dass sie am inferioren medialen Teil der Fissura orbitalis superior liegt (➤ Abb. 12.13).

Während der Flexionsphase verringert sich die anterior-posteriore (a.p.) Länge der Augenhöhle, während der superomedial-inferolaterale Durchmesser zunimmt. Oder, einfacher gesagt, die Augenhöhle wird breiter und flacher. Die physiologische Bewegung des Augapfels ist etwas anders. Als Ausstülpung des Gehirns weist der Augapfel ähnliche Bewegungsmuster auf, wie sie Sutherland für das Zentralnervensystem beschrieben hat. Während der Flexionsphase konvergieren die Augäpfel in Richtung der Lamina terminalis, wobei der a.p. Durchmesser kleiner und der Transversaldurchmesser größer wird. Der N. opticus bildet den Scheitelpunkt (Fulcrum) der Augapfelbewegung. Während der Extensionsphase der Schädelbasisbewegung bewegen sich die Augäpfel weg von der Lamina terminalis, der a.p. Durchmesser nimmt zu und der Transversaldurchmesser ab.

Will man die intrinsischen Bewegungen der Strukturen in diesem Bereich untersuchen, muss man sich also bewusst sein, dass die Scheitelpunkte der Bewegung von Auge und knöcherner Augenhöhle nicht übereinstimmen. Wenn man die Fingerkuppen entlang des Augenhöhlenrandes aufsetzt, kann man beobachten, dass sich die koordinierte Bewegungen der Knochen fast unmittelbar nach posterior zum Zentrum der äußeren Orbitafläche orientieren, während die inhärente Bewegung des Augapfels superior und medial dieses Punktes erfolgt.

Dies muss man im Fall eines Astigmatismus, einer verzerrten Linsenform, beachten. Vergleicht man die Funktionsstellung von Augapfel und Augenhöhle, kann man feststellen, ob das Problem in der Beziehung des Augapfels zu seinem Ursprung liegt oder eine indirekte Folge von Knochenspannungen ist. Ein Vergleich der Orientierungen von Augapfel und Augenhöhle liefert auch nützliche Hinweise auf eine Myopie und Hyperopie.

12.6 Sehschärfe

Lichtstrahlen, die auf das Auge treffen, werden von Hornhaut und Linse gebrochen und auf die Netzhaut fokussiert. Die Brechungseigenschaften der Linse bündeln

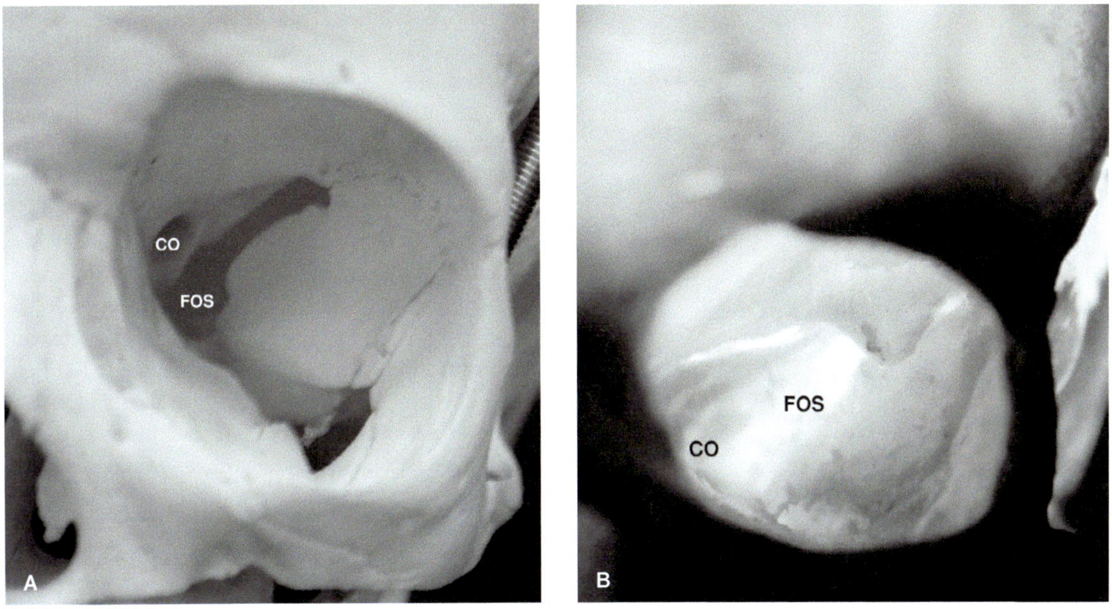

Abb. 12.13 Ansichten der linken Augenhöhle beim Erwachsenen **A** und Säugling **B** (durchleuchtet) zeigen die knöcherne Spitze. CO = Canalis opticus, FOS = Fissura orbitalis superior. *[Mit freundlicher Genehmigung der Willard & Carreiro Collection]*

12

die Lichtstrahlen in einem Brennpunkt. Kurz- oder Weitsichtigkeit entstehen, wenn die Längsachse des Auges im Vergleich zur Brechkraft der Linse entweder zu kurz (Hyperopie) oder zu lang (Myopie) ist. Der Brennpunkt der Lichtstrahlen befindet sich dann entweder hinter oder vor der Netzhaut (> Abb. 12.14). Deshalb streut das Licht und das Bild wird unscharf. Auch Hornhautverkrümmungen, die zu Unterschieden in der Brechkraft zwischen den Meridianen führen, haben Auswirkungen auf den Brennpunkt. Das wird als Astigmatismus bezeichnet.

Weitsichtigkeit kann entstehen, wenn die Mechanik von Augenhöhle oder Zentralnervensystem, wie von Sutherland [1990] beschrieben, die freie Bewegung in Richtung der Exspirationsphase einschränkt. Kurzsichtigkeit dagegen kann entstehen, wenn die Bewegung in Richtung der Inspirationsphase eingeschränkt ist. Ist das Problem auf eine fehlerhafte Brechung der Linse zurückzuführen, zwingt sich das Auge unter Umständen selbst in die entsprechende Phase, um den Brennpunkt zu korrigieren (> Abb. 12.15).

Korrekturlinsen müssen so angepasst werden, dass sie die Brechkraft der Augenlinse ausgleichen und den Brennpunkt auf die Netzhaut verlagern. Sind Brillengläser zu stark oder zu schwach, wird die inhärente Motilität der Augen überanstrengt, wenn sie die Position des Brennpunkts zu korrigieren versuchen. Das kann alle möglichen Beschwerden auslösen, unter anderem Kopfschmerzen, Hyperaktivität, Haltungsstörungen,

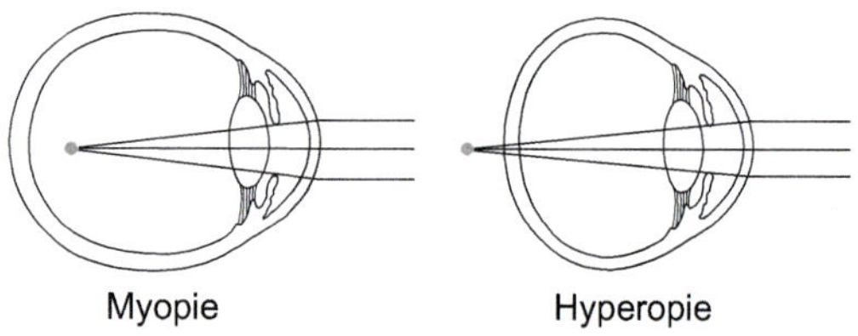

Abb. 12.14 Schematische Darstellung des Brennpunkts bei Myopie und Hyperopie

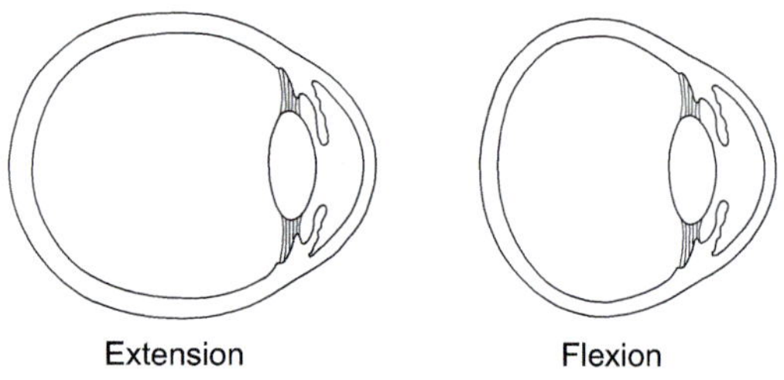

Abb. 12.15 Schematische Darstellung der Augapfelform während der von Sutherland [1990] beschriebenen Extensions- und Flexionsphase. Das Ausmaß der relativen Verformung wurde zur Verdeutlichung stark übertrieben.

Depression oder Müdigkeit. Osteopathische Befunde, die auf eine widersprüchliche Bewegung von Augen und Zentralnervensystem oder auf Spannungen im Augapfel selbst hindeuten, können auf die eben erwähnten Mechanismen zurückzuführen sein und müssen weiter abgeklärt werden. Wer sich für diesen speziellen Bereich der Osteopathie interessiert, sollte die verfügbaren Weiterbildungsmöglichkeiten in Anspruch nehmen. Die Verordnung von Korrekturlinsen anhand dieser Informationen kann sicherstellen, dass der gesamte Mechanismus durch den therapeutischen Prozess gefördert wird.

12.7 Strabismus

Wenn wir die Ontogenese der Augenbewegungen betrachten, gibt es Hinweise darauf, dass sie in den ersten Lebensmonaten von der sich rasch verändernden Anatomie des Augapfels beeinflusst werden [Bushnell & Boudreau 1993]. Wie bereits erwähnt, sind Augapfel und Augenhöhle noch recht rund und flach. Die Beziehungen zwischen den äußeren Augenmuskeln und ihren Ursprungs- und Ansatzstellen sind etwas anders als beim älteren Kind oder Erwachsenen. Die Position jedes Augenmuskels bestimmt seine mechanische Wirkung auf den Augapfel. Die Augenmuskeln erhalten eine dynamische, tonische Beziehung zueinander aufrecht, die sich in eine stabile Position und gleichmäßige Bewegung des Augapfels übersetzt. Von der Beziehung zwischen Ursprungs- und Ansatzstelle jedes Muskels wird seine Fähigkeit, die Kräfte der übrigen Muskeln auszugleichen, beeinflusst. Biomechanische Spannungen können zu Verzerrungen in der Geometrie der knöchernen Augenhöhle führen. Liegt bei einem Kind beispielsweise eine Gewebespannung vor, durch die sich das Verhältnis von Keilbeinkörper und Os frontale verändert, hat das auch Auswirkungen auf die Beziehung zwischen Ursprung und Ansatz des M. obliquus superior. Sind Ursprungs- und Ansatzstelle ungewöhnlich nah beieinander, kann der Muskel mit der Zeit eine kürzere Ruhelänge und einen größeren Dehnungswiderstand entwickeln, so dass es ihm tatsächlich schwerer fällt, sich gegen die Kräfte der antagonistischen Muskeln zu kontrahieren (Frank-Starling-Prinzip). Liegen Ursprungs- und Ansatzstelle dagegen weiter als sonst auseinander, nimmt die Ruhelänge zu und der Muskel braucht mehr metabolische Energie, um sich gegen die Kräfte der Antagonisten zu kontrahieren. In beiden Fällen verändert sich die Effizienz der Muskelarbeit, was zu rascherer Ermüdung und einem Abdriften des Auges von seinem Zielobjekt führt. Tatsächlich tritt ein Strabismus in den meisten Fällen eher infolge restriktiver statt neurologischer Faktoren auf. Dies erklärt die hohe Erfolgsquote von chirurgischen Eingriffen, bei denen die Beziehung zwischen den äußeren Augenmuskeln so korrigiert wird, dass sich die biomechanische Wirksamkeit verbessert.

Strabismus bedeutet ein Abweichen der visuellen Achsen. Es kann ein Strabismus concomitans sein, bei dem der Schielwinkel unabhängig von der Blickrichtung konstant bleibt, oder ein Strabismus non-concomitans, bei dem der Schielwinkel sich mit der Blickrichtung verändert. Letzterer ist mit einer Muskellähmung verbunden und kann auf eine Nerven- oder Augenhöhlenverletzung hindeuten. Ein Strabismus concomitans ist in der Regel auf mechanische Faktoren zurückzuführen. Ein Strabismus lässt sich auch nach der Augenstellung einteilen, wobei die Abweichung der Sehfelder durch den Abdecktest festgestellt werden kann. Die Augenstellung wird in der Regel durch den normalen Fusionsmechanismus kontrolliert. Eine leichte Heterophorie, also latentes Schielen oder die Abweichtendenz eines Auges, wenn es nicht fokussiert, ist normal, vor allem bei Kindern. Als Heterophorie beim binokularen Verfolgen von Objekten kann sich jedoch eine Asymmetrie der Augenhöhlen manifestieren, die sich osteopathisch behandeln lässt. Die Endung „-tropie" bezeichnet dagegen Abweichungen, die meist aus einer biomechanisch oder neurologisch bedingten Muskelfunktionsanomalie resultieren. Diese Schielformen sind signifikanter und bereiten den betroffenen Kindern mit größerer Wahrscheinlichkeit Probleme.

Ein Strabismus manifestiert sich unterschiedlich je nach Alter. Bei sehr jungen Säuglingen kann er völlig unentdeckt bleiben. Bis zum Alter von 4 Wochen kann die fehlende Koordination der äußeren Augenmuskeln Säuglinge schielend erscheinen lassen. Wenn das Kind heranwächst und das visuelle System reift, sind Akkommodation, das Verfolgen von Objekten mit den Augen und Konvergenz etwas leichter zu beurteilen, auch wenn bis zum 2. Lebensjahr die Erfahrung des Untersuchers entscheidend für den Erfolg der Untersuchung ist. Es gibt jedoch bestimmte Anzeichen, deren Vorliegen eine gründlichere ophthalmologische Untersuchung nach sich ziehen sollte. Jedes Kind, bei dem sich ein Tortikollis, Schiefhals oder eine anomale Kopfhaltung entwickelt, die sich beim Schlafen bessert und in Wachphasen verschlechtert, sollte augenärztlich untersucht werden [Hertle & Zhu 2000]. Denn ein Säugling oder Kind kompensiert seinen Strabismus möglicherweise durch die Kopfhaltung (➤ Abb. 12.16). Falls ein Strabismus convergens (Esotropie) oder Strabismus divergens (Exotropie) vorliegt, kann es zu einer schiefen Kopfhaltung kommen. Da im Schlaf der visuelle Stimulus fehlt, der zu dieser Kopfhaltung führt, kehren Kopf und Hals wie-

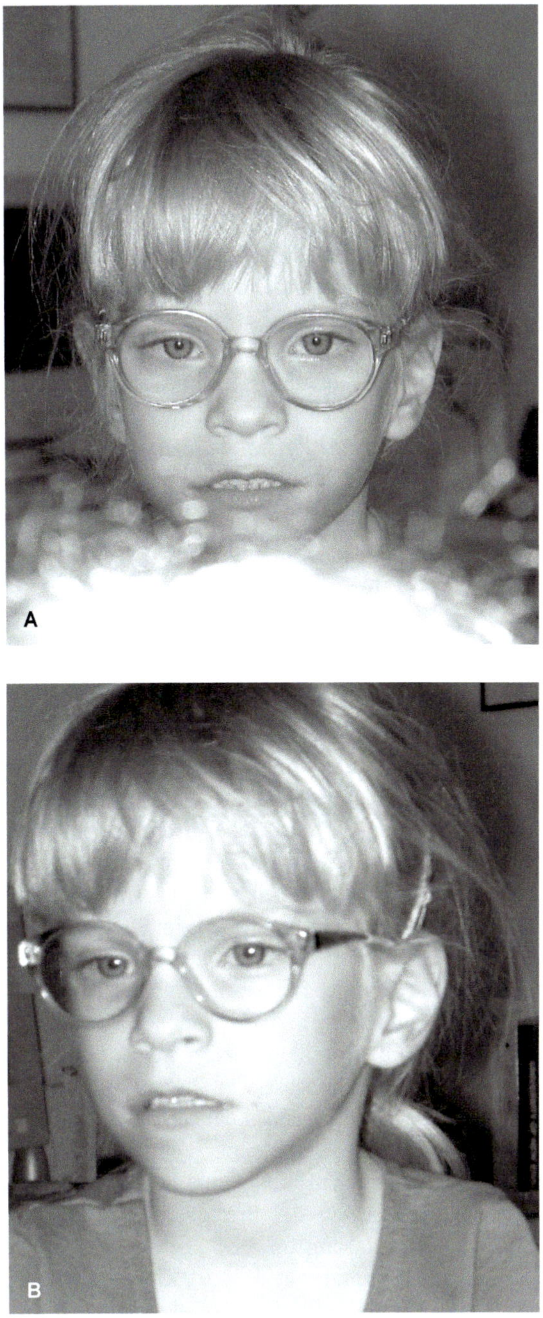

Abb. 12.16 A, B Die beiden Fotos zeigen ein Kind, das eine kleine Puppe anschauen sollte, die direkt vor ihm hingehalten wurde. Nach etwa 90 Sekunden begann das Mädchen den Kopf zu drehen, um die Blickfixierung aufrechtzuerhalten. Das ist ein Beispiel für eine Haltungsanpassung bei Strabismus. Das Kind weist einen Strabismus convergens des rechten Auges auf. *[Mit freundlicher Genehmigung der Willard & Carreiro Collection]*

der zur Neutralstellung zurück. Bei einem muskulären Tortikollis dagegen behält das Kind die Schiefhaltung auch im Schlaf bei und wacht auf oder wird unruhig, wenn man es zwingen will, den Kopf in die andere Richtung zu drehen. Obwohl es auch einen zentralnervös bedingten Tortikollis gibt, der sich im Schlaf bessert, ist er bei Kindern selten und vermutlich Folge eines Infarktereignisses.

Es scheint beim Strabismus zwar eine hereditäre Komponente zu geben [Aurell & Norrsell 1990, Abrahamsson et al. 1990], doch anamnestische Hinweise können auch eine mechanische Ätiologie nahelegen. Gesichtslagen, Zangenentbindungen, bei denen die Zange in der Nähe der großen Keilbeinflügel oder im Gesicht angesetzt wurde, starke Kopfverformungen, starke Asymmetrien von Form oder Stellung der Augenhöhlen und Fehlbildungen oder Asymmetrien im Gesichtsbereich können die Knochenstruktur der Augenhöhlen und die Position der äußeren Augenmuskeln beeinflussen und deren mechanische Wirksamkeit beeinträchtigen.

12.8 Amblyopie

Amblyopie wird auch als Rindenblindheit bezeichnet. Sie tritt bei ca. 2% aller Kinder auf und ist korrigierbar, wenn sie vor dem 5. Lebensjahr festgestellt und behandelt wird. Es handelt sich dabei um eine einseitige Schwachsichtigkeit, die sich nicht durch Linsen korrigieren lässt. Sie kann auftreten, wenn beide Augen nicht gleichmäßig ausgerichtet sind, wie beim Strabismus. In dem Fall wird die visuelle Information eines Auges unterdrückt. Bei 50% aller Kinder mit Amblyopie liegt ein Strabismus vor. Andere Ursachen können signifikante Abweichungen der Brechkraft beider Augen oder auch eine Okklusion der Sehachse sein. Zu den Risikofaktoren für eine Amblyopie zählen ein Gestationsalter von weniger als 32 Wochen, eine familiäre Vorbelastung, ein zunehmender Astigmatismus, Strabismus und signifikante Unterschiede in der Brechkraft beider Augen [Sjöstrand & Abrahamsson 1990, Levartovsky et al. 1995, Eibschitz-Tsimhoni et al. 2000]. Kinder mit geringem Risiko können durch einen Foto-Screeningtest untersucht werden, alle übrigen sollten zur ophthalmoskopischen Untersuchung an einen Augenarzt überwiesen werden.

Eine Amblyopie kann bei Kindern auftreten, wenn von einer der beiden Netzhäute abweichende oder widersprüchliche Informationen eingehen. Das Gehirn hemmt daraufhin selektiv die Entwicklung der Kortexzellen, die den abweichenden Input empfangen. So wie alle anderen Zellen des Nervensystems müssen auch die Zellen des Okzipitallappens stimuliert werden, um zu funktionieren. Werden sie nicht stimuliert, wirkt sich das auf die Verbindungen und Organisation der Zellen aus. Das geschieht, wenn der Strabismus eines Kindes so ausgeprägt ist, dass ein Doppelbild entsteht. Das Gehirn schaltet dann das Signal des abweichenden Auges aus. So wird den Zellen des Okzipitallappens, die von diesem Auge Informationen empfangen, die erforderliche Stimulation entzogen und sie entwickeln sich nicht. Obwohl Augapfel, Netzhaut und Nervenbahnen funktionsfähig sind, kann der Okzipitallappen ihre Signale nicht interpretieren. Eine Amblyopie kann sich auch entwickeln, wenn die Sehstärke eines Auges deutlich schwächer ist. Bleibt dies unbemerkt, schließt das Gehirn selektiv den Input des betreffenden Auges aus.

Es gibt ein kritisches Zeitfenster, in dem sich die Entwicklung einer Amblyopie verhindern lässt. Viele Forscher begrenzen den Zeitraum auf das Alter zwischen 5 und 10 Jahren, auch wenn dazu nur wenige maßgebliche Studien vorliegen. Wird das Problem in dieser Zeit behandelt, hat das Kind eine relativ gute Chance, dass sich die Funktion der betroffenen Kortexzellen normal entwickelt.

Eine Amblyopie wird in der Regel mit Okklusionstherapie oder Brille behandelt. Neuere Studien deuten darauf hin, dass sich die Sehschärfe bei der Schielamblyopie in den ersten 6 Monaten der Behandlung verbessert und anschließend auf einem Plateau verharrt [Cleary 2000]. Bei einem fixierten Strabismus mit zunehmendem Astigmatismus ist ein positives Ergebnis (Sehschärfe von 0,5 bzw. 20/40) aber weniger wahrscheinlich [Beardsell et al. 1999].

12.9 Haltung und Sehvermögen

Die Augen haben viel mit unserem Gleichgewicht zu tun. Sie geben uns Informationen über unsere Beziehung zur Horizontalen. Allgemein gilt, dass das Gehirn die Horizontale auch horizontal sehen möchte. Neben einer Plagiozephalie und einem Tortikollis kann auch Schielen einen Risikofaktor für eine Skoliose darstellen. Denn in jedem dieser Fälle ist die Orientierung der visuellen Achse zur Horizontalen gestört. Als Reaktion auf die abweichende Kopfposition treten Reflexe auf, die vermutlich durch das okulovestibuläre System vermittelt werden und die Ruhelänge paraspinaler Muskeln verändern, was zu Fehlstellungen der Gelenke und Veränderungen der Haltung führt. Mit anderen Worten, das Gehirn veranlasst eine Krümmung der Wirbelsäule, um die visuelle Ebene horizontal zu halten. Kinder mit signifikanten Brechkraftunterschieden beider Augen oder mit einer Amblyopie weisen daher ebenfalls ein erhöhtes Skolioserisiko auf.

Das Vestibularsystem beeinflusst die Augen über den vestibulo-okulären/-zephalen Reflex. Auch wenn der genaue Wirkmechanismus visueller Stimuli auf das Gleichgewichtssystem noch nicht untersucht wurde, wissen wir doch alle aus Erfahrung, dass Diskrepanzen zwischen beiden Systemen häufig zu Übelkeit und/oder Schwindel führen. Das kann auch ein Problem bei Haltungsschwächen sein, besonders bei Kindern mit motorischen Störungen, Deformierungen der Wirbelsäule oder angeborenen Störungen im Bereich von Kopf und Hals. Wie bereits erläutert, liefert der propriozeptive Input von Mechanorezeptoren im Hals und unteren Rücken einen Großteil der Informationen für die aufrechte Haltung. Wenn bei diesen Kindern Sehstörungen auftreten, kann ihre Fähigkeit zum Gleichgewichthalten und zur aufrechten Haltung beeinträchtigt werden. Häufig zeigt sich bei ihnen eine Dekompensation von Haltungsstrategien (➤ Kap. 9). Am auffälligsten sind meist Veränderungen in der Haltungsmechanik von Kopf und Hals. Wird nicht für eine angemessene Korrektur gesorgt, entwickeln sich bei vielen Kindern Kopfschmerzen, Schwindel oder unbestimmte gastrointestinale Symptome. Wenn Kinder mit Risikofaktoren die aufgeführten Beschwerden aufweisen und die Ätiologie unklar ist, sollte das visuelle System untersucht werden.

12.10 Verhaltensoptometrie und Sehvermögen

Auch wenn die Augen, die Augenmuskeln und die damit verbundenen Nerven und Blutgefäße am Ende der Schwangerschaft fast schon ausgereift sind, ist die Fähigkeit, Impulse von der Netzhaut zu organisieren und zu interpretieren, noch immer unreif. Dieser Prozess läuft im visuellen Kortex und in anderen Kortexarealen der Großhirnhemisphären ab und braucht längere Zeit für die Reifung. Das Sehvermögen als Fähigkeit, visuelle Stimuli und ihre Bedeutung zu erkennen, wird von der Entwicklung anderer sensorischer Systeme, von Bewegung, Haltung und Erfahrung beeinflusst. Es ist Teil des größeren Prozesses der Wahrnehmung. Diese Betrachtungsweise lässt sich aber auch umkehren: Das Sehvermögen wird dann zum Werkzeug, mit dem wir Veränderungen in der Wahrnehmung und in der Art und Weise, wie wir mit der Umwelt interagieren, bewirken können.

Die Verhaltens- oder funktionale Optometrie ist ein Zweig der Optometrie, der die Rolle des Sehvermögens in der Entwicklung und Entfaltung dessen, wer der Patient ist und wie er oder sie die Welt interpretiert, betont. Die Zusammenarbeit mit einem ausgebildeten funktionalen Optometristen kann für Patient und Therapeut äußerst lohnenswert sein.

12.11 Untersuchung der Augen

Zu einer allgemeinen Augenuntersuchung gehört selbst beim kleinsten Kind eine Überprüfung der Pupillenreaktionen, um eine Schädigung des Sehnervs, eine Verlagerung der Linse oder Katarakte auszuschließen. Konjugiertes Sehen und Akkommodation lassen sich beurteilen, indem man das Kind mit einem bunten, quietschenden Spielzeug lockt. Bei jungen Säuglingen geht es am leichtesten mit einem schwarz-weißen Objekt. Hält man es etwa 30 cm vor das Gesicht des Kindes und bewegt es quer durch sein Gesichtsfeld, lässt sich am besten erkennen, ob das Kind dem Objekt mit den Augen folgt. Häufig beziehe ich die Eltern in das Spiel mit ein und versuche die Augen beiläufig zu untersuchen, während z. B. der Vater das Kind unterhält. Das von der Hornhaut reflektierte Licht sollte in beiden Augen symmetrisch aufscheinen (➤ Abb. 12.17). Jede Asymmetrie der Lichtre-

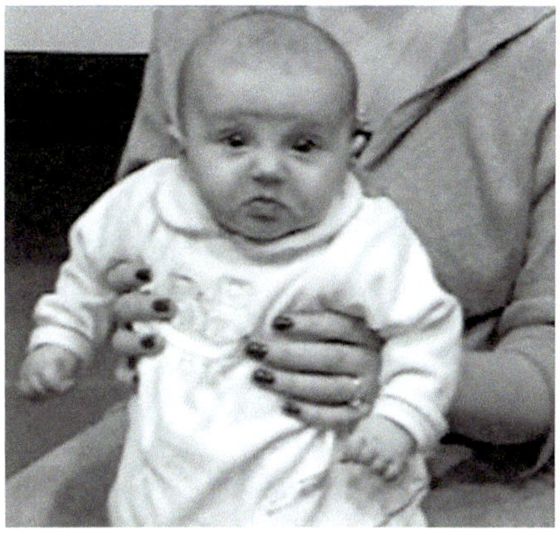

Abb. 12.17 Bei diesem Säugling wird das Licht von der Hornhaut beider Augen symmetrisch reflektiert. *[Mit freundlicher Genehmigung der Willard & Carreiro Collection]*

12

flexe muss überprüft werden, da sie möglicherweise auf einen Strabismus hindeutet. Der Abdecktest lässt sich erst durchführen, wenn das Kind den Blickfixieren kann, normalerweise mit 8 bis 10 Monaten. Bei Kindern unter einem Jahr ist die Beurteilung der Netzhaut recht schwierig, wenn man nicht sehr erfahren ist; wenn nötig, wird das Kind am besten an einen Spezialisten überwiesen. Die ganze Untersuchung kann in einem Raum mit Tageslicht oder sanfter Beleuchtung durchgeführt werden. Das macht es einfacher, da das Kind weniger aufgeregt ist.

Die Form der knöchernen Augenhöhle sollte inspiziert und palpiert werden. Besondere Aufmerksamkeit sollte man den Ursprungs- und Ansatzstellen von Muskeln widmen. In den meisten Fällen ist ein Strabismus zwar durch Bewegungseinschränkungen verursacht, doch die Beziehungen zwischen den Knochen an der Schädelbasis können Hinweise auf unerwünschte Einflüsse auf die Hirnnerven IV, V und VI geben. Die Beziehung zwischen Lig. petrosphenoideum und N. abducens lässt sich durch Befunde im Bereich von Os sphenoidale und Os temporale erschließen. Bei Kindern mit vermuteter Heterophorie sind mit hoher Wahrscheinlichkeit Spannungen zwischen den Knochen der Augenhöhle oder der mittleren Schädelgrube vorzufinden.

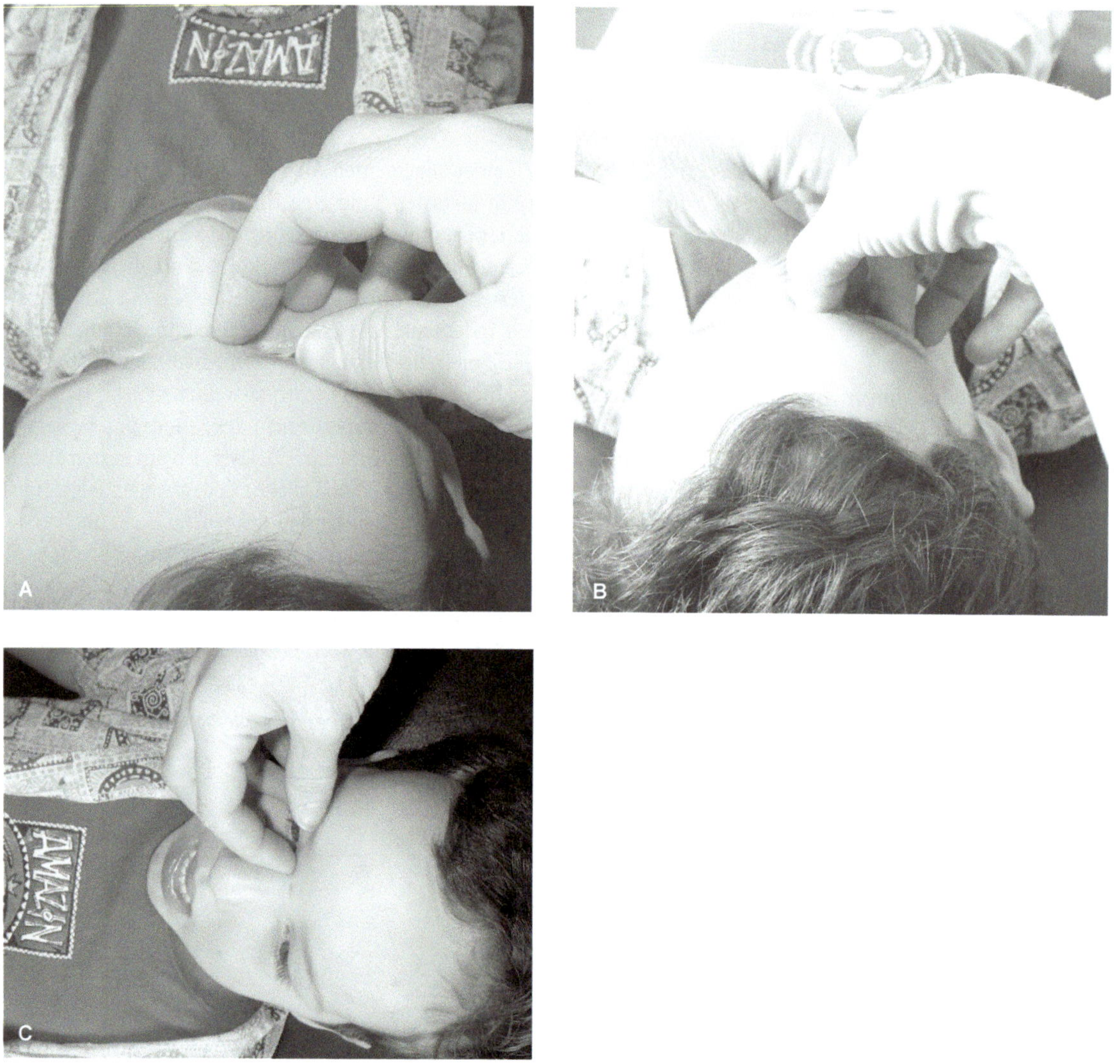

Abb. 12.18 Handstellung zur Untersuchung und Behandlung von Augenhöhle und Auge. Die erste Hand wird so platziert, dass die Fingerkuppen auf den Knochen des Augenhöhlenrandes ruhen: Maxilla, Os frontale, Os zygomaticum und Os lacrimale/Os nasale. **A** und **B** zeigen zwei unterschiedliche Ansichten. **C** Daumen und Zeigefinger (und Mittelfinger, falls möglich) der anderen Hand werden unter die erste Hand geschoben und behutsam auf den Augapfel gelegt. Auf diese Weise können Augapfel und Augenhöhle gleichzeitig untersucht werden. *[Mit freundlicher Genehmigung der Willard & Carreiro Collection]*

Oberkiefer und Os palatinum werden bei der Untersuchung der Augenhöhle manchmal vergessen, doch diese Knochen mit ihren angrenzenden Strukturen können beim Strabismus ebenfalls eine Rolle spielen. Der Augapfel passt seine Form an das knöcherne Gehäuse an. Das kann zu Spannungen in der inhärenten Augapfelmechanik oder in den Geweben zwischen Augapfel und Augenhöhle führen. Die Integrationsfähigkeit von Auge und Augenhöhle lässt sich überprüfen, indem man die innere Mechanik dieser beiden Strukturen sowie die vorliegenden Anpassungen vergleicht. Dazu legt der Untersucher die Daumen- und Fingerkuppen der gleichseitigen Hand auf den Rand der knöchernen Augenhöhle. Daumen- und Mittelfingerkuppe der anderen Hand werden unter die erste Hand geschoben und behutsam auf das geschlossene Auge gelegt (➤ Abb. 12.18). Diese Handposition erlaubt es, die Mechanik von Augapfel und Augenhöhle gleichzeitig zu beobachten.

Eine osteopathische Behandlung ist viel wirksamer, wenn das Fulcrum einer offensichtlichen Spannung genau dem Ursprungsgewebe zugeordnet werden kann – Knochen, Membran etc. Bei Säuglingen unter 8 Monaten geht eine Spannung fast ausschließlich von Membranen aus und wird von Knochen kompensiert. Nach 8 Monaten hat die knöcherne Komponente meist größere Bedeutung für das Spannungsmuster. Das liegt vermutlich daran, dass sich die Mechanik der Knochen, die von der membranösen Mechanik bestimmt und vorgegeben wird, mit dem Wachstum des Kindes stärker verfestigt. Das knöcherne Fulcrum ist von Natur aus starrer und oft deutlicher erkennbar. Doch sind knöcherne Befunde nur eine kompensatorische Folge einer primären Membranspannung.

Dass der Ursprung von Spannungen im Augapfel oder in zentralnervösen Phänomenen (wie von Sutherland [1990] beschrieben) liegt, ist ebenfalls möglich, aber selten. Diese Kinder haben gewöhnlich noch weitere angeborene Störungen, unter anderem meist eine Retinopathie. Primäre Flüssigkeitsspannungen, die sich auf die Mechanik der Augen auswirken, treten in der Regel auf, wenn das Kind während der Schwangerschaft pathogenen oder chemischen Einflüssen ausgesetzt war, und gehen ebenfalls meist mit weiteren angeborenen Befunden einher. In seltenen Fällen kann eine Flüssigkeitsspannung in der Augenhöhle oder im Augapfel auch mit einer Vakuumextraktion zusammenhängen, doch dann tritt das Muster nur lokal begrenzt auf und die Kraftvektoren sind zur Ansatzstelle der Saugglocke gerichtet.

12.12 Zusammenfassung

Wichtig für eine gründliche osteopathische Untersuchung von Augen und Augenhöhlen ist das Wissen darum, dass sich deren strukturelle Beziehungen verändern. Während des Wachstums und der Entwicklung wirken laufend neue Kräfte auf die Muskel- und Skelettstrukturen ein, durch die sich die existierenden Beziehungen unter Umständen verändern. Spannungen, vor allem zwischen den einzelnen Knochen, bleiben manchmal bei einer ersten Untersuchung unentdeckt und verstärken sich erst, wenn der nächste Wachstumsschub oder Meilenstein in der Entwicklung erreicht wird. Umfassendes Wissen über die Augenhöhle und die Entwicklung des Sehens gibt dem Therapeuten die Informationen, die nötig sind, um Veränderungen und ihre möglichen Auswirkungen vorauszusehen.

QUELLEN

Abrahamsson M., Fabian G., Andersson A. K., Sjostrand J. A longitudinal study of a population based sample of astigmatic children. I. Refraction and amblyopia. Acta Ophthalmologica (Copenhagen) 68 (4), 1990, S. 428–434.

Aurell E., Norrsell K. A longitudinal study of children with a family history of strabismus: factors determining the incidence of strabismus. British Journal of Ophthalmology 74 (10), 1990, S. 589–594.

Beardsell R., Clarke S., Hill M. Outcome of occlusion treatment for amblyopia. Journal of Pediatric Ophthalmology and Strabismus 36 (1), 1999, S. 19–24.

Bosma J. F. Anatomy of the infant head. 1. Auflage, Johns Hopkins University Press, Baltimore, 1986.

Brown L. (Hrsg.). The new shorter Oxford English Dictionary, Vol. 2. Oxford University Press, Oxford, 1993, S. 3544.

Bushnell E. W., Boudreau J. P. Motor development and the mind: the potential role of motor abilities as a determinant of aspects of perceptual development. Child Development 64, 1993, S. 1005–1021.

Cleary M. Efficacy of occlusion for strabismic amblyopia: can an optimal duration be identified? British Journal of Ophthalmology 84 (6), 2000, S. 572–578.

Eibschitz-Tsimhoni M., Friedman T., Naor J., Eibschitz N., Friedman Z. Early screening for amblyogenic risk factors lowers the prevalence and severity of amblyopia. Journal of the American Association for Pediatric Ophthalmology and Strabismus 4 (4), 2000, S. 194–199.

Hertle R. W., Zhu X. Oculographic and clinical characterization of thirty-seven children with anomalous head postures, nystagmus, and strabismus: the basis of a clinical algorithm. Journal of the American Association for Pediatric Ophthalmology and Strabismus 4 (1), 2000, S. 25–32.

Levartovsky S., Oliver M., Gottesman N., Shimshoni M. Factors affecting long term results of successfully treated amblyopia: initial visual acuity and type of amblyopia. British Journal of Ophthalmology 79 (3), 1995, S. 225–228.

Magoun H. I. S. Osteopathy in the cranial field. 3. Auflage, The Journal Printing Company; Kirksville, Missouri, 1976.

Sjöstrand J., Abrahamsson M. Risk factors in amblyopia. Eye 4 (Pt 6), 1990, S. 787–793.

Standring S. (Hrsg.). Gray's Anatomy. 39. Auflage, Churchill Livingstone, New York, 2004.

Sutherland W. G. Teachings in the science of osteopathy. 1. Auflage, Rudra Press, Portland, Oregon, 1990.

WEITERFÜHRENDE LITERATUR

Abrahamsson M., Fabian G., Sjöstrand J. A longitudinal study of a population based sample of astigmatic children. II. The changeability of anisometropia. Acta Ophthalmologica (Copenhagen) 68 (4), 1990, S. 435–440.

Bosma J. F. Introduction to the symposium. In: Bosma J. F., Showacre J. (Hrsg.). Development of upper respiratory anatomy and function. NIH, Bethesda, 1975, S. 5–49.

Bosma J. F. Anatomy of the infant head, 1. Auflage, Johns Hopkins University Press, Baltimore, 1986.

Bosma J. F., Showacre J. (Hrsg.). Symposium on development of upper respiratory anatomy and function: implications for sudden infant death syndrome. NIH, Bethesda, 1975.

Levartovsky S., Oliver M., Gottesman N., Shimshoni M. Long-term effect of hypermetropic anisometropia on the visual acuity of treated amblyopic eyes. British Journal of Ophthalmology 82 (1), 1998, S. 55–58.

Magoun H. I. S. Osteopathy in the cranial field. 1. Auflage, The Journal Printing Company, Kirksville, Missour, 1951.

Magoun H. I. S. Idiopathic adolescent spinal scoliosis. The DO 13 (6), 1973.

KAPITEL

13 Pulmonologie

13

13.1 Einführung

Das Atmungssystem ist der Motor des Gasaustauschs. Seine Funktion besteht primär darin, im Blut gelöste Abfallprodukte durch Sauerstoff zu ersetzen. Dies geschieht in einem Diffusionsprozess, der vom Sauerstoff-Partialdruck, der alveolokapillaren Permeabilität und der zur Herstellung eines Gleichgewichtszustands verfügbaren Zeit beeinflusst wird. Eine verringerte Sauerstoffsättigung oder -zufuhr, eine Verdickung oder Obstruktion der Alveolarwände, eine gesteigerte Atemfrequenz oder verminderte funktionelle Residualkapazität (FRK) kann sich negativ auf diese Funktion auswirken. Das hat eine erhöhte Kohlendioxid- und Wasserstoffionenkonzentration und eine verringerte Sauerstoffkonzentration im Blut zur Folge und kann im Extremfall zu einer respiratorischen Insuffizienz führen. Atemwegserkrankungen können die Ventilation, Perfusion und/oder den Gasaustausch über die Alveolarwände einschränken. Jede Beeinträchtigung dieser Funktionen erhöht die Atemarbeit. Atemarbeit kann man sich als die Fähigkeit des Kindes vorstellen, Gasvolumen gegen die elastischen Widerstandskräfte der Lunge aufzubauen. Schon unter normalen Bedingungen wird die Atemarbeit von Säuglingen und Kleinkindern durch die Dehnbarkeit (Compliance) der Brustwand, unreife neuronale Mechanismen und den erhöhten Lungengefäßtonus kompliziert. Daher ist ein Kleinkind nur begrenzt imstande, eine vermehrte Atemarbeit bei Belastungen auszugleichen.

Bei der Diskussion von Problemen des Atmungssystems müssen wir an die Faktoren denken, die bei Kindern Auswirkungen auf das klinische Bild haben. Erstens besitzt das Lungenparenchym von Kindern eine stärkere Elastizität, und ihre distalen Atemwege sind dehnbarer (Compliance). Dies macht sie anfälliger für Kollaps und Atelektase. Zweitens ist die glatte Bronchialmuskulatur dicker und empfindlicher, mit einer Neigung zu Bronchospasmen bei Irritation. Drittens sind die an der Atmung beteiligten Muskel- und Skelettstrukturen mechanisch und neurologisch weniger effizient. Schließlich besitzt die Lunge von Säuglingen mehr sekretorische Drüsen, so dass die Schleimproduktion bei Entzündungen in stärkerem Maße als bei Erwachsenen zunimmt [O'Brodovich & Haddad 2001].

Atemwegserkrankungen lassen sich in zwei Hauptkategorien aufteilen: in restriktive Störungen, die sich auf die elastischen Eigenschaften der Lunge, und in obstruktive Störungen, die sich auf den Gasaustausch auswirken [Haddad & Mellins 1984].

Restriktive Erkrankungen treten auf, wenn die Lunge kein angemessenes Luftvolumen erreichen kann, wenn also die Lungenelastance erhöht ist. Das kann aus einer vermehrten Oberflächenspannung der Alveolen, einer verringerten Compliance des Lungenparenchyms oder einer Füllung der Alveolarräume resultieren. Beispiele dafür sind das Atemnotsyndrom (RDS) der Neugeborenen, interstitielle Ödeme oder Pneumonitis, infektiöse Prozesse sowie angeborene Erkrankungen von Brustwand oder Thorax.

Bei obstruktiven Erkrankungen ist die Fähigkeit der Lunge zum Gasaustausch entweder durch Turbulenzen im Gasfluss oder einen erhöhten Widerstand beim Ausatmen eingeschränkt. Der gemeinsame Nenner bei obstruktiven Lungenerkrankungen sind verengte Atemwege und erhöhte Atemarbeit.

Kinder mit obstruktiven und restriktiven Erkrankungen präsentieren sich im Allgemeinen unterschiedlich. Nach Haddad und Perez Fontain [1996] neigen Kinder mit restriktiven Erkrankungen zu einer Kompensation mit gesteigerter Atemfrequenz und flacheren Atemzügen. Häufig tritt beim Ausatmen ein Brummen auf. Kinder mit obstruktiven Erkrankungen kompensieren dies, indem sie langsamer und tiefer atmen, mit verlängertem Exspirium und Einsatz der Atemhilfsmuskulatur. Zudem kann ein inspiratorischer Stridor, ein Giemen oder Rasselgeräusch vorliegen.

Weil Kinder erheblich mehr Atemarbeit aufwenden müssen, um die Atemanforderungen zu erfüllen, ist eine sorgfältige Untersuchung des akuten Zustandes der Patienten nötig, um angemessen intervenieren zu können. In diesem Kapitel sollen akute und chronische Atemwegserkrankungen erläutert werden, die sich bei der osteopathischen Untersuchung und Behandlung zeigen können. Unter Berücksichtigung der kindlichen Kompensationsfähigkeit und der Selbstheilungskräfte des Körpers werden Pathophysiologie, klinisches Bild und geeignete Behandlungsformen erläutert.

13.2 Atemnotsyndrom (Respiratory Distress Syndrome, RDS) des Neugeborenen

Das Atemnotsyndrom (Respiratory Distress Syndrome = RDS) oder die Hyaline-Membran-Krankheit (Syndrom der hyalinen Membranen) resultiert unmittelbar aus einer unreifen Lunge des Neugeborenen. Faktoren, die dazu beitragen, sind anatomische Unreife der Lunge, erhöhte Compliance der Brustwand und Unwirksamkeit des unreifen pulmonalen Lymphsystems, verbunden mit einer verringerten Funktion oder Produktion von Surfactant-Faktor. Ungefähr 30% aller Todesfälle bei Neugeborenen lassen sich auf Komplikationen eines Atemnotsyndroms zurückführen. Risikofaktoren sind Frühgeburt, geringes Geburtsgewicht, Diabetes der Mutter, Asphyxie, Kaiserschnitt, Kältestress und Mehrlingsschwangerschaften [Verloove-Vanhorick et al. 1986, Cotran 1989, Kliegman 1996, Montan & Arul-Kumeran 2006]. Ein Surfactant-Mangel erhöht die Oberflächenspannung in den Alveolarräumen. Das Neugeborene kann keine ausreichende funktionelle Residualkapazität entwickeln, und die betroffenen Alveolen neigen zum Kollabieren. Das Blut wird am betroffenen Bereich vorbei geleitet, woraufhin dieser ischämisch wird. Die dadurch entstehende Entzündung verursacht eine Kapillarblutung (capillary leakage) und Ablagerung von Fibrin und Protein in den Alveolarräumen und es bildet sich eine hyaline Membran, die den Gasaustausch behindert [Maitra & Kumar 2005].

Anzeichen eines Surfactant-Mangels zeigen sich gleich nach der Geburt, mit Giemen, Nasenflügeln, sternalen und interkostalen Einziehungen sowie Tachypnoe. Die Gabe von Surfactant-Faktor kann die Sterblichkeitsrate senken, scheint jedoch die bronchopulmonale Dysplasie nicht zu bessern [Kliegman 2007]. Diese ist durch Verdickung der Alveolarwände mit begleitender peribronchialer und interstitieller Fibrose gekennzeichnet [Cotran 1989], die sich negativ auf den Gasaustausch und die Ventilation auswirkt. Auf der Neugeborenen-Intensivstation werden als therapeutische Maßnahmen unter anderem Beatmung, exogener Surfactant-Faktor und stabilisierende Maßnahmen zur Aufrechterhaltung von pH-Wert (Azidoseausgleich) und Blutdruck angewandt. Die Beatmung von Neugeborenen mit RDS erfolgt häufig als PEEP-Beatmung (positive end-expiratory pressure), um so das Residualvolumen zu erhöhen und die Sauerstoffsättigung zu verbessern. Das Risiko, dass sich bei Neugeborenen mit RDS eine bronchopulmonale Dysplasie entwickelt, nimmt jedoch durch die Beatmung und den Einsatz von PEEP zu. Das stellt ein ziemliches Dilemma für den behandelnden Arzt dar, der die Sauerstoffkonzentration des Kindes aufrechterhalten muss, ohne zur Schädigung der Alveolen beizutragen.

Die mögliche Rolle einer osteopathischen Manualtherapie bei diesen Kindern wurde bisher nur empirisch erforscht. Doch eine osteopathische Behandlung, die darauf ausgerichtet ist, die Lymphdrainage der Lunge zu verbessern, kann die Elastance des interstitiellen Gewebes und die Oberflächenspannung in den Alveolarräumen verringern, was in beiden Fällen die Notwendigkeit einer PEEP-Beatmung reduziert. Da die PEEP-Beatmung nachweislich den venösen Rückfluss zum Herzen verringert, kann sie den kardialen Output beeinträchtigen und zu leichter Hypoxie und pulmonalen Vasokonstriktion führen. Gewebespannungen im Abdomen und Becken sollten, da sie potenziell den Rückfluss zur V. cava einschränken, behandelt werden, damit sie die Wirkung der PEEP-Beatmung nicht noch verstärken. Die relativ statische Lagerung, die sowohl zur PEEP- als auch zur nasalen CPAP-Beatmung (continuous positive airway pressure) erforderlich ist, setzt den biegsamen Rumpf von Neugeborenen ständigem Kompressionsdruck aus. So kommt es häufig zu mechanischen Dysfunktionen an Rippenwirbel- und Rippenknorpelverbindungen, aus denen sich in vielen Fällen eine Rippendeformität entwickeln kann. Eine osteopathische Behandlung kann helfen, biomechanische Dysfunktionen in diesen Bereichen zu lindern und die mechanische Atemarbeit zu verringern. Beatmete Neugeborene stellen eine besondere Herausforderung für Therapeuten dar, und osteopathische Manipulationstechniken dürfen erst in Betracht gezogen werden, wenn sich der Zustand des Neugeborenen stabilisiert hat.

Folgende Faktoren können den Nutzen einer osteopathischen Behandlung einschränken und besondere Vorsichtsmaßnahmen zur Vermeidung unerwünschter Nebenwirkungen erforderlich machen: Eine persistierende Hypotonie erhöht das Risiko für intraventrikuläre Blutungen, deshalb sollten Techniken an Kopf und Hals sowie Fluktuationstechniken vermieden werden. Ein liegender Endotrachealtubus kann durch Kopf- oder Halsbewegungen verrutschen und eine Obstruktion oder ein Trauma hervorrufen. Und schließlich erhöht sich durch Katheterisierung der A. umbilicalis das Risiko einer Embolie und, wenn auch selten, eines Gefäßtraumas; viszerale Techniken sollten ganz vermieden und Techniken im Abdominal- und vorderen Beckenbereich nur mit großer Vorsicht von erfahrenen Therapeuten angewandt werden.

13.3 Bronchopulmonale Dysplasie

Eine bronchopulmonale Dysplasie (BPD) ist die häufigste Form einer chronischen Lungenerkrankung bei Säuglingen. Das klinische Bild umfasst radiologisch feststellbare Veränderungen, Sauerstoffdefizit und respiratorische Symptome [Hazinski 1998]. Zu den pathologischen Veränderungen zählen verdickte Alveolarwände, interstitielle Fibrose und Verengung der Atemwege [Cotran 1989]. In den distalen Atemwegen können emphysematöse Veränderungen vorliegen, während es durch die verdickten Lungenarteriolenwände zu einer rechtsventrikulären Hypertrophie kommt [Hazinski 1998]. Als langfristige Probleme treten unter anderem eine erhöhte Häufigkeit von Atemwegsinfektionen, reaktive Atemwegserkrankungen, Herzsymptome und Aspiration mit oder ohne gastroösophagealen Reflux auf [Hazinski 1998].

Eine BPD entsteht im Allgemeinen aus einer Lungenverletzung, die durch die Beatmung unterhalten wird. Sauerstoff- und maschinelle Beatmung wirken sich negativ auf die Alveolen- und Gefäßentwicklung im Lungenparenchym aus. Während eine BPD früher häufig im Rahmen der PEEP-Beatmung von Säuglingen auftrat, ist ihre Inzidenz glücklicherweise rückläufig, seitdem pränatal Steroide angewandt werden; sie beschränkt sich nun weitgehend auf untergewichtige Frühgeborene mit einem Gestationsalter von weniger als 28 Wochen [Northway et al. 1976, Smith et al. 2005, Van Marter 2005]. Eine BPD manifestiert sich als verringerte Sauerstoffsättigung der Raumluft und entwickelt sich in vier Stadien: von einer akuten Lungenverletzung über eine exsudative, dann proliferative Bronchiolitis bis zur obliterierenden fibrös-proliferativen Bronchiolitis. Die Behandlung schließt eine Ernährungs-, Hydrierungs-, Sauerstoff- und Pharmakotherapie mit ein. Die Heilungschancen korrelieren zum Alter, in dem eine Entwöhnung (weaning-off) des Kindes von der Sauerstofftherapie möglich ist. Die Langzeitprognose hängt vom Lungenwachstum und einer normalen Entwicklung der Septen und Alveolen ab.

Bei den meisten Säuglingen mit BPD bessert sich der Zustand, auch wenn oft eine chronische Überempfindlichkeit und ein Asthma bronchiale zurückbleiben [Bader et al. 1987, Gibson et al. 1988]. Viele Säuglinge holen die allgemeine Entwicklungs- und Wachstumsverzögerung aus den ersten 24–36 Lebensmonaten wieder auf, sobald der Krankheitsprozess abklingt [Meisels et al. 1986]. In der chronischen BPD-Phase fibrosieren die Alveolarsepten. Hinzu kommt eine Schleimdrüsenhypertrophie und squamöse Metaplasie [Hazinski 1998]. Lungen- und Bronchialarterien weisen eine Hypertrophie der glatten Muskulatur auf. Die betroffenen Säuglinge neigen zur rechtsventrikulären Hypertrophie. Nach der Stabilisierung kann ein Kind mit BPD unter der Auflage entlassen werden, dass es weiterhin Sauerstoff und bei Bedarf Diuretika und/oder Bronchodilatatoren erhält. Manchmal wird auch eine Kortikosteroidtherapie verordnet, deren Nutzen allerdings umstritten ist [Hazinski 1998]. Die meisten Patienten haben seit der frühen Kindheit persistierende radiologische Veränderungen und rezidivierende Symptome und müssen mehr Atemarbeit leisten. Zu den häufigsten Störungen zählen unter anderem Wachstumsverzögerung, eine vorübergehende psychomotorische Retardierung und medikamentös bedingte Komplikationen. Seltener, aber gravierender sind Langzeitrisiken wie eine pulmonale Hypertonie, kardiale Hypertrophie und Rechtsherzversagen, Emphysem, Atemnot und nekrotisierende Bronchiolitis [Kliegman 2007].

Bei diesen Kindern sollte es Ziel der osteopathischen Behandlung sein, die Atemarbeit zu minimieren, damit sie möglichst wenig Medikamente benötigen, die Nachlast (Afterload) zu senken, damit das rechte Herz nicht noch stärker belastet wird, und das Ventilations-Perfusions-Verhältnis sowie den Gasaustausch zu maximieren. Zu den negativen Einflussfaktoren auf den bronchopulmonalen Muskeltonus und den pulmonalen Gefäßtonus gehören Vagusreize und somatische Befunde wie eine spinale Fazilitation im Thoraxbereich, die den autonomen Tonus beeinflussen können. Mit Techniken, die die biomechanischen Beziehungen im Körper normalisieren, lässt sich die Wirksamkeit der Atemmuskulatur steigern. Der Mechanik der Rippen und der mit ihnen verbundenen Wirbel, dem Sternum, Zwerchfell, M. quadratus lumborum, Becken, den Mm. scaleni und ihren zervikalen Ansätzen ist besondere Beachtung zu schenken. Auch die Mechanik des Nasopharynx und seine Funktion beim Offenhalten der oberen Atemwege gilt es zu berücksichtigen. Das schließt den kraniozervikalen Übergangsbereich und die Schädelbasis mit ein, die an der Oropharynxfunktion beteiligt sind. Bei Gewebeschwellungen können Faszienrestriktionen eine Rolle spielen. Nozizeptive Stimuli können segmentale Restriktionen in paraspinalen Muskeln bewirken und eine autonome Reizleitung zur glatten Muskulatur von Luftwegen und Gefäßen ermöglichen. Die Zellkörper sympathischer Nervenfasern, die die glatte Lungenmuskulatur innervieren, sind im Rückenmark der unteren Hals- und oberen Brustwirbelsäule lokalisiert. Paraspinale Muskelspasmen würden zu einer spinalen Fazilitation in Höhe dieses Bereichs beitragen. Die Flüssigkeitsmechanik in den pulmonalen Lymphgefäßen sollte ebenfalls untersucht werden. Schließlich lässt sich durch die Verringerung jedes somatisch induzierten nozizeptiven Inputs die neuroendokrine Immunfunktion verbessern. Umweltfaktoren, die eine bronchiale Hyperreagibilität steigern könnten, müssen beseitigt werden; das schließt Rauch (Brennholz- und Tabakrauch) ebenso ein wie Haustiere, bestimmte Nahrungsmittel und andere Substanzen, auf die das Kind empfindlich reagiert.

13.4 Transitorische Tachypnoe des Neugeborenen

Eine transitorische Tachypnoe des Neugeborenen (TTN) tritt auf, wenn die fetale Lungenflüssigkeit verzögert resorbiert wird. Unter normalen Bedingungen wird die Alveolarflüssigkeit in den ersten Stunden nach der Geburt von den pulmonalen Lymphgefäßen abtransportiert. Erfolgt dies verzögert, weist das Kind eine Tachypnoe, leichte Einziehungen und eine Zyanose auf [Avery et al. 1966, Adams et al. 1971]. Bei der TTN handelt es sich um ein gutartiges, zeitlich begrenztes Phänomen. Beim gesunden, reifen Neugeborenen aktiviert die Lungenflüssigkeit J-Rezeptoren, die daraufhin die Atmungsfrequenz erhöhen. Sobald die Flüssigkeit resorbiert ist, verringert sich die Atemfrequenz wieder. In der Regel löst sich das Problem innerhalb von 48 Stunden nach der Geburt, aber in schweren Fällen kann es länger als drei Tage andauern. Nach Kaiserschnitten tritt häufiger eine transitorische Tachypnoe der Neugeborenen auf, weil bei einer vaginalen Entbindung die Resorption der Lungenflüssigkeit vermutlich durch die Thoraxkompression gefördert wird [Milner et al. 1978, Lee et al. 1999]. Veränderungen des intrathorakalen Drucks verbessern die Lymphdrainage aus dem Thorax.

Bei der Mehrzahl der Kinder mit transitorischer Tachypnoe, die osteopathisch untersucht wurden (Neugeborenenstatistik der osteopathischen Waterville-Klinik, 1988–1993), zeigte sich eine Restriktion der für Neugeborene normalen Atemmechanik, die in der Regel den Thorakolumbal- und Beckenbereich und besonders den M. quadratus lumborum betraf. Eine mechanische Dysfunktion der Mm. scaleni ist ebenfalls häufig zu finden. Zwar liegen keine veröffentlichten Daten zur Wirksamkeit einer osteopathischen Behandlung bei dieser Störung vor, doch Einzelfallberichte lassen vermuten, dass eine osteopathische Untersuchung und Behandlung der Kinder mit Schwerpunkt auf der Verbesserung der Flüssigkeitsmechanik fast immer zu einem relativ schnellen Rückgang der Tachypnoe führt.

13.5 Apnoe

Apnoe ist definiert als Atemstillstand, wobei die klinische Signifikanz von der Dauer der Atempause abhängt. Bei den meisten Säuglingen und Kindern kommt es während des REM-Schlafes zu Pausen, Seufzern und Atemunregelmäßigkeiten, die asymptomatisch bleiben [Alvarez et al. 1993, Kirkpatrick & Mueller 1998]. Bei Frühgeborenen tritt häufig eine periodische Atmung auf, die durch 15 Sekunden Atemtätigkeit, gefolgt von einer Atempause von 3–10 Sekunden mit anschließender Wiederholung des Zyklus charakterisiert ist. Die Ätiologie dieses Phänomens ist unbekannt, es scheint aber mit der Unreife der Hirnstammfunktionen zusammenzuhängen. Es wird ebenfalls als gutartig betrachtet [Kirkpatrick & Mueller 1998]. Eine echte oder klinisch manifeste Apnoe ist mit Zyanose, Bradykardie und Anzeichen von Atemnot verbunden [O'Brodovich & Haddad 2001]. Sie kann auf zentrale, periphere oder gemischte Prozesse zurückzuführen sein [Marchal et al. 1987].

Eine Schlafapnoe kann durch eine obere Atemwegsobstruktion (OAO) verursacht werden. Bei älteren Kindern geht sie in der Regel mit einer anatomischen Anomalie einher. Bei Kindern mit einer OAO können sich gestörte Schlafmuster, Schnarchen, Gedeihstörungen und Entwicklungsverzögerungen zeigen. Ältere Kinder mit einer undiagnostizierten OAO haben häufig Schulprobleme, manche neigen auch zu Enuresis [O'Brodovich & Haddad 2001]. Der häufigste Auslöser sind Adenoide [Potsic 1986, Laurikainen et al. 1992]. Untersuchungen haben gezeigt, dass eine Adenotomie bei den meisten Kindern die beste und wirksamste Behandlungsmöglichkeit ist [Guilleminault et al. 1981, Brouillette et al. 1982]. Muss der Eingriff aus bestimmten Gründen aufgeschoben oder vermieden werden, gibt es andere, allerdings weniger wirksame Behandlungsmöglichkeiten. Eine Adenopathie kann sich sekundär nach Allergenkontakt entwickeln. Sie kann auch bei Säuglingen und Kleinkindern auftreten, die noch gestillt werden. Wenn sie bereits abgestillt wurden, sollte nach anderen Nahrungsmittelunverträglichkeiten gesucht werden. Der Zeitrahmen, in dem sich eine allergische Adenopathie bessert, ist variabel und möglicherweise nicht ausreichend, die Obstruktion zu beheben; dies sollte dennoch in Betracht gezogen werden, wenn eine Operation nicht in Frage kommt. Eine weitere wirksame Strategie bei einer oberen Atemwegsobstruktion ist eine Nasenkanüle zur CPAP-Atmung (continuous positive airway pressure). Der Nutzen der CPAP-Nasenkanüle in der Langzeitbehandlung von Obstruktionen ist erwiesen [Schmidt-Nowara 1984, Guilleminault 1987], auch wenn sie oft den Schlaf beeinträchtigt und die Kinder sie häufig abziehen. Wenn eine Obstruktion der oberen Atemwege mit Adipositas einhergeht, bessert sich das klinische Bild durch eine Gewichtsreduktion. Bei angeborenen Fehlbildungen ist eine chirurgische Intervention erforderlich.

Apnoe kann auch mit Erbrechen verbunden sein. In dem Fall stimuliert der gastroösophageale Reflux in den Ösophagus eine Vagusaktivität, die zur Bradykardie und Verengung der Atemwege führt. Dies ist bei Frühgeborenen häufiger anzutreffen, kommt aber auch bei reifen Säuglingen vor. Die symptomatische Behandlung umfasst ein Aufrichten des Kindes während und nach dem Füttern sowie eine Hochlagerung beim Schlafen; in schweren Fällen können Medikamente verabreicht werden, um die Darmpassagezeit zu verkürzen und/oder den unteren Ösophagussphinktertonus zu erhöhen. Aus osteopathischer Sicht sollte das Kind auf Gewebespannungen hin untersucht und behandelt werden, die sich auf die Beziehung zwischen Zwerchfell und unterem Ösophagussphinkter auswirken. Deren Funktion und Biomechanik sind in Kapitel 6 und 14 beschrieben. Untersucht werden muss die Atemmechanik des Kindes, besonders der Einsatz der Bauchatmung. Bei erhöhtem Druck im Abdomen verlagert sich der untere Ösophagussphinkter nach kranial und beeinträchtigt die Funktion des Zwerchfells. Die Peristaltik und Passagezeit im Gastrointestinaltrakt beeinflussende Faktoren sind ebenfalls zu berücksichtigen. Nach dem osteopathischen Verständnis würden dazu die Flüssigkeitsmechanik sowie der autonome Sympathikus- und Parasympathikustonus zählen. Eine Funktionsprüfung der Schädelbasis und des oberen Hals- und Thoraxbereichs ist von besonderer Bedeutung. Paraspinale Muskelspasmen, in denen sich viszerosomatische Reflexe widerspiegeln, sollten untersucht und behandelt werden, um den afferenten Input zu den entsprechenden Spinalsegmenten zu reduzieren. Die osteopathische Behandlung konzentriert sich auf die Faktoren, die den Reflux und die Vagusreaktion beeinflussen; das sollte dazu beitragen, die Häufigkeit und Intensität der Apnoe-Episoden zu verringern.

13.6 Plötzlicher Kindstod

Der plötzliche Kindstod (sudden infant death syndrome, SIDS) ist eine der Hauptursachen der Kindersterblichkeit in den industrialisierten Ländern. Definitionsgemäß handelt es sich um eine Ausschlussdiagnose. Alle sonstigen Todesursachen müssen durch eine Autopsie, die klinische Vorgeschichte und eine Untersuchung der Todesumstände ausgeschlossen worden sein [Zylke 1989]. Es gibt viele verschiedene Theorien zum Mechanismus des SIDS, wobei die meisten von wiederkehrenden hypoxischen Episoden vor dem Tod des Säuglings ausgehen. Vor diesem Hintergrund ist jedes Auftreten einer Apnoe als lebensbedrohliches Ereignis (ALTE, apparent life-threatening event) anzusehen, das eine engmaschige Nachuntersuchung erfordert. Autopsiebefunde weisen darauf hin, dass eine Obstruktion der oberen Atemwege beim SIDS eine Rolle spielt. Andere Untersuchungen lassen eine unreife Sensibilisierung für erhöhte Kohlendioxidkonzentrationen vermuten [Kinney & Filiano 1988]. Zu den SIDS-Risikofaktoren zählen niedriges Geburtsgewicht, Frühgeburtlichkeit, Schlafen in Bauchlage, Rauchen und Drogenabusus der Mutter. Am interessantesten für Osteopathen ist dabei die Schlafhaltung des Säuglings.

Bei jeder Zwerchfellkontraktion kontrahieren sich auch die Oropharynxmuskeln, um die oberen Atemwege gegen den negativen Druck im Thorax offen zu halten. In Bauchlage sind Kopf und Halswirbelsäule gebeugt. In dieser gebeugten Haltung nähern sich die Pharynxwände einander an, was mehr Kraft und einen höheren Arbeitsaufwand der oropharyngealen Muskeln beim Einatmen erfordert. Wie bereits erläutert, neigen die Muskeln von Säuglingen aufgrund ihres Aufbaus und ihrer Innervationsmuster zu unkoordinierter Aktivität, verlängerten Erholungszeiten und Ermüdung [Haddad & Perez Fontain 1996]. Der erhöhte Arbeitsaufwand und die Ermüdungstendenz können sich zu einer Katastrophe summieren. Bleibt jedoch die Frage, warum diese Kombination nicht bei allen Kindern zur Apnoe führt. Seitdem Säuglinge in Rückenlage zum Schlafen hingelegt werden, ist die Häufigkeit des SIDS weltweit signifikant zurückgegangen [Willinger et al. 1994], doch ganz eliminieren ließ sich der plötzliche Kindstod nicht einmal bei Kindern ohne weitere Risikofaktoren. Aus osteopathischer Sicht ist dabei die Beziehung der Schädelbasis zu den oberen Atemwegen von Interesse. Die oropharyngealen Muskeln sind am Os temporale, Os sphenoidale und Os occipitale befestigt. Diese Ansatzstellen liefern den Muskeln den Hebel zum Offenhalten der Atemwege. Da wir wissen, dass sich die biomechanische Wirksamkeit der Muskeln durch eine Flexion von Kopf oder Hals verändert, müssen wir auch daran denken, wie die Mechanik der Schädelbasis diese Strukturen beeinflussen könnte. Es erscheint logisch, dass sich durch Gewebespannungen, die die Beziehungen zwischen den Komponenten der Schädelbasis stören, die mechanische Wirksamkeit der oropharyngealen Muskeln verändert.

Beim Säugling ist der Rachen im Vergleich zur Länge der Halswirbelsäule kurz, und wegen der Position von Os sphenoidale und Os occipitale grenzt der obere Teil des Pharynx an die Basis des Os occipitale an [Bosma 1975], während er beim Erwachsenen unmittelbar hinter der Keilbeinhöhle senkrecht abfällt. Das beruht auf der entwicklungsbedingten Flexion im Bereich der

Keilbein-/Hinterhauptsbein-Basis, die in Kapitel 3 erläutert wird. Die Muskelmasse des Rachens ist beim Säugling relativ größer als beim Erwachsenen, und Mundhöhle, Naso- und Oropharynx sind kleiner. Weil die Mundhöhe in der vertikalen Dimension so kurz ist, liegen Uvula und Epiglottis eng beieinander [Bosma 1975]. Os hyoideum und Epiglottis befinden sich horizontal auf derselben Ebene. Beim Säugling wird der Larynxbereich durch das koordinierte Zusammenwirken von Os hyoideum, Zunge und Unterkiefermuskulatur offen gehalten [Bosma 1975]. Das ist notwendig, weil der Unterkiefer wenig Stabilität bietet, solange sich die Schläfengrube noch nicht entwickelt hat. Der Mundraum wird folglich durch muskuläre und nicht durch knöcherne Strukturen in seiner Position gehalten. Der Unterkiefer wird durch den Proc. pterygoideus lateralis, das Os temporale und die Kaumuskeln (M. masseter) stabilisiert. Das Os hyoideum wird von den submentalen Muskeln und ihren Ansätzen am Os temporale (Proc. stylohyoideus) gehalten. Die Zunge schließlich ist über Muskelinsertionen am Os hyoideum, Unterkiefer und Proc. styloideus aufgehängt [Bosma 1975]. Nach Bosma [1975] bilden die Lagebeziehungen von Halswirbelsäule und Schädel den „Hintergrund für die feinere Einstellung … der Luftröhre, die durch die Aktivitäten von Zunge, Os hyoideum und Unterkiefermuskeln bewirkt wird“.

Als osteopathische Befunde (generelle Umfrage- und statistische Ergebnisse) lassen sich bei Säuglingen mit Apnoe-Episoden in der Regel eine Kompression der Schädelbasis mit Restriktion der normalen Mechanik im kraniozervikalen Übergangsbereich, durch Fehlstellung des Os hyoideum bedingte Spannungsmuster, die gewöhnlich mit einer anomalen Mechanik des Os temporale einhergehen, und eine verringerte Mobilität des oberen Halskomplexes feststellen, an der häufig der okzipitale Falx-Abschnitt, mit oder ohne intraossäre Spannung im Os occipitale, beteiligt ist. Diese und andere Bereiche, die sich auf die Atmungsfunktion auswirken können, sollten bei allen Kindern untersucht und behandelt werden, ob nun eine Apnoe aufgetreten ist oder nicht.

13.7 Mekoniumaspiration

Mekonium ist ein Abfallprodukt des fetalen Darms. Es wird von reifen Neugeborenen in der Regel in den ersten 24 Stunden nach der Geburt abgesetzt; allerdings ist das Mekonium bei bis zu 20% der Lebendgeburten schon intrauterin abgegangen und hat das Fruchtwasser verfärbt. Ein Mekoniumabgang in utero kann bei termingerechten Geburten ein normaler Vorgang sein, deutet meistens jedoch auf fetalen Stress hin [Kirkpatrick & Mueller 1998]. Bei ungefähr 5% der Neugeborenen mit Fruchtwasserverfärbung kommt es zu einer Mekoniumaspiration [Kliegman 2007]. Eine Aspiration kann vor der Entbindung auftreten, wenn eine länger bestehende Hypoxie den Fetus nach Luft schnappen lässt und er dabei das verunreinigte Fruchtwasser einatmet. Häufiger geschieht dies beim ersten Atemzug, mit dem Mekonium aus dem Rachenraum in die Lungen gesogen wird. Das Absaugen von Nase, Mund und hinterem Rachenraum vor dem ersten Atemzug ist daher eine Vorsorgemaßnahme, die standardmäßig im Kreißsaal durchgeführt wird. Früher dachte man, dass bei Kindern, die mit einer starken Mekoniumverfärbung oder Anzeichen von fetalem Distress geboren werden, eine tiefe Absaugung mit einem Endotrachealtubus sinnvoll wäre [Kirkpatrick & Mueller 1998]. Doch neuere Empfehlungen zur kardiopulmonalen Reanimation von Neugeborenen raten von einer tiefen Absaugung ebenso wie von einer kräftigen Stimulation ab [Sung & Hsieh 2007].

Eingeatmetes Mekonium blockiert die Alveolen und die kleinen Luftwege, was zu Atelektasen und Pendelluft (Airtrapping) führt. Innerhalb weniger Stunden können sich Tachypnoe, Einziehungen, Rasselgeräusche und eine Zyanose entwickeln. In schweren Fällen kann es durch die Pendelluft zu einer lokalen Lungenüberblähung und zum Pneumothorax kommen [Kirkpatrick & Mueller 1998]. Neugeborene mit Mekoniumaspiration müssen häufig beatmet werden. Wenn eine PEEP-Beatmung erforderlich ist, erhöht sich aber auch das Risiko eines Pneumothorax [Kliegman 2007]. Da Mekonium das Bakterienwachstum fördert, sind die Kinder zusätzlich pneumoniegefährdet. Bei Früh- oder Neugeborenen mit niedrigen APGAR-Werten ist die klinische Prognose schlechter [Kliegman 2007]. Langfristige Komplikationen einer schweren Mekoniumaspiration, die sich über 5 bis 10 Jahre hinziehen können, umfassen Keuchatmung, Husten und Lungenüberblähung [Kliegman 2007].

Die osteopathische Behandlung von Kindern mit Mekoniumaspiration sollte sich schwerpunktmäßig auf die pulmonale Lymphdrainagefunktion und das neuroendokrine Immunsystem sowie die Beseitigung aller somatischen Befunde konzentrieren, die zu einer Hyperreaktivität der Atemwege und damit zur Lungenüberblähung beitragen könnten.

13.8 Asthma bronchiale

Asthma ist als chronisch entzündliche Erkrankung des Respirationstrakts definiert, die zu einer unspezifischen Hyperreagibilität des Tracheobronchialbaums führt [Kercsmar 1998, American Academy of Allergy, Asthma and Immunology 2002, National Asthma Education and Prevention Program 2002, Husain & Kumar 2005]. Es handelt sich um einen chronisch obstruktiven Krankheitsprozess, der durch anfallsweise auftretende und abklingende Bronchospasmen gekennzeichnet ist. Die Verengung der Bronchien manifestiert sich in der Regel als Dyspnoe, exspiratorischer Stridor oder Husten. Asthma beginnt oft in der Kindheit und beruht auf einer Kombination aus Umweltfaktoren und genetischen Einflüssen. Häufig löst ein exogener (Umwelt-) Reiz die Erstreaktion aus. Ihr unreifes Immunsystem kann Kleinkinder zu entzündlichen Reaktionen auf verbreitete Inhalationsantigene prädisponieren. Entzündung und anomale Geweberegeneration führen zu einer Überempfindlichkeit der Atemwege und Verminderung des Luftstroms, was sich beides nachteilig auf das Lungenwachstum auswirkt. In der asthmatisch veränderten Lunge kommt es zu Schleimhautschwellungen (Ödemen), Bronchospasmen und Sekretstau (Schleimpfropfbildung). Das verengt die Atemwege und erhöht den Luftströmungswiderstand. Da kein ausreichender Exspirationsdruck gegen diese Hindernisse erzeugt werden kann, ist die Ausatemphase verlängert und die Lunge wird überbläht. Durch den erhöhten Druck in den Alveolen reduziert sich die Durchblutung des betroffenen Bereichs, und in Verbindung mit einer hypoxisch bedingten Vasokonstriktion verändert sich das Ventilations-Perfusions-Verhältnis. Eine chronische Lungenüberblähung kann die Brustkorbentwicklung beeinflussen und zu einem Fassthorax, einer Trichterbrust und/oder einer Pseudorachitis führen [Gillam et al. 1970].

Das typische Kennzeichen von Asthma sind entzündliche Veränderungen [Vogel 1997]. Man vermutet, dass die Infiltration eosinophiler Granulozyten, $CD4^+$-Zellen und Mastzellen sowie die Freisetzung entzündungsfördernder Substanzen einen Asthmaanfall auslösen [Boushey et al. 2000]. Chronisches Asthma induziert eine Hypertrophie der glatten Muskulatur, Veränderungen sekretorischer Zellen, eine subepitheliale Fibrose sowie eine Größenzunahme und Vermehrung der Blutgefäße [Boushey et al. 2000]. Diese Atemwegsveränderungen stellen vermutlich eine Reaktion auf zeitlich aufeinanderfolgende akute Entzündungsepisoden oder auf eine chronische Entzündung dar [Boushey et al. 2000].

Zahlreiche Untersuchungen belegen einen Zusammenhang zwischen reaktiv entzündlichen Prozessen und Asthma [Kercsmar 1998, Husain & Kumar 2005]. So liegt beispielsweise sowohl bei Patienten mit Asthma als auch bei Patienten mit Atopie und allergischer Rhinitis meist ein erhöhter Serum-IgE-Spiegel vor. Ob es sich dabei um eine generalisierte, genetisch bedingte Hyperreaktivität des respiratorischen Immunsystems handelt, ist unklar. In der klinischen und wissenschaftlichen Grundlagenliteratur ist die Verbindung zwischen gastroösophagealem Reflux und Asthma gut dokumentiert [Shimizu et al. 1996]. Als Mechanismus wird ein Vagus-Reflex vermutet, auch wenn unklar ist, ob der gastroösophageale Reflux das Asthma auslöst oder nur an der initialen Symptomatik beteiligt ist. Noch weniger geklärt ist die Beziehung zwischen dem Schleimhaut-assoziierten lymphatischen Gewebe (MALT) im Darm (GALT) und in den Bronchen (BALT) sowie dessen Fähigkeit, eine Hyperreagibilität der Atemwege auszulösen. Auch eine Sinusitis oder Schleimhautschwellung (Kongestion) der oberen Luftwege spielt bei der Auslösung eines Asthmaanfalls eine Rolle. Beides kann dic Asthmasymptome verschlimmern und die therapeutische Wirkung von Bronchodilatanzien beeinträchtigen [Wald 1995]. Eine nicht diagnostizierte chronische Sinusitis kann sich als hartnäckiges Asthma präsentieren [Kercsmar 1998]. Bei diesen Kindern muss sich die osteopathische Behandlung auf die Mechanik im Gesichtsbereich und auf die Faktoren konzentrieren, die möglicherweise zur Sinusitis oder Kongestion der oberen Luftwege beitragen. Es gibt noch zahlreiche andere Auslöser von akuten Asthmaanfällen. Dazu zählen unter anderem IgE-stimulierende Allergene, bronchiale Irritanzien wie Umweltschadstoffe, infektiöse Prozesse, Anstrengung, Kälte und endokrine Faktoren. Wichtig ist, den Kontakt zu exogenen Allergenen einzuschränken, die das Asthma des Kindes verstärken könnten.

Die osteopathische Behandlung von Kindern mit Asthma ist als fortlaufender Prozess der Betreuung darauf ausgerichtet, ein funktionelles Gleichgewicht in den nicht-akuten Phasen aufrechtzuerhalten und die Selbstheilungskräfte des Körpers bei Asthmaanfällen zu unterstützen. Fitzgerald & Stiles [1984] berichteten, dass sich der Krankenhausaufenthalt von erwachsenen Asthma-Patienten um 14% verkürzte, wenn osteopathische Manualtechniken in ihre Behandlung integriert wurden. Howell & Allen [1974] zeigten außerdem, dass sich Sauerstoffsättigung, Lungenkapazität und Residualvolumen durch eine osteopathische Behandlung von erwachsenen Patienten mit chronisch obstruktiver Lungenerkrankung (COPD) verbesserten. Eine neuere Untersuchung zur Wirksamkeit einer chiropraktischen Behandlung spezifischer Brustwirbel bei Kindern mit Asthma eröffnete eine interessante Perspektive. Obwohl sich keine statistisch signifikanten Unterschiede zwischen den Kindern in der chiropraktischen Behandlungsgruppe und der Kontrollgruppe feststellen ließen, ist anzumerken, dass die Kontrollgruppe eine „Pseudo"-Behandlung mit Techniken erhielt, die den osteopathischen Weichteiltechniken sehr ähnlich waren [Balon et al. 1998].

Es ist wichtig, daran zu denken, dass Asthma eine obstruktive Lungenerkrankung ist. Deshalb bereitet es den Kindern größere Schwierigkeiten, die nötige Kraft beim Ausatmen als beim Einatmen aufzubringen. Da sie darüber hinaus in der Regel eine Lungenüberblähung aufweisen, sollten alle Techniken vermieden werden, die eine Steigerung der Atemmechanik bei der Inhalation anstreben, d. h. Techniken, die mit plötzlichen, schnellen Inhalationskräften arbeiten, um einen Drehpunkt (Fulcrum) im Gewebe zu erzeugen. Die primär und akzessorisch an der Ausatmung beteiligten Muskeln und ihre Ansatzstellen sollten untersucht und behandelt werden. Eine optimale Funktion der pulmonalen Lymphgefäße ist wichtig für die Erhaltung des Flüssigkeitsgleichgewichts. Auch Muskel-Skelett-Befunde, die den Vagotonus über neurale und/oder mechanische Mechanismen beeinflussen könnten, müssen behandelt werden. Das schließt die Mechanik an der Schädelbasis und im kraniozervikalen Übergangsbereich mit ein. Zusätzlich zum oben Gesagten sollte die osteopathische Untersuchung und Behandlung von Kindern mit gastroösophagealem Reflux und Asthma alle Faktoren einbeziehen, die den unteren Ösophagussphinktertonus beeinflussen, alle Muskelspasmen, die auf fazilitierte Rückenmarksegmente hinweisen, sowie alle Befunde, die sich auf die Darmpassagezeiten auswirken.

13.9 Mukoviszidose

Bei der Mukoviszidose (zystische Fibrose) handelt es sich um eine genetische Störung der exokrinen Drüsenfunktion. Trotz der multisystemischen Beteiligung ist die chronische Lungenerkrankung ihr Kennzeichen und die Haupt-Morbiditätsursache [MacLusky & Levison 1998, Boucher et al. 2000]. Auch wenn sie in nahezu allen Rassen beschrieben wurde, ist die Mukoviszidose mit etwas höherer Prävalenz bei Kaukasiern anzutreffen [MacLusky & Levison 1998]. Zahlreiche Mutationen eines Gens, das den CFTR (cystic fibrosis transmembrane regulator) kodiert, sind für das Syndrom und seine verschiedenen Varianten verantwortlich [Boucher et al. 2000]. Die Dysfunktion des CFTR führt dazu, dass von serösen Drüsen erhöhte Konzentrationen anorganischer Ionen ausgeschieden werden; das hat eine erhöhte Schleimviskosität und schließlich den Verlust der Drüsenfunktion zur Folge [MacLusky & Levison 1998]. Die häufigsten Symptome von Patienten mit Mukoviszidose sind rezidivierende Lungeninfektionen. Hinzu kommen chronische Atemwegsobstruktion, Pankreasinsuffizienz, gastrointestinale Manifestationen, chronische Sinusitis, Nasenpolypen, Leberzirrhose und Gedeihstörungen [Rosenstein & Cutting 1998, Boucher et al. 2000]. Die mittlere Lebenserwartung der Patienten beträgt in den USA ungefähr 30 Jahre [Fiel 1993].

Der CFTR ist an der Regulation der zellulären Chloridkanäle und einiger anderer Ionenkanäle beteiligt. Wird kein Chlorid in das Lumen der Atemwege ausgeschieden, verringert sich der Natriumgehalt in der Flüssigkeit. Das führt zu einer niedrigeren Wasserkonzentration, Dehydratation und Verdickung der Sekrete. Der visköse Schleim sammelt sich in den Atemwegen an, blockiert sie und fördert Infektionen [Cotran et al. 1989]. Im Pankreas bewirkt die CFTR-Dysfunktion eine verringerte Ausscheidung von Bikarbonationen. Ganz allgemein verringert sich bei Mukoviszidose die epitheliale Membranpermeabilität für Anionen, wodurch es zur Obstruktion und Erweiterung von Drüsengängen und zu einer Epithelabflachung kommt. Im Pankreas sind die betroffenen Bereiche häufig von fibrösem Gewebe und Fett infiltriert, in der Lunge liegen Hypertrophie der Submukosa-Drüsen, Bronchiektasen und, seltener, emphysematöse Veränderungen vor [Boucher et al. 2000]. Das klinische Bild und letztlich auch die Prognose der Patienten werden von der CFTR-Aktivität bestimmt. Bei einer Restaktivität des CFTR-Gens von ca. 10% haben die Kinder höchstwahrscheinlich eine Atemwegserkrankung mit chronisch idiopathischer Pankreatitis und (bei Jungen) fehlendem Vas deferens. Bei Kindern mit einer Restaktivität von 5% entwickelt sich vermutlich eher eine Atemwegserkrankung ohne Pankreasbeteiligung, während bei Kindern mit einer CFTR-Aktivität von 1% zur Atemwegserkrankung noch eine Pankreasinsuffizienz hinzukommt. Rezidivierende Infektionen durch einen unzureichenden Schleimtransport sind die primäre Pathophysiologie in der Lunge [Boucher et al. 2000]. Als erstes Symptom tritt am häufigsten Husten auf, der sich nachts und beim Aufwachen verschlimmert. Der fortschreitende Husten wird schließlich produktiv und dann krampfartig, mit Erstickungsanfällen und Erbrechen [Boucher et al. 2000]. Eine Lungenüberblähung ist häufig anzutreffen, ebenso wie eine chronische Sinusitis und eine Hyperaktivität der Luftwege aufgrund der Schleimpfröpfe. Die Diagnose lässt sich in der Regel bereits vor der Pubertät stellen. Die Lebenserwartung von Kindern mit Mukoviszidose liegt unter 30 Jahren [MacLusky et al. 1985].

Eine osteopathische Behandlung kann die körpereigenen Kräfte darin unterstützen, die Folgen der CFTR-Funktionsstörung zu kompensieren oder besser bewältigen zu können. Oft haben Kinder mit Mukoviszidose auch Stressmuster im Bereich der Gesichts- und Atemmechanik. Solche Befunde erfordern eine entsprechende Behandlung, denn eine eingeschränkte Gesichtsmechanik kann die Sinusdrainage behindern. Untersucht werden sollten auch somatische Befunde, die sich auf das neuroendokrine Immunsystem, die pulmonale Lymphfunktion sowie die Atemmechanik mit Betonung auf der Ausatmung auswirken können. Wie bei anderen Erkrankungen mit einer obstruktiven Komponente ist es ratsam, Techniken zu vermeiden, die eine Überblähung verstärken würden.

13.10 Zusammenfassung

Die Atemmechanik von Neugeborenen, Kleinkindern, Schulkindern und Teenagern ist unterschiedlich. Deshalb muss man wissen, was in der jeweiligen Altersgruppe zu erwarten ist. Während eine tiefe Bauchatmung beim Zweijährigen normal ist, wäre sie bei einem Zwölfjährigen Anlass zur Sorge. Natürlich muss sich bei jedem Kind mit einer Atemwegserkrankung zunächst der pulmonale und kardiovaskuläre Zustand stabilisiert haben, bevor mit der osteopathischen Behandlung begonnen werden darf. Bei der Untersuchung von Kindern mit Atemwegserkrankungen, akuten oder chronischen, sind mehrere allgemeine Faktoren zu beachten. Neben Atemfrequenz, Atemrhythmus, Atemarbeit und -effizienz sollte auch die tatsächliche Mechanik der Atmung systematisch untersucht werden. Das schließt nicht nur Zwerchfell und Brustkorb, sondern alle an der Atmung beteiligten muskuloskelettalen Gewebe mit ein. Die Atmung lässt sich als Gesamtkörperaktivität betrachten, was insbesondere bei Patienten, die in irgendeiner Weise geschwächt oder beeinträchtigt sind, eine wichtige Erkenntnis sein kann.

QUELLEN

Adams F. H., Yanagisawa M., Kuzela D., Martinek H. The disappearance of fetal lung fluid following birth. Journal of Pediatrics 78 (5), 1971, S. 837–843.

Alvarez J. E., Bodani J., Fajardo C. A., Kwiatkowski K., Cates D. B., Rigatto H. Sighs and their relationship to apnea in the newborn infant. Biology of the Neonate 63 (3), 1993, S. 139–146.

American Academy of Allergy, Asthma and Immunology. Pediatric asthma: promoting best practice. American Academy of Allergy, Asthma and Immunology, Milwaukee/Wisconsin 2002. www.aaai.org.

Avery M. E., Gatewood O. B., Brumley G. Transient tachypnea of newborn. Possible delayed resorption of fluid at birth. American Journal of Disease in Childhood 111 (4), 1966, S. 380–385.

Bader D., Ramos A. D., Lew C. D., Platzker A. C., Stabile M. W., Keens T. G. Childhood sequelae of infant lung disease: exercise and pulmonary function abnormalities after bronchopulmonary dysplasia. Journal of Pediatrics 110 (5), 1987, S. 693–699.

Balon J., Aker P. D., Crowther E. R. et al. A comparison of active and simulated chiropractic manipulation as adjunctive treatment for childhood asthma. New England Journal of Medicine 339 (15), 1998, S. 1013–1020.

Bosma J. F. Introduction to the symposium. In: Bosma J. F., Showacre J. (Hrsg.). Development of upper respiratory anatomy and function. NIH, Bethesda, 1975, S. 5–49.

Boucher R. C., Knowles M. R., Yankaskas J. R. Cystic fibrosis. In: Murray J., Nadel J. A. (Hrsg.). Textbook of respiratory medicine. WB Saunders, Philadelphia, 2000.

Boushey H. A., Corry D. B., Fahy J. V. Asthma. In: Murray J., Nadel J. A. (Hrsg.). Textbook of respiratory medicine. WB Saunders, Philadelphia, 2000.

Brouillette R. T., Fernbach S. K., Hunt C. E. Obstructive sleep apnea in infants and children. Journal of Pediatrics 100, 1982, S. 31.

Cotran R. S. Respiratory distress syndrome. In: Cotran R. S., Kumar V., Robbins S. L. (Hrsg.). Robbin's pathologic basis of disease. 4. Auflage, WB Saunders, Philadelphia, 1989.

Fiel S. B. Clinical management of pulmonary disease in cystic fibrosis. Lancet 341 (8852), 1993, S. 1070–1074.

Fitzgerald M., Stiles E. Osteopathic hospital's solution to DRG's may be OMT. D. O., 1984, S. 97–101.

Gibson R. L., Jackson J. C., Twiggs G. A., Redding G. J., Truog W. E. Bronchopulmonary dysplasia. Survival after prolonged mechanical ventilation. American Journal of Disease in Childhood 142 (7), 1988, S. 721–725.

Gillam G. L., McNicol K. N., Williams H. E. Chest deformity, residual airways obstruction and hyperinflation, and growth in children with asthma. II. Significance of chronic chest deformity. Archives of Disease in Childhood 45 (244), 1970, S. 789–799.

Guilleminault C. Obstructive sleep apnea syndrome and its treatment in children: areas of agreement and controversy. Pediatric Pulmonology 3 (6), 1987, S. 429–436.

Guilleminault C., Korobkin R., Winkle R. A review of 50 children with obstructive sleep apnea syndrome. Lung 159 (5), 1981, S. 275–287.

Haddad G. G., Mellins R. B. Hypoxia and respiratory control in early life. Annual Review of Physiology 46, 1984, S. 629.

Haddad G. G., Perez Fontain J. J. Development of the respiratory system. In: Behrman R. E., Kliegman R. M., Arvin H. B. (Hrsg.). Nelson's textbook of pediatrics.WB Saunders, Philadelphia, 1996.

Hazinski. Bronchopulmonary dysplasia. In: Chernick V., Boat T. (Hrsg.). Kendig's disorders of the respiratory tract in children. WB Saunders, Philadelphia, 1998, S. 364–389.

Howell R. K., Allen T. W. The influence of osteopathic manipulative therapy in the management of patients with chronic lung disease. Journal of the American Osteopathic Association 75, 1974, S. 757–760.

Husain A., Kumar V. The lung. In: Kumar V., Abbas A., Fausto N. (Hrsg.). Robbins and Cotran pathologic basis of disease. Elsevier Saunders, Philadelphia 2005, S. 711–772.

Kercsmar C. Asthma. In: Chernick V., Boat T. (Hrsg.). Kendig's disorders of the respiratory tract in children. WB Saunders, Philadelphia, 1998, S. 688–731.

Kinney H. C., Filiano J. J. Brainstem research in sudden infant death syndrome. Pediatrician 15 (4), 1988, S. 240–250.

Kirkpatrick B. V., Mueller D. G. Respiratory disorders in the newborn. In: Chernick V., Boat T. (Hrsg.). Kendig's disorders of the respiratory tract in children. WB Saunders, Philadelphia, 1998.

Kliegman R. Perinatal and neonatal Medicine. In: Kliegman R., Behrman R. E., Jenson H. B. et al. (Hrsg.). Nelson's textbook of pediatrics. Elsevier Saunders, Philadelphia, 2007, S. 93–109.

Laurikainen E., Aitasalo K., Erkinjuntti M., Wanne O. Sleep apnea syndrome in children – secondary to adenotonsillar hypertrophy? Acta Otolaryngologica Supplement 492, 1992, S. 38–41.

Lee S., Hassan A., Ingram D., Milner A. D. Effects of different modes of delivery on lung volumes of newborn infants. Pediatric Pulmonology 27 (5), 1999, S. 318–321.

MacLusky I., McLaughlin F. J., Levison H. Cystic fibrosis: Part II. Current Problems in Pediatrics 15 (7), 1985, S. 1–39.

MacLusky I., Levison H. Cystic Fibrosis. In: Chernick V., Boat T. (Hrsg.). Kendig's disorders of the respiratory tract in children. WB Saunders, Philadelphia, 1998.

Maitra A., Kumar V. Diseases of infancy and childhood. In: Kumar V., Abbas A., Fausto N. (Hrsg.). Robbins and Cotran pathologic basis of disease. Elsevier Saunders, Philadelphia 2005, S. 469–508.

Marchal F., Bairam A., Vert P. Neonatal apnea and apneic syndromes. Clinical Perinatology 14 (3), 1987, S. 509–529.

Meisels S. J., Plunkett J. W., Roloff D. W., Pasick P. L., Stiefel G. S. Growth and development of preterm infants with respiratory distress syndrome and bronchopulmonary dysplasia. Pediatrics 77 (3), 1986, S. 345–352.

Milner A. D., Saunders R. A., Hopkin I. E. Effects of delivery by caesarean section on lung mechanics and lung volume in the human neonate. Archives of Disease in Childhood 53 (7), 1978, S. 545–548.

Montan S., Arul-Kumeran S. Neonatal respiratory distress syndrome. Lancet 367, 2006, S. 1878–1879.

National Asthma Education and Prevention Program. NAEPP guidelines for the diagnosis and management of asthma – update on selected topics. Washington, DC, 2002. NIH Publ no. 02-5075.

Northway W. H., Rosan R. C., Porter D. Y. Pulmonary disease following respiratory therapy of hyaline-membrane disease. Bronchopulmonary dysplasia. New England Journal of Medicine 276, 1976, S. 357–368.

O'Brodovich H. M., Haddad G. G. The functional basis of respiratory pathology and disease. In: Chernick V., Boat T. (Hrsg.). Kendig's disorders of the respiratory tract in children. WB Saunders, Philadelphia, 2001, S. 27–74.

Potsic W. P., Pasquariello P. S., Baranak C. C., Marsh R. R., Miller L. M. Relief of upper airway obstruction by adenotonsillectomy. Otolaryngology and Head and Neck Surgery 94 (4), 1986, S. 476–480.

Rosenstein B. J., Cutting G. R. The diagnosis of cystic fibrosis: a consensus statement. Journal of Pediatrics 132, 1998, S. 589–592.

Schmidt-Nowara W. W. Continuous positive airway pressure for long-term treatment of sleep apnea. American Journal of Disease in Childhood 138 (1), 1984, S. 82–84.

Shimizu T., Mochizuki H., Tokuyama K., Morikawa A. Relationship between the acid-induced cough response and airway responsiveness and obstruction in children with asthma. Thorax 51 (3), 1996, S. 284–287.

Smith V. C., Zupanoc J. A. F., McCormick M. C. et al. Trends in severe bronchopulmonary dysplasia rates between 1994 and 2002. Journal of Pediatrics 146, 2005, S. 469–473.

Sung D. S., Hsieh K. S. The key changes in pediatric and neonatal cardiopulmonary resuscitation. Acta Paediatrica (Taiwan) 48, 2007, S. 52–56.

Van Marter L. J. Strategies for preventing bronchopulmonary dysplasia. Current Opinions in Pediatrics 17, 2005, S. 174–180.

Verloove-Vanhorick S. P., Verwey R. A., Brand R. Neonatal mortality risk in relation to gestational age and birth weight. Lancet 1, 1986, S. 55–57.

Vogel G. New clues to asthma therapies. Science 276, 1997, S. 1643–1645.

Wald E. R. Chronic sinusitis in children. Journal of Pediatrics 127 (3), 1995, S. 339–347.

Willinger M. SIDS prevention. Pediatric Annual 24 (7), 1995, S. 358–364.

Willinger M., Hoffman H. J., Hartford R. B. Infant sleep position and risk of sudden infant death syndrome: report of meeting held January 13 and 14, 1994. Pediatrics 93, 1994, S. 814–819.

Zylke J. W. Sudden infant death syndrome: resurgent research offers hope. Journal of the American Medical Association 262 (12), 1989, S. 1565–1566.

WEITERFÜHRENDE LITERATUR

Adams F. H., Latta H., el Salawy A., Nozaki M. The expanded lung of the term fetus. Journal of Pediatrics 75 (1), 1969, S. 59–66.

Avery M. E., Gatewood O. B., Brumley G. Transient tachypnea of the newborn. American Journal of Disease in Childhood 11, 1966, S. 380.

Bosma J. F., Showacre J. (Hrsg.). Symposium on development of upper respiratory anatomy and function: implications for sudden infant death syndrome. NIH, Bethesda, 1975.

Chernick V., Boat T. (Hrsg.). Kendig's disorders of the respiratory tract in children. WB Saunders, Philadelphia, 1998.

Chessare J. B., Hunt C. E., Bourguignon C. et al. A community-based survey of infant sleep position. Pediatrics 96 (5 Pt 1), 1995, S. 893–896.

Donner M. W., Bosma J. F., Robertson D. L. Anatomy and physiology of the pharynx. Gastrointestinal Radiology 10 (3), 1985, S. 196–212.

Guilleminault C., Stoohs R. Obstructive sleep apnea syndrome in children. Pediatrician 17 (1), 1990, S. 46–51.

Guilleminault C., Stoohs R. Chronic snoring and obstructive sleep apnea syndrome in children. Lung 168 (suppl), 1990, S. 912–919.

Guilleminault C., Pelayo R., Leger D., Clerk A., Bocian R. C. Recognition of sleep-disordered breathing in children. Pediatrics 98 (5), 1996, S. 871–882.

Haddad G. G., Perez Fontain J. J. Congenital abnormalities. In: Behrman R. E., Kliegman R. M., Arvin H. B. (Hrsg.). Nelson's textbook of pediatrics. WB Saunders, Philadelphia, 1996.

Haddad G. G., Perez Fontain J. J. Regulation of respiration. In: Behrman R. E., Kliegman R. M., Arvin H. B. (Hrsg.). Nelson's textbook of pediatrics. WB Saunders, Philadelphia, 1996.
Hageman J. R., Adams M. A., Gardner T. H. Persistent pulmonary hypertension of the newborn. Trends in incidence, diagnosis, and management. American Journal of Disease in Childhood 138 (6), 1984, S. 592–595.
Hageman J. R., Adams M. A., Gardner T. H. Pulmonary complications of hyperventilation therapy for persistent pulmonary hypertension. Critical Care Medicine 13 (12), 1985, S. 1013–1014.
Haouzi P., Marchal F., Huszczuk A. Muscle perfusion and control of breathing: is there a neural link? Advance in Experimental and Medical Biology 393, 1995, S. 363–368.
Hondras M. A., Linde K., Jones A. P. Manual therapy for asthma. Cochrane Database System Reviews 2: CD001002, 2000.
McNicol K. N., Williams H. E., Gillam G. L. Chest deformity, residual airways obstruction and hyperinflation, and growth in children with asthma. I. Prevalence findings from an epidemiological study. Archives of Disease in Childhood 45 (244), 1970, S. 783–788.
Meisels S. J., Plunkett J. W., Pasick P. L., Stiefel G. S., Roloff D. W. Effects of severity and chronicity of respiratory illness on the cognitive development of preterm infants. Journal of Pediatric Psychology 12 (1), 1987, S. 117–132.
Murray J., Nadel J. A. Textbook of respiratory medicine. WB Saunders, Philadelphia, 2000.
Nicolai T., von Mutius E. Risk of asthma in children with a history of croup. Acta Paediatrica 85 (11), 1996, S. 1295–1299.
Plunkett J. W., Meisels S. J., Stiefel G. S., Pasick P. L., Roloff D. W. Patterns of attachment among preterm infants of varying biological risk. Journal of the American Academy of Child Psychiatry 25 (6), 1986, S. 794–800.
Schmidt-Nowara W. W. Body position does not affect apnea frequency. Sleep 11 (4), 1988, S. 402.
Schmidt-Nowara W. W. Cardiovascular consequences of sleep apnea. Progress in Clinical and Biological Research 345, 1990, S. 377–385.
Schmidt-Nowara W. W., Appel D. Periodic breathing and sleep apnea. American Review of Respiratory Disease 127 (4), 1983, S. 524–525.
Schwartz J., Weiss S. T. Relationship of skin test reactivity to decrements in pulmonary function in children with asthma or frequent wheezing. American Journal of Respiratory and Critical Care Medicine 152 (6 Pt 1), 1995, S. 2176–2180.
Stiles E. Manipulative management of chronic lung disease. Journal of the American Osteopathic Association 9 (8), 1981, S. 300–304.
Wald E. R. Diagnosis and management of sinusitis in children. Advances in Pediatric Infectious Disease 12, 1996, S. 1–20.
Weese-Mayer D. E., Hunt C. E., Brouillette R. T., Silvestri J. M. Diaphragm pacing in infants and children. Journal of Pediatrics 120 (1), 1992, S. 1–8.

KAPITEL

14 Gastroenterologie

14.1 Saugen

Die Funktion des Gastrointestinaltrakts beginnt im Mund, wo Zunge, Zähne und Speicheldrüsen den Verdauungsprozess in Gang setzen. Beim Neugeborenen ist das Saugen ein essenzieller Bestandteil dieses Prozesses. Es lässt sich in zwei Kategorien unterteilen: nährendes und nicht-nährendes Saugen. Beim nicht-nährenden Saugen handelt es sich um ein orales Aktivitätsmuster, das sich in der 18. Schwangerschaftswoche zum ersten Mal in Form spontaner Mundbewegungen beobachten lässt [Boyle 1992]. Diese Bewegungen sind Vorläufer des späteren nährenden Saugens. Nicht-nährendes Saugen erzeugt zu wenig Druck, um tatsächlich Milch in den Mund zu saugen. Es kann spontan oder reflexhaft auftreten, wie etwa das Saugen an einem Schnuller. Frühgeborene sind bis zur 32. Schwangerschaftswoche noch nicht imstande, koordiniert und wirksam zu saugen, zeigen aber bereits Saugbewegungen; deshalb müssen sie in der Regel per Sonde ernährt werden. Zwischen der 32. und 36. Schwangerschaftswoche geborene Säuglinge weisen ebenfalls noch ein unreifes Saugmuster auf, das aber schon etwas wirksamer ist [Boyle 1992, Milla 1996]. Bei der ersten Gruppe entwickelt sich gewöhnlich etwa 1–2 Wochen nach der Geburt ein ausgereiftes Saugmuster und bei der zweiten Gruppe in weniger als einer Woche. Es gibt Hinweise darauf, dass ein nährendes Saugverhalten bei Frühgeborenen durch Saugbewegungen stimuliert werden kann [Bernbaum et al. 1983]. Nicht-nährendes Saugen stimuliert möglicherweise auch die Gewichtszunahme bei Frühgeborenen und verkürzt damit die Dauer des Klinikaufenthalts [Measel & Anderson 1979, Field et al. 2001, Bernbaum et al. 1983].

Nährendes Saugverhalten unterscheidet sich mechanisch von der Art, wie ein Erwachsener Flüssigkeit durch einen Strohhalm trinkt. Am nährenden Saugen des Säuglings ist eine koordinierte Bewegung von Zunge, Zungenbein, Unterkiefer und Unterlippe beteiligt, wodurch die Zunge in sehr schnellem Rhythmus kräftig gegen den Gaumen gepresst wird. Ein ausgereiftes nährendes Saugmuster besteht aus 10–30 Saugbewegungen (mit einer Rate von zwei pro Sekunde) mit ein bis vier Schluckbewegungen dazwischen [Boyle 1992]. Dieses Aktivitätsmuster hängt von der Koordination zwischen den zahlreichen Muskeln von Zunge, Pharynx und Trigonum submentale ab. Der Zungenkörper des Säuglings muss sich vollständig an den Gaumen anlegen und dann rasch wegbewegen, um so den nötigen Unterdruck zu erzeugen, der die Milch in den Oropharynx zieht. Man kann sich die Zunge wie einen Kolben im Zylinder des Mundes vorstellen [Boyle 1992]. Damit das Saugen

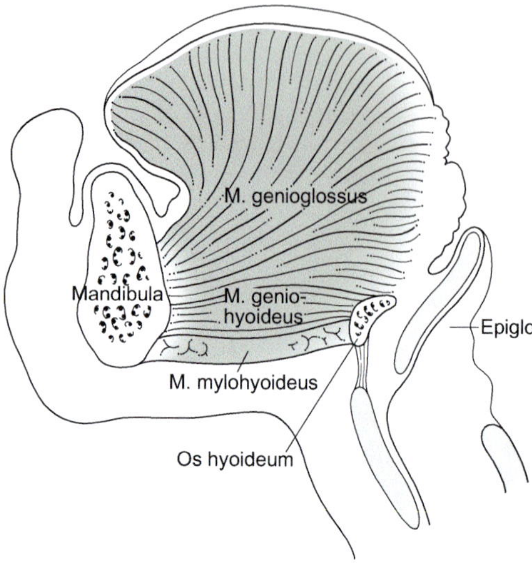

Abb. 14.1 Laterale Ansicht der Zunge und ihrer Ansatzstellen. M. genioglossus, M. geniohyoideus und M. mylohyoideus sind gekennzeichnet.

gleichmäßig und wirksam ist, muss die Zungenwurzel von unten stabilisiert werden, während sich der Zungenkörper zum Gaumen hin und weg bewegt (➤ Abb. 14.1). Die Stabilisierung der Zungenwurzel wird durch die koordinierte Aktivität von Os hyoideum und Mandibula sowie der damit verbundenen Muskeln erreicht.

Die Zunge ist eine komplexe Muskelstruktur, die aus Binnen- und Außenmuskeln besteht. Die Binnenmuskeln sind für Veränderungen der Zungenform zuständig, was eine Feinarbeit an Nahrungsbissen und die sprachliche Artikulation ermöglicht. Beim Neugeborenen und Säugling sind die Außenmuskeln an der koordinierten Aktivität des Saugens beteiligt. Im Gegensatz zu den Binnenmuskeln setzen sie an Knochen wie Mandibula, Os temporale und/oder Os hyoideum an (➤ Abb. 14.2). Über diese Verbindungen können sie ihre Position stabilisieren und die Interaktionen der Zunge mit diesen Strukturen koordinieren [Bosma 1986, Standring 2004]. Qualität und Charakter der Bewegungen, die aus der Kontraktion von M. genioglossus, M. hyoglossus und M. geniohyoideus resultieren, werden durch die Biomechanik von Mandibula und Os hyoideum sowie indirekt auch der oberen Extremitäten und des Thorax beeinflusst. Das Os hyoideum ist über das Lig. stylohyoideum, den M. stylohyoideus und den M. digastricus am Os temporale aufgehängt (➤ Abb. 14.3). Beim Erwachsenen liegt das Os hyoideum im vorderen Halsgewebe unter der Mandibula. Bei Neugeborenen und Säuglingen befindet es sich innerhalb des Unterkieferbogens, auf gleicher Höhe mit den

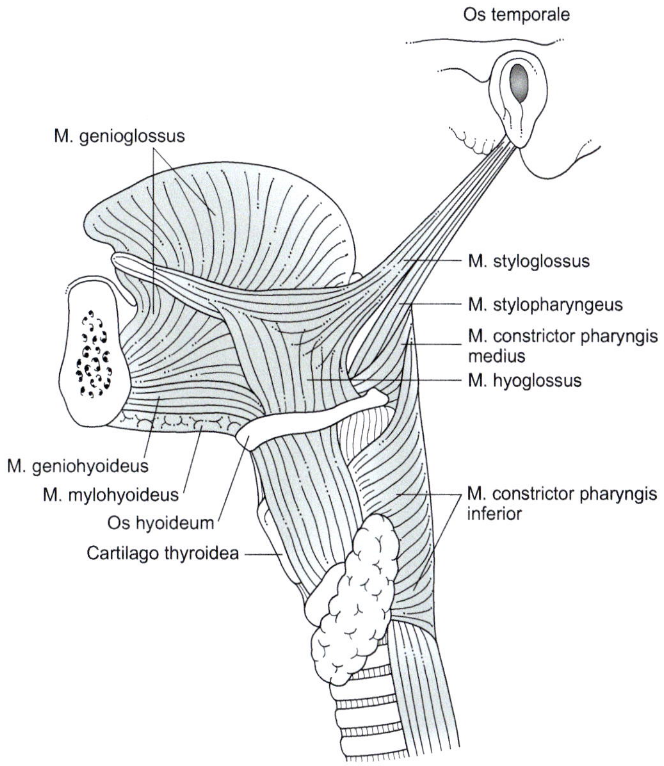

Abb. 14.2 Parasagittale Ansicht der Mund- und Rachenmuskeln und ihre Lagebeziehung zu Os temporale, Mandibula und Os hyoideum. Beachten Sie, dass praktisch das gesamte Oropharyngealsystem an der Schädelbasis (am Os temporale) aufgehängt ist, wobei Os hyoideum und Mandibula als vordere Stützen dienen.

submentalen Muskeln, die auf einer Transversalebene liegen [Bosma 1986]. Es wird außerdem von den darunter befindlichen oberflächlichen Rachenmuskeln beeinflusst (➤ Abb. 14.4). Schließlich können über den M. omohyoideus und den M. sternohyoideus auch die

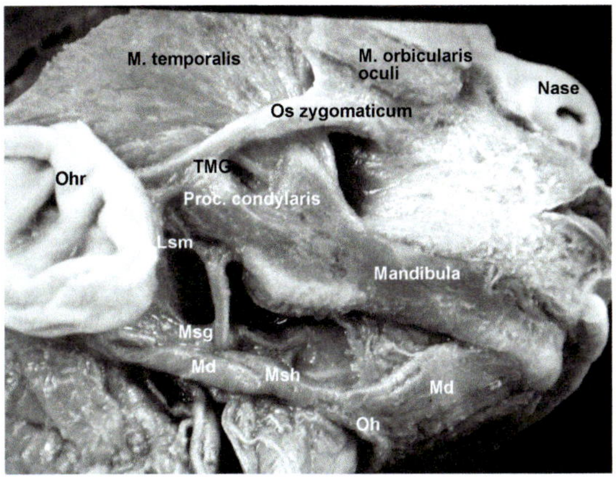

Abb. 14.3 Rechte Gesichtsseite eines reifen Neugeborenenpräparats, in der Ansicht von leicht posterior und lateral. Ohr und Nase sind als Orientierungspunkte gekennzeichnet. Die Muskeln unterhalb der Mandibula sind mit Msh = M. stylohyoideus, Md = M. digastricus, Msg = M. styloglossus beschriftet. Os hyoideum (Oh), Art. temporomandibularis (TMG = Temporomandibulargelenk) und Lig. stylomandibulare (Lsm) sind ebenfalls sichtbar. *[Mit freundlicher Genehmigung der Willard & Carreiro Collection]*

Schultern und Schlüsselbeine auf das Os hyoideum einwirken (➤ Abb. 14.5). Jede biomechanische Belastung in einer dieser Strukturen kann die Saugwirkung beeinträchtigen.

So kann beispielsweise eine asymmetrische Position der Schlüsselbeine oder Schulter aufgrund eines Geburtstraumas den Tonus des M. omohyoideus oder des M. sternohyoideus beeinflussen. Das könnte zu einer lateralen und inferioren Verschiebung des Os hyoideum führen und damit die biomechanische Wirksamkeit der an ihm befestigten Außenmuskeln der Zunge beeinträchtigen. Im Endeffekt würde sich die Zunge asymmetrisch in der Mundhöhle bewegen. Statt die Zunge ordentlich an den Gaumen zu drücken und wieder wegzuziehen, zeigt der Säugling ein abweichendes Saugmuster. Ein ähnliches Problem, wenn auch mit einem symmetrischeren Muster, tritt bei einem kurzen Frenulum auf.

Die Wirksamkeit des Saugmusters kann auch neurologisch beeinträchtigt sein. Eine echte Lähmung des N. vagus oder des N. glossopharyngeus wirkt sich auf das Saugen und Schlucken aus. Durch eine Schädigung des N. hypoglossus oder des Nucleus n. hypoglossi, die bei Neugeborenen allerdings ungewöhnlich ist, kommt es zu einer Parese der ipsilateralen Muskeln. Das manifestiert sich unmittelbar nach der Geburt als stark ab-

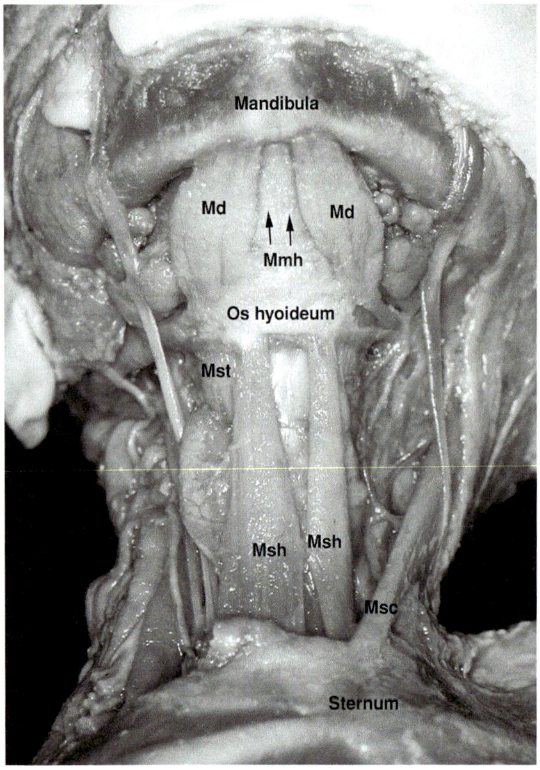

Abb. 14.4 Vordere Halsstrukturen eines Neugeborenenpräparats, in der Ansicht vom Thorax zum Unterkiefer. Mandibula, Sternum und Os hyoideum sind eingezeichnet. Md = M. digastricus, Mmh = M. mylohyoideus, Mst = M. sternothyroideus, Msh = M. sternohyoideus, Msc = M. sternocleidomastoideus. *[Mit freundlicher Genehmigung der Willard & Carreiro Collection]*

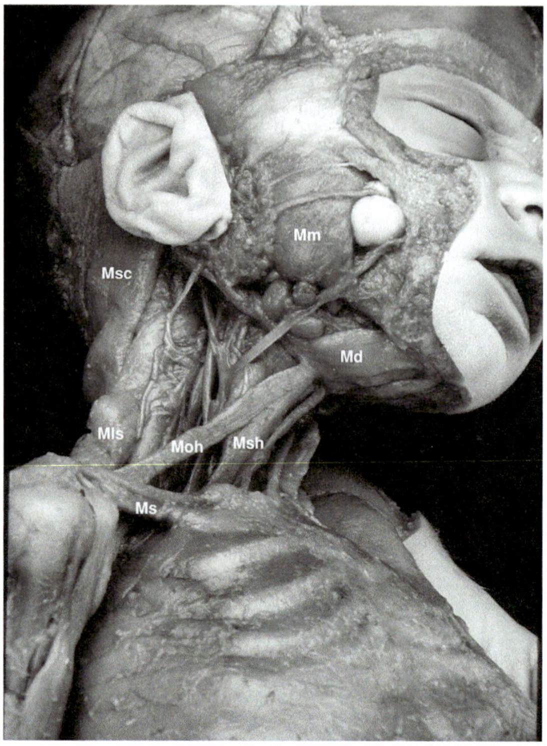

Abb. 14.5 Laterale Ansicht der oberflächlichen Muskelschicht eines Neugeborenenpräparats mit M. omohyoideus (Moh), M. subclavius (Ms), M. levator scapulae (Mls), M. splenius capitis (Msc), M. masseter (Mm), M. digastricus (Md) und M. sternohyoideus (Msh). *[Mit freundlicher Genehmigung der Willard & Carreiro Collection]*

weichendes Saugmuster aufgrund der asymmetrischen Zungenbewegung. Die Zunge weicht dabei zur geschädigten Seite ab. Magoun [1976] beschrieb eine Irritation des N. hypoglossus in Höhe des Canalis nervi hypoglossi, aus der eine schwache oder unzureichende Saugaktivität resultierte. Ebenso kann eine Irritation des N. glossopharyngeus, N. vagus oder N. accessorius, die durch das Foramen jugulare verlaufen, die Saug- oder Schluckfunktion schwächen. Diese Nerven oder wahrscheinlich eher ihre mikroskopisch kleinen Versorgungsgefäße können durch anomale Stress- und Spannungsmuster in den Weichteil- oder Knorpelstrukturen der Schädelbasis beeinträchtigt sein. Dadurch können sich Leitungs- und Depolarisationseigenschaften verändern. In Kapitel 3 wurde der Schädel von Neugeborenen als größtenteils knorpelig, besonders im Bereich der knöchernen Gelenkverbindungen, beschrieben.

Der N. hypoglossus tritt über den Canalis nervi hypoglossi auf der Schädelunterseite aus dem Schädel aus. Beim Erwachsenen ist dies ein gut abgegrenzter knöcherner Kanal, der auf der Innenfläche des Foramen magnum unterhalb des Condylus occipitalis beginnt und auf der Außenfläche endet (> Abb. 14.6). Beim Neugeborenen und Säugling ist dieser Bereich knorpelig. Da der Condylus occipitalis aus zwei Teilen besteht, können Größe und Form des Nervenkanals durch Distorsionen der beiden Teile beeinträchtigt sein. Viele Bindegewebe- und Muskelstrukturen setzen in der Nähe dieses Bereichs an. Während des Geburtsvorgangs kommt es zu einer starken Flexion und Rotation des kraniozervikalen Übergangsbereichs und der Halswirbelsäule. Befindet sich der Kopf des Kindes unter der Geburt in einer asynklitischen Position, können die subokzipitalen und kranialen Gewebe gezerrt werden und sich entzünden (> Kap. 8). Wegen der engen Nachbarschaft können Schwellungen und Muskelspasmen in diesem Bereich zu Gefäßstauungen oder einer leichten Hypoxie führen und so den N. hypoglossus beeinträchtigen.

Im Foramen jugulare verlaufen die V. jugularis sowie die Hirnnerven IX, X und XII. Beim Neugeborenen befindet sich das Foramen als kaum definierter Raum in der knorpeligen Verbindung von Os occipitale und Os temporale (> Abb. 14.7). Der N. glossopharyngeus

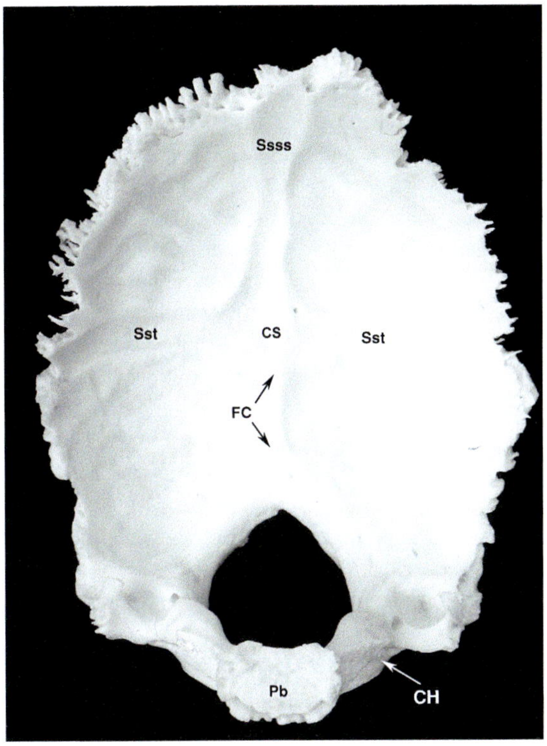

Abb. 14.6 Isoliertes Os occipitale eines Adoleszentenpräparats, Ansicht der Innenfläche. Pars basilaris ossis occipitalis (Pb), Canalis nervi hypoglossi (CH), Sulcus sinus transversi (Sst), Sulcus sinus sagittalis superioris (Ssss) und Confluens sinuum (CS) sind eingezeichnet, ebenso die Ansatzstellen der Falx cerebelli (FC). *[Mit freundlicher Genehmigung der Willard & Carreiro Collection]*

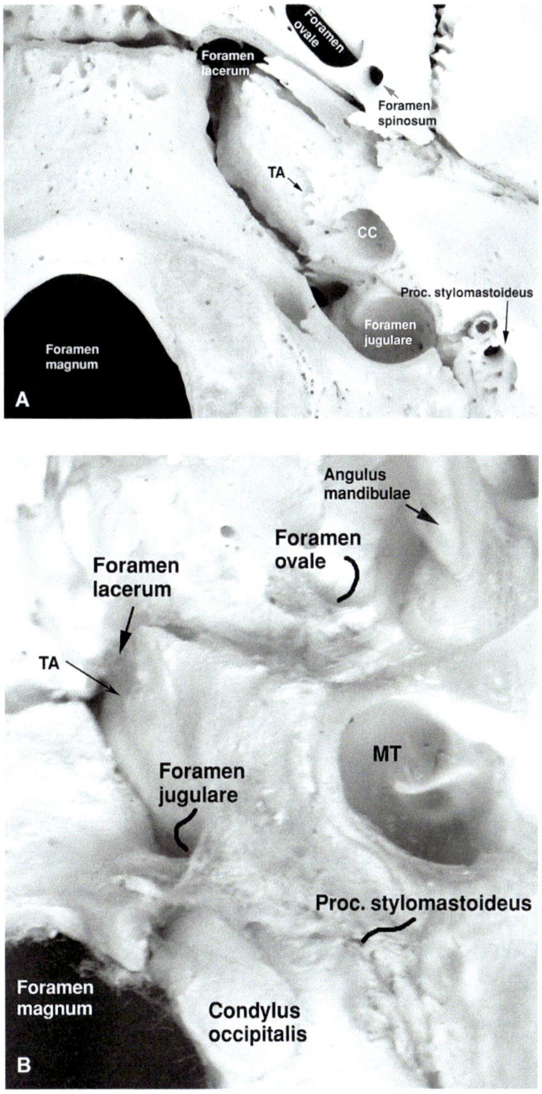

Abb. 14.7 Nahaufnahmen der Schädelinnenfläche eines Erwachsenen **A** und eines Säuglings **B** zum Vergleich. Die Wände des Foramen jugulare werden vom Os occipitale und Os temporale gebildet. Tuba auditiva (TA), Membrana tympani (MT) und Canalis caroticus (CC) sind eingezeichnet. *[Mit freundlicher Genehmigung der Willard & Carreiro Collection]*

zieht an der Foramenwand entlang und kerbt dabei den Knochen. Auf der Außenfläche setzen nahe am Foramen die tiefen Stellmuskeln von Kopf und Hals sowie die Gaumenpfeiler an. Durch anomale Gewebespannungen oder Zerrungen des Bindegewebes, der Muskeln oder Knorpelteile können die empfindlichen Strukturen, die durch das Foramen verlaufen, gereizt werden.

Das Saugmuster des Säuglings lässt sich während der körperlichen Untersuchung leicht beurteilen, indem man ihm das distale Glied des kleinen Fingers vorsichtig in den Mund steckt. Kräftiges koordiniertes Saugen ist sofort zu erkennen. Beide Zungenhälften sollten sich gleichzeitig an den Gaumen anlegen. Der Bewegungsablauf zwischen Mandibula, Zunge und Gaumen sollte gleichmäßig und koordiniert sein. Das Os hyoideum lässt sich innerhalb des Unterkieferbogens palpieren. Es sollte auf der Mittellinie liegen und sich synchron mit der Mandibula bewegen, wenn die Zunge sich dem Gaumen nähert. Weicht das Os hyoideum nach lateral ab, ist möglicherweise auch der ipsilaterale M. digastricus oder M. omohyoideus beteiligt. Bei einem Höhenunterschied der beiden Hörner des Os hyoideum sollten der M. sternohyoideus und das Schlüsselbein auf der Seite des tiefer stehenden Horns sowie der M. stylohyoideus, das Os temporale und die Mechanik der Schädelbasis auf der Seite des höher stehenden Horns überprüft werden. Im Allgemeinen scheinen sich Distorsionen im kraniozervikalen Übergangsbereich nicht unmittelbar auf die Mechanik des Os hyoideum auszuwirken, auch wenn die resultierende Gewebespannung zu einer Irritation des N. hypoglossus führen kann. Um die Gewebebeziehungen zu normalisieren, sollte eine osteopathische Behandlung eingeleitet werden. Untersuchungen deuten darauf hin, dass Kinder mit einer Saugdysfunktion nach einer osteopathischen Manipulation deutlich besser saugen [Fraval 1998].

Wenn ein anomales oder ineffektives Saugmuster vorliegt, sollte der Säugling osteopathisch untersucht und ein Spezialist konsultiert werden. Bei Stillproblemen spielen aber häufig Körperhaltung der Mutter, Form der Brustwarze und falsche Stilltechnik eine Rolle. Damit der Säugling möglichst viel von der fettreichen Muttermilch aufnehmen kann, wird empfohlen, ihn bei jedem Stillen nur an einer Brust anzulegen [Woodward et al. 1989]. Untersuchungen lassen nämlich vermuten, dass die „Nachmilch" einen höheren Fettgehalt aufweist als die „Vormilch" [Jensen et al. 1978, Woodward et al. 1989, Boersma et al. 1991].

14.2 Schlucken

Auch wenn der Fetus bereits Fruchtwasser schlucken kann, fehlt doch bis zur 34. Schwangerschaftswoche die Koordination der oralen, pharyngealen und ösophagealen Schluckphase. Bei Kindern und Erwachsenen ist das Schlucken in der Anfangsphase, der oropharyngealen Phase, ein willkürlicher Akt; bei Früh- und reifen Neugeborenen dagegen ist das Schlucken wie das Saugen eine Reflexbewegung, die durch die neurologische Entwicklung beeinflusst wird. Wie bereits erwähnt, haben Untersuchungen gezeigt, dass eine Stimulation nichtnährender Saugbewegungen bei Frühgeborenen mit einer beschleunigten Entwicklung des reifen Saugverhaltens und einer verbesserten Darmpassagezeit verbunden ist [Bernbaum et al. 1983].

Die Mechanik des Schluckens umfasst drei Phasen: eine orale, eine pharyngolaryngeale und eine ösophageale Phase [Boyle 1992, Reynolds 1995, Guyton 1996, Milla 1996]. In der oralen Phase schiebt die Zunge den Milch- oder Nahrungsbolus zum Oropharynx. Hat der Bolus den hinteren Bereich des Oropharynx erreicht, lösen Rezeptoren am Gaumenbogen und in der Rachenwand eine Kaskade von Ereignissen aus, an denen N. trigeminus, N. glossopharyngeus, N. vagus und N. hypoglossus beteiligt sind. Das leitet die zweite Schluckphase ein. Der weiche Gaumen hebt sich gegen den harten Gaumen und verschließt damit den, Nasopharynx. Gleichzeitig ziehen M. styloglossus und M. hyoglossus die Zunge nach hinten, während sich die Epiglottis über den Larynx faltet und die Stimmbänder zusammengezogen werden. Während der Larynx in Richtung Epiglottis hochgezogen wird, bewegt sich der proximale Teil des Ösophagus nach vorn. Dann drücken die Mm. constrictor pharyngis medius und inferior den Bolus nach unten, während sich der obere Ösophagussphinkter entspannt. Diese Schluckphase dauert weniger als 2 Sekunden, und auch wenn der Atem angehalten wird, bleibt dies im Allgemeinen unbemerkt. In der dritten Schluckphase, der sog. ösophagealen Phase, breitet sich die peristaltische Welle, die durch die Schnürmuskeln im Pharynx ausgelöst wird und den Nahrungsbolus voranbewegt, weiter aus. Mit dieser primären Peristaltikwelle dauert es im Allgemeinen 8–10 Sekunden, bis der Nahrungsbolus das untere Ende des Ösophagus erreicht hat. Kommt der Speisebrei nicht bereits mit der ersten Welle dort hin, sorgen sekundäre Wellen, die durch die Ösophagusdistension ausgelöst werden, für seinen Weitertransport. Als Reaktion auf die primäre Peristaltikwelle tritt gleichzeitig eine Entspannung von Magen und Duodenum ein. So gelangt der Nahrungsbolus leicht in den aufnahmebereiten Magen.

Der Fetus beginnt gegen Ende des ersten Trimenons mit dem Schlucken. Es bleibt jedoch bis zur Geburt noch unkoordiniert, selbst bei reifen Neugeborenen. Die Schluckphasen entwickeln und verfeinern sich über mehrere Tage nach der Geburt, wobei die Pharyngolaryngealphase eine höhere Frequenz und Geschwindigkeit als beim Erwachsenen aufweist. Bei Neugeborenen und Säuglingen wird die Mechanik des Schluckvorgangs noch viel stärker durch lokale sensorische Mechanismen moduliert als bei Erwachsenen [Stevenson & Allaire 1991, Milla 1996]. Bei Kindern mit schweren neurologischen Störungen infolge einer Zerebralparese bei Motoneuron- oder Muskelerkrankungen, angeborenen Fehlbildungen und Stoffwechselerkrankungen können ösophageale Motilitätsstörungen auftreten. Störungen des Schluckakts werden als Dysphagie bezeichnet und gehen in der Regel mit Motilitätsstörungen einher, während man bei schmerzhaften Schluckbeschwerden von Odynophagie spricht. Diese kann bei Krabbelkindern und Kleinkindern auf Fremdkörper, Infektionen, Entzündungen oder Raumforderungen zurückzuführen sein.

14.3 Gastroösophagealer Reflux

Beim gastroösophagealen Reflux (GÖR) fließen Magensaft und Mageninhalt zurück in den Ösophagus. Obwohl ein Reflux fast bei jedem Menschen gelegentlich auftritt, ist er in der Regel asymptomatisch, sporadisch und klinisch nicht relevant. Ist der Reflux jedoch chronisch oder sehr stark, können die lokalen Schutzmechanismen, die eine Verletzung des Gewebes verhindern sollen, überfordert sein, was zu einer Entzündung der Ösophagusschleimhaut führt. Dass ein Reflux bei Säuglingen und Kleinkindern besonders häufig ist, liegt teilweise am unreifen Zustand des Gastrointestinaltrakts.

Bei Neugeborenen zeigt sich ein gastroösophagealer Reflux meist in Form von Spucken oder Erbrechen nach oder während des Fütterns. Bei 85% der Kinder mit GÖR kommt es zu übermäßigem Erbrechen in der ersten Lebenswoche [Herbst 2000]. Bei Klein- und Schulkindern kann sich ein GÖR auch mit Thoraxschmerzen, chronischem Husten, wiederholten Lungenentzündungen, Keuchatmung oder Anorexie manifestieren. Auch wenn ein GÖR vermehrt bei Patienten mit Asthma oder Aspirationspneumonie aufzutreten scheint, ist unklar, welche Rolle er tatsächlich bei Atemwegserkrankungen wie Asthma, Säuglingsapnoe und plötzlichem Kindstod spielt [Allen 1984, Kahn et al. 1992, Herbst 2000]. Vermutlich wird die bronchiale Irritation oder Entzündung in Verbindung mit einem GÖR über einen vago-vagalen Reflex oder das Mukosa-assoziierte lymphoide Gewebe (MALT) bewirkt.

Die häufigste Komplikation eines GÖR ist eine Entzündung der Ösophagusschleimhaut, die zur Ösophagitis führen kann (➤ Abb. 14.8). Als schwere Form kann sich aufgrund der chronischen Irritation eine Dysplasie im gastroösophagealen Übergangsbereich entwickeln (sog. Barrett-Ösophagus). In beiden Fällen hängen die Folgen von Ausmaß, Dauer und Chronizität des Refluxes ab. Ein leichter chronischer Reflux lässt sich möglicherweise durch Mechanismen wie die Speichelproduktion und Ösophagus-Clearance, die den Schleimhautkontakt mit Magensäure verringern, neutralisieren. Weitere Komplikationen bei Kindern mit langfristigem GÖR sind Ösophagusstenose und -karzinom.

14.3.1 Natürliche Barrieren gegen gastroösophagealen Reflux

Unter normalen Bedingungen vergrößert sich durch den höheren Druck im Magen als im Ösophagus die Wahrscheinlichkeit, dass Mageninhalt in den Ösophagus zurückfließt. Der Ösophagus ist mit mehrschichtigem Plattenepithel ausgekleidet, dem die schützenden Anpassungsmechanismen der Magenschleimhaut fehlen. Aufgrund seiner starken Azidität ist der Mageninhalt für dieses Epithel besonders schädlich. Drei inhärente Mechanismen schützen den Ösophagus vor dieser Säurebelastung [Altschuler 1992, Ogorek 1995]: Erstens eine Hochdruckzone am gastroösophagealen Übergang, die den Reflux von Mageninhalt in den Ösophagus verhindert. Zweitens die Ösophagusperistaltik, die den Ösophagus frei macht, indem sie Zurückgeflossenes wieder in den Magen befördert. Drittens eine vermehrte Speichelproduktion als Reaktion auf den verringerten pH-Wert im Ösophagus. Der Speichel wirkt als Puffer und neutralisiert den sauren Reflux. Die durch Säuregesteigerte Speichelproduktion erklärt möglicherweise auch das Sodbrennen, das bei GÖR auftritt [Ogorek 1995].

Die Hochdruckzone (HDZ) im unteren Ösophagus ist vermutlich der stärkste Antirefluxmechanismus. Beim Erwachsenen erstreckt sie sich über einen Bereich von 3–4 cm, beim Neugeborenen ist sie etwas kleiner. Beim Erwachsenen liegt der Ruhedruck in diesem Bereich zwischen 15 und 35 mmHg über dem Magendruck

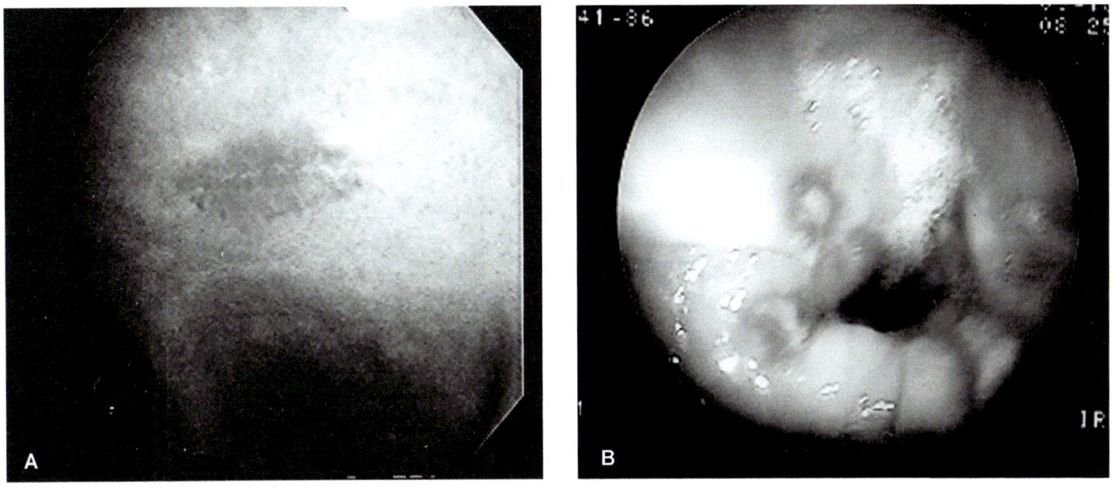

Abb. 14.8 Endoskopische Aufnahmen des gastroösophagealen Übergangsbereichs. **A** Lokale Entzündung: Beachten Sie den geröteten Schleimhautbezirk. **B** Ösophagitis: Beachten Sie den erythematösen Ring um die abgeblassten Stellen. Dabei handelt es sich um Bezirke mit starker Schleimhautentzündung und lokaler Gewebezerstörung. *[Mit freundlicher Genehmigung der Willard & Carreiro Collection]*

[Welch & Gray 1982, Pelot 1995]. Bei Frühgeborenen und reifen Neugeborenen ist der Druck in der HDZ im Allgemeinen niedriger, am niedrigsten bei den jüngsten Frühgeborenen. Wie zu erwarten, erhöht sich der Druck mit zunehmender Reife des Neugeborenen [Boix-Ochoa & Canals 1976, Euler & Ament 1977, Kenigsberg et al. 1981, Milla 1996]. Neugeborene können jedoch unabhängig vom Gestationsalter einen wirksamen Druck in der HDZ aufbauen. Das ist vermutlich auf die anatomischen Verhältnisse am Hiatus oesophageus und die Beteiligung der Zwerchfellschenkel (Crus dextrum und Crus sinistrum diaphragmatis) zurückzuführen.

Die untere HDZ des Ösophagus entsteht durch das Zusammenwirken von unterem Ösophagussphinkter (UÖS), Zwerchfellschenkeln und Lig. phrenicooesophageale. Sie muss ähnliche Eigenschaften wie ein Sphinkter haben, um sich beim Schlucken entspannen und in Ruhe zusammenziehen zu können; dies wird durch die Präsenz eines funktionalen Sphinkters erreicht. Trotz kontroverser Ansichten, ob am distalen Ösophagusende tatsächlich ein anatomisch muskulärer Sphinkter vorliegt, steht die Existenz eines funktionalen Sphinkters außer Frage [Altschuler 1992, Ogorek 1995, Milla 1996]. Altschuler [1992] beschreibt den UÖS als einen Bereich intrinsischer glatter Muskulatur mit charakteristischen mechanischen und elektrischen Eigenschaften, typischen Reaktionen auf Hormone und Medikamente sowie einem besonderen Innervationsmuster. Messungen mit dem Manometer weisen einen UÖS-Bereich von 2–3 cm aus [Ogorek 1995]. Der Ruhedruck des UÖS sinkt unter dem Einfluss vasoaktiver intestinaler Polypeptide, von Lachgas (Distickstoffoxid) und Cholezystokinin sowie durch die Peristaltik oder Dilatation des Ösophagus. Verschiedene andere Substanzen, wie Geschlechtshormone, Prostaglandine und Fett, führen ebenfalls zu einer Entspannung des UÖS-Tonus [Altschuler 1992, Ogorek 1995, Reynolds 1995]. Eine Vagusstimulation scheint sowohl an der Hemmung als auch der Erregung der glattmuskulären UÖS-Aktivität beteiligt zu sein [Ogorek 1995]. Obwohl man annehmen könnte, dass der UÖS-Ruhedruck bei Neugeborenen und Säuglingen niedriger ist, haben Druckmessungen im unteren Ösophagusbereich bei Säuglingen sowohl niedrigere als auch normale Werte ergeben, in einer Studie sogar erhöhte Werte [Euler & Ament 1977, Herbst et al. 1979, Arasu et al. 1980]. Es ist jedoch schwierig, den UÖS-Druck bei Säuglingen exakt zu messen, da das Manometer eine gewisse Dehnung des kleinen, engen Ösophagus bewirkt. Das könnte die unterschiedlichen Druckwerte erklären.

Der Aufbau der HDZ im UÖS wird durch die Zwerchfellschenkel und das Lig. phrenicooesophageale unterstützt. Beide Komponenten sind möglicherweise bei Neugeborenen und Säuglingen von besonderer Bedeutung, da die für die Modulation des UÖS-Tonus zuständigen neuralen und chemischen Systeme bei ihnen noch nicht ausgereift sind. Die Zwerchfellschenkel bilden im Bereich des Hiatus oesophageus eine Schlinge um den unteren Ösophagus (➤ Abb. 14.9). Druckschwankungen in der HDZ korrelieren mit dem Atemzyklus [Welch & Gray 1982, Altschuler 1985, Boyle et al. 1985, Mittal & McCallum 1988]. Beim Einatmen erhöht sich der UÖS-Druck durch die Kontraktion der Zwerchfellschenkel um den unteren Ösophagus. Beim Schlucken verringert sich der Druck im UÖS bei gleichzeitig nachlassender Kontraktion der Zwerchfellschenkel [Altschuler 1992]. Untersuchungen an Menschen und Säugetieren mit ähnlichen funktionalen Ösophagus-Eigenschaften haben gezeigt, dass bei Aktivitäten, die eine Entspannung der HDZ erfordern, die elektrische Aktivität in den Zwerchfellschenkeln selektiv gehemmt wird, während sie im Rippenbereich unverändert bleibt [Titchen 1979, Harding & Titchen 1981, Altschuler 1985]. Zwerchfell und Zwerchfellschenkel können unabhängig voneinander funktionieren. Das gilt es bei der Beurteilung der Zwerchfellmechanik zu berücksichtigen. Die normale Brustkorb- und Atmungsfunktion ist von einer Dysfunktion der Zwerchfellschenkel nicht unbedingt betroffen. Die Gewebeverhältnisse im Thorakolumbalbereich geben möglicherweise bessere Hinweise auf die Mechanik der Zwerchfellschenkel als eine Untersuchung des vorderen oder lateralen Thorakoabdominalbereichs.

Als dritte Komponente trägt vermutlich das Lig. phrenicooesophageale zur HDZ bei. Die untere Zwerchfell-

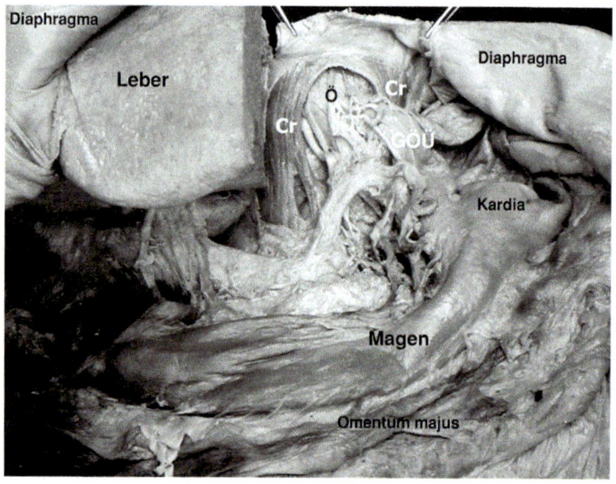

Abb. 14.9 Orientierende Übersicht. Das Omentum majus wurde entfernt, die Leber durchtrennt und das Diaphragma zurückgeschlagen, um den Hiatus oesophageus darzustellen. Die beiden Zwerchfellschenkel (Cr) bilden die Wände der Lücke, durch die der Ösophagus (Ö) verläuft. Der gastroösophageale Übergangsbereich (GÖU) ist distal des Hiatus sichtbar. Magen und Kardia sind beschriftet.

faszie verbindet sich mit der transversalen Faszie zu einem Konus um den distalen Ösophagus, ehe die Fasern in die Submukosa einstrahlen [Standring 2004]. Das Lig. phrenicooesophageale bildet den His-Winkel am Übergang zwischen Brustteil (Pars thoracica) und Bauchteil (Pars abdominalis) des Ösophagus. Setzt das Ligament weiter kaudal am Ösophagus an, ist der Bauchteil des Ösophagus verkürzt, was einen Reflux fördern könnte [Ogorek 1995]. Die Häufigkeit dieser Anomalie ist unklar. Aus mechanischer Sicht unterscheidet sich die Konstellation am Hiatus oesophageus von Säuglingen und Erwachsenen. Beim Neugeborenen ist der His-Winkel wegen des relativ flachen Zwerchfells weniger spitz.

Man nimmt an, dass die Zwerchfellschenkel und das Lig. phrenicooesophageale bei Säuglingen und Kleinkindern einen wichtigeren Beitrag zur HDZ leisten als beim Erwachsenen. Sobald die neuralen und myogenen Kontrollsysteme ausgereift sind, wird der UÖS-Tonus zum wichtigsten Schutzmechanismus gegen einen GÖR.

14.3.2 Pathophysiologie

Die drei häufigsten Befunde in Verbindung mit einem GÖR wurden aufgrund von Beobachtungen und Messungen (pH-Wert im unteren Ösophagus, Druck in der HDZ, Ösophagus-Motilität und Schluckakt) beschrieben [Altschuler 1992]. Es handelt sich um eine vorübergehende Erhöhung des intraabdominalen Drucks, einen spontanen Reflux sowie eine vorübergehende Entspannung des UÖS, wobei Letzteres am häufigsten auftritt [Dodds 1982].

Zur vorübergehenden Entspannung des UÖS kommt es, wenn bei fehlender Ösophagus-Peristaltik der Ruhetonus der HDZ unter den Magendruck abfällt. Dieses Phänomen tritt bei Kindern und Erwachsenen auf und nach allgemeiner Auffassung als Mechanismus des gastroösophagealen Reflux. Untersuchungen haben gezeigt, dass der plötzliche Druckabfall in der HDZ während der vorübergehenden Entspannung mit einer Abnahme der respiratorisch induzierten Oszillationen und des endexspiratorischen Drucks verbunden ist. Die Relaxation kann fast 30 Sekunden dauern, doch ein Reflux tritt nur in den wenigen Sekunden auf, in denen der Druck bei Null liegt und es keine respiratorisch induzierten Oszillationen gibt. Der Mechanismus der vorübergehenden Entspannung der HDZ ist unklar [Mittal & McCallum 1988]. Sie könnte die Folge eines unterschwelligen Aktivitätsniveaus im Ösophagus sein, das zu niedrig ist, um eine vollständige Schluckreaktion auszulösen, jedoch für eine Entspannung der HDZ ausreicht [Paterson et al. 1986, Mittal et al. 1996].

Das zweite Phänomen, das sich bei einem symptomatischen GÖR häufiger beobachten lässt, ist ein vorübergehender intraabdominaler Druckanstieg. Bei Patienten ohne GÖR löst ein intraabdominaler Druckanstieg eine Vagus-vermittelte Kontraktion der glatten Muskulatur des UÖS aus, die proportional zur Erhöhung des Magendrucks ist. Gleichzeitig wird die Aktivität der Zwerchfellschenkel durch den intraabdominalen Druckanstieg gehemmt. Das deutet darauf hin, dass sich der reife UÖS unter normalen Bedingungen auf einen erhöhten intraabdominalen Druck einstellen kann. Wenn es trotzdem zu einem Reflux kommt, muss der UÖS-Druck also von vornherein vermindert sein. Durch eine Aufweitung des Magens verändert sich zwar nicht der Ruhedruck des UÖS, wohl aber die Häufigkeit einer vorübergehenden Entspannung des Sphinkters [Ogorek 1995]. Ein vorübergehender intraabdominaler Druckanstieg könnte auf eine verzögerte Magenentleerung zurückzuführen sein. Bei Erwachsenen besteht eine Verbindung zwischen der Retention des Mageninhalts und einem Reflux. Im Allgemeinen gilt, dass Intensität und Dauer des Refluxes umgekehrt proportional zur Magenpassagezeit sind. Bei Säuglingen ist die Magenentleerung im Vergleich zu Erwachsenen verzögert, und es gibt Hinweise darauf, dass sie bei Frühgeborenen noch stärker verzögert ist [Gupta & Brans 1978]. Bei Säuglingen kann eine Magendistension eine Entspannung des UÖS auslösen [Holloway et al. 1985] und zu einem Reflux führen. Die Fütterungsmethode scheint keinen Einfluss auf die Magenentleerung bei Säuglingen zu haben, wohl aber die Zusammensetzung der Nahrung [Boyle 1992]. Dass Muttermilch beispielsweise schneller den Magen passiert als Säuglingsnahrung auf Kuhmilchbasis [Cavell 1979, 1981], könnte bei dem häufiger berichteten GÖR von Flaschenkindern eine Rolle spielen.

Sind eine oder mehrere der drei Komponenten der HDZ beeinträchtigt, ist der Ruhedruck möglicherweise so stark erniedrigt, dass verzögerte Magenentleerung und erhöhter Druck auch ohne vorübergehende Entspannung des Sphinkters zu einem Reflux führen können. Dies könnte einen gastroösophagealen Reflux bei Neugeborenen erklären, der von allein abklingt, sobald das Gastrointestinalsystem und die Zwerchfellfunktion heranreifen. Bei einer kleinen Anzahl von Patienten ist möglicherweise auch ein hypotoner UÖS für den gastroösophagealen Reflux verantwortlich. Dies ist gewöhnlich mit neurologischen Störungen, Bindegewebserkrankungen, chirurgischen Eingriffen am gastroösophagealen Übergang oder einer Ösophagitis verbunden [Dodds et al. 1981, Williams 1989].

14.3.3 Diagnostik

Die konventionelle Diagnose eines gastroösophagealen Refluxes lässt sich aus Anamnese und körperlichen Untersuchungsbefunden stellen. Ein erfahrener, palpatorisch geübter Kliniker kann diese Diagnose anhand viszerosomatischer Reflexe im Bereich von Th5 bis Th7 bestätigen [Beal & Dvorak 1984, Beal 1985]. Eine invasivere Untersuchung ist die pH-Metrie, bei der mit einer Sonde im distalen Ösophagus pH-Veränderungen durch zurückgeflossenen Mageninhalt gemessen werden. Eine weitere häufig eingesetzte Methode ist die Kontrastuntersuchung mit Bariumbrei. Trotz guter Sensitivität ist die Spezifität dieser Methode nur gering, da sie oft falsch negative Befunde ergibt. Röntgen-Übersichtsaufnahmen und CT-Bilder können zwar eine Hiatushernie darstellen, da es sich aber um keine dynamische Untersuchung handelt, lässt sich die Funktionsfähigkeit des UÖS nicht beurteilen. Durch eine endoskopische Untersuchung können nicht nur Informationen über entzündliche Veränderungen im gastroösophagealen Übergangsbereich gewonnen, sondern gleichzeitig auch eine Biopsie entnehmen werden.

Aus osteopathischer Sicht ist ein GÖR bei Kindern häufig mit einem oder mehreren der folgenden Befunde verbunden: eingeschränkte Zwerchfellbeweglichkeit, veränderte thorakale Atemmechanik, Verspannungen im Thorakolumbal- oder Kraniozervikalbereich und kranialen Hinweisen auf eine Vagusreizung (zusammengestellt aus den Untersuchungsergebnissen klinischer Osteopathen) [Magoun 1976]. Begleitend zu diesen Befunden treten die bereits erwähnten viszerosomatischen Reflexe auf.

Wenn wir das, was wir über die Pathogenese des GÖR wissen, mit den geläufigeren osteopathischen Befunden vergleichen, können wir folgenden logischen Zusammenhang erkennen. Die HDZ am Übergang vom Ösophagus zum Magen wird durch das Zusammenspiel von UÖS, Zwerchfellschenkeln und Lig. phrenicooesophageale aufrechterhalten. Der Tonus des UÖS wird ebenso wie die Magenentleerung und die Magensaftsekretion vom N. vagus beeinflusst. Somatische Spannungen im kraniozervikalen Übergangsbereich oder an der Schädelbasis können einen oder beide Vagusstränge reizen, entweder durch eine Kompression der versorgenden Gefäße (Vasa nervorum) durch benachbarte Gewebestrukturen mit daraus resultierenden Veränderungen der Leitfähigkeit oder durch eine Irritation der versorgenden Nerven (Nervi nervorum), was zu lokalen entzündlichen Veränderungen führt, die wiederum die Nervenfunktion beeinträchtigen können. Darüber hinaus wirkt sich eine Vagusstörung auf die Peristaltik, die sekretorische Aktivität und die Magenpassagezeit aus. Wie bereits erwähnt, können die Zwerchfellschenkel unabhängig von der Pars costalis funktionieren. Welche Rolle der N. phrenicus dabei spielt, ist noch nicht vollständig geklärt. Es gilt jedoch den möglichen Einfluss zu berücksichtigen, den somatische Spannungen im mittleren Halsbereich (C3–C5) mit der daraus resultierenden gesteigerten Rückenmarksaktivität und/oder einem veränderten sensorischen Input in diesem Bereich auf die Funktion des N. phrenicus haben können. Auch wenn diese neuralen Mechanismen in den Grundzügen bekannt sind, sind spezifische Reaktionen auf bestimmten Ebenen noch wenig beschrieben.

Der Beitrag der Zwerchfellschenkel zur HDZ wird von der mechanischen Effizienz der Zwerchfellschenkelmuskeln sowie der Lagebeziehung zwischen ihren Ursprungs- und Ansatzstellen bestimmt. Von biomechanischen Spannungen im Thorakolumbalbereich sind auch die Muskelansätze der Zwerchfellschenkel betroffen, was möglicherweise ihre Kontraktionsfähigkeit am Hiatus oesophageus beeinträchtigt. Auch Veränderungen der Atemmechanik können aus biomechanischen Spannungen im Bereich von Brustkorb, Zwerchfell oder -schenkeln resultieren. All dies kann die Wirksamkeit der HDZ beeinflussen. Eine eingeschränkte Zwerchfellbeweglichkeit wirkt sich, unabhängig von der Ätiologie, auf die Beziehung des Lig. phrenicooesophageale zum Ösophagus und möglicherweise auch auf den His-Winkel aus. Das kann in beiden Fällen dazu führen, ihren Beitrag zur HDZ beeinträchtigen. Ist die Zwerchfellmechanik verändert, kann dies außerdem die funktionelle Trennung der Zwerchfellschenkel von den Rippenbereichen unterminieren.

14.3.4 Differenzialdiagnosen

Ein Neugeborenes mit GÖR neigt typischerweise zu übermäßigem Erbrechen, das in Verbindung mit der Nahrungsaufnahme auftreten kann oder auch nicht. Differenzialdiagnostisch sind eine Pylorusstenose, eine Duodenalstenose oder -atresie sowie eine Ösophagotrachealfistel in Betracht zu ziehen.

Eine Pylorusstenose manifestiert sich mit explosionsartigem Erbrechen, je nach dem Grad der Stenose und der Fütterungsmenge. Bei der körperlichen Untersuchung lässt sich in der Regel ein fester Tumor im oberen rechten Quadranten am Pylorussphinkter palpieren, der erbsengroß oder größer sein kann. Die Gewichtszunahme ist häufig schlecht, während ein GÖR in der Regel keinen Einfluss darauf hat.

Bei einer Duodenalatresie oder -stenose tritt das Erbrechen verzögert nach dem Füttern auf. Die erbrochene Masse ist meist geronnen oder teilweise verdaut. Ein Gewichtsverlust oder eine geringe Gewichtszunahme ist die Regel. Bei der körperlichen Untersuchung zeigen sich nicht unbedingt auffällige Befunde. in allen Fällen führt eine Röntgenuntersuchung mit/ohne Kontrastmittel (Bariumbrei) zur Diagnose.

14.3.5 Behandlung von Säuglingen und Kindern mit gastroösophagealem Reflux

Zu berücksichtigen sind alle osteopathischen Befunde, insbesondere viszerosomatische Reflexe, die über neurologische Mechanismen zu einem Andauern der Symptome führen können. Bei Früh- und Neugeborenen sind Balanced-Ligamentous- und Balanced-Membranous-Tension-(BLT-/BMT-)Techniken sehr hilfreich. Flüssigkeitstechniken eignen sich für kraniale Befunde. Nahrungsunverträglichkeiten sollten untersucht und behandelt werden, um eine optimale Funktion des Gastrointestinaltrakts sicherzustellen. Das Kind sollte häufiger gefüttert werden, mit kleinen Portionen und angehobenem Kopf und auch danach noch eine Weile in dieser Haltung bleiben. Einige pH-metrische Studien haben gezeigt, dass es in Bauchlage mit angehobenem Kopf seltener zum Reflux kommt als in einem Kindersitz [Orenstein & Whitington 1983]. Bei Säuglingsmilchnahrung kann das Einrühren eines Bindemittels wie Reismehl insofern helfen, als Weinen und Erbrechen nachlassen und das Kind besser schläft, auch wenn der Reflux unverändert weiter besteht. Allerdings sollte bedacht werden, dass es durch die eingedickte Formelnahrung zu einer Zunahme respiratorischer Symptome kommen kann [Orenstein et al. 1987, 1992]. Wenn das Kind gestillt wird, muss die Mutter möglicherweise durch eine Eliminationsdiät herausfinden, welche Substanzen das klinische Bild verschlimmern. Kuhmilchantigene gehen in die Muttermilch über.

H_2-Blocker und Antazida werden häufig zur Behandlung eines starken GÖR bei Säuglingen eingesetzt. Sie reduzieren die Azidität des zurückfließenden Mageninhalts und können dadurch eine Ösophagitis verhindern. Cisaprid ist ein Prokinetikum, das den Druck am UÖS erhöht und die Magenentleerung beschleunigt, und sich nachweislich zur Behandlung eines GÖR eignet. Es wirkt über das enterische Nervensystem, indem es die Freisetzung von Acetylcholin aus Neuronen des Plexus myentericus stimuliert, so dass kaum zentrale Nebenwirkungen auftreten.

14.4 Koliken

Die typische Säuglingskolik ist ein Symptomenkomplex mit Weinen oder Reizbarkeit, die sich nicht besänftigen lassen, mit gastrischen Beschwerden wie aufgeblähtem Magen, zum Bauch angezogenen Beinen und übermäßiger Gasbildung sowie Gesichtsausdrücken, die sichtbares Unwohlsein anzeigen. Studien, in denen das mütterliche Verhalten sowie die Fähigkeit, diese Symptome zu erkennen, untersucht wurden, haben gezeigt, dass es keine Beziehung zwischen Symptomen und Pflegeverhalten gibt [Barr 1990, Barr et al. 1991] und dass Mütter immer zwischen „Kolik"- und „normalem" Verhalten unterscheiden konnten [Forsyth 1989, Sifter & Braungart 1992]. Dauer und Qualität des Weinens sind sichere Anzeichen für eine Kolik. Traditionell heißt es, die Symptome dauerten 3 Wochen lang an, jeweils 3 Stunden/Tag und 3 Tage/Woche [Wessel et al. 1954]. Auch wenn das nicht der Fall ist, kann die Qualität des Weinens auf eine Kolik hinweisen [Barr et al. 1992, Alvarez & St James Roberts 1996]. Bei den meisten Säuglingen beginnen die Koliken irgendwann im ersten Lebensmonat, erreichen mit 2 Monaten einen Gipfel und hören auch unbehandelt mit 4 bis 5 Monaten wieder auf [Wessel et al. 1954, Illingworth 1955]. Säuglingskoliken werden mit mütterlichem Rauchen vor und nach der Geburt [Canivet et al. 2008], pränataler mütterlicher Angst [Canivet et al. 2005], Kuhmilchproteinunverträglichkeit [Leung & Lemay 2004], unkoordinierten Saugmustern und gastroösophagealem Reflux [Miller-Loncar et al. 2004] in Verbindung gebracht. Interessanterweise zeigte eine Follow-up-Studie von Canivet et al. [2000] über einen vierjährigen Nachbeobachtungszeitraum, dass Kinder mit Säuglingskoliken später häufiger negative Gefühle (besonders beim Essen) und Magenschmerzen als in der Kontrollgruppe hatten. Bei Koliken handelt es sich um eine Ausschlussdiagnose; deshalb müssen andere Ursachen für das klinische Bild durch eine sorgfältige Anamnese und körperliche Untersuchung ausgeschlossen werden.

14.4.1 Pathophysiologisches Modell

Es gibt unterschiedlichste Theorien zur Ätiologie und Pathophysiologie der Kolik, die von Nahrungsmittelunverträglichkeiten über Unreife des Verdauungs- und Nervensystems bis zu falschen Techniken der Säuglingspflege reichen. Aus osteopathischer Sicht hat jede dieser Theorien etwas für sich, und tatsächlich kann das klinische Bild der Koliken auf unterschiedliche Pathologien zurückgehen, die sich als ähnlicher Befund-/Symptomenkomplex präsentieren, so wie sich ganz unterschiedliche Krankheitsprozesse mit Kopfschmerzen manifestieren können. Außerdem gibt es keine klar umrissene Pathologie oder Behandlung von Koliken und kein eindeutiges Ansprechen auf eine Ernährungsumstellung. Vielleicht führen unterschiedliche Ursachen zu Koliken, so dass manche Kinder gastrointestinale Symptome aufweisen, andere einen Zustand von Hyperaktivität/Reizbarkeit und wieder andere eine Kombination von beidem. Aus osteopathischer Sicht erscheint dies am plausibelsten.

Säuglingskoliken treten typischerweise irgendwann im ersten Lebensmonat auf. Zu dem Zeitpunkt sind sowohl das Nervensystem als auch der Gastrointestinaltrakt noch unreif. Das kann sich unterschiedlich auswirken. Ältere Kinder und Erwachsene sind zur selektiven Wahrnehmung imstande, sie können sensorische Informationen ausblenden und bewerten. Während Sie sich in die Diskussion dieses Buches vertiefen, spüren Sie nicht unbedingt den Druck Ihrer Sitzbeinhöcker auf dem Stuhl oder das Gewicht des Buches in Ihren Händen oder die Strümpfe an Ihren Füßen. Sie können Sinnesreize einfach ignorieren, selbst wenn verschiedene Rezeptoren stimuliert sind. Die Fähigkeit, sensorische Informationen auszublenden oder selektiv wahrzunehmen, entwickelt sich erst beim Heranreifen des Nervensystems. Sie ist nicht angeboren, sondern erworben, von uns gelernt. Ein Neugeborenes besitzt diese Fähigkeit noch nicht und wird folglich von Sinnesreizen „bombardiert“. Jede Dauer- oder Überstimulation von Teilen des Nervensystems führt zu Überempfindlichkeit. Was einmal harmlos begann, kann bald schädlich, zur Noxe werden. Das reife nozizeptive System funktioniert mit einer spärlichen Myelinisierung, während andere Systeme stark myelinisiert sind. Von der Leitungsgeschwindigkeit großkalibriger (stark myelinisierter) Nervenfasern hängt der „Gating-Reflex“ auf Ebene des Rückenmarks ab, der den Zugang für Signale der langsamer leitenden C-Fasern regelt. Fehlt dieses „Gating“, kann die Aktivität der C-Fasern unkontrolliert bleiben und mit größerer Wahrscheinlichkeit höhere Zentren erreichen bzw. alarmieren. Während das nozizeptive System fast schon reif auf Stimuli reagiert, sind andere Systeme noch nicht dazu imstande.

Bei der Geburt fehlen die meisten inneren Karten, mit denen der Körper sensorische Afferenzen lokalisiert, oder sind kaum entwickelt. Das schwächt die Fähigkeit, nozizeptive und andere Reize zu lokalisieren. Wenn Neugeborene einem schädlichen oder unschädlichen Dauerreiz ausgesetzt sind, können sie ihn vermutlich nicht lokalisieren. Konstant einlaufende taktile, Druck-, visuelle, akustische, Temperatur- und propriozeptive Reize sowie von Dehnungs- und Chemorezeptoren im Darm kommende Stimuli überfluten Hirnstamm- und Kortexareale mit ihrer Aktivität und erzeugen ein sensorisches „Sperrfeuer“. Mit ihren schlecht definierten sensorischen Karten und unreifen Gating-Mechanismen sind Neugeborene überfordert und kaum zu einer Differenzierung zwischen den unzähligen Signalen, die sie empfangen, in der Lage. Stattdessen interpretieren sie die gesteigerte Aktivität als Schmerzempfinden (nozizeptiv).

Gastrointestinaltrakt und Nervensystem teilen sich ein Leben lang viele Gemeinsamkeiten. Das enterische (Darm-)Nervensystem hat Einfluss auf das Nerven-, Atmungs-, Drüsen-, Haut- und Immunsystem und wird umgekehrt von neuralen, respiratorischen, endokrinen, dermatologischen und immunologischen Prozessen beeinflusst. Da sie bei Neugeborenen noch nicht klar voneinander abgegrenzt sind, zeigen sich häufig Reaktionen auf Prozesse, die sich in einem anderen System abspielen. Ein Beispiel ist der Zusammenhang zwischen Schlaf-Wach-Zyklus und Verdauung. Durch ihre Unreife eignen sich beide Systeme zur Potenzierung von Einflüssen: Da es in mehreren Systemen gleichzeitig zur gesteigerten Aktivität oder Überreaktion kommt, summiert sich die Wirkung auf die beteiligten Systeme.

14.4.2 Osteopathische Sicht

Kinder mit Koliken lassen sich aufgrund von osteopathischen Untersuchungsbefunden in drei Gruppen einteilen (Auswertung von Krankenakten): somatische Dysfunktionen, die persistierende nozizeptive oder schmerzhafte Stimuli vermuten lassen; die auf eine funktionelle gastrointestinale Störung oder eine Kombination von beidem hindeuten. Diese Hypothese stützt sich auf die Beobachtung, dass die somatische Dysfunktion von Säuglingen mit Koliken Ähnlichkeit mit den Befunden von älteren Patienten hat, die ihre Beschwerden mitteilen können. Wahrscheinlich löst die somatische Dysfunktion auch beim Säugling ähnliche Symptome aus, der sie aber nur begrenzt kommunizieren kann.

Aus osteopathischer Sicht gehören Spannungen im Thorax, Abdomen oder Becken zu den Befunden, die eine gastrointestinale Funktionsstörung im Sinne von Reizdarm, Obstipation oder Nahrungsmittelunverträglichkeit vermuten lassen. Im Allgemeinen liegt auch eine Dysfunktion an der Schädelbasis vor, die häufig als Vagusirritation über die Vasa nervorum oder Nervi nervorum gedeutet wird. Wie bereits erwähnt, sind Darmmotilität und -funktion noch unreif. Längere Darmpassagezeiten und unreife Hormon- und Enzymfunktionen können die Darmgasbildung fördern. Dass die Funktion des Dickdarms bei der Geburt kaum entwickelt ist, kann die Absorption der Darmgase beeinflussen. Eine unreife Barrierefunktion der Schleimhäute kann zu einer entzündlichen Reaktion der Darmwand nach einem Antigenkontakt führen, was sich auf die Peristaltik, Verdauung und Resorption auswirkt.

Nach der traditionellen osteopathischen Lehre resultieren Koliken aus einer Vagusirritation in Verbindung mit Spannungsmustern im Bereich der Schädelbasis, der Pars petrosa ossis temporalis oder zwischen Proc. mastoideus und Os occipitale. Interessanterweise treten die klassischen Koliksymptome in der Regel zwischen der zweiten und vierten Lebenswoche beim reifen Neugeborenen auf. Diese Zeitspanne fällt mit der ersten Entwicklung einer willkürlichen Kontrolle über die hinteren Halsmuskeln zusammen. In diesem Alter beginnen Neugeborene den Kopf zu heben, wenn sie auf den Bauch gelegt werden. Genau diese Muskeln setzen an den Schädelbereichen an, die bei Kindern mit Koliken im Allgemeinen Spannungsmuster aufweisen. Hypothetisch könnten also kleinere Gewebespannungsmuster in diesem Bereich durch die Anspannung der hinteren Halsmuskulatur verstärkt werden.

Eine zweite Gruppe von Kolik-Kindern wird von Osteopathen häufig anhand der palpatorischen Befunde und des atypischen klinischen Bildes charakterisiert (Übersicht, Tagungsberichte). Diese Gruppe zeigt eine hochgradige Reizbarkeit des primär respiratischen Mechanismus, der sich mit Sutherlands Modell beschreiben und in den palpatorischen Phänomenen der Spannungs-Flüssigkeits-Schnittstelle oder des Zentralnervensystems (ZNS) lokalisieren lässt. Auch aus der medizinischen Literatur ist bekannt, dass der Symptomenkomplex bei einer Untergruppe der Kolik-Kinder auf eine Unreife oder Reizbarkeit des ZNS hindeutet. Das Nervensystem des Neugeborenen ist bei der Geburt noch unreif, und die Fähigkeit, Reize auszublenden, ist genauso schwach entwickelt wie die Organisation des Schlaf- und Wachzustands. Bei normalen Kindern oder Erwachsenen dringen Stimuli erst ins Bewusstsein, wenn sie die nötige Reizschwelle erreichen, um in den Kortexarealen kartiert und zu den Assoziationsfeldern geleitet zu werden. Unterhalb der Reizschwelle wird der Stimulus womöglich noch von Rezeptoren empfangen und im Rückenmark und Hirnstamm registriert, doch in der Essenz wird er vom Bewusstsein „ignoriert“. Diese hierarchische Reaktion auf Stimuli ist nicht angeboren. Tatsächlich entwickelt sich die richtige Kartierung und Interpretation von Reizen erst noch in den ersten Lebensjahren (➤ Kap. 10). Infolgedessen werden Sie, wenn Sie dieses Buch lesen, sich weder Ihrer Darmperistaltik noch der statischen Rückenmuskel-(M.-erector-spinae-)Kontraktion noch der trockenen Raumluft bewusst sein, während das Nervensystem eines jungen Säuglings genau dies und noch viel mehr wahrnimmt. Darüber hinaus würden Sie bald feststellen, dass es ziemlich irritierend sein kann, wenn Sie sich diese Dinge aktiv ins Bewusstsein rufen. Stellen Sie sich nun vor, Sie hätten gerade neun Monate in vollkommener Isolation verbracht, wären durch einen engen Kanal gepresst worden und lägen nun in Kleidern und Windeln in einem Raum mit trockener Hitze und lauten Hintergrundgeräuschen, dann wissen Sie, was ich meine.

Die letzte Gruppe zeigt ebenfalls ein atypisches Bild von Säuglingskoliken, die nicht unbedingt mit dem Füttern zusammenhängen. Die Eltern erzählen häufig, dass die Symptome unmittelbar, nicht erst in der zweiten oder dritten Woche einsetzten. Die osteopathische Untersuchung der Kinder ergibt oft eine somatische Dysfunktion im oberen Hals-, Kraniozervikal- oder Schädelbasisbereich. Durch eine Gewebepalpation lassen sich bei ihnen gewöhnlich Anzeichen von Reizbarkeit auslösen. Ähnliche somatische Spannungsmuster wären bei älteren Kindern oder Erwachsenen typischerweise mit Kopfschmerzen und einer Trigeminusneuralgie verbunden. Die primären Afferenzen, die nozizeptive Informationen weiterleiten, funktionieren bereits beim Neugeborenen. Wie das unreife Gehirn diese Signale interpretiert, ist allerdings unklar. Es ist jedoch bekannt, dass ein nozizeptiver Stimulus die Aktivität der Hypothalamus-Hypophysen-Nebennieren-Achse verstärkt. Beim Erwachsenen kann es zu einem übererregten Zustand mit Angst und Reizbarkeit kommen. Die Modulation vieler daran beteiligter Neurotransmitter und Hormone ist beim Neugeborenen noch unreif und vermutlich nicht imstande, den nozizeptiven Input auszugleichen. Wie bereits erwähnt, ist außerdem der Schlaf- und Wachrhythmus noch nicht richtig organisiert. Ätiologisch müssen auch andere als gastrointestinale Ursachen in Betracht gezogen werden, wie Muskelspasmen oder Kopfschmerzen. So könnte es sich beispielsweise bei den „Koliken“ und „gastrointestinalen Symptomen“ eines Kindes, das eine Aversion gegen laute Geräusche und helles Licht zeigt, um die begleitende Hyperakusis, Photophobie und Nausea bei Kopfschmerzen handeln.

Viele der erwähnten Einflussfaktoren sind bis zum Alter von 4–5 Monaten ausgereift, was mit dem Zeitpunkt zusammenfällt, bis zu dem Koliken in der Regel spontan (unbehandelt) wieder verschwinden. Dennoch kann eine osteopathische Behandlung der Begleitbefunde dem Säugling helfen, sie bis zur Reifung dieser

Systeme zu kompensieren, und den Eltern eine dringend benötigte Atempause zu geben [Hayden & Mullinger 2006].

14.5 Obstipation

Eine Obstipation finden die Eltern von Säuglingen und Kleinkindern häufig besorgniserregend und sie ist der Grund für etwa ein Viertel der Arzttermine bei pädiatrischen Gastroenterologen [Taitz et al. 1986]. Doch klinisch ist das Syndrom der Obstipation weder genau definiert noch geklärt. Als Obstipation kann ein Zustand mit längeren Abständen zwischen den einzelnen Defäkationen oder mit anomal harten Stühlen bezeichnet werden. In beiden Fällen berichten die Eltern von spürbarem Unwohlsein bei den Kindern und eigenen Ängsten. Zwischen Obstipation in der Kindheit und einem Reizdarmsyndrom im Erwachsenenalter gibt es Zusammenhänge, aber auch Widersprüche [Davidson & Waserman 1966, Fielding 1977, Murphy & Clayden 1996]. Das klinische Bild (Blähbauch, harte Stühle, abdominale Schmerzen und anomale Stuhlgangsfrequenz) ist in beiden Fällen ähnlich. Doch während eine Obstipation im Kindesalter gleichermaßen Mädchen und Jungen betrifft, tritt das Reizdarmsyndrom häufiger bei Frauen auf. Ob das hormonell bedingt sein könnte, ist noch unklar. Ernste klinische Spätfolgen einer kindlichen Obstipation, wie eine Enterokolitis, sind glücklicherweise selten und treten gewöhnlich nur bei extremer Stuhlretention auf.

Das klinische Bild kann bei Kindern mit Obstipation durch Enkopresis oder Kotabgang kompliziert sein. Als Enkopresis (Einkoten) wird im Allgemeinen eine sozial verpönte Darmentleerung, wie etwa in die Unterwäsche oder ins Bett, bezeichnet. Kotabgang bezieht sich auf eine unwillkürliche, häufige Ausscheidung von Stuhl, der eher flüssig ist. Diese Überlaufenkopresis wird gewöhnlich durch eine chronische Obstipation verursacht, tritt aber auch akut bei einer infektiösen Gasteroenteritis mit Diarrhö auf. Eine Enkopresis kann mit mangelndem Sauberkeitstraining, einer Entwicklungsretardierung, psychischen Traumatisierung oder Störung und mit neurologischen Anomalien in Verbindung stehen.

Die normale Stuhlgangsfrequenz von Erwachsenen und Vorschulkindern bewegt sich in westlichen Gesellschaften in dem ziemlich breiten Spektrum von dreimal täglich bis dreimal wöchentlich [Connell et al. 1965, Drossman et al. 1983, Weaver & Stevens 1988]. Bei reifen Neugeborenen unter 5 Monaten findet ein- bis siebenmal täglich eine Darmentleerung statt, wobei auch eine geringere Häufigkeit noch als normal betrachtet wird. Tatsächlich wurden bei gesunden gestillten Säuglingen auch schon Abstände von 10 Tagen und mehr beobachtet [Murphy & Clayden 1996]. Während der ersten zwei Lebensmonate haben gestillte Säuglinge häufigere Darmentleerungen als Flaschenkinder; das scheint sich jedoch auszugleichen, sobald feste Nahrung zugefüttert wird [Weaver & Stevens 1988]. Wie zu erwarten, variieren Häufigkeit, Menge und Stuhlkonsistenz bei Erwachsenen je nach Ernährungsweise, und dasselbe gilt auch für Kinder [Burkitt et al. 1980, Kelsay et al. 1981, Walker & Walker 1985, Davies et al. 1986].

14.5.1 Differenzialdiagnosen

Eine Obstipation kann als Folge einer organischen Erkrankung auftreten, was sich im Allgemeinen durch die Anamnese und körperliche Untersuchung ausschließen lässt. Eine intestinale Obstruktion präsentiert sich mit akut einsetzender Obstipation und Anzeichen eines paralytischen Ileus: Abwehrspannung und Rigidität, aufgetriebenem Abdomen, Fehlen von Darmgeräuschen und in schweren Fällen Loslassschmerz. Sind die körperlichen Untersuchungsbefunde nicht eindeutig, lässt sich eine Obstruktion in der Regel durch abdominale Nativ-Röntgenaufnahmen ausschließen. Eine Pseudoobstruktion tritt bei Darmmotilitätsstörungen, eventuell auch sekundär bei systemischen Krankheitsprozessen auf. Verschlusszeichen und -symptome können auch ohne eine obstruierende Läsion vorliegen.

Beim Morbus Hirschsprung handelt es sich um eine angeborene Aganglionose im Meißner- und Auerbach-Plexus, die sich mit einer chronischen Obstipation manifestiert. Die Kolonbeteiligung ist unterschiedlich stark, in der Regel aber auf Rektum und Analsphinkter beschränkt. Ist der Dickdarm in größerem Umfang betroffen, treten bald nach der Geburt ernstere Symptome auf, unter anderem Koterbrechen. In den meisten Fällen liegt eine partielle Obstruktion vor, die später zu chronischer Obstipation und aufgetriebenem Abdomen führt. Bei der körperlichen Untersuchung findet sich kein Stuhl im Rektum. Das Abdomen ist meist gespannt, und proximal des involvierten Bereichs sind Kotmassen durch die Abdominalwand palpierbar. Beim Morbus Hirschsprung ist der betroffene Bereich tonisch kontrahiert, da der Einfluss des enterischen Nervensystems fehlt. Durch die chronisch progrediente Stuhlretention kommt es zur Ausdehnung der Darmwand und zum Megakolon oder Megarektum. Auch andere angeborene Innervationsstörungen des Kolons können als chronische Obstipation in Erscheinung treten, sind jedoch selten und führen zu ähnlichen körperlichen Befunden und Beschwerden wie ein Morbus Hirschsprung.

Eine chronische Obstipation tritt auch bei Rückenmarksläsionen auf, die wie ein fixiertes Filum terminale (tethered-cord) und eine Meningomyelozele angeboren oder aufgrund von Traumen, Tumoren und Infektionen erworben sein können. Eine Spina bifida occulta kann mit Rückenmarksanomalien einhergehen, die ebenfalls zu chronischer Obstipation führen.

Schließlich sind auch anatomische Anomalien wie eine Kolon- oder Analstenose/-striktur zu berücksichtigen; sie können jedoch in der Regel durch die körperliche Untersuchung ausgeschlossen werden.

14.5.2 Ätiologie

Die neuralen Komponenten des Plexus mesentericus und Plexus submucosus im distalen Kolon sind bei der Geburt noch unreif und bleiben es während der ersten zwei Lebensjahre. Sie scheinen erst bis zum Alter von 5 Jahren vollständig zu reifen [Murphy & Clayden 1996]. Im Allgemeinen ist die Darmmotilität bei der Geburt noch nicht voll funktionsfähig und weist, wie bereits erwähnt, erst einige Zeit später Merkmale einer erwachsenen Reife. Außerdem ist die Darmpassage bei Kindern mit Obstipation signifikant verzögert, wobei die Verweildauer im distalen Kolon oder Rektum am längsten ist [Arhan et al. 1981, 1983].

Die Anatomie des Beckenbereichs spielt eine wichtige Rolle für die Analsphinkterfunktion. Auf Höhe von S3 geht das Colon sigmoideum ins Rektum über und zieht an der Vorderfläche von Os sacrum und Os coccygis entlang. Unmittelbar nach dem Os coccygis wendet sich das Rektum nach posterior-inferior und verengt sich beim Durchtritt durch den Beckenboden (Diaphragma pelvis), wodurch es zum Afterkanal wird. Der Winkel an dieser Übergangsstelle ist wichtig für die Darmkontinenz. Der M. puborectalis bildet eine Schlinge um den Anus und stützt ihn vom Ramus pubicus aus. Normalerweise kann sich die Schlinge kontrahieren und das Rektum nach anterior ziehen, um das Lumen zu verschließen; dies trägt zur Funktion des äußeren Schließmuskels bei. Innerer und äußerer Sphinkter befinden sich beide im perinealen Teil des Beckenbodens. Der innere Schließmuskel unterliegt einer autonomen, der äußere einer willkürlichen Kontrolle. Der äußere Schließmuskel besteht aus einer tiefen und oberflächlichen Schicht, die vom perinealen Beckenboden ausgehen. Fasern des M. puborectalis und des Lig. anococcygeum strahlen in den äußeren Schließmuskel ein [Standring 2004]. Der äußere Schließmuskel wird von den unteren Sakralsegmenten innerviert.

Bei Kindern mit chronischer Obstipation verläuft der Afterkanal schräger; das beeinflusst vermutlich die Funktion des äußeren Schließmuskels, so dass die verzögerte Darmentleerung auf den veränderten Lagebeziehungen in diesem Bereich beruht. Der Afterkanal kann extrem stark nach vorn verlagert sein, so dass sich distal der Öffnung eine Schwelle tasten lässt, oder auch nur unmerklich, ohne größere anatomische Veränderung, die Sphinkterfunktion wird trotzdem beeinträchtigt sein [Kerremans et al. 1974, Hendren 1978, Leape & Ramenofsky 1978, Kiely et al. 1979, Reisner et al. 1984]. Veränderte Lagebeziehungen zwischen den Ossa coxae und dem Os sacrum wirken sich auf den Beckenboden und seine Muskelkomponenten aus. Durch einen größeren Neigungswinkel am anorektalen Übergang verändern sich nachweislich die elektromyographischen und manometrischen Eigenschaften der Sphinktermechanik [Kerremans et al. 1974]. Über denselben Mechanismus können auch Weichteilspannungen die Sphinkterfunktion verändern. Aus osteopathischer Sicht sind Gewebespannungen und -dysfunktionen im Sakral- und Beckenbereich häufige Befunde bei Kindern mit chronischer Obstipation. Die Auflösung solcher Spannungen scheint mit einer Symptombesserung einherzugehen. Als weiterer häufiger Befund kann eine veränderte Mechanik im unteren Thorakal- und oberen Lumbalbereich mit viszerosomatischen Reflexen und/oder der autonomen Modulation der Dickdarmmotilität verbunden sein.

14.6 Hyperbilirubinämie, Neugeborenenikterus

Beim Ikterus handelt es sich um eine Gelbfärbung von Skleren und Haut, die bei erhöhten Serum-Bilirubinwerten auftritt. Bilirubin ist ein gelbbraunes Pigment und ein Hauptabbauprodukt des in den Erythrozyten enthaltenen Hämoglobins. Hämoglobin wird in zwei Schritten abgebaut. Dabei entsteht Bilirubin, das wird dann an Albumin gebunden zur Leber transportiert wird, wo es sich mit ein oder zwei Glukuronidgruppen zu Bilirubinmono- oder -diglukuronid verbindet (konjugiertes Bilirubin). Unkonjugiertes Bilirubin ist lipophil und membrangängig, aber nicht leicht ausscheidbar. Durch die Konjugation mit einem Glukuronidmolekül wird Bilirubin wasserlöslich, so dass in die Galle übertreten und im Kot ausgeschieden werden kann. Die Bilirubinwerte werden traditionell in Blut- oder Urinproben gemessen. Für die Bestimmung der

Serumwerte gibt es zwei Methoden mit jeweils eigener Terminologie. Mit der älteren Diazo-Reaktion lässt sich direktes (konjugiertes), indirektes (unkonjugiertes) und das Gesamtbilirubin messen, aber nicht unterscheiden, ob konjugiertes Bilirubin an Albumin gebunden ist (Delta-Bilirubin). Von der anderen sog. Ektachem-Methode werden alle drei Arten und das Gesamtbilirubin erfasst. Die Normalwerte unterscheiden sich je nach der Serumtestmethode, aber auch je nach Labor bei Anwendung derselben Methode. Doch im Allgemeinen wird eine Gesamtbilirubin-Serumkonzentration über 2 mg/dl bei Durchführung der Diazo-Reaktion und über 1,3 mg/dl bei der Ektachem-Methode als Hyperbilirubinämie definiert.

Ein Ikterus kann auf einer erhöhten Konzentration von konjugiertem oder unkonjugiertem Bilirubin beruhen. Sobald die Gesamtbilirubinkonzentration im Serum 2–3 mg/dl überschreitet, zeigt sich in der Regel zunächst eine Gelbfärbung der Sklera des Auges. Erfolgt die Bestimmung mit der Diazo-Reaktion, wird ein Neugeborenenikterus im Gesicht bei einem Gesamtbilirubinwert von 6 mg/dl erkennbar, eine Beteiligung des Rumpfs bei Werten über 8 mg/dl und eine Gelbfärbung der Handflächen und Fußsohlen bei Werten von 20 mg/dl. Eine Hyperbilirubinämie kann auf eine vermehrte Produktion oder verringerte Konjugation von Bilirubin oder auf eine verringerte Ausscheidung von konjugiertem Bilirubin zurückzuführen sein. Bei hämolytischen Erkrankungen wie einem Morbus haemolyticus neonatorum wird vermehrt Bilirubin gebildet. Eine verringerte Bilirubinkonjugation kann Folge einer Gallenwegsobstruktion, niedriger Albuminwerte oder fehlender Bindungsstellen oder von Störungen des Konjugationssystems sein. Die Ausscheidung von konjugiertem Bilirubin wird durch die Häufigkeit der Darmentleerung und die vorhandene Darmflora beeinflusst.

14.6.1 Physiologischer Ikterus

Das Konjugationssystem für Bilirubin ist in utero noch nicht aktiv. Unkonjugiertes Bilirubin kann die Plazenta passieren und in das mütterliche Ausscheidungssystem übergehen. Nach der 20. Schwangerschaftswoche kann Bilirubin, das in den Darm gelangt, rückresorbiert und der Leber wieder zugeführt werden (enterohepatischer Kreislauf). Nach der Geburt dauert es einige Tage, bis das Konjugationssystem im glatten endoplasmatischen Retikulum aktiviert ist. In dieser Zeit haben viele Neugeborene eine physiologische Gelbsucht, die vermutlich aus einer Kombination folgender Faktoren resultiert: Unreife des Konjugationssystems, Rückresorption von Bilirubin im enterohepatischen Kreislauf aufgrund der verzögerten Darmentleerung, kalorische Aufnahme von Substanzen, die die Albumin-Bindungsstellen und/oder -Konzentrationen verändern, sowie das Fehlen einer Darmflora, die konjugiertes Bilirubin enzymatisch verändert und damit die Rückresorption verhindert [Cashore 1992, Rosenthal 1992, Keating 1996]. Ein physiologischer Ikterus tritt bald nach der Geburt auf und bildet sich innerhalb weniger Tage spontan zurück. Die Gesamtbilirubinkonzentration erreicht am dritten Lebenstag ihren Gipfel und liegt in der Regel nicht über 12 mg/dl, während es zu keinem Anstieg des konjugierten Bilirubins kommt.

14.6.2 Muttermilchikterus

Bei ca. 13% der gestillten Säuglinge tritt eine Gelbsucht auf, die durch erhöhte Werte von unkonjugiertem Bilirubin gekennzeichnet ist [Gourley 1992]. Die Wahrscheinlichkeit einer mäßigen Gelbsucht ist bei Stillkindern dreimal so hoch wie bei Kindern, die mit Milchpräparaten gefüttert werden, die Wahrscheinlichkeit einer schweren Gelbsucht sogar sechsmal so hoch [Osborn et al. 1984, Kivlahan & James 1984, Maisels & Gifford 1986, Schneider 1986]. Diese Gelbsucht kann sich in zwei Varianten zeigen. Die erste ist vermutlich auf eine ungenügende Milchaufnahme zurückzuführen und entsteht in den ersten Lebenstagen dadurch, dass die Konzentration des unkonjugierten Bilirubins ansteigt. Sie geht normalerweise mit der Aufnahme größerer Milchmengen zurück. Auch die zweite Variante beruht auf erhöhten Konzentrationen des unkonjugierten Bilirubins, entwickelt sich aber erst in der zweiten Lebenswoche [Keating 1996]. Der Grund dafür ist unklar, doch diese Gelbsucht bildet sich bei größeren Trinkmengen und Sonnenbestrahlung spontan zurück. Bleiben die Bilirubinwerte hoch, kann eine Lichttherapie eingesetzt werden.

14.6.3 Differenzialdiagnosen

Differenzialdiagnostisch müssen bei einer Hyperbilirubinämie Funktionsstörungen und Erkrankungen der Leber, Gallenwege und des hämatopoetischen Systems berücksichtigt werden. Im Allgemeinen lassen sie sich anhand der Bilirubinfraktionen und des klinischen Bildes von einem physiologischen und Muttermilchikterus abgrenzen.

Zu einem Anstieg des unkonjugierten Bilirubins kann es bei Überlastung des hepatischen Konjugationssystems durch die Hämolyse roter Blutkörperchen kommen. Dies kann Folge eines Kephalhämatoms oder einer anderen versteckten Blutung sein. Begleitend können Blässe, Anzeichen von Anämie und eine Hepatosplenomegalie vorliegen. Der kritischste und dramatischste Zustand ist ein Morbus haemolyticus neonatorum aufgrund einer Rhesusinkompatibilität. Dabei tritt kurz nach der Geburt ein Ikterus auf, und die Werte des unkonjugierten Bilirubins steigen sehr schnell an. Zu den Komplikationen zählen Stauungsinsuffizienz, Hypoxie, Enzephalopathie und Kernikterus. Hierbei handelt es sich um einen medizinischen Notfall. Während es in großen Teilen der westlichen Welt aufgrund verbesserter diagnostischer und therapeutischer Maßnahmen kaum noch Fälle eines Hydrops fetalis gibt, ist er bei Migranten aus Entwicklungsländern immer noch zu beobachten. Weniger dramatische Störungen, die mit einem perinatalen Ikterus einhergehen, sind eine Pylorusstenose und das Meulengracht-Gilbert-Syndrom. Bei einer Pylorusstenose können mäßig erhöhte Konzentrationen von unkonjugiertem Bilirubin vorliegen. Zu den Begleitsymptomen zählen schwallartiges Erbrechen, Gewichtsverlust und tastbare Veränderungen im rechten oberen Quadranten. Der Ikterus tritt nur vorübergehend auf und bildet sich zurück, sobald die Stenose beseitigt ist. Beim Meulengracht-Gilbert-Syndrom handelt es sich um eine gutartige familiäre Form der (unkonjugierten) Hyperbilirubinämie, bei der es begleitend zu milden Infektionen oder Stress intermittierend zu einer leichten asymptomatischen Gelbsucht kommt. Der Auslöser ist unklar. Die Diagnose stützt sich auf Krankengeschichte und körperliche Untersuchung und wird daher in der Regel erst gestellt, wenn das Kind älter ist.

Eine Hyperbilirubinämie mit Anstieg der konjugierten Bilirubinfraktion tritt bei Erkrankungen der Leber und Gallenwege (wie Infektionen oder angeborene Anomalien) auf. Die häufigste hepatische Störung von Neugeborenen ist eine Gallengangsatresie. Außer einer Gelbsucht mit erhöhten Werten an konjugiertem Bilirubin in der ersten Lebenswoche zeigen sich andere Anzeichen einer Lebererkrankung möglicherweise erst nach einigen Monaten. Auch eine Cholestase durch einen Gallenpfropf oder sonstige Gangobstruktionen sind bei einem Anstieg des konjugierten Bilirubins in Betracht zu ziehen. Herzerkrankungen oder fetaler Stress können zu einer ischämischen Schädigung der Leberzellen führen. Bei Säuglingen und älteren Kindern kann sich eine Hepatitis als Ikterus mit erhöhten Werten der konjugierten Fraktion manifestieren. Weitere Störungen mit begleitendem Ikterus sind Hypothyreose, Leberenzymmangel und kongenitale Infarkte.

14.6.4 Komplikationen

Die folgenschwerste Komplikation einer Hyperbilirubinämie ist die Hirntoxizität des unkonjugierten Bilirubins. Unkonjugiertes Bilirubin ist lipophil und kann daher die Blut-Hirn-Schranke durchbrechen. Außerdem scheint es eine natürliche Affinität für Proteine in der Zellmembran und Synaptosomen zu besitzen. Es wird vermutet, dass Bilirubin an den Synapsen aufgenommen und retrograd in den Zellkörper transportiert wird [Cashore 1992]. Unter normalen Bedingungen ist unkonjugiertes Bilirubin an Albumin gebunden, das nicht ins Gehirn übertreten kann. Wenn seine Konzentration jedoch die Bindungskapazität des Serumalbumins übersteigt oder wenn die Blut-Hirn-Schranke defekt ist, kann unkonjugiertes Bilirubin ins ZNS gelangen. Es scheint den Wasser- und Ionentransport durch Zellmembranen sowie die Enzymaktivitäten in der Zelle zu beeinträchtigen. Das beeinflusst die neurale Erregungsleitung und -übertragung sowie das Zellmembranpotenzial [Cashore 1992].

Wird Bilirubin im Gehirn abgelagert, kommt es zu einer Bilirubinenzepalopathie. Sie tritt in der Regel 2–5 Tage nach der Geburt auf, bei Frühgeborenen und untergewichtigen Neugeborenen auch später. Das Kind wirkt sichtlich krank durch den Muskeltonusverlust, fehlende Neugeborenenreflexe und sein schwaches, schrilles Schreien. Neben seiner Saugschwäche und dem schlechten Trinkverhalten kann unter Umständen die Basaltemperatur kaum aufrechterhalten werden. Im weiteren Verlauf können sich Spastik, Opisthotonus und Krampfanfälle entwickeln. Überlebt das Kind, bildet sich in der Regel ein neurologisches Kernikterus-Syndrom aus, das mit Choreoathetose, unwillkürlichen Muskelspasmen, Krampfanfällen, Dysarthrie, extrapyramidalen Symptomen, einer schweren kognitiven Retardierung und Gehörverlust einhergeht. In weniger schweren Fällen kann ein partielles Syndrom mit extrapyramidalen Symptomen, Hypotonie und Ataxie auftreten. In sehr abgemilderter Form besteht es aus Koordinations- und minimalen Hirnfunktionsstörungen.

14.6.5 Behandlung

Das Kernikterusrisiko hängt direkt mit der Konzentration des unkonjugierten Bilirubins zusammen und korreliert indirekt mit dem Gestationsalter und Gewicht des Kindes. Deshalb wird die Bilirubinkonzentration von untergewichtigen Neugeborenen und Frühgeborenen viel engmaschiger überwacht als bei reifen Neugeborenen. Die Standardtherapie einer Hyperbilirubinämie besteht in einer Blaulichtbestrahlung. Unkonjugiertes Bilirubin absorbiert Blaulichtphotonen, die das Bilirubinmolekül erregen und eine der drei folgenden Reaktionen auslösen können: Freisetzung von Wärme, Emission eines Photons oder photochemische Umwandlung des Bilirubins. Alle drei Produkte, die bei der photochemischen Umwandlung entstehen, können über die Harnblase oder den Darm ausgeschieden werden [Ennever 1992]. Generell sollte sofort mit einer Hyperbilirubinämie-Phototherapie begonnen werden, falls bei gesunden, reifen Neugeborenen innerhalb der ersten 24 Stunden eine Gelbsucht auftritt. Wenn die Bilirubinwerte in den ersten 2–5 Lebenstagen 15 mg/dl erreichen oder übersteigen, ist eine Phototherapie indiziert. Bei Neugeborenen mit sehr geringem Geburtsgewicht wird die Therapie bereits ab einem Wert von 10–12 mg/dl begonnen. Sollten die Bilirubinwerte nicht auf die Phototherapie reagieren oder wenn sie 20–25 mg/dl überschreiten oder sich Anzeichen einer Enzephalopathie entwickeln, kann eine Austauschtransfusion notwendig sein, um Spätfolgen zu vermeiden.

QUELLEN

Allen C. Gastroesophageal reflux and chronic respiratory disease. American Review of Respiratory Disease 129, 1984, S. 645–647.

Altschuler S. M., Boyle J. T., Nixon T. E. et al. Simultaneous reflux inhibition of the lower esophageal sphincter and crural diaphragm in cats. American Journal of Physiology 249, 1985, S. G586–591.

Altschuler S. M. Pathophysiology of gastroesophageal reflux. In: Polin R., Fox W. (Hrsg.). Fetal and neonatal physiology. WB Saunders, Philadelphia, 1992, S. 1033–1039.

Alvarez M., St James-Roberts I. Infant fussing and crying patterns in the first year in an urban community in Denmark. Acta Paediatrica 85 (4), 1996, S. 463–466.

Arasu T. S., Wyllie R., Fitzgerald J. F. et al. Gastroesophageal reflux in infants and children: comparative accuracy of diagnostic methods. Journal of Pediatrics 96 (5), 1980, S. 798–803.

Arhan P., Devroede G., Jehannin B. et al. Segmental colonic transit time. Disease of the Colon and Rectum 24 (8), 1981, S. 625–629.

Arhan P., Devroede G., Jehannin B. et al. Idiopathic disorders of fecal continence in children. Pediatrics 71 (5), 1983, S. 774–779.

Barr R. G. The normal crying curve: what do we really know? Developmental Medicine and Child Neurology 32 (4), 1990, S. 356–362.

Barr R. G., Konner M., Bakeman R., Adamson L. Crying in Kung San infants: a test of the cultural specificity hypothesis. Developmental Medicine and Child Neurology 33 (7), 1991, S. 601–610.

Barr R. G., Rotman A., Yaremko J., Leduc D., Francoeur T. E. The crying of infants with colic: a controlled empirical description. Pediatrics 90 (1 Pt 1), 1992, S. 14–21.

Beal M. C. Viscerosomatic reflexes: a review. Journal of the American Osteopathic Association 85 (12), 1985, S. 786–801.

Beal M. C., Dvorak J. Palpatory examination of the spine: a comparison of the results of two methods and their relationship to visceral disease. Manual Medicine 1, 1984, S. 25–32.

Bernbaum J. C., Pereira G. R., Watkins J. B., Peckham G. J. Nonnutritive sucking during gavage feeding enhances growth and maturation in premature infants. Pediatrics 71, 1983, S. 41–45.

Boersma E. R., Offringa P. J., Muskiet F. A., Chase W. M., Simmons I. J. Vitamin E, lipid fractions, and fatty acid composition of colostrum, transitional milk, and mature milk: an international comparative study. American Journal of Clinical Nutrition 53 (5), 1991, S. 1197–1204.

Boix-Ochoa J., Canals J. Maturation of the lower esophagus. Journal of Pediatric Surgery 11, 1976, S. 749–856.

Bosma J. F. Anatomy of the infant head. 1. Auflage, Johns Hopkins University Press, Baltimore, 1986.

Boyle J. Motility of the upper gastrointestinal tract in the fetus and neonate. In: Polin R., Fox W. (Hrsg.). Fetal and neonatal physiology. WB Saunders, Philadelphia, 1992, S. 1028–1033.

Burkitt D., Morley D., Walker A. Dietary fibre in under- and overnutrition in childhood. Archives of Disease in Childhood 55 (10), 1980, S. 803–807.

Canivet C., Jakobsson I., Hagander B. Infantile colic. Follow-up at four years of age: still more "emotional". Acta Paediatrica 89, 2000, S. 13–17.

Canivet C. A., Ostergren P. O., Rosen A. S. et al. Infantile colic and the role of trait anxiety during pregnancy in relation to psychosocial and socioeconomic factors. Scandinavian Journal of Public Health 33, 2005, S. 26–34.

Canivet C. A., Ostergren P. O., Jakobsson I. L. et al. Infantile colic, maternal smoking and infant feeding at 5 weeks of age. Scandinavian Journal of Public Health 36, 2008, S. 284–291.

Cashore W. J. Bilirubin metabolism and toxicity in the newborn. In: Polin R. A., Fox W. (Hrsg.). Fetal and neonatal physiology. WB Saunders, Philadelphia, 1992, S. 1160–1165.

Cavell B. Gastric emptying in preterm infants. Acta Paediatrica Scandinavica 68 (5), 1979, S. 725–730.

Cavell B. Gastric emptying in infants fed human milk or infant formula. Acta Paediatrica Scandinavica 70 (5), 1981, S. 639–641.

Connell A. M., Hilton C., Irvine G., Lennard-Jones J. E., Misiewicz J. J. Variation of bowel habit in two population samples. British Medical Journal ii, 1965, S. 1095–1099.

Davidson M., Waserman R. The irritable colon of childhood (chronic nonspecific diarrhea syndrome). Journal of Pediatrics 69 (6), 1966, S. 1027–1038.

Davies G. J., Crowder M., Reid B., Dickerson J. W. Bowel function measurements of individuals with different eating patterns. Gut 27 (2), 1986, S. 164–169.

Dodds W. J. Joint report of the Subcommittees on Animal Models of Hemorrhagic and Thrombotic Diseases and on Platelets. Thrombosis and Haemostasis 48 (1), 1982, S. 106–107.

Dodds W. J., Hogan W. J., Helm J. F., Dent J. Pathogenesis of reflux esophagitis. Gastroenterology 81 (2), 1981, S. 376–394.

Drossman D. A., Sandler R. S., McKee D. C., Lovitz A. J. Bowel patterns among subjects not seeking health care. Use of a questionnaire to identify a population with bowel dysfunction. Gastroenterology 83 (3), 1982, S. 529–534.

Ennever J. F. Phototherapy for neonatal jaundice. In: Polin R. A., Fox W. (Hrsg.). Fetal and neonatal physiology. WB Saunders, Philadelphia, 1992, S. 1165–1173.

Euler A. R., Ament M. E. Value of esophagus manometric studies in gastroesophageal reflux in infancy. Pediatrics 59, 1977, S. 58–61.

Field T., Ignatoff E., Stringer S. et al. Non-nutritive sucking during tube feedings: effects on preterm neonates in an intensive care unit. Pediatrics 70, 1982, S. 381–384.

Fielding J. F. The irritable bowel syndrome. Part I: clinical spectrum. Clinical Gastroenterology 6 (3), 1977, S. 607–622.

Forsyth B. W. Colic and the effect of changing formulas: a double-blind, multiple-crossover study. Journal of Pediatrics 115 (4), 1989, S. 521–526.

Fraval M. A pilot study: osteopathic treatment of infants with sucking dysfunction. American Academy of Osteopathy Journal, Summer 1998, S. 25–33.

Gourley G. R. Pathophysiology of breast-milk jaundice. In: Polin R. A., Fox W. (Hrsg.). Fetal and neonatal physiology. WB Saunders, Philadelphia, 1992, S. 1173–1181.

Gupta M., Brans Y. W. Gastric retention in neonates. Pediatrics 62 (1), 1978, S. 26–29.

Guyton A. C. Textbook of medical physiology. 9. Auflage, WB Saunders, Philadelphia, 1996.

Harding R., Titchen D. A. Oesophageal and diaphragmatic activity during sucking in lambs. Journal of Physiology 321, 1981, S. 317–329.

Hayden C., Mullinger B. A preliminary assessment of the impact of cranial osteopathy for the relief of infantile colic. Complementary Therapy in Clinical Practice 12, 2006, S. 83–90.

Hendren W. H. Constipation caused by anterior location of the anus and its surgical correction. Journal of Pediatric Surgery 13 (6), 1978, S. 505–512.

Herbst J. J. Gastroesophageal reflux. In: Behrman R. E., Kliegman R. M., Jenson H. B. (Hrsg.). Nelson's textbook of pediatrics. WB Saunders, Philadelphia, 2000.

Herbst J. J., Book L. S., Johnson D. G., Jolley S. The lower esophageal sphincter in gastroesophageal reflux in children. Journal of Clinical Gastroenterology 1 (2), 1979, S. 119–123.

Holloway R. H., Hongo M., Berger K., McCallum R. W. Gastric distention: a mechanism for postprandial gastroesophageal reflux. Gastroenterology 89 (4), 1985, S. 779–784.

Illingworth R. S. Crying in infants and children. British Medical Journal i, 1955, S. 75–78.

Jensen R. G., Hagerty M. M., McMahon K. E. Lipids of human milk and infant formulas: a review. American Journal of Clinical Nutrition 31 (6), 1978, S. 990–1016.

Kahn A., Rebuffat E., Sottiaux M., Dufour D., Cadranel S., Reiterer F. Lack of temporal relation between acid reflux in proximal oesophagus and cardiorespiratory events in sleeping infants. European Journal of Pediatrics 151, 1992, S. 208–212.

Keating J. P. Jaundice. In: Walker W. A., Durie P. R., Hamilton J. R., Walker-Smith J. A., Watkins J. B. (Hrsg.). Pediatric gastroenterology. Mosby, St Louis, 1996, S. 395–405.

Kelsay J. L., Goering H. K., Behall K. M., Prather E. S. Effect of fiber from fruits and vegetables on metabolic responses of human subjects: fiber intakes, fecal excretions, and apparent digestibilities. American Journal of Clinical Nutrition 34 (9), 1981, S. 1849–1852.

Kenigsberg K., Aiges H., Alperstein G. A unique device to measure lower esophageal sphincter pressure in unsedated infants. Journal of Pediatric Surgery 16, 1981, S. 370–373.

Kerremans R. P., Pennickx F. M., Beckers J. P. Functional evaluation of ectopic anus and its surgical consequences. American Journal of Disease in Childhood 128 (6), 1974, S. 811–814.

Kiely E. M., Chopra R., Corkery J. J. Delayed diagnosis of congenital anal stenosis. Archives of Disease in Childhood 54 (1), 1979, S. 68–70.

Kivlahan C., James E. J. The natural history of neonatal jaundice. Pediatrics 74 (3), 1984, S. 364–370.

Leape L. L., Ramenofsky M. L. Anterior ectopic anus: a common cause of constipation in children. Journal of Pediatric Surgery 13 (6D), 1978, S. 627–630.

Leung A. K., Lemay J. F. Infantile colic: a review. Journal of the Royal Society of Health 124, 2004, 162–166.

Magoun H. I. S. Osteopathy in the cranial field. 3. Auflage, The Journal Printing Company, Kirksville, Missouri, 1976.

Maisels M. J., Gifford K. Normal serum bilirubin levels in the newborn and the effect of breast-feeding. Pediatrics 78 (5), 1986, S. 837–843.

Measel C. P., Anderson G. C. Non-nutritive sucking during tube feedings: effect upon clinical course in premature infants. Journal of Obstetrics and Gynecology and Neonatal Nursing 8, 1979, S. 265.

Milla P. J. The ontogeny of intestinal motor activity. In: Walker W. A., Durie P. R., Hamilton J. R., Walker-Smith J. A., Watkins J. B. (Hrsg.). Pediatric gastrointestinal disease. Mosby, St Louis, 1996, S. 31–43.

Miller-Loncar C., Bigsby R., High P. et al. Infant colic and feeding difficulties. Archives of Disease in Childhood 89, 2004, S. 908–912.

Mittal R. K., McCallum R. W. Characteristics and frequency of transient relaxations of the lower esophageal sphincter in patients with reflux esophagitis. Gastroenterology 95 (3), 1988, S. 593–599.

Mittal R. K., Chiareli C., Liu J., Shaker R. Characteristics of lower esophageal sphincter relaxation induced by pharyngeal stimulation with minute amounts of water. Gastroenterology 111 (2), 1996, S. 378–384.

Murphy M. S., Clayden G. Constipation. In: Walker W. A., Durie P. R., Hamilton J. R., Walker-Smith J. A., Watkins J. B. (Hrsg.). Pediatric gastrointestinal disease. Mosby, St Louis, 1996, S. 293–323.

Ogorek C. P. Gastroesophageal reflux disease. In: Haubrich W., Schaffner F., Berk J. (Hrsg.). Bockus gastroenterology. WB Saunders, Philadelphia, 1995, S. 445–468.

Orenstein S. R., Whitington P. F. Positioning for prevention of infant gastroesophageal reflux. Journal of Pediatrics 103, 1983, S. 534–537.

Orenstein S. R., Magill L. H., Brooks P. Thickening of infant feedings as therapy of gastroesophageal reflux. Journal of Pediatrics 110, 1987, S. 181–186.

Orenstein S. R., Shalaby T. M., Putnam P. E. Thickened feedings as a cause of increased coughing when used as therapy for gastroesophageal reflux in infants. Journal of Pediatrics 121, 1992, S. 913–915.

Osborn L. M., Reiff M. I., Bolus R. Jaundice in the full-term neonate. Pediatrics 73 (4), 1984, S. 520–525.

Paterson W. G., Rattan S., Goyal R. K. Experimental induction of isolated lower oesophageal sphincter relaxation in anesthetized opossums. Journal of Clinical Investigation 77 (4), 1986, S. 1187–1193.

Pelot D. Anatomy, anomalies and physiology of the esophagus. In: Haubrich W., Schaffner F., Berk J. (Hrsg.). Bockus gastroenterology. WB Saunders, Philadelphia, 1995, S. 397–411.

Reisner S. H., Sivan Y., Nitzan M., Merlob P. Determination of anterior displacement of the anus in newborn infants and children. Pediatrics 73 (2), 1984, S. 216–217.

Reynolds J. C. Anatomy, anomalies and physiology of the esophagus. In: Haubrich W., Schaffner F., Berk J. (Hrsg.). Bockus gastroenterology. WB Saunders, Philadelphia, 1995, S. 411–418.

Rosenthal P. Bilirubin metabolism in the fetus and neonate. In: Polin R. A., Fox W. (Hrsg.). Fetal and neonatal physiology. WB Saunders, Philadelphia, 1992, S. 1154–1160.

Schneider A. P. Breast milk jaundice in the newborn. A real entity. Journal of the American Medical Association 255 (23), 1986, S. 3270–3274.

Sifter C. A., Braungart J. Infant colic: a transient condition with no apparent effects. Journal of Applied Developmental Psychology 13, 1992, S. 447–462.

Standring S. (Hrsg.). Gray's Anatomy. 39. Auflage, Churchill Livingstone, New York, 2004.

Stevenson R. D., Allaire J. H. The development of normal feeding and swallowing. Pediatric Clinics of North America 38 (6), 1991, S. 1438–1453.

Taitz L. S., Wales J. K., Urwin O. M., Molnar D. Factors associated with outcome in management of defecation disorders. Archives of Disease in Childhood 61 (5), 1986, S. 472–477.

Titchen D. A. Diaphragmatic and oesophageal activity in regurgitation in sheep: an electromyographic study. Journal of Physiology 292, 1979, S. 381–390.

Walker A. R., Walker B. F. Bowel behaviour in young black and white children. Archives of Disease in Childhood 60 (10), 1985, S. 967–970.

Weaver L. T., Stevens H. The bowel habit of young children. Archives of Disease in Childhood 59, 1988, S. 649–652.

Welch R. W., Gray J. E. Influence of respiration on recordings of lower esophageal sphincter pressure in humans. Gastroenterology 83 (3), 1982, S. 590–594.

Wessel M. A., Cobb J. C., Jackson E. B. et al. Paroxysmal fussing in infancy, sometimes called „colic". Pediatrics 14, 1954, S. 421–434.

Williams T. A. Mechanisms of gastroesophageal reflux in recumbent neurologically impaired children. Gastroenterology 96, 1989, S. 547a.

Woodward D. R., Rees B., Boon J. A. Human milk fat content: within-feed variation. Early Human Development 19 (1), 1989, S. 39–46.

WEITERFÜHRENDE LITERATUR

Barr R. G. Reflections on measuring pain in infants: dissociation in responsive systems and „honest signalling". Archives of Disease in Childhood, Fetal Neonatal Edition 79 (2), 1998, S. F152–F156.

Barr R. G. Colic and crying syndromes in infants. Pediatrics 102 (5 Suppl E), 1998, S. E1282–E1286.

Barr R. G., Chen S., Hopkins B., Westra T. Crying patterns in preterm infants. Developmental Medicine and Child Neurology 38 (4), 1996, S. 345–355.

Field S. K., Underwood M., Brant R., Cowie R. L. Prevalence of gastroesophageal reflux symptoms in asthma. Chest 109 (2), 1996, S. 316–322.

Field S. K., Evans J. A., Price L. M. The effects of acid perfusion of the esophagus on ventilation and respiratory sensation. American Journal of Respiratory and Critical Care Medicine 157, 1998, S. 1058–1062.

Harding S. M., Richter J. E., Guzzo M. R., Schan C. A., Alexander R. W., Bradley L. A. Asthma and gastroesophageal reflux: acid suppressive therapy improves asthma outcome. American Journal of Medicine 100 (4), 1996, S. 395–405.

James-Roberts I., Hurry J., Bowyer J. Objective confirmation of crying durations in infants referred for excessive crying. Archives of Disease in Childhood 68 (1), 1993, S. 82–84.

Lúdvíksdóttir D., Björnsson E., Janson C., Boman G. Habitual coughing and its associations with asthma, anxiety, and gastroesophageal reflux. Chest 109 (5), 1996, S. 1262–1268.

Mittal R. K. Current concepts of the antireflux barrier. Gastroenterology Clinics of North America 19 (3), 1990, S. 501–516.

Mittal R. K. The crural diaphragm, an external lower esophageal sphincter: a definitive study. Gastroenterology 105 (5), 1993, S. 1565–1567.

Mittal R. K. The sphincter mechanism at the lower end of the esophagus: an overview. Dysphagia 8 (4), 1993, S. 347–350.

Mittal R. K., Balaban D. H. The esophagogastric junction. New England Journal of Medicine 336 (13), 1997, S. 924–932.

Mittal R. K., Fisher M. J. Electrical and mechanical inhibition of the crural diaphragm during transient relaxation of the lower esophageal sphincter. Gastroenterology 99 (5), 1990, S. 1265–1268.

Mittal R. K., Fisher M. J., McCallum R. W., Rochester D. F., Dent J., Sluss J. Human lower esophageal sphincter pressure response to increased intra-abdominal pressure. American Journal of Physiology 258 (4 Pt 1), 1990, S. G624–G630.

Mittal R. K., Holloway R. H., Penagini R., Blackshaw L. A., Dent J. Transient lower esophageal sphincter relaxation. Gastroenterology 109 (2), 1995, S. 601–610.

Mittal R. K., Shaffer H. A., Parollisi S., Baggett L. Influence of breathing pattern on the esophagogastric junction pressure and esophageal transit. American Journal of Physiology 269 (4 Pt 1), 1995, S. G577–G583.

Shaw A. D., Davies G. J. Lactose intolerance: problems in diagnosis and treatment. Journal of Clinical Gastroenterology 28 (3), 1999, S. 208–216.

Shimizu T., Mochizuki H., Tokuyama K., Morikawa A. Relationship between the acid-induced cough response and airway responsiveness and obstruction in children with asthma. Thorax 51 (3), 1996, S. 284–287.

Weaver L. T., Lucas A. Development of bowel habit in preterm infants. Archives of Disease in Childhood 68 (3 Spec No), 1993, S. 317–320.

Weaver L. T., Steiner H. The bowel habit of young children. Archives of Disease in Childhood 59 (7), 1984, S. 649–652.

KAPITEL

15 Orthopädie

15

15.1 Häufige Probleme im Kopf- und Halsbereich

15.1.1 Plagiozephalie und Kraniosynostose

Eine Plagiozephalie ist als anomale Kopfform oder Schädeldeformität definiert. Eine Kraniosynostose tritt bei 3–5 von 10 000 Kindern auf [Kimonis et al. 2007], wobei es sich um eine syndromale oder nichtsyndromale Form handeln kann. Eine syndromale Kraniosynostose ist als genetischer Defekt mit über 180 angeborenen Syndromen verbunden [Kimonis et al. 2007, Passos-Bueno et al. 2008]. Während in einigen Fällen spezifische Gene, die den Fibroblasten-Wachstums-(Growth-)Faktor-Rezeptor (FGFR) kodieren, identifiziert wurden, spielen in anderen Fällen Mutationen der Twist- und Muskelsegment-Homöobox-Gene eine Rolle [Bonaventure & El 2003]. Je nach den beteiligten Genen unterscheiden sich Mechanismen und klinisches Bild der vorzeitigen Schädelnahtfusion. Im Gegensatz dazu scheint sich die nichtsyndromale Kraniosynostose als Reaktion auf mechanische Kräfte zu entwickeln [Hunenko et al. 2001, Kirschner et al. 2002, Smart et al. 2005]. Osteopathen haben schon seit langem einen Zusammenhang zwischen kranialen Dysmorphien wie der Kraniosynostose und einem anomalen Muster an der Schädelbasis festgestellt, doch anderen Forschern ist dies ebenfalls aufgefallen. Hoyte [1991] behauptet, die Schädelbasis sei morphologisch am stärksten vom Kranznahtring betroffen und den zweitgrößten Einfluss übe die Synchondrosis sphenooccipitalis aus. Eine nichtsyndromale Kraniosynostose betrifft typischerweise nur eine einzelne Naht und kann mit Strabismus, Astigmatismus, Sprech-/Sprach- und psychischen Funktionsstörungen einhergehen [Magge et al. 2002, Becker et al. 2005, Lehman 2006, Kapp-Simon et al. 2007, Baranello et al. 2007], nicht aber mit geistiger Retardierung [Kapp-Simon et al. 1993, 2007].

Kliniker sehen das Problem häufig in anomalen Kompressionskräften im Bereich der Suturen. Viele Osteopathen gehen dementsprechend an das Problem heran und versuchen, die Kompression im Nahtgewebe aufzulösen. Doch wenn wir die Physiologie der Schädelentwicklung betrachten, lässt sich noch eine andere Möglichkeit erkennen. Unter normalen Bedingungen beginnt das Schädeldach aufgrund von Zug- und nicht aufgrund von Kompressionskräften zu verknöchern. Bei der Untersuchung von Kindern mit Kraniosynostose oder Plagiozephalie müssen wir folglich in Betracht ziehen, dass anomale Dehnungskräfte im Bereich der Suturen die vorzeitige Verknöcherung ausgelöst haben können. Kompressionskräfte an der Schädelbasis sorgen für eine anomale Dehnung der Duragewebe im Schädeldach.

Schwere Fälle einer Kraniosynostose sind bereits bei der Geburt erkennbar und durch eine signifikante Schädeldeformität charakterisiert. Gewöhnlich lässt sich ein vorstehender knöcherner Grat im Bereich der Suturen palpieren. Dieser unterscheidet sich von dem Grat, der durch Überlappen der Nähte bei manchen Entbindungen entsteht. Röntgen-Übersichtsaufnahmen zeigen, dass die Naht geschlossen ist. Ein chirurgischer Eingriff stellt die definitive Form der Behandlung dar. Eine postoperative osteopathische Behandlung kann helfen, begleitende Spannungsmuster aufzulösen. Wenn der Therapeut nicht sehr erfahren mit der Schädelbehandlung nach einer Kraniotomie ist, sollte jedoch am besten mit der osteopathischen Untersuchung und Behandlung mindestens 8–12 Wochen nach der Operation abgewartet werden . Es dauert Wochen, bis sich wieder eine funktionale Beziehung der Knochen-, Membran- und Flüssigkeitsmechanismen nach einer Kraniotomie entwickelt, und die Befunde können in dieser Zeit sehr irreführend sein. Es kann für den Therapeuten sehr aufschlussreich sein, den Normalisierungsprozess des Patienten zu beobachten, doch ich möchte davor warnen, in irgendeiner Weise stützend oder korrigierend in den Mechanismus einzugreifen. Vielmehr kann dies für den feinfühligen Osteopathen eine gute Gelegenheit sein, von der Natur zu lernen.

In vielen Fällen zeigt sich eine Kraniosynostose nicht bei der Geburt, sondern entwickelt sich erst später. Auch wenn sie mit einer nicht behobenen Plagiozephalie verbunden sein kann, lässt sich nicht immer eine kausale Beziehung herstellen.

Aus klinischer Sicht kann man sich eine Plagiozephalie als primäre oder sekundäre Belastungsfolge vorstellen. Primäre Belastungen können intrauterin infolge einer irregulären Kindslage oder während der Wehen und Entbindung auftreten. In beiden Fällen liegt das Problem im Schädelbereich. Unbehandelt kann sich bei einem Kind mit primärer Plagiozephalie ein Tortikollis und/oder eine Skoliose entwickeln. Eine primäre Plagiozephalie lässt sich in der Regel bald nach der Geburt feststellen. Eine sekundäre Plagiozephalie, die sich als Reaktion auf Belastungen in einem anderen Körperbereich entwickelt, wird häufig erst diagnostiziert, wenn das Kind bereits einige Monate alt ist.

Primäre Plagiozephalie

Eine angeborene oder primäre Plagiozephalie entsteht durch die intrauterine Lage oder bei Wehen und Geburt einwirkende Kräfte und besitzt eine starke Entwicklungskomponente. Zu den Risikofaktoren gehören Primipara, assistierte Geburt, verlängerte Wehendauer, Kephalhämatom, Zwillingsschwangerschaft und intrauterine Beengtheit [Dias & Klein 1996, Littlefield et al. 1999, Peitsch et al. 2002]. Je nachdem, wie lange die Plagiozephalie schon vorliegt, wird sich der kindliche Körper an das Spannungsmuster angepasst haben. Vor allem bei Wachstumsschüben kann sich das verzerrte Muster noch verstärken. So scheint sich beispielsweise ein Tortikollis im Anschluss an die Schädeldeformität zu entwickeln [Peitsch et al. 2002].

Eine Plagiozephalie lässt sich nach der Kopfform unterteilen. Bei einer echten Plagiozephalie ist der Kopf trapez- oder parallelogrammförmig (➤ Abb. 15.1) mit einem Vorsprung eines hinteren und des gegenüberliegenden vorderen Schädelquadranten. Die Ohren befinden sich nicht auf gleicher Höhe und auch das Gesicht weist in der Regel eine gewisse Asymmetrie auf. Ein trapezförmiger Kopf kann zwar Folge eines Tortikollis sein, beruht aber in den meisten Fällen auf einer lateralen Zerrung an der Schädelbasis. In welchem Quadranten die Asymmetrie besonders ausgeprägt ist, hängt von der Drehrichtung und von der primären Stresseinwirkung (am Os sphenoidale oder am Os occipitale) ab. Ist primär das Keilbein betroffen, zeigt sich typischerweise eine stärkere Gesichtsasymmetrie. Tritt die Belastung primär im Os occipitale auf, kommt es eher zur Hinterkopfdeformierung und zum Tortikollis-artigen Bild aufgrund von kraniozervikalen Anpassungen. Die Fehlstellung von Kopf und Hals kann zu Haltungs-/Gleichgewichtsstörungen und zu einer frühkindlichen Entwicklungsverzögerung beitragen. Säuglinge und Kleinkinder mit spastischem Tortikollis oder paroxysmalem Schwindel (Vertigo) sollten auf ein laterales Spannungsmuster hin untersucht werden. Eine parallelogrammförmige Schädeldeformität beschränkt sich selten nur auf das Schädeldach – ohne Beteiligung der Schädelbasis. Typisch für eine Brachyzephalie („Rundschädel") ist eine Verbreiterung in der koronalen und vertikalen Ebene und eine Verschmälerung in der anterior-posterioren (a.p.) Achse des Schädels (➤ Abb. 15.2). Sie kann sich durch ständige Rückenlagerung des Kindes entwickelt haben oder Ausdruck eines Spannungsmusters an der Schädelbasis sein. Durch ein Flexionsmuster an der Schädelbasis kann es wie eine Brachyzephalie aussehen, allerdings ist der Hinterkopf in dem Fall rund und nicht abgeflacht. Wenn der Hinterkopf abgeflacht und das Gesicht symmetrisch erscheint, muss an eine vertikale Spannung mit Hochschieben der Keilbeinbasis gedacht werden. Wenn das Gesicht breit und flach und der Hinterkopf rund ist, kann die vertikale Spannung die Keilbeinbasis herunterdrücken. Bei Skaphozephalie („Kahnschädel") ist der Kopf in der Koronalebene verschmälert und in der a.p. Achse lang gezogen. Dieses Erscheinungsbild geht am häufigsten mit vorzeitiger Kraniosynostose und einem Extensionsmuster an der Schädelbasis einher.

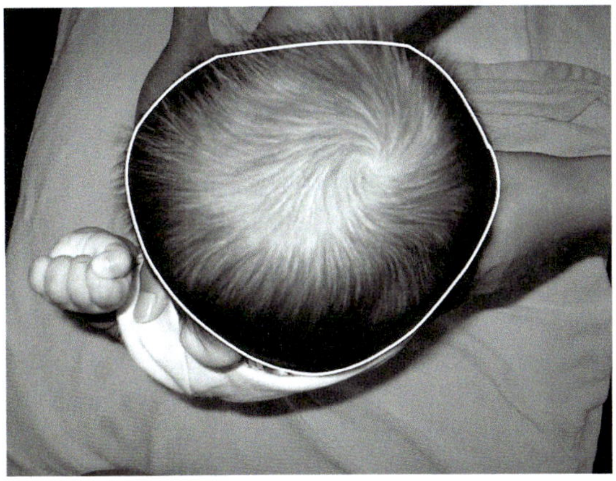

Abb. 15.1 Parallelogrammförmiger Schädel eines achtwöchigen Säuglings mit prominentem linkem Stirnquadranten und Gesichtsasymmetrie. Ein laterales Spannungsmuster hat die Keilbeinbasis nach links und die Basis des Os occipitale nach rechts verschoben. *[Mit freundlicher Genehmigung der Willard & Carriero Collection]*

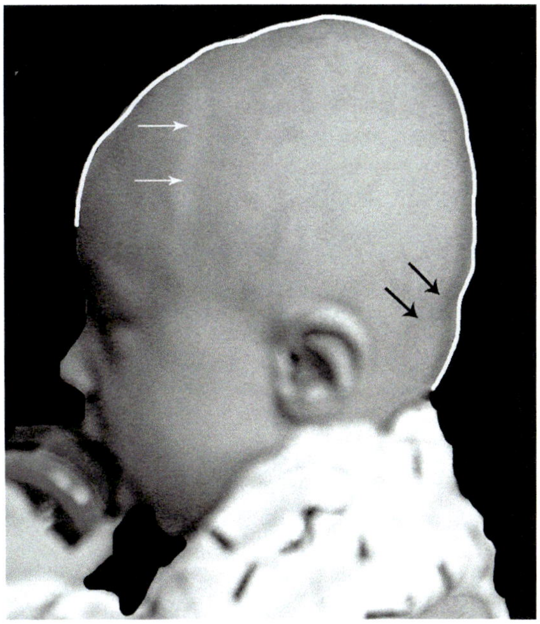

Abb. 15.2 Zehn Wochen alter Säugling mit Brachyzephalie ohne Gesichtsasymmetrie. Die Verbindung zwischen Supraokzipitale und Interparietale an der Hinterhauptsschuppe ist prominent (schwarze Pfeile), und an der Sagittalnaht überlappt das Stirnbein das Scheitelbein (weiße Pfeile). Bei diesem Jungen lag ein vertikales Spannungsmuster (Schädelbasis unten, Keilbeinbasis oben) vor. *[Mit freundlicher Genehmigung der Willard & Carriero Collection]*

15

Bei diesen Kindern ist der Zeitpunkt der osteopathischen Behandlung ist wichtig. Werden Membran- und Flüssigkeitsspannungen unmittelbar vor einem Wachstumsschub aufgelöst, scheint dies dem Körper zu erlauben, das Gewebe im Distorsionsbereich wieder zu harmonisieren. Die therapeutische Intervention sollte so früh wie ermöglich erfolgen, um zu verhindern, dass sich die Distorsion durch Adaptationen in anderen Körperbereichen noch verschlimmert. Denn die Spannungen lassen sich viel schwieriger auflösen, sobald die Knochen-, Membran- und Flüssigkeitsmechanismen eine reifere Beziehung zueinander entwickelt haben, was gegen Ende des ersten Lebensjahres der Fall zu sein scheint. Obwohl es sich bei der Plagiozephalie um eine mechanische Spannung handelt, unterscheidet sie sich sehr von dem, was bei einem älteren Kind oder einem Erwachsenen zu beobachten wäre. Die Schädelteile sind knorpelig und die Schädelnähte bei Säuglingen noch nicht entwickelt. Infolgedessen haben Gewebespannungen eine Membran- und knöcherne Qualität, während die Flüssigkeit einfach die „Form des Behälters" annimmt, ohne dass sich in ihr per se eine Spannung aufbaut. Trat die ursprüngliche Spannung an der Schädelbasis auf, ist die Verformung des Schädeldachs sekundär und nur durch Normalisierung der Mechanik an der Schädelbasis zu beheben. Das einzige wirklich funktionale Gelenk im Kopfbereich des Neugeborenen ist die Art. atlantooccipitalis. Deshalb ist bei einer Plagiozephalie, die an der Schädelbasis ihren Ursprung hat, im Allgemeinen der Kondylenbereich beteiligt. Auch wenn vielleicht gar nicht so häufig eine echte Kompression des Condylus occipitalis vorliegt, besteht doch eine gewisse Spannung zwischen Os occipitale und Atlas, die auch C2 und C3 mit einbeziehen kann. Mechanisch gesehen, handelt es sich bei C3 um einen Übergangsbereich der Halswirbelsäule, der die Kräfte, die im oberen – Schädel, Atlas, Axis – und unteren HWS-Komplex auftreten, ausgleicht. Der andere Bereich, der nicht übersehen werden sollte, ist die Falx cerebelli, die sich unterhalb des Tentorium cerebelli in der Mittellinie an der Innenfläche des Os occipitale entlang erstreckt, um sich im Periost der Wirbelbögen von C1 bis C3 zu verankern. Dies ist häufig der Problembereich, wenn eine Plagiozephalie von der Schädelbasis ausgeht. Wird er nicht behandelt, entsteht durch die Halsgewebe eine zusätzliche Spannung, die zwei Auswirkungen haben kann: Erstens unterhält die sekundäre Spannung im Halsbereich das Muster an der Schädelbasis, und zweitens kann sie ausreichen, um einen Tortikollis herbeizuführen. Eine primäre Plagiozephalie mit Ursprung im Schädeldach des Neugeborenen spricht deutlich besser auf eine Behandlung in der ersten Lebenswoche an. Leider werden diese Kinder häufig erst viel später in die Praxis gebracht, wenn sich das Muster durch die Schlafhaltung bereits verstärkt hat. Folglich muss erst eine Verhaltensmodifikation erfolgen, um den Säugling davon abzuhalten, immer auf der flachen Stelle zu liegen (siehe unten).

Sekundäre (deformierende) Plagiozephalie

Man nimmt an, dass sich eine sekundäre (deformierende) Plagiozephalie aus einer Kombination von anomalen Gewebekräften infolge einer subtilen Schädelasymmetrie und der Schlafposition in Rückenlage entwickelt [Argenta et al. 1996, Mulliken et al. 1999, Peitsch et al. 2002]. Solange sie nicht schwer ist, wird die anomale Lage als Lieblingshaltung des Säuglings betrachtet und von den Eltern ignoriert. Ironischerweise trifft das ja auch zu. Eine Schädelabflachung kommt etwas häufiger rechts als links vor [Turk et al. 1996, Mulliken et al. 1999, Peitsch et al. 2002] und bei Jungen häufiger als bei Mädchen. Gewebespannungen im Hals und Rücken können sich auf Schädelbasis und Schädeldach übertragen. Das ist am häufigsten bei Tortikollis und Skoliose der Fall. Manchmal wirkt sich ein Tortikollis jedoch nicht direkt mechanisch auf den Schädel aus, sondern führt stattdessen zu einer anomalen Kopf- und Halsstellung, die den Säugling dazu zwingt, in einer ungünstigen Position zu liegen. Dadurch kann sich das Schädeldach verformen, ohne dass eine signifikante Spannung in der Schädelbasis auftritt.

Wie bereits erwähnt, kann diese Art von Plagiozephalie bei älteren Säuglingen schwierig zu behandeln sein. Neben der Behandlung der Dysfunktion, die zu der Distorsion beiträgt, muss das Kind dazu gebracht werden, sich anders hinzulegen, um eine Verstärkung der Deformität zu verhindern. Das bedarf einer Unterstützung durch die Eltern. Wenn Säuglinge wach und unter Aufsicht sind, sollte man sie auf den Bauch legen, auch wenn ihnen diese Lagerung oft widerstrebt. Das Kind sollte außerdem gebettet werden, dass es den Kopf zur anderen Seite drehen muss und nicht auf der „flachen Stelle" liegt. Das lässt sich dadurch erreichen, dass es die Zimmertür im Blick hat, oder indem Spielzeug und Mobiles so positioniert werden, dass es sich von der betroffenen Seite wegdrehen muss. Helme oder dynamische Schädelorthesen können in die Behandlung integriert werden, damit sie die mit osteopathischen Manipulationen erzielten Fortschritte stabilisieren. Das setzt eine klare Absprache und Verständigung zwischen Therapeuten und Orthopädietechnikern voraus; noch besser wäre es, wenn Osteopathen Übung mit der Anpassung von Orthesen haben. Schädelorthesen können verhindern, dass sich die Deformität verstärkt, indem sie das Kind davon abhalten, sich auf die flache Stelle zu legen. Die Diskussion mit zahlreichen Kollegen lässt darauf schließen, dass sie bei richtigem Gebrauch keine neuen Spannungsmuster erzeugen und die vorliegenden auch nicht verstärken.

Differenzialdiagnosen

In allen Fällen einer Plagiozephalie muss eine Kraniosynostose in Betracht gezogen und ausgeschlossen werden. Es gibt einige klinische Anzeichen, mit denen sich feststellen lässt, ob sich bei einem Kind mit Plagiozephalie eine Kraniosynostose entwickelt. Mit einer Kraniosynostose werden verlangsamtes oder stillstehendes Wachstum des Kopfumfangs, Verstärkung der Plagiozephalie, Entwicklungsverzögerung, palpierbare Knochenvorsprünge und anomale Haarwuchsmuster in Verbindung gebracht. Trotz der Knorpelstruktur des kindlichen Schädels kann eine Röntgenuntersuchung sinnvoll sein. Mit CT- oder Übersichtsaufnahmen des Schädels können die Suturen beurteilt und eine vorhandene oder fehlende Ossifikation nachgewiesen werden. Da bei einer schweren Plagiozephalie das Risiko einer Kraniosynostose besteht, muss das Kind rechtzeitig und in angemessener Form untersucht werden. Damit das Schädelwachstum und die Gehirnentwicklung nicht beeinträchtigt werden, ist eine operative Korrektur indiziert.

Behandlung einer unkomplizierten Plagiozephalie

Die Behandlung einer Plagiozephalie, insbesondere einer sekundären, erfordert zwei Dinge: die Auflösung aller mechanischen Belastungen oder anomalen Spannungen, die dazu beitragen, die Distorsion der Schädelknochen zu unterhalten, und, ganz wichtig, das Kind irgendwie dazu zu bringen, sich nicht mehr ständig auf die flache Stelle zu legen.

Eine Plagiozephalie, die infolge oder in Begleitung eines Tortikollis auftritt, wird sich nicht bessern, bevor nicht die mechanischen Spannungen im Hals-, kraniozervikalen Übergangs- und Schädelbasisbereich aufgelöst sind. Das gilt besonders für sehr junge Säuglinge. Gleichzeitig müssen Maßnahmen ergriffen werden, die das Kind zu einem ausgewogeneren Einsatz der Halsmuskeln und einer anderen Schlafposition veranlassen. Leider werden Vorhaltungen, Erklärungen und Überredungsversuche bei einem vier Monate alten Kind nicht viel bewirken; die Eltern müssen daher in den Behandlungsprozess einbezogen werden. Werden Kinder auf den Bauch gelegt, wann immer ihre Betreuer in der Nähe sind und sie beaufsichtigen können, ermutigt sie das dazu, den Kopf zu heben, und damit die Halsextensoren anzuspannen. Sind die Eltern mit Sicherheit anwesend, darf das Kind tagsüber auch in dieser Position schlummern, allerdings sollte es nachts nicht in Bauchlage schlafen. Legt man das Kind immer auf die nichtbetroffene Seite, verändert es möglicherweise seine nächtliche Schlafposition. Dazu kann man ein kleines Handtuch oder eine Windel in eine Kinderkissenhülle rollen und damit den Rücken in Seitenlage des Kindes abstützen. Dieses Kissen sollte so dünn sein, dass das Kind fast auf dem Rücken liegt, aber Kopf und Körper leicht seitlich geneigt sind. Das Bett sollte so stehen, dass sich das Kind auf der nicht betroffenen Seite der Tür oder der Richtung, aus der normalerweise die Eltern ans Bett kommen, zuwenden kann. Denn Kinder blicken bevorzugt in die Richtung, aus der ihre Bezugspersonen auftauchen. Schläft das Kind im elterlichen Bett, sollte die Mutter auf seiner nicht betroffenen Seite liegen (wenn der rechte Parietookzipitalbereich betroffen ist, liegt sie z. B. links vom Säugling). Denn das Kind neigt sich der Mutter, seiner Nahrungsquelle, zu. Beim Stillen oder Füttern kann das Kind so gehalten werden, dass es den Kopf von der betroffenen Seite wegdrehen muss, wodurch die Muskeln gedehnt werden. Das erfordert bei Stillkindern etwas mehr Kreativität. Soll das Kind zum Beispiel angeregt werden, den Kopf nach rechts zu drehen, weil die Muskeln auf der linken Seite verkürzt sind, ist das Stillen an der linken Brust kein Problem; an der rechten Brust dagegen muss etwas getrickst werden. Das Kind wird in derselben Position wie an der linken Brust gehalten, so dass sein rechter Arm der Mutter zugewandt ist, und dann an der rechten Brust angelegt; wie die Arme der Mutter von Kissen gestützt. Außerdem sollten Mobiles, Spielzeuge, Haustiere und andere interessante Dinge, immer auf der nichtbetroffenen Seite platziert werden.

15.1.2 Tortikollis

Ein Tortikollis ist eine Fehlstellung des Halses („Schiefhals"), bei der sich der Kopf seitlich in eine Richtung neigt und das Kinn in die andere Richtung zeigt. Er hat am häufigsten muskuläre Ursachen, während er nur selten infolge von Rückenmarks- oder Hirnanomalien auftritt. Es kann sich auch um eine funktionale Kompensation eines Strabismus handeln. Ein Tortikollis kann Ursache oder Folge einer Plagiozephalie sein [Clarren 1981,

15

Peitsch et al. 2002]. Bei Säuglingen wird er auch mit einer thorakalen Skoliose in Verbindung gebracht [Cheng & Au 1994]. Magoun [1973] beschreibt einen angeborenen Tortikollis als klinisches Zeichen einer Nervenirritation (des N. accessorius) durch Spannungen an der Schädelbasis. Bei älteren Kindern wird ein Tortikollis am häufigsten durch eine Muskelzerrung verursacht, obwohl er sich auch im Rahmen von Atemwegsinfektionen entwickeln kann. Als klassisches Beispiel gilt eine Verletzung oder ein Spasmus des M. sternocleidomastoideus, obwohl bei einem angeborenen Tortikollis häufig die Skalenusmuskeln beteiligt sind. Die Muskelzerrung kann während der Entbindung oder aufgrund der intrauterinen Lage eingetreten sein. Oft wird sie erst diagnostiziert, wenn das Kind 4–6 Wochen alt ist und Eltern oder Arzt eine ungewöhnliche Kopfhaltung bemerken oder wenn sich aufgrund der anhaltend schiefen Kopfhaltung eine flache Stelle zu entwickeln beginnt. Beruht der Tortikollis auf einem Spasmus der Skalenusmuskeln, kommt es begleitend zu einer Dysfunktion der Rippenmechanik und einem spürbaren Muskelhypertonus. Auf das Palpieren der Skalenusmuskeln reagiert das Kind oft gereizt, während das Palpieren des M. sternocleidomastoideus gut toleriert wird. Damit verbundene Spannungen im Schädelbasis- und kraniozervikalen Übergangsbereich können primär oder sekundär auftreten. Häufig sprechen die kranialen Befunde nicht auf eine Behandlung an, bis die Skalenusdysfunktion behoben wird, was darauf hindeutet, dass sie sekundär (infolge des Tortikollis) entstanden sind. Umgekehrt müssen die kranialen Befunde, die auch primär sein können, zuerst behandelt werden, um eine Besserung im Halsbereich zu erzielen. Manchmal lässt sich schwer entscheiden, ob es sich um eine primäre Störung handelt; es gibt aber bestimmte Hinweise, auf die man achten sollte. Wenn eine primäre Störung der Schädelbasis vorliegt, ist ein kraniobasales Spannungsmuster im Okzipital- und Kondylenbereich der auffälligste Befund, auch wenn es bereits zu einer Kompensation im Keilbeinbereich gekommen ist. Die Gesichtsasymmetrie ist nur sehr schwach ausgeprägt, während sich höchstwahrscheinlich gleich bei der Geburt oder kurz danach eine Asymmetrie des Hinterkopfs zeigt. Oft befindet sich die Pars mastoidea der beiden Schläfenbeine auf unterschiedlicher Höhe der a.p. Achse. Im Kraniozervikalbereich lässt sich die größte Restriktion beim Beweglichkeitstest feststellen. Da die atlantookzipitalen Muskeln stärker belastet sind und der okulozephale Reflex gestört sein kann, hat der Säugling größere Schwierigkeiten, seine Haltung mit Kopfunterstützung zu stabilisieren. Bei einem zervikalen Tortikollis ist häufig ein Spasmus des M. sternocleidomastoideus oder der Skalenusmuskeln sicht- und tastbar. Auf der betroffenen Seite stehen die oberen Rippen hoch und sind deutlich in ihrer Bewegung eingeschränkt. Wird der Kopf des Kindes gestützt, ist es eher imstande, mit Haltungs-/Stellreflexen auf visuelle Reize zu reagieren. Eine Asymmetrie des Hinterkopfs entwickelt sich gewöhnlich erst später und bleibt von vielen Eltern bis zur 8. oder 9. Lebenswoche unbemerkt.

Ein Tortikollis mit Beteiligung des M. sternocleidomastoideus kann auf eine verletzungsbedingte Blutung im Muskelbauch zurückzuführen sein. Wenn dies der Fall ist, liegt eine palpierbare Muskelschwellung mit sichtbarer Hämatombildung vor. Zu den Komplikationen gehören Fibrosen und Muskelverkürzung. Der Verletzungsmechanismus hängt mit Wehen und Entbindung zusammen. Gefährdet sind große Säuglinge bei lang dauernden oder schwierigen Geburtsverläufen oder mit einer Schulterdystokie. Bei Verdacht sollte ein Deh-

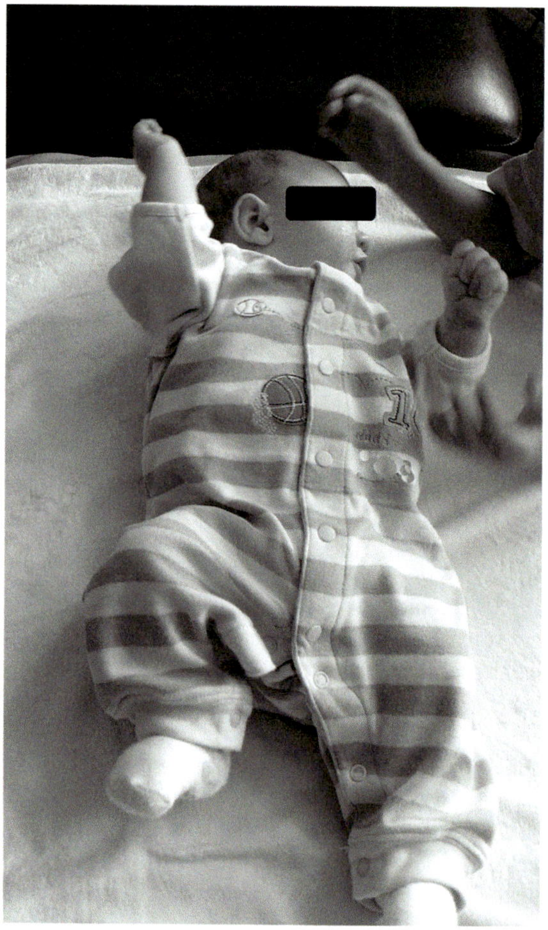

Abb. 15.3 Acht Wochen alter Säugling mit rechtsseitigem Tortikollis. Bei der Kopfdrehung nach links wird früh die rechte Schulter einbezogen (von der Unterlage abgehoben). Der asymmetrische tonische Nackenreflex ist gestört. Hier liegt eine infantile Haltungsasymmetrie vor. *[Mit freundlicher Genehmigung der Willard & Carreiro Collection]*

nungsprogramm die Behandlung ergänzen, um eine Muskelkontraktur zu verhindern. In schweren Fällen ist bisweilen eine chirurgische Korrektur erforderlich.

Durch die körperliche Untersuchung lässt sich ein Tortikollis bei Säuglingen frühzeitig diagnostizieren. Ihre aktive Drehung ist eingeschränkt, und Lateralflexion und Rotation sind möglicherweise entkoppelt. Bei einer passiven Kopfdrehung in Richtung der restriktiven Barriere wird die Schulter mit einbezogen (➤ Abb. 15.3). Auch die Säuglingsreflexe können betroffen sein. Beim Moro-Reflex bleibt der Arm auf der betroffenen Seite häufig stärker gebeugt als der andere Arm. Beim asymmetrischen tonischen Nackenreflex (ATNR) zeigt das Kind nicht die entsprechende Haltungsreaktion, wenn es in Richtung der restriktiven Barriere gedreht wird (➤ Abb. 15.4). Die Kopfdrehung auf dem Rumpf kann ebenfalls betroffen sein. Um dies zu untersuchen, erregt man zunächst die Aufmerksamkeit des Kindes, damit es den Blick nach vorn richtet. Dann werden seine Hüften langsam rotiert. Diese Rollbewegung sollte sich flüssig und symmetrisch durch die Wirbelsäule bis in den Hals- und Kopfbereich fortsetzen. So kann die Symmetrie der Kopf- und Halsbewegungen in Relation zum Rumpf kontrolliert werden (➤ Abb. 15.5). Eine Bewegungseinschränkung der aktiven Halsdrehung in Rückenlage lässt eine Dysfunktion des M. sternocleidomastoideus oder des M. trapezius, des oberen HWS-Komplexes (C1/C2) oder des Atlantoaxialgelenks vermuten, während eine Bewegungseinschränkung in Bauchlage auf eine Dysfunktion des unteren HWS-Komplexes (C3–C7) hindeutet [Pang & Veetai 2004, Philippi et al. 2006a, b].

Die Behandlung eines Tortikollis sollte sich auf die primäre Belastung innerhalb des Symptomkomplexes konzentrieren. Diverse manualtherapeutische Methoden gelten als wirksam und werden häufig miteinander kombiniert. Mit Balanced-Ligamentous-Tension-(BLT-) Techniken kann eine Gelenkdysfunktion im Halsbereich behandelt werden. Zur Behandlung von Muskel- und Faszienkomponenten können sich myofasziale oder fazilitierte Positional-Release-Techniken anbieten. Spannungen im Atlantookzipital- oder Schädelbasisbereich sprechen oft auf Balanced-Membranous-Tension-Techniken an. Werden Haltungsmuster im kraniozervikalen Übergangsbereich durch zervikospinale, zervikokollare und sonstige Reflexe aufrechterhalten, kann sich eine Atlas-Impulstechnik als nützlich erweisen.

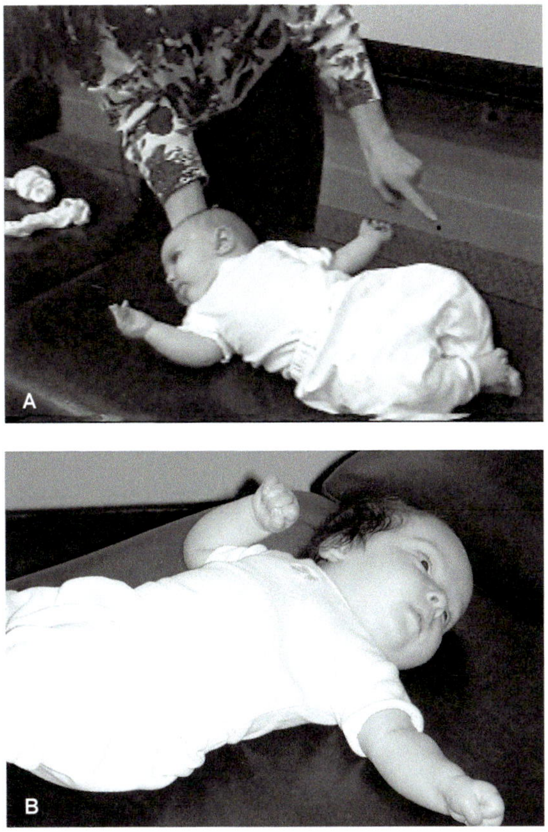

Abb. 15.4 A, B Demonstration des asymmetrischen tonischen Nackenreflexes bei zwei zwölf Wochen alten Säuglingen. Wenn Kopf und Hals gedreht werden, beugen sie ipsilateral ihren Arm und das Knie, während sie die Gliedmaßen auf der anderen Seite strecken. Bei einem Tortikollis tritt der Reflex früher auf, sobald der Kopf in Richtung der restriktiven Barriere gedreht wird. Kann das Kind nicht richtig bei der Reflexprüfung reagieren, legt das den Verdacht auf eine infantile Haltungsasymmetrie nahe. *[Mit freundlicher Genehmigung der Willard & Carreiro Collection]*

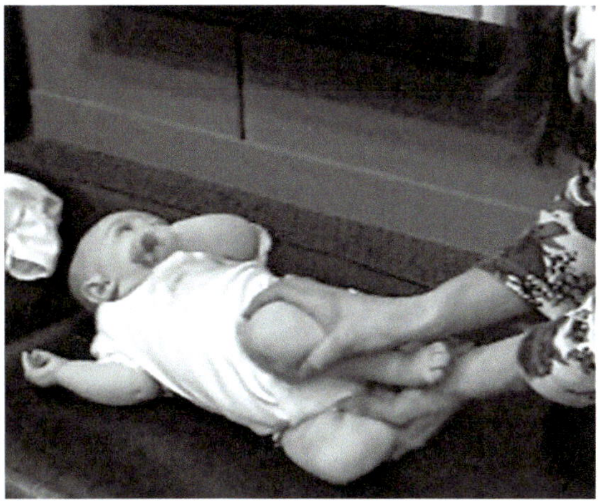

Abb. 15.5 Demonstration des Rollmanövers. Der Blick des Kindes ist nach vorn auf ein Spielzeug oder zum Untersucher gerichtet, während die Hüften langsam zur Seite gerollt werden. Sobald die restriktive Barriere erreicht ist, bewegen sich Oberkörper, Kopf und Hals als Einheit. Werden Hals und Kopf gedreht, hebt sich meist auch die Schulter ab. *[Mit freundlicher Genehmigung der Willard & Carreiro Collection]*

15

15

15.1.3 Klippel-Feil-Syndrom

Das Klippel-Feil-Syndrom ist eine angeborene Fehlbildung der Halswirbelsäule mit Verschmelzung von zwei oder mehr Halswirbeln. Dabei handelt es sich vermutlich um eine Entwicklungsstörung während der embryonalen somatischen Segmentierung. Ursprünglich wurde nur eine Trias aus fusionierten Halswirbeln, Kurzhals und tiefer Nackenhaaransatzlinie als Klippel-Feil-Syndrom beschrieben, doch inzwischen wird die Bezeichnung im weiteren Sinne verwendet. Es lassen sich drei Typen des Klippel-Feil-Syndroms unterscheiden. Typ 1 besteht in einer Wirbelfusion, die viele Halswirbel einbezieht und manchmal bis in die Brustwirbelsäule hineinreicht. Die Verschmelzung von zwei Halswirbeln wird als Typ 2 bezeichnet. Typ 3 umfasst einen der vorgenannten Typen mit begleitenden thorakalen oder lumbalen Wirbelanomalien. Die Auftretenshäufigkeit ist unklar. Klinisches Bild und Manifestationsalter hängen vom Umfang und der Höhe der Wirbelfusion ab. Im Allgemeinen gilt, dass sich Fusionen mit Beteiligung des kraniozervikalen Übergangsbereichs oder ausgedehntere Fusionen wegen der kosmetischen Deformierung, der Schmerzen und der Entwicklungsverzögerung früher manifestieren. Eine Verschmelzung der unteren Halswirbel zeigt sich oft erst später im Leben. Ein Typ-2-Syndrom kann asymptomatisch verlaufen und wird gelegentlich als Zufallsbefund bei einer Röntgenuntersuchung entdeckt. Ein Klippel-Feil-Syndrom kann mit Alkoholembryopathie, angeborenen urogenitalen Fehlbildungen, Hörverlust, Pterygium colli, Abduzenslähmung, Halsrippen und Ventrikelseptumdefekt assoziiert sein.

15.2 Häufige Probleme im Wirbelsäulen- und Beckenbereich

15.2.1 Skoliose

Bei Kindern ist eine Skoliose gewöhnlich angeboren oder idiopathisch. Es gibt auch Fälle mit einer traumatisch bedingten oder iatrogenen Skoliose, jedoch normalerweise nur bei Erwachsenen.

Kongenitale Skoliose (Säuglingsskoliose)

Eine angeborene Skoliose kann auf eine Halbwirbelbildung, fehlende Segmentierung oder eine Kombination von beidem zurückzuführen sein (➤ Abb. 15.6). Bei einseitigem Fehlen der Segmentierung ist die Progression am stärksten. Halbwirbel können eine signifikante Deformierung verursachen oder auch nicht, doch in 75% der Fälle zeigt sich eine fortschreitende Verkrümmung. Da die Wirbelsäulenverkrümmung bei einer kongenitalen Skoliose starr ist, ist eine orthopädische Behandlung nur begrenzt von Nutzen. Manchmal ist eine kombinierte anteriore und posteriore Wirbelfusion zur Stabilisierung in Höhe der Deformität notwendig, doch häufiger bedarf es lediglich einer konservativen Behandlung. Eine kongenitale Skoliose kann mit urogenitalen Fehlbildungen und Herzfehlern sowie mit anderen Skelettanomalien, wie Spina bifida occulta, Tethered-cord- oder Klippel-Feil-Syndrom (siehe oben), verbunden sein. Oft wird eine kongenitale Skoliose erst diagnostiziert, wenn das Kind zu stehen oder zu laufen beginnt.

Ob eine angeborene Skoliose gutartig und asymptomatisch verläuft oder Krankheitswert erlangt, hängt von der Höhe der Deformität, der Anzahl der betroffenen Wirbelsäulensegmente und vom Ausmaß der neurologischen Beteiligung ab. Wirbeldeformierungen, die

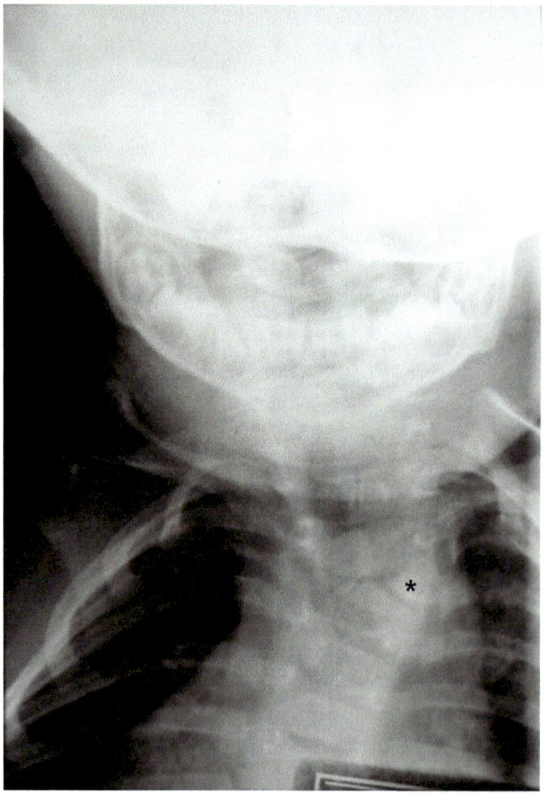

Abb. 15.6 Röntgen-Übersichtsaufnahme eines zehn Monate alten Säuglings mit Halbwirbelbildung von Th4 (*) und nur teilweiser Ausbildung von Th5. *[Mit freundlicher Genehmigung der Willard & Carreiro Collection]*

mit einer Rückenmarksfixierung (tethered cord) einhergehen, können neurologische Folgen nach sich ziehen. In leichten Fällen hat das Kind Schmerzen und/ oder Parästhesien, in schwereren Fällen kann es zu Muskelschwäche, Paralyse und Organdysfunktionen kommen. Durch eine unkomplizierte Skoliose der oberen Brust- und Halswirbelsäule kann sich die frühmotorische Entwicklung verzögern. Bei manchen Kindern zeigt sich ein therapieresistenter Tortikollis. Halb- und Blockwirbel im unteren Thorakal- und Lumbalbereich können als radiologischer Zufallsbefund entdeckt werden, sich aber auch mit bewegungsabhängigen Schmerzen manifestieren. Deformierungen der untersten Lumbalwirbel werden oft erst bei stärkerer körperlicher Betätigung (etwa im Sportunterricht) des Kindes symptomatisch (➤ Abb. 15.7).

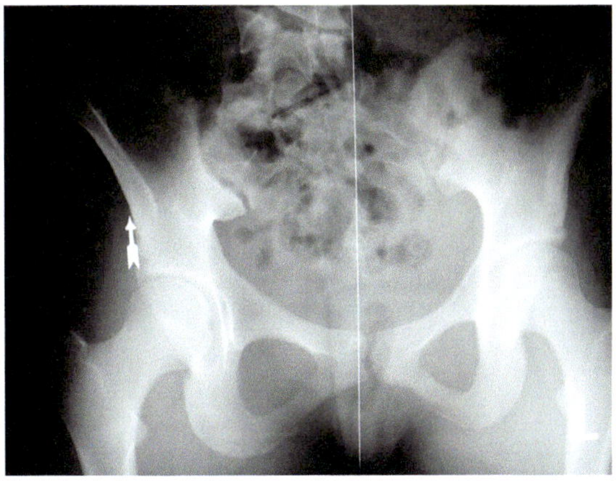

Abb. 15.7 Im Stehen angefertigte a.p. Röntgenaufnahme einer 14-jährigen Patientin, die über anhaltende Rückenschmerzen nach dem Fußballtraining klagte (Haltungsanalyse). Neben einer unvollständigen Halbwirbelbildung von L4 ist nur ein L5-Rudiment erkennbar. Bei der Patientin lag keine sichtbare Skoliose vor, wohl aber ein Beckenschiefstand und eine Beinlängendifferenz. Nach Erhöhung des rechten Schuhs (um 10 mm) klangen ihre Symptome ab. Ein neurochirurgisches und orthopädisches Konsil bestätigte die Angemessenheit dieser Behandlung. In einem vierjährigen Nachuntersuchungszeitraum blieb die Patientin beschwerdefrei. *[Mit freundlicher Genehmigung der Willard & Carreiro Collection]*

Idiopathische Skoliose

Eine Skoliose ist eine seitliche Krümmung der Wirbelsäule aufgrund der verdrehten Ausrichtung eines Wirbels auf einem anderen. Rotation und Seitneigung erfolgen dabei in entgegen gesetzter Richtung. Die Rippen sind nach hinten gedreht und stehen auf der konvexen Krümmungsseite hervor. Diese skoliotische Fehlhaltung verstärkt sich beim Vornüberbeugen und führt zu einem Rippenbuckel. Das lässt sich bei der körperlichen Untersuchung diagnostizieren. Die meisten Kliniker erkennen Krümmungen von 10° schon bei der Inspektion. Mit Röntgenaufnahmen wird dann der genaue Skoliosewinkel bestimmt.

In den westlichen Industrienationen haben 17 von 1000 Kindern eine idiopathische Skoliose. Sie kann sich bei Kleinkindern, Schulkindern oder Jugendlichen entwickeln. Als häufigste Form tritt die idiopathische Adoleszentenskoliose unmittelbar vor oder zu Beginn der Pubertät auf. Dabei liegt eine strukturelle seitliche Wirbelsäulenkrümmung von mindestens 10° vor, deren Ursache sich nicht feststellen lässt (➤ Abb. 15.8). Kinder im Alter von 10–16 Jahren tragen das höchste Risiko für die Entstehung und Progression einer Skoliose. Mädchen sind fast viermal häufiger von einer leichten Wirbelsäulenkrümmung betroffen als Jungen.

Es gibt viele und vielfältige Hypothesen zur Ätiologie, die von einer vestibulären Dysfunktion über kortikale Asymmetrien bis zu Beinlängenunterschieden reichen. Dass eine idiopathische Skoliose genetisch bedingt ist, lässt sich nicht definitiv beweisen; falls sie doch erblich ist, scheint ihre Häufigkeit mit dem Verwandtschaftsgrad (vom ersten zum dritten) abzunehmen. Während sich bei Heranwachsenden mit progressiver Verkrümmung ein signifikant niedrigerer Melatoninspiegel fand, wiesen Jugendliche mit stabilen Verkrümmungen einen normalen Spiegel auf [Machida et al. 1996]. Es wurde jedoch kein Vergleich mit normalen gleichaltrigen Kontrollen durchgeführt. Interessanterweise ist bei Patienten mit unreifem Skelettsystem und progredienter Verkrümmung eine signifikant höhere Calmodulin-Konzentration in Thrombozyten messbar als bei solchen mit stabiler Verkrümmung [Kindsfater et al. 1994]. Bei Patienten mit idiopathischer Skoliose treten häufiger anomale Haltungsreflexe auf, unter anderem reflexhaftes Aufrichten, Abdriften, optokinetischer Nystagmus, Augenreflexe, propriozeptive Reaktionen und vestibuläre Dysfunktion. Obwohl noch unklar ist, in welcher Beziehung sie zueinander stehen, scheint der Grad der Wirbelsäulenverkrümmung mit der Schwere der Gleichgewichtsstörung zu korrelieren [Machida 1999]. Doch selbst wenn diese verschiedenen Faktoren bei Kindern mit idiopathischer Skoliose vorliegen, gibt es darüber hinaus keinen Beweis für einen kausalen Zusammenhang. Folglich müssen wir eine Skoliose wohl als gemeinsames Symptom unterschiedlicher Störungen sehen.

In Tierexperimenten kann durch Schädigung des Hinterhorns eine Skoliose induziert werden, deren Krümmungsscheitel sich ipsilateral zur Seite der Rückenmarkschädigung entwickelt [Pincott & Taffs 1982]. Eine Resektion der dorsalen Spinalnerven kann bei Pri-

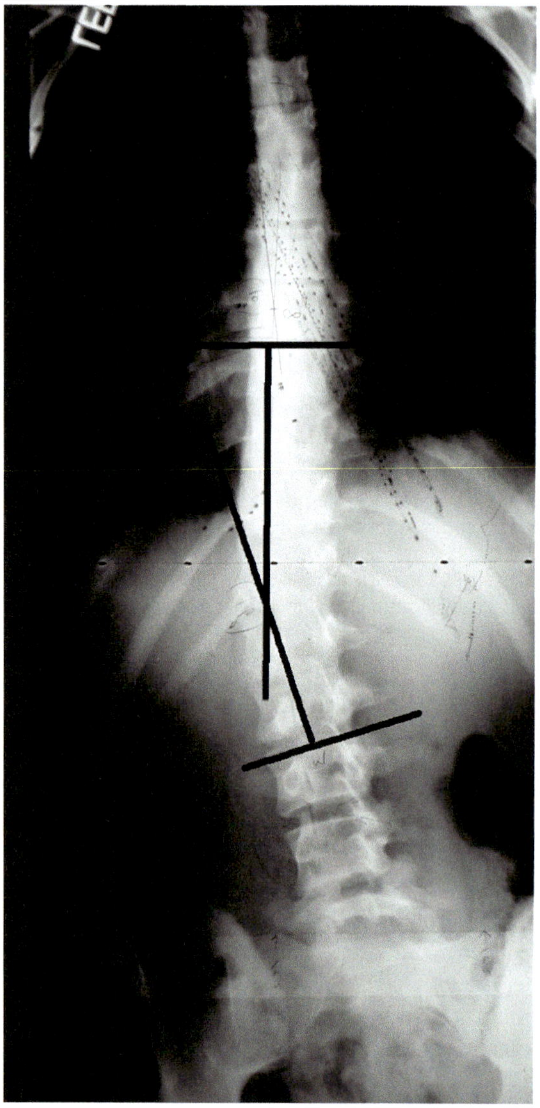

Abb. 15.8 Röntgen-Übersichtsaufnahme einer Dreizehnjährigen mit idiopathischer Skoliose. Es handelt sich um eine leichte Krümmung. *[Mit freundlicher Genehmigung der Willard & Carreiro Collection]*

maten zu einer Skoliose mit Konvexität auf der durchtrennten Seite führen [Pincott et al. 1984]. Yamada et al. [1984] zeigten, dass praktisch jede Störung im System der Haltungsreflexe eine Skoliose hervorrufen kann.

Jede Skoliose weist eine strukturelle und eine funktionelle Krümmungskomponente auf. Die strukturelle Komponente resultiert aus einer veränderten Wirbelarchitektur, durch die sich die normalen Gelenkbeziehungen verzerren. Das gilt gleichermaßen für eine angeborene wie für eine erworbene Skoliose. Wenn beispielsweise ein Halbwirbel vorliegt, kippt der Wirbel über und unter der betroffenen Stelle zur Seite hinüber. Auch eine Kompressionsfraktur kann zur seitlichen Neigung der angrenzenden Wirbel führen. In beiden Fällen stellt die Adaptation (Seitneigung) eine strukturelle Veränderung der Krümmung dar, die sich bei wechselnder Haltung nicht verändert. Funktionelle Verkrümmungen dagegen sind haltungs- und mechanisch bedingt und werden daher in bestimmten Stellungen abgemildert oder aufgehoben. Bei einer funktionellen Skoliose handelt es sich um eine mechanische Anpassung, die sich mit unterschiedlichen Wirbelsäulenpositionen verändert. Werden die betroffenen Wirbel passiv in eine andere Ebene bewegt, verringert sich die Wirbelsäulenkrümmung.

Beim Skoliose-Test wird das Kind aufgefordert, sich vornüber zu beugen, um den Rücken auf eine Wirbelsäulenasymmetrie oder einen Rippenbuckel untersuchen zu können (Adams-Test). Zur Beweglichkeitsprüfung des betroffenen Bereichs wird dann eine Lateralflexion induziert und auf die Reaktion der Krümmung geachtet. Eine funktionelle Krümmung wird geringer oder ganz verschwinden. Bei praktisch jedem Kind mit einer idiopathischen Skoliose weist die Krümmung auch eine funktionelle Komponente auf. Das ist wichtig zu wissen, denn unbehandelt geht eine funktionelle Krümmung der Wirbelsäule mit dem Wachstum schließlich in eine strukturelle Deformität über.

Diagnostik

Die am häufigsten verwendete Screening-Methode ist der Adams-Test mit nach vorn gebeugtem Oberkörper (nähere Beschreibung im Manualteil, ➤ Abb. 20.33). Mit einem Skoliosimeter oder Inklinometer lässt sich der Winkel der Rumpfverdrehung (Skoliosewinkel) bestimmen. Röntgenaufnahmen liefern in der Regel den definitiven Befund, obwohl selbst sie eine gewisse Ergebnisvarianz zeigen. Für die Messung werden zwei Röntgenaufnahmen – im posterior-anterioren (p.a.) und seitlichen Strahlengang – angefertigt und der Krümmungsgrad von den zwei Endwirbeln aus gemessen. Am Schnittpunkt der beiden Linien öffnet sich der Cobb-Winkel. Bei einem Winkel unter 25° gelten Krümmungen als leicht, bei einem Winkel von 25–40° als mittelschwer und ab 40° als stark. Namengebend ist die konvexe Seite der Krümmung. Die Beschreibung orientiert sich an apikalen (Scheitel-)Wirbeln.

Eine idiopathische Skoliose ist keine Seltenheit, und die Verdachtsdiagnose lässt sich leicht ohne größeren Aufwand stellen. Die Kenntnis der klinischen Leitsymptome kann dem Arzt helfen, ernstere Störungen hinter einer Adoleszentenskoliose zu erkennen. Linkskonvexe BWS- und rechtskonvexe LWS-Krümmungen bedürfen ebenso wie thorakale Verkrümmungen, die bis in die HWS reichen, einer Abklärung durch weiterführende

Untersuchungen. Auch Schmerzen oder eine signifikante Steifheit sind ungewöhnliche Begleitsymptome einer Skoliose und eher als schlechtes Zeichen zu werten. Kribbeln (Parästhesien) in den Extremitäten oder neurologische Symptome können auf eine Rückenmarkbeteiligung hindeuten.

In 90% der Fälle ist eine Skoliose im Thorakalbereich rechtskonvex und bezieht durchschnittlich sechs Brustwirbel mit ein. Falls die obere BWS betroffen ist, liegt der Scheitel in Höhe von Th8 oder Th9, bei einer Skoliose der unteren BWS in Höhe von Th11 oder Th12. Eine Skoliose im Lumbalbereich ist in 70% der Fälle linkskonvex und bezieht meist fünf Lendenwirbel mit ein, wobei der Scheitel in Höhe von L1 oder L2 liegt. Das obere Ende der Krümmung wird gewöhnlich von Th11 oder Th12 gebildet, das untere Ende von L3 oder L4. Eine Skoliose im Thorakolumbalbereich ist üblicherweise rechtskonvex unter Beteiligung von durchschnittlich sechs bis acht Wirbeln und mit dem Scheitel in Th11 oder Th12. Eine S-förmige Skoliose besteht aus zwei gegenläufigen Wirbelsäulenkrümmungen im Thorakal- und Lumbalbereich. In 90% der Fälle ist ihr thorakaler Anteil rechts- und ihr lumbaler Anteil linkskonvex. Bei einer S-förmigen Skoliose, die im Allgemeinen fünf Brust- und fünf Lendenwirbel mit einschließt, liegen die Scheitelpunkte in Th7 und L2.

Spontanverlauf einer idiopathischen Skoliose

Die Progression einer Skoliose ist primär auf veränderte biomechanische Kräfte zurückzuführen, die strukturelle Veränderungen (Wolff-Gesetz) bewirken. Durch strukturelle Veränderungen verändert sich wiederum die Biomechanik. Das ist ein Teufelskreis. Unabhängig von der Ätiologie wird eine idiopathische Skoliose schließlich eine Wirbelasymmetrie bei dem betroffenen Kind verursachen. Während sich das Wachstum der Epiphysenplatten auf der konkaven Seite der Verkrümmung aufgrund des chronisch erhöhten Drucks verringert, wird es auf der konvexen Seite durch den geringeren Druck beschleunigt. Das führt zu einer strukturellen Deformierung der Wirbelkörper. Hinzu kommt, dass die meisten Kinder ihre Skoliose mit einer lumbalen Hyperlordose kompensieren. Das bewirkt eine stärkere Druckbelastung des hinteren im Vergleich zum vorderen Wirbelkörperbereich und hat ein unterschiedliches Wachstum zur Folge. Durch die strukturellen und biomechanischen Kräfte entsteht eine Keilform der Bandscheiben und Wirbelkörper. In Studien fand sich ein verringerter Glykosaminoglykan- und erhöhter Kollagengehalt in den Bandscheiben von Skoliose-Patienten, was durch die anomale Belastung der Bandscheiben bedingt sein kann [Zaleske et al. 1980]. Obwohl die biomechanischen Veränderungen, die mit einer idiopathischen Skoliose einhergehen, das Fortschreiten der Verkrümmung beeinflussen, sind sie vermutlich nicht ursächlich dafür.

Die Progression hängt mit dem Alter des Kindes und dem Ausmaß der Verkrümmung zusammen. Je stärker die Verkrümmung und je jünger das Kind, desto größer ist das Progressionsrisiko. In der Regel schreitet eine Skoliose in Zeiten eines größeren Wachstumsschubs besonders rasch voran. Das höchste Progressionsrisiko haben Mädchen mit einer Wirbelsäulenverkrümmung über 20° vor der Menarche. Bei fast 70% dieser Kinder verschlimmert sich die Skoliose. S-förmige Verkrümmungen scheinen rascher progredient zu verlaufen als die einfachen C-förmigen. Die Wahrscheinlichkeit einer Progression nimmt umgekehrt zum Alter zu, denn je früher die Skoliose auftritt, desto mehr Wachstumsperioden macht sie durch. Verkrümmungen über 20° können, mit Verlaufsbeobachtung und jährlichen Röntgen- oder Foto-Kontrollaufnahmen, konservativ behandelt werden. Je nach Alter des Kindes sind bei Verkrümmungen über 40° ein Stützkorsett und 6- bis 12-monatliche Röntgenkontrollen erforderlich. Nach der Pubertät verlangsamt sich die Progression deutlich, auch wenn die Skoliose aufgrund der erwähnten biomechanischen Faktoren häufig das ganze Leben lang fortschreitet.

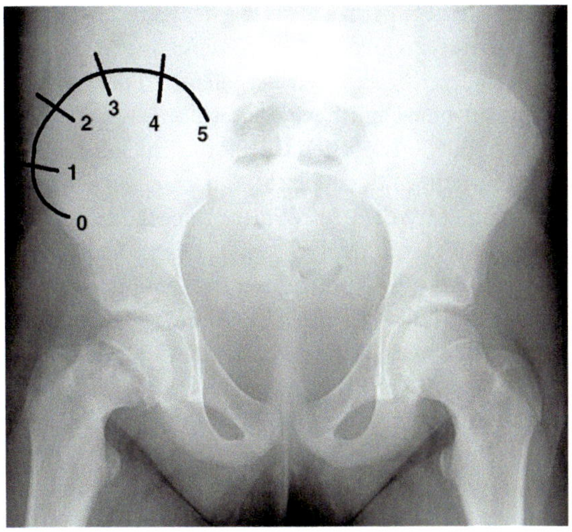

Abb. 15.9 a.p. Röntgenaufnahme eines weiblichen Beckens mit schwarz eingezeichneter Risser-Skala. Jede Ziffer entspricht einem Verknöcherungsgrad. Grad 0 = keine Ossifikation, Grad 1 = Ossifikation von 25%, Grad 2 = Ossifikation von 26–50%, Grad 3 = Ossifikation von 51–75%, Grad 4 = Ossifikation von 76–100%, Grad 5 = Fusion der Apophyse. *[Mit freundlicher Genehmigung der Willard & Carreiro Collection]*

Das Knochenalter ist ein wichtiger Faktor in der Untersuchung und Behandlung einer idiopathischen Skoliose. Je früher die Verkrümmung auftritt, desto eher wird sich eine (bleibende) Deformität im Laufe des Wachstums entwickeln. Das Knochenalter kann radiologisch unter Verwendung der Risser-Skala bestimmt werden. Auf einer p.a. Röntgenaufnahme des Beckens wird der Beckenkamm (Crista iliaca) in vier Segmente unterteilt. Die Verknöcherung beginnt an der Spina iliaca anterior superior und setzt sich in Richtung des Sakrums fort. An den vier Segmenten lässt sich der Ossifikationsgrad ablesen. Dabei bedeutet „0“ keine Ossifikation und „5“ eine vollständige Fusion der Apophyse. Dieses diagnostische Instrument ermöglicht Radiologen abzuschätzen, wie viel Knochenwachstum noch zu erwarten ist (➤ Abb. 15.9).

Behandlung

Die konventionelle und osteopathische Behandlung einer Skoliose sollte sich anfangs auf die vorliegenden Haltungsfehler (Dekompensationen) richten, die zu kardiopulmonalen Komplikationen führen könnten. Ist die Verkrümmung stärker als 30°, sollte eine Orthese (Korsett) in Betracht gezogen werden, ab 40° ist dies dringend zu empfehlen. Das Korsett kann die Verbiegung nicht korrigieren, aber eine weitere Progression verhindern. Überschreitet die Verkrümmung 45°, muss eine Operation erwogen werden. Der chirurgische Eingriff besteht in einer internen Fixierung der betroffenen Wirbel, um eine Progression der Skoliose zu verhindern. Wie sich gezeigt hat, ist eine segmentale Fixierung bei vielen Patienten ähnlich wirksam wie eine regionale Fixierung. Eine Wirbelfusion scheint die Erfolgsrate nicht zu verbessern. Mit Spätfolgen ist nach einer Skoliose-Operation eher selten zu rechnen. Unbehandelt erhöht sich die Mortalität durch eine idiopathische Skoliose im Einzelfall um 10%, primär wegen kardiopulmonaler Komplikationen. Ein Drittel der Skoliose-Patienten leidet ständig unter mäßigen bis starken Rückenschmerzen. Rund 14% der Patienten werden durch kardiopulmonale Symptome in ihrer Lebensweise beeinträchtigt.

Mit einer osteopathischen Manualtherapie (OMT) sollten gezielt alle kompensatorischen biomechanischen Veränderungen, die aus der Wirbelsäulenverkrümmung resultieren, angegangen werden. Da eine biomechanische Veränderung eine funktionelle Komponente darstellt, die auf eine manipulative Behandlung und Kräftigungsübungen anspricht, sollte sie sorgfältig abgeklärt werden. Der lumbale Teil einer S-förmigen Skoliose hat oft ein starkes funktionelles Element, doch im Grunde weist fast jede Verkrümmung funktionelle Aspekte auf. Neben der Wirbelsäulenmechanik muss auch die Rippenfunktion auf der konkaven Seite behandelt werden. Die normale Atembewegung der Rippen ist auf der konkaven im Vergleich zur konvexen Seite in der Regel eingeschränkt. Bei Versuchstieren konnte gezeigt werden, dass die Wirbelsäule von der Seite mit der stärkeren Rippenbewegung weg wächst. Um den Muskeltonus im Becken- und unteren Rückenbereich gegen die Schwerkraft auszugleichen, müssen zuerst Beckenasymmetrien, ein Schiefstand der Sakrumbasis oder ein Beinlängenunterschied beseitigt werden. Auch zervikale und kraniale Dysfunktionen können über propriozeptive Einflüsse auf Haltung und Gleichgewicht zu einer Skoliose beitragen (➤ Abb. 15.10). Die Mechanik der Halswirbelsäule wirkt sich auch auf den Muskeltonus im Lumbalbereich aus. Bei älteren Kindern können Ausgleichsübungen wie Yoga, Tai-Chi oder sogar einige Kampfsportarten sinnvoll sein, um die Stellmuskeln zu kräftigen. Selbst wenn sich eine Wirbelsäulenverkrümmung un-

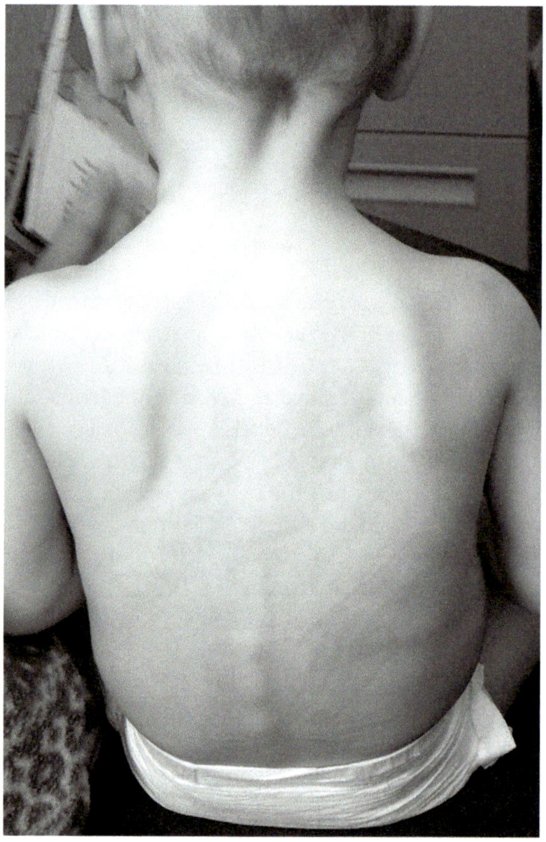

Abb. 15.10 Fünfzehn Monate alter Junge mit leichter Skoliose durch persistenten Tortikollis und Plagiozephalie. Beachten Sie die Asymmetrie der Schulterblätter. *[Mit freundlicher Genehmigung der Willard & Carreiro Collection]*

ter der osteopathischen Behandlung bessert, sind regelmäßige Nachuntersuchungen während des Wachstums von allergrößter Bedeutung. Wachstumsschübe in der Pubertät lassen häufig einen radiologisch unauffälligen Befund wieder stärker in Erscheinung treten.

15.2.2 Rückenschmerzen

Früher glaubte man, dass Rückenschmerzen ein seltenes Ereignis mit ausschließlich maligner organischer Pathogenese bei Kindern seien. Obwohl einige Ärzte und Therapeuten sie noch immer abtun und zu wenig diagnostizieren, haben inzwischen doch viele erkannt, dass Rückenschmerzen kein ungewöhnliches Beschwerdebild bei Kindern sind und vermutlich unterschätzt werden [Micheli & Wood 1995]. Die meisten Autoren beschreiben fünf Kategorien kindlicher Rückenschmerzen [Bunnell 1982, King 1999]: mechanische, entzündlich-infektiöse, neoplastische, entwicklungs- und konversions- bzw. psychosomatisch bedingte (➤ Tab. 15.1).

Spondylolyse und Spondylolisthesis zählen zu den häufigsten Ursachen von Rückenschmerzen bei jungen Sportlern. Das scheint besonders auf Jugendliche zuzutreffen, die Sportdisziplinen mit wiederholten Hyperextensions- und Drehbewegungen wie Gymnastik, Tauchen, Tanzen und Kontaktsportarten ausüben [Micheli & Wood 1995, Herman et al. 2003]. Diese Veränderungen können angeboren oder (traumatisch) erworben sein. Manche Autoren führen auch wiederkehrende Mikrotraumen als Erklärung an.

Bei der Spondylolyse handelt es sich um eine angeborene oder erworbene Defekt- oder Spaltbildung im interartikulären Teil eines Wirbelbogens. Liegt ein solcher Defekt vor, können Scherkräfte zur Vorverlagerung oder zum Abgleiten des Wirbelkörpers nach vorn führen. Kinder mit Spondylolyse oder Wirbelgleiten klagen typischerweise über Rückenschmerzen und Muskelspasmen, die sich durch Bewegung verschlimmern. Sie haben gewöhnlich eine lumbale Hyperlordose und einen vergrößerten Lumbosakralwinkel, verbunden mit Spasmen der autochthonen Rückenmuskeln, der Hüft- und Knieflexoren. Eine akute Spondylolyse spricht am besten auf eine konservative Behandlung mit Ruhe, Entzündungshemmern und sparsamem Einsatz sanfter Manualtechniken (gegen Muskelspasmen und Fehlhaltung) an. Auf Thrust- und indirekte Techniken sollte in der akuten Phase verzichtet werden. Manchmal kann ein Korsett erforderlich sein. Da akute Defekte bei vielen Kindern ohne therapeutische Intervention abheilen, sind wiederholte Manipulationen, selbst wenn sie sanft erfolgen, nicht unbedingt der beste Therapieansatz. Sobald die akzentuierte

Tab. 15.1 Differenzialdiagnosen kindlicher Rückenschmerzen

Typ	Mechanisch	Entwicklungsbedingt	Entzündlich-infektiös	Neoplastisch	Konversions-/psychosomatisch bedingt
Lokalisation	fokal	fokal	fokal oder diffus	fokal oder diffus ± Fieber und Allgemeinsymptome	diffus
Krankheitsbilder und Störungen	somatische Dysfunktion ± Skoliose	Spondylolyse, Spondylolisthesis; meist älter als 10 Jahre; bewegungsabhängige Schmerzen	rheumatische Erkrankung: Spondylitis ankylosans, juvenile rheumatoide Arthritis	primär Wirbelkörper	Ausschlussdiagnose; üblicherweise emotionale Traumatisierung oder Belastung in der Vorgeschichte
	Überlastungssyndrome	Scheuermann-Krankheit; geringe Schmerzintensität bei Jugendlichen	Bandscheibenverkalkung	Rückenmark	
	funktionelle Skoliose oder andere Haltungsstörungen	Halb-/Blockwirbel; üblicherweise mit begleitender Skoliose	entzündliche Diskopathie (Disciitis); begleitet von Fieber, Krankheitsgefühl; Staphylococcus-aureus-Infektion	Metastasen	
	Diskopathie ± Radikulopathie; auch in Ruhe Schmerzen		Osteomyelitis	primär Muskeln	

Verspannung behandelt worden ist, kann man die Heilung getrost den körpereigenen Kräften überlassen.

Bei Kindern mit einer Spondylolisthesis richtet sich die Behandlung nach dem klinischen Befund: Eine Vorverlagerung von weniger als 50% wird ähnlich wie eine Spondylolyse behandelt. Bei einem Abgleiten von mehr als 50% kann eine Operation notwendig sein, zumal wenn das Kind noch wächst.

Während in der Literatur als häufigste Ursache pädiatrischer Rückenschmerzen spondylogene Pathologien angegeben werden, ist auch bekannt, dass zu geringe Fallzahlen erfasst werden, und zwar in erster Linie, weil Kinder (bzw. deren Eltern) wegen Rückenschmerzen nicht zum Arzt gehen. In einer Studie wurde ermittelt, dass von 36% der über 15-jährigen Kinder mit Rückenschmerzen nur 2% einen Arzt aufsuchten [Balague et al. 1998, Olsen et al. 1992]. Rückenschmerzen scheinen bei Jugendlichen häufiger aufzutreten, besonders im Alter zwischen 12 und 14 Jahren [Leboeuf-Yde & Kyvik 1999]. Dies ist bei den meisten Kindern genau die Phase mit einem signifikanten Wachstumsschub. Im Allgemeinen haben Rückenschmerzen von Kindern eine mechanische Ursache, d. h. sie resultieren eher aus einer mechanisch-funktionellen Belastung als aus einer anderen organischen Störung. In jüngerer Zeit kamen schwer mit Büchern bepackte Schulranzen oder Rucksäcke als möglicher Faktor bei pädiatrischen Rückenschmerzen auf den Prüfstand [Pascoe et al. 1997, Negrini & Carabalona 2002, Cottalorda et al. 2003, Sheir-Neiss et al. 2003]. Dennoch bleibt es eine echte Herausforderung, die tatsächliche Ätiologie von Rückenschmerzen aufzuklären und eine Methode zur Linderung der Beschwerden zu finden.

Zu den Ursachen mechanisch bedingter Rückenschmerzen gehören spinale Nervenreizung, neurogene Schmerzen, Spondylose, Bewegungsstress und diskogene Schmerzen. Während sich eine Radikulopathie (Spinalnervenwurzelirritation) mit motorischen und sensorischen Zeichen manifestiert, ist das bei mechanisch bedingten Rückenschmerzen meistens nicht der Fall. Überhaupt lassen sich Schmerzbilder ohne neurologische Symptome oft am schwierigsten richtig diagnostizieren und erfolgreich behandeln. Im Wirbelsäulenbereich treten primär drei axiale Schmerzmuster auf, die sich aus den vorhandenen Innervationsmustern erklären. Die komplexe spinale Nervenversorgung lässt sich am besten begreifen, wenn wir sie in drei Teile untergliedern: einen hinteren Teil, der die Facettengelenke, Dornfortsätze und paravertebralen Muskeln versorgt, einen mittleren (intermediären) Teil, der die Rückseiten der Wirbelkörper und Bandscheiben sowie die Dura mater versorgt, und einen vorderen Teil, der die

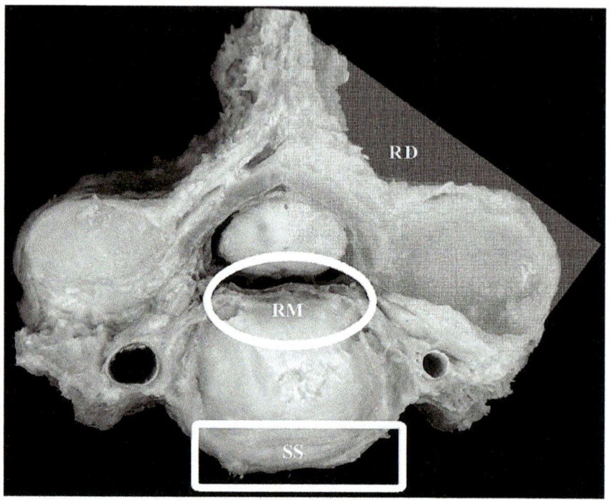

Abb. 15.11 Querschnitt eines Halswirbels (Ansicht von oben) mit Bezeichnung der drei Innervationsgebiete. Wirbelbogen, Gelenkfortsatz und hintere Wirbelteile werden vom Ramus dorsalis (RD) versorgt, hinterer Wirbelkörper und vordere Rückenmarkshaut vom Ramus meningeus bzw. recurrens (RM) und vorderer Wirbelkörper mit Bandscheibe von einem somatosensorischen Sympathikusast (SS). *[Mit freundlicher Genehmigung der Willard & Carreiro Collection]*

Vorder- und Seitenflächen der Wirbelkörper versorgt (➤ Abb. 15.11). Diese Aufgabe übernehmen drei Nervenäste: Ramus dorsalis (RD), Ramus meningeus [recurrens] (RM) und somatosensorische Sympathikusfasern (SS) [Groen et al. 1990]. Jede Reizung eines dieser Nerven kann zu klinischen Bildern führen, die oftmals verwirrend und schwierig zu diagnostizieren sind. In solchen Fällen stehen anamnestische Angaben des Patienten häufig im Widerspruch zu körperlichen und bildgebenden Untersuchungsbefunden, so dass sich der Arzt beim Erstellen des Behandlungsplans von gründlichen Kenntnissen der anatomischen Verhältnisse leiten lassen muss.

Schmerzausstrahlung ohne sensorische oder motorische Veränderungen

Eines der häufigsten Beschwerdebilder von Patienten mit Rückenschmerzen ist eine Schmerzausstrahlung in die Extremitäten. Aus dem thorakozervikalen Übergangsbereich strahlen Schmerzen in den Arm aus und aus dem unteren Rückenbereich ins Bein. Typisch ist, dass sich die Schmerzen an das Verteilungsmuster der Dermatome halten. Oft fehlt eine begleitende Muskelschwäche oder -atrophie in der betroffenen Gliedmaße. Manchmal kommt es zu Sensibilitätsstörungen, die aber so subtil sind, dass sie den Schmerzen zugeschrieben werden. Obwohl die Symptome des Patienten eine Nervenwurzelirritation vermuten lassen, sind keine echten neurologischen Defizite im betroffenen Arm oder Bein vorhanden; auch bildgebende Untersuchungen zeigen gewöhnlich einen Normalbefund ohne Hinweis auf ein Wurzelsyndrom. Solche klinischen Bilder deuten auf eine Nervenreizung des Ramus dorsalis hin. Der Ramus dorsalis entspringt der Hinterwurzel. Er teilt sich in drei kleinere Äste auf und versorgt die Rückenmuskeln: mit dem lateralen Ast (➤ Abb. 15.12, L) den M. iliocostalis, mit dem mittleren (Mi) den M. longissimus und mit dem medialen (Me) den M. multifidus. Ein kleinerer Zweig des Ramus dorsalis (RD) dringt in die Gelenkkapsel des Facettengelenks ein. Auch zu den inter- und supraspinalen Ligamenten gehen Nervenfasern ab. Wird eines der Gewebe gezerrt oder gereizt, kann es zur Schmerzausstrahlung kommen.

Wenn der Ramus dorsalis gereizt ist, klagt das Kind über brennende Schmerzen, die gut umschrieben sind, ausstrahlen und gewöhnlich dem Ausbreitungsgebiet eines Dermatoms folgen. Das ist ein ganz ähnliches Schmerzmuster wie bei einer Wurzelirritation. Auch wenn die Extremitätenmuskeln nicht atrophisch sind, können paraspinale Kennmuskeln des betroffenen Segments dennoch eine Atrophie aufweisen. Im Bereich der Lendenwirbelsäule lassen sich derartige Veränderungen am leichtesten im M. multifidus beobachten, der bei der magnetresonanztomografischen (MRT-)Untersuchung eine fettige Invasion zeigen kann. Durch eine Irritation des Ramus dorsalis kann es zur Schwäche oder Atrophie des mit dem entsprechenden neurologischen Segment assoziierten Muskelbands kommen [Macintosh & Bogduk 1986]. In einigen Fällen ist eine Muskelatrophie in der Mittellinie der paravertebralen Muskeln palpierbar, wenn das Kind in Bauchlage die Wirbelsäule überstreckt.

Eine Irritation des Ramus dorsalis führt möglicherweise zu einer Tastempfindlichkeit der Ligg. interspinalia in den betroffenen Segmenten. Werden die inter- und supraspinalen Bänder bei Verletzungen in Flexions-/Extensionsstellung überdehnt, kann das ihre primär-afferenten Fasern reizen. Diese nozizeptiven Fasern werden auch bei Entzündungen aktiviert. Die Primärafferenzen der Ligg. interspinalia sind Endäste des Ramus dorsalis. Da die thorakolumbale Faszie an den Dornfortsätzen ansetzt, können sich biomechanische Verspannungen in Armen oder Rumpf auf die intervertebrale Mechanik auswirken und eine Irritation der supraspinalen Bänder auslösen.

Der Ramus dorsalis sorgt für die nozizeptive Innervation von Gefäßen und Gelenkkapsel der Facettengelenke. Wenn sich die Gewichtsverteilung auf Wirbelkörpern und Facettengelenken verändert, werden diese Primärafferenzen aktiviert. Die maximale Belastbarkeit

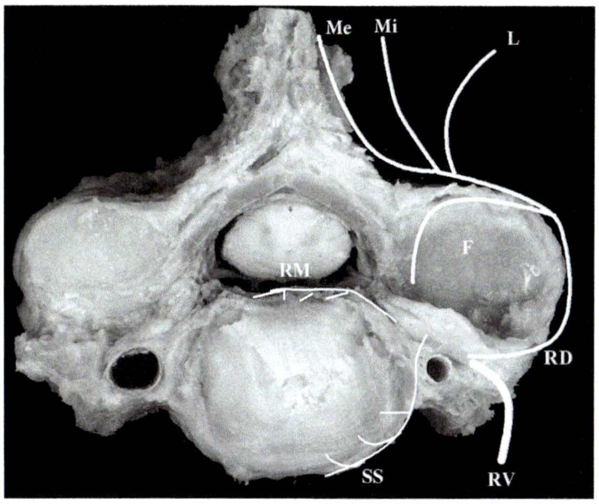

Abb. 15.12 Querschnitt eines Halswirbels (Ansicht von oben). Beschriftet sind hier der mediale (Me), mittlere (Mi) und laterale (L) Ast des Ramus dorsalis (RD), der Ramus ventralis (RV), das Facettengelenk (F), der somatosensorische Sympathikusteil (SS) und der Ramus meningeus bzw. recurrens (RM). *[Mit freundlicher Genehmigung der Willard & Carreiro Collection]*

jeder einzelnen Gelenkfläche beträgt etwa 16 kg/cm^2. Höhere Belastungen verursachen Mikrobrüche im Gelenkknorpel, die der erste Schritt zu einer Gelenkdegeneration sind. Unter Idealbedingungen wird die Belastung einer Gelenkeinheit durch die Interaktion der kleinen umgebenden Stellmuskeln in den zulässigen Grenzwerten gehalten. Wenn allerdings eine biomechanische Dysfunktion störend in den Prozess eingreift, kommt es zu einer anomalen Gewichtsbelastung der Gelenkflächen. Ist das Haltungsgleichgewicht durch eine Skoliose, eine lumbale oder zervikale Hyperlordose oder Plattfüße beeinträchtigt, verlagern sich Körperschwerpunkt und Senklot der Wirbelsäule. Das verändert wiederum die Facettengelenkbelastung und hat eine ungleichmäßige Gewichtsverteilung zur Folge. Mit der Zeit kann die Facettengelenkfläche durch erhöhte Druckbelastung und Abnutzung geschädigt werden. Bei geschädigten Gelenkflächen versuchen sich umgebende Gefäße und Synovia an der Gewebereparatur zu beteiligen. Es kommt zu einer entzündlichen Reaktion mit Freisetzung entzündungsfördernder Substanzen. Diese proinflammatorischen Substanzen aktivieren nozizeptive Fasern, die in Begleitung der Gefäße durch Gelenkkapsel und Synovia ziehen. In den Facettengelenken zweigen nozizeptive Fasern vom Ramus dorsalis ab. Deshalb erfolgt die Schmerzleitung, wenn sie aktiviert sind, im Dermatomgebiet der entsprechenden Hinterwurzel [Bowen & Cassidy 1981, Ahmed et al. 1993, Jinkins 1993]. Die Patienten klagen über eine ähnliche Schmerzausstrahlung wie bei einer Nervenwurzelkompression. Wenn die primär-afferenten Fasern eines Facettengelenks aktiviert sind, leiten sie die Reize ins Rückenmark weiter und „fazilitieren“ das Segment. Das verändert den efferenten Zustrom zu den assoziierten Muskeln, deren Muskeltonus sich daraufhin erhöht. Ein Muskelspasmus führt zu einer Reizung der Bindegewebshülle und aktiviert dadurch sowohl nozizeptive Fasern in der Faszie als auch Nervenfasern im Muskel selbst, die zu 50% nozizeptiv sind. Da sich Milchsäure in den Muskelfasern aufbaut und den pH-Wert verändert, werden die nozizeptiven Fasern noch weiter sensibilisiert. In diesem ständigen Kreislauf wird die segmentale Fazilitation aufrechterhalten, so dass die Symptome selbst nach Beseitigung des anfänglichen Stimulus möglicherweise nicht abklingen.

Lageabhängige Schmerzen

Wenn sich Rückenschmerzen positionsabhängig verändern oder das Kind sie kontralateral zum verletzten Bereich lokalisiert, muss man eine Reizung des Ramus meningeus (recurrens) oder „sinuvertebralen“ Nervs, wie er manchmal genannt wird, in Betracht ziehen. In dem Fall gleicht die Schmerzqualität – brennend und ausstrahlend – einer Nervenwurzelirritation, doch die Schmerzen können auch wandern. Sie können die Seite wechseln, sich in bestimmten Stellungen verstärken, beidseitig oder kontralateral zur ursächlichen Läsion auftreten. Wie bei einer Nervenirritation des Ramus dorsalis sind keine motorischen oder sensorischen Veränderungen mit dem Beschwerdebild verbunden.

Der Ramus meningeus (recurrens) ist ein kleiner, zarter Nervenast, der direkt distal des Hinterwurzelganglions beginnt und sich gleich zurückwendet, um die Rückseite der Bandscheibe (Discus intervertebralis), das hintere Längsband (Lig. longitudinale posterius) und die Vorderfläche der Dura zu innervieren [Pedersen et al. 1956]. Nach einem Drittel seiner Strecke verzweigt er sich und dringt in die Bandscheibe und das hintere Längsband ein (Groen et al. 1990]. Das hintere Längsband verläuft hinten an den Wirbelkörpern entlang und sieht dabei kammmuschelartig aus; über den Bandscheiben weitet und über den Wirbelkörpern verengt es sich. Da es den Bandscheiben dicht anliegt, aber eher locker an die Wirbel geheftet ist, gibt es den Bandscheiben größeren Halt. Der auf dem hinteren Längsband befindliche Ramus meningeus (recurrens) folgt den Konturen die Wirbelsäule hinunter. Die Nervenfasern sind nicht segmentiert; sie kreuzen die Mittellinie, treten in den Wirbelkanal ein und verlassen ihn auf der anderen Seite wieder. Bevor sie wieder austreten, ziehen sie innerhalb des Kanals an 1–3 Segmenten hinauf oder hinunter. Jede Faser hat feine Verzweigungen, die auf dem hinteren Längsband nach oben und unten und von einer Seite zur anderen verlaufen. Durch eine Reizung auf der linken Seite des Wirbelkanals kann folglich eine Faser aktiviert werden, die ursprünglich von rechts, zwei Segmente unter der betroffenen Stelle, stammt. Vom Patienten würde der Schmerz kontralateral und distal der gereizten Stelle lokalisiert. Wenn sich ein Bandscheibenvorfall an einer Kreuzungsstelle von zwei Fasern ereignet, kann der Patient einen Seitenwechsel der Schmerzen spüren, sobald sich die Bandscheibenposition stellungs- bzw. lageabhängig geringfügig verändert.

Winzige Ästchen des Ramus meningeus (recurrens) durchdringen das hintere Längsband und bohren sich von hinten in den Discus intervertebralis hinein. Dort durchqueren sie den Anulus fibrosus und setzen sich nach einem Drittel der Strecke im Randbereich der Bandscheibe fort. Bei der Geburt besteht der Kern (Nucleus pulposus) aus einem gallertartigen Material, das sich mit dem Älterwerden nach und nach in Faserknorpel umwandelt. (Dieser Prozess beginnt bei Männern in im vierten und bei Frauen im fünften Lebensjahrzehnt.) Im Laufe des Alterungsprozesses bilden sich kleine Einrisse oder Risse im Nucleus pulposus [Ghosh 1990, Hutton 1990, Taylor 1990, Twomey & Taylor 1990, Ebara et al. 1996, Iatridis et al. 1996]. Einrisse und Risse können aber auch bei Verletzungen, insbesondere einem Torsionstrauma, auftreten. Die Flüssigkeit im Nucleus pulposus ist „immun privilegiert“, mit anderen Worten, vom hämatologischen System getrennt, und wird daher vom Immunsystem als „Fremdsubstanz“ gesehen. Wenn diese Flüssigkeit aus kleinen Bandscheibeneinrissen herausleckt und mit primär-afferenten Fasern des Anulus fibrosus in Kontakt kommt, wird eine Entzündungsreaktion ausgelöst [Ashton & Eisenstein 1996, Olmarker et al. 1996]. Bei dieser Immunreaktion werden Entzündungsmediatoren und entzündungsfördernde Substanzen ausgeschieden, die primär-afferente Fasern im Randbereich der Bandscheibe aktivieren. Die Flüssigkeit selbst kann auch wie ein Reizstoff auf die Schmerzfasern wirken. Der Patient empfindet brennende spinale (axiale) Schmerzen im Versorgungsgebiet des Ramus meningeus (recurrens), die in die entsprechenden Dermatome ausstrahlen. Bildgebende Untersuchungen im Hinblick auf einen Diskusprolaps oder ein Wurzelsyndrom liefern negative Befunde. Gelegentlich können Anzeichen einer Degeneration vorhanden sein; doch in den Frühphasen lässt sich dieser Umwandlungsprozess noch nicht nachweisen.

Diffuse, bohrende Schmerzen in Übergangsbereichen

Während die meisten Rückenschmerzen als lokal oder brennend mit definierbarer Ausstrahlung beschrieben werden, gibt es manchmal auch Patienten mit diffusen, vagen Schmerzmustern. Typischerweise fehlt diesen bohrenden oder dumpfen Schmerzen die brennende oder elektrisierende Schmerzqualität einer Nervenwurzelirritation. Der Patient spricht von dumpfen, Druckschmerzen, die sich „quer über die Rückenmitte" oder „die Vorderseite der Oberschenkel hinunter" ziehen oder „zwischen den Schulterblättern" sitzen. Das Ausbreitungsmuster lässt sich nicht klar eingrenzen. Begleitende Sensibilitätsstörungen, Parästhesien oder Muskelschwäche liegen nicht vor. Solche Schmerzempfindungen werden üblicherweise von somatosensorischen Nerven mit Ursprung im Truncus sympathicus vermittelt. Der zwischen Th1 und L2 entspringende Grenzstrang oder Truncus sympathicus verläuft an beiden Seiten des vorderen Längsbands (Lig. longitudinale anterius] vom Hals bis zum Becken die Wirbelsäule hinunter. Von den Rami communicantes zwischen sympathischen Ganglien und somatischen Nerven zweigen winzige, haarfeine Äste nach medial auf das vordere Längsband ab. Sie führen dünne (kleinkalibrige) sensorische Fasern, die das Lig. longitudinale anterius innervieren, und bilden ein dichtes Netz, das dem Längsband vom kraniozervikalen Übergangsbereich bis zum Sakrum hinab folgt. Während das Band den Wirbelkörpern eng anliegt, ist es nur locker mit den Disci intervertebrales verbunden. Somit erhalten die Bandscheiben von vorn nicht dieselbe Verstärkung wie von hinten, und es lässt sich leicht vorhersagen, dass sie sich viel häufiger nach vorn vorschieben als nach hinten, auch wenn eine vordere Bandscheibenprotrusion oft weniger Beschwerden verursacht.

Die somatosensorischen Sympathikusfasern innervieren das vordere Längsband, den Vorder- und Seitenbereich der Wirbelkörper und die Vorderseite der Bandscheiben. Die sensorischen Informationen, die sie leiten, gelangen unabhängig von der Stelle des Stimulus in Höhe von Th1 bis L2 ins Hinterhorn des Rückenmarks. Dass die rezeptiven Felder dieser Fasern größer und weniger gut umschrieben sind als die von rein somatischen Nerven, erklärt den diffusen, bohrenden Schmerzcharakter [Hobbs et al. 1992, Gillette et al. 1994, Schott 1994]. Auch verletzungsbedingte Veränderungen des Muskeltonus können übertragen werden. Bei Läsionen im hinteren Wirbelsäulenbereich wird das Rückenmark in Höhe der betroffenen Nervenfasern erregt, während Läsionen der vorderen HWS- oder lumbosakralen Gewebe zur Übertragung (Projektion) auf Hinterhornzellen in Höhe von Th1 bis L2 führen. Es kann also sein, dass sich ein Muskelspasmus oder eine Gewebeentzündung als Verletzungsfolge an anderer Stelle manifestiert. Nach einer Gewebeverletzung im vorderen HWS-Bereich kann beispielsweise der Muskeltonus im zervikothorakalen Übergangs- oder oberen Thorakalbereich verändert sein; und eine Verletzung im Lumbosakralbereich kann sich als veränderter Muskeltonus im thorakolumbalen Übergangs- oder oberen Lumbalbereich manifestieren.

Primär-afferente Fasern, die das vordere und hintere Längsband der Wirbelsäule innervieren, sind imstande, sich an langsam gesteigerte Druck- oder Dehnungskräfte anzupassen. Tatsächlich ließ sich zeigen, dass Nervenfasern eine deutlich stärkere Kompression aushalten, wenn der Druck allmählich gesteigert und nicht zu rasch ausgeübt wird. An rasch einwirkende Kräfte, wie bei einem Schleudertrauma (whiplash injury) oder akuten Bandscheibenvorfall, können sich die Nervenfasern allerdings nicht anpassen. Durch die neurochemischen Veränderungen, die dabei auftreten, werden nozizeptive Fasern aktiviert und die Freisetzung entzündungsfördernder Substanzen stimuliert, was das Kind dann als Schmerz wahrnehmen kann.

Pathomechanismus und Behandlung

Differenzialdiagnostisch müssen bei Kindern mit Rückenschmerzen angeborene, entzündliche und metabolische Störungen sowie die weitaus häufigeren mechanischen und traumatischen Ursachen abgeklärt werden. Eine gründliche Anamnese hilft den Verletzungsmechanismus herauszufinden, und Angaben zum Schmerzmuster führen zum betroffenen Nerv hin. Für die Wahl der Behandlungsmethode und die Behandlungsplanung sind beide Aspekte hilfreich. Rasche Flexions-/Beugeverletzungen lassen eine Dehnung des hinteren Längsbands vermuten. Bei raschen Extensions-/Streckverletzungen wird dagegen das vordere Längsband überdehnt und die Druckbelastung der Facettengelenke gesteigert. Bei maximaler Flexion der Wirbelsäule verschiebt sich der Anulus pulposus der Bandscheibe nach hinten und erhöht dadurch den Druck auf den hinteren Anulus fibrosus. Bei einer Hyperextension der Wirbelsäule geschieht das Gegenteil. Dies kann bei Faserring-Einrissen und einer Bandscheibenprotrusion eine Rolle spielen. Wenn sich die Schmerzen durch die Hyperextension verstärken, liegt möglicherweise eine Entzündung oder Schädigung des Facettengelenkknorpels vor.

Eine morgendliche Rückensteife, die sich durch Bewegung bessert, weist oft entweder auf eine pathologische Zunahme der Gelenkflüssigkeitsmenge/des Bandscheibenvolumens oder auf eine begrenzte Kompensationsfähigkeit des Bindegewebes für tageszeitliche Schwankungen des Flüssigkeitsvolumens hin. Die Flüssigkeitsmenge in den Bandscheiben und den meisten Gelenken verändert sich im Tagesverlauf. Nachts im Schlaf vermehrt sich das Volumen etwas (➤ Abb. 15.13) und dehnt dadurch das Kapselbindegewebe der Gelenke und die Ringbänder der Bandscheiben. Unter normalen Bedingungen bleibt die Volumenzunahme asymptomatisch. Wenn die Gelenkflüssigkeit allerdings aufgrund einer Entzündung bereits vermehrt oder das Bindegewebe durch eine Gelenkentzündung oder biomechanische Belastung gereizt ist, kann die Volumenzunahme als schädlicher Stimulus (Noxe) interpretiert werden. Sobald das Kind aufwacht und aufsteht, bewirken Gewichtsbelastung und Bewegung der Wirbelsäule und Gelenke eine gewisse Flüssigkeitsverschiebung aus dem betroffenen Gelenkraum oder der Bandscheibe, so dass sich Beschwerden und Steifheit allmählich bessern.

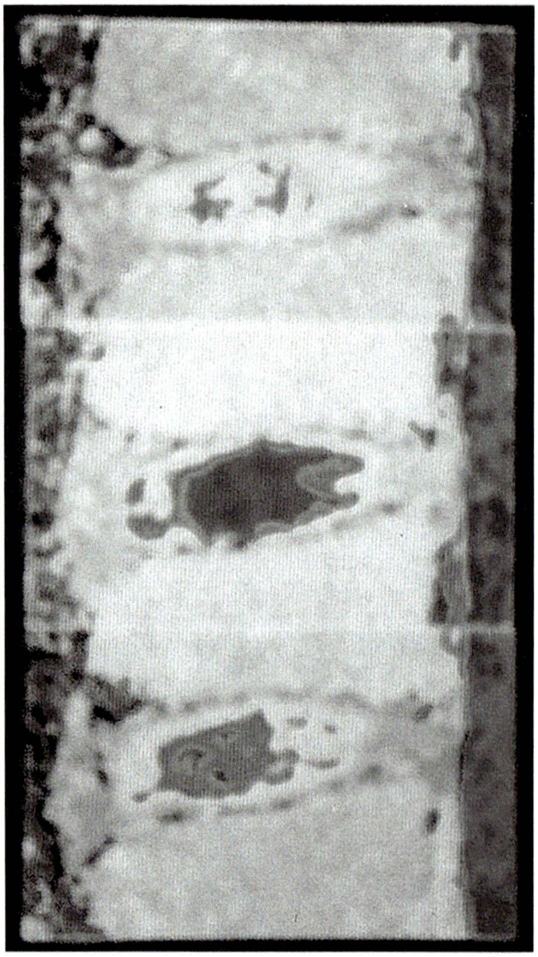

Abb. 15.13 Drei MRT-Bilder (Magnetresonanz-/Kernspintomografie) von Bandscheiben. Die Kontrastverstärkung nach der Bildverarbeitung zeigt den Wassergehalt. Dargestellt ist ein niedriger Wassergehalt um Mitternacht, ein hoher Wassergehalt nach der Nachtruhe und ein mittlerer Wassergehalt am Nachmittag. *[Mit freundlicher Genehmigung aus: Williams P. (Hrsg.): Gray's Anatomy, 38. Auflage, Churchill Livingstone, London 1995]*

Bei Kompressionsverletzungen kann der Druck (z. B. wenn dem Patienten etwas auf den Kopf fällt oder wenn er nach einem Sturz aus der Höhe auf den Füßen oder dem Becken landet) durch die Wirbelsäule hindurch übertragen werden und zur Verletzung von Facettengelenken oder zu Bandscheibenschäden führen. Bandscheiben und Ringbänder scheinen besonders bei Verdrehungen verletzt zu werden, wenn die parallele Ausrichtung der Wirbelkörper gestört ist. Sind die Wirbel so übereinander gestapelt, dass alle Wirbelkörper in einer parallelen Ebene liegen, kann die Wirbelsäule enormen Belastungen standhalten, ohne dass die Bandscheiben geschädigt würden. Wenn sich allerdings die parallele Ausrichtung verschoben hat, kann es schon bei leichterem Druck zu einer Bandscheibenruptur kommen.

Angesichts von Verletzungen mit Überdehnung des hinteren Längsbands ist es sehr wichtig, jede Wirbelverdrehung zu normalisieren, die das Band noch mehr unter Spannung setzt. Speziell die kleinen paraspinalen Muskeln sollten behandelt werden, da sie mit einer Tonussteigerung auf die Irritation reagieren. Wohltuend sind in Neutralstellung der Wirbelsäule durchgeführte Übungen. Durch modifizierte Kegelübungen lassen sich Spannungen im Lumbal- und Sakralbereich verringern. Kinnübungen haben eine ähnliche Wirkung auf die Nackenmuskeln. Wenn eine Bandscheibenkompression vorliegt, können in der Akutphase Übungen ohne Gewichtsbelastung wie beim Aqua-Training sehr hilfreich sein. Nach einer akuten oder relativ frischen Sportverletzung sollten Drehbelastungen weitgehend reduziert werden. Wenn eine Bandscheibenprotrusion nach hinten als auslösendes Ereignis vermutet wird, können Haltungs-/Gleichgewichtsübungen dazu beitragen, den Druck auf die hintere Bandscheibe abzuschwächen. Normalerweise befindet sich der Bandscheibenkern weiter hinten, kann sich aber bei einer Hyperflexion der Wirbelsäule noch weiter nach posterior verschieben.

Der beste Therapieansatz bei Läsionen oder Rissen der Ligg. inter- und supraspinalia begründet sich ähnlich wie das Vorgehen bei Verletzungen des hinteren Längsbands. Besondere Aufmerksamkeit sollte dem biomechanischen Stress gezollt werden, dem diese Bänder bei Dreh-, Seitneigungs- und Extensionsbewegungen ausgesetzt sind. Auch eine anomale oder asymmetrische Spannung der thorakolumbalen Faszie kann –

über ihre beidseitige Insertion an den supraspinalen Bändern – die Mittellinienstrukturen noch stärker belasten. Demzufolge ist im Schulter- oder Armbereich entstandener biomechanischer Stress unbedingt zu behandeln.

Durch rasche Extension verursachte Verletzungen wirken sich auf das vordere Längsband aus. Wie bei den anderen Wirbelsäulenstrukturen müssen aus Drehungen, Torsionen und sagittalen Spannungen resultierende somatische Dysfunktionen angegangen werden. Mit Übungen oder Lagerungen, die eine Hyperlordose oder Hyperkyphose verhindern, lässt sich eine gewisse Symptomlinderung erreichen. In Rückenlage des Kindes kann ein Kissen unter den gebeugten Knien die Lendenlordose verringern, ein kleines Handtuch unter der Brustwirbelsäule die thorakale Kyphose abflachen oder ein kleines Kissen unter dem Kopf das Kinn herunterdrücken – alle drei können je nach Sitz der Schädigung als bequeme Position empfunden werden.

Auch die Funktion (Bewegung) des Zwerchfells sollte untersucht werden. Wenn es sich kontrahiert, ziehen die Zwerchfellschenkel an der oberen Aufhängung am vorderen Längsband. Das erhöht die Zugspannung am Längsband und kann die Symptome des Patienten verstärken. Doch die meisten Patienten bringen die vagen, bohrenden Schmerzen nicht mit dieser dauernden Belastung in Verbindung. Allerdings schränken sie oft unbewusst ihre Atmung ein, was wiederum andere Probleme verursachen kann. Wenn keine ausgeglichene Spannung herrscht, entwickeln die Zwerchfellschenkel unterschiedliche kontraktile Kräfte. Die asymmetrische Zugspannung am vorderen Längsband führt zu einer Zerrung (Torsion). Sobald die Zwerchfellfunktion normalisiert und wieder ein gleichmäßiger, ausgewogener Zug von der Muskelplatte am vorderen Längsband ausgeübt wird, bessern sich unter Umständen auch die Symptome des Patienten.

Eine Hyperlordose oder Restriktion im lumbosakralen Übergangsbereich wirkt sich auf das Entspannungsmuster der Wirbelsäulenkrümmungen aus, mit dem sie auf den Atemzyklus reagieren. Normalerweise verringert sich die lumbale und zervikale Lordose während der Einatmung (Inhalationsphase). Wird der rhythmische Wechsel behindert, kommt es zu einer tonischen Dehnung des vorderen Längsbands, die zu den Symptomen des Patienten beitragen kann. Durch eine Korrektur von biomechanischen Dysfunktionen in Übergangsbereichen der Wirbelsäule wird die normale Atemmechanik unterstützt, wodurch sich einige Begleitfaktoren der Symptome bessern lassen.

15.3 Häufige Probleme im Hüftbereich

Bei Säuglingen und Kleinkindern mit einer Hüftdysfunktion kann die normale Entwicklung verzögert sein, und bei älteren Kindern kann sich das Aktivitätsniveau plötzlich verändern. Um sich möglichst wenig zu bewegen und die anatomisch ungünstige Gewichtsverteilung zu kompensieren, hinken oder schlurfen sie beim Gehen. Wenn sie alt genug sind, klagen Kinder oft über Hüftschmerzen, die lokalisiert, diffus, konstant oder in Intervallen auftreten können. Alternativ werden die Schmerzen auch ins Knie oder in den Rücken projiziert. Steifheit, eingeschränkter Bewegungsumfang oder – vor allem nächtliche – Krämpfe sind ebenfalls häufige Symptome bei älteren Kindern. Die Schmerzen können sich durch Bewegung bessern und in Ruhe verstärken. Jugendliche können sich beispielsweise tagsüber aktiv betätigen, aber nachts wach liegen und vor Schmerzen nicht schlafen. Zu den weiteren Beschwerden gehören Sensibilitätsstörungen wie ein Taubheitsgefühl oder Kribbeln sowie Schwäche, Müdigkeit und ein Instabilitätsgefühl.

Schon der allgemeine Eindruck von der Beinhaltung in Rückenlage kann wertvolle Hinweise auf eine Asymmetrie im Hüftbereich geben. Die Diagnostik sollte eine ausführliche orthopädische und neurologische Untersuchung mit einschließen. Wird zuerst das nichtbetroffene Bein untersucht, lassen sich wichtige Informationen gewinnen, was bei dem Kind als „normal" anzusehen ist. Ein praller oder im Umfang vergrößerter Oberschenkel deutet auf eine biochemische Störung mit Retention von Stoffwechselprodukten hin. Auch eine inguinale Schwellung, Verhärtung, Druckempfindlichkeit oder Lymphadenopathie sind wichtige Befunde, da die oberflächlichen und tiefen Lymphbahnen der Beine in den Leistenbereich abfließen. Wie bei jedem anderen Gewebe sollte die Palpation schichtweise erfolgen. Die Hautbeschaffenheit (Textur) muss ebenfalls untersucht werden. Bei einer Hüftdysfunktion liegen üblicherweise auch Faszienspannungen vor, die sich am M. tensor fasciae latae und Tractus iliotibialis beurteilen lassen. Wichtige Informationen über die Hüftfunktion kann eine Untersuchung von Knie und Unterschenkel liefern, denn sowohl die Nährstoffe zu als auch die Abbauprodukte aus diesen Gebieten müssen die Hüftregion passieren. Lagebeziehungen und Stressmuster, die sich auf das zusammengesetzte Os coxae auswirken, verdienen ebenfalls Beachtung. Das betrifft die kurzen und langen Hüftadduktoren, Faszien und Bänder. Zur Behandlung eignet sich eine Kombination aus passiver Bewegungsführung,

Bänder- und Knochen-Federungstechnik, Muskelanspannung und sanftem Befühlen.

15.3.1 Hüftdysplasie

15

Vermutlich die bekannteste Hüfterkrankung bei Kindern ist die Hüftdysplasie, die auf drei unterschiedliche Mechanismen zurückzuführen sein kann: mechanische Faktoren, Bänderschlaffheit oder Dysplasia coxae congenita. Dabei ist ein breit gefächertes Spektrum an Instabilität möglich. Das Problem kann zwar auch durch eine Fehlentwicklung des Acetabulums verursacht sein, doch der Auslöser ist häufig eine Schlaffheit der Hüftkapsel oder der Stützgewebe, was den Femurkopf bei Bewegungen aus dem Acetabulum gleiten lässt. In schweren Fällen kann der Femurkopf sogar in der Ruheposition aus der Pfanne rutschen. Infolge der Verlagerung des Femurkopfes kann es zu einer Hypertrophie der stützenden Bänder kommen, die verhindert, dass der Femurkopf spontan wieder in seine Normalposition zurückkehrt. Mit der Zeit entwickeln sich Kontrakturen der kurzen und langen Hüftadduktoren, was das Bild noch komplizierter macht. Diese Veränderungen wirken sich auf die Wachstumsmuster von Hüften und Beinen aus.

Die ersten Anzeichen für eine Hüftluxation sind häufig schon bei der körperlichen Untersuchung des Neugeborenen oder Säuglings zu erkennen, nämlich ein spür- und hörbares Schnappen (Click) beim Barlow-Test (> Abb. 15.14) oder Ortolani-Manöver (> Abb. 15.15). Die endgültige Diagnose wird hüftsonografisch gestellt. Manchmal bemerken die Eltern eine Asymmetrie des Hüftbewegungsumfangs oder Schwierigkeiten beim Wechseln der Windeln. Die Hüftbewegung ruft bei jungen Säuglingen in der Regel keine Schmerzen hervor. Ältere Säuglinge lernen eventuell verzögert krabbeln, stehen oder laufen , und bei Kleinkindern liegt eine Gangasymmetrie vor.

Eine verzögerte motorische Entwicklung oder ein positiver Barlow- bzw. Ortolani-Test ohne Hinweis auf eine Pfannenanomalie lässt eine mechanische Ätiologie vermuten. Die funktionellen Beziehungen zwischen den drei Komponenten des Os coxae – Os pubis, Os ilium und Os ischii – müssen im Hinblick auf ihren Einfluss auf das Hüftgelenk untersucht werden. Durch einen veränderten Winkel von Femurhals oder -kopf verändert sich die Dynamik der Gelenkrotation. Das kann aus strukturellen Veränderungen oder aus muskulären und somatischen Verspannungen in den Hüft- und Beckenmuskeln resultieren.

Wenn die Anzeichen für eine Hüftdysplasie fortbestehen, ist eine Behandlung mit Stützverbänden indiziert, um einer Deformierung, Arthritis und septischen Nekrose vorzubeugen. Gibt es Hinweise auf eine Instabilität der Hüfte, d.h. einen dislozierbaren oder dislozierten Femurkopf, sollte die Hüfte so bald wie möglich stabilisiert, reponiert und richtig positioniert werden. Bei Kindern unter 6 Monaten wird der Pavlik-Zügel eingesetzt, eine dynamische Bandage, die Flexion und Abduktion der Hüften ermöglicht, Extension und Adduktion dagegen zügelt und die Hüftstellung stabilisiert. Die Behandlung dauert in der Regel mindestens 6 Wochen und

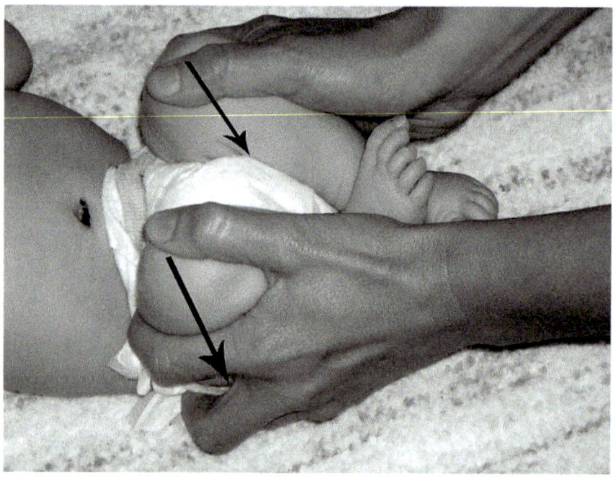

Abb. 15.14 Demonstration des Barlow-Tests an einem drei Tage alten Jungen. Hüften und Knie sind gebeugt. Dann werden die Hüften direkt nach hinten gedrückt (schwarze Pfeile). Dies ist ein Provokationstest, bei dem durch ein Geräusch oder eine Verlagerung des Femurs eine Hüftdysplasie angezeigt wird. Die Windel ist nicht zugeklebt, sondern liegt nur locker auf dem Genitalbereich, um eine unerwartete „Gesichtsdusche" während der Untersuchung zu verhindern. *[Mit freundlicher Genehmigung der Willard & Carreiro Collection]*

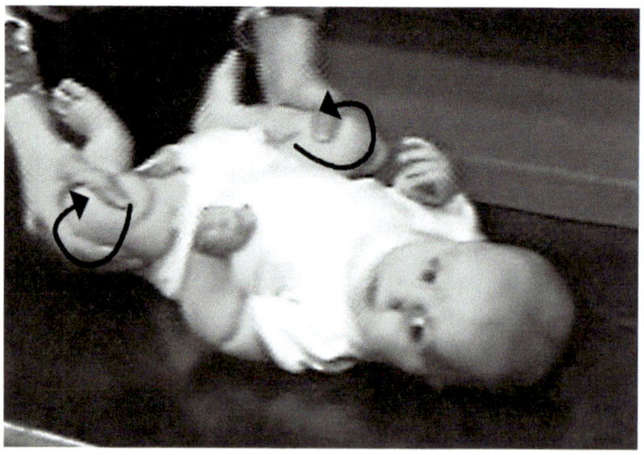

Abb. 15.15 Demonstration des Ortolani-Manövers an einem zwei Monate alten Mädchen. Die Hüften werden kreisend bewegt und dabei nach hinten gedrückt (schwarze Pfeile). Ein hör- oder fühlbares Einschnappen (Click) der Hüfte während des Bewegungsbogens kann auf eine Muskel- oder Bänderschlaffheit hinweisen. Mit dem Ortolani-Manöver lässt sich ein dislozierter Hüftkopf auch wieder zurückführen. *[Mit freundlicher Genehmigung der Willard & Carreiro Collection]*

führt meist ohne Komplikationen zu guten Ergebnissen. Das Kind kann während dieser Zeit osteopathisch behandelt werden, um somatische Dysfunktionen zu normalisieren und die Wirkung der Bandage zu verstärken. Besteht die Störung seit mehr als 6 Monaten, ist es wegen der bereits aufgetretenen Kontrakturen in der Regel nicht mehr möglich, die Hüften manuell zu reponieren. Stattdessen ist oft eine geschlossene Reposition mit Gipsverband notwendig, die in Allgemeinanästhesie durchgeführt wird. Häufig wird zuvor noch versucht, das verkürzte Gewebe durch Traktion aufzudehnen. Eine osteopathische Behandlung vor der geschlossenen Reposition kann dazu beitragen, einige kompensatorische Muskelspasmen aufzulösen. Bleibt die geschlossene Reposition erfolglos, ist eine offene, chirurgische Reposition erforderlich. Bei Kindern über 18 Monaten machen die morphologischen Veränderungen in der Hüfte häufig eine Osteotomie erforderlich. Bei älteren Kindern sind die Ergebnisse nach einer chirurgischen Reposition relativ dürftig, und häufiger Komplikationen zu erwarten. Diese Kinder haben leider oft ihr Leben lang unter Schmerzen und Behinderungen zu leiden.

15.3.2 Epiphysiolysis capitis femoris (ECF)

Die Epiphysiolysis capitis femoris ist vermutlich die häufigste Hüfterkrankung während der Adoleszenz und wird als Epiphysenstörung eingestuft. Die Ätiologie ist unbekannt, aber die ECF (➤ Abb. 15.16) tritt am häufigsten bei Heranwachsenden mit verzögertem Skelettwachstum und Adipositas auf oder bei großen, schlanken Jugendlichen, die eben einen Wachstumsschub hinter sich haben. Sie geht außerdem mit endokrinen Störungen einher. An der Pathologie der ECF ist eine anfängliche Erweiterung der Epiphysenfuge beteiligt, von der man annimmt, dass sie durch anomale Scherkräfte entsteht. Anschließend kommt es durch die Gewichtsbelastung zu einer Rotation des Femurhalses, während die Femurkopfepiphyse im Acetabulum verbleibt. Das führt zu einem Abrutschen mit Varusstellung und Retroversion von Femurhals und -kopf. Der Schweregrad der Epiphysiolyse lässt sich in leicht (0–33%), mittel (34–50%) oder stark (über 50%) einteilen. Bei den meisten Kindern ist auch die beschwerdefreie Hüfte, wenngleich in geringerem Maße, von der Schädigung betroffen.

Die Epiphysiolysis capitis femoris entwickelt sich am häufigsten schleichend (Lentaform) über mehrere Monate. Die Symptome verschlimmern sich, wenn die Ablösung weiter fortschreitet. Der Zustand ist stabil und das Kind kann gewöhnlich auch gehen, allerdings mit einem schmerzschonenden Gang und außenrotiertem Bein. Passive Bewegungen werden toleriert, aber als unangenehm empfunden. Mit gebeugten Hüften ist die Innenrotation eingeschränkt. Eine chronische ECF kann sich akut verschlimmern; in den Phasen ist das Gelenk instabil und das Kind kann nicht stehen. Gelegentlich kann eine ECF auch akut und spontan ohne vorausgegangenes Trauma auftreten. Das Gelenk ist dann in der Regel schmerzhaft und instabil und das Kind kann es nicht belasten. Anders als bei der chronischen Form ist die Untersuchung der passiven Gelenkbeweglichkeit im Fall einer akuten ECF außerordentlich schmerzhaft. Hier besteht das Risiko einer avaskulären (aseptischen) Nekrose und eines Fehlverschlusses der Epiphysenfuge. Ein Zustand, der als Epiphysiolysis incipiens bezeichnet wird, ist durch eine Erweiterung der Epiphysenfuge ohne Rotation von Femurkopf oder -hals gekennzeichnet. Dabei handelt es sich in der Regel um einen stabilen Zustand; das Kind kann gehen, wenn auch eventuell nur mit leichten Schmerzen. Die körperliche Untersuchung zeigt meist normale Befunde.

Kinder mit einer ECF können auch eher Schmerzen im Knie als in der Hüfte haben. Kinder mit einer Epiphysiolysis incipiens können konservativ behandelt werden; die osteopathische Untersuchung und Behandlung ist Bestandteil dieses Vorgehens. Kinder mit einer chronischen ECF können ebenfalls von einer osteopathischen Behandlung profitieren, deren Ziel darin besteht, begleitende somatische Spannungen zu minimieren und die Gefäß- und Lymphfunktion im betroffenen Bereich zu verbessern. Bei Kindern mit akuten Veränderungen ist eine sofortige Untersuchung durch einen Orthopä-

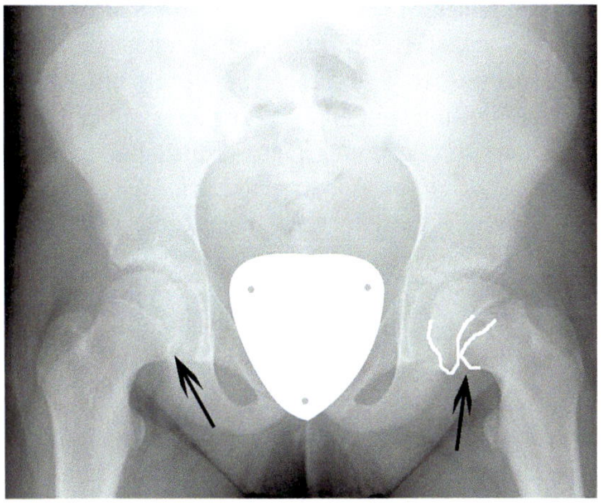

Abb. 15.16 Röntgenaufnahme (p.a.) einer Jugendlichen mit Epiphysiolysis capitis femoris. Die schwarzen Pfeile zeigen auf beiden Seiten zur Epiphyse. Rechts ist in Weiß die Deformität markiert. *[Mit freundlicher Genehmigung der Willard & Carreiro Collection]*

15

den notwendig; eine osteopathische Behandlung kann Teil des Behandlungsplans sein, doch das Ausmaß der Störung und das Komplikationsrisiko müssen klar abgeschätzt und entsprechend behandelt werden.

Mögliche Komplikationen einer ECF sind Femurkopfnekrose und Chondrolyse (Degeneration des Gelenkknorpels). Die Behandlung umfasst eine Reposition und Fixation der Epiphyse, um ein weiteres Abrutschen zu verhindern und die Verlagerung zu korrigieren. Je nach Schweregrad kann eine offene Reposition mit Fixierung oder eine perkutane Fixation der Epiphyse mit Drahtstiften notwendig sein.

15.3.3 Legg-Calvé-Perthes-Syndrom

Als Legg-Calvé-Perthes-Syndrom (Morbus Perthes) wird eine idiopathische Wachstumsstörung der Femurkopfepiphyse im Kindesalter bezeichnet. Anders als die Epiphysiolysis capitis femoris manifestiert sich das Legg-Calvé-Perthes-Syndrom häufig im Alter von 5–8 Jahren mit Hinken oder Beinschmerzen. Es geht mit einer Ischämie der Femurkopfepiphyse und leicht retardiertem Knochenwachstum des Femurkopfes einher, was sich nicht auf einen infektiös-entzündlichen Prozess zurückführen lässt. Daher kann das Legg-Calvé-Perthes-Syndrom als Osteochondrose eingestuft werden, als Erkrankung der Epiphysen, die genau in die Zeit ihrer größten Entwicklungsaktivität fällt. Jungen sind häufiger als Mädchen betroffen. Es beginnt mit leichtem, intermittierendem Hinken über 2–4 Wochen. Nach einer kurzen Phase der Besserung oder Abklingen der Symptome erleben die Kinder wiederholt Steifheits- und Schmerzepisoden. Synovitis und arthritische Veränderungen können zu einer bleibenden Gelenkschädigung führen. Die körperliche Untersuchung ergibt eine eingeschränkte passive Beweglichkeit bei der Extension, Abduktion und Innenrotation. Wegen ihrer Minderbeanspruchung und Hemmung können Hüftabduktoren und ischiokrurale Muskulatur atrophiert sein.

Die beste Prognose haben junge (unter 6 Jahren) männliche Patienten, bei denen sich weniger als 50% sklerotische und degenerative Veränderungen des Femurkopfes zeigen. Die Therapie zielt darauf ab, jede weitere Hüftkopfdeformierung zu verhindern, die Schmerzen zu lindern und die Bewegungsmechanik zu verbessern. Die Synovitis spricht oft gut auf eine Schonung des Beins an, und zur Verbesserung der Gefäßfunktion können Lymph- und Flüssigkeitstechniken ohne Belastung sinnvoll sein. Bei einer schweren Synovitis muss das Gelenk unter Umständen durch Traktion entlastet werden. Bei älteren Patienten oder über 50% deformiertem Hüftkopf kann ein Containment (zur besseren Passform) nötig werden. Das lässt sich mit Spreiz- bzw. Schienenverbänden und Physiotherapie oder, wenn der konservative Behandlungsversuch scheitert, durch einen chirurgischen Eingriff (intertrochantäre, Hüft- oder Beckenosteotomie) erreichen. Ziel dabei ist, einen neuen Knochenrand für den Hüftkopf zu bilden. Je nach Alter des Kindes zum Zeitpunkt der Diagnose und dem Ausmaß der Hüftkopfschädigung kann sich der Behandlungsprozess über Monate bis Jahre hinziehen.

15.3.4 Persistierende femorale Anteversion

Wie zuvor beschrieben, passt sich das kindliche Hüftgelenk an die Gewichtsbelastung und das Laufen lernen an, indem es sich rundum erneuert und allmählich rückwärts neigt (Retroversion). Bei einigen Kindern bleibt die Anteversion allerdings aufgrund von verspätetem Laufen lernen, Spastik, Hypotonie oder angeborenen Fehlbildungen noch länger nach der Geburt bestehen. Auch durch eine mechanische Dysfunktion, ständiges Sitzen mit übergeschlagenen Beinen und Schlafen in einer fetalen Bauchlage kann der Übergang zur retrovertierten Stellung behindert werden; in dem Fall zeigen sich jedoch subtilere Auswirkungen als bei organischen Störungen. Wenn über 4- bis 5-Jährige immer noch einwärts laufen und zudem X-Beine (Genu valgum) haben, könnte das an einer femoralen Anteversion liegen.

Eine femorale Anteversion kann auf angeborenen Fehlbildungen oder funktionell-mechanischen Einflüssen beruhen. Die meisten Kinder sprechen auf eine konservative Behandlung an, doch in schweren Fällen kann ein chirurgischer Eingriff erforderlich sein. Der Therapieerfolg hängt davon ab, in welchem Alter mit der Behandlung begonnen wird. Da der normale Prozess der Retroversion mit dem Wachstum in Verbindung steht, sollte die Behandlung beginnen, wenn das Kind noch jung genug ist, um von Wachstumsphasen profitieren zu können. Kinder mit organischen Erkrankungen wie einer primären Myopathie oder Spastik benötigen eine langfristige Behandlungsplanung mit fortlaufender Therapie. Somatische Dysfunktionen und mechanische Dysbalancen der betroffenen Muskeln müssen behoben werden. Zur Verbesserung der Ruhelänge, Muskelkraft und -aktivität können bei älteren Kindern isometrische und isotonische Muskelenergietechniken (MET) angewandt werden. Mit Balanced-Ligamentous-Tension-(BLT-)Techniken lassen sich Bänder-/Fasziendysfunktionen ausgleichen. Für junge Sportler mit eingeschränkter Gelenkbeweglichkeit können isolytische MET, artikuläre und gelenkmobilisierende Techniken in Betracht kommen. Man sollte die Kinder dazu anhalten, die femorale Anteversion nicht noch durch Überschlagen der Beine im Sitzen oder eine fetale Bauchlage zu verstärken. In den meisten Fällen bevorzugen Kinder jedoch genau solche Haltungen, weil sie am bequemsten sind. Nach Beseitigung einer mechanischen Dysfunktion normalisiert sich oft automatisch auch die Sitz- und Schlafposition. Neben den üblichen Spiel- und Sportaktivitäten müssen gezielt Übungen zur Stärkung des Gleichgewichts und der Haltungsmechanik in die Behandlung integriert werden. Zusammen mit Eltern und Kindern sollte nach sportlichen Aktivitäten gesucht werden, die am ehesten den kindlichen Neigungen (Interessen und Fähigkeiten) entsprechen. Ob die sportliche Betätigung die Behandlung unterstützen kann oder nicht, hängt von der Einstellung und dem Fokus des Trainers oder Lehrers ab. Kampfsportarten, Reiten, Yoga und Tanzen sind einige Beispiele, deren Einbeziehung in die Überlegungen sich lohnt.

15.3.5 Miserable-Malalignment-Syndrom

Eine persistierende femorale Anteversion prädisponiert Kinder zu einem komplexen kompensatorischen Anpassungsmuster, einem sog. „Miserable-Malalignment-Syndrom" (MMS). Dabei handelt es sich um eine Reihe von Adaptationen im Unterschenkel- und Fußbereich, die sich als Reaktion auf eine femorale Anteversion entwickeln. Diese Hüftstellung wird zunächst durch ein Genu valgum, eine medial stehende Patella und eine Hyperpronation des Fußes kompensiert. Mit zunehmender Gewichtsbelastung verstärkt sich die Außenrotation der Tibia am Knie, bis sich mit der Zeit eine kompensatorische intraossäre Innentorsion der Tibia entwickelt. Im Stehen sind die Kniescheiben des Kindes einander zugewandt („Kissing Patellae", ➤ Abb. 15.17), und ein spitzer Wingel am Innenknie führt zum „Bajonett"-Zeichen. Diese Fehlstellung bedeutet nicht nur eine enorme Belastung für Knie, Hüfte und Fuß, sondern prädisponiert auch zu einem Osgood-Schlatter- und Patellofemoralsyndrom sowie zu degenerativen Knie- und Hüftveränderungen im späteren Leben der Kinder. Obwohl ein „Miserable-Malalignment-Syndrom" (MMS) üblicherweise eine adaptive Reaktion auf eine femorale Anteversion darstellt, kann es sich auch infolge einer Hyperpronation im Sprunggelenk (Articulatio subtalaris) entwickeln.

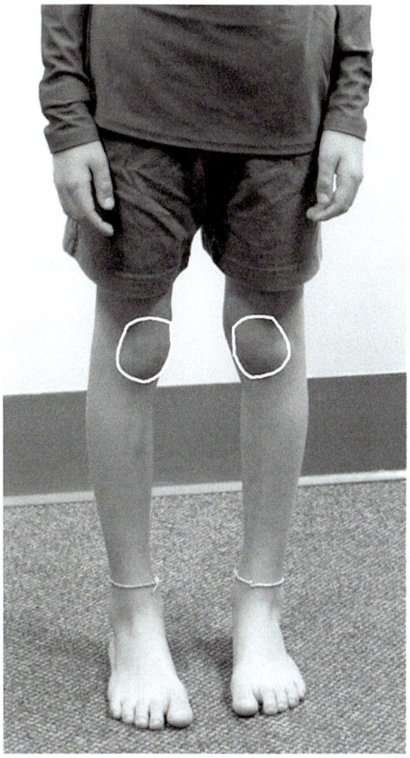

Abb. 15.17 Bei diesem Kind sind zwar die Kniescheiben einwärts gedreht (Kissing-Patellae-Zeichen), doch zum Glück haben sich noch keine anderen Symptome eines Miserable-Malalignment-Syndroms entwickelt. Offensichtlich besteht eine leichte femorale Anteversion. *[Mit freundlicher Genehmigung der Willard & Carreiro Collection]*

15.3.6 Funktionelle Veränderungen des Hüftgelenks

Obwohl sich beide oft gegenseitig verstärken, besteht doch ein signifikanter Unterschied zwischen mechanischen Bewegungseinschränkungen der Hüften, die auf eine funktionelle muskuläre Dysbalance oder auf eine Anteversion zurückzuführen sind: Eine femorale Anteversion lässt sich auf Röntgen-Übersichtsaufnahmen erkennen, eine funktionelle Fehlstellung dagegen nicht. Bei Säuglingen liegt normalerweise eine stärkere Anteversion oder Innenrotation vor als bei Erwachsenen. Eine Epiphysiolysis capitis femoris (inferiore und posteriore Ablösung der Femurkopfepiphyse) führt in der Regel zu einer relativen Retroversion, die die Innenrotation begrenzt. Zu einer Stellungsanomalie der Beine kann es infolge von irregulären intrauterinen Lagen, Mehrlingsschwangerschaften, Uterusmyomen oder morphologischen Fehlbildungen kommen. Bei Säuglingen können Faszien- und Muskelverspannungen, Strikturen und ein veränderter Tonus vorliegen. Funktionelle Störungen bei Kindern und jungen Sportlern sind möglicherweise durch beschleunigtes Wachstum und mechanische Belastungen erklärbar. In all diesen Fällen sollte die mechanische Belastung behandelt werden, damit sich Wachstum und Funktion wieder normalisieren können.

15.4 Häufige Probleme im Kniebereich

Das Knie ist eines der kompliziertesten und vielleicht das am meisten missverstandene Gelenk des menschlichen Körpers. Anatomisch ist es wegen seiner starken Bänder und anderen myofaszialen Gewebe sehr stabil. Doch gebeugt und belastet ist das Kniegelenk besonders verletzungsanfällig. Das Knie wird als Ginglymus oder Scharniergelenk definiert, doch eigentlich ist es viel komplizierter. In Gray's Anatomy [Standring 2004] wird es als drei Gelenke in einem beschrieben: zwei Kondylengelenke zwischen Femur und Tibia und ein Gelenk zwischen Patella und Femur.

Bei allen Kniebeschwerden sollte die Schlussrotation des Kniegelenks auf ihre normale Funktion untersucht werden (> Abb. 15.18). Durch eine biomechanische Dysfunktion im Becken- und Lendenwirbelsäulenbereich kann eine anomale Gewichtsbelastung und Stress auf das Knie ausgeübt werden, da bei jedem Schritt Torsionskräfte auf das Gelenk einwirken. Auch eine Rotation des Femurs kann das Knie belasten. Ein Senk- oder Plattfuß (Pes planus) verursacht ein leichtes Aufklaffen des Kniegelenks und eine sekundäre Belastung der Innen- und Seitenbänder durch die anomale Hebelwirkung des abduzierten Fußes. Ein anatomisch verkürztes Bein kann das normale strukturelle Gleichgewicht stören, was ebenfalls zu einer Dysfunktion im Knie führen kann.

Pathophysiologisch kommt es vom Hüftbereich aus letztlich zu einem venösen Rückstau mit Kongestion und zu einem Lymphstau in Lymphgefäßen und -knoten, die das Knie drainieren. Die Lymphknoten in der Kniekehle sind möglicherweise auf der betroffenen Seite härter und geschwollener als auf der nichtbetroffenen. Häufig liegt eine Druckempfindlichkeit vor. Die subtile Kongestion rund um das Knie behindert jeden Versuch, eine somatische Dysfunktion zu korrigieren. Deshalb müssen die Gewebe zunächst entlastet werden, indem man die thorakoabdominopelvine Pumpe zum Absaugen dieser Flüssigkeiten reaktiviert. Manchmal ist auch eine Massage notwendig, um die Flüssigkeitsdrainage

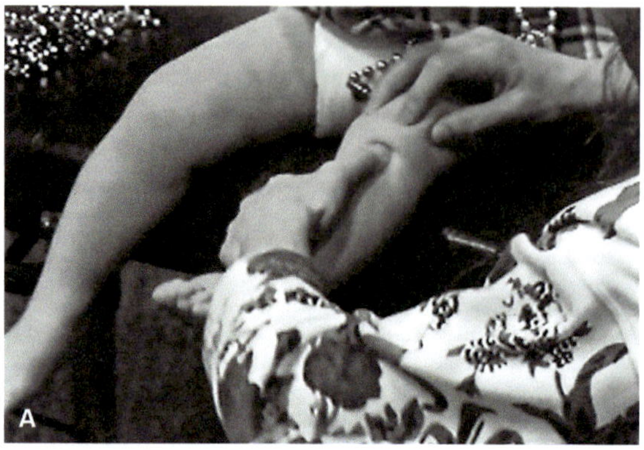

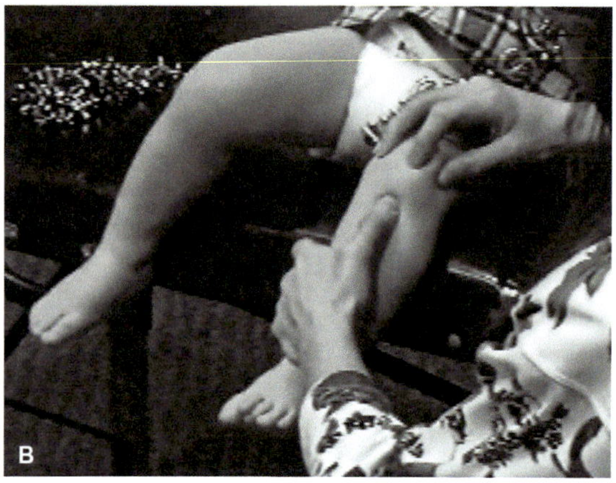

Abb. 15.18 Untersuchung der Schlussrotation zwischen Tibia und Femur. **A** Am gebeugten Knie des Kindes befindet sich die Tuberositas tibiae in einer Linie mit der Patella. **B** Wenn das Knie gestreckt wird, bewegt sich die Tuberositas tibiae im Vergleich zum Bezugspunkt auf der Patella nach lateral. Das ist ein normaler Befund. *[Mit freundlicher Genehmigung der Willard & Carreiro Collection]*

aus den Geweben zu verbessern, bevor sich Gelenkverspannungen korrigieren lassen.

15.4.1 Osgood-Schlatter-Syndrom

Beim Osgood-Schlatter-Syndrom handelt es sich um eine gutartige, selbstlimitierende Erkrankung der späten Kindheit und Adoleszenz. Es manifestiert sich mit Knieschmerzen, die sich bei Bewegung verschlimmern, begleitet von einer druckempfindlichen Schwellung über der Tuberositas tibiae, die sich infolge von Mikrofrakturen bildet. Meist heilt es von allein aus, sobald sich die Epiphyse geschlossen hat. Begleitsymptome sind eine Tibiatorsion, eine anomale Bewegung („Tracking") der Patella und eine veränderte Fuß- oder Hüftmechanik. Eine anomale Druck- oder Zugspannung an der Patellarsehne kann zu einer verstärkten Belastung der Tuberositas tibiae führen, die während des raschen Wachstums in der späten Kindheit und Adoleszenz besonders anfällig ist. Oft lässt sich das Problem durch Beseitigung der biomechanischen Dysfunktion und ein Aufbautraining für die langen Knie- und Fußgelenkadduktoren beheben. Für Kinder mit Hyperpronation kann auch eine flexible Orthese sinnvoll sein.

15.4.2 Genu varum und Genu valgum

Genu varum (Säbelbein, O-Bein, > Abb. 15.19) und Genu valgum (Knickbein, X-Bein, > Abb. 15.20) können auf eine metabolische Erkrankung, eine Skelettdysplasie oder ein asymmetrisches Wachstum zurückzuführen sein. Von diesen drei Formen lässt sich die letztere am leichtesten osteopathisch behandeln. Bei Säuglingen, die noch nicht laufen können, ist ein Genu varum häufig mit einer Außenrotation der Hüfte auf der betroffenen Seite verbunden. Das kann durch die Lage im Uterus bedingt sein, wobei die Beziehungen der Hüftbeinkomponenten korrigiert werden müssen. Viele Kinder weisen auch eine Außenrotation der Tibia auf. Die Lumballordose kann leicht verringert sein. Diese Befunde werden auffälliger, wenn das Kind zu stehen und zu laufen beginnt. Beim Kleinkind, das bereits läuft, sind außerdem fasziale Belastungen im Fuß vorhanden. Ein Genu valgum geht in der Regel mit einer Innenrotation der Hüfte einher, und die Basis des Os sacrum ist gekippt (Nutation). In beiden Fällen kann der andauernde biomechanische Stress zur strukturellen Deformierung führen. Ziel der osteopathischen Behandlung ist es, den biomechanischen Stress zu beseitigen oder zu minimieren.

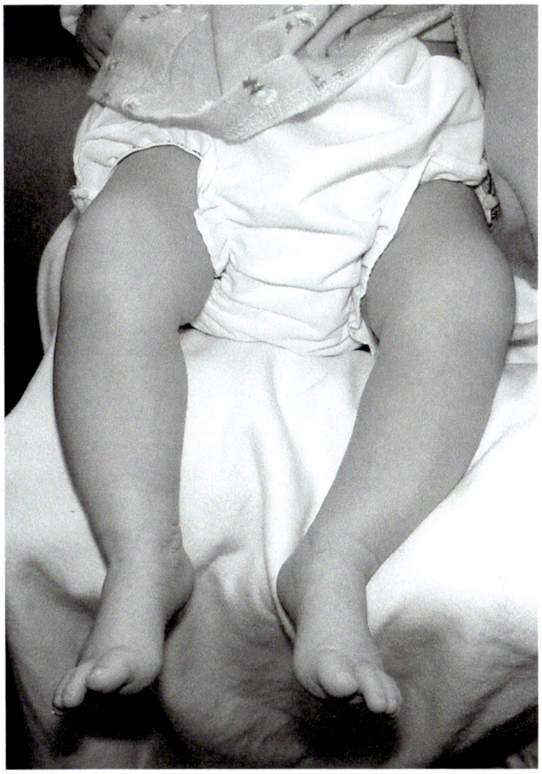

Abb. 15.19 Ein zehn Monate alter Säugling mit Genu varum, wobei die „Säbelbein"-Deformität des linken Beins stärker ausgeprägt ist. *[Mit freundlicher Genehmigung der Willard & Carreiro Collection]*

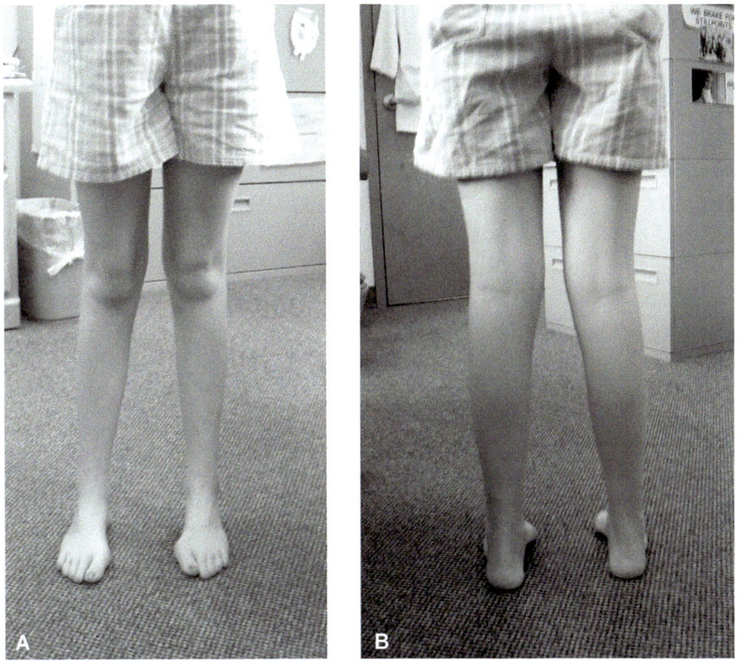

Abb. 15.20 Zehnjähriges Mädchen mit Genu valgum in der Ansicht von vorn **A** und hinten **B**; das „Knickbein" ist rechts ausgeprägter als links. Beachten Sie den Hallux valgus links und die Innenrotation beider Beine, die rechts noch betonter ist. *[Mit freundlicher Genehmigung der Willard & Carreiro Collection]*

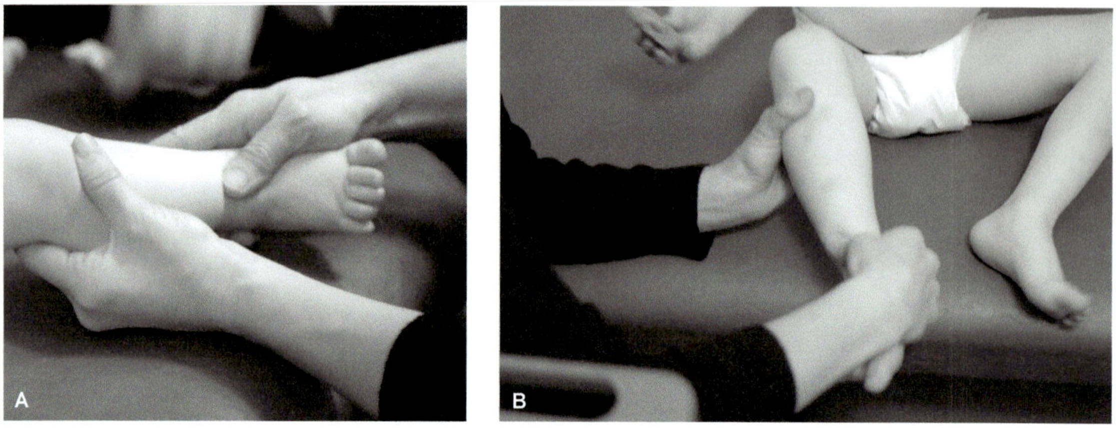

Abb. 15.21 Untersuchung der Tibia auf Torsionskräfte bei einem 14 Monate alten Mädchen **A** und einem dreijährigen Jungen **B**. Mit der rechten Hand wird die Mitte der Malleolengabel palpiert und mit dem Daumen markiert, mit der linken Hand die Tuberositas tibiae und dann mit dem anderen Daumen markiert. Anschließend werden beide Punkte verglichen. Bei dem jüngeren Kind ist es normal, dass eine leichte Tibiatorsion vorliegt (unterer Abschnitt gegenüber der Tuberositas tibiae nach lateral verschoben). Die Tibia sollte danach noch auf ihre passive Spontanbeweglichkeit hin untersucht werden.

15.4.3 Tibiatorsion

Unter Tibiatorsion wird eine intraossäre (Einwärts- oder Auswärts-)Verdrehung der Tibia verstanden. Bei sehr kleinen Kindern ist sie auf die intrauterine Lage zurückzuführen, doch in der Regel entwickelt sie sich bei Kindern mit motorischen Dysfunktionen wie einer infantilen Zerebralparese aufgrund von Muskel- und Faszienverspannungen. Bei Flexions- und Extensionstests ist eine Distorsion der normalen Tibiareaktion zu beobachten. Das Ausmaß der Verdrehung in der Knochenlängsachse lässt sich grob abschätzen, indem man die Ausrichtung der Malleolengabel in Relation zur Tuberositas tibiae untersucht (➤ Abb. 15.21). Durch Behandlung dieses Problems lässt sich ein Fortschreiten der Torsion häufig verhindern. Die Fußmechanik muss ebenfalls überprüft werden, da ein Pes planus das Problem verstärkt. Ziel der osteopathischen Behandlung ist es, die Spannungsmuster so weit aufzulösen, dass nur noch eine minimale Verwendung orthopädischer Hilfsmittel notwendig ist. Das ist besonders wichtig bei Kindern, deren Propriozeption und Gleichgewicht bereits durch die motorische Dysfunktion gestört sind.

15.4.4 Meniskusverletzungen

Meniskusverletzungen, die sich allmählich entwickeln, sind typische Folgen einer veränderten Biomechanik im Bereich von Hüfte, Knie oder Fuß, die zu einer Überlastung und Abnutzung der Menisken führt. Durch eine eingeschränkte Außenrotation der Tibia beim Kniestrecken wird der Innenmeniskus stärker belastet. Auch ein Genu valgum oder varum verändert die Belastung der Menisken. Eine Hyperpronation des Fußes kann mit Innenmeniskusbeschwerden einhergehen. Traumatische Verletzungen sind häufig mit einem lateralen Aufprall und einer Bänderzerrung assoziiert. Sie sprechen eventuell auf eine konservative Behandlung einschließlich osteopathischer Manipulationstechniken an, erfordern aber recht häufig eine arthroskopische Intervention.

15.4.5 Chondropathia patellae (Patellofemoralsyndrom)

Ein Patellofemoralsyndrom bzw. eine Chondropathia patellae ist in der Regel mit einer biomechanischen Dysfunktion im Bein- oder Hüftbereich verbunden. Dass der M. vastus medialis häufig schwächer als die laterale Muskulatur ist, führt beim Strecken des Knies und bei Kontraktion des M. quadriceps femoris zu einer lateralen Verschiebung (lateral tracking) der Patella. Das lässt sich durch Palpieren der Patella prüfen, wobei das Kind den M. quadriceps femoris kontrahieren oder das gestreckte Bein anheben soll. Beim Anspannen des M. quadriceps bewegt sich die Patella nach lateral. Außerdem sollte die Tibiamechanik bei der Schlussrotation untersucht werden. Gezielte Kräftigungsübungen für den M. vastus medialis können hilfreich sein. Dazu wird das Kind aufgefordert, sich mit nach vorn gestreckten Beinen hinzusetzen. Das betroffene Bein wird leicht nach außen gedreht und in dieser Position mehrmals angehoben, um den Muskel zu kräftigen. Durch die Außenrotation des gestreckten Beins wird isoliert der M. vastus medialis trainiert. Wenn sich konservative Behandlung und Aufbautraining als wirkungslos erweisen, kann eine chirurgische Entlastung der lateralen Spannung nötig sein.

15.4.6 Kompartmentsyndrom

Ein Kompartmentsyndrom tritt auf, wenn erhöhter Gewebedruck die Blutzufuhr zu den Muskeln und Nerven im betroffenen Kompartiment beeinträchtigt. Der Unterschenkel besitzt vier Kompartimente (Compartimentum cruris anterius, Compartimentum cruris laterale, Compartimentum cruris posterius mit Pars superficialis und Pars profunda). Am häufigsten ist das Compartimentum cruris anterius betroffen (Tibialis-anterior-Syndrom). Ein Kompartmentsyndrom kann akut oder chronisch verlaufen, ist jedoch in den meisten Fällen chronisch. Stressfrakturen, Tendinitis und andere Formen von „Shin-Splints" (Tibiakantensyndromen)können mit einem Kompartmentsyndrom verwechselt werden. Im Compartimentum cruris anterius entspringen M. tibialis anterior, M. extensor hallucis und M. extensor digitorum longus seitlich an der Tibia, Fibula und Membrana interossea und füllen das vordere Kompartiment vollständig aus. Nach oben hin wird es von der vorderen Beinfaszie dicht abgeschlossen. Beim Tibialis-anterior-Syndrom kommt es aus unterschiedlichen Gründen zu einer raschen Schwellung der Muskeln in diesem Kompartiment, z. B. allein schon nach ungewohnter körperlicher Aktivität, weil dabei – theoretisch – bisher wenig benutzte Muskeln überanstrengt werden und mit Schwellung und Ödembildung reagieren. Die Schwellung kann auch auf eine direkte Verletzung, lokale Infektion oder sonstige Ursachen zurückzuführen sein.

Anzeichen und Symptome des Kompartmentsyndroms sind starke Schmerzen aufgrund der Nerven- und Muskelischämie, Parästhesien, Schwellung, Blässe und Paralyse. Der Druck im Kompartiment ist erhöht, was auch direkt gemessen werden kann. Die Behandlung hängt vom Schweregrad ab. In akuten Fällen sollte das Bein zunächst mit Eis gekühlt, hochgelagert und osteopathisch mit Lymphdrainagetechniken zu den proximal an die Läsion angrenzenden Bereichen behandelt werden. Bilden sich die Symptome nicht innerhalb kurzer Zeit (weniger als 1 Std.) zurück, ist eine chirurgische Behandlung notwendig. Wird die vordere Beinfaszie sofort durchtrennt, klingen Schmerzen und sonstige Symptome vollständig ab. Die Auswahlkriterien für eine Fasziotomie sollten sehr niederschwellig sein. Wird der Eingriff zu lange hinausgezögert, kann es zu einer Nekrose oder irreparablen Schädigung der Muskeln durch fibröses Ersatzgewebe kommen. In chronischen Fällen besteht das Behandlungsprogramm aus Ruhe, Wärmeanwendung vor und Kälteanwendung nach den Übungen, einer fortlaufenden osteopathischen Behandlung des Achsenskeletts mit Lymphdrainagetechniken und einer geeigneten Manipulationstherapie des betroffenen Bereichs einschließlich Fuß und Becken sowie im Tragen des richtigen Schuhwerks. Führt dies nicht zu einer Besserung, können weitergehende invasive Maßnahmen notwendig werden.

15.4.7 Fibularislähmung (Peroneuslähmung)

Das proximale Tibiofibulargelenk (Art. tibiofibularis) ist ein Bereich mit häufigen somatischen Dysfunktionen. Die biomechanische Belastung dieses Gelenks kann zu einer Reihe zirkulatorischer, neurologischer und myofaszialer Anzeichen und Symptome führen. Oft klagt das Kind nach einer leichten Knöchelverstauchung über Schmerzen auf der Außenseite des distalen Beins. Die Symptome verschlimmern sich in der Regel beim Laufen oder langen Spaziergängen.

Anatomisch besteht dieses Gelenk aus dem Condylus lateralis tibiae, der die Gelenkfläche für die Fibula bildet und nach posterior, lateral und inferior ausgerichtet ist. Die Ausrichtung der Gelenkfläche erklärt, warum man das Fibulaköpfchen zur Korrektur einer posterioren Läsion nach anterolateral und leicht nach superior zieht. Die Fasern der Membrana interossea cruris, die Tibia und Fibula miteinander verbindet, liefern das Vehikel, über das die tibialen Gefäße von vorn nach hinten in die Kniekehle gelangen. Auch am distalen Ende der Membrana interossea befinden sich Öffnungen für Gefäße. Der N. fibularis [peroneus] communis windet sich um das Fibulaköpfchen, nachdem er aus der Fossa poplitea ausgetreten ist. An diesem Punkt lässt sich häufig der Nervenstamm palpieren, wenn man mit den Fingern darüber rollt.

Eine Kompression des N. fibularis communis kann zu neurologischen Zeichen wie einem Lähmungsspitzfuß, einer fehlenden Dorsalflexion sowie Parästhesien oder Anästhesien auf der lateralen Fußseite führen. Ursache kann eine Kontraktion des M. biceps femoris sein, die das Fibulaköpfchen posterior verletzt und den N. fibularis communis mit seinen begleitenden Gefäßen einklemmen kann. Durch myofasziale Verspannungen kann es zu Muskelkrämpfen, Schmerzen, Druckempfindlichkeit und Durchblutungsstörungen kommen, da eine Überdehnung der Membrana interossea cruris zur

Einklemmung von Gefäßen führen kann, die sie durchqueren und an ihr entlang verlaufen. Die Schlüsselelemente der Therapie sind Manualmedizin und ein geeignetes Aufbautraining.

15.4.8 Tractus-iliotibialis-Syndrom

Aufgrund von veränderten Kräfteverhältnissen im Bereich des Tractus iliotibialis (oder iliotibialen Bands, ITB) und des M. tensor fasciae latae kann ein Tractus-iliotibialis-Syndrom Ähnlichkeit mit einer „schnappenden Hüfte" aufweisen. Die Ursache der Störung kann in einem Beinlängenunterschied, einer veränderten Fußmechanik, einer Hüftdysfunktion oder Tibiadrehung liegen. In Verbindung mit chronisch oder wiederholt einwirkenden Kräften kann ein Calcaneus varus, eine Tibia vara, ein Pes cavus oder eine starke Anspannung des Tractus iliotibialis zu einer reaktiven Bursitis zwischen dem ITB und dem lateralen Femurepikondylus führen. Das passiert am häufigsten bei jungen Athleten, deren Sportarten ein beträchtliches Laufpensum mit Abbremsen und Drehungen erfordern, wie Fußball, Lacrosse, American Football und Basketball. Der Patient präsentiert sich in der Regel mit lateralen Knieschmerzen, die sich vom lateralen Femurepikondylus bis zur Ansatzstelle des Tractus iliotibialis an der Tibia erstrecken. Auf der gesamten Länge des ITB können druckschmerzhafte Punkte (Tenderpoints) vorliegen.

Bei diesem Syndrom sind biomechanische Stellungskorrekturen und Dehnungsübungen die Stützpfeiler der osteopathischen Therapie.

15.5 Häufige Probleme im Fuß- und Knöchelbereich

15.5.1 Knöchelverstauchung (Supinationstrauma) mit Inversion des Fußes

Wegen der stabilisierenden Wirkung des Außenknöchels kommt es sehr viel häufiger zu einem Umknicken mit Inversion als mit Eversion des Fußes. Während Knöchelverletzungen mit einer Bänderdehnung als „Zerrung" beschrieben werden, führt eine „Verstauchung" zu Bänderrissen. Die erhöhte Belastung des Sprunggelenks beim Bodenkontakt lässt Knöchelverstauchungen eher in der Beschleunigungsphase des Laufens erwarten. Ein Supinationstrauma ereignet sich typischerweise, wenn der Fuß im Laufen voll belastet nach innen umknickt. Ein einfaches Supinationstrauma kann mit mikroskopisch kleinen Bänderrissen des Lig. calcaneofibulare sowie des Lig. talofibulare anterius und posterius verbunden sein. Wie bei den meisten Weichteilverletzungen lassen sich drei Kategorien eines Supinationstraumas unterscheiden. Grad 1 entspricht einer leichten Bänderzerrung mit kleinen Einrissen. Der Patient kann den Fuß belasten, doch jede passive und aktive Bewegung ist schmerzhaft. Neben einer allgemeinen Tastempfindlichkeit kann eine geringe Ödembildung vorliegen. Als Grad 2 wird ein partieller (unvollständiger) Bänderriss beschrieben. Gewichtsbelastung und Bewegungen des Fußes sind im Allgemeinen schmerzhaft. Der Knöchel kann stark geschwollen sein und einige Ekchymosen aufweisen. Bei Verletzungen 3. Grades kommt es zu einem kompletten Bänderriss mit starken Schmerzen, massiver Schwellung und zahlreichen Ekchymosen. Das Kind kann das Bein nicht mehr belasten. Bei Kindern mit diesem klinischen Bild muss durch gründliche Untersuchung eine Avulsionsfraktur ausgeschlossen werden. Im Fall von Knöchelverletzungen werden häufig die Ottawa-Regeln der Bildgebung angeführt [Auleley 1998]. Eine Röntgenuntersuchung ist obligatorisch, wenn das Kind in unmittelbarer Nähe des Außenknöchels Schmerzen, die eine Gewichtsbelastung unmöglich machen, oder an beiden Knöcheln schmerzhafte Druckpunkte (Tenderpoints) hat. Röntgenaufnahmen sind auch indiziert, wenn das Kind den Fuß wegen Mittelfußschmerzen nicht belasten kann oder schmerzhafte Druckpunkte auf dem Os naviculare oder Metatarsale V vorliegen.

Außer den Bändern sind oft noch andere Strukturen verletzt. Bei einem Supinationstrauma werden der M. fibularis [peroneus] longus und der M. fibularis brevis häufig überdehnt, was Spasmen auslösen kann. Bei plötzlicher Überdehnung mit einem Muskelkrampf wird das Fibulaköpfchen nach hinten gezogen. Zu einer Dysfunktion des Fibulaköpfchens kann auch das Umknicken führen, denn durch die Inversion (Supination) wird die distale Fibula nach anterior und inferior verlagert. Das geschieht in der Regel zwischen Tibia und Talus und bringt die Tibia auf dem Talus nach vorn. Auch zwischen Talus und Calcaneus besteht eine Dysfunktion. Dass eine begleitende posteriore Läsion der gleichseitigen dritten Rippe und eine Rotation des dritten Brustwirbels (Th3) zur verletzten Seite vorzufinden sein kann, liegt vermutlich daran, dass die Traktion durch die thorakolumbale Faszie übertragen wird. Ruhe, Eis, Kompression und Hochlagern des Gelenks sind die wesentlichen Elemente in der akuten Behandlungsphase. Zur Rehabilitation müssen biomechanische Dysfunktionen behoben sowie Flexibilität und Stärke der geschädigten Strukturen verbessert werden.

15.5.2 Sever-Krankheit (Apophysitis calcanei, Haglund-Ferse)

Eine Entzündung am Fersenbeinhöcker wird als Apophysitis calcanei oder Sever-Haglund-Syndrom bezeichnet. Sie manifestiert sich gewöhnlich mit Schmerzen bei der Fußbelastung oder beim Abrollen des Vorderfußes. Der Achillessehnenansatz oder der hintere untere Fersenbereich kann geschwollen sein und druckempfindlich reagieren. Durch Plantarflexion gegen Widerstand oder eine forcierte Dorsalflexion lassen sich Schmerzen provozieren oder verstärken. Am häufigsten sind Sportler betroffen, die viel laufen und wiederholt abbremsen oder sich drehen müssen. Besonders gefährdet sind Kinder, die Sportarten wie Fußball, Basketball oder Leichtathletik praktizieren. Mit einem typischen Häufigkeitsgipfel bei jungen Sportlern zwischen 8 und 16 Jahren kommt die Sever-Krankheit häufiger bei Jungen als bei Mädchen vor. Um eine Heilung zu ermöglichen, muss das auslösende Trauma behandelt und beseitigt werden. Weiche, anpassungsfähige Fersenkeile können eine symptomatische Besserung bewirken. Unabhängig davon, ob eine oder beide Fersen betroffen sind, sollten die Keile/Einlagen in beiden Schuhen getragen werden.

15.5.3 Tarsaltunnelsyndrom

Der Tarsaltunnel befindet sich am hinteren unteren Ende der Tibia. Überdacht wird er vom Retinaculum musculorum flexorum, das sich vom Malleolus medialis bis zum Calcaneus erstreckt. Durch diesen Tunnel verlaufen mehrere Sehnen, der N. tibialis posterior sowie die A. tibialis, Venen und Lymphgefäße. Eine Kompression des N. tibialis posterior im Tarsaltunnel führt zu Taubheit, schmerzhaftem Brennen oder Parästhesien in Teilbereichen der Fußsohle. Die Diagnose lässt sich durch Messen der Nervenleitungsgeschwindigkeit bestätigen. Ein Tarsaltunnelsyndrom kann auf eine Fraktur oder Dislokation umliegender Knochen, eine Hyperpronation, Ödeme im Tunnel, eine Tendovaginitis oder auf einen Venen- oder Lymphstau zurückzuführen sein und mit einer Schilddrüsenunterfunktion einhergehen. Durch eine sorgfältige Anamnese und/oder Laboruntersuchung lässt sich eine Endokrinopathie (Hypothyreose) ausschließen. Zur Behandlung eines nichtmetabolischen Tarsaltunnelsyndroms ist es erforderlich, biomechanische Belastungen, die dazu beigetragen haben könnten, sowie die Fußstellung zu korrigieren, um die Pronation zu verändern. Manchmal muss ein Lokalanästhetikum injiziert werden, wenn die Symptome nicht auf eine konservative Behandlung ansprechen. Zur Druckentlastung bzw. Symptomlinderung kann auch eine chirurgische Dekompression notwendig sein .

15.5.4 Metatarsalgie

Bei der Metatarsalgie handelt es sich um Mittelfußschmerzen und eine plantare Druckempfindlichkeit der Metatarsalköpfe. Dazu kommt es, wenn sich das Quergewölbe des Fußes absenkt und der mittlere Metatarsalkopf überdurchschnittlich stark belastet wird. Eine Metatarsalgie kann bei Sportlern oder Läufern auftreten, die ungeeignete Schuhe tragen. Die Sportschuhe sollten auf anomale Abnutzungsmuster untersucht werden. Typisch ist eine Pronation des Fußes und Senkung des Quergewölbes, weshalb sich eine übermäßige Abnutzung an der Innenseite der Ferse und unter der Wölbung des Mittelfußes zeigt. Eine osteopathische Manualtherapie hilft die Struktur und Funktion des Fußes wiederherzustellen. Durch Anheben des mittleren Fußgewölbeteils verringert sich der Druck auf die schmerzenden Metatarsalköpfe. Die Behandlung des pronierten Fußes besteht in Übungen zur Stärkung der intrinsischen Muskeln, Dehnung der Achillessehne, Verbesserung der Gangmechanik und Verwendung orthopädischer Hilfsmittel wie eines medialen Fersenkeils oder verschiedener Polster unter den Metatarsalköpfen. Bei Sportlern mit starken Schmerzen kann eine lokale Anästhetikainjektion erforderlich sein, um den Schmerzzyklus zu durchbrechen.

15.5.5 Plattfuß (Pes planus)

Bei Gewichtsbelastung ist ein Plattfuß bei Säuglingen und Kleinkindern normal (➤ Abb. 15.22). Bei älteren Kleinkindern sollte jedoch ohne Gewichtsbelastung bereits eine leichte Fußwölbung erkennbar sein; dabei spricht man von einem funktionellen Pes planus. Obwohl ein Pes planus bei Gewichtsbelastung symptomatisch sein kann oder nicht, erzeugt er auf jeden Fall eine anomale Spannung und Belastung in den Geweben der unteren Extremitäten.

In den frühen Entwicklungsphasen ihres Stehens und Gehens haben Kinder häufig Plattfüße; doch wenn sie im Sitzen untersucht werden, sollte bereits eine Wölbung auf der Fußinnenseite sichtbar sein. Fehlt sie, sollten die medialen Komponenten des Fußes auf Flexibili-

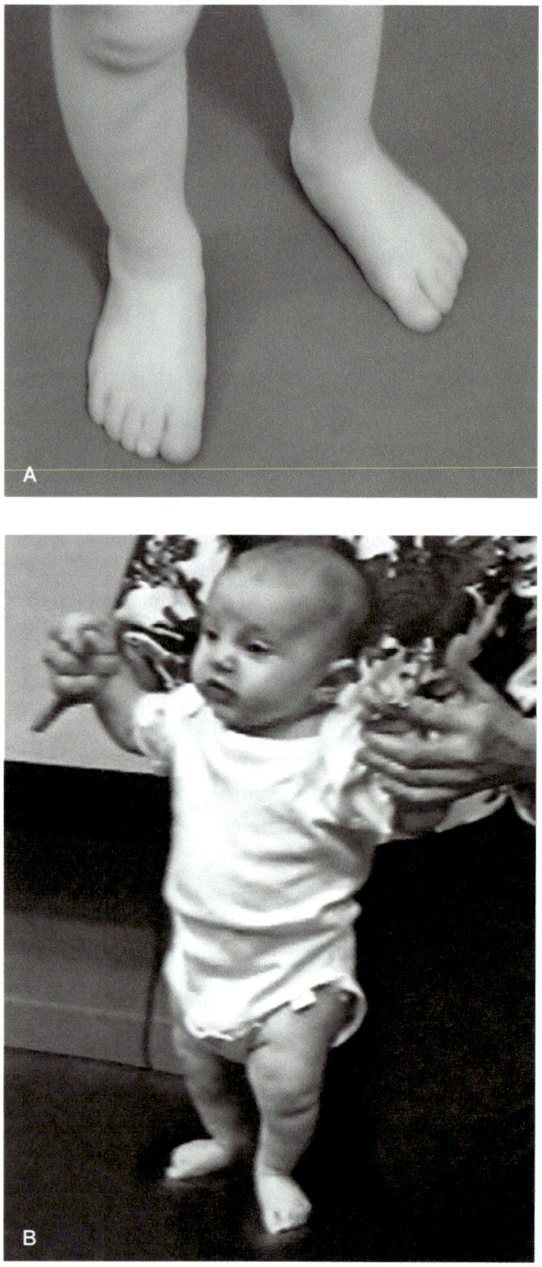

Abb. 15.22 **A** Ein Dreijähriger beim freien Laufen; eine leichte mediale Fußwölbung ist schon erkennbar. **B** Beim Säugling fehlen die Fußwölbungen, doch der plantare Greifreflex ist noch immer vorhanden. *[Mit freundlicher Genehmigung der Willard & Carreiro Collection]*

tät, Ausrichtung und Bewegungsumfang untersucht werden. Auch die bereits erwähnten Stützstrukturen der Fußwölbung gilt es zu prüfen. Ein Pes planus kann auf anomale strukturelle Verhältnisse im Fuß, einen schwachen Muskeltonus oder eine biomechanische Dysfunktion im Bereich von Bein oder Hüfte zurückzuführen sein. Er kann auch mit einer neurologischen Störung zusammenhängen, doch wenn andere Befunde fehlen, ist eine mechanische Ätiologie am wahrscheinlichsten. Die laterale Längs- und mediale Querwölbung entwickeln sich erst einige Zeit später, etwa mit 6 Jahren. Mit Ausbildung der Fußwölbungen normalisieren sich häufig Knöchel-, Knie- oder Hüftprobleme.

15.5.6 Plantare Fasziitis

Ein Kind mit plantarer Fasziitis kann über Schmerzen unter der Ferse und Druckempfindlichkeit der plantaren Faszien klagen. Die Beschwerden treten in der Regel infolge Überlastung des pronierten Fußes auf und können sich nach ausgedehntem Gehen oder Stehen verschlimmern. Auch biomechanische Spannungen, durch die sich der Abstand zwischen dem proximalen und distalen Ende des Fußes vergrößert, können eine Reizung der plantaren Faszien auslösen. Das kann passieren, wenn der Calcaneus infolge einer Knöchel- oder Knieverletzung nach hinten verlagert ist oder wenn sich die Gelenkbeziehungen in den Fußwölbungen verschoben haben. Durch osteopathische Manipulationstechniken und geeignetes Schuhwerk lässt sich die Funktion der Fußwölbungen wiederherstellen, die Spannung der plantaren Faszien normalisieren und die Gewichtsbelastung besser ausgleichen.

15.5.7 Metatarsus adductus

Ein Metatarsus adductus (Sichelfuß, ➤ Abb. 15.23) ist eine häufige angeborene Varusdeformität der Metatarsalknochen und Phalangen, die auf die intrauterine Lage zurückzuführen sein kann. Häufig geht damit auch eine asymmetrische Spannung in den Faszien und Muskeln der distalen unteren Extremitäten, eine Außenrotation des Femurs sowie kompensatorische Veränderungen in der Tibia einher. Die Klassifikation der Störung richtet sich nach der Flexibilität des Vorderfußes. Typ I kann durch Kontraktion des M. fibularis aktiv korrigiert werden. Das lässt sich durch Bestreichen der Außenseite des kindlichen Fußes erreichen. Typ II kann passiv korrigiert werden, doch das Kind ist nicht imstande, die Fußstellung durch Muskelkontraktion selbst zu korrigieren. Typ III ist starr und durch einen passiven Bewegungstest nicht korrigierbar. Typ I löst sich in der Regel spontan auf, obwohl eine osteopathische Behandlung hilfreich sein kann. Typ II spricht auf osteopathische Manipulationen an, wobei die Behandlung allerdings langwierig und ergänzend ein häusliches Dehnprogramm notwendig sein kann. Kinder mit Typ I und II sollten

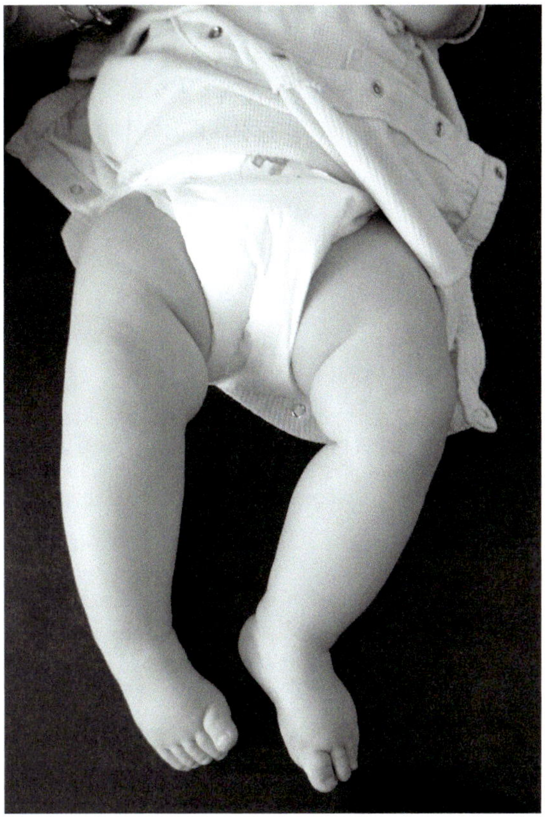

Abb. 15.23 Metatarsus adductus (Sichelfußdeformität) des rechten Fußes bei einem vier Wochen alten Säugling. Auch eine Innentorsion des rechten Beins ist vorhanden. Beide Deformitäten sind vermutlich durch die intrauterine Lage entstanden. *[Mit freundlicher Genehmigung der Willard & Carreiro Collection]*

nachuntersucht werden, um sicherzustellen, dass die Fußdeformität nicht starr wird. Bei Typ III ist ein Gipsverband zur Korrektur notwendig, auch wenn eine kurzzeitige osteopathische Behandlung manchmal die Flexibilität und die passive Korrigierbarkeit verbessern kann.

15.6 Häufige Probleme der oberen Extremitäten

Die oberen Extremitäten, die an einem kleinen Gelenk am Sternum und mehreren myofaszialen Strukturen des oberen Thorax hängen, zeigen äußerst feine Bewegungsmuster und zugleich eine außergewöhnliche Stärke. Armprobleme ohne dysfunktionale Veränderungen an beiden Enden – im Skapulothorakalbereich und Schultergürtel sowie im Handgelenk und Fingerbereich – kommen nur selten vor. Die Suche nach der primären Störung erinnert ein bisschen an die Geschichte mit der Henne und dem Ei; trotzdem müssen alle Komponenten untersucht und behandelt werden, bevor der Patient wieder seine normale Funktionskapazität erreichen kann. Ein motorisches Aufbautraining sollte den ganzen Arm, von den Schulterstabilisatoren bis zur Feinmotorik der Hände, einschließen. Für eine optimale Funktion im Schulter- und Armbereich spielt das osteopathische Konzept der funktionalen Integrität eine wichtige Rolle.

15.6.1 Schultergürtel

Rotatorenmanschettenläsionen

Die Muskeln der Rotatorenmanschette sorgen für eine dynamische Stabilisierung des Schultergelenks. Durch das Zusammenwirken von M. subscapularis, M. supraspinatus, M. infraspinatus und M. teres minor wird der Humeruskopf in die Schultergelenkpfanne (Cavitas glenoidalis) gedrückt und ein Gegengewicht zu den Translationskräften größerer Muskeln geschaffen, die ebenfalls auf das Schultergelenk einwirken. Rotatorenmanschettenläsionen können akut-traumatisch oder infolge chronischer Überlastung oder falscher Trainingsmethoden auftreten. Ihr Spektrum reicht von mikroskopisch feinen Einrissen bis zu kompletten Rissen. Zur Beschreibung des progredienten pathologischen Prozesses werden vier Kategorien verwendet. Stadium 1 entspricht einem Mikrotrauma mit Entzündung, Stadium 2 einer Tendinitis mit Fibrosierung, Stadium 3 einem Einriss (partielle Schichtdicke) mit Sehnendegeneration und Stadium 4 einem kompletten Sehnenriss (volle Schichtdicke). Bei jungen Sportlern führt eher selten Überlastung zu einem Stadium 4, wohl aber ein Trauma. Läsionen der Rotatorenmanschette entwickeln sich aus Störungen der Schultergürtelmechanik. Bevor die Muskeln wieder aufgebaut werden können, müssen zuerst alle biomechanischen Dysfunktionen beseitigt werden. Besonders wichtig sind dabei Bereiche wie das Skapulothorakalgelenk und die Klavikula. Im Anschluss lassen sich die Muskeln der Rotatorenmanschette dann mit Muskelenergietechniken wieder aufbauen.

Impingementsyndrom

Ein Impingementsyndrom ist am häufigsten bei jungen Schwimmern anzutreffen, doch auch Tennis- und Baseballspieler („Pitcher“) sind gefährdet. Bei diesen Sportarten führen die wiederholten Armbewegungen über den Kopf meist zu einer Beteiligung der Supraspinatus- und Bizepssehnen. Ein Impingementsyndrom stellt ein

Kontinuum degenerativer Veränderungen dar, die mit einem Mikrotrauma und einer Entzündung der Sehnen beginnen und schließlich in partiellen oder kompletten Sehnenrissen gipfeln. Es ist ein chronisches Überlastungssyndrom. Das durch repetitive Bewegungen verursachte Mikrotrauma mit Entzündung hat eine veränderte Biomechanik und Gelenkbeanspruchung zur Folge, was die Belastung noch steigert. Durch vorbestehende oder begleitende somatische Dysfunktionen kann das Problem weiter verstärkt und der pathologische Prozess beschleunigt werden.

15.6.2 Ellbogen

Subluxation des Radiusköpfchens („Kindermädchenellbogen")

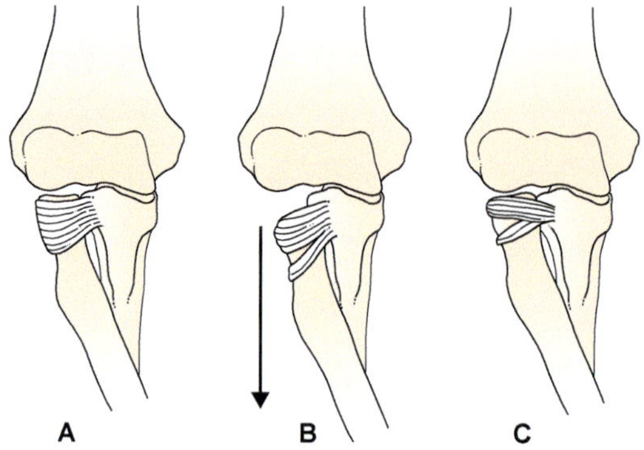

Abb. 15.24 Schematische Darstellung der Radiusköpfchensubluxation. Wird der Radius nach distal gezogen **A**, gleitet das Lig. anulare radii über das Radiusköpfchen **B**, wird aber vom elastischen Gewebewiderstand zurückgefedert und zwischen Radiusköpfchen und Humerus eingeklemmt **C**.

Die Subluxation des Radiusköpfchens ist vermutlich die bekannteste Ellbogenverletzung bei Kindern. Sie tritt zum Beispiel auf, wenn Kleinkinder in eine bestimmte Richtung gehen möchten und von der Bezugsperson durch ruckartigen Zug am ausgestreckten Arm daran gehindert werden. Das Radiusköpfchen von Säuglingen und Kleinkindern ist noch nicht voll entwickelt und besitzt noch nicht die spätere knollige Form. Wenn der Ellbogen gestreckt ist, wird der Radius bei einer Traktion in Längsrichtung nach distal gezogen und das Ringband kann oben über das Radiusköpfchen gleiten. Der elastische Widerstand der Membrana interossea radii und der somatischen Strukturen lässt den Radius zurück in Richtung Humerus schnellen, wobei das Lig. anulare radii zwischen ihnen eingeklemmt werden kann (➤ Abb. 15.24). Die Verletzung tritt in der Regel auf, wenn ein Elternteil das fallende Kind am ausgestreckten Arm auffängt oder es am ausgestreckten Arm hochzuziehen oder zurückzuhalten versucht. In beiden Fällen wird das Kind den Ellbogen gebeugt und die Hand proniert halten, um die Reibung am Lig. anulare radii zu minimieren.

Die Behandlung besteht darin, Humerus und Radiusköpfchen mit einer Hand sanft, aber fest zu stabilisieren, um dann die Hand und den Unterarm mit leichtem Zug zu supinieren. Dadurch springt das Lig. anulare radii in der Regel in seine Position zurück. Die osteopathische Behandlung sollte sich anschließend auf eine Verringerung der Gewebeschwellung im betroffenen Bereich und eine Normalisierung aller Begleitbefunde richten. Je nach Schweregrad und Dauer der Luxation kann das Band nach der „Einrenkung" entzündlich-gereizt und deshalb eine Kühlung mit Eis sinnvoll sein. Die Eltern sollten aufgeklärt werden, wie sich ähnliche Vorfälle in Zukunft vermeiden lassen. Nach einer Subluxation besteht jedoch ein erhöhtes Risiko für wiederholte Verletzungen, was vermutlich an den Mikroschäden des Ligaments liegt.

Strecksehnen-Tendinitis, Tennisellbogen und Epicondylitis lateralis

Diese Läsionen haben insofern Ähnlichkeiten, als bei allen die gemeinsame Strecksehne oder das Handgelenk betroffen ist. Es sind typische Überlastungsschäden, sei es durch zu viel oder zu wenig Training, durch falsche Ausrüstung oder mangelnde Kondition. Deshalb treten sie häufig eher bei Sportlern und Jugendlichen als bei jüngeren Kindern auf. Zu einer entzündlichen Reizung der gemeinsamen Sehne der Handgelenk- und Fingerextensoren kommt es meist durch wiederkehrende Streckbewegungen, sie kann aber auch infolge einer forcierten Anspannung der Fingerbeuger oder einer wiederholten exzentrischen Kontraktion der Extensoren gegen Widerstand auftreten. Zu den Sportaktivitäten, die junge Menschen besonders anfällig für solche lateralen Läsionen machen, gehören Tennis und andere Ballspiele mit Schläger (Badminton, Federball) oder Schlagholz (Baseball, Cricket) sowie Bowling und Gewichtheben unter Einbeziehung der Handgelenkstrecker. In schweren Fällen kann der Schmerz radialseitig in den Unterarm ausstrahlen, auch ein Kribbeln im Ring- und kleinen Finger ist keine Seltenheit. Es lassen sich drei Schweregrade unterscheiden. Grad 1 entspricht einer milden Ausprägung mit generalisiertem Druckgefühl am lateralen Ellbogen, das sich bei Bewegung verstärkt, das Spielen aber nicht behindert. Nach dem Spiel klingen die Symptome spontan ab. Es handelt sich um Frühstadien einer Entzündung und Gewebeschädigung. Wenn Übungspraxis und Form jedoch nicht korrigiert werden, kann ein Übergang zu Grad 2 erfolgen. Dabei ist der Schmerz deutlicher an einer Stelle der Sehne lokalisiert, die bei der Palpation druckempfindlich reagiert. Oft bildet sich auch ein Ödem, und die Beschwerden lassen nicht gleich nach Spielende wieder nach. Unter steter Progression kann es zu Fingerkribbeln und Schmerzausstrahlung kommen. Bei Grad 3 führen persistierende Schmerzen, Entzündung und Gewebeschädigung zu einer Muskelschwäche, die normale Aktivitäten einschränkt. Hemmreflexe (Schonung) können kompensatorische Anpassungen im Schulter-, Hals- und Thorakalbereich hervorrufen, die das Problem noch mehr verstärken. Durch aktive Streckung gegen Widerstand oder passive Flexion des Handgelenks (zur Dehnung der Streckmuskeln) und durch eine aktive radialseitige Deviation lassen sich die Symptome reproduzieren. Differenzialdiagnostisch ist bei einer schweren oder chronischen Epicondylitis lateralis an ein Supinatorsyndrom (siehe unten) zu denken. Die Patienten sollten wissen, dass sie den Bereich ruhigstellen und nach Bewegungen mit Eis kühlen müssen. Neben einer Normalisierung der biomechanischen Dysfunktion, die zur Entzündung geführt hat, sollte die Behandlung ein Muskelaufbautraining umfassen. Lokalanästhetikainjektionen können bei Sportlern mit schweren klinischen Bildern dazu beitragen, die Wirkung von Manipulationen und Aufbauübungen zu steigern.

Epicondylitis medialis und Beugesehnen-Tendinitis

Am medialen Ellbogen treten seltener entzündliche Veränderungen auf als lateral. Sie sind typische Folgen einer Überlastung oder wiederkehrenden Anspannung der Handgelenkbeuger und des M. pronator teres. Zu einer Reizung der medialen Strukturen kommt es wahrscheinlich eher bei kraftvoller oder wiederholter Flexion und Pronation gegen Widerstand. Das lässt sich vor allem bei Tennis-, Golfspielern und „Pitchern" (Baseball oder Cricket) beobachten, besonders wenn sie daran arbeiten, ihre ballistische Kurve zu perfektionieren. Wie die laterale ist auch die mediale Epicondylitis durch drei Schweregrade gekennzeichnet. Wenn eine Epicondylitis medialis unbehandelt bleibt, kann sich darüber hinaus auch das Lig. collaterale ulnare entzünden, was zur Gelenkinstabilität führt. Die Behandlung erfolgt ähnlich wie bei der Epicondylitis lateralis.

Cubitus valgus und Cubitus varus

Bei einem Cubitus valgus liegt eine Abweichung des Unterarms nach lateral vor, die größer ist als die beschriebenen 5–15°. Dies kann auf eine Schädigung der Epiphyse nach einer lateralen Epikondylenfraktur zurückzuführen sein. Dabei kann es verzögert zu einer Lähmung des N. ulnaris kommen.

Bei einem Cubitus varus weicht der Unterarm nach medial ab (O-Stellung). Diese Deformität ist in der Regel auf eine Verletzung zurückzuführen, zum Beispiel eine suprakondyläre Fraktur, durch die sich die distale Epiphysenplatte des Humerus verformt.

Akute Synovitis

Wiederholte kleinere Verletzungen oder ein akutes Trauma können zu einer akuten Synovitis führen. Das kann sich bei wiederholten Stürzen nach hinten auf den gebeugten Ellbogen ereignen. Betroffen sind häufig Sportler, die Kontaktsportarten ausüben. Nach einer Verletzung sammelt sich Flüssigkeit in der Gelenkhöhle an. Da die Gelenkkapsel des Ellbogens posterior schlaffer ist, bildet sich eine Schwellung rund um das Olekranon. Es kann auch zu einer Schwellung rund um das Radiusköpfchen oder zu einer spindelförmigen Verdickung des Ellbogens durch die Flüssigkeitsansammlung kommen. Die Behandlung besteht in Ruhe, Kühlung mit Eis, Verletzungsprävention sowie Manualtechniken zur Verbesserung des venösen Abflusses und der Lymphdrainage. Da ein geringes Infektionsrisiko für die Synovialflüssigkeit besteht, sollte unbedingt darauf geachtet werden.

15.6.3 Handgelenk

Das Handgelenk ist ein komplexes System aus zahlreichen Gelenkverbindungen. Es lässt sich funktionell in drei Segmente einteilen: die distale Karpalreihe, die proximale Karpalreihe und die Verbindung von Radius und Ulna. Diese Segmente bilden zwei Gelenkkomplexe: das distale Handgelenk (Art. mediocarpalis) und das proximale Handgelenk (Art. radiocarpalis). Da es keine direkten Muskelansatzstellen an der proximalen Karpalreihe gibt, fungiert sie als Vermittler zwischen der Art. radiocarpalis und der distalen Karpalreihe. Die proximale Reihe kann als zwischengeschaltetes Segment, als relativ freies mittleres Segment einer dreiteiligen Verbindung betrachtet werden [Norkin & Levangie 1992].

15

Bänderzerrung (Lig. scapholunatum)

Das Lig. scapholunatum ist das am häufigsten verletzte Band im Bereich des Handgelenks. Über seine Verbindungen zum Os lunatum und Os scaphoideum steht es in enger Beziehung zur Position des proximalen Os capitatum. Os lunatum und Os scaphoideum bewegen sich um das Os capitatum herum. Durch das Lig. scapholunatum wird die Rotation des Os scaphoideum auf dem Lig. radioscaphocapitatum begrenzt. Bei einer Bänderzerrung sitzen die Schmerzen gewöhnlich tief und schlecht lokalisierbar auf der Radialseite des Handgelenks. Wenn die Hand zur Faust geballt ist oder etwas trägt, verstärken sich die Schmerzen bei der Pronation und Supination. Die Verletzung ereignet sich am häufigsten beim Skifahren (Krafteinwirkung über die Skistöcke), Turnen (Gymnastik) oder Ballsportarten mit Schlägern. Wie bei anderen Bänderzerrungen verschlimmert sich der Zustand durch ständig wiederkehrende Bewegungsmuster. Als integrale Bestandteile muss der Behandlungsplan eine Ruhigstellung, die Korrektur biomechanischer Dysfunktionen sowie Einüben einer richtigen Greiftechnik und Unterarmbewegungsmechanik umfassen.

Avaskuläre Knochennekrose (Os scaphoideum)

Das Os scaphoideum ist der Karpalknochen mit den häufigsten Frakturen (70%). Bei manchen Menschen liegen die Foramina nutricia (nutrientia) im distalen Teil des Knochens, wodurch bei einer Fraktur an der schmalsten Stelle des Knochens ein erhöhtes Risiko besteht, dass die Teile schlecht zusammenwachsen.

Der Poirier-Raum befindet sich zwischen dem Lig. deltoideum und den Ansatzstellen des Lig. radiolunatum und Lig. ulnolunatum. Es ist synoviale Ausstülpung über der Gelenkverbindung von Os capitatum und Os lunatum. Dieser Bereich ist von Natur aus schwach und anfällig für Flexions- und Extensionsverletzungen. Bei Verdacht auf eine avaskuläre Knochennekrose des Os scaphoideum sollten Kinder umgehend zum Orthopäden überweisen werden.

QUELLEN

Ahmed M., Bjurholm A., Kreicbergs A. et al. Sensory and autonomic innervation of the facet joint in the rat lumbar spine. Spine 18, 1993, S. 2121–2126.

Argenta L. C., David L. R., Wilson J. A. et al. An increase in infant cranial deformity with supine sleeping position. Journal of Craniofacial Surgery 7, 1996, S. 5–11.

Ashton I. K., Eisenstein S. M. The effect of substance P on proliferation and proteoglycan deposition of cells derived from rabbit intervertebral disc. Spine 21, 1996, S. 412–426.

Auleley G. R. Validation of Ottawa ankle rules. Annals of Emergency Medicine 32 (1), 1998, S. 14–18.

Balague F., Dutoit G., Waldburger M. Low back pain in school children: an epidemiological study. Scandinavian Journal of Rehabilitation Medicine 20, 1998, S. 175–179.

Baranello G., Vasco G., Ricci D. et al. Visual function in nonsyndromic craniosynostosis: past, present, and future. Child's Nervous System 23, 2007, S. 1461–1465.

Becker D. B., Petersen J. D., Kane A. A. et al. Speech, cognitive, and behavioral outcomes in nonsyndromic craniosynostosis. Plastic and Reconstructive Surgery 116, 2005, S. 400–407.

Bonaventure J., El G. V. Molecular and cellular bases of syndromic craniosynostoses. Expert Reviews of Molecular Medicine 5, 2003, S. 1–17.

Bowen V., Cassidy J. D. Macroscopic and microscopic anatymy oft the sacroiliac joint from embryonic life until the eighth decade. Spine 6, 1981, S. 620–628.

Bunnell W. A. Back pain in children. Orthopedic Clinics of North America 13, 1982, S. 587–604.

Cheng J. C., Au A. W. Infantile torticollis: a review of 624 cases. Journal of Pediatric Orthopedics 14, 1994, S. 802–808.

Clarren S. K. Plagiocephaly and torticollis: etiology, natural history, and helmet treatment. Journal of Pediatrics 98, 1981, S. 92–95.

Cottalorda J., Rahmani A., Diop M. et al. Influence of school bag carrying on gait kinetics. Journal of Pediatric Orthopedics B12, 2003, S. 357–364.

Dias M. S., Klein D. M. Occipital plagiocephaly: deformation or lambdoid synostosis? II. A unifying theory regarding pathogenesis. Pediatric Neurosurgery 24, 1996, S. 69–73.

Ebara S., Iatridis J. C., Setton L. A. et al. Tensile properties of nondegenerative human lumbar anulus fibrosus. Spine 21, 1996, S. 452–461.

Ghosh P. Basic biochemistry of the intervertebral disc and its variation with ageing and degeneration. Journal of Manual Medicine 5, 1990, S. 48–51.

Gillette R. G., Kramis R. C., Roberts W. J. Sympathetic activation of cat spinal neurons responsive to noxious stimulation of deep tissues in the low back. Pain 56, 1994, S. 31–42.

Groen G. J., Baljet B., Drukker J. Nerves and nerve plexuses of the human vertebral column. American Journal of Anatomy 188, 1990, S. 282–296.

Herman M. J., Pizzutillo P. D., Cavalier R. Spondylolysis and spondylolisthesis in the child and adolescent athlete. Orthopedic Clinics of North America 34, 2003, S. 461–467.

Hobbs S. F., Chandler M. J., Bolser D. C. et al. Segmental organization of visceral and somatic input onto C3-T6 spinothalamic tract cells of the monkey. Journal of Neurophysiology 68, 1992, S. 1575–1588.

Hoyte D. A. The cranial base in normal and abnormal skull growth. Neurosurgical Clinics of North America 2, 1991, S. 515–537.

Hunenko O., Karmacharya J., Ong G. et al. Toward an understanding of nonsyndromic craniosynostosis: altered patterns of TGF-beta receptor and FGF receptor expression induced by intrauterine head constraint. Annals of Plastic Surgery 46, 2001, S. 546–553.

Hutton W. C. The forces acting on a lumbar intervertebral joint. Journal of Manual Medicine 5, 1990, S. 66–67.

Iatridis J. C., Weidenbaum M., Setton L. A. et al. Is the nucleus pulposus a solid or fluid? Mechanical behaviors of the nucleus pulposus of the human intervertebral disc. Spine 21, 1996, S. 1174–1184.

Jinkins J. R. The pathoanatomic basis of somatic and autonomic syndromes originating in the lumbosacral spine. Lumbosacral Spine 3 (3), 1993, S. 443–463.

Kapp-Simon K. A., Figueroa A., Jocher C. A. et al. Longitudinal assessment of mental development in infants with nonsyndromic craniosynostosis with and without cranial release and reconstruction. Plastic and Reconstructive Surgery 92, 1993, S. 831–839.

Kapp-Simon K. A., Speltz M. L., Cunningham M. L. et al. Neurodevelopment of children with single suture craniosynostosis: a review. Child's Nervous System 23, 2007, S. 269–281.

Kimonis V., Gold J. A., Hoffman T. L. et al. Genetics of craniosynostosis. Seminars in Pediatric Neurology 14, 2007, S. 150–161.

Kindsfater K., Lowe T., Lawellin D. et al. Levels of platelet calmodulin for the prediction of progression and severity of adolescent idiopathic scoliosis. Journal of Bone Joint Surgery [American] 76 (8), 1994, S. 1186–1192.

King H. A. Back pain in children. Orthopedic Clinics of North America 30 (3), 1999, S. 467–474.

Kirschner R. E., Gannon F. H., Xu J. et al. Craniosynostosis and altered patterns of fetal TGF-beta expression induced by intrauterine constraint. Plastic and Reconstructive Surgery 109, 2002, S. 2338–2346.

Leboeuf-Yde C., Kyvik K. O. Low back pain and lifestyle, II: obesity. Information from a population-based sample of 29424 twin subjects. Spine 24, 1999, S. 779–784.

Lehman S. Strabismus in craniosynostosis. Current Opinions in Ophthalmology 17, 2006, S. 432–434.

Littlefield T. R., Kelly K. M., Pomatto J. K. et al. Multiple-birth infants at higher risk for development of deformational plagiocephaly. Pediatrics 103, 1999, S. 565–569.

Machida M. Cause of idiopathic scoliosis. Spine 24, 1999, S. 2576–2583.

Machida M., Dubousset J., Imamura Y. et al. Melatonin – a possible role in pathogenesis of adolescent idiopathic scoliosis. Spine 21 (10), 1996, S. 1147–1152.

Macintosh J. E., Bogduk N. The biomechanics of the lumbal multifidus. Clinical Biomechanics 1, 1986, S. 205–213.

Magge S. N., Westerveld M., Pruzinsky T. et al. Long-term neuropsychological effects of craniosynostosis on child development. Journal of Craniofacial Surgery 13, 2002, S. 99–104.

Magoun H. I. S. Idiopathic adolescent scoliosis. The D.O. 13 (6), 1973.

Micheli L. J., Wood R. Back pain in the young athlete: significant differences from adults: causes and patterns. Archives of Pediatric and Adolescent Medicine 149, 1995, S. 15–18.

Mulliken J. B., Van der Woude D. L., Hansen M. et al. Analysis of posterior plagiocephaly: deformational versus synostotic. Plastic and Reconstructive Surgery 103, 1999, S. 371–380.

Negrini S., Carabalona R. Backpacks on! Schoolchildren's perceptions of load, associations with back pain and factors determining the load. Spine 27, 2002, S. 187–195.

Norkin C. C., Levangie P. C. Joint structure and function. FA Davis, Philadelphia 1992.

Olmarker K., Nordborg C., Larsson K. et al. Ultrastructural changes in spinal nerve roots induced by autologous nucleus pulposus. Spine 21, 1996, S. 411–414.

Olsen T. L., Anderson R. L., Dearwater S. R. et al. The epidemiology of low back pain in the adolescent population. American Journal of Public Health 82, 1992, S. 606–609.

Pang D., Veetai L. Atlantoaxial rotatory fixation: part 1 – biomechanics of normal rotation at the atlantoaxial joint in children. Neurosurgery 55, 2004, S. 614–626.

Pascoe D. D., Pascoe D. E., Wang Y. T. et al. Influence of carrying book bags on gait cycle and posture of youths. Ergonomics 40, 1997, S. 631–641.

Passos-Bueno M. R., Serti Eacute A. E., Jehee F. S. et al. Genetics of craniosynostosis: genes, syndromes, mutations and genotype-phenotype correlations. Front Oral Biology 12, 2008, S. 107–143.

Pedersen H. E., Blunck C. F. J., Gardner E. The anatomy of lumbosacral posterior rami and meningeal branches of spinal nerves (sinu-vertebral nerves). Journal of Bone Joint Surgery [American] 36, 1956, S. 377–391.

Peitsch W. K., Keefer C. H., LaBrie R. A. et al. Incidence of cranial asymmetry in healthy newborns. Pediatrics 110 (6), 2002, S. E72.

Philippi H., Faldum A., Jung T. et al. Patterns of postural asymmetry in infants: a standardized video-based analysis. European Journal of Paediatrics 165, 2006a, S. 158–164.

Philippi H., Faldum A., Schleupen A. et al. Infantile postural asymmetry and osteopathic treatment: a randomized therapeutic trial. Developmental Medicine and Child Neurology 48, 2006b, S. 5–9.

Pincott J. R., Taffs L. F. Experimental scoliosis in primates: a neurological cause. Journal of Bone and Joint Surgery (Britain) 64 (4), 1982, S. 503–507.

Pincott J. R., Davies J. S., Taffs L. F. Scoliosis caused by section of dorsal spinal nerve roots. Journal of Bone and Joint Surgery (Britain) 66 (1), 1984, S. 27–29.

Schott G. D. Visceral afferents: their contribution to 'sympathetic dependent' pain. Barin 117, 1994, S. 397–413.

Sheir-Neiss G. I., Kruse R. W., Rahman T. et al. The association of backpack use and back pain in adolescents. Spine 28, 2003, S. 922–930.

Smartt J. M. Jr., Karmacharya J., Gannon F. H. Intrauterine fetal constraint induces chondrocyte apoptosis and premature ossification of the cranial base. Plastic and Reconstructive Surgery 116, 2005, S. 1363–1369.

Standring S. (Hrsg.). Gray's anatomy, 39. Auflage. Churchill Livingstone, New York 2004.

Taylor J. R. The development and structure of lumbar intervertebral discs. Journal of Manual Medicine 5, 1990, S. 43–47.

Twomey L., Taylor J. R. Structural and mechanical disc changes with age. Journal of Manual Medicine 5 1990, S. 58–61.

Turk A. E., McCarthy J. G., Thorne C. H. et al. The 'back to sleep campaign' and deformational plagiocephaly: is there a cause for concern? Journal of Craniofacial Surgery 7, 1996, S. 12–18.

Yamada K., Yamamoto H., Nakagawa Y. et al. Etiology of idiopathic scoliosis. Clinical Orthopedics and Related Research 184, 1984, S. 50–57.

Zaleske D. J., Ehrlich M. G., Hall J. E. Association of glycosaminoglycan depletion and degradative enzyme activity in scoliosis. Clinical Orthopedics and Related Research , 1980, S. 177–181.

WEITERFÜHRENDE LITERATUR

Adams M. A., Dolan P. Posture and spinal mechanisms during lifting. In: Vleeming A., Mooney V., Snijders C. J., Dorman T. (Hrsg.). The integrated function of the lumbar spine and sacroiliac joints. European Conference Organ, Rotterdam, 1995, S. 19–28.

Adams M. A., Dolan P. Recent advances in lumbar spinal mechanics and their clinical significance. Clinical Biomechanics 10 (1), 1995, S. 3–19.

15

Andrews J. R., Whiteside J. A. Common elbow problems in the athlete. Journal of Orthopedic and Sports Physical Therapy 17, 1993, S. 289–295.
Anetzberger H., Putz R. The scapula: principles of construction and stress. Acta Anatomica (Basel) 156 (1), 1996, S. 70–80.
Arbuckle J. D., McGrouther D. A. Measurement of the arc of digital flexion and joint movement ranges. Journal of Hand Surgery (British and European) 20B (6), 1995, S. 836–840.
Archer I. A., Dickson R. A. Stature and idiopathic scoliosis. A prospective study. Journal of Bone and Joint Surgery (Britain) 67, 1985, S. 185–188.
Ash H. E., Joyce T. J., Unsworth A. Biomechanics of the distal upper limb. Current Orthopedics 10 (1), 1996, S. 25–36.
Beal M. C. The sacroiliac problem: review of anatomy, mechanics and diagnosis. Journal of the American Osteopathic Association 81, 1982, S: 667–679.
Beal M. C., Dvorak J. Palpatory examination of the spine: a comparison of the results of two methods and their relationship to visceral disease. Manual Medicine 1, 1984, S. 25–32.
Beard R. W., Highman J. H., Pearce S., Reginald P. W. Diagnosis of pelvic varicosities in women with chronic pelvic pain. Lancet 2, 1984, S. 946–949.
Beard R. W., Reginald P. W., Wadsworth J. Clinical features of women with chronic lower abdominal pain and pelvic congestion. British Journal of Obstetrics and Gynaecology 95, 1988a, S. 153–161.
Beard R., Reginald P., Pearce S. Psychological and somatic factors in women with pain due to pelvic congestion. Advances in Experimental Medicine and Biology 245, 1988b, S. 413–421.
Berthier N. E., Clifton R. K., McCall D. D., Robin D. J. Proximodistal structure of early reaching in human infants. Experimental Brain Research 127 (3), 1999, S. 259–269.
Binder H., Eng G. D., Gaiser J. F. et al. Congenital muscular torticollis: results of conservative management with long-term follow-up in 85 cases. Archives of Physical Medicine and Rehabilitation 68, 1987, S. 222–225.
Britz G. W., Haynor D. R., Kuntz C. et al. Ulnar nerve entrapment at the elbow: correlation of magnetic resonance imaging, clinical, electrodiagnostic, and intraoperative findings. Neurosurgery 38 (3), 1996, S. 458–465.
Browning J. E. Mechanically induced pelvic pain and organic dysfunction in a patient without low back pain. Journal of Manipulative and Physiological Therapeutics 13, 1990, S. 406–411.
Burnett C., Johnson E. Development of gait in childhood II. Developmental Medicine and Child Neurology 13 (2), 1971, S. 207–215.
Canale S. T., Griffin D. W., Hubbard C. N. Congenital muscular torticollis. A long-term follow-up. Journal of Bone and Joint Surgery (American) 64, 1982, S. 810–816.
Cathie A. Applied anatomy, the Angus Cathie Yearbook. AAO, Indianapolis, 1974.
Dandy D. J. Chronic patellofemoral instability. Journal of Bone and Joint Surgery (Britain) 78 (2), 1996, S. 328–335.
Dorman T. A., Vleeming A. Self-locking of the sacroiliac articulation. Spine 9, 1995, S. 407–418.
Fernandez-Bermejo E., Garcia-Jimenez M. A., Fernandez-Palomeque C., Munuera L. Adolescent idiopathic scoliosis and joint laxity. Spine 18, 1993, S. 918–922.
Fuss F. K., Wagner T. F. Biomechanical alterations in the carpal arch and hand muscles after carpal tunnel release: a further approach toward understanding the function of the flexor retinaculum and the cause of postoperative grip weakness. Clinical Anatomy 9 (2), 1996, S. 100–108.
Gordon A. M., Soechting J. F. Use of tactile afferent information in sequential finger movements. Experimental Brain Research 107 (2), 1995, S. 281–292.
Greenman P. E. Clinical aspects of sacroiliac function in walking. Journal of Manual Medicine 5, 1990, S. 125–130.
Greenman P. E. Principles of manipulation of the cervical spine. Journal of Manual Medicine 6, 1991, S. 106–113.
Gwinnutt C. L. Injury to the axillary nerve. Anaesthesia 43 (3), 1988, S. 205–206.
Haggard P., Hutchinson K., Stein J. Patterns of coordinated multi-joint movement. Experimental Brain Research 107 (2), 1995, S. 254–266.
Hall J. E. Three-dimensional effect of the Boston brace on the thoracic spine and rib cage – Point of view. Spine 21 (1), 1996, S. 64.
Hamanishi C., Tanaka S. Turned head-adducted hip truncal curvature syndrome. Archives of Disease in Childhood 70, 1994, S. 515–519.
Hay M. C. Anatomy of the lumbar spine. Medical Journal of Australia 1 (23), 1976, S. 874–876.
Hollowell J. P., Vollmer D. G., Wilson C. R., Pintar F. A., Yoganandan N. Biomechanical analysis of thoracolumbar interbody constructs – how important is the endplate? Spine 21 (9), 1996, S. 1032–1036.
Horton W. C., Holt R. T., Muldowny D. S. Controversy fusion of L5–S1 in adult scoliosis. Spine 21, 1996, S. 2520–2522.
Johnston R. B., Seiler J. G., Miller E. J., Drvaric D. M. The intrinsic and extrinsic ligaments of the wrist. A correlation of collagen typing and histologic appearance. Journal of Hand Surgery (British and European) 20B (6), 1995, S. 750–754.
Kaigle A. M., Holm S. H., Hansson T. H. Experimental instability in the lumbar spine. Spine 20 (4), 1995, S. 421–430.
Kalin P. J., Hirsche B. E. The origins and function of the interosseous muscles of the foot. Journal of Anatomy 152, 1987, S. 83–91.
Kapandji I. A. The physiology of the joints. Churchill Livingstone, Edinburgh, 1982.
Kissling R. O. The mobility of the sacro-iliac joint in healthy subjects. In: Vleeming A., Mooney V., Dorman T., Snijders C. J. (Hrsg.). The integrated function of the lumbar spine and sacroiliac joint. ECO, Rotterdam, 1995, S. 411–422.
Klein P., Mattys S., Rooze M. Moment arm length variations of selected muscles acting on talocrural and subtalar joints during movement: an *in vitro* study. Journal of Biomechanics 29 (1), 1996, S. 21–30.
Klein-Nulend J., van der Plas A., Semeins C. M., Ajubi N. E. et al. Sensitivity of osteocytes to biomechanical stress in vitro. FASEB Journal 9 (5), 1995, S. 441–445.
Lehman G. J., McGill S. M. The influence of a chiropractic manipulation on lumbar kinematics and electromyography during simple and complex tasks: a case study. Journal of Manipulative and Physiological Therapy 22 (9), 1999, S. 576–581.
Machida M., Murai I., Miyashita Y., Dubousset J., Yamada T., Kimura J. Pathogenesis of idiopathic scoliosis. Experimental study in rats. Spine 24 (19), 1999, S. 1985–1989.
Macintosh J. E., Bogduk N. The biomechanics of the lumbar multifidus. Clinical Biomechanics 1, 1986, S. 205–213.
Macintosh J. E., Bogduk N. Basic biomechanics pertinent to the study of the lumbar disc. Journal of Manual Medicine 5, 1990, S. 52–57.
Macintosh J. E., Valencia F., Bogduk N. et al. The morphology of the human lumbar multifidus. Clinical Biomechanics 1, 1986, S. 196–204.

Matsen F. A., Harryman D. T., Sidles J. A. Mechanics of glenohumeral instability. Clinics in Sports Medicine 10, 1991, S. 783–788.
McGregor A. H., McCarthy I. D., Hughes S. P. Motion characteristics of the lumbar spine in the normal population. Spine 20 (22), 1995, S. 2421–2428.
Mitchell F. L., Moran P. S., Pruzzo N. A. An evaluation and treatment manual of osteopathic muscle energy procedures. Mitchell, Moran and Pruzzo, Valley Park, MO, 1979.
Morrey B. F., An K. N. Articular and ligamentous contributions to the stability of the elbow joint. American Journal of Sports Medicine 11, 1983, S. 315–319.
Mosca V. S. Flexible flatfoot and skewfoot. Journal of Bone and Joint Surgery (America) 77 (12), 1995, S. 1937–1945.
Moseley L., Smith R., Hunt A., Gant R. Three-dimensional kinematics of the rearfoot during the stance phase of walking in normal young adult males. Clinical Biomechanics 11 (1), 1996, S. 39–45.
Nordin M., Frankel V. H. Basic biomechanics of the musculoskeletal system. Lea & Febiger, Philadelphia, 1989.
Oda I., Abumi K., Lü D. S., Shono Y., Kaneda K. Biomechanical role of the posterior elements, costovertebral joints, and rib cage in the stability of the thoracic spine. Spine 21 (12), 1996, S. 1423–1429.
Ogon M., Haid C., Krismer M., Jesenko R., Wimmer C. The possibility of creating lordosis and correcting scoliosis simultaneously after partial disc removal – balance lines of lumbar motion segments. Spine 21, 1996, S. 2458–2462.
Panjabi M. M., White A. Clinical biomechanics of the spine. JB Lippincott, Philadelphia, 1990.
Pappas A. D., Goss T. P., Kleinman P. K. Symptomatic shoulder instability due to lesions of the glenoid labrum. American Journal of Sports Medicine 11, 1983, S. 279–288.
Patwardhan A. G., Rimkus A., Gavin T. M. et al. Geometric analysis of coronal decompensation in idiopathic scoliosis. Spine 21 (10), 1996, S. 1192–1200.
Perry J. Anatomy and biomechanics of the hindfoot. Clinical Orthopedics and Related Research 177, 1983, S. 9–15.
Prasad R., Vettivel S., Isaac B., Jeyaseelan L., Chandi G. Angle of torsion of the femur and its correlates. Clinical Anatomy 9 (2), 1996, S. 109–117.
Raschke U., Chaffin D. B. Trunk and hip muscle recruitment in response to external anterior lumbosacral shear and moment loads. Clinical Biomechanics 11 (3), 1996, S. 145–152.
Reddy N. P., Krouskop T. A., Newell P. H. jun. Biomechanics of a lymphatic vessel. Blood Vessels 12, 1975, S. 261–278.
Regan W. D., Korinek B. F., An K. N. Biomechanical study of ligaments around the elbow joint. Clinical Orthopedics and Related Research 271, 1991, S. 170–179.
Rodosky M. W., Harner C. D., Fu F. H. The role of the long head of the biceps muscle and superior glenoid labrum in anterior stability of the shoulder. American Journal of Sports Medicine 22, 1994, S. 121–130.
Rupp S., Berninger K., Hopf T. Shoulder problems in high level swimmers – impingement, anterior instability, muscular imbalance? International Journal of Sports Medicine 16 (8), 1995, S. 557–562.
Scholz J. P., Millford J. P., McMillan A. G. Neuromuscular coordination of squat lifting, I: Effect of load magnitude. Physical Therapy 75 (2), 1995, S. 119–132.
Shekelle P. G., Coulter I. Cervical spine manipulation: summary report of a systematic review of the literature and a multidisciplinary expert panel. Journal of Spinal Disorders 10 (3), 1997, S. 223–228.
Snijders C. J., Vleeming A., Stoeckart R. Transfer of the lumbarsacral load to iliac bones and legs. Clinical Biomechanics 8, 1993, S. 285–294.
Soslowsky L. J., An C. H., Carpenter J. E. Geometric and mechanical properties of the coracoacromial ligament and their relationship to rotator cuff disease. Clinical Orthopedics and Related Research 304, 1994, S. 10–17.
Steinberg B. G., Plancher K. D. Clinical anatomy of the wrist and elbow. Clinics in Sports Medicine 14, 1995, S. 299–313.
St John D., Mulliken J. B., Kaban L. B. et al. Anthropometric analysis of mandibular asymmetry in infants with deformational posterior plagiocephaly. Journal of Oral and Maxillofacial Surgery 60, 2002, S. 873–877.
Stroyan M., Wilk K. E. The functional anatomy of the elbow complex. Journal of Orthopedic and Sports Physical Therapy 17, 1993, S. 279–288.
Stubbs M., Harris M., Solomonow M., Zhou B., Lu Y., Baratta R. V. Ligamento-muscular protective reflex in the lumbar spine of the feline. Journal of Electromyography and Kinesiology 8 (4), 1998, S. 197–204.
Sutherland D., Olsen R., Cooper L. et al. The development of the mature gait. Journal of Bone and Joint Surgery (American) 62, 1980, S. 354–363.
Taylor J. R., Slinger B. S. Scoliosis screening and growth in Western Australian students. Medical Journal of Australia 1, 1980, S. 475–478.
Thompson S. K. Prognosis in infantile idiopathic scoliosis. Journal of Bone and Joint Surgery (Britain) 62, 1980, S. 151–154.
Van Dieën J. H., Böke B., Oosterhuis W., Toussaint H. M. The influence of torque and velocity on erector spinae muscle fatigue and its relationship to changes of electromyogram spectrum density. European Journal of Applied Physiology 72 (4), 1996, S. 310–315.
Vleeming A., Pool-Goudzwaard A. L., Stoeckart R., van Wingerden J. P., Snijders C. J. The posterior layer of the thoracolumbar fascia: its function in load transfer from spine to legs. Spine 20, 1995, S. 753–758.
Vleeming A., Snijders C. J., Stoeckart R., Mens J. M. A. A new light on low back pain: the selflocking mechanism of the sacroiliac joints and its implication for sitting, standing and walking. In: Vleeming A., Mooney V., Snijders C. J., Dorman T. (Hrsg.). The integrated function of the lumbar spine and sacroiliac joints. European Conference Organ, Rotterdam, 1995, S. 149–168.
Walsh J. J., Morrissy R. T. Torticollis and hip dislocation. Journal of Pediatric Orthopedics 18, 1998, S. 219–221.
Willard F. H., Carreiro J. E., Manko W. The long posterior interosseous ligament and the sacrococcygeal plexus. Third interdisciplinary World Congress on Low Back and Pelvic Pain, 1998.
Wu P. B., Date E. S., Kingery W. S. The lumbar multifidus muscle is polysegmentally innervated. Electromyography and Clinical Neurophysiology 40 (8), 2000, S. 483–485.
Yahia L., Rhalmi S., Newman N., Isler M. Sensory innervation of human thoracolumbar fascia. An immunohistochemical study. Acta Orthopaedica Scandinavica 63 (2), 1992, S. 195–197.

KAPITEL

16 Neurologie

16

16.1 Einteilung von Nervenverletzungen

Die pathophysiologischen Veränderungen in verletzten Nerven lassen sich in fünf Kategorien oder Grade einteilen. Die Prognose hängt vom Ausmaß der morphologischen Nervenschädigung ab. Verletzungen ersten Grades treten auf, wenn sich infolge einer Nervenkompression der intraneurale Druck erhöht und die Nervenleitung durch die Kompressionsstelle blockiert ist. Diese Art von Verletzung kann aus einer Schwellung angrenzender Gewebe resultieren. Da die axonale Anatomie nicht zerstört ist, kann sich der Nerv nach der Druckentlastung vollständig regenerieren. Lässt die Kompression nicht nach, entsteht eine Nervenschädigung zweiten Grades. Durch die Obstruktion neuraler Versorgungsgefäße (Venen und Arterien) wird der Axoplasma- und Nährstofffluss unterbrochen. Es kommt zu pathologischen Veränderungen und zur Degeneration der Markscheiden und Axone. Wie bei einer Verletzung ersten Grades sind diese Veränderungen reversibel, sobald die Kompression aufhört. Axone und Myelin können sich vollständig regenerieren, auch wenn es acht Wochen oder länger dauern kann. Eine Schädigung dritten Grades tritt nach längerer oder starker Kompression ein und geht mit venöser Stauung, Obstruktion des axoplasmatischen Flusses, Myelindegeneration und Zerreißen der endoneuralen Hüllen einher. Im Unterschied zu Axonen und Myelinscheiden besitzen die endoneuralen Hüllen nur eine geringe Regenerationsfähigkeit. Folglich ist die Erholung nach Nervenverletzungen dritten Grades unvollständig. Bei einer partiellen oder vollständigen Nervendurchtrennung zerreißt das Perineurium, so dass eine chirurgische Korrektur nötig wird. In diesem Fall ist die Aussicht auf eine Regeneration gering.

16.2 Armplexuslähmung (Erb-Lähmung)

Der obere Armplexus (Plexus brachialis) kann bei der Entbindung verletzt werden. In der Regel geschieht dies durch Dehnung der betroffenen Nervenwurzeln oder Kompression des neurovaskulären Bündels. In letzterem Fall ist die Prognose günstiger. Die schwerste Nervenschädigung wird durch Zugkräfte verursacht. Die Geburtsanamnese zeigt meist einen komplizierten Verlauf bei einem relativ großen Kind (large for gestational age) [Avery 1981]. Die Nervenwurzeln können verletzt werden, wenn es zu einer Schulterdystokie kommt, nachdem der Kopf bereits durchgetreten ist. Durch Hyperextension des Kopfes können die Nervenwurzeln der Halswirbelsäule gedehnt werden. In dem Fall sind meist die Wurzeln von C5 und C6 betroffen. Das lässt sich durch eine elektromyografische (EMG-)Untersuchung bestätigen.

Eine weniger schwere Form der Armplexuslähmung beruht auf einer Kompression des neurovaskulären Bündels. Sie kann durch Bewegungskräfte oder Ödeme, wie bei einem starken Tortikollis, durch eine Schulterdislokation oder Klavikulafraktur entstehen. In jedem Fall muss eine aktive und sofortige Rehabilitation erfolgen, um die Entwicklung von Kontrakturen und Adhäsionen zu verhindern.

16.2.1 Diagnostik

Die Schulter auf der betroffenen Seite hängt schlaff herunter, doch Hand und Handgelenk sind typischerweise gebeugt, wenn C5 und C6 überdehnt wurden. Ist die Lähmung dagegen auf eine Kompression des neurovaskulären Bündels zurückzuführen, ist unter Umständen der ganze Arm samt Hand von einer Schwäche, aber nicht unbedingt schlaffen Lähmung betroffen; der Puls ist schwach und die Extremität fühlt sich im Vergleich zur anderen eher kühl an. Dabei können je nach Ausmaß der Verletzung Schwellungen und Hautverfärbungen vorliegen oder auch nicht. Der Moro-Reflex wie auch der Greifreflex sind in beiden Fällen asymmetrisch.

16.2.2 Pathophysiologie der neurovaskulären Kompression

Das neurovaskuläre Bündel zu den oberen Extremitäten zieht zwischen Klavikula und erster Rippe hindurch, bevor es vom Rumpf weg in die Achselhöhle eintritt. Die A. subclavia „reitet" auf der Klavikula und verbindet sich dann mit dem Nervenbündel, um mit ihm zusammen zwischen M. scalenus anterior und M. scalenus medius weiterzuziehen; beide Muskeln sind primär an der Inspiration beteiligte Atemmuskeln und beim Neugeborenen besonders aktiv. Nach der Vereinigung mit der V. subclavia verlaufen die Nerven-Gefäß-Strukturen zwischen der ersten Rippe und der Klavikula, direkt unter dem M. subclavius. Dabei handelt es sich um einen sehr engen Raum, der mit Bindegewebe und Fett ausgefüllt ist (➤ Abb. 16.1).

Die Skalenusmuskeln sind häufig an einem Tortikollis von Neugeborenen beteiligt. Bei starker Anspannung dieser Muskeln werden die Rippen nach oben gezogen,

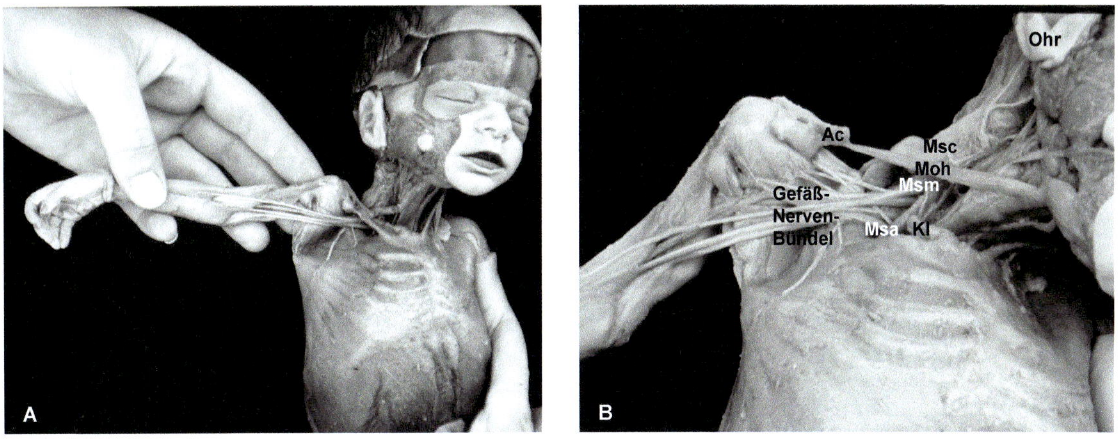

Abb. 16.1 **A** Präparat eines Fetus mit einem Gestationsalter von 36 Wochen. Die Mm. pectoralis major und pectoralis minor wurden entfernt, um das Gefäß-Nerven-Bündel in der rechten Achselhöhle darzustellen. Um die neurovaskulären Strukturen gut sichtbar zu machen, mussten relativ viel Bindegewebe und Fett aus diesem Bereich entfernt werden. **B** Nahaufnahme der Fossa axillaris. Die Klavikula (Kl) wurde durchtrennt und entfernt. M. omohyoideus (Moh), M. scalenus anterior (Msa) und M. scalenus medius (Msm), M. splenius capitis (Msc) und Acromion (Ac) sind gekennzeichnet. *[Mit freundlicher Genehmigung der Willard & Carreiro Collection]*

16

wodurch sich die Skalenuslücke verengt und das darin verlaufende Nervenbündel komprimiert werden kann. Das Bündel zieht dann unter dem M. pectoralis minor hindurch; obwohl es nur ein kleiner Muskel ist, bildet er die vordere Wand des Tunnels. Durch Ödeme in der Achselhöhle oder der Skalenuslücke können die Nervenstrukturen komprimiert und ihre normale Funktion beeinträchtigt werden. Ein Tortikollis oder eine Klavikulafraktur in der Anamnese deutet auf eine Nerveneinklemmung oder -kompression hin.

16.2.3 Osteopathische Untersuchung

Zu den osteopathischen Befunden bei einer Armplexuslähmung gehören unter anderem Skalenusmuskelspasmen oder Bewegungsrestriktionen der Klavikula auf der betroffenen Seite. In der Achselhöhle oder neben der Klavikula (paraklavikular) lässt sich ein Ödem palpieren. Wenn der M. pectoralis beteiligt ist, kann es zu einer Innenrotation des Humerus oder Absenkung der Skapula kommen. Durch einen Spasmus der Skalenusmuskeln, der die Rippen hochzieht, kann sich die Skapula verschieben und die Klavikulaposition so verändern, dass sich die Skalenuslücke verkleinert. Wenn Anzeichen einer Nerven- und/oder Gefäßeinklemmung oder -kompression vorliegen, sollten die Gewebespannungen behandelt werden, damit sich der Blut- und Lymphfluss verbessert. So bald wie möglich sollte auch mit einer passiven Bewegungstherapie begonnen werden, um die völlige Wiederherstellung der normalen (Arm-)Funktion zu gewährleisten.

16.3 Fazialisparese

Eine Fazialisparese kann aus einer Schädigung oder Irritation des N. facialis, seiner Ausläufer oder seines Kerns (Nucleus n. facialis) resultieren. Liegt eine einseitige Lähmung vor, die den oberen und unteren Teil des Gesichts einbezieht, kann man davon ausgehen, dass kein zentraler Prozess die Ursache ist, sondern eine periphere Neuropathie des Nervs nach seinem Austritt aus dem Hirnstamm. Bei Schädigungen innerhalb des Gehirns sind M. occipitofrontalis und M. orbicularis nicht betroffen. Eine Untersuchung dieser Muskeln kann sich beim Säugling oder Kleinkind allerdings recht schwierig gestalten. Bei etwas älteren Kindern klappt es oft, indem man sie spielerisch dazu animiert, Grimassen zu schneiden. Durch einen Hornhaut-/Blinzelreflextest lässt sich eine Kontraktion des M. orbicularis oculi auslösen. Eine sanfte Berührung der Hornhaut mit der Spitze eines Wattestäbchens sollte zum Augenlidschluss führen, falls die motorische Funktion intakt ist.

Bei der Untersuchung von Säuglingen kann es erforderlich sein, sie kurz zum Weinen zu bringen, um die Bewegung der Gesichtsmuskeln zu beobachten. Das erweist sich häufig als unerwartet schwierig. Eine Fazialisparese kann auch zur verringerten oder fehlenden Tränenbildung im betroffenen Auge sowie je nach Sitz der Schädigung zum Ausfall des Geschmackssinns und der Speicheldrüsenfunktion führen. Ob Tränenflüssigkeit vorhanden ist, lässt sich bei sehr jungen Säuglingen, deren Tränenproduktion noch unreif ist, schwierig beurteilen, ebenso wie eine Beteiligung der Chorda tympani. Eine Untersuchung der Zungenpapillen kann allerdings eine Atrophie auf der betroffenen Seite ergeben.

Eine neurologische Schädigung des peripheren Gesichtsnervs (nach seinem Austritt aus dem Hirnstamm) kann nach einer direkten mechanischen Verletzung oder infektiösen/entzündlichen Prozessen auftreten. Die häufigste Ursache einer Fazialisparese ist eine Verletzung oder Irritation durch eine physikalische oder chemische Schädigung im Nervenverlauf, entweder nach seinem Austritt aus dem Foramen stylomastoideum oder innerhalb des Canalis n. facialis. In den meisten Fällen wird sie als idiopathisch betrachtet und als Bell-Lähmung diagnostiziert. Bei Klein- und Schulkindern kommt eine Fazialisparese seltener als bei Neugeborenen und Jugendlichen vor. Bei Neugeborenen kann eine periphere Nervenverletzung Folge einer Zangengeburt sein; bei Jugendlichen tritt sie meist nach einem Gesichts- oder Halstrauma oder einer Viruserkrankung auf.

16.3.1 Funktionelle Anatomie

Der N. facialis verlässt den Hirnstamm und zieht durch den Canalis n. facialis, der sich in der Pars petrosa ossis temporalis befindet, bis er durch das Foramen stylomastoideum wieder austritt. Im Nervenverlauf gehen drei Äste ab. Am weitesten proximal, in Höhe des Ganglion geniculi, tritt der N. petrosus major aus dem Fazialiskanal aus, von dem parasympathische Fasern zu den Tränen-, Gaumen- und Nasendrüsen sowie zum Ganglion pterygopalatinum abgehen. Der zweite Nervenast zieht zum M. stapedius. Die Chorda tympani ist der dritte Ast, der noch im Canalis n. facialis vom N. facialis abzweigt. Am Ende des Kanals tritt der N. facialis durch das Foramen stylomastoideum aus, einer kleinen Öffnung, um die herum zahlreiche Muskeln und Bindegewebsstrukturen des Halses ansetzen. Beim Erwachsenen ist dieses Foramen in gewissem Umfang durch den Proc. mastoideus geschützt. Doch Neugeborene, Säuglinge und Kleinkinder besitzen noch keine Warzenfortsätze (➤ Abb. 16.2). Es gibt nur eine Anlage des Proc. mastoideus, aus der er sich später in Reaktion auf die Zugkräfte des sich verlängernden Halses und des Ansatzes des M. sternocleidomastoideus entwickeln wird. Aus lufthaltigen Zellen des Mittelohrs, die in den Fortsatz hinein expandieren, entstehen die Cellulae mastoideae. Dieser Prozess erstreckt sich über die ersten 6 oder 7 Lebensjahre und steht in Einklang mit Veränderungen an der Schädelbasis.

Ein großer Venenplexus begleitet den N. facialis im Fazialiskanal (➤ Abb. 16.3). Vom proximalen Drittel dieses Gefäßkomplexes wird das Blut in Richtung Schädel in den Sinus petrosus inferior abgeleitet und von den beiden distalen Dritteln in die tiefen Venenplexus des seitlichen Halses. Dieser extrakraniale Plexus ist von

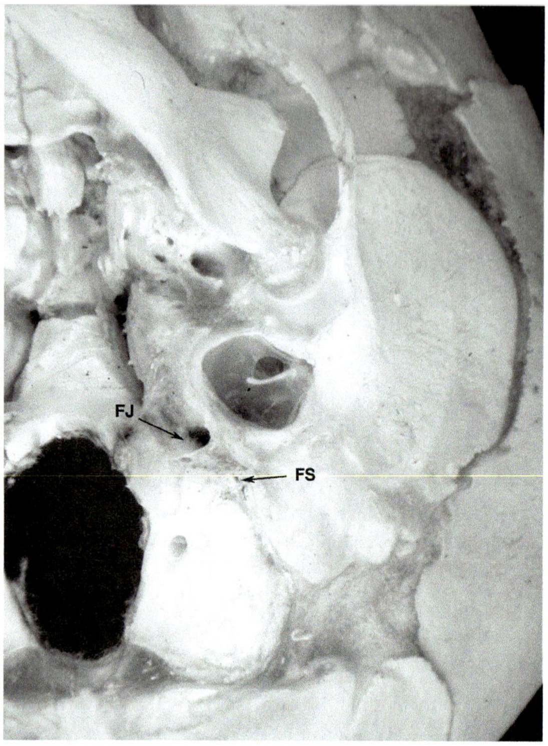

Abb. 16.2 Ansicht eines fetalen Schädels von unten. Beachten Sie die Position des Foramen stylomastoideum (FS) und des Foramen jugulare (FJ). Der Proc. mastoideus ist noch nicht entwickelt. *[Mit freundlicher Genehmigung der Willard & Carreiro Collection]*

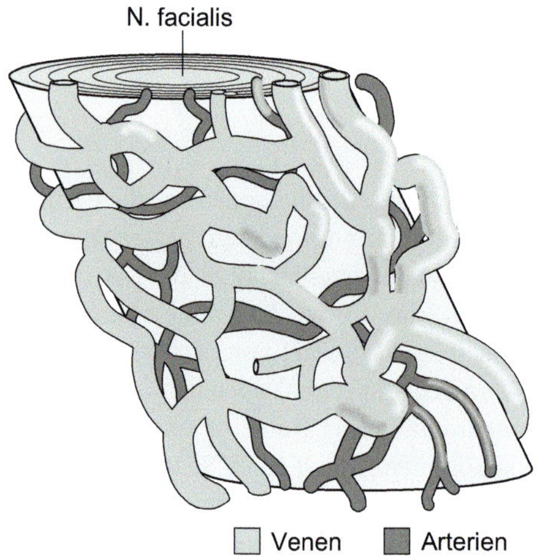

Abb. 16.3 Schematische Darstellung des N. facialis und des dichten Venenplexus, der ihn durch den Canalis n. facialis begleitet *[nach einer Rekonstruktion tatsächlicher histologischer Schnitte]*.

Bindegewebe und Muskeln des Halsbereichs umgeben. Faszien- oder Muskelspannungen in diesem Bereich können zu einer venösen Stauung innerhalb des Plexus führen. Der daraus resultierende Druckanstieg im Canalis n. facialis beeinträchtigt die Funktion der mikroskopisch kleinen Nervenversorgungsgefäße, der Vasa nervorum. Das kann sich auf die Nervenleitung auswirken und Nozizeptoren im Gefolge der Gefäßstrukturen zur Freisetzung entzündungsfördernder Substanzen stimulieren. Das kann wiederum zu einer Nervenschädigung ersten oder zweiten Grades führen. Derselbe Mechanismus ist vermutlich für zahlreiche Fälle einer idiopathischen Fazialisparese bei Erwachsenen verantwortlich.

Der N. facialis kann praktisch überall in seinem Verlauf vom Hirnstamm durch den inneren Gehörgang und den Canalis n. facialis, aus dem Foramen stylomastoideum heraus und auf den Gesichtsmuskeln verletzt werden. Die klinischen Zeichen und Symptome weisen auf den Sitz der Läsion hin. Der Verlauf des N. facialis lässt sich in fünf Abschnitte unterteilen: innerer Gehörgang, Labyrinth-, Trommelfell-, Mastoidsegment und extrakranialer Teil. Beim Verlassen des Hirnstamms verbindet sich der N. facialis mit dem N. vestibulocochlearis. Eine intrakranial oder im inneren Gehörgang auftretende Schädigung geht mit Hör- und Gleichgewichtsstörungen einher. Beide Hirnnerven (VII. = N. facialis und VIII. = N. vestibulocochlearis) trennen sich am Eingang des Canalis n. facialis. Der erste Teil des Canalis n. facialis verläuft zwischen Cochlea und Vorhoflabyrinth und wird auch als Labyrinthsegment bezeichnet. Es ist der engste Abschnitt des Fazialiskanals. Daher ist der Nerv recht anfällig für eine Kompression durch Entzündungen oder Gefäßstauungen in diesem Bereich. Außerdem kann seine arterielle Versorgung beeinträchtigt sein, da es sich hierbei um den einzigen Bereich ohne kollaterale Blutversorgung handelt. Im restlichen Verlauf wird der N. facialis von arteriellen Arkaden versorgt. Wenn dieser Nervenabschnitt geschädigt wird, wirkt es sich auf alle distal davon gelegenen Strukturen aus. Neben der halbseitigen Gesichtslähmung sind die motorischen Fasern zu den Tränen- und Speicheldrüsen ebenso betroffen wie jene zum N. stapedius und zur Chorda tympani. Zusätzlich zu den üblichen Zeichen einer Fazialisparese kommt es noch zu einem Versiegen der Tränensekretion.

Nachdem der N. facialis das enge Labyrinthsegment des Kanals verlassen hat, beschreibt er einen U-förmigen Bogen und gelangt zum Trommelfellsegment. Die Wand in diesem Abschnitt ist im Vergleich zum übrigen Kanal sehr dünn und kann Öffnungen aufweisen. Eine chronische Mittelohrentzündung kann zur Abszess- oder Granulombildung führen und sich damit auch auf den Nerv auswirken. Der Nervenast zum M. stapedius tritt im Bereich des Labyrinthsegments aus. Eine Verletzung des N. facialis in diesem Bereich des Canalis n. facialis führt zu Hyperakusis, Geschmacksverlust und einer Fazialisparese ohne Ausfall der Tränenfunktion. Das Mastoidsegment bildet den vierten Teil des Canalis n. facialis und befindet sich unterhalb des Foramen stylomastoideum. Eine Nervenläsion in diesem Abschnitt manifestiert sich mit Verlust des Geschmackssinns und ipsilateraler Fazialislähmung. Wenn der N. facialis aus dem Foramen stylomastoideum austritt, verläuft er durch Fasziengewebe. Bei Säuglingen und Kleinkindern liegt er direkt unter der Haut und dem Unterhautfettgewebe. Sobald sich der Proc. mastoideus entwickelt, gibt diese knöcherne Struktur dem Nerv etwas Schutz. Trotzdem kann es durch ein direktes Trauma oder eine mechanische Kompression immer noch zu einer Nervenverletzung im extrakranialen Teil kommen. Sie zeigt sich als einseitige Fazialisparese ohne Hyperakusis, mit verminderter Tränensekretion oder Geschmacksverlust.

16.3.2 Diagnostik und Behandlung

Eine kongenitale Fazialisparese tritt bei weniger als zwei von 10 000 Geburten auf. Sie kann aus einem Geburtstrauma, aus einer Kompression aufgrund der intrauterinen Position oder aus einer embryonalen Fehlbildung resultieren. Eine entwicklungsbedingte Fazialisparese ist eine bleibende Störung. Sie ist häufig mit einer angeborenen Fehlbildung des Gesichts oder eines anderen Körperteils verbunden. Eine durch Druck oder traumatisch bedingte Fazialisparese löst sich häufig spontan auf [Shapiro 1996], bei einer traumatischen Verletzung kann aber je nach Schweregrad auch eine chirurgische Intervention erforderlich sein. Ekchymosen, Schwellungen oder ein Hämotympanon müssen untersucht werden, um eine Fraktur auszuschließen.

Als häufigste Neuropathie wird bei älteren Säuglingen und Kindern eine Bell-Lähmung diagnostiziert [Shapiro 1996]. Sie ist häufig mit Kribbeln, Schmerzen oder sensorischen Veränderungen auf der betroffenen Seite verbunden. Sie wird gelegentlich auch als idiopathische Fazialisparese bezeichnet, und man vermutet, dass der Nerv, nachdem er das Foramen stylomastoideum verlassen hat, betroffen ist. Viele Patienten mit diagnostizierter Bell-Lähmung weisen jedoch auch eine Hyperakusis, verringerte Tränensekretion und/oder Veränderungen des Geschmackssinns auf. Diese Symptome deuten weniger auf eine Polyneuropathie hin, wie es manche Autoren postulieren [Shapiro 1996], als vielmehr auf eine Beteiligung der Äste, die im Canalis n. facialis abgehen, und lassen eine Kompression im Kanal, möglicherweise im Labyrinthsegment, statt außerhalb des Foramens vermuten. Eine Nervenschädigung ersten oder zweiten Grades innerhalb des Canalis n. facialis kann aus einer Entzündung des Nervs aufgrund einer Virusinfektion oder aus einer Schwellung seines umgebenden Gefäßplexus resultieren. Letztere Annahme wird durch die osteopathischen Begleitbefunde gestützt, nämlich Muskelspasmen und fasziale Spannungen im kraniozervikalen Übergangsbereich und in den Halsgeweben der betroffenen Seite. Nach Auflösung dieser Spannungsmuster folgt zudem häufig eine Symptombesserung über mehrere Tage. Wie zu erwarten, hängt das Ansprechen von der Dauer und dem Ausmaß der Nervenschädigung ab. Die Aussichten auf eine Regeneration sind deutlich geringer, wenn die Symptome unabhängig von der Ätiologie und einer eventuellen somatischen Komponente bereits länger als 4 Monate andauern (Auswertung von Krankengeschichten).

Eine Fazialisparese im Rahmen einer akuten Otitis media ist bei Kindern nicht ungewöhnlich und möglicherweise auf eine direkte Ausbreitung der Entzündung oder Infektion auf den Canalis n. facialis zurückzuführen. Die Behandlung besteht aus Myringotomie, Anlegen einer Kultur mit Resistenzprüfung sowie einer entsprechenden Antibiotikagabe. In schweren Fällen können eine chirurgische Drainage und ein Debridement angezeigt sein. Doch selbst wenn die Infektion richtig behandelt wird, kommt es nur bei weniger als 50% der Kinder zur vollständigen Regeneration der Nervenfunktion [Shapiro 1996]. Der Osteopath sollte alle Gewebespannungen, die den Lymph- und Blutabfluss des Bereichs beeinträchtigen könnten, untersuchen und behandeln, um eine optimale Regeneration zu ermöglichen. Bei einer chronischen Otitis media kann sich ein Cholesteatom entwickeln, das den Nerv unmittelbar komprimiert, oder seltener kann durch die allmähliche Ansammlung granulomatösen Gewebes die Kanalwand erodiert werden. In beiden Fällen führt eine chirurgische Druckentlastung in der Regel zur Heilung [Shapiro 1996].

Zu den osteopathischen Befunden bei einer unkomplizierten Fazialisparese gehören signifikante myofasziale und muskuläre Verspannungen im kraniozervikalen Übergangsbereich und Halsgewebe auf der betroffenen Seite. An der Schädelbasis und im oberen Halskomplex liegen oft auf beiden Seiten knöcherne Restriktionen vor. Damit sind häufig Befunde im zervikothorakalen Übergangsbereich und eine Dysfunktion der oberen Rippen verbunden, die in der Regel ipsilateral auftreten. Gelegentlich sind kraniale Membranspannungen im ipsilateralen Bereich der Pars petrosa ossis temporalis und des Os sphenoidale zu finden, häufiger liegen sie jedoch im Bereich von Os occipitale und Proc. mastoideus vor.

Bei älteren Kindern und Erwachsenen lässt sich eine Entzündung des N. facialis durch eine hochdosierte Kortikosteroidgabe (Bolus mit Ausschleichen über 5–7 Tage) reduzieren, besonders wenn die Symptome schon länger als 2 oder 3 Tage, aber kürzer als einen Monat andauern. Allerdings muss sich das Spannungsmusters gebessert haben, bevor sich die Funktion wieder normalisieren kann.

16.3.3 Differenzialdiagnosen

Eine einseitige Fazialisparese kann auch nach einer Lyme-Borreliose auftreten, einer systemischen Erkrankung infolge einer Spirochäteninfektion mit *Borrelia burgdorferi*, die durch Zeckenbiss übertragen wird. Eine gerötete Stelle mit zentraler Abblassung, die sich kreisförmig ausbreitet (Erythema chronicum migrans), ist die charakteristische Reaktion auf die Erstinfektion, wird jedoch häufig übersehen. Nach 10–14 Tagen entwickeln sich Arthralgien, Myalgien und chronische Müdigkeit als Zeichen der Infektion. Bereits zu diesem Zeitpunkt kann eine Fazialisparese vorliegen, die jedoch häufiger im Verlauf einer chronischen Infektion auftritt. Während die medikamentöse Behandlung in der Frühphase sehr erfolgreich ist, lässt sich das Therapieansprechen im chronischen Stadium nicht voraussagen. Durch eine gründliche Anamnese und eine Borrelien-Titerbestimmung lässt sich die Diagnose bestätigen. In schweren Fällen kann eine Fazialisparese durch eine Herpes-zoster-Infektion (Zoster oticus) kompliziert werden, die sich vom Ohr auf den N. facialis ausbreitet. Bei der körperlichen Untersuchung sind die charakteristischen Bläschen auf der Ohrmuschel und im äußeren Gehörgang erkennbar.

16.4 Häufige Nervenkompressionssyndrome

16.4.1 Nervus medianus

Pronator-teres-Syndrom

In 80% der Fälle verläuft der N. medianus zwischen Caput ulnare und Caput humerale des M. pronator teres, er kann aber auch tief unter beiden Köpfen hindurch ziehen oder einen der Köpfe durchbohren. Der Patient hat in der Regel Schmerzen im Unterarm, die ins Handgelenk ausstrahlen können. Häufig treten ein Kribbelgefühl und Parästhesien auf, in schweren Fällen auch eine Muskelschwäche. Betroffen sind vor allem junge Athleten, deren sportliche Aktivitäten in Supinations- oder Pronationsstellung des Unterarms ein wiederholtes Beugen des Ellbogengelenks oder einen Pronation gegen Widerstand erfordern. Die Kompressionsstelle lässt sich oft bei der körperlichen Untersuchung lokalisieren. Befindet sie sich im distalen Drittel des Humerus unterhalb des Proc. supracondylaris, verstärken sich die Symptome bei einer Flexion von 120–130° gegen Widerstand (Kompression des Struthers-Ligaments). Wird der N. medianus durch die Bizepsaponeurose (Aponeurosis musculi bicipitis brachii) komprimiert, lassen sich die Symptome durch eine aktive Flexion des Ellbogengelenks mit proniertem Unterarm reproduzieren. Ist eine Hypertrophie der Bizepsaponeurose der Grund, kann Widerstand gegen die Pronation in Neutralstellung des Handgelenks die Symptome auslösen. Und schließlich, wenn der Nerv durch den M. flexor digitorum superficialis komprimiert wird, lassen die Symptome nach, sobald nur der Mittelfinger (M. flexor digiti tertii superficialis) gegen Widerstand gebeugt wird.

Nervus-interosseus-anterior-(Kiloh-Nevin-) Syndrom

Bei diesem Syndrom handelt es sich um eine Reizung des N. interosseus anterior (ein Ast des N. medianus). Typisch sind unspezifische Schmerzen im proximalen Unterarm, die gelegentlich in die Hand ausstrahlen. In schweren Fällen kann eine Muskelschwäche der Fingerbeuger bestehen. Da der N. interosseus anterior auch das Lig. carpi innerviert, kann seine Kompression ein Karpaltunnelsyndrom vortäuschen, allerdings ohne Muskelschwund und Empfindungsstörungen der Hand. Die Symptome verschlimmern sich durch Aktivitäten, besonders bei Bewegungen, die mit wiederholter Supination und Pronation des Unterarms verbunden sind, wie beim Ballwerfen, Tischtennis oder Fechten. Darüber hinaus können die Beschwerden auch durch ausdauernde monotone Fingerbewegungen (Computertastatur, Spielekonsole oder Klavierspielen) verstärkt werden.

Karpaltunnelsyndrom

Der Karpaltunnel liegt tief unter dem M. palmaris longus. Proximal wird er vom Os pisiforme und vom Höcker des Os scaphoideum begrenzt, distal vom Hamulus ossis hamati und Tuberculum ossis trapezii. Zwischen diesen vier Knochenvorsprüngen ist das Lig. carpi transversum ausgespannt, das die vordere Begrenzung des Handwurzelkanals bildet. Im Karpaltunnel verlaufen der N. medianus sowie die Sehnen der Fingerbeuger (M. flexor digitorum profundus, M. flexor pollicis longus und M. flexor digitorum superficialis). Bei Einklemmung, Kompression oder Reizung des N. medianus kommt es zu Parästhesien auf der Radialseite der Handinnenfläche, des Mittel- und Zeigefingers sowie des Daumens. Damit kann eine Muskelschwäche der Daumenabduktoren einhergehen. Phalen- und Tinel-Test fallen positiv aus.

16.4.2 Nervus ulnaris

Ulnartunnelsyndrom

Zwischen Os pisiforme und Hamulus ossis hamati befindet sich die Guyon-Loge („Ulnartunnel"). Das Lig. pisohamatum bildet die vordere Begrenzung. Der N. ulnaris und die A. ulnaris, die in diesem knöchern-bindegewebigen Tunnel verlaufen, können komprimiert oder gereizt werden, was zu entsprechenden Symptomen im Kleinfingerballen und kleinen Finger führt. Bei tiefer Palpation reagiert der N. ulnaris druckempfindlich, allerdings nur sehr schwach, solange er nicht entzündet ist. Eine Kompression des N. ulnaris ist jedoch häufiger in Höhe des Kubitaltunnels anzutreffen.

Kubitaltunnelsyndrom

Eine Reizung des N. ulnaris kann bei jungen Sportlern auftreten, die den Ellbogen wiederholt gegen Widerstand anwinkeln müssen. Wie bei vielen anderen Störungen nimmt das Risiko durch mangelndes oder übermäßiges Training und Überlastung zu. Gewichtheben gehört zu den bekannteren Sportarten, die zur Ulnaris-Reizung führen, besonders Kraftübungen wie Klimmzüge (Biceps-Curls), Liegestütze (Bench-Pressing) und Stemmen in der Hocke (Squat-Lifts). Sportler mit schlechter Kondition sind aufgrund von Muskelhypertrophie und Ödemen stärker gefährdet.

Der N. ulnaris zieht durch die Muskelscheidewand zwischen M. biceps brachii und M. brachialis und verläuft in einer Rinne auf dem medialen Kopf des M. triceps brachii. In 70% aller Fälle wird er von der Struthers-Arkade gekreuzt. Im Sulcus nervi ulnaris steigt er hinter dem Epicondylus medialis humeri nach unten und verläuft dann im fibrösen Kubitaltunnel zwischen dem humeralen und ulnaren Kopf des M. flexor carpi ulnaris. Bei der Flexion vergrößert sich der Abstand zwischen Ulna und Humerus, die Aponeurose wird gedehnt und der Tunnel um 55% verengt. Das erhöht die Wahrscheinlichkeit, dass der N. ulnaris bei wiederkehrenden Bewegungen gereizt oder komprimiert wird. Wenn der N. ulnaris innerhalb des Tunnels komprimiert ist, verstärken sich die Symptome bei Flexion des Ellbogens und/oder Abduktion der Schulter. Es kommt zu Parästhesien des vierten und fünften Fingers und Dysästhesien des medialen Unterarm und der ulnarseitigen Finger. Auf die Sensibilitätsstörungen folgen in der Regel motorische Ausfälle. Eine Ulnariskompression lässt sich folgendermaßen einteilen:

- Grad I – keine motorische Schwäche
- Grad II – Schwäche des M. ulnaris
- Grad III – Paralyse und Atrophie der intrinsischen Handmuskeln.

16.4.3 Nervus radialis

Supinatorsyndrom

Der N. radialis verläuft zwischen dem M. supinator und dem oberen Rand des M. extensor carpi radialis brevis. Bei einer Ellbogenstreckung mit Pronation des Unterarms und Flexion des Handgelenks (z.B. Aufschlag im Tennis) kann der Nerv zwischen beiden Muskelstrukturen komprimiert werden. Das passiert bei jungen Sportlern, die übertrainiert oder in schlechter Form sind. Die Betroffenen haben Schmerzen im hinteren Ellbogen, die mit Druckempfindlichkeit des Radiusköpfchens und der gemeinsamen Strecksehne verbunden sind. Differenzialdiagnostisch muss an eine Tendinitis dieser Sehne gedacht werden, doch wenn eine Muskelschwäche der Daumen- und Fingergrundgelenk-Extensoren vorliegt, ist eine Nervenkompression die wahrscheinlichere Diagnose. Entscheidend für die Abgrenzung eines Supinatorsyndroms von einer Epicondylitis lateralis sind Befunde wie Muskelschwäche der Fingerstrecker, reproduzierbare Schmerzen bei aktiver Pronation gegen Widerstand, weit distal vom Epicondylus lateralis gelegener Druck-/Schmerzpunkt und verstärkte Parästhesien bei Druck auf den N.-radialis-Tunnel.

16.5 Spastik

Eine Spastik tritt auf, wenn die kortikale Kontrolle spinaler Reflexe ausfällt oder vermindert ist. Unter normalen Bedingungen wird der spinale Reflexbogen durch absteigenden Input vom Gehirn „gebremst". Demzufolge wird sich ein Muskel, dessen Sehne gedehnt wird, auf relativ kontrollierte Weise kontrahieren. Das ist ein normaler Dehnungs- oder tiefer Sehnenreflex. Sind die kortikalen oder spinalen Bahnen, die an der Verlangsamung von Dehnungsreflexen mitwirken, jedoch geschädigt, kommt es zu einer übersteigerten Muskelreaktion auf die Dehnung der Sehne. Man spricht dann von einem brüsken oder gesteigerten Dehnungsreflex. Auch wenn dieser Sehnenreflex nur leicht gesteigert ist, lösen normale Bewegungen bereits eine übersteigerte Muskelreaktion aus. So kann beispielsweise eine passive Gelenkstreckung automatisch auf Widerstand treffen, als Zeichen einer Hyperreflexie oder Spastik. Muskeln können sich aber auch einer aktiven Bewegung widersetzen. Durch die Kniestreckung in der Schwungphase des Gehens werden die Sehnen der ischiokruralen Muskulatur und des M. gastrocnemius leicht gedehnt. Unter normalen Bedingungen erfüllt dieser Input eine propriozeptive Funktion und trägt zur Stabilisierung der motorischen Gangmuster bei. Bei einem Kind mit Hyperreflexie oder Spastik der ischiokruralen Muskulatur oder des M. gastrocnemius löst die Kniestreckung jedoch eine übersteigerte Muskelreaktion aus. Die Muskeln kontrahieren sich und schränken dadurch die Kniestreckung ein. Beim nächsten Schritt verkürzen sich die Muskeln noch etwas mehr. Jede einzelne Kontraktion ist für sich genommen vielleicht kaum wahrnehmbar, aber in der Wirkung kumulativ. Dieser additive Effekt hat Einfluss auf die kindliche Fähigkeit zur Ausübung eines effektiven Gangmusters. Durch die Kontraktion der Knieflexoren verändern sich Gelenkstellung und Propriozeption, was sich beides auf Haltung und Gleichgewicht auswirkt. Jedes Mal, wenn das Kind das betroffene Bein benutzen will, erhöht sich der Muskeltonus ein wenig, nimmt die Gelenkbeweglichkeit noch etwas ab, verändert sich das Motorikmuster noch ein bisschen mehr, bis die normale Lauffähigkeit des Kindes beeinträchtigt ist. Mit der Zeit wird daraus ein Schneeballsystem: Durch den veränderten Muskeltonus verändert sich die Gelenkmechanik, was die Art der Bewegungsführung des Kindes einschränkt; dadurch werden die myofaszialen Gewebe stärker belastet und übersteigerte Muskelreaktionen ausgelöst. Unter all diesen Schichten liegt irgendwo der Muskeltonus begraben, der sich tatsächlich durch die Nervenverletzung einstellte und von dem alles ausging. Die Behandlung von Kindern mit einer Spastik muss also darauf abzielen, die Schichten nach und nach bis herunter zu diesem Grundtonus oder Basisniveau abzutragen.

Osteopathische Techniken, mit denen sich Propriozeption und Gelenkposition beeinflussen lassen, können sehr hilfreich sein. Dabei gilt es zu beachten, dass jeder Versuch, das Gelenk zu bewegen, einen gesteigerten Reflex auslösen und das Ziel der Behandlung damit unterminieren kann. Am wirksamsten scheinen langsame, sanfte Techniken zu sein, die patienteneigene Kräfte aktivieren. Bei jüngeren Kindern sind eher Counterstrain, Sutherlands Methode, balancierende Techniken und fazilitierter Positional Release sinnvoll. Bei älteren Kindern, die Anweisungen befolgen können, sind auch Muskel-Energie-Techniken mit isotonisch-exzentrischer Kontraktion und reziproker Inhibition wirksam, die Eltern als Teil eines häuslichen Übungsprogramms erlernen können. Da sich das „Herunterfahren" (down-regulation) des Dehnungsreflexes ständig verändert, wird die Hyperreflexie ständig weiter „hochgedreht". Die Behandlung muss daher ebenfalls ein fortlaufender Prozess sein. Das gilt besonders für Wachstums- oder motorische Entwicklungsphasen, in denen sich der Tonus des Kindes aufgrund einer plötzlichen Längenzunahme von Knochen oder eines neuen Gelenkbewegungsmusters häufig schlagartig erhöht. Dieser gesteigerte Tonus könnte zu Distorsionen des langen Röhrenknochenwachstums führen oder die motorische Entwicklung beeinträchtigen und sollte entsprechend aggressiv angegangen werden.

16.6 Tics

Tics sind spontane, unkoordinierte, unwillkürliche Bewegungen unter Beteiligung mehrerer Muskelgruppen. Sie treten sporadisch auf und verstärken sich bei Stress. Die pathophysiologische Grundlage ist noch nicht vollständig geklärt. Die drei häufigsten Formen eines motorischen Tics bei Kindern sind vorübergehende Tic-Störungen, chronische Tic-Störungen und das Gilles-de-la-Tourette-Syndrom.

Eine vorübergehende (transiente) Tic-Störung ist eine selbstlimitierende Bewegungsstörung, die innerhalb eines Jahres wieder verschwindet. Sie tritt häufiger bei Jungen als bei Mädchen auf und manifestiert sich meist als Blinzeln, Räuspern oder Grimassieren. An chronischen motorischen Tic-Störungen sind Muskelgruppen der Extremitäten sowie des Gesichts beteiligt. Sie treten erstmals in der Kindheit auf, bleiben jedoch zeitlebens bestehen.

Beim Gilles-de-la-Tourette-Syndrom handelt es sich um einen Symptomenkomplex aus motorischen und lautstarken Tics sowie einer obsessiv-zwanghaften und einer Aufmerksamkeitsdefizit-Hyperaktivitätsstörung (ADHS). Bei den meisten Kindern sind wenigstens drei dieser vier Kriterien erfüllt. Das Gilles-de-la-Tourette-Syndrom kann sich bereits im Säuglingsalter oder gleich nach der Pubertät zeigen und das ganze Leben lang anhalten. Es gibt ein breites Spektrum von Symptomen, das von fokalen, häufig motorischen Tics mit Seufzern bis hin zu fast konstanten multifokalen ballistischen Syndromen mit unkontrollierbaren Äußerungen und einem ADHS reicht.

Die konventionelle Behandlung motorischer Tic-Störungen hängt vom Ausmaß und der Intensität ihres Auftretens ab. Kinder mit vorübergehenden Tic-Störungen werden in der Regel nicht medikamentös behandelt. Bei Kindern mit chronischen motorischen Tic-Störungen oder einem Gilles-de-la-Tourette-Syndrom kann eine Behandlung angezeigt sein, wenn die Bewegungsstörung sehr stark ist oder die normalen Alltagsaktivitäten beeinträchtigt. Kinder mit dem Gilles-de-la-Tourette-Syndrom werden oft wegen der Verhaltenskomponente behandelt. Viele der Medikamente, die zur Behandlung von ADHS und obsessiv-zwanghaften Störungen eingesetzt werden, führen aber leider zu einer Demaskierung oder Verstärkung der motorischen Störung.

Aus osteopathischer Sicht gilt es zu beachten, dass Tics durch Stress verschlimmert werden. Das schließt emotionalen, psychischen, physischen und somatischen Stress ein. Auch biomechanischer Stress trägt zu der kumulativen Stressbelastung des Kindes bei. Eine osteopathische Manipulationsbehandlung kann die kumulative Stressbelastung abbauen, indem sie den nozizeptiven Input, der aus biomechanischen oder Gewebespannungen resultiert, verringert und die propriozeptiven Einflüsse aus den betroffenen Strukturen harmonisiert. Außerdem erleben die meisten älteren Kinder nach einer osteopathischen Behandlung einen Zustand allgemeiner Entspannung, und auch das kann für das Therapieansprechen eine Rolle spielen. Nach klinischen Berichten und Erfahrungen scheinen Kinder mit leichteren Formen des Gilles-de-la-Tourette-Syndroms gut auf eine osteopathische Manipulationstherapie anzusprechen, wobei allerdings eine kontinuierliche Behandlung notwendig ist. Sobald die somatischen Befunde ein Basisniveau erreicht haben, muss die Behandlung je nach Schweregrad der Symptome alle 4–8 Wochen wiederholt werden. Kinder mit einem schweren Gilles-de-la-Tourette-Syndrom scheinen besser auf die osteopathische Behandlung zu reagieren, wenn motorische Tics gegenüber der (obsessiv-zwanghaften) Verhaltensstörung überwiegen.

16.7 Kopfschmerzen

Eine vollständige Diskussion der Formen, Pathogenese und Ätiologie von Kopfschmerzen würde ein sehr umfangreiches Lehrbuch ergeben und den Rahmen dieses Kapitels sprengen. Daher werden wir uns hier auf das bisher recht wenig verstandene, doch überraschend häufige Phänomen der zervikogenen Kopfschmerzen beschränken.

Abgesehen von den Schmerzen, die sich störend auf die Alltagsaktivitäten auswirken können, handelt es sich bei zervikogenen Kopfschmerzen um eine gutartige Form, die nicht mit erhöhtem intrakranialem Druck, Infektionen, Blutung oder Infarkt verbunden ist. Es beginnt in der Regel mit unbestimmten Schmerzen im Hinterkopf-, Schädelbasis- oder oberen Halsbereich. Innerhalb weniger Stunden dehnen sie sich zum Scheitelbereich aus und erfassen schließlich den gesamten Kopf. Der Patient klagt möglicherweise auch über Druckschmerzen hinter den Augen. Wegen dieses Symptoms werden Kinder häufig zu einer Augenuntersuchung (Sehtest) geschickt, ohne dass sich die Symptome dadurch bessern. Die Kopfschmerzen verschlimmern sich in der Regel im Tagesverlauf und bessern sich im Schlaf. In schweren Fällen können sie migräneartige Symptome wie Übelkeit, Photophobie und sogar Erbrechen auslösen; allerdings ist zu beachten, dass diese klinischen Zeichen bei allen starken Kopfschmerzen auftreten können, auch bei zervikogenen, Nebenhöhlen- oder meningitischen Kopfschmerzen.

Patienten mit zervikogenen Kopfschmerzen klagen häufig über chronische leichte Kopfschmerzen, mit Druck- oder dumpfem Schmerz- und Steifheitsgefühl an der Schädelbasis oder im oberen Halsbereich, die sich dann zu stärkeren Kopfschmerzen entwickeln. Bei Kindern können mehrere Episoden pro Woche auftreten, die behandlungsbedürftig sind oder ihre Teilnahme am Schulunterricht verhindern. Es kann eine familiäre Veranlagung zu Kopfschmerzen oder Migräne bestehen. Häufig findet sich weder eine Vorbelastung noch ein auslösendes Ereignis in der Vorgeschichte, auch wenn zervikogene Kopfschmerzen nach einem Schleudertrauma auftreten können. Dieses Kopfschmerzmuster kann sich durch Stress, langes Sitzen am Schreibtisch oder Computer sowie Aktivitäten, die eine länger anhaltende Extension und Verkürzung der Kraniozervikalgewebe erfordern, verschlimmern. Untersuchungen haben gezeigt, dass sich zervikogene Kopfschmerzen durch eine Irritation von Knochen- und Weichteilkomponenten der Halswirbelsäule und des Kraniozervikalbereichs auslösen lassen; daher auch der Name [Bogduk 1992].

Von einem Kind eine Beschreibung der Kopfschmerzen zu erhalten, kann sehr schwierig, wenn nicht unmöglich sein. Ein großer Teil der notwendigen Informationen muss aus den Beobachtungen der Eltern erschlossen werden. Reizbarkeit, Zusammenkneifen der Augen oder Lärmempfindlichkeit können Frühsymptome sein. Weitere Anzeichen sind frühes Zubettgehen, Klagen über Helligkeit oder Lautstärke, Appetitmangel und Vorliebe für sitzende Tätigkeiten. Auch wenn der Zusammenhang noch nicht geklärt ist, klagen Kinder mit Kopfschmerzen manchmal auch über Magenschmerzen, aber nicht über Übelkeit.

16.7.1 Funktionelle Anatomie

Die Innervation des Kopfes lässt sich unter zwei Aspekten betrachten: in Bezug auf die periphere Innervation und die Kartierung im Hirnstamm. Das ist vergleichbar mit der Art und Weise, wie wir die Innervation der oberen Extremitäten sehen. Die Armgewebe werden vom N. radialis, N. medianus und N. ulnaris innerviert. Das sind periphere Nerven. Jeder dieser Nerven enthält sensorische Fasern aus den Rückenmarksegmenten C4 bis C8. Wir können die Innervationsgebiete dieser Rückenmarksegmente in Dermatome, Myotome und Sklerotome einteilen (➤ Kap. 1). Die meisten Menschen kennen die Karte der Dermatome (➤ Abb. 16.4A). Doch auch die peripheren Nerven lassen sich dort einzeichnen (➤ Abb. 16.4B). Dieselbe Aufteilung existiert auch im Kopfbereich. Es gibt drei periphere Nerven, N. ophthalmicus, N. maxillaris und N. mandibularis, deren Bereiche sich am Kopf einzeichnen lassen (➤ Abb. 16.5A). Jeder dieser peripheren Nerven enthält Fasern aus den „Segmenten" des Hirnstamms. Diese Segmente können wir als gestapelte Zellsäulen betrachten, ähnlich wie die Rückenmarksegmente. Der Augenast (N. ophthalmicus) des N. trigeminus enthält Fasern aus Zellen, die am oberen und unteren Ende der Trigeminussäule lokalisiert sind, ebenso wie der N. medianus im Arm Fasern aus Zellen im Bereich von C6, C7 und C8 enthält. Im Arm wie auch im Kopfbereich (und überall sonst) enthalten die peripheren Nerven Fasern aus einem breiten Spektrum von Zellen des Zentralnervensystems. So wie es eine Überschneidung zwischen N. radialis, N. medianus und N. ulnaris und den Gebieten von C4 bis C8 gibt (➤ Abb. 16.4B), so gibt es auch eine Überschneidung zwischen N. ophthalmicus, N. maxillaris und N. mandibularis und dem Versorgungsgebiet aus dem Hirnstamm (➤ Abb. 16.5B).

Kopfschmerzen entstehen über das Trigeminussystem des Gehirns. Es wird als System bezeichnet, da es relativ komplex ist. Von Zellen im Ganglion trigeminale gehen Fasern zu den Kopfstrukturen, wie den Gesichtsmuskeln, Nebenhöhlen, Zähnen, dem Periost der vorderen Schädelgrube und den kranialen Gefäßen. Diese Fasern besitzen Rezeptoren, die auf nozizeptive und Temperaturreize reagieren. Werden sie stimuliert, geht das Signal zum Ganglion trigeminum und wird zur Zellsäule

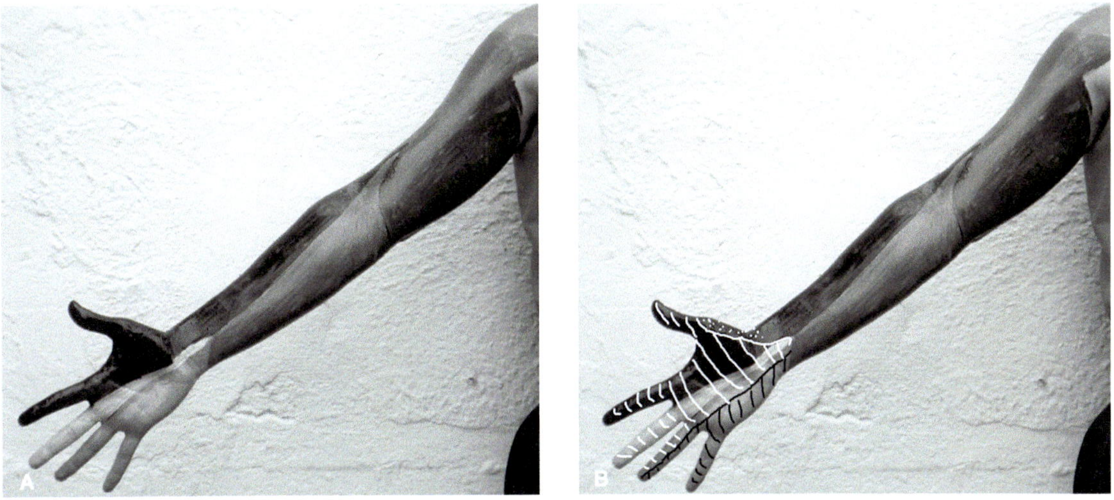

Abb. 16.4 **A** Die Dermatome der oberen Extremität auf der Innenseite des rechten Arms (Ansicht von vorn). **B** Die Karte der peripheren Nerven wurde über die Dermatomkarte gelegt. Das Versorgungsgebiet des N. ulnaris liegt am weitesten medial und ist durch schwarze Streifen gekennzeichnet. Das Gebiet des N. medianus ist durch weiße Streifen und das des N. radialis durch weiße Punkte markiert. *[Mit freundlicher Genehmigung der Willard & Carreiro Collection]*

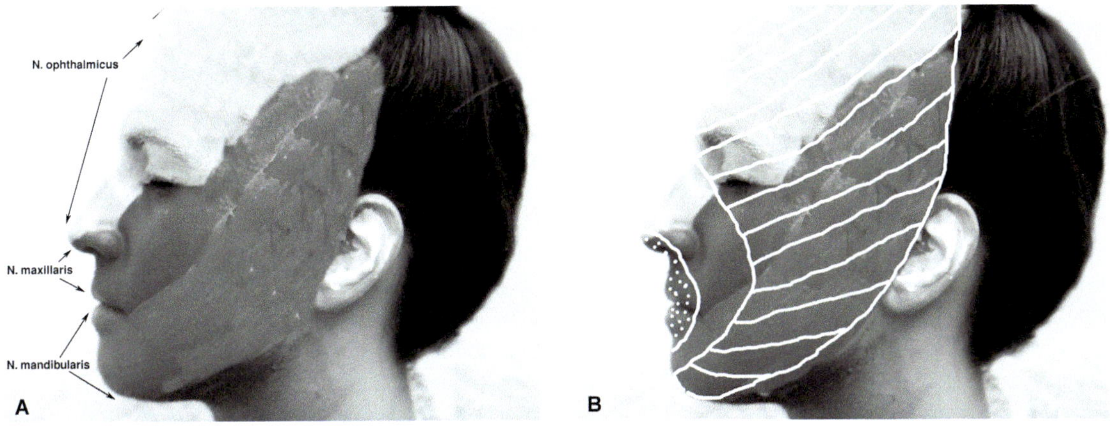

Abb. 16.5 **A** Darstellung der bekannten peripheren Innervationsgebiete im Gesichts- und Kopfbereich. Die Gebiete der Trigeminusäste (N. ophthalmicus, N. maxillaris und N. mandibularis) sind farblich unterschiedlich gezeichnet. **B** Das Gebiet der drei Trigeminuskernsegmente wurde über die Karte der peripheren Nerven gelegt. Jedes der drei „Segmente" der Trigeminuszellsäule erhält sensorische Informationen von allen Geweben im abgebildeten Bereich. *[Mit freundlicher Genehmigung der Willard & Carreiro Collection]*

im Hirnstamm weitergeleitet. Diese Zellsäule besteht aus den Trigeminuskernen, die Schmerz- und Temperaturreize empfangen und die Information zum Kortex weiterleiten. Die Zellsäule im Hirnstamm ist wie eine Karte angelegt. Von den Lippen kommende Fasern bilden am oberen Ende der Zellsäule Synapsen, Fasern aus dem Scheitelbereich am unteren Ende (➤ Abb. 16.6). Diese Zellsäule empfängt jedoch sensorische Informationen aus allen Gewebearten: Knochen, Muskeln, Bindegewebe, Blutgefäße und Haut. Deshalb müssen wir neben der Karte der Dermatome auch die der Myotome und Sklerotome berücksichtigen. Diese Karten kann man sich als Querschnitt durch den Kopf vorstellen. Jedes Gewebe dieses Querschnitts ist in der sensorischen Karte enthalten.

Die Trigeminuszellsäule ist eine Fortsetzung der Zellsäule im Rückenmark, die ebenfalls Schmerz- und Temperaturreize wahrnimmt, des anterolateralen Systems (ALS). Dabei gibt es eine gewisse Überlappung zwischen beiden Säulen. Die Zellen, die Schmerz- und Temperaturreize aus dem oberen Halsbereich empfangen, sind zwischen Zellen verteilt, die entsprechende Informationen aus dem Scheitelbereich empfangen. Wenn eine chronische Reizung der oberen Hals- bzw. kraniozervikalen Strukturen vorliegt, werden die Zellen im oberen ALS-Bereich erregt oder fazilitiert; das kann die Aktivie-

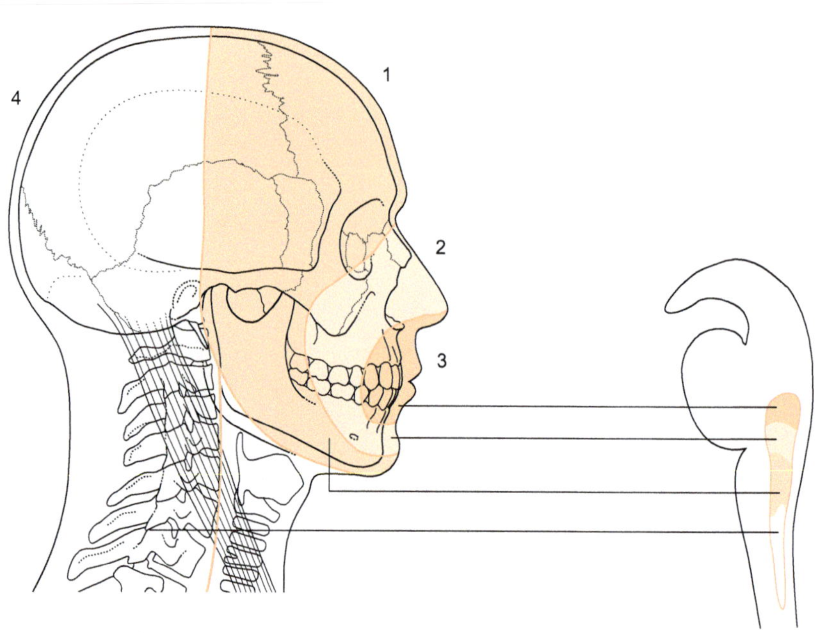

Abb. 16.6 Schematische Darstellung aller Gewebe, die von den „Trigeminussegmenten" im Hirnstamm innerviert werden. Bereich 1 bezieht sich auf die untersten Zellen, 2 auf die mittleren und 3 auf die obersten Zellen der Kernsäule. Beachten Sie die Überlappung zwischen den Zellen, die aus dem oberen Halsgewebe (1), und jenen, die aus dem Bereich des Hinterkopfes Input erhalten (4). *[Mit freundlicher Genehmigung der Willard & Carreiro Collection]*

rungsschwelle der angrenzenden Trigeminuszellen senken oder sie tatsächlich stimulieren. Weil es Trigeminuszellen sind, wird das Gehirn, wenn sie aktiviert sind, Schmerzen so interpretieren, als kämen sie aus dem Kopf, also als Kopfschmerzen. Es handelt sich dabei um eine Form von übertragenem Schmerz. Die Einteilung der Trigeminuszellen führt dazu, dass der Patient Schmerzen im Scheitelbereich, hinter den Augen oder im Schläfenbereich wahrnimmt. Aber noch bevor das Trigeminussystem aktiviert wird, treten als Prodromalsymptome Druck, dumpfer Schmerz und Steifheit auf, sobald die zervikalen Neurone stimuliert worden sind.

16.7.2 Palpatorische Untersuchung

Zervikogene Kopfschmerzen werden durch eine Irritation von Strukturen im oberen Zervikal- oder Kraniozervikalbereich hervorgerufen. Bei der körperlichen Untersuchung zeigt sich in der Regel eine Extension des Os occipitale auf dem Atlas und eine signifikante Restriktion der Mechanik am kraniozervikalen Übergang. In den kurzen tiefen Kopfstreckern können Triggerpunkte vorliegen oder auch nicht, während Druckschmerzpunkte (Tenderpoints) jedoch meistens vorhanden sind. Außerdem besteht eine auffallende Kompression und Restriktion der normalen Mechanik an der Schädelbasis mit einer offensichtlich sekundären Restriktion im Schädeldachbereich. Bei manchen Kindern kann über Druckschmerzpunkte auf der Sutura lambdoidea und der Sutura occipitomastoidea das Schmerzmuster reproduziert sowie ein leichtes Schwindelgefühl ausgelöst werden. Häufig lässt sich eine Kompression der sphenobasilaren Synchondrose palpieren, die Ursache oder Folge der Spannungen sein kann. Die Faszienrestriktion zieht sich durch den gesamten Hals- und oberen Thoraxbereich. Patienten, die zu Migräne neigen, weisen häufig paraspinale Muskelspasmen im Bereich von Th4 auf.

16.8 Postkommotionelles Syndrom

Ein postkommotionelles Syndrom (PKS) ist ein Beschwerdebild nach einer gedeckten Kopfverletzung. Im DSM-IV (Diagnostic and Statistical Manual of Mental Disorders IV) werden die diagnostischen Kriterien eines PKS als posttraumatische Hirnleistungsschwäche mit mindestens drei der folgenden Befunde definiert: Kopfschmerzen, Schwindelgefühl, Müdigkeit, Impulsivität, Reizbarkeit, Merk- und Konzentrationsschwäche, Insomnie, Hyperakusis und Photophobie. Die Symptome können gleich nach der Verletzung (Commotio cerebri) auftreten oder sich über Stunden allmählich entwickeln. Ein PKS ist leider ein recht häufiger Folgezustand nach einer leichten gedeckten Kopfverletzung. Wegen ihrer sportlichen Aktivitäten haben junge Athleten naturgemäß ein höheres Risiko als Kinder. Helme und andere Schutzvorrichtungen spielen zwar eine Rolle, da sie die Schwere der Verletzung abmildern können, sind sie keineswegs „narrensicher". Kinder und junge Sportler sind aktiv und stoßen sich häufig den Kopf an. In den meisten Fällen ist es so unerheblich, dass sich kein PKS entwickelt, doch es gibt bestimmte Hinweise in der Vorgeschichte einer Kopfverletzung, die eine Gehirnerschütterung wahrscheinlicher machen.

Wenn Kinder nach einem Schädel- oder Schleudertrauma bewusstlos werden (selbst nur für Sekunden), haben sie eine Gehirnerschütterung erlitten. Auch ein Gedächtnisverlust im Hinblick auf bestimmte Ereignisse innerhalb von 24 Stunden vor oder nach dem Trauma kann auf eine Commotio cerebri und ein erhöhtes PKS-Risiko hindeuten [Hessen et al. 2008]. Solange die Amnesie in weniger als 24 Stunden nach dem Ereignis wieder abklingt, besteht kein Zusammenhang mit der Schwere des PKS. Bei einer stärkeren oder länger als 24 Stunden anhaltenden Amnesie muss der Verdacht auf eine Hirnischämie abgeklärt werden. Während eine leichte Gehirnerschütterung mit einem posttraumatisch akut veränderten Bewusstseinszustand (mental state) wie Desorientiertheit über weniger als 12 Stunden, ohne Anzeichen einer Progression, einhergehen kann, zeigt eine fortschreitende Veränderung des Bewusstseinszustand, die sich Stunden nach der Verletzung entwickelt und/oder verschlechtert, einen intrakranialen Druckanstieg oder eine Hirnblutung an. Eine Commotio cerebri kann auch mit leichten, stabilen und fokalen neurologischen Defiziten unmittelbar nach dem Schädel-Hirn-Trauma verbunden sein. Patienten, die 30 Minuten nach einer Gehirnerschütterung eine Punktzahl von 13–15 auf der Glasgow Coma Scale erreichen, haben ein höheres PKS-Risiko.

Mit der Glasgow Coma Scale werden verletzte Kinder auf drei Kriterien hin bewertet: Augenöffnen, verbale und motorische Antwort. Anhand der Reaktionen bei der Untersuchung lässt sich eine Gesamtpunktzahl ermitteln (➤ Tab. 16.1). Dabei entsprechen 13–15 Punkte einem leichten, 9–12 Punkte einem mittelschweren und weniger als 8 Punkte einem schweren Schädel-Hirn-Trauma. Bei jungen Sportlern erfolgt eine Bewertung mit der Glasgow Coma Scale (GCS) häufig zum Zeitpunkt der Verletzung. Bei Patienten mit entsprechender Vorgeschichte kann der Untersucher auch während der Anamnese-Erhebung die GCS-Punktzahl einschätzen. Man könnte die Eltern des Kindes beispielsweise fragen: „Waren seine Augen offen, als Sie es fanden?" Oder: „Reagierte es auf Ansprache/seinen Namen?" Oder: „Konnte es sagen, wo es wehtat?" Obwohl die Glasgow Coma Scale ursprünglich für Erwachsene und ältere Kinder entwickelt wurde, ist sie eingeschränkt auch auf jüngere Patienten anwendbar. Es ist beispielsweise wichtig zu erfahren, ob sich das Kind richtig trösten ließ oder nicht, ob es bei Namensnennung aufblickte und sein Sprachverständnis das übliche Niveau erreichte.

Kopfschmerzen und Schwindelgefühl sind die häufigsten Folgen eines postkommotionellen Syndroms und können mit anderen Symptomen zusammen einen klinischen Komplex (Cluster) bilden. Jeder dieser Komplexe besteht aus einem Leitsymptom oder Hauptbefund und einem oder mehreren Begleitsymptomen. Für das PKS sind in der Literatur vier klinische Manifestationsformen beschrieben [Cicerone 1995]: ein somatischer, ein sensorischer, ein kognitiver und ein affektiver Komplex (Cluster). Am häufigsten manifestiert sich ein PKS als somatischer Komplex; neben Kopfschmerzen haben die Patienten primär Beschwerden wie Gleichgewichtsstörung, Tollpatschigkeit und leichtes Benommenheits-/Unsicherheitsgefühl. Hinzukommen kann eines oder mehrere der folgenden Begleitsymptome: verändertes Sehvermögen, Übelkeit, Appetitverlust und, seltener, In-

Tab. 16.1 Glasgow Coma Scale

Augenöffnen		verbale Antwort		motorische Antwort	
spontan	4 Punkte	orientiert (koordiniertes Gespräch)	5 Punkte	zielgerichtet (auf Aufforderung)	6 Punkte
auf Ansprache	3 Punkte	konfus (unkoordiniertes Gespräch)	4 Punkte	lokalisiert (Schmerz-) Bereich	5 Punkte
auf Schmerz	2 Punkte	einzelne Wörter	3 Punkte	Zurückziehen bei Schmerz	4 Punkte
keine Reaktion	1 Punkt	unverständliche Laute	2 Punkte	Beugesynergismen	3 Punkte
		keine Antwort	1 Punkt	Dezerebrationsstarre	2 Punkte
				keine Reaktion	1 Punkt
Gesamtpunktzahl		Gesamtpunktzahl		Gesamtpunktzahl	

16

somnie. Ein anderes häufiges Erscheinungsbild des PKS ist ein kognitiver Cluster. Die Patienten sind im Denken verlangsamt, unkonzentriert, vergesslich und können schwer Entscheidungen treffen [Wozniak et al. 2007]. Typisch für sie sind Kopfschmerzen und Schlafstörungen. Dieser Komplex scheint sich häufiger bei jungen Sportlern zu zeigen, die Fußball, Rugby und American Football spielen, also Sportarten mit erlaubten Kopfkontakten ausüben. Eine Studie an australischen Fußballspielern ergab eine Verschlechterung der kognitiven Leistung nach einer Kopfverletzung und eine Verstärkung der kognitiven Cluster-Symptome bei den Betroffenen [Maddocks 1996]. Die Veränderungen traten über einen relativ kurzen Zeitraum auf – so lange wie ihr Spiel dauerte. Patienten mit sensorischen Cluster-Symptomen eines PKS leiden unter Lärm- und Lichtempfindlichkeit, mit oder ohne Kopfschmerzen. Manchmal haben sie zusätzlich multifokale Parästhesien und ein verändertes Geschmacks- oder Geruchsempfinden. Als vierter Symptomenkomplex oder affektiver Cluster werden Reizbarkeit, Angst, Depression und Frustration beschrieben; diese Patienten haben oft auch Kopfschmerzen.

Patienten können aber auch Symptome verschiedener klinischer Komplexe aufweisen. Je mehr Cluster beteiligt sind, desto gravierender ist ihr Zustand und desto schwerer war vermutlich die auslösende Gehirnerschütterung. Patienten mit leichter Ausprägung sämtlicher Cluster-Symptome, aber primär kognitiven und affektiven Störungen fallen unter die Kategorie eines Schweregrads I oder Typ-I-PKS (➤ Tab. 16.2). Für praktisch all diese Patienten wird angegeben, sie seien nach der Verletzung eine Zeit lang bewusstlos gewesen und, wichtiger noch, bei der Hälfte von ihnen könnte eine Depression vorgelegen haben [Cicerone 1995]. Mäßige bis schwere kognitive und affektive, leichte sensorische und fehlende bis leichte somatische Symptome werden als Typ II eingestuft. In diese Kategorie fallen die meisten Patienten mit einem PKS. Typ-III-Patienten weisen moderate bis schwere kognitive und affektive Veränderungen und mittelschwere sensorische oder somatische Symptome auf. Als Typ IV gilt ein schweres Gesamtbeschwerdebild von Patienten, bei denen zusätzlich eine manifeste Depression vorliegen kann.

Nach einem leichten Schädel-Hirn-Trauma besteht bei Kindern die Gefahr, dass sich nach jeder erneuten Verletzung stärkere Symptome entwickeln. Wenn sich bei einem jungen Sportler leichte PKS-Symptome zeigen, sollte er aus dem Spiel genommen werden, bis sie abgeklungen sind [Kissick & Johnston 2005, Kirkwood et al. 2006]. Zur Prognose des PKS gibt es noch zu wenig Berichte [Lee 2007, Rees & Belton 2007]. Im Allgemeinen scheinen Patienten mit Typ-II- oder Typ-III-PKS

Tab. 16.2 Übersicht über die Schweregrad-(Typ-)Einteilung eines postkommotionellen Syndroms

Schweregrad	Klinische Komplexe (Cluster)	Sonstiges
Typ I	Leichte Symptome aller Komplexe (Cluster)	Wahrscheinlich mit Bewusstlosigkeit, evtl. psychiatrische Grundstörung
Typ II	Mäßig-schwere kognitive und affektive, leichte sensorische und fehlende bis leichte somatische Symptome	
Typ III	Mäßig-schwere kognitive und affektive, mittelstarke sensorische oder somatische Symptome	
Typ IV	Schweres Gesamtbeschwerdebild	Eher ohne Bewusstlosigkeit, keine Depression

eine gute Langzeitprognose zu haben, auch wenn es in einigen Fällen Monate dauern kann, bis sich die Symptome zurückbilden. Bei wiederholten Verletzungen verschlechtert sich die Prognose. Reservierter ist die Prognose bei Patienten, deren Symptome in die Typ-I- oder Typ-IV-Kategorie fallen und die deshalb eine psychiatrische Behandlung benötigen.

Aus osteopathischer Sicht richtet sich die Behandlung von Patienten mit PKS auf eine Normalisierung der biomechanischen Stress- und Spannungsmuster, die durch die Verletzung entstanden sind, sowie auf die Anbahnung optimaler Funktionen in Bereichen, die möglicherweise indirekt zu den Symptomen der Patienten beitragen. Ein Fußballspieler könnte nach einer Kopfstoßverletzung zum Beispiel kognitive, somatische und sensorische Cluster-Symptome aufweisen, die sich direkt auf das Schädel-Hirn-Trauma zurückführen lassen, aber gleichzeitig auch Begleitsymptome von biomechanischen Spannungen sind. So könnten die Kopfschmerzen auf der Gehirnerschütterung und einer somatischen Dysfunktion im Kraniozervikal- und oberen Halswirbelsäulenbereich beruhen. Vielleicht trägt eine Dysfunktion der Ohrtrompete zur Hyperakusis bei. Eine Verengung der oberen Thoraxapertur könnte den Abfluss im Niederdrucksystem der Extremitäten behindern und somit zu Schwellung, Steife und Parästhesien beitragen. Diese Symptome summieren sich im Erleben des Kindes und beeinflussen sein Wohlbefinden und seine Bewältigungs-(Coping-)Strategien, was sich umgekehrt in seiner Reizbarkeit, Erschöpfung und Frustration niederschlägt. Alle genannten Einflüsse überfluten den Locus coeruleus und Hypothalamus und verändern die Hypothalamus-Hypophysen-Nebennieren-Achse; es kommt zu einem Kortisolanstieg und zur Auslösung eines Depressionszyklus.

QUELLEN

Bogduk N. The anatomical basis for cervicogenic headache. Journal of Manipulative and Physiological Therapeutics 15 (1), 1992, S. 67–70.

Cicerone K. D. Persistent post-concussion syndrome: the structure of subjective complaints after mild traumatic brain injury. Journal of Head Trauma Rehabilitation 10 (3), 1995, S. 1–17.

Hessen E., Anderson V., Nestvold K. MMPI-2 profiles 23 years after paediatric mild traumatic brain injury. Brain Injury 22, 2008, S. 39–50.

Kirkwood M. W., Yeates K. O., Wilson P. E. Pediatric sport-related concussion: a review of the clinical management of an oft-neglected population. Pediatrics 117, 2006, S. 1359–1371.

Kissick J., Johnston K. M. Return to play after concussion: principles and practice. Clinical Journal of Sport Medicine 15, 2005, 426–431.

Lee L. K. Controversies in the sequelae of pediatric mild traumatic brain injury. Pediatric Emergency Care 23, 2007, S. 580–583.

Maddocks D. Neuropsychological deficits following concussion. Brain Injury 10 (2), 1996, S. 99–103.

Rees R. J., Bellon M. Post concussion syndrome ebb and flow: longitudinal effects and management. Neurological Rehabilitation 22, 2007, S. 229–242.

Shapiro A. M., Schaitken B. M., May M. Facial paralysis in children. In: Bluestone C. D., Sylvan S. E., Kenna M. A. (Hrsg.). Pediatric otolaryngology. WB Saunders, Philadelphia, 1996.

Wozniak J. R., Krach L., Ward E. et al. Neurocognitive and neuroimaging correlates of pediatric traumatic brain injury: a diffusion tensor imaging (DTI) study. Archives of Clinical Neuropsychology 22, 2007, 555–568.

WEITERFÜHRENDE LITERATUR

Adams R. D., Victor M. Principles of neurology. 5. Auflage, McGraw-Hill, New York, 1993.

Andermann E., Andermann F., Silver K., Levin S., Arnold D. Benign familial nocturnal alternating hemiplegia of childhood. Neurology 44 (10), 1994, S. 1812–1814.

Binder H., Eng G. D., Gaiser J. F. et al. Congenital muscular torticollis; results of conservative management with long-term follow-up in 85 cases. Archives of Physical Medicine and Rehabilitation 68, 1987, S. 222–225.

Boere-Boonekaamp M. M., van der Linden-Kuiper A. T. Positional preference: prevalence in infants and follow-up after two years. Pediatrics 107, 2001, S. 339–343.

Bogduk N., Marsland A. On the concept of third occipital headache. Journal of Neural and Neurosurgical Psychiatry 49, 1986, S. 775–780.

Bogduk N., Windsor M., Inglis A. The innervation of the cervical intervertebral discs. Spine 13 (1), 1988, S. 2–8.

Brown J. K., Rodda J., Walsh E. G., Wright G. W. Neurophysiology of lower-limb function in hemiplegic children. Developmental Medicine and Child Neurology 33 (12), 1991, S. 1037–1047.

Canale S. T., Griffin D. W., Hubbard C. N. Congenital muscular torticollis. A long-term follow-up. Journal of Bone and Joint Surgery [American] 64, 1982, S. 810–816.

Dubowitz L. M. S., Cowan F., Rutherford M., Mercuri E., Pennock J. Neonatal neurology, past, present and future – a window on the brain. Brain Development 17, 1995, S. 22–30.

Hamanishi C., Tanaka S. Turned head-adducted hip truncal curvature syndrome. Archives of Disease in Childhood 70, 1994, S. 515–519.

Menkes J. H., Sarant H. B. Child neurology. 6. Auflage, Lippincott Williams & Wilkins, Philadelphia, 2000.

Phillippi H., Faldum A., Jung T. Et al. Patterns of postural asymmetry in infants: a standardized video-based analysis. European Journal of Pediatrics 165, 2006, 58–164.

Phillippi H., Faldum A., Schleupen A. et al. Infantile postural asymmetry and osteopathic treatment: a randomized therapeutic trial. Developmental Medicine and Child Neurology 48, 2006, S. 5–9.

Roberts W. J., Kramis R. C. Sympathetic nervous system influence on acute and chronic pain. In: Fields H. (Hrsg.). Pain syndromes in neurology. Butterworth Heineman, Oxford, 1990, S. 85–105.

Standring S. (Hrsg.). Gray's Anatomy. 39. Auflage, Churchill Livingstone, New York, 2004.

St. John D., Mulliken J. B., Kaban L. B. et al. Anthropometric analysis of mandibular asymmetry in infants with deformational posterior plagiocephaly. Journal of Oral and Maxillofacial Surgery 60, 2002, S. 873–877.

Thompson S. K. Prognosis in infantile idiopathic scoliosis. Journal of Bone and Joint Surgery [American] 62, 1980, S. B151–154.

Volpe J. J. Neurology of the newborn. 3. Auflage, WB Saunders, Philadelphia, 1995.

Wall P. D., Melzack R. Textbook of pain. 2. Auflage, Churchill Livingstone, Edinburgh, 1990.

Walsh J. J., Morrissy R. T. Torticollis and hip dislocation. Journal of Pediatric Orthopedics 18, 1998, S. 219–221.

Willard F. H. The autonomic nervous system. In: Ward R. (Hrsg.). Foundations for osteopathic medicine. Williams & Wilkins, Baltimore, 1997.

Woolsey R. M., Young R. R. The clinical diagnosis of disorders of the spinal cord. Neurological Clinics 9 (3), 1991, S. 573–583.

Wyke B. The neurology of joints: a review of general principles. Clinics in Rheumatic Diseases 7 (1), 1981, S. 223–239.

KAPITEL

17 Infantile Zerebralparese

17.1 Überblick

Als infantile Zerebralparese wird eine nichtprogressive, aber veränderliche motorische Funktionsstörung beschrieben, die aus einer Hirnschädigung während der kindlichen Entwicklung resultiert [Menkes & Sarant 2000]. Entscheidend ist, dass sie nicht progressiv verläuft, veränderlich ist und die Motorik betrifft. Der pathologische Prozess im Zentralnervensystem bleibt stabil, doch im Laufe der kindlichen Entwicklung verändert sich die Art und Weise, wie er sich manifestiert. Das geschieht, weil der Hirninsult schon sehr früh eintritt, in der Regel während der Schwangerschaft oder Geburt. Mit dem Heranreifen der sensomotorischen Systeme kommen neu erlernte motorische Fähigkeiten des Kindes aufgrund der kortikalen Schädigung anders zum Ausdruck. Deshalb verändert sich das klinische Bild, wenn das Kind älter wird. Wenn ein Kind mit infantiler Zerebralparese zum Beispiel das Stadium erreicht, in dem es krabbeln sollte, die erlittene Gehirnschädigung aber zu einer Schwäche der Hüftflexoren geführt hat, ist es dazu möglicherweise nicht in der Lage. Trotzdem können sich die oberen Extremitäten stadiengerecht normal entwickeln. Wenn die Zeit kommt, in der dieses Kind laufen lernen sollte, kann die Entwicklung verzögert sein; vielleicht braucht es Hilfe zum Stehen und stützt sich anschließend beim Laufen eher ab als frei zu gehen.

Im Laufe ihrer Entwicklung lernen Kinder neue Bewegungsstrategien, die sie verfeinern und integrieren, um mit der Umwelt zu interagieren. Bei einem Kind mit infantiler Zerebralparese hängt die Fähigkeit, neue Strategien zu integrieren und einzusetzen, vom Ausmaß und Sitz der Schädigung ab. Einige neue motorische Strategien lassen sich vollständig, andere nur teilweise und wieder andere überhaupt nicht integrieren. Deshalb verändert sich das klinische Bild des Kindes laufend, was es sehr schwierig macht, in den ersten ein oder zwei Lebensjahren eine genaue Diagnose zu stellen, falls nicht eindeutige Anzeichen vorliegen. Nelson & Ellenberg [1996] zeigten, dass sich bei der Hälfte der 229 Kinder, bei denen im Alter von einem Jahr eine Zerebralparese diagnostiziert worden war, im Alter von sieben Jahren keine entsprechende Diagnose mehr feststellen ließ.

17.1.1 Pathogenese

Es gibt sehr viele und vielfältige Formen von Hirnverletzungen, die zu einer infantilen Zerebralparese führen können, angefangen von genetischen bis hin zu infektiösen und traumatischen Prozessen. Die häufigsten Ursachen sind jedoch eine perinatale Asphyxie und Komplikationen aufgrund von Frühgeburtlichkeit. Eine perinatale Asphyxie ist ein Zustand, bei dem eine Hypoxie, Ischämie und Hyperkapnie des Gehirns zu zerebralen Ödemen und metabolischen Veränderungen führt [Volpe 1995]. Untersuchungen deuten darauf hin, dass der Insult in 40–50% der Fälle intrauterin auftritt, in 30–40% unter der Geburt und in ca. 10% postnatal [Brown et al. 1974, Low et al. 1989, Volpe 1995]. Die Hirnschädigung kann durch Hypoperfusion, fokale Ischämie oder Asphyxie bedingt sein [Menkes & Sarant 2000]. Nach Volpe [1995] besteht das Hauptproblem bei all diesen Ereignissen darin, dass es durch den Ausfall von autoregulatorischen Mechanismen des zerebralen Blutflusses zu Nekrosen und Ödemen im betroffenen Gewebe kommt, was eine hypoxisch-ischämische Enzephalopathie zur Folge hat. Eine ausführliche Diskussion der Pathogenese findet sich bei Menkes & Sarant [2000] oder Volpe [1995]. Welcher Hirnbereich von der hypoxisch-ischämischen Enzephalopathie betroffen ist, hängt von der Dauer des Insults und dem Gestationsalter des Feten ab, da sich während der Schwangerschaft die Empfindlichkeit bestimmter Bereiche mit der Entwicklung des Hirngefäßmusters verändert.

17.1.2 Terminologie

In der Vergangenheit wurde eine infantile Zerebralparese nach dem vermuteten anatomischen Infarktbereich klassifiziert. Dementsprechend wurden Begriffe wie kortikale, zerebellare und vestibulare Parese verwendet. Neuerdings geht man dazu über, die Funktionsstörung zu beschreiben und die infantile Zerebralparese nach der motorischen Dysfunktion einzustufen. Es gibt sechs Grundformen einer CP: spastisch, extrapyramidal, atonisch (hypoton), zerebellar, ataktisch und kombiniert. Diese Begriffe beschreiben die funktionellen Merkmale des Kindes. Das Verteilungsmuster, also ob sie unilateral oder bilateral auftreten, hängt von Seite der Schädigung ab.

17.2 Erscheinungsformen

17.2.1 Spastische Zerebralparese

Spastik ist die häufigste Erscheinungsform einer infantilen Zerebralparese und betrifft 70–80% aller Fälle [Dormans & Pellegrino 1998]. Sie tritt auf, wenn das absteigende Kontrollsystem geschädigt ist, das die

Aktivität von Interneuronen, α-Motoneuronen und γ-Motoneuronen moduliert [Pearson & Gordon 2000].

Ein spinaler Reflex ist durch gesteigerte Sehnenreflexe und Dehnungswiderstand charakterisiert (➤ Kap. 16). Ein spinaler oder Dehnungsreflex ist ein monosynaptischer Reflex, an dem ein sensorischer Input über die dorsalen Spinalganglien und ein motorischer Output von den Vorderhornzellen beteiligt sind. Unter normalen Bedingungen wird die Reaktion der Vorderhornzellen über absteigende Bahnen vom Kortex inhibiert oder herabmoduliert. Fehlt diese efferente Kontrolle, kommt es zu einer gesteigerten Muskelreaktion auf die Dehnung der Sehne (➤ Abb. 17.1). Ist die Schaltung im Gehirn und Rückenmark intakt, wird zum Beispiel die Reaktion des M. quadriceps femoris auf die Dehnung der Patellarsehne moduliert; d. h. die Muskelkontraktion wird entsprechend der Dehnungsstärke reguliert. Wenn das Gehirn die Rückenmarkszellen nicht moduliert, wird die Kontraktion des M. quadriceps femoris nicht herabreguliert. Unabhängig von der Intensität der Sehnendehnung reagiert der Muskel mit einer sehr raschen und kräftigen Kontraktion, einem gesteigerten Sehnenreflex. Ist ein Hirnbereich verletzt, der an den absteigenden modulierenden Bahnen beteiligt ist, zeigt sich ein gesteigerter Dehnungsreflex bei dem betroffenen Kind. Unter bestimmten Bedingungen kann die inhibitorische Kontrolle so stark beeinträchtigt sein, dass der spinale Reflex selbst durch eine passive Dehnung aktiviert wird. Dabei handelt es sich um eine Form von Rigidität.

Ein Sehnenreflex gibt nicht notwendigerweise Hinweise auf die Muskelkraft. Er ist ein Maß für den spinalen oder Eigenreflex – die Muskelreaktion auf die Dehnung der Sehne. Spastik bezieht sich definitionsgemäß auf diesen Sehnenreflex, auch wenn der Begriff häufig auf angespannte oder verkrampfte Muskeln angewandt wird. Dabei kann noch immer eine willkürliche Muskelkontrolle bestehen. Ein Kind kann zu einem kontrollierten Muskeleinsatz fähig sein und doch unter Spastik leiden, weil die kortikale Regulation des spinalen Reflexes fehlt. Seine Muskelkraft reicht häufig aus, doch wegen des gesteigerten Dehnungsreflexes sind koordinierte Bewegungen schwierig.

Viele Kinder mit Spastik haben auch eine hypertone Muskulatur oder Muskelrigidität. Rigidität und Spastik sind jedoch unterschiedliche Phänomene und treten nicht notwendigerweise gemeinsam auf. Eine Rigidität ist in der Regel bei den Flexoren ausgeprägter als bei den Extensoren, obwohl beide betroffen sein können [Adams & Victor 1993]. Der erhöhte Widerstand gegen eine passive Muskeldehnung kann zwischen einer leichten Zunahme und einer ausgesprochenen Rigidität rangieren. Bei Rigidität sind die Aktivierungsschwellen von α- und γ-Motoneuronen erniedrigt [Adams & Victor 1993], nicht aber die Sehnenreflexe verstärkt. Elektromyografi-

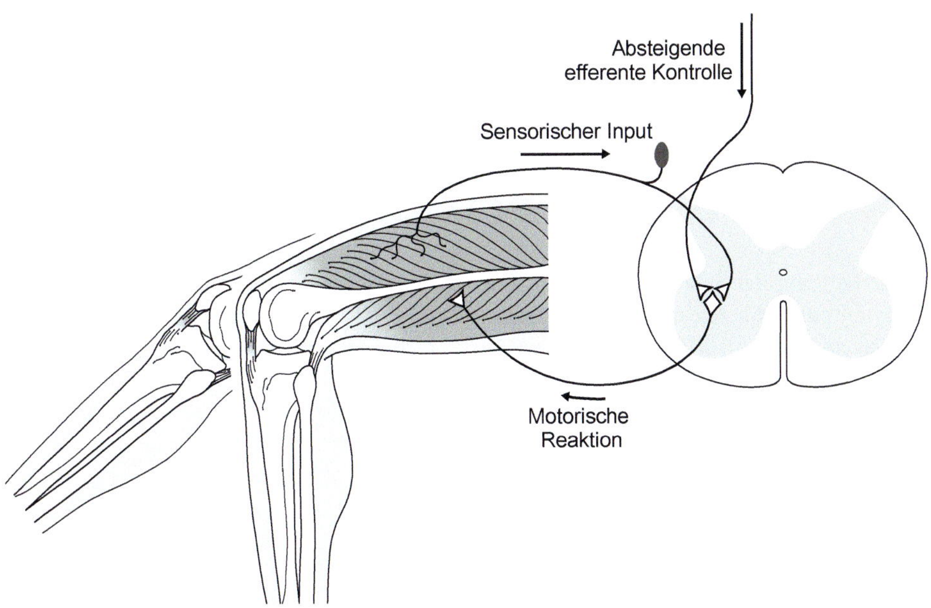

Abb. 17.1 Schematische Darstellung des Patellarsehnenreflexes (Dehnungsreaktion der Kniesehne). Unter normalen Bedingungen dämpft die absteigende Kontrolle die motorische Reaktion. Wenn diese jedoch aufgrund einer Rückenmark- oder Hirnschädigung ausfällt, wird die Reaktion verstärkt, was zum gesteigerten Sehnenreflex und damit zur Spastik führt.

17

sche Untersuchungen haben gezeigt, dass die erhöhte Aktivität der motorischen Einheit – der vielen hundert Skelettmuskelfasern, die von dem betroffenen α-Motoneuron innerviert werden – selbst nach einer offensichtlichen Entspannung weiter anhält [Adams & Victor 1993].

Eine besondere Form von Rigidität oder Hypertonus wird als Klappmesserphänomen bezeichnet. Die passive Gelenkbewegung erinnert dabei an das Öffnen und Schließen eines Taschenmessers. Der Muskel widersetzt sich anfangs einer passiven Dehnung. Wird die Dehnung aufrechterhalten, gibt der Muskel plötzlich ein kurzes Stück nach. Versucht man beispielsweise den Ellbogen eines Kindes mit Klappmesser-Rigidität sanft zu strecken, ist das Gelenk anfangs ziemlich resistent gegen die Bewegung; der Muskel bleibt gegen die aufgewendete Kraft kontrahiert (➤ Abb. 17.2). Dann gibt der Muskel plötzlich nach und lässt eine gewisse Bewegung im Gelenk zu. Dieselbe Reaktion tritt auf, wenn man versucht, den Ellbogen zu beugen. Der Arm bewegt sich wie ein Klappmesser: Man muss an der Klinge ziehen, bis sie sich plötzlich ein Stück weit öffnet. Um das Messer dann wieder zu schließen, muss man drücken, bis es plötzlich einklappt. Deshalb spricht man von Klappmesserphänomen oder Klappmesser-Rigidität. Eine andere Form von Rigidität wird als Zahnradphänomen bezeichnet. Auch dabei widersetzt sich der Arm einer Bewegung, doch statt nachzugeben und einen größeren Bewegungsbogen zuzulassen, gibt der Muskel jeweils nur kurz ein kleines bisschen nach, was zu einer rhythmisch einrastenden Bewegung führt [Adams & Victor 1993]. Für den Untersucher fühlt es sich an, als würde er ein Zahnrad bewegen. In beiden Fällen ist der Muskeltonus anomal hoch, in erster Linie, weil die Reaktion auf passive Dehnung verstärkt ist.

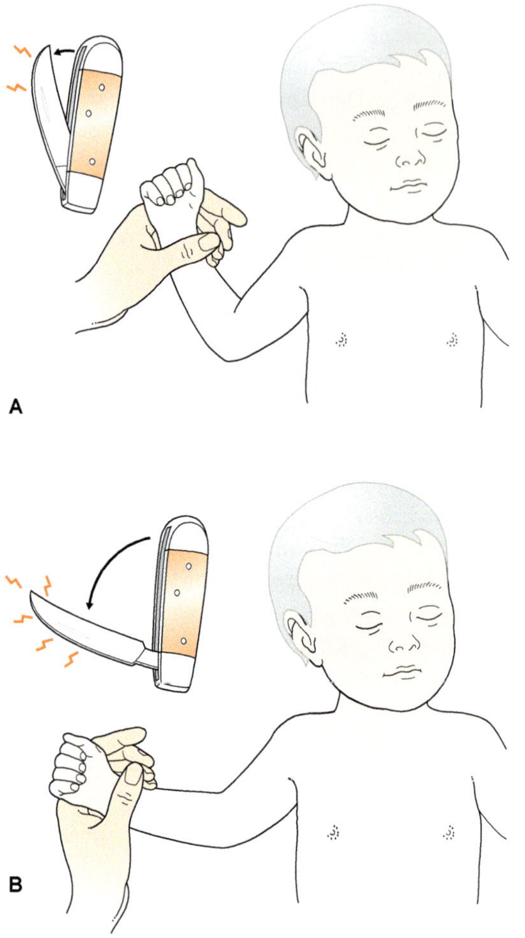

Abb. 17.2 Schematische Darstellung des Klappmesserphänomens. In **A** stößt der Versuch, den Arm des Patienten zu strecken, auf Widerstand. In **B** gibt der Arm dann plötzlich nach.

17.2.2 Extrapyramidale (dyskinetische) Zerebralparese

Bei einer anderen Form der infantilen Zerebralparese, die als extrapyramidale CP bezeichnet wird, treten Dyskinesien oder anomale unwillkürliche Bewegungen auf. Meist weisen die betroffenen Kinder eine Athetose oder Chorea auf, doch es können auch andere Dyskinesien vorliegen, wie Hemiballismus, Dystonie, Myoklonus und ataktischer Tremor.

Bei der Athetose handelt es sich um unwillkürliche, langsame, gewundene, schlangenförmige Bewegungen, in der Regel der Extremitäten, doch manchmal auch mit Beteiligung des Rumpfes. Wie andere Dyskinesien stellt die Athetose ein Zerrmuster der Bewegungsabfolge dar, die normalerweise von den Basalganglien gesteuert wird. Obwohl sie unwillkürlich ist, kann eine Athetose häufig unterdrückt werden. Nehmen wir zum Beispiel Sonja, eine kleine Fünfjährige mit Athetose des rechten Arms. Wenn sie auf der Behandlungsliege sitzt und mit ihrer Mutter oder dem Arzt spricht, zeigen sich rechts oft sehr subtile Bewegungen ihrer Hand und des Arms. Wenn sie mit der Unterhaltung beschäftigt und von dem Phänomen abgelenkt ist, nimmt die Bewegungsamplitude zu, bis sich ihr rechter Arm in Kopfhöhe windet. Realisiert Sonja jedoch, was geschieht, kann sie die Bewegung stoppen. Die Athetose begann mit etwa drei Jahren, und als Sonja heranwuchs, nannte sie ihren athetotischen Arm „Righty". Wenn die athetotische Bewegung einsetzt, sagt sie: „Hör auf, Righty. Sei ruhig." Und während sie ihn ausschimpft, beruhigt er sich allmählich.

Dyskinesien können zunächst kaum merklich sein. Als Sonjas Störung im Alter von drei Jahren einsetzte, wirkte es wie ein kleines nervöses Zucken im leicht spastischen rechten Arm. Bei Sonja wurde eine infantile

Zerebralparese diagnostiziert, doch sie begann, eine Athetose zu entwickeln. Lag nun eine Zerebralparese vor oder etwas anderes? Handelt es sich um eine Veränderung oder um eine Progression?

Es ist nicht ungewöhnlich, dass Dyskinesien in den ersten zwei Lebensjahren latent bleiben. Nach Menkes und Sarant [2000] ist das verzögerte Auftreten von Dyskinesien vermutlich auf die noch unreife Funktion des Nervensystems zurückzuführen. Eine Athetose entsteht, wenn Strukturen des extrapyramidalen Systems geschädigt sind. Häufig waren bei den betroffenen Kindern ein oder mehrere Risikofaktoren für eine Hirnschädigung vorhanden, wie eine Präeklampsie der Mutter, ein geringes Geburtsgewicht oder eine perinatale Asphyxie [Menkes & Sarant 2000]. Klinisch zeigen sich bei Kindern mit einer extrapyramidalen Zerebralparese meist ein generalisierter Hypotonus und gesteigerte Sehnenreflexe im Säuglingsalter, die sich in der Kindheit zu Dyskinesien weiterentwickeln [Menkes & Sarant 2000]. In sehr schwacher Ausprägung können Dyskinesien wie eine Athetose manchmal mit Tics oder Zappeln verwechselt werden [Adams 1993]. In schweren Fällen kann die Dyskinesie unter Umständen recht dramatisch sein und die normalen Bewegungen überlagern. Eine sehr schwere Athetose kann von einer Chorea, d. h. ruckartigen Bewegungen, begleitet sein. Aus athetotischen Bewegungen entwickeln sich bei kleinen Kindern mit der Zeit oft größere, komplexe Bewegungsmuster, die als Choreoathetose bezeichnet werden.

Eine andere Form von Dyskinesie ist ein Hemiballismus – plötzliche Schleuderbewegungen einer Gliedmaße oder des Kopfes. Durch eine Dyskinesie wird die normale Entwicklung der grob- und feinmotorischen Fähigkeiten beeinträchtigt [Menkes & Sarant 2000]. Wie stark die motorische Beeinträchtigung ist, hängt dabei vom Schweregrad der Dyskinesie ab. Ein Hemiballismus wird die motorischen Fähigkeiten signifikant beeinträchtigen und unter Umständen verhindern, dass Kinder lernen, selbstständig zu stehen oder zu gehen, während Kinder mit ataktischem Tremor oder Athetose die meisten Meilensteine der motorischen Entwicklung erreichen, wenn auch verzögert. Dyskinesien können auch Lippen und Zunge betreffen, was das Sprechenlernen verzögert, obwohl das Sprachverständnis (rezeptive Sprachfähigkeit) gewöhnlich altersentsprechend ist, sofern keine Schwerhörigkeit vorliegt. Neben der Dyskinesie haben viele Kinder mit einer extrapyramidalen Zerebralparese noch weitere Störungen [Menkes & Sarant 2000]. Bei 50% der betroffenen Kinder liegt ein sensorineuraler Hörverlust vor, bei 30% ein Strabismus und bei weiteren 30% ein Nystagmus. Auch Epilepsien sind mit dieser Form der infantilen Zerebralparese verbunden.

17.2.3 Atonische (hypotone) Zerebralparese

Die atonische oder hypotone Zerebralparese ist ebenfalls recht häufig und durch einen persistierenden generalisierten Hypotonus gekennzeichnet. Häufig tritt diese Schlaffheit zusammen mit gesteigerten Sehnenreflexen auf. Sie ist nicht auf eine periphere Nerven- oder Muskelerkrankung zurückzuführen, sondern ihre Ätiologie ist unklar [Menkes & Sarant 2000]. Bei den betroffenen Kindern entwickeln sich häufig Anzeichen einer Kleinhirn- oder extrapyramidalen Schädigung oder einer starken geistigen Retardierung. Eine Muskelbiopsie deutet auf eine verzögerte Reifung der Muskelfasern hin, wobei auch hier die Ursache ungeklärt ist [Menkes & Sarant 2000.

17.2.4 Zerebellare Zerebralparese

Eine zerebellare Zerebralparese tritt seltener auf als die anderen Formen und ist Folge einer Kleinhirnschädigung. Die Defizite sind in der Regel maskiert, bis das Kind mit haltungsabhängigen Aktivitäten wie Sitzen, Stehen oder Gehen beginnt [Adams & Victor 1993], wobei Schwanken und Unsicherheit länger als erwartet anhalten. Eine Ataxie im Rumpfbereich geht häufig mit unruhigen Kopfbewegungen einher [Adams & Victor 1993]. Wenn das Kind dann doch laufen gelernt hat, ist sein Gang meist breitbeinig mit seitlich ausweichenden, unrhythmischen Bewegungen der Gliedmaßen, die ungelenk vorbeizielen und einer Endpunktkorrektur bedürfen; die Sprache ist unter Umständen verlangsamt und schlecht artikuliert. Kleinhirnsymptome sind in der Regel mit einer Spastik verbunden und betreffen meist Rumpf und untere Extremitäten, obgleich andere Körperbereiche ebenfalls häufig beteiligt sein können. Das Kleinhirn ist am Ende der Schwangerschaft besonders anfällig für Verletzungen.

17.2.5 Ataktische Zerebralparese

Ein Kind mit infantiler Zerebralparese kann auch eine Ataxie aufweisen, eine Störung des Bewegungsablaufs. Alle Willkürbewegungen erfordern eine genaue Koordination zwischen agonistischen und antagonistischen Muskelgruppen. Aus dem richtigen Timing oder Takt der Betätigung beider Muskelgruppen entsteht eine flüssige, gleichmäßige Bewegung. Ist die zeitliche Abfolge oder Koordination gestört, wird die Bewegung ungeschickt und abgehackt, das Kind schießt über sein angesteuertes Ziel hinaus und muss nachbessern. Eine Agonistengruppe ist möglicherweise übermäßig kontrahiert, was die Antagonisten zu korrigieren versuchen und dabei überkompensieren, und so weiter. Der Bewegungstakt wird durch das Kleinhirn koordiniert, das sich vom Feedback der Propriozeptoren in Gelenken und Muskeln leiten lässt. Ein gestörtes Feedback kann diesen Prozess, der vollständig im Kleinhirn abläuft, noch weiter beeinträchtigen. Ein Kind mit Ataxie hat möglicherweise einen breitbeinigen Gang und Schwierigkeiten, das Gleichgewicht zu halten. Bei manchen Kindern tritt eine sprachliche Ataxie auf, die wie Stottern klingt, doch das Problem liegt in einer gestörten Koordination von Zunge und Rachenmuskeln. Eine Ataxie kann in jeden motorischen Bereich betreffen: Gliedmaßen, Rumpf oder auch das Sprechen.

17.3 Lokalisation der Läsion

Um das Verteilungsmuster einer infantilen Zerebralparese zu verstehen, müssen wir uns kurz der Morphologie des Gehirns zuwenden. Die Hirngefäße verlaufen von der Peripherie zur Mittellinie, und der Kollateralkreislauf ist beim Neugeborenen noch schwächer entwickelt als beim Erwachsenen. Das führt überall dort, wo die kleinen Endgefäße aufeinandertreffen, zu Scheidelinien. Lage und Verteilung dieser „Wasserscheiden" verändern sich, wenn das Gehirn wächst und sich der Gefäßbaum weiter ausdehnt. Bei reifen Neugeborenen mit einem Gestationsalter von 40 Wochen ist das Kleinhirn der empfindlichste Bereich. Bei einem reifen Neugeborenen manifestieren sich Läsionen meist mit Kleinhirnsymptomen. Bei Frühgeborenen ist eher der periventrikuläre Bereich anfällig für einen hypoxisch-ischämischen Insult. Deshalb können kortikale Fasern betroffen sein, die durch die Capsula interna verlaufen. Sind die kortikalen Fasern oder das motorische System geschädigt, weist das Kind Gliedmaßen- oder Rumpfsymptome auf, die mit dem betroffenen Bereich zusammenhängen.

Am häufigsten ist eine hypoxisch-ischämische Schädigung bei Kindern mit einer Zerebralparese in den periventrikulären Bereichen lokalisiert, was zu einer spastischen Diplegie führt [McDonald 1963, Grether et al. 1992]. Dieses Syndrom beinhaltet eine bilaterale Spastik mit stärkerer Beteiligung der Beine als der Arme [Menkes & Sarant 2000]. Der häufigste MRT-Befund bei der Untersuchung Frühgeborener mit spastischer Diplegie ist eine periventrikuläre Leukomalazie [Krageloh-Mann et al. 1995a, b, Okumura et al. 1997a, b, Olsen et al. 1997], ein Syndrom mit Zystenbildung, Gliose und Mikrokalzifizierung infolge eines hypoxisch-ischämischen Insults. Das MRT zeigt, dass die Schädigung bis in die Capsula interna reicht, wo sich die kortikalen Fasern für die Kontrolle der unteren Extremitäten befinden. Das erklärt, warum Kinder mit spastischer Diplegie meist einen höheren Tonus in den Beinen als in den Armen aufweisen. Die Spastik ist von Kind zu Kind unterschiedlich stark ausgeprägt. Bei hochgradiger Spastik können sich Kontrakturen entwickeln, die meist Knöchel und Fuß betreffen, aber auch auf andere Gelenke übergreifen können. Beugekontrakturen im Knöchel-, Knie- oder Hüftbereich führen zu einer signifikanten Einschränkung der Mobilität. Unbehandelt können die Kontrakturen Wachstum und Entwicklung der Extremitäten beeinträchtigen. Bei 27% der Kinder mit spastischer Diplegie treten zerebrale Anfälle auf, häufig als Grand-mal (tonisch-klonisch) [Menkes & Sarant 2000]. Werden sie nicht behandelt, können sie ebenfalls zu einem erhöhten Tonus beitragen.

Die Beziehung zwischen Spastik und kognitiven Fähigkeiten ist noch ungeklärt. Häufig wird fälschlicherweise angenommen, dass ein Kind mit infantiler Zerebralparese unter schweren kognitiven Störungen leidet; viele dieser Kinder weisen jedoch eine normale oder nur leicht unterdurchschnittliche Intelligenz auf. Ältere Untersuchungen aus den frühen 60er Jahren zeigten eine starke Korrelation zwischen niedrigem IQ-Wert und Spastik der oberen Extremitäten [Ingram 1964]. Darin spiegelten sich möglicherweise eher Probleme bei der Durchführung des Tests, d. h. mangelnde kommunikative Fähigkeiten der Untersucher, als tatsächliche kognitive Schwächen. Einige jüngere Untersuchungen liefern widersprüchliche Informationen; Krageloh-Mann et al. [1995] berichten von visuell-motorischen und visuell-perzeptiven Funktionsstörungen bei Frühgeborenen, deren MRT eine periventrikuläre Leukomalazie zeigte, während eine andere Studie, ebenfalls durch MRT-Untersuchungen, eine im Großen und Ganzen normale Intelligenz nachwies [Olsen et al. 1998]. Letztlich lassen sich die funktionellen – körperlichen, emotionalen, kognitiven etc. – Fähigkeiten nicht durch ein MRT vorhersagen. Allzu häufig wird das Potenzial eines Kindes mit infantiler Zerebralparese unterschätzt. Wenn ein Arzt oder Therapeut von vornherein Grenzen für das Potenzial eines Neugeborenen oder Säuglings festlegt, schadet das nur dem Kind und seiner Familie. Wie bereits in vorangegangenen Kapiteln erläutert, hängt die kindliche Entwicklung sehr stark von Anregungen und Erfahrungen ab. Durch die Mitteilung, dass ihr Kind immer bettlägrig sein wird, dass es geistig zurückgeblieben ist oder niemals selbstständig leben kann, verändert sich unvermeidlich die Art und Weise, wie Eltern ihr Kind wahrnehmen. Nun wird dem Kind möglicherweise das verweigert, was es am dringendsten brauchen würde, um sein Potenzial voll auszuschöpfen. Zurückhaltung in Bezug auf die Prognose ist also angezeigt. Die Befunde sollten deutlich erklärt, den Eltern aber nicht die Hoffnung genommen werden. Letztlich kann niemand wissen, was die Zukunft für dieses Kind und seine Familie bereithält. Ein düsteres Bild von den voraussichtlichen Begrenztheiten, Unzulänglichkeiten und Abhängigkeiten des Kindes zu zeichnen, würde die Krankheit in den Mittelpunkt rücken und das Scheitern vorwegnehmen, wie eine sich selbst erfüllende Prophezeiung. Wenn wir uns dagegen auf die gesunden Aspekte des Kindes konzentrieren, können wir die Pathologie und genauso einsichtig-intelligent auch die erstaunliche Plastizität und Kompensationsfähigkeit des Nervensystems erkennen.

Eine spastische Hemiparese zeigt sich als einseitige Spastik, häufiger des Arms als des Beins. Typischerweise hält das Kind den betroffenen Arm mit gebeugtem Ellbogen- und Handgelenk seitlich am Körper (➤ Abb. 17.3). Die Forschungsergebnisse deuten auf ein auslösendes Ereignis während der Schwangerschaft hin [Michaelis et al. 1980, Molteni et al. 1987]. Pathogenetisch wurden intrauterine Insulte aufgrund von fetalen Kreislaufanomalien, einer fetalen Transfusion, aufgrund von Zwillingsschwangerschaften, Embolien oder einer veränderten mütterlichen Hämodynamik mit einer spastischen Hemiparese in Verbindung gebracht [Larroche 1986]. Bei reifen Neugeborenen sind Infarkte der A. cerebri media die häufigste Ursache für eine Hemiparese (➤ Abb. 17.4), wobei die linke Seite häufiger betroffen ist als die rechte. Im Allgemeinen treten diese bei Kindern nach der 35. Schwangerschaftswoche auf [Bouza et al. 1994a, de Vries et al. 1997]. Zu den Ursachen können u.a. perinatale Asphyxie, Embolie, Polyzythämie, Dehydratation und Kokainabusus der Mutter gehören.

Ein Kind mit spastischer Hemiparese weist eine Beugehaltung des betroffenen Arms auf. Die Feinmotorik von Hand und Handgelenk ist im Allgemeinen beeinträchtigt. Neben einem gesteigerten Tonus im Bein besteht eine Tendenz, das Knie gebeugt und den Fuß in Dorsalflexion und nach außen gedreht zu halten. Die Kraft der Schultergürtel- und Hüftmuskeln ist in der Regel normal, doch ihre Koordination beeinträchtigt. Meilensteine der grobmotorischen Entwicklung werden im Allgemeinen erreicht, wenn auch verspätet [Brown et al. 1991]. Etwa 10% der Kinder mit spastischer Hemiparese entwickeln Bewegungsstörungen, die primär Finger und Hand betreffen [Menkes & Sarant 2000]. In der betroffenen Extremität können Zweipunktdiskrimination und Stereognosis beeinträchtigt sein, und wenn der nicht-

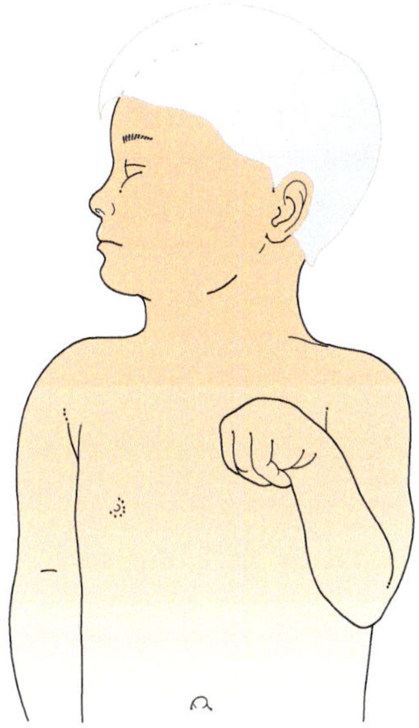

Abb. 17.3 Schematische Darstellung der typischen Armposition bei einer spastischen Hemiparese

dominante Kortexbereich betroffen ist, kann auch ein Neglect vorliegen. Interessanterweise haben die vorhandenen Sprach- oder Wahrnehmungsfähigkeiten weder einen Bezug zur Seite (Lateralität) der Schädigung [Menkes & Sarant 2000], noch besagt das Ausmaß der Schädigung etwas über die spätere Funktion [Bouza et al. 1994b]. Das lässt vermuten, dass das Gehirn des Neugeborenen die nötige funktionale Plastizität zur Kompensation geschädigter Areale besitzt.

Eine spastische Tetraparese ist die dritte und schwerste Form der infantilen Zerebralparese. In einer Studie lag sie bei 22% der Kinder mit infantiler Zerebralparese vor [Grether et al. 1992]. Sie manifestiert sich als genereller Hypertonus mit Rigidität in allen Extremitäten. Eine Seite kann stärker betroffen sein als die andere, und die Arme sind es meist stärker als die Beine [Menkes & Sarant 2000]. Die motorische Beeinträchtigung kann so umfassend sein, dass kaum noch willkürliche Bewegungen möglich sind. Die Haltung der betroffenen Kinder bietet häufig das Bild einer Dezerebrationsstarre. Entsprechende technische Hilfsmittel können hier sehr hilfreich sein, indem sie dem Kind und der Familie einen Grad an Unabhängigkeit und Selbstständigkeit geben, der andernfalls nicht möglich wäre. Es ist wichtig sich klarzumachen, dass selbst kleine Veränderungen einen großen Unterschied für Kinder und Familien bedeuten können, die mit den alltäglichen Herausforderungen einer motorischen Behinderung zu kämpfen haben. Hilfsmittel, die es dem Kind ermöglichen, ohne fremde Hilfe zu sitzen, oder die seine persönliche Hygiene erleichtern, sind häufig ein Sprungbrett zur Erweiterung der

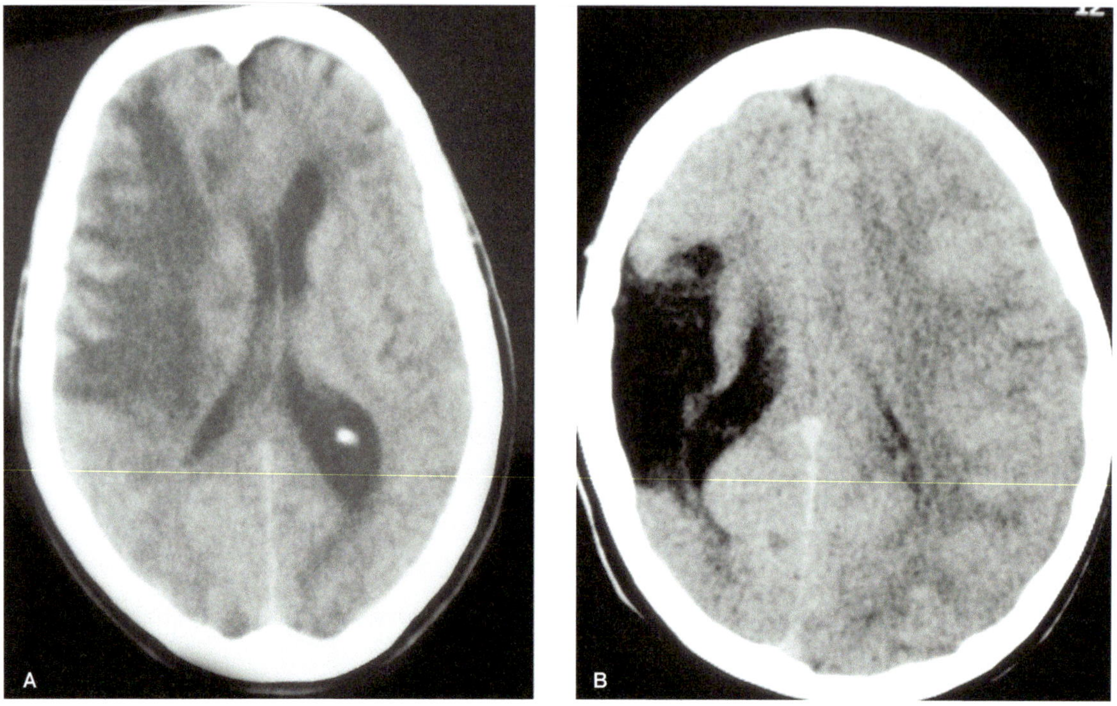

Abb. 17.4 Axiale CT-Bilder eines Infarktbereichs der A. cerebri media bei einem Jungen mit spastischer Hemiparese. Die Schnittebene in **A** liegt höher (kranialer) als in **B**. *[Mit freundlicher Genehmigung der Willard & Carreiro Collection]*

Erfahrungen. Ein Kind, das sich aufsetzen kann, sieht die Welt aus einer anderen Perspektive und wird auch von seiner Umwelt anders wahrgenommen.

17.4 Klinisches Bild

Das Endergebnis einer kindlichen Hirnschädigung durch Asphyxie ist eine hypoxisch-ischämische Enzephalopathie. Solche Kinder weisen in der postnatalen Periode einen generellen Hypotonus und normale oder leicht gesteigerte Sehnenreflexe auf. Häufig sind Saug-, Schluck-, Aufmerksamkeits- und/oder Atemstörungen damit verbunden [Adams & Victor 1993, Menkes & Sarant 2000]. Nicht immer treten bei einer hypoxisch-ischämischen Enzephalopathie Krampfanfälle auf, und wenn doch, ist ihre Korrelation zur Schwere der Schädigung unklar.

Das früheste Anzeichen einer Spastik ist in der Regel ein passiver Bewegungswiderstand, insbesondere bei Flexion [Adams & Victor 1993, Menkes & Sarant 2000]. Wo sich dies zuerst zeigt, hängt vom Ort der Schädigung ab. Eine spastische Diplegie manifestiert sich zunächst als Widerstand gegen eine Hüftabduktion oder Bewegung der Knöchel. Eine Hemiplegie zeigt sich zuerst in den Armen und danach in den Beinen. Das Muster, in dem sie fortschreitet, hängt mit der Reifung des Nervensystems zusammen. Verschiedene Autoren haben ein Muster mit einem anfänglichen Hypotonus beschrieben, das 6 Wochen bis 3 Jahre anhält, je nach Ausmaß der Schädigung [Menkes & Sarant 2000].

Bei ausgedehnten Schädigungen ist das Bild häufig kompliziert. Weist ein Kind beispielsweise eine (einseitige) Hemiplegie mit Beteiligung der thorakalen Muskeln auf, ist seine Fähigkeit, das Gleichgewicht zu halten, beeinträchtigt. Die Haltungskontrolle kann sowohl durch eine Muskelschwäche als auch durch ein anomales propriozeptives Feedback gestört sein. Das Kind wird häufig schwanken und seine Haltung korrigieren. Nehmen wir zum Vergleich ein zweites Kind, bei den Basalganglienzellen mit Auswirkung auf Rumpf geschädigt. Wie wird die Haltungskontrolle des Rumpfes davon beeinflusst? Was geschieht, wenn sich das Kind aufzusetzen versucht? Das klinische Bild der beiden Kinder kann sehr ähnlich aussehen: langsames, ruckartiges Vor- und Zurückschwanken. Doch trotz des Schwankens hat das erste Kind keine Athetose, sondern versucht einfach nur, sein Gleichgewicht zu halten. Stabilisiert man Kopf und Hals des Kindes, hört das Schwanken auf. Wie bereits in früheren Kapiteln erläutert, wird die Haltungsstabilität bei kleinen Kindern von Augen, Ohren und Halsmuskulatur beeinflusst. Wenn das Kind schwankt, reagiert es damit auf Informationen dieser drei Systeme.

Das Stützen von Kopf und Hals hilft dem Kind, sich zu stabilisieren; das konnte bei Säuglingen gezeigt werden, die noch keine Haltungsstrategien für das Sitzen entwickelt hatten [Shumway-Cook & Woollacott 2000]. Wenn das Schwanken des Kindes beim selbstständigen Sitzen auf ein Haltungsproblem zurückzuführen ist, verringert es sich, sobald Kopf und Hals stabilisiert werden. Ist das Schwanken dagegen athetotisch bedingt, hält es trotz der Intervention des Untersuchers weiterhin an.

17.5 Folgen einer Spastik

Liegt bei einem Kind ein erhöhter Tonus in einer Muskelgruppe vor, werden Haltung und kortikale Funktionen davon beeinflusst. Wie in vorangegangenen Kapiteln erläutert, haben biomechanische Spannungen nachweislich Einfluss auf die kortikale Kartierung des somatosensorischen Inputs [Merzenich & Jenkins 1993, Merzenich et al. 1993] (➤ Kap. 9 und ➤ Kap. 10). Darüber hinaus hat die Biomechanik eines Gelenks Einfluss auf die Propriozeption. Durch einen erhöhten Muskeltonus verändern sich Gelenkmechanik und Propriozeption. Eine Spastik kann daher die primäre somatosensorische Kartierung, die Muskelkopplung und Bewegungsstrategien beeinflussen. Woollacott et al. [1998] stellten die These auf, dass die anomale Haltungskontrolle bei Kindern mit Spastik eher auf biomechanische als auf neurologische Faktoren zurückzuführen sein könnte.

Bei Kindern mit einer Spastik ist der basale (Grund-) Tonus aufgrund des neurologischen Insults häufig sehr viel niedriger als der Tonus, den sie im Alltag aufweisen. Das liegt daran, dass jede ihrer Bewegungen über den unmodulierten spinalen Reflex die bestehende Muskelkontraktion noch verstärken kann. Nehmen wir beispielsweise an, das Kind hätte einen erhöhten Tonus der ischiokruralen Muskulatur. Um die Haltungsinstabilität aufgrund der kontrahierten ischiokruralen Muskulatur auszugleichen, wird sich häufig die antagonistische Muskelgruppe, der M. quadratus femoris, kontrahieren. Das verstärkt den Zug an der bereits hypertonen ischiokruralen Muskulatur und führt zu einer reflektorischen Kontraktion. So entsteht eine Reflexschleife, die den spinalen Reflex fazilitiert und den Hypertonus der betroffenen ischiokruralen Muskulatur verstärkt. Selbst bei einem Kind mit leichter Spastik besteht also die Gefahr, dass es zur Entwicklung schwerer Muskelkontrakturen oder sogar zum Funktionsverlust einer Extremität kommt, wenn die richtige Therapie zu spät begonnen oder zu früh beendet wird.

Billy ist ein Dreizehnjähriger mit starken Beugekontrakturen des rechten Armes. Bei ihm war eine infantile Zerebralparese mit Beteiligung des rechten Armes und Beines diagnostiziert worden. Als kleines Kind erhielt er Krankengymnastik und konnte Arm, Hand und Finger relativ gut gebrauchen, mit dicken Buntstiften umgehen und Bilder ausmalen. Als er 9 Jahre alt war, wurde die Armbehandlung abgebrochen, am Bein trug er allerdings weiterhin eine Stütze. In den darauffolgenden 3 Jahren entwickelten sich Kontrakturen und ein Funktionsverlust in Arm, Hand und Fingern. Er kann keinen dicken Buntstift oder Marker mehr halten, kann weder schreiben noch tippen. Er kann den Türknauf mehr drehen und den Aufzugsknopf nicht mehr drücken, was er zuvor alles sicher beherrschte. Es ist also sehr wichtig, die Behandlung von Kindern mit einer vermuteten Spastik so früh wie möglich zu beginnen und sie auch lange genug weiterzuführen, damit die Funktion erhalten bleibt.

Bei einem Kind mit einer infantilen Zerebralparese kann sich durch eine somatische Dysfunktion im Hals und Rumpf der propriozeptive Input aus diesen Bereichen verändern und die Stabilität und Haltung noch weiter beeinträchtigen. Werden die biomechanischen Spannungen durch eine osteopathische Behandlung verringert, kann dies dem Kind helfen, da der Input zu den Gelenkafferenzen normalisiert und der Muskeltonus von Agonisten und Antagonisten harmonisiert wird. Zu diesem Zweck lassen sich auch entsprechende orthopädische Geräte und Übungen einsetzen. Die oben beschriebene Stabilisierungsübung für Kopf und Hals kann auch zur Verbesserung der Haltungskontrollmechanismen dienen. Die Eltern können lernen, Kopf und Hals des Kindes behutsam auszurichten, während es sich anderen Aufgaben widmet, etwa ein Buch betrachtet oder mit einem Spielzeug spielt. Bei älteren Kindern können bereits gut entwickelte stabilisierende Kompensationsmechanismen durch einen erhöhten Muskeltonus oder andere biomechanische Stressmuster beeinträchtigt werden. Gelegentlich kann man beobachten, wie sich ein älteres Kind abstützt oder Kopf und Hals hält. Ist dies mit Aufmerksamkeits- oder Verhaltensstörungen verbunden, sollte das Kind auf biomechanische Störungen hin untersucht werden, die sich auf seine Haltungsmechanismen auswirken können. Häufige Haltungsanpassungen können als Unaufmerksamkeit und Ablenkbarkeit missdeutet werden. Doch bei einem Kind mit infantiler Zerebralparese können diese Bewegungen notwendig sein, um die Stabilität aufrechtzuerhalten oder Muskelschmerzen und -ermüdung zu lindern. Kinder, die zu Zappeligkeit oder häufigen Haltungskorrekturen neigen (mit oder ohne Aufmerksamkeitsstörungen), sollten auch augenärztlich untersucht werden, um sicherzustellen, dass sie damit keine Sehstörungen kompensieren wollen.

Beim Kind liegt der Körperschwerpunkt eher in Höhe des thorakolumbalen Übergangsbereichs und verlagert sich erst vor der Pubertät ins Becken hinunter. Muskelschwäche oder mangelnde motorische Kontrolle über die Hüftflexoren und Beckenmuskulatur können die Fähigkeit des Kindes zum selbstständigen Sitzen einschränken. Es versucht möglicherweise, dies über die Rumpfmuskeln auszugleichen. Deshalb sollten die Agonisten-Antagonisten-Beziehungen der Rotatorenmanschette der Hüfte sowie der Becken- und Beinmuskeln regelmäßig untersucht werden. Durch osteopathische Manipulationstechniken lässt sich eine koordinierte Aktivität erreichen und der Muskeltonus normalisieren. Bei älteren Kindern können Konditionsübungen zur Kräftigung der Haltungsmechanik ergänzt werden. Hilfreich sind oft sportliche Aktivitäten wie Tanz, Gymnastik, Kampfsportarten, Yoga, Schwimmen, Reiten und Trampolinspringen. Natürlich muss die sportliche Aktivität auf die Fähigkeiten des Kindes abgestimmt sein. Häufig begrüßen auch Gruppen die Teilnahme von Kindern mit Behinderungen.

Bei einer infantilen Zerebralparese mit spastischer Hemi- und Diplegie liegt ein erhöhter Tonus der ischiokruralen Muskulatur vor. Er führt dazu, dass sich das ipsilaterale Os coxae nach hinten dreht, was oft einen Verlust der Lumballordose nach sich zieht. Beim aufrechten Stehen wird das Kind dies häufig durch Streckung des thorakolumbalen Übergangsbereichs, Abflachen der thorakalen Kyphose und Strecken des Hinterkopfs auf dem Atlas kompensieren. Dadurch verlagert sich der Schwerpunkt nach vorn und oben, während sich gleichzeitig die Atemmechanik verändert und eine starke Restriktion und Kompression im Kraniozervikal- und Schädelbasisbereich entsteht. Im Sitzen beugt das Kind die Hüften und Knie. Aufgrund des erhöhten Tonus der ischiokruralen Muskulatur drehen sich die Ossa coxae nach hinten und das Becken kippt rückwärts. Häufig lehnt sich das Kind dann nach vorne, um die Position der Hüftbeine auszugleichen. Diese Sitzhaltung auszubalancieren, erfordert einen erhöhten Aufwand an Energie und Aufmerksamkeit. Wie kann sich ein Kind noch auf den Lehrer konzentrieren, wenn es ständig bemüht ist, sich aufrecht zu halten? Wenn das Kind älter wird, verändern sich aufgrund dieser Haltungsanpassungen die mechanischen Kräfte, die auf die wachsenden und sich entwickelnden Gelenke einwirken, was häufig weitere Probleme verursacht.

Durch einen Hypertonus der unteren Extremitäten verändert sich die Mechanik im Hüftbereich, so dass das Acetabulum manchmal überstark belastet wird. Die Hüftpfanne eines Kindes ist noch relativ flach und der Femurhals stärker nach unten gerichtet als beim Erwachsenen. Femurkopf und -hals besitzen drei Ossifikationszentren. Wenn das Kind heranwächst, verändern sich die Biomechanik und das Gefäßmuster im Hüftgelenk; das erst gegen Ende der Pubertät seine erwachsene Stellung einnimmt. Verschiebungen der Stellkräfte und Bänderschlaffheit können zu einer echten Hüftluxation oder zu einer Epiphyseolysis capitis femoris führen, einer posterior-medialen Verlagerung der Femurkopfepiphyse, verbunden mit einer Extension und Außenrotation des Femurhalses. Eine Hüftluxation oder -dysplasie muss von einem Orthopäden untersucht werden und erfordert häufig eine Reposition oder Retention im Gipsverband.

Die Beachtung von Veränderungen der Hüft- und Gehmechanik während des kindlichen Wachstums sollte Teil jeder osteopathischen Untersuchung sein. Anomale Belastungen der Bänder oder Hüftgelenkflächen können ihren Ursprung im Fuß- und distalen Beinbereich haben oder aus einer veränderten Mechanik im Becken-, Kreuzbein- und Lendenwirbelsäulenbereich resultieren. Das Os coxae besteht aus drei Teilen: Os pubis, Os ischii und Os ilium. Diese drei Knochen vereinen sich im Zentrum des Acetabulums, das bis zur Mitte der Adoleszenz primär knorpelig bleibt. Das Wachstum erfolgt innerhalb des Acetabulums sowie in den peripheren Wachstumszentren. Durch chronische Spasmen des M. biceps femoris entsteht eine Spannung, die das Os ischii nach unten zieht und die Form der Hüftpfanne beeinflussen kann, wodurch die Gelenkbeziehungen beeinträchtigt werden. Eine Untersuchung der drei Komponenten des Os coxae und ihrer Beziehungen zueinander und zum Hüftkopf ist daher sehr wichtig. Ein Seitenvergleich der Hüftmechanik kann Licht auf Distorsionen der Lagebeziehungen werfen (➤ Kap. 15).

17.6 Ziele der osteopathischen Behandlung

Oberstes Ziel einer osteopathischen Behandlung ist es letztendlich, die Gesundheit des Kindes und der Familie zu fördern und zu unterstützen. Bei einem Kind mit infantiler Zerebralparese bestehen die körperlichen (somatischen) Ziele der osteopathischen Behandlung im Allgemeinen in einer Schmerzlinderung, Begrenzung oder Prävention von Kontrakturen, Hüftluxationen/-dysplasie und Skoliose sowie einer funktionellen Verbesserung.

17

Das erste Ziel ist eine Linderung der Schmerzen. Chronische Muskelspasmen können Schmerzen und Unbehagen verursachen, die normalen Alltagsaktivitäten sowie den Schlaf stören. Bei älteren Kindern, die Anweisungen befolgen können, sind osteopathische Techniken wirksam, die auf eine passive oder isometrische Muskeldehnung abzielen, wie Muskel-Energie- und auch Strain-Counterstrain-Techniken, vor allem für den Schulter- und Hüftgürtel. Wenn der Therapeut Veränderungen der Gewebetextur selber überwachen kann und sich nicht auf Äußerungen des Kindes verlassen muss, lassen sich Strain-Counterstrain-Techniken auch bei Kleinkindern einsetzen, da sie in der Regel gut toleriert werden. Balanced-Ligamentous-Tension-(BLT-) und andere „indirekte" Techniken sind für alle Altersgruppen geeignet, gut verträglich und wirkungsvoll, besonders aber bei sehr jungen Kleinkindern und Kindern, die Anweisungen nicht befolgen können.

Ein weiteres Ziel der osteopathischen Manipulationsbehandlung besteht bei Kindern mit infantiler Zerebralparese darin, Veränderungen des propriozeptiven Inputs aus Gelenken, Bindegewebe und Muskeln zu bewirken, der möglicherweise Haltung, Gleichgewicht und Bewegungen beeinträchtigt. Darüber hinaus können Gelenkkontrakturen, Skoliose und Hüftdysplasie Komplikationen sein, die auf chronische Muskelspasmen, anomale Haltungskräfte und eine veränderte Gelenkmechanik zurückgehen. Kinder mit infantiler Zerebralparese entwerfen, verfeinern und integrieren Bewegungsstrategien, um mit ihrer Umwelt zu interagieren. Bei einer rechtsseitigen spastischen Hemiplegie wird das Kind Bewegungsstrategien entwickeln, die auf die Störung abgestimmt sind, sowie mit kompensatorischen Veränderungen im Muskel-Skelett-System auf die Hemiplegie reagieren. Wenn die Hemiplegie zum Beispiel einen Hypertonus der ischiokruralen Muskulatur einschließt, wird sich das rechte Os coxae auf seiner horizontalen Achse nach hinten drehen. Das führt zu einer relativen Nutation des Os sacrum, eventuell mit Abflachung der Lumballordose sowie einer Linksdrehung und rechtsseitigen Biegung der Lendenwirbelsäule. Um die veränderte Haltung im Beckenbereich auszugleichen, kann es zu einer Flexion im oberen Thorakalbereich kommen. Dadurch verlagert sich der Schwerpunkt des Kindes nach vorn. Sein Kopf ist möglicherweise gestreckt und die Halslordose abgeflacht. All diese Bereiche liefern den propriozeptiven Input zur Aufrechterhaltung des Gleichgewichts. Nun haben wir also ein Kind mit einer rechtsseitigen Hemiplegie, das sich außerdem auch noch an alle aufgetretenen Haltungsveränderungen anpassen muss. Die osteopathische Behandlung sollte darauf abzielen, es von einem Teil des anomalen oder belastenden Inputs, der durch die kompensatorischen Veränderungen entsteht, zu entlasten. Das ermöglicht dem Kind, neue motorische Strategien zu entwickeln, die davon nicht belastet sind. Mit anderen Worten: Auch wenn sich die ursprüngliche Spastik oder Hypertonie nicht beeinflussen lässt, kann eine osteopathische Behandlung doch alle Muskelspasmen oder somatischen Dysfunktionen beseitigen, die sich sekundär entwickelt haben und die nun zum insgesamt erhöhten Tonus beitragen; dadurch verbessert sich die Fähigkeit des Kindes zur Bewegungsplanung (motorische Strategien) und -ausführung.

Lassen Sie uns ein 18 Monate altes Kind mit leichter linksseitiger spastischer Hemiplegie betrachten, das eben laufen lernt. Das linke Bein ist aufgrund des Muskeltonus etwas kürzer als das rechte, und das linke Ellbogen- und Handgelenk ist leicht gebeugt. Um das Gleichgewicht zu halten, muss das Kind sein Gewicht leicht verlagern. Dadurch verschiebt sich auch die gefühlte Mittellinie. Als Teil der kompensatorischen Anpassungen tritt eine leichte seitliche Krümmung der Lendenwirbelsäule mit entsprechender Korrektur im zervikothorakalen und kraniozervikalen Übergangsbereich auf. Das ist der Beginn einer Skoliose. Mittlerweile muss das Kind seine Augen horizontal ausrichten und hält daher den Kopf leicht schief. So vergehen die Jahre, und das Kind ist jetzt sechs Jahre alt. Es hat räumliche Karten im Kortex aufgebaut, die auf dieser schiefen Haltung beruhen. Nun möchte es einen Stift nehmen und seinen Namen schreiben. Zum Schreiben braucht es eine gewisse Tiefenwahrnehmung, um den Abstand zwischen den Buchstaben und ihre Form interpretieren zu können. Die räumliche Gestalt jener Buchstaben ist auch mit einem Klang verbunden. Doch bei diesem Kind unterscheiden sich die räumlichen Karten von denen der meisten anderen Kinder. Es muss sich sehr anstrengen, um die geschriebenen Formen zu interpretieren. Das Kind ist sechs Jahre alt und geht zur Schule, wo der Lehrer etwas an die Tafel schreibt. Seine räumlichen Karten haben sich nicht um eine harmonische Mittellinie herum entwickelt. Es versucht mit den Augen im leicht schief stehenden Kopf dem Lehrer beim Schreiben zuzusehen und die Buchstaben auf der Tafel richtig zu interpretieren. Seine Augen ermüden, es wird selbst müde und passt nicht mehr auf. Alle denken, das Kind habe eine Aufmerksamkeitsdefizitstörung und brauche Methylphenidat (Ritalin).

Viele Kinder mit leichten Formen einer infantilen Zerebralparese kommen zum ersten Mal zur osteopathischen Untersuchung, wenn die Eltern vor einer solchen Situation stehen. Obwohl das Kind möglicherweise bereits verschiedene Behandlungen erhält, konzentriert sich jede auf einen anderen Teil des Patienten. Irgendjemand muss nun ein Stück zurücktreten und das Gesamtbild betrachten. Sonst wird sich der Schneeballeffekt immer weiter fortsetzen, bis jemand beginnt, die Fäden im Knoten dieses speziellen Kindes behutsam zu entwirren.

Kinder mit infantiler Zerebralparese benötigen eine konsequente osteopathische Behandlung, um den afferenten Antrieb niedrig zu halten. Die meisten Kinder müssen regelmäßig behandelt werden, mindestens aber bei jedem Wachstumsschub, vorausgesetzt, dass sie zu Hause oder in der Schule eine gute Nachbetreuung erhalten. Ein erhöhter Tonus der Knie- und Hüftflexoren führt zum Beispiel zum Zehengang. Dies wird häufig mit Orthesen korrigiert, die den Knöchel in Dorsalflexion halten. Allzu häufig sind es jedoch steife Orthesen, die den Fuß in eine leicht ausgestellte Position (Eversion) zwingen. Das Os naviculare wird dabei nach innen gedreht und die mediale Fußwölbung abgesenkt. Das führt zu einer Innenrotation der Tibia (➤ Kap. 15). Sehr häufig verschlimmert sich die Tibia-Torsion und im Laufe des Wachstums verdreht sich der Knochen. Eine frühe Intervention ist also sehr wichtig. Der Gang des Kindes sollte immer mit und ohne Orthese geprüft werden. Anfangs ist der Pes planus noch funktionell, doch mit fortgesetzter Verwendung der Stütze und Verschlimmerung der Tibia-Torsion kann er selbst ohne Gewichtsbelastung weiter bestehen. Durch eine Harmonisierung der Gelenkbeziehungen von Vor- und Hinterfuß mit Berücksichtigung der Stellung von Talus, Os naviculare, Os cuneiforme und Fibula lässt sich die Senkung des Fußgewölbes jedoch häufig korrigieren. Die Korrektur der Tibia-Torsion ist ein längerer Prozess, und wenn sich die Tibia stärker verdreht hat, kann eine manuelle Korrektur bei einem älteren Kind bereits unmöglich sein. Als Reaktion auf die Tibia-Torsion und den Senkfuß treten kompensatorische Veränderungen im Hüft-, Becken- und Lumbosakralbereich auf. Sie müssen behandelt werden, damit die Fußwölbung funktionell bleibt. Manchmal benötigt das Kind weiterhin eine Orthese, die ihm bei minimaler Störung des Gleichgewichtsmechanismus maximale Stabilität gibt.

Sarah ist eine Achtjährige mit spastischer Zerebralparese beider unteren Extremitäten. Überwiesen wurde sie von einem Osteopathen, der sie seit dem 3. Lebensjahr – allerdings nur gelegentlich – behandelt hatte. Bei ihrem ersten Besuch saß sie im Rollstuhl, weil ihr Gang sehr ataktisch und ungleichmäßig war. Sarah hatte bilaterale Knöchel-, Knie- und Hüftorthesen getragen, um ihr Gleichgewicht zu stabilisieren. Mit diesen Orthesen ging sie sehr breitbeinig und zeigte fahrige Bewegungen von Armen, Rumpf und Kopf, die sich in den letzten 2 Jahren verstärkt hatten. In einem großen Kinderkrankenhaus war sie wegen des Verdachts auf eine Kleinhirnbeteiligung untersucht worden, doch das MRT wies keine zerebellaren Veränderungen auf. Nach einer sorgfältigen Anamnese berichteten die Eltern, dass sich im Alter von 6 Jahren, als Sarah in die örtliche Schule kam, ihr Gang und ihr Gleichgewicht zu verschlechtern begannen. Zu diesem Zeitpunkt trug sie eine Orthese, die den Knöchel in Dorsalflexion hielt. Während der folgenden 2 Jahre versuchten Sarahs Physiotherapeut und Orthopäde, ihr Gleichgewicht dadurch zu stabilisieren, dass sie die Fußstützen bis zu den Knien und dann bis zu den Hüften verlängerten. Doch nach Aussage ihrer Eltern schien alles nur noch schlimmer zu werden, und schließlich benötigte sie einen Rollstuhl, um sich in der Schule fortzubewegen. Die Familie war besorgt über diesen Funktionsverlust, denn Sarah wurde depressiv und zog sich immer stärker zurück. Wir forderten Sarah auf, mit ihren Orthesen den Korridor hinunter zu gehen. Dabei berührte sie öfter mit den Fingern die Wand, zeigte aber keine unsicheren Arm- oder Rumpfbewegungen. Als Nächstes brachten wir sie in die Eingangshalle, einen großen, stark frequentierten Raum. Hier begann Sarah sich fahrig zu bewegen, mit Rumpfzuckungen in verschiedene Richtungen, und das Gleichgewicht zu verlieren, bis einer von uns sie auffing und wieder in den Rollstuhl setzte. Vergleicht man die beiden Gehversuche, so scheint es, dass Sarah in der Eingangshalle Rumpf- und Armstrategien einsetzte, um ihr Gleichgewicht zu halten, also ihr Schwanken auszugleichen, während sie im Flur nur die Wand benutzte, um eine gewisse räumliche Orientierung zu erhalten. Es schien so, als hätten die Orthesen einen großen Teil des propriozeptiven Inputs ausgeschaltet, den Sarah benötigte, um ihr Gleichgewicht zu halten. In einer kontrollierten Umgebung, wie dem ruhigen Flur, half ihr das Berühren der Wand, sich zu orientieren. Doch in einer unkontrollierten Umgebung mit zahlreichen sensorischen Stimuli war sie nicht mehr zur Kompensation fähig. Die palpatorische Untersuchung ergab starke fasziale und biomechanische Dysfunktionen in den Füßen, Beinen, Hüften, im Becken- und Rückenbereich bis hinauf zum Schädel. Die Befunde waren sehr viel schwerer, als nach dem Grad der Spastik zu erwarten, und deuteten auf einen weiteren Einflussfaktor hin. Nach einer osteopathischen Behandlung schlug ich der Familie vor, am nächsten Tag mit der alten Knöchelorthese wieder zu kommen. Wir wiederholten die beiden Gehversuche und stellten fest, dass sich Sarahs Ausgleichsbewegungen mit Armen und Rumpf durch die kleineren Orthesen nicht verstärkten. Sie sollte in Zukunft nur noch die Knöchelorthese tragen, während wir die osteopathische Behandlung fortsetzten. Im Laufe mehrerer Wochen verbesserte sich Sarahs Gehfähigkeit so weit, dass sie sich in der Schule und auf dem Pausenhof sicher und effektiv bewegen konnte. Nachdem wir den Fall mit einem aufgeschlossenen Orthopädietechniker besprochen hatten, erhielt Sarah eine kleine Stütze für das Fußgewölbe, die nur die übermäßige Supination korrigierte. Mit 13 Jahren kam Sarah auf die regionale High School, die aus einem sehr großen, einstöckigen Gebäudekomplex bestand. Sie musste dort sehr viel mehr laufen und fühlte sich wieder von der chaotischen Umgebung etwas überfordert. Ihr Gleichgewicht und ihr Gang begannen darunter zu leiden. Statt zu versuchen, ihre Stabilität durch weitere Orthesen zu verbessern, suchten wir nach einer anderen Lösung. Sarah hat jetzt einen Hund, der darauf trainiert ist, ihr Gewicht auszubalancieren, sobald sie ihre Stabilität verliert. Sie hat sich nicht nur gut an die schulischen Anforderungen angepasst, sondern seit kurzem sogar eine ehrenamtliche Aufgabe im Krankenhaus übernommen; sie verteilt dort mit einem kleinen Wagen die Patientenpost und der Hund hilft ihn zu schieben. Die Moral dieser langen Geschichte ist, dass wir ein Maximum an Stabilität mit einem Minimum an Restriktion anstreben müssen. Einer der besten Verbündeten kann dabei ein erfahrener und aufgeschlossener Orthopädietechniker sein, der Orthesen zur Unterstützung der körpereigenen Fähigkeiten entwerfen kann. Das erfordert häufig eine Aufklärung aller Beteiligten über die osteopathischen Prinzipien und Techniken.

Viele Kinder mit infantiler Zerebralparese weisen begleitende Störungen anderer Systeme auf. Diese müssen so früh wie möglich diagnostiziert und behandelt werden, um eine weitere Beeinträchtigung der kindlichen Entwicklung zu vermeiden. Ungefähr 40% der Kinder mit infantiler Zerebralparese leiden unter Sehstörungen, doch in den wenigsten Fällen beruhen sie auf messbaren anatomischen Veränderungen. Meist handelt es sich um Verarbeitungsprobleme, also um Schwierigkeiten bei der Interpretation des Stimulus. Das kann aufgrund veränderter somatosensorischer Einflüsse eintreten (➤ Kap. 10). Die Funktionsuntersuchung durch einen Optometristen in Verbindung mit einer osteopathischen Behandlung ist hier sehr wichtig.

Schließlich gilt es auch zu beachten, dass ein Kind Teil seiner Familie ist. Viele der auftretenden Probleme können vom Osteopathen angesprochen werden, vor allem, wenn er gute Beziehungen mit der ganzen Familie unterhält. Die finanziellen, physischen und emotionalen Ressourcen der Familie werden häufig sehr in Anspruch genommen. Eltern haben möglicherweise mit Schuldgefühlen zu kämpfen und unterschwellig oft Angst, was aus dem Kind wird, wenn sie nicht mehr da sind. Auch die Geschwister erleben Schuldgefühle, Angst, Groll, Sorge, Liebe usw. Manchen Familien kann eine psychologische Beratung Unterstützung und Orientierung geben, während andere allein damit umgehen können. Im Endeffekt muss die Familie eine Familie sein, und nicht nur ein Haushalt, in dem sich alle auf dieses eine Kind mit einer Hirnverletzung konzentrieren. Und wie jeder Mensch ist auch jede Familie anders, ganz individuell. Ein guter Therapeut muss imstande sein, einen Schritt zurückzutreten, um das ganze Bild zu sehen – und nicht nur den erhöhten Muskeltonus des betroffenen Kindes.

17.7 Zusammenfassung

Die infantile Zerebralparese ist ein sehr komplexes Phänomen. Zahlreiche Problemstellungen sind dabei zu berücksichtigen, die sich außerdem im Laufe des Wachstums und der Entwicklung des Kindes verändern. Die ganze Familie braucht dabei Unterstützung und Betreuung. Bei der Behandlung von Kindern mit infantiler Zerebralparese ist ein Teamansatz wichtig. Das Ziel ist ein Austausch, damit jeder eine gute Vorstellung davon bekommt womit dieses Kind konfrontiert ist. Es wird vermutlich Zeiten geben, in denen Unstimmigkeiten auftreten, z.B. wenn zwei Ärzte dieselbe Störung aus unterschiedlicher Perspektive betrachten und sich nicht über die optimale Behandlung einigen können. Manchmal gibt es auch Fälle mit zwei verschiedenen Problemen, in denen die vorgeschriebene Behandlung des einen, negative Auswirkungen auf das andere haben kann. Letztlich ist eine gute Kommunikation zwischen allen Beteiligten entscheidend. Und die einfachste und wirksamste Möglichkeit, das zu erreichen, besteht darin, dass gut informierte, engagierte und gut betreute Eltern ihr Kind als ganzheitlichen Menschen begreifen.

QUELLEN

Adams R. D., Victor M. Principles of neurology. 5. Auflage, McGraw-Hill, New York, 1993.

Bouza H., Dubowitz L. M., Rutherford M., Cowan F., Pennock J. M. Late magnetic resonance imaging and clinical findings in neonates with unilateral lesions on cranial ultrasound. Developmental Medicine and Child Neurology 36 (11), 1994a, S. 951–964.

Bouza H., Rutherford M., Acolet D., Pennock J. M., Dubowitz L. M. Evolution of early hemiplegic signs in full-term infants with unilateral brain lesions in the neonatal period: a prospective study. Neuropediatrics 25 (4), 1994b, S. 201–207.

Brown J. K., Purvis R. J., Forfar J. O., Cockburn F. Neurological aspects of perinatal asphyxia. Developmental Medicine and Child Neurology 16 (5), 1974, S. 567–580.

Brown J. K., Rodda J., Walsh E. G., Wright G. W. Neurophysiology of lower-limb function in hemiplegic children. Developmental Medicine and Child Neurology 33 (12), 1991, S. 1037–1047.

de Vries L. S., Groenendaal F., Eken P., van Haastert I. C., Rademaker K. J., Meiners L. C. Infarcts in the vascular distribution of the middle cerebral artery in preterm and fullterm infants. Neuropediatrics 28 (2), 1997, S. 88–96.

Dormans J. P., Pellegrino L. Definitions, etiology and epidemiology of cerebral palsy. In: Dormans J. P., Pellegrino L. (Hrsg.). Caring for children with cerebral palsy. Paul H Brookes, Baltimore, 1998, S. 31–33.

Grether J. K., Cummins S. K., Nelson K. B. The California Cerebral Palsy Project. Paediatric Perinatal Epidemiology 6 (3), 1992, S. 339–351.

Ingram T. T. Child care in general practice. Cerebral palsy. British Medical Journal ii, 1964, S. 1638–1640.

Krageloh-Mann I., Hagberg G., Meisner C. et al. Bilateral spastic cerebral palsy – a collaborative study between southwest Germany and western Sweden. III: Aetiology. Developmental Medicine and Child Neurology 37 (3), 1995a, S. 191–203.

Krageloh-Mann I., Petersen D., Hagberg G., Vollmer B., Hagberg B., Michaelis R. Bilateral spastic cerebral palsy – MRI pathology and origin. Analysis from a representative series of 56 cases. Developmental Medicine and Child Neurology 37 (5), 1995b, S. 379–397.

Larroche J. C. Fetal encephalopathies of circulatory origin. Biology of the Neonate 50 (2), 1986, S. 61–74.

Low J. A., Robertson D. M., Simpson L. L. Temporal relationships of neuropathologic conditions caused by perinatal asphyxia. American Journal of Obstetrics and Gynecology 160 (3), 1989, S. 608–614.

McDonald A. D. Cerebral palsy in children of very low birth weight. Archives of Disease in Childhood 38, 1963, S. 579–588.

Menkes J. H., Sarant H. B. Child neurology, 6th edn. Lippincott Williams & Wilkins, Philadelphia, 2000.

Merzenich M. M., Jenkins W. M. Reorganization of cortical representations of the hand following alterations of skin inputs induced by nerve injury, skin island transfers, and experience. Journal of Hand Therapy 6, 1993, S. 89–104.

Merzenich M. M., Schreiner C., Jenkins W., Wang X. Neural mechanisms underlying temporal integration, segmentation, and input sequence representation: some implications for the origin of learning disabilities. Annals of the New York Academy of Sciences 682, 1993, S. 1–22.

Michaelis R., Rooschuz B., Dopper R. Prenatal origin of congenital spastic hemiparesis. Early Human Development 4 (3), 1980, S. 243–255.

Molteni B., Oleari G., Fedrizzi E., Bracchi M. Relation between CT patterns, clinical findings and etiological factors in children born at term, affected by congenital hemiparesis. Neuropediatrics 18 (2), 1987, S. 75–80.

Nelson K. B., Ellenberg J. H. Antecedents of cerebral palsy. Multivariate analysis of risk. New England Journal of Medicine 315 (2), 1996, S. 81–86.

Okumura A., Hayakawa F., Kato T., Kuno K., Watanabe K. MRI findings in patients with spastic cerebral palsy. I: Correlation with gestational age at birth. Developmental Medicine and Child Neurology 39 (6), 1997a, S. 363–368.

Okumura A., Kato T., Kuno K., Hayakawa F., Watanabe K. MRI findings in patients with spastic cerebral palsy. II: Correlation with type of cerebral palsy. Developmental Medicine and Child Neurology 39 (6), 1997b, S. 369–372.

Olsen P., Paakko E., Vainionpaa L., Pyhtinen J., Jarvelin M. R. Magnetic resonance imaging of periventricular leukomalacia and its clinical correlation in children. Annals of Neurology 41 (6), 1997, S. 754–761.

Olsen P., Vainionpaa L., Paakko E., Korkman M., Pyhtinen J., Jarvelin M. R. Psychological findings in preterm children related to neurologic status and magnetic resonance imaging. Pediatrics 102 (2 Pt 1), 1998, S. 329–336.

Pearson K., Gordon J. Spinal reflexes. In: Kandel E. R., Schwartz J. H., Jessell T. M. (Hrsg.). Principles of neural science. McGraw-Hill, Philadelphia, 2000.

Shumway-Cook A., Woollacott M. H. Motor control: theory and practical applications. Williams & Wilkins, Philadelphia, 2000.

Volpe J. J. Neurology of the newborn. 3. Auflage, WB Saunders, Philadelphia, 1995.

Woollacott M. H., Burtner P., Jensen J., Jasiewicz J., Roncesvalles N., Sveistrup H. Development of postural responses during standing in healthy children and children with spastic diplegia. Neuroscience and Biobehavioral Reviews 22 (4), 1998, S. 583–589.

WEITERFÜHRENDE LITERATUR

Kandel E. R., Schwartz J. H., Jessell T. M. (Hrsg.). Principles of neural science. McGraw-Hill, Philadelphia, 2000.

Merzenich M. M., Nelson R. J., Kaas J. H. et al. Variability in hand surface representations in areas 3b and 1 in adult owl and squirrel monkeys. Journal of Comprehensive Neurology 258, 1987, S. 281–296.

van der Weel F. R., van der Meer A. L., Lee D. N. Effect of task on movement control in cerebral palsy: implications for assessment and therapy. Developmental Medicine and Child Neurology 33 (5), 1991, S. 419–426.

Volpe J. J. Brain injury in the premature infant – current concepts of pathogenesis and prevention. Biology of the Neonate 62, 1992, S. 231–242.

Volpe J. J. Neurology of the newborn. 3. Auflage, WB Saunders, Philadelphia, 1995.

17

II Praxis der Osteopathie in der Pädiatrie

KAPITEL

18 Grundlagen

18.1 Überblick

Die Selbstheilungskräfte des Körpers bilden den Eckpfeiler des osteopathischen Untersuchungs- und Behandlungsansatzes bei Erkrankungen des Bewegungsapparats. Statt sich bei der Palpationsdiagnostik nur auf die Gelenkmechanik zu beschränken, ist das osteopathische Konzept muskuloskelettaler Dysfunktionen weiter gefasst, da es die eingeschränkte oder veränderte Funktion aller relevanten Teile (Skelett-, viszerale, Gelenk- und myofasziale Strukturen) und die Gefäß-, Lymph- und Nervenversorgung mit einbezieht. Erkrankungen des Bewegungsapparats müssen unter verschiedenen Gesichtspunkten angegangen werden, wobei die Normalisierung der Gelenkmechanik nur ein Aspekt von vielen ist. Wenn der Lymph- und venöse Abfluss eines Gebiets gefördert wird, können Entzündungsprodukte und abgestorbene Zellen rascher abtransportiert werden und sich der pH-Wert des Gewebes normalisieren. Durch eine Verbesserung des arteriellen Blutflusses erhöht sich die Sauerstoff- und Nährstoffzufuhr während der Gewebereparatur. Hat sich infolge einer Verletzung oder Dysfunktion eine kompensatorische Überlastung oder Restriktion entwickelt, kann die veränderte Biomechanik zu vermehrter Muskelarbeit führen. Über Nozizeption und Schmerzen können autonome Nervenfunktionen auf der Ebene des Rückenmarks, Hirnstamms und Kortex beeinflusst werden. Eine lokale Gewebeirritation kann Änderungen des Muskeltonus der glatten und quergestreiften Muskulatur auslösen. Eine veränderte Gelenkmechanik kann sich auf die Druckverhältnisse im Gelenk, das umgebende myofasziale Gewebe, den Blut- und Lymphfluss sowie die Homöostase insgesamt auswirken. Diese Sichtweise kommt in den osteopathischen Struktur-Funktionsmodellen zum Ausdruck.

Mithilfe der Struktur-Funktionsmodelle lassen sich klinische Befunde (und biomechanische Dysfunktionen) richtig interpretieren und Behandlungspläne aufstellen. Es gibt verschiedene Modelle. Das biomechanische Modell begreift den Körper als ein Gefüge somatischer Teile, deren Zusammenspiel von ihrer Stellung und dem Gleichgewicht abhängt. Eine Überlastung oder ein Ungleichgewicht innerhalb des Gefüges kann negative Folgen für die dynamische Funktion (Beweglichkeit), den Energieverbrauch, die Propriozeption, die Gelenkstruktur, Nerven-Gefäßversorgung und den Gewebestoffwechsel haben. Nach diesem Modell wird sich die Behandlung klinischer Fälle und die Anwendung osteopathischer Manualtechniken auf die Normalisierung von Stellung und Gleichgewicht konzentrieren, damit Muskeln und Gelenke wieder effizient genutzt werden können.

Das zweite, das neurologische Modell, berücksichtigt die Interaktionen zwischen spinaler Bahnung (Fazilitation), Propriozeption, autonomem Nervensystem und primär afferenten Nozizeptoren. Darüber hinaus wird deren Einfluss auf das neuroendokrine Immunsystem mit einbezogen. In diesem Modell haben die über das autonome Nervensystem vermittelten Wechselwirkungen zwischen dem Muskel-Skelett- und viszeralen System eine besondere Bedeutung. Klinische Interventionen und Manipulationstechniken werden angewandt, um mechanische Belastungen zu senken, Nervenreize (neurale Inputs) auszugleichen und den Zustrom nozizeptiver Afferenzen zu verringern.

Als drittes Modell beschäftigt sich das sog. respiratorische/zirkulatorische Modell mit den extra- und intrazellulären Flüssigkeiten, die zur Aufrechterhaltung ihres Milieus auf eine ungehinderte Sauerstoff- und Nährstoffzufuhr sowie den Abtransport von Abbauprodukten angewiesen sind. Jede Art von Stress, die den Fluss bzw. Kreislauf einer Körperflüssigkeit einschränkt, kann die Gesundheit des Gewebes beeinträchtigen. Nach diesem Modell dienen osteopathische Manipulationen und andere klinische Interventionen dazu, atemmechanische oder strömungsdynamische Dysfunktionen oder Hindernisse zu beheben.

Das vierte, das bioenergetische Modell, beruht auf der Erkenntnis, dass der Körper ein Gleichgewicht von Energieerzeugung, -verteilung und -verbrauch zu wahren sucht, um sich besser an diverse Belastungen (Stressoren) anpassen zu können. Aus dieser Perspektive wird in der Patientenversorgung und Manualtherapie der Schwerpunkt auf klinische Befunde wie eine somatische Dysfunktion gelegt, die zu einer Fehlsteuerung von Energieproduktion, -verteilung oder -verbrauch führen können.

Das fünfte schließlich ist das biopsychosoziale Modell, das die verschiedenen Reaktionen und psychischen Belastungen, die Patienten zu bewältigen haben, berücksichtigt. Gesundheit und Selbstheilungskräfte können kulturell, von der äußeren Umgebung, von sozioökonomischen, physiologischen und psychischen Einflüssen geprägt sein. Eine somatische Dysfunktion kann als Reaktion auf die äußeren, sozioökonomischen, kulturellen oder psychischen Bedingungen exazerbieren oder unterhalten werden und ihrerseits zu einer gesteigerten physiologischen Belastung des Patienten beitragen.

Die manualtherapeutischen Methoden sollten anhand der Pathophysiologie der Störung, der Reaktion des Körpers und dem „Gewebegefühl" ausgewählt werden. Im osteopathischen Konzept des „Gewebegefühls" sind Textur (Gewebebeschaffenheit), Tonus, Spannung und Bewegungseigenschaften enthalten. Je nach ihrer Struktur und Funktion reagieren Gewebe unterschiedlich auf pathophysiologische Prozesse. Zur Beschreibung oder Kategorisierung der primären Gewebearten oder palpatorisch wahrnehmbaren Phänomene wurde eine spezielle Terminologie entwickelt. Für Knochen und Gelenke werden am häufigsten die Begriffe „ossär" oder „artikulär" verwendet; „membranös" bezieht sich auf Bänder oder Ligamente, „faszial" oder „myofaszial" auf Muskeln, Faszien, Peritoneum und Myometrium, „fließend" oder „fluid" auf die Intra- und Extrazellulärflüssigkeit und „Stärke" (Potenz) auf die innewohnende Energie.

Neuromuskuloskelettale Erkrankungen von Kindern können pathophysiologisch durch eine Vielzahl von Veränderungen entstehen, die jeweils unterschiedliche Gewebereaktionen im Körper hervorrufen. Mit den osteopathischen Struktur-Funktionsmodellen lassen sich diese Reaktionen leichter verstehen und die Heilungsprozesse nach besten Kräften unterstützen. Für die Behandlung werden die Modelle kombiniert. Bei einer Störung mit entzündlicher Komponente (z.B. Tendinitis) beispielsweise sähe das respiratorische/zirkulatorische Modell eine verbesserte Lymphdrainage und arterielle Blutzufuhr vor, das biomechanische Modell eine Entlastung des periartikulären Gewebes, das neurologische Modell eine Verringerung der Schmerzafferenzen. Demzufolge könnten Behandlungsmethoden angewandt werden, die sowohl die biomechanische Dysfunktion beheben als auch ausleitend und schmerzstillend wirken. Die Wahl der spezifischen Techniken richtet sich nach dem „Gewebegefühl" oder den am stärksten betroffenen Phänomenen. Immunvermittelte Entzündungen sind in erster Linie Erkrankungen des Bindegewebes. Die Immunsubstanzen bzw. Entzündungsmediatoren breiten sich mit der intra- und extravasalen Flüssigkeit aus. Bei Patienten mit entzündlichen Krankheitsprozessen ist sehr häufig eine anormale Gewebetextur in den membranösen, faszialen und fluiden Phänomenen tastbar. Am besten eignen sich in dem Fall Behandlungstechniken, die spezifisch solche Phänomene angehen und den Zielvorgaben der Struktur-Funktionsmodelle entsprechen. Zur Behandlung einer rheumatoiden Arthritis könnten beispielsweise neben Methoden, die den arteriellen Blutfluss und die Zirkulation der Niederdrucksysteme (Lymph- und venöser Abfluss) verbessern, um ein gesundes Umgebungsmilieu aufrechtzuerhalten, zusätzlich Techniken zur Anwendung kommen, die auf die Nozizeptoren und das neuroendokrine Immunsystem einwirken.

18.2 Wichtige Unterschiede bei der Behandlung von Kindern

Die Gelenkmechanik wird vom Grad der Verknöcherung beeinflusst. Da sich zu Beginn der Ossifikation die anatomischen und funktionellen Grenzen (Barrieren) der Gelenke noch nicht ausgebildet haben, können sie in erhöhtem Maße verletzlich für eine Kompression der Gelenkflächen und durch direkte Techniken sein. Ossifikationszentren entwickeln sich zu unterschiedlichen Zeitpunkten (➤ Tab. 18.1). Die ersten erscheinen bereits im Säuglingsalter, finden aber erst im frühen Erwachsenenalter ihren Abschluss. Andere beginnen sich viel später zu entwickeln und gegen Ende der Pubertät zu schließen, was ihre Anfälligkeit für Scher- und Spannungskräfte gerade in einer Lebensphase mit vermehrter körperlicher Aktivität erhöht. Knochenwachstumszonen sind sowohl durch lokale Ischämien als auch Ent-

Tab. 18.1 Alter zu Beginn und Abschluss der Ossifikation in ausgewählten Bereichen

Knochen	Beginn der Ossifikation	Abschluss der Ossifikation
Crista iliaca	11–14 Jahre	20 Jahre
Spina iliaca anterior inferior	13–15 Jahre	16–18 Jahre
Tuber ischiadicum	13–15 Jahre	16–18 Jahre
Acetabulum	Zeitpunkt der Geburt	14–16 Jahre
Caput femoris	4 Monate	16–18 Jahre
Trochanter major	4–6 Jahre	16–17 Jahre
Trochanter minor	11–12 Jahre	15–16 Jahre
Femurkondylen	Zeitpunkt der Geburt	16–18 Jahre
Tibiaplateau	Zeitpunkt der Geburt	16–20 Jahre
Caput fibulae	3–4 Jahre	16–20 Jahre
Tibia (distale)	6 Monate	17–18 Jahre
Clavicula (proximales Ende)	17 Jahre	20 Jahre
Acromion	14–15 Jahre	18–20 Jahre
Processus coracoideus	14–15 Jahre	18–20 Jahre
Caput humeri	1. Lebensjahr	18–20 Jahre
Humerus (distaler)	Verschiedene Zentren 12. Monat bis 10. Lebensjahr	14–17 Jahre
Trochanter ulnaris	8–10 Jahre	14–17 Jahre
Caput radii	3–6 Jahre	14–17 Jahre
Rippen und Sternum	1. Lebensjahr	25 Jahre

zündungen gefährdet, wodurch das Risiko degenerativer Veränderungen im späteren Leben ansteigt.

Propriozeptive Signale aus Bändern, Sehnen und Muskeln in der Umgebung der Gelenke sorgen dafür, dass die Beziehungen der Gelenkflächen zueinander aufrechterhalten bleiben. Bei Erwachsenen üben gut definierte „Körper-Landkarten" ihren Einfluss auf die Stellung der Gelenkflächen und die Ruhelänge der agonistischen und antagonistischen Muskelgruppen aus. Auch die Bewegungsmuster haben sich gut etabliert. Diese „Körper-Landkarten" (body maps) verstärken die Normalisierung der Verhältnisse nach einem Trauma oder einer Verletzung. Daher ist durchaus denkbar, dass sie bei der manualtherapeutischen Korrektur biomechanischer Dysfunktionen ebenfalls eine Rolle spielen. Viele manualtherapeutische Techniken setzen auf ein körpereigenes somatosensorisches und motorisches „Mapping", damit die Behandlung erfolgreich verläuft. Trotz ihrer unterschiedlichen Terminologie nimmt keiner der manualtherapeutischen Ansätze für sich in Anspruch, diese funktionellen „Karten" oder Prozesse erzeugen zu können. Sie dienen vielmehr zur Beseitigung von Hindernissen oder Einschränkungen der Normalfunktion. Einer der Gründe, weshalb sich biomechanische Belastungen von Erwachsenen manualtherapeutisch – mit Osteopathie, Chiropraktik, Massagetechniken etc. – beseitigen lassen, sind die vorhandenen somatischen Landkarten, die eine Normalisierung der Verhältnisse unterstützen können. Bei Kindern sind die Körper-Landkarten noch nicht ausgereift und in manchen Fällen kaum angelegt. Das hat zur Folge, dass das Gewebe von Kindern, vor allem Kleinkindern, oft deutlich anders auf Manualtechniken reagiert als das Gewebe von Erwachsener. Qualitativ und quantitativ sind bei Kindern möglicherweise deutlich schwächere Veränderungen nach einer Manualtherapie spürbar als bei Erwachsenen üblich. Dafür dürften Kinder solche Veränderungen allerdings früher in ihre Körperbewegungen integrieren, weil ihnen typischerweise kompensatorische Anpassungsmuster der Erwachsenen fehlen. Folglich ist weniger oft mehr oder zumindest oft bereits ausreichend, wenn es um die Behandlung von Kindern geht.

Bei Erwachsenen können auf der Ebene von Rückenmark, Kleinhirn und Kortex vorhandene somatische Karten für normale Muskel-Gelenk-Verhältnisse sorgen. Sobald sich ein Muskelspasmus lockert, eine restriktive Barriere beseitigt oder eine Faszienverspannung gelöst wird, kann die Karte selbst zum Vorschein kommen. Solche Karten sind nicht von Geburt an vorhanden, sondern entwickeln sich erst. Eine angeborene mechanische Dysfunktion, kongenitale Fehlbildung oder Stellungsanomalie (Malposition) des Kindes kann zu einer verzerrten Formatierung der somatosensorischen Karten führen und auch die Ausprägung der Motorik beeinflussen. Eine abweichende somatosensorisch-motorische Kartierung könnte zudem bei den gelegentlich zu beobachtenden kognitiven Defiziten von Kindern mit kongenitalen motorischen Störungen eine Rolle spielen. Daran muss man denken, wenn man Kinder behandelt. Während des Wachstums unterliegt der kindliche Bewegungsapparat einer enormen Belastung, biomechanische Spannungen und Gewebestress verschlimmern sich dann oft. Kinder mit chronischen Erkrankungen sollten möglichst zeitnah an den Wachstumsphasen behandelt werden. Bei Kleinkindern, deren Zustand nach einer Manualtherapie zunächst gebessert schien, kann es darüber hinaus in Wachstumsphasen zu einer plötzlichen Exazerbation (wenn auch in abgemilderter Form) kommen. Darauf sollten die Eltern vorsorglich hingewiesen sein. Wenn die Verschlechterung nicht innerhalb weniger Tage spontan abklingt, muss das Kind vermutlich erneut behandelt werden. Dieses Phänomen lässt sich ganz einfach erklären: Ein vier Monate altes Mädchen mit angeborenem Schiefhals hat ihn zeit ihres Lebens gehabt. Ihr Körper hält das für den Normalzustand. Selbst wenn die Dysfunktion erfolgreich behandelt wird, hat sich um den Torticollis herum bereits ein Teil ihrer somatosensorischen Kartierung ausgebildet. In Zeiten von erhöhtem Stress, wie während des Wachstums, kehrt die Kartierung zum „Normalen" zurück.

18.3 Grundlagen osteopathischer Manipulationstechniken

18.3.1 Artikulationstechnik

Hintergrund

Der Ursprung der Artikulationstechniken ist unbekannt, obwohl sich erste Beschreibungen bereits im antiken Griechenland, Ägypten und anderen Frühkulturen fanden. Artikulationstechniken sind direkte Techniken, bei denen ein Gelenk in vollem Umfang bewegt wird, um eine Bewegungseinschränkung (restriktive Barriere) feststellen und behandeln zu können.

Diagnostische Prinzipien

Die Diagnose stützt sich auf einen veränderten Bewegungsumfang bei der Artikulation. Zur Identifikation von Bewegungs(umfangs)einschränkungen wird das

Gelenk langsam durch seine Bewegungsebenen geführt. Wenn sich die Beschaffenheit bzw. Textur des Gewebes verändert hat (z.B. Muskelspasmus, Ödem, Fibrose), lassen sich daraus Hinweise auf eine chronische Störung ableiten. Im Seitenvergleich kann der betroffene Bereich asymmetrisch erscheinen. Druckempfindlichkeit stellt eine Kontraindikation für Artikulationstechniken dar und muss durch weitere Untersuchungen abgeklärt werden.

Therapeutische Prinzipien

Das betroffene Gelenk wird wiederholt und möglichst vollständig durch seinen maximalen Bewegungsumfang geführt, um es in allen Ebenen bis an die restriktive Barriere zu bewegen, ohne sie zu überwinden. Bewegen Sie es zunächst in die ungehinderte „Ease"-Richtung (Bewegungsfreiheit) und danach in Richtung der Einschränkung, und zwar bei jeder Wiederholung noch etwas näher an die jeweilige Barriere heran. Die Behandlung einer innenrotierten Tibia würde beispielsweise so aussehen, dass der Therapeut in Kniebeugung eine Innenrotation und unmittelbar darauf bei gestrecktem Knie eine Außenrotation der Tibia durchführt. Diese Bewegungsabfolge wird mehrmals wiederholt. Mit jeder Kniestreckung lässt sich das Schienbein etwas weiter nach außen drehen.

Anwendung bei Kindern

Artikulationstechniken eignen sich praktisch für Kinder aller Altersstufen, außer vielleicht für Säuglinge. Schmerzen, Schwellungen und Druckempfindlichkeit stellen relative Kontraindikationen für Artikulationstechniken dar und bedürfen der weiteren Abklärung. Absolute Kontraindikationen sind Gelenkinstabilität, Bindegewebsschwäche (laxe Bänder) und Bindegewebserkrankungen.

18.3.2 Balanced-Ligamentous-Tension-(BLT-)Technik

Hintergrund

William G. Sutherland beschrieb Anfang des 20. Jahrhunderts als Erster Techniken für einen Spannungsausgleich in Ligamenten und Faszien: Balanced-ligamentous-tension-(BLT-) und Balanced-membranous-tension-(BMT-Technik) [Lippincott 1949]. Aus Sutherlands Lehre gingen kraniale Osteopathie und „Osteopathy in the Cranial Field" hervor. Da die BLT- und BMT-Technik schon vor der Unterteilung in direkte und indirekte Techniken beschrieben wurden, lassen sie sich schwer einer bestimmten Kategorie zuordnen, denn sie können sowohl mit direkten als auch indirekten Kräften arbeiten. Therapeuten stufen Sutherlands unterschiedliche Techniken als balancierend, mit unwillkürlichem Wirkmechanismus, funktionell, biodynamisch oder kranial ein.

Ligamentärer Artikulationsmechanismen

Der BLT-Technik liegt die Vorstellung von ligamentären Artikulationsmechanismen zugrunde. Ligamente steuern und lenken die Bewegungen zwischen sämtlichen Knochen im Körper. In den meisten Gelenken kontrollieren sie die willkürliche Muskelaktivität. Ein gutes Beispiel für einen ligamentären Artikulationsmechanismus bietet das Handgelenk. Direkt an den Ossa carpalia inserieren keine Muskeln. Bewegungen (wie Flexion, Extension, Supination und Pronation) im Handgelenk resultieren vielmehr daraus, dass sich die Handwurzelknochen reziprok zur Krafteinwirkung der Unterarmmuskeln auf die Mittelhand- und Fingerknochen bewegen. Bewegungen des Handgelenks werden von den Mm. flexores bzw. extensores carpi ulnaris und radialis sowie einigen Fingermuskeln induziert. Trotzdem steuern die Ligamenta carpalia die tatsächlichen Bewegungen der Handwurzelknochen und erzeugen mit ihren spezifischen Ansatzstellen sowohl Drehpunkte/Widerlager als auch physiologische Grenzen für deren Bewegungen. Die komplexen Handwurzelknochenbewegungen werden also von der Kontroll- und Gleichgewichtsfunktion der Ligg. carpalia bestimmt [Nordin & Frankel 1989, Norkin & Levangie 1992, Steinberg & Plancher 1995].

Nehmen wir eine von den Mm. carpi radialis induzierte Daumenbewegung zur Radiusseite des Unterarms als Beispiel: Während sich das Daumengrundglied dem Radius nähert, passen sich Os trapezium, Os trapezoideum und Os scaphoideum fortlaufend an die veränderten räumlichen Verhältnisse an, indem sie zur Mitte des Handgelenks wandern. Auch die Stellung der übrigen Handwurzelknochen ändert sich entsprechend. Keiner von ihnen wird direkt von einem Muskel bewegt, sie sprechen vielmehr auf distale Muskelkräfte an. Abgestimmt und dirigiert wird diese komplizierte Bewegung von den kleinen Ligamenten, die sich zwischen und um die Ossa carpalia herum befinden. Alle Handgelenkbewegungen vollziehen sich nach einem ähnlichen Muster. Man kann die Ligg. carpalia folglich als Hebel, Flaschenzug und Haltegurte für die Gelenkknochen und ihre Beziehungen untereinander ansehen, ein von Sutherland als „ligamentärer Artikulationsmechanismus" beschriebenes Arrangement. Andere Beispiele hierfür finden sich am Unterarm (Membrana interossea zwischen Radius und Ulna), Unterschenkel (Membrana interossea zwischen Tibia und Fibula) sowie am Fuß. Sutherland, der auch die Dura mater im Schädelinneren als intraartikuläres Ligament auffasste, beschrieb ihre Mechanik mit den Prinzipien der „balancierten Membranspannung" (balanced membranous tension).

Spannungsausgleich (Balanced Tension)

Die Stellung der Ossa carpalia ist veränderlich, die Spannung der Ligg. carpalia aber nicht. Mit anderen Worten: Das Handgelenk kann gebeugt werden, ohne dass sich die dorsalen Bänder dehnen oder die palmaren Bänder erschlaffen. Solange das Handgelenk innerhalb seines physiologischen Bewegungsumfangs bewegt wird, bleiben die Spannungen der Ligg. carpalia im Gleichgewicht. Sutherland bezeichnete dies als „balancierten ligamentären Artikulationsmechanismus".

Obwohl ihr Bewegungsumfang viel kleiner als am Handgelenk ist, müssen die Bänder am Fuß ein tragfähiges und bewegliches System gewährleisten. Die Anordnung der Ligamente diktiert die Bewegungen des Vorder- und Hinterfußes. Die Sakroiliakalgelenke sind ein weiteres Beispiel für einen ligamentären Artikulationsmechanismus. Sie müssen nicht nur das Körpergewicht tragen und Bewegungen ermöglichen, sondern sich auch an starke Schwankungen der Beckengröße (z.B. bei Wehen und Geburt) anpassen und gleichzeitig Stabilität verleihen. Beim Gehen verhalten sich die Bänder im Sakroiliakal- und Lumbosakralbereich nach einem Muster der reziproken Spannung, um sich augenblicklich auf die vom Gang induzierten Veränderungen einzustellen [Magoun 1976, Snijders et al. 1993, Vleeming et al. 1995]. Sutherland postuliert für alle Körpergelenke balancierte ligamentäre Artikulationsmechanismen. Die Gelenkbänder liefern nicht nur die propriozeptiven Informationen, die Muskeln zum Anpassen der Gelenkstellung benötigen, sondern steuern selbst die Bewegung der artikulären Komponenten.

Reziproke Spannung

Um die Rolle der Gelenkbänder beschreiben zu können, prägte Sutherland [1990] die Begriffe „reziproke Spannungsligamente" und „reziproker Spannungsmechanismus". Seinem Modell zufolge erhalten die Bänder bei Gelenkbewegungen innerhalb des physiologischen Bewegungsumfangs ein konstantes Spannungsniveau aufrecht. Sie müssen sich dazu weder dehnen noch erschlaffen. Die Bewegungsmechanik zwischen den Gelenkknochen kommt über eine Formänderung des Gelenkraums zustande, und nicht etwa, weil sich ein Teil der Ligamente strafft und ein anderer nachgibt. Denken Sie an das Beugen und Strecken des Handgelenks: Während der Flexion verlagert sich die distale Reihe der Ossa carpalia zur Dorsalseite des Unterarms und während der Extension wandern dieselben Knochen zur Palmarseite. Dies wird von Drehungen der einzelnen Knochen begleitet. In der Summe tragen alle Bewegungen dazu bei, die Spannung der Ligg. carpalia konstant zu halten. Dies ist ein Schlüsselkonzept in Sutherlands Modell.

Welche Art von Bewegung in einem bestimmten Gelenk stattfindet, hängt von den Konturen der Gelenkflächen, der Lage der Bänder und dem Einfluss von Muskelkräften ab. Da sich Ligamente nicht wie Muskeln dehnen und kontrahieren können, zeigt ihre Spannung nur geringe Schwankungen. In jedem Gelenk ist die Spannung gleichmäßig auf die Bänder verteilt. Bei normalen Bewegungen verändern sich mit der Gelenkstellung zwar auch die Beziehungen der Ligamente zueinander, nicht aber die Gesamtspannung innerhalb des Artikulationsmechanismus (➤ Abb. 18.1). Eine Verletzung, Entzündung oder mechanische Überlastung des Gelenks hat allerdings auch Auswirkungen auf die Spannungsverteilung zwischen den Bändern. Das ist bei einer somatischen Dysfunktion der Fall. Je nach Sitz der Störung ist die Kraftverteilung oder der -vektor in einem bestimmten Ligament beeinträchtigt, doch solange es nicht geschädigt ist, bleiben die Spannungsverhältnisse im Bandapparat des Gelenks konstant. Sutherland sprach vom „reziproken Spannungsmechanismus". Natürlich kann der ligamentäre Artikulationsmechanismus eines Gelenks aus dem Gleichgewicht geraten, wenn es falsch oder über den physiologischen Bewegungsumfang hinaus bewegt wird. In ersterem Fall verzerrt sich das Spannungsgleichgewicht (Distorsion) und in letzterem Fall entstehen mikroskopisch kleine Faserrisse in den überdehnten Bändern. Obwohl Faserrisse mit ziemlicher Sicherheit das Gleichgewicht des Gelenkmechanismus stören, müssen die Gelenkbänder bei einer vorhandenen Distorsion (gestörtes Gleichgewicht) nicht unbedingt gerissen sein. Als mechanische Störung des Gleichgewichts kann eine Distorsion ein anatomisches Substrat haben, aber nicht zwangsläufig. Eine somatische Dysfunktion geht jedoch stets mit einer Überlastung des balancierten ligamentären Artikulationsmechanismus einher.

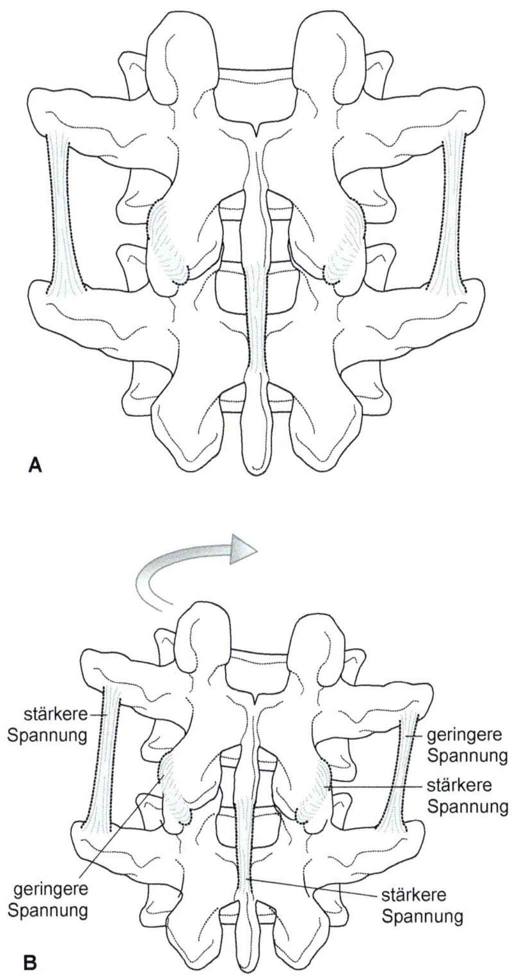

Abb. 18.1 Schematische Darstellung eines Intervertebralsegments in biomechanischer Neutralstellung **A** und nach rechts rotiert **B**. Beachte die veränderte Spannung der Zwischenwirbelbänder nach der Drehung.

Mit Manipulationstechniken, wie High-Velocity-Low-Amplitude- (HVLA-)Muskelenergie- und Counterstrain-Techniken, die indirekt über Muskeln oder Knochen auf die Gelenkbänder einwirken, lassen sich Störungen der balancierten ligamentären Artikulation korrigieren. Die Strukturen, die an den Gelenkmechanismen beteiligt sind oder sie beeinflussen, unterliegen jedoch nicht nur einer willkürlichen, sondern auch unwillkürlichen Kontrolle. Aus dem Grund empfahl Sutherland, inhärente bzw. körpereigene Kräfte (wie Atmung, Fließmechanik und Positionswechsel) zur Behebung solcher Störungen zu nutzen. In Anlehnung an die Prinzipien der balancierten ligamentären Spannung werden in der Manualtherapie Drehpunkte und Hebel eingesetzt, um gezielt Störungen der Gelenkbänder zu behandeln. Nach denselben Prinzipien sind alle ligamentären/membranösen Artikulationsmechanismen korrigierbar. Im Allgemeinen wird eine kombinierte Technik angewandt, mit einem vom Therapeuten induzierten Widerlager und einer aktivierenden Kraft (physiologische Bewegung oder im Körper erzeugte Kraft).

Der Körper befindet sich ständig in Bewegung. Die physiologischen Atembewegungen, Flüssigkeits-/Liquordruckschwankungen und Haltungsanpassungen bedingen jeden Augenblick Veränderungen, die sich, selbst wenn sie noch so subtil erscheinen, auf das gesamte Muskel-Skelettsystem auswirken. Durch die Zwerchfellkontraktion bei tiefer Einatmung kommt es zum intraabdominalen Druckanstieg. Da sich auch die Bauchmuskeln kontrahieren, nimmt die Spannung der thorakolumbalen Faszie zu, die fest mit den Ligg. supra- und interspinalia verbunden ist. Wenn sich die Bauchmuskeln anspannen, überträgt sich die Kraft über die Fascia thoracolumbalis nach hinten auf diese Ligamente und führt zur Abflachung der lumbalen (LWS-)Lordose. Mit der Rippenexkursion (Elevation) beim Einatmen weitet und flacht sich die thorakale (BWS-)Kyphose ab. Auch die Skalenusmuskeln kontrahieren sich und bewirken über ihre vordere Insertion an den Zervikalwirbeln eine Flexion der Halswirbelsäule (HWS). Das heißt also, dass schon der „einfache" Akt der Respiration eine Ganzkörperreaktion hervorruft (➢ Abb. 18.2). Dies ist ein Beispiel dafür, wie eine inhärente, physiologische Kraft ihre Wirkung im Körper entfaltet. Mit körpereigenen Kräften als aktivierender Kraft können manualtherapeutische Maßnahmen unterstützt werden, was eine sehr sichere und wirksame Behandlungsmethode darstellt.

Für den Behandlungserfolg mit BLT-/BMT-Techniken ist es notwendig, alle auf den Bandapparat eines Gelenks einwirkenden Kräfte wieder auszugleichen. Dadurch wird ein Drehpunkt geschaffen, um den herum die körpereigenen Kräfte die Störung korrigieren können.

Diagnostische Prinzipien

Bei einer Überlastung des balancierten ligamentären Artikulationsmechanismus verändern sich die vorher zulässigen Bewegungen des betroffenen Gelenks. Das schließt auch die normalen atem- und lagesynchronen Begleitbewegungen mit ein. Die Beurteilung der Gelenkbeweglichkeit/-mechanik setzt eine feine taktile Diskriminationsfähigkeit voraus. Eine grobmotorische Untersuchung der Gelenkbänder ist weder erforderlich noch sinnvoll. Die Patienten können im Sitzen, in Rücken- oder Bauchlage untersucht werden. Anhand un-

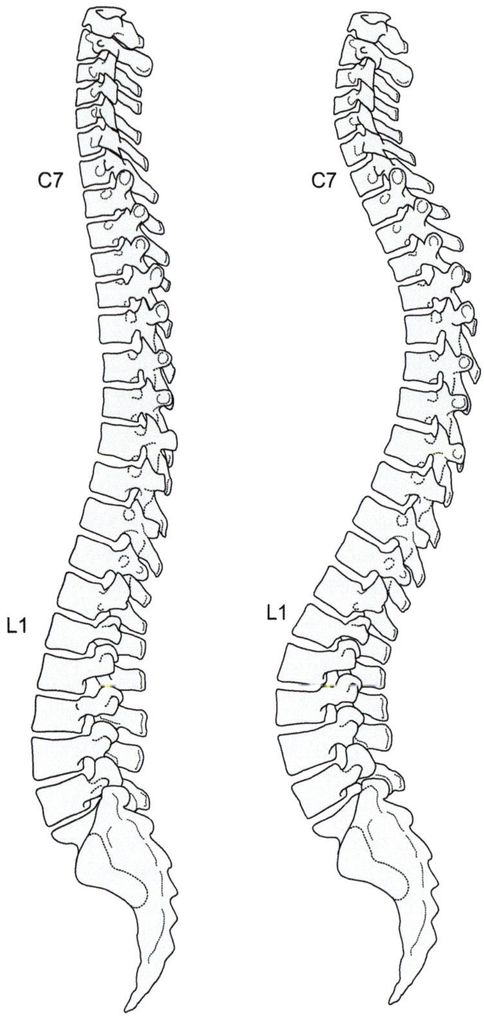

Abb. 18.2 Schematische Darstellung von Veränderungen der Wirbelsäulenkrümmung beim Ein- und Ausatmen (Sagittalschnitt)

willkürlicher Bewegungen lassen sich Schwere einer Restriktion und Besonderheiten einer Dysfunktion bestimmen. Wir wissen z.B., dass sich die BWS-Kyphose beim Einatmen leicht abflacht. Man könnte auch sagen, die oberen Brustwirbel bewegen sich in eine Extension (Neigung nach hinten) und die unteren in eine Flexion, während sich die vordere Konkavität begradigt. Wenn eine Läsion mit Th3 in Flexion vorliegt – d.h. wenn sich der 3. Brustwirbel nicht in Extension bewegen will –, sperrt er sich gegen die normale Inhalationsbewegung. Ein aus dem Gleichgewicht geratener ligamentärer Artikulationsmechanismus verstärkt die Bewegung in Richtung der Störung und schränkt sie in Richtung der Neutralstellung ein. Die Beweglichkeit der Gelenkbänder kann entweder in Ruheatmung und anhand anderer inhärenter Bewegungen beurteilt oder mit behutsamen Bewegungstests untersucht werden.

Therapeutische Prinzipien

Der erste und wichtigste Behandlungsschritt besteht in einem Spannungsausgleich innerhalb des Gelenks, damit die körpereigenen Kräfte die Überlastung des Bandapparats beseitigen können. Auf dem Bewegungsbogen des Gelenkumfangs wird eine Balance der ligamentären Spannung an dem Punkt erreicht, „wo Ligamente und Membranen zwischen der normalen Spannung während ihrer vollen Bewegungsfreiheit und der erhöhten Spannung unmittelbar vor der Zerrung schweben… die eintritt, sobald ein Gelenk über seine physiologischen Grenzen hinaus geführt wird“ [Magoun 1976].

Die Spannungen zwischen allen Gelenkbändern sind gleich. Das kann bedeuten, dass die Spannung eines bestimmten Gewebes gesteigert oder verringert werden muss. Sutherland hat fünf Grundregeln definiert, nach denen sich eine balancierte Membranspannung herstellen lässt: durch Verstärkung/Übertreibung (exaggeration), direkte Aktivierung (direct action), Entlastung (decompression), Gegenhalten (opposition) gegen die physiologische Bewegung und Modellieren (molding). Es folgt eine kurze Beschreibung der fünf Methoden. Bei der indirekten Technik der „Verstärkung/Übertreibung“ wird ein Stressmuster oder eine biomechanische Dysfunktion leicht verstärkt, um so die Spannung auszugleichen. Bei einer „direkten Aktivierung“ des betroffenen Gelenks wird ein Spannungsausgleich dadurch erreicht, dass es in Richtung der Bewegungseinschränkung, aber nicht bis zum Anschlag (restriktive Barriere) bewegt wird. Bei der „Entlastungstechnik“ wird durch Reduzierung der Druckbelastung (Kompression) des Gelenkbereichs für einen Spannungsausgleich gesorgt. Eine „Opposition gegen die physiologische Gelenkbewegung“ lässt sich durch die gegenläufige Bewegungsrichtung von zwei Gelenkanteilen erzeugen und dient dazu, die gleiche Spannung wie im umgebenden Gewebe einzustellen (indem z.B. Th4 flektiert und Th5 extendiert wird). Bei der fließdynamischen „Modelliertechnik“ oder Formung wird das Gewebe mit hydraulischen Kräften bearbeitet, um die Spannung auszugleichen. In den meisten Fällen werden die Behandlungsprinzipien kombiniert; isoliert kommen sie nur sehr selten zur Anwendung.

Je mehr sich ein Gelenk den äußersten Enden seines Bewegungsumfangs nähert, desto stärker spannen sich die Gelenkbänder an. Je mehr sich ein Gelenk in Richtung seiner Neutralstellung bewegt, desto mehr lässt die ligamentäre Spannung nach, bis sie in der Neutralstel-

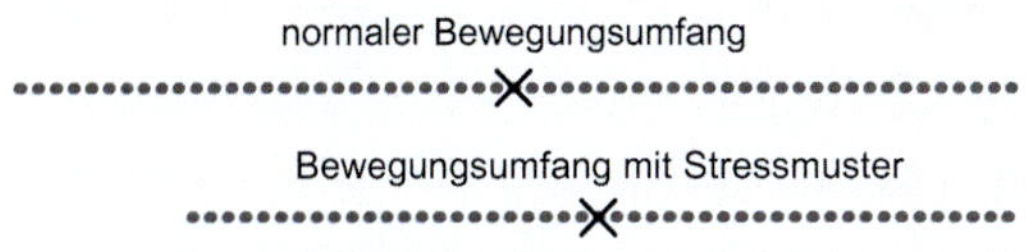

Abb. 18.3 Das obere Diagramm entspricht dem Bewegungsumfang eines Wirbelgelenks ohne somatische Dysfunktion. Das untere Diagramm gibt den Bewegungsumfang eines rechts rotierten Wirbelgelenks wieder. Auf jeder Linie kennzeichnet ein „X" den funktionellen Mittel- oder Neutralpunkt der Bewegung. Der therapeutische Balance-Punkt liegt theoretisch irgendwo zwischen den beiden Neutralpunkten (der normalen Bewegung und der Störung).

lung am geringsten ist. Beim Vorliegen einer Zerrung und Einschränkung der normalen Gelenkbewegung stimmt die Position der geringsten Spannung nicht länger mit der physiologischen Neutralstellung des Gelenks überein. Daraus folgt, dass sich der Punkt des Spannungsgleichgewichts in Abhängigkeit von der vorhandenen Bänderzerrung verlagert. Dieser neue Balanced-tension-Punkt befindet sich irgendwo zwischen der stressbedingten Spannung und der physiologischen Neutralstellung des Gelenks. Wir können uns das nach einem linearen Modell vorstellen (➤ Abb. 18.3). Wird ein Gelenk genau in seiner (neuen) Neutralstellung gehalten, bedeutet das für alle Bänder die geringste Belastung. Jetzt können die körpereigenen physiologischen Kräfte tätig werden, um die Dysfunktion zu beseitigen.

Um die Neutralstellung eines funktionell überlasteten Gelenks einstellen zu lernen, sollte anfänglich die zulässige Beweglichkeit (Grad der Bewegungsfreiheit) in allen Ebenen beurteilt werden, indem das Gelenk behutsam zuerst in die eine und dann in die andere Richtung mobilisiert wird. Will er beispielsweise die Bewegungsfreiheit im Fall einer Th3-Extension und -Rechtsrotation prüfen, führt der Therapeut eine Flexion und anschließende Extension des Brustwirbels herbei. Als Nächstes kommt die Drehung an die Reihe: Durch eine langsam differenzierende Druckanwendung auf den Proc. spinosus wird die Rotation nach rechts, dann nach links beurteilt. Hier zeigen sich Unterschiede der Bewegungsfreiheit bei der Drehung zur einen im Vergleich zur anderen Seite. Der Therapeut wird leicht merken, an welchem Punkt des Bewegungsbogens sich die Spannung zwischen der gesteigerten Spannung, die an den äußeren Enden des Bewegungsumfangs spürbar ist, einpendelt. Dies ist der Punkt des Spannungsgleichgewichts (balanced ligamentous tension). Der Therapeut hält das Gelenk in dieser Position, damit körpereigene Kräfte wie die Atmung aktiv werden und die Störung auflösen können. Während der Korrektur spürt der Therapeut, wie sich die Spannung im Gelenk so verschiebt oder verändert, dass die gefundene Neutralstellung nicht länger der Punkt der geringsten Spannung ist. Anders ausgedrückt: Bewegt sich das Gelenk spontan wieder auf seine physiologische Neutralstellung zu, nimmt der Therapeut dies oft als einen Spannungsanstieg wahr.

Um den Punkt des Spannungsgleichgewichts (balanced ligamentous tension) zu bestimmen, muss die Spannung der Gelenkbänder in allen Bewegungsrichtungen kontrolliert werden. Es gilt die „neutralste" Stellung zu finden, die unter dem Einfluss sämtlicher Stressfaktoren möglich ist. Daraus folgt, dass sich der „Balance-Punkt" entsprechend dem Störungsmuster verändert.

18.3.3 Kraniale Osteopathie/Balanced-Membranous-Tension-(BMT-)Technik

Für eine umfassende Darstellung dieses Gebiets sei auf Magouns „Osteopathy in the Cranial Field" oder Sutherlands „Teachings in the Science of Osteopathy" verwiesen.

Hintergrund

Die Osteopathie im Kranialbereich wurde erstmalig von Sutherland in der ersten Hälfte des 20. Jahrhunderts beschrieben. In Sutherlands Modell spielen Liquor-cerebrospinalis-Schwankungen, die Eigenbeweglichkeit (Motilität) des Neuralrohrs und die gemeinsame Bewegung von Falx cerebri, Tentorium und Falx cerebelli, die sich wie eine reziproke Spannungsmembran verhalten und die Gelenkmechanik der Schädelknochen beeinflussen, sowie Bewegungen des Sakrums eine Schlüsselrolle. Trotz anhaltender Kontroversen über die physiologische Exaktheit von Sutherlands Modell bleibt es weltweit eines der meist diskutierten (kranial-)osteopathischen Untersuchungs-, Diagnose- und Therapiemodelle. Aufgrund der Schädelknochenverbindungen zu intraartikulären Ligamenten, zum Tentorium und zur Falx cerebelli sowie zur Falx cerebri beschrieb Sutherland das Kranium als einen balancierten membranösen (Spannungs-)Mechanismus.

Die Innenhäute, das Kleinhirnzelt und die beiden Hirnsicheln fungieren als eine reziproke Spannungsmembran im Schädelinneren (➤ Abb. 18.4 und ➤ Abb. 18.5). Das wird bei der Untersuchung von Neugeborenen, besonders Frühgeborenen, deutlich. Der bemerkenswert bewegliche und verformbare kindliche Schädel sieht in der Mehrzahl der Fälle bereits nach den ersten zwei Lebenstagen (48 Stunden post partum) normozephal aus. Dass er zu so drastischen Veränderungen imstande ist, beweist die Ansprechbarkeit des Neugeborenenschädels für subtile Kräfte im Körper. Werden Frühgeborene nur in einer Position gelagert und nicht

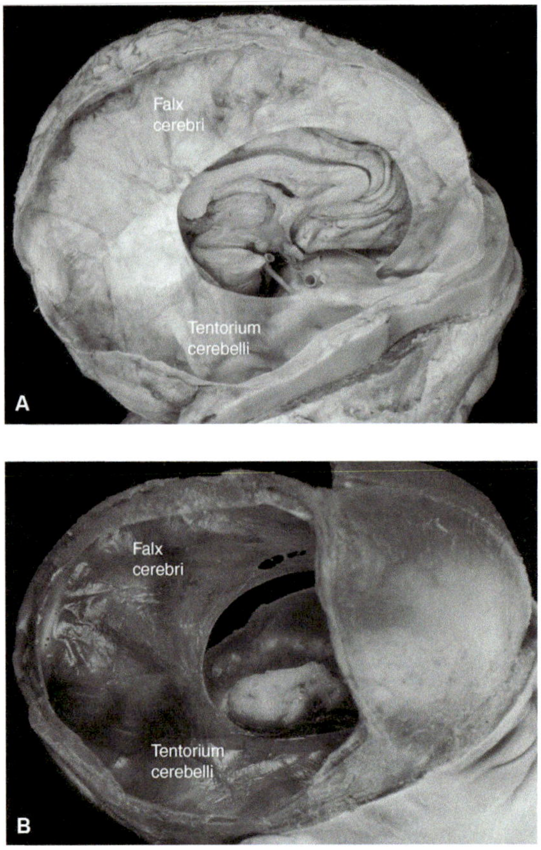

Abb. 18.4 Seitenansicht des kindlichen Schädels. Das neurale Gewebe wurde entfernt. Falx cerebri und Tentorium cerebelli sind beschriftet.

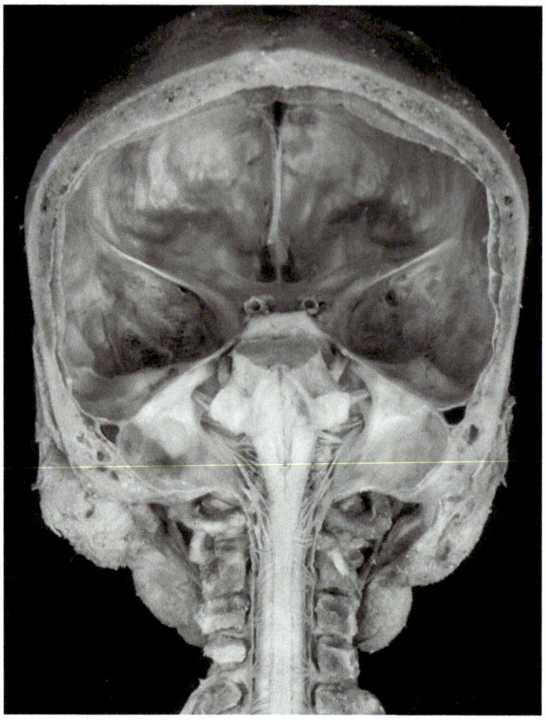

Abb. 18.5 Schädelansicht von hinten. Nach Entfernung des Klein- und Großhirns sowie randständiger Durchtrennung des Kleinhirnzelts sind die Ansätze der Falx cerebri an der Crista galli und des Tentorium cerebelli an den Felsenbeinpyramiden (Pars petrosa ossis temporalis) zu sehen. Manchmal werden die entlang der Sutura metopica ansetzende Falx cerebri (Septum longitudinale), Tentorium cerebelli (Septum transversum) und die kleinen Keilbeinflügel (Septum anterius) als „fünfzackiger Stern der Durasepten" bezeichnet.

regelmäßig gedreht, entwickelt sich eine flache Auflagestelle am Kopf. Die körpereigene Fähigkeit zur Korrektur dieser Deformität hängt davon ab, wie lange sie bestanden hat und ob eventuell eine – subtile – äußerliche Krafteinwirkung stattfand. Ein anderes Beispiel für die Verformbarkeit des lebendigen Schädels sind bei Neugeborenen häufiger anzutreffende Eindellungen, die unter der Geburt durch die Einwirkung modellierender (molding) Kräfte auf den kindlichen Schädel zustande kommen. Obwohl sich die meisten zurückbilden, bleibt oft eine leichte Asymmetrie zurück. Bei der Untersuchung von Leichenpräparaten lassen sich in der Schädelgrube asymmetrische Vertiefungen nachweisen, die sich an Kontaktstellen mit den gefüllten Hirnleitern/-gefäßen und der weichen Hirnmasse entwickelt haben. Auch intrauterine Drücke können Abdrücke (Impressionen) am heranwachsenden Schädel hinterlassen haben. Die Kopfform ist das Ergebnis genetischer und mechanischer Einflüsse. Beim Palpieren der Kopfform lassen sich leicht individuelle Unterschiede feststellen.

Auch wenn sie noch so subtil sind, lässt sich anhand der kranialen Bewegungen feststellen, in welchen Bereichen die Artikulation der Membranen durch Druck und Stress beeinträchtigt ist. Das setzt allerdings gute anatomische Kenntnisse und gut entwickelte palpatorische Fähigkeiten voraus. Im Schädelinneren sind viel feinere (Membran-)Bewegungen spürbar als an den Bändern der Wirbel- oder Sakroiliakalgelenke. Während die kranialen Suturen der meisten Menschen aus Knorpel- mit angrenzendem Bindegewebe bestehen (Pritchard), sind die kranialen Gelenkflächen im Allgemeinen gezackt oder abgeschrägt. Das bedeutet, dass sich die Gelenkflächen nur marginal gegeneinander verschieben (gleiten), sich ausbreiten oder kontrahieren können. Diese minimalen Bewegungen erlauben jedoch eine gewisse Biegsamkeit des Schädels.

Diagnostische Prinzipien

Ein gestörtes Gleichgewicht der membranösen Artikulation im Bereich des Schädeldachs oder der Schädelbasis hat Auswirkungen auf die Biegsamkeit und Beweglichkeit des Schädels. Sutherland beschrieb ein kraniales Funktionsmodell mit fünf unwillkürlichen Bewegungskomponenten oder -phänomenen: Motilität des zentralen Nervensystems, Liquor-cerebrospinalis-Fluktuationen, Bewegungen der reziproken Spannungsmembranen, Mobilität der Schädelknochen und Mobilität des Sakrums. Qualität und Bewegungsmuster jedes Phänomens einzigartig. Als weit verbreitetes Modell zur Beschreibung der qualitativen und quantitativen Palpationsbefunde, die sich hinsichtlich der kranialen Bewegungen und Schädelknochen erheben lassen, findet Sutherlands Modell auch hier Anwendung.

Biomechanisches Modell

Die Schädelknochenbewegungen im Bereich von Kalotte und Schädelbasis werden zur Synchondrosis sphenobasilaris (SBS) in Beziehung gesetzt, deren Position als Flexions- oder Extensionsstellung beschrieben wird. In Flexion befindet sich die SBS näher zum Scheitel, in Extension näher zu den Füßen. Die Bewegung der paarigen Schädelknochen wird als Außenrotation während der Flexion der SBS und als Innenrotation während der Extension der SBS beschrieben. Zu den paarigen Schädelknochen, die sich in Innen- und Außenrotation bewegen sollen, gehören Os parietale, Os temporale, Os zygomaticum, Maxilla, Os palatinum, Os lacrimale, Os nasale und Concha nasalis inferior. Bei der beidhändigen Palpation vermittelt eine Außenrotation der Scheitelbeine das Gefühl, als würde der Abstand zwischen den Händen breiter und bei der Innenrotation entsprechend enger. Die Stellungen der unpaaren Schädelknochen in der Mittellinie (Os sphenoidale, Okziput, Vomer und Os ethmoidale) werden als Flexion oder Extension beschrieben.

Morphologie und Beweglichkeit der Nähte hängen zusammen. Sutura sagittalis und Sutura coronalis sind Beispiele für gezackte, sägezahnartige Nähte. Je nach Belastbarkeit können die „Sägezähne" der Naht unterschiedlich groß sein. Im Bereich einer Sutura squamosa („Schuppennaht") überlappen sich gegeneinander abgeschrägte Knochen, wobei der obere nach innen und der untere nach außen abgeschrägt ist. Ein Beispiel hierfür ist die Sutura temporoparietalis. Eine harmonische oder ebene Naht entsteht, wenn zwei unregelmäßige Knochenflächen aufeinander treffen, wie es etwa bei der queren Gaumennaht (Sutura palatomaxillaris) oder der Sutura ethmoidolacrimalis der Fall ist. Die dübel- oder stiftartige Verankerung der Zähne im Oberkiefer entspricht dem Prinzip einer Gomphosis. Schließlich gibt es auch noch Synchondrosen (z.B. die Synchondrosis sphenobasilaris), bei denen eine enge Knorpelhaft aus hyalinem Gewebe zwei knöcherne Fronten verbindet.

Therapeutische Prinzipien

Auch die Kopfstrukturen werden nach den oben beschriebenen „Balanced-tension"-Prinzipien behandelt. Behandlungsziel ist eine ausgeglichene oder gleichmäßige Spannung aller am Kranialmechanismus beteiligten Gewebe. Das bedeutet nicht immer einen Abbau von Spannung, denn in einigen Fällen muss sie eher erhöht werden. Die oben genannten Methoden der Verstärkung, direkten Aktivierung, Druckentlastung, Gegenhalten (gegen physiologische Bewegungen) und „Modellierung" (molding) gelten auch für eine kraniale Behandlung. Gegen physiologische kraniale Bewegungen lässt sich beispielsweise durch eine biomechanische Opposition zum inhärenten Kranialmechanismus Widerstand erzeugen. Das Schläfenbein etwa könnte während der Inhalationsphase oder während der Extension des Okziputs in eine Außenrotation geführt werden. Am Schädeldach kann das „Molding"-Prinzip zur Anwendung kommen, wenn die angrenzenden Verbindungen vorher gelockert wurden. Wie bei der BLT-Technik werden oft mehrere Behandlungsmethoden kombiniert.

Anwendung bei Kindern

Schädelnähte sind nicht von Geburt an vorhanden. An einigen Stellen beginnen sie sich im ersten Lebensjahr zu entwickeln und bis zur Pubertät noch fortlaufend zu verändern. Viele Knochen setzen sich aus Strukturen zusammen, die durch Knorpelbrücken miteinander verbunden sind und sich zu unterschiedlichen Zeiten nach der Geburt vereinen bzw. zusammenwachsen (➤ Tab. 18.1). Suturen verleihen Schutz vor einer Kompression. Wegen des fehlenden Schutzmechanismus bei Neugeborenen und Säuglingen ist es oft sicherer, auf die Anwendung indirekter kranialer Techniken zu verzichten, die das Stressmuster nur noch verstärken würden.

18.3.4 Fazilitierte Positional-Release-(FPR-)Technik

Hintergrund

Die fazilitierte Positional-Release-(FPR-)Technik wurde als eine indirekte myofasziale Diagnose-/Behandlungsmethode 1990 von Stanley Schiowitz entwickelt. Einige Osteopathen betrachten sie als eine Funktionstechnik. Zu den Indikationen der FPR-Technik zählen im Allgemeinen Muskelhypertonie und fasziale Restriktionen. Sie eignet sich sowohl zur Behandlung segmentaler und (muskel)gruppenbezogener Dysfunktionen im Bereich der Wirbelsäule als auch zur Behandlung von Dysfunktionen der oberflächlichen und tiefen Muskelfaszien an Extremitäten, Rumpf, im Becken- und Nackenbereich. Für die Wirkung der Technik gibt es zwei Erklärungsmodelle: Das eine bezieht sich auf spinale Reflexe, das andere auf nozizeptive Reize. Das erste Modell, das sich im Kern auf Irvin Korr [1977] stützt, beschreibt eine „Downregulation" der γ-Motoneuronaktivität und führt sie auf die Repositionierung des Gewebes zurück. Für die charakteristischen Zeichen einer somatischen Dysfunktion soll die – gelegentlich als „Gamma-Gewinn" bezeichnete – gesteigerte Aktivität der γ-Motoneurone verantwortlich sein. Nach dieser Theorie verringert sich in einer Muskelposition, in der sich die Muskelfasern passiv verkürzen, der Output (Entladungsfrequenz) der Muskelspindeln und damit auch der Input (Reizleitung) zu den Motoneuronen. Das zweite Modell erklärt die Wirkung der FPR-Technik damit, dass sie die afferente Reizleitung zu einem fazilitierten Spinalsegment reduziert und dadurch zu einer „Downregulation" reflektorischer Muskelspasmen führt.

Die Anwendung der Technik erfolgt in drei Grundschritten: Der betroffene Bereich wird in die Neutralstellung, dann in die „Ease"-Richtung (weg von der restriktiven Barriere) geführt und schließlich ergänzend noch „fazilitiert". Definitionsgemäß gilt eine mittlere Gelenkposition zwischen Flexion und Extension bzw. zwischen Innen- und Außenrotation als Neutralstellung. In allen drei Ebenen ist die „Ease"-Position am weitesten von der Bewegungseinschränkung (restriktive Barriere) entfernt. Je nach Behandlungsgebiet und Befunden können Torsions-, Kompressions- oder Distraktionskräfte eine ergänzende Fazilitation („Bahnung") bewirken.

Diagnostische Prinzipien

Bei der FPR-Technik werden dieselben diagnostischen (Stellungs-)Prinzipien wie bei den Muskelenergietechniken angewandt, um die Ease-Position und die restriktive Barriere zu identifizieren. Die Gelenkbeweglichkeit wird in drei Ebenen untersucht: Beugung (Flexion) und Streckung (Extension) in der Sagittalebene, seitliche Neigung (Lateralflexion) in der Koronalebene und Drehung (Rotation) in der Transversalebene. Danach wird die Ease-Position ermittelt. Ein Brustwirbel, der z.B. flektiert, nach rechts geneigt und nach rechts gedreht ist, weist eine Bewegungseinschränkung (restriktive Barriere) in Extension, Links-Lateralflexion und Linksrotation auf, während er in der Gegenrichtung (Flexion, Rechts-Lateralflexion und Rechtsrotation) ungehindert und frei beweglich ist (Ease-Richtung).

Therapeutische Prinzipien

Die FPR-Technik ist eine indirekte Behandlungsmethode. Der zu behandelnde Bereich (HWS, BWS, LWS) wird in der Neutralstellung gelagert und der betroffene Wirbel in die Ease-Richtung bewegt, um dann die fazilitierende Kraft gezielt auf die segmentale Dysfunktion richten zu können. In welcher Reihenfolge die Fazilitation ergänzt und die Ease-Position eingestellt wird, kann bei manchen Techniken variieren.

Nehmen wir wieder den oben beschriebenen Brustwirbel (Th4), der flektiert, nach rechts geneigt und nach rechts gedreht ist, als Beispiel. Die Behandlung der Dysfunktion mit der FPR-Technik geht so vonstatten: Das Behandlungsgebiet in seine biomechanische Neutralstellung bringen, so dass sich die natürliche Kyphose der BWS abflacht. Den Wirbel selbst und das umgebende myofasziale Gewebe dann in die Ease-Richtung, weg von der restriktiven Barriere, bewegen (in unserem Beispiel bedeutet das eine Flexion, Rotation und Lateralflexion von Th4 nach rechts). Zur Fazilitation in diesem Fall noch eine Kompression ergänzen. Die Position wird 3–5 Sekunden gehalten und dann losgelassen (Release). Nach einer abschließenden Überprüfung des Bereichs kann die Behandlung bei Bedarf wiederholt werden.

Anwendung bei Kindern

Da die Gelenkarchitektur und -struktur noch unausgereift sind, sind die physiologischen Grenzen des Bewegungsumfangs bei vielen kindlichen Gelenken noch schwächer ausgeprägt als bei Erwachsenen. Hinzu kommt, dass sich in bestimmten Körperbereichen die erwachsene Gelenkmorphologie nicht vor der Pubertät entwickelt. Deshalb ist eine absolut exakte Lagerung bei der FPR- wie bei anderen indirekten Techniken wichtig. Eine Verstärkung der Ease-Position kann die physiologischen Bewegungsgrenzen des Gewebes überfordern und Verletzungen verursachen.

18.3.5 Muskelenergietechnik (MET)

Hintergrund

Die Muskelenergietechnik (MET) wurde in den 1950er Jahren von Mitchell entwickelt. Nachdem er seine Arbeit 1958 im *Yearbook of the American Academy of Osteopathy* veröffentlicht hatte, fand sein Behandlungsansatz Ende der 70er Jahre Eingang in den Lehrplan der osteopathischen Institute. Mitchell fasste sein Verständnis der von Andrew Taylor Still beschriebenen osteopathischen Grundlagen und der Vorstellungen von Carl Kettler und Thomas Ruddy in seinen eigenen Diagnose- und Therapieprinzipien zusammen [Mitchell et al. 1979]. Die MET ist eine direkte Technik, bei der die restriktive Barriere eingestellt wird, um eine somatische Dysfunktion mit aktiven Muskelkontraktionen zu behandeln. Auf Aufforderung soll der Patient eine spezifische Muskelgruppe anspannen, und zwar aus einer kontrollierten Stellung in eine bestimmte Richtung und gegen den genau dosierten Widerstand des Therapeuten. Die Muskelenergietechnik lässt sich auf fünf verschiedene Arten anwenden, die entsprechend der Muskelkontraktion als isometrisch, isotonisch-konzentrisch, isotonisch-exzentrisch, isolytisch oder reziproke Inhibition klassifiziert werden.

Bei einer isometrischen Kontraktion wird der kontraktilen Muskelkraft mit einem gleich starken Gegendruck begegnet, um zu verhindern, dass sich die Muskellänge verändert, d.h. damit der Abstand zwischen Muskelursprung und -ansatz konstant bleibt (➤ Abb. 18.6). Der Muskeltonus kann sich allerdings erhöhen. Bei einer isotonisch-konzentrischen Kontraktion verkürzt sich der Muskel, bei einer isotonisch-exzentrischen Kontraktion wird er gedehnt und zieht sich in die Länge. Im ersteren Fall ist der Gegendruck schwächer als die kontraktile Kraft (➤ Abb. 18.7), während im letzteren Fall der Widerstand stärker als die Muskelkraft ist (➤ Abb. 18.8). Beides geht mit einer langsamen Veränderung der Muskellänge einher. Das steht im Kontrast zu einer isolytischen Kontraktion, bei der die Muskelkraft rasch vom Gegendruck überwunden wird und es zu einer schnellen (Längs-)Dehnung kommt. Bei der reziproken Inhibition handelt es sich um ein physiologisches Phänomen, denn die isometrische Kontraktion eines Agonisten führt zu einer Hemmung seines Antagonisten (➤ Abb. 18.9). So werden bei einer isometrischen Kniestreckung beispielsweise die Kniebeuger inhibiert.

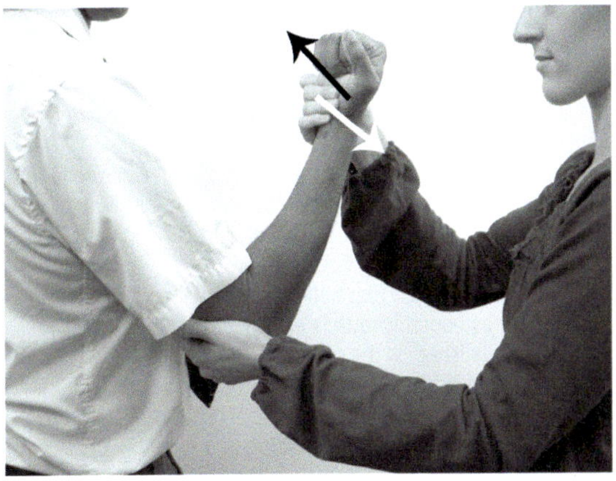

Abb. 18.6 Bei einer Bizepskontraktion gegen gleich starken Widerstand (Gegendruck) bleibt die Muskellänge unverändert.

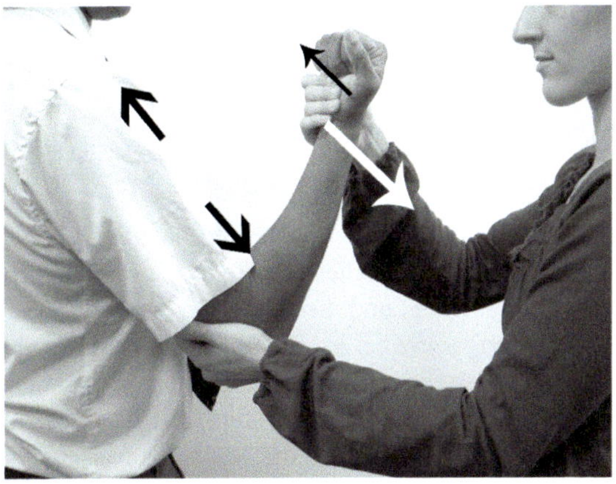

Abb. 18.8 Wird der Widerstand gegen die Bizepskontraktion allmählich gesteigert, zieht sich der Muskel in die Länge.

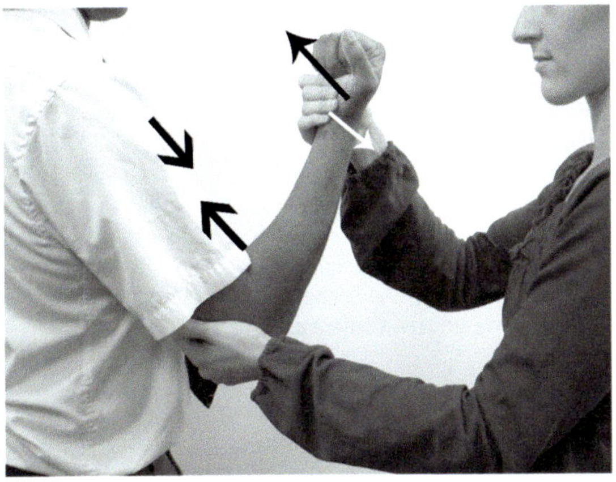

Abb. 18.7 Wird der Widerstand gegen die Bizepskontraktion allmählich schwächer, kann sich der Muskel verkürzen.

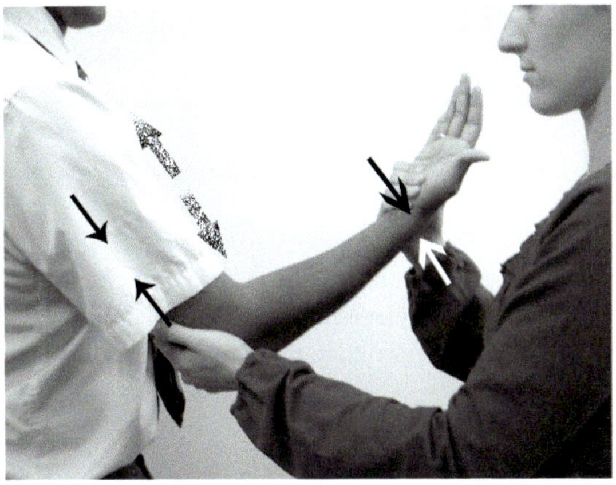

Abb. 18.9 Eine Trizepskontraktion gegen gleich starken Widerstand führt zu einer reziproken Hemmung des M. biceps (punktierte Pfeile).

Im Allgemeinen finden Muskelenergietechniken Anwendung, wenn die Gelenkbeweglichkeit verbessert, ein Muskel gekräftigt, die Ruhelänge verkürzter Muskeln verlängert, verspanntes myofasziales Gewebe aufgedehnt, der Muskeltonus gesteigert oder die respiratorische bzw. zirkulatorische Funktion eines Bereichs verbessert werden soll. Die unterschiedlichen Arten der Muskelkontraktion können bei unterschiedlichen klinischen Zuständen indiziert sein. Mit isometrischen Kontraktionen lassen sich z.B. Muskelzerrungen oder Spasmen behandeln. Isotonisch-konzentrische Kontraktionen sind bei Gelenkproblemen mit myofaszialer Weichteilkomponente geeignet. Isotonisch-exzentrische Kontraktionen helfen, die neuralen Reizmuster verletzter Muskeln zu trainieren oder chronisch verkürzte Muskeln zu verlängern. Isolytische Kontraktionen können zur Behandlung von Fibrosen oder Ödemen und zur Gelenkmobilisierung geeignet sein. Die reziproke Inhibition ermöglicht eine indirekte Behandlung schmerzhafter Bereiche; sie kann außerdem eine Linderung starker oder chronischer Muskelspasmen und eine Verbesserung der Entladungsmuster bewirken.

Diagnostische Prinzipien

Die Muskelenergietechnik untersucht einen Bereich auf eine veränderte Beschaffenheit (Textur) des Gewebes und Asymmetrien und berücksichtigt seinen Bewegungsumfang – in Flexion, Extension und Neutralstellung – bei der Diagnose (sog. 3-Positionen-Diagnose). Wenn eine Bewegungseinschränkung (restriktive Barriere) festgestellt wurde, wird die Dysfunktion nach der Ease-Position bzw. der Richtung der Bewegungsfreiheit bezeichnet. Liegt beispielsweise eine Bewegungseinschränkung des Femurs in Innenrotation vor, wird die Dysfunktion als Außenrotation des Femurs bezeichnet. Bei Innenrotation des Femurs trifft man auf die restriktive Barriere.

Therapeutische Prinzipien

Eine MET-Behandlung erfolgt in sechs Schritten und mit zweimaliger Wiederholung. Das Behandlungsgebiet wird an die restriktive Barriere herangeführt (bis eine Sperre spürbar ist). Danach soll der Patient die betroffenen Muskeln in einer bestimmten Stärke und in eine vorgegebene Richtung anspannen/bewegen. Der Muskelkontraktion des Patienten begegnet der Therapeut über 3–5 Sekunden mit entsprechendem Gegendruck/Widerstand (isometrisch, isotonisch oder isolytisch). Nach der Aufforderung an den Patienten, die Muskeln langsam zu entspannen, lässt auch der Therapeut mit dem Druck nach. Zur Muskelrelaxation wird eine Pause eingelegt, ehe der Bereich an die neue Barriere herangeführt und die Behandlungssequenz zweimal wiederholt wird.

Anwendung bei Kindern

Eine erfolgreiche MET-Behandlung setzt voraus, dass die Richtungsanweisungen genau befolgt werden können. Aus dem Grund beschränkt sich ihre Anwendung auf ältere Kinder und Jugendliche, die imstande sind, die ärztlichen Instruktionen zu verstehen.

QUELLEN

Korr IM: The neurobiological mechanisms of in manipulative therapy. New York: Plenum Press, 1977.

Lippincott HA: The osteopathic technique of Wm G Sutherland, DO. Kirksville, MO: Academy of Applied Osteopathy, 1949.

Magoun HIS: Osteopathy in the cranial field, 3rd ed. Kirksville, MO: The Journal Printing Company, 1976.

Mitchell FL, Moran PS, Pruzzo NA: An evaluation and treatment manual of osteopathic muscle energy procedures. Valley Park, MO: Self-published by the authors, 1979.

Nordin M, Frankel VH: Basic biomechanics of the musculoskeletal system. Philadelphia, Lea & Febiger, 1989.

Norkin CC, Levangie PC: Joint structure and function. Philadelphia: FA Davis, 1992.

Schiowitz S: Facilitated positional release. J Am Osteopath Assoc 1990; 901: 145–155.

Snijders CJ, Vleeming A, Stoeckart R: Transfer of lumbosacral load to iliac bones and legs. Clin Biomech 1993; 8: 285.

Steinberg BG, Plancher KD: Clinical anatomy of the wrist and elbow. Clin Sports Med 1995; 14. 299.

Sutherland WG: Teachings in the science of osteopathy. Portland, OR: Rudra Press, 1990.

Vleeming A, Snijders CJ, Stoeckart R, Mens JMA: A new light on low back pain: The self-locking mechanism of the sacroiliac joints and its implication for sitting, standing and walking. In: Vleeming A, Mooney V, Snijders CJ, Dorman T (eds.): The integrated function of the lumbar spine and sacroiliac joints. Rotterdam: European Conference Organisers, 1995.

KAPITEL

19 Kopf und Halsbereich

19.1 Überblick

Kopf und Hals tragen im Allgemeinen die Hauptlast der starken mechanischen Kräfte, die bei den Wehen und unter der Geburt auf das Neugeborene einwirken. Trotzdem entwickeln sich die meisten Kinder zu produktiven und ausgeglichenen Erwachsenen. Denn die Passage des Geburtskanals, an dessen Ende sie das Licht der Welt erblicken, ist ein uralter Prozess, an den sich die meisten Menschen äußerst gut anpassen können. Wie Blütenblätter in einer Rosenknospe können sich die Schädelknochen des biegsamen knorpeligen Neurokraniums zusammenfalten. Nach der Geburt sorgen mechanische Kräfte und Bewegungen wie Atmung, Schreien und Saugen des Kindes dafür, dass sich der Schädel ausdehnt und die Überlappung an den Suturen korrigiert wird. Manchmal schaffen es die normalen kindlichen Lebenskräfte nicht, den Geburtsstress zu bewältigen. Dann zeigen sich vielleicht Reizbarkeit, Saugschwäche, Haltungsfehler, verzögerte Entwicklung des Haltungsmusters oder unzählige andere vage klinische Symptome bei dem Neugeborenen. In dem Fall die richtige Diagnose zu stellen und ihre Ätiologie zu begreifen, dürfte mit zu den schwierigsten Aufgaben des betreuenden Pädiaters gehören. Entsprechend aufmerksam muss daher auf ein breites Spektrum an Differenzialdiagnosen geachtet werden.

Für die Ausprägung der Haltungs- und Gleichgewichtsfunktionen spielen Kopf und Hals eine wichtige Rolle. Stressbedingte und mechanische Dysfunktionen können entweder gleich nach der Geburt oder bei neuen Meilensteinen in der Entwicklung in Erscheinung treten. Neben einer gründlichen Anamnese geben Bewegungssymmetrie und neu ausgeführte Bewegungsmuster eines Säuglings dem Kliniker Hinweise auf eine somatische Dysfunktion. Reflexbögen wie die mit den Augenbewegungen koordinierte Kopf- und Halskontrolle, Kau- und Saugreflex, Gleichgewichtsfunktion und Haltungskontrolle von Rumpf und Extremitäten sind bereits von Geburt an vorhanden. Sie beeinflussen die mechanische Funktion des Kraniozervikal- und Halsbereichs und werden umgekehrt auch von ihr beeinflusst.

19.2 Schiefhals (Torticollis)

19.2.1 Anmerkungen zur Klinik

Beim Torticollis oder Schiefhals ist die Halsbewegung in einer Richtung eingeschränkt, so dass das Kind seinen Kopf bevorzugt zur kranken Seite geneigt hält. Ein Schiefhals kann angeboren oder erworben sein. Ätiologisch liegt am häufigsten eine biomechanische (Funktions-)Störung zugrunde, doch es kommen auch andere Ursachen in Betracht. Als Torticollis congenita kann sich eine angeborene Deformierung der HWS oder oberen BWS manifestieren. Ein Hämatom oder eine Vernarbung der Halsmuskulatur kann ebenfalls zum Schiefhals führen. In seltenen Fällen beruht er auf einer neurologischen Rückenmark- oder Hirnschädigung. Magoun [1973] definiert einen angeborenen Schiefhals als Zeichen einer Nervus-accessorius-Reizung (nicht Schädigung) infolge einer Schädelbasis-Zerrung. Bei Säuglingen und Kleinkindern kann ein Torticollis durch Schielen (Strabismus) entstehen, während er bei Neugeborenen Begleitsymptom eines Haltungssyndroms (sog. infantile Haltungsasymmetrie, s.u.) sein kann.

Bei einem angeborenen, mechanisch verursachten Schiefhals kann es sich um eine primär zervikale (unter Verkürzung des M. scalenus oder M. sternocleidomastoideus) oder um eine kompensatorische (durch Überstreckung des Kraniozervikalbereichs bedingte) Störung handeln. In beiden Fällen lässt sich die mechanische Dysfunktion auf die uterine Kindslage oder eine Zerrung während der Geburt zurückführen. Wenn eine anormale Kindslage die Ursache ist, hatte sich das Kind oft schon früh im Becken eingestellt; anamnestisch wird oft eine schwierige oder langwierige Geburt und/oder assistierte Entbindung angegeben. In einer systematischen Übersicht können sich Stillschwierigkeiten oder ein unterschiedliches Trinkverhalten des Säuglings an beiden Brüsten zeigen. Damit verbunden sind eventuell Hinweise auf eine infantile Haltungsasymmetrie (wie Seitenunterschiede der kindlichen Reflexe). Beruht ein angeborener Schiefhals auf der Kindslage, kommt es im typischen Fall zur Beteiligung der Mm. scaleni, mit Dysfunktion der oberen Rippen und kompensatorischen Veränderungen im Thorakalbereich. An der Schädelbasis sind oft nur minimale Befunde zu erheben. Die adaptiven Deformierungen unter der Geburt bleiben auf die Knorpelknochen der Schädelkalotte beschränkt (ohne auf den Hinterkopf überzugreifen) und normalisieren sich rasch wieder.

Bei einigen Neugeborenen entwickelt sich ein Torticollis infolge einer Überdehnung der Schädelbasis (bei anormaler Kindslage oder früher Kopfeinstellung). Die Schädelverformung dieser Kinder bildet sich üblicherweise nicht so rasch wieder zurück. Kopf und Gesicht weisen deutliche Asymmetrien auf. Die vorhandenen Impressionen erstrecken sich bis zum Hinterkopf (supraokzipital). Von der Dysfunktion sind primär der Kraniozervikalbereich und die Schädelbasis, weniger die HWS betroffen. Aufgrund der Distorsion hat sich bei diesen Kindern die Lagebeziehung der Kondylen im Atlantookzipitalgelenk verändert. Ob es zu einer kondylären Kompression kommt, hängt vom spezifischen Belastungsmuster ab. Oft wird ein angeborener Schiefhals erst diagnostiziert, wenn das Kind 4–6 Wochen alt ist und den Eltern oder dem Kinderarzt eine linkische Kopfhaltung oder flache Stelle am Hinterkopf auffällt. Tendenziell tritt eine Plagiozephalie früher bei Kindern mit einem sekundären (durch Zerrung der Schädelbasis) als bei Kindern mit einem primären (zervikalen) Torticollis in Erscheinung.

Ein Schiefhals kann auch geburtstraumatisch (mit Einblutung in den Muskelbauch des M. sternocleidomastoideus, sog. „Kopfnickergeschwulst“, des M. trapezius oder des M. scalenus) bedingt sein, beispielsweise aufgrund einer Schulterdystokie, einer verzögerten Austreibungsphase oder assistierten Geburt. Nach einer intramuskulären Blutung ist ein Hämatom oder eine Schwellung sicht- und tastbar. Als Komplikation kann sich eine Fibrosierung, Vernarbung oder Muskelverkürzung nach einer Einblutung entwickeln. Ergänzend zur osteopathischen Behandlung sollten die Fibrosen und Kontrakturen der Kinder mit physiotherapeutischen Anwendungen oder zumindest mit häuslichen Dehnungsübungen behandelt werden. Bei Verkalkung des Narbengewebes kann sich eine Myositis ossificans entwickeln. Kalzifikationen und andere strukturelle Störungen lassen sich sonografisch (mit Ultraschall) nachweisen. In schweren Fällen ist unter Umständen eine chirurgische Entlastung indiziert.

Bei älteren Kindern und jungen Sportlern sind oft verletzungsbedingte Muskelzerrungen, z.B. durch ein Schleudertrauma (➤ Kap. 19.5 „Peitschenhiebsyndrom“), Auslöser eines Torticollis. In der Mehrzahl der Fälle ist der M. sternocleidomastoideus betroffen, doch auch Verletzungen der Mm. digastricus und scalenus oder der paraspinalen Muskulatur können zum Schiefhals führen. Kompensatorisch stellen sich dann gewöhnlich kraniozervikale Veränderungen ein. Nach Mikrotraumen oder Muskeleinblutungen besteht die Gefahr, dass sich Narbengewebe oder eine Myositis ossificans entwickelt. Gelegentlich geht ein Torticollis mit einer Atemwegsinfektion (besonders Pharyngitis) einher. Als Pathomechanismus wird eine neuromuskuläre Reizung durch die Lymphadenopathie oder eine virusinduzierte Neuritis vermutet.

19.2.2 Anmerkungen zur Behandlung

Ein angeborener Schiefhals ist gewöhnlich mit einer Zerrung im Bereich der Schädelbasis oder einer kraniozervikalen Dysfunktion verbunden. Beides kann sowohl Ursache als auch Folge des Torticollis sein. Kraniale (Schädelbasis-)Befunde sprechen häufig erst nach Beseitigung einer zervikalen Dysfunktion auf die Behandlung an; das lässt eine sekundäre Torticollis-Symptomatik vermuten. Kraniale Primärsymptome müssen dagegen zuerst behandelt werden, um überhaupt eine Besserung des Schiefhalses erreichen zu können. Manchmal fällt es schwer zu entscheiden, welches die primäre Störung ist, doch es gibt bestimmte Anhaltspunkte.

Bei einem primären (zervikalen) Torticollis lässt sich oft ein manifester Muskelspasmus im M. sternocleidomastoideus oder M. scalenus tasten. Während das Kind gereizt auf die Palpation des verletzten oder verspannten Muskels reagiert, ruft die Untersuchung benachbarter Muskeln keine derartige Reaktion hervor. Auf der betroffenen Seite ist ein Hochstand – und bei Beteiligung des M. scalenus eine deutliche Bewegungsrestriktion – der oberen Rippen erkennbar. Die Beweglichkeit in Höhe von C2/C3 ist merklich eingeschränkt. Falls die Ursache im M. sternocleidomastoideus liegt, ist die Schulter- und Schlüsselbein-Beweglichkeit reduziert und zudem wahrscheinlich mit einer gleichseitigen temporalen Dysfunktion verbunden. Die Schädelbasis ist dagegen eher schwach oder sekundär beteiligt. Trotz begrenzter Kipp- und Drehbarkeit des Kraniozervikalbereichs ist seine laterale Translation (Gleitbewegung) relativ symmetrisch möglich. Mit entsprechender Unterstützung des kindlichen Kopfes lassen sich gewöhnlich auch die visuell stimulierten Haltungsreflexe auslösen (visuell-motorische Integration, ➤ Kap. 22).

Wenn eine Zerrung der Schädelbasis die primäre Störung darstellt, sind eher im okzipitalen Kondylen- als im Keilbeinbereich auffällige Stressmuster zu finden. Neben einer leichten Gesichtsasymmetrie der Kinder entwickelt sich unter oder kurz nach der Geburt eine Asymmetrie der zwei supraokzipitalen Hinterkopfanteile. Die Processus mastoidei der Schläfenbeine stehen oft unterschiedlich hoch bzw. unterschiedlich weit vor (in anterior-posteriorer Richtung). Die Beweglichkeitsprüfung zeigt eine starke kraniozervikale Bewegungsrestriktion, bei der auch die laterale Translation (horizontale Verschieblichkeit) eingeschränkt ist. Anders als die oben beschriebenen Kinder, haben diese Säuglinge mehr Schwierigkeiten, ihre Haltung – mit Kopfunterstützung – zu stabilisieren, weil ihre Nacken- (atlantookzipitalen) Muskeln stärker belastet sind und ihr vestibulookulärer Reflex geschwächt sein kann.

Eine engmaschige Untersuchung der kindlichen Reflexe (Moro-Reflex, asymmetrisch-tonischer-Nackenreflex [ATNR] oder Rollmanöver) erlaubt oft schon früh die Torticollis-Diagnose. Nach Auslösen des Moro-Reflexes bleibt der Arm auf der betroffenen Seite stärker gebeugt als der andere Arm. Ist der kindliche Kopf zur gesunden Seite (weg von der Verspannung) gedreht, zeigt sich rascher eine Reaktion auf den ATNR-Test. Durch Rollmanöver (Umwenden und Seitwärtsneigen des Kindes) lässt sich oft eine asymmetrische passive BWS- und LWS-Rotation nachweisen.

Die Behandlung sollte sich auf die primäre Komponente der Störung konzentrieren. Es gibt verschiedene manualtherapeutische Modalitäten, die als wirksam gelten und häufig kombiniert werden. Eine artikuläre Dysfunktion im Zervikalbereich könnte beispielsweise mit Balanced-Ligamentous-Tension-(BLT-)Techniken angegangen werden. Als Weichteiltechnik bietet sich ein myofaszialer oder fazilitierter Positional-Release an. Verspannungen im Atlantookzipital- oder Schädelbasisbereich sollten auf eine Behandlung mit Balanced-Membranous-Tension-Techniken (wie für Plagiozephalie beschrieben, ➤ Kap. 19.9) ansprechen. Über zervikospinale, zervikokolische und andere Reflexbögen tragen Nervenreize (Input) aus dem Kraniozervikalbereich vermutlich auch dazu bei, anormale Haltungsreflexmuster zu unterhalten. Falls sich der posturale Muskeltonus durch osteopathische Therapiemethoden nicht bessert, könnte eine Atlas-Impulstechnik erfolgreich sein, besonders wenn eine primär kraniozervikale Dysfunktion vorliegt.

19.3 Infantile posturale Asymmetrie (IPA)

19.3.1 Anmerkungen zur Klinik

Als „infantile posturale Asymmetrie" (IPA) wird ein asymmetrisches Haltungssyndrom im Säuglingsalter beschrieben, das eine eingeschränkte Rotation der Halswirbelsäule und/oder idiopathische Säuglingsskoliose einschließt [Philippi et al. 2006]. Haltungsasymmetrien von Säuglingen können neurologische, mechanisch-funktionelle oder strukturelle Ursachen haben. Am häufigsten liegt eine funktionelle Ätiologie vor, so dass von einer idiopathischen oder posturalen Form der Störung gesprochen wird [Hamanishi & Tanaka 1994]. Zu den neurologischen Ursachen eines anormalen Haltungsbildes können Hirninfarkte, Nervenverletzungen oder neuromuskuläre Störungen gehören, während knöcherne Fehlbildungen und Skelettdeformitäten zu den strukturellen Ursachen zählen. Klinisch manifestiert sich ein infantiles Haltungssyndrom am häufigsten in Form einer Plagiozephalie, eines Torticollis, einer Skoliose oder Fußfehlstellung. Manche Autoren befürchten, dass Haltungsasymmetrien im Säuglingsalter die funktionelle Entwicklung verzögern [Konishi et al. 2002] oder eine Skoliose fördern könnten [McMaster 1983, Bruneteau & Mulliken 1992, Cheng & Au 1994]. Manchmal zeigt sich eine leichte Asymmetrie der kindlichen Reflexe.

Aus osteopathischer Sicht dürfen Haltungsasymmetrien von Säuglingen weder isoliert untersucht noch behandelt werden. Denn jede Belastung oder Anpassungsreaktion eines Körperbereichs muss in anderen kompensiert werden. Nach osteopathischem Verständnis können sich infantile Haltungs- und Bewegungsasymmetrien – wegen ihres Einflusses auf die propriozeptive Kartierung, die Entwicklung der Willkürmotorik, die Atem-Kreislauf-Funktion und die myofaszialen Beziehungen – auf die Organe, die Entwicklung und die kognitiven Prozesse der Kinder auswirken.

Philippi et al. [2006] haben zwei Messmethoden beschrieben, mit denen sich Komponenten des infantilen Haltungssyndroms (eingeschränkte HWS-Rotation und Rumpfkrümmung, ➤ Abb. 19.1 und ➤ Abb. 19.2) erfassen lassen. Ihre Nomenklatur kann sich für die klinische Definition und Befunddokumentation kindlicher Haltungsasymmetrien als nützlich erweisen (➤ Tab. 19.1).

19.3.2 Anmerkungen zur Behandlung

Vergleiche die Anmerkungen unter Torticollis in ➤ Kapitel 19.2.

19.3.3 Untersuchungs- und Behandlungstechniken

Untersuchung der aktiven HWS-Rotation

Säugling in Rücken- und Bauchlage

Die aktive zervikale Rotation des Säuglings wird in Rücken- und Bauchlage untersucht.

1. In Rückenlage des Kindes hält die Therapeutin seinen Kopf und Körper für einen kurzen Moment gerade ausgerichtet. Dann versucht sie, durch Rufen seines Namens oder mit einem Spielzeug die Aufmerksamkeit des Kindes nach links zu lenken, ohne es zu berühren. Sie achtet auf den Bewegungsumfang der HWS in Verbindung mit der seitlichen Neigung des Kopfes, auf den Zeitpunkt, ab dem das Kind die kontralaterale Schulter in die Bewegung einbezieht, sowie auf die Rumpfbeugung (➤ Abb. 19.3A).
2. Dasselbe wird mit Blickrichtung zur rechten Seite wiederholt (➤ Abb. 19.3B), um einen Seitenvergleich der

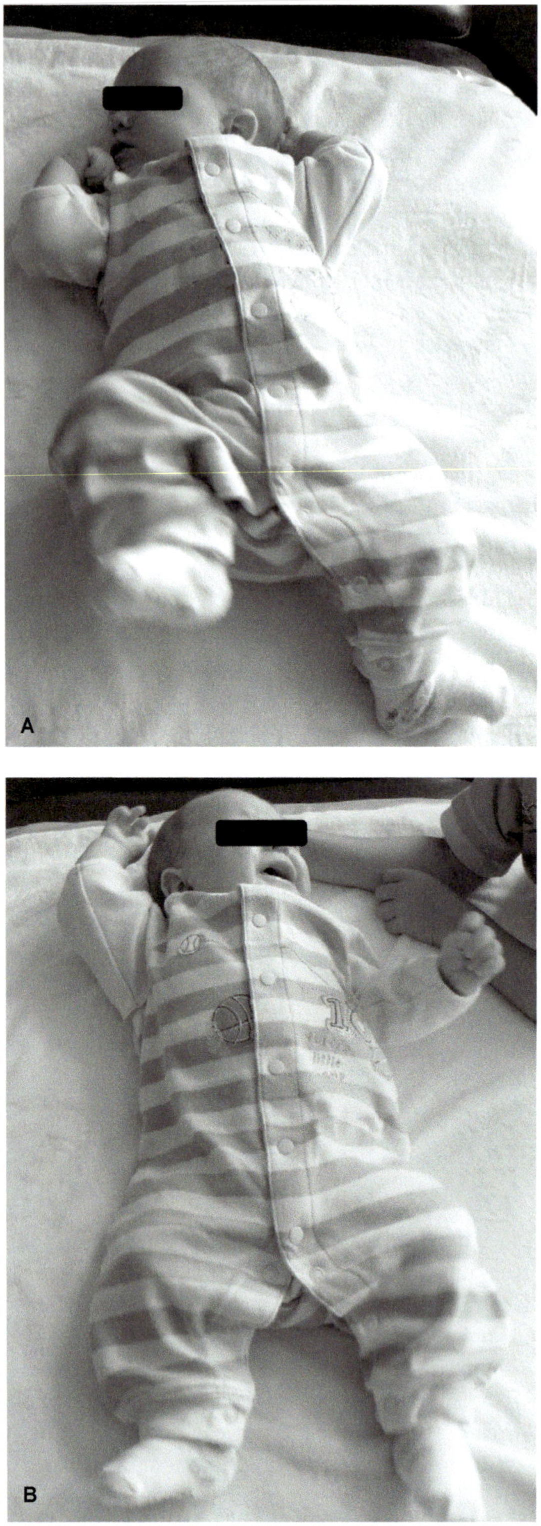

Abb. 19.1 **A** und **B** Zwei Monate alter Säugling mit Anzeichen einer infantilen posturalen Asymmetrie. Beachte die asymmetrische HWS-Rotation. In Rückenlage dreht das Kind seinen Kopf nur nach rechts. Sein Rumpf ist nach links gebogen (rechts-konvex) und widersetzt sich einer passiven seitlichen Beugung nach rechts (links-konvex).

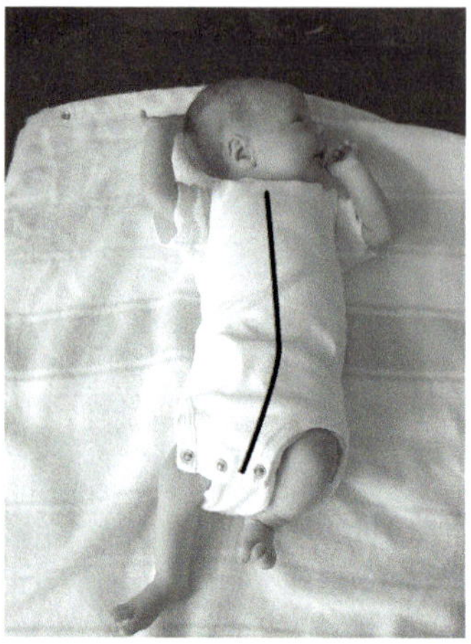

Abb. 19.2 Säugling mit ausgeprägter Haltungsasymmetrie und links-konvexer Rumpfbeugung.

Tab. 19.1 Typische asymmetrische Haltungsmuster von Säuglingen (nach Philippi et al. 2006)

Beschreibung von zwei Komponenten asymmetrischer Haltungsmuster	
Kategorie	Wirbelsäulenkrümmung (Konvexität)
1	Gleichmäßige oder keine Konvexität
2	Konvexität lässt sich neutralisieren; Flexibilität in der Gegenrichtung vorhanden, aber leicht abgeschwächt
3	Konvexität lässt sich neutralisieren; Flexibilität in der Gegenrichtung vorhanden, aber eindeutig schwächer
4	Konvexität lässt sich nur neutralisieren; Widerstand gegen andere Bewegungsrichtungen
5	Konvexität lässt sich nicht mehr neutralisieren, sondern nur etwas abflachen
6	Konvexität lässt sich nicht beseitigen
Kategorie	Aktive HWS-Rotation
1	Keine Bewegungsrestriktion
2	Einseitige leichte Einschränkung der aktiven Rotation, keine bevorzugte Kopfstellung
3	Einseitige starke Einschränkung der aktiven Rotation, noch überwindbar, Drehung bis über die Mittellinie möglich
4	Einseitige starke Einschränkung der aktiven Rotation, nur noch gelegentlich überwindbar, aber nicht mehr bis über die Mittellinie
5	Einseitige starke Einschränkung der aktiven Rotation, kaum zu überwinden, nur noch bis zur Mittellinie

Befunde (Umfang der HWS-Rotation, Seitneigung des Kopfes, Zuhilfenahme der kontralateralen Schulter und Rumpfhaltung) zu ermöglichen. In unserem Beispiel nimmt der Säugling seine rechte Schulter für die aktive HWS-Drehung nach links in Anspruch.

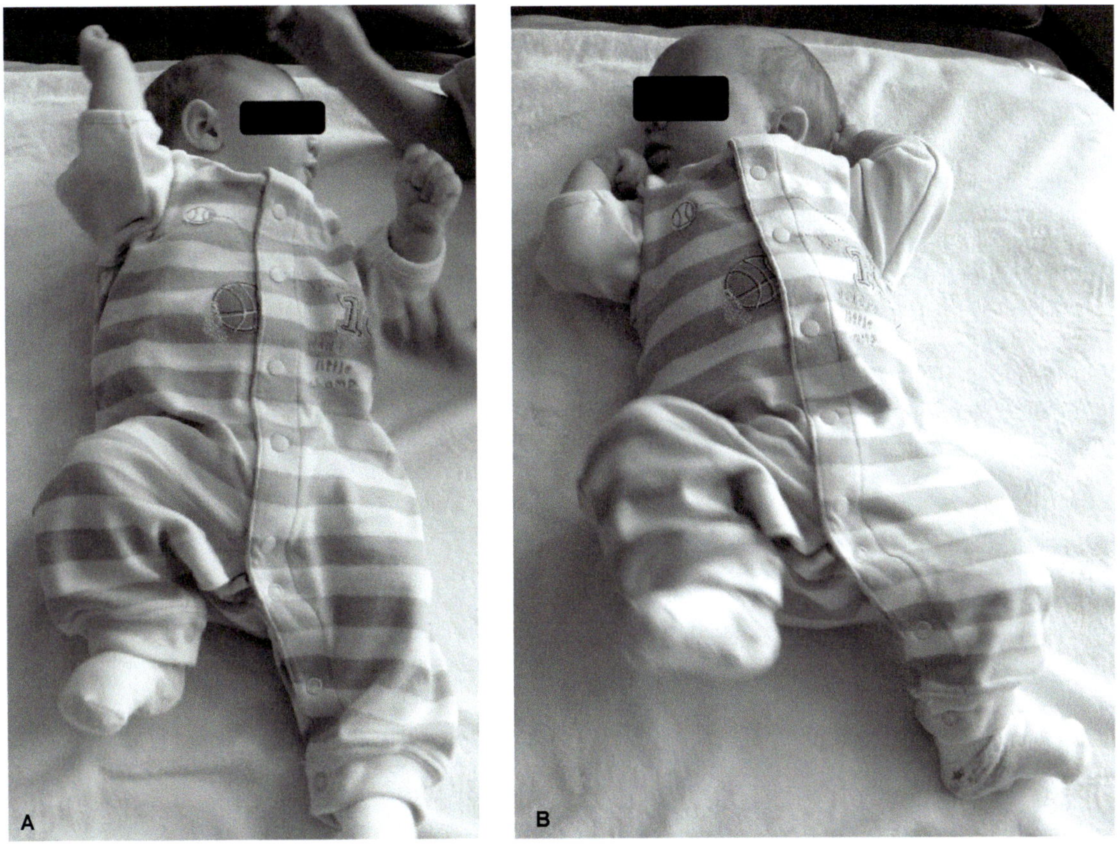

Abb. 19.3 A und **B** Untersuchung der aktiven HWS-Rotation eines 2 Monate alten Säuglings. Dass er die Drehung nach links mit der rechten Schulter unterstützt, spricht für eine Bewegungsrestriktion. Der gestreifte Strampelanzug lässt aber kaum erkennen, dass der Rumpf links-konvex ist.

3. Über zwei Wochen alte Säuglinge werden anschließend in der Bauchlage untersucht und die Befunde beider Seiten miteinander verglichen.
4. Eine eingeschränkte HWS-Drehung in der Rückenlage lässt eine Dysfunktion des M. sternocleidomastoideus oder des M. trapezius, im oberen Zervikal- (C1/C2) oder Atlantoaxialbereich vermuten. Eine eingeschränkte HWS-Drehung in der Bauchlage deutet auf eine Dysfunktion im unteren Zervikalbereich (C3–C7) hin [Pang & Veetai 2004, Philippi et al. 2006].
5. Bei asymmetrischer HWS-Beweglichkeit und Körperhaltung liegt der Verdacht auf eine infantile posturale Asymmetrie (IPA) nahe.

Untersuchung der passiven HWS-Rotation

Säugling in Rückenlage

Bei der Untersuchung der HWS-Beweglichkeit ist es wichtig, dass der Säugling auf einer flachen Unterlage liegt und von den Eltern weder gehalten noch abgelenkt wird (auch nicht durch Geräusche oder andere Dinge). Denn wenn das Kind zum Blickkontakt animiert wird, spannt es seine Halsmuskeln an; das könnte die Untersuchungsergebnisse verfälschen.

1. Die Therapeutin steht am Kopfende der Liege und hat das Kind in Rückenlage vor sich liegen. Sie hält es behutsam am Kopf und bringt den Hals in eine Neutralstellung. Dann dreht sie den Kopf langsam nach

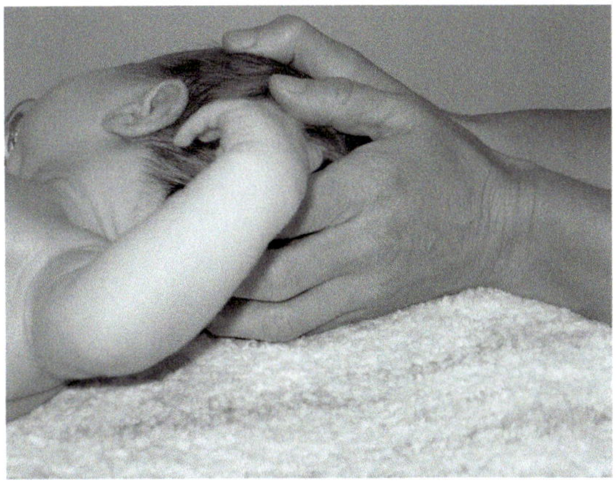

Abb. 19.4 Grobmotorische Untersuchung der passiven HWS-Rotation (1 Woche altes Neugeborenes).

rechts und links (➤ Abb. 19.4), um den passiven Gewebewiderstand zu untersuchen.
2. Sie achtet darauf, ob und ab wann das Kind seine kontralaterale Schulter in die Drehung einbezieht.
3. Unterstützt es die Drehung nach links durch Mitbewegen der rechten Schulter – oder umgekehrt –, liegt eine Bewegungseinschränkung (Widerstand) vor.
4. Jetzt kann eine Prüfung der einzelnen Segmente erfolgen. Dazu werden zwei benachbarte Wirbel von verschiedenen Seiten, z.B. C4 von rechts und C5 von links, berührt (➤ Abb. 19.5 und ➤ Abb. 19.6).
5. Indem sie den oberen Wirbel (C4) mit ihrem Finger nach vorn links anhebt, induziert die Therapeutin eine Linksrotation und achtet darauf, wie beide Wirbel (C4 und C5) reagieren. Dann tauscht sie die Positionen (und berührt C4 von links und C5 von rechts), um durch Anheben des oberen Wirbels nach vorn rechts eine Rechtsrotation zu induzieren.
6. Dieses Vorgehen wiederholt sie die ganze untere HWS hinunter, um die Stelle der primären Dysfunktion zu lokalisieren.

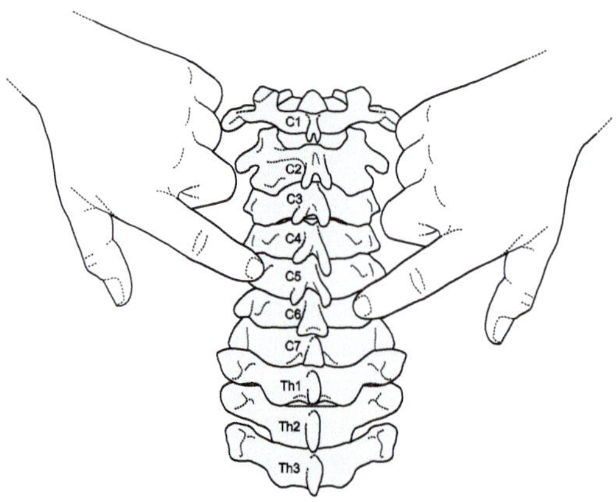

Abb. 19.5 Schematische Darstellung der Fingerkontakte zur segmentalen HWS-Untersuchung.

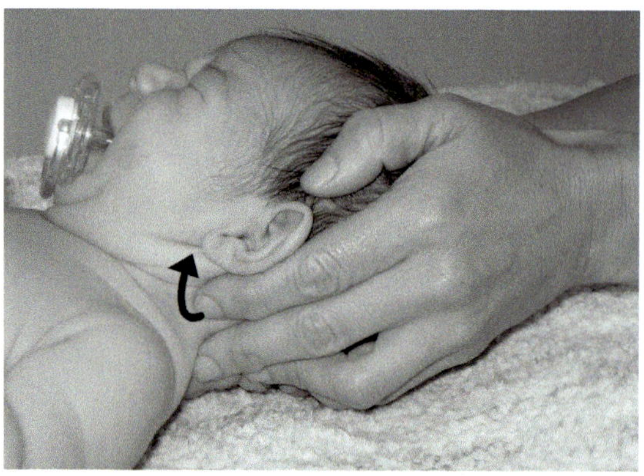

Abb. 19.6 Segmentale Untersuchung der HWS-Beweglichkeit (1 Woche altes Neugeborenes).

Untersuchung der passiven HWS-Seitneigung

Säugling in Rückenlage

In ähnlicher Weise wie oben beschrieben kann die Therapeutin auch die Seitneigung der HWS untersuchen.
1. Grobmotorisch lässt sich durch eine sanfte, langsame Neigung von Kopf und Hals in Richtung der Schultern beurteilen, ob und wann sich die Schulter auf der konvexen Seite anspannt. Dies markiert das Ende des Bewegungsumfangs.
2. Während der Kopf seitwärts geneigt wird, reagieren die Extremitäten reflexartig. Auf der kontralateralen Seite zur Lateralflexion sollten sich Arm und Bein abwechselnd strecken. In diesem Beispiel streckt der Säugling seinen kontralateralen Arm, doch der Beinreflex erscheint eher schwach (➤ Abb. 19.7A und B). Abbildung 19.7A zeigt auch, dass sich Rumpf und Becken früher an die HWS-Beugung nach links als an die Beugung nach rechts anpassen. Das spricht für eine Restriktion der HWS-Seitneigung nach links.
3. Die segmentale Beweglichkeit kann durch eine sanfte Translation der einzelnen Halswirbel in beide Richtungen getestet werden.

Myofaszialer Widerstand bei Körperbewegungen

Säugling in Rückenlage

Mit dieser Technik können die Wirbelsäulenflexibilität und die visuelle Haltungskontrolle untersucht werden.
1. Der Säugling liegt auf einer flachen Unterlage auf dem Rücken, und die Therapeutin steht direkt über ihm.
2. Sie weckt die Aufmerksamkeit des Kindes, damit es geradeaus blickt.
3. Während das Becken langsam nach rechts gedreht wird und sich die Rotation auf die Lenden- und Brustwirbelsäule fortsetzt, sollte der Kopf des Kindes weiterhin in der Mittellinie bleiben. Dieser Säugling (➤ Abb. 19.8) dreht seinen Kopf jedoch sofort nach rechts, wenn sein Becken nach links gedreht wird.
4. Die Bewegung wird in beide Richtungen untersucht. Bei der Beckendrehung nach rechts (➤ Abb. 19.9) leisten Rumpf und Nacken „Schützenhilfe", so dass sich der Säugling im Ganzen nach rechts dreht.
5. Eine asymmetrische Kopf- und Halsbewegung in Relation zur Körperdrehung deutet auf eine Bewegungseinschränkung hin, die neurologisch oder mechanisch bedingt sein kann. Mit Erreichen der restrikti-

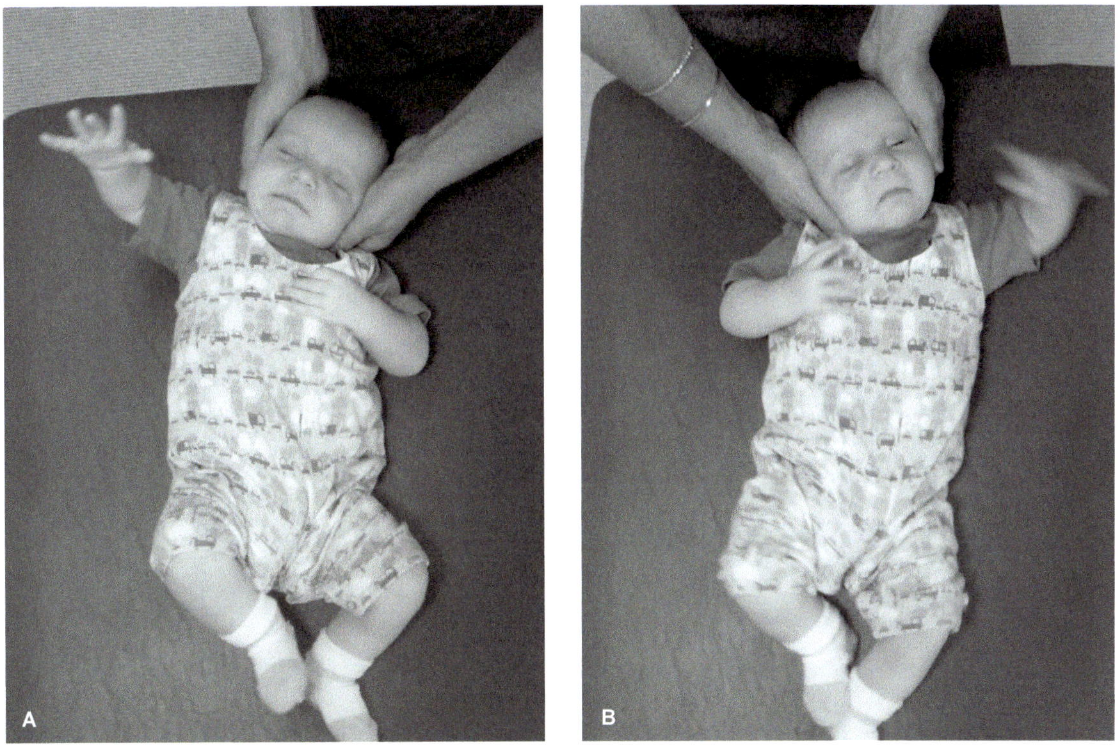

Abb. 19.7

ven Barriere kommt es zu einer gleichzeitigen Rotation mehrerer Wirbelsegmente. Je nach Höhe der Bewegungseinschränkung, wird sich die gesamte obere Brust- und Halswirbelsäule als Einheit mitdrehen.

Untersuchung der seitlichen Rumpfneigung

Säugling in Rückenlage

1. Der Säugling liegt auf einer flachen Unterlage auf dem Rücken, und die Therapeutin steht direkt über ihm.
2. Sie weckt die Aufmerksamkeit des Kindes, damit es geradeaus blickt.
3. Dann beginnt sie das Becken behutsam nach rechts zu beugen (➤ Abb. 19.10). Sie verstärkt die Seitneigung des Beckens, bis sich Lenden- und Brustwirbelsäule nach links beugen (weiße Gerade und links-konkave Linie). Dieser Säugling dreht seinen Kopf sofort nach rechts, wenn sich die LWS nach links neigt.
4. Dies wird mit einer Lateralflexion des Beckens nach links wiederholt (➤ Abb. 19.11), die dafür sorgt, dass sich die LWS nach rechts hinüber biegt (weiße Gerade und rechts-konkave Linie). Auf diesen Positionswechsel reagiert der Säugling deutlich weniger gereizt, obwohl sein Kopf wieder nach rechts gedreht ist.
5. LWS und BWS sollten sich seitwärts neigen können, ohne dass sich Kopf und Schultern von der Unterlage abheben. Eine Bewegungseinschränkung (restriktive Barriere) führt dagegen zu einer begleitenden Lateralflexion der Schultern oder Rotation des Kopfes.

Segmentale Positionsdiagnose (HWS in 3 Ebenen)

Kind/Sportler in Rückenlage

1. Der Patient liegt auf dem Rücken, und die Therapeutin sitzt oder steht am Kopfende der Liege und stützt seinen Kopf mit beiden Händen (➤ Abb. 19.12).
2. Ihre Zeigefinger berühren im entspannten Nacken des Patienten beidseits die Gelenkpfeiler des Wirbelsegments, das untersucht werden soll. Durch sanftes Anheben nach vorn induziert sie eine Streckung des Segments.
3. In halbgestreckter Position kann die Therapeutin die segmentale Beweglichkeit beurteilen bzw. Restriktionen feststellen. Dazu induziert sie eine Translation, indem sie den Wirbel erst zur einen, dann zur anderen Seite schiebt. Durch die horizontale Verschiebung des Wirbels kommt es zu einer kontralateralen Seitneigung. Das heißt, bei Druck von links schiebt sich der Wirbel nach rechts und neigt sich nach links hinüber.

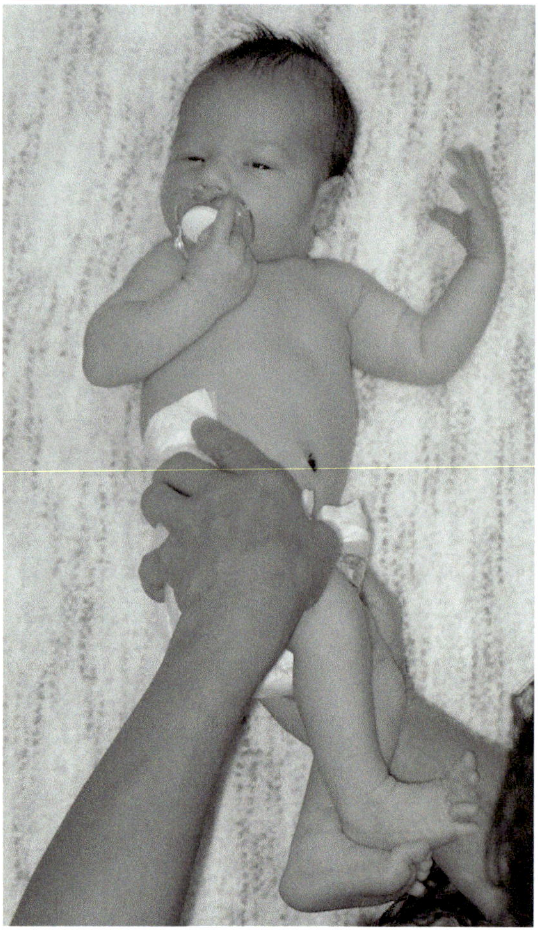

Abb. 19.8

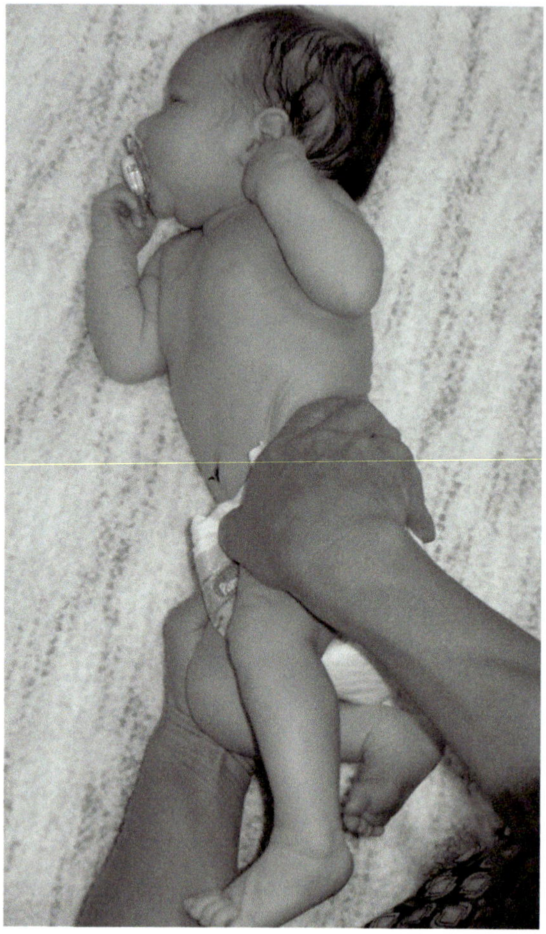

Abb. 19.9

4. Mit C7 beginnend, arbeitet sich die Therapeutin nach oben (C7–C3) voran: Sie untersucht jedes Segment in halbgestreckter Position auf Bewegungseinschränkungen. Falls eine Restriktion vorliegt, testet sie das Segment bei gebeugtem Nacken (➤ Abb. 19.13).
5. Die Bezeichnung der Diagnose orientiert sich an der größten Bewegungsfreiheit in allen drei Bewegungsebenen: Flexion, Seitneigung (Lateralflexion) und Rotation.

Direkte myofasziale Release-(MFR-) Technik für die Halsweichteile

Sportler in Rückenlage

Diese Behandlungstechnik konzentriert sich auf die myofaszialen Strukturen im seitlichen Halsbereich: die Mm. scaleni, den M. levator scapulae, den klavikulären Teil des M. sternocleidomastoideus (SCM) und den vorderen Teil des oberen M. trapezius (Trap).

1. Die Patientin liegt auf dem Rücken. Die Therapeutin steht oder sitzt am Kopfende der Liege und hält den Hinterkopf der Patientin mit ihrer freien Hand (kontralateral zur Behandlungsseite) fest, während sie mit der anderen Hand den oberen Thorakalbereich, d.h. Klavikula, obere Rippen und Skapula, berührt (➤ Abb. 19.14A und B).
2. Sie drückt kaudalwärts in den oberen Thorax, damit sich das Weichgewebe im Nacken anspannt, und beugt Kopf und Nacken aus der neutralen HWS-Stellung seitlich bis zur restriktiven Barriere.
3. Diese gegensätzlichen Druckkräfte werden aufrechterhalten, während die Patientin ein- und ausatmet. Die Therapeutin kann die Kopfstellung anpassen, bis sich die restriktive Barriere maximal anspannt.
4. Bei jedem Atemzug setzt die Therapeutin der Kopf- und oberen Thoraxbewegung Widerstand entgegen. Bei jeder Ausatmung bewegt sie den Kopf an die nächste restriktive Barriere heran. Durch die Anspannung des Gewebes verändert sich die restriktive Barriere.

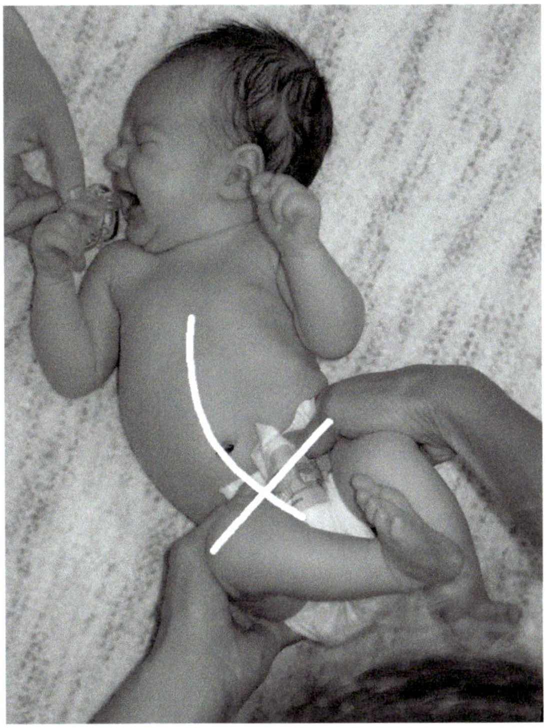

Abb. 19.10

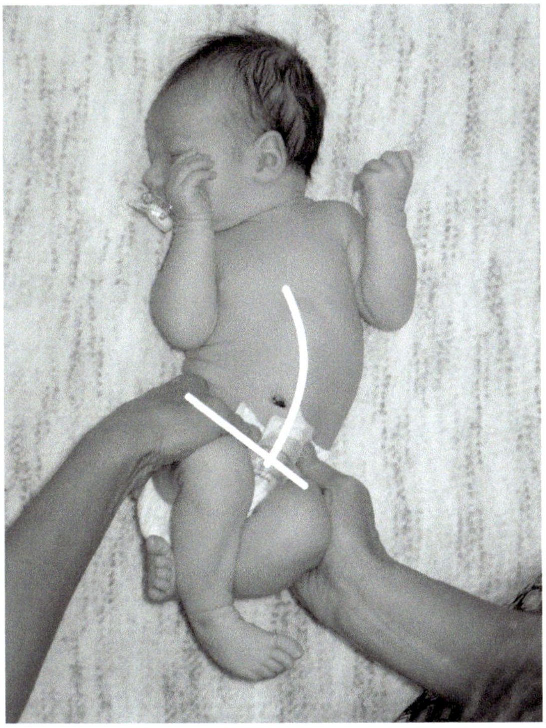

Abb. 19.11

5. Dies wird über mehrere Atemzyklen fortgesetzt, bis sich die Gewebebeschaffenheit/Textur spürbar verändert.

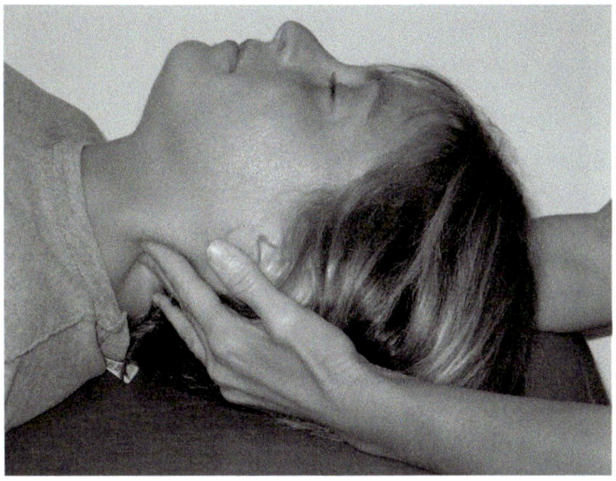

Abb. 19.12

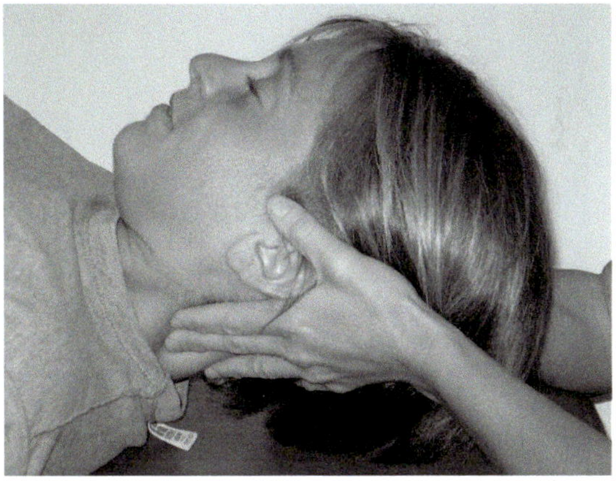

Abb. 19.13

Balanced-Ligamentous-Tension-(BLT-) Technik für die untere HWS

Kleinkind/Säugling im Sitzen

Obwohl die Methode auch bei Sportlern oder Kindern im Sitzen angewandt werden kann, dürften sie sich in der Rückenlage besser entspannen. In diesem Beispiel wird eine C6-Dysfunktion (Seitneigung nach rechts, Translation nach links) behandelt.

1. Das Kind sitzt mit dem Rücken zur Therapeutin, die mit einer Hand den Kopf kontrolliert. Ihre andere Hand berührt die beiden Querfortsätze des Wirbels, der behandelt werden soll (➤ Abb. 19.15, ➤ Abb. 19.16A und B).
2. Unter Anwendung einer Art „Stapeltechnik" wird der Kopf behutsam in eine Flexions-, Extensions- und Rotationsstellung geführt und gleichzeitig mit einer Wirbel-Translation nach rechts und links eine ausgeglichene ligamentäre Spannung hergestellt. In diesem

19

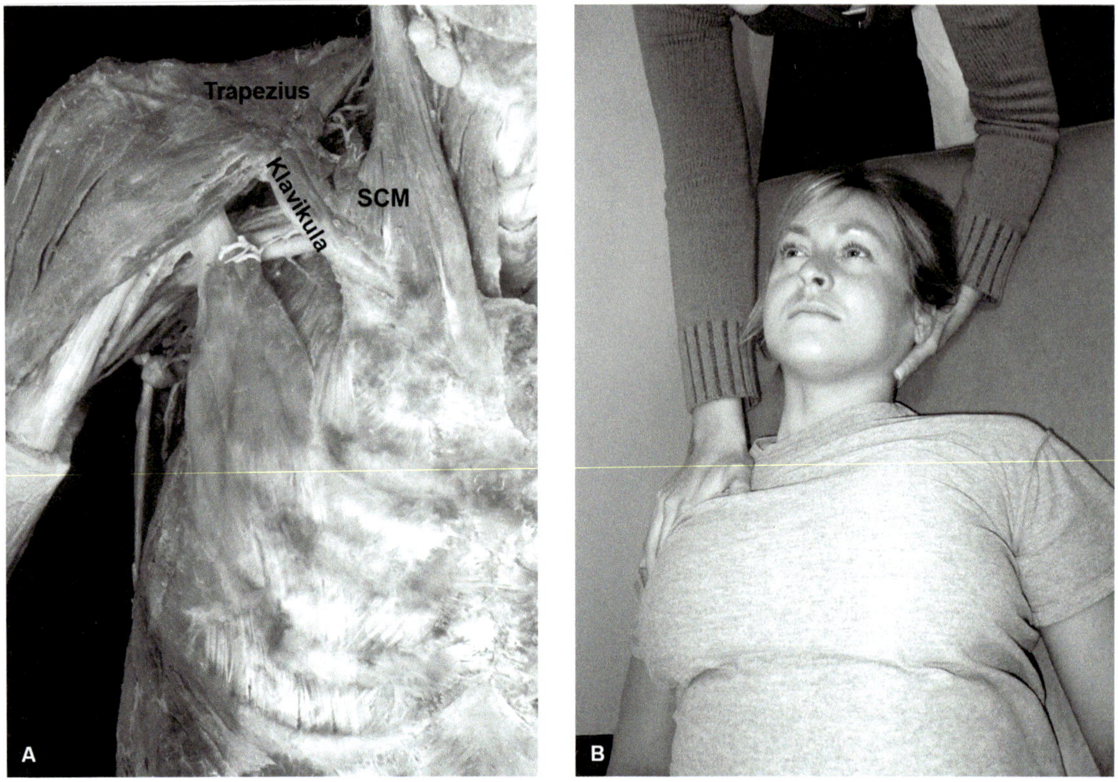

Abb. 19.14

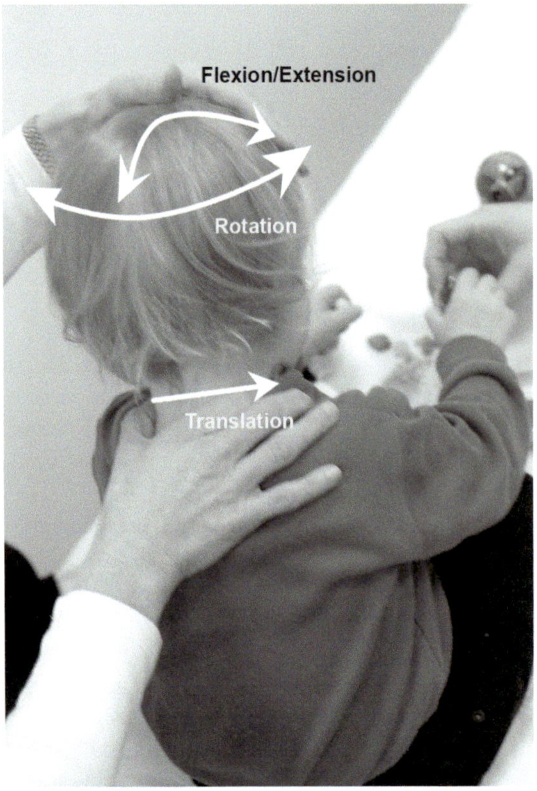

Abb. 19.15

Beispiel wird der Spannungsausgleich des Gewebes durch eine Bewegung in Richtung der restriktiven Barriere erreicht.

3. Hat sich die Spannung ausgeglichen, wird die Position gehalten, bis eine Veränderung der Gewebetextur oder eine funktionelle Besserung spürbar ist.

Säugling/Kind/Sportler in Rückenlage

Siehe die Behandlung zervikogener Kopfschmerzen (➤ Kap. 19.8).

Facilitated-Positional-Release-(FPR-) Technik für die oberflächliche Muskelschicht

Kleinkind/Säugling im Sitzen

FPR-Techniken können sich besonders in Akutsituationen mit Schmerzen, Abwehrspannung oder Versteifung des kindlichen Nackenbereichs als nützlich erweisen.

Bei dieser Technik liegt der Schwerpunkt eher auf der Palpation der oberflächlichen und tiefen Halsfaszien sowie der Mm. trapezius (Pars superior), splenius capitis, longissimus capitis, longissimus cervicis, semispinalis

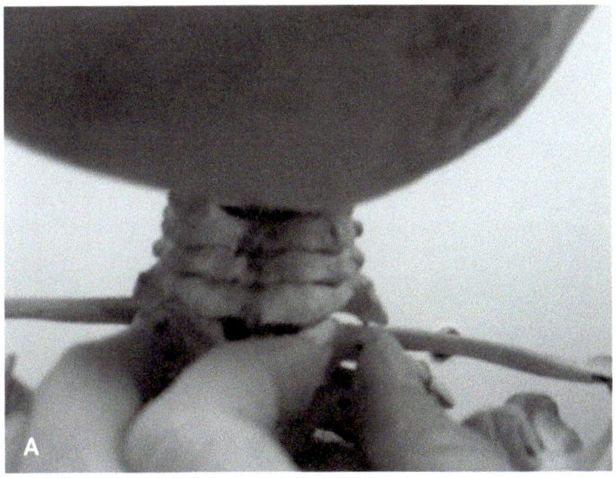

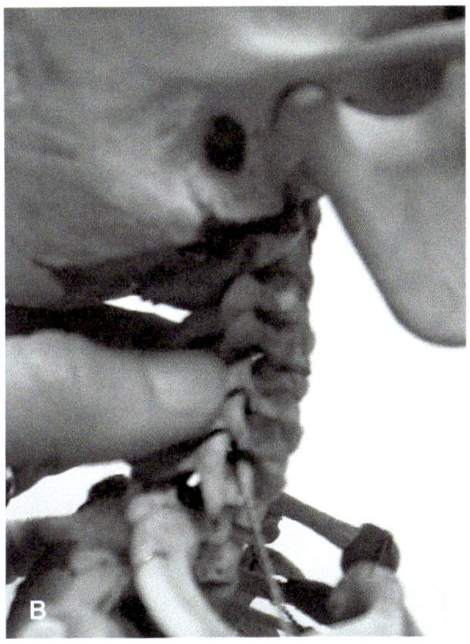

Abb. 19.16

capitis und semispinalis cervicis als auf der Palpation der Gelenke, segmentalen Muskeln oder Bänder.

1. Das Kind sitzt, während die Therapeutin mit einer Hand im Nacken die oberflächlichen Schichten, die behandelt werden sollen, kontrolliert. Ihre andere Hand liegt oben auf dem Kopf des Kindes (➤ Abb. 19.17A und B).
2. Kopf und Nacken (bzw. HWS) des Kindes werden in eine Neutralstellung gebracht.
3. Dann übt die Therapeutin einen steten, graduell gesteigerten Druck von weniger als 2,5 kg in axialer Richtung aus (weißer Pfeil), bis das Gewebe im Nacken weicher wird.
4. Unter Aufrechterhaltung des Drucks bewegt die Therapeutin den kindlichen Kopf behutsam in die „Ease"-Richtung (weg von der Geweberestriktion). In diesem Beispiel verringert sich die Gewebespannung durch eine Kopfneigung nach links (schwarzer Pfeil).
5. Die Position wird 3–5 Sekunden gehalten und wieder losgelassen. Abschließend wird der Nackenbereich wird erneut überprüft.

Facilitated-Positional-Release-(FPR-) Technik für die untere HWS

C4-Dysfunktion in Extension, Seitneigung und Rotation nach rechts (Translation nach links)

Wenn eine segmentale (Wirbel-)Dysfunktion behandelt werden soll, konzentriert sich die Palpation auf die Artikulation, die Gelenkbeweglichkeit und das dazugehörige Bindegewebe.

Kleinkind/Säugling im Sitzen

1. Das Kind sitzt, während die Therapeutin mit einer Hand im Nacken das Facettengelenk in Höhe der Dysfunktion (C4/C5) kontrolliert. Ihre andere Hand liegt oben auf dem Kopf des Kindes (➤ Abb. 19.18A und B).
2. Kopf und Nacken (bzw. HWS) des Kindes werden in eine Neutralstellung gebracht.
3. Dann übt die Therapeutin einen steten, graduell gesteigerten Druck von weniger als 2,5 kg in axialer Richtung aus, bis das Nackengewebe weicher wird.
4. Unter Aufrechterhaltung des Drucks induziert die Therapeutin eine behutsame Extension von C4 auf C5 und – durch die Translation von C4 nach links – eine Lateralflexion nach rechts. Dies ist die „Ease"-Richtung.
5. Die Position wird 3–5 Sekunden gehalten und wieder losgelassen. Abschließend wird der Nackenbereich wird erneut überprüft.

Facilitated-Positional-Release-(FPR-) Technik für die untere HWS

C4-Dysfunktion in Flexion, Seitneigung und Rotation nach links (Translation nach rechts)

Wenn eine segmentale (Wirbel-)Dysfunktion behandelt werden soll, konzentriert sich die Palpation auf die Artikulation, die Gelenkbeweglichkeit und das dazugehörige Bindegewebe.

Kleinkind/Säugling im Sitzen

1. Das Kind sitzt, während die Therapeutin mit einer Hand im Nacken das Facettengelenk in Höhe der

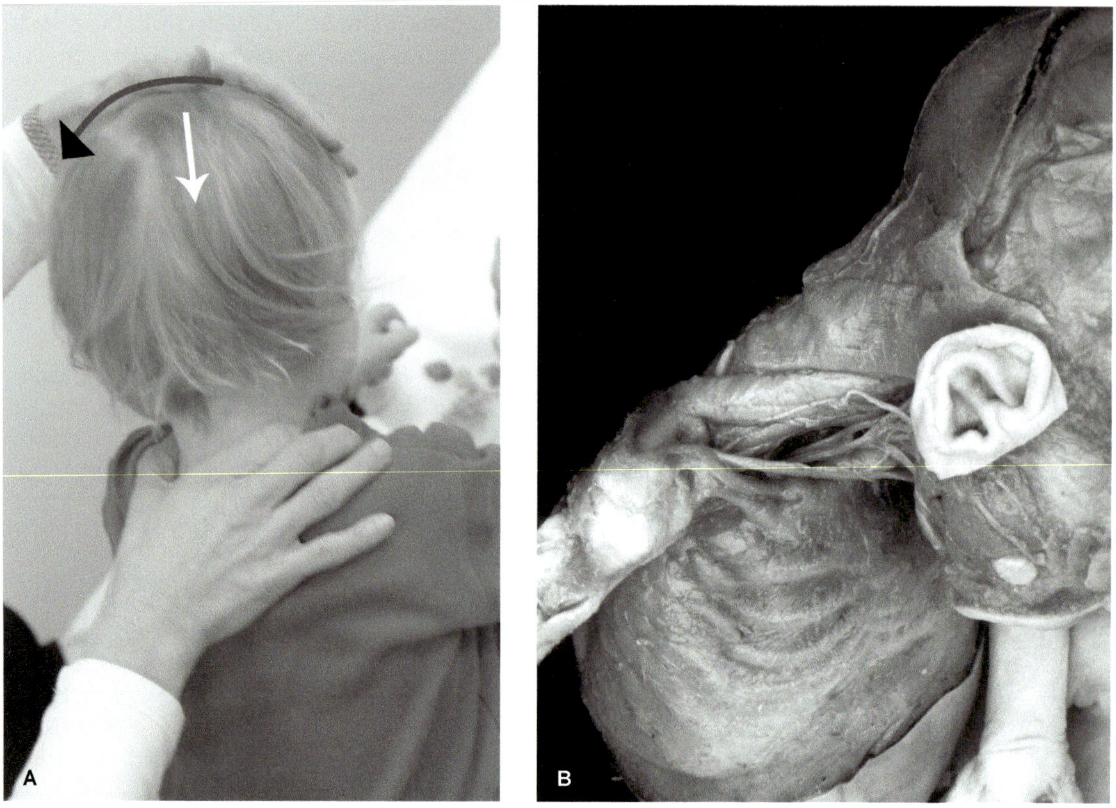

Abb. 19.17

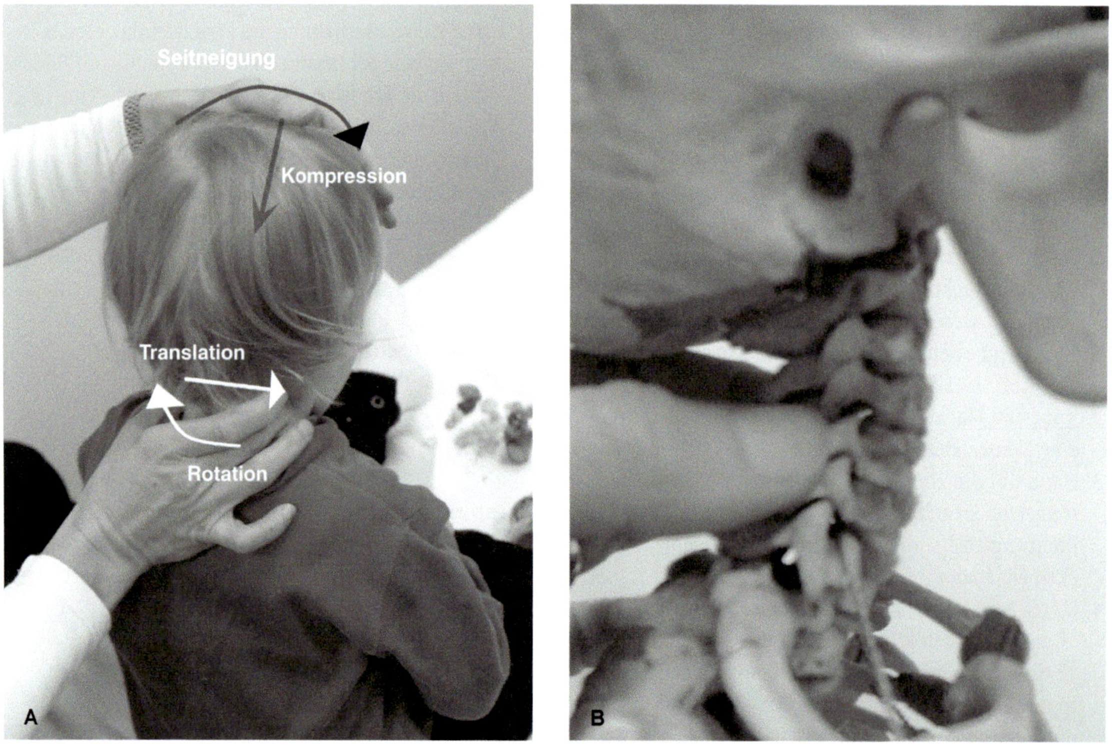

Abb. 19.18

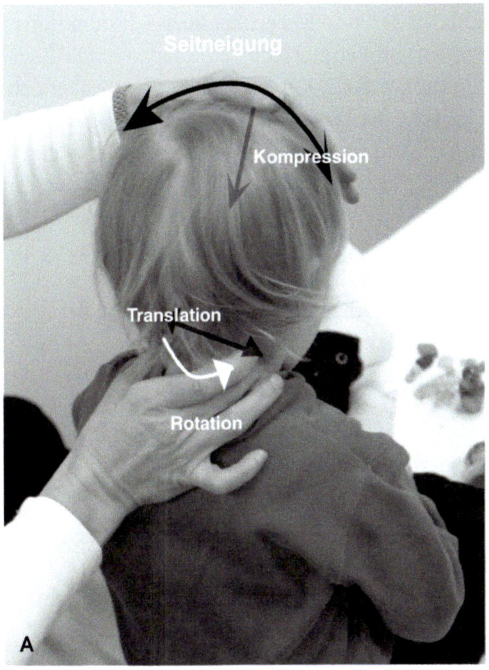

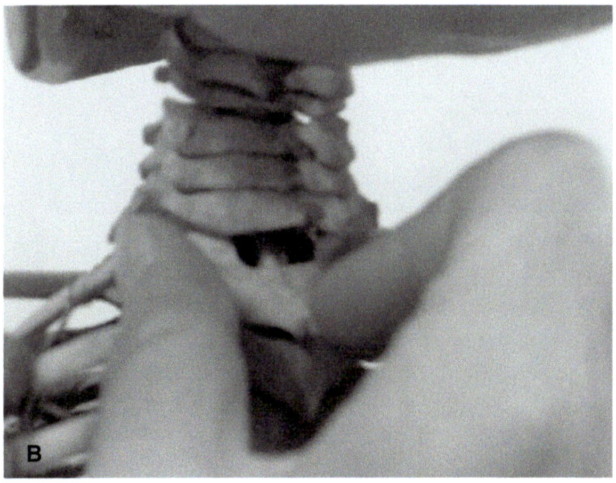

Abb. 19.19

Dysfunktion (C4/C5) kontrolliert. Ihre andere Hand liegt oben auf dem Kopf des Kindes (➤ Abb. 19.19A und B).
2. Kopf und Nacken (bzw. HWS) des Kindes werden in eine Neutralstellung gebracht.
3. Dann übt die Therapeutin einen steten, graduell gesteigerten Druck von weniger als 2,5 kg in axialer Richtung aus, bis das Nackengewebe weicher wird.
4. Unter Aufrechterhaltung des Drucks induziert die Therapeutin eine behutsame Flexion von C4 auf C5 und – durch die Translation von C4 nach rechts – eine Lateralflexion nach links. Dies ist die „Ease"-Richtung.
5. Die Position wird 3–5 Sekunden gehalten und wieder losgelassen. Abschließend wird der Nackenbereich wird erneut überprüft.

Muskelenergietechnik (MET) mit isometrischer Kontraktion bei Beugedysfunktion der HWS

Kind/Sportler in Rückenlage

Bei einer Beuge-/Flexionsdysfunktion der HWS zeigt sich die größte Einschränkung, wenn sie in Extension untersucht wird. Als direkte Techniken steuern Muskelenergietechniken (MET) die restriktive Barriere an. Eine segmentale Flexion wird daher in Extension behandelt.

1. Die Patientin liegt auf dem Rücken, und die Therapeutin sitzt am Kopfende der Liege. Mit Daumen und Fingern einer Hand (hier der linken Hand; ➤ Abb. 19.20) berührt sie das dysfunktionale Segment. Im Beispiel lautet die Diagnose: FSRr-Dysfunktion von C5. Kopf und oberer Nackenbereich sind in Höhe der Dysfunktion gestreckt.
2. Unter Beibehaltung der HWS-Extension in Höhe der Dysfunktion wölbt die Therapeutin ihre rechte Hand um das Kinn der Patientin, um es nach links neigen und drehen zu können, bis sich die Bewegungssperre (restriktive Barriere) in Höhe der Dysfunktion spürbar wird. Das lässt sich ähnlich – wie bei der Diagnosestellung – durch sanften Druck gegen den linken Gelenkpfeiler erreichen.
3. Sobald die restriktive Barriere in allen drei Bewegungsebenen (Flexion, Seitneigung, Extension) gefunden ist, soll die Patientin ihr Kinn behutsam in die Hand der Therapeutin hineindrücken (schwarzer Pfeil).
4. Die Therapeutin hält mit gleicher Stärke dagegen (weißer Pfeil). Die isometrische Kontraktion wird über 3–5 Sekunden aufrechterhalten. Dann entspannt sich die Patientin und die Therapeutin lässt gleichzeitig auch mit ihrem Gegendruck nach.
5. Nachdem sie 3–5 Sekunden lang die postisometrische Muskelrelaxation abgewartet hat, induziert die Therapeutin mit ihrer linken Hand eine Seitneigung und Rotation nach links (durch Translation nach

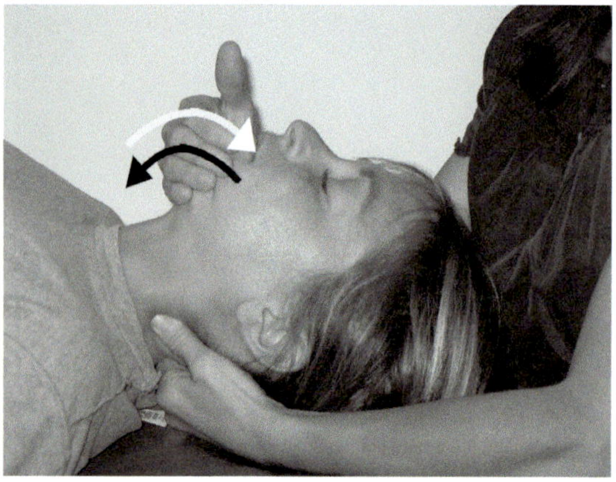

Abb. 19.20

rechts), während sie mit ihrer rechten Hand die Extension der HWS noch etwas verstärkt.

6. Die Behandlungssequenz wird zweimal wiederholt und danach die Beweglichkeit erneut überprüft.

Muskelenergietechnik (MET) mit isometrischer Kontraktion bei Streckdysfunktion der HWS

Kind/Sportler in Rückenlage

Bei einer Streck-/Extensionsdysfunktion der HWS zeigt sich die größte Einschränkung, wenn sie in Flexion untersucht wird. Als direkte Techniken steuern Muskelenergietechniken (MET) die restriktive Barriere an. Eine segmentale Extension wird daher in Flexion behandelt.

1. Die Patientin liegt auf dem Rücken, und die Therapeutin sitzt am Kopfende der Liege. Mit Daumen und Fingern einer Hand (hier der rechten Hand; ➤ Abb. 19.21A und B) berührt sie das dysfunktionale Segment. Im Beispiel lautet die Diagnose: ESRl-Dysfunktion von C5. Kopf und oberer Nackenbereich sind in Höhe der Dysfunktion gestreckt.
2. Die linke Hand der Therapeutin ist um den Hinterkopf gewölbt und induziert eine langsame Flexion des Kopfes (bzw. der HWS), die langsam bis zum 5. Halswirbel hinunter wandert, bis die Bewegung in Höhe von C5 spürbar ist.
3. Unter Beibehaltung der Flexion wird C5 von der rechten Hand der Therapeutin in eine kombinierte Seitneigung und Rotation in Richtung der Bewegungssperre (restriktiven Barriere) geführt. Das lässt sich ähnlich – wie bei der Diagnosestellung – durch sanften Druck gegen den rechten Gelenkpfeiler erreichen (was eine Translation nach links bewirkt).
4. Sobald die restriktive Barriere in allen drei Bewegungsebenen (Flexion, Seitneigung, Extension) gefunden ist, soll die Patientin ihren Hinterkopf behutsam in die Hand der Therapeutin hineindrücken (schwarzer Pfeil).
5. Die Therapeutin hält mit gleicher Stärke dagegen (weißer Pfeil). Die isometrische Kontraktion wird über 3–5 Sekunden aufrechterhalten. Dann entspannt sich die Patientin und die Therapeutin lässt gleichzeitig mit ihrem Gegendruck nach.
6. Nachdem sie 3–5 Sekunden lang die postisometrische Muskelrelaxation abgewartet hat, verstärkt die Therapeutin mit der linken Hand die Flexion der HWS, während sie mit der rechten Hand eine Seitneigung und Rotation nach rechts (durch Translation nach links) bis an die neue restriktive Barriere induziert.
7. Die Behandlungssequenz wird zweimal wiederholt und danach die Beweglichkeit erneut überprüft.

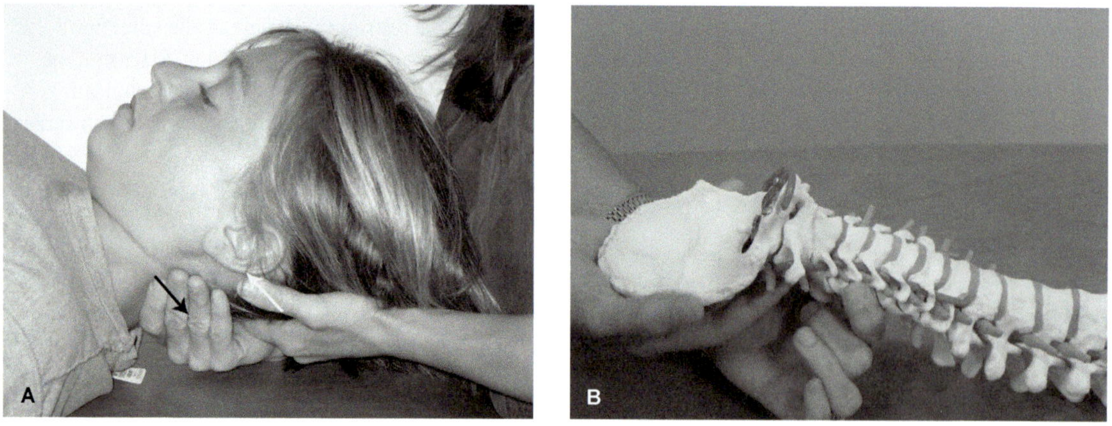

Abb. 19.21

19.4 Schwindel (zervikogene Vertigo)

19.4.1 Anmerkungen zur Klinik

Haltung und Gleichgewicht hängen vom Input vestibulärer, visueller und propriozeptiver Nervenreize ab. Alle drei Systeme stimmen ihre Informationen von Minute zu Minute so aufeinander ab, dass sich unsere Körperhaltung in einem komplexen Prozess an die jeweiligen Umgebungserfordernisse anpassen kann. Jede Störung in einem der Systeme wirkt sich nachteilig auf die Exaktheit und Zuverlässigkeit dieses Vorgangs aus. Das ist beispielsweise bei einer zervikogenen Vertigo der Fall: Wegen falscher propriozeptiver Signale aus dem Halsbereich fühlt sich der Betroffene (Kind oder Sportler) unsicher, benommen, schwindelig. Das zervikale Gewebe ist besonders dicht von propriozeptiven Fasern innerviert, die über die Stellung von Kopf und Hals informieren. Die beträchtliche Stärke der Reizleitung kann dazu genutzt werden, das Gleichgewichtsempfinden von Patienten, die nach einem Hirninfarkt unter einem zentralen vestibulären Syndrom leiden, wieder zu trainieren. Somatische und mechanische Dysfunktionen sind wahrscheinlich die häufigsten Ursachen von Schwindelattacken.

Während ein Schwindelgefühl bei älteren Kindern typischerweise nach einem Trauma auftritt, kann es bei Kleinkindern und Säuglingen zu den Symptomen eines sporadischen Torticollis spasmodicus oder einer sporadischen Spastik gehören. Am dichtesten ist der obere Hals- und Kraniozervikalbereich mit Propriozeptoren besetzt. Erwartungsgemäß finden sich dort auch die stärksten somatischen Dysfunktionen im Fall einer zervikogenen Vertigo. Bei Kleinkindern geht die Störung oft mit einer seitlichen Zerrung der Schädelbasis einher, dagegen ist bei älteren Kindern und Sportlern primär der Kraniozervikal- und obere Nackenbereich betroffen. Schwindel kann sich sowohl nach einem Kopfstoß (Kollision bei Fußball-, American-Football- oder Basketballspielern) als auch nach einem Schleudertrauma entwickeln und muss differenzialdiagnostisch von den Anzeichen einer Gehirnerschütterung nach einer Contrecoup-Verletzung abgegrenzt werden.

19.4.2 Anmerkungen zur Behandlung

Da sich die Bereiche der größten Dysfunktion beim Schwindel, Peitschenhieb- und HWS-Schmerzsyndrom weitgehend überschneiden, können ähnliche manualtherapeutische Methoden wie unten beschrieben angewandt werden.

19.5 Peitschenhiebsyndrom

19.5.1 Anmerkungen zur Klinik

Als „Peitschenhieb"- oder „Whiplash"-Mechanismus wird eine rasche Schleuderbewegung des Kopfes (Akzeleration/Dezeleration) bezeichnet. Das klassische Beispiel sind (Auto-)Auffahrunfälle, doch auch bei Sportverletzungen, einem „Schüttel"- bzw. „Shaken-baby-Syndrom" oder einer Kopfverletzung kann es zum Schleudertrauma kommen. Es entsteht durch eine rasche lineare Verschiebung von Kopf und Hals in einer Bewegungsebene. Schleudergeschwindigkeit und Ausgangsstellung der HWS bestimmen die Schwere der Verletzung. Neben paraspinalen Weichgeweben können auch die Wirbelgelenke betroffen sein. Wenn sich der Kopf aus einer Halsdrehung linear verschiebt, sind Wirbelfacetten, Gelenkkapsel und Bandscheiben (Anulus fibrosus) besonders verletzungsgefährdet. Das Kopfschleudern verursacht keine einförmige Hyperflexion oder Hyperextension der HWS, sondern eine S-förmige Bewegungskurve, weil sie sich durch den sehr raschen bzw. heftigen Aufprall gleichzeitig beugt und streckt. Aus der Distorsion der Muskeln, Bänder und Gelenkkapseln resultieren Mikrotraumen und in schweren Fällen Gewebe(ein)risse oder Bandscheibenläsionen. Am Endpunkt der Bewegung kann der hohe Druck, mit dem die Gelenkflächen zusammengepresst werden, zu Mikrofrakturen der Facetten- und Unkovertebralgelenkknorpel führen. Durch reflektorische Verkürzung der überdehnten Muskeln bedingte Spasmen können die Gewebereparatur bzw. -regeneration behindern. Aufgrund der raschen Hyperextension können Rami recurrentes der meningealen oder sympathischen Nerven gereizt werden, während es durch eine lokale Schwellung oder Facettengelenkschädigung zur Irritation der Nervenwurzeln oder Rami dorsales kommt.

Da Säuglingen und Kleinkindern die Schutzreflexe und Muskelkraft zur Kontrolle rascher Kopfbewegungen noch fehlen, sind sie in erhöhtem Maße für Contrecoup-, intrazerebrale Gefäßläsionen, Weichteilrupturen und Abrissfrakturen anfällig. Säuglinge und Kleinkinder müssen daher nach einem Schleudertrauma auf eine Wirbelinstabilität und neurologische Schäden untersucht werden. Ältere Kinder und junge Erwachsene klagen am häufigsten über Nacken-, Kopfschmerzen und

Benommenheit nach einem Schleudertrauma. Generalisierte Schmerzen und Steifheit der HWS sind Verdachtszeichen einer Weichteilverletzung. Tiefe, dumpfe Schmerzen im Nacken- und oberen Schulterbereich lassen eine anteriore Zerrung und sympathische Nervenirritation vermuten, die am häufigsten auf einer Überstreckung vorderer Halsstrukturen oder einer chemischen Reizung durch eine Bandscheibenruptur beruhen. Mit Brennen oder Schmerzausstrahlung in einem Nervenversorgungsgebiet (Dermatom) kann sich eine spinale Wurzel-/Hinterast-Irritation manifestieren. Dagegen lassen umschriebene, nicht ausstrahlende Schmerzen auf eine lokale somatische Dysfunktion oder meningeale (Ramus-recurrens-)Reizung schließen. (Für eine ausführlichere Darstellung mechanisch-funktioneller spinaler Schmerzmuster wird an dieser Stelle auf Jane Carreiros „Pädiatrie aus osteopathischer Sicht" verwiesen.) Befindet sich die primäre Verletzung im oberen HWS-Bereich, treten typische Nackenkopfschmerzen auf. Manchmal klagen ältere Kinder nach einem Schleudertrauma auch über Sehstörungen oder Gangunsicherheit. Dabei kann es sich um eine milde Form der zervikogenen Vertigo handeln, bei der die propriozeptiven Informationen aus dem oberen Zervikalbereich durch eine Weichteilverletzung, veränderte Gelenkmechanik und Schwellung verzerrt werden. Ähnliche Symptome werden auch durch eine leichte Gehirnerschütterung hervorgerufen.

19.5.2 Anmerkungen zur Behandlung

Nach einem Peitschenhiebtrauma weichen oft ein oder zwei Halswirbel vom üblichen Muster ab. So könnte sich beispielsweise bei abgeflachter Lordose eine deutliche Extension zweier Wirbel zeigen; oder zwei Wirbel sind trotz hyperlordotischer HWS flektiert. Das dazugehörige Weichteilgewebe ist druckempfindlich und weist spezifische Tender- und/oder Triggerpunkte auf. Die Prüfung der unwillkürlichen (Eigen-)Beweglichkeit ergibt eine starke Kompression der betroffenen Segmente. Solche aus dem Muster fallende HWS-Segmente repräsentieren vermutlich Bereiche, in denen die stärkste Belastung bei der Schleuderbewegung auftrat. Für ältere Kinder mit einem Schleudertrauma sind die unter Torticollis (➤ Kap. 19.2) beschriebenen Muskelenergietechniken eine wirksame Behandlungsmethode.

Ein veränderter Tonus der Halsmuskulatur beeinflusst den Muskeltonus im Lumbalbereich und die Körperhaltung (dasselbe gilt auch umgekehrt). Somit können kompensatorische lumbosakrale Dysfunktionen das zervikale Stressmuster unterhalten und bei chronischen Beschwerden nach einem Schleudertrauma eine Rolle spielen.

19.5.3 Untersuchungs- und Behandlungstechniken

Untersuchung der aktiven Beweglichkeit der 1. Rippe

Sportler in Rückenlage

1. Der Patient liegt auf dem Rücken. Am Kopfende der Liege steht die Therapeutin und berührt beidseits die 1. Rippe am hinteren lateralen Rand (➤ Abb. 19.22).
2. Der Patient wird aufgefordert, ein- und auszuatmen.
3. Die Therapeutin achtet auf Qualität und Exkursion der Rippenbewegung. Ist der hintere Rippenrand während des Ausatmens nur eingeschränkt beweglich, liegt ein Tiefstand (Depression) vor, da sich die Rippe vorn nicht hebt.

Balanced-Membranous-Tension-Technik für die 1. oder 2. Rippe

Kind/Sportler in Rückenlage

1. Das Kind liegt auf dem Rücken. Die Therapeutin steht auf der Behandlungsseite neben der Liege und schiebt ihre obere (näher zum Kopf des Kindes be-

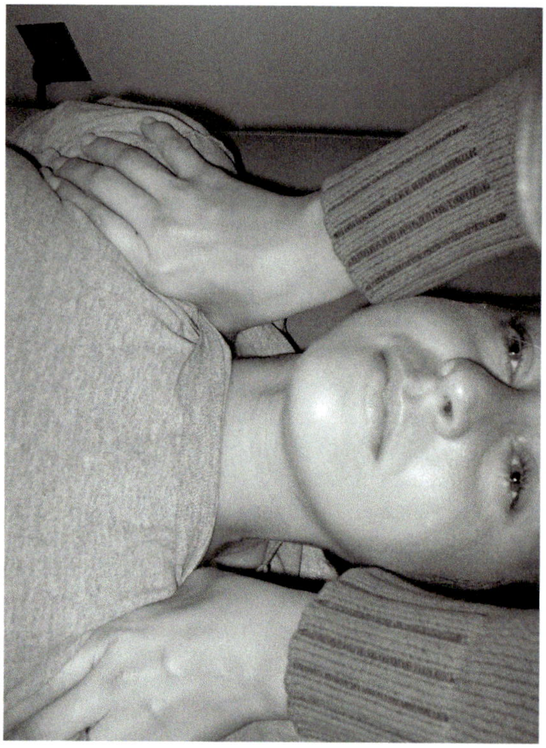

Abb. 19.22

findliche) Hand unter seinen oberen Thorax, so dass ihr Mittelfinger den Dornfortsatz von Th1 und der Zeigefinger die 1. Rippe berührt (➤ Abb. 19.23).
2. Wenn die 2. Rippe behandelt werden soll, werden die Dornfortsätze von Th1 und Th2 mit Mittel- und Ringfinger sowie die 2. Rippe mit dem Zeigefinger berührt.
3. Ihre andere Hand berührt dieselbe Rippe von vorn im Rippenknorpelbereich (➤ Abb. 19.24A und B). In unserem Beispiel wird nur die 1. Rippe behandelt.

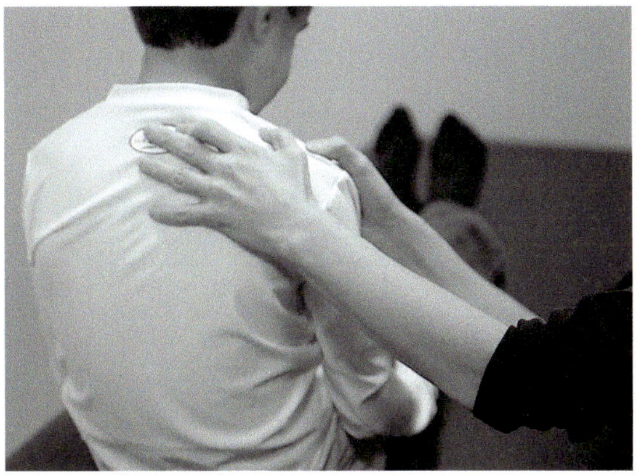

Abb. 19.23

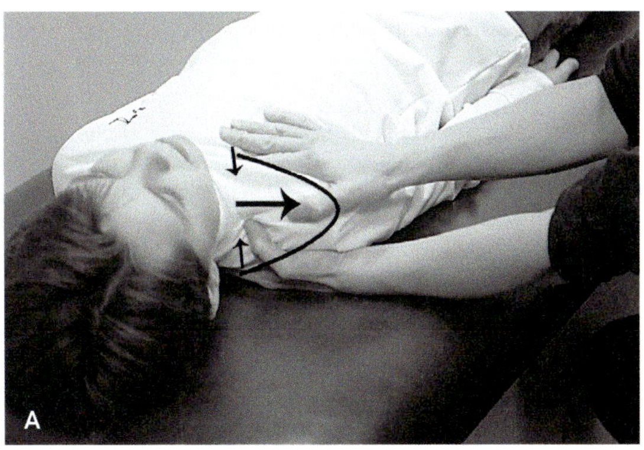

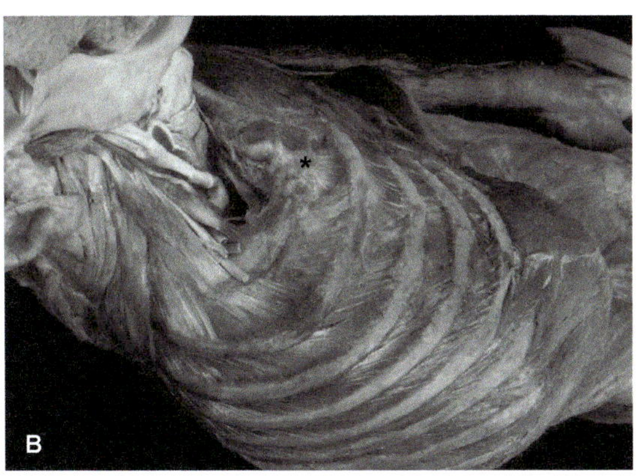

Abb. 19.24

4. In der Vorstellung einer zirkelartigen Bewegung (schwarze, gebogene Linie) der 1. Rippe übt die Therapeutin von vorn und hinten Druck auf sie aus, um sie zu komprimieren, bis sich die Rippenendgelenke anspannen (kleine schwarze Pfeile). Dann zieht sie die Rippe behutsam von den medianen Ansätzen weg (großer schwarzer Pfeil), wobei ihre hinteren Finger auf die Reaktion der Thorakalwirbel achten.
5. Um für einen Spannungsausgleich in den betroffenen Strukturen zu sorgen, bewegt die Therapeutin die Rippe (in unserem Fall 1. Rippe) und den entsprechenden Wirbel in verschiedenen Ebenen, z.B. Torsion, Seitneigung, Heben, Senken, Translation usw.
6. Hat sich ein Spannungsgleichgewicht eingestellt, wird die Position von der Therapeutin gehalten, bis sich die Gewebetextur spürbar verändert, eine Verspannung gelöst oder eine somatische Dysfunktion gebessert hat.

Aktive widerstandsreduzierende Technik (ARRT): Beispiel: C3 in FSRr

Junger Sportler/Kind in Rückenlage

Die aktive Reduzierung des Widerstands (resistance; ARRT) eignet sich besonders gut zur Behandlung von traumatischen Verletzungen, die mit einer signifikanten intraartikulären Kompression oder gegensätzlichen Dysfunktionen, z.B. Flexion eines Zervikalwirbels bei Hyperextension der HWS, einhergehen. Sie setzt jedoch Kooperationsfähigkeit des Kindes voraus. Die ARRT stellt eine Kombination aus Muskelenergie- und direkter Technik dar. Mit einer Translation versucht die Therapeutin, Seitneigung und Rotation der betroffenen Wirbel zu korrigieren.

1. Die junge Sportlerin liegt auf dem Rücken und die Therapeutin sitzt am Kopfende der Liege. Mit Daumen und Zeigefinger einer Hand berührt sie die Gelenkfortsätze des dysfunktionalen Wirbels im Nacken der Patientin (➤ Abb. 19.25 bis ➤ Abb. 19.27). Am knöchernen Modell der HWS ist die Berührung des Proc. spinosus [hier abgekürzt als P. sp.] von C3 gezeigt (➤ Abb. 19.26). Mit Mittelfinger und Daumen der anderen Hand berührt die Therapeutin die Gelenkfortsätze des darunter befindlichen Halswirbels (➤ Abb. 19.28).
2. In unserem Beispiel wird von einer C3-FSRr-Diagnose ausgegangen. Die Therapeutin bewegt C3 von der Bewegungsrestriktion weg in die ungehinderte Ease-Richtung, aber nicht bis zum physiologischen „Anschlag“. (Zur Verdeutlichung ist die Bewe-

19

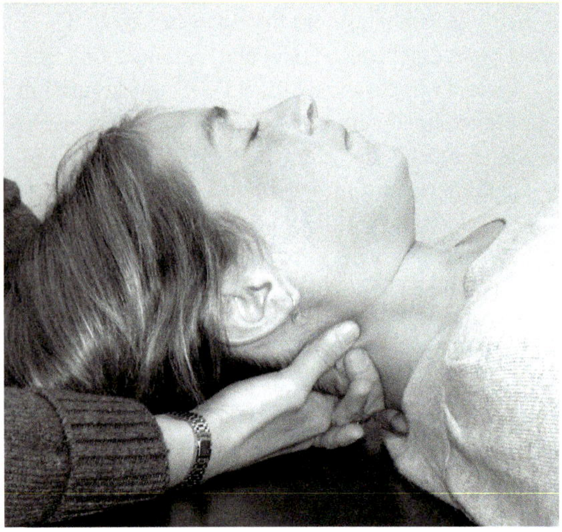

Abb. 19.25

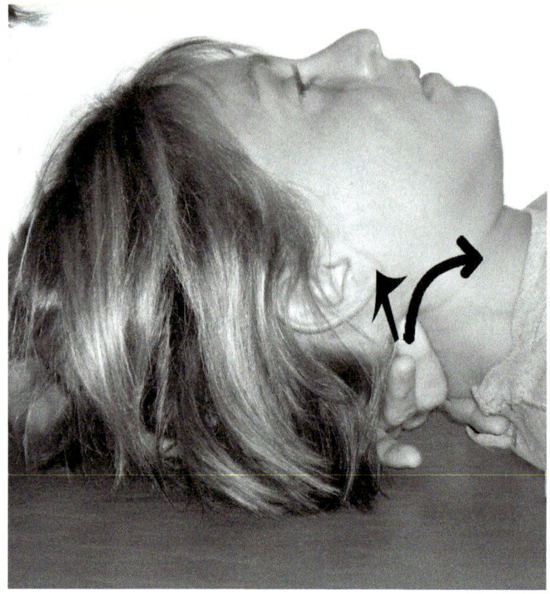

Abb. 19.27

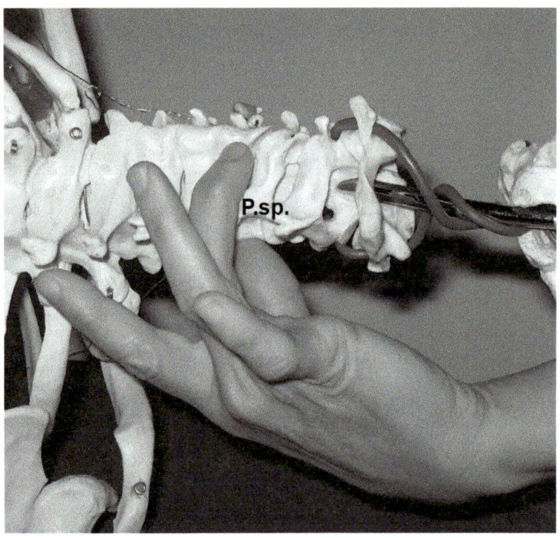

Abb. 19.26

gungsführung für C3 und C4 getrennt dargestellt, damit die andere Hand nicht die Sicht versperrt.) Um eine C3-Flexion zu induzieren, hebt die Therapeutin mit zwei Fingern C4 nach vorn in eine Extension (➤ Abb. 19.28, schwarzer Pfeil) und führt gleichzeitig mit der anderen Hand eine Flexion von C3 herbei (➤ Abb. 19.27, gebogener Pfeil).

3. Mit der unteren Hand schiebt die Therapeutin C4 nach rechts und mit der oberen Hand C3 nach links. In unserem Beispiel würde sie mit einem Mittelfinger (➤ Abb. 19.28, nicht zu sehen) eine C4-Translation nach rechts und mit dem anderen Mittelfinger eine C3-Translation nach links induzieren (➤ Abb. 19.27, der gerade schwarze Pfeil zeigt ins Bild hinein, zur linken Seite der Patientin).
4. Zur Unterstützung soll die Patientin die Muskeln in der Umgebung von C3 anspannen. Dabei hilft folgende Anleitung: Die Therapeutin drückt mit ihrem Mittelfinger gegen den rechten Gelenkfortsatz (d.h. die dysfunktionale Seite) von C3 und fragt: „Spüren Sie den Finger? Dann pressen Sie Ihren Hals genau an der Stelle auf meinen Finger."
5. Während die Patientin von oben gegen den Finger drückt, stabilisiert die Therapeutin den rechten Gelenkfortsatz von C3 (nicht den linken), damit er sich nicht bewegen kann.
6. Die Therapeutin erhält ihren Gegendruck am rechten Gelenkfortsatz über 2–3 Sekunden aufrecht, bis sich die Gewebebeschaffenheit/Textur auf der linken Seite leicht verändert. Es ist wichtig, dass die Patientin gezielt die Streckmuskeln anspannt, wenn sie C3 in die Hand der Therapeutin drückt.
7. Danach soll die Patientin aufhören und ihre Muskeln wieder entspannen. Während die Therapeutin C4 stabilisiert, führt sie eine Linksdrehung von C3 herbei (einfach nur durch Translation nach rechts mit dem Daumen und Anheben nach vorn mit dem Mittelfinger).
8. Eine C3-FSRr-Dysfunktion wie in unserem Beispiel heißt, dass eine Beugestellung des linken Gelenkfortsatzes vorliegt und seine Streckung verhindert. Das linke Facettengelenk ist das Problem. Während die Patientin ihre Muskeln anspannt und C3 in eine Extension schiebt, drückt die Therapeutin gegen den rechten Gelenkfortsatz und hält ihn in Flexion.

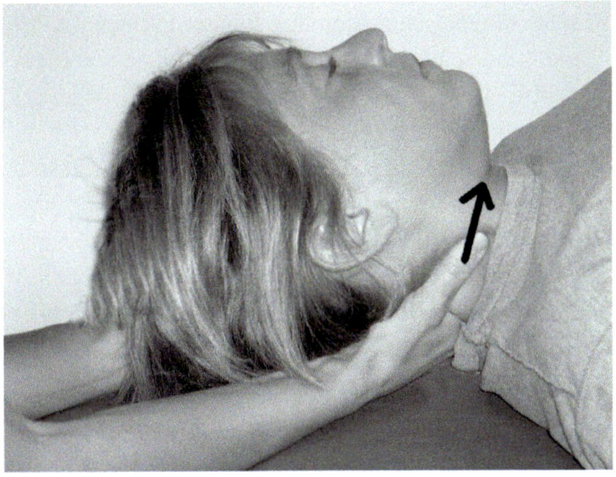

Abb. 19.28

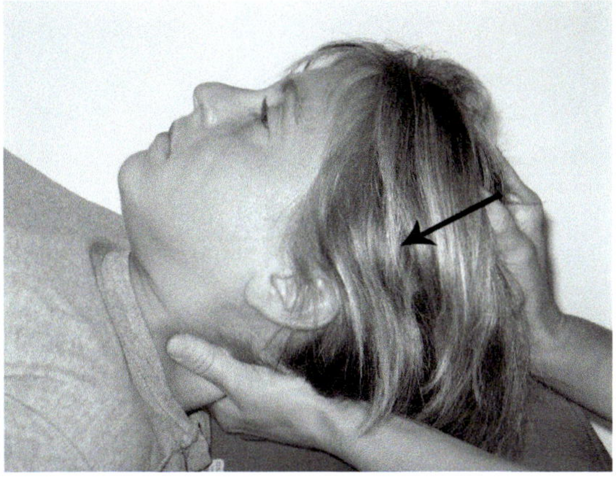

Abb. 19.29

Weil die Therapeutin die rechte Seite stabilisiert, richtet sich der Druck der Patientin nur auf die linke Seite von C3.

9. Wenn sich die Patientin entspannt, führt die Therapeutin C3 in eine Linksrotation und überwindet dabei die Bewegungseinschränkung (restriktive Barriere), so dass sich das linke Facettengelenk „schließt".
10. Wenn eine C3-ESRr-Dysfunktion bestünde, wäre das linke Facettengelenk das Problem, weil es sich der Flexion widersetzt. In dem Fall würde eine Extension und Translation von C3 nach links (in die Ease-Richtung) und eine Translation von C4 nach rechts durchgeführt. Um die Kraftvektoren der Patientin gezielt auf die Restriktion des linken Facettengelenks zu lenken, müsste die rechte Seite von C3 stabilisiert werden.

Facilitated-Positional-Release-(FPR-) Technik bei Beuge-/Flexionsdysfunktion der HWS

Sportler/Kind in Rückenlage

Um bei einer segmentalen Dysfunktion die Richtungen/Positionen mit Bewegungsfreiheit festzustellen, wird sie in drei Positionen untersucht. In unserem Beispiel wurde eine C5-FSRr-Dysfunktion (Flexion, Seitneigung und Rotation nach rechts) diagnostiziert.

1. Die Patientin liegt auf dem Rücken. Die am Kopfende der Liege sitzende Therapeutin berührt den dysfunktionalen Wirbel (in unserem Beispiel C5) beidseits mit Daumen und Mittel- oder Zeigefinger. Mit ihrer anderen Hand auf dem Kopf der Patientin kann sie die Kopfstellung kontrollieren (➢ Abb. 19.29).
2. In Neutralstellung des Halses beugt die Therapeutin den Kopf und die obere HWS der Patientin (bis in Höhe von C5) so weit, dass das Gewebe spürbar weicher wird.
3. Mit einer gleichzeitigen Bewegung beider Hände führt sie dann den Kopf und die obere HWS (einschließlich C5) in eine Rotation und Lateralflexion nach rechts, bis das Gewebe spürbar weicher wird.
4. Mit der Hand auf dem Kopf übt sie sanften Druck in Richtung der Restriktion aus, bis das Gewebe weicher wird. Dieser Druck ist die fazilitierende Kraft.
5. Der Druck wird 3–5 Sekunden lang aufrechterhalten und dann wieder gelöst. Abschließend wird die Beweglichkeit erneut untersucht.

Facilitated-Positional-Release-(FPR-) Technik bei Streck-/Extensionsdysfunktion der HWS

Sportler/Kind in Rückenlage

Durch eine Untersuchung in drei Ebenen/Positionen lassen sich bei einer segmentalen Dysfunktion die Richtungen der Bewegungsfreiheit herausfinden. In unserem Beispiel wurde eine C5-ESRr-Dysfunktion (Extension, Seitneigung und Rotation nach rechts) diagnostiziert.

1. Die Patientin liegt auf dem Rücken. Die am Kopfende der Liege sitzende Therapeutin berührt den dysfunktionalen Wirbel (in unserem Beispiel C5) beidseits mit Daumen und Mittel- oder Zeigefinger. Mit ihrer anderen Hand auf dem Kopf der Patientin kann sie die Kopfstellung kontrollieren (➢ Abb. 19.30).
2. In Neutralstellung des Halses streckt die Therapeutin den Kopf und die obere HWS der Patientin (bis in Höhe von C5) so weit, dass das Gewebe spürbar weicher wird.

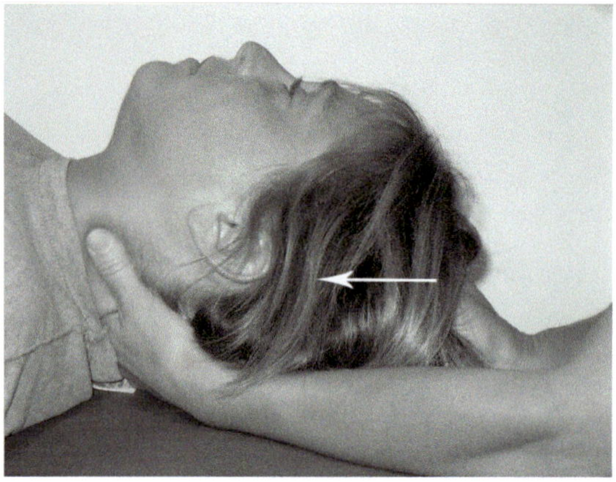

Abb. 19.30

3. Mit einer gleichzeitigen Bewegung beider Hände führt sie dann den Kopf und die obere HWS (einschließlich C5) in eine Rotation und Lateralflexion nach rechts, bis das Gewebe spürbar weicher wird.
4. Mit der Hand auf dem Kopf übt sie sanften Druck in Richtung der Restriktion aus, bis das Gewebe weicher wird. Dieser Druck ist die fazilitierende Kraft.
5. Der Druck wird 3–5 Sekunden lang aufrechterhalten und dann wieder gelöst. Abschließend wird die Beweglichkeit erneut untersucht.

Direkte myofasziale Release-(MFR-) Technik für die vorderen Halsfaszien

Sportler im Sitzen

Mit dieser Behandlungstechnik lässt sich die Beweglichkeit der supraklavikulären Muskeln und Faszien verbessern. Sie fördert auch den Flüssigkeitstransport bzw. die Durchblutung im zervikothorakalen Übergangsbereich.

1. Der Patient sitzt mit Blick zur Therapeutin auf der Liege, deren Höhe so eingestellt ist, dass seine Schultern die Schultern der Therapeutin etwas überragen. Die Hände der Therapeutin ruhen in seinem Halsbereich neben der Skalenuslücke (Thoracic-Outlet). Ihre Daumen liegen über dem Innenwinkel der Schlüsselbeine und die Finger locker auf den Schultern (➤ Abb. 19.31).
2. Der Patient lässt seine Hände (Handgelenke und Unterarme) locker über die Ellenbeugen der Therapeutin hängen (➤ Abb. 19.32). Sie bittet ihn, den Kopf leicht nach vorn zu beugen, damit die supraklavikulären Faszien entspannt sind, wenn ihre Daumen behutsam in die Schlüsselbeingruben einsinken.
3. Nach einem tiefen Atemzug soll der Patient ausatmen und seinen Kopf zwischen die Arme der Therapeutin „fallen" lassen. Während er den Kopf gesenkt hält, können ihre Daumen noch tiefer in die Schlüsselbeingruben sinken und sich bis zur neuen restriktiven Barriere der vorderen Halsfaszien voranbewegen.
4. Dieser Ablauf wird dreimal wiederholt: Bei jeder Ausatmung lässt der Patient seinen Kopf locker fallen, damit ihre Daumen bis zur neuen restriktiven Barriere vordringen können, und bei jeder Einatmung verhindert die Therapeutin, dass sich die Faszien anspannen.
5. Am Ende der dritten Sequenz atmet der Patient noch einmal tief ein und richtet sich gerade auf, während die Therapeutin den Druck auf die vorderen Halsfaszien beibehält. Durch den Positionswechsel des Patienten werden die Faszien gedehnt.
6. Sobald er aufrecht sitzt, lässt der Patient seine Arme herabsinken, und die Therapeutin lockert langsam und behutsam den Druck. Danach überprüft sie erneut die Beweglichkeit der Faszien.

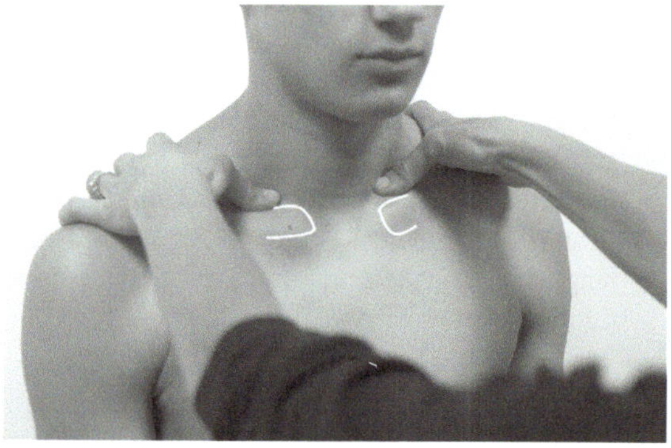

Abb. 19.31

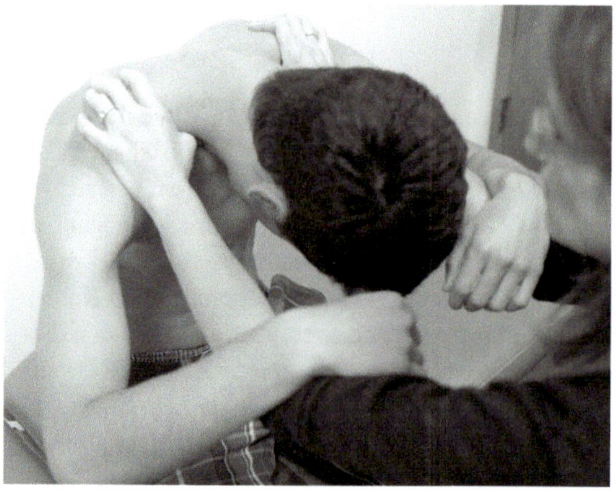

Abb. 19.32

19.6 Migräne

Migräneartige Kopfschmerzen kommen bei Kindern viel seltener vor als zervikogene oder „muskuläre“ Spannungskopfschmerzen. Wenn die Kinder alt genug sind, geben sie oft unspezifische Prodromalsymptome an. Typisch für Migräne sind einseitige Kopfschmerzen mit Photophobie und Nausea. Ähnliche Symptome zeigen sich allerdings auch bei anderen starken, lang anhaltenden Kopfschmerzen. Die klassische Migräne wird überwiegend als vasomotorisches Phänomen definiert: Ein veränderter Gefäßtonus soll über die Freisetzung von Entzündungsmediatoren die Irritation primär-afferenter Trigeminus-Nervenfasern „triggern“. Berichten zufolge könnte zwischen einer Migräne im Erwachsenalter und kindlichen (Dreimonats-)Koliken ein Zusammenhang bestehen. Bei einer Migräne im Kindesalter ist es wichtig, nach thorakalen Dysfunktionen zu suchen und sie entsprechend zu behandeln, da sie bei sympathikus-vermittelten Änderungen des Gefäßtonus bzw. der vasomotorischen Funktionen eine Rolle spielen könnten.

19.7 Koliken

Obwohl sich eine bunte Vielfalt an Ätiologien hinter dem klinischen Bild einer (Säuglings-)Kolik verbirgt, erscheint die Erklärung, dass es sich bei einigen Kindern auch um eine Kopfschmerzvariante handeln könnte, durchaus plausibel. Übelkeit und Erbrechen dürften als häufige Begleiterscheinung von Kopfschmerzen den gastrointestinalen Symptomen dieser Säuglinge entsprechen. Kopfschmerzen gehen oft mit Vagussymptomen einher. In der osteopathischen Literatur wird eine breite Diskussion über die Stressmuster von Koliken geführt. Dazu zählen Dysfunktionen im Schädelbasis-, Kraniozervikal-, oberen und mittleren Thorakalbereich – also genau in den Bereichen, die üblicherweise auch an Kopfschmerzen beteiligt sind. Unter dem Aspekt müssen wir differenzialdiagnostisch berücksichtigen, dass die Koliken in einigen Säuglingsgruppen primär durch eine somatische Dysfunktion im Kopf- und Halsbereich ausgelöst werden, ähnlich wie zervikogene Kopfschmerzen.

Bei manchen Säuglingen sind Koliken Ausdruck ihres noch unreifen Nervensystems. Aus ihrer Unfähigkeit, afferente sensorische Reize herauszufiltern, resultiert eine Überforderung, die sie unruhig und reizbar macht. Dass sich Koliken etwa zeitgleich mit dem Erreichen bestimmter Meilensteine in der Entwicklung von Gehirn und Darmtrakt bei den meisten Kindern „auswachsen“, stützt dieses Argument. Bei diesen Säuglingen kann zusätzlich eine somatische Dysfunktion vorliegen, die nicht unbedingt die primäre Ursache der Koliken ist, wohl aber zu den Symptomen beiträgt. Schließlich kann sich unter dem klinischen Bild einer Säuglingskolik auch eine unreife Darmfunktion (Reaktion auf neue Antigene) manifestieren. Unabhängig von der Ätiologie herrscht weitgehende Übereinstimmung darüber, dass Vagus- und Trigeminus-Einflüsse eine Rolle spielen. Insofern sollte sich die Behandlung in dem Bemühen, dem Kind und seiner Familie eine gewisse Linderung und Ruhe zu verschaffen, auf alles richten, was diese Nerven reizen könnte.

19.8 Zervikogene Kopfschmerzen

19.8.1 Anmerkungen zur Klinik

Zervikogene Kopfschmerzen sind vom N. trigeminus (V. Hirnnerv) vermittelte Schmerzen, die eine Kombination aus spinaler Bahnung und Schmerzübertragung darstellen (Näheres dazu in Teil I, ➤ Kap. 16.7). Als tatsächliche Auslöser kommen Strukturen im oberen HWS- oder Kraniozervikalbereich in Betracht. Die Schmerzlokalisation entspricht den Sklerotomen, Dermatomen und Myotomen des ersten Trigeminusastes (V1, N. ophthalmicus; ➤ Abb. 16.6). Manche Kinder klagen über begleitende Nackenschmerzen oder -steife. Das klassische Muster sind im Okzipitalbereich beginnende Schmerzen, die sich über den Scheitel bis hinter die Augen ausbreiten können. Die bilateralen Kopfschmerzen werden oft als schraubstockartiges Druckgefühl beschrieben. In schweren Fällen können sie mit Photophobie und Nausea einhergehen und wegen ihres pochenden oder hämmernden Schmerzcharakters einer Migräne gleichen. Im Unterschied zur Migräne treten zervikogene Kopfschmerzen jedoch nur selten einseitig und immer ohne Prodromalerscheinungen auf.

19.8.2 Anmerkungen zur Behandlung

Die körperliche Untersuchung von Patienten mit zervikogenen Kopfschmerzen zeigt typische (funktionelle) Veränderungen im Bereich der oberen HWS und des Atlantookzipitalgelenks. Ihr Stressmuster ist üblicherweise durch Kompression in einer Gelenkebene und minimale

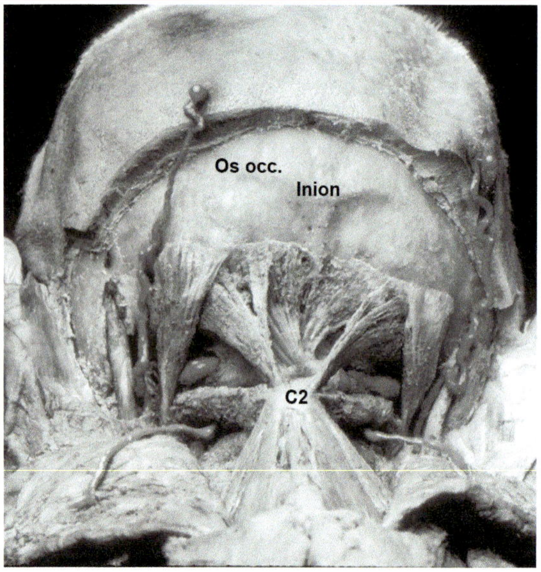

Abb. 19.33 Kraniozervikaler Übergangsbereich (Ansicht von hinten). Nach Entfernung der oberflächlichen Schichten liegen die tiefen subokzipitalen Muskeln frei, die sich vom Os occipitale bis C2 erstrecken.

Beweglichkeit der Weichteilkomponenten gekennzeichnet. Von der Kompression sind normalerweise Atlantookzipital- oder Atlantoaxialgelenk betroffen. Nur gelegentlich findet sich eine „Primärläsion" im biomechanischen Übergangsbereich von C3. Je nach Chronizität der Störung können sich Triggerpunkte in den tiefen kurzen Kopfstreckmuskeln entwickeln, während druckschmerzhafte „Tenderpoints" regelmäßig vorhanden sind. Relativ häufig lässt sich eine Kompression der Synchondrosis sphenobasilaris (SSB) feststellen, die ursächlich für die Schmerzen ist oder eine primäre obere HWS-Dysfunktion kompensiert (➤ Abb. 19.33). Die bei älteren Kindern ohne Kopfschmerzanamnese häufiger anzutreffende allgemeine Kompression und reduzierte Normalfunktion im Schädelbasisbereich (zwischen Os occipitale, Proc. mastoideus, Pars petrosa und Squama) hat sich meist kompensatorisch entwickelt. Auch im Scheitelbereich treten regulär nur sekundäre Dysfunktionen auf – außer nach einem schweren Schädel-(Hirn-) Trauma, z.B. mit Fraktur. Bei einigen Kindern lässt sich über Druckpunkte (Tenderpoints) im Bereich der Lambdanaht oder Sutura occipitomastoidea das typische Kopfschmerzmuster mit Benommenheitsgefühl provozieren. Alle Faszien im Hals- und oberen Thorakalbereich sind nur eingeschränkt beweglich. Bei Kopfschmerz-Patienten mit Migräne-Neigung liegt oft ein paraspinaler Muskelspasmus in Höhe von Th4 vor. Im Fall einer Trigeminusreizung kann sich der Kaumuskeltonus erhöhen; diese Kinder knirschen mit den Zähnen (Bruxismus).

Über Reflexmuster zwischen der Kau- und Halsmuskulatur beeinflussen sich Kopfstellung und Kiefergelenkfunktion gegenseitig. Das geht soweit, dass sich sogar Dysfunktionen im einen oder anderen Bereich wechselseitig unterhalten. Eine Dysfunktion im Kraniozervikal- oder oberen HWS-Bereich kann z.B. mit Hypertonie der Kaumuskulatur einhergehen. Klinisch manifestiert sich eine Kaumuskelstörung möglicherweise als Kiefergelenk-(Temporomandibulargelenk-, TMG-)Syndrom, Bruxismus oder Trinkschwäche beim Stillen. Selbst wenn sich die Beschwerden durch eine Kiefer-Schläfen-Schädelbasis-Behandlung bessern sollten, bleibt es nur eine vorübergehende Zustandsbesserung, solange nicht die begleitende Dysfunktion der Halswirbelsäule behoben wird.

19.8.3 Untersuchungs- und Behandlungstechniken

Untersuchung der Gelenkmechanik im Kraniozervikalbereich

Beugung und Streckung sind die vorherrschenden Kopfbewegungen auf dem Atlas. Hinzu kommt eine kombinierte Seitneigung (Lateralflexion), Rotation und Gleitbewegung, die als seitliche Verschiebung oder Translation bezeichnet wird. Wenn der Kopf nach rechts geneigt wird, findet gleichzeitig eine Linksrotation und Gleitbewegung an den okzipitalen Kondylen statt. Dies wäre eine seitliche Verschiebung oder Translation nach links.

1. Die Patientin liegt auf dem Rücken. Am Kopfende der Liege sitzt die Therapeutin und bettet den Hinterkopf der Patientin so in ihre Hände, dass sie mit den Fingerkuppen – etwa in der Kondylenebene – den Kraniozervikalbereich kontrollieren kann.
2. In Neutralstellung der HWS führt sie nun eine Translation bzw. seitliche Verschiebung des Hinter-

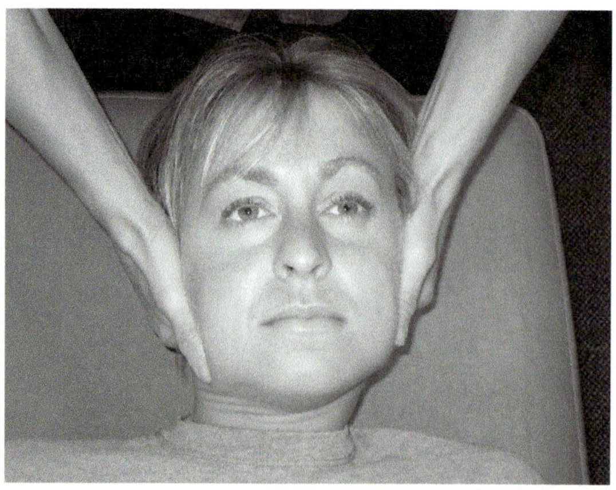

Abb. 19.34

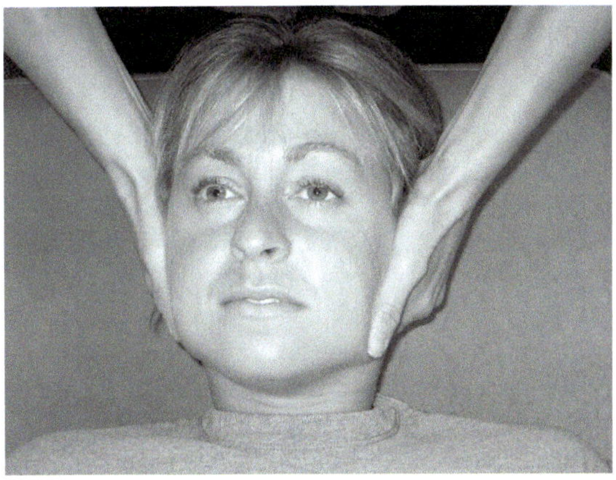

Abb. 19.35

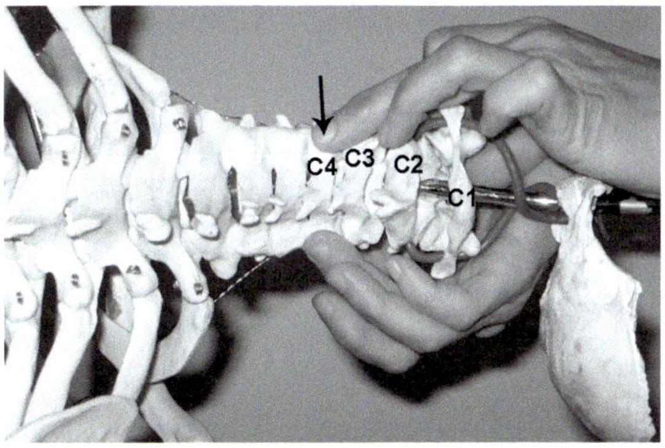

Abb. 19.36

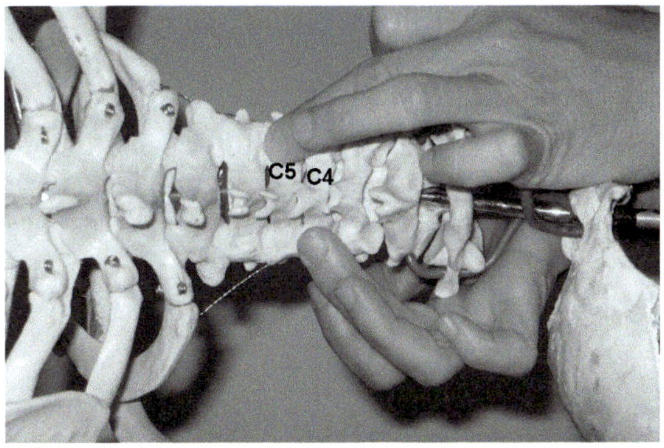

Abb. 19.37

kopfes durch, zuerst nach links (➤ Abb. 19.34), dann nach rechts (➤ Abb. 19.35), um den Bewegungsumfang und die Qualität auf beiden Seiten zu vergleichen. Die größte und leichteste Exkursion ist auf der Seite möglich, zu der sie den Kopf hin verschoben hat. In unserem Beispiel ergab sich eine größere seitliche Verschiebbarkeit (Translation) nach links.

3. Dann wird die Hinterkopfposition bei der Kopfbeugung und -streckung untersucht. Die Position, in der seine Beweglichkeit am stärksten eingeschränkt ist, wird als „restriktive Barriere" definiert. In unserem Beispiel war die restriktive Barriere bei Flexion und Seitneigung nach rechts, d.h. bei Extension und Links-Translation des Hinterkopfes, spürbar.

Segmentale Funktionsdiagnose der unteren HWS

Sportler/Kind/Säugling in Rückenlage

1. Gelenk- und Weichteilfunktionen der Halswirbelsäule werden in Rückenlage des Kindes untersucht. Die Therapeutin sitzt am Kopfende der Liege und hält seinen Kopf in beiden Händen.
2. Mit ihren Zeige- oder Mittelfingerkuppen tastet sie sich an den Gelenkpfeilern der unteren Halswirbel entlang (➤ Abb. 19.36), bis sie schließlich C7 rechts und links mit den Mittelfingern berührt.
3. Mit seitlichem Druck des linken Mittelfingers schiebt sie den Wirbel langsam nach rechts und induziert durch die Translation eine Seitneigung und Drehung zu ihrem Finger hin. Dabei achtet sie auf die Gewebereaktion.
4. Dann drückt sie den Wirbel mit dem rechten Mittelfinger langsam nach links hinüber und veranlasst durch diese Translation wieder eine Seitneigung und Rotation in Richtung ihres Fingers, wobei sie wiederum auf die Gewebereaktion achtet.
5. So kann sie die beim Beweglichkeitstest auftretende Spannung im Gelenk auf beiden Seiten vergleichen.
6. Als Nächstes erfolgt eine Beurteilung der atemsynchronen Bewegungsfreiheit.
7. Falls eine Restriktion vorliegt, hilft die Gewebereaktion auf eine gegenläufige Bewegung von C7 gegenüber C6 das primäre Stressmuster zu identifizieren (➤ Abb. 19.37).

Alternativ kann die untere HWS auch einem Bewegungstest in drei Positionen/Ebenen mit der oben beschriebenen Muskelenergietechnik unterzogen werden.

Balanced-Ligamentous-Tension-(BLT-) Technik für die HWS

Säugling in Rückenlage

1. Der Säugling liegt auf dem Rücken. Die Therapeutin sitzt am Kopfende und legt ihre Hände so unter den Kopf des Kindes, dass sie die Querfortsätze der obe-

ren Halswirbel mit den Zeige- und Mittelfingerkuppen berühren kann (➤ Abb. 19.38).
2. Während sie mit sanftem Druck ihres Zeigefingers den Wirbel zu einer Seite schiebt, achtet die Therapeutin auf die Gewebereaktion (➤ Abb. 19.39, schwarzer Pfeil). Widerstand gegen diese Translation deutet auf eine segmentale somatische Dysfunktion hin.
3. Hat sie die Höhe einer Dysfunktion identifiziert, berührt die Therapeutin den ipsilateralen Gelenkfortsatz des betroffenen Wirbels und auf der anderen Seite den darüber oder darunter befindlichen Wirbel (je nach Gewebereaktion). Falls sich ein Wirbel z.B. der Translation nach links widersetzt (d.h. sich nicht nach rechts hinüber neigt), würde sein rechter Gelenkfortsatz berührt. In unserem Beispiel wird von einer primären Dysfunktion in Höhe von C4/C5 ausgegangen (➤ Abb. 19.40).
4. Über ihre Fingerkontakte auf C4 und C5 versucht die Therapeutin, durch Bewegungen in der sagittalen, koronalen und horizontalen Ebene die Gewebespannung auszugleichen.
5. Sobald der Spannungsausgleich erreicht ist, wird die Position gehalten, bis sich die Gewebetextur verändert hat, die Dysfunktion aufgelöst oder die Funktion verbessert ist.

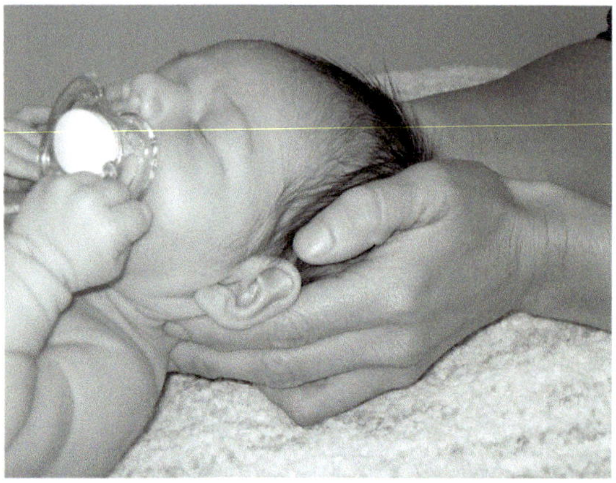

Abb. 19.38

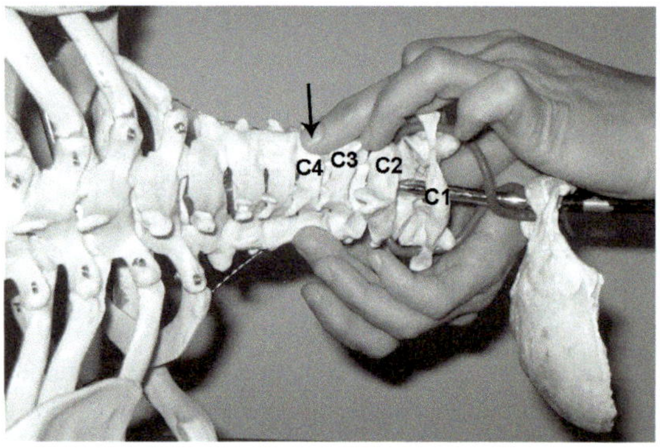

Abb. 19.39

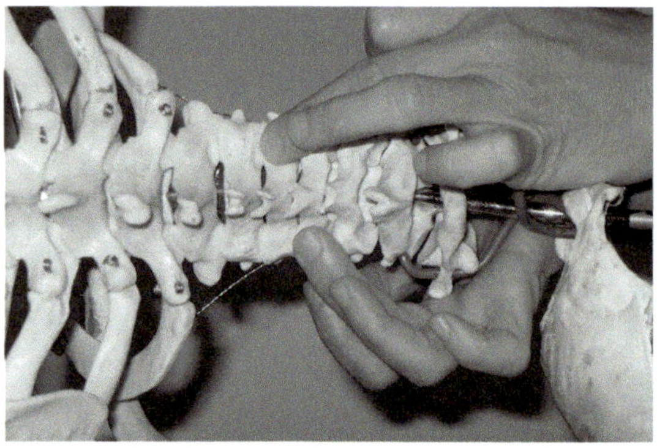

Abb. 19.40

Balanced-Ligamentous-Tension-(BLT-) Technik im Atlantookzipitalbereich

Säugling in Rückenlage

1. Der Säugling liegt auf dem Rücken. Die Therapeutin sitzt am Kopfende und wiegt den Hinterkopf des Kindes in einer Hand (➤ Abb. 19.41). Mit dem Mittelfinger der anderen Hand tastet sie nach dem Inion und lässt ihn von dort nach unten und vorn um das Os occipitale herum gleiten, bis er sich knapp über dem Dornfortsatz von C2 im Kraniozervikalbereich befindet (➤ Abb. 19.42).
2. Mit der Hand am Hinterkopf bringt die Therapeutin ihn in eine Flexionsstellung nach hinten, während sie C1 und C2 mit ihrem Zeigefinger stabilisiert.
3. Durch Seitneigung, Translation und Rotation des Hinterkopfes kann die Therapeutin versuchen, die subokzipitale Gewebespannung auszugleichen.

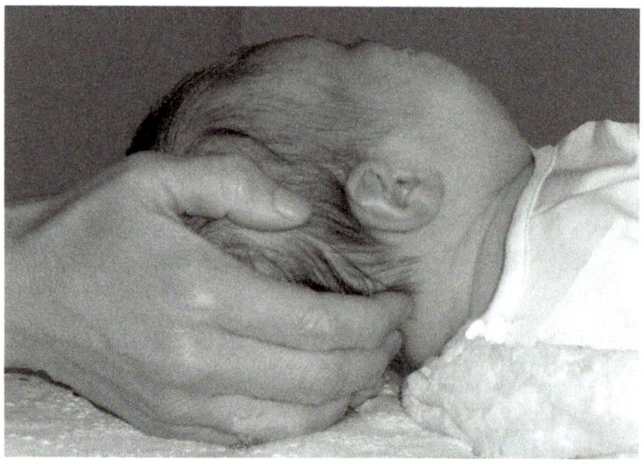

Abb. 19.41

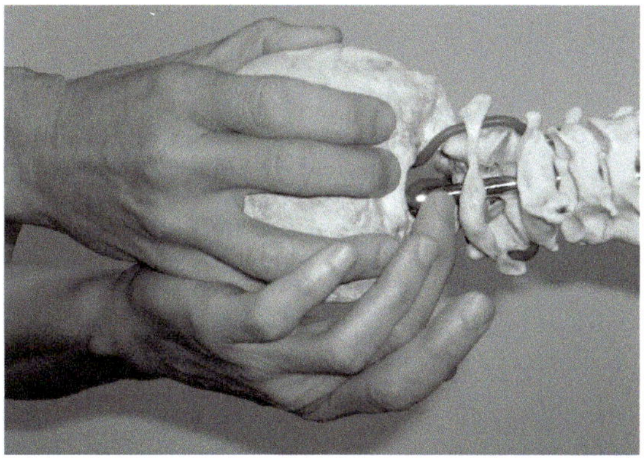

Abb. 19.42

4. Mit diesen Bewegungen lässt sich der Balance-Punkt anstreben. Sie dienen aber weder zur Einstellung der restriktiven Barriere noch zur Positionierung in der Ease-Richtung.
5. Sobald der Spannungsausgleich erreicht ist, wird die Position gehalten, bis sich die Gewebetextur verändert, die Funktion verbessert oder die Verspannung aufgelöst hat.

Balanced-Membranous-Tension-Technik zur Druckentlastung der Kondylen

Säugling in Rückenlage

Bei dieser Behandlungstechnik steht eine Druckentlastung der Kondylen zwischen Os occipitale und Atlas im Mittelpunkt. Bei einer kondylären Kompression handelt es sich eher um eine Gelenk- statt eine Weichteildysfunktion mit Beteiligung der subokzipitalen Muskeln. Sie wird häufiger bei Säuglingen mit Kolik, Torticollis oder Plagiozephalie festgestellt.

1. Das Neugeborene liegt auf dem Rücken. Die Therapeutin sitzt am Kopfende und wiegt den Kopf des Kindes in beiden Händen.
2. Ihre Finger sind so in den Kraniozervikalbereich gebogen, dass die Ringfinger in Höhe der okzipitalen Kondylen und die Mittelfinger in Höhe des Atlas liegen, während die Zeigefinger beidseits den Proc. mastoideus der Schläfenbeine kontrollieren (➤ Abb. 19.43A und B).
3. Mit sanftem, aber doch festem seitlichem Druck ihrer Ringfinger versucht die Therapeutin, das Gewebe vom Atlas weg nach hinten „zu hebeln und zu spreizen“ (➤ Abb. 19.44). Sie bewegt es also in Richtung, aber nicht ganz bis an die restriktive Barriere heran. Ihre Mittelfinger können mithelfen, Atlas und Os occipitale voneinander zu lösen (dekomprimieren).
4. Die Druckentlastung (Dekompression) wird so lange fortgesetzt, bis sich die Spannung im Atlantookzipitalbereich spürbar ausgleicht. Die Position bleibt dann aufrechterhalten, bis sich die Gewebetextur verändert oder die Bewegungsfreiheit im Atlantookzipitalbereich deutlich verbessert hat.

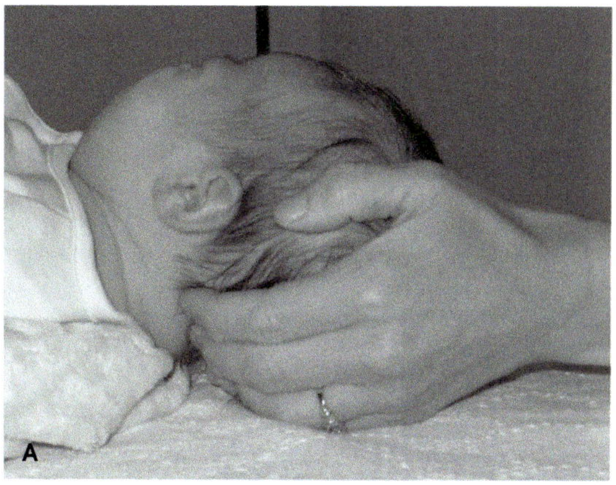

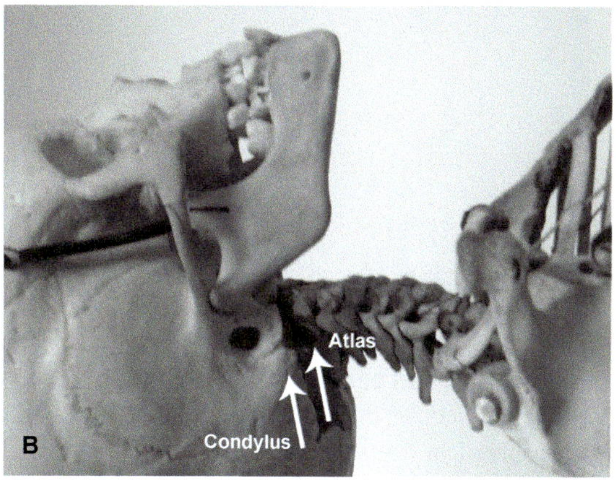

Abb. 19.43

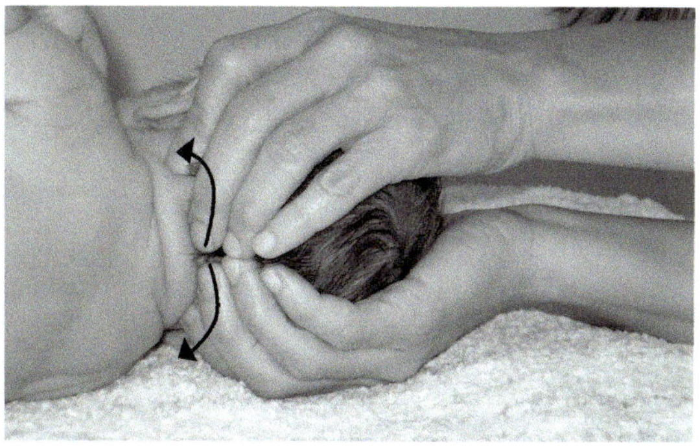

Abb. 19.44

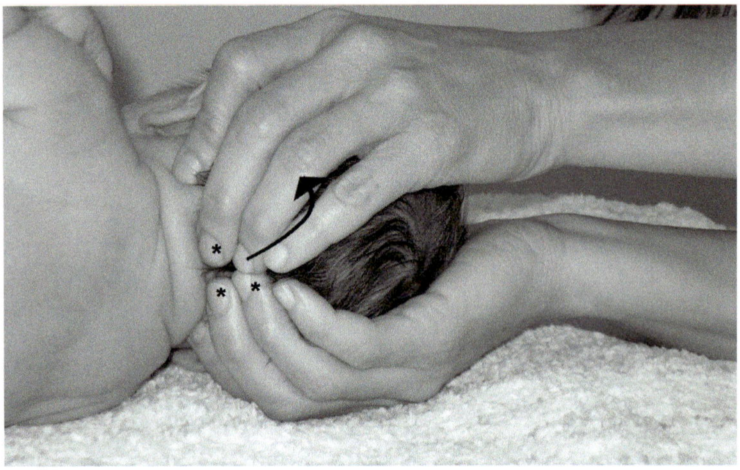

Abb. 19.45

Direkte (Dekompressions-)Technik zur Druckentlastung der Kondylen

Säugling in Rückenlage

Dies ist eine direkte Technik, weil der Kraftvektor in Richtung der restriktiven Barriere geht, ohne sie zu überwinden. Es darf nur mit minimalem Druck gearbeitet werden, der auf die Gewebespannung abgestimmt ist, sie aber nicht übersteigt. Wer sich unsicher über die richtige Druckstärke ist, sollte direkte Techniken bei Säuglingen nur unter Anleitung eines erfahrenen Kollegen anwenden.

1. Der Säugling liegt auf dem Rücken. Die Therapeutin sitzt am Kopfende und hält seinen Kopf wie oben (bei der vorhergehenden Technik) beschrieben. Ihre Mittelfinger befinden sich in Nähe des Atlas und ihre Ringfinger in Nähe der okzipitalen Kondylen (➤ Abb. 19.45).
2. Während sie die Gelenkbeweglichkeit untersucht, achtet sie auf Bewegungsrestriktionen. In unserem Beispiel war die Bewegung nach links eingeschränkt.
3. Atlas und Os occipitale werden von der kontralateralen Seite (im Beispiel also von rechts) stabilisiert. Mit dem anderen Mittelfinger stabilisiert die Therapeutin den Atlas auch von der dysfunktionalen (linken) Seite. Die Fingerkontakte sind in der Abbildung mit Sternchen markiert.
4. Mit dem Ringfinger bewegt sie den ipsilateralen Condylus occipitalis (auf der linken Seite) posteriorlateral an die restriktive Barriere heran, aber nicht durch den Widerstand hindurch (schwarzer Pfeil). Manche Kinder reagieren gereizt auf diese Behandlung. Es darf keinesfalls zu starker Druck ausgeübt werden!
5. Die Position wird gehalten, bis sich die Gewebetextur verändert, der Druck nachlässt oder bis sich die Bewegung im Gelenkbereich deutlich verbessert hat.

Balanced-Membranous-Tension-Technik zur Schädelbasis-Spreizung

Säugling in Rückenlage

1. Der Säugling liegt auf dem Rücken oder wird von einem Elternteil im Arm gehalten. Die Therapeutin, die mit aufgestützten Unterarmen am Kopfende sitzt, schiebt ihre Hände tief (inferior des Inions) unter den Hinterkopf des Kindes (➤ Abb. 19.46).
2. Auf der Mittellinie des Hinterkopfes treffen sich ihre kleinen Finger in der Sagittalebene direkt unter dem Inion. Ihre Ringfinger sind um das Os occipitale gebogen und nahe an den Kondylen. Ihre Mittelfinger berühren posteromedial die 2. Halswirbel-Querfortsätze, ihre Zeigefinger die Schläfenbeine im Bereich der Sutura occipitomastoidea (➤ Abb. 19.47).

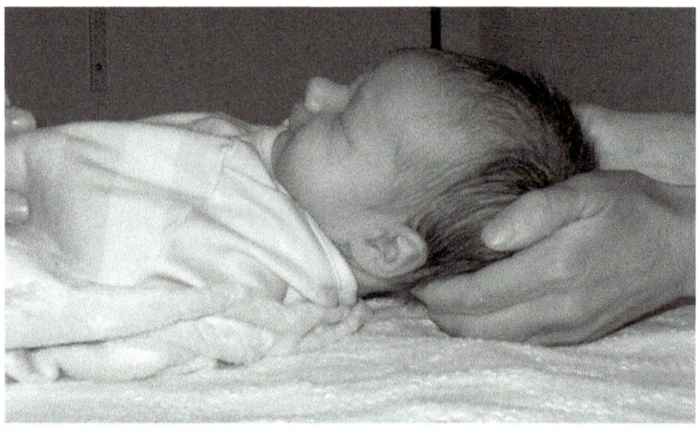

Abb. 19.46

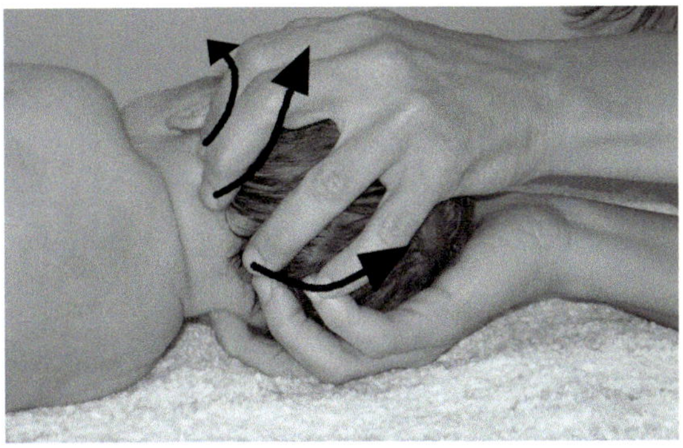

Abb. 19.47

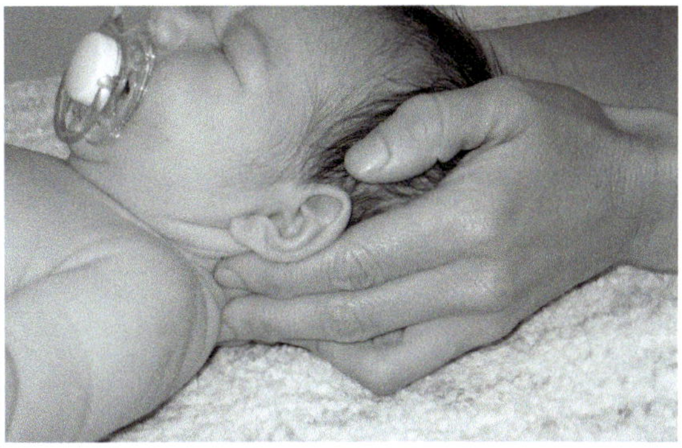

Abb. 19.48

3. Jetzt werden gleichzeitig folgende Bewegungen durchgeführt (> Abb. 19.47):
   a. Die Ringfinger ziehen das Os occipitale in einer gebogenen Linie von den Kondylen weg in eine Flexionshaltung.
   b. Die Mittelfinger drücken im selben Moment die Kondylen in kraniolateraler Richtung, um zu verhindern, dass der Atlas vom Os occipitale mit nach hinten gezogen wird.
   c. Gleichzeitig werden die Schläfenbeine nach anterior-kranial „angehoben" und dadurch von den Kondylen entfernt.
4. Um für eine ausgeglichene Spannung in den beteiligten Strukturen und Geweben zu sorgen, kann die Therapeutin die Kraftvektoren leicht variieren.
5. Sobald sich ein Spannungsgleichgewicht einstellt, wird die Position gehalten, bis sich die Gewebeverspannung löst oder sich der Schädelbasisbereich spürbar „öffnet".

Balanced-Ligamentous-Tension-(BLT-) Technik für die untere HWS

Junger Sportler/Kind in Rückenlage

In vielen Fällen muss sich – besonders bei chronischen Störungen – die Aufmerksamkeit zuerst auf die untere HWS, die BWS und den Beckenbereich richten, ehe obere HWS, Atlantookzipital-(AO-)Gelenk und Schädelbasis behandelt werden können. Die Fingerkontakte sind dieselben wie oben bei der Untersuchung der unteren HWS beschrieben. In diesem Beispiel wird von einer C5/C6-Dysfunktion ausgegangen.

1. Der Patient liegt auf dem Rücken, und die Therapeutin sitzt am Kopfende der Liege. Sie schiebt beide Hände unter den Hals des Patienten, so dass sie die Halswirbel seitlich mit den Fingern berührt (> Abb. 19.48 und > Abb. 19.49).

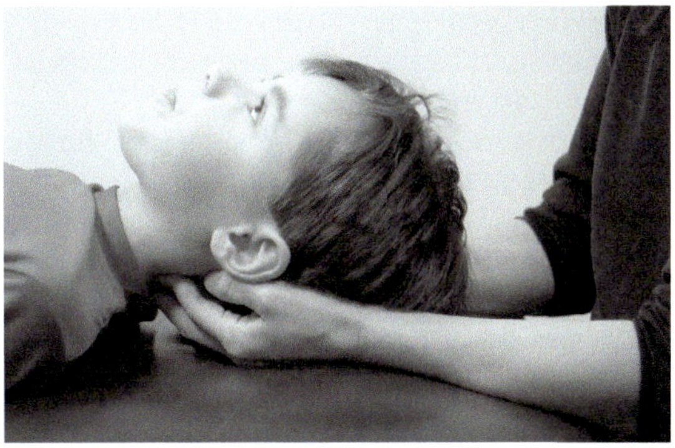

Abb. 19.49

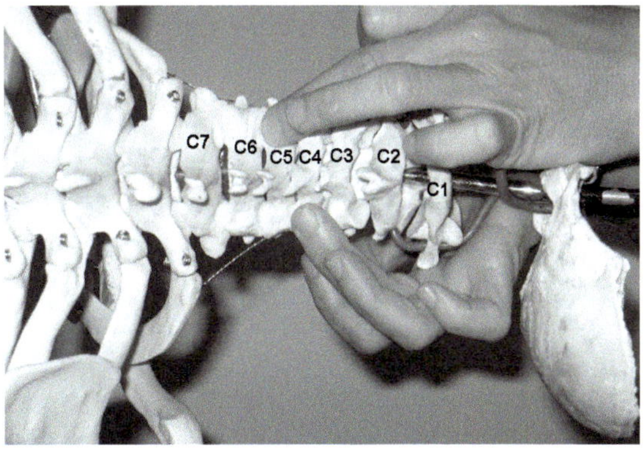

Abb. 19.50

2. Ihre Mittel- oder Zeigefingerkuppen sind auf den gegenüberliegenden Seiten von C5 und C6 aufgesetzt (> Abb. 19.50). Bei einer C5-Dysfunktion mit Linksrotation würde ihr rechter Mittelfinger den Gelenkpfeiler von C6 rechts und der linke Mittelfinger den Gelenkpfeiler von C5 links berühren.
3. Mit sanftem Druck der Mittelfinger nach vorn wird nun eine Rechtsrotation von C5 und gleichzeitig eine Linksrotation von C6 induziert. Dabei achtet die Therapeutin darauf, ob sich die ligamentäre Spannung zwischen den Wirbeln verändert.

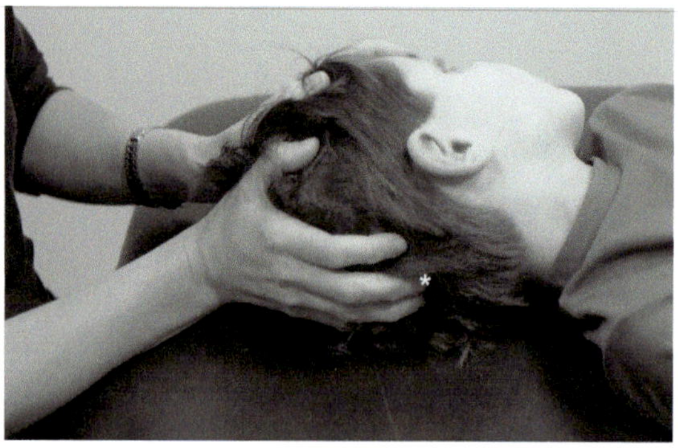

Abb. 19.51

4. Die Wirbel werden nur so weit gedreht, bis sich die Spannung der Bänder spürbar ausgleicht und ein Balance-Punkt erreicht ist.
5. An dem Punkt versucht die Therapeutin die Wirbel in verschiedene Richtungen (laterale Translation, Kompression, Dekompression, Flexion und Extension) zu bewegen, um auch in den angrenzenden Strukturen einen Spannungsausgleich herbeizuführen.
6. Während das Kind ruhig atmet, hält sie das Wirbelgelenk in der Position der „balanced ligamentous tension". Seine Atmung wird zur aktivierenden Kraft.
7. Die Position wird bis zur spürbaren Veränderung der Gewebetextur oder Besserung der Funktion beibehalten.
8. In gleicher Weise wird auch die übrige Halswirbelsäule behandelt. Die Therapeutin lässt ihre Finger an den Gelenkfortsätzen entlang „wandern" und die Funktion testen, um sie bei Bedarf zu behandeln.

Balanced-Ligamentous-Tension-(BLT-) Technik im Atlantookzipitalbereich

Junger Sportler/Kind in Rückenlage

1. Das Kind liegt auf dem Rücken, und die Therapeutin sitzt am Kopfende der Liege. Sie hält seinen Hinterkopf so in ihrer Hand, dass der Mittelfinger zum Opisthion hinunter gleiten kann (➢ Abb. 19.51). Zeige- und Ringfinger befinden sich seitlich versetzt von der Mittellinie in Höhe der Kondylen (➢ Abb. 19.52).
2. Mit dem Mittelfinger der anderen Hand, der direkt über dem Dornfortsatz von C2 liegt, kann sie die okzipitalen Ligamente zwischen Hinterkopf und oberer HWS betasten.
3. Der Kopf muss völlig ruhig und entspannt in den Händen der Therapeutin liegen.

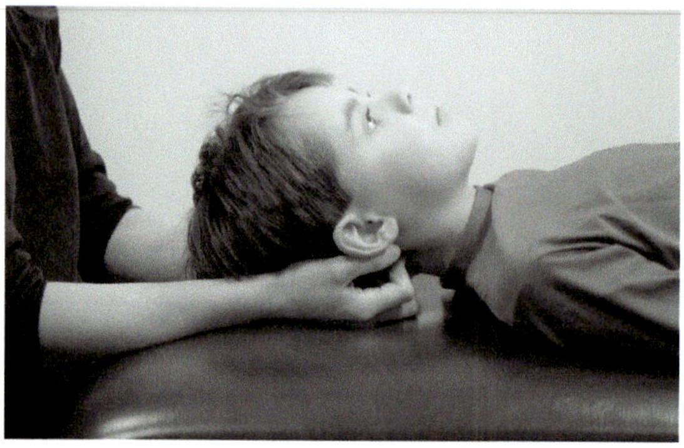

Abb. 19.52

4. Mit einer behutsamen bogenförmigen Traktion führt sie das Os occipitale in eine Flexionshaltung. Dabei sollte sich die Spannung spürbar verändern.
5. Über die Fingerkontakte am Hinterkopf kann dann die ligamentäre Spannung im Bereich zwischen Kondylen, Os occipitale und den zwei oberen Halswirbeln ausgeglichen werden.
6. Hat sich ein Gleichgewicht einstellt, wird die Position bis zur Auflösung (Release) der Verspannungen im Gewebe gehalten. Oft fühlt es sich an, als „sacke" der Hinterkopf in die Hände oder als höben sich die Wirbelfortsätze aus den Händen, wenn sich Kondylen und Atlas auseinander bewegen.

Facilitated-Positional-Release-(FPR-) Technik im Atlantookzipitalbereich

Junger Sportler/Kind in Rückenlage

In diesem Beispiel ist der Hinterkopf nach links geneigt, d.h. in einer seitlichen Translation nach rechts verschoben.

1. Die Patientin befindet sich in Rückenlage. Die Therapeutin sitzt am Kopfende und hält den Kopf der Patientin in der linken Hand, wobei die Handwurzel auf dem Scheitel liegt (➢ Abb. 19.53). Im Kraniozervikalbereich ist die rechte Hand so platziert, dass die Palmarseite des Mittelfingers das Atlantookzipital-(AO-)Gelenk von links berührt (➢ Abb. 19.54).
2. Durch eine leichte Kopfbeugung bringt die Therapeutin das AO-Gelenk in eine funktionelle Neutralstellung.
3. Mit der Hand am Scheitel übt sie Druck aus (➢ Abb. 19.56, weißer Pfeil), bis ihr Mittelfinger eine gewisse Bewegungsfreiheit am AO-Gelenk spüren kann.
4. Ihr rechter Mittelfinger am AO-Gelenk induziert eine Scherkraft nach rechts (➢ Abb. 19.56, schwarzer Pfeil). Diese Bewegung steigert die Seitneigung nach links und die Translation nach rechts.

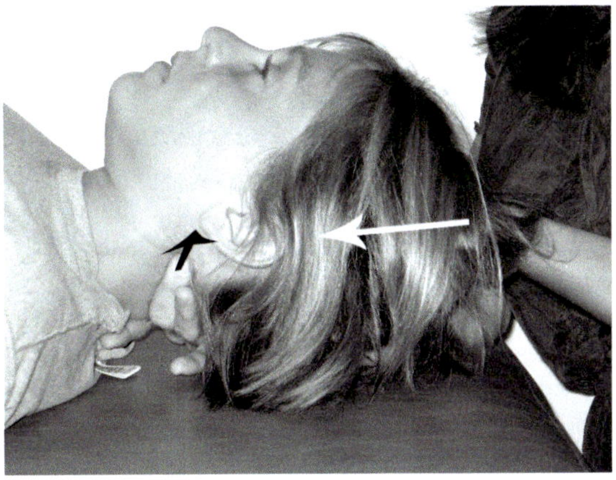

Abb. 19.53

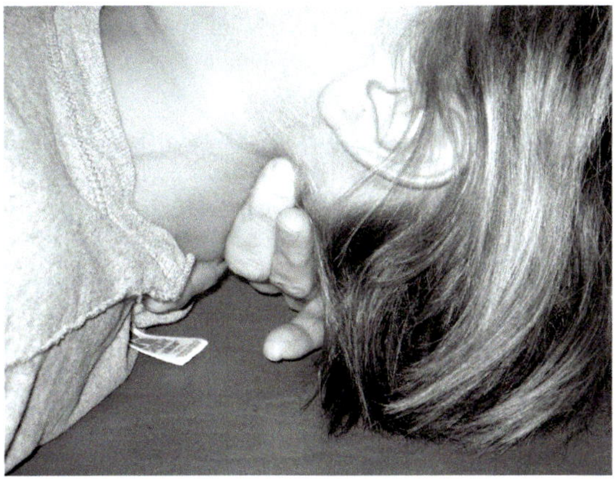

Abb. 19.54

5. Die Position wird 3–5 Sekunden gehalten, dann losgelassen, ehe der Bereich erneut untersucht wird.

Muskelenergietechniken (MET) mit vestibulookulärem Reflex (VOR)

Bei den folgenden drei Techniken werden Verspannungen im Kraniozervikalbereich mit Hilfe des vestibulookulären Reflexes (VOR) behandelt. Der VOR ist ein primitiver Reflex, der Kopf- und Augenbewegungen koordiniert. Wenn sich die Augen bewegen, bewirkt die VOR-bedingte Stimulation der kurzen Mm. rotatores im Kraniozervikalbereich, dass der Kopf ihnen folgt und sich in dieselbe Richtung bewegt. Für eine erfolgreiche Behandlung mit dieser Technik muss das Kind Bewegungsrichtungen genau befolgen können. Der VOR kann auch in die oben beschriebenen FPR- und/oder BLT-Techniken integriert werden.

Bei Streckdysfunktion im Atlantookzipitalbereich

Kind/Sportler in Rückenlage

1. Das Kind liegt auf dem Rücken. Die Therapeutin sitzt mit aufgestützten Unterarmen am Kopfende der Liege und hält seinen Hinterkopf in beiden Händen; ihre Fingerkuppen berühren die subokzipitalen Muskeln (> Abb. 19.55).
2. Sie beugt den Kopf des Kindes bis an die restriktive Barriere (schwarzer Pfeil) und induziert dann eine Seitwärtsverschiebung (side-slipping), d.h. eine Kombination aus Seitneigung, Translation und Rotation, bis zum Widerstand. Abbildung 19.55 zeigt eine ESSr-Dysfunktion (extended side-slipped right) des AO-Gelenks. Es ist nach links hinüber gebeugt, rechts rotiert und translatiert. Die Bewegungsrestriktion tritt bei Lateralflexion nach rechts sowie

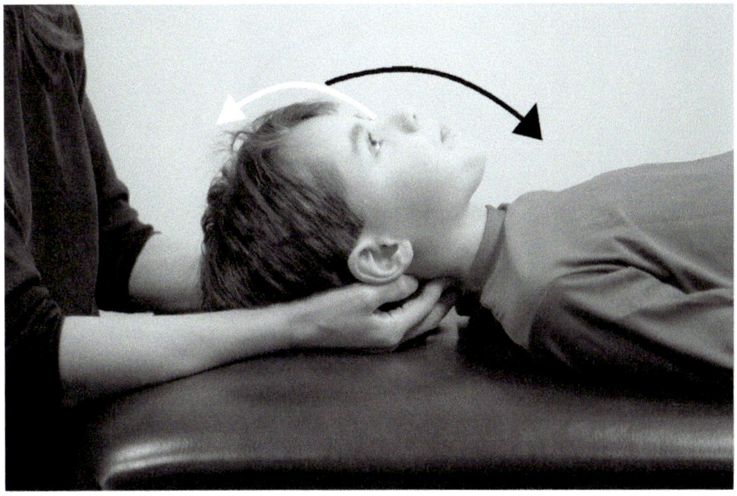

Abb. 19.55

Rotation und Translation nach links auf und wird daher auch als „Seitwärtsverschiebung links" bezeichnet.

3. Während sie den Kopf in dieser Position stabilisiert, fordert sie das Kind auf, über den Kopf nach oben zu schauen (weißer Pfeil). Es soll nur die Augen bewegen, nicht den Nacken strecken oder das Kinn anheben. Wenn es hochblickt, müsste sich die subokzipitale Muskelspannung spürbar verändern. Der Hinterkopf wird stabilisiert, damit er sich nicht bewegt.
4. Nach 4–5 Sekunden in dieser Blickposition soll sich das Kind entspannen oder geradeaus schauen und die Augen schließen. Die Therapeutin macht eine Pause von 3–5 Sekunden und wartet die postisometrische Relaxationsphase ab.
5. Dann führt sie den Kopf in endgradiger Flexion an die neue restriktive Barriere heran, die sie durch eine Seitwärtsverschiebung (Translation) anspannt.
6. Der gesamte Ablauf wird zweimal wiederholt.

Bei Beugedysfunktion im Atlantookzipitalbereich

Kind/Sportler in Rückenlage

1. Das Kind liegt auf dem Rücken. Die Therapeutin sitzt mit aufgestützten Unterarmen am Kopfende der Liege und hält seinen Hinterkopf in beiden Händen; ihre Fingerkuppen berühren die subokzipitalen Muskeln (➤ Abb. 19.56).
2. Sie streckt den Kopf des Kindes bis an die restriktive Barriere (schwarzer Pfeil) und induziert dann eine Seitwärtsverschiebung (side-slipping), d.h. eine Kombination aus Seitneigung, Translation und Rotation, bis zum Widerstand. ➤ Abbildung 19.56 zeigt eine FSSr-Dysfunktion (flexed side-slipped right) des AO-Gelenks. Es ist nach links hinüber gebeugt, rechts rotiert und translatiert. Die Bewegungsrestriktion tritt bei Lateralflexion nach rechts sowie Rotation und Translation nach links auf und wird daher auch als „Seitwärtsverschiebung links" bezeichnet.
3. Während sie den Kopf in dieser Position stabilisiert, fordert sie das Kind auf, nach unten zu den Füßen zu schauen (weißer Pfeil). Es soll nur die Augen bewegen, nicht den Nacken beugen oder den Kopf anheben. Wenn es nach unten blickt, müsste sich die subokzipitale Muskelspannung spürbar verändern. Der Hinterkopf wird stabilisiert, damit er sich nicht bewegt.
4. Nach 4–5 Sekunden in dieser Blickposition soll sich das Kind entspannen oder geradeaus schauen und die Augen schließen. Die Therapeutin macht eine Pause von 3–5 Sekunden und wartet die postisometrische Relaxationsphase ab.
5. Dann führt sie den Kopf in endgradiger Extension an die neue restriktive Barriere heran, die sie durch eine Seitwärtsverschiebung (Translation) anspannt.
6. Der gesamte Ablauf wird zweimal wiederholt.

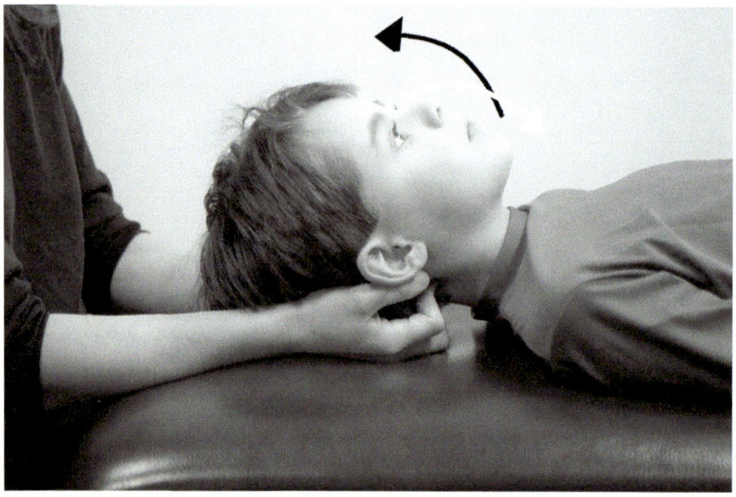

Abb. 19.56

Anwendung am Atlantoaxialgelenk

Kind/Sportler in Rückenlage

1. Die Patientin liegt auf dem Rücken. Die Therapeutin sitzt mit aufgestützten Unterarmen am Kopfende der Liege und hält den Hinterkopf der Patientin in beiden Händen; die Fingerkuppen berühren die subokzipitalen Muskeln (➤ Abb. 19.57 und ➤ Abb. 19.58).
2. Aus einer Neutralstellung der HWS dreht sie den Kopf der Patientin bis an die restriktive Barriere. In diesem Fall wurde eine Rechtsrotation des AO-Gelenks diagnostiziert; die Bewegungseinschränkung (restriktive Barriere) trat bei der Linksrotation auf.
3. Die Therapeutin induziert eine Flexion, um das AO-Gelenk zu „entriegeln", und dreht den Kopf in Richtung der Bewegungsrestriktion, d.h. in diesem Beispiel nach links.
4. Während sie den Kopf in dieser Position stabilisiert, fordert sie die Patientin auf, in die Gegenrichtung (in diesem Fall nach links) zu blicken. Sie darf nur die Augen bewegen, nicht den Kopf. Wenn die Patientin nach links schaut, müsste sich die subokzipitale Muskelspannung spürbar verändern. Der Hinterkopf wird stabilisiert, damit er sich nicht bewegt
5. Nach 4–5 Sekunden in dieser Blickposition soll sich die Patientin entspannen oder geradeaus schauen und die Augen schließen. Die Therapeutin macht eine Pause von 3–5 Sekunden und wartet auf die postisometrische Relaxation.
6. Dann dreht sie den Kopf behutsam an die neue restriktive Barriere heran.
7. Der gesamte Ablauf wird zweimal wiederholt.

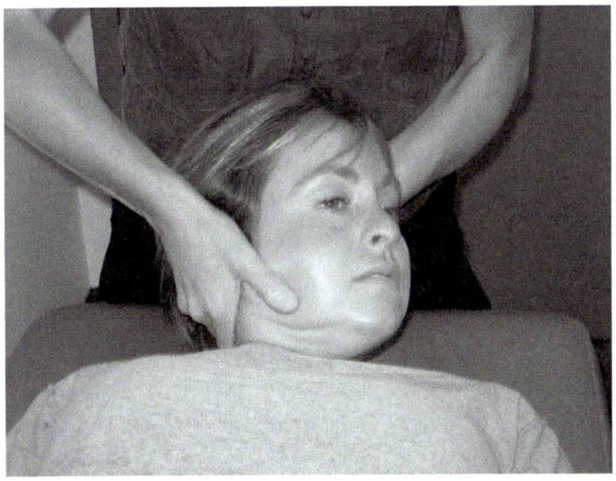

Abb. 19.57

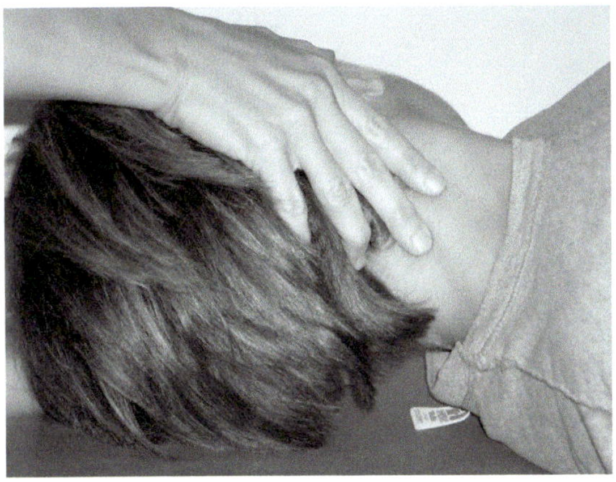

Abb. 19.58

Muskelenergietechnik (MET) mit isometrischer Kontraktion für das Atlantoaxialgelenk

Sportler in Rückenlage

1. Die Patientin liegt auf dem Rücken. Die Therapeutin sitzt mit aufgestützten Unterarmen am Kopfende und hält den Hinterkopf der Patientin in beiden Händen; ihre Fingerkuppen berühren die subokzipitalen Muskeln (➤ Abb. 19.59).
2. Die Therapeutin induziert eine Flexion, um das AO-Gelenk zu „entriegeln", und dreht den Kopf in Richtung der Bewegungsrestriktion. In diesem Beispiel wurde eine Rechtsrotation des AO-Gelenks diagnostiziert, d.h. die Bewegungseinschränkung (restriktive Barriere) zeigt sich bei der Linksrotation.
3. Während die Therapeutin den Kopf in dieser Position stabilisiert, fordert sie die Patientin auf, den Kopf nach rechts zu drehen (weißer Pfeil), und hält mit gleicher Druckstärke dagegen (schwarzer Pfeil).

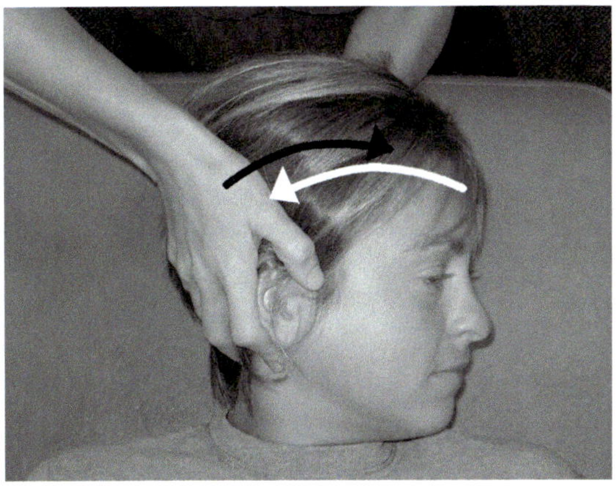

Abb. 19.59

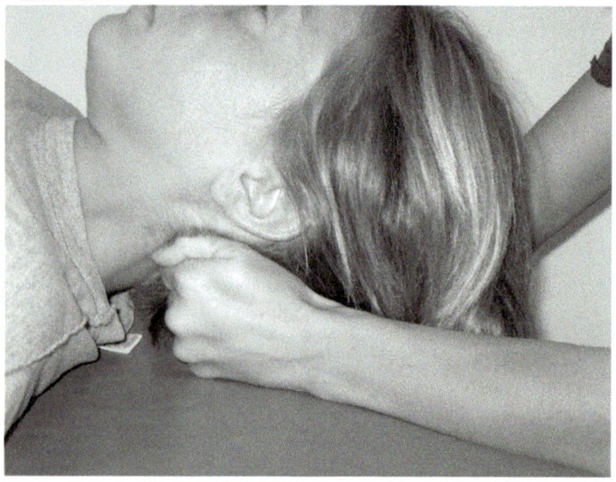

Abb. 19.60

4. Diese isometrische Kontraktion wird 4–5 Sekunden aufrechterhalten, dann soll sich die Patientin entspannen. Die Therapeutin löst im selben Moment ihren Gegendruck und wartet 3–5 Sekunden ab, bis sie die postisometrische Entspannung der subokzipitalen Muskeln spüren kann.
5. Die Therapeutin dreht den Kopf anschließend bis an die neue Restriktionsbarriere. Diese Behandlungssequenz wird noch zweimal wiederholt.

Direkter Schläfen-(Os-temporale-)Lift mit Balanced-Membranous-Tension-Technik

Kind/Sportler in Rückenlage

1. Die Patientin liegt auf dem Rücken, und die Therapeutin sitzt am Kopfende der Liege. Sie schiebt ihre Hände unter den Kopf der Patientin, so dass ihre Kleinfingerballen direkt lateral der Sutura occipitomastoidea den Proc. mastoideus und die Pars mastoidea berühren (➤ Abb. 19.60).

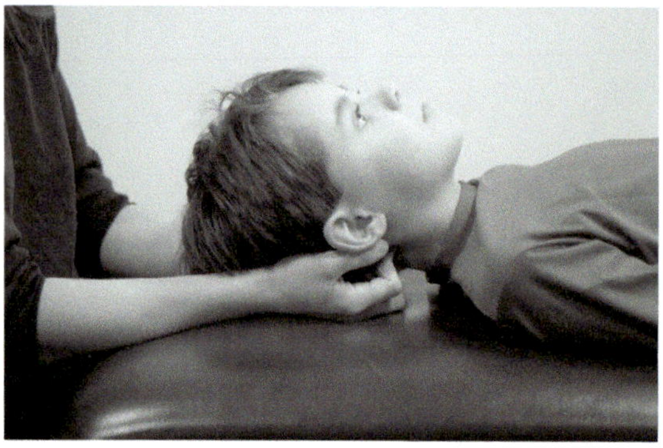

Abb. 19.61

2. Der Kopf der Patientin sollte bequem aufliegen, damit sich sein Gewicht gleichmäßig auf den Proc. mastoideus und die Pars mastoidea der Schläfenbeine verteilt.
3. Die Therapeutin positioniert ihre Hände so, dass sie eine Druckentlastung der Sutura occipitomastoidea in anterolateraler Richtung induzieren kann, ohne eine Innen- oder Außenrotation zu bewirken.
4. Jetzt fällt das Gewicht des Kopfes der Patientin zwischen die Handkontakte der Therapeutin. Diese Position wird aufrechterhalten, bis sich die Gewebetextur verändert.

Balanced-Membranous-Tension-Technik zur Schädelbasis-Spreizung

Kind/Sportler in Rückenlage

Dies ist eine direkte Methode des Spannungsausgleichs.
1. Das Kind liegt auf dem Rücken, und die Therapeutin sitzt mit aufgestützten Unterarmen am Kopfende der Liege. Ihre Hände sind ziemlich tief (unterhalb des Inions) unter den Hinterkopf geschoben (➤ Abb. 19.61).
2. Die Klein- und Ringfinger der Therapeutin treffen sich in der Mittellinie unterhalb des Inions in der Sagittalebene (➤ Abb. 19.62 und ➤ Abb. 19.63, Sternchen). Ihre Mittelfinger (M) beugen sich um das

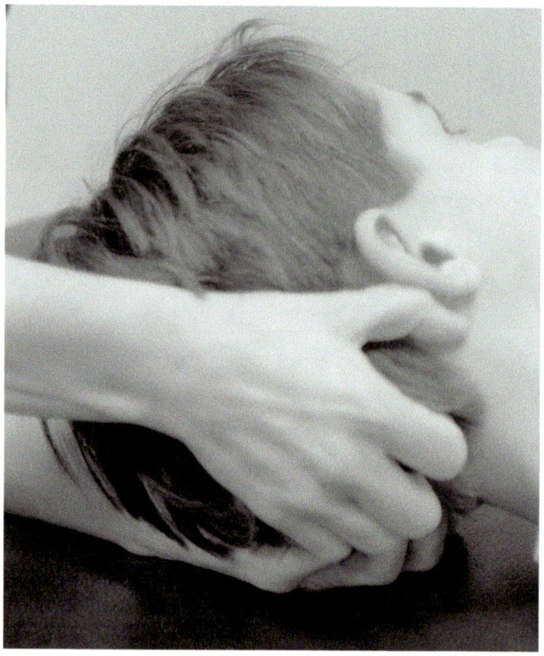

Abb. 19.62

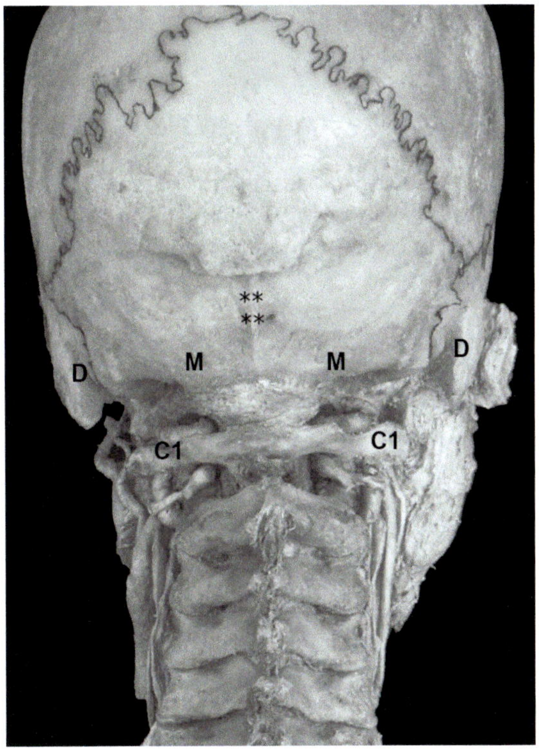

Abb. 19.63

Os occipitale bis etwa in Höhe der Kondylen. Ihre Zeigefinger berühren C1 posteromedial der Querfortsätze, und der Proc. mastoideus ruht beidseits auf den Außenseiten der Daumen (D).

3. Jetzt werden gleichzeitig folgende Bewegungen durchgeführt (➤ Abb. 19.61):
   a. Die Zeigefinger stabilisieren C1.
   b. Mit anterolateralem Druck der Daumen in die Warzenfortsätze wird die Sutura occipitomastoidea entlastet.
   c. Im selben Moment induzieren Ring- und Kleinfinger mit einer bogenförmigen Traktion des Os occipitale eine Flexionshaltung, damit sich die okzipitalen Kondylen lockern.
   d. Währenddessen werden die Kondylen mit den Mittelfingern von lateral in eine Richtung gedrückt, in der der Gelenkbereich entlastet wird.
4. Um für eine ausgeglichene Spannung in den beteiligten Strukturen und Geweben zu sorgen, kann die Therapeutin die Kraftvektoren leicht variieren.
5. Sobald sich ein Spannungsgleichgewicht einstellt, wird die Position gehalten, bis sich die Gewebeverspannung löst oder sich der Schädelbasisbereich spürbar „öffnet".

19.9 Plagiozephalie

19.9.1 Anmerkungen zur Klinik

Als Plagiozephalie wird allgemein jede anormale Schädelform bezeichnet. Im Unterschied zu der normalen adaptiven Schädelverformung, die den Durchtritt durch das mütterliche Becken erleichtert und sich in den ersten Tagen nach der Geburt spontan zurückbildet, persistiert eine Plagiozephalie oder verschlechtert sich sogar noch. Im engeren Sinne wird unter Plagiozephalie ein parallelogramm-artig deformierter Schädel mit einem prominenten und einem ipsilateral abgeflachten Quadranten verstanden. Andere, z.B. brachy- oder skaphozephale Deformierungen sind ebenfalls beschrieben (➤ Abb. 19.64). Bei Brachyzephalie („Breitschädel") ist der Durchmesser von Ohr zu Ohr breiter und von der Stirn zum Hinterkopf (frontookzipital) kürzer. Genau das Gegenteil zeigt sich bei Skaphozephalie („Kahnschädel"): ein verkleinerter Ohr-Ohr- und längerer frontookzipitaler Durchmesser. Hier verwenden wir „Plagiozephalie" durchgängig im weiteren Wortsinn.

Eine Plagiozephalie kann mit einer Kraniosynostose, d.h. vorzeitigem Schädelnahtschluss einhergehen [Kane 1996]. Das muss aber nicht der Fall sein. Bei den meisten Kindern mit Plagiozephalie sind die kranialen Suturen nicht geschlossen und der Schädelumfang nicht von der Deformität betroffen. Hat sich die Plagiozephalie bereits intrauterin (irreguläre Kindslage) oder als Komplikation (durch starke Wehenkräfte) unter der Geburt entwickelt, wird sie als primär bezeichnet. Eine sekundäre Plagiozephalie tritt erst nach der Geburt auf und wird häufig erst im Laufe der ersten Lebensmonate diagnostiziert.

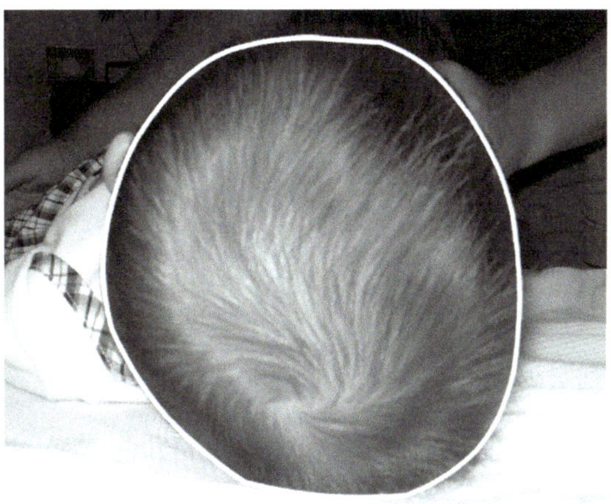

Abb. 19.64

Eine primäre Plagiozephalie kann mit einem signifikanten Stressmuster an der Schädelbasis verbunden sein. Falls keine derartige Belastung vorliegt und sich die Knochen an den Suturen überlappen, handelt es sich vermutlich um eine adaptive Verformung, die in ein, zwei Tagen von selbst verschwindet. Sollte sie sich nicht bessern und die Überlappung im Nahtbereich andauern, obwohl kein kraniobasales oder zervikales Stressmuster erkennbar ist, muss an einen vorzeitigen Nahtschluss (Kraniosynostose) oder eine angeborene Fehlbildung (kongenitale Malformation) gedacht werden. Hat sich eine Plagiozephalie aus einer irregulären Kindslage entwickelt, kommt es nicht unbedingt zu Verschiebungen an den Suturen, sondern zu morphologischen Veränderungen der Schädelknochen, die selbst die Schädelbasis und den Unterkiefer einbeziehen können. Oft lässt sich eine Anamnese mit langer Wehendauer/schwieriger Geburt erheben und ein signifikantes Stressmuster an der Schädelbasis feststellen. Bei einer Plagiozephalie aufgrund der Kindslage weitet sich die knöcherne Distorsion auf die Schädelkalotte, bei einer Plagiozephalie durch Wehen- und Geburtskräfte dagegen auf die intrakranialen Membranen aus. Hat sich eine primäre Plagiozephalie unter der Geburt entwickelt, kann eine Überlappung an den Suturen oder (adaptive) Deformierung der Schädelkalotte vorliegen, die Knochen im Schädelbasis- und Mandibularbereich bleiben jedoch ausgespart. Bei diesen Kindern sind häufig kraniale Stressmuster, besonders eine Kompression der Synchondrosis sphenobasilaris (SSB), zu beobachten. Beim Heranwachsen des Kindes kann sich die Schädeldeformität unter dem Einfluss erhöhter Weichteilspannungen, die sich auf die Knochen auswirken, verstärken. Eine Gesichtsasymmetrie lässt auf eine primäre Belastung des Os sphenoidale schließen. Geht sie zudem mit einem deutlichen Schiefstand der Schädelbasis einher, war vermutlich das Os occipitale zuerst betroffen. Typisch für eine „Primärläsion" des Os occipitale ist eine torticollisartige Kopf-Hals-Schiefstellung. Dazu kommt es eher, wenn eine laterale Zerrung mit einer primär posterioren (okzipitalen) als mit einer primär anterioren (sphenoidalen) Läsion zusammentrifft. Bei einer ausgeprägten Gesichtsasymmetrie sind weiterführende Untersuchungen erforderlich, um eine Kraniosynostose oder kongenitale Malformation auszuschließen.

Eine sekundäre Plagiozephalie entwickelt sich typischerweise aus Verspannungen im Hals- oder Kraniozervikalbereich und wird oft erst erkannt, wenn das Kind schon mehrere Monate alt ist. Bei Frühgeborenen kann sie aufgrund der Beatmung und Lagerung im Inkubator entstehen, wobei erstere eine skapho- und letztere eine brachyzephale Deformierung begünstigt. Ständige Rückenlagerung oder ein Torticollis können zu einer sekundären Plagiozephalie von reifen Neugeborenen beitragen. Bei einer rein lagerungsabhängigen Verformung der Schädelkalotte zeigen sich keine stärkeren Stressmuster an der Schädelbasis. Solche Deformierungen bilden sich oft spontan zurück, wenn die Kinder ihren Kopf kontrollieren und sitzen können. Eine sekundäre Plagiozephalie, die mit einer Distorsion der Schädelbasis oder einem Torticollis verbunden ist, wird nicht von selbst abklingen, sondern sich mit dem kindlichen Wachstum eher noch verschlechtern. Das liegt einerseits an der Reaktion der Schädelknochen auf die Spannungen im kranialen und Halsweichgewebe sowie andererseits an der permanenten Rückenlagerung. Bei einem Torticollis wird die bevorzugte Kopfhaltung der Kinder oft als unerheblich abgetan. Doch unter der extremen Verspannung verändert sich das Wachstumsmuster der betroffenen Seite. Manchmal ist die Kopfbeweglichkeit so stark eingeschränkt, dass das Kind ihn ständig (auf einer Seite) schief hält. In beiden Fällen handelt es sich um eine kompensatorische Schädeldeformierung. Trotz Beteiligung der Pars squamosa und des ipsilateralen Os parietale liegt möglicherweise nur eine leichte kompensatorische SSB-Distorsion vor. Bei einer sekundären Plagiozephalie mit signifikantem Stressmuster an der Schädelbasis zeigt sich die primäre Haltungsanpassung nicht im Nacken, sondern im Kraniozervikalbereich.

19.9.2 Anmerkungen zur Behandlung

Die Behandlung einer Plagiozephalie, insbesondere der sekundären, erfordert zwei Dinge: Zum einen muss jede mechanische Belastung oder Verspannung, die zur Aufrechterhaltung der Schädelverformung beiträgt, beseitigt werden; zum anderen – und das ist noch wichtiger – muss das Kind irgendwie dazu gebracht werden, nicht länger auf der platten Stelle zu liegen. Für den Behandlungserfolg bei Neugeborenen und Säuglingen scheint auch die zeitliche Planung eine Rolle zu spielen. Werden Gewebestress und Verspannungen vor einer Wachstumsphase beseitigt bzw. ausgeglichen, erlaubt das dem Körper offensichtlich, das Spannungsgleichgewicht im betroffenen Bereich wiederherzustellen. Unbehandelt wird sich eine Plagiozephalie dagegen im Laufe des kindlichen Wachstums auf die HWS, die Rumpfmuskulatur und Haltungsstrategien auswirken und sehr viel schwieriger zu korrigieren sein.

Bei Plagiozephalie beruht die Deformierung der Schädelkalotte oft auf einer membranösen Verspannung im reziproken Spannungsmembran-(RTM-)System des

Kopfes. Ob darin eine Anpassung an den Gewebestress im Schädelbasis- oder Kraniozervikalbereich gesehen wird oder nicht, hängt vom individuellen Standpunkt ab. Die Distorsion lässt sich jedenfalls nur unter Berücksichtigung aller (Membran-, Gelenk-, Bänder-)Komponenten behandeln. Die Flüssigkeits-/Fließmechanik von Neugeborenen und Säuglingen mit Plagiozephalie ist häufig nicht wesentlich beeinträchtigt. Zur Auflösung einer membranösen Verspannung kann eine modifizierte Sinus-venosus-Technik angewandt werden. Dabei liegt der Schwerpunkt eher auf der Membranstruktur, in der sich der Sinus befindet, als auf der Beziehung zwischen Sinus und Schädelnaht oder auf dem Blutfluss im Sinus (➤ Abb. 19.65 und ➤ Abb. 19.66). Es ist eine direkte Technik, mit der die reziproken Spannungsmembranen wieder ins Gleichgewicht gebracht werden sollen. Der Ablauf könnte etwa so aussehen: Vom Kraniozervikalbereich aus setzt sich die Behandlung in der Schädelkalotte fort; auf die membranösen folgen die knöchernen und schließlich die fluiden Komponenten. Denn das Stressmuster hat sich höchstwahrscheinlich so entwickelt, wie es diese Behandlungssequenz widerspiegelt. Während der Einstellung des kindlichen Kopfes und der Wehenphase richtet sich der Druck durch das häutige Schädeldach hindurch auf den Kraniozervikalbereich, das einzige echte Gelenk am Kopf des Neugeborenen. Beim Eintritt in das mütterliche Becken wird dieses Gelenk in einer typischen Beugestellung „gesperrt". Die Flexion des Hinterkopfes auf dem Atlas erschwert eine adaptive Drehung und Seitneigung im Atlantookzipitalgelenk. Deshalb müssen vom häutigen Schädeldach übertragene Torsions- und Rotationskräfte in den Übergangsbereichen zwischen Schädelbasis und Schädeldach aufgefangen werden. Dank seiner häutigen (membranösen) Beschaffenheit kann sich das Schädeldach besser an Krafteinwirkungen anpassen als die Strukturen an der Schädelbasis. Wenn die Belastung ihre Anpassungsfähigkeit übersteigt, entwickelt sich in den Knochen- und

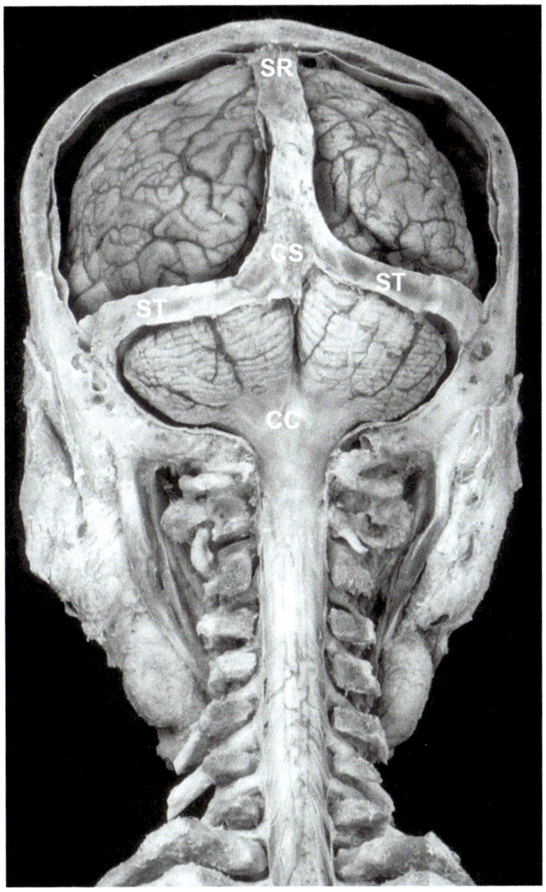

Abb. 19.65 Squama occipitalis (Ansicht von hinten). Nach Entfernung der hinteren Ossa parietalia liegen die Zisterne (Cisterna cerebellomedullaris, CC) und die bis in den Nacken einstrahlenden meningealen Durahäute frei. Über den Groß- und Kleinhirnhemisphären wurden die Duraschichten entfernt, so dass die intakten Hirnblutleiter (Sinus durae matris) zu sehen sind. ST = Sinus transversus, CS = Confluens sinuum, SR = Sinus rectus

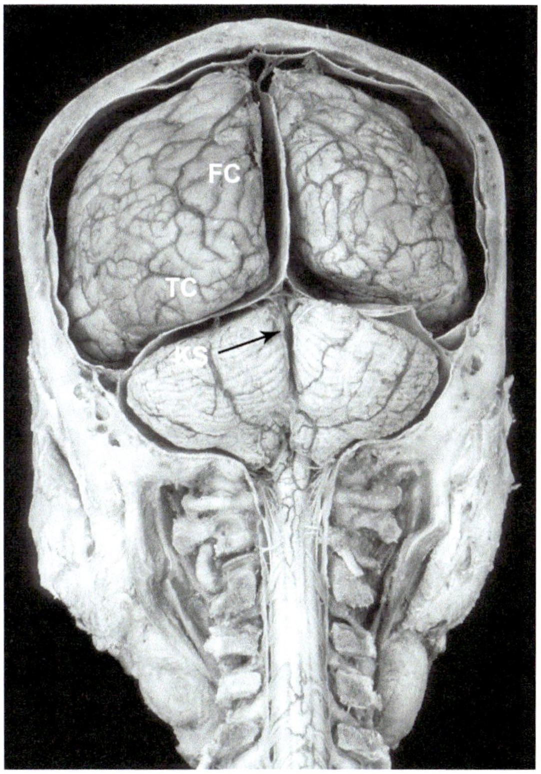

Abb. 19.66 Squama occipitalis (Ansicht von hinten). Die hinteren Ossa parietalia wurden ebenso entfernt wie die Dura über den Groß- und Kleinhirnhemisphären, die Zisterne und die meningealen Durahäute. Nach Entfernung der Hirnblutleiter sind die inneren Duraschichten, aus denen Falx cerebri (FC), Tentorium cerebelli (TC) und Falx cerebelli (Kleinhirnsichel, KS; Pfeil) bestehen, zu sehen.

Knorpelstrukturen der Schädelbasis ein basales Stressmuster, an das sich wiederum das Schädeldach mit einer Verformung anpassen muss; so entsteht die Plagiozephalie.

Das einzige echte Funktionsgelenk am Neugeborenenschädel ist das Atlantookzipitalgelenk. Daher ist bei einer Plagiozephalie mit Ursprung an der Schädelbasis üblicherweise der Kondylenbereich betroffen. Selbst wenn keine kondyläre Kompression im eigentlichen Sinn vorliegt, ist der Bereich zwischen Os occipitale und Atlas häufiger belastet als unbelastet, einschließlich einer Beteiligung von C2 und C3. Mechanisch-funktionell betrachtet ist C3 ein Übergangsbereich, in dem sich Kräfte aus der oberen (Os occipitale, Atlas, Axis) und der unteren Halswirbelsäule auflösen. Nicht vergessen werden darf, dass die Kleinhirnsichel (Falx cerebelli), die sich unterhalb des Tentoriums an der Mittellinie der supraokzipitalen Schädelinnenseite entlang zieht, im Periost der Wirbelbögen von C1, C2 und C3 verankert ist. Es ist die Fortsetzung der Dura mater bis in die HWS.

Bevor sich eine (adaptive) Deformierung der Schädelknochen normalisieren kann, müssen Überlappungen und „Grate" an den Suturen beseitigt werden. Stressmuster im Nahtbereich können durch Verspannungen innerhalb des reziproken Spannungsmembran-Systems oder äußere (myofasziale) Einflüsse aus dem Nacken- und Kraniozervikalbereich unterhalten werden. Solange diese nicht ausgeschaltet sind, führt die von Sutherland beschriebene „modellierende" (Molding-)Behandlungstechnik [Magoun 1976] nicht zum Erfolg.

Bei den meisten Kindern mit Plagiozephalie empfiehlt es sich, Nacken- und Thoraxbereich vor dem Kopf zu behandeln. Diese Vorgehensweise hat mehrere Vorteile. Erstens kann die Atemmechanik korrigiert und die Behandlung danach von den inneren respiratorischen Kräften unterstützt werden. Zweitens hat das Kind Blickkontakt zum Therapeuten und kann sich gewissermaßen an die Behandlung gewöhnen, ehe druckempfindliche Stellen wie der Kopf und Kraniozervikalbereich betastet werden. Werden kompensatorische oder adaptive Veränderungen in anderen Körperbereichen korrigiert und somit die somatische Dysfunktion im Kopfbereich nicht länger von ihnen beeinflusst, bewirkt das eine gewisse Entspannung des primär belasteten Gewebes.

Als „häusliche Verordnung" ist den Eltern zu empfehlen, ihr Kind zum symmetrischen Gebrauch seiner Halsmuskulatur zu ermutigen und die Lagerung auf der konvexeren Kopfseite zu vermeiden. Das erste Ziel dient zur Normalisierung der Kopfhaltung und lässt sich durch eine allmählich längere Zeiten der Bauchlagerung erreichen. Die meisten Kinder mit Plagiozephalie (und vor allem mit zervikaler Beteiligung) mögen nicht auf dem Bauch liegen. Hier hilft es, den Säugling mit Kissen höher zu betten oder ihn sich auf die eigene Brust zu legen, damit er sich die Umgebung anschauen kann. Spielzeug oder ein Mobile kann so angebracht bzw. die Wiege so aufgestellt werden, dass sich das Kind in Rückenlage (von der betroffenen Seite weg) drehen muss, um die Sachen oder die Mutter in der Tür zu sehen. Um zu verhindern, dass sich die Deformität durch Liegen auf der flachen Stelle weiter verstärkt, kann auch ein Helm oder eine dynamische kraniale Orthese angewandt werden. Solche Helme sind im Allgemeinen aus leichtem Material gefertigt und lassen sich so in den Therapieplan integrieren, dass sie die mit der osteopathischen Behandlung erzielten Fortschritte unterstützen.

Wenn eine Plagiozephalie nicht auf die Behandlung anspricht, sollte eine Röntgen- oder CT-Untersuchung der Schädelnähte erfolgen. Zeichen wie ein anormales Behaarungsmuster, eine persistierende Gratbildung oder Überlappung an den Suturen und eine signifikante Gesichtsasymmetrie, die sich im Laufe des Wachstums verschlimmert, bedürfen unbedingt der weiteren Abklärung. Im Fall einer prämaturen Kraniosynostose besteht die definitive Therapie in einem chirurgischen Eingriff. Unmittelbar postoperativ (in der ersten Woche) kann eine osteopathische Behandlung von Rumpf, Becken und Extremitäten sinnvoll sein. Mit der osteopathischen Untersuchung und Behandlung von Kopf oder Nacken sollte nach einer Kraniotomie allerdings mindestens 8–12 Wochen gewartet werden, wenn der Therapeut nicht viel Erfahrung mit solchen Patienten hat. Nach einer Kraniotomie dauert es Wochen, bis sich die Kopf- und Halsfunktionen wieder erholen und chirurgische Implantate einwachsen. In dieser Zeit können die biomechanischen Befunde sehr irreführend sein, und eine falsche Behandlung wäre fatal für den Heilungsprozess.

19.9.3 Behandlungstechniken

Balanced-Membranous-Tension-Technik an der Falx cerebelli

Säugling in Rückenlage

Die Technik hat Ähnlichkeit mit der Sinus-Spreizung, nur dass sich die Behandlung auf die Falx cerebelli, d.h. eine Membranstruktur richtet. In Studien ließ sich nachweisen, dass Fasern der Kleinhirnsichel mit duralen Ligamenten in die obere HWS (C3) einstrahlen. Mit dieser Technik lassen sich Membranverspannungen an der

Schädelbasis behandeln. Der Spannungsausgleich muss manchmal vor einer kondylären Druckentlastung oder einer Aufspreizung der Basis durchgeführt werden. Die Methode ist auch für ältere Kinder mit zervikogenen Kopfschmerzen geeignet.

1. Der Säugling liegt auf dem Rücken oder wird von einem Elternteil im Arm gehalten. Die Therapeutin sitzt mit aufgestützten Unterarmen am Kopfende und berührt den Hinterkopf des Kindes weit unten (inferior des Inions; ➤ Abb. 19.67).
2. Die Finger der Therapeutin treffen sich am Hinterkopf direkt unter dem Inion in der Mediansagittalebene; das entspricht in etwa dem Verlauf der Falx cerebelli (➤ Abb. 19.68).
3. In der Mittellinie direkt unter dem Inion berühren sich die Ringfinger. Gleich darunter nähern sich die Mittelfinger einander. Die Zeigefinger liegen innen und hinten an den Querfortsätzen des 2. Halswirbels.
4. Ring- und Mittelfinger üben einen sanften, steten Druck nach vorn und lateral aus (➤ Abb. 19.68, schwarze Pfeile), der tief ins Bindegewebe der Falx cerebelli gerichtet ist. Mit den Zeigefingern wird C2 kontrolliert.
5. Während sich die Gewebetextur unter dem Druck der Ring- und Mittelfinger langsam zu verändern beginnt, können die C2 kontrollierenden Zeigefinger eine ausgeglichene Membranspannung innerhalb der Kleinhirnsichel und ihrer duralen Verbindungen zur oberen HWS induzieren.
6. Hat sich ein Gleichgewicht eingestellt, wird die Position gehalten, bis ein Weichwerden spürbar ist, sich die Gewebebeschaffenheit verändert oder eine Verspannung aufgelöst hat.

Balanced-Membranous-Tension-Technik am Tentorium cerebelli (Os-temporale-Lift)

Säugling in Rückenlage

Mit dieser Technik lässt sich eine Druckentlastung des Temporookzipitalgelenks durchführen (➤ Abb. 19.69 und ➤ Abb. 19.70). Es dauert Jahre, bis sich der Proc. mastoideus, der nicht von Geburt an vorhanden ist, entwickelt hat. Eine Sutura occipitomastoidea per se gibt es nicht. Die Behandlung konzentriert sich auf den hinteren Bereich der Pars petrosa (Os occipitale) und die Verbindung zwischen Schädelbasis und Pars mastoidea der Schläfenbeine (➤ Abb. 19.71 und ➤ Abb. 19.72).

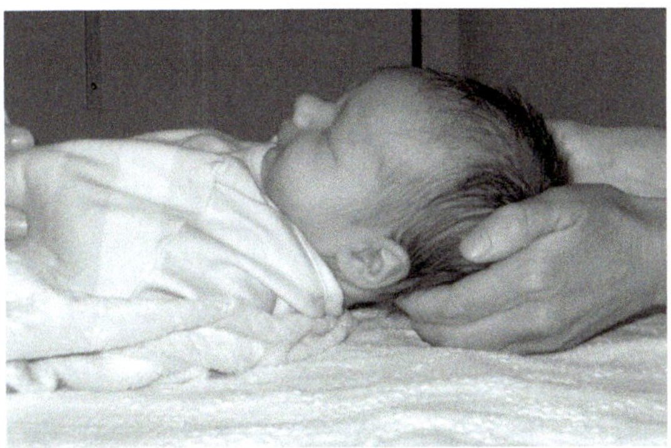

Abb. 19.67

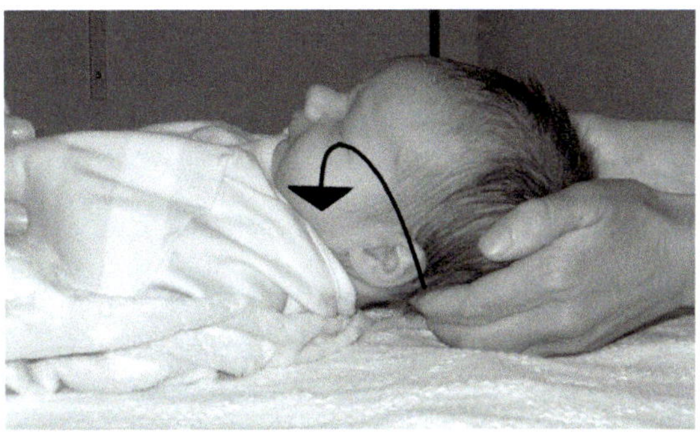

Abb. 19.69

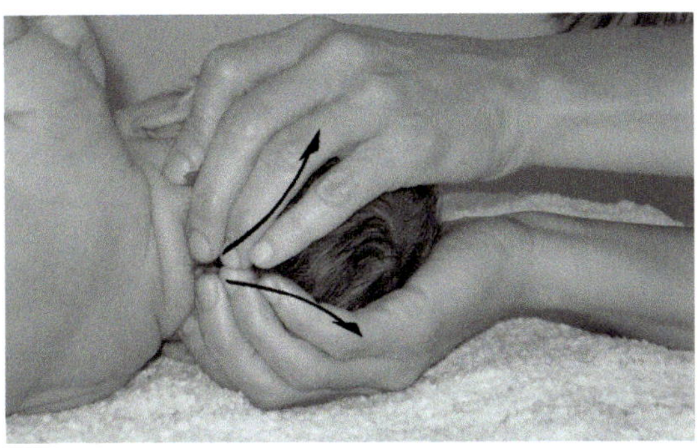

Abb. 19.68

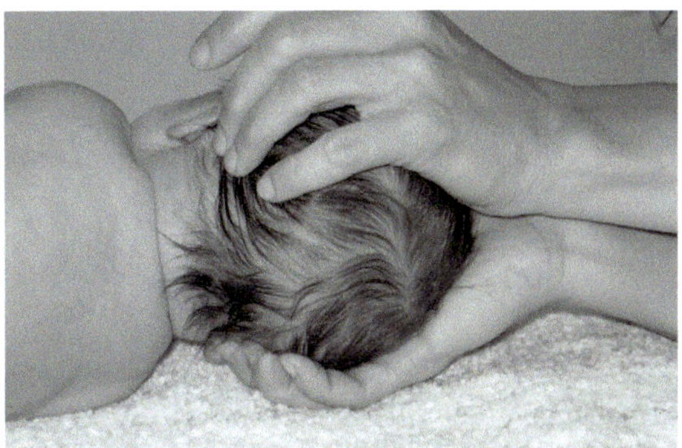

Abb. 19.70

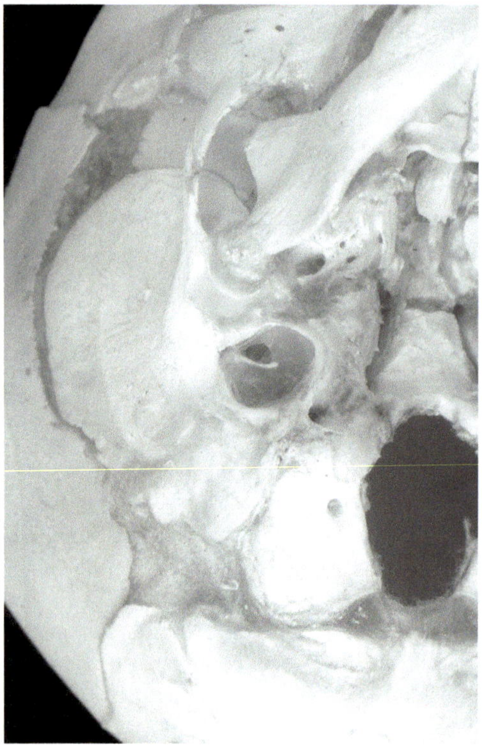

Abb. 19.71

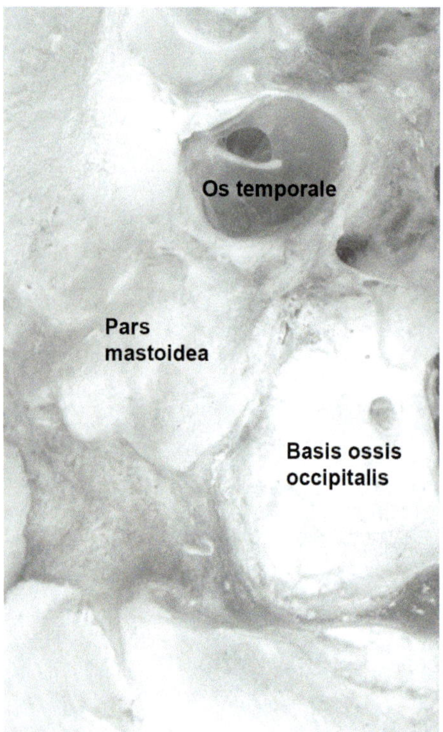

Abb. 19.72

1. Der Säugling liegt auf dem Rücken oder wird von einem Elternteil im Arm gehalten. Die Therapeutin sitzt mit aufgestützten Unterarmen am Kopfende und schiebt ihre Hände unter den Kopf des Kindes. Direkt vor der Sutura occipitomastoidea berühren ihre Mittel- oder Zeigefinger beidseits das Os temporale, etwa in Höhe des äußeren Gehörgangs (➤ Abb. 19.70). In unserem Beispiel liegt der Mittelfinger an der betreffenden Stelle, die in ➤ Abb. 19.73 und ➤ Abb. 19.74 mit einem Sternchen gekennzeichnet ist.
2. Um das Os temporale „anzuheben" (lift) und die Gelenkverbindung zwischen ihm und dem Os occipitale zu entlasten, wird steter, sanfter Druck nach vorn und lateral in die Verbindung gerichtet (➤ Abb. 19.73, Pfeil).
3. Es geht um eine Druckentlastung, keine Innen- oder Außenrotation des Os temporale. Beim „Lift" ist sorgfältig darauf zu achten, dass zuerst die Gelenkverbindung entlastet wird und sich das Gewebe anspannt, um dann die Reaktion von Os occipitale und Tentorium zu kontrollieren.
4. Wenn sich die Gewebetextur zu verändern beginnt, kann die Therapeutin mit leicht variiertem Kraftvektor für eine ausgeglichene Spannung im Gelenkbereich und Tentorium sorgen.
5. Hat sich ein Gleichgewicht eingestellt, wird die Position gehalten, bis ein Weichwerden spürbar ist und die Gewebebeschaffenheit sich verändert oder eine Verspannung sich aufgelöst hat.

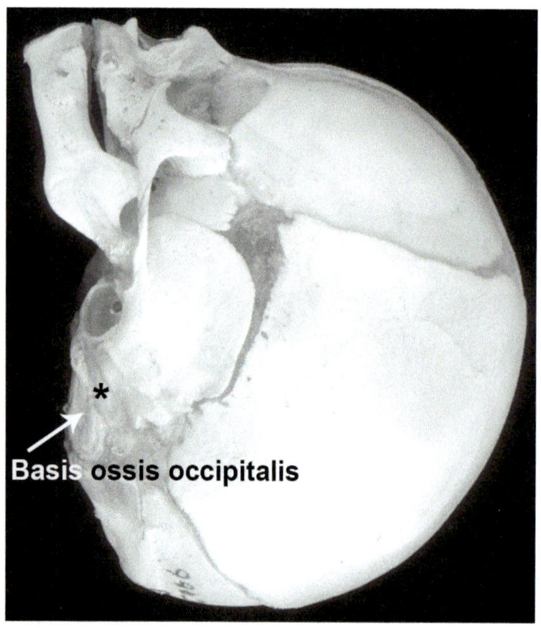

Abb. 19.73

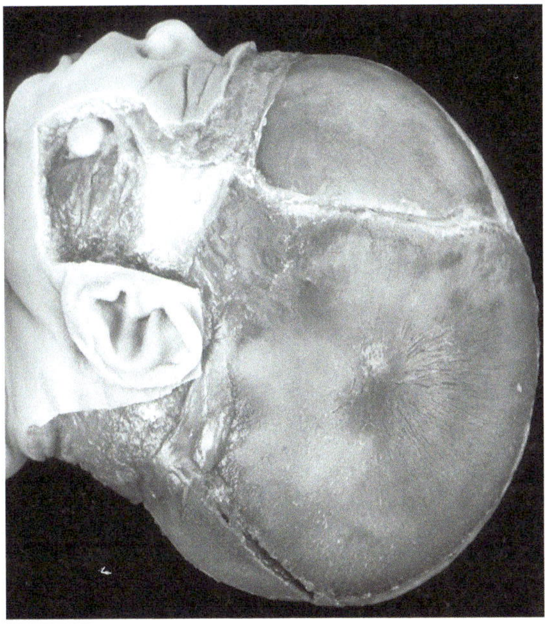

Abb. 19.74

Balanced-Membranous-Tension-Technik an der Falx cerebri

Säugling in Rückenlage

Die Technik (➤ Abb. 19.75, ➤ Abb. 19.76, ➤ Abb. 19.77) hat Ähnlichkeit mit der Sinus-venosus-Spreizung, nur dass sich die Behandlung der Sutura sagittalis auf die Falx cerebri, d.h. eine Membranstruktur (➤ Abb. 19.78) richtet.

1. Der Säugling liegt auf dem Rücken oder wird von einem Elternteil im Arm gehalten. Die Therapeutin sitzt mit aufgestützten Unterarmen am Kopfende und legt ihre Hände so um den Kopf des Kindes, dass ihre Daumen die Sutura sagittalis direkt vor dem Lambda überkreuzen (➤ Abb. 19.76).
2. Die gekreuzten Daumen berühren die Sutura sagittalis an beiden Seiten (➤ Abb. 19.75), was in etwa dem Verlauf der Falx cerebri entspricht.
3. Mit langsamem, festem Daumendruck in entgegen gesetzter Richtung (➤ Abb. 19.77), weiße Pfeile) kann die Therapeutin die Sagittalnaht behutsam aufdehnen. Dabei soll sich der Druck tief ins Gewebe richten.
4. Wenn sich die Gewebetextur zu verändern beginnt, kann die Therapeutin mit leicht variiertem Kraftvektor für eine ausgeglichene Membranspannung sorgen.
5. Hat sich ein Gleichgewicht eingestellt, wird die Position gehalten, bis ein Weichwerden spürbar ist und sich die Gewebebeschaffenheit verändert oder eine Verspannung sich aufgelöst hat.

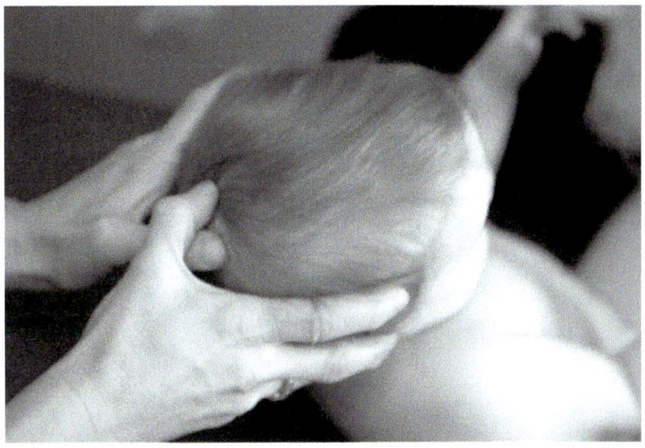

Abb. 19.75

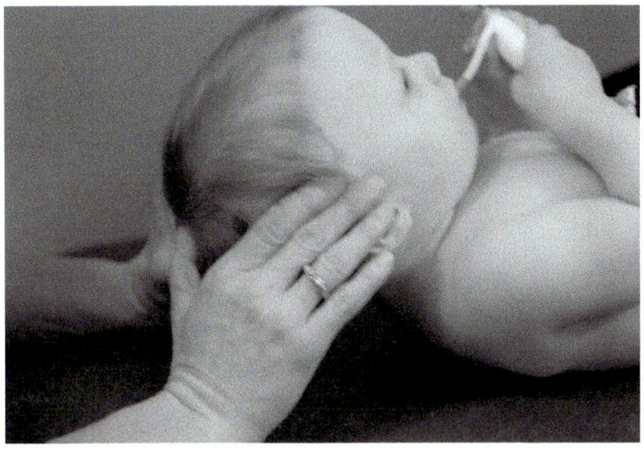

Abb. 19.76

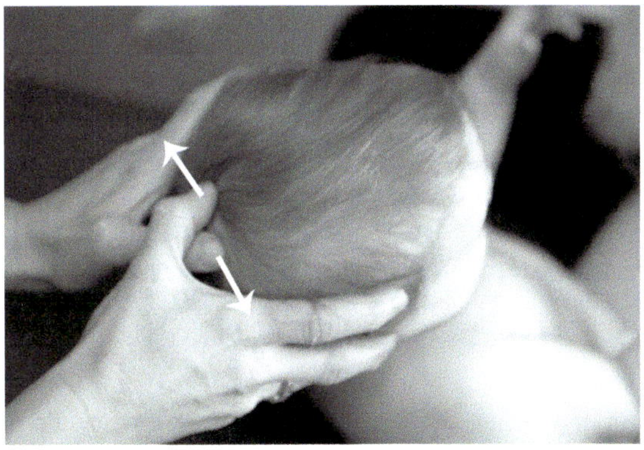

Abb. 19.77

Druckentlastung (Dekompression) der Lambdanaht

Säugling in Rückenlage

Mit dieser Technik kann eine persistierende Überlappung der Schädelknochen im Bereich der Lambdanaht behandelt werden. In typischen Fällen hat sich das Os

19

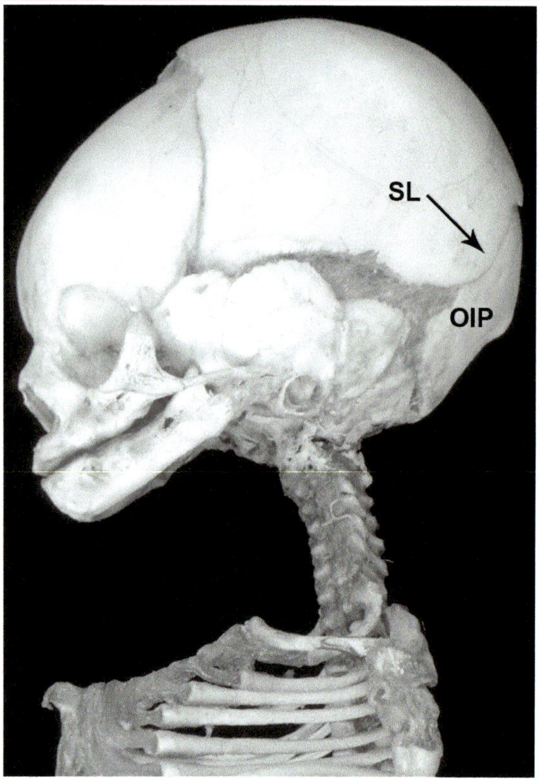

Abb. 19.78 Kindlicher Schädel (Seitenansicht). Der schwarze Pfeil zeigt auf die Sutura lambdoidea (SL), an der sich das Os parietale über das okzipitale Os interparietale (OIP) geschoben hat.

interparietale (OIP) an der Sutura lambdoidea (SL) unter die Ossa parietalia der Säuglinge geschoben (➤ Abb. 19.78). Die hintere Fontanelle kann sehr klein oder nicht zu tasten sein. Bei dieser Technik sind das Gewicht des kindlichen Kopfes und seine Atembewegungen die aktivierenden Kräfte, während die Therapeutin nur ein Widerlager (mit den Fingern) bildet und sich ansonsten weitgehend passiv verhält.

1. Der Säugling liegt auf dem Rücken. Die Therapeutin sitzt am Kopfende und spreizt Zeige- und Mittelfinger einer Hand zu einem großen „V" (➤ Abb. 19.79).
2. Unter dem Hinterkopf des Kindes sollten die V-förmig gespreizten Finger auf der parietalen Seite der Suturen liegen (schwarze Linie), nicht auf der okzipitalen Seite!
3. In Rückenlage schmiegt sich der Kopf des Kindes in die V-förmig gespreizten Finger.
4. Ohne selbst aktiven Druck auszuüben, lässt die Therapeutin einfach das Gewicht des kindlichen Kopfes zwischen ihre Finger sinken.
5. Falls nötig, werden die Finger so gedreht oder gekippt, dass sich das Gewicht des Kopfes gleichmäßig auf beide verteilt.

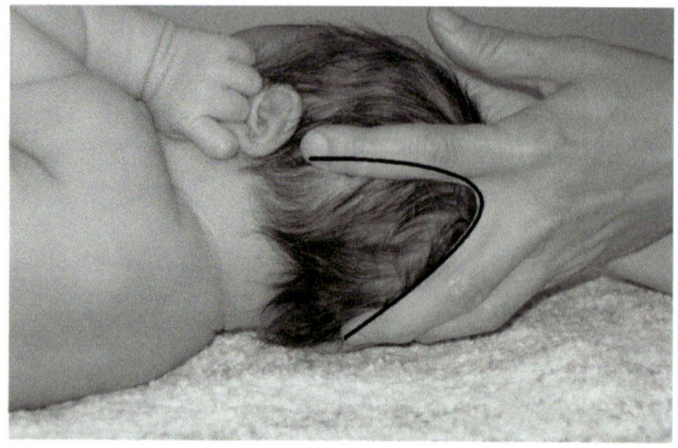

Abb. 19.79

6. Diese Position wird aufrechterhalten, bis sich die Gewebetextur verändert.

Balanced-Membranous-Tension-Technik für die reziproke Spannungsmembran

Säugling in Rückenlage

Verspannungen im Schädelbasisbereich weisen bei Säuglingen und Kleinkindern häufig eine signifikante Membranbeteiligung auf. Auslöser solcher Verletzungen sind gewöhnlich vom Schädeldach weitergeleitete Kräfte, an die sich der Kraniozervikalbereich wegen seiner Beugestellung nicht anpassen kann. So sitzen Synchondrosis sphenobasilaris (SSB) und Schädelbasis „in der Klemme" zwischen dem belasteten Scheitel- und dem blockierten Kraniozervikalbereich. Das Stressmuster, das daraus resultiert, stellt eine kompensatorische Gewebereaktion dar und erhält die anormalen Druckverhältnisse weiter aufrecht. Mit dieser Technik soll eine gleichmäßige Druckverteilung in den reziproken Spannungsmembranen – unter Berücksichtigung des Stressmusters an der Schädelbasis – erreicht werden. Bei Säuglingen und Kleinkindern sollte sie möglichst auch vor der Behandlung eines SSB-Stressmusters angewandt werden. Dem Behandlungsansatz liegt die Vorstellung eines „fünfzackigen Sterns" zugrunde, den die reziproken Spannungsmembranen in Bezug zur Schädelbasis bilden.

1. Das Kind liegt auf dem Rücken. Die Therapeutin sitzt mit aufgestützten Unterarmen am Kopfende (➤ Abb. 19.80), eine Hand unter dem Kopf des Kindes: Der Mittelfinger befindet sich in der Sagittalebene der Falx cerebelli, das Metakarpophalangealgelenk in der Ebene des Tentorium cerebelli, Daumen und Klein- oder Ringfinger berühren den Hinterkopf direkt unter dem Asterion.

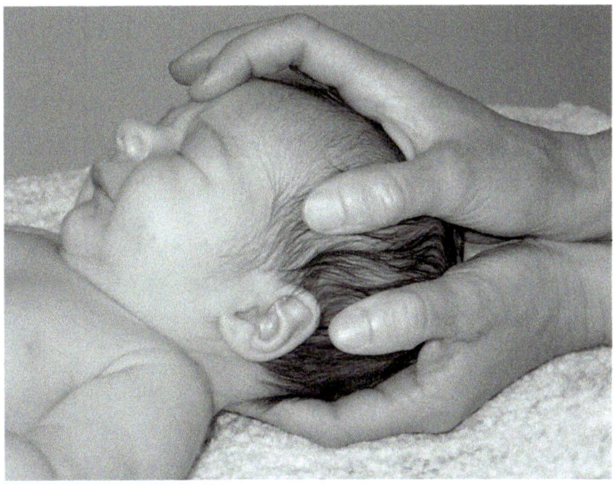

Abb. 19.80

2. Die andere Hand liegt oben auf dem Schädel: der Mittelfinger in Höhe des Sinus sagittalis oder der Falx cerebri, die Metakarpophalangealgelenke auf der Kranznaht, Daumen und Zeige- oder Kleinfinger direkt über dem Pterion. Das entspricht der Ebene des vorderen duralen Gürtels.
3. Die Therapeutin achtet auf die relative Gewebespannung der Membrankomponenten und ihren Einfluss auf die Insertionen im Stammbereich der Mittelachse.
4. Sie gleicht die Spannungen an den Insertionen der reziproken Spannungsmembran in der Medianachse aus. Diese Strukturen setzen nicht an der Synchondrosis sphenobasilaris, sondern in der Nähe der Sella turcica, an den Pp. clinoidei anterior und posterior sowie der Crista galli an. Die Crista galli befindet sich bei Säuglingen viel weiter posterior als bei Erwachsenen und deutlich näher am Proc. clinoideus anterior.
5. Die ausgewogene Spannung wird aufrechterhalten, bis sich die Gewebetextur spürbar verändert und die Bewegungsfreiheit im Scheitel- und Schädelbasisbereich zunimmt.

Balanced-Membranous-Tension-Technik an der Synchondrosis sphenobasilaris (SSB)

Säugling in Rückenlage

Bei Säuglingen ist die SSB knorpelig; die großen Keilbeinflügel sind noch unterentwickelt und die Außenwinkel des Os intraparietale nicht mit supraokzipitalen oder kraniobasalen Strukturen fusioniert. Vor der Behandlung eines Stressmusters im Bereich der SSB müssen zuerst membranöse Einflüsse, die von oben, oder artikuläre Einflüsse, die von unten auf sie einwirken, ausgeschaltet werden.

1. Der Säugling liegt auf dem Rücken. Die Therapeutin sitzt am Kopfende und hält den Kopf des Kindes so, dass ihre Hände beidseits den großen Keilbeinflügel (Ala major ossis sphenoidalis) und den Außenwinkel des Os occipitale berühren (➤ Abb. 19.81).
2. Wie das Schädelpräparat zeigt, sind diese Bereiche selbst bei Kleinkindern noch ziemlich klein (➤ Abb. 19.82).
3. Die Therapeutin kann sich für eine aktive oder passive Untersuchungsmethode der Membranspannung an der SSB entscheiden.

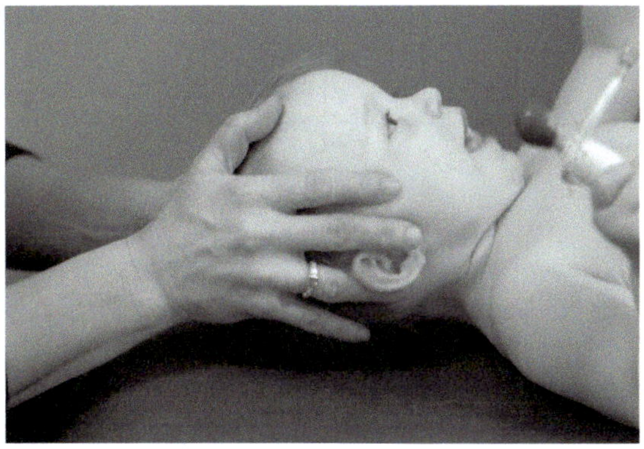

Abb. 19.81

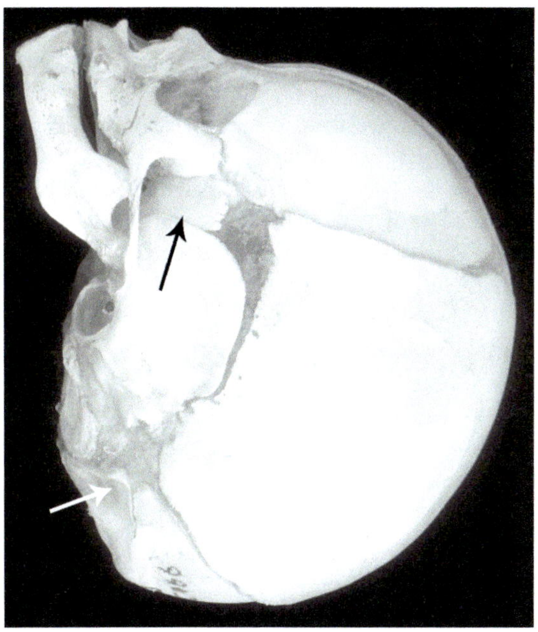

Abb. 19.82 Schädelpräparat eines ca. 2-jährigen Kleinkindes (Seitenansicht). Der große Keilbeinflügel (schwarzer Pfeil) und der Angulus lateralis des okzipitalen Os interparietale (weißer Pfeil) sind noch immer unterentwickelt.

   a. Bei der aktiven Untersuchung induziert sie sanfte Bewegungen an der Schädelbasis und achtet auf die Gewebereaktion.
   b. Bei der passiven Untersuchung achtet sie darauf, ob sich bei unwillkürlichen Bewegungen Stressmuster erkennen lassen.
4. Die Behandlung erfolgt durch eine direkte Spannungsausgleichstechnik.
5. Hat sie das Stressmuster entdeckt, führt die Therapeutin mit geeigneten Kraftvektoren eine Bewegung in Richtung, aber nicht bis zur restriktiven Barriere herbei, um die Gewebespannung auszugleichen.
6. Wenn ein Spannungsgleichgewicht erreicht ist, hält sie die Position, bis eine Veränderung der Gewebetextur, eine Funktionsverbesserung oder eine Auflösung der Verspannung spürbar wird.

Molding-Technik

Säugling in Rückenlage

Am erfolgreichsten ist die Technik bei sehr jungen Säuglingen bzw. Neugeborenen. Mit der Behandlung wird ein ausgewogenes Spannungsverhältnis im Bereich der Pars squamosa angestrebt. Vor Anwendung der Molding-Technik müssen zuerst somatische Dysfunktionen im Schädelbasis- oder Scheitelbereich behandelt werden. Auch alle Gelenkverbindungen in der Umgebung eines Schädelknochens sollten frei von Restriktionen sein. Hier wird die Behandlung am Beispiel des Scheitelbeins beschrieben.

1. Druckentlastung der parietalen Gelenkverbindungen: Der Säugling liegt auf dem Rücken (➤ Abb. 19.83). Neben ihm oder am Kopfende sitzt die Therapeutin, die das Os parietale an der Kranznaht entlang mit den Fingerkuppen einer Hand berührt. Auf der anderen Seite der Sutura coronalis berührt sie mit der anderen Hand das Os frontale. Bei den meisten Neugeborenen bildet sich die typische Überlappung des Stirn- durch das Scheitelbein in den ersten Lebenstagen spontan zurück.
2. Mit sanftem, festem Druck werden Os frontale und Os parietale auseinander gezogen (➤ Abb. 19.84, weiße Pfeile). So bewegt sich das Stirnbein nach vorn und das Scheitelbein nach hinten, und ihre Gelenkverbindung wird entlastet (dekomprimiert).
3. Die Position wird 3–5 Sekunden gehalten, bis sich die Gewebetextur leicht verändert. Dann lässt die Therapeutin ihre Finger an den anderen Nähten entlang „wandern" und wiederholt die Prozedur an der Sutura temporoparietalis (➤ Abb. 19.85), der Sagittal- und Lambdanaht.
4. Nachdem der Gewebestress an den Nähten beseitigt wurde, kann jetzt die „Molding"-Technik angewandt werden.
5. In der Neugeborenenphase ist das Os parietale noch sehr biegsam: Statt echter knöcherner Verbindungen zu den Nachbarknochen bilden dicke membranöse Bandhaften die Suturen. Die Entwicklung der Laminae parietales lässt sich an Linien ablesen, die wie Radspeichen von der „Nabe", dem primären Ossifikationszentrum des Neugeborenenknochens, ausgehen.

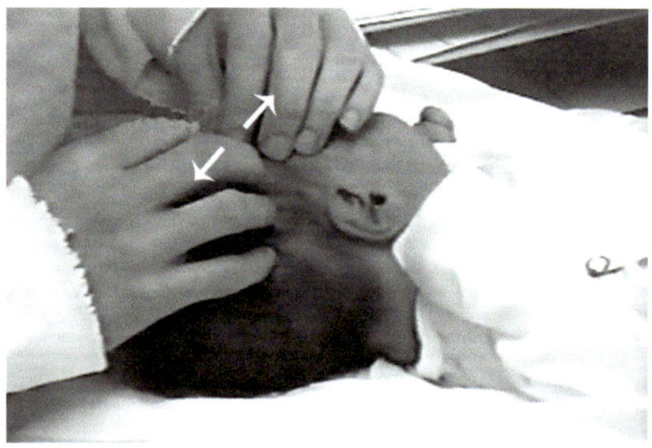

Abb. 19.84

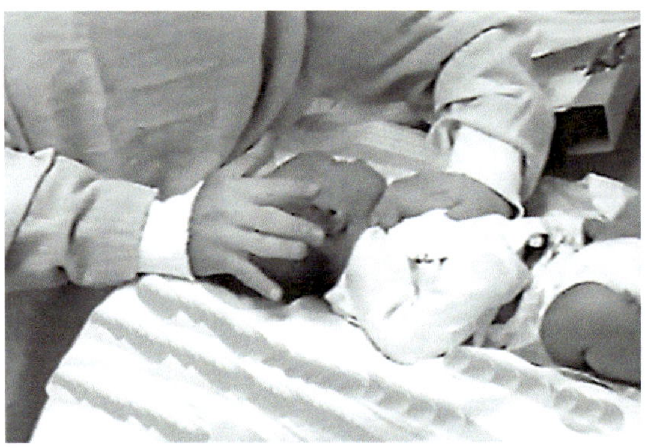

Abb. 19.83

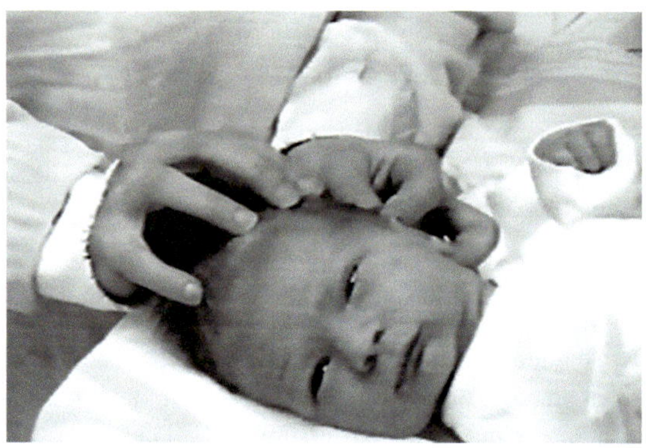

Abb. 19.85

6. Die Therapeutin legt ihre Hand so über das Os parietale, dass sich die „Nabe“ oder der „Höcker“ genau in der Mitte ihrer Handfläche befindet (➤ Abb. 19.90). Während sie die Hand langsam spreizt, flacht sich die Palmarseite zusehends ab. Sie achtet dabei auf die Gewebespannung in der Umgebung und auf die Reaktion des Scheitelbeins selbst. Dann wiederholt sie den Bewegungsablauf, allerdings mit einer anderen Handstellung, Kopfberührungsfläche und intrinsischen Handmuskelspannung, um sich besser auf die Gewebereaktion des Kindes einstimmen zu können.
7. Behandlungsziel ist ein Spannungsausgleich in allen beteiligten Geweben.

19.10 Dakryostenose

19.10.1 Anmerkungen zur Klinik

Bei einer Dakryostenose ist der Tränennasengang (Ductus nasolacrimalis) verengt oder verlegt. Deshalb kann die von den Tränendrüsen ausgesonderte Tränenflüssigkeit nicht richtig aus den Augen abfließen, sondern sammelt sich in der Gangöffnung und im Augenwinkel. Dort trocknet sie ein und verstopft als eingedickte, zähe, klebrige Substanz den Ductus nasolacrimalis noch weiter. Eine Dakryostenose von Neugeborenen kommt häufiger vor, doch wenn sich die engen Gänge mit dem kindlichen Gesichtswachstum aufweiten, „wächst es sich aus“. In seltenen Fällen kann jedoch eine strukturelle Störung vorliegen, die nicht auf eine konservative Behandlung anspricht, sich aber durch einen einfachen chirurgischen Eingriff beheben lässt. Kinder mit angeborenen Gesichts- und kranialen Fehlbildungen haben ein leicht erhöhtes Risiko für die Entwicklung einer therapierefraktären Dakryostenose. Mit warmen Augenkompressen können Eltern oder Kinderpflegerinnen die Gangverstopfung lindern und den Tränenabfluss verbessern.

19.10.2 Anmerkungen zur Behandlung

Aus osteopathischer Sicht wird eine Dakryostenose als mechanisch-funktionelle Störung von Strukturen im oberen Gesichtsdrittel aufgefasst. Betroffen sind oft Neugeborene, bei denen sich anamnestisch eine langwierige Geburt oder frühzeitige Einstellung des kindlichen Kopfes im mütterlichen Becken eruieren lässt. Oft liegen zusätzlich zur lakrimoethmoidalen Störung auch in anderen Gesichtsbereichen – Incisura ethmoidalis, Nasion, Stirn und/oder Oberkiefer – somatische Dysfunktionen vor (➤ Abb. 12.3). Wenn Eltern bereit und lernfähig sind, können sie die Stellen nach der osteopathischen Therapie mit einer sanften (Druck-)Entlastungstechnik nachbehandeln.

19.10.3 Behandlungstechnik

Druckentlastung (Dekompression) des Os lacrimale

Säugling in Rückenlage

Diese direkte Technik sollte nach der Behandlung von somatischen Dysfunktionen im Schädelbasis-, Scheitel-, Stirn- und Ethmoidalbereich angewandt werden. Ähnlich wie bei der parietalen oder frontalen „Lift“-Technik ist während der Druckentlastung auf die (Gewebe-)Reaktion der zugehörigen Membranen oder Muskelfaszien zu achten. Am Ende sollte es sich anfühlen, als würde sich die Struktur heben und von den Fingerkontakten entfernen.

1. Der Säugling liegt auf dem Rücken. Die Therapeutin sitzt neben ihm am Kopfende und legt eine Hand behutsam auf seine Stirn: den Mittelfinger auf die Sutura metopica und die Glabella. Zeigefinger und Daumen der anderen Hand berühren beidseits das Os lacrimale (➤ Abb. 19.86).
2. Mit der oberen Hand achtet sie auf die Mechanik im Stirnbereich und an der Incisura ethmoidalis.
3. In einer sanften Außenrotation schiebt sie die Stirn/Ossa frontalia dann kranialwärts, um die Incisura ethmoidalis vom Druck zu entlasten (weiße Pfeile).

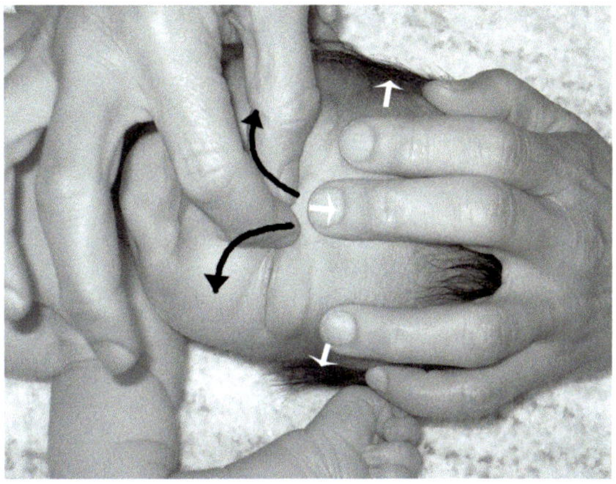

Abb. 19.86

19

4. Mit der anderen Hand induziert sie gleichzeitig eine sanfte Kaudal- und Lateralbewegung der Ossa lacrimalia, um sie vom Os ethmoidale zu lösen und zu heben (schwarze Pfeile).
5. Die Therapeutin kontrolliert, wie das Membran- und myofasziale Gewebe reagiert, und wartet, bis sich die Spannung ausgeglichen und die kompressionsbedingte Dysfunktion aufgelöst hat.

19.11 Saugschwäche und oropharyngeale Dysfunktion

19.11.1 Anmerkungen zur Klinik

Saugschwäche kann bedeuten, dass der Säugling nicht an der mütterlichen Brust trinken, sie nicht lange genug im Mund halten oder keine ausreichende Saugstärke (Unterdruck) für den Milchfluss erzeugen kann. Aus osteopathischer Sicht hängen Stillschwierigkeiten am ehesten mit einer Unfähigkeit des Säuglings zusammen, den Mund weit genug zu öffnen oder die Brustwarze „luftdicht" mit den Lippen zu umschließen. Fehlende Ausdauer kann durch rasche Ermüdbarkeit des Kindes oder eine falsche Kopfhaltung beim Trinken bedingt sein. In letzterem Fall dürfte sich das Kind typischerweise besser auf der einen als auf der anderen Brustseite stillen lassen. Eine zu geringe Saugstärke beruht oft auf einer Dysfunktion der Zungenbeinstabilisatoren, der Zunge oder der Unterkiefer-Stellmuskeln.

Eine oropharyngeale Dysfunktion kann sich mit Stillschwierigkeiten, Stottern oder Artikulationsstörungen manifestieren und neurologisch oder mechanisch bedingt sein. Typische mechanische Ursachen sind beispielsweise eine falsche Stellung oder mangelnde Kontrolle über die Zunge. In dem Fall müssen Strukturen, die den Zungengrund, das Os hyoideum und den Unterkiefer beeinflussen, behandelt werden.

19.11.2 Untersuchungen

Zunge-Zungenbein-Koordination beim Saugen

1. Der Säugling liegt auf dem Rücken. Die Therapeutin steckt ihm ihren kleinen Finger (mit einem Fingerling geschützt) in den Mund. Durch Berühren des Gaumens kann sie den Saugreflex des Kindes stimulieren. Ihre andere Hand kontrolliert zunächst den Schädel (➤ Abb. 19.87).
2. Beide Zungenseiten sollten sich synchron zum Gaumen hochwölben und dabei gleich stark gegen den Finger der Therapeutin drücken. Die Bewegungen von Mandibula, Zunge und Gaumen sollten fließend und koordiniert sein.
3. Die Therapeutin legt ihre freie Hand jetzt auf den vorderen Hals, um das Zungenbein im Kieferbogen zu palpieren (➤ Abb. 19.88). Das Os hyoideum sollte sich in der Mitte befinden und sich bei der Zungenbewegung zum Gaumen synchron mit der Mandibula mitbewegen.
4. Eine seitliche Abweichung des Zungenbeins lässt auf eine Beteiligung des ipsilateralen M. digastricus oder M. omohyoideus schließen. Wenn sich die Cornua ossis hyoidei nicht in derselben Horizontale befinden, sollten auf der unteren Seite (infrahyoidal) der M. sternohyoideus und die Klavikula sowie auf der oberen Seite (suprahyoidal) der M. stylohyoideus, das Os temporale und die Gelenkmechanik der Schädelbasis untersucht werden.

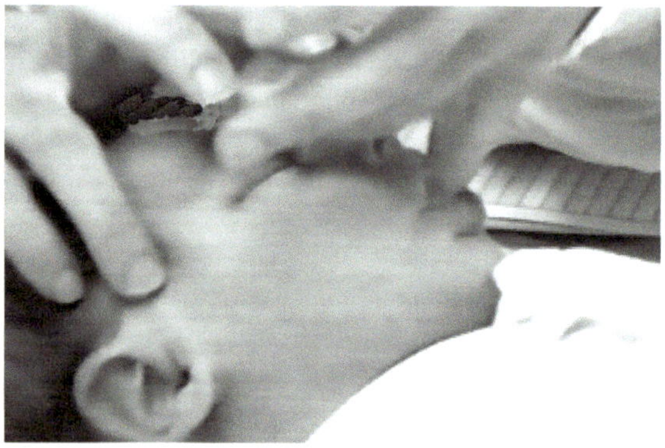

Abb. 19.87

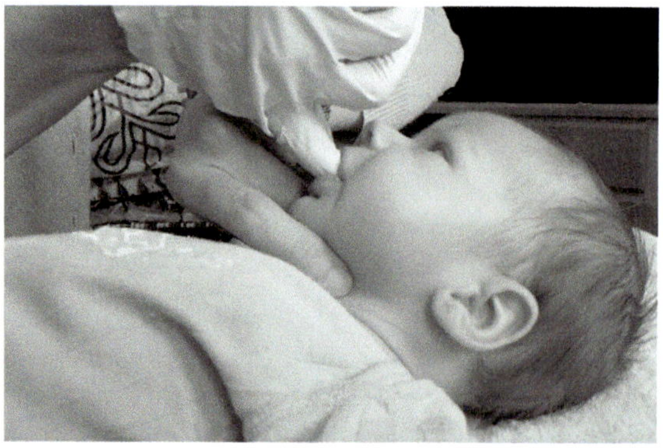

Abb. 19.88

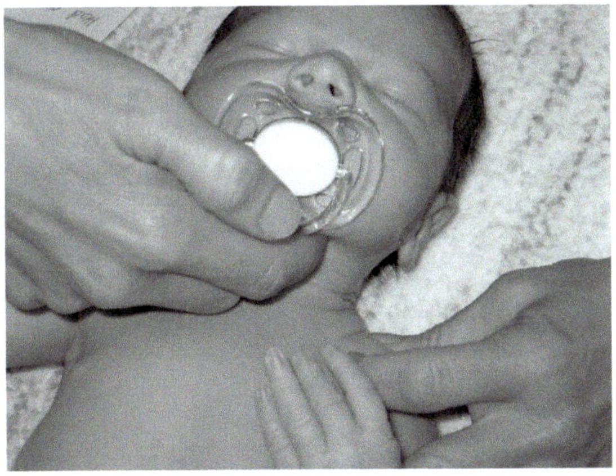

Abb. 19.89

Zungenbeinstabilisierung

Bei Kindern mit oropharyngealer Dysfunktion, und besonders nach einer Geburtsanamnese mit verzögerter zweiter Wehenphase, Schulterdystokie oder großem Geburtsgewicht (large size for gestational age), sollte der M. omohyoideus untersucht werden.

1. Der Säugling liegt bei der Untersuchung auf dem Rücken oder wird von einem Elternteil gehalten. Die Therapeutin sitzt an der Seite oder am Kopfende. Mit einer Hand betastet sie behutsam das Os hyoideum und berührt mit der anderen Hand Skapula und Klavikula (➤ Abb. 19.89).
2. Während das Kind am Schnuller saugt, achtet die Therapeutin auf Position und Spannung des Gewebes. Das Zungenbein sollte sich symmetrisch bewegen.
3. Wirkt sich eine Schulterverspannung (über den M. omohyoideus) auf das Os hyoideum aus, kann das Zungenbein seitlich abweichen; die Therapeutin spürt die vermehrte Spannung im myofaszialen Gewebe oder eine Bewegung der Skapula.

19.11.3 Anmerkungen zur Behandlung

Kinder mit Saugschwierigkeiten oder Saugschwäche können osteopathisch untersucht und behandelt werden. Gleichzeitig sollte eine professionelle Stillberatung konsultiert werden. Bei Stillschwierigkeiten spielen oft die Haltung der Mutter, Eigenheiten der Brustwarzen oder eine falsche Stilltechnik eine Rolle. Um dem Kind trotzdem die bestmögliche Versorgung mit der fettreichen Muttermilch zu bieten, ist zu überlegen, es komplett an einer Brust zu stillen, wie von einigen Autoren empfohlen [Woodward et al. 1989]. Studien lassen nämlich einen höheren Fettgehalt der mütterlichen „Nachmilch“ als der „Vormilch“ vermuten [Jensen et al. 1978, Woodward et al. 1989, Boersma et al. 1991].

Die Zungenbein und Zunge stabilisierenden Strukturen müssen untersucht und behandelt werden. Oft ist dazu eine Vorbehandlung von Schädelbasis, Halswirbelsäule, oberer Rumpf- und/oder Schultermuskulatur erforderlich. Nach den Stabilisatoren kommt der Zungengrund an die Reihe, der mit einer von Miller beschriebenen intraoralen Inhibitionstechnik behandelt werden kann [Miller 1996, persönliche Mitteilung].

Eine Schlüsselrolle beim Saugen spielt der Unterkiefer. Eine Knorpelverbindung am Kinn hält die zwei Teile, aus denen die Mandibula bei der Geburt besteht, zusammen. Durch eine anormale intrauterine Kindslage oder Kopfeinstellung kann sich die intraossäre Spannung stark erhöhen. Im hinteren Teil der Fossa mandibularis verläuft die Naht zwischen Pars petrosa (Os temporale) und Os sphenoidale. Verspannungen im Bereich der Schädelbasis können sich auf die Kiefergelenkmechanik auswirken.

Die nachfolgend beschriebenen Techniken eignen sich zur Behandlung von Kindern mit Saugschwierigkeiten.

19.11.4 Behandlungstechniken

Balanced-Ligamentous-Tension-(BLT-) Technik am M. omohyoideus

Säugling in Rückenlage

Der M. omohyoideus stabilisiert das Zungenbein.

1. Der Säugling liegt bei der Behandlung auf dem Rücken oder wird von einem Elternteil gehalten. Die Therapeutin sitzt an der Seite oder am Kopfende. Mit einer Hand betastet sie behutsam das Os hyoideum,

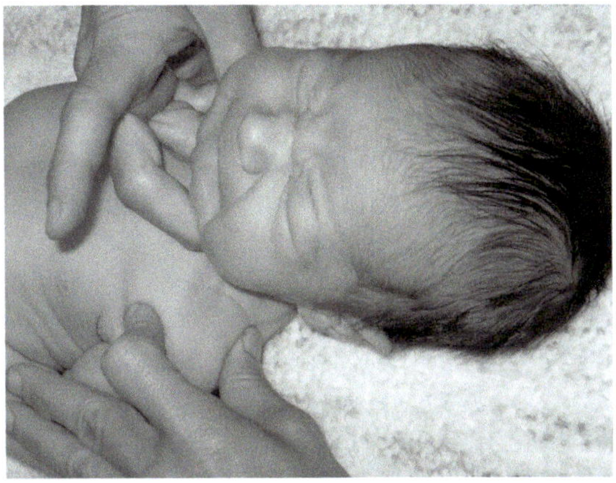

Abb. 19.90

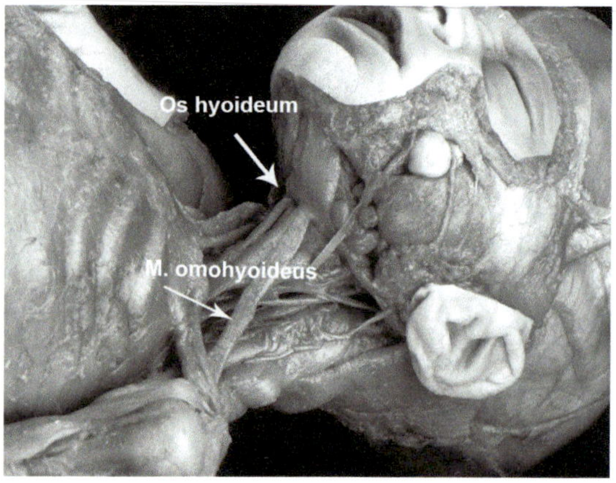

Abb. 19.91

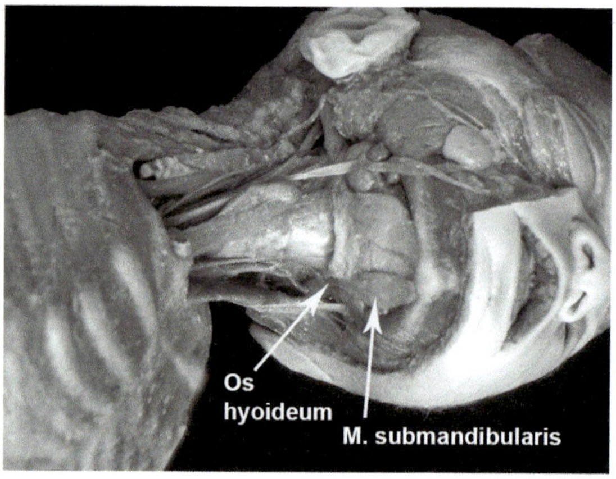

Abb. 19.92

mit der anderen Hand berührt sie Skapula und Klavikula (➤ Abb. 19.90).

2. Über ihre Fingerkontakte am Os hyoideum und der Skapula kann sie die Spannung des M. omohyoideus und des angrenzenden Gewebes ausgleichen (➤ Abb. 19.91).
3. Hat sich ein Spannungsgleichgewicht eingestellt, wird die Position gehalten, bis sich die Gewebetextur spürbar verändert, die (mechanische) Beweglichkeit verbessert oder die Verspannung auflöst. Nach der Behandlung sollte sich das Os hyoideum symmetrischer bewegen.

Balanced-Ligamentous-Tension-(BLT-) Technik an der Mandibula

Säugling in Rückenlage

Der Unterkiefer ist bei der Geburt nicht fusioniert, sondern wird über eine Knorpelverbindung am Kinn zusammengehalten (➤ Abb. 19.92).

1. Der Säugling liegt auf dem Rücken oder wird von einem Elternteil im Arm gehalten. Die Therapeutin sitzt am Kopfende des Kindes und betastet von beiden Seiten seinen Unterkiefer. Ihre Mittelfinger berühren das Gewebe unter der Mandibula (➤ Abb. 19.93).
2. Sie untersucht das Weichgewebe im Submandibularbereich auf Verspannungen und den Unterkiefer auf intraossäre Stressmuster.
3. Über ihre Fingerkontakte versucht sie, die Spannung im myofaszialen Gewebe und Unterkiefer auszugleichen.
4. Hat sich ein Spannungsgleichgewicht eingestellt, wird die Position gehalten, bis sich die Gewebetextur spürbar verändert, die (mechanische) Beweglichkeit verbessert oder die Verspannung auflöst.

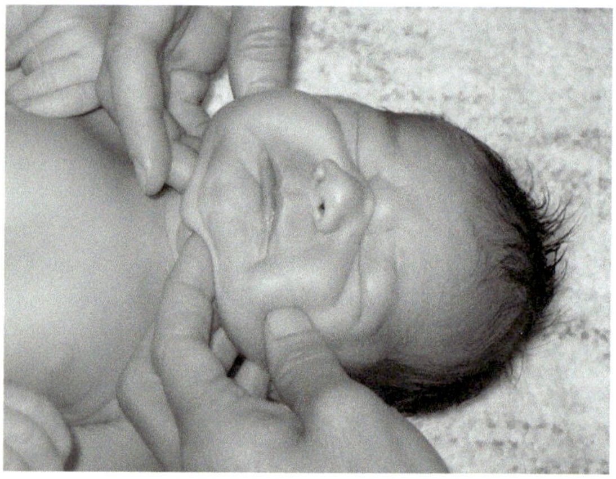

Abb. 19.93

Zungen-Inhibitionstechnik

Säugling in Rückenlage

Diese Technik sollte nach der Behandlung von Zungenbein- und Unterkieferdysfunktionen angewandt werden. Mit ihr lassen sich auch Kiefergelenkprobleme oder ein Bruxismus älterer Kinder erfolgreich behandeln.

Die Zunge ist an einem (Stell-)Reflexbogen zwischen Halswirbelsäule und Kiefergelenk beteiligt. Ihre Bewegungen werden von Muskeln gesteuert, die ebenso wie die Kau- und subokzipitale Muskulatur dicht propriozeptiv innerviert sind. Da außerdem noch primitive Reflexe zwischen den Strukturen existieren, kann eine persistierende kraniozervikale oder temporomandibuläre

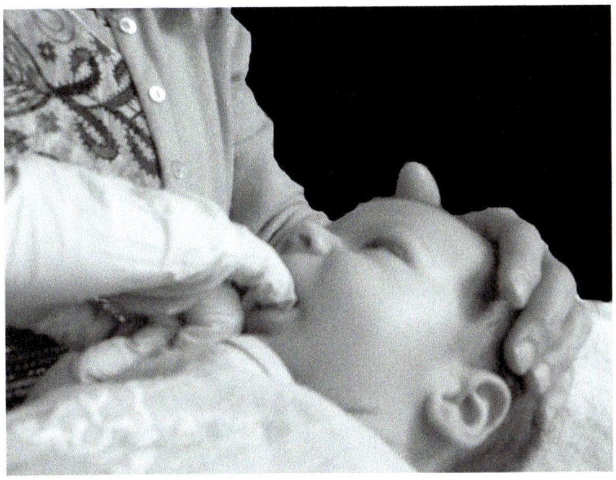

Abb. 19.94

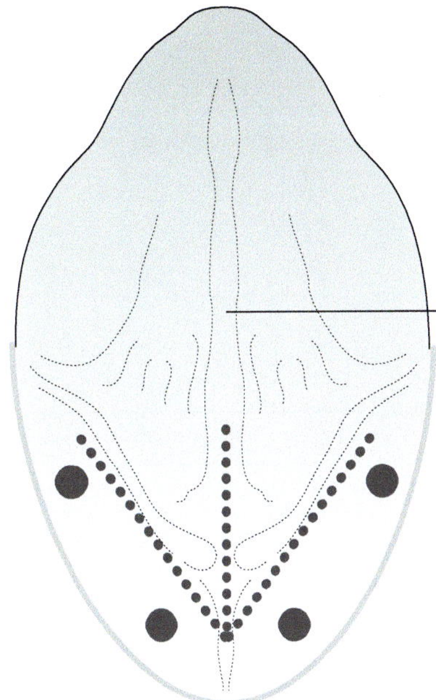

Abb. 19.95 Schematische Darstellung der Zungenunterseite bei geöffnetem Mund. Die Kontaktstellen sind mit schwarzen Punkten markiert. *[Nachdruck mit freundlicher Genehmigung aus: Gray's anatomy. London: Churchill Livingstone, 1995]*

Dysfunktion die Zungenbewegungen beeinflussen (und umgekehrt).

1. Der Säugling liegt auf dem Rücken. Die Therapeutin kontrolliert mit einer Hand den Schädel des Kindes, während sie den kleinen Finger ihrer anderen Hand (mit einem Fingerling geschützt) unter seine Zunge schiebt – oberhalb der Sublingualfalte, am Ursprung des M. genioglossus (➤ Abb. 19.94).
2. Sie wendet eine Inhibitionstechnik an, indem sie nacheinander sanften Druck auf die Muskeln (Mm. genioglossus und hyoglossus) in beiden Zungenhälften ausübt (➤ Abb. 19.95 und ➤ Abb. 19.96).
3. Die Therapeutin beginnt die Behandlung direkt lateral des Zungenbändchens auf der gegenüberliegenden Seite (die Seite, auf der sie nicht sitzt). Um die Muskelspannung des M. genioglossus zu untersuchen, streicht sie mit der Fingerkuppe langsam über die Zungenwurzel (ein ca. 1,2 cm kleines Areal bei Neugeborenen). Unter Umständen ist ein kleiner, erbsenförmiger Spasmus oder eine Unebenheit zu tasten.
4. Auf diesen Bezirk legt sie ihren Finger und behandelt ihn mit einer sanften „Unwinding"-Technik, bis sich die Verspannung auflöst.
5. Dann lässt sie den Finger an der Zungenwurzel entlang nach hinten wandern – bis zum vorderen Rand des M. hyoglossus, vielleicht auch zur Vorderfläche des M. styloglossus, der in den M. genioglossus einstrahlt. Wieder untersucht sie die Muskelspannung. Auch hier kann ein erbsengroßer Muskelspasmus oder eine Unebenheit vorhanden sein.
6. Auf diese Stelle legt sie ihren Finger und behandelt sie mit einer sanften „Unwinding"-Technik, bis sich die Verspannung auflöst.
7. Die ganze Behandlungssequenz wird danach auf der anderen Zungenseite wiederholt.

19.12 Otitis media

19.12.1 Anmerkungen zur Klinik

Nach dem osteopathischen Modell eines strukturell-funktionellen Zusammenhangs weist eine akute oder rezidivierende Otitis media neben dem Entzündungsprozess auch eine respiratorisch-zirkulatorische und biomechanische Komponente auf. Ein „laufendes" Mittelohr stellt eine normale Reaktion der Ohrtrompete (Tuba Eustachi) auf Reizungen der oberen Atemwege dar. Durch eine persistierende Effusion verändert sich nicht nur der Druck im Mittelohr, sondern sie erhöht auch das Risiko, dass Nasen-Rachensekrete eingeatmet werden, und bildet ein günstiges Medium für infektiöse Erreger. Störungen der normalen Drainage und Resorption können eine chronische Otitis media begünstigen. Für den Abtransport von seröser Flüssigkeit und Eiter aus dem Mittelohr spielen das Lymph- und Niederdrucksystem eine wichtige Rolle. Die Lymphgefäße des Mittelohrs verlaufen im hinteren Rachen und den tiefen prävertebralen Halsfaszien. Von daher wird der Übertritt von Flüssigkeiten aus dem Niederdrucksystem in die V. subclavia durch die Atemmechanik beeinflusst.

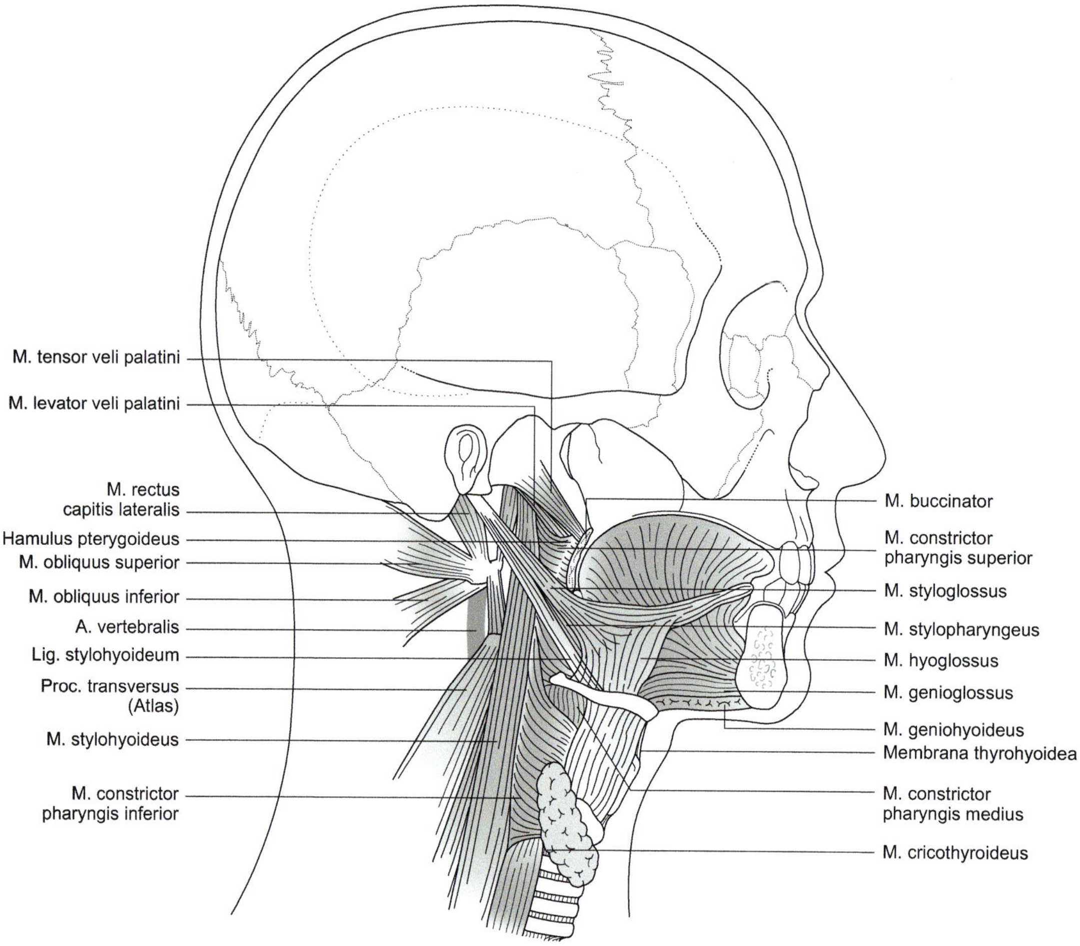

Abb. 19.96 Zungen- und Pharynxmuskulatur *[Nachdruck mit freundlicher Genehmigung aus: Gray's anatomy. London: Churchill Livingstone, 1995].*

Man nimmt an, dass die Tubenbelüftung sowohl bei der rezidivierenden akuten als auch der chronisch-persistierenden Otitis media eine Rolle spielt. Durchgängigkeit der Tuba Eustachi und der Druck im Mittelohr werden von den biomechanischen Beziehungen zu ihren Nachbarstrukturen bestimmt.

19.12.2 Anmerkungen zur Behandlung

Es hat sich gezeigt, dass eine osteopathische Behandlung die klinischen Ergebnisse bei einer rezidivierenden akuten und chronisch-persistierenden eitrigen Otitis media von Kindern verbessern kann [Mills 2003]. Die osteopathische Behandlung einer kindlichen Otitis media sollte sich am Atem-Kreislauf- und biomechanischen Modell orientieren und sich vor dem Hintergrund auf somatische Dysfunktionen konzentrieren. Durch Verspannungen der Beckenbodenmuskulatur oder in Übergangsbereichen wird die „Pumpfunktion“ der Diaphragmen und des thorakoabdominalen „Zylinders“ beeinträchtigt. Beim Austausch von arteriell-venösem Blut und der Lymphflüssigkeit spielen Thoraxbewegungen eine Rolle. Dysfunktionen im Kopf- und Halsbereich können lokale Auswirkungen auf die Ohrtrompete oder ihre Lymph- und Blutversorgung haben. Nach dem von Gordon Zink beschriebenen Atem-Kreislauf-Modell [Ward 2003] verdienen zuerst die Flüssigkeitsbewegungen im thorakoabdominalen Zylinder Beachtung, bevor Extremitäten und der Kopfbereich behandelt werden. Der thorakoabdominale Zylinder beherbergt die größten Sammelgefäße für venöses Blut und die Lymphflüssigkeit. Den Bewegungsantrieb für Flüssigkeiten in den Niederdruck-Blut-/Lymphbahnen liefern die pelvinen, abdominalen und zervikalen Diaphragmen sowie die Atemmuskulatur.

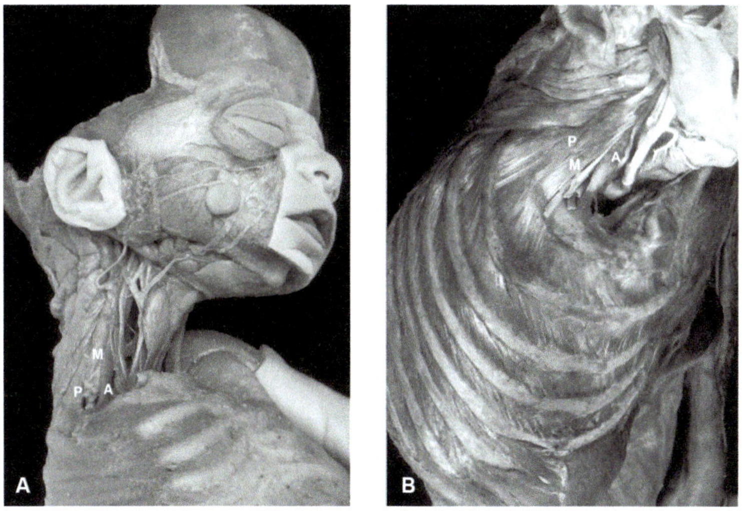

Abb. 19.97 **A** und **B** Thoracic-inlet-Bereich (Ansicht von superolateral). Um die oberen Rippen freizulegen, wurden Arm, Klavikula und die dazugehörigen Muskeln entfernt. In beiden Abbildungen sind die Skalenusmuskeln gekennzeichnet (A = M. scalenus anterior, M = M. scalenus medius, P = M. scalenus posterior). Verglichen mit den stärker horizontal ausgerichteten Rippen von Neugeborenen **A** sind die Rippen von Erwachsenen **B** stärker gebogen.

19.12.3 Behandlungstechniken

Balanced-Ligamentous-Tension-(BLT-) Technik für 1. Rippe/Thoracic-inlet-Bereich

Säugling im Sitzen

Neben der oben unter „Peitschenhiebsyndrom" (➤ Kap. 19.4) beschriebenen Technik sind noch mehrere ähnliche Methoden ausführlicher für den Schultergürtel dargestellt (➤ Kap. 21).

Alternative Technik: Kleinkind im Sitzen

Sie dient allgemein zur Behandlung der Ligamente, Muskelfaszien und Gelenkverbindungen im Thoracic-inlet-Bereich (➤ Abb. 19.97).

1. Das Kind sitzt mit dem Rücken zur Therapeutin, die seine obersten Rippen mit beiden Händen hält. Während ihre Mittel- und Zeigefinger beidseits das Sternokostalgelenk der 1. Rippen berühren, liegen die Hände auf dem oberen Rippenrand und die Daumen hinten auf den Kostovertebralgelenken (➤ Abb. 19.98).
2. Die vorderen Finger üben einen sanften, aber doch festen Druck nach posterolateral auf beide Rippen aus, als wollte sie einen Zirkel öffnen (weißer Pfeil). Dadurch werden die angrenzenden Gewebe und Gelenkverbindungen angespannt.
3. Über die Kontakte am oberen Rippenrand (schwarze Kurve) kann sie beide Rippen simultan durch verschiedene Bewegungsebenen – Inhalation, Exhalation, Elevation und Scherung (flare) führen – und auf diese Weise die Gewebespannung auszugleichen.
4. Hat sich ein Spannungsgleichgewicht eingestellt, wird die Position gehalten, bis sich die Gewebetextur spürbar verändert oder die Gelenkmechanik verbessert.

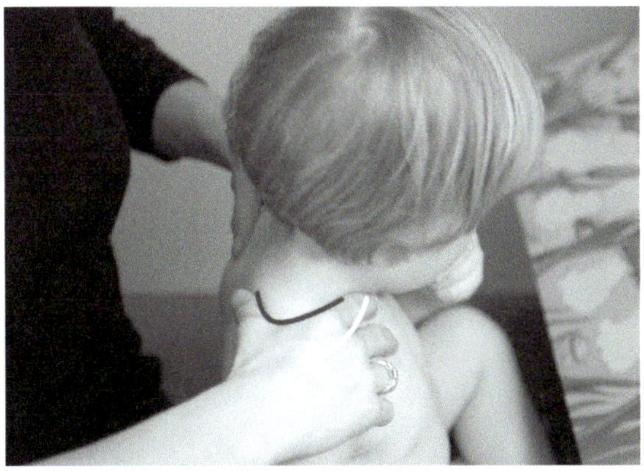

Abb. 19.98

Balanced-Ligamentous-Tension-(BLT-) Technik für 1. Rippe/Sternokostalbereich

Kleinkind im Sitzen

Wenn eine signifikante Kompression des Sternokostalgelenks vorliegt, lässt sich die Spannung des Thoracic-inlet-Bereichs möglicherweise erst nach der Behandlung dieses Bereichs ausgleichen. Zum Spannungsausgleich wird eine direkte Technik angewandt.

1. Das Kind sitzt oder liegt auf dem Rücken. Die Therapeutin berührt die 1. Rippen mit Daumen und Finger

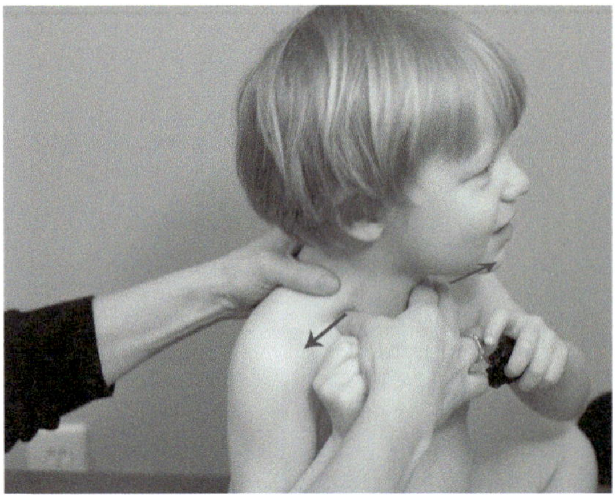

Abb. 19.99

einer Hand jeweils am Sternokostalgelenk. Mit der anderen Hand überwacht sie beide 1. Rippen von vorn vor dem M. trapezius (➤ Abb. 19.99).

2. Unter gleichmäßigem, lateralem Druck auf die vorderen Gelenke spreizen sich die Rippen vom Manubrium sterni (schwarze Pfeile) ab, bis sich die Spannung ausgeglichen hat.
3. Diese Position wird aufrechterhalten, bis sich die Gewebespannung verändert oder eine funktionelle Verbesserung spürbar ist.

Balanced-Ligamentous-Tension-(BLT-) Technik im Kraniozervikalbereich

Kleinkind im Sitzen

Mit dieser Technik lassen sich allgemein die Verbindungen zwischen Os occipitale, Atlas und Axis behandeln. Für den Spannungsausgleich zwischen Hinterkopf und HWS (C1 und C2) werden natürliche Bewegungen des Kindes benutzt.

1. Das Kind wird im Sitzen behandelt. Mit Mittelfinger und Daumen einer Hand berührt die Therapeutin beidseits die Sutura occipitomastoidea am Hinterkopf des Kindes. Mit dem Ringfinger derselben Hand kontrolliert sie den Querfortsatz von C2 ipsilateral zur Seite der Dysfunktion, während die andere Hand den Kopf des Kindes stabilisiert (➤ Abb. 19.100A und B).
2. Mit einer langsamen, behutsamen, bogenförmigen Traktion führt sie den Hinterkopf in eine Flexionsstellung, bis sich die Spannung ausgleicht. Diese direkte Technik dient zur Druckentlastung des Atlantookzipital-(AO-)Gelenks und zum Ausgleichen der Spannung.
3. Sobald sie eine Veränderung der Gewebespannung spürt, lässt die Therapeutin mit der Traktion nach. Über die Fingerkontakte an der Halswirbelsäule (C1/C2), am Kopf und Hinterkopf kann sie einen ligamentären Spannungsausgleich zwischen Okziput, C1 und C2 herstellen. Alternativ kann sie auch zur Ostemporale-Lift-Technik überwechseln.

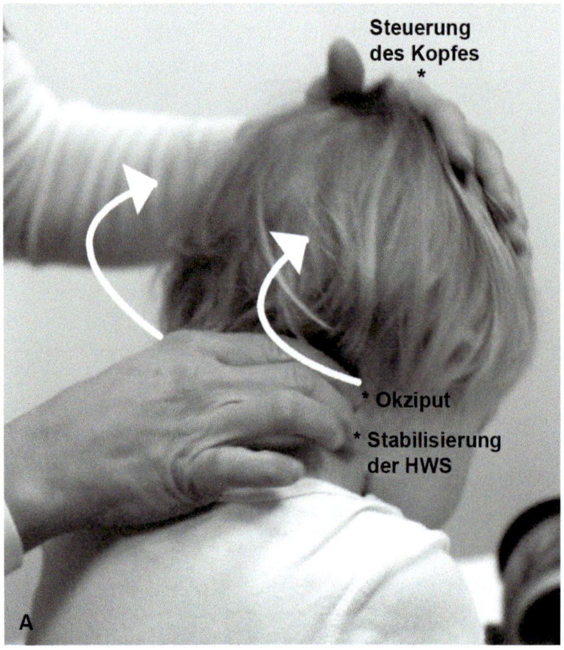

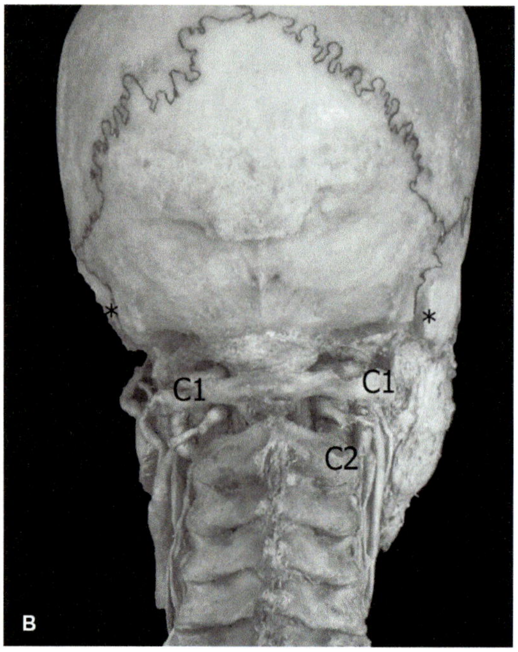

Abb. 19.100

Balanced-Ligamentous-Tension-(BLT-) Technik im Atlantookzipitalbereich – kondyläre Dekompression

Kleinkind im Sitzen

Dies ist eine direkte Technik, die zur Druckentlastung (Dekompression) und zum Spannungsausgleich zwischen okzipitalen Kondylen und Atlas angewandt wird (➢ Abb. 19.101).

1. Das Kind wird im Sitzen behandelt. Die Therapeutin legt eine Hand um seinen Hinterkopf und lässt die Mittelfingerkuppe zum Opisthion hinab gleiten. Zeige- und Ringfinger liegen leicht seitlich versetzt neben der Mittellinie und nähern sich den Condyli occipitales (COc). Der Mittelfinger befindet sich direkt über dem Tuberculum posterius (TP) von C2.
2. Die andere Hand kontrolliert den Stirnbereich.
3. Mit einer behutsamen, bogenförmigen Traktion (➢ Abb. 19.109, weißer Pfeil) und unter Stabilisierung von C1 und C2 führt die Therapeutin den Hinterkopf in eine Flexionsstellung.
4. Über die Fingerkontakte am Os occipitale und C1/C2 kann sie den Kraftvektor so variieren, dass sich eine balancierte ligamentäre Spannung zwischen den okzipitalen Kondylen und C1 einstellt.
5. Diese Position wird aufrechterhalten, bis eine Veränderung der Spannung, eine Korrektur des Stressmusters oder eine größere Bewegungsfreiheit im Okzipitalbereich spürbar ist.

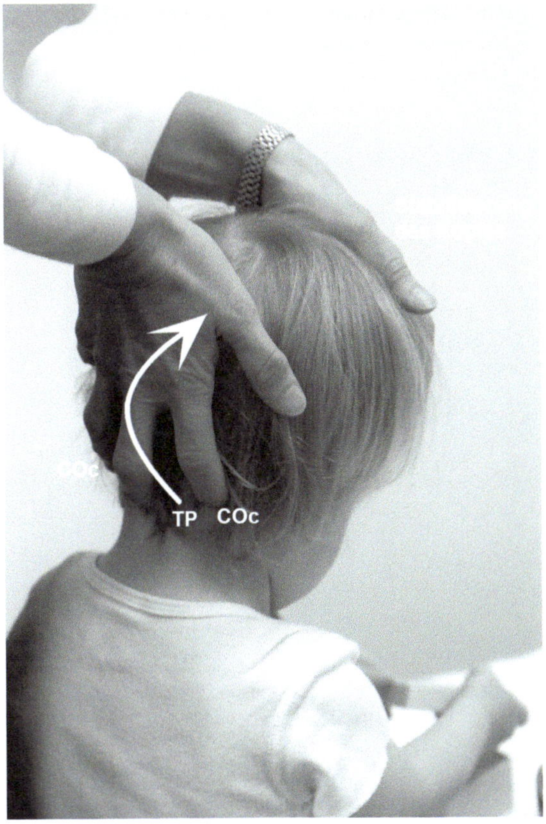

Abb. 19.101

Sinus-venosus-Techniken

Sinus-venosus-Techniken (➢ Abb. 19.102, ➢ Abb. 19.103 und ➢ Abb. 19.104) können mit unterschiedlicher Zielsetzung angewandt werden: als ossäre Technik zur Druckentlastung (Dekompression) von Suturen, als „fluide" bzw. Fließtechnik zur Förderung des venösen Abflusses oder als Membrantechnik zur funktionellen Verbesserung des reziproken Spannungsmembran-Systems. Je

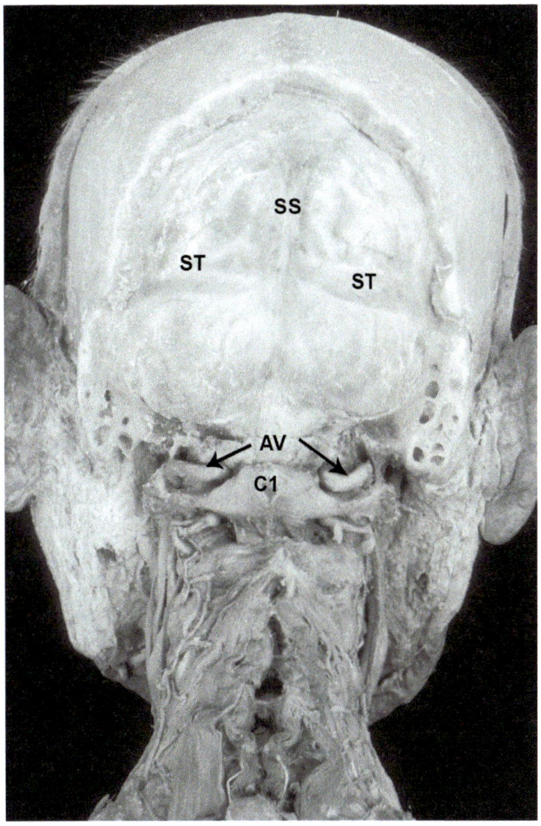

Abb. 19.102 Schädelansicht von hinten. Das Os occipitale und die hinteren Anteile der Ossa parietalia wurden entfernt, um die Lamina externa der Dura mater cranialis freizulegen. Die Außenwände des Sinus sagittalis (SS) und Sinus transversus (ST) sind deutlich erkennbar. Über dem intakt gebliebenen Neuralbogen von C1 verläuft die A. vertebralis (AV).

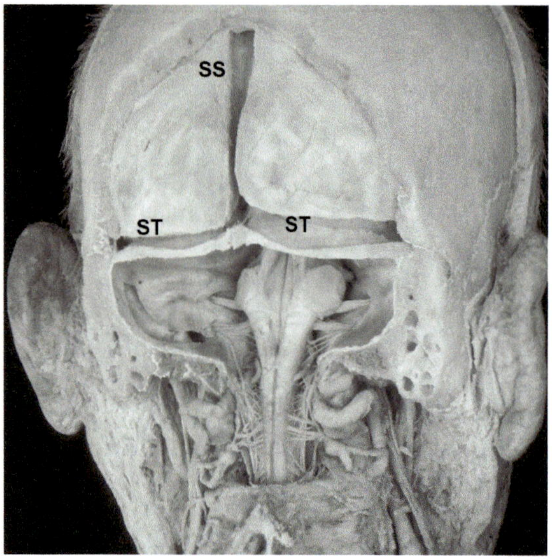

Abb. 19.103 Schädelansicht von hinten. Das Os occipitale und die hinteren Anteile der Ossa parietalia wurden entfernt, um die Lamina externa der Dura mater cranialis freizulegen. Nach Entfernung des Kleinhirns sind der Hirnstamm und die Unterseite des Tentorium cerebelli zu erkennen. Im Sinus sagittalis (SS) und Sinus transversus (ST) werden nach Entfernung der Außenwände die Innenflächen der Seitenwände sichtbar.

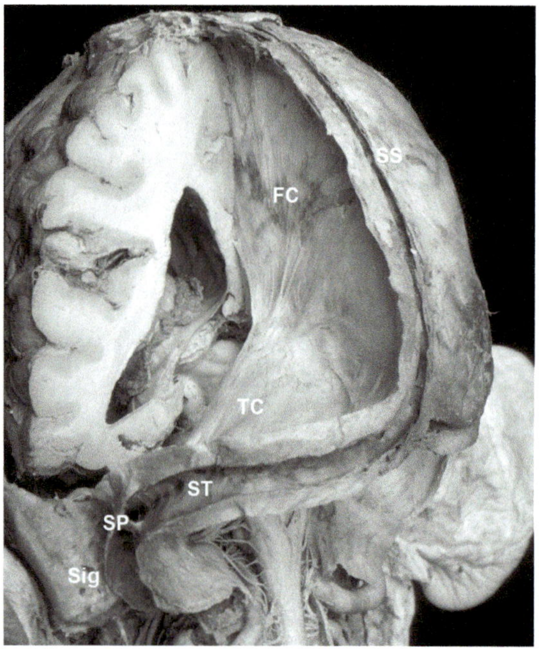

Abb. 19.104 Ansicht der linken hinteren Schädelhälfte von posterolateral. Schädeldecke, Os occipitale, hinterer Lobus parietalis und Cerebellum wurden entfernt, während die inneren Duraschichten und venösen Sinus intakt geblieben sind. Der Blick fällt von hinten links auf das Schädelpräparat. Nach einem lateralen Umschlag wird die Falx cerebri (FC) links zur oberen Lage des Tentorium cerebelli (TC). Der Sinus sagittalis (SS) mündet unten links in den Sinus transversus (ST), der in den Sinus sigmoideus (Sig) übergeht. Auch die Öffnung des Sinus petrosus superior (SP) ist zu sehen.

nach vorliegender Störung sind sie oft in mehrfacher Hinsicht indiziert. Ein Stressmuster an der Schädelbasis oder eine Plagiozephalie lässt sie beispielsweise unter ossären oder membranösen Aspekten sinnvoll erscheinen, während bei stauungsbedingten Kopfschmerzen, Allergie, Sinusitis und infektiösen Prozessen auch die „fluide" Komponente berücksichtigt werden sollte.

Sinus-venosus-/Balanced-Membranous-Tension-Technik – Anwendung an der Falx cerebelli

Kleinkind im Sitzen

1. Das Kind sitzt. Die Therapeutin steht oder sitzt neben ihm. Während sie die Finger einer Hand im Verlauf der Falx cerebelli unter dem Inion und über dem Atlantookzipital-(AO-)Gelenk auflegt, stabilisiert sie mit der anderen Hand den Kopf (➤ Abb. 19.105).
2. Sie richtet den Druck sanft nach vorn zur Crista galli, begleitet von einer behutsamen Spreizung der Finger, bis sich die Gewebetextur spürbar verändert. Achtung: Es darf kein Druck ins AO-Gelenk oder auf die Kondylen ausgeübt werden. Dies ist zwar eine intraossäre, aber keine intraartikuläre Technik.

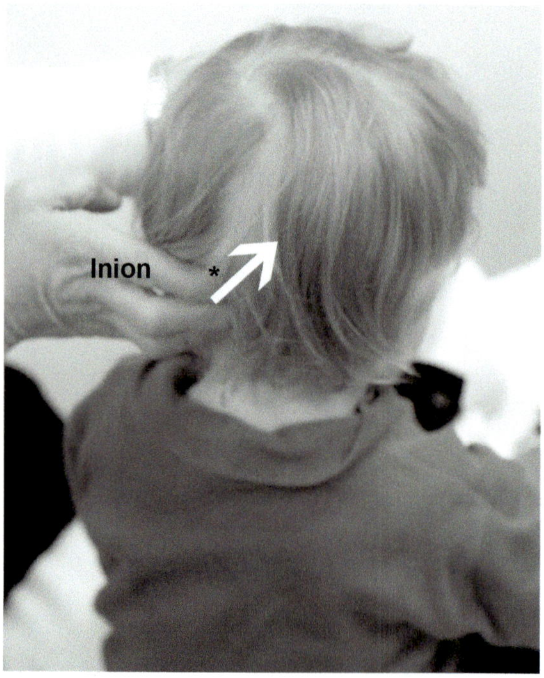

Abb. 19.105

Sinus-venosus-/Balanced-Membranous-Tension-Technik – Anwendung am Tentorium/Sinus transversus

Kleinkind im Sitzen

Mit dieser Technik soll die Flüssigkeitsdrainage im Sinus transversus verbessert und eine Membranverspannung im Tentorium cerebelli abgebaut werden. Beide Komponenten müssen gleichzeitig behandelt werden. Ein Flüssigkeitsstau kann den venösen und Lymphabfluss beeinträchtigen (➤ Abb. 19.106). Eine Membranverspannung kann sich auf die Schläfenbeinfunktion/-mechanik auswirken (➤ Abb. 19.107).

1. Das Kind sitzt bei der Behandlung. Am Inion beginnend, legt die Therapeutin ihre Fingerkuppen ober- und unterhalb dieses Ausgangspunkts auf das Os intraparietale am Hinterkopf, während sie mit der anderen Hand den Kopf stabilisiert (➤ Abb. 19.108).
2. Mit der hinteren Hand drückt sie sanft nach vorn in Richtung des Sinus rectus (weißer Pfeil) und spreizt dabei ihre Finger. Dieser Druck wird aufrechterhalten, bis das Gewebe spürbar weicher wird.

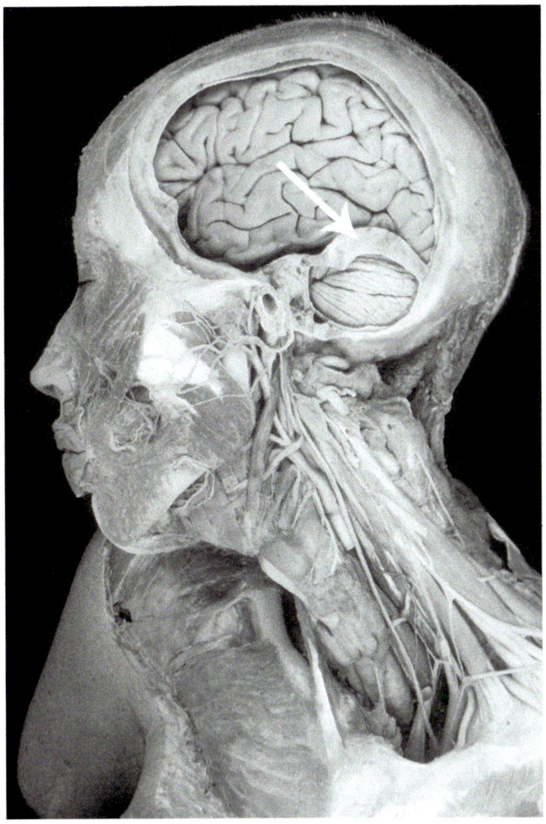

Abb. 19.106 Schädelansicht von lateral. Neben Os parietale, Os temporale und Os occipitale wurde auch die Duraschicht entfernt – außer dem Teil, der die Außenwand des Sinus transversus (weißer Pfeil) bildet. Groß- und Kleinhirnhemisphäre liegen frei.

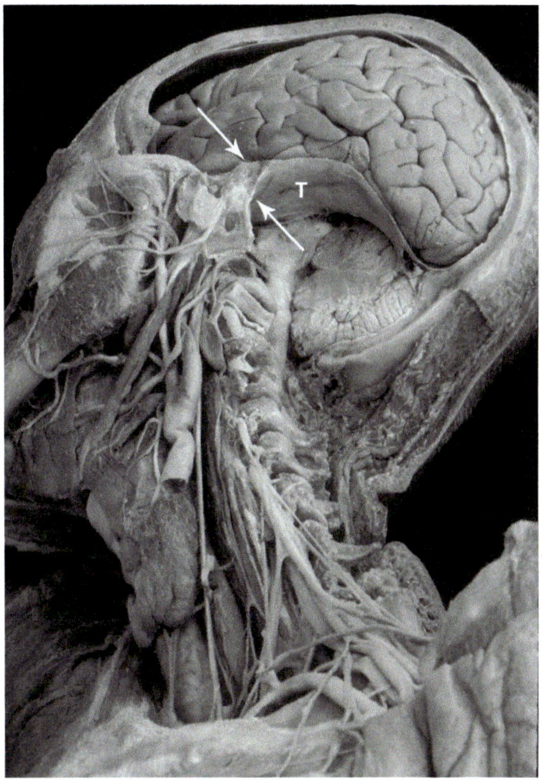

Abb. 19.107 Schädelansicht von posterolateral. Os parietale, Os temporale und Os occipitale wurden entfernt, um den Kortex und die Pars petrosa freizulegen. Nach Entfernung der Kleinhirnhälfte ist die Unterseite des Tentorium cerebelli (T) erkennbar. Mit weißen Pfeilen ist die Stelle markiert, an der die obere und untere Schicht des Tentoriums zum Periost der Pars petrosa (ossis temporalis) werden.

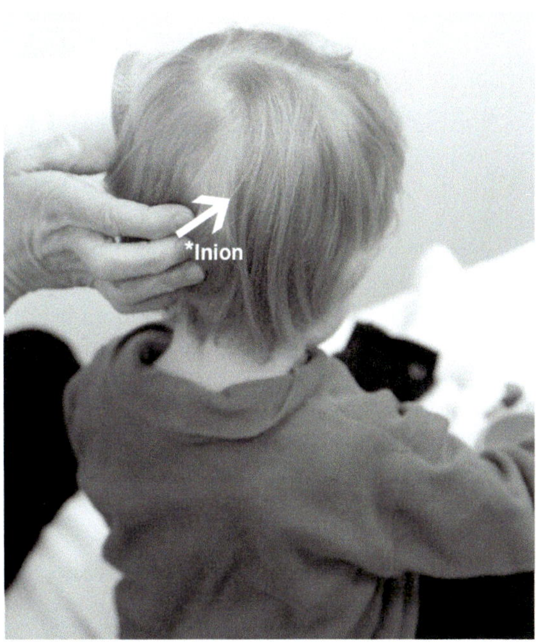

Abb. 19.108

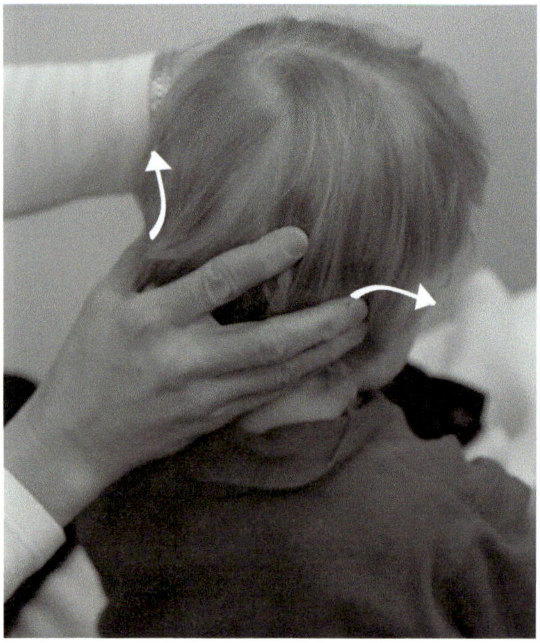

Abb. 19.109

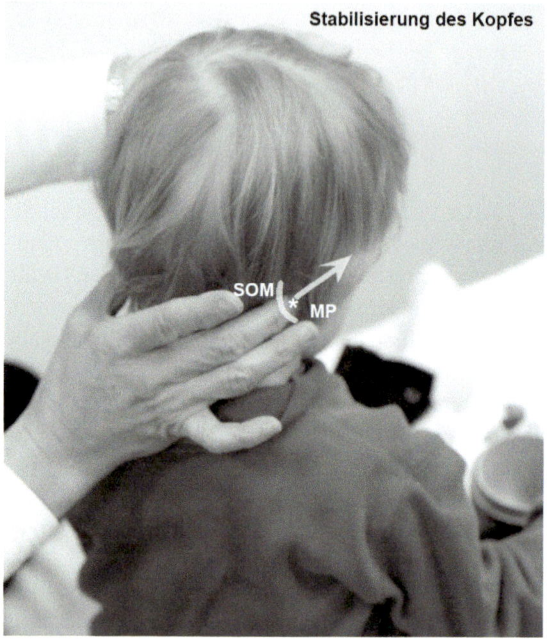

Abb. 19.110

3. Dann ordnet sie ihre Finger in einer Horizontalen (➤ Abb. 19.109) an und induziert eine Distraktion, deren Druck sich nach anterolateral (weiße Pfeile), in der Ebene des Tentoriums, zum Sinus sigmoideus richtet, bis sie eine Erweichung des Gewebes spürt.
4. Anschließend bewegt sie ihre Finger in der Ebene des Sinus transversus seitwärts zu den Suturae occipitomastoideae, wo sie die Distraktion fortsetzt, bis sich die Gewebetextur merklich verändert.

Balanced-Membranous-Tension-/„Lift"-Technik am Os temporale

Kleinkind im Sitzen

Mit der „Os-temporale-Lift"-Technik lässt sich eine Druckentlastung (Dekompression) der Sutura occipitomastoidea durchführen. Die Methode wird an beiden Stirnbeinen gleichzeitig angewandt. Hier handelt es sich um eine Abwandlung der oben für die Behandlung in Rückenlage beschriebenen Technik.

1. Das Kind sitzt auf der Behandlungsliege oder im elterlichen Schoß und hat der hinter ihm stehenden Therapeutin den Rücken zugewandt (➤ Abb. 19.110). Mit Daumen und Finger einer Hand berührt sie auf beiden Seiten direkt vor der Sutura occipitomastoidea (SOM) die Schläfenbeine. Mit der anderen Hand stabilisiert sie den Kopf des Kindes.
2. Durch sanften Druck nach vorn und lateral induziert sie eine Außenrotation der Schläfenbeine (weißer Pfeil).
3. Jetzt kann die Membranspannung in und zwischen den Schädelnähten/-verbindungen (Sutura occipitomastoidea und Sutura petrobasilaris) beidseits ausgeglichen werden.
4. Die Therapeutin behält diese Position bei, bis sich die Gewebetextur der Sutura occipitomastoidea spürbar verändert (normalerweise weicher wird).

Sinus-venosus-/Balanced-Membranous-Tension-Technik für Falx cerebri/Sinus sagittalis

Kleinkind im Sitzen

Mit dieser Technik soll die Flüssigkeitsdrainage im Sinus sagittalis verbessert und eine Membranverspannung in der Falx cerebri abgebaut werden. Beide Komponenten müssen gleichzeitig behandelt werden. Ein Flüssigkeitsstau kann den venösen und Lymphabfluss beeinträchtigen. Eine Membranverspannung kann sich auf die Schädeldach- und Schädelbasisfunktion/-mechanik auswirken.

1. Das Kind sitzt bei der Behandlung. Die Therapeutin wendet eine modifizierte kraniale Haltetechnik an, bei der sich die Daumen auf der Lambdanaht überkreuzen (➤ Abb. 19.111). Die rechte Daumenkuppe liegt also auf dem linken und die linke Daumenkuppe auf dem rechten Stirnbein (➤ Abb. 19.112).

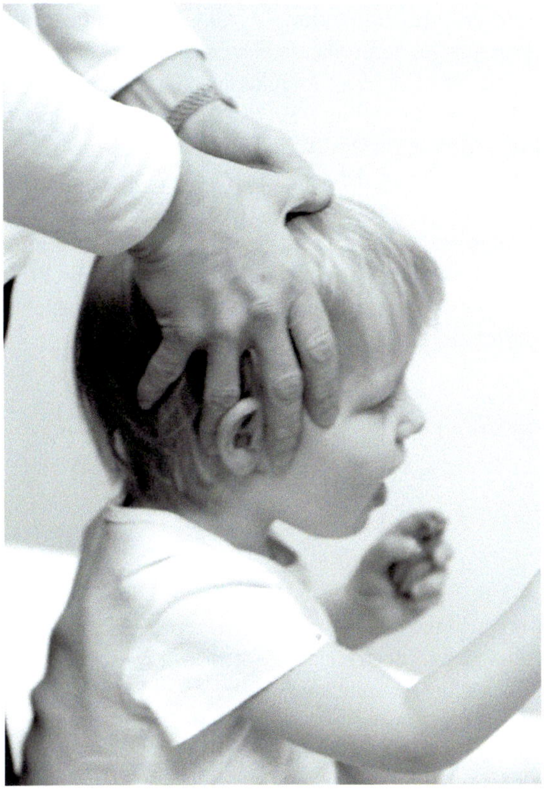

Abb. 19.111

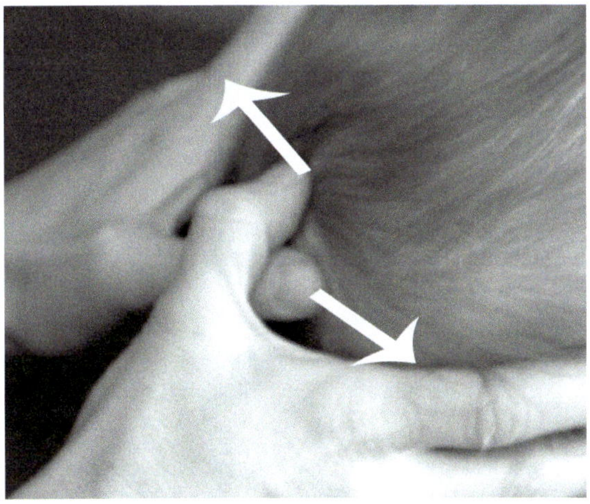

Abb. 19.112

2. Die Therapeutin induziert eine behutsame Distraktion, indem sie ihre Daumen auseinander zieht (den rechten Daumen nach links, den linken Daumen nach rechts; ➤ Abb. 19.112, weiße Pfeile), bis sich die Gewebespannung leicht verändert.
3. Unter Beibehaltung der Handposition bewegt sie ihre Daumen Stück für Stück ein bisschen voran – über die gesamte Länge der Sutura sagittalis.
4. Wenn sich das Kind nicht kooperativ verhält, bietet sich eine andere Handstellung als Alternative an: Mit einer Hand wird die Sagittalnaht am Lambda berührt und mit der anderen Hand der Kopf des Kindes stabilisiert (ähnlich wie bei der Beschreibung der ersten Sinus-transversus-Technik).
5. Jetzt wird eine behutsame Distraktion der Sagittalnaht in anterolateraler Richtung durchgeführt, bis sich die Gewebetextur spürbar verändert. Danach bewegen sich die Finger Stück für Stück auf der Sagittalnaht voran zur nächsten Restriktion.

Balanced-Membranous-Tension-Technik an der Sutura petrosquamosa

Kleinkind im Sitzen

Mit dieser direkten Technik lässt sich eine balancierte membranöse Spannung an der Sutura petrosquamosa erreichen. Darunter verläuft die Ohrtrompete (Tuba Eu-

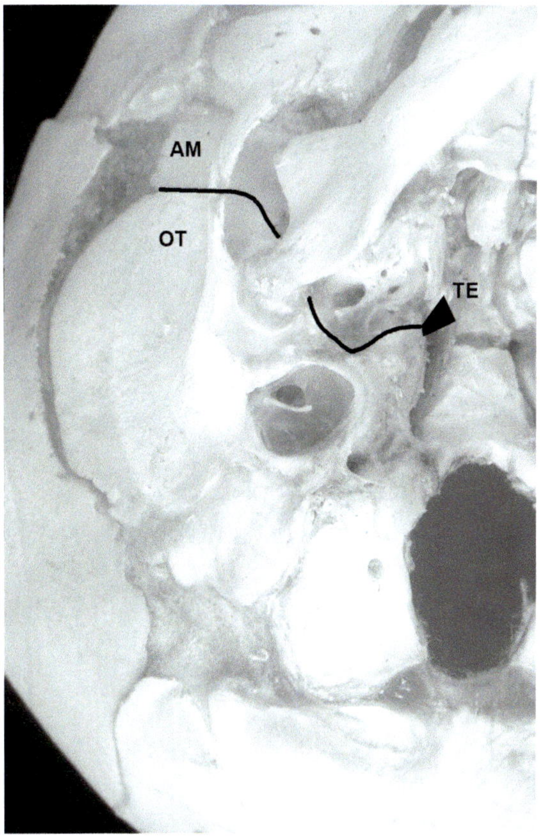

Abb. 19.113 Säuglingsschädel in der Ansicht von unten. Die Verbindung zwischen Pars petrosa und Os sphenoidale des Schläfenbeins (Sutura petrosquamosa) ist schwarz nachgezogen und die Tuba Eustachi (TE) mit einer schwarzen Pfeilspitze markiert. Auch der große Keilbeinflügel (Ala major ossis sphenoidalis, AM) und die Pars squamosa (Os temporale, OT) sind gekennzeichnet.

19

stachi), die aus dem Os temporale austritt und ins hintere Rachengewebe zieht (➤ Abb. 19.113).

1. Das Kind liegt auf dem Rücken oder sitzt, während die Therapeutin eine modifizierte kraniale Haltetechnik anwendet (➤ Abb. 19.114). Ihre Zeigefinger berühren beidseits den großen Keilbeinflügel (Ala major ossis sphenoidalis, AM) und die Mittelfinger die vordere Pars squamosa (PS) des Os temporale (OT) genau über dem Pterion (➤ Abb. 19.115). Ring- und Kleinfinger kontrollieren die hintere Pars squamosa und den okzipitalen Angulus lateralis (AL).
2. Mit dem Schwerpunkt auf der Sutura petrosquamosa (➤ Abb. 19.113) wird eine behutsame Dekompression in Richtung der Schädelbasis (➤ Abb. 19.114, weiße Pfeile) induziert, bis sich die Membranspannung spürbar ausgleicht.
3. Die Position wird aufrechterhalten, bis sich eine Veränderung der Gewebetextur oder eine funktionelle Verbesserung einstellt.

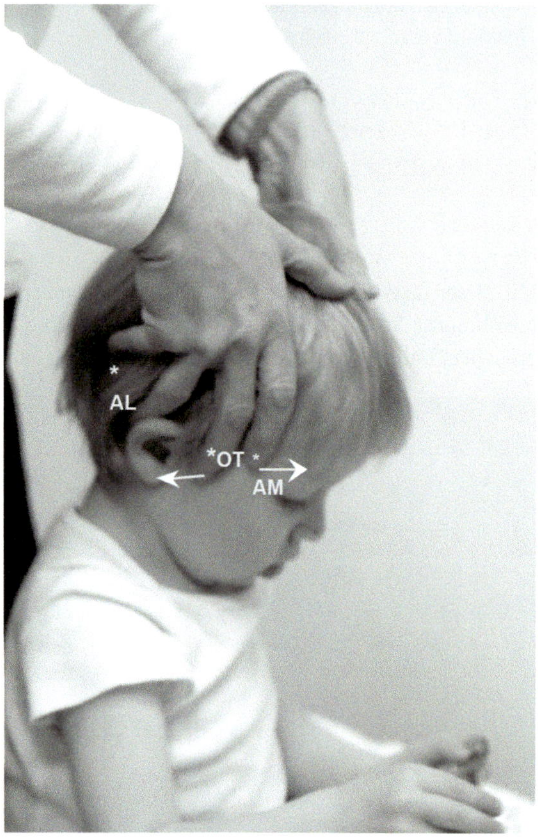

Abb. 19.114

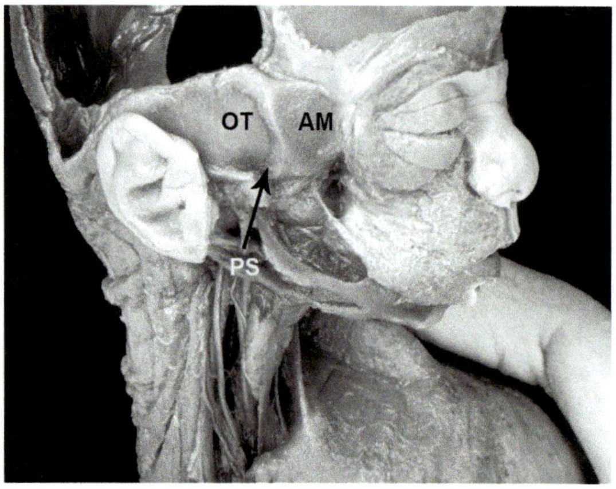

Abb. 19.115

Balanced-Membranous-Tension-Technik an der Synchondrosis sphenobasilaris (SSB)

Kleinkind im Sitzen

Bei Säuglingen und Kleinkindern ist der okzipitale Angulus lateralis noch nicht gut entwickelt. Zwischen Schädelbasis und okzipitalem Os intraparietale besteht eher eine dünne Knorpel- als eine Gelenk-/Nahtverbindung. Zum Zeitpunkt der Geburt bildet das Os sphenoidale noch keine Einheit mit dem großen Keilbeinflügel (Ala major) und dem Flügelfortsatz (Proc. pterygoideus) des Neugeborenen; erst im Laufe der ersten Lebensjahre wachsen sie zusammen. Durch die „Zusammensetzung" von Os occipitale und Os sphenoidale verändern sich die Verhältnisse an ihren äußeren Kontaktstellen (Ala major und Angulus lateralis) und der Synchondrosis sphenobasilaris (SSB). Bei jüngeren Kindern haben die Verbindungen im Unterschied zu jungen Erwachsenen eher eine membranöse statt knöcherne Qualität.

1. Das Kind sitzt, während die Therapeutin mit beiden Händen eine modifizierte kraniale Haltetechnik anwendet (➤ Abb. 19.116). Sie gleicht der oben für die Sutura petrosquamosa beschriebenen Technik, nur dass die Finger in diesem Fall primär auf dem großen Keilbeinflügel (Ala major, AM) und dem okzipitalen Angulus lateralis (AL) statt auf der Pars squamosa der Schläfenbeine liegen (➤ Abb. 19.117).
2. Um das Bewegungsmuster der SSB zu erkennen, kann die Therapeutin sie entweder bei passiven Bewegungen beobachten oder einen behutsamen Bewegungstest durchführen.
3. Über die sphenookzipitalen Fingerkontakte lässt sich die Spannung der SSB ausgleichen. Um darüber hinaus auch für ein Gleichgewicht in den reziproken Spannungsmembranen zu sorgen, müssen Membran- und knöcherne Komponenten bei der Behandlung berücksichtigt werden.

4. Die Position des Spannungsausgleichs wird aufrechterhalten, bis eine veränderte Beweglichkeit (Bewegungsqualität) an der SSB spürbar ist.

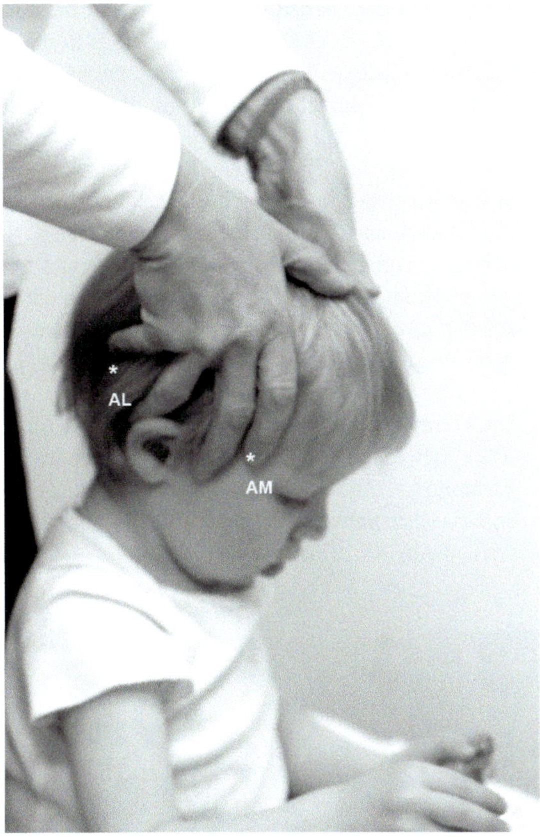

Abb. 19.116

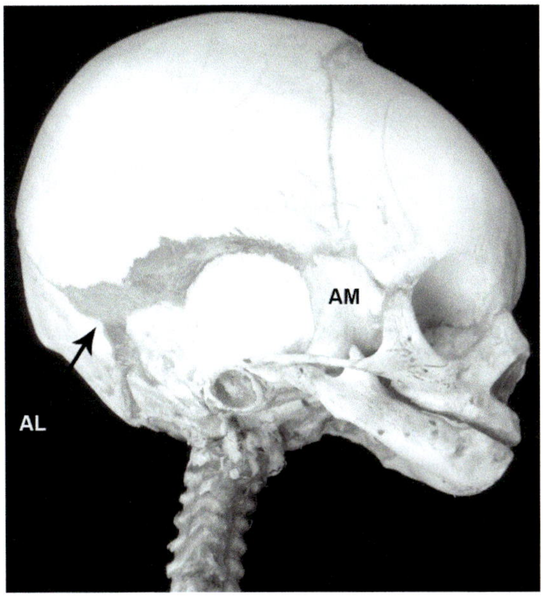

Abb. 19.117

19.13 Chronische Sinusitis

19.13.1 Anmerkungen zur Klinik

Eine chronische Sinusitis kann auf einer allergisch-entzündlichen Reizung oder einer persistierenden bzw. rezidivierenden Infektion beruhen. Während sie sich bei Kleinkindern mit Husten, verstopfter Nase oder Schleimhautschwellung (mit/ohne Nasensekret) manifestiert, können bei Jugendlichen noch Kopf- und Gesichtsschmerzen sowie ein leichtes Gesichtsödem hinzukommen. Nachts oder in Rückenlage des Kindes verstärkt sich der Husten häufig, weil zurücklaufendes Sekret den Rachen reizt. Gelegentlich tritt morgendliche Übelkeit oder Appetitlosigkeit auf. Wenn die Kieferhöhle (Sinus maxillaris) betroffen ist, klagen die Kinder oft über Zahnschmerzen. Entzündungen der Stirn- und Keilbeinhöhle (Sinus frontalis, Sinus sphenoidalis) oder der Cellulae ethmoidales können Schmerzen hinter den Augen oder im Scheitelbereich hervorrufen.

Bei der körperlichen Untersuchung können die betroffene Nebenhöhlen druckempfindlich und im geröteten Rachen Reizspuren durch zurückfließendes Sekret zu sehen sein. Ein „Kopfstein"-Relief der hinteren Rachenwand (lymphoide Hyperplasie) lässt durch eine Lymphadenopathie der tiefen pharyngealen Lymphknoten erklären, die in die Keil- und Siebbeinhöhle ableiten. Eine Durchleuchtung (Diaphanoskopie) der Kiefer- und Stirnhöhlen kann diagnostisch weiterhelfen, doch die Befunde sind oft schwierig zu interpretieren. In der Bildgebung der Nasenwege lässt sich gewöhnlich eine Schwellung und Rötung, eventuell auch Gefäßinjektion in der Schleimhaut der Conchae nasales darstellen. Ein dünnes, fadenziehendes Sekret spricht eher für eine Allergie, eitriger Ausfluss dagegen für eine chronische Infektion. Eine Ausnahme bildet allerdings eine chronisch-allergische Rhinorrhö mit Sekreteindickung, z.B. nach einer länger dauernden Antihistaminikatherapie oder bei leichter Dehydrierung des Kindes. In schwierigen oder hartnäckigen Fällen ist eine Röntgen-, CT- oder MRT-Untersuchung zur Abklärung erforderlich. Im Fall einer therapierefraktären oder mit Komplikationen verbundenen chronischen Infektion muss zur definitiven Erregeridentifikation unter Umständen eine Sekretaspiration aus der Nebenhöhle erfolgen.

19.13.2 Anmerkungen zur Behandlung

Eine hartnäckige, chronische bakterielle Sinusitis sollte antibiotisch behandelt werden; auch eine Antibiotikaprophylaxe kann indiziert sein. Bei einer mechanischen

Obstruktion stellt ein chirurgischer Eingriff in der Regel die geeignete Form der Behandlung dar. Unterstützend kann eine osteopathische Behandlung sowohl bei einer infektiösen als auch allergischen Sinusitis dazu beitragen, die mukoziliare Clearance und die Genesung allgemein zu fördern, indem sie begleitende (mechanische) Dysfunktionen beseitigt. Bei Kindern mit chronischer Sinusitis treten typische Bewegungsrestriktionen im Gesicht auf. Das ödematöse Gewebe in der Fossa pterygopalatina ist druckempfindlich. Der Raum zwischen den Mm. pterygoidei und der Flügelgaumengrube ist häufig stark verengt und auf einer oder beiden Seiten druckschmerzhaft. Wenn das Kind mitarbeitet, können die unten beschriebenen Maxilla-Spreiz- und Jochbein-Techniken die Drainage der Nebenhöhlen unterstützen. Besonders bei Kindern mit einer langen Vorgeschichte von Nebenhöhlenentzündungen, die bis in die Säuglingszeit zurückreicht, liegt oft eine Kompression der Incisura ethmoidalis vor. Im Scheitelbereich und an der Schädelbasis finden sich häufig Restriktionen. Obwohl sich schwer feststellen lässt, welches die primäre Dysfunktion war, kann sich die vorrangige Normalisierung der Schädelbasis- vor allen anderen Befunden oft als erfolgreich erweisen. Restriktionen im Scheitelbereich haben sich häufig erst sekundär infolge einer primären kraniobasalen Dysfunktion entwickelt. Über trigeminozervikale Reflexe können von der Keil- oder Siebbeinhöhle ausstrahlende Schmerzen zu Dysfunktionen der subokzipitalen Muskeln führen.

19.13.3 Behandlungstechniken

Myofasziale Release-(MFR-)Technik: vorderer Halsbereich

1. Das Kind liegt auf dem Rücken, und die Therapeutin sitzt am Kopfende. Mit der Hand unter dem Hinterkopf kontrolliert sie den Schädelbasisbereich, während sie mit der anderen Hand das Os hyoideum und die vorderen Halsweichteile berührt (➤ Abb. 19.118).
2. Sie achtet darauf, wie das vordere Halsgewebe bei aktiven Bewegungen, wenn das Kind schluckt, und einem passiven Zungenbein-Bewegungstest reagiert.
3. Dann bewegt sie das Zungenbein nach oben, unten, zur Seite (Translation) und im Kreis (Rotation), um die Spannung seiner myofaszialen Ansätze auszugleichen. Dabei kontrolliert sie die Reaktion an der Schädelbasis.
4. Hat sich ein Spannungsgleichgewicht eingestellt, wird die Position gehalten, bis sich die Gewebetextur verändert oder das Stressmuster verbessert.

Os-zygomaticum-Lift

Mit dieser direkten Technik kann eine Druckentlastung (Dekompression) und verbesserte Drainage des Sinus maxillaris erreicht werden. Vom Prinzip und der Anwendung gleicht sie der Os-parietale- oder Os-frontale-Lift-Technik. Nach der Behandlung kommt es häufig zu einer profusen Sekretabsonderung aus der Nase des Kindes.

1. Das Kind liegt auf dem Rücken. Die Therapeutin sitzt am Kopfende und hält seine beiden Jochbeine mit Daumen und Zeigefingern. Ihre Daumen berühren den oberen Rand, direkt hinter der Sutura zygomaticomaxillaris, und ihre Zeigefinger den unteren Rand, vor dem Proc. zygomaticus der Schläfenbeine und hinter der Sutura zygomaticomaxillaris (➤ Abb. 19.119).
2. Die Therapeutin induziert eine „hebende" und „rollende" Bewegung der Jochbeine in superolateraler Richtung (➤ Abb. 19.120, weiße Pfeile), um auf diese Weise ihre Nahtverbindung zur Maxilla zu entlasten (➤ Abb. 19.121, schwarze Linie).

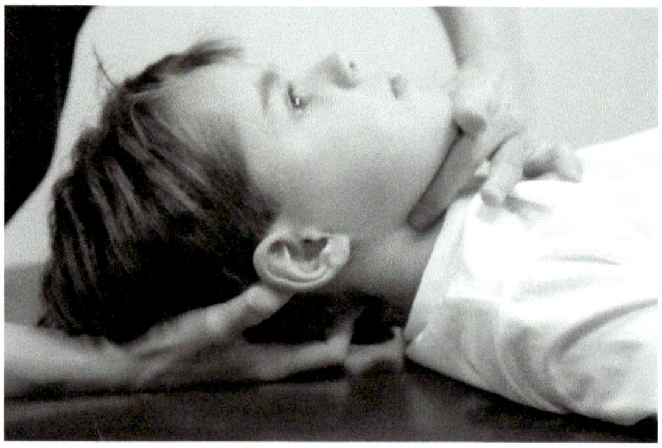

Abb. 19.118

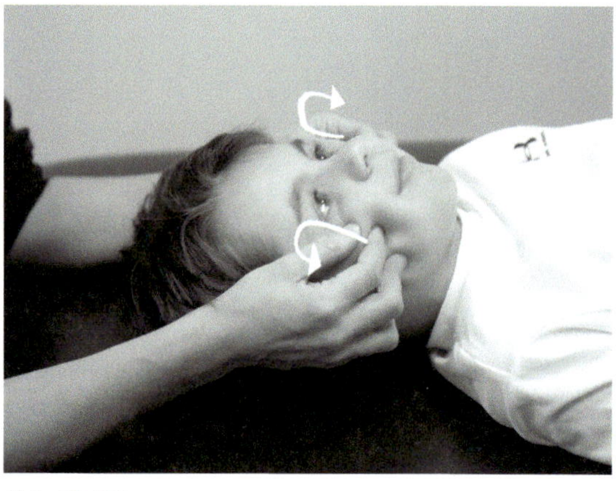

Abb. 19.119

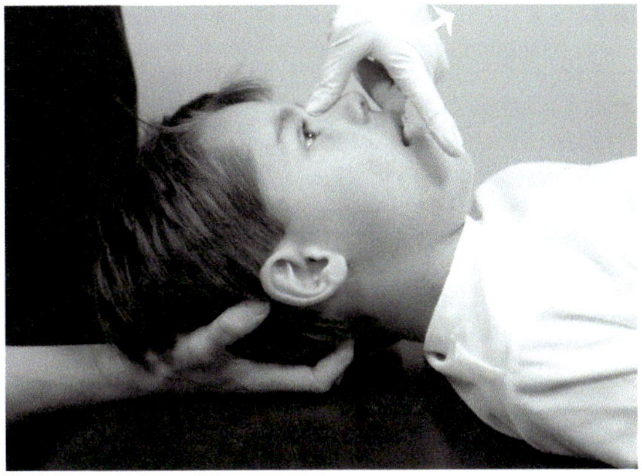

Abb. 19.120

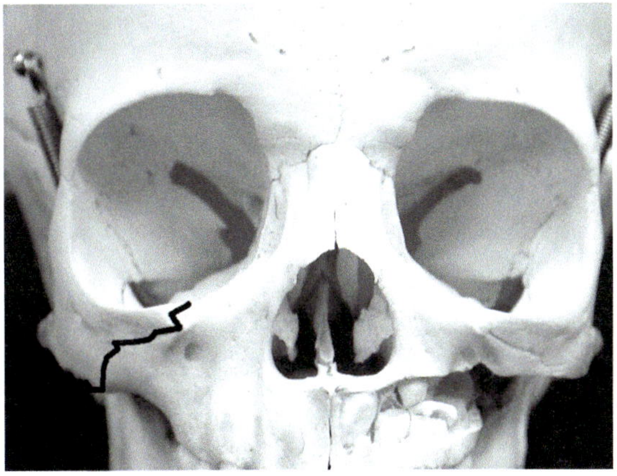

Abb. 19.121 Vorderansicht eines kindlichen Schädels (beachte, dass die bleibenden Zähne noch nicht durchgebrochen sind). Die Sutura zygomaticomaxillaris ist schwarz nachgezogen.

3. Die Therapeutin passt den Kraftvektor so an den Gewebewiderstand an, dass sich die Spannung schließlich ausgleichen kann.
4. Hat sich ein Spannungsgleichgewicht eingestellt, wird die Position gehalten, bis sich die Gewebetextur verändert oder das Stressmuster verbessert.

Balanced-Ligamentous-Tension-(BLT-) Technik zur Maxilla-Spreizung

Kind in Rückenlage

1. Das Kind liegt auf dem Rücken. Die Therapeutin sitzt am Kopfende und kontrolliert mit einer Hand am Hinterkopf das subokzipitale Gewebe. Ihre andere Hand ist mit einem Handschuh geschützt (➤ Abb. 19.120).
2. Zwei Finger dieser Hand werden in den Mund des Kindes eingeführt und berühren den Oberkiefer-Alveolarbogen (Arcus alveolaris maxillaris) beidseits auf der Innenseite der oberen Molaren. Der Daumen liegt auf der Glabella.
3. Mit einer sanft spreizenden Fingerbewegung induziert die Therapeutin eine Außenrotation der beiden Maxillahälften und entspannt gleichzeitig mit ihrem Daumen den Bereich um die Glabella.
4. Während sie den Oberkiefer nach vorn und unten zieht (weißer Pfeil) und in dieser Position hält, achtet die Therapeutin auf die Gewebereaktion. Sobald sich die Gewebetextur zu verändern beginnt, kann es sich wie ein „Heben und Aufspreizen" der Maxillae anfühlen.

Facial-Lift mit Balanced-Ligamentous-Tension-(BLT-)Technik

Kind in Rückenlage

1. Das Kind liegt auf dem Rücken. Die Therapeutin sitzt am Kopfende und spannt eine Hand über die Stirn des Kindes, so dass sie beidseits den Außenrand des Os frontale berühren kann. Ihre andere Hand trägt einen Schutzhandschuh (➤ Abb. 19.122A und B).
2. Zwei Finger dieser Hand werden in den Mund des Kindes eingeführt und berühren den Oberkiefer-Alveolarbogen (Arcus alveolaris maxillaris) beidseits

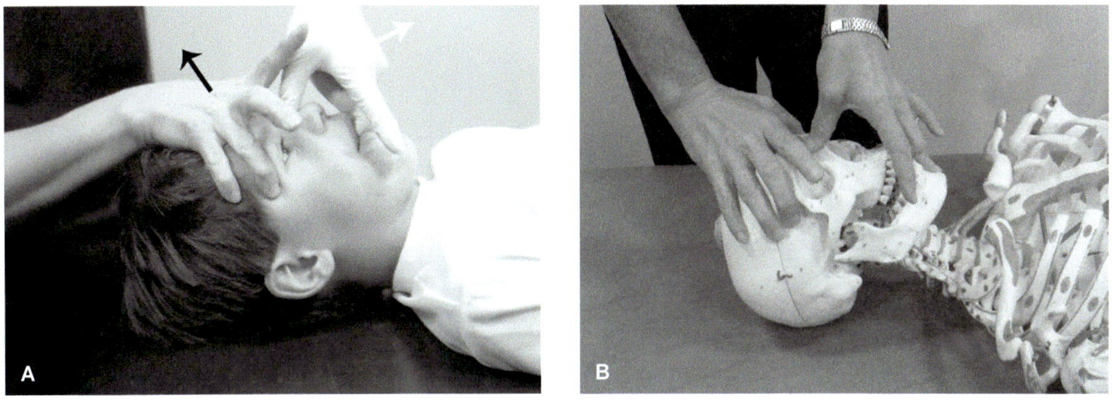

Abb. 19.122

auf der Innenseite der oberen Molaren. Der Daumen liegt auf der Glabella.

3. Mit einer sanft spreizenden Fingerbewegung induziert die Therapeutin eine Außenrotation beider Maxillahälften und entspannt gleichzeitig mit ihrem Daumen den Bereich um die Glabella.
4. Während sie die Stirnbeine innenrotiert nach vorn und oben zieht (schwarzer Pfeil), leitet die Therapeutin gleichzeitig eine Oberkiefer-Traktion nach vorn und unten ein (weißer Pfeil). Diese Position erhält sie aufrecht und achtet dabei auf die Gewebereaktion. Sobald sich die Gewebetextur zu verändern beginnt, kann es sich wie ein „Heben und Aufspreizen" des Gewebes anfühlen.

QUELLEN

Boersma ER, Offringa PJ, Muskiet FA, et al. Vitamin E, lipid fractions, and fatty acid composition of colostrum, transitional milk, and mature milk: an international comparative study. Am J Clin Nutr 1991; 53: 1197–1204.

Bruneteau RJ, Mulliken JP. Frontal plagiocephaly: synostotic, compensational, or deformational. Plast Reconstruct Surg 1992; 89: 21–32.

Carreiro JE. An osteopathic approach to children, 2nd ed. Edinburgh: Churchill Livingstone, 2009.

Cheng JC, Au AW. Infantile torticollis: a review of 624 cases. J Pediatr Orthop 1994; 14: 802–808.

Hamanishi C, Tanaka S. Turned head-adducted hip truncal curvature syndrome. Arch Dis Child 1994; 70: 515–519.

Jensen RG, Hagerty MM, McMahon KE. Lipids of human milk and infant formulas: a review. Am J Clin Nutr 1978; 31: 990–1016.

Kane AA, Mitchell LE, Craven KP, Marsh JL. Observations on a recent increase in plagiocephaly without synostosis. Pediatrics 1996; 97: 877–885.

Konishi Y, Mikawa H, Suzuki J. Asymmetrical head truning of preterm infants: some effects on later postural and functional lateralities. Dev Psychobiol 2002; 40: 1–13.

McMaster MJ. Infantile idiopathic scoliosis: can it be prevented? J Bone Joint Surg 1983; 65B: 612–617.

Magnoun HIS. Idiopathic adolescent spinal scoliosis. DO 1973; 13–17.

Magnoun HIS. Osteopathy in the cranial field, 3rd ed. Kirksville, MO: Journal Printing Company, 1976.

Mills M, Henley C, Barnes L, et al. The use of osteopathic manipulative treatment as adjuvant therapy in children with recurrent acute otitis media. Arch Pediatr Adolesc Med 2003; 157: 861–866.

Pang D, Veetai L. Atlantoaxial rotatory fixation: Part 1 Biomechanics of normal rotation at the atlantoaxial joint in children. Neurosurgery 2004; 55: 614–626.

Philippi H, Faldum A, Jung T, et al. Patterns of postural asymmetry in infants: a standardized video-based analysis. Eur J Pediatry 2006; 165: 158–164.

Ward R. Foundations for osteopathic medicine. St Louis: Lippincott, Williams & Wilkins, 2003.

Woodward DR, Rees B, Boon JA. Human milk fat content: within-feed variation. Early Hum Dev 1989; 19: 39–46.

KAPITEL

20 Wirbelsäule, Thorax und Sakrum

20.1 Übersicht

Anne Wales beschrieb den menschlichen Körper oft als „Dreifüßler“ mit einem aufrecht stehenden Bein (persönliche Mitteilung 1986). Dieser Vergleich kommt der prekären Art des Haltungsgleichgewichts recht nahe. Im Zusammenspiel verleihen die Komponenten des Bewegungsapparats dem Körper Halt, Stabilität und Flexibilität. Das „aufgerichtete Bein“ ist wie ein biegsamer Stab mit einer obenauf liegenden modifizierten Kugel. Die Stabilität des bipedalen Systems wird durch eine Reihe sagittaler Krümmungen im biegsamen Stab der Wirbelsäule erhöht. Von der Schädelbasis bis zum Steißbein liegt ihr eine Faszienhülle wie ein Strumpf an. In diesem „Strumpf“ hängen die einzelnen Wirbel mit ihren Bandscheiben (Disci intervertebrales) als polsternde Zwischenlage. Das Ganze funktioniert als konzertierte Aktion, so dass jede lokale Krafteinwirkung Einfluss auf die gesamte Wirbelsäule hat.

Über der Mitte der Wirbelsäule „thront“ der Brustkorb, der sich ständig in Bewegung befindet und sich auf den gesamten „Dreifüßler“ auswirkt. Bei Zwerchfellkontraktionen bewegen sich die Rippen nach oben und drehen sich in den Kostovertebralgelenken, was Einfluss auf die Wirbel hat. Wenn sich Rippen und benachbarte Wirbelspitzen anheben, flacht die thorakale (BWS-)Krümmung leicht ab, wodurch der Zug der Zwerchfellschenkel am vorderen Längsband (Lig. longitudinale anterius) zunimmt. Faszien und Bindegewebe des „Hüllstrumpfs“ übertragen die veränderte Spannung auf Wirbel und Bandscheiben. Diese reagieren darauf: Es kommt zu einer leichten Abnahme der zervikalen (HWS-) und lumbalen (LWS-)Krümmung und Aktivierung von M. quadratus lumborum und M. psoas, unter deren Einfluss sich die Wirkung der Atmung bis in den Hüft- und Beckenbereich ausbreitet. Die Rippen- und thorakalen Faszienbewegungen werden auf prävertebrale und Wandstrukturen im hinteren Brustraum übertragen, in denen die Kette der sympathischen Ganglien verläuft. Es sind nur kleine Bewegungen, die sich aber Tag für Tag, Jahr für Jahr, Zeit des Lebens wiederholen. Die ca. 18 Atemzüge/Minute addieren sich über 60 Minuten pro Stunde, 24 Stunden am Tag und 365 Tage im Jahr zu einer Menge Bewegung. Potenziell haben die Bewegungen der Kostovertebralgelenke auch Einfluss auf die aus den thorakalen Foramina austretenden Spinalnerven (➤ Abb. 20.1).

In den osteopathischen Struktur-Funktionsmodellen spielen die mechanischen Verhältnisse des Skelettsystems eine Schlüsselrolle für die Atmung und Durchblutung (Zirkulation). Obwohl der Zusammenhang im Thorakalbereich offensichtlich ist, gerät er bei der klinisch-medizinischen Übersetzung oft aus dem Blick. Die moderne Obsession für medizinische Eingriffe im Kleinen (in Zellen, biochemische Substanzen, Gene usw.) lässt häufig die Makrostrukturen vergessen, die diese mikroskopischen Wunderwelten stützen. Derzeit gilt eine Pharmakotherapie als medizinischer Standard für Patienten mit chronischen Atemwegserkrankungen, und in nicht allzu weiter Ferne zeichnet sich eine Gentherapie am Horizont ab. Dabei geht den Patienten allerdings der potenzielle Nutzen eines globaleren Behandlungsansatzes verloren, der sich der Arbeitsleistung, dem Energiebedarf und den Kompensationsmechanismen des respiratorisch-zirkulatorischen Systems zuwendet. Jeder funktionelle Aspekt von Atmung und Kreislauf beginnt mit einem Atemzug. Die Atemarbeit (Luft holen, anhalten und ausstoßen) beruht auf mechanischen Bewegungsfunktionen. Dieselben mechanischen Prozesse lassen Flüssigkeiten in und aus den Körpergeweben strömen. Von den mechanischen Verhältnissen im myofaszialen System wird die Funktionsfähigkeit des Atmungs- und (besonders des Niederdruck-)Kreislaufsystems beeinflusst – im Guten wie im Schlechten.

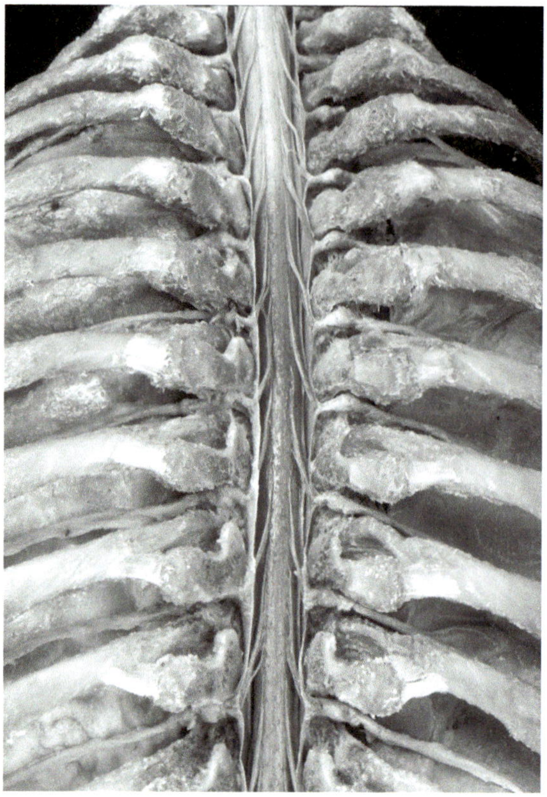

Abb. 20.1

20.2 Respiratorisch-zirkulatorisches Modell

20.2.1 Anmerkungen zur Klinik

Nach der osteopathischen Theorie gilt eine uneingeschränkte Atem-Kreislauf-Funktion als Grundbedingung zur Erhaltung der Gesundheit und Genesung von Krankheiten. Um das noch zu unterstreichen, werden einfache, Still [1899] zugeschriebene Metaphern wie „Die Arterie steht an oberster Stelle" und „Durch die Lymphgefäße lebst oder stirbst du" angeführt. Obwohl die Zitate zunächst etwas seltsam anmuten, lässt sich aus unserem modernen molekularmedizinischen Verständnis heraus nicht die Bedeutung leugnen, die gesunde Zellen und Gewebe für die Prävention und Behandlung von Krankheiten haben. Bisher ist es der modernen Medizin noch nicht gelungen, Körperfunktionen wie die Versorgung mit Sauerstoff und Nährstoffen oder den Abtransport von Abbauprodukten zu kopieren. Der gesunde Menschenverstand sagt uns, dass eine optimale Funktion dieser Körpersysteme jedem Patienten nützen müsste, unabhängig vom Krankheitsbild oder Gesundheitszustand. Als Hilfsmittel zur Unterstützung dieser Körperprozesse bieten sich osteopathische Manipulationstechniken (OMT) an. Obwohl dazu noch viel Forschungsarbeit geleistet werden muss, sind der potenzielle Nutzen und die offensichtliche Nebenwirkungsfreiheit der OMT doch gute Gründe für Therapeuten, die ihren Patienten helfen und keinen Schaden zufügen wollen.

Bei älteren Kindern und Erwachsenen wird der Abfluss aus den peripheren Venen- und Lymphgefäßen zu den großen Sammelgefäßen im Becken-, Bauch- und Brustraum durch das Gehen und andere Willkürbewegungen gefördert. Auch durch die Atmung und andere unwillkürliche Mechanismen erzeugte Druckschwankungen unterstützen den Rückfluss des venösen Blutes und der Lymphflüssigkeit aus diesen Gebieten zurück in den Kreislauf. Nach der osteopathischen Theorie spielen bei Säuglingen physiologische Funktionen wie das Saugen, Schreien und Atmen eine wichtige Rolle für das Niederdrucksystem und ersetzen oft den Einfluss aktiverer, mit dem Gehen verbundener Bewegungsmuster (➤ Abb. 20.2).

Überall im Körper beeinflusst das Verhältnis von Muskelfaszien und Haltung/Stellung die Atemmechanik [Thach 1979, 1980, Wilson 1980] und die Lymphdrainage [Ahlqvist 1985, Agostini & Zocchi 1991, Miller et al. 1992, Aukland & Reed 1993, Negrini et al. 1994]. Durch die Behandlung von Bereichen, in denen Gewebestress oder eine veränderte Biomechanik vorherrscht, lässt sich die Atemmechanik und die Funktion des Niederdrucksystems verbessern.

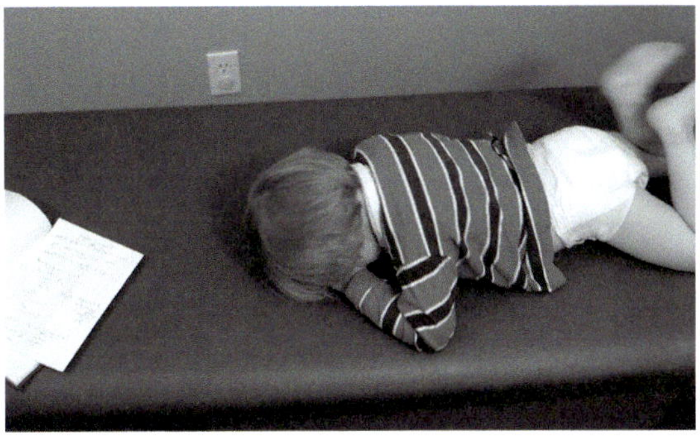

Abb. 20.2 Der zweijährige Enkel der Autorin drückt hier aus, was er von dem Ansinnen, für weitere Fotos zu posieren, hält. Positiv betrachtet, zeigt er hier eine Haltung, die Flüssigkeitsbewegungen im Niederdrucksystem fördert.

20.2.2 Anmerkungen zur Behandlung

Die nachfolgenden Behandlungstechniken richten sich gezielt auf Gelenke und myofasziale Gewebe, die möglicherweise einen Einfluss auf die Atmungs- und Kreislauffunktion ausüben.

Balanced-Ligamentous-Tension-(BLT-) Technik im Sakrum und Beckenbereich

Säugling in Rückenlage

Dies ist ein allgemeiner Behandlungsansatz für den Sakrum-Beckenbereich.

1. Das Kind liegt auf dem Rücken oder wird von einem Elternteil im Arm gehalten. Die Therapeutin sitzt seitlich vom Kind. Mit ihrer kopfnäheren Hand berührt sie das Sakrum, etwa in der Mittellinie, von hinten und mit der anderen Hand die beiden vorderen oberen Darmbeinstachel (Spina iliaca anterior superior, SIAS) von vorn (➤ Abb. 20.3A und B). Die Berührung erfolgt behutsam.
2. Die Therapeutin achtet auf die Atembewegung und Gewebereaktion im Beckenbereich. Normalerweise müsste er sich elastisch zeigen. Beim Einatmen wird oft eine Aufweitung (Expansion) beschrieben, weil die Ossa ilia nach lateral ausscheren (*flare out*) und sich das Sakrum rückwärts bewegt (*counternutation*). Beim Ausatmen bewegen sich die Ossa ilia einwärts (*flare in*) und das Sakrum vorwärts (*nutation*).

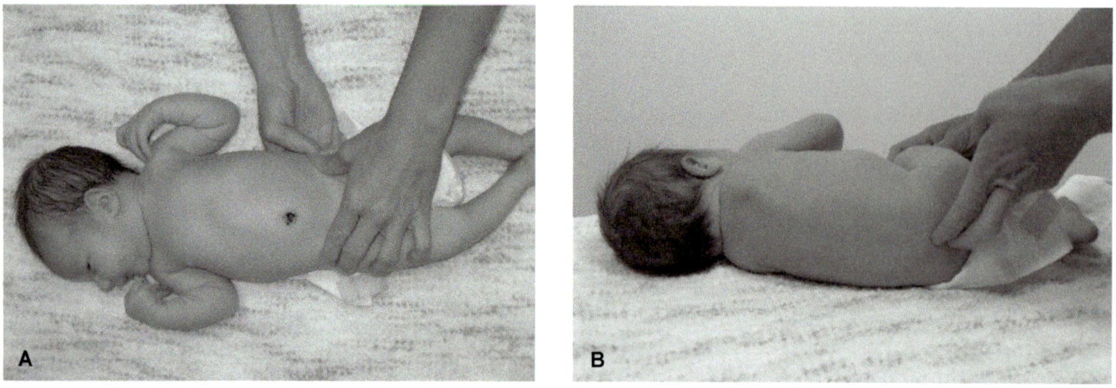

Abb. 20.3

3. Anhand der Beobachtungen während der Ruheatmung kann die Therapeutin entscheiden, ob eine Einschränkung der normalen Gewebereaktion vorliegt oder nicht.
4. Wenn ja, lässt sich die Restriktion mit der BLT-Technik behandeln. Das Sakrum wird von oben oder unten angehoben, so dass es vor oder zurück „nickt". Über die Fingerkontakte an den SIAS kann eine Drehung und Ausscherung (oder Spreizung) der Ossa ilia induziert werden, um die Gewebereaktion im gesamten Beckenraum zu untersuchen.
5. Für einen Spannungsausgleich in den Geweben kann eine Feinabstimmung der Bewegungsvektoren sorgen.
6. Sobald sich die Spannung ausgeglichen (ausbalanciert) hat, wird die Stellung bis zur merklichen Veränderung der Gewebebeschaffenheit/Textur, Verbesserung einer unwillkürlichen Bewegung oder Korrektur des Stressmusters beibehalten.

Direkte myofasziale Release-(MFR-) Technik

Säugling in Rückenlage

Dies ist ein allgemeiner Behandlungsansatz für die sakropelvinen Faszien. Die Fingerkontakte im Beckenbereich sind die gleichen wie bei der BLT-Technik.

1. Das Kind liegt auf dem Rücken oder wird von einem Elternteil im Arm gehalten. Die Therapeutin sitzt seitlich vom Kind. Mit ihrer kopfnäheren Hand berührt sie das Sakrum, etwa in der Mittellinie (➤ Abb. 20.4A), von hinten und mit der anderen Hand die beiden vorderen oberen Darmbeinstachel (Spina iliaca anterior superior, SIAS) von vorn (➤ Abb. 20.4B). Die Berührung erfolgt behutsam.
2. Die Therapeutin beobachtet die Atembewegung und Gewebereaktion im Beckenbereich. Normalerweise müsste er sich elastisch zeigen. Beim Einatmen wird oft eine Aufweitung (Expansion) beschrieben, weil die Ossa ilia nach lateral ausscheren (*flare out*) und sich das Sakrum rückwärts bewegt (*counternutation*). Beim Ausatmen bewegen sich die Ossa ilia einwärts (*flare in*) und das Sakrum vorwärts (*nutation*).

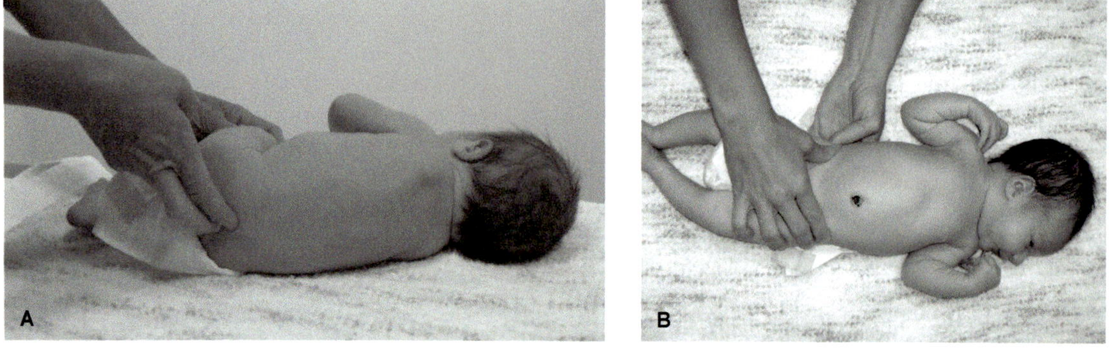

Abb. 20.4

3. Anhand der Beobachtungen während der Ruheatmung kann die Therapeutin entscheiden, ob Inhalationsphase und „Counternutation“ des Sakrums oder Exhalationsphase und „Nutation“ des Sakrums von einer Einschränkung betroffen sind.
4. Diese Restriktion lässt sich mit einer direkten MFR-Technik behandeln. Sobald im kindlichen Atemzyklus die Phase mit der Einschränkung beginnt, verstärkt die Therapeutin durch „Nutation“ oder „Counternutation“ des Sakrums (indem sie es oben oder unten anhebt) gleichzeitig die Faszienspannung bis an den Widerstand (restriktive Barriere) heran. Fällt eine Bewegungseinschränkung beispielsweise in die Phase mit „Counternutation“ des Sakrums und Inhalation, wird die Therapeutin, während das Kind einatmet, das Sakrum nach hinten bewegen, um die restriktive Barriere einzustellen.
5. Über die Fingerkontakte an den SIAS können die Darmbeine gedreht werden, um sie entsprechend der respiratorischen Phase ein- oder ausscheren zu lassen. Das spannt die Faszien noch weiter an, bis an die restriktive Barriere.
6. Für die Feinabstimmung der Bewegung bis an die restriktive Barriere können noch andere Vektoren, z.B. Kompression, Druckentlastung und Kippung, eingeführt werden. Unter der genauer dosierten Dehnung des Gewebes sollte ein Aufweichen des Widerstands bzw. der restriktiven Barriere spürbar sein.
7. Dem „folgt“ die Therapeutin, indem sie das Gewebe so lange weiter dehnt, bis die Bewegungseinschränkung aufgehoben ist.

Direkte myofasziale Release-(MFR-) Technik

Kleinkind (Krabbelalter) im Sitzen

Dies ist ein allgemeiner Behandlungsansatz für die sakropelvinen Faszien.

1. Die Therapeutin sitzt seitlich vom sitzenden Kleinkind. Mit einer Hand berührt sie den Beckenring, das Sakrum und die Darmbeinkämme (Cristae iliacae) von hinten und mit der anderen Hand die Ossa ilia von vorn (➤ Abb. 20.5).
2. Die Therapeutin beobachtet die Atembewegung und Gewebereaktion im Beckenbereich. Normalerweise müsste er sich elastisch zeigen. Beim Einatmen wird oft eine Aufweitung (Expansion) beschrieben, weil die Ossa ilia nach lateral ausscheren (*flare out*) und sich das Sakrum rückwärts bewegt (*counternutation*). Beim Ausatmen bewegen sich die Ossa ilia einwärts (*flare in*) und das Sakrum vorwärts (*nutation*).
3. Anhand der Beobachtungen während der Ruheatmung kann die Therapeutin entscheiden, in welcher respiratorischen Phase eine Einschränkung vorliegt.
4. Diese Restriktion lässt sich mit einer direkten MFR-Technik behandeln. Sobald die Phase mit der Einschränkung im kindlichen Atemzyklus beginnt, induziert die Therapeutin über ihre Fingerkontakte eine Kompression, Dekompression, Rotation, Kippung, Scherung, „Nutation“ und/oder „Counternutation“ des Sakrums und Beckengewebes, um die Faszienspannung bis an den Widerstand (restriktive Barriere) heran zu verstärken. Liegt beispielsweise eine Bewegungseinschränkung in der Inhalationsphase vor, wird die Therapeutin eine „Counternutation“ des Sakrums herbeiführen und die Ossa ilia gleichzeitig nach hinten drehen und ausscheren (flare out), um die restriktive Barriere einzustellen.
5. Unter der genauer dosierten Dehnung des Gewebes sollte ein Aufweichen des Widerstands bzw. der restriktiven Barriere spürbar sein.
6. Dem „folgt“ die Therapeutin, indem sie das Gewebe so lange weiter dehnt, bis die Bewegungseinschränkung aufgehoben ist.

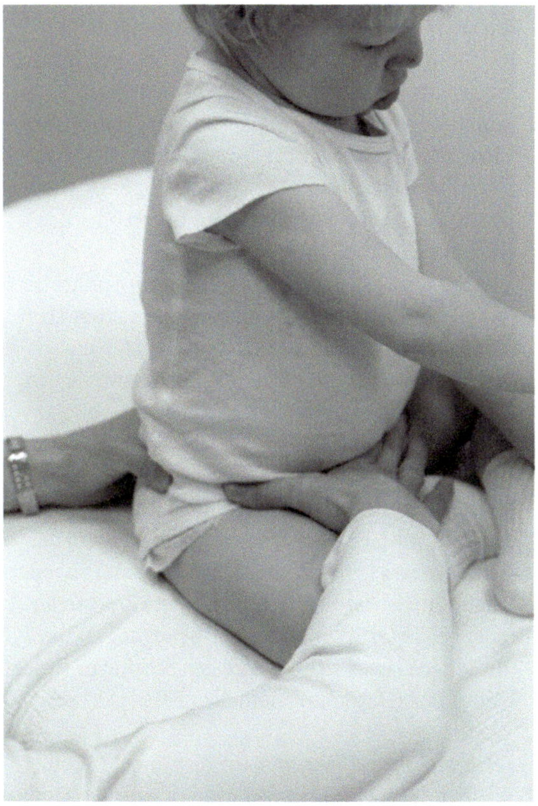

Abb. 20.5

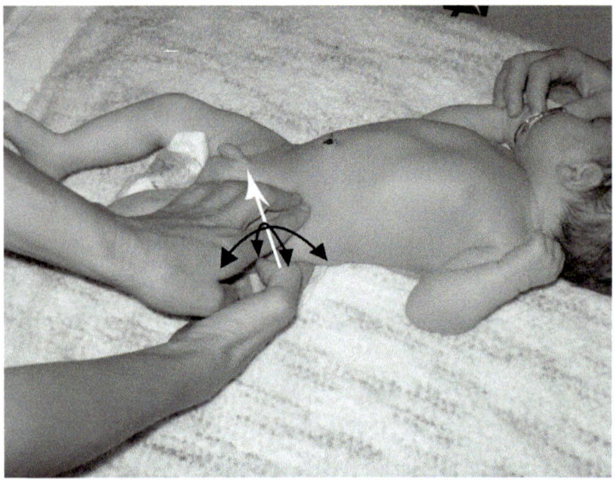

Abb. 20.6

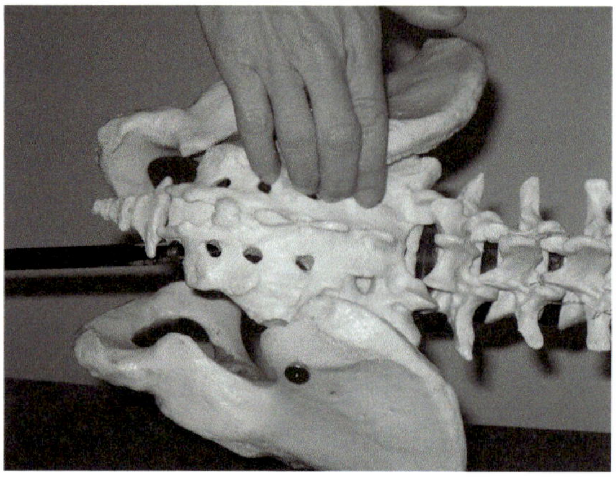

Abb. 20.7

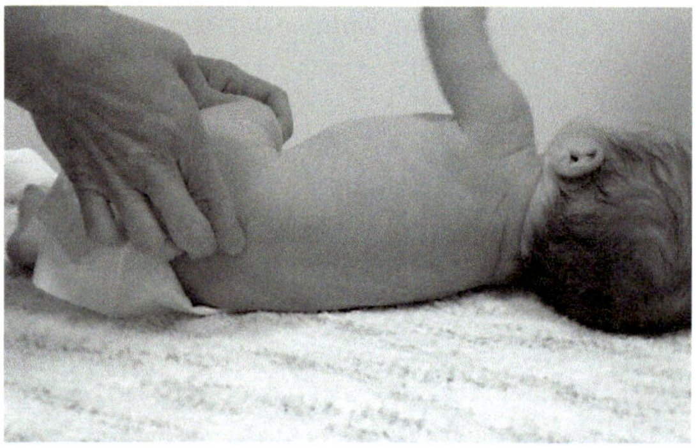

Abb. 20.8

Balanced-Ligamentous-Tension-(BLT-)Technik

Säugling in Rückenlage

Diese Methode ist zur Behandlung der Sakroiliakalgelenke (SIG) in allen Altersgruppen geeignet, wird aber hier am Beispiel eines Säuglings beschrieben.

1. Der kleine Patient liegt auf dem Rücken oder wird von einem Elternteil im Arm gehalten. Die Therapeutin sitzt neben ihm auf der Behandlungsseite (➤ Abb. 20.6). Ihre kopfnähere Hand berührt von hinten das Sakrum des Kindes, möglichst nah am Sakroiliakalgelenk (SIG), und ihre andere Hand die ipsilaterale Spina iliaca anterior superior (SIAS) von vorn (➤ Abb. 20.7 und ➤ Abb. 20.8). Es ist eine sanfte Berührung mit den Fingerkuppen oder der Handinnenfläche.
2. Während sie das Sakrum leicht nach vorn anhebt, achtet die Therapeutin auf die Gewebereaktion. Um das Sakrum in „nickende" Bewegungen („Nutation" und „Counternutation") zu versetzen, kann sie den Vektor des „Liftens" auch variieren.
3. Danach kontrolliert sie mit dem Fingerkontakt auf der SIAS, wie die sakroiliakalen Bänder auf Dreh- und Scherbewegungen des Darmbeins reagieren. Untersucht wird, in welcher Position des Os ilium der Gewebestress (Anspannung der Ligamente) zu- oder abnimmt: bei der Rotation nach anterior/posterior oder bei der Flare-in-/Flare-out-Bewegung. Diese Stellungen lassen sich im nächsten Schritt zur Druckentlastung (Dekompression) des SI-Gelenks heranziehen.
4. Während sie das Sakrum nach vorn anhebt (weißer Pfeil), bewegt die Therapeutin gleichzeitig das Os ilium in die richtige Richtung (schwarze Pfeile), in der das SI-Gelenk entlastet wird. Verschiedene Vektoren zur Feinabstimmung der Sakrum- und der Os-ilium-Bewegung tragen zum Ausgleichen der Gewebespannung bei.
5. Sobald sich ein Spannungsgleichgewicht einstellt, wird die Stellung bis zur merklichen Veränderung der Gewebebeschaffenheit/Textur, Verbesserung einer unwillkürlichen Bewegung oder bis zur Korrektur des Stressmusters beibehalten.

20.3 12. Rippe, Arcus lumbocostalis (Ligg. arcuata) und Zwerchfell

20.3.1 Anmerkungen zur Klinik

Das Lig. arcuatum mediale ist eine Sehnenscheide, die am gleichseitigen Zwerchfellschenkel inseriert und bogenförmig über den M. psoas zum Querfortsatz des ersten Lendenwirbels (L1) zieht (➤ Abb. 5.7). Das Lig. arcuatum laterale ist eine Faszienhülle, die am

Querfortsatz von L1 und an der Spitze der 12. Rippe ansetzt und in den ipsilateralen „Muskelbauch" des Diaphragmas einstrahlt (➤ Abb. 5.8). Unter dem Lig. arcuatum laterale verläuft der M. quadratus lumborum. Dysfunktionen von L1, der 12. Rippe oder der Mm. psoas und quadratus lumborum können sich auf die Zwerchfellbewegungen und damit auf die Atemmechanik auswirken. Durch Restriktionen der genannten Strukturen kann es auch zu einer Nervenreizung kommen, z.B. des N. cutaneus femoris lateralis oder des N. iliohypogastricus. Dies geht im ersteren Fall mit Schmerzen und Parästhesien im vorderen Oberschenkel und im zweiten Fall mit ähnlichen Symptomen in Hoden oder Schamlippen einher.

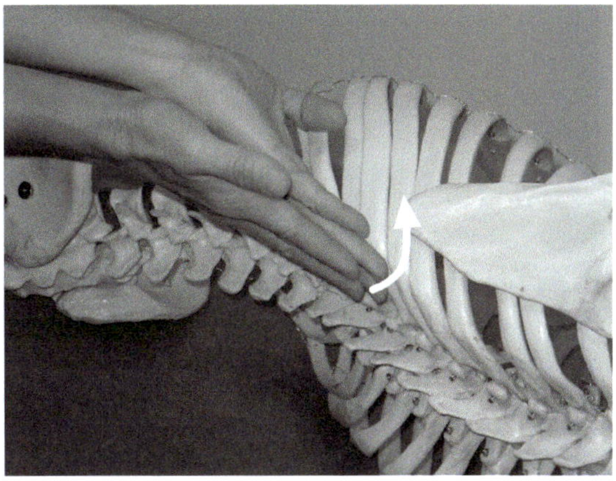

Abb. 20.9

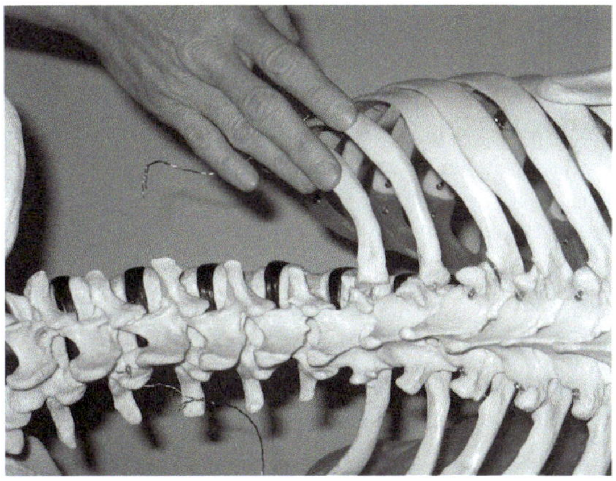

Abb. 20.10

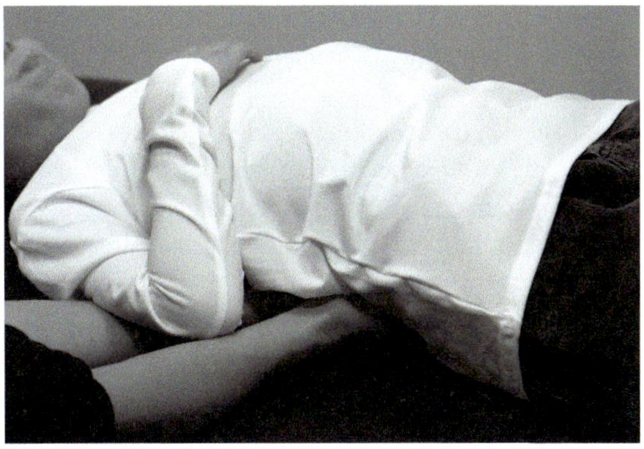

Abb. 20.11

20.3.2 Anmerkungen zur Behandlung

Direkte Balanced-Ligamentous-Tension-(BLT-)Technik im Bereich von 12. Rippe, Rippenbögen und Zwerchfell

Kind oder Sportler in Rückenlage

Bei älteren Kindern und Athleten ist oft eine direkte Behandlungstechnik erforderlich, um lokale Verspannungen im Bereich der 12. Rippe auszugleichen. Die 12. Rippe lässt sich nicht immer leicht aufsuchen und berühren. Bei dieser Technik hält eine Hand passiv-plastisch den Kontakt zur 12. Rippe, während mit der anderen Hand durch die passive Hand hindurch für einen aktiven Ausgleich der Gewebespannung gesorgt wird (➤ Abb. 20.9). Behandlungsziel ist, ein ausgewogenes Spannungsverhältnis zwischen der 12. Rippe und den Ligg. arcuata in Bezug zum Zwerchfell herzustellen. Das Lig. arcuatum laterale bildet ein modifiziertes Dreieck, dessen Spitze zum Diaphragma weist.

1. Das Kind liegt auf dem Rücken. Die Therapeutin, die neben ihm auf der Behandlungsseite sitzt, schiebt ihre passive Hand so weit unter den unteren Thorax, dass die Palmarseite des Mittelfingers möglichst großflächigen Kontakt zur 12. Rippe hat (➤ Abb. 20.10). Unter der passiven Hand liegt in annähernd gleicher Höhe die aktive Hand (➤ Abb. 20.9 und ➤ Abb. 20.11).
2. Während sie den Mittelfinger der passiven Hand mit der aktiven Hand hoch drückt, dehnt sie gleichzeitig das Gewebe in einer lateralen Traktion entlang der Rippe.
3. Danach wird die Richtung der Traktion so variiert, dass die auf die Rippe einwirkenden Kräfte in geeigneter Weise ausgeglichen werden. Ob die Traktion nach unten, vorn, oben oder außen verstärkt oder abgeschwächt werden muss, um die Spannung auszugleichen, hängt vom betroffenen Gewebe ab. Die Therapeutin könnte den richtigen Kraftvektor z.B. durch eine „Stapeltechnik" herausfinden.
4. Hat sich ein Spannungsgleichgewicht eingestellt, wird die Position über mehrere Atemzyklen gehalten, bis eine deutlich veränderte Gewebebeschaffen-

heit/Textur, verringerte Anspannung oder verbesserte respiratorische Bewegung der 12. Rippe spürbar ist.

Kleinkind im Sitzen

Durch ihre zirkelartige Beweglichkeit können die 12. Rippen während der Inhalation einen Bogen nach unten, außen und hinten beschreiben. Da sie den unteren Thorax beim Einatmen stabilisieren, spielen sie eine wichtige Rolle für die Atemmechanik. Dysfunktionen im Becken-, Wirbelsäulen- und Rumpfbereich können die Rippenbewegung (Exkursion) einschränken.

1. Das Kind sitzt mit dem Rücken zur Therapeutin (➤ Abb. 20.12). Die Therapeutin umfasst es mit beiden Händen am unteren Rippenrand, so dass die Daumen jeweils auf der 12. Rippe ruhen und mit der Daumenspitze das Rippen-Wirbelgelenk berühren. Die Zeigefinger liegen am unteren Rippenbogen und die restlichen Finger auf dem Weichgewebe der oberen Bauchwand.
2. Die Therapeutin achtet auf die Rippenbewegung und die Gewebereaktion bei der Ruheatmung.
3. Zur Entlastung der Kostovertebralgelenke wird eine laterale Traktion in Verlaufsrichtung der 12. Rippen ausgeübt.
4. Während der Drehung, Kippung, Translation, Senkung und Anhebung (Elevation) der Rippen achtet die Therapeutin jeweils auf die Reaktion des vorderen Bauchgewebes, des Zwerchfells und der Rippen.
5. Mit den Fingerkontakten versucht sie, eine ausgeglichene Spannung zwischen Zwerchfell und Rippen zu erreichen.
6. Sobald sich ein Spannungsgleichgewicht einstellt, wird die Position bis zur Veränderung der Gewebebeschaffenheit/Textur, funktionellen Verbesserung oder Korrektur einer Dysfunktion beibehalten.

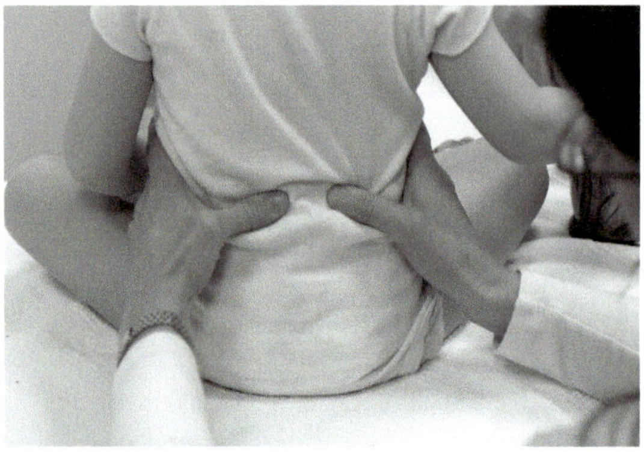

Abb. 20.12

Säugling in Rückenlage

1. Das Kind kann in Rückenlage, im Sitzen oder auf dem Schoß eines Elternteils untersucht und behandelt werden. Die Therapeutin schiebt zuerst eine Hand unter den Rumpf des Kindes, und wenn sie die Spitze der 12. Rippe und die vorderen Zwerchfellfaszien sicher gefunden hat und fest berührt, platziert sie ihre andere Hand genauso auf der anderen Körperseite (➤ Abb. 20.13A und B).
2. Auf der hinteren Rippenfläche wird – in einem Winkel von ca. 90° zur Wirbelsäule – ein steter Zug nach anterolateral ausgeübt, um über die Ligg. arcuata und

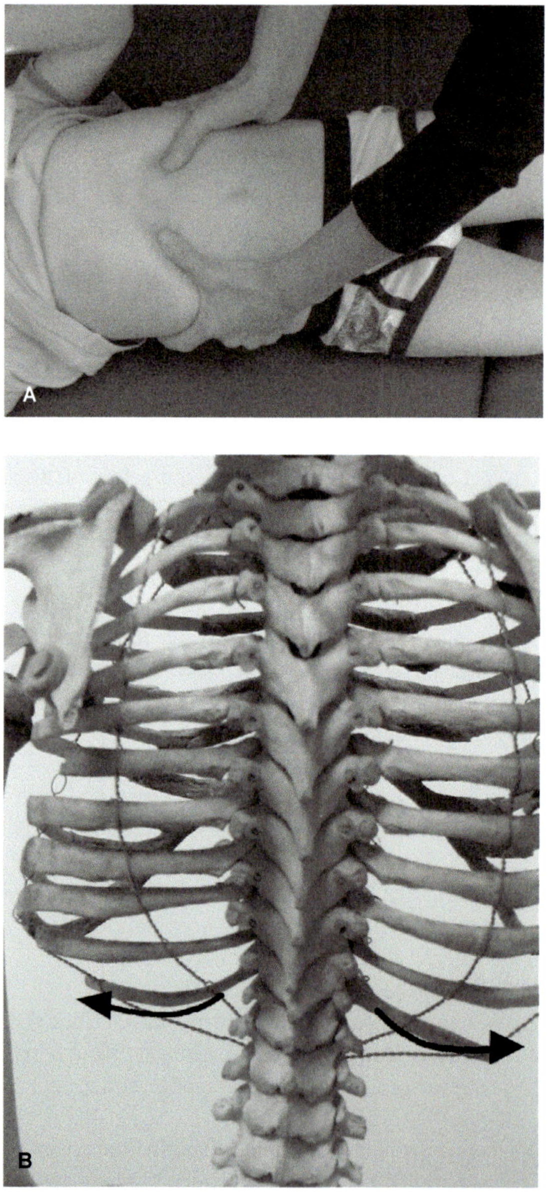

Abb. 20.13

costovertebralia einen ligamentären Spannungsausgleich zwischen Rippe und Wirbel zu bewirken.

3. Sobald dies gelungen ist, bewegt die Therapeutin das Zwerchfell mit ihren vorderen Fingerkontakten nach oben und lateral oder medial, um es in eine Stellung mit ausgeglichener Spannung zu den 12. Rippen zu bringen.
4. Diese Position wird beibehalten, bis sich die Rippen deutlich freier bei der Atmung mitbewegen.

Balanced-Ligamentous-Tension-(BLT-) Technik im Bereich Pars sternalis diaphragmatis

Säuglinge, Kinder oder Sportler in Rückenlage

Obwohl sie ähnlich wie die Zwerchfellkuppel-(diaphragma-doming-)Technik, die oft bei Erwachsenen angewandt wird, erscheint, ist diese Behandlungsmethode völlig anders. Bei Säuglingen und Kleinkindern muss jede Brustkorb- oder Zwerchfellkompression vermieden werden. Vor allem bei Verdacht auf eine obstruktive Atemwegserkrankung sollte man auch alles unterlassen, was das Atemvolumen steigern würde. Die hier am Beispiel eines Säuglings beschriebene BLT-Technik ist für Patienten jeden Alters geeignet.

1. Das Kind liegt auf dem Rücken und die Therapeutin sitzt seitlich von ihm. Ihre Daumen berühren von vorn den unteren Rippenrand und die Fingern die Brustwirbel im Rücken des Kindes (➤ Abb. 20.14).
2. Während das Kind ruhig – oder, wie in diesem Fall, aktiv (schreiend) und hörbar – atmet, achtet die Therapeutin auf die Reaktion der unteren Rippen (9–12), im thorakolumbalen Wirbelsäulenbereich und der Weichgewebe.
3. Sie achtet besonders auf die Elastizität des Gewebes und auf Stellen mit spürbarer Restriktion.
4. Über die Fingerkontakte an den Rippen kann die Therapeutin eine Druckentlastung der 10., 11. und 12. Rippen herbeiführen und dabei die Zwerchfellreaktion kontrollieren.
5. Danach erzeugt sie durch Druckverschiebungen einen Spannungsausgleich über die ganze Zwerchfellkuppel. Bei Säuglingen oder Kleinkindern darf der Druck nicht in das Diaphragma hinein gerichtet werden, während bei älteren Kindern oder Sportlern eine Kompression des Gewebes durchaus zulässig ist.
6. Sobald die Spannung ausgeglichen ist, wird die Position bis zur Veränderung der Gewebebeschaffenheit/Textur oder einer funktionellen Verbesserung beibehalten. Daraufhin lässt die Therapeutin langsam mit dem Druck nach.

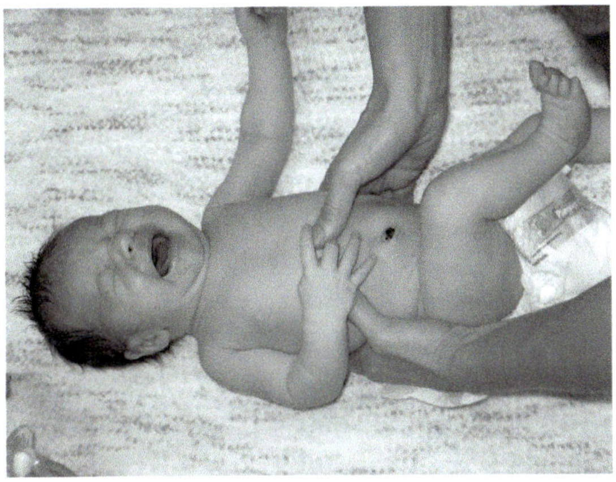

Abb. 20.14

Kinder oder Sportler in Rückenlage

Diese Methode ist ähnlich wie die zuvor beschriebene, nur das Zwerchfell und unterer Thorax auf der rechten und linken Seite getrennt behandelt werden. Das kann besonders nach einem einseitigen Trauma, etwa nach einer Gurtverletzung bei einem Autounfall, bei postoperativer Narbenbildung oder Erkrankungen unilateraler (unpaarer) Organe wie z.B. Leber, Gallenblase, Milz, wirksamer sein.

1. Der Patient liegt auf dem Rücken und neben ihm, auf der betroffenen Seite, sitzt die Therapeutin. Während sie mit Zeige- und Mittelfinger einer Hand den unteren Rand der 9. und 10. Rippe berührt, sinken Ring- und Kleinfinger unter dem Rippenbogen in die vordere Abdominalwand ein. Ihre andere Hand liegt im Rücken des Patienten, wobei Mittel- und Zeigefinger die 9. und 10. Rippe medial des Rippenwinkels berühren. Beide Daumen werden am lateralen Rippenrand überkreuzt (➤ Abb. 20.15).

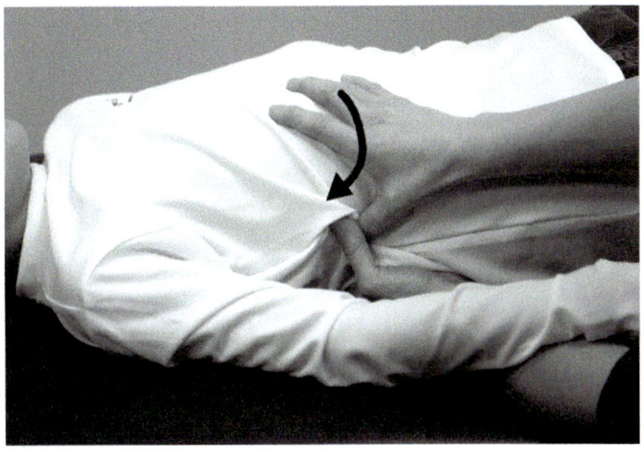

Abb. 20.15

2. In Ruheatmung des Patienten kontrolliert die Therapeutin, wie sich die 9. und 10. Rippe, deren Weichteilkomponenten und die ipsilaterale Zwerchfellhälfte verhalten.
3. Sie achtet besonders auf die Elastizität des Gewebes und auf Stellen mit spürbarer Restriktion.
4. Über die Fingerkontakte an den hinteren Rippen kann die Therapeutin eine anterolaterale Traktion induzieren, um die Kostovertebralgelenke vom Druck zu entlasten. Dabei prüft sie die Reaktion des Zwerchfells und myofaszialen Gewebes.
5. Danach versucht sie, durch Druckverschiebungen eine gleichmäßige Spannung in der Zwerchfellkuppel zu erzeugen. Dazu wird das Gewebe mit den vorderen Fingerkontakten angehoben und nach oben und außen mobilisiert (kraniolateral; schwarzer Pfeil). Je nachdem, wie das Gewebe reagiert, müssen die Hände eventuell noch gekippt und/oder gedreht werden, um den Druck genauer zu justieren und für einen Spannungsausgleich zu sorgen.
6. Sobald eine ausgeglichene Spannung erreicht ist, wird die Position bis zur Veränderung der Gewebebeschaffenheit/Textur oder einer funktionellen Verbesserung beibehalten. Daraufhin lässt die Therapeutin langsam mit dem Druck nach.

Kleinkind im Sitzen

Bei Kindern unter drei Jahren sind die unteren Rippen horizontaler ausgerichtet als bei über Dreijährigen.

1. Das Kind sitzt mit Blick zur Betreuerin, die für seine Ablenkung sorgt. Die Therapeutin sitzt hinter dem Kind und berührt mit beiden Daumen die Kostovertebralgelenke der 9. und 10. Rippen (> Abb. 20.16 und > Abb. 20.17). Die Hände schmiegen sich beidseits am Rippenbogen entlang um die Taille des Kindes (> Abb. 20.18). Die distalen Abschnitte der Finger liegen am Rippenbogenrand und sind vorn um die 10. Rippen herumgebogen.
2. Um das Weichgewebe im Bereich der Rippenknorpel anzuspannen, kann die Therapeutin eine behutsame Bewegung wie beim Öffnen eines Zirkels in posterolateraler Richtung ausführen. Dazu wird das Gewebe im vorderen und seitlichen Rippenbereich vorsichtig mit den Fingern abgehoben und in sämtlichen Bewegungsebenen (einschließlich Rotation und Torsion) untersucht.
3. Ein Spannungsgleichgewicht zwischen beiden Rippen und dem Zwerchfellansatz lässt sich dadurch erreichen, dass die Rippen mit den Daumen (von hinten) nach lateral gedrückt werden, während die Fingerkontakte im seitlichen und vorderen Rippenbereich das Gewebe gleichzeitig nach oben und in die (im zweiten Schritt) ermittelte Richtung mobilisieren.
4. Hat sich ein Spannungsgleichgewicht eingestellt, wird die Position so lange beibehalten, bis sich die Gewebebeschaffenheit/Textur spürbar verändert und sich die Beweglichkeit der Rippen deutlich verbessert hat.

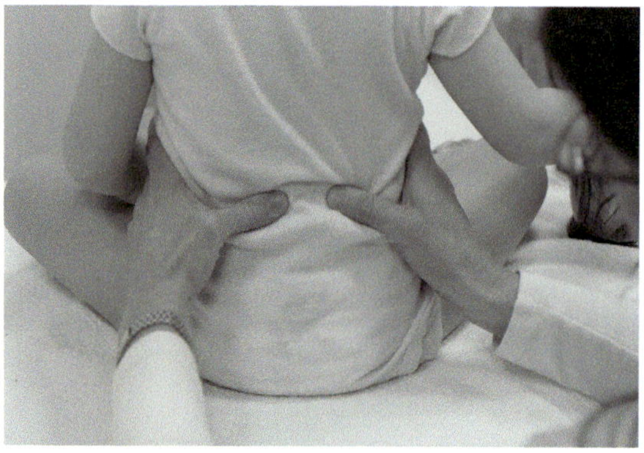

Abb. 20.16

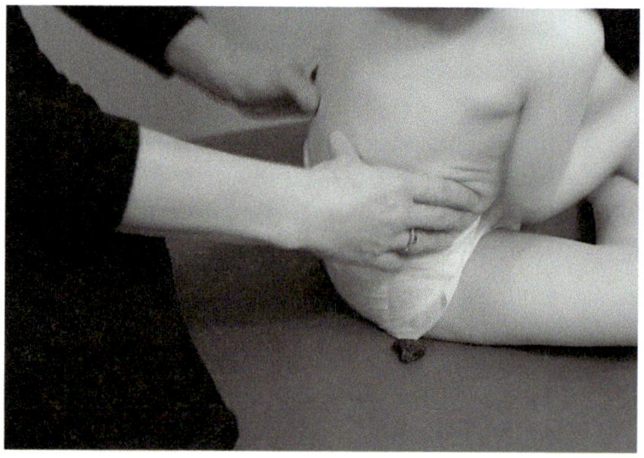

Abb. 20.17

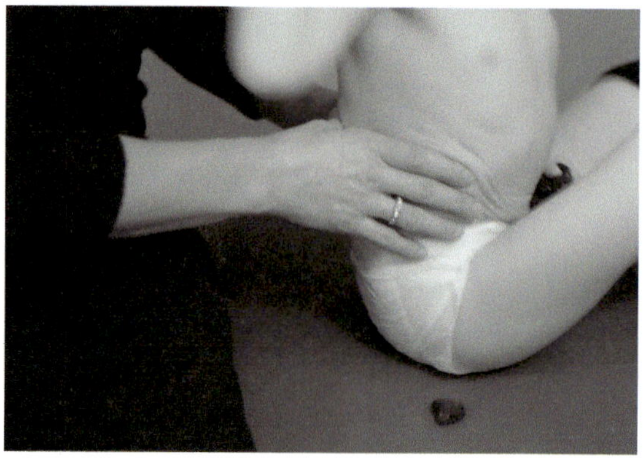

Abb. 20.18

Balanced-Ligamentous-Tension-(BLT-) Technik an den Rippen

Kleinkind im Sitzen

Bei Säuglingen und Kleinkindern sind die Rippen nicht nur horizontaler als bei Erwachsenen ausgerichtet (➤ Abb. 20.19), sondern auch die Rippenwinkel (Anguli costarum) noch nicht voll entwickelt (➤ Abb. 20.20, schwarzes Oval).

1. Das Kind sitzt und hat die betroffene Körperseite der Therapeutin zugewendet. Die Therapeutin berührt die Rippe beidhändig, jeweils mit der Palmarseite von Zeige- oder Mittelfinger, von vorn und von hinten (➤ Abb. 20.21).
2. Zusätzlich zu einer lateralen Traktion mit den vorderen und hinteren Fingerkontakten ergänzt die Therapeutin noch weitere Elemente wie ein Anheben (Elevation), Absenken (Depression) und/oder eine Horizontalverschiebung (Translation nach hinten oder vorn) der Rippe, um eine ausgewogene Spannung zwischen der Rippe und deren Gelenk- und Weichteilverbindungen zu erzielen.
3. Sobald ein Balance-Punkt erreicht ist, wird die Position über mehrere Atemzyklen des Kindes beibehalten. Dabei achtet die Therapeutin auf eine spürbare

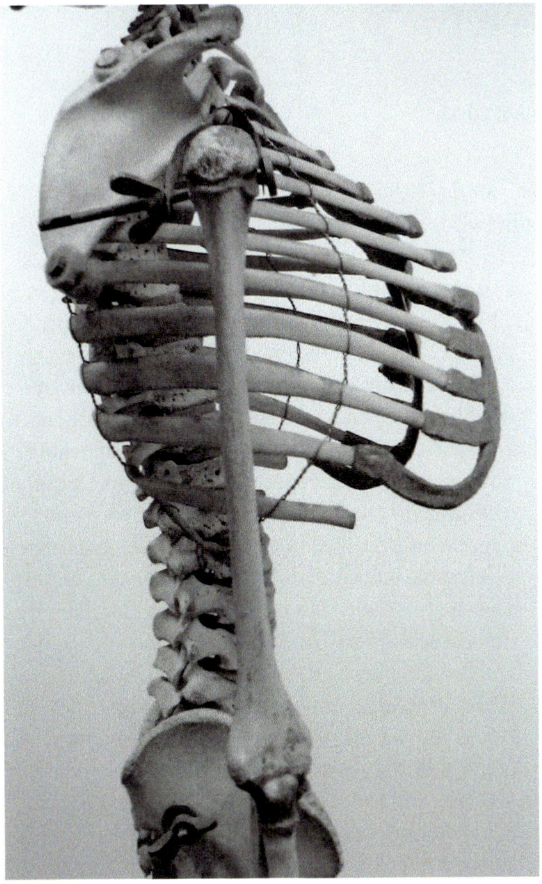

Abb. 20.19 Ansicht von lateral des Knochengerüsts eines 3–4-jährigen Kindes. Man beachte die horizontale Ausrichtung der Rippen.

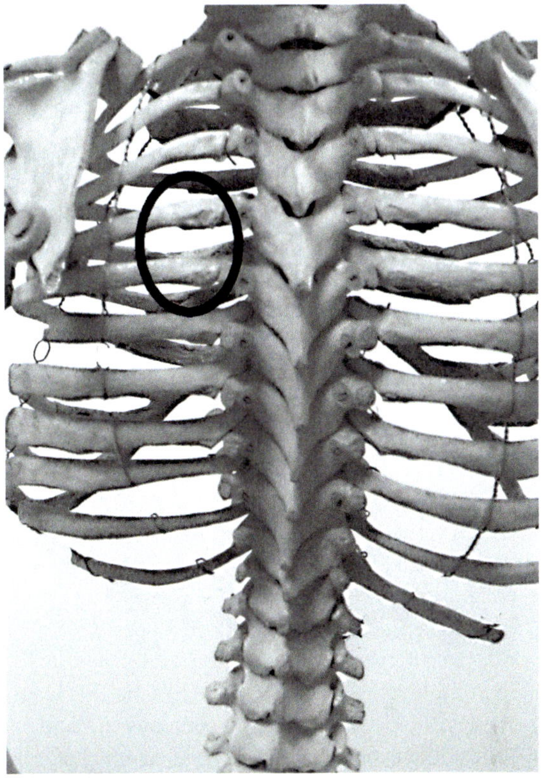

Abb. 20.20

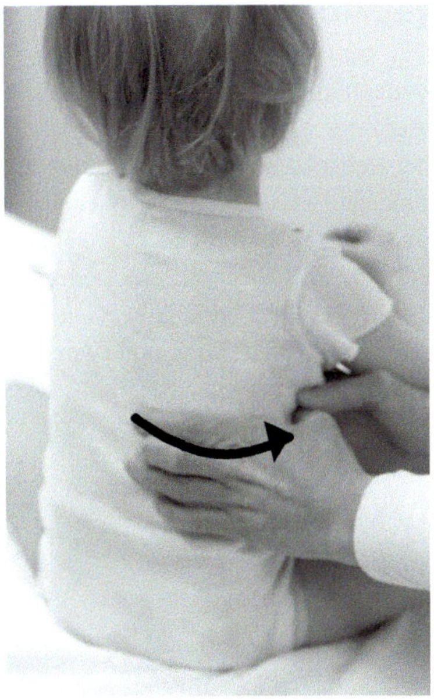

Abb. 20.21

Veränderung der Gewebespannung, eine Korrektur der Fehlbelastung oder eine funktionelle Verbesserung.

Direkte Druckentlastungstechnik (Dekompression) an den Rippen

Säugling in Rückenlage

Zum Zeitpunkt der Geburt bestehen die Rippen noch auf Knorpel und sind sehr biegsam. Mit dieser Methode können einzelne Rippen oder Gruppen von Rippen behandelt werden. Dysfunktionen der unteren und mittleren Rippen betreffen bei Kindern, die noch nicht laufen können, typischerweise eher Gruppen als einzelne Rippen. Hier wird die Behandlung einer Dreiergruppe beschrieben.

1. Der Säugling wird in Rückenlage (➤ Abb. 20.22) oder im Arm eines Elternteils behandelt. Die Therapeutin sitzt neben ihm auf der betroffenen Seite und schiebt eine Hand unter den Rücken des Kindes, um die Rippen hinten möglichst nah an den Wirbelgelenken berühren zu können (➤ Abb. 20.23). Im Säuglingsalter haben sich noch keine Rippenwinkel (Anguli costarum) entwickelt.
2. Die andere Hand liegt vorn auf den Rippen und berührt den Rippenknorpel (➤ Abb. 20.22).
3. In Ruheatmung des Kindes beobachtet die Therapeutin seine Rippenbewegung. Mit der hinteren Hand hebt sie dann die Rippen (nach vorn) an und kontrolliert dabei mit der vorderen Hand die Gewebereaktion. Zur Druckentlastung des Kostovertebralbereichs führt sie danach mit der hinteren Hand eine laterale Traktion an den Rippen durch, während sie gleichzeitig auch mit der vorderen Hand eine laterale Traktion mit minimaler Zugspannung ausübt.
4. Je nach der beobachteten Gewebereaktion kann die Bewegungsrichtung der Hände auch individuell für jede der drei Rippen angepasst werden.
5. Die gefundene Position wird über mehrere Atemzyklen des Kindes hinweg gehalten, bis eine Veränderung des Gewebewiderstands oder eine funktionelle Verbesserung spürbar ist.

Technik des Rippenanhebens (Elevation) im Weichgewebe

Kind in Rückenlage

Diese Behandlungsmethode ist für Patienten jeden Alters geeignet. Es handelt sich um eine direkte Technik,

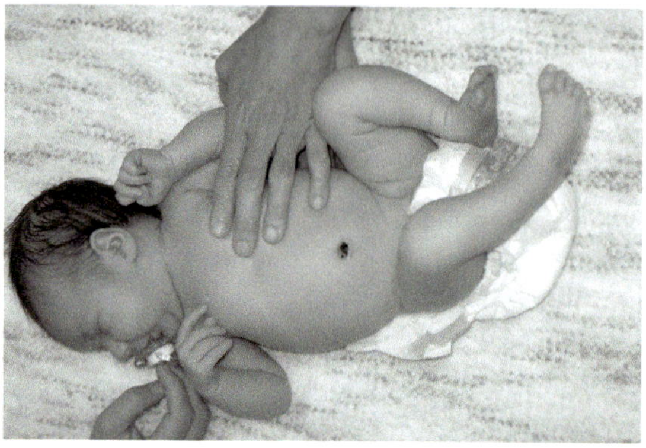

Abb. 20.22

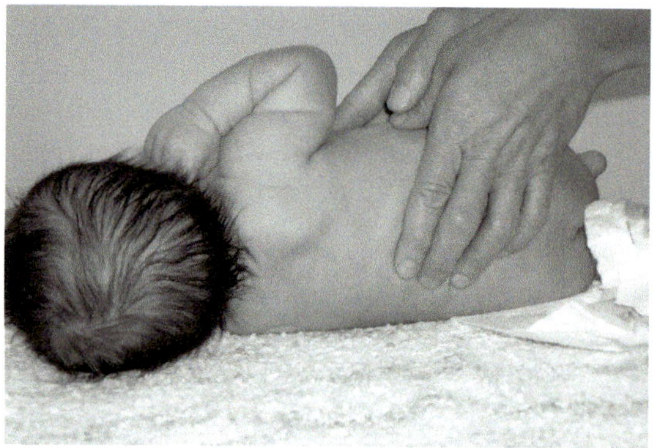

Abb. 20.23

bei der das Gewebe an die restriktive Barriere herangeführt wird, ohne sie zu überwinden.

1. Der Patient liegt auf dem Rücken und die Therapeutin sitzt ipsilateral auf der Seite, die behandelt werden soll. Sie schiebt ihre Hände parallel unter den Oberkörper des Patienten (➤ Abb. 20.24A und B) und berührt mehrere Rippen unmittelbar medial des Rippenwinkels mit den Fingerkuppen ihrer Zeige-, Mittel- und Ringfinger.
2. Die Therapeutin steckt ihre Finger in die Rippen und führt sie auf einer gebogenen Linie nach anterolateral jeweils an ihre restriktive Barriere heran (bogenförmiger schwarzer Pfeil in ➤ Abb. 20.25A), ohne den Widerstand jedoch zu durchbrechen. Danach lockert sie den Druck und lässt die Rippen zur Ausgangsposition zurückkehren. Die Bewegung wird nicht atemsynchron, sondern unabhängig durchgeführt.
3. Dieses Procedere – mit angehobenen Fingern die einzelnen Rippen anterolateral an ihre Bewegungsgrenze heranzuführen – wird noch einmal wiederholt und anschließend wieder der Druck gelockert. Die ganze Behandlungssequenz wird mehrmals wiederholt, bis eine veränderte Gewebebeschaffenheit spürbar ist.
4. Um die angrenzenden Rippengruppen zu behandeln, verschiebt die Therapeutin ihre Hände entsprechend

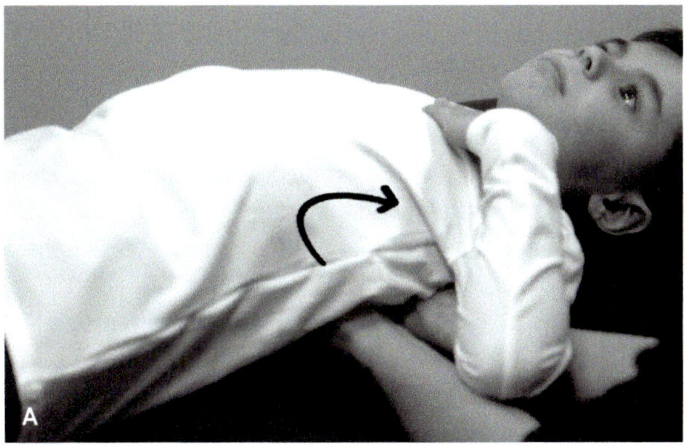

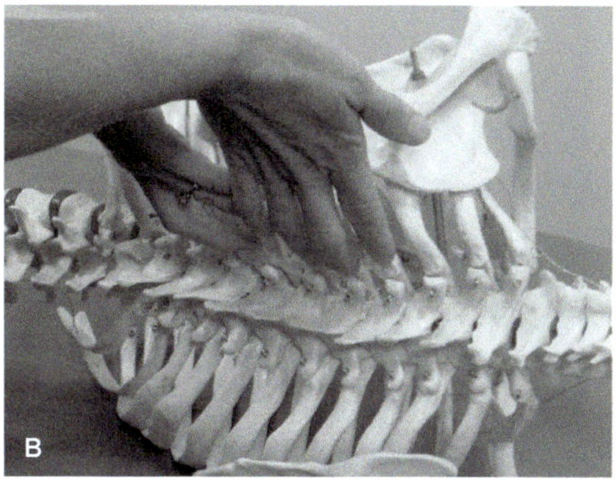

Abb. 20.24

nach oben oder unten und wiederholt die Behandlungssequenz.

Balanced-Ligamentous-Tension-(BLT-) Technik an der 2. und 3. Rippe

Säugling in Rückenlage

Bei schwierigen und langwierigen Geburten werden die oberen Rippen oft stark belastet. Da die oberen drei Rippen eine wichtige Rolle in der thorakalen Atemmechanik spielen, sollten sie zur Verbesserung von Atmung und Kreislauf (respiratorisch-zirkulatorische Funktion) behandelt werden. Behandlungsmethoden für die oberste (Hals-)Rippe sind im zweiten Kapitel beschrieben.

1. Das Kind befindet sich in Rückenlage oder wird von einem Elternteil im Arm gehalten. Neben ihm, auf der betroffenen Seite, sitzt die Therapeutin (➤ Abb. 20.25A und B).
2. Die Therapeutin berührt die 2. und 3. Rippe mit einer Hand von hinten und mit zwei Fingern der anderen Hand von vorn. Die Daumen können als Widerlager auf die mittlere Axillarlinie gelegt werden.
3. Während sie die Rippen von hinten nach vorn drückt bzw. anhebt, achtet die Therapeutin auf die Gewebereaktion.
4. Mit vorderen und hinteren Fingerkontakten gleichzeitig induziert sie dann eine laterale Traktion (schwarzer Pfeil in ➤ Abb. 20.25A) zur Druckentlastung des Rippen-Wirbel-Bereichs.
5. Durch variable Kraftvektoren (Druck in verschiedene Richtungen) bemüht sich die Therapeutin, die Spannungen auszugleichen. Sobald sich ein Spannungsgleichgewicht einstellt, wird die Position gehalten, bis eine Veränderung der Gewebebeschaffenheit, eine Korrektur der Dysfunktion oder eine funktionelle Verbesserung spürbar ist.

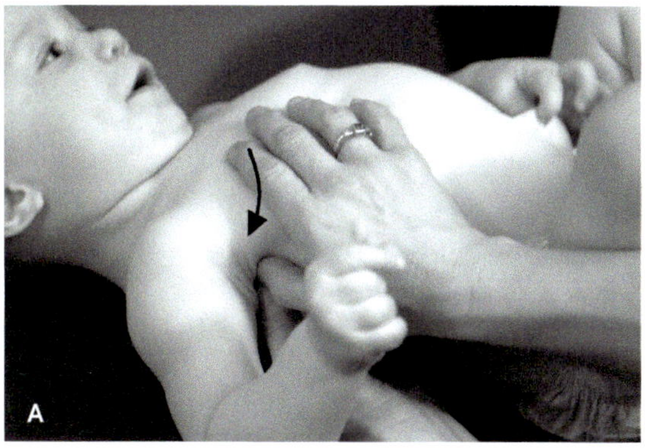

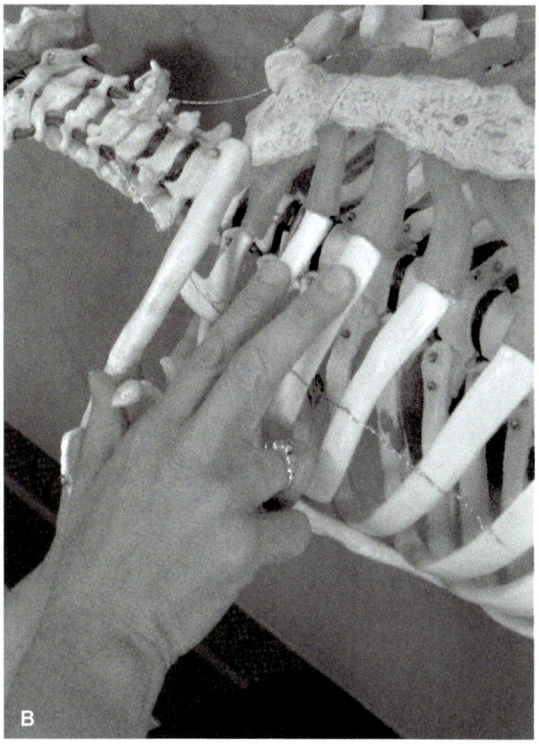

Abb. 20.25

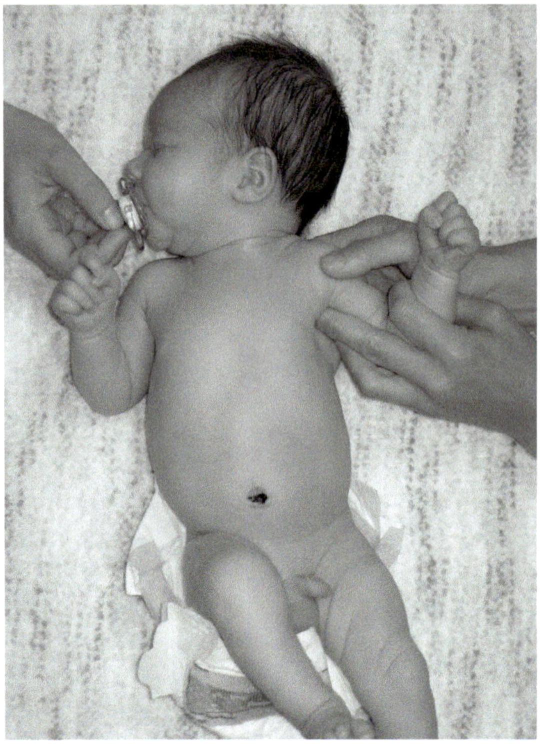

Abb. 20.26

Alternative Balanced-Ligamentous-Tension-(BLT-)Technik an der 2. und 3. Rippe

Säugling in Rückenlage

Bei dieser Methode wird der Druck auf die Rippen eher von posterolateral statt von hinten und vorn ausgeübt. Besonders wenn ein Arm mit betroffen ist, kann die Technik wirkungsvoller sein.

1. Das Kind befindet sich in Rückenlage oder wird von einem Elternteil im Arm gehalten. Neben ihm, auf der betroffenen Seite, sitzt die Therapeutin (➤ Abb. 20.26).
2. Die Therapeutin berührt die 2. und 3. Rippe mit einer Hand von hinten und drückt auch noch mit zwei Fingern der anderen Hand seitlich von der Achselhöhle aus dagegen.
3. Während sie von hinten nach vorn drückt, mobilisiert die Therapeutin die Rippen gleichzeitig nach oben (Elevation) oder unten (Depression). Danach induziert sie eine laterale Traktion zur Druckentlastung des Rippen-Wirbel-Bereichs.
4. Mit beiden Händen verändert sie die Kraftvektoren (Druckrichtungen) so, dass sich die Spannungen ausgleichen können.
5. Sobald sich ein Spannungsgleichgewicht einstellt, wird die Position gehalten, bis eine Veränderung der Gewebebeschaffenheit, eine Korrektur der Dysfunktion oder eine funktionelle Verbesserung spürbar ist.

Balanced-Ligamentous-Tension-(BLT-)Technik an der 2. und 3. Rippe

Kleinkind im Sitzen

1. Das Kind wird im Sitzen behandelt. Die Therapeutin sitzt neben ihm auf der betroffenen Seite (➤ Abb. 20.27A und B).
2. Die Therapeutin berührt die 2. und 3. Rippe mit einer Hand von hinten und mit zwei Fingern der anderen Hand von vorn.
3. Während sie die Rippen von hinten nach vorn drückt bzw. anhebt, achtet die Therapeutin auf die Gewebereaktion.

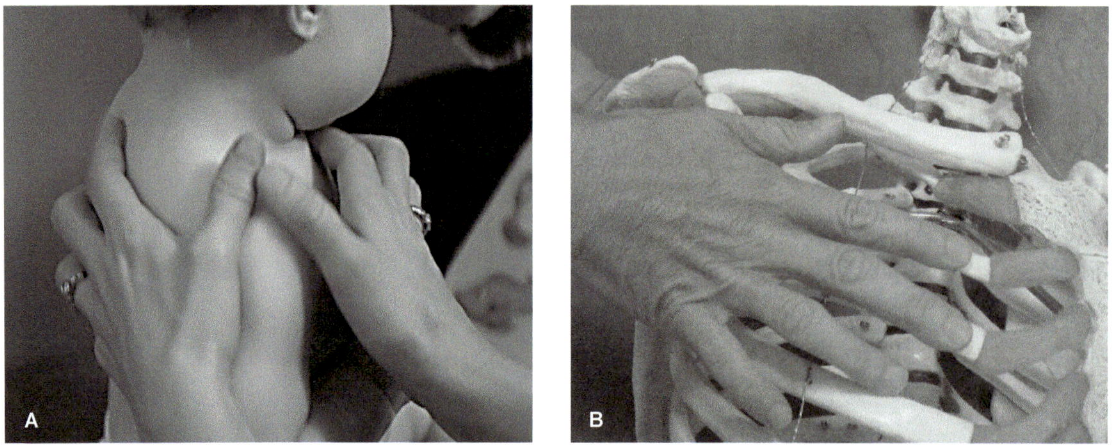

Abb. 20.27

4. Zur Druckentlastung der kostovertebralen und kostosternalen Verbindungen induziert sie dann mit den vorderen und hinteren Fingerkontakten gleichzeitig eine laterale Traktion.
5. Mit variablen Kraftvektoren (Druck in verschiedene Richtungen) versucht die Therapeutin, die Spannungen auszugleichen. Sobald sich ein Spannungsgleichgewicht einstellt, wird die Position gehalten, bis eine Veränderung der Gewebebeschaffenheit, eine Korrektur der Dysfunktion oder eine funktionelle Verbesserung spürbar ist.

Alternative Balanced-Ligamentous-Tension-(BLT-)Technik an der 2. und 3. Rippe

Kleinkind im Sitzen

1. Das Kind wird im Sitzen behandelt. Die Therapeutin sitzt neben ihm auf der betroffenen Seite (➤ Abb. 20.28).
2. Die Berührung der 2. und 3. Rippe erfolgt mit einer Hand von hinten und mit zwei Fingern der anderen Hand von vorn. Die Daumen in der Achselhöhle drücken von lateral, von der mittleren Axillarlinie aus, gegen die Rippen.
3. Mit leichtem Druck der vorderen und hinteren Fingerkontakte führt die Therapeutin eine Rippenkompression durch (dünne schwarze Pfeile). Daran schließt sich noch eine laterale Traktion zur Druckentlastung der Rippengelenke mit beiden Fingerkontakten an (dicker schwarzer Pfeil).
4. Durch variable Vektoren bzw. Druckrichtungen und Rippenbewegungen wie Seitneigung, Elevation, Depression, Torsion, Kompression und Druckentlastung versucht die Therapeutin, die Spannungen auszugleichen.
5. Hat sich ein Spannungsgleichgewicht einstellt, wird die Position gehalten, bis eine Veränderung der Gewebebeschaffenheit, eine Korrektur der Dysfunktion oder eine funktionelle Verbesserung spürbar ist.

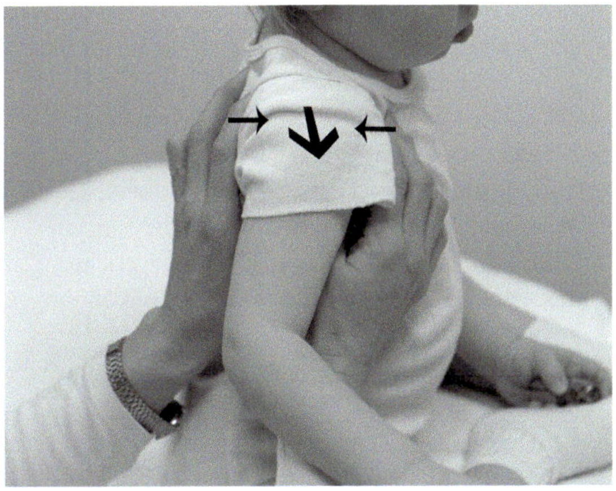

Abb. 20.28

Balanced-Ligamentous-Tension-(BLT-) Technik an den oberen Rippen

Kind oder Sportler in Rückenlage

Im Alter von etwa sieben Jahren haben die oberen Rippen eine reifere Form angenommen und verhalten sich jetzt wie „Pumpenschwengel". Bei Atembewegungen steigen sie auf der Vorderseite höher als hinten, und an den Kostovertebralgelenken kommt es beim Ein- und Ausatmen zu einer leichten Drehbewegung.

1. Das Kind liegt auf dem Rücken (➤ Abb. 20.29A und B) und die Therapeutin sitzt auf der betroffenen Seite des Patienten.
2. Mit Zeige- und Mittelfinger einer Hand berührt die Therapeutin zwei benachbarte obere Rippen (in unserem Beispiel die 2. und 3. Rippe) von hinten unmittelbar medial des Rippenwinkels. Von vorn legt sie Zeige- und Mittelfinger der anderen Hand gegen dieselben Rippen. Am seitlichen Rippenrand befinden sich beide Daumen auf der mittleren Axillarlinie.

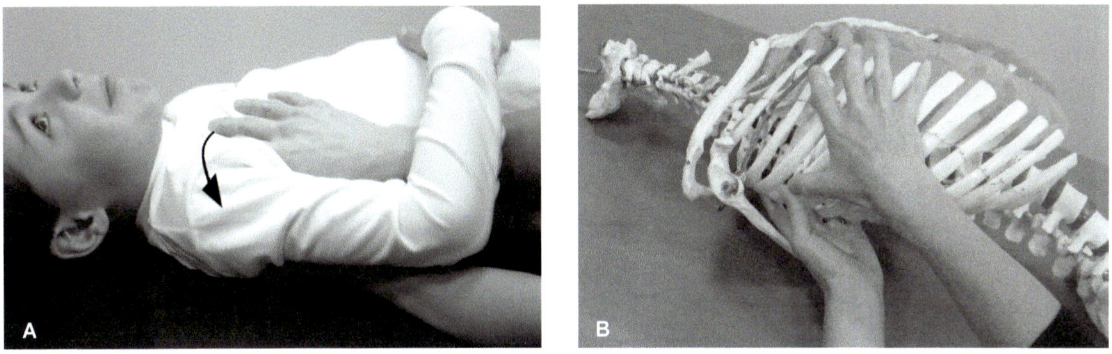

Abb. 20.29

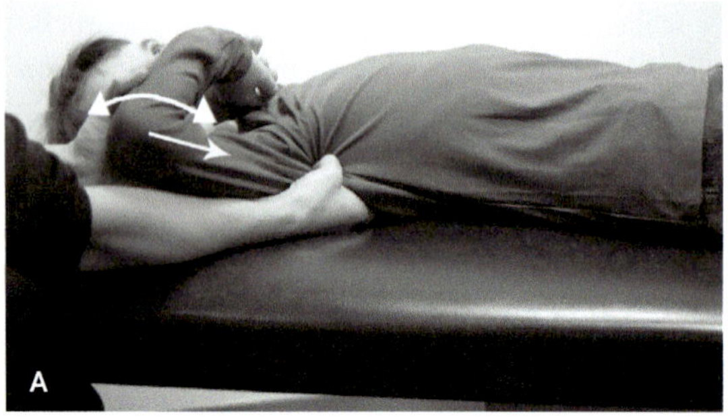

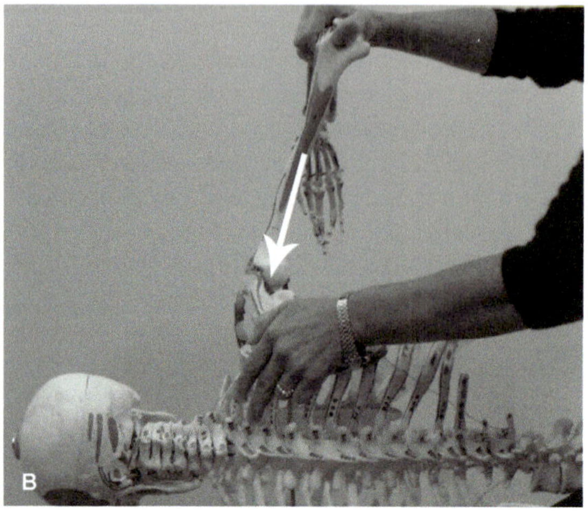

Abb. 20.30

3. Während sie die Rippen auf der Rückseite anhebt (nach vorn drückt) und nach unten (kaudalwärts) zieht, achtet die Therapeutin auf die Gewebereaktion.
4. Danach drückt sie die Rippen auf der Vorderseite nach oben (kranialwärts) und zieht sie gleichzeitig mit den vorderen und hinteren Fingerkontakten nach lateral, um die Kostovertebralgelenke zu entlasten.
5. Während der Rippenbewegungen (Elevation, Depression, Translation und Rotation), mit denen die Therapeutin die Spannungen auszugleichen versucht, dienen die Daumen im Achselbereich als Widerlager bzw. Drehpunkt.
6. Hat sich ein Spannungsgleichgewicht einstellt, wird die Position gehalten, bis eine Veränderung der Gewebebeschaffenheit, eine Korrektur der Dysfunktion oder eine funktionelle Verbesserung spürbar ist.

Alternative Balanced-Ligamentous-Tension-(BLT-)Technik an den oberen Rippen

Kind oder Sportler in Rückenlage

Bei dieser Methode macht sich die Therapeutin die lange Hebelarmwirkung der oberen Extremität zum Ausgleichen der Spannungen zunutze. Das kann sich bei Zerrungen oder Verspannungen im oberen Rippen-Schulter-Armbereich als sinnvoll erweisen. Mit dieser Technik lassen sich zudem mehrere Rippen gleichzeitig behandeln. Auch ein fazilitierter Positional-Release wird über dieselben Fingerkontakte durchgeführt.

1. Das Kind liegt auf dem Rücken (➤ Abb. 20.30A) und die Therapeutin sitzt auf der betroffenen Seite des Patienten neben der Behandlungsliege.
2. Mit Zeige- und Mittelfinger einer Hand berührt die Therapeutin die Rippen des Patienten von hinten unmittelbar medial des Rippenwinkels. Mit der anderen Hand abduziert sie den ipsilateralen Arm und hält den gebeugten Ellenbogen.
3. Während sie die Rippen auf der Rückseite anhebt (nach vorn drückt) und nach unten (kaudalwärts) zieht, achtet die Therapeutin auf die Gewebereaktion.
4. Danach führt sie mit dem gebeugten Arm eine Kompression durch, indem sie ihn gegen die Rippen drückt (gerader Pfeil, ➤ Abb. 20.30A und B).
5. Während sie den Arm dreht, beugt, streckt, abduziert und adduziert, achtet die Therapeutin auf die Gewebereaktion im Kostovertebralbereich der Rippen.
6. Durch variable Kraftvektoren (Bewegungsrichtungen des Arms) versucht die Therapeutin, die Spannungen auszugleichen (gebogener Pfeil).
7. Hat sich ein Spannungsgleichgewicht einstellt, wird die Position gehalten, bis eine Veränderung der Gewebebeschaffenheit, eine Korrektur der Dysfunktion oder eine funktionelle Verbesserung spürbar ist.

Behandlung der 1. Rippe: siehe Beschreibung in ➤ Kapitel 19.

20.4 Angeborene Skoliose

Zur ausführlichen Darstellung einer angeborenen Skoliose sei auf den Lehrbuch-Teil verwiesen.

Bei einer angeborenen Skoliose liegt eine Fehlbildung (Malformation) der Wirbelsäule vor. Sie kann auf einer Entwicklungsstörung, fehlenden Segmentierung oder einer Kombination aus beidem beruhen (➤ Abb. 20.31

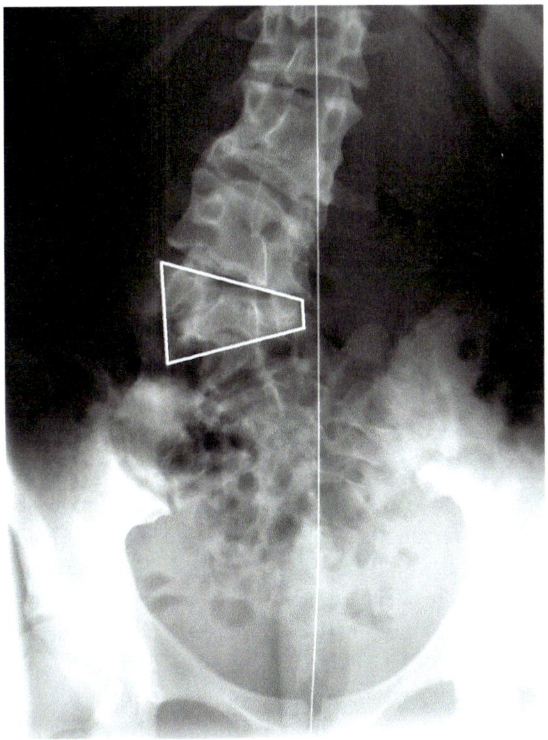

Abb. 20.31 Im Stehen angefertigte a.p. Röntgenaufnahme einer 15-jährigen Patientin mit Rückenschmerzen. Die Halbwirbelbildung von L5 ist ein Beispiel einer Entwicklungsanomalie.

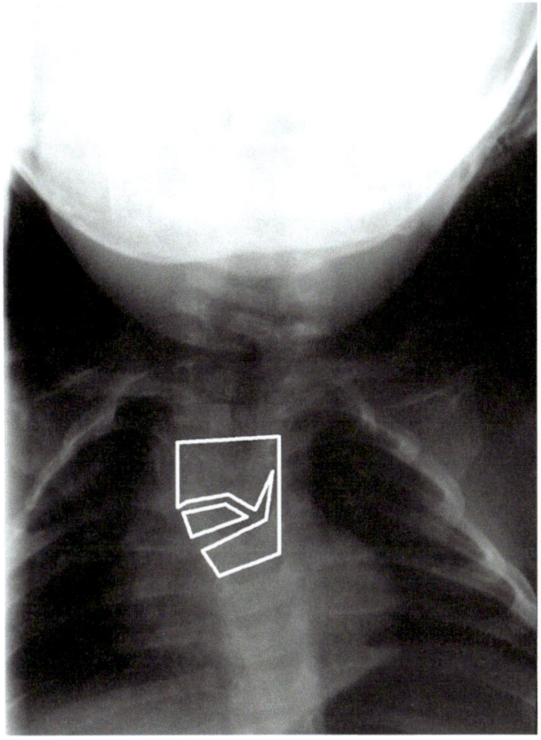

Abb. 20.32 a.p. Röntgenaufnahme eines zweijährigen Patienten. Die komplexe Malformation scheint aus einer fehlenden Segmentierung von Th4, Th5 und Th6 sowie einer Fehlbildung von Th5 zu bestehen.

und ➤ Abb. 20.32). Je nach Schwere und Lokalisation der Deformität wird eine angeborene Skoliose unter Umständen erst im Adoleszentenalter diagnostiziert. In leichten Fällen bleiben die motorischen Leitungsbahnen ausgespart, so dass nur Schmerzen und/oder Parästhesien im Bereich der distalen Extremitäten des Kindes auftreten. Wenn aber ein größerer Rückenmarksabschnitt fixiert ist (tethered cord) und auch die motorischen Leitungsbahnen des Kindes betroffen sind, kann es zu Muskelschwäche, Paralyse und Organdysfunktionen kommen.

Die starre Wirbelsäulenverkrümmung bei einer angeborenen Skoliose schränkt den Wert einer orthopädischen Behandlung ein. In den meisten Fällen lassen sich mit konservativen Maßnahmen die besten Ergebnisse erzielen.

20.5 Idiopathische Skoliose

20.5.1 Anmerkungen zur Klinik

Zur ausführlichen Darstellung einer idiopathischen Skoliose sei auf den Lehrbuch-Teil verwiesen.

Als häufigste Form tritt die idiopathische Adoleszentenskoliose kurz vor oder in der Pubertät auf. Dabei liegt eine strukturelle seitliche Wirbelsäulenkrümmung von mindestens 10° vor. In den westlichen Ländern haben 17 von 1000 Kindern eine idiopathische Skoliose.

Als häufigste Screening-Untersuchung auf eine Wirbelsäulenasymmetrie oder einen Rippenbuckel wird der Adams-Test (Rumpfbeugen nach vorn) durchgeführt (➤ Abb. 20.33). Die nach hinten rotierten Rippen wölben sich auf der konvexen Seite der Krümmung vor. Beim Vornüberbeugen verstärkt sich die Torsion, so dass ein Rippenbuckel entsteht. Nicht immer sind das Ausmaß der Rippenrotation und die Skoliose korreliert. Mit dem Adams-Test können die meisten Kliniker skoliotische Wirbelsäulenkrümmungen von 10° identifizieren.

Mit einem Skoliosimeter oder Inklinometer lässt sich der Winkel der Rumpfverdrehung genauer bestimmen (vgl. ➤ Abb. 15.8). Strukturelle Verkrümmungen resultieren aus einer veränderten Wirbelarchitektur, durch die sich die normalen räumlichen Verhältnisse in einem (Wirbelsäulen-)Bereich verzerren. Wenn beispielsweise ein Halbwirbel vorhanden ist, sind die Wirbel über und unter der betroffenen Stelle zu einer Seite hinüber gebeugt. Zur Seitneigung der angrenzenden Wirbel kommt es auch, wenn sich ein Wirbelkörper durch extreme Kompressionskräfte verformt hat. Funktionelle Verkrümmungen dagegen sind haltungs- und mechanisch bedingt, deshalb werden sie in bestimmten Stellungen ausgeprägter oder aufgehoben. Bei funktionellen Verkrümmungen handelt es sich um eine mechanische Anpassung. Werden die betroffenen Wirbel passiv in eine andere Ebene bewegt, verändert sich die Wirbelsäulenkrümmung.

Bei fast allen Kindern weist eine idiopathische Skoliose eine funktionelle Komponente auf. Das ist wichtig zu wissen, denn mit dem Wachstum der Wirbelsäule geht eine unbehandelte funktionelle schließlich in eine strukturelle Deformität über.

Die Gesamtprognose einer Skoliose wird vom Alter des Kindes zum Zeitpunkt der Diagnose und vom Schweregrad beeinflusst. Die Wahrscheinlichkeit einer Progression hängt direkt mit dem Schweregrad und indirekt mit dem Patientenalter zum Zeitpunkt der Diagnose zusammen, was daran liegen könnte, dass die Skoliose in Wachstumsperioden besonders rasch voranschreitet. Am größten ist das Progressionsrisiko bei Mädchen vor der Menarche.

Verkrümmungen über 20° können konservativ mit Verlaufsbeobachtung und jährlichen Röntgenuntersuchungen behandelt werden. Verkrümmungen über 40° können ein Korsett und – altersabhängige – Röntgenkontrollen in halb- bis jährlichen Intervallen erforderlich machen.

20.5.2 Anmerkungen zur Untersuchung

Adams-Test

Für Wirbelsäulenverkrümmungen unter 10° beträgt die Sensitivität und Spezifität des Adams-Test (nach vorn beugen) mehr als 70% und für Verkrümmungen über 20° mehr als 90%. Der Test wird hier am Beispiel eines jungen Sportlers beschrieben.

1. Die Füße des Kindes stehen etwa hüftbreit auseinander. Hinter ihm steht die Therapeutin und fordert es auf, sich langsam vornüber zu beugen und die Arme locker vor dem Körper baumeln zu lassen (➤ Abb. 20.33).
2. Während sich das Kind nach vorn beugt, achtet die Therapeutin auf die Symmetrie der Wirbelsäulenbewegung. Falls eine Wirbelrotation oder Rippenasymmetrie erkennbar ist, soll das Kind innehalten.
3. Um die Veränderlichkeit der Asymmetrie zu testen und den funktionellen Anteil an der Skoliose zu bestimmen, induziert sie eine Seitneigung im Schulterbereich.
4. Ausschlaggebend für die Bezeichnung der Krümmung ist ihre konvexe Seite, die sich gegenüber einer prominenten Rippe oder eines Rippenbuckels befindet.

20.6 Übergangsbereiche der Wirbelsäule

20.6.1 Anmerkungen zur Klinik

Im respiratorisch-zirkulatorischen Struktur- und Funktionsmodell spielen die thorakolumbalen und lumbosakralen Übergangsbereiche eine wichtige Rolle. Denn der Kreislauf bzw. die Flüssigkeitsbewegung in der unteren Körperhälfte (Beine, Becken und Abdomen) hängt davon ab, dass der thorakoabdominale „Zylinder" richtig funktioniert. Die „Pumpwirkung" des Zwerchfells und der mit ihm verbundenen Atemmuskulatur im Niederdrucksystem würde durch eine Funktionsstörung im Oberkörper empfindlich beeinträchtigt. Deswegen hat eine Behandlung der Übergangsbereiche, die den arteriellen und venösen Blutfluss sowie die Lymphdrainage fördert, nach diesem Modell entscheidende Bedeutung für die Gesundheit.

Muskelspasmen des M. quadratus lumborum führen zu einer ipsilateralen Seitneigung der LWS und des Thorakolumbalbereichs (mit kompensatorischer Rotation zur anderen Seite) sowie einer kontralateralen Seitnei-

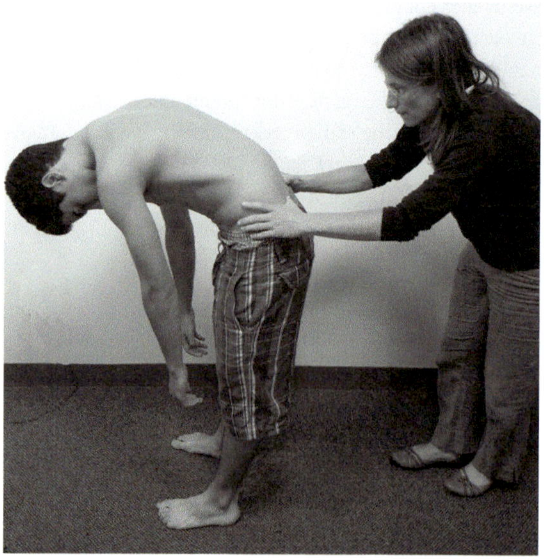

Abb. 20.33 Adams-Test

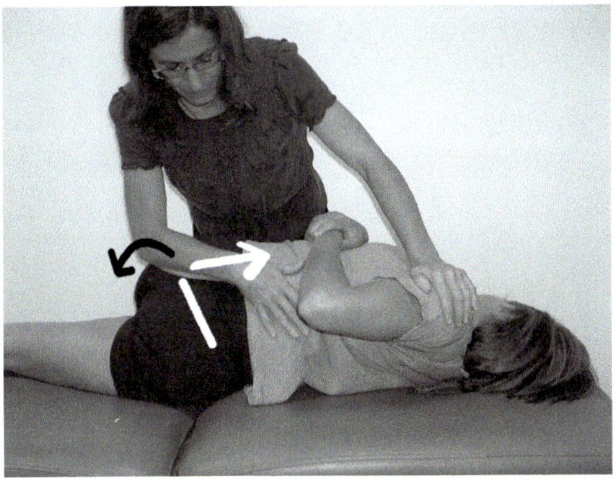

Abb. 20.34

gung des Lumbosakralbereichs (mit kompensatorischer Rotation zur selben Seite).

Die folgenden Behandlungstechniken richten sich gezielt auf solche Verbiegungen und ihre Kompensationsmuster. Als Beispiel wurde ein hypertoner rechter M. quadratus lumborum mit seitlicher Neigung der LWS nach rechts, des Thorakolumbalbereichs nach rechts (plus Linksrotation) und des Lumbosakralbereichs nach links (plus Rechtsrotation) gewählt.

20.6.2 Anmerkungen zur Behandlung im Thorakolumbalbereich und Lumbosakralbereich

Isometrische Muskelkontraktion

Sportlerin in Rückenlage

1. Die Patientin befindet sich in einer stabilen (in unserem Beispiel Rechts-)Seitenlage, d.h. kontralateral zum Lumbosakralbereich, der seitwärts nach links geneigt ist (➤ Abb. 20.34) und dessen Höhe die weiße Linie markiert (links abfallend).
2. Die Therapeutin stützt ihren rechten Unterarm posterior und unterhalb des Tuber ischiadicum auf der Hüfte der Patientin ab und kontrolliert den Lumbosakralbereich mit der Hand.
3. Mit der anderen Hand hält sie die Schulter der Patientin, um deren Brust- und Lendenwirbelsäule nach oben (in Richtung der Decke) zu drehen, bis sich der Lumbosakralbereich anspannt.
4. Mit einer Drehung nach unten (Richtung Boden) drückt sie Sakrum und Becken der Patientin dann nach oben (weißer Pfeil), bis sich der Lumbosakralbereich anspannt. Jetzt treffen die Torsionskräfte der Beckenrotation und der BWS- und LWS-Rotation aufeinander.
5. Während die Patientin aufgefordert wird, ihre Hüfte gegen den Unterarm der Therapeutin zu drücken (schwarzer Pfeil), drückt die Therapeutin in gleicher Stärke dagegen und verhindert so jede Bewegung. Dabei müssten sich die lumbosakralen Muskeln spürbar anspannen. Diese isometrische Kontraktion wird 4–5 Sekunden aufrechterhalten.
6. Dann lassen Patientin und Therapeutin gleichzeitig mit dem Druck nach. Es folgt eine Pause von 4–5 Sekunden.
7. Nach einer erneuten Drehung von Becken und Sakrum (nach unten, Richtung Boden) führt die Therapeutin die Lumbosakralregion an die neue Barriere heran.
8. Die gesamte Sequenz wird zweimal wiederholt.

Isometrische Muskelkontraktion

Sportlerin in Rückenlage

1. Die Patientin befindet sich in einer stabilen (in unserem Beispiel Links-)Seitenlage, d.h. kontralateral zum Thorakolumbalbereich (auch ➤ Abb. 20.35). Die gebogene weiße Linie markiert die linkskonvexe Krümmung der nach rechts gebogenen Lendenwirbelsäule.
2. Die Therapeutin stützt sich, oberhalb des Femurkopfes und am Darmbeinrand entlang, mit dem rechten Unterarm auf der Hüfte der Patientin ab, um mit der Hand den M. quadratus lumborum oder den Thorakolumbalbereich zu kontrollieren.
3. Ihre andere Hand hält die Schulter der Patientin, um deren Brustwirbelsäule nach oben (in Richtung Decke) zu drehen, bis sich der Thorakolumbalbereich anspannt.

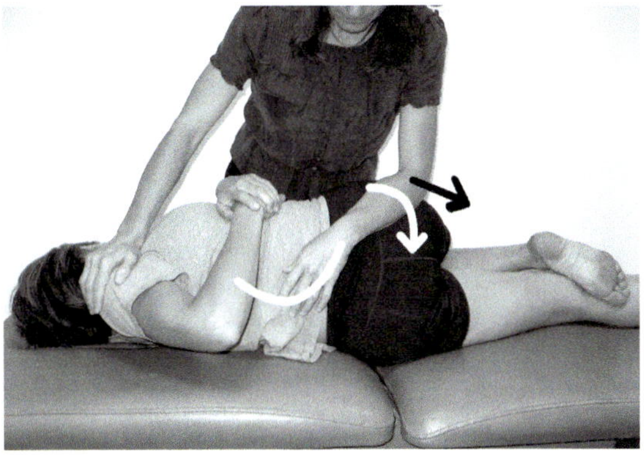

Abb. 20.35

4. Nach einer Drehung nach unten (Richtung Boden) drückt sie die LWS und das Becken der Patientin nach unten (schwarzer Pfeil), bis sich der Thorakolumbalbereich anspannt. Jetzt treffen die Torsionskräfte der LWS- und Beckenrotation auf die Torsionskräfte aus dem Thorakalbereich.
5. Während die Patientin aufgefordert wird, ihre Hüfte gegen den Unterarm der Therapeutin zu drücken (weißer Pfeil), verhindert die Therapeutin mit gleich starkem Gegendruck jede Bewegung. Dabei müssten sich die lumbosakralen Muskeln spürbar anspannen. Diese isometrische Kontraktion wird 4–5 Sekunden aufrechterhalten.
6. Dann lassen Patientin und Therapeutin gleichzeitig mit dem Druck nach. Es folgt eine Pause von 4–5 Sekunden.
7. Mit einer erneuten Drehung von LWS und Becken (nach unten, Richtung Boden) führt die Therapeutin die Thorakolumbalregion danach an die neue Barriere heran.
8. Die gesamte Sequenz wird zweimal wiederholt.

Balanced-Ligamentous-Tension-(BLT-) Technik

Kleinkind im Sitzen

Mit dieser Methode können Brust- oder Lendenwirbelsäule des sitzenden Kleinkinds behandelt werden (➤ Abb. 20.36 und ➤ Abb. 20.37).

1. Das sitzende Kind wendet der neben ihm sitzenden Therapeutin die betroffene Seite zu. Während eine Hand den Oberkörper von vorn stabilisiert, berührt die Therapeutin mit den Fingern ihrer anderen Hand drei benachbarte Wirbel an den Dornfortsätzen. Der Mittelfinger sollte auf der Stelle der primären Dysfunktion liegen (➤ Abb. 20.36).
2. Mit den Fingern an den Dornfortsätzen und der vorderen Hand kann die Wirbelstellung beeinflusst werden. Durch Druck nach vorn gegen die Unterseite der Processus spinosi lässt sich eine Extension induzieren, und lateraler Druck nach links oder rechts (weiße Pfeile) führt zu einer Rotation. Durch Anheben der Dornfortsätze (kranialwärts von unten; schwarzer Pfeil), wobei die Hand auf der Vorderseite als Widerlager dient, wird eine Flexion bewirkt.
3. Die Therapeutin benutzt beide Hände zum ligamentären Spannungsausgleich an den drei Wirbeln. Dabei können die unterschiedlichen Kraftvektoren gleichzeitig auf alle oder nacheinander auf jeden einzelnen Wirbel gerichtet werden („Stapelmethode").

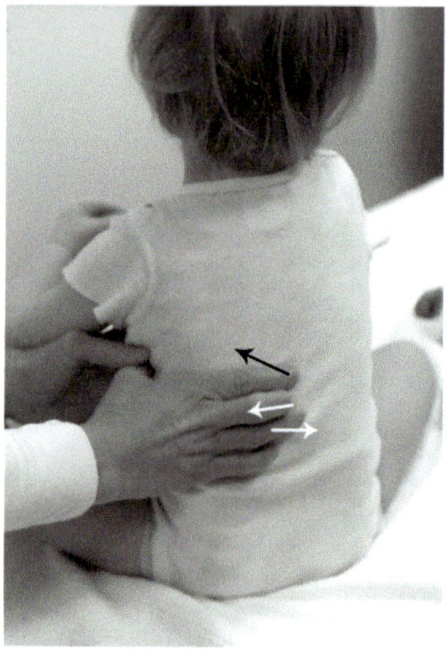

Abb. 20.36

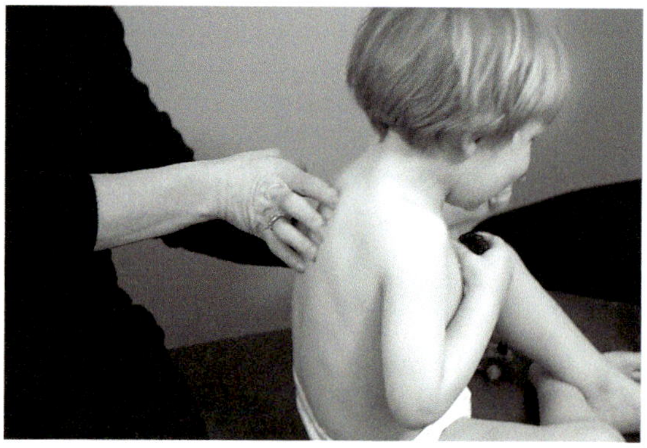

Abb. 20.37

4. Auch die unwillkürlichen Atembewegungen werden in die Wirbelpositionierung einbezogen.
5. Ist ein Spannungsgleichgewicht erreicht, bleiben die Wirbel in ihrer Position, bis sich die Gewebebeschaffenheit/Textur verändert hat, eine Dysfunktion beseitigt wurde oder eine funktionelle Verbesserung spürbar ist.

Balanced-Ligamentous-Tension-(BLT-) Technik

Säugling in Rückenlage

1. Die Therapeutin sitzt neben dem Kind in Rückenlage und berührt mit Zeige-, Mittel- und Ringfinger drei benachbarte Lumbalwirbel an den Dornfortsätzen (➤ Abb. 20.38). Mit der anderen Hand verhindert sie ein Wegrollen des Kindes und kann zugleich das Gewebe auf der Bauchseite betasten (➤ Abb. 20.39).

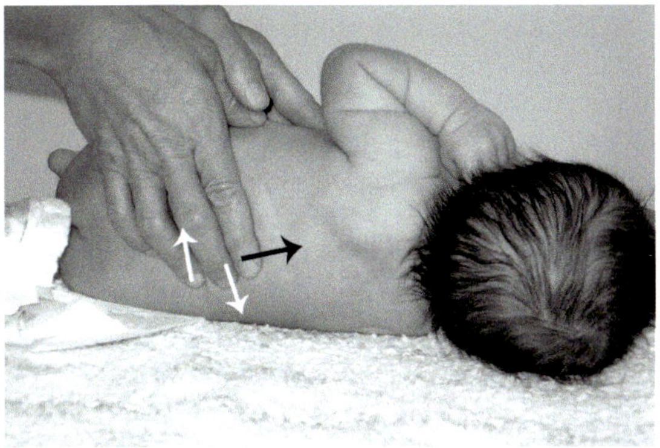

Abb. 20.38

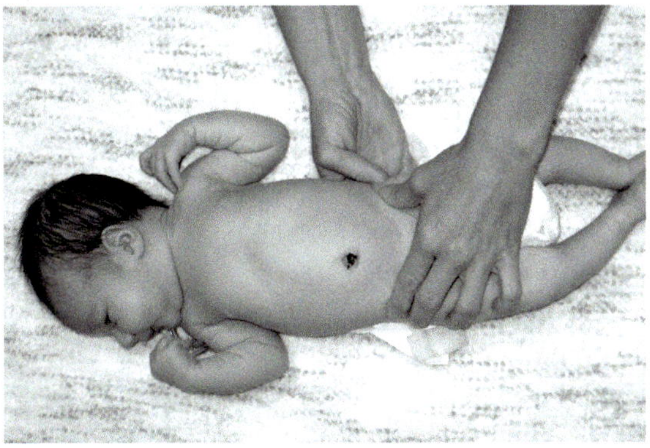

Abb. 20.39

2. An den Dornfortsätzen spüren ihre Finger die unwillkürlichen Wirbelbewegungen bei der Atmung (und vielleicht auch beim Schreien) des Kindes.
3. Dabei achtet die Therapeutin auf Bewegungseinschränkungen. Nach vorn gerichteter Druck gegen die Unterseiten der Dornfortsätze kann eine horizontale Verschiebung (Translation) und Extension induzieren. Lateraler Druck nach links und rechts (weiße Pfeile in ➤ Abb. 20.38) führt zur Rotation. Das Anheben der Dornfortsätze (kranialwärts von unten; schwarzer Pfeil) bewirkt eine Flexion.
4. Mit geeigneten Kraftvektoren kann die Therapeutin die Gewebereaktion an den drei Wirbeln untersuchen und Bewegungseinschränkungen (restriktive Barrieren) feststellen. Wenn sie mit der Untersuchung einer Gruppe fertig ist, lässt sie ihre Finger zur nächsten Wirbelgruppe „wandern" (➤ Abb. 20.40). So kann sie sich die Lenden- und Brustwirbelsäule entlang arbeiten, um herauszufinden, welche Gruppe am stärksten eingeschränkt und behandlungsbedürftig ist.
5. Wenn sie sich vergewissert hat, welcher Bereich behandelt werden muss, legt sie den Mittelfinger auf den Wirbel mit der stärksten Restriktion sowie Zeige- und Ringfinger auf die beiden angrenzenden Wirbel.

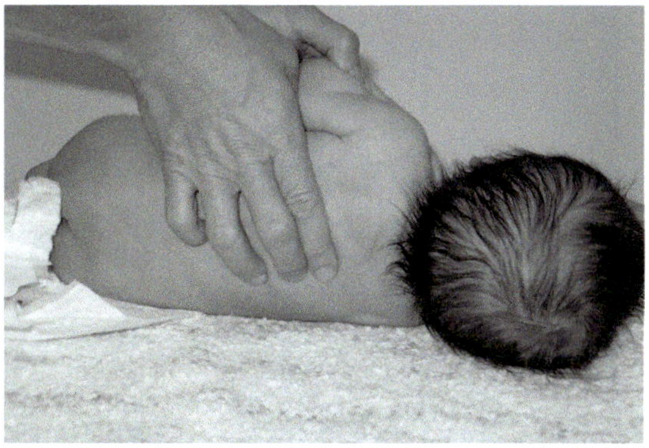

Abb. 20.40

6. Mit richtig dosiertem Druck der drei Fingerkuppen sorgt sie für eine ausgewogene ligamentäre Spannung zwischen den Wirbeln. Dabei können die unterschiedlichen Kraftvektoren gleichzeitig auf alle drei oder nacheinander auf jeden einzelnen Wirbel gerichtet werden („Stapelmethode").
7. Auch die unwillkürlichen Atembewegungen werden in die Wirbelpositionierung einbezogen.
8. Ist ein Spannungsgleichgewicht erreicht, bleiben die Wirbel in ihrer Position, bis sich die Gewebebeschaffenheit/Textur verändert hat, eine Dysfunktion beseitigt wurde oder eine funktionelle Verbesserung spürbar ist.

20.6.3 Anmerkungen zur Behandlung im Kostovertebralbereich

Somatische Dysfunktionen im Bereich der Brustwirbelsäule führen typischerweise zu kompensatorischen Veränderungen in der Biomechanik der beteiligten Rippen und umgekehrt. Sobald eine primäre Dysfunktion behoben wurde, ändern sich anschließend oft auch die entsprechenden Anpassungsmuster. Dysfunktionen von Wirbeln und Rippen müssen manchmal getrennt behandelt werden. Gelegentlich ist eine primäre Dysfunktion im Kostovertebralbereich lokalisiert. Das ist häufig bei Überlastung der Bänder und chronischen Dysfunktionen der Fall. Die Behandlung kann am sitzenden oder liegenden Patienten durchgeführt werden.

Balanced-Ligamentous-Tension-(BLT-) Technik

Kleinkind im Sitzen

1. Das Kind sitzt und hat die betroffene Seite der neben ihm sitzenden Therapeutin zugewandt. Im Rücken

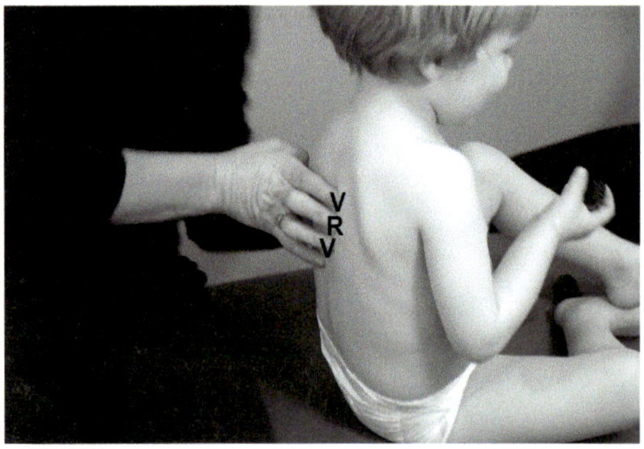

Abb. 20.41

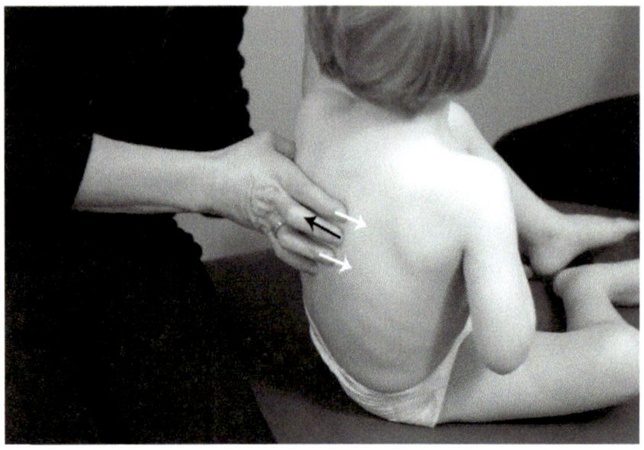

Abb. 20.42

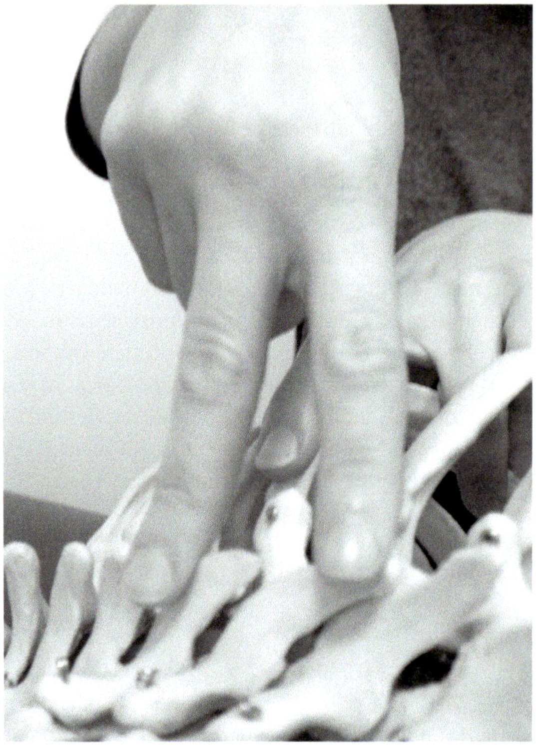

Abb. 20.43

des Kindes berührt sie mit einer Hand die behandlungsbedürftige Rippe und die dazugehörigen Wirbel (➤ Abb. 20.41; gekennzeichnet mit V = Vertebra, R = Rippe). Die andere Hand der Therapeutin liegt in gleicher Höhe flach am Oberkörper.

2. Während sie die Rippe behutsam in anterolateraler Richtung zieht (➤ Abb. 20.42, schwarzer Pfeil), induziert sie gleichzeitig über die Dornfortsätze eine Rotation der beiden Wirbel hin zur oder von der Rippe weg (weiße Pfeile), um auf diese Weise für ein Gleichgewicht in der Wirbel-Rippen-Einheit zu sorgen. (Eine Rippen-Wirbel- bzw. kostovertebrale Einheit besteht jeweils aus einer Rippe und zwei angrenzenden Wirbeln.) Es gilt, diese ganze Einheit an einen Balance-Punkt heranzuführen.
3. Wenn die richtige Balance gefunden ist, wird die Position über mehrere Atemzyklen gehalten, bis sich die Spannung spürbar verändert hat.

Balanced-Ligamentous-Tension-(BLT-) Technik

Kind/Sportler in Rückenlage

Bei dieser Methode werden mit einer Hand die Wirbel und mit der anderen die Rippe behandelt (➤ Abb. 20.43).

1. Das Kind liegt auf dem Rücken. Ipsilateral auf der Behandlungsseite sitzt die Therapeutin und berührt die betroffene Rippe mit dem Mittel- oder Zeigefin-

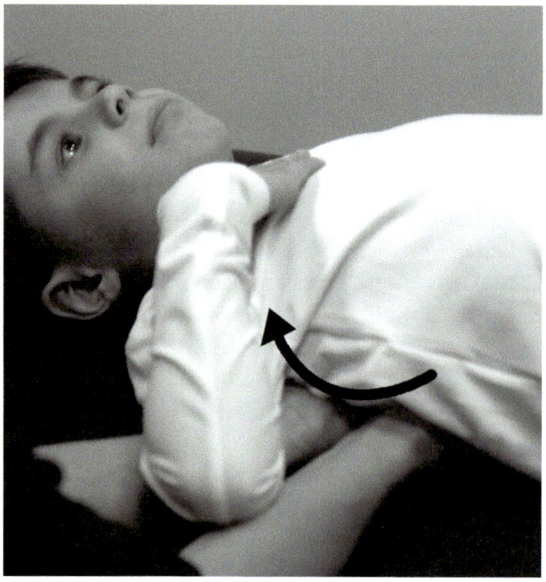

Abb. 20.44

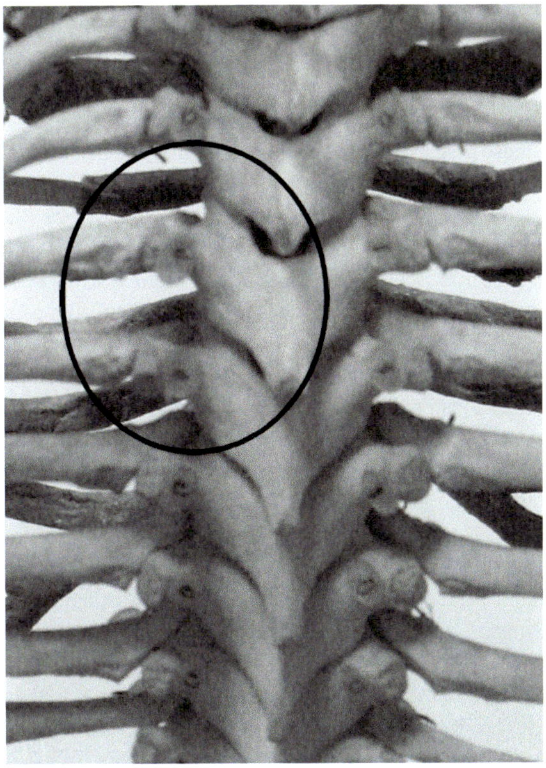

Abb. 20.45

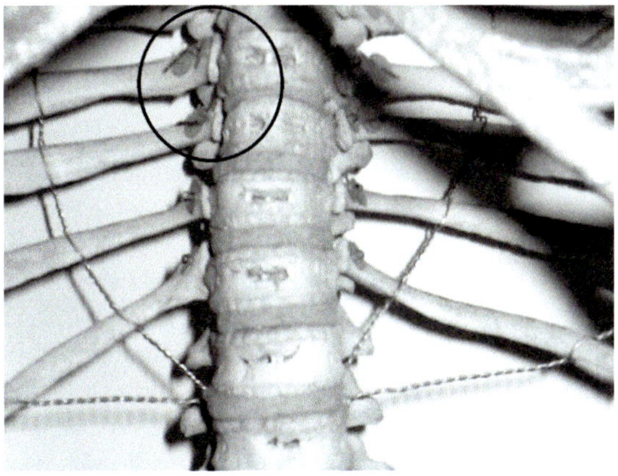

Abb. 20.46

ger einer Hand. Zwei Finger der anderen Hand liegen auf den Dornfortsätzen der zwei angrenzenden Wirbel (➤ Abb. 20.44).

2. Alle echten Rippen besitzen eine Articulatio costotransversa, d.h. eine Gelenkverbindung zum Querfortsatz (Proc. transversus) des benachbarten Wirbels (➤ Abb. 20.45). Das Kostovertebralgelenk befindet sich zwischen dem Rippenköpfchen und den Wirbelbögen (Hemifacetten) der oben und unten mit der Rippe verbundenen Wirbelkörper (➤ Abb. 20.46).
3. Die Therapeutin induziert eine bogenförmige laterale Traktion an der Rippe (schwarzer Pfeil in ➤ Abb. 20.44), während sie gleichzeitig mit der anderen Hand die zwei Wirbel zur Rippe hin oder von ihr weg dreht. (Die Richtung hängt davon ab, ob die Dysfunktion die Rippe oder einen der Wirbel betrifft.)
4. Über die Fingerkontakte kann die Therapeutin mit geeigneten Kraftvektoren die Weichteilspannung in der kostovertebralen Einheit ausgleichen.
5. Ist der Balance-Punkt gefunden, wird die Position über mehrere Atemzyklen gehalten, bis sich die Gewebebeschaffenheit/Textur spürbar verändert, die Beweglichkeit verbessert oder die Verspannung nachlässt.

20.7 Rückenschmerzen

20.7.1 Anmerkungen zur Klinik

Früher hielt man Rückenschmerzen bei Kindern für ein seltenes Ereignis mit ausschließlich maligner organischer Pathogenese. Heute wird von den meisten medizinisch-therapeutisch Tätigen anerkannt, dass Rückenschmerzen keineswegs ein ungewöhnliches Beschwerdebild bei Kindern sind. Differenzialdiagnostisch sind mechanische, entzündlich-infektiöse, neoplastische, entwicklungs- und psychosomatisch bedingte Schmerzursachen bei Kindern zu berücksichtigen. Spondylolyse und Spondylolisthesis (Wirbelgleiten) zählen zu den häufigsten degenerativen und mit Rückenschmerzen einhergehenden Veränderungen. Sie können angeboren oder erworben (traumatisch) sein und treten am häufigsten in der unteren Lendenwirbelsäule (L5 und L4) auf. Spondylolyse und Spondylolisthesis müssen auch bei Athleten ausgeschlossen werden, deren Sportart repetitive Streck- und Drehbewegungen erfordert. Kongenitale Deformitäten wie Halb- und Blockwirbel (Fusionen) sind selten.

Bewegungs- oder lageunabhängige, persistierende Schmerzen bedürfen ebenso wie nächtliche Schmerzen, die Kinder aus dem Schlaf aufwecken, der weiteren Abklärung zum Ausschluss von Entzündungen, Tumoren oder Infektionen. Mit Inkontinenz verbundene Rückenschmerzen lassen eine Rückenmarksbeteiligung vermuten und sind als Notfall zu behandeln. Schmerzen, die sich bei bestimmten Bewegungen oder Stellungen verstärken und in Ruhe bessern, deuten auf eine mechanische Ursache hin. Trotzdem erweist sich die Suche nach der tatsächliche Ätiologie und geeigneten Methoden der

Schmerzlinderung oft als schwierig. Mechanisch bedingte Rückenschmerzen können sich als Radikulopathie, d.h. mit Schmerzen, Brennen, Schwäche, veränderten Reflexen und/oder Taubheitsgefühl im anatomischen Versorgungsgebiet einer Spinalnervenwurzel manifestieren. Bei einer Progression können sich Wurzelsymptome wie Reflexabschwächung, Muskelschwäche und -atrophie entwickeln. Die häufiger zu beobachtenden Rückenbeschwerden von Kindern, die auf einer paraspinalen Muskel-/Bänderverletzung beruhen, gehen mit Muskelspasmen einher, neurologische Zeichen fehlen jedoch. Das klinische Bild ist primär von lokalen Schmerzen, Verspannung und Verhärtung des betroffenen Bereichs geprägt. Obwohl sie traumatisch bedingt sein können, hängen diese Rückenbeschwerden viel häufiger mit chronischem oder wiederkehrendem Stress, z.B. durch mangelndes oder übermäßiges Training bei Sportlern, Haltungsfehler oder schreckliche Schlafgewohnheiten, zusammen.

Von den Bandscheiben ausgehende Schmerzen treten am häufigsten in der Lenden- und Halswirbelsäule auf und können durch eine akute Verletzung oder chronische Fehlbelastung ausgelöst werden. Differenzialdiagnostisch sollte bei Rücken- und Nackenschmerzen, die nicht auf eine konservative Behandlung ansprechen, immer an eine Diskopathie gedacht werden. Eine veränderte Bandscheibenarchitektur ist kennzeichnend für die Störung, die oft eine lokal entzündliche Komponente aufweist. Obwohl diskogene Schmerzen als typisches Krankheitsbild des mittleren Lebensalters gelten, kann die wiederholte Verletzung der Bandscheiben durch Kompressionskräfte im Nacken- und Lumbalbereich ihre Degeneration beschleunigen.

Spondylosen finden sich bei pädiatrischen Patienten eher selten, sind aber gelegentlich nach wiederkehrenden Sportverletzungen anzutreffen (z.B. beim Reiten wiederholt vom Pferd fallen, früh begonnene Ausübung von Kontaktsportarten). Ligamente, Bandscheiben und knöcherne Wirbelstrukturen können degenerative Veränderungen aufweisen. Typische Schmerzlokalisation ist ein umschriebener Bereich um das betroffene Wirbelsäulensegment; bei Ramus-dorsalis-Beteiligung können die Schmerzen allerdings bis in eine Extremität ausstrahlen. Die körperliche Untersuchung ergibt einen reduzierten Bewegungsumfang, eine Muskelverspannung und unauffällige neurologische Zeichen (Normalbefund). Degenerative Prozesse resultieren in einer weniger wirksamen Druckverteilung zwischen Bandscheiben, Wirbelendplatten und Facettengelenken, was bei Jugendlichen zu weiteren Problemen im Erwachsenenalter prädisponieren kann.

Nach Überstreckung oder Retroflexion des Rückens kann ein Facettensyndrom auftreten, das im Nacken gewöhnlich mit Kopfschmerzen und in anderen Wirbelsäulenbereichen mit lokalisierten axialen Schmerzen verbunden ist. Durch Injektion eines Anästhetikums unter fluoroskopischer Kontrolle kann sowohl die Diagnose gesichert als auch eine zeitweilige Symptomlinderung bewirkt werden.

Bei Kindern wie bei Erwachsenen entspringen Rückenschmerzen häufig im Sakralbereich. Dysfunktionen können zwischen Kreuzbein und 5. Lendenwirbel oder zwischen Os sacrum und Os ilium auftreten. Verspannungen im Sakroiliakalbereich werden als „sakrale Torsionen" bezeichnet. Solche Torsionen sind ein häufiges Stressmuster, sobald Kinder Laufen gelernt haben, und kommen durch eine rasche LWS-Rotation bei einseitig belastetem Sakroiliakalgelenk zustande, die das Sakrum nicht kompensieren kann. Das ist z.B. der Fall, wenn sich Tennisspieler im Laufen drehen, um nach dem Ball zu schlagen. In dem Moment bewegen sich Sakrum und L5 nicht mehr synchron, sondern in verschiedene Richtungen. Bei normalen Bewegungsabläufen neigt sich die Sakrumbasis bei lumbaler Flexion nach hinten („counternutation") und bei Extension oder Neutralstellung der LWS nach vorn („nutation"). Da in beiden Positionen (nach vorn oder nach hinten gekipptes Sakrum) Torsionen möglich sind, wird zwischen einer sakralen Vorwärts- und Rückwärts-Torsion unterschieden. Erstere geht mit einer gestreckten (oder aufrechten) LWS-Stellung und Letztere mit einer Beugung einher. Die Zerrung baut sich zwischen 5. Lumbalwirbel und Sakrumbasis auf. War das Sakrum zum Zeitpunkt der Verletzung „nutiert", führt eine lumbale Flexion (z.B. Vornüberbeugen) üblicherweise zur Verschlimmerung der Symptome, war es „kontranutiert", hat der Patient im Stehen oder in der Bauchlage größere Beschwerden. Allgemein gilt, dass „Rückwärts"-(„Counternutation"-) Torsionen des Sakrums stärkere Beschwerden als „Vorwärts-(„Nutation"-)Torsionen verursachen. Es sind tiefe, dumpfe Kreuzschmerzen mit begleitender Steifheit. Die Schmerzen können ins Gesäß oder den hinteren Oberschenkel ausstrahlen. Während sich „Vorwärts"-Torsionen in Ruhe bessern, haben Kinder mit „Rückwärts"-Torsionen oft Schwierigkeiten, eine bequeme Schlafposition zu finden. Beide Formen lassen sich erfolgreich mit „Balanced-Ligamentous-Tension"- und Muskelenergietechniken behandeln.

Überlastete Sakroiliakalgelenke sind ebenfalls häufige Auslöser von Rückenschmerzen. Die einseitigen Schmerzen strahlen ins Gesäß und den hinteren Oberschenkel aus und können mit leichten Parästhesien ohne sonstige neurologische Symptome einhergehen. Da sakroiliakale Dysfunktionen in chronischen Fällen oft in Begleitung von lumbosakralen Störungen auftreten, kompensieren sie sich offenbar gegenseitig. Es kann sein, dass eine Dysfunktion des Sakrums überwiegt oder dass eine Ilium-Dysfunktion die primäre Störung darstellt. Beide Dysfunktionen lassen sich durch einen Flexionstest im Sitzen oder Stehen voneinander abgrenzen. Die im Anschluss beschriebenen BLT-Techniken eignen sich für eine gemeinsame Behandlung von Kreuz- und Darmbein.

20.7.2 Anmerkungen zur Untersuchung und Behandlung

„Positional"-(Stellungs-)Diagnose am Sakrum

Kind/Sportler

Mit den folgenden Untersuchungsmethoden lassen sich mit variabler Testgenauigkeit sakrale Dysfunktionen bei älteren Kindern nachweisen (➤ Tab. 20.1). Der Flexionstest ist besonders für Jugendliche und junge Erwachsene geeignet, bei denen sich die wichtigen anatomischen Orientierungspunkte schon besser ausgebildet haben. Um die Diagnose stellen zu können, sind bei den meisten sakralen Dysfunktionen vier Einzelergebnisse erforderlich: Seite des positiven Flexionstestbefunds, Reaktion des Sakrums auf lumbale Bewegungen, unterer oder hinterer Außenwinkel (Angulus inferior lateralis, AIL) des Sakrums und tiefer Sulcus sacralis.

Flexionstest im Sitzen

Mit dem Flexionstest im Sitzen lässt sich feststellen, auf welcher Seite die Beweglichkeit des Sakrums eingeschränkt ist. Das genaueste Testergebnis ist bei älteren Jugendlichen und jungen Erwachsenen zu erwarten, bei denen die Spina iliaca posterior superior (SIPS) schon deutlich prominenter ist.

1. Das Kind sitzt mit angewinkelten Knien auf der Liege. Hinter ihm kniet die Therapeutin, die Augen in Beckenhöhe, und berührt beidseits die SIPS mit dem Daumen (➤ Abb. 20.47).
2. Während sie das Kind auffordert, sich langsam nach vorn zu beugen, achtet sie auf die SIPS-Bewegung nach anterior-superior.

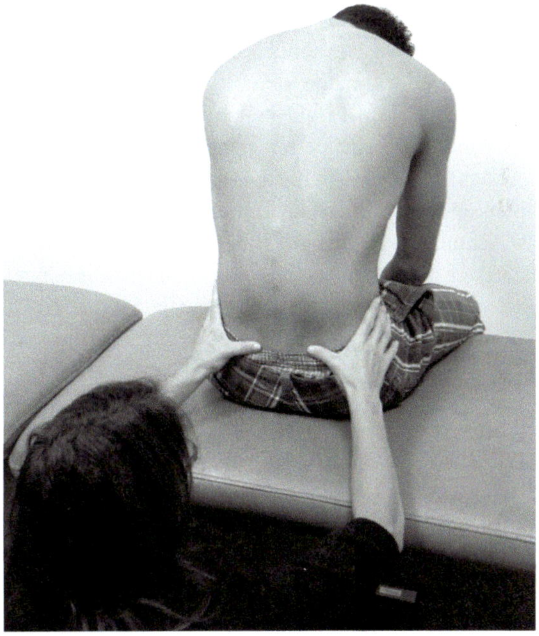

Abb. 20.47

Tab. 20.1 Osteopathische strukturelle Untersuchungsbefunde für die Diagnose einer sakralen Dysfunktion im Vergleich

Diagnose	Flexionstest im Sitzen positiv	Sulcus sacralis	Angulus inferior lateralis (AIL)	Widerstand bei
Rechts unilaterale Nutation	Rechts	Rechts tiefer	Hinten-unten rechts	Counternutation rechts
Links unilaterale Nutation	Links	Links tiefer	Hinten-unten links	Counternutation links
Rechts unilaterale Counternutation	Rechts	Rechts flacher	Vorn-oben rechts	Nutation links
Links unilaterale Counternutation	Links	Links flacher	Vorn-oben links	Nutation rechts
Bilaterale Nutation	Bilateral	Bilateral tief	Hinten-unten bilateral	Counternutation
Bilaterale Counternutation	Bilateral	Bilateral flach	Vorn-oben bilateral	Nutation
Links-auf-Links-Torsion	Rechts	Rechts tiefer	Hinten-unten links	
Rechts-auf-Rechts-Torsion	Links	Links tiefer	Hinten-unten rechts	
Links-auf-Rechts-Torsion	Links	Rechts tiefer	Hinten-unten links	
Rechts-auf-Links-Torsion	Rechts	Links tiefer	Hinten-unten rechts	

3. Die Seite, auf der die Bewegung früher beginnt oder einen größeren Bogen (Exkursion) beschreibt, ist die Seite, auf der eine sakroiliakale Restriktion vorliegt, d.h. ein positiver Befund. Auf dem Foto ist rechts eine größere Exkursion nach oben zu sehen.

Nutation und Counternutation des Sakrums im Sitzen

Während einer lumbalen Flexion sollte sich die Sakrumbasis nach hinten bewegen, d.h. eine Counternutation vollführen, und während einer lumbalen Extension sollte sie sich nach vorn bewegen (Nutation). Diese „nickenden" Bewegungen, mit denen das Sakrum auf lumbale Bewegungen reagiert, können bei Sportlern nach einer Verletzung oder durch wiederholte Stresseinwirkung beeinträchtigt sein. Das gilt es besonders zu bedenken, wenn Sportarten eine persistierende oder repetitive Hyperextension oder Hyperflexion der LWS erfordern, wie beispielsweise Gymnastik, Gewichtheben und Hockey. Die Schmerzen bleiben gewöhnlich auf den Lumbosakralbereich beschränkt, ohne auszustrahlen. Bei einem „nutierten" Sakrum führt eine lumbale Flexion (nach vorn beugen) zur Schmerzverstärkung und bei einem „kontranutierten" Sakrum verstärkt eine lumbale Extension die Schmerzen.

1. Die Therapeutin hockt sich hinter das Kind und berührt beidseits den Sulcus sacralis.
2. Dann fordert sie das Kind auf, sich mit gesenktem Kopf langsam nach vorn zu beugen (➤ Abb. 20.48). Während der LWS-Flexion achtet die Therapeutin auf Beginn und Symmetrie der Sakrumbewegung (Counternutation). Danach kehrt das Kind wieder zur aufrechten Sitzposition zurück.
3. Mit Blick nach oben (zur Decke) soll es sich anschließend strecken oder ein Hohlkreuz machen (➤ Abb. 20.49). Während der Extension der LWS achtet die Therapeutin auf Beginn und Symmetrie der Sakrumbewegung (Nutation). Das Kind kehrt wieder zur aufrechten Sitzposition zurück.
4. Bei der Nutation und Counternutation des Sakrums sollten sich beide Furchen (Sulci) symmetrisch bewegen. Jeder Widerstand deutet auf eine Bewegungseinschränkung (restriktive Barriere) hin, die uni- oder bilateral vorhanden sein kann. Diese Dysfunktion wird nach der frei beweglichen („Ease"-)Position be-

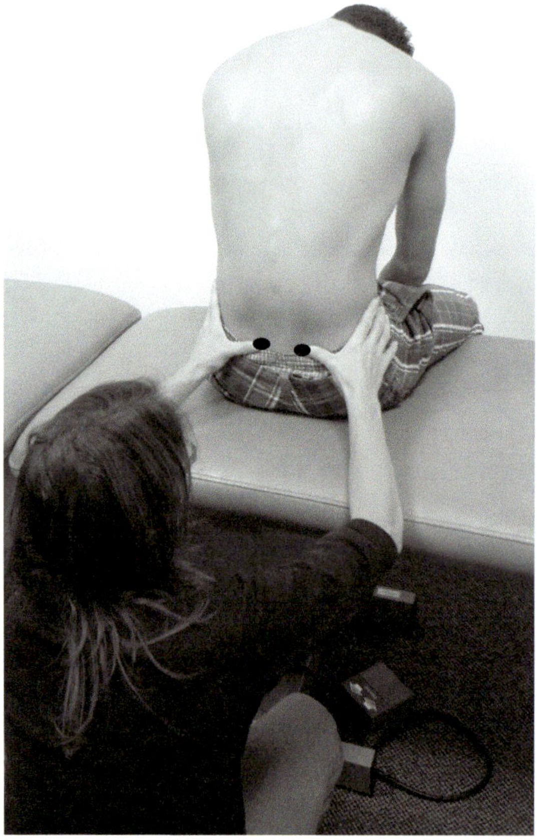

Abb. 20.48

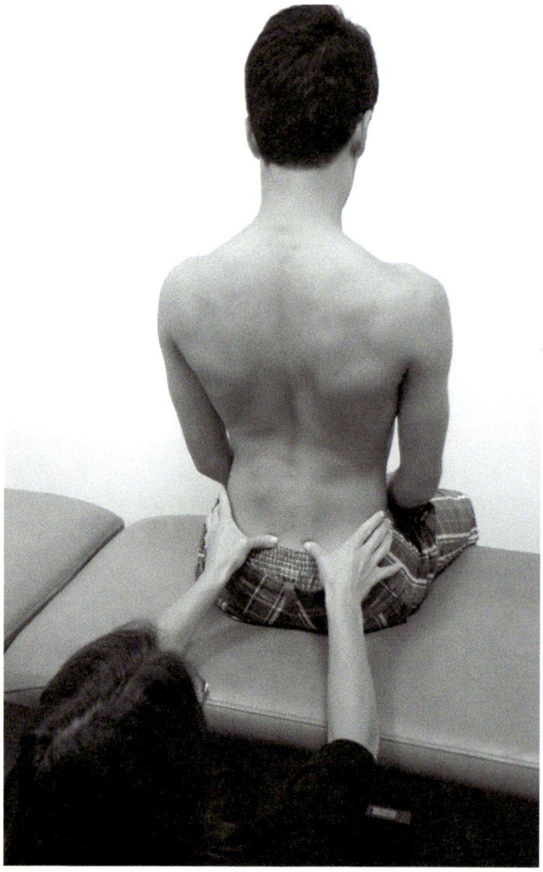

Abb. 20.49

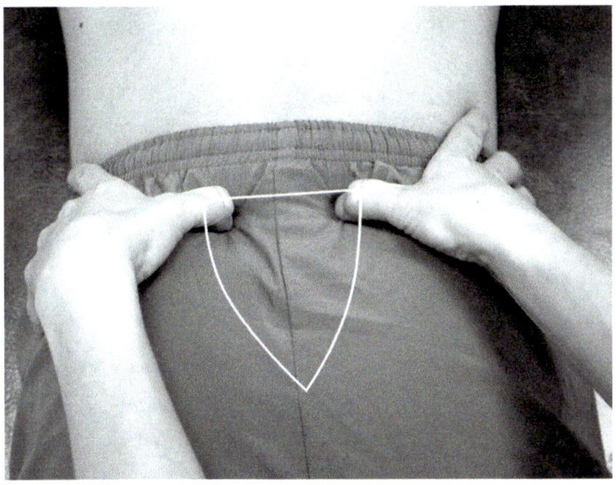

Abb. 20.50

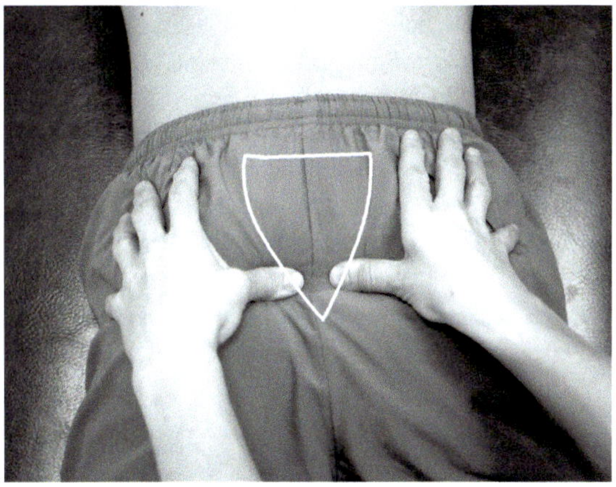

Abb. 20.51

nannt. Unilaterale Störungen werden oft als „sakrale Scher-Dysfunktion" bezeichnet. Restriktionen, die eine Nutation des Sakrums verhindern, verursachen die stärksten Symptome.

Sulcus sacralis

Bei Säuglingen und Kleinkindern sind die SIPS ziemlich flach und auch die Kreuzbeinfurchen (Sulcus sacralis) noch nicht gut entwickelt.

Sobald das Sakrum seine konvexe Form annimmt und sich die SIPS ausbilden, werden auch die Sakralfurchen deutlicher.

1. In Rückenlage des Kindes steht die Therapeutin seitlich neben der Liege und berührt die SIPS beidseits mit den Daumen.
2. Von den SIPS aus gleiten die Daumen nach medial, bis sie in die Sakralfurchen sinken (➤ Abb. 20.50).
3. Die Tiefe beider Furchen wird verglichen. Befindet sich der tiefere Sulcus auf der Seite des positiven Flexionstestergebnisses, ist das Sakrum auf der gegenüberliegenden Seite um die schräge Achse „nutiert". Befindet sich der tiefere Sulcus auf der kontralateralen Seite des positiven Flexionstestergebnisses, ist das Sakrum um die gleichseitige schräge Achse „kontranutiert". Das bestätigt sich dadurch, dass der Angulus inferior lateralis (AIL) auf der Gegenseite der tieferen Furche prominenter ist.

Angulus inferior lateralis

Dem Sakrum von Säuglingen und Kleinkindern fehlen die unteren seitlichen Winkel (Angulus inferior lateralis) noch ganz, und auch bei etwas älteren Kindern sind sie kaum entwickelt. Dagegen sind sie bei Jugendlichen und jungen Erwachsenen relativ leicht zu lokalisieren.

1. In Rückenlage des Kindes steht die Therapeutin seitlich neben der Liege und palpiert beide Sakralfurchen mit den Daumen.
2. Dann lässt sie beide Daumen am Sakrum entlang nach unten zum rechten und linken Angulus inferior lateralis (AIL) wandern (➤ Abb. 20.51).
3. Ein Seitenvergleich zeigt, ob ein AIL weiter oben oder hinten steht.

Untersuchung der Bewegungsmerkmale im Lumbosakralbereich

Kleinkind/Kind/Sportler in Rückenlage

1. Die Therapeutin sitzt etwa auf Beckenhöhe neben dem Kind in Rückenlage. Ihre Hände liegen unter dem Kind, so dass die obere Hand die Querfortsätze von L5 und die untere die Sakralwirbel berührt (➤ Abb. 20.52). Das unverknöcherte Sakrum von Kindern besteht aus fünf Segmenten, und wenigstens die oberen drei Segmente sollte die Therapeutin halten (➤ Abb. 20.53, schwarze Kreise).

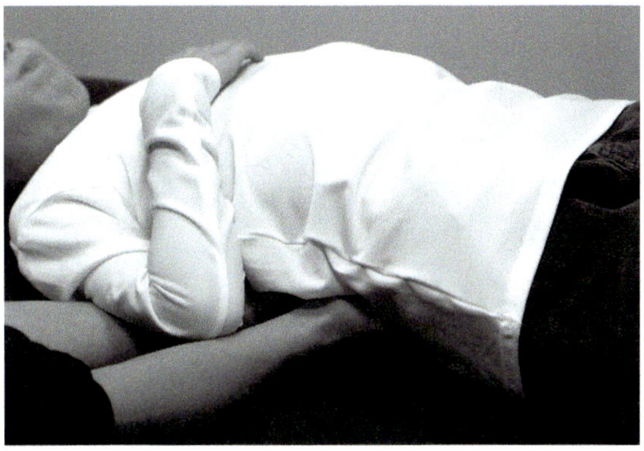

Abb. 20.52

20

2. Mit beiden Händen kann sie nun gleichzeitig die Eigen- und passive Beweglichkeit des 5. Lendenwirbels sowie des Sakrums untersuchen. Interossäre Verspannungen zwischen sakralen Segmenten können sich als Kompression oder Torsion manifestieren.
3. Während das Kind ruhig atmet, achtet die Therapeutin auf die charakteristische unwillkürliche Bewegung des Lumbosakralbereichs. Wie überall an der Wirbelsäule zeigen sich Stressmuster auch hier oft verstärkt in der Inhalationsphase.

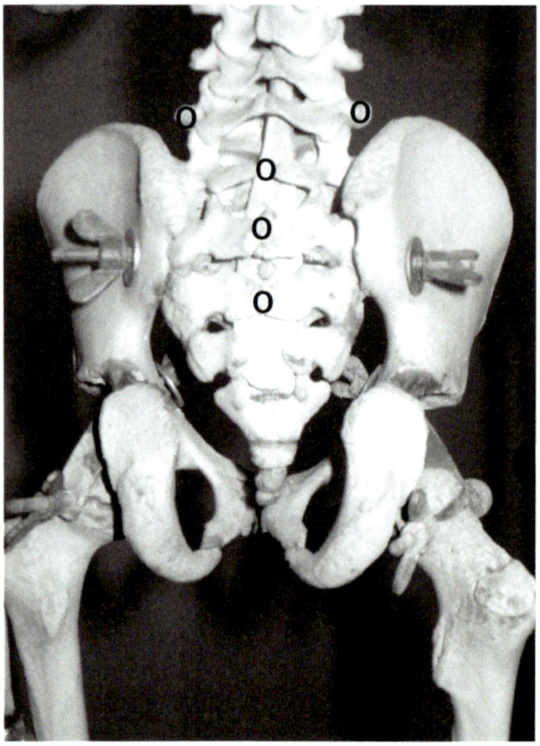

Abb. 20.53 Kindliches (ca. 5-jähriges) Skelett mit Sakrum, unterer Lendenwirbelsäule und Beckenring (Ansicht von hinten). Trotz Spina bifida und fehlendem Neuralrohrverschluss ist deutlich die Segmentierung des Sakrums erkennbar.

4. Nach der unwillkürlichen wird die passive Beweglichkeit des Sakrums (eine horizontale und zwei schräge Achsen) untersucht. Dabei achtet die Therapeutin auf die Reaktion von L5. Im Anschluss testet sie die Beweglichkeit von L5 (in allen Bewegungsebenen) und die Reaktion des Sakrums darauf.

Balanced-Ligamentous-Tension-(BLT-) Technik im Lumbosakralbereich

Kleinkind/Kind/Sportler in Rückenlage

1. Diese Technik kann mit der oben beschriebenen Handstellung angewandt werden. Der einzige Unterschied besteht in der Position der Therapeutin, die auf der Seite des flacheren Sulcus sacralis oder des „kontranutierten“ Sakrums sitzt (➤ Abb. 20.54A und B).
2. Über ihre Handkontakte kann sie L5 und die sakralen Segmente gleichzeitig in Bewegung versetzen. Dabei achtet sie auf die charakteristische unwillkürliche Bewegung in diesem Bereich.
3. An den Querfortsätzen von L5 kann eine Rotation, Seitneigung, Translation, Flexion und Extension des Lendenwirbels und an den Sakralsegmenten eine Rotation, Kompression oder Dekompression induziert werden. Diese Kraftvektoren können eine balancierte Weichteilspannung zwischen L5 und Sakrum herzustellen helfen.
4. Sobald ein Spannungsgleichgewicht gefunden ist, wird die Position beibehalten, bis sich die Gewebebeschaffenheit/Textur verändert, die unwillkürliche Beweglichkeit verbessert oder die Verspannung gelöst hat.

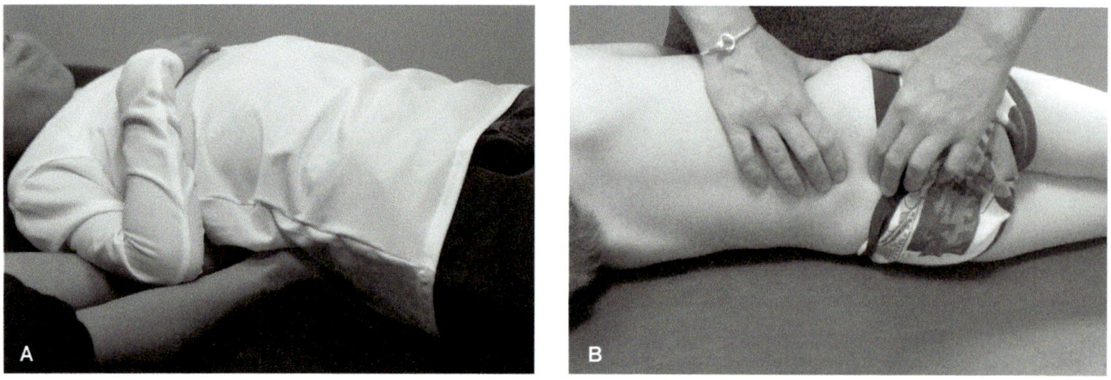

Abb. 20.54

Untersuchung der Bewegungsmerkmale im Bereich von Sakrum und Ileum/Sakroiliakalgelenken

Kleinkind/Kind/Sportler in Rückenlage

1. Die Therapeutin sitzt etwa auf Beckenhöhe neben dem Kind in Rückenlage. Ihre (näher zum kindlichen Kopf befindliche) obere Hand liegt so unter dem Becken, dass sie die drei oberen sakralen Segmente möglichst nah am Gelenk berührt (➤ Abb. 20.55 und ➤ Abb. 20.56, schwarze Kreise). Je nach Alter des Patienten ist das Sakroiliakalgelenk aus dem Os ilium und zwei oder drei sakralen Segmenten statt dem Os sacrum als Ganzem zusammengesetzt. Die andere Hand liegt vorn auf der Spina iliaca anterior superior (➤ Abb. 20.57).
2. Über die Handkontakte kann sie die Eigen- und passive Beweglichkeit des Iliums und gleichzeitig des Sakrums (bzw. der sakralen Segmente) untersuchen. Interossäre Verspannungen zwischen den Segmenten können sich als Kompression oder Torsion manifestieren.
3. Während das Kind ruhig atmet, achtet die Therapeutin auf die charakteristische unwillkürliche Bewegung im Sakroiliakalbereich. Wie überall an der Wirbelsäule sind Stressmuster auch hier oft verstärkt in der Inhalationsphase zu sehen.
4. Nach der unwillkürlichen wird die passive Bewegung zwischen Sakrum (sakralen Segmenten) und Ilium untersucht. Unter Stabilisierung des Sakrums drückt die Therapeutin das Ilium gegen das Sakrum (➤ Abb. 20.57, gerader schwarzer Pfeil) und öffnet so das Sakroiliakalgelenk. Dann induziert sie eine Dreh- (gebogener schwarzer Pfeil) und „Flare"-Bewegung (gebogener weißer Pfeil) des Darmbeins. Mit der anderen Hand kann sie das Sakrum rotieren, „nutieren" und „kontranutieren", um zu sehen, wie sich die sakroiliakalen Bänder und Faszien verhalten.

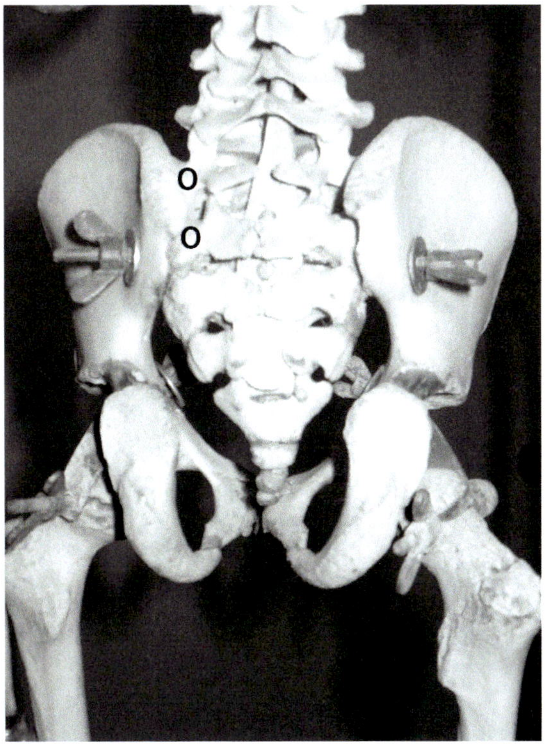

Abb. 20.55

Balanced-Ligamentous-Tension-(BLT-)Technik im Bereich von Sakrum und Ileum/Sakroiliakalgelenken

Kleinkind/Kind/Sportler in Rückenlage

Diese Behandlungstechnik ist ähnlich wie die für Säuglinge beschriebene. Sobald ein Kind Laufen gelernt hat, verändert sich die Stellung der Sakroiliakalgelenke. Ihre

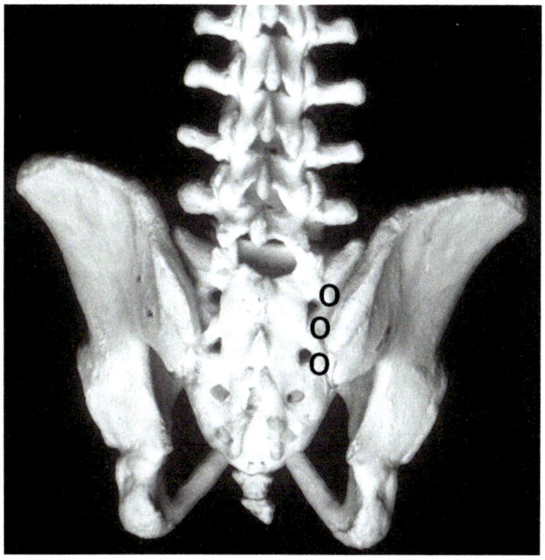

Abb. 20.56

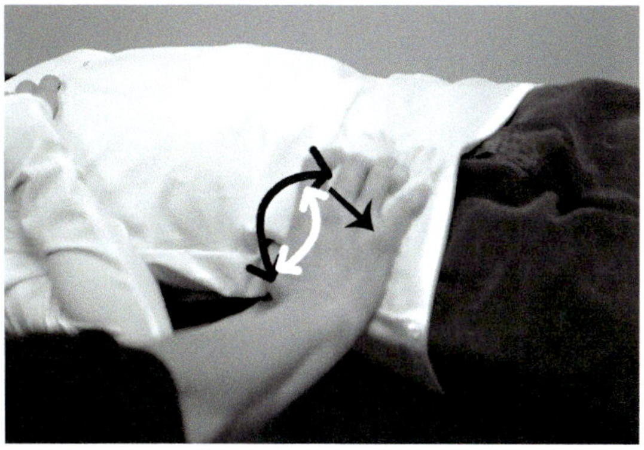

Abb. 20.57

20

Achse wird schräger, so dass ein größerer und stärker nach medial gerichteter Kraftaufwand für eine Öffnung (Disengagement) des Gelenks erforderlich ist.

1. Die Therapeutin arbeitet mit den oben beschriebenen Handkontakten und behandelt zuerst die Restriktion. Unabhängig von der Seite einer Dysfunktion werden jedoch immer beide Sakroiliakal-(SI-)Gelenke behandelt. Die Berührung der oberen drei sakralen Segmente sollte möglichst nah am SI-Gelenk erfolgen. Mit ihren Fingerkuppen im Gelenkspalt erzeugt die Therapeutin einen Drehpunkt zwischen Sakrum und Ilium.

20

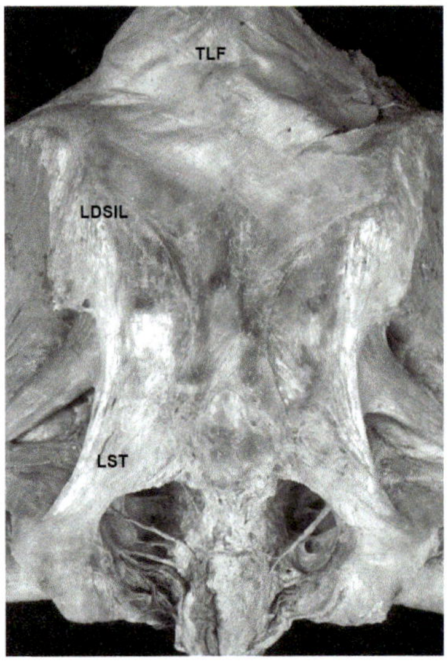

Abb. 20.58 Sakrum und Becken bei flektierter Lendenwirbelsäule (Ansicht von hinten). Alle Muskeln wurden entfernt und die Naht zwischen den Mm. glutei und multifidi durchtrennt. Der untere Teil der thorakolumbalen Faszie (TLF) ist intakt. LST = Lig. sacrotuberale, LDSIL = Lig. sacroiliacum posterius (langes dorsales sakroiliakales Ligament)

2. Mit einer Hand kann sie eine Kompression (➤ Abb. 20.57, gerader schwarzer Pfeil) Dekompression, Rotation (gebogener schwarzer Pfeil) oder „Flare“-Bewegung (gebogener weißer Pfeil) des Iliums gegen das Sakrum und mit der anderen Hand eine sakrale Rotation, Kompression oder Dekompression induzieren.
3. Durch Modifikation der Druckstärke und -richtungen bemüht sich die Therapeutin um einen Spannungsausgleich zwischen hinteren (➤ Abb. 20.58) und vorderen sakroiliakalen Ligamenten (➤ Abb. 20.59), Os ilium und den jeweiligen sakralen Segmenten. Die Spannung der vorderen und hinteren sakroiliakalen Ligamenten muss danach ausgeglichen sein.
4. Sobald ein Spannungsgleichgewicht gefunden ist, wird die Position beibehalten, bis sich die Gewebebeschaffenheit/Textur verändert, die unwillkürliche Beweglichkeit verbessert oder die Verspannung gelöst hat.

Untersuchung des Sakralbereichs

Kleinkind im Sitzen

1. Das Kind sitzt mit dem Rücken zur Therapeutin. Die Therapeutin umfasst es mit beiden Händen, so dass ihre Daumen direkt medial des Sakroiliakalgelenks auf dem Sakrum aufliegen und ihre Finger beidseits den Beckenkamm und die Spina iliaca anterior superior (SIAS) berühren (➤ Abb. 20.60).
2. Unter Stabilisierung der einen Körperseite induziert die Therapeutin auf der anderen Seite eine Rotation des Iliums (anterior und posterior) sowie eine Nutation und Counternutation des Sakrums. Das wird auf der anderen Seite wiederholt.

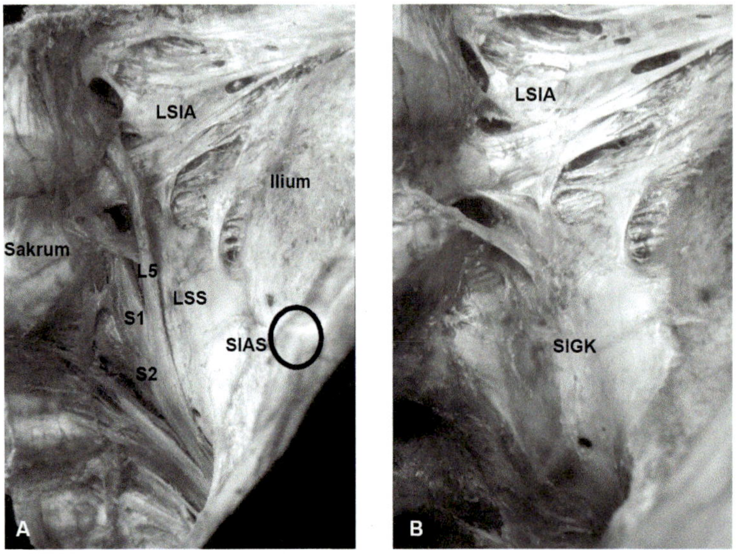

Abb. 20.59 **A** Rechtes Sakroiliakalgelenk (Ansicht von vorn) nach Entfernung der tiefen Beckenmuskeln, Faszien und Organe. Die Spinalnerven L5, S1 und S2 sind gekennzeichnet und die Spina iliaca anterior superior (SIAS) mit einem schwarzen Kreis markiert. Das Lig. sacroiliacum anterius (LSIA), das sich von der Crista iliaca bis zur Vorderseite des Sakroiliakalgelenks erstreckt, geht in vielen Leichenpräparaten in das Lig. iliolumbale über. Auch das Lig. sacrospinale (LSS) ist zu sehen.
B Die Nahaufnahme desselben Sakroiliakalgelenks aus einer etwas anderen Perspektive zeigt das Lig. sacroiliacum anterius (LSIA) und die Vorderseite der Gelenkkapsel (SIGK) nach Entfernung der Nerven und Durchtrennung des Lig. sacrospinale (LSS).

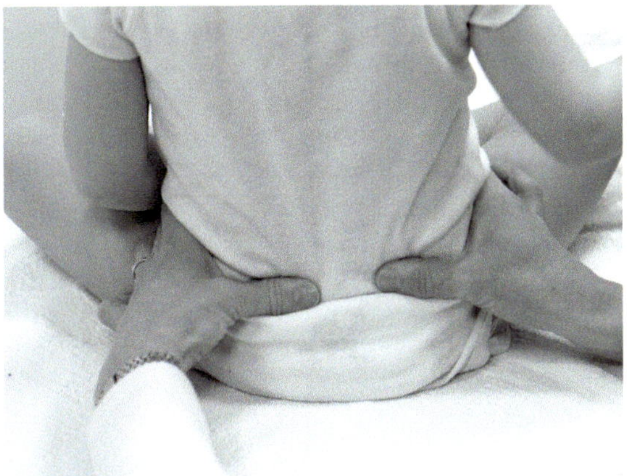

Abb. 20.60

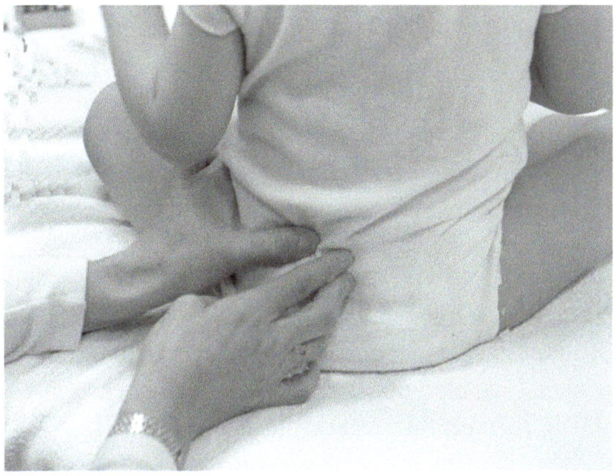

Abb. 20.61

3. So kann sie die Gewebereaktion und Bewegungsqualität der Sakroiliakalgelenke im Seitenvergleich beurteilen und feststellen, wo eine Restriktion vorliegt und welche Merkmale sie aufweist.
4. Hat sie auf einer Seite eine Restriktion entdeckt, in unserem Beispiel auf der linken Seite (> Abb. 20.61), legt die Therapeutin eine Hand auf die sakralen Segmente, die Fingerkuppen ans Sakroiliakalgelenk, und berührt mit der anderen Hand das ipsilaterale Ilium.
5. Beim Testen der Ilium-Beweglichkeit achtet sie auf eine lokale Geweberestriktion.

Primäre Sakrum- oder Sakroiliakalgelenk-Dysfunktion

Kleinkind im Sitzen

Bei Kleinkindern und jüngeren Kindern sind die Sakralwirbel noch nicht zu einem Knochen fusioniert. Deshalb können zwischen den einzelnen Segmenten Verspannungen auftreten und die Form des Sakrums oder seiner Gelenkfläche im Sakroiliakalgelenk verändern. Das wirkt sich nicht nur auf die sakroiliakale Gelenkmechanik aus, sondern kann auch eine kompensatorisch veränderte Ilium-Funktionsstellung nach sich ziehen.

1. Das Kind sitzt mit dem Rücken zur Therapeutin und wird von den Eltern oder durch Spielzeug abgelenkt. Eine Hand der Therapeutin liegt auf den oberen drei oder vier sakralen Segmenten.
2. Mit der anderen Hand umspannt sie das Ilium auf der betroffenen Seite, so dass der Daumen die Spina iliaca posterior superior und der Zeigefinger die Spina iliaca anterior superior berührt (> Abb. 20.62).
3. Jetzt kann sie das Ilium in eine Rotation (nach vorn und hinten) mit „Inflare" und „Outflare" führen und dabei die intraossäre Spannung im Sakrum kontrollieren.
4. Zwischen den einzelnen Sakrumsegmenten und dem Ilium sollte sich eine balancierte Spannung einstellen.

Falls auch das Lig. ischiotuberale an der Dysfunktion beteiligt ist, wird diese Technik in Rückenlage des Kindes mit gestreckten Hüften angewandt. Dadurch verringert sich die Anspannung der ischiokruralen Muskulatur.

Artikulationstechnik der Sakroiliakalgelenke

Sportler in Bauchlage

Mit dieser allgemeinen Mobilisierungstechnik können Sakroiliakal-(SI-)Gelenkrestriktionen behandelt werden.

1. Die Patientin wird in eine stabile Seitenlage (Sims-Lage) gebracht, damit das SI-Gelenk mit der Restrik-

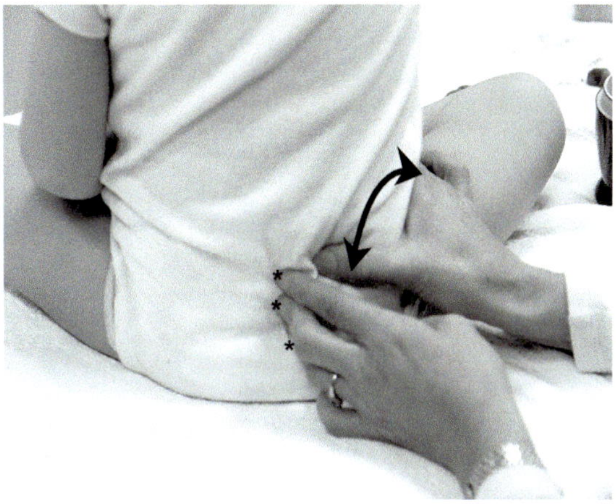

Abb. 20.62

tion oben und frei zugänglich ist. Brust- und Lendenwirbelsäule sind vom betroffenen Gelenk weg (zur Liegefläche) gedreht. Unser Beispiel zeigt die Behandlung des linken SI-Gelenks. Die Therapeutin steht auf der kontralateralen Seite (➤ Abb. 20.63) und legt ihre rechte Hand auf das Sakrum, die Hypothenarseite direkt medial des SI-Gelenks (➤ Abb. 20.64).
2. Das ipsilaterale (linke) Bein der Patientin ist in Hüfte und Knie gebeugt und wird mit einem Griff unter dem Knie hindurch von der Therapeutin gehalten.
3. Die Therapeutin verstärkt die Hüftflexion, bis eine Bewegung im SI-Gelenk spürbar wird. Danach abduziert sie den Oberschenkel, bis sie einen leichten Widerstand im SI-Gelenk wahrnimmt (➤ Abb. 20.65).
4. Die Patientin wird aufgefordert, tief einzuatmen und die Luft anzuhalten, während die Therapeutin den Oberschenkel durch eine Abduktion und Extension im Hüftgelenk kreisen lässt (weißer Pfeil in Abb. 20.68). Am Ende der Streckung darf die Patientin wieder ausatmen.
5. Nach einem Seitenwechsel wird die ganze Sequenz wiederholt, um auch das andere SI-Gelenk zu behandeln.

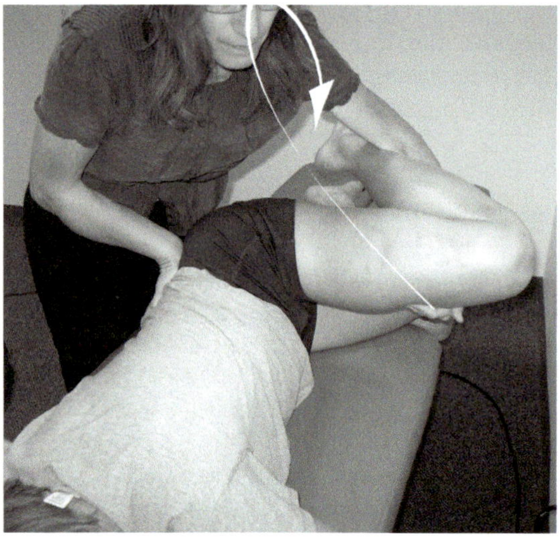

Abb. 20.63

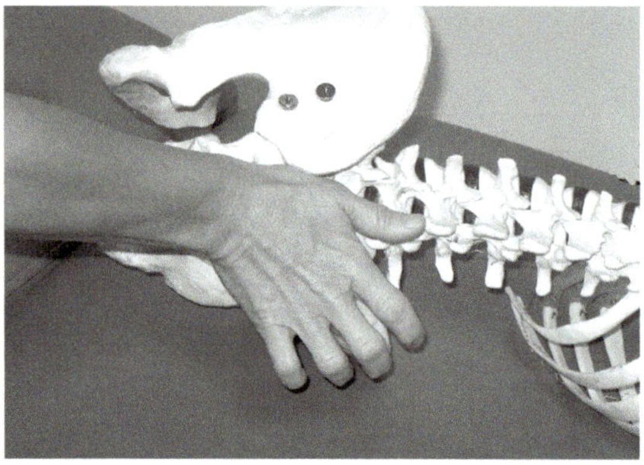

Abb. 20.64

Artikulationstechnik („Sakrumwippen") der Sakroiliakalgelenke

Kind in Bauchlage

Bei dieser allgemeinen Mobilisierungstechnik werden Sakrum und Ilium in unterschiedliche Richtungen gedrückt, um das Sakroiliakal-(SI-)Gelenk „federn" zu lassen. Behandelt werden beide Seiten.

1. Der Patient befindet sich Bauchlage (➤ Abb. 20.66A und B). Die Therapeutin steht mit Blick zum Kopf des Patienten auf der Seite des behandlungsbedürftigen SI-Gelenks. Sie legt eine Hand (Hypothenarseite) auf die SIPS und möglichst nah an das SI-Gelenk, aber nur auf den iliakalen Anteil, nicht auf das Sakrum. Die andere Hand (Hypothenarseite) berührt das Sakrum oben in Nähe des Sulcus sacralis.
2. Der Druck auf das Sakrum wird direkt nach vorn (oder nach anterior-kranial) gerichtet, um seine restriktive Barriere einzustellen. Mit der anderen Hand wird das Ilium direkt nach gedrückt, bis an seine restriktive Barriere heran.
3. Mit einem kurzen raschen Stoß („Impuls") drückt die Therapeutin Sakrum und Ilium gleichzeitig an deren restriktive Barriere. Dieser „Impuls" lässt Sakrum und Ilium an ihren Gelenkachsen „federn" oder „wippen".
4. In gleicher Weise wird danach das andere SI-Gelenk behandelt.

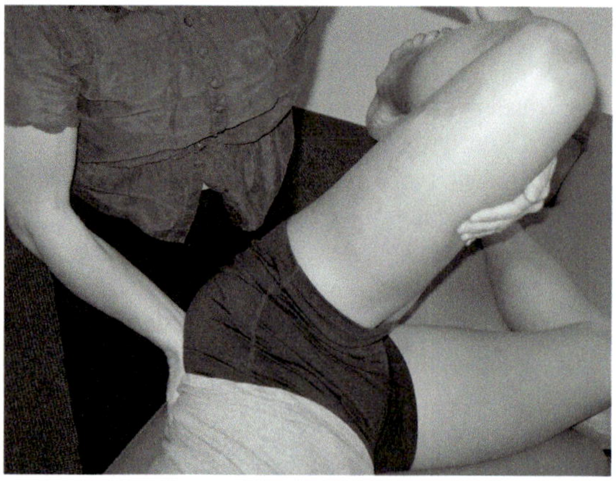

Abb. 20.65

Balanced-Ligamentous-Tension-(BLT-) Technik im Lumbal- und Thorakalbereich

Kind/Sportler in Rückenlage

Diese Behandlungstechnik ist für jede Altersgruppe geeignet und stellt eine Alternative zu der für Säuglinge beschriebenen Methode dar. Beide Hände werden gleichzeitig betätigt, um entweder mit den Zeigerfingern zwei benachbarte oder mit mehreren Fingern eine größere Zahl von Wirbeln zu behandeln (➤ Abb. 20.67).

1. Das Kind liegt auf dem Rücken. Neben ihm sitzt die Therapeutin und berührt zwei oder mehr benachbarten Wirbel an den Dornfortsätzen – mit der entsprechenden Fingerzahl beider Hände. In diesem Beispiel sind es vier Wirbel (➤ Abb. 20.68).
2. Mit den Fingern an den Dornfortsätzen konzentriert sich die Therapeutin auf die unwillkürlichen Atembewegungen der Wirbel.
3. Dabei achtet sie auch auf Bewegungseinschränkungen. Von unten nach vorn gerichteter Druck gegen die Dornfortsätze kann eine horizontale Verschiebung (Translation) und Extension induzieren. Lateraler Druck führt zu einer Wirbelrotation nach links oder rechts (Abb. 20.72, kleine schwarze Pfeile). Anheben der Dornfortsätze (kranialwärts von unten; dicker schwarzer Pfeil) bewirkt eine Flexion.
4. Mit den jeweiligen Kraftvektoren kann die Therapeutin die Gewebereaktion untersuchen und Bewegungseinschränkungen (restriktive Barrieren) feststellen. Wenn sie mit einer Gruppe fertig ist, lässt sie ihre Finger zur nächsten Wirbelgruppe „wandern". So kann sie sich die Lenden- und Brustwirbelsäule ent-

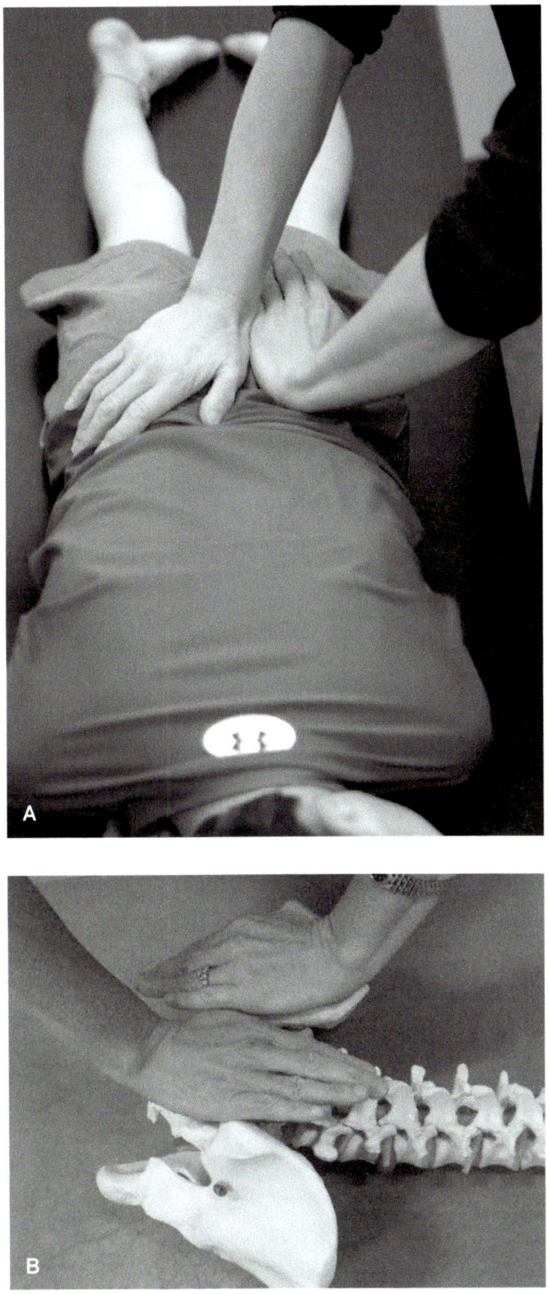

Abb. 20.66

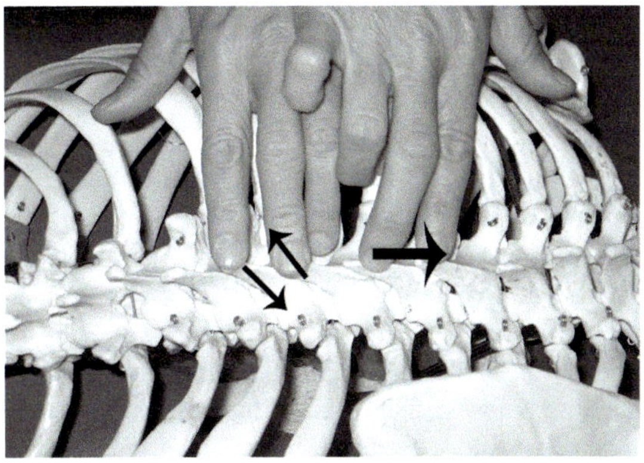

Abb. 20.67

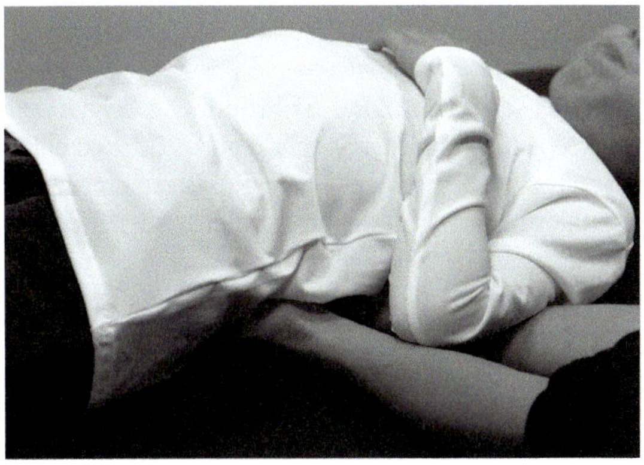

Abb. 20.68

lang arbeiten, um herauszufinden, welche Wirbel am stärksten eingeschränkt und behandlungsbedürftig sind.
5. Ist sie sicher, welcher Bereich behandelt werden muss, legt sie den Mittelfinger auf den Wirbel mit der stärksten Restriktion, Zeige- und Ringfinger auf die beiden angrenzenden Wirbel.
6. Mit richtig dosiertem Druck der drei Fingerkuppen in unterschiedlichen Richtungen sorgt sie für eine ausgewogene Weichteilspannung zwischen den Wirbeln. Dabei kann sich der Druck gleichzeitig auf alle drei oder nacheinander auf jeden einzelnen Wirbel richten („Stapelmethode").
7. Auch die unwillkürlichen Atembewegungen werden in die Positionierung der Wirbel einbezogen.
8. Ist ein Spannungsgleichgewicht erreicht, werden die Wirbel in ihrer Position gehalten, bis sich die Gewebebeschaffenheit/Textur verändert, eine Dysfunktion beseitigt oder eine funktionelle Verbesserung spürbar ist.

20.8 Scheuermann-Krankheit

20.8.1 Anmerkungen zur Klinik

Die Scheuermann-Krankheit ist eine seltenere Wachstumsstörung der Wirbelsäule, bei der sich eine starre Kyphose (Adoleszentenkyphose) entwickelt. Obwohl in den meisten Fällen die Brustwirbelsäule betroffen ist, kann sie auch im Thorakolumbalbereich oder an der Lendenwirbelsäule auftreten. Gelegentlich geht sie mit einer geringen Skoliose einher. Die Kinder klagen über Rückenschmerzen, Steife und rasche Ermüdbarkeit. Im Tagesverlauf oder bewegungsabhängig kommt es gewöhnlich zur Verschlechterung der Symptome. Bei der thorakolumbalen oder lumbalen Form sind die Rückenschmerzen stärker ausgeprägt. Die Schmerzintensität wird auch vom Schweregrad der Kyphose beeinflusst. Je nach Scheitelhöhe der Krümmung, zeigen sich typische Schmerzmuster – subskapulär, infraskapulär oder oberhalb des Beckenkamms. Im Allgemeinen prädisponiert eine Scheuermann-Krankheit aber nicht zu einer fortschreitenden Behinderung oder Atemproblemen der jungen Patienten im Erwachsenenalter [Murray 1993].

Die Diagnose lässt sich durch Röntgen- oder MRT-Untersuchungen stellen. Typische Zeichen sind keilförmige (vorn erniedrigte) Wirbel und deformierte Deckplatten. Jungen sind häufiger als Mädchen betroffen, und die Krankheit manifestiert sich im Alter von 10–12 Jahren. Auch wenn die Ätiopathogenese unklar ist, dürfte eine mechanische Überlastung des vorderen Teils ebenso zur Keilbildung der Wirbelkörper beitragen wie eine erhöhte Spannung des vorderen Längsbands (Lig. longitudinale anterius). Bei einigen Patienten verringerte ein Korsett nachweislich sich progressive Keilbildung der Wirbelkörper. Leitsymptom der Scheuermann-Krankheit ist die starre Kyphose mit kompensatorischen Veränderungen wie einer erhöhten Spannung der ischiokruralen (Oberschenkel-)Muskulatur und thorakolumbalen Faszien sowie einer Verkürzung der pektoralen (Brust-)Muskulatur und Faszien.

20.8.2 Anmerkungen zur Behandlung

In den meisten Fällen sind Dehnungen, Kräftigungs- und Gymnastikübungen die Therapie der Wahl für Kinder mit Scheuermann-Krankheit. Zur Kräftigung und Dehnung der Rippenmuskulatur können auch isotonische und isometrische Muskelenergietechniken beitragen. Die Kinder sollten zu Sportarten wie Schwimmen, Volleyball und Reiten ermutigt werden, um die Wirbelsäulenstreckung zu fördern. Bei hartnäckigen Schmerzen, rascher Zunahme des Krümmungsgrads oder der Keilbildung ist eine Orthese oder eine Operation in Betracht zu ziehen. Bei Anzeichen für beeinträchtigte Atem- oder Rückenmarksfunktionen muss ein Chirurg konsultiert werden.

Ein orthopädisches Korsett wird anfangs den ganzen Tag lang getragen. Es dient zur mechanischen Druckentlastung der Wirbelkörper (Deckplatten). Bei den meisten Patienten können Manualtherapie, Physiotherapie und orthopädische Hilfsmittel kombiniert zur Anwendung kommen. Einige Kinder werden mit einer Gipsschale versorgt, die sie für die Dauer von zweimal 45 Tagen in Folge tragen müssen. Mit Orthesen (Korsett oder Gips) lässt sich zwar oft eine anfängliche Besserung erzielen, doch je nach Schweregrad der Kyphose, Alter und Compliance der Patienten hält die Wirkung nicht immer lange an. Bei rund 5% der Patienten wird eine chirurgische Korrektur und Stabilisierung erforderlich.

20.9 Rippenhochstand und -senkung

20.9.1 Behandlungstechniken

Isometrische Muskelenergietechnik bei Hochstand der 1. Rippe

Sportler in Rückenlage

Die oberste oder 1. Rippe bewegt sich wie eine Art Pumpenschwengel: vorn nach kaudal und hinten gleichzeitig nach kranial. Durch verspannte Mm. scaleni wird sie oft hinten hochgezogen. Ein Hochstand der 1. Rippe ist ein häufiger Befund bei Halsverletzungen, chronisch-adaptiven Haltungsfehlern und Schultersyndromen. Bei dieser Methode wird eine isometrische Kontraktion der Mm. scaleni induziert.

1. Die Patientin in Rückenlage hat eine Hand mit der Palmarseite nach oben auf ihre Stirn gelegt (➤ Abb. 20.69). Die Therapeutin steht neben ihr auf der Behandlungsseite.
2. Während sie die betroffene Rippe im Rücken bis zur restriktiven Barriere herunterdrückt (➤ Abb. 20.70), legt sie ihre andere Hand auf die supinierte Hand der Patientin. Um die Mm. scaleni anterior und medius leicht anzuspannen, sollte die Patientin den Kopf etwa 5–10° von der dysfunktionalen Rippe weggedreht halten.
3. Die Patientin soll versuchen, ihren Kopf gegen den Widerstand der Therapeutinnenhand anzuheben (weißer Pfeil in ➤ Abb. 20.69), damit sich die Mm. scaleni anspannen (➤ Abb. 20.71). Die Therapeutin hält 4–5 Sekunden lang mit gleicher Kraft dagegen; dieser Gegendruck führt zur isometrischen Kontraktion der Mm. scaleni.

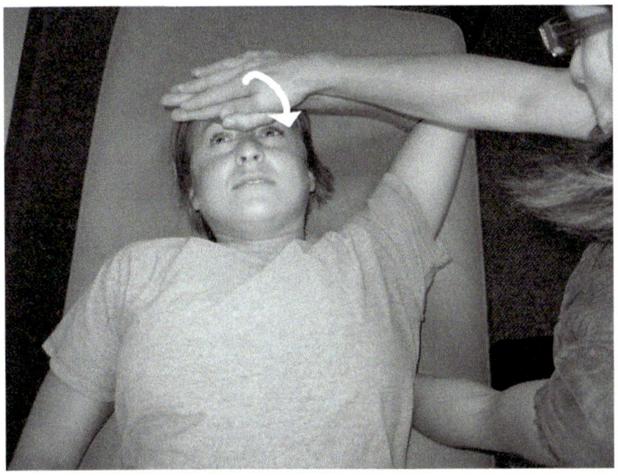

Abb. 20.69

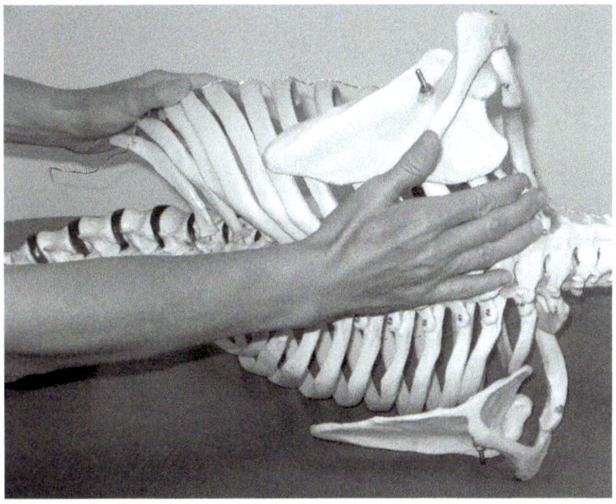

Abb. 20.70

4. Danach entspannt sich die Patientin. Die Therapeutin wartet 3–4 Sekunden ab und drückt dann die 1. Rippe im Rücken bis zur neuen restriktiven Barriere herunter.
5. Nach dreimaliger Wiederholung der Sequenz wird abschließend die Atembeweglichkeit überprüft.

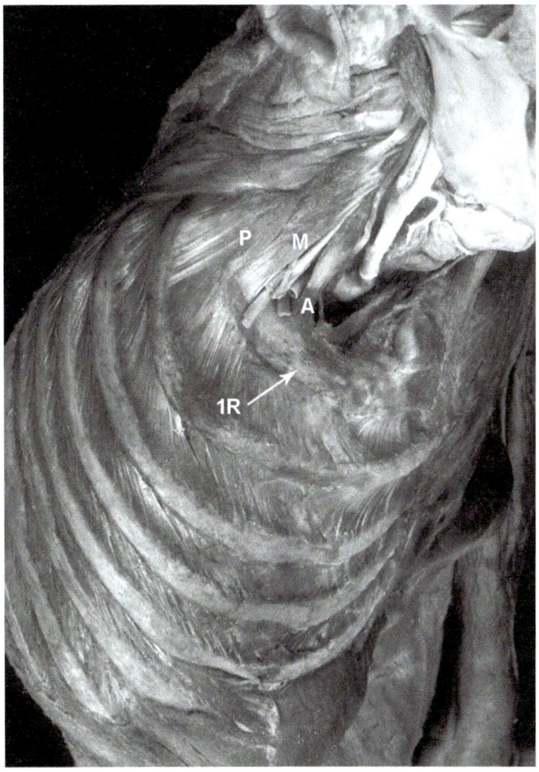

Abb. 20.71 Oberer Thorax nach Entfernung des Schultergürtels (Ansicht von vorn und oben). A = M. scalenus anterior, M = M. scalenus medius, P = M. scalenus posterior, 1R = 1. Rippe

Isotonische Muskelenergietechnik bei Senkung der mittleren Rippen

Sportler in Rückenlage

Die 2. bis 5. Rippen bewegen sich ähnlich „pumpenschwengelartig" wie die obersten. Bei dieser Technik werden die Rippen vorn mit Unterstützung durch die Mm. pectorales hochgezogen.

1. Die Patientin in Rückenlage hält einen Handrücken gegen ihre Wange (➤ Abb. 20.72). Die Therapeutin steht neben ihr auf der Behandlungsseite.
2. Während sie die betroffene Rippe im Rücken bis zur restriktiven Barriere herunterdrückt (➤ Abb. 20.73), legt sie ihre andere Hand auf den Ellenbogen der Patientin.
3. Die Patientin soll nun versuchen, ihren Ellenbogen diagonal zur anderen Hüfte herüber zu bewegen (weißer Pfeil). Die Therapeutin hält mit gleicher Kraft dagegen, damit sich die Mm. pectorales anspannen.
4. Mit zunehmender Anspannung der Mm. pectorales verstärkt die Therapeutin den Druck, indem sie die Rippe im Rücken kaudalwärts zieht. Dadurch kommt es zur isotonischen Kontraktion der Mm. pectorales, die 4–5 Sekunden lang aufrechterhalten wird.
5. Danach entspannt sich die Patientin. Währenddessen drückt die Therapeutin die Rippe im Rücken bis zur neuen restriktiven Barriere herunter.
6. Nach dreimaliger Wiederholung der Sequenz wird abschließend die Atembeweglichkeit überprüft.

Isotonische Muskelenergietechnik bei Senkung der unteren Rippen

Sportler in Rückenlage

Die 6. bis 9. Rippen bewegen sich wie „Eimerhenkel": Der seitliche Randbereich steigt nach oben, wenn sie sich auf der Vorder- und Rückseite absenken. Bei die-

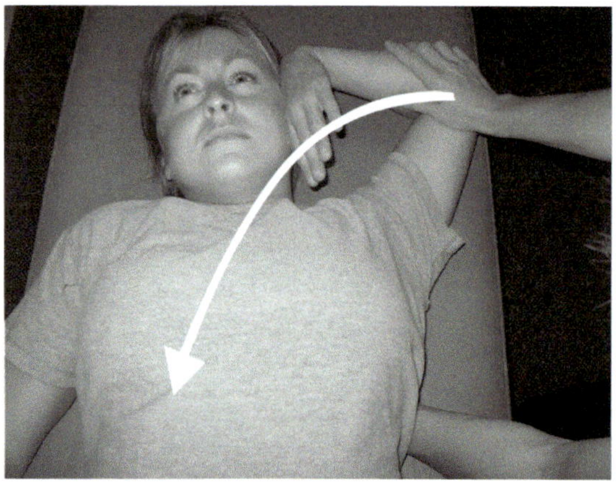

Abb. 20.72

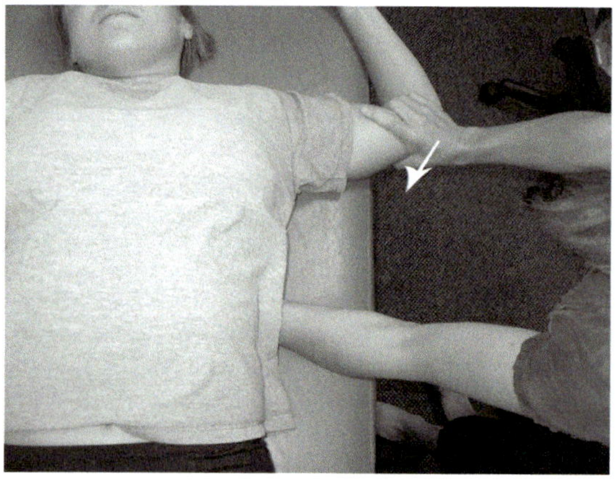

Abb. 20.74

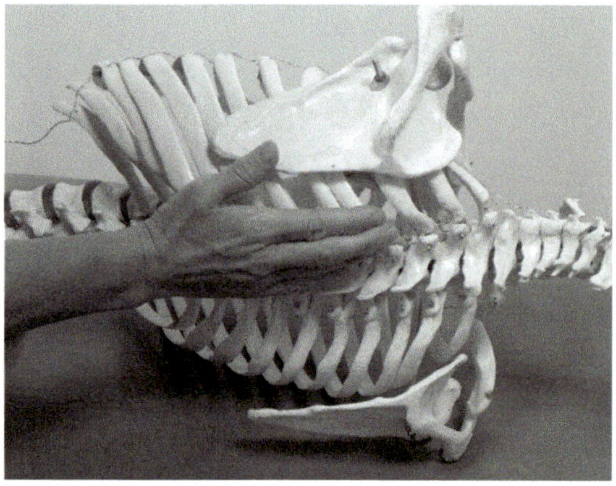

Abb. 20.73

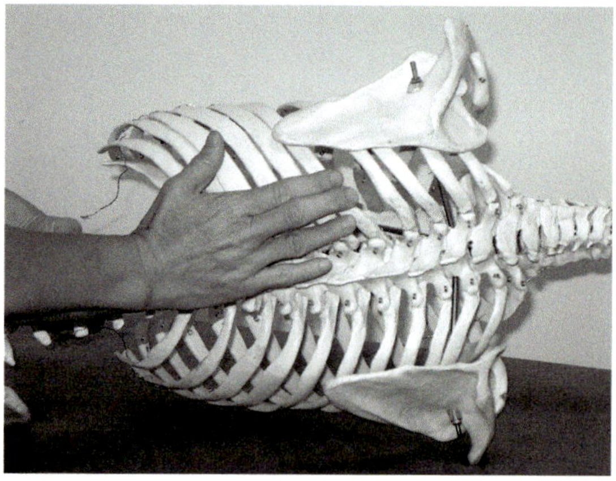

Abb. 20.75

ser Technik wird mit Unterstützung des M. serratus anterior gearbeitet (Anheben des seitlichen Rippenbereichs).

1. Die Patientin in Rückenlage legt einen Arm (gebeugt, abduziert und außenrotiert) neben ihren Kopf (➤ Abb. 20.74). Die Therapeutin steht neben ihr auf der Behandlungsseite.
2. Während sie die betroffene Rippe im Rücken bis zur restriktiven Barriere herunterdrückt (➤ Abb. 20.75), legt sie ihre andere Hand auf den Ellenbogen der Patientin.
3. Die Patientin soll versuchen, den Ellenbogen zur Decke hoch zu führen (weißer Pfeil). Die Therapeutin verhindert diese Bewegung, indem sie den Ellenbogen herunter drückt, und zieht gleichzeitig die Rippe nach unten. Dadurch kommt es zur isotonischen Kontraktion des M. serratus anterior, die 4–5 Sekunden lang aufrechterhalten wird.
4. Danach entspannt sich die Patientin. Währenddessen drückt die Therapeutin die Rippe im Rücken bis zur neuen restriktiven Barriere herunter.

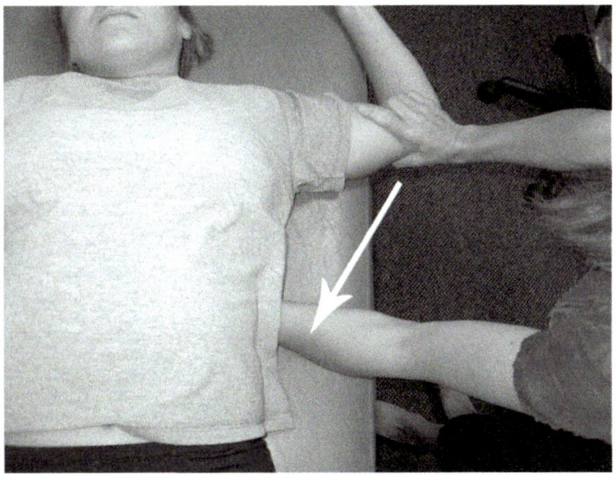

Abb. 20.76

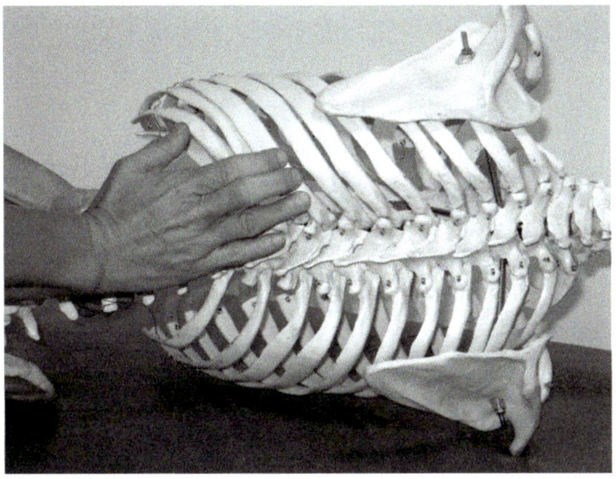

Abb. 20.77

5. Nach dreimaliger Wiederholung der Sequenz wird abschließend die Atembeweglichkeit überprüft.

Isometrische Muskelenergietechnik bei Senkung der untersten Rippen

Sportler in Rückenlage

Die Bewegung der 10. bis 12. Rippen wird als „zirkelartig“ beschrieben. Bei dieser Technik wird mit dem M. latissimus dorsi gearbeitet.

1. Die Patientin hat in Rückenlage einen Arm (gebeugt, abduziert und außenrotiert) neben ihrem Kopf liegen (➤ Abb. 20.76). Die Therapeutin steht neben ihr auf der Behandlungsseite.
2. Während sie die betroffene Rippe im Rücken bis zur restriktiven Barriere herunterdrückt, legt sie ihre andere Hand auf den Ellenbogen der Patientin (➤ Abb. 20.77).
3. Die Patientin soll versuchen, ihren Ellenbogen zur ipsilateralen Hüfte herunter zu führen (weißer Pfeil). Die Therapeutin hält mit gleicher Kraft dagegen und verhindert so die Bewegung des Ellenbogens. Dadurch kommt es zu einer isometrischen Kontraktion des M. latissimus dorsi, die 4–5 Sekunden lang aufrechterhalten wird.
4. Danach entspannt sich die Patientin. Während der postisometrischen Relaxationsphase wartet die Therapeutin 4–5 Sekunden ab, bevor sie die Rippe im Rücken bis zur neuen restriktiven Barriere herunterdrückt.
5. Nach dreimaliger Wiederholung der Sequenz wird abschließend die Atembeweglichkeit überprüft.

Muskelenergietechnik bei Hochstand der unteren Rippen

Sportler in Rückenlage

Bei dieser Technik wird die Atemmuskulatur angespannt.

1. Die Patientin liegt auf dem Rücken. Die Therapeutin steht am Kopfende der Liege, der Behandlungsseite zugewandt, und hat den Daumen (Thenar) in der mittleren Axillarlinie auf die betroffene Rippe gelegt (➤ Abb. 20.78).
2. Mit der anderen Hand im Nacken der Patientin (➤ Abb. 20.79) kann sie Kopf und HWS beugen und seitwärts zur ipsilateralen Seite neigen, bis eine Bewegungseinschränkung (restriktive Barriere) der betroffenen Rippe spürbar wird.

20

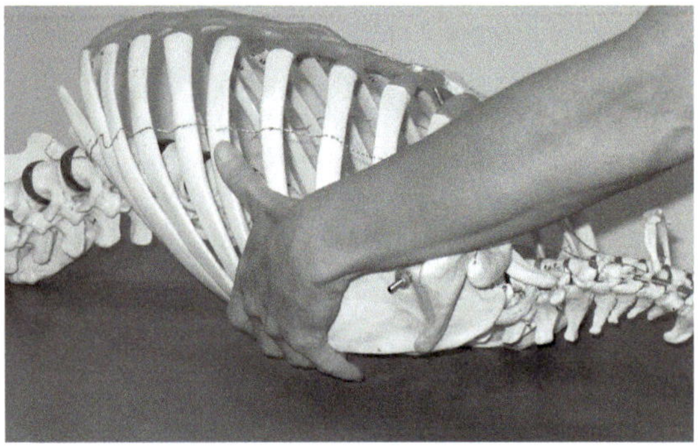

Abb. 20.78

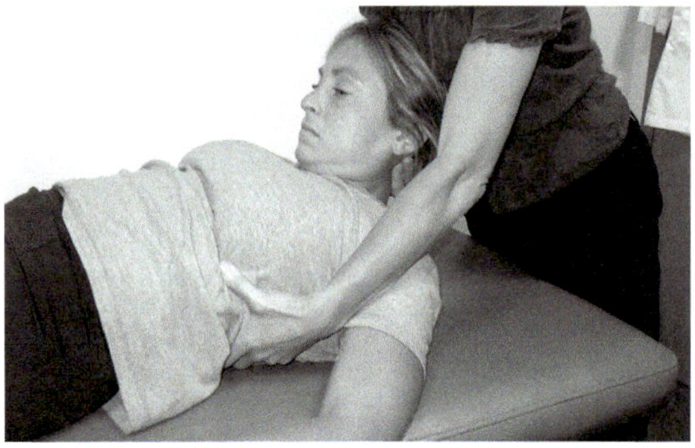

Abb. 20.79

3. Die Patientin soll tief ein- und ausatmen.
4. Bei jedem Atemzug verhindert die Therapeutin die Rippenhebung (Elevation). Wenn die Patientin ausatmet, macht die Therapeutin die Rippensenkung (Depression) jedoch mit und verstärkt dabei die Flexion und Seitneigung der HWS.
5. Nach dreimaliger Wiederholung der Sequenz legt die Therapeutin den Kopf der Patientin wieder ab, ohne die Rippen vorher loszulassen.

QUELLEN

Agostoni E, Zocchi L. Starling forces and lymphatic drainage in pleural liquid and protein exchanges. Redspir Physiol 1991; 86: 271–281.

Ahlqvist J. On the structural and physiological basis of the influence of exercise, movement and immobilization in inflammatory joint diseases. Ann Chir Gynaecol 1985; 198: 10–18.

Aukland K, Reed RK. Interstitial-lymphatic mechanisms in the control of extracellular fluid volume. Physiol Rev 1993; 73: 1–78.

Miller AJ, DeBoer A, PalmerA. The role of the lymphatic system in coronary atherosclerosis. Med Hypotheses 1992; 37: 31–36.

Murray PM, Weinstein SL, Spratt KF. The natural history and long-term follow-up of Scheuermann kyphosis. J Bone Joint Surg Am 1993; 75: 236–24ß.

Negrini D, Ballard ST, Benoit JN. Contribution of lymphatic myogenic activity and respiratory movements to pleural lymph flow. J Appl Physiol 1994; 76: 2267–2274.

Still A. Philosophy of osteopathy. Kirksville, MO: AT Still, 1899.

Thach BT, Abroms IF. Intercostal muscle reflexes and sleep breathing patterns in the human infant. J Appl Physiol 1980; 48: 139–146.

Thach BT, Stark AR. Spontaneous neck flexion and airway obstruction during apneic spells in preterm infants. J Pediatr 1979; 94: 275–281.

Wilson SL, Thach BT, Brouillette RT, Abu-Osba YK. Upper airway patency in the human infant: influence of airway pressure and posture. J Appl Physiol 1980; 48: 500–504.

Zaleske DJ, Ehrlich MG, Hall JE. Association of glycosaminoglycan depletion and degradative enzyme activity in scoliosis. Clin Orthop Relat Res 1980; 148: 177–181.

20

KAPITEL

21 Schultergürtel

21.1 Überblick

Der Schultergürtel umfasst drei Gelenkeinheiten: das Schultergelenk (Art. humeri), das Schlüsselbeingelenk (Art. sternoclavicularis) und das Schulterblatt-„Gelenk" (Art. scapulothoracica). Bei „Schulterproblemen" denkt man automatisch, es beträfe die Rotatorenmanschette, obwohl die Bewegungsmechanik des Schultergürtels von der „richtigen" Funktionsweise aller drei Gelenke abhängt. Alle drei Gelenke sind in gewissem Umfang an den normalen Armbewegungen beteiligt, und Funktionsstörungen lassen sich fast nie einem einzelnen Gelenk zuordnen. Leichte Abweichungen in der Gelenkmechanik des Schultergürtels können die Bewegungen im Ellenbogen- und Handgelenk beeinflussen. Genauso wie sich die Dysfunktion eines Armbereichs auch auf andere Bereiche auswirkt, werden letztlich alle Komponenten des Schultergürtels von der Dysfunktion eines Gelenks beeinträchtigt.

Die Schultermuskulatur ist besonders anfällig für eine wiederholte Mikrotraumatisierung oder Überbeanspruchung. Mikrotraumen entstehen primär durch drei Faktoren: Beschleunigungs-(Akzelerations-) oder explosive Kraft, Dauerbelastung und statische oder isometrische Kräfte [Hill 1983]. Beschleunigungskraft, die maximale Anspannung zur Kraftentfaltung, umschreibt am besten das Verletzungsmuster von Tennisspielern und Baseballwerfern („Pitcher"). Bei jedem Ballkontakt erhöht sich die Muskelbelastung von Tennis- oder Badmintonspielern noch durch den Widerstand des Schlägers. Als dynamische Kraft könnte man die Muskelaktivität von Schwimmern bezeichnen, die ihre Arme andauernd gegen den Wasserwiderstand bewegen müssen. Als statische Kraft lässt sich eine mit isometrischer Muskelkontraktion aufrechterhaltene Schulterstellung, etwa bei einem Tänzer oder einer Turnerin, beschreiben.

Besonders riskant für die Schulter sind Sportarten, die regelmäßig Schleuderbewegungen über den Kopf erfordern. Beim Werfen und Tennisspielen muss der Arm oft 90° abduziert, außenrotiert und gestreckt werden. Das führt zur maximalen Dehnung und Anspannung der vorderen Gelenkkapsel und des Lig. glenohumerale anterius. Da die Sehne des M. subscapularis, die dem vorderen Schultergelenk normalerweise eine gewisse Stabilität verleiht, dabei hoch rutscht, kann sie ihm kaum noch Halt geben. In dieser Armposition werden praktisch alle Muskeln der Rotatorenmanschette sowie der M. deltoideus aktiviert. Um den Arm nach vorn schleudern – d.h. einen Ball werfen oder mit dem Schläger treffen – zu können, müssen die vorderen Schultermuskeln (Mm. pectoralis und subscapularis) den Humerus rasch nach innen rotieren. Für das Schultergelenk und die Rotatorenmanschette ist es die kürzeste Bewegung mit extremer Belastung, da Bänder, Sehnen und Gelenkkapsel gleich in mehreren Ebenen exzessiv beansprucht werden. Nach dem Ballabwurf sorgt der Armschwung selbst für eine fortdauernde Flexion, Innenrotation und Adduktion. Trotz des „Bremsversuchs" der umgebenden Muskeln müssen Faszien und Bänder viel von dieser Energie absorbieren. Am Ende der Durchzugsbewegung wird die hintere Gelenkkapsel maximal belastet. Wegen ihrer starken Beanspruchung sind all diese Weichgewebe verletzungsanfällig, sowohl durch übermäßige wie durch Fehlbelastung. Infolge der wiederholten Mikrotraumen können sich entzündliche, ischämische und in einigen Fällen degenerative Veränderungen entwickeln.

Ein erhöhtes Risiko für Schulterverletzungen hat noch eine andere Gruppe von Athleten: Schwimmer sind in erster Linie wegen der außergewöhnlich hohen rhythmischen (Schlag-)Frequenz, die ihr Sport erfordert, gefährdet. Obwohl es spezifische Varianten gibt, lassen sich bei einem typischen Schwimmzug oder „Schlag" zwei (Schulter-)Bewegungsphasen unterscheiden, eine Durchzugs- und eine Erholungsphase. Während der Durchzugsphase wird die Kraft erzeugt, mit der sich Schwimmer durch das Wasser ziehen. Sie gleicht daher der Beschleunigungsphase bei Werfern oder Tennisspielern, nur dass die Muskeln von Schwimmern wegen des Wasserwiderstands noch stärker beansprucht werden. Wie bei Werfern und Tennisspielern bringt der M. pectoralis major den Großteil der Kraft für die Durchzugsphase auf, während der M. subscapularis den Humeruskopf stabilisiert.

Bei den meisten Schulterverletzungen wird die Verbindung zwischen M. deltoideus und Rotatorenmanschette unterbrochen. Normalerweise sorgen beide zusammen für die Stabilisierung des Humeruskopfs und eine Druckverteilung auf das Weichgewebe, um Gelenkflächen und Epiphysen zu entlasten. Wenn sie sich nicht mehr antagonisieren können, verschiebt sich der Humeruskopf unter dem Einfluss der großen Schultergürtelmuskeln (Mm. latissimus dorsi, pectoralis und deltoideus), ein Impingement-Syndrom oder eine Subluxation sind die Folge.

21.2 Impingement-Syndrom

21.2.1 Anmerkungen zur Klinik

Bei jungen Sportlern wird ein Impingement-Syndrom üblicherweise durch eine Kompression der Supraspinatus- und Bizepssehnen verursacht. Bei älteren Patienten kann auch die Bursa subacromialis einbezogen sein [Micheli 1983, Cofield 1985]. Ein Impingement-Syndrom stellt eine kontinuierliche Verschlechterung mit Mikrotraumatisierung, Entzündung und schließlich Weichteilkompression dar. Um trotz der natürlichen (Bänder-)Laxität des kindlichen Schultergelenks für eine dynamische (Bewegungs-)Stabilität zu sorgen, sind die Muskeln der Rotatorenmanschette bei jungen Sportlern deutlich stärker als bei erwachsenen gefordert [Tibone 1983, Curtis 1994]. Bei Über-Kopf-Bewegungen von Hochleistungssportlern werden diese Muskeln sogar noch mehr beansprucht. Auf relativ kleinem Raum zwischen Akromion, Proc. coracoideus und Lig. coracoacromiale drängen sich die Bursa subacromialis, die lange Bizeps- und die Supraspinatussehne zusammen. Ihre kompakte Anordnung lässt zudem wenig Platz für eine Anpassung an biomechanische Veränderungen im Skapulothorakal- oder Sternoklavikularbereich. Überentwickelte Muskelpakete (Mm. pectorales und deltoideus, z.B. bei Gewichthebern) können ebenfalls zu einem Impingement-Syndrom beitragen. Besonders verletzungsanfällig sind diese Schulterweichteile, wenn Sportler die Arme wiederholt über den Kopf bewegen müssen, z.B. Schwimmer, Baseballwerfer oder Tennisspieler [Rupp et al. 1995, Yanai et al. 2000]. Denn die Sehnen kommen dabei ständig mit dem korakoakromialen Randbogen in Kontakt. Zu Beginn führt die Reibung zu einer entzündlichen Schwellung, doch nach wiederholten Mikrotraumen entstehen mit der Zeit Vernarbungen und strukturelle Veränderungen an Gelenkkapsel, Bändern und Sehnen. Schmerzen hemmen die Muskelaktivität bis hin zur Muskelschwäche. Da die geschwächte Rotatorenmanschette den M. deltoideus nicht länger antagonisieren kann, schiebt sich der Humerus bei einer Adduktion oder beginnenden Flexion hoch und komprimiert die Weichteile zwischen Humeruskopf und Korakoid-Akromion. Dadurch verstärken sich Entzündung und Schwäche der Sehnenstrukturen noch weiter, was die Voraussetzung für partielle oder komplette Sehnenrisse schafft.

21.2.2 Anmerkungen zur Untersuchung

Junge Sportler mit einem Impingement-Syndrom klagen gewöhnlich über Schulterschmerzen (vorn), wenn sie den Arm über den Kopf in eine Flexion oder Innenrotation bewegen. Mit fortschreitender Entzündung halten die Schmerzen auch in Ruhe weiter an. Abduktion und Innenrotation gegen Widerstand erfolgen kraftloser. Wenn die Supraspinatussehne betroffen ist, führt eine Humerus-Abduktion zur Symptomverstärkung, bei einer Entzündung der Bizepssehnen sind Supination und Flexion schmerzhaft. Durch endgradige Armbeugung (Neer-Test) oder Innenrotation bei 90° Flexion (Hawkins-Test) lassen sich die Impingement-Symptome provozieren.

Bei Anzeichen eines Impingement-Syndroms muss die Schulter auch auf (Bänder-)Laxität und Gelenkinstabilität untersucht werden. Um einen kompletten Riss (volle Schichtdicke) der Rotatorenmanschette abzuklären, wird der „Drop-arm-Test" durchgeführt: Der Sportler lässt den abduzierten Arm langsam herabsinken. Wenn das nicht geht, liegt ein kompletter Riss vor. Verstärken oder verschlimmern sich die Schmerzen beim Absenken des Arms, lässt das einen partiellen Riss bzw. Einriss vermuten. Mit dem Schubladentest kann die Laxität der Rotatorenmanschette eingeschätzt werden. Zum Ausschluss einer vorderen Subluxation bietet sich der Apprehension-Test an. Nativ-Röntgenaufnahmen zeigen bei Patienten mit Impingement-Syndrom einen unauffälligen Normalbefund. Komplette Risse stellen sich im MRT mit erhöhter Signalintensität („hyperintens") dar. Bei Kindern sind komplette Risse der Rotatorenmanschette allerdings selten. Differenzialdiagnostisch müssen Stressfrakturen, eine adhäsive Kapsulitis und ein Thoracic-outlet-Syndrom von einem Impingement-Syndrom abgegrenzt werden.

Es gibt verschiedene klinische Klassifikationssysteme für ein Impingement-Syndrom [Jobe & Jobe 1983, Curtis 1994]. Die meisten beziehen das Vorliegen einer Schulterinstabilität und den Schweregrad der chronisch-entzündlichen Veränderungen als Kriterien mit ein.

Apprehension-Test

Dieser Test (➤ Abb. 21.1) muss sehr behutsam und vorsichtig durchgeführt werden.

1. Der Patient sitzt bei diesem Test. Die Therapeutin legt eine Hand von hinten gegen das Schultergelenk und fasst mit der anderen Hand von vorn um den Arm.
2. Der betroffene Arm ist im Ellenbogengelenk gebeugt und 90° abduziert. Während sie steten Druck nach vorn gegen das Schultergelenk ausübt, versucht die Therapeutin gleichzeitig den Humerus behutsam nach außen zu rotieren.
3. Schmerzen oder Abwehrspannung (Bewegungswiderstand) weisen auf eine vordere Schulterinstabilität hin.

21.2.3 Anmerkungen zur Behandlung

In der Behandlung eines Impingement-Syndroms ist obligat die Schultergelenkmechanik zu normalisieren,

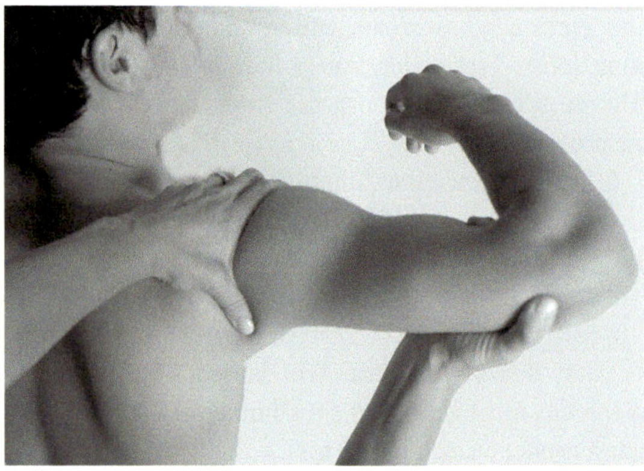

Abb. 21.1

damit Supraspinatus- und Bizeps-Sehnen nicht mehr (oder weniger stark) gereizt werden. Zunächst sollten sich die therapeutischen Bemühungen auf die Klavikula und die Skapula richten, da sie den strukturellen Rahmen für die Schultergelenkfunktion bilden.

Um über eine weitere Teilnahme des Kindes am Sportunterricht zu entscheiden, kann sich der Arzt an den Symptomen orientieren. Als allgemeine Regel gilt, dass Behandlung und Training parallel laufen können, solange nur bei Sportaktivitäten Schmerzen auftreten und ungeeignete (schmerzauslösende) Übungen vermieden werden. Falls die Schmerzen über das Ende der sportlichen Betätigung hinaus persistieren, sollte mit dem Training ausgesetzt werden, bis keine Ruheschmerzen mehr auftreten.

Bei Ruheschmerzen können passive indirekte Techniken und passive Ausgleichsübungen sinnvoll sein, die mit entsprechender Vorsicht auch bei einem Verdacht auf Muskelriss oder Schulterinstabilität angewandt werden dürfen. Bei allen anderen Patienten – ohne Riss-/Instabilitätsverdacht – sind aktive direkte (z.B. isotonisch-konzentrische Muskelenergie-)Techniken erlaubt, die in ein Kräftigungs- und Trainingsaufbauprogramm mit Theraband und Hanteln integriert werden können. Isometrische Muskelenergietechniken helfen den Bewegungsumfang und die Flexibilität zu steigern. Vor der Anwendung passiver direkter Techniken müssen die Patienten (ruhe) schmerzfrei sein. Bei Gelenkinstabilität sind passive direkte Techniken hingegen kontraindiziert. Zur Prävention weiterer Sportverletzungen sollte das Trainingsprogramm der Patienten überprüft und angepasst werden.

Kinder sprechen im Allgemeinen gut auf eine konservative Behandlung von Schulterproblemen an. Wenn sich Ruheschmerzen trotz geeigneter therapeutischer Übungen nach vier Wochen, oder Bewegungsschmerzen nach 12-wöchiger Übungsbehandlung noch nicht gebessert haben, sind weiterführende diagnostische Untersuchungen oder intraartikuläre Injektionen erforderlich.

Balanced-Ligamentous-Tension-(BLT-) Technik an der Klavikula

Sportler im Sitzen

Um die funktionelle Beweglichkeit des Schlüsselbeins zu untersuchen, wird es bei einer aktiven Zirkumduktion der Schulter und passiven Atembewegungen palpiert. Danach wird seine Position am Sternoklavikulargelenk im Seitenvergleich beurteilt. Die untere Klavikula wird zuerst behandelt. Den Drehpunkt bei Auf-/Ab- (superior-inferioren) Bewegungen des Schlüsselbeins bildet das Lig. costoclaviculare, das sich etwa 2,5 cm lateral des Sternoklavikulargelenks befindet. Zunächst werden Restriktionen im Klavikulabereich behandelt, bevor die BLT-Technik im nächsten Schritt (wie weiter unten beschrieben) im Skapulabereich angewendet wird.

1. Der Patient sitzt mit Blick zur Therapeutin (➤ Abb. 21.2), die mit einer Hand das distale Ende des Schlüsselbeins berührt. Ihre Finger liegen dabei über dem Akromioklavikulargelenk und die Daumenkuppe unter der distalen Klavikula. Der andere Daumen liegt direkt seitlich vom Sternoklavikulargelenk unter dem proximalen Ende des Schlüsselbeins (➤ Abb. 21.3).
2. Der Patient soll sich nun auf die Daumen der Therapeutin nach vorn lehnen (➤ Abb. 21.4, weißer Pfeil). Dabei übt die Therapeutin sanften Druck gegen die Schulter bzw. das Akromion (schwarzer Pfeil) aus, bis es eine subtile Anspannung am Akromioklavikular-(AC-)Gelenk spürbar wird.
3. Dann fordert sie den Patienten auf, die andere Schulter nach hinten zu bewegen (➤ Abb. 21.3, schwarzer Pfeil), bis sich am sternalen Ende der Klavikula eine Spannung aufbaut. Beide Bewegungen tragen zu einer ausgeglichenen Spannung der Gelenkbänder bei (➤ Abb. 21.5).
4. Die Fascia clavipectoralis (FCP, ➤ Abb. 21.6) und den M. subclavius (SubC) könnte man als Dreh- und Angelpunkte der Schlüsselbeinbewegungen beschreiben. In Sutherlands Modell spielt die Fascia clavipectoralis insofern eine ähnliche Rolle wie die Membrana interossea im Unterarm bzw. im Unterschenkel, als sie Knochenbewegungen zugleich führt und begrenzt.
5. Das Schlüsselbein wird durch verschiedene Bewegungsebenen geführt, bis sich ein Spannungsgleichgewicht zwischen ihm und dem umgebenden Gewebe einstellt. In der Position wird es gehalten, während der Patient ruhig atmet, bis ein leichter „Shift" (Ruck) spürbar wird und sich die Klavikula wieder frei beim Atmen mit der 1. Rippe mitbewegt.

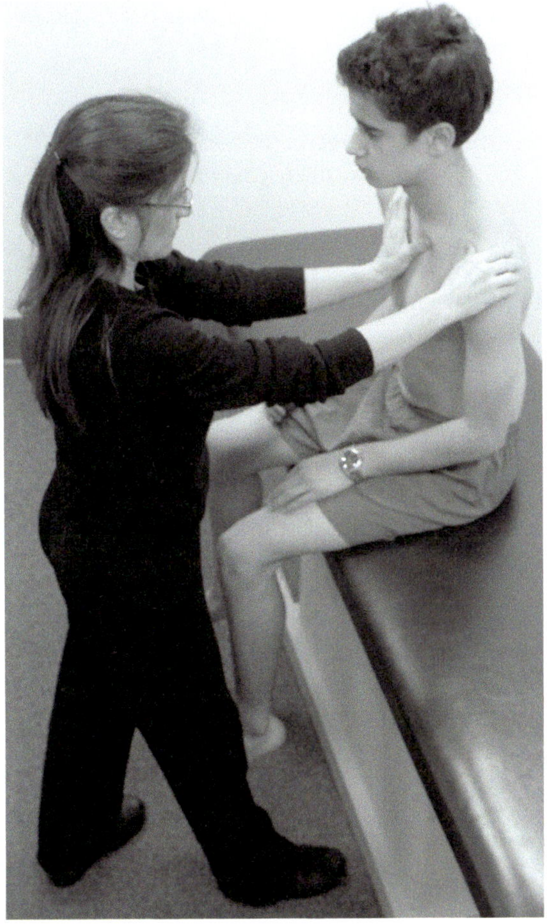

Abb. 21.2

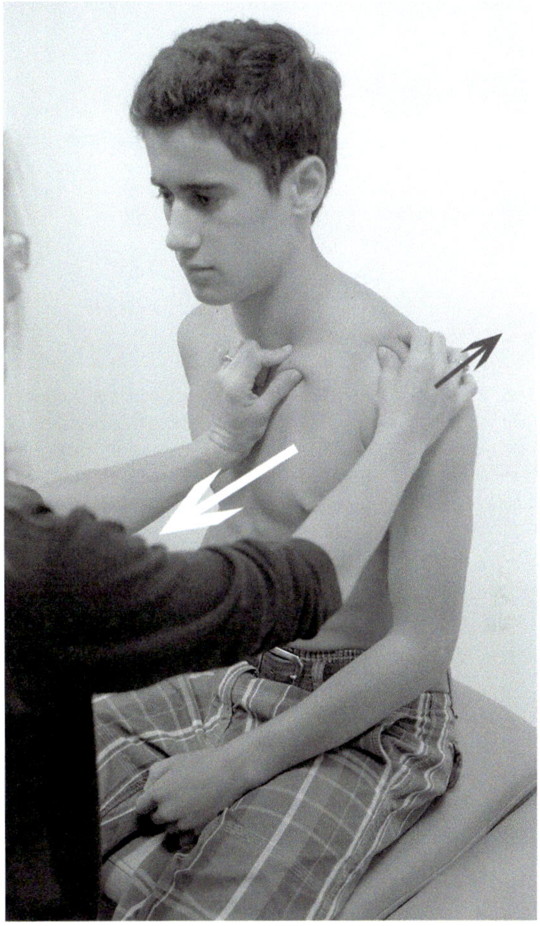

Abb. 21.4

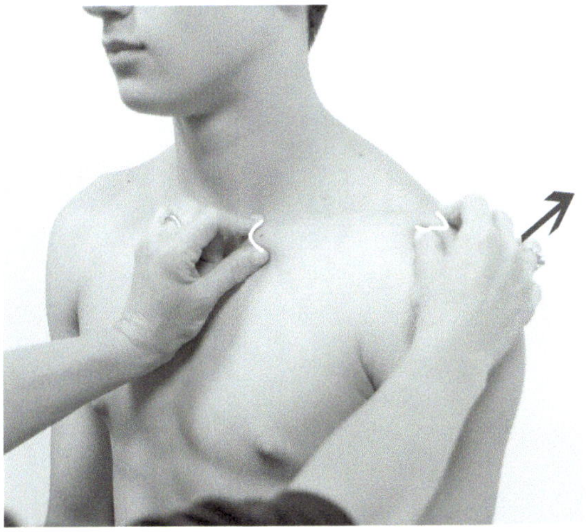

Abb. 21.3

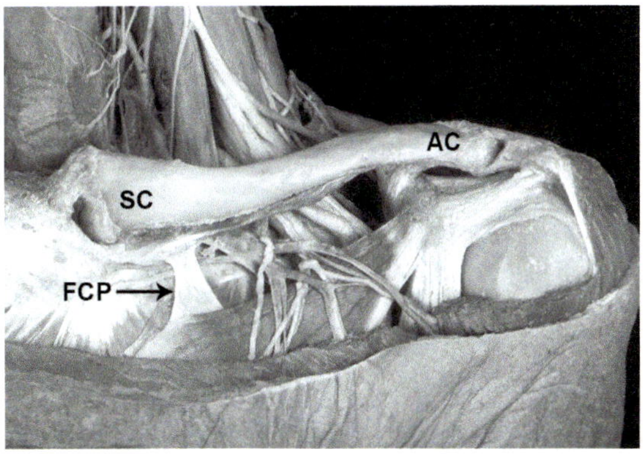

Abb. 21.5 Linke Skalenuslücke (Thoracic-outlet) in der Ansicht von vorn; nach Entfernung der Haut, Oberflächenfaszien und des M. sternocleidomastoideus. Die Fascia clavipectoralis (FCP) erstreckt sich vom unteren Rand der proximalen Klavikula bis zum oberen Rand des M. pectoralis. AC = Akromioklavikulargelenk, SC = Sternoklavikulargelenk

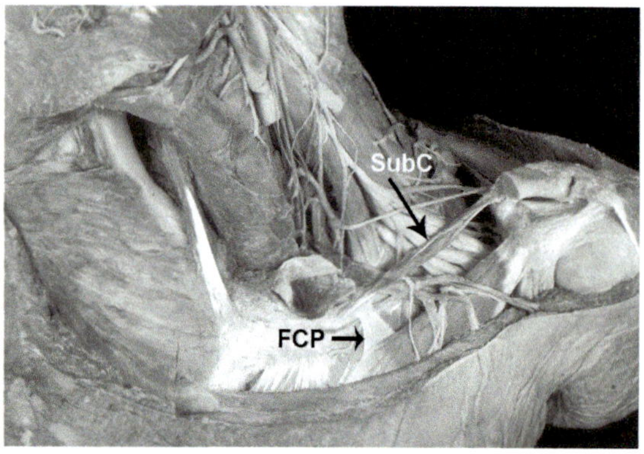

Abb. 21.6 Linke Skalenuslücke (Thoracic-outlet) in der Vorderansicht von schräg oben. Nach Entfernung des Schlüsselbeins ist der Fascia-clavipectoralis-(FCP-)Ansatz am M. subclavius (SubC) erkennbar. Der am unteren Klavikularand inserierende M. subclavius fungiert bei Säuglingen und Kleinkindern als Atemhilfsmuskel.

6. Dann soll der Patient seine kontralaterale Schulter wieder langsam nach vorn bewegen und sich aufrichten. Die Therapeutin lässt das Schlüsselbein erst los, wenn der Patient aufrecht sitzt und kein Gewicht mehr auf ihren Daumen lastet.
7. Die Behandlungssequenz wird am anderen Schlüsselbein wiederholt.

Balanced-Ligamentous-Tension-(BLT-) Technik im Skapulothorakalbereich

Sportler im Sitzen

1. Der Patient sitzt am Rand der Liege, die so eingestellt ist, dass sich die Schultern des Patienten und der Therapeutin auf gleicher Höhe befinden. Die Therapeutin steht leicht seitlich versetzt hinter dem Patienten. In diesem Beispiel wird die Behandlung der linken Schulter beschrieben.
2. Der linke Daumen der Therapeutin dient dabei als Drehpunkt. Ihre linke Hand liegt so auf der (linken) Behandlungsseite, dass sich die Finger auf der vorderen Brustwand und der Daumen in der Achselhöhle befinden.
3. Mit der Palmarseite des Daumens drückt sie seitlich gegen die 2. oder 3. Rippe, während die Daumenspitze nach hinten zeigt (➤ Abb. 21.7). Der Daumen

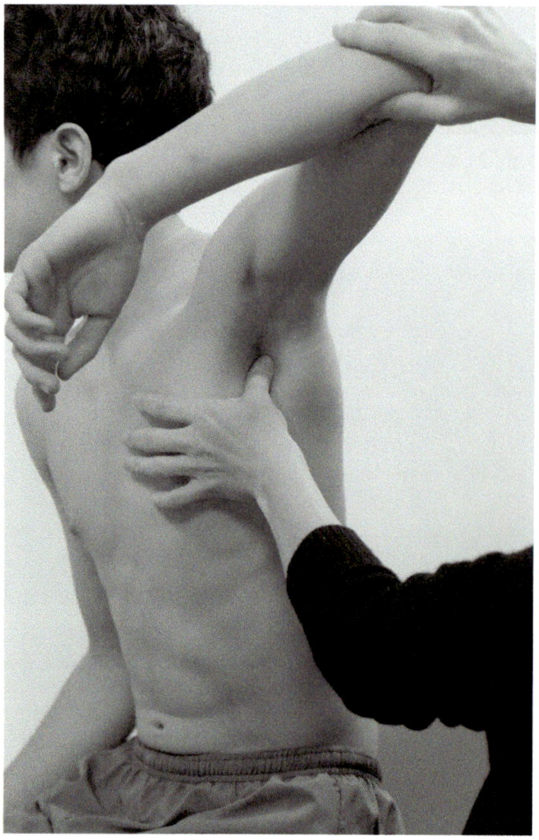

Abb. 21.7

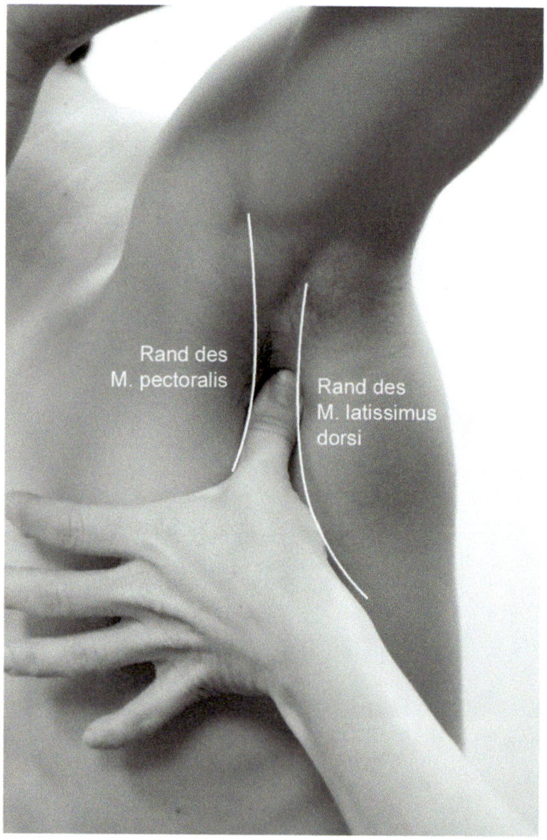

Abb. 21.8

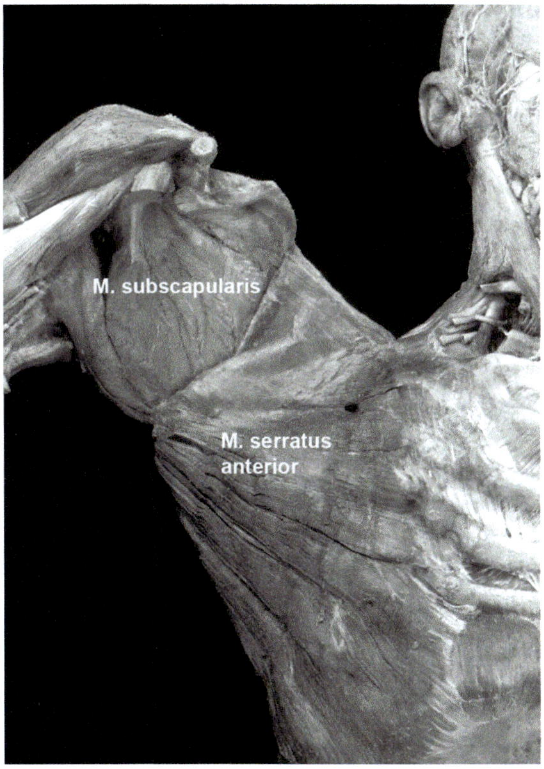

Abb. 21.9 Achselhöhle von vorn. Klavikula, Mm. pectorales und die hinteren Stabilisatoren der Skapula sind entfernt worden. Schulter und Arm werden seitlich vom Rumpf abgehalten, um den Ansatz des M. serratus anterior am Innenrand der Skapula-Unterseite freizulegen.

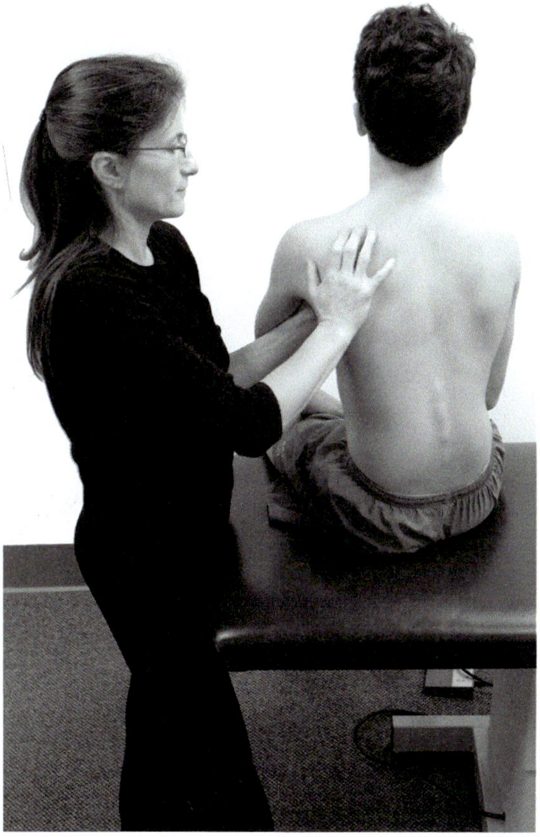

Abb. 21.10

sollte vor dem M. latissimus dorsi liegen (➤ Abb. 21.8).

4. Die Therapeutin lässt ihren Daumen auf der Rippe sanft nach hinten bis unter das Schulterblatt gleiten. Dort, zwischen Skapula und Thorax, soll er als Drehpunkt bei der Behandlung dieses „Skapulothorakalgelenks" fungieren. Der Daumenrücken berührt den M. subscapularis und die Palmarseite des Daumens den M. serratus anterior (➤ Abb. 21.9).
5. Die andere Hand der Therapeutin liegt hinten am Schulterblatt, mit der Handkante an der Spitze der Skapula, während die Finger die Spina scapulae berühren (➤ Abb. 21.10).
6. Mit der hinteren Hand führt die Therapeutin eine Protraktion, Retraktion, Adduktion, Abduktion, ein Anheben und Absenken der Skapula herbei, um die Spannung aller angrenzenden Weichgewebe auszugleichen.
7. Mit beiden Händen werden abschließend noch die gesamten (vorderen und hinteren) Schultergürtel-Thorax-Verbindungen ausbalanciert (➤ Abb. 21.11).

Balanced-Ligamentous-Tension-(BLT-) Technik an der Humerus/ Rotatorenmanschette

Sportler im Sitzen

Mit dieser Methode können akute Schulterschmerzen und eine Schultersteife behandelt werden. Die therapeutische Aufmerksamkeit richtet sich voll auf die Muskeln und Faszien der Rotatorenmanschette. Bei einer Dysfunktion der Rotatorenmanschette lässt sich die BLT-Behandlungstechnik auch gut mit den Spencer-Muskelenergietechniken verbinden.

1. Der Patient sitzt am Rand der Liege, die so eingestellt ist, dass sich die Schultern des Patienten und der Therapeutin auf gleicher Höhe befinden. Die Therapeutin steht leicht versetzt auf der Behandlungsseite hinter dem Patienten (➤ Abb. 21.12).
2. Sie umgreift mit beiden Händen den Humerusschaft. Auf der Außenseite des Oberarms liegen ihre Daumen aneinander und auf der Innenseite sind die Fin-

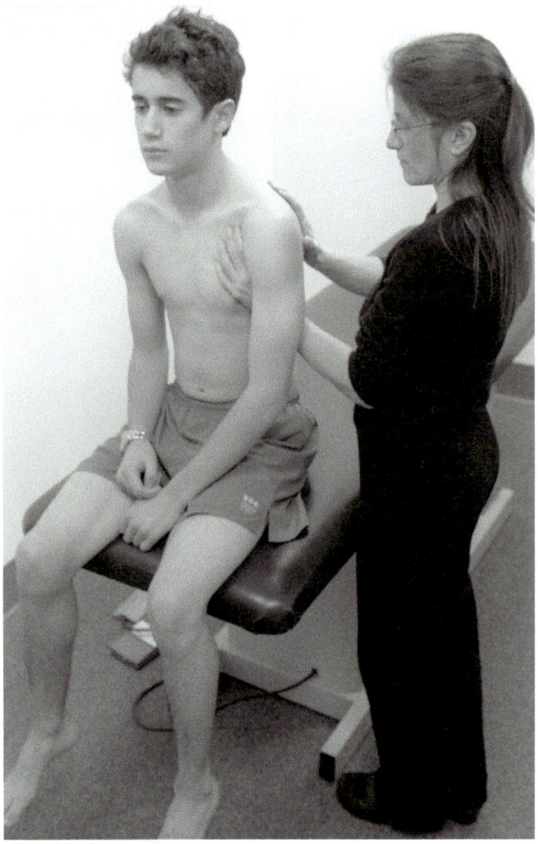

Abb. 21.11

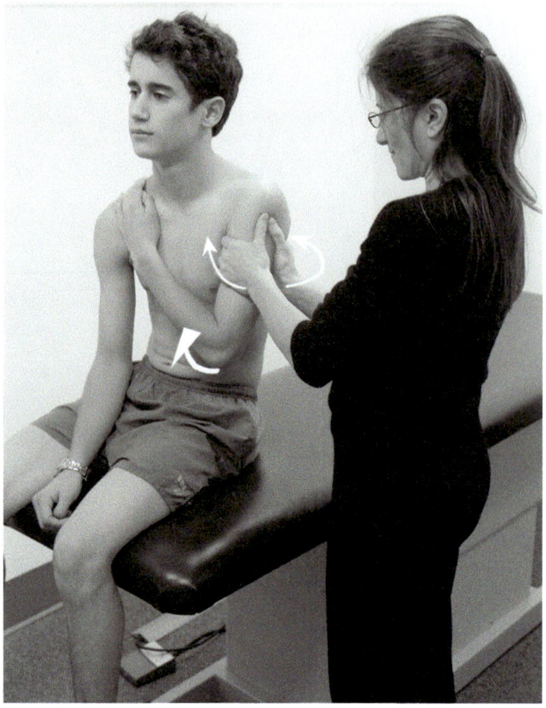

Abb. 21.12

ger ihrer Hände verschränkt. Vorsicht: Das Nerven-Gefäß-Bündel darf nicht komprimiert werden.

3. Die Therapeutin drückt mit beiden Hypothenarseiten gegen den Humerusschaft und benutzt Zeigefinger und Daumen als Widerlager, damit der Humeruskopf abduziert wird, während sie den Oberarm adduziert. Der Patient wird angewiesen, seine ipsilaterale Hand auf die andere Brustseite zu legen und so den abduzierten Humeruskopf in eine Innenrotation zu führen.
4. Danach soll er seinen Ellenbogen nach vorn (zur Innenrotation des Humerus) und nach hinten (zur Außenrotation den Humerus) bewegen. Dabei achtet die Therapeutin darauf, in welcher Richtung sich die Spannung stärker ausgleicht. In der Position der maximal ausgeglichenen Spannung soll der Patient seinen Arm dann belassen.
5. Mit einer Feinabstimmung am Schultergelenk sorgt die Therapeutin für die gleichmäßige Verteilung der Spannung. Sobald sich ein Spannungsgleichgewicht eingestellt hat, wird die Position gehalten, bis es eine Überdehnung behoben ist oder eine funktionelle Besserung spürbar wird.

21.3 Rotatorenmanschetten-syndrome

21.3.1 Anmerkungen zur Klinik

Das Schultergelenk hat vermutlich einen größeren Bewegungsumfang als alle anderen Körpergelenke. Bis zu einem gewissen Grad wird jedoch seine Stabilität zugunsten der mehrdimensionalen Bewegungsfreiheit geopfert. Die Muskeln der Rotatorenmanschette sorgen für dynamische Stabilität bei Schultergelenkbewegungen. Das Zusammenspiel der Mm. subscapularis, supraspinatus, infraspinatus und teres minor hält den Humeruskopf in der Gelenkpfanne (Cavitas glenoidalis) und antagonisiert den Einfluss translatorischer Krafteinflüsse auf das Gelenk. Wird der Arm beispielsweise zum Ballwerfen gehoben, sorgen Deltamuskel und Rotatorenmanschette gemeinsam für seine Stabilisierung und Bewegung. Der M. deltoideus setzt an der Spina scapulae, im Akromioklavikularbereich und am Schlüsselbein an. Wenn er sich kontrahiert, wird der Humeruskopf durch die antagonistische Kraft der Rotatorenmanschette stabilisiert, damit er sich nicht kranialwärts verschiebt. Aus der kombinierten Muskelkraft resultiert eine Abduktion des Humerus. Der M. subscapularis, der die Schulter nach vorn stabilisiert, wird bei Armbewegungen über den Kopf maximal gedehnt. Die Stabilisierung nach hinten und oben übernehmen die Mm. supraspinatus, infraspinatus und teres minor. Auch bei Aktivitäten der Mm. latissimus dorsi und pectoralis major spielen die Muskeln der Rotatorenmanschette eine Rolle.

Während die Muskeln der Rotatorenmanschette das Schultergelenk stabilisieren und seine Bewegungen führen, sind als stille, aber unverzichtbare Partner auch die skapulothorakalen und sternoklavikularen Muskeln beteiligt. Wenn deren Bewegungs-/Stabilisierungsfunktion ausfällt, übertragen sich Kräfte unvermittelt auf die Rotatorenmanschette. Besonders die Beweglichkeit der Skapula spielt funktionell eine wichtige Rolle. Kann sich das Schulterblatt nicht normal ausstellen (flare-out) oder nach oben bewegen, verändern sich Kontraktilität, Spannung, Länge und exzentrische Belastbarkeit der Rotatorenmanschettenmuskeln. In vielen Fällen veranlassen Schmerzen oder Muskelverletzungen der Rotatorenmanschette Patienten zum Arztbesuch. In Problemen mit der Rotatorenmanschette kulminieren allerdings häufig Dysfunktionen und Zerrungen anderer Schultergürtelkomponenten.

Rotatorenmanschettenprobleme lassen sich als kontinuierliche Verschlechterung von Entzündung und Trauma über chronische Mikrotraumen bis hin zu kompletten Muskelrissen beschreiben.

Die Klassifikation eines Rotatorenmanschettensyndroms in vier Kategorien richtet sich ähnlich wie beim Impingement-Syndrom nach dem Schweregrad der Verletzung. In Stadium 1 liegt ein Mikrotrauma mit Entzündung vor, in Stadium 2 eine Tendinitis mit Fibrosierung. Als Stadium 3 wird eine degenerative Veränderung (Teileinriss) und als Stadium 4 ein kompletter Sehnenriss beschrieben. Zum Glück bildet Stadium 4 bei jungen Sportlern eher die Ausnahme.

21.3.2 Anmerkungen zur Behandlung

Stadium 3 und 4 sprechen gut auf eine konservative Behandlung an, mit der biomechanische Dysfunktionen, Muskelspasmen und falsche Trainingsmethoden gezielt angegangen werden. Wenn die Symptome trotzdem weiter anhalten, sollte eine Trainingspause erwogen werden. Es spricht einiges dafür, dass Ultraschall und Massagen als unterstützende Maßnahmen geeignet sind [Hill 1983]. In manchen Fällen kann ein Muskelaufbautraining nötig sein. In Stadium 3 muss auf jede sportliche Betätigung verzichtet werden und Steroidinjektionen erscheinen durchaus gerechtfertigt. Neben den bereits erwähnten Behandlungsmaßnahmen sind sanfte Widerstandsübungen zu empfehlen. Bei Stadium-4-Verletzungen sollte ein Chirurg konsultiert werden.

Vor einer Behandlung der Rotatorenmanschette ist es wichtig, zuerst skapulothorakale und akromioklavikulare Dysfunktionen in der oben beschriebenen Weise zu beheben. Nach der Normalisierung dieser Bereiche lassen sich die Muskeln der Rotatorenmanschette leichter umtrainieren.

Isometrische Muskelenergietechnik (Spencer-Sequenz)

Sportler in Seitenlagerung

Als Spencer-Sequenz oder „Spencer-Stufentherapie" wird ein Behandlungsansatz für Dysfunktionen der Rotatorenmanschetten- und benachbarten Muskeln bezeichnet, der mit Muskelenergietechniken (MET) arbeitet. Eine Spencer-Sequenz besteht je nach Autor aus sieben oder acht Stufen. Bei all diesen Muskelenergietechniken dient der Arm als langer Hebel zur Behandlung des Schultergürtels. Eine Spencer-Sequenz sollte möglichst in der unten beschriebenen Reihenfolge ausgeführt werden, weil jede Stufe dem Patienten zunehmend komplexere Bewegungen abverlangt. Mit der Spencer-Sequenz darf nur in dem Maße weitergemacht werden, wie es der Patient toleriert. Schmerzen sind ein Zeichen, dass die Behandlung auf dieser Stufe abgebrochen und erst in der nächsten Sitzung fortgesetzt werden sollte. Auf jeder einzelnen Stufe muss der Therapeut das Akromioklavikulargelenk stützen, die Muskelspannung kontrollieren und das Schultergelenk stabilisieren.

Bei allen Stufen der Spencer-Sequenz nimmt der Patient eine stabile Seitenlage ein, damit die Schulter auf der Behandlungsseite oben liegt (➤ Abb. 21.13). Der Therapeut kann vor oder hinter ihm stehen. Vorsicht ist bei Patienten mit chronischer Schultersubluxation geboten. Schmerzen, Besorgnis oder anormale Abwehrspannung des Patienten sind Kriterien für den Abbruch der Sequenz.

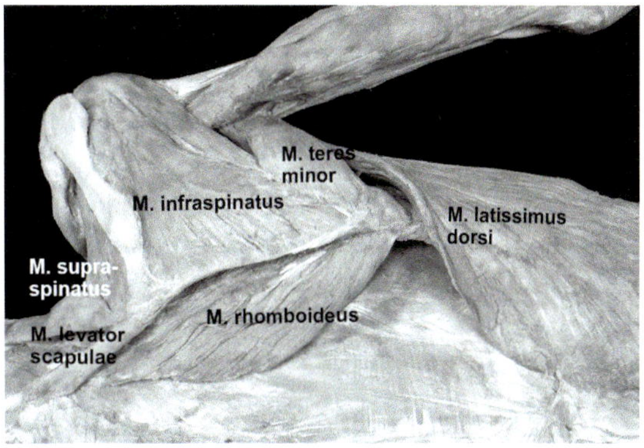

Abb. 21.13

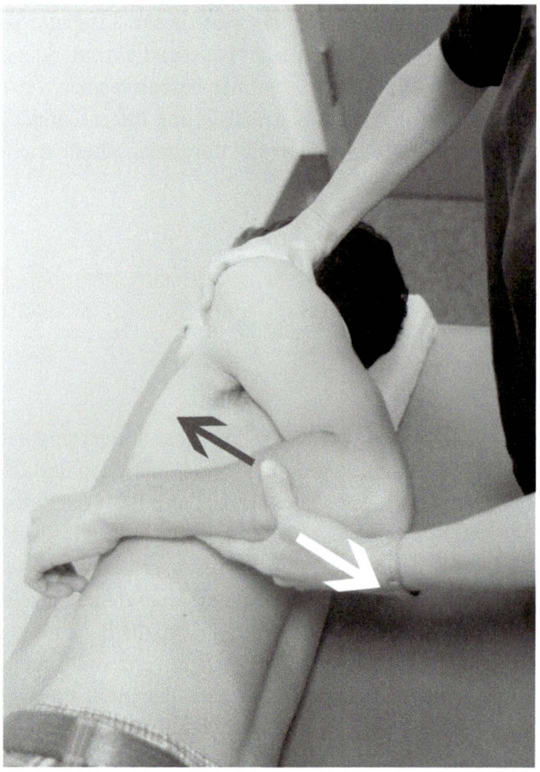

Abb. 21.14

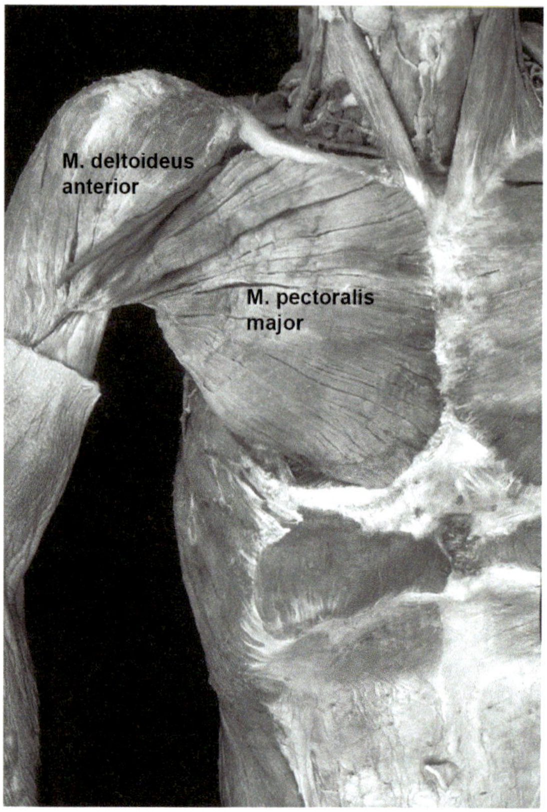

Abb. 21.15

Stufe 1: Extension

Die normale Extension im Schultergelenk beträgt ca. 90°.

1. Mit einer isometrischen Kontraktion sollen die Mm. pectoralis major, pectoralis minor und deltoideus anterior gedehnt werden. Unter Stabilisierung der Skapula wird der Arm mit gebeugtem Ellenbogen langsam in eine endgradige Extension im Schultergelenk geführt (> Abb. 21.14).
2. Während der Sportler seinen Arm zur Flexion der Schulter nach vorn zu bewegen versucht (schwarzer Pfeil), verhindert die Therapeutin die Bewegung, indem sie mit gleicher Kraft dagegenhält (weißer Pfeil), bis sich die Mm. pectoralis major, pectoralis minor und deltoideus anterior anspannen (> Abb. 21.15 und > Abb. 21.16).
3. Diese isometrische Kontraktion bleibt 4–5 Sekunden aufrechterhalten. Dann löst der Patient seine Anspannung und die Therapeutin lässt gleichzeitig mit dem Gegendruck nach.
4. Sie erhält den Handkontakt noch etwa 4–5 Sekunden aufrecht, um die Muskelrelaxation abzuwarten.
5. Danach extendiert sie die Schulter bis zur neuen restriktiven Barriere. Diese Abfolge wird zweimal wiederholt.

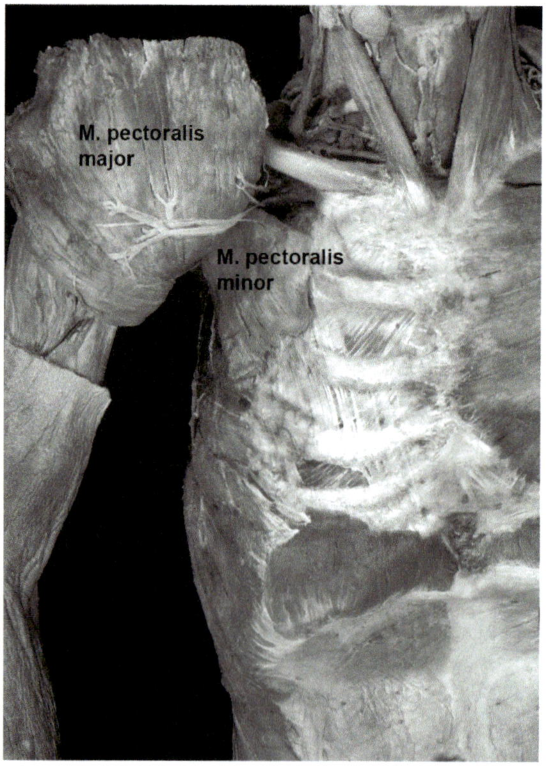

Abb. 21.16

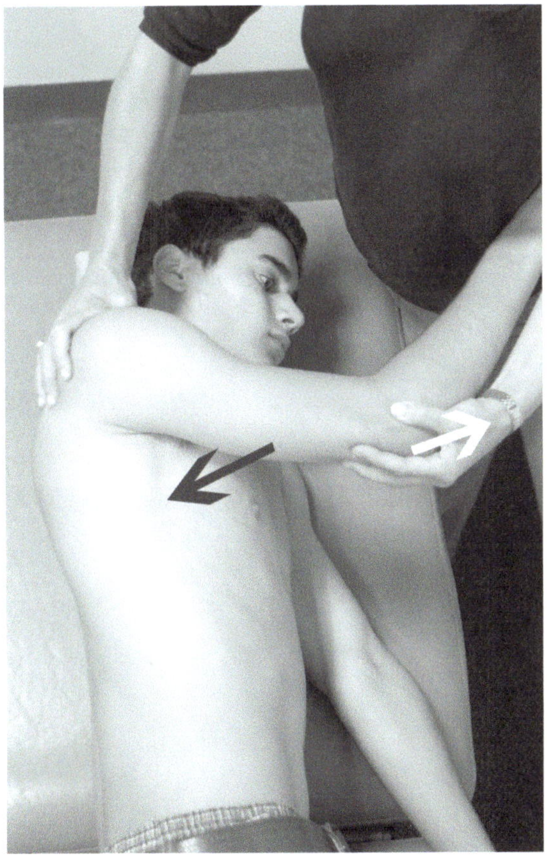

Abb. 21.17

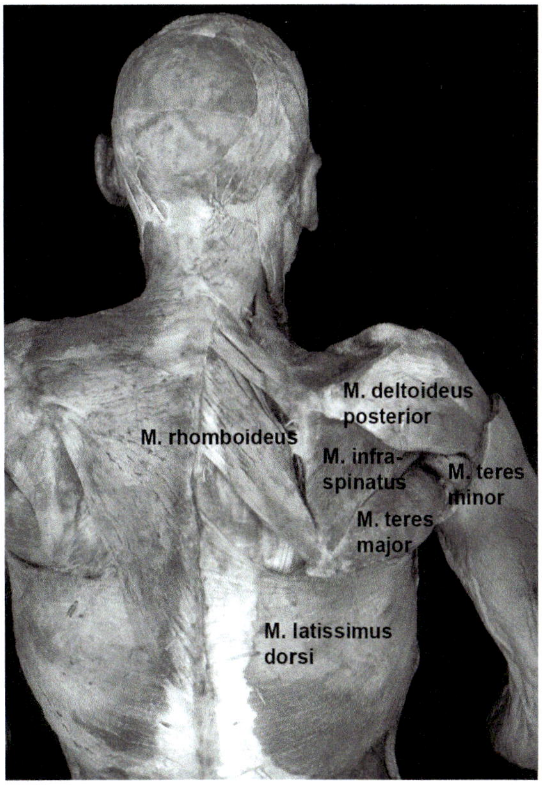

Abb. 21.18

Stufe 2: Flexion

Die normale Flexion im Schultergelenk beträgt ca. 180°.

1. Mit einer isometrischen Kontraktion sollen die Mm. latissimus dorsi, teres major und deltoideus posterior gedehnt werden. Unter Stabilisierung der Skapula wird der Arm mit gebeugtem Ellenbogen langsam in eine endgradige Flexion im Schultergelenk geführt (➤ Abb. 21.17).
2. Während der Sportler seinen Arm zur Extension der Schulter nach hinten zu bewegen versucht (schwarzer Pfeil), verhindert die Therapeutin die Bewegung, indem sie mit gleicher Kraft dagegenhält (weißer Pfeil), bis sich die Mm. latissimus dorsi, teres major, teres minor und deltoideus posterior anspannen (➤ Abb. 21.18).
3. Diese isometrische Kontraktion bleibt 4–5 Sekunden aufrechterhalten. Dann löst der Patient seine Anspannung und die Therapeutin lässt gleichzeitig mit dem Gegendruck nach.
4. Sie erhält den Handkontakt noch etwa 4–5 Sekunden aufrecht, um die Muskelrelaxation abzuwarten.
5. Danach beugt sie die Schulter bis zur neuen restriktiven Barriere. Diese Abfolge wird zweimal wiederholt.

Stufe 3: Zirkumduktion ohne Traktion

Hierbei erfolgt eine passive Dehnung innerhalb des Bewegungsumfangs.

1. Der Arm ist im Ellenbogengelenk gebeugt. Die Skapula wird stabilisiert und 90° abduziert. Die Therapeutin lässt die Schulter ab der Mittellinie im Uhrzeigersinn kreisen, zuerst in kleinen konzentrischen Kreisen, deren Radius allmählich größer wird (➤ Abb. 21.19).

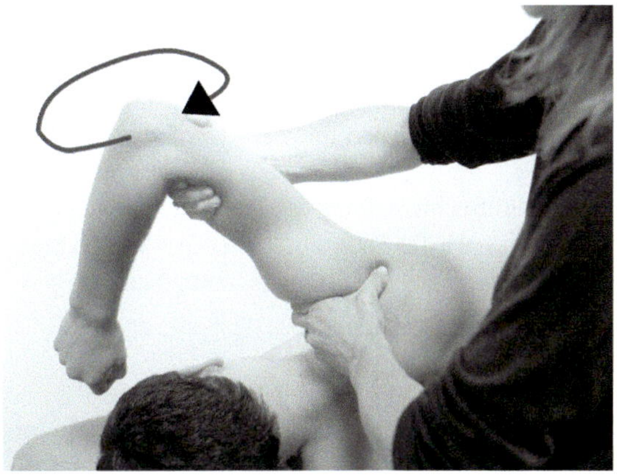

Abb. 21.19

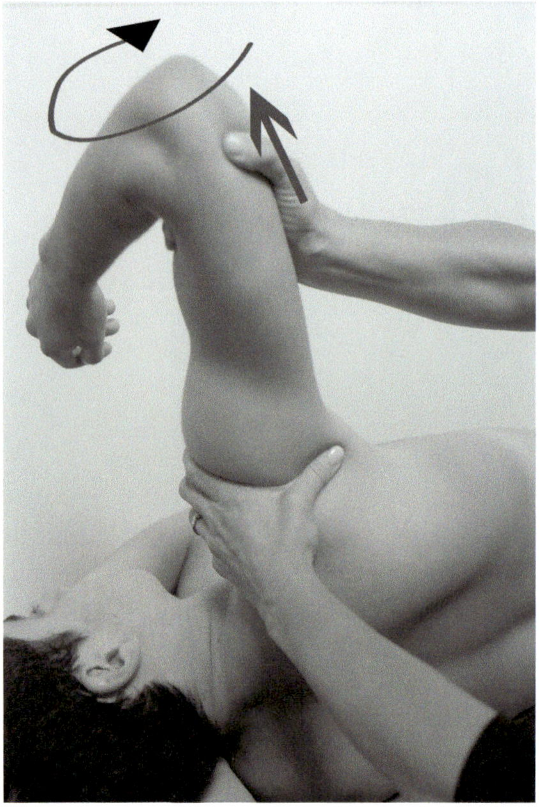

Abb. 21.20

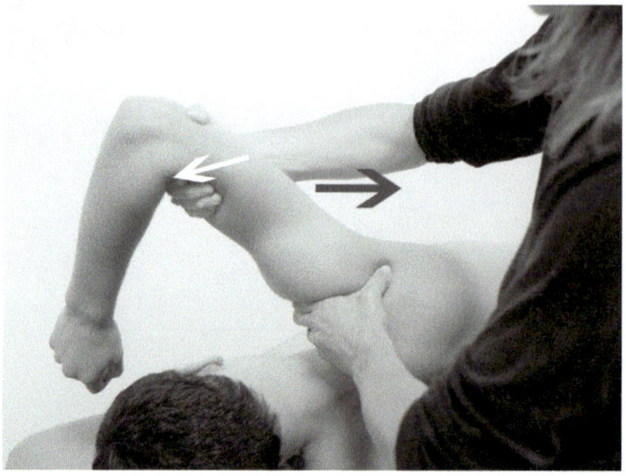

Abb. 21.21

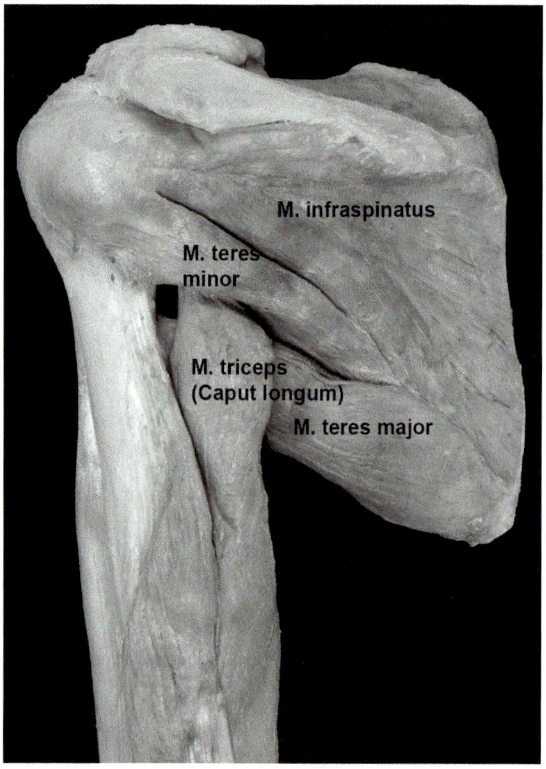

Abb. 21.22

2. Wenn sich der Bogen in einem bestimmten Kreisabschnitt abflacht, vergrößert sie den Bewegungsumfang in der Richtung behutsam bis zur Toleranzgrenze. Anschließend wird das Schulterkreisen auch noch gegen den Uhrzeigersinn durchgeführt.

Stufe 4: Zirkumduktion mit Traktion

Hierbei erfolgt eine passive Dehnung innerhalb des Bewegungsumfangs.

1. Die Therapeutin hält den gebeugten Arm oberhalb des Ellenbogengelenks fest, um mit einer Zugkraft von etwa 2,5–5 kg an der Schulter zu ziehen (➤ Abb. 21.20, gerader schwarzer Pfeil), während die Skapula stabilisiert und der Arm 90° abduziert wird.
2. Unter Aufrechterhaltung der Traktion lässt sie die Schulter – wie für Stufe 3 beschrieben – kreisen (gebogener schwarzer Pfeil), zuerst im und dann gegen den Uhrzeigersinn.

Stufe 5: Abduktion

Die normale Abduzierbarkeit beträgt etwa 135° (ein Impingement-Syndrom oder eine Bursitis subacromialis verringert den Bewegungsumfang).

1. Unter Stabilisierung der Skapula wird der Arm mit gebeugtem Ellenbogen bis zur endgradigen Abduktion im Schultergelenk geführt (➤ Abb. 21.21).
2. Während der Sportler seinen Arm vor den Körper zu bewegen, d.h. zu adduzieren versucht (schwarzer Pfeil), verhindert die Therapeutin die Bewegung, indem sie mit gleicher Kraft dagegenhält (weißer Pfeil), bis sich die Mm. pectoralis minor, teres minor und infraspinatus anspannen (➤ Abb. 21.22).
3. Diese isometrische Kontraktion bleibt 4–5 Sekunden aufrechterhalten. Dann löst der Patient seine An-

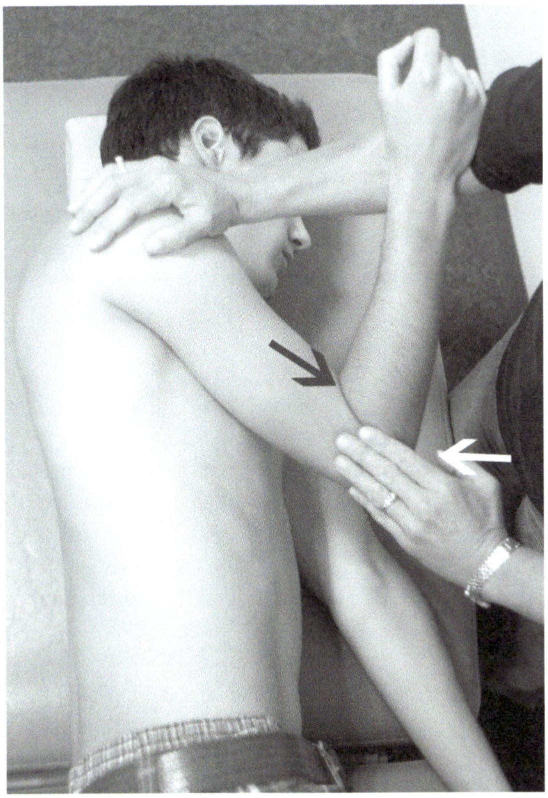

Abb. 21.23

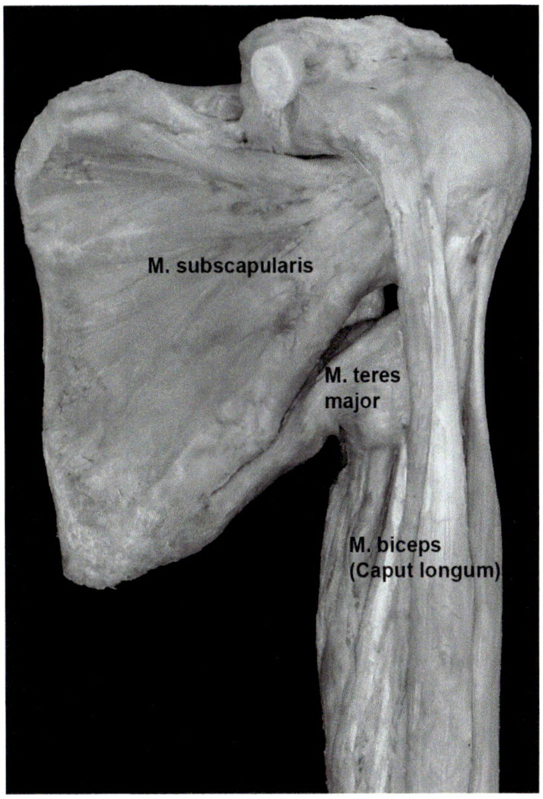

Abb. 21.24

spannung und die Therapeutin lässt gleichzeitig mit dem Gegendruck nach.
4. Sie erhält den Handkontakt noch etwa 4–5 Sekunden aufrecht, um die Muskelrelaxation abzuwarten.
5. Danach abduziert sie den Arm bis zur neuen restriktiven Barriere. Diese Abfolge wird zweimal wiederholt.

Stufe 6: Adduktion

1. Die Therapeutin steht mit Blick zum Patienten. Der Arm des Patienten liegt auf dem Unterarm, mit dem sie die Skapula stabilisiert (➤ Abb. 21.23). Mit ihrer anderen Hand kann sie den Ellenbogen des Patienten nach medial zum Körper hin bewegen (weißer Pfeil) und dadurch eine Adduktion sowie Außenrotation der Schulter induzieren.
2. Der Patient soll versuchen, seinen Ellenbogen gegen die Hand der Therapeutin hochzudrücken (schwarzer Pfeil). Die Therapeutin verhindert die Bewegung, indem sie mit gleicher Kraft dagegenhält (weißer Pfeil), bis sich die Mm. subscapularis und teres major anspannen (➤ Abb. 21.24).
3. Diese isometrische Kontraktion bleibt 4–5 Sekunden aufrechterhalten. Dann löst der Patient seine Anspannung und die Therapeutin lässt gleichzeitig mit dem Gegendruck nach.
4. Sie erhält den Handkontakt noch etwa 4–5 Sekunden aufrecht, um die Muskelrelaxation abzuwarten.
5. Danach bewegt sie den Ellenbogen nach innen (medial) bis zur neuen restriktiven Barriere. Diese Abfolge wird zweimal wiederholt.

Stufe 7: Innenrotation

Dies ist eine der schwierigsten Stufen, die ein sehr umsichtiges Vorgehen erfordert. Bei Patienten mit Schulterinstabilität ist sie kontraindiziert.

1. Unter Stabilisierung der Skapula wird der im Ellenbogen gebeugte Arm in eine endgradige Innenrotation geführt. Die Hand des Patienten kann hinter seinem Körper aufgestützt werden und zeigt mit der Palmarseite nach hinten (➤ Abb. 21.25). Die Hand der Therapeutin liegt auf dem Ellenbogen des Patienten.
2. Der Patient soll versuchen, seinen Ellenbogen nach hinten in die Hand der Therapeutin zu drücken, d.h. eine Außenrotation des Humerus durchzuführen (schwarzer Pfeil).
3. Die Therapeutin verhindert die Bewegung, indem sie mit gleicher Kraft dagegenhält (weißer Pfeil), bis sich die Mm. supraspinatus und infraspinatus anspannen (➤ Abb. 21.26).

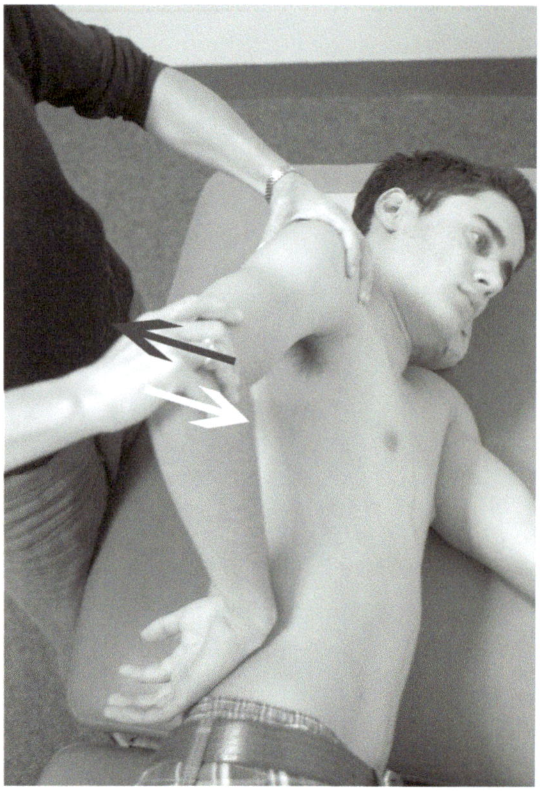

Abb. 21.25

4. Diese isometrische Kontraktion bleibt 4–5 Sekunden aufrechterhalten. Dann löst der Patient seine Anspannung und die Therapeutin lässt gleichzeitig mit dem Gegendruck nach.
5. Sie erhält den Handkontakt noch etwa 4–5 Sekunden aufrecht, um die Muskelrelaxation abzuwarten.
6. Danach bewegt sie den Ellenbogen nach vorn, um so den Humerus in Innenrotation bis zur neuen restriktiven Barriere zu führen. Diese Abfolge wird zweimal wiederholt.

Stufe 8: Abduktion mit Gegenzug

Diese Stufe ist bei Patienten mit Schulterinstabilität kontraindiziert.

1. Die Therapeutin umfasst den abduzierten und angehobenen Arm in Höhe des M. deltoideus und des distalen Humerus, eine Schultertraktion mit einer Zugkraft von 1,5–2 kg auszuüben (➤ Abb. 21.27, weißer Pfeil).
2. Unter Aufrechterhaltung der Traktion führt sie die Schulter in eine endgradige Abduktion (➤ Abb. 21.28, weißer Pfeil).
3. Aus dieser Dehnung heraus soll der Patient versuchen, seinen Arm zum Schultergelenk und Körper zurückzuziehen, d.h. zu adduzieren (schwarzer Pfeil).

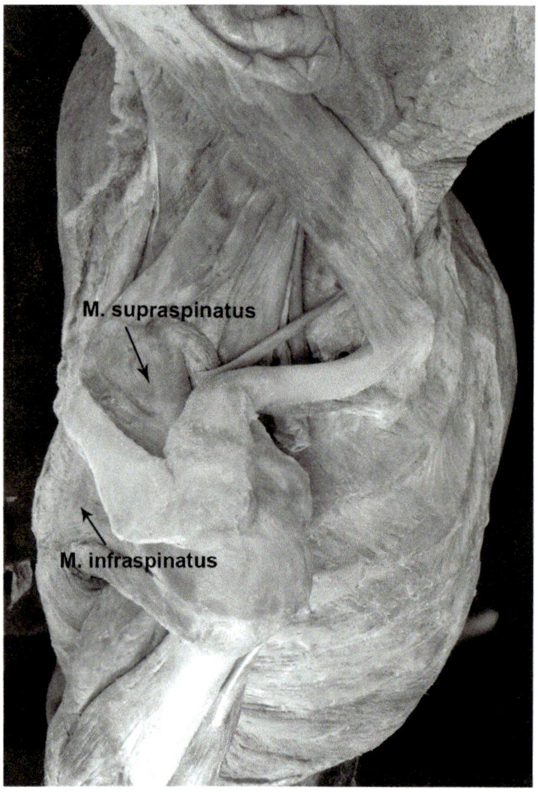

Abb. 21.26

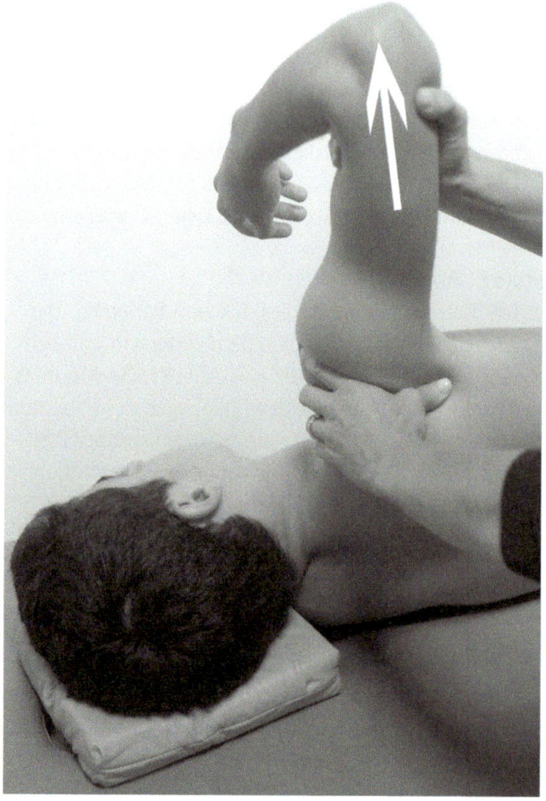

Abb. 21.27

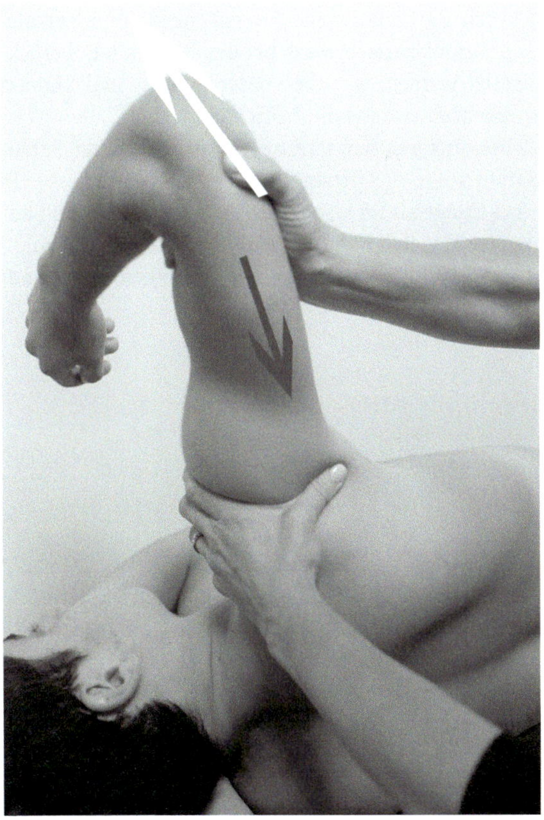

Abb. 21.28

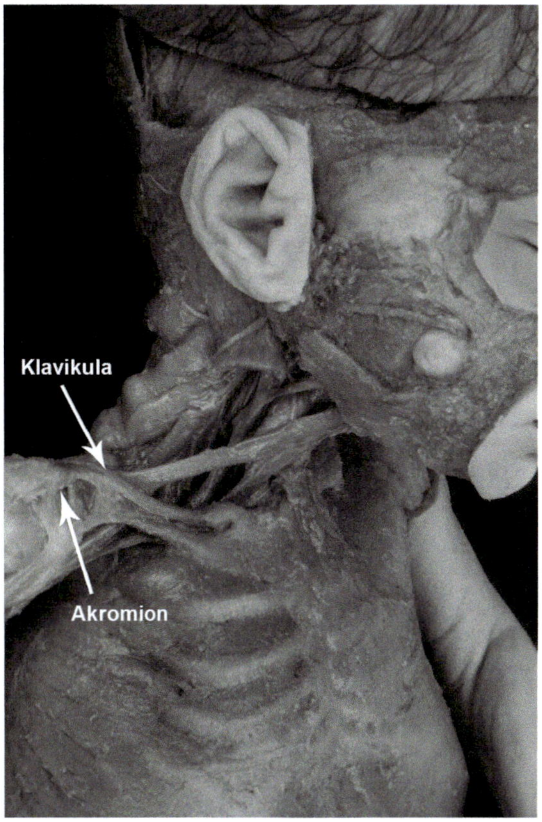

Abb. 21.29

4. Die Therapeutin verhindert die Bewegung, indem sie mit gleicher Kraft dagegenhält.
5. Diese isometrische Kontraktion bleibt 4–5 Sekunden aufrechterhalten. Dann löst der Patient seine Anspannung und die Therapeutin lässt gleichzeitig mit dem Gegendruck nach.
6. Sie erhält den Handkontakt noch etwa 4–5 Sekunden aufrecht, um die Muskelrelaxation abzuwarten.
7. Danach verstärkt sie die Zugspannung an der Schulter bis zur neuen restriktiven Barriere. Diese Abfolge wird zweimal wiederholt

21.4 Subluxation oder Luxation des Akromioklavikulargelenks

21.4.1 Anmerkungen zur Klinik

Zu einer traumatischen Verletzung mit Subluxation oder Luxation des Akromioklavikular-(AC-)Gelenks (➤ Abb. 21.29) kommt es gewöhnlich durch einen Sturz oder beim Ausüben von Kontaktsportarten. Ein heftiger Stoß, der die Skapula nach unten drückt, kann eine Überdehnung bzw. Zerrung von Kapsel und Bändern zur Folge haben. Aber auch eine wiederholte gewaltsame Adduktion kann die Halt gebenden Strukturen überfordern und zu Verletzungen führen. Wichtig für Armbewegungen ist eine normale Gleitfunktion im AC-Gelenk. Wird die normale Verschieblichkeit der Gelenkflächen bei Armbewegungen durch eine muskuläre Dysbalance, biomechanische Dysfunktion oder Fehlbelastung von Skapula, Klavikula und Weichteilen verhindert, resultieren ständig wiederkehrende Mikrotraumen. Besonders stress- und verletzungsanfällig ist der Kapsel-Bandapparat, der das AC-Gelenk hauptsächlich stabilisiert.

Bei einer Dislokation oder Subluxation des Gelenks ist eine druckempfindliche Abstufung oder ein Ruck spürbar. Eine passive Bewegung, besonders eine Armadduktion über den Körper, ist oft schmerzhafter als eine aktive Bewegung. Bei einer leichten Verletzung oder Bänderzerrung lässt sich eine geringe Schwellung oder Druckempfindlichkeit des AC-Gelenks palpieren. Bei mäßiggradiger Verletzung sind Kapsel und Bänder überdehnt und das Lig. coracoclaviculare ebenfalls betroffen. Das führt zur gesteigerten Beweglichkeit mit

Translation des Gelenks. Eine schwere Verletzung mit Ruptur beider Ligamente manifestiert sich klinisch als ausgeprägte Instabilität.

21.4.2 Anmerkungen zur Behandlung

Zerrungen sowie leichte bis moderate Verletzungen des Akromioklavikulargelenks sprechen gut auf eine konservative Behandlung an. Bei mittlerer Verletzungsschwere kann eine kurzzeitige Ruhigstellung zur Förderung der Narbenbildung/Heilung sinnvoll sein. Allerdings birgt eine Immobilisierung die Gefahr, dass sich Adhäsionen entwickeln. Wenn keine Instabilität vorliegt, dürfen akute Verletzungen mit direkten Techniken behandelt werden. In allen anderen Fällen sind Ausgleichstechniken mit Tiefenwirkung und passivem Bewegungsumfang indiziert.

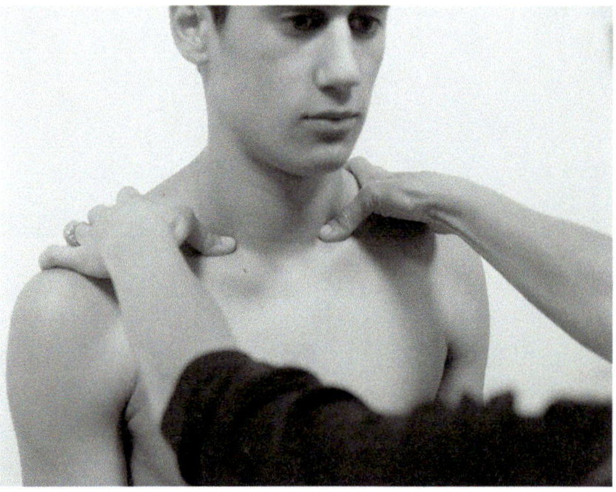

Abb. 21.30

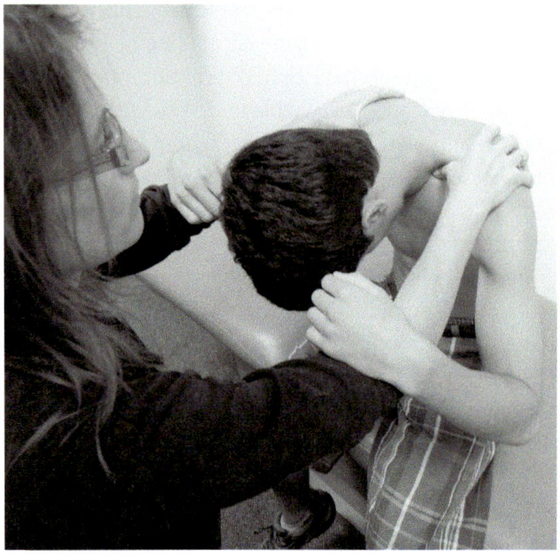

Abb. 21.31

Auch die funktionelle Beweglichkeit im Klavikula- und Skapulabereich muss bei der Behandlung berücksichtigt werden, was die vorderen Hals- und Thoraxmuskeln ebenso wie die Faszien einschließt.

Bei jüngeren Kindern oder Vorliegen einer Subluxation sollte die Behandlung der Klavikula besser in Rückenlage als im Sitzen erfolgen. Wenn sich ein Bänderriss ausschließen lässt, können – mit entsprechender Vorsicht – auch direkte Techniken angewandt werden.

Direkte myofasziale Release-(MFR-) Technik an der vorderen Halsfaszie

Sportler im Sitzen

1. Der Patient sitzt mit Blick zur Therapeutin. Die Therapeutin legt ihre Daumen direkt distal der Sternocleidomastoideus-Insertion auf den oberen Klavikularand (➤ Abb. 21.30).
2. Der Patient hängt seine Arme über die der Therapeutin und beugt seinen Kopf und Nacken nach vorn, damit die Finger der Therapeutin in den supraklavikulären Raum einsinken können (➤ Abb. 21.31).
3. Der Patient wird aufgefordert, tief zu atmen. Während er einatmet, widersetzt sich die Therapeutin der Aufwärtsbewegung der Fascia supraclavicularis. Beim Ausatmen verstärkt der Patient die Beugehaltung von Kopf und Nacken, während die Therapeutin dem zurücksinkenden Gewebe in die Skalenuslücke (Thoracic-outlet) folgt.
4. Dies wird drei- oder viermal wiederholt. Danach soll sich der Patient mit einem tiefen Atemzug aufrichten und wieder gerade sitzen. Die Therapeutin erhält dabei ihren supraklavikulären Druck (Widerstand) weiter aufrecht.

Myofasziale Release-(MFR-)Technik an der Vorderen Halsfaszie

Kleinkind im Sitzen

Diese Technik kann bei Säuglingen auch in Rückenlage angewandt werden.

1. Das Kind sitzt, und die Therapeutin berührt mit Daumen und Zeigefinger einer Hand das supraklavikuläre Gewebe, lateral des M. sternocleidomastoideus, am Schlüsselbeinrand. Daumen und Zeigefinger der anderen Hand liegen hinten beidseits auf der 1. Rippe (➤ Abb. 21.32).

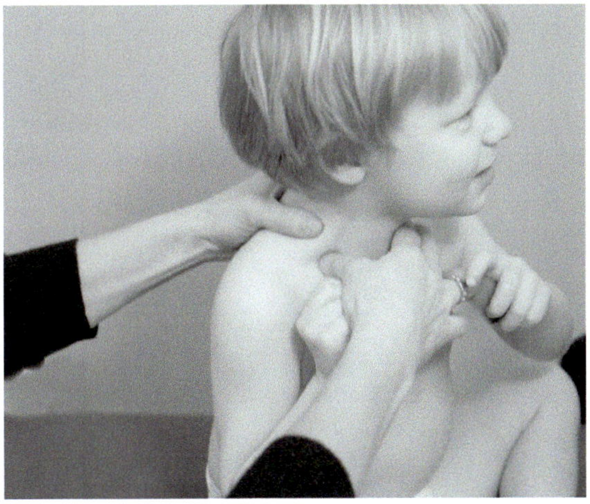

Abb. 21.32

2. Mit den hinteren Fingerkontakten übt die Therapeutin sanften Druck auf die Rippen (direkte oder indirekte Technik, wie unten beschrieben) aus und achtet dabei vorn auf die Reaktion der Muskelfaszien. Mit der vorderen Hand kontrolliert sie, wie sich die Gewebespannung bei der Atmung verändert.
   a. Direkte Technik: Während des Ausatmens sinken die Finger, die hinten die Rippen berühren, ins Gewebe ein und folgen der Rippenbewegung. Beim Einatmen wird der Bewegung sanfter Widerstand entgegen gesetzt. Dabei sind die (Druck-)Vektoren so anzupassen, dass das vordere Gewebe reagieren kann.
   b. Indirekte Technik: Während des Einatmens verstärken die Finger die Dehnung des Gewebes in der „Ease“-Richtung. Dabei sind die (Druck-)Vektoren so anzupassen, dass das vordere Gewebe reagieren kann. Beim Ausatmen gibt die Therapeutin mit dem Druck nach, damit sich die Spannung wieder ausbalancieren kann.

Balanced-Ligamentous-Tension-(BLT-) Technik an der Klavikula

Sportler in Rückenlage

1. In Rückenlage des Patienten steht die Therapeutin ipsilateral des Schlüsselbeins, das behandelt werden soll. Sie berührt die Klavikula unterhalb des Sternoklavikular- und Akromioklavikulargelenks (➤ Abb. 21.33).
2. An beiden Kontaktpunkten übt sie langsamen, gleichmäßigen Druck nach hinten und oben (kranialwärts; schwarze Pfeile) aus, bis sich die Gewebetextur leicht verändert.

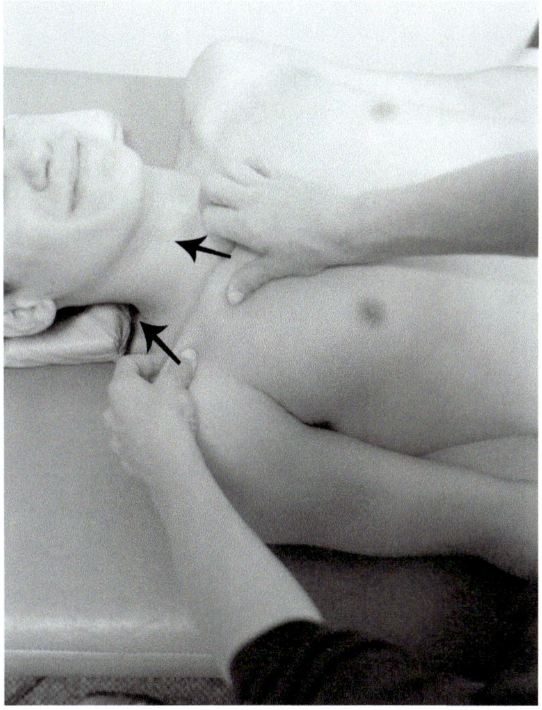

Abb. 21.33

3. Dann induziert sie an jedem Klavikulaende so lange Kompressionsdruck, Rotation, Abduktion, Adduktion, Flexion und Extension, bis sich die Spannung zwischen Klavikula und umliegendem Gewebe spürbar ausgleicht. Diese Position wird beibehalten, bis sich die Gewebetextur verändert und sich die Klavikula frei und atemsynchron bewegt.
4. Die Behandlung wird am anderen Schlüsselbein wiederholt.

Artikulationstechnik am Akromioklavikulargelenk

Sportler im Sitzen

Hierbei wird der Arm als kurzer Hebel genutzt, um die Skapula an der Klavikula zu bewegen (➤ Abb. 21.34).

1. Die Therapeutin steht hinter dem sitzenden Patienten und berührt mit ihrem Daumen das distale Ende der Klavikula. Jetzt kann sie mit dem Daumen von oben und dem Mittelfinger von unten die Beweglichkeit des Akromioklavikulargelenks kontrollieren.

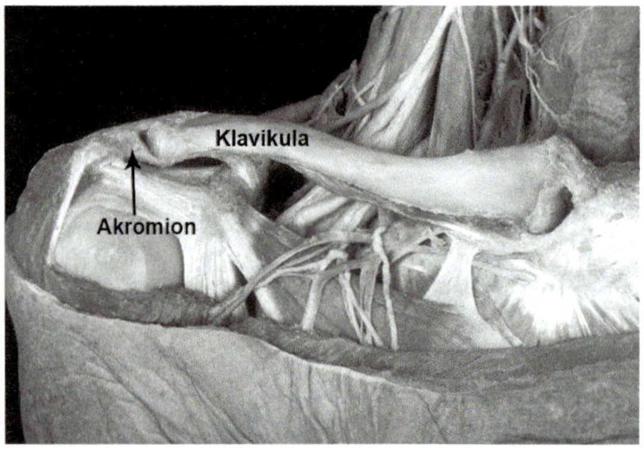

Abb. 21.34

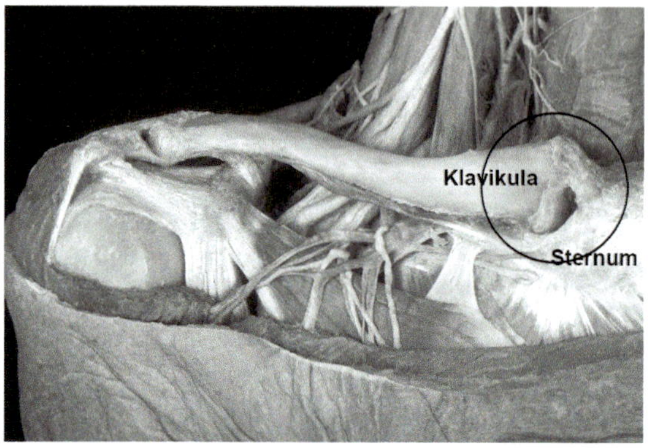

Abb. 21.36

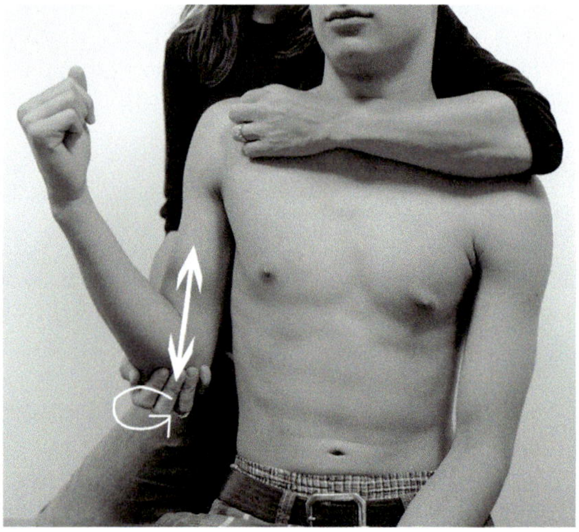

Abb. 21.35

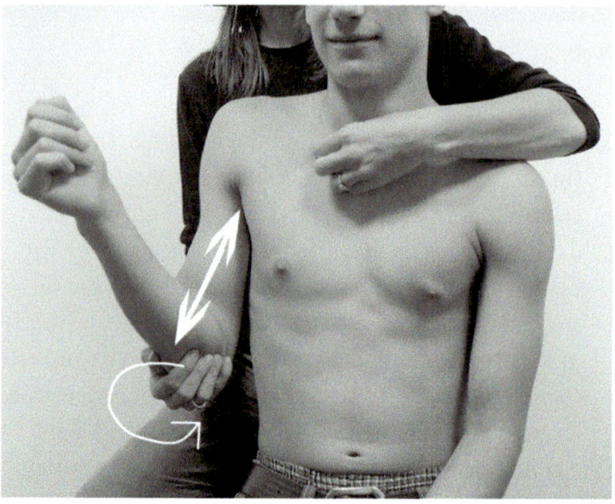

Abb. 21.37

2. Mit der anderen Hand umfasst die Therapeutin den Ellenbogen des Patienten. Sein Arm ist abduziert und im Ellenbogen gebeugt (➤ Abb. 21.35).
3. Das Akromioklavikular-(AC-)Gelenk dient als Drehpunkt, wenn mit leichtem Druck oder Zug in Längsachse des Arms die restriktive Barriere des AC-Gelenks eingestellt wird (weißer Doppelpfeil).
4. Während sie die restriktive Barriere weiterhin anspannt, lässt die Therapeutin den Arm des Patienten im und gegen den Uhrzeigersinn kreisen (runder weißer Pfeil), bis sich das Akromion wieder frei auf dem Schlüsselbein bewegt.

Artikulationstechnik am Sternoklavikulargelenk

Sportler im Sitzen

Hierbei wird der Arm als langer Hebel benutzt, um die Klavikula auf dem Sternum zu bewegen (➤ Abb. 21.36).

1. Die Therapeutin steht hinter dem sitzenden Patienten und berührt mit ihrem Daumen die Fossa jugularis. Jetzt kann sie mit dem Zeigefinger von oben und dem Mittelfinger von unten die Beweglichkeit am sternoklavikularen Ende des Schlüsselbeins kontrollieren.
2. Mit der anderen Hand umfasst die Therapeutin den Ellenbogen des Patienten. Sein Arm ist abduziert und im Ellenbogen gebeugt (➤ Abb. 21.37).
3. Mit leichtem Druck oder Zug in der Längsachse des Arms wird die restriktive Barriere des Sternoklavikulargelenks eingestellt (weißer Doppelpfeil).
4. Während sie die restriktive Barriere weiter anspannt, führt die Therapeutin den gebeugten Ellenbogen des Patienten vor die Brust und lässt den Arm dann nach oben und nach hinten kreisen (runder weißer Pfeil), bis sich die Klavikula wieder frei auf dem Sternum bewegt. Dies kann auch in die Gegenrichtung erfolgen.

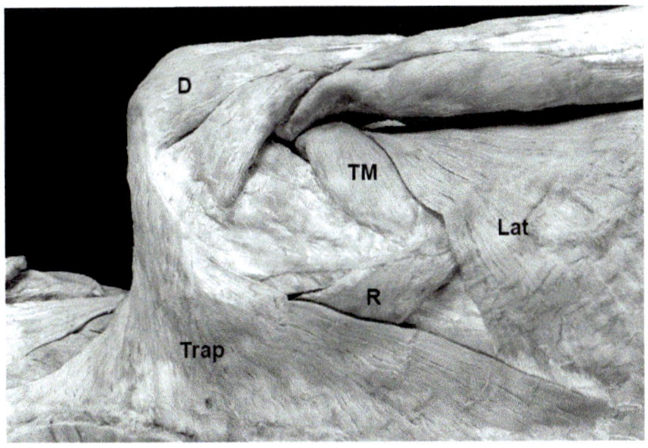

Abb. 21.38 Obere Rücken- und Schultermuskulatur (Ansicht von hinten): M. trapezius (Trap), M. deltoideus (D), M. rhomboideus (R), M. latissimus dorsi (Lat), M. teres minor (TM).

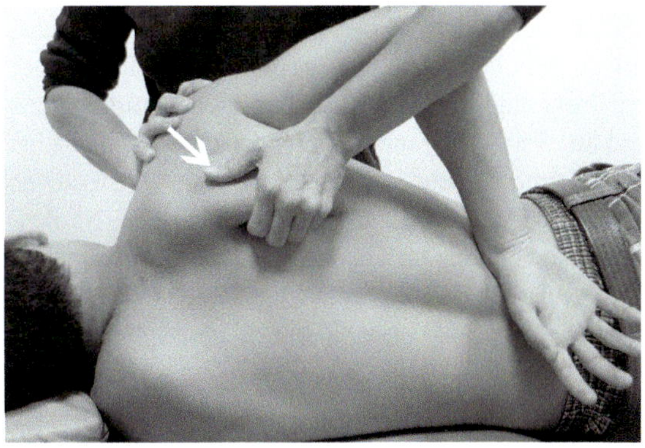

Abb. 21.39

Direkte myofasziale Release-(MFR-) Technik an der Skapula

Sportler in Seitenlage

Diese Technik kann für eine bessere Durchblutung der Schultermuskulatur sorgen und kann eine Muskelsteife verringern (➤ Abb. 21.38).

1. Der Patient liegt auf der gesunden Seite und die Therapeutin steht vor ihm. Der betroffene Arm ist nach innen rotiert und im Rücken des Patienten aufgestützt.
2. Die Therapeutin berührt mit einer Hand das Schulterblatt am Innenrand. Ihre andere Hand liegt oben auf Skapula und Schulter (➤ Abb. 21.39) und drückt sie herunter (weißer Pfeil), um das Schulterblatt in ihre andere Hand hineinzubewegen. Dabei hebt die andere Hand die Skapula gleichzeitig vom Thorax ab.
3. Mit beiden Händen führt sie das Schulterblatt an seine restriktive Barriere heran, indem sie eine Dreh- und Scherbewegung (flare), einen Hoch- und/oder Tiefstand der Skapula induziert.
4. Sobald sie die restriktive Barriere eingestellt hat, wird die Position beibehalten, bis ein Release in der Gewebetextur, ein vergrößerter Bewegungsumfang und eine Lockerung der Muskelspasmen spürbar ist.

21.5 Schulterluxation/-instabilität

21.5.1 Anmerkungen zur Klinik

Die inhärente Instabilität des Schultergelenks ist dem disproportionalen Größenunterschied von Gelenkpfanne und Humeruskopf geschuldet. Zur Stabilisierung des Gelenks tragen sowohl das Labrum glenoidale scapulae als auch die Capsula fibrosa und die Ligamenta glenohumeralia bei. Eine forcierte Extension, Adduktion und Außenrotation führt zur Luxation nach vorn, während eine Luxation nach hinten die Folge einer forcierten Flexion, Adduktion und Innenrotation der Schulter ist. Beides kann sich bei einem Sturz oder einem Anprall ereignen. Die anteriore Luxation kommt häufiger vor und wird nach der Stellung des Humeruskopfes benannt, der vor die Gelenkpfanne disloziert ist. Befindet er sich vorn unter dem Proc. coracoideus, liegt beispielsweise eine subkorakoidale Luxation vor. Ist der Humeruskopf nach vorn und unten aus der Gelenkpfanne disloziert, handelt es sich um eine subglenoidale Schulterluxation. In seltenen Fällen kann sich der Humeruskopf auch unter das Schlüsselbein (subklavikulär) oder zwischen die Rippen (interkostal-intrathorakal) verlagern. Ähnlich ist die Nomenklatur bei posterioren Luxationen, wenn sich der Humeruskopf hinter die Gelenkpfanne schiebt. Sie sind bei Kindern selten anzutreffen.

Eine akute Schulterluxation manifestiert sich mit Schmerzen, Bewegungseinschränkung und Muskelspasmen. Bei einer Luxation nach vorn kann der Humeruskopf zu tasten sein. Verdächtig auf eine Luxation nach hinten ist ein prominenter Proc. coracoideus mit Abflachung der vorderen Schulterkontur. Differenzialdiagnostisch müssen Frakturen ausgeschlossen werden. Bei Jugendlichen kann eine Schulterluxation mit einer Epiphysenschädigung einhergehen. Eine traumatische Schulterluxation kann auch mit einer Impressionsfraktur des Humeruskopfes (sog. Hill-Sachs-Läsion) verbunden sein.

Junge Sportler neigen häufiger zu einer rezidivierenden (habituellen) Schulterluxation nach vorn. In dem Fall sollte eine vorübergehende Ruhigstellung direkt nach der Einrenkung erwogen werden. Durch wiederholte Dislokationen besteht die Gefahr einer Überdehnung oder Ruptur der vorderen Gelenkkapsel/-bänder, so dass sie den Humeruskopf bei der Außenrotation nicht mehr

21

stabilisieren können. Wegen der veränderten Biomechanik des Schultergelenks tragen Hill-Sachs-Läsionen noch zur Instabilität bei. Wenn der Bereich der Impressionsfraktur bei wiederholter Luxation erneut geschädigt wird, kommt es auf Dauer zu chronisch-degenerativen Veränderungen im Schultergelenk. Auch eine Narben- und Ödembildung im Kapsel-Bandapparat infolge einer habituellen Luxation beeinträchtigt die Gelenkstabilität.

21.5.2 Anmerkungen zur Behandlung

Schulterluxationen lassen sich durch verschiedene Traktionsmethoden mit Abduktion, Flexion und Außenrotation wieder einrenken. Im Anschluss daran konzentriert sich die Behandlung auf die mit der Gelenkverletzung verbundenen (primären) Dysfunktionen, auf die Kräftigung und ein Aufbautraining für die stabilisierenden Muskeln sowie auf sekundäre Hals- und thorakale Dysfunktionen. Eine Übungsbehandlung mit der Spencer-Sequenz kann mithelfen, das muskuläre Gleichgewicht und den Bewegungsumfang der Schulter wieder zu normalisieren.

Balanced-Ligamentous-Tension-(BLT-) Technik am Humerus bzw. an der Rotatorenmanschette

Sportler/Kind in Rückenlage

Diese Technik kann bei einer akuten oder schmerzhaften Schulter zur Schmerzlinderung und Behandlung der Schultersteife angewandt werden. Die therapeutische Aufmerksamkeit richtet sich hierbei auf die Muskeln und Faszien der Rotatorenmanschette. Es ist eine Technik mit kurzem Heben.

1. Der Patient hält den Arm in Rückenlage in einer bequemen Position. Die Therapeutin sitzt leicht nach hinten versetzt neben ihm auf der Seite, die behandelt werden soll.
2. Sie legt ihre eine Hand auf die Schulterhöhe, um Skapula und Klavikula zu berühren (➤ Abb. 21.40), und umfasst mit der anderen Hand den Oberarm nahe am Schultergelenk. Dabei vermeidet sie sorgfältig jeden Druck auf das Nerven-Gefäß-Bündel.
3. Unter Stabilisierung des Schulterblatts wendet die Therapeutin eine „Stapeltechnik" an, um den Humerus behutsam durch verschiedene Bewegungsebenen zu führen. Sie bewegt ihn in jeder Ebene jeweils nur ein paar Grad voran, um die Gewebereaktion zu testen und die Spannung auszugleichen (➤ Abb. 21.41).

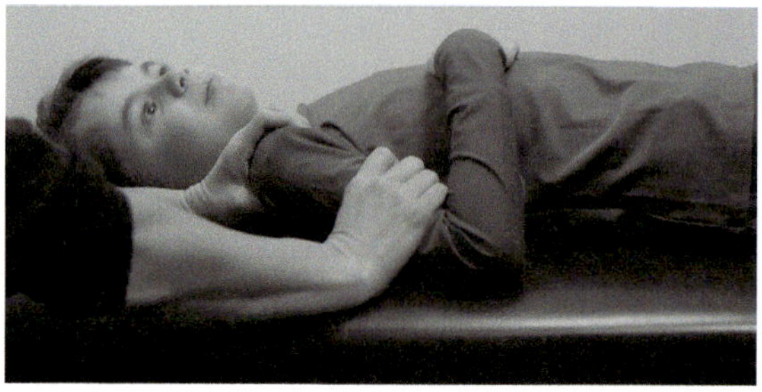

Abb. 21.40

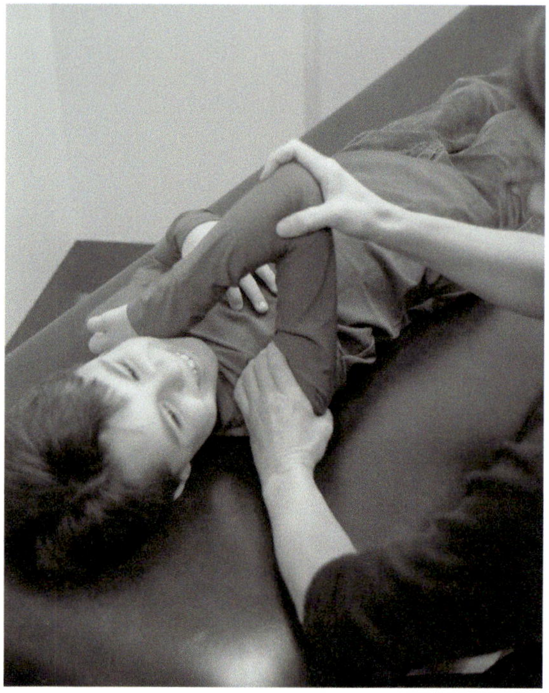

Abb. 21.41

4. Sobald ein Spannungsgleichgewicht erreicht ist, hält die Therapeutin den Oberarm in dieser Position, bis sich die mechanische Fehlbelastung korrigiert, Schmerzen und Muskelsteife nachlassen oder eine funktionelle Besserung spürbar wird.

21.6 Armplexuslähmung (Erb-Lähmung)

21.6.1 Anmerkungen zur Klinik

Eine Überdehnung oder Kompression von Nervenwurzeln oder peripheren Nerven des Plexus brachialis kann zu neurologischen Ausfällen im Schulter-Arm-Bereich führen. Bei einer Erb-(Duchenne-) oder oberen Armplexuslähmung sind die C5-/C6-Anteile des Plexus brachialis betroffen. Sie stellt eine klassische Nervenverletzung bei der vaginalen Entbindung großer Neugeborener dar. Man vermutet, dass der obere Armplexus (in Höhe von C5 und C6) durch Zugkräfte und Seitneigung (Lateralflexion) des kindlichen Kopf-Hals-Bereichs unter der Geburt verletzt wird. Als weitere Risikofaktoren gelten Zangenentbindung und Vakuumextraktion. Eine Erb-Lähmung kann mit einer Fazialisparese, ipsilateralen Schlüsselbeinfraktur, einem ipsilateralen Horner-Syndrom und angeborenen Schiefhals einhergehen, die ebenfalls als traumatische Geburtsfolgen aufgefasst werden. Benannt wurde die Erb-Lähmung nach dem „Erb-Punkt", der sich supraklavikulär hinter dem M. sternocleidomastoideus befindet. An der Stelle treffen sich die fünften und sechsten Zervikalnerven, und durch Druck lassen sich die typischen Lähmungserscheinungen hervorrufen. Dehnt sich diese Nervenverletzung bis auf den unteren Armplexus (C5–Th1) aus, wird sie als Erb-Duchenne-Klumpke-Lähmung bezeichnet. Das auslösende Ereignis ist eine Armtraktion während der Entbindung. Bei älteren Kindern und Erwachsenen kann auch ein Trauma im Bereich der Skalenuslücke zur Armplexuslähmung führen (➤ Abb. 21.42). Als typische Verletzung entsteht eine untere Armplexuslähmung durch gewaltsame Traktion und Abduktion der oberen Extremität. Zu einer oberen Armplexuslähmung kann es auch kommen, wenn ein Kind vom Fahrrad oder Pferd fällt und auf dem Schulter-Hals-Bereich landet.

Der Plexus brachialis befindet sich unter dem Schlüsselbein-Schulter-Komplex und ist mit Faszien an der 1. Rippe und am Proc. coracoideus aufgehängt (➤ Abb. 21.43). Es gibt zwei mögliche Verletzungsmechanismen: Wenn das Nervenbündel bei seitlich gebeugtem Hals und heruntergezogener Schulter gedehnt und gleichzeitig komprimiert wird; oder wenn der Plexus brachialis durch kräftigen Zug und Hyperabduktion des Arms so überstreckt wird, dass im Extremfall Nervenwurzeln ausreißen oder Axone brechen. Nervenverletzungen werden in vier Schweregrade unterteilt. Als mildeste Form tritt nach einer kurzzeitigen Nervenkompression, z.B. durch Schwellung und Ödeme im angrenzenden Gewebe, eine Verletzung ersten Grades auf. Trotz Myelindegeneration und Depolarisationshemmung bleiben die Axone intakt. Nach Beseitigung des Drucks ist eine vollständige funktionelle Erholung möglich. Verletzungen zweiten Grades beruhen auf einer länger anhaltenden Nervenkompression, die durch Obstruktion der Nervenversorgungsgefäße den axonalen Plasmafluss und Nährstofftransport unterbricht. Es kommt zu einer Degeneration der Myelinscheiden und

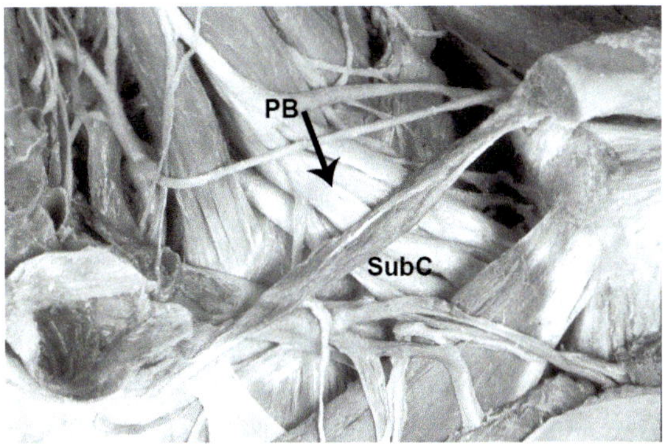

Abb. 21.42 Linke Skalenuslücke (Thoracic-outlet) in der Ansicht von vorn. Die Klavikula sowie die oberflächlichen Muskeln und Faszien sind entfernt. Beachte die räumliche Nähe des Plexus brachialis (PB) zum M. subclavius (SubC).

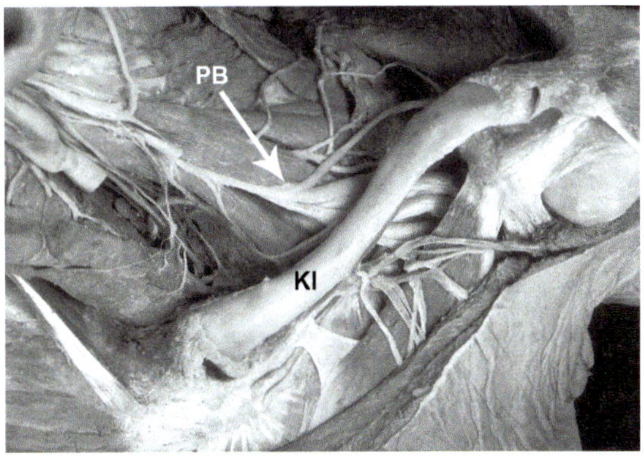

Abb. 21.43 Linke Skalenuslücke (Thoracic-outlet) in der Ansicht von oben. Nach Entfernung der Haut, oberflächlichen Faszien und des M. sternocleidomastoideus ist unter dem mittleren Drittel der Klavikula (Kl) der Plexus brachialis (PB) zu sehen.

Axone. Sie können sich regenerieren; doch bis zur vollständigen Erholung dauert es Wochen bis Monate. Verletzungen dritten Grades, die durch eine prolongierte oder starke Nervenkompression entstehen, sind mit einer venösen Stauung, Obstruktion des axonalen Plasmaflusses, Myelindegeneration und endoneuralen Rissen verbunden. Anders als Axone und Myelinscheiden besitzt die endoneurale Umhüllung nur eine begrenzte Regenerationsfähigkeit. Daher heilen Verletzungen dritten Grades oft nicht vollständig ab. Komplette oder partielle Nervenrisse und Nervenwurzelabrisse mit Durchtrennung des Perineuriums müssen chirurgisch versorgt (genäht) werden und verheilen nur schlecht. Man sagt, dass sich Axone im Allgemeinen um etwa 1 mm/Tag regenerieren, wobei die Aussichten bei intakt gebliebenen endoneuralen Hüllen sicher besser stehen.

An der klassischen Form der oberen Armplexus-(Erb-)Lähmung sind die Nervenwurzeln von C5 und C6 beteiligt. Typisch für Säuglinge mit Erb-Lähmung ist eine schlaffe Armhaltung mit adduzierter, innenrotierter

Schulter und Innenrotation des Unterarms. Verletzungen des oberen Armplexus wirken sich auf die Schulter- (Hochziehen und Abduktion der Skapula) und die Armmuskulatur (Flexion im Ellenbogengelenk, Supination des Unterarms) aus. Da die Handgelenk- und Fingerbeuger gewöhnlich ausgespart bleiben und einen höheren Tonus als die Streckmuskeln aufweisen, zeigen die Handfläche und das gebeugte Handgelenk nach hinten. Der ipsilaterale (palmare) Greifreflex kann vorhanden, aber abgeschwächt sein, während der Moro-Reflex asymmetrisch ist. Bei einer Beteiligung von C4 kommt es zur halbseitigen Zwerchfell-Lähmung (Phrenikusparese), die sich als Zyanose, Tachypnoe und in schweren Fällen als Atemstörung (Respiratory-Distress-Syndrom) manifestiert. In den Dermatomen von C5/C6 lassen sich sensorische Ausfälle nachweisen. Eine Erb-Lähmung hat eine gute Prognose. Obwohl es bis zur Abheilung (repair) der Verletzung keine sechs Monate dauert, kann sich die volle funktionelle Wiederherstellung verzögern, wenn sich bereits kompensatorische motorische Muster und Bewegungsstrategien entwickelt haben.

Untere Armplexuslähmungen betreffen die Nervenwurzeln von C7 bis Th1. Sie treten viel häufiger gemeinsam mit oberen Armplexuslähmungen als isoliert auf. Bei der sehr seltenen Reinform einer unteren Armplexuslähmung sind Oberarm und Schulter funktionell nicht beeinträchtigt. Stattdessen zeigen sich motorische Defizite der Ellenbogen- und Handgelenk-Extensoren, der Fingerbeuger und -strecker sowie der intrinsischen Muskulatur. Bei diesen Neugeborenen ist der ipsilaterale Greifreflex nicht vorhanden. Eine Sympathikus-Beteiligung in Höhe von Th1 führt zum Horner-Syndrom. Im C7-Dermatom und Versorgungsgebiet des N. ulnaris zeigen sich sensorische Ausfälle durch die untere Armplexuslähmung. Bei einer kombinierten oberen und unteren Armplexuslähmung mit vollständigem Sensibilitätsverlust und Parese kommt es zum sog. „Schlotterarm“ (Flail-arm-Syndrom). Aufgrund des ausgedehnten Sensibilitätsverlusts verletzen sich die Kinder wiederholt an der Hand. Die Prognose ist bei einer Erb-Duchenne-Klumpke-Lähmung deutlich reservierter als bei einer Erb-Lähmung [Eng et al. 1978 und 1996]. Wenn überhaupt, dauert es über zwei Jahre bis zur Erholung.

Bei Kindern mit Erb-Lähmung verkürzen sich die Mm. latissimus dorsi, subscapularis und teres minor (d.h. die für die Schulteradduktion und -innenrotation zuständigen Muskeln), weil ihr Muskeltonus von den geschwächten Mm. serratus anterior und rhomboideus nicht ausreichend antagonisiert werden kann. Während sich in den verkürzten Muskeln mit der Zeit Kontrakturen entwickeln, neigen die gelähmten Muskeln zur Atrophie. Wegen der fehlenden Antagonisierung von Muskelkontraktionen der Rotatorenmanschette wird der Humerus bei Flexions- und Abduktionsbewegungen in einem anderen Bogen geführt. Das versucht das Kind bei spontanen Greifbewegungen dadurch zu kompensieren, dass es die Schulter hochzieht, den Oberarm abduziert und das Ellenbogengelenk beugt. Kontrakturen und ein gestörtes muskuläres Gleichgewicht können sich nachteilig auf die Entwicklung der Muskelsteuerung (Aktionspotenziale) auswirken. In dieser frühkindlichen Entwicklungsphase wird also ein kompensatorisches Anpassungs- als dominantes Bewegungsmuster erworben (sog. Erb-Engramm). Ein einmal erlerntes falsches Bewegungsmuster bleibt leider trotz Nervenregeneration weiterhin bestehen. In einigen Muskeln der Rotatorenmanschette können sich Kontrakturen entwickeln, die den Humerus in eine Innenrotationsstellung zwingen. Das führt zur Anspannung der vorderen und Dehnung der hinteren Gelenkkapsel, wodurch wiederum eine humerale Subluxation nach hinten begünstigt wird. Unter den anormalen Spannungsverhältnissen im Schulterbereich können sich Klavikula, Schultergelenkpfanne, Humeruskopf, Akromion und Proc. coracoideus mit der Zeit verformen.

Das erlernte kompensatorische Bewegungsmuster und die Oberarmfehlstellung können auch die Entwicklung der Handfunktionen und der Hand-Augen-Koordination beeinträchtigen. In der typischen Unterarm-Pronationsstellung verkürzen sich die Ellenbogenflexoren mit der Zeit. Dass die adaptive Armstellung eine Verkürzung der vorderen und Überstreckung der hinteren Gelenkkapsel verursacht, trägt mit zur Schulterinstabilität und zum Funktionsverlust bei. Diese sekundären Folgen erschweren die vollständige funktionelle Erholung – selbst nach Ausheilung der Nervenverletzung. Über ihren Einfluss auf das Niederdrucksystem kann eine mechanische Dysfunktion im Schulterbereich zudem die Heilung hinauszögern, weil Ödeme und Schwellungen länger bestehen bleiben.

Bei Armplexusverletzungen von Erwachsenen und älteren Kindern stehen starke Schmerzen im Vordergrund. Das gilt besonders bei Nerven- oder Nervenwurzelabrissen (Avulsionen). Es können Dauer- oder plötzlich einschließende intensive Schmerzen sein, die als Quetschung oder Brennen empfunden werden. Die typische Schmerzausstrahlung bei Verletzungen durch eine Nervenwurzelkompression schildern Erwachsene und ältere Kinder als elektrisierend, brennend oder als Tiefenschmerz. Auch bei einer Armplexusverletzung von Säuglingen werden sicher Nozizeptoren aktiviert, selbst wenn sich Schmerzcharakter und Schmerzlokalisation wegen der unreifen kortikalen Kartierung gegenüber Erwachsenen und älteren Kindern unterscheiden dürfte.

Mit einer transkutanen elektrischen Nervenstimulation (TENS) können die Schmerzen von älteren Kindern behandelt werden, bei Säuglingen ist sie aber kontraindiziert.

21.6.2 Anmerkungen zur Behandlung

Eine manualtherapeutische Behandlung zielt im Allgemeinen auf eine Normalisierung der Muskel-Ruhelänge ab, um auf die Weise Kontrakturen zu verhindern, eine physiologische (biomechanische) Gelenkbeweglichkeit zu ermöglichen, Schmerzen zu lindern, normale Bewegungsmuster zu fördern sowie den Lymph- und Blutfluss zu verbessern. Die theoretische Begründung für diesen Behandlungsansatz liefern das respiratorisch-zirkulatorische, das nozizeptive und das biomechanisch-posturale Modell. Als wichtige Eckpfeiler sollten motorische Bahnung, Dehnübungen, Muskeltraining und Schulung der Hand-Augen-Koordination in die Rehabilitationsbehandlung integriert werden. Die Eltern können lernen, die Entspannung (Verlängerung) der betroffenen Muskeln mit behutsamen passiven Bewegungsübungen zu unterstützen. Mit aktiven Bewegungsübungen lassen sich normale Bewegungsmuster verstärken und kompensatorische Muster hemmen.

Zu Beginn der Behandlung sollten Bewegungen aus einer Neutralstellung versucht und im weiteren Verlauf dann auch die Wirkung der Schwerkraft immer stärker einbezogen werden. Wird das Kind auf dem Rücken gelagert oder von den Eltern im Arm gehalten, befindet es sich in einer (gravitations-)neutralen Stellung. Sobald es den betroffenen Arm ausstreckt, wird er gestützt. Alternativ kann man das Kind auch mit einer Kopfstütze (in Neutralstellung, ohne Seitneigung des Kopfes) auf der Seite lagern, damit der betroffene Arm vor den Körper fällt. In der Akutphase sollte es nicht auf der betroffenen Seite liegen.

Wegen des anormalen Muskeltonus entwickeln die Kinder adaptive, kompensatorische Bewegungsmuster, die unbedingt unterbunden werden sollten. Dagegen werden normale Bewegungsmuster wiederholt (positiv verstärkt). Durch Stabilisieren der Skapula lässt sich beispielsweise das kompensatorische Schulter-Hochziehen beim Greifen verhindern bzw. abgewöhnen. Auch wenn das Kind seinen Arm nicht weit ausstrecken kann, verstärkt die normale Armbewegung innerhalb des geringeren Bewegungsumfangs ein physiologisches Bewegungsmuster. Bei aktiven Bewegungen ist eine normale Muskelfunktion noch wichtiger als beim Bewegungsumfang. Mit passiven Übungen gelingt es, einen ausreichenden Bewegungsumfang ohne störende Muster aufrechterhalten. Nach richtiger Anleitung können die Eltern mehrmals täglich passive und aktive Übungen mit ihrem Kind machen.

Bei einigen Kindern geht die Erb-Lähmung mit einer oropharyngealen Dysfunktion einher, die sich gewöhnlich auf ihre Sprech-/Artikulationsfähigkeit auswirkt. Dabei scheinen myofasziale Verspannungen im vorderen Halsbereich eine Rolle zu spielen.

In schweren Fällen, wenn die Paralyse zu einer fixierten Supinationsstellung des Unterarms führt und sich der Ellenbogen nur in begrenztem Umfang beugen lässt, kommt es zu einer massiven Beeinträchtigung der Handfunktionen. Zur funktionellen Besserung und Korrektur der Rotationsfehlstellung kann daher eine Osteotomie erforderlich werden.

Balanced-Ligamentous-Tension-(BLT-) Technik im Skapulothorakalbereich

Säugling/Kleinkind im Sitzen

Mit der BLT-Behandlung des Skapulothorakalgelenks können Ruhelänge und Muskelfunktion der Mm. serratus anterior, subscapularis, rhomboideus, latissimus dorsi und des unteren Trapezius verbessert werden (➤ Abb. 21.44).

1. Das Kind sitzt, und auf der Behandlungsseite sitzt die Therapeutin neben ihm.
2. Ihre Hand im Rücken des Kindes liegt so auf dem Schulterblatt, dass die Finger die Spina scapulae berühren (➤ Abb. 21.45) und der Daumen oben in der Achselhöhle die Innenseite des Humerus tasten kann. Dabei achtet sie darauf, dass das Nerven-Gefäß-Bündel nicht komprimiert wird.
3. Ihre andere Hand liegt auf der vorderen Brustwand, so dass die Finger das Schlüsselbein und die oberen Rippen berühren, während der Daumen seitlich von der Achsel aus nach den obersten Rippen tastet (➤ Abb. 21.46). Dann lässt sie den Daumen behutsam nach hinten bis tief unter die Vorderfläche der Skapula gleiten. Jetzt haben sich beide Daumen in der Axilla überkreuzt.
4. Die Therapeutin sorgt zunächst für einen Spannungsausgleich in den myofaszialen Ansätzen am Schulterblatt und balanciert die Skapula dann in Bezug zum Thorax aus. Diese Position wird so lange gehalten, bis eine mechanische Anspannung beseitigt oder eine funktionelle Verbesserung spürbar ist.
5. Diese Technik kann auch in Rückenlage des Kindes angewandt werden (➤ Abb. 21.47 und ➤ Abb. 21.48).

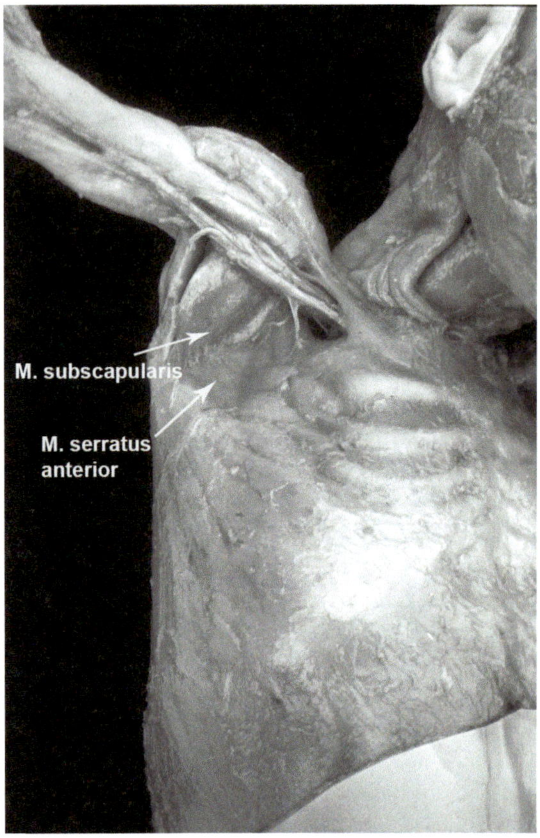

Abb. 21.44

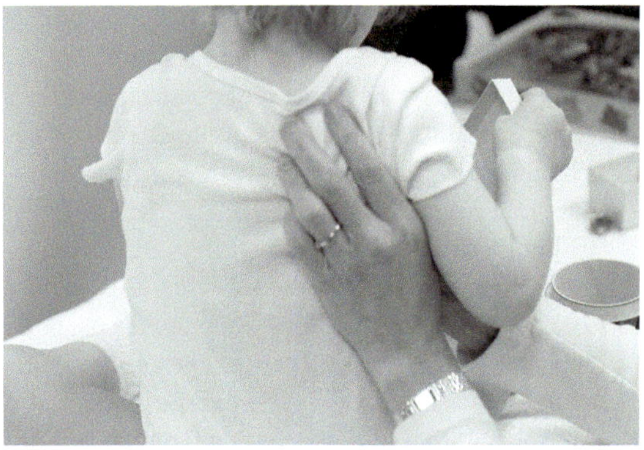

Abb. 21.45

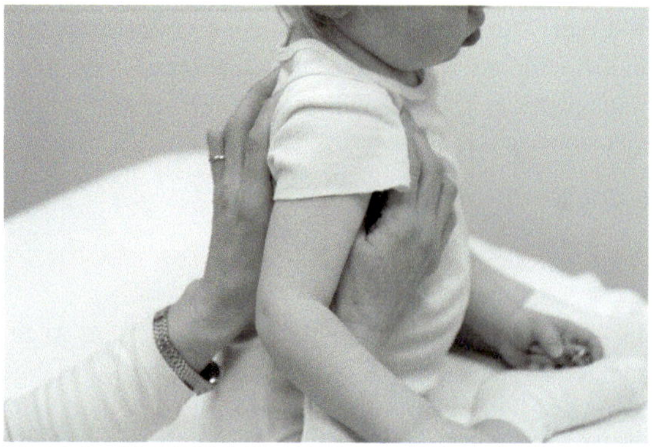

Abb. 21.46

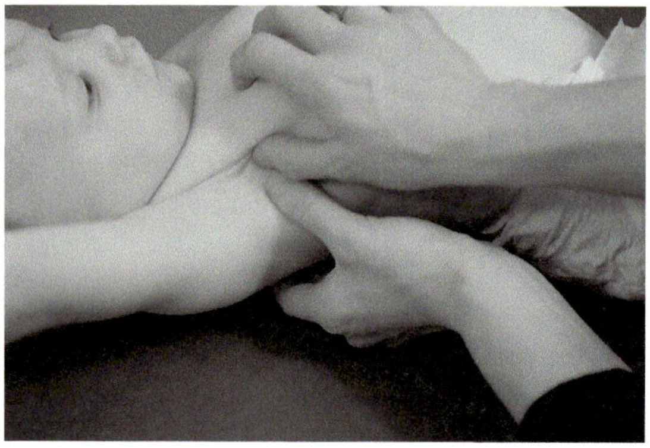

Abb. 21.47

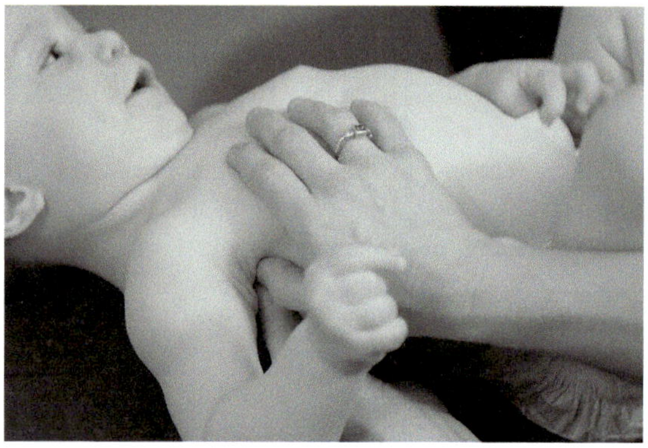

Abb. 21.48

Alternative Technik

Wenn ein Muskelspasmus das Hineingleiten des Daumens in den Skapulothorakalraum verhindert, kann diese alternative Technik angewandt werden.

1. Die Therapeutin berührt die Skapula mit einer Hand von hinten (➤ Abb. 21.49) und mit der anderen Hand von vorn (➤ Abb. 21.50). Um das Schulterblatt richtig einzustellen, kann sie Zeige-, Mittel- oder Kleinfinger (bei Bedarf) als Widerlager oder Drehpunkt hinzunehmen.
2. Faszien- und Muskelansätze an der Skapula werden in eine ausgeglichene Spannung gebracht. Sobald ein Spannungsgleichgewicht erreicht ist, hält die Therapeutin diese Position so lange, bis eine mechanische Anspannung beseitigt oder eine funktionelle Verbesserung spürbar ist.

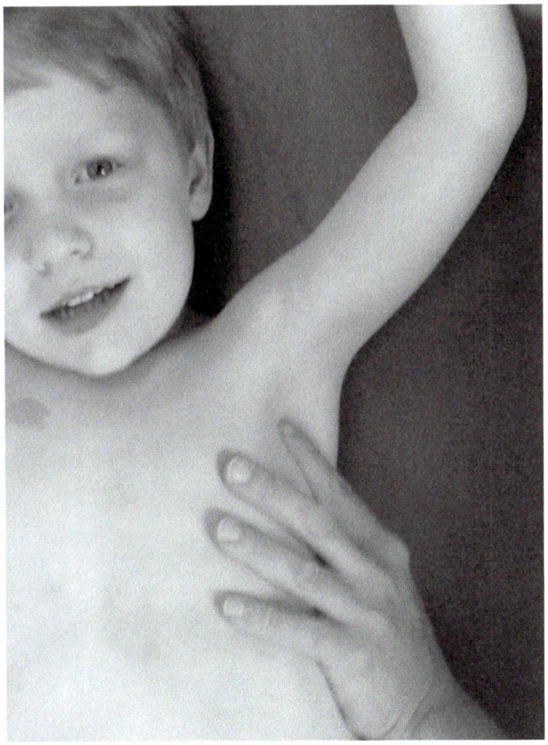

Abb. 21.49

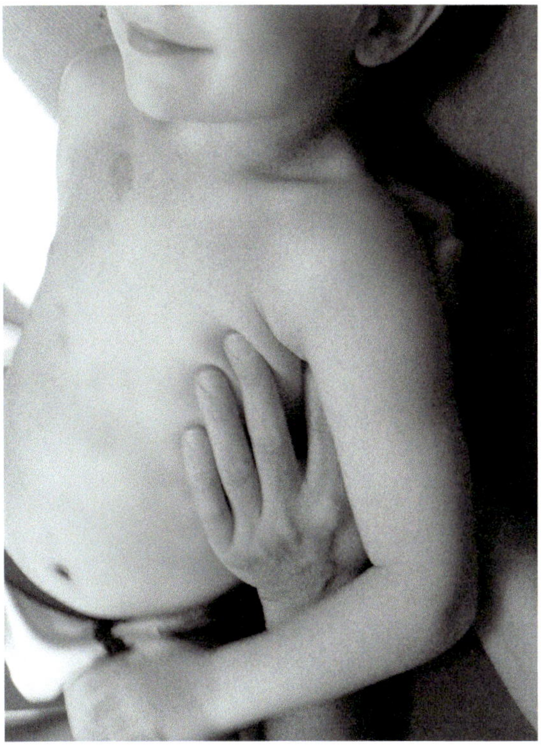

Abb. 21.50

Balanced-Ligamentous-Tension-(BLT-) Technik an der Klavikula/1. Rippe

Kleinkind im Sitzen

Mit einer Behandlung von 1. Rippe und Klavikula lässt sich der Lymph- und Blutfluss im Achselvenen-(Thoracic-inlet-) und Armbereich verbessern. Der Thoracic-inlet-Bereich befindet sich beidseits zwischen Schlüsselbein und 1. Rippe. Ihre Beziehung zueinander kann man am besten mit einer flexiblen Ringstruktur vergleichen.

1. Das Kind sitzt auf der Behandlungsliege oder auf dem Schoß der Therapeutin und dreht ihr den Rücken zu (➤ Abb. 21.51).
2. Die Therapeutin berührt seine beiden Schlüsselbeine mit Zeige- (Sternoklavikulargelenk) und Ringfinger (Akromion). Ihre Mittelfinger liegen beidseits vorn auf der 1. Rippe.
3. Ihre Daumen befinden sich auf dem oberen-hinteren Rand der 1. Rippen.
4. Während die Therapeutin die Klavikula auf beiden Seiten gleichzeitig behutsam nach posterolateral bewegt (gebogener weißer Pfeil), um die Verbindung zum Sternum zu „öffnen“, dienen ihre Daumen als Widerlager.
5. Der 1. Rippe-Klavikula-Komplex wird bilateral als funktionelle Einheit behandelt. Um die Spannungen in der kostoklavikularen Einheit und den dazugehörigen Muskelfaszien auszugleichen, induziert sie eine Lateralflexion, Rotation, Translation, Senkung und Anhebung (Elevation).
6. Sobald ein Spannungsgleichgewicht erreicht ist, hält die Therapeutin diese Position so lange, bis eine mechanische Anspannung beseitigt oder eine funktionelle Verbesserung spürbar ist.

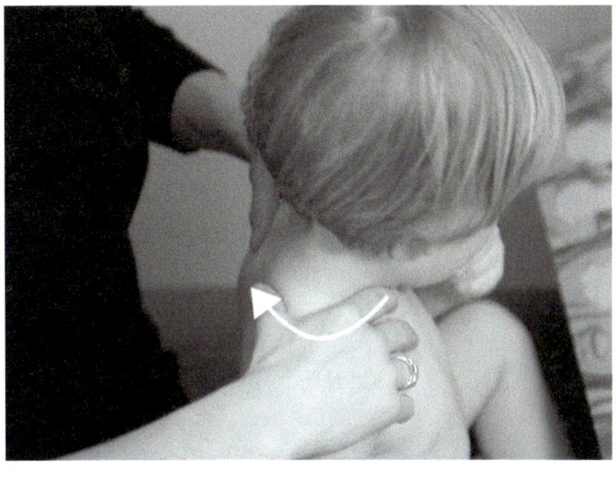

Abb. 21.51

Alternative Technik

Statt eines Spannungsausgleichs kann das Gewebe mit denselben Fingerkontakten wie oben beschrieben in seine „Ease"-Richtung bewegt und bis zu einem spürbaren Release der Gewebespannung in dieser Position gehalten werden.

Balanced-Ligamentous-Tension-(BLT-) Technik im kompletten Thoracic-inlet-Bereich

Säugling/Kleinkind

Eine Thoracic-inlet-Behandlung kann zur Verbesserung des venösen und Lymphabflusses bei einer Achselvenensperre und zur Beseitigung einer mechanisch bedingten Einengung indiziert sein. Das Besondere dieses Ansatzes besteht darin, dass der Thoracic-inlet-Bereich von den Rippen, vom Sternum und vom obersten Thorakalwirbel (Th1) aus behandelt wird. Mit den unten beschriebenen Fingerkontakten können alle genannten Strukturen gleichzeitig bewegt werden, um den gesamten Thoracic-inlet-Bereich ins Gleichgewicht zu bringen. In Bezug auf die einzelnen Strukturen lässt sich die Bewegungsführung am besten mit einem Zirkel vergleichen, dessen Arm einen großen Bogen von Rippe zu Rippe um den Mittelpunkt in Th1 beschreibt (➤ Abb. 21.52). Diese Behandlungstechnik ist besonders für Fälle mit einer Sternum- oder vorderen Brustwandbeteiligung geeignet.

1. Das Kind kann in Rückenlage, sitzend oder im Arm der Eltern behandelt werden. Die Therapeutin sitzt seitlich leicht über der Schulterhöhe des Kindes neben ihm. Mit einer Hand berührt sie die 1. Rippen von vorn: Daumen und Mittelfinger liegen – direkt unter der Klavikula und lateral der Rippen-Brustbein-Verbindung – beidseits am Sternumrand und der Zeigefinger kontrolliert das Manubrium sterni (➤ Abb. 21.53).
2. Mit der anderen Hand berührt sie im Rücken des Kindes die Kostovertebralgelenke (KV) der 1. Rippen und den Proc. spinosus (PS) von Th1. Die genaue Fingerposition hängt dabei von der Größe des Kindes und der Größe der Therapeutinnenhände ab (➤ Abb. 21.54).
3. Während die Therapeutin mit den vorderen Fingern eine laterale Traktion am sternalen Ende der 1. Rippen induziert, prüft sie mit den hinteren Fingern, wann ein Release der Rippen spürbar wird (➤ Abb. 21.55 und ➤ Abb. 21.56, weiße Pfeile).

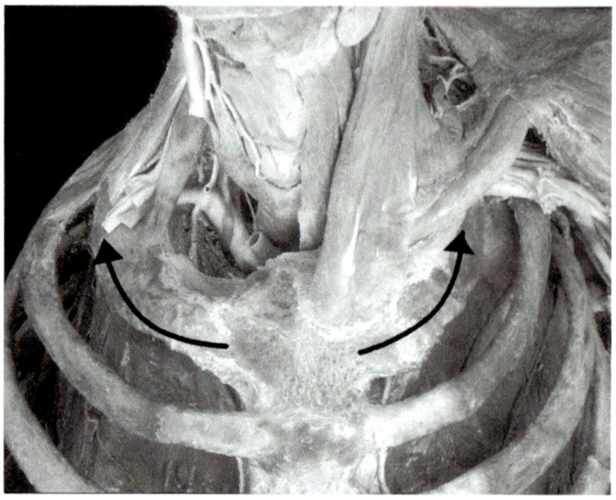

Abb. 21.52

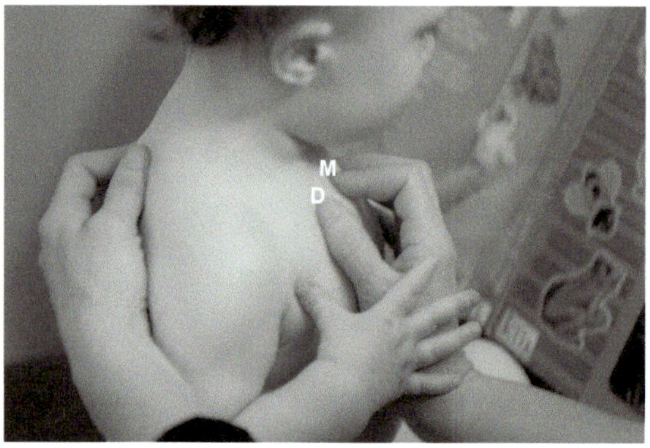

Abb. 21.53

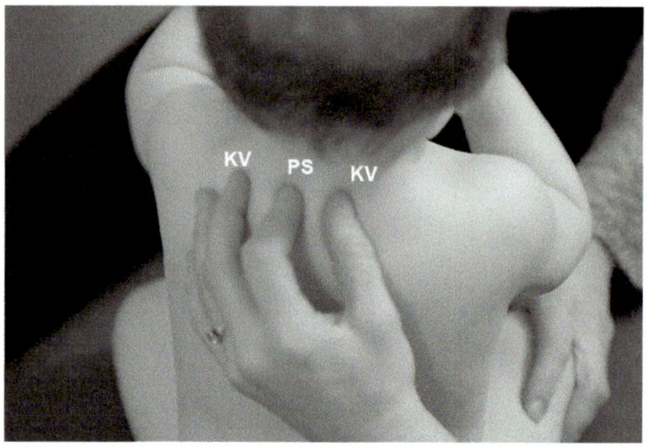

Abb. 21.54

Mit dem Zeigefinger kontrolliert sie fortlaufend das Manubrium sterni. (Das Sternum beginnt erst ab der mittleren Pubertät zu einem Knochen zu verschmelzen. Bei den meisten Menschen sind Schwertgriff und Brustbein lebenslang durch die Synchondrosis manubriosternalis „gelenkig" verbunden.)

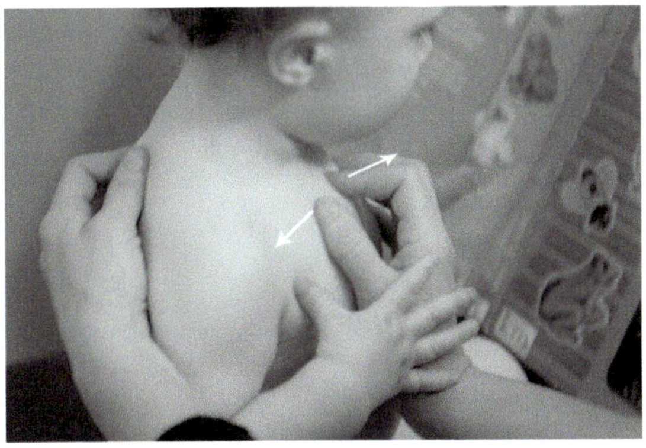

Abb. 21.55

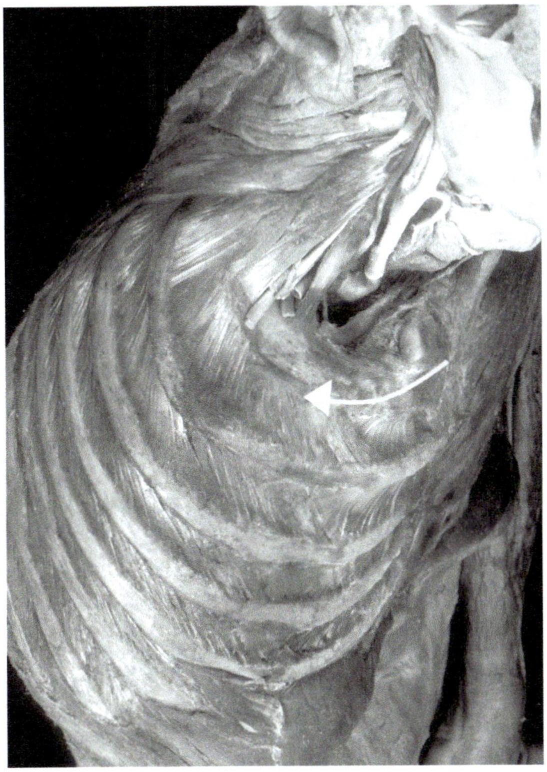

Abb. 21.56

4. Indem sie mit beiden Händen eine Rotation, Seitneigung, Translation und Kompression durchführt, versucht die Therapeutin, die Spannungen im gesamten 1. Rippen-Th1-Sternalbereich und dem angrenzenden Gewebe auszugleichen.
5. Sobald ein Spannungsgleichgewicht erreicht ist, hält die Therapeutin diese Position so lange, bis eine mechanische Anspannung beseitigt oder eine funktionelle Verbesserung spürbar ist.

Balanced-Ligamentous-Tension-(BLT-) Technik an der Klavikula

Säugling

Der Säugling kann in Rückenlage, sitzend oder im Arm der Eltern behandelt werden. Bei akuten Schlüsselbeinfrakturen ist diese Technik kontraindiziert. Wenn das Gewebe nicht auf den Kompressionsdruck reagiert, kann in dieser Altersgruppe auch die alternative Technik angewandt werden.

1. Die Therapeutin sitzt neben dem (liegenden, sitzenden oder im Arm gehaltenen) Säugling auf der zu behandelnden Seite. Sie berührt die betroffene Klavikula am sternalen und akromialen Ende und achtet auf die passive Atembeweglichkeit (➤ Abb. 21.57).
2. Danach übt sie sanften Druck in der Längsachse des Schlüsselbeins aus (schwarze Pfeile), wobei sie die Druckrichtung entsprechend der Gewebereaktion anpasst. Vorhandene Torsionskräfte werden in Richtung der Bewegungseinschränkung ausgeglichen, ohne das Schlüsselbein an die restriktive Barriere heranzuführen.
3. Dann erfolgt ein Spannungsausgleich entlang der Bewegungsachse der Klavikula und zu den Ansätzen von Fascia clavipectoralis und M. subclavius. Diese Ansätze werden mit den Bewegungen der 1. Rippe in Einklang gebracht.
4. Sobald ein Spannungsgleichgewicht erreicht ist, hält die Therapeutin diese Position so lange, bis eine mechanische Anspannung beseitigt oder eine funktionelle Verbesserung spürbar ist.

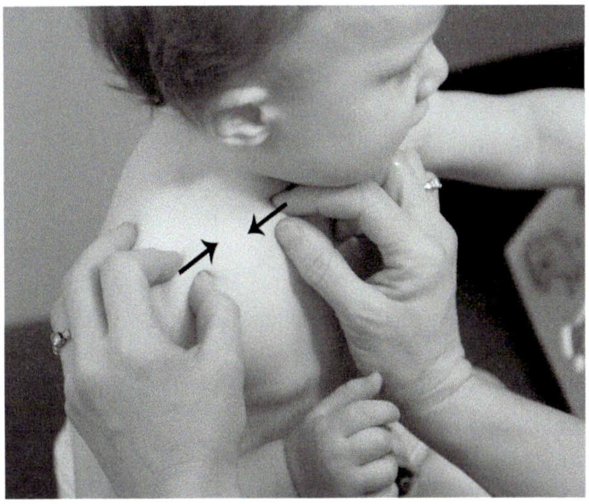

Abb. 21.57

Alternative Technik

Mit denselben Fingerkontakten und -positionen wie oben beschrieben wird statt einer Kompression eher eine Traktion in der Längsachse des Schlüsselbeins ausgeführt.

Balanced-Ligamentous-Tension-(BLT-) Technik am Schultergelenk

Kleinkind im Sitzen

21

Diese Behandlungstechnik mit langem Hebelarm kann auch in Rückenlage des Kindes angewandt werden. Vor dem Schultergelenk sollten zunächst der Skapulothorakalbereich und das Schlüsselbein behandelt werden.

1. Die Therapeutin sitzt neben oder hinter dem Kind. Auf der Behandlungsseite berührt sie mit einer Hand Schulterblatt und Schlüsselbein, während ihre andere Hand das distale Ende des Humerus umfasst (➤ Abb. 21.58).
2. Unter Stabilisierung von Skapula und Klavikula induziert sie mit dem langen Hebelarm des Humerus eine Kompression, Distraktion, Rotation, Abduktion und Adduktion des Schultergelenks, bis sich ein Spannungsausgleich einstellt.
3. Sobald ein Spannungsgleichgewicht im Schultergelenkbereich erreicht ist, wird die Position aufrechterhalten, bis eine mechanische Anspannung beseitigt oder eine funktionelle Verbesserung spürbar ist.
4. In diesem Beispiel stellte sich nach Extension, Adduktion und Innenrotation des Humerus eine balancierte Spannung ein (➤ Abb. 21.59).

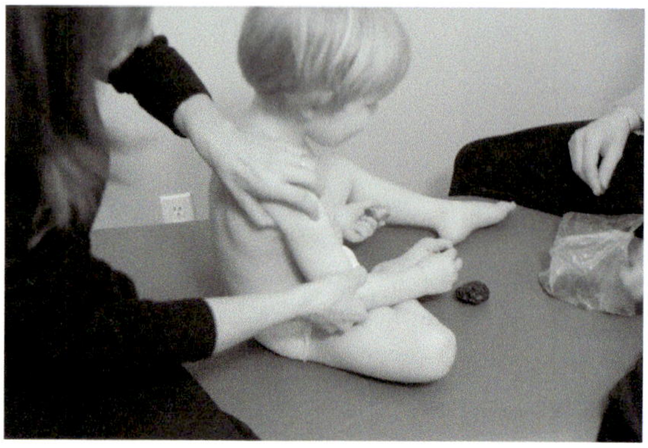

Abb. 21.58

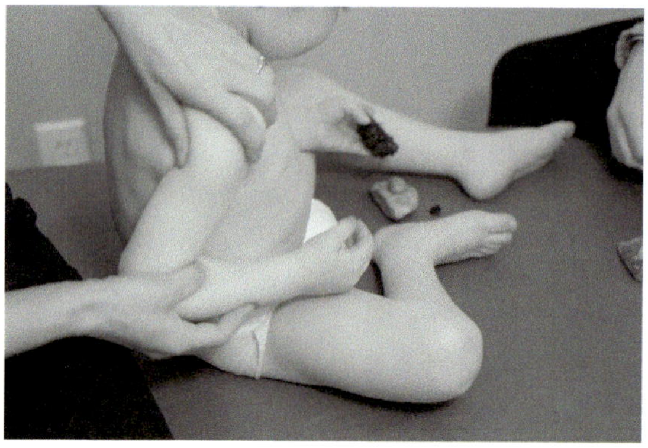

Abb. 21.59

21.7 Akute Nervenverletzung

Akute Armnervenverletzungen sind typische Folgen von Schulterstößen, die sich z.B. bei Kontaktsportarten ereignen können. Das brennende Taubheitsgefühl, über das die Sportler danach klagen, kann von der Schulter bis in die Hand ausstrahlen. Welche Nerven betroffen sind, hängt von der Schulterstellung und der Stoßrichtung zum Zeitpunkt des Aufpralls ab. Nervenschäden werden sowohl durch Überstreckung als auch durch Kompression hervorgerufen. In der überwiegenden Mehrzahl der Fälle treten Neuropathien nur temporär auf. Mit ausgleichenden und indirekten Techniken lassen sich sekundäre somatische Dysfunktionen behandeln, die durch Behinderung des venösen und Lymphabflusses zu den Beschwerden beitragen.

21.8 Erkrankungen mit Beeinträchtigung der Schulter-Arm-Stabilität

21.8.1 Anmerkungen zur Klinik

Die frühkindliche motorische Entwicklung präzise koordinierter Arm- und Handbewegungen ist von der richtigen Funktionsstellung aller Armgelenke abhängig. Um gezielt nach einem Gegenstand greifen, schreiben, heben und alle anderen Armbewegungen ausführen zu können, müssen Kinder lernen, ihre Schulter zu stabilisieren. Die Entwicklung dieser Fähigkeiten kann durch eine geburtstraumatische oder myodystonische Störung der Schultermechanik beeinträchtigt werden. Dieser Aspekt ist besonders wichtig für die Langzeitbehandlung von Kindern mit kongenitalen Armsyndromen. Mit der Normalisierung der skapulothorakalen und Schultergelenkbeweglichkeit verbessert sich die kindliche Fähigkeit zur kraftvollen Durchführung, Bewegungsplanung und Rehabilitation von Bewegungsmustern.

Älteren Kindern mit einer Spastik bereitet die Motorik Schwierigkeiten. Selbst bei schwacher Ausprägung sind die Agonisten-Antagonisten-Beziehungen und die Bewegungskoordination von der Spastik betroffen. Bei diesen Kindern sollte eine osteopathische Behandlung die Normalisierung des basalen Muskeltonus und die Korrektur dysfunktionaler kompensatorischer Bewegungsmuster zum Ziel haben.

Kinder mit einer primären Muskelerkrankung oder einer Hypotonie anderen Ursprungs können sich nur schwer aufrecht halten. Ihre posturalen (Stell-) und Antigravitationsmuskeln reagieren darauf mit erhöhter Anspannung und verkürzen sich. Viele Flexoren werden dekonditioniert und strecken sich. Im vorderen Rumpf- und Halsbereich sind myofasziale Kontraktionen keine Seltenheit. So entsteht das typische Haltungsbild mit Innenrotation der Schultern, abgeflachter HWS-Lordose, gestrecktem und vorgeschobenem Hinterkopf sowie führendem Kinn. Bei diesen Kindern müssen vor der Schulter zunächst die myofaszialen Gewebe im vorderen Rumpf- und Halsbereich behandelt werden.

21.8.2 Behandlungstechnik

Balanced-Ligamentous-Tension-(BLT-) Technik am Schultergürtel

Kind in Rückenlage

Mit dieser Technik wird versucht, die Weichteilspannung in den schulterstabilisierenden Muskeln und Faszien auszugleichen. Wie oben beschrieben, werden auch Schultergelenk und Klavikula in die Behandlung miteinbezogen. Je nach Größe des Kindes kann man sich für eine Modifikation entscheiden und nur mit einem Finger oder Daumen arbeiten. Der Fingerkontakt wird zwischen M. serratus anterior und M. subscapularis hergestellt.

1. Das Kind liegt auf dem Rücken. Die Therapeutin sitzt seitlich neben ihm, leicht versetzt unterhalb der Schulter, die behandelt werden soll. Sie schiebt ihre näher zum Kopf des Kindes befindliche Hand unter sein Schulterblatt, so dass der Daumen in der hinteren Achselhöhle die 2. oder 3. Rippe berührt.
2. Ihre andere Hand liegt auf der vorderen Brustwand, so dass die Finger das Schlüsselbein berühren und der Daumen neben dem anderen Daumen in der Achselhöhle zu liegen kommt (zur Verdeutlichung der Handstellung: ➤ Abb. 21.60).

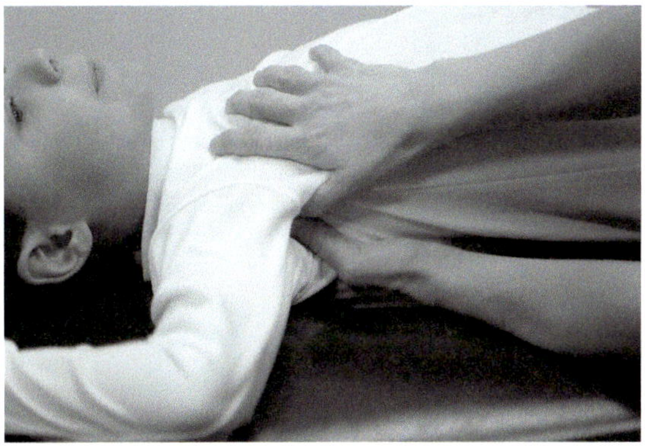

Abb. 21.60

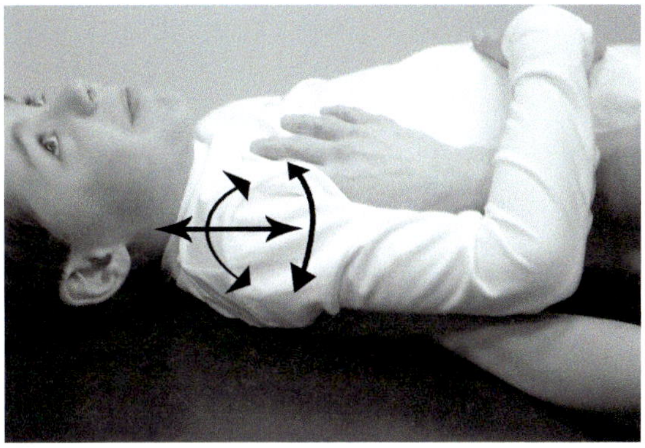

Abb. 21.61

3. Der Arm des Kindes ruht an der Seite (➤ Abb. 21.61).
4. Mit den Daumen als Widerlager zieht die Therapeutin Skapula und Klavikula mit beiden Händen nach oben, nach vorn, nach unten, nach hinten und in eine Scher-(flare-)Stellung. Auf die Weise wird der Schulterkomplex durch sämtliche Bewegungsebenen geführt, um die Spannungen im Skapula- und vorderen Thoraxbereich auszugleichen (➤ Abb. 21.61).
5. Die Position einer balancierten Weichteilspannung wird von der Therapeutin gehalten, bis eine mechanische Anspannung beseitigt oder eine funktionelle Verbesserung spürbar ist.

LITERATUR

Cofield R. Rotator cuff disease of the shoulder: current concepts. J Bone Joint Surg [Am] 1985; 67A: 974–979.

Curtis R. Shoulder injuries. In: Stanitski CL, DeLee J, Drez D (eds.): Pediatric and adolescent sports medicine, 3rd ed. Philadelphia: WB Saunders, 1994; 191–215.

Eng GD, Binder H, Getson P, O'Donnell R. Obstetrical brachial plexus palsy (OBPP) outcome with conservative management. Muscle Nerve 1996; 19: 884–891.

Eng GD, Koch B, Smokvina M. Brachial plexus palsy in neonates and children. Arch Phys Med Rehab 1978; 59: 458.

Hill JA. An epidemiological perspective on shoulder injuries. Clin Sports Med 1983; 2: 241–246.

Jobe FW, Jobe CM, Painful athletic injuries of the shoulder. Clin Orthop 1983; 173: 117–124.
Micheli LJ. Overuse injuries in children's sports, the growth factor. Orthop Clin North Am 1983; 14: 337–360.
Rupp S, Berninger K, Hopf T. Shoulder problems in high level swimmers – impingement, anterior instability, muscular imbalance? Int J Sports Med 1995; 16: 557–562.
Tibone J. Shoulder problems in adolescence. Clin Sports Med 1983; 2: 423–426.
Yanai T, Hay JG, Miller GF. Shoulder impingement in front-crawl swimming: I. A method to identify impingement. Med Sci Sports Exerc 2000; 32: 21–29.

KAPITEL

22 Femur, Hüfte, Becken

22.1 Überblick

Von der Geburt bis zum Erwachsenenalter sind Stellung, Ausrichtung und Gefäßversorgung der Hüfte enormen Veränderungen unterworfen. Das liegt am Aufbau des Hüftgelenks aus Femur und Azetabulum. Femurschaft, -kopf und -hals entwickeln sich aus drei getrennten Ossifikationszentren. Auch die Hüftgelenkpfanne wird von drei Knochen (Os ilium, Os ischii und Os pubis) gebildet, die über eine Y-förmige Epiphyse am Grund der Fossa acetabuli verbunden sind (➤ Abb. 22.1). Durch Knorpelwachstum entlang der Y-Fuge sowie am Pfannenrand vergrößert sich das Azetabulum. Das dreistrahlige (Y-)Wachstumszentrum ist bei starker Kompression oder Zerrung anfällig für Distorsionen. Auch die über Epiphysen mit dem Femurschaft verbundenen Teile – großer und kleiner Rollhügel (Trochanter major et minor) sowie Hüftkopf (Caput femoris) – sind anfällig für Druck- und Scherkräfte. Im normalen Wachstumsverlauf verändern sich Form und Ausrichtung des Femurkopfes, -halses und der Hüftpfanne durch innere und äußere Einflüsse. Infolge der physiologischen Formanpassung der Hüftknochen verändert sich die Gefäßanatomie des Hüftgelenks, so dass in einem Teilungs- und Resorptionsprozess Kollateralen und neue Anastomosen entstehen. Deshalb kann die Durchblutung einzelner Bereiche in den unterschiedlichen Wachstumsphasen gefährdet sein; als besonders vulnerabel gilt die Blutversorgung des Femurkopfes.

Zum Zeitpunkt der Geburt befinden sich Femur und Azetabulum weiter vorn als im späteren Kindesalter, wenn sich ihre Stellung durch das kindliche Wachstum, die Muskelentwicklung, Gewichtsbelastung und das Laufen verändert hat. Bei Neugeborenen stehen die transversalen Achsen von Femurkopf und -hals weiter vorn als bei älteren Kindern. Zwischen Femurkopf, -hals und -kondylen besteht bei Neugeborenen ein Antetorsions-(AT-)Winkel von 30°, man spricht daher von „Anteversio femoris“. Sie begünstigt eine Innenstellung der Füße. Wenn das Kind laufen lernt und die Hüftgelenke stärker gestreckt und gespannt sind, wird besonders die am Femurhals ansetzende vordere Gelenkkapsel belastet. Unter dieser mechanischen Belastung mit schräg einwirkenden Torsionskräften kommt es zur Rotation des Femurhalses. Je mehr sich Femurkopf und -hals im Laufe des Wachstums drehen, desto weiter neigen sie sich nach hinten (Retroversio). Bei Kleinkindern, die erst spät stehen/laufen oder eine Bindegewebsschwäche haben, bleibt die Knochenmodellierung möglicherweise unvollständig.

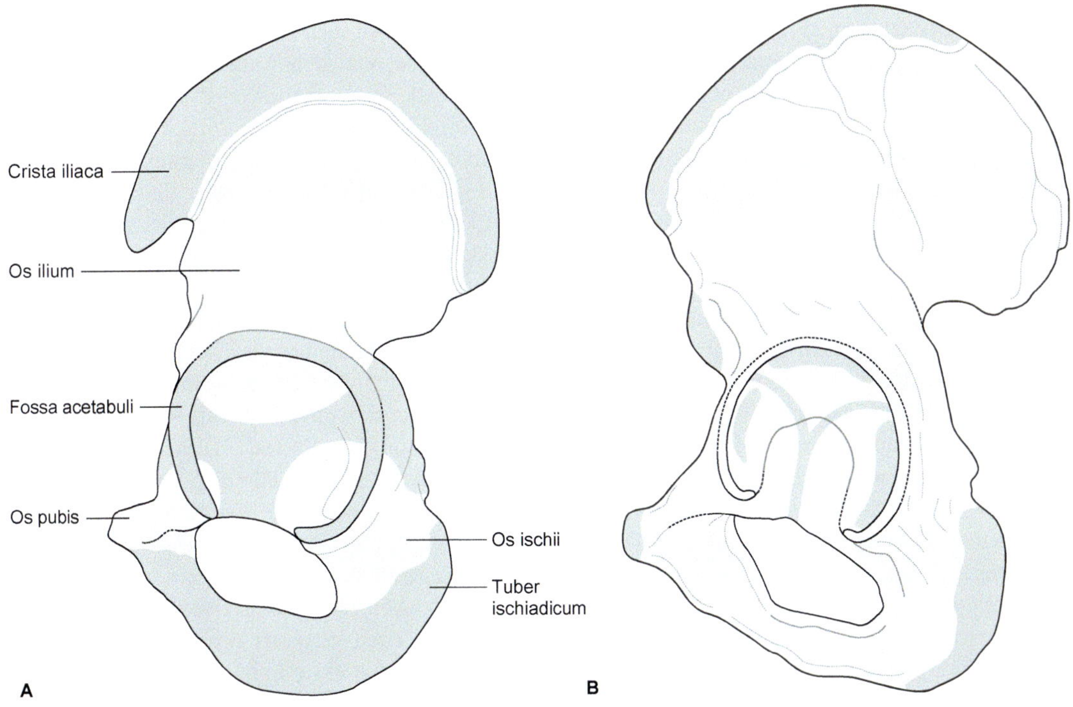

Abb. 22.1 Schematische Darstellung des Hüftbeins: **A** eines Neugeborenen, **B** eines Jugendlichen *[mit freundlicher Genehmigung aus Gray's Anatomy. London: Churchill Livingstone, 1995]*

Neben dem AT-Winkel liegt bei Neugeborenen auch noch eine Außenrotation des Femurs vor. Die Ruhelänge ihrer Hüftmuskeln (Flexoren und Außenrotatoren) ist verkürzt und der Ruhetonus erhöht. Wenn sich mit schwächer werdendem Muskeltonus der Hüftflexoren die Außenrotation allmählich verringert und der Muskeltonus der Adduktoren durch Stand, Gang und Rückverlagerung des Femurs zunimmt, nähert sich der Oberschenkelknochen einer Neutralstellung an, bis sich die Patella mit etwa 7 Jahren in der Frontalebene befindet. Begleitend zu dieser reifen Beinstellung und im Gefolge kräftiger, reifer Aktivierungsmuster (Aktionspotenziale) der Mm. tibiales anterior und posterior entwickelt sich das mediale Längsgewölbe der Füße.

Obwohl sich in einigen Fällen ein persistierender großer AT-Winkel (Anteversio femoris) nachweisen lässt, liegen viel häufiger subtile Befunde ohne Beeinträchtigung der normalen kindlichen Entwicklung (Erreichen alterstypischer Meilensteine) vor. Bei Kindern mit Spastiken der Adduktorengruppe kann sich eine Innenrotation und persistierende Anteversio femoris entwickeln. In leichteren Fällen wird die Vorverlagerung des Hüftkopfs von den langen Röhren- und Fußknochen kompensiert. Deshalb ist bei Unterschenkelproblemen differenzialdiagnostisch auch immer an eine Anteversio femoris zu denken. Solche Stellungsanomalien prädisponieren zu degenerativen (Hüft-)Veränderungen im späteren Leben.

Auch aus azetabulären Fehlbildungen/-stellungen können sich Stellungsanomalien ergeben. Normalerweise führt das Wachstum des Pfannenrandes zu einer Vertiefung der Hüftpfanne, während sie sich gleichzeitig vom Zentrum aus vergrößert. Ihre Form wird durch das konzertierte Wachstum entlang der Y-Fuge zwischen Os ilium, Os ischii und Os pubis bestimmt. Dass sich das Azetabulum unter dem Einfluss der vergrößerten, umgeformten Hüftbeine und des Knochenwachstums an den anderen Epiphysen nach hinten und lateral verlagert, zieht adaptive Veränderungen am Femur nach sich. Wird die physiologische Umstellung der Hüftpfanne behindert, bleibt seine Achse nach vorn geneigt. Trotz der weiter bestehenden mechanischen Belastungen am Femurhals kann er nicht angemessen darauf reagieren.

Die drei Knochenanteile der Hüftbeine dienen den zügelnden und stabilisierenden langen Becken-, Hüft- und Kniemuskeln als Verankerung. Deshalb können Muskelverspannungen und mechanische Dysfunktionen die morphologische (Normal-)Entwicklung des Azetabulums beeinträchtigen. Solche Verspannungen belasten nicht nur die Gelenkflächen, sondern können über die veränderten Druckverhältnisse am Hüftkopf und der Epiphyse auch die Gelenkknorpel-Proteoglykanmatrix schädigen. Verspannungen in Gelenk überquerenden Muskeln können zu epiphysären Mikrofrakturen, degenerativen und anderen chronischen Hüftgelenkerkrankungen beitragen. Eine somatische Dysfunktion der Hüftbeine wirkt sich zudem auf die Lagebeziehung der Hüftpfanne zur Körper-Medianebene aus: Bei Inflare-Dysfunktion und Anteriorisierung stellen sich der Femurkopf/-hals eher nach vorn, bei Outflare-Dysfunktion und Posteriorisierung eher nach hinten ein. Auch muskuläre Dysbalancen im Hüftbereich können zu (Femur-)Fehlstellungen führen. Während Restriktionen und Muskelspasmen der Mm. tensor fasciae latae, gluteus medius und iliopsoas eine Anteversio femoris unterhalten, begünstigen Restriktionen der Mm. gluteus maximus, piriformis und adductores, die den Femurhals nach hinten ziehen, eine Retroversio femoris.

22.2 Entwicklungsverzögerung: Sitzen

22.2.1 Anmerkungen zur Klinik

Kinder mit einer primären Muskelerkrankung oder gestörten motorischen Kontrollfunktion lernen meist erst spät sitzen. Doch auch ohne kongenitale Syndrome lässt sich oft eine verzögerte Entwicklung der Sitzfähigkeit beobachten. Biomechanische Dysfunktionen können sich sowohl auf die somatosensorisch-afferente als auch die motorisch-efferente Reizleitung auswirken. Becken-, Knie- (Extensoren), lumbale oder sakrale Dysfunktionen können – bei ansonsten normaler kindlicher Entwicklung – dazu führen, dass Säuglinge erst spät sitzen. Frühes Sitzen hängt mit visuell stimulierten Muskelsynergien zusammen. Man vermutet, dass sich optische (visuelle) Reize den motorischen Kortexarealen schon vor somatosensorischen Afferenzen einprägen. Mit der Reifung des propriozeptiven Systems wächst sein Einfluss auf den motorischen Kortex, bis das Kind sein Gleichgewicht schließlich ohne optische (visuelle) Reize halten kann. Das setzt allerdings eine präzise propriozeptive „Kartierung" (Mapping) und motorische „Planung" voraus. Körperhaltung und Gleichgewicht des Erwachsenen werden von vestibulären, visuellen und somatosensorischen Reizen gesteuert, wobei somatosensorische Afferenzen die stärkste Kontrolle ausüben. Parallel zu den propriozeptiven und motorischen Querverbindungen reift die Fähigkeit des Kindes, sein Gleichgewicht im Sitzen halten und Anpassungen vornehmen zu können.

Dazu müssen folgende Voraussetzungen erfüllt sein: die richtige Muskel-Ruhelänge und -kraft sowie ein intaktes motorisches und sensorisches Reizleitungssystem. Bei den meisten Kindern, die spät sitzen lernen, liegt eine (multifaktorielle) Funktionsstörung vor: So kann z.B. ein zu hoher/niedriger Muskeltonus oder eine gestörte Gelenkmechanik das somatosensorische „Mapping" und die normale motorische Aktivitätsentwicklung beeinträchtigen, während fehlerhafte propriozeptive Reize aus dem Hüftbereich die Balance im Sitzen und die Entwicklung einer normalen (stabilen) Körperhaltung unterminieren können [Carreiro 2009]. (Der Zusammenhang zwischen biomechanischen Dysfunktionen und der somatosensorischen kortikalen Entwicklung wird in dem Teil I des Buches ausführlicher dargestellt.)

Wenn Kinder erst spät sitzen lernen, lässt sich mit einem einfachen Screening-Test untersuchen, ob ihre motorische Aktivität optisch stimulierbar ist oder nicht. Das heißt, ob visuelle Reize eine reflektorische Stellreaktion der Becken- und Rumpfmuskeln auslösen. Das setzt voraus, dass das Kind einen Gegenstand sehen und fixieren kann. Bei sehr jungen Säuglingen muss zunächst der Kopf gestützt werden, damit sie ihren Blick auf den Gegenstand richten.

22.2.2 Untersuchung der visuell-motorischen Koordination

1. Das Kind wird in sitzender Position von der Therapeutin im Beckenbereich gestützt und wendet seine Aufmerksamkeit einem von Mutter/Vater/Assistentin gehaltenen Spielzeug zu.
2. Ohne Unterstützung des Kopfes kann es nicht sein Gleichgewicht halten und kippt zu einer Seite. Während des Balanceverlustes bleibt der Kopf des Kindes typischerweise in einer Linie zu den Schultern bei gebeugter LWS (➤ Abb. 22.2).
3. Wenn der Kopf aber gestützt wird, so dass es das Spielzeug fixieren kann, kontrahieren sich die Becken- und Lendenmuskeln und stabilisieren Becken und LWS. Da sich auch die thorakalen und Halsmuskeln anspannen, wird der Kopf stabilisiert (➤ Abb. 22.3).
4. Dieser Reflex ist bei Neugeborenen mit intaktem visuell-motorischem System bis zur 6. Lebenswoche auslösbar. Damit lässt sich auch die visuell-motorisch-propriozeptive Koordination bei älteren Säuglingen, die erst verspätet sitzen lernen, untersuchen. Kann das Kind, obwohl sich die (Stell-)Reaktion zeigt, nicht stabil ohne Unterstützung sitzen, muss eine funktionelle Störung der normalen propriozeptiven „Kartierung" (mapping) in Betracht gezogen werden. Kann die Reflexantwort trotz normalen Sehvermögens nicht ausgelöst werden, ist an eine motorische oder strukturelle Störung zu denken.

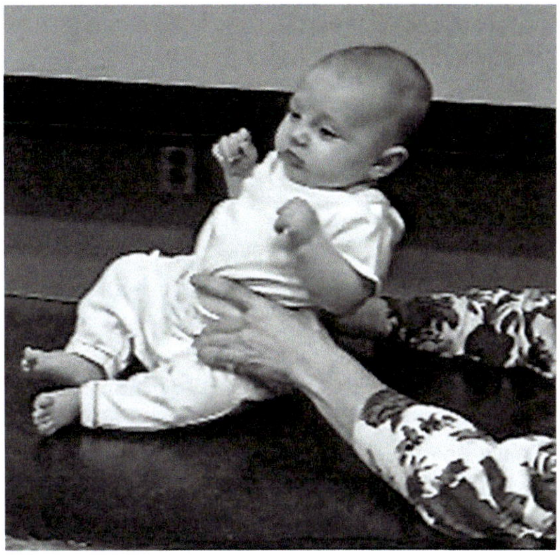

Abb. 22.2

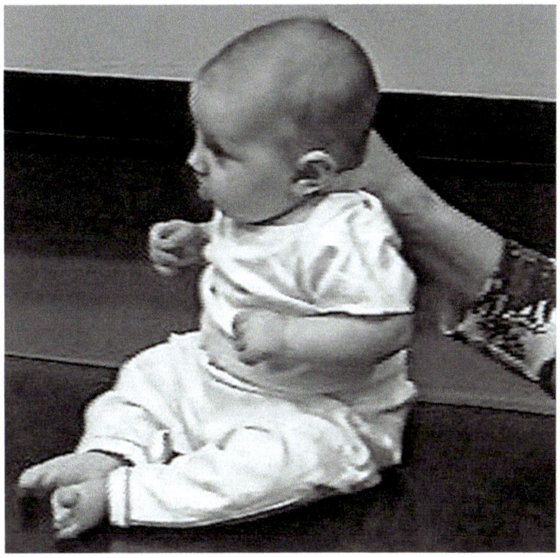

Abb. 22.3

Balanced-Ligamentous-Tension-(BLT-) Technik im Lumbosakral-, Becken- und Hüftbereich

Säugling oder Kleinkind

Der unten beschriebene allgemeine Ansatz eignet sich sowohl zur Lokalisierung spezifischer biomechanischer Dysfunktionen im Lumbosakral-, Becken- und Hüftbereich als auch zur unspezifischen (allgemeinen) regionalen Behandlung.

1. Das Kind sitzt oder liegt auf dem Rücken auf der Behandlungsliege. Hinter ihm sitzt die Therapeutin auf der Behandlungsseite und hat eine Hand so auf seine Hüfte gelegt, dass der Zeigefinger den Lumbosakralbereich, der Mittelfinger das Sakrum, der Ringfinger das Tuber ischiadicum von unten und der Daumen die Spina iliaca anterior superior berührt (➤ Abb. 22.4).
2. Mit der anderen Hand umfasst sie den Oberschenkel. Ihr Zeigefinger liegt am oberen Schambeinast (Ramus superior ossis pubis) und der Daumen etwa in der Achse des Femurhalses. In Rückenlage wird das Hüftgelenk des Kindes 45–90° gebeugt; im Sitzen ergibt sich der richtige Winkel von selbst. Die Therapeutin drückt den Hüftkopf behutsam in die Hüftpfanne, bis sich die Rotatorenmanschette anspannt.
3. Nun kann sie die Beweglichkeit im Hüft-, Becken- und Lumbosakralbereich untersuchen. Während eine Hand auf Sakrum und Hüfte liegt, führt sie mit der anderen Hand einen dynamischen Test durch, um die Rotatorenmanschette und die Femurstellung in allen Bewegungsebenen zu prüfen. Die Spannung sollte mit langsamem, stetem Druck aufgebaut werden.
4. Unter Überwachung des Sakroiliakalgelenks kann sie dann mit dem Femur als Hebel die Hüftbeweglichkeit untersuchen.
5. Mit einer Art „Stapeltechnik" beginnt sie die Spannungen auszugleichen. Während eine Hand den Sakroiliakal- und Lumbosakralbereich kontrolliert, induziert die andere Hand eine Innen- und Außenrotation, Adduktion und Abduktion, Druck- und Zugspannung am Femur. Ist die richtige Stellung (mit „balanced tension") des Femurs gefunden, kommt das Ilium an die Reihe: Es wird nach vorn und hinten gedreht, in eine Inflare- und Outflare-Stellung gebracht und gleichzeitig auf die Reaktion im Sakrum- und Lumbosakralbereich geachtet, bis sich die Spannung ausgleicht. Abschließend erfolgt eine Feinabstimmung vom Sakrum und Lumbosakralbereich aus.
6. Sobald sich ein Spannungsgleichgewicht eingestellt hat, wird die Position gehalten, bis das mechanische Stressmuster korrigiert ist oder sich die Gewebefunktion merklich verbessert.

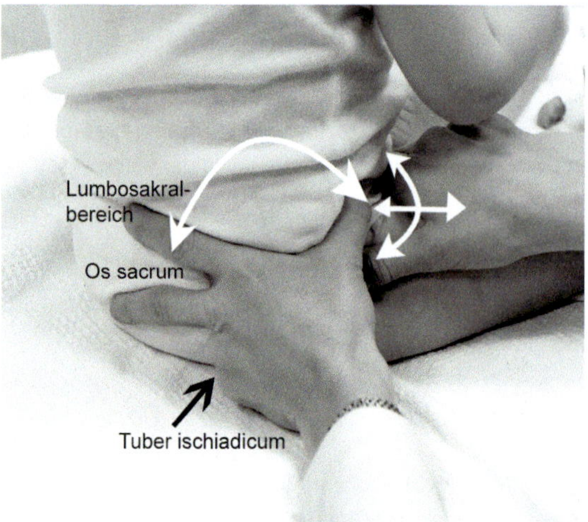

Abb. 22.4

22.3 Entwicklungsstörung von Femurkopf und Epiphyse: Hüftdysplasie

22.3.1 Anmerkungen zur Klinik

Bei einer Hüftluxation auf dem Boden einer angeborenen Hüftdysplasie (Dysplasia coxae congenita) ist die Hüfte des Neugeborenen oder Säuglings nach hinten disloziert. In den meisten Fällen handelt es sich um eine typische Form mit unterentwickelter Hüftpfanne, aber nicht um ein neuromuskuläres Syndrom. Nur eine Hüftdysplasie, der eine echte kongenitale Erkrankung zugrunde liegt und die sich bereits intrauterin entwickelt, wird als teratologische Form bezeichnet. Die typische, sog. angeborene Form der Hüftdysplasie tritt gewöhnlich bei oder nach der Geburt als instabile Hüfte in Erscheinung. Dass sie offenbar häufiger bei erstgeborenen Kindern vorkommt, könnte mit der geringeren Dehnbarkeit des zervikalen und vaginalen Gewebes zusammenhängen, die den Druck auf die unreife Hüfte verstärkt.

Bei der typischen Form der Hüftdysplasie sind die Hüftstrukturen – abgesehen von einer größeren Schlaffheit der Gelenkkapsel und Bänder (Lig. teres) und der Abflachung des Azetabulums – in der Neugeborenenperiode normal. Das trifft besonders für kindliche Steißlagen zu. Aufgrund der übermäßigen Hüftadduktion und -flexion besteht bei einer einfachen Steiß- oder einer Steiß-Fußlage im letzten Schwangerschaftsdrittel die Gefahr, dass sich eine Hüftinstabilität entwickelt. Durch die Beugestellung dehnt sich die lockere hintere Gelenkkapsel und gibt den hinteren Femurkopf frei. Hinzu kommt, dass die eingeschränkte Hüftbeweglichkeit bei Steißlagen keine normale Azetabulum-Entwicklung zulässt. Eine Hüftdysplasie kann mit „Sichelfuß" (Metatar-

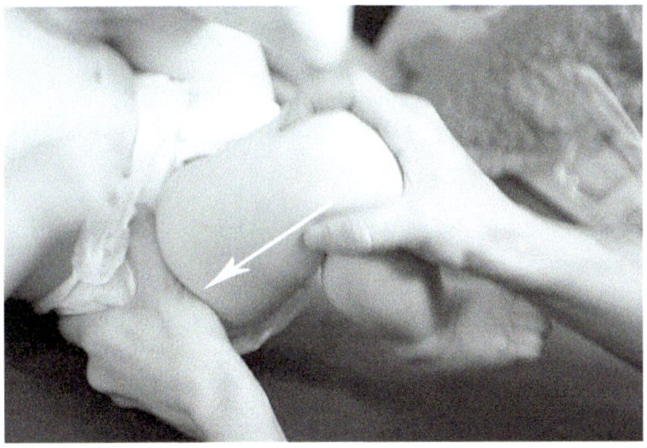

Abb. 22.5

sus adductus), Torticollis congenita und allgemeiner Bänderschwäche einhergehen. Es zeigt sich auch eine familiäre Häufung.

Eine Hüftdysplasie von Neugeborenen wird gewöhnlich bei der körperlichen Untersuchung erkannt. Mit dem Barlow-Test (Anspannen der hinteren Gelenkkomponenten) lässt sich eine Hüftinstabilität nachweisen. Ein dislozierbarer Femurkopf bewegt sich zwar nach hinten, kehrt aber nach Lösen des Drucks in seine Ausgangsstellung zurück. Mit dem Ortolani-Manöver kann eine Hüftluxation diagnostiziert und behoben werden. Bei der Reposition des dislozierten Hüftkopfs ist eher ein „Klonk" als ein „Klick" zu spüren. Das „klickende" Ortolani-Phänomen („Schnappen") weist eher auf eine muskuläre Dysbalance am Hüftgelenk oder in einigen Fällen auf eine mechanische, milde Form von Bänderschlaffheit hin. Wenn Säuglinge erst spät sitzen, krabbeln oder laufen lernen, könnte eine „angeborene" Hüftdysplasie der Grund sein. Sobald sie laufen, manifestiert sich die Hüftdysplasie mit Hinken, einem Watschel- oder Zehengang. Bei der körperlichen Untersuchung zeigt sich eine reduzierte Abduzierbarkeit der Hüfte, eine Hautfaltenasymmetrie (an Gesäß oder Hüfte) oder ein Beinlängenunterschied. Im späten Säuglings- bzw. Krabbelalter lässt sich das Ortolani-Manöver nicht mehr erfolgreich anwenden; auch der Barlow-Test liefert keinen eindeutigen Befund mehr. Bei Neugeborenen und Säuglingen wird die Diagnose sonographisch (mit Ultraschall), bei Kleinkindern radiologisch (Nativ-Röntgenbilder in „Froschbeinstellung") gestellt.

22.3.2 Diagnostische Tests

Barlow-Test

1. Das Neugeborene liegt auf dem Rücken. Auf der Untersuchungsseite stabilisiert die Therapeutin das kindliche Becken am Os ilium und Os pubis. Mit der anderen Hand winkelt sie das (zu testende) Bein im Kniegelenk an, so dass sie es am Unterschenkel und Femurschaft berührt (> Abb. 22.5).
2. Das Hüftgelenk ist gebeugt und abduziert. Während sie den Femurschaft nach hinten drückt, achtet sie darauf, ob sich der Femurkopf nach hinten schieben lässt (Translation) und ob er nach Lösen des Drucks in die Ausgangsposition zurückkehrt.
3. Ein positives Testergebnis heißt, dass der Femurkopf nach hinten dislozierbar ist und wieder in die Ausgangsstellung zurückkehrt.

Ortolani-Manöver

1. Der Säugling liegt auf dem Rücken. Auf der Untersuchungsseite hält die Therapeutin sein Bein mit gebeugtem Knie am Unterschenkel und Femurschaft fest. Ihre Finger greifen um die Hüfte herum und berühren den Hüftkopf von hinten (> Abb. 22.6).
2. Bei gebeugten und gespreizten Hüften wird der Femurkopf nach vorn gehoben (> Abb. 22.7).
3. Eine dislozierte Hüfte gibt beim Reponieren ein hör- und tastbares „Klonk" von sich. Bei einer somati-

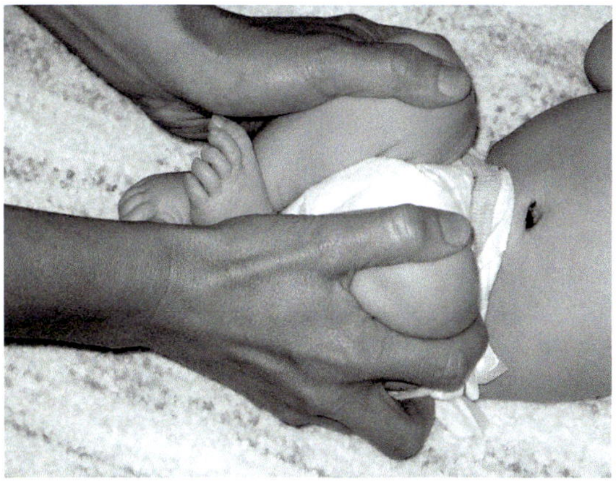

Abb. 22.6

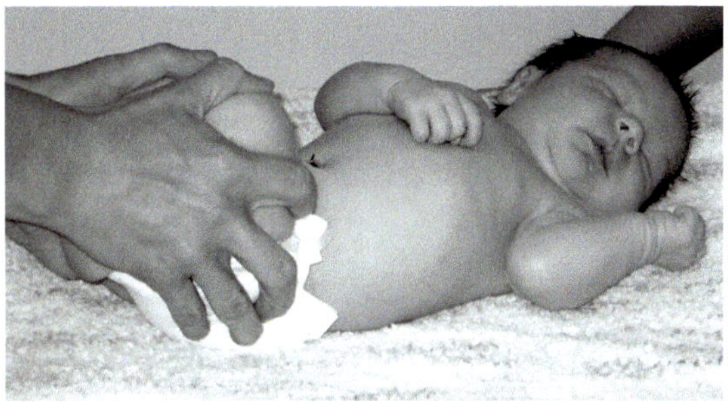

Abb. 22.7

schen Dysfunktion der Hüfte ist ein sanfteres „Klick" („Schnappen") spürbar.

22.3.3 Anmerkungen zur Behandlung

Kinder mit einer „angeborenen" Hüftdysplasie sind gemäß dem medizinischen Standard zu behandeln. Bis zum sechsten Lebensmonat wird versucht, den Hüftkopf in die Hüftpfanne zu reponieren, indem der Oberschenkel in einer (zentrierten) Flexions- und Abduktionsstellung stabilisiert wird, damit sich Gelenkkapsel und -bänder festigen können. Dieses Ziel lässt sich mit unterschiedlichen Spreizbandagen wie Pavlik-Zügel, Frejka-Spreizkissen (und anderen Mitteln) erreichen. Da sie für Neugeborene aber oft viel zu groß sind, behilft man sich in den ersten Lebenswochen mit doppelten oder dreifachen Windelschichten. Nach dem sechsten Lebensmonat ist bei vielen Kindern eine geschlossene Reposition erforderlich. Wegen des stark erhöhten Risikos, dass sich aus der Hüftluxation Femurkopf- und Pfannendeformitäten entwickeln, muss bei älteren Säuglingen und Krabbelkindern häufig eine offene chirurgische Reposition und Osteotomie erfolgen. Als häufigste Komplikation ist eine aseptische Hüftkopfnekrose zu nennen, die üblicherweise durch eine epiphysäre Gefäßschädigung bei der Reposition entsteht. Vier bis sechs Monate alte Kinder haben ein höheres Risiko für nekrotische und dysplastische Bezirke, weil ihr Hüftkopf besonders verletzungsanfällig ist.

Eine osteopathische Behandlung begleitender mechanischer und somatischer Dysfunktionen (mit negativer Rückwirkung auf die Hüfte) kann eine sinnvolle Therapieergänzung darstellen. Wie in der Einleitung (➤ Kap. 22.1) erwähnt, wirken sich intraossäre Spannungen auf die Hüftpfanne und den Kapsel-Bandapparat des Hüftgelenks aus. Da die langen und kurzen Adduktoren an der Gelenkstabilisierung und -beweglichkeit beteiligt sind, kann ihre Funktion durch mechanische Belastungen im Sakroiliakalbereich beeinträchtigt werden. Auch der M. quadriceps femoris und die ischiokrurale Muskulatur spielen bei Hüftbewegungen eine Rolle. Ihre Funktion und ihr Ruhetonus werden von Fuß- und Unterschenkelfehlbildungen oder -fehlstellungen (negativ) beeinflusst.

Wenn Ortolani-Manöver und Barlow-Test keinen eindeutigen Befund liefern und das Hüftgelenk sonografisch unauffällig erscheint, ist eine somatische Dysfunktion des M. adductor brevis und der Hüftfaszien die wahrscheinlichste Diagnose. Eine mechanische Dysfunktion kann mit ausgleichenden Techniken behandelt werden. Bei diesen Kindern sind alle direkten Behandlungstechniken des Beckengürtel- und Beinbereichs kontraindiziert.

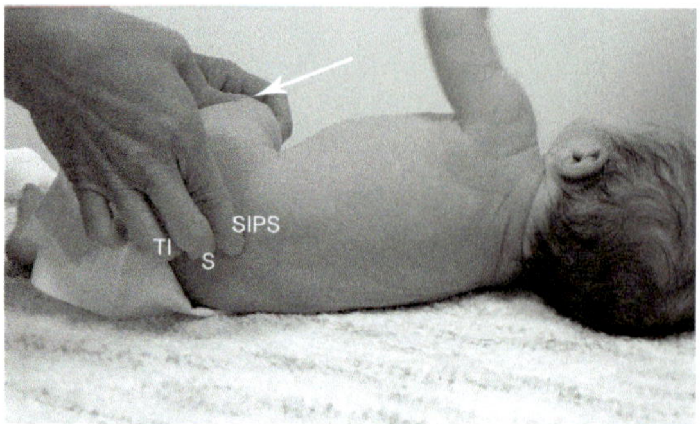

Abb. 22.8

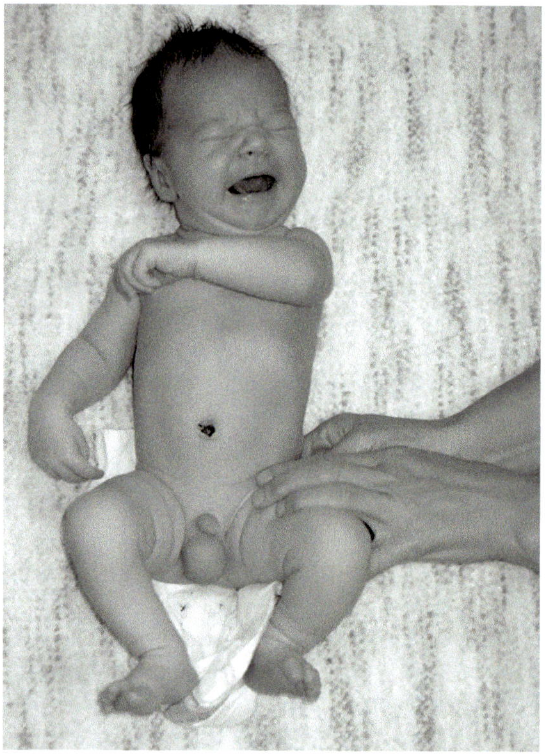

Abb. 22.9

Balanced-Ligamentous-Tension-(BLT-) Technik für die Hüftrotatoren

Langer Hebelarm

Bei dieser Technik richtet sich die Kraftanwendung auf die Hüftmuskeln/-weichteile und nicht auf die Gelenke.

1. Der Säugling liegt auf dem Rücken. Auf der Behandlungsseite sitzt die Therapeutin neben ihm und stabi-

lisiert den Beckengürtel mit einer Hand von unten (➤ Abb. 22.8). Ihre Finger liegen auf der Spina iliaca posterior superior (SIPS), dem Sakrum (S) und dem Tuber ischiadicum (TI), während der Daumen den Trochanter major des Femurs berührt (weißer Pfeil).
2. Ihre andere Hand hält den Oberschenkel möglichst weit oben (➤ Abb. 22.9).
3. Mit einer Art „Stapeltechnik" beginnt die Therapeutin, die Spannungen auszugleichen. Sie richtet leichten, steten Druck entlang der Femurachse in die Hüftweichteile, bis sich deren Gewebetextur etwas verändert.
4. Dann bringt sie mit behutsamem Druck ins Oberschenkel- und Hüftgewebe Femur und Hüftbein dazu, ihre Funktionsstellung einzunehmen, wobei sie aber aufpasst, genau in der Mitte des zulässigen Bewegungsumfangs zu bleiben. Während sie eine Innen- und Außenrotation, Beugung und Streckung des Femurs induziert, führt sie gleichzeitig eine (anteriore und posteriore) Drehung sowie (In- und Outflare-)Scherbewegung des Hüftbeins durch.
5. Das Hüftbein sollte so positioniert sein, dass sich die Spannungen der umgebenden Weichteile (Muskeln und Faszien) ausbalancieren können. Hier wird eine direkte Ausgleichstechnik angewandt. Indirekte Techniken sind bei Kindern mit Hüftdysplasie kontraindiziert.
6. Hat sich ein Spannungsgleichgewicht eingestellt, wird die Position gehalten, bis eine Veränderung der Gewebetextur, ein Nachlassen der Verspannung oder eine funktionelle Verbesserung spürbar ist.
7. Im Anschluss können – evtl. vorhandene – intraossäre Stressmuster der Hüfte behandelt werden.

Balanced-Ligamentous-Tension-(BLT-) Technik für das Hüftgelenk

Säugling in Rückenlage

1. Der Säugling liegt auf dem Rücken. Die Therapeutin berührt mit einer Hand den oberen Hüftrand. Ihr Zeigefinger liegt auf der Spina iliaca anterior superior (SIAS), der Mittelfinger auf dem oberen Schambeinast (Ramus superior ossis pubis), die Hand am Oberschenkel und der Daumen am oberen Femurende. (Bei Säuglingen lässt sich der Trochanter major nicht immer deutlich palpieren.) Beide Daumen befinden sich etwa in der Längsachse des Femurhalses (➤ Abb. 22.10 und ➤ Abb. 22.11).
2. Mit der anderen Hand hält die Therapeutin die Hüfte von hinten, wobei jeweils ein Finger auf verschiedenen Knochenteilen des Hüftbeins liegt: auf den Spinae iliacae superiores (SIAS und SIPS) und dem Tuber ischiadicum (TI) – ähnlich wie oben für Kleinkinder im Sitzen beschrieben. Außer dem Femur (mit dem Daumen) berührt sie noch das Sakrum.
3. Spannungskräfte innerhalb der drei Hüftbeinteile sollten sich in der Y-förmigen Epiphyse der Hüftpfanne auflösen und die Femurhals-Femurkopf-Achse genau zur Epiphysenmitte orientiert sein.
4. Falls Stressmuster oder Verspannungen in diesem System palpierbar sind, werden sie behutsam mit ausgleichenden und streichenden Techniken behandelt. Hat sich ein Spannungsgleichgewicht eingestellt, wird die Position bis zur spürbaren Besserung des mechanischen Stresses oder der Gewebefunktion gehalten.
5. Dies dient zur Behandlung aller somatischen Belastungen, die zu einer Hüftinstabilität, Femurkopfnekrose/-ischämie, Knorpeldegeneration oder zu epiphysären Mikrotraumen beitragen oder

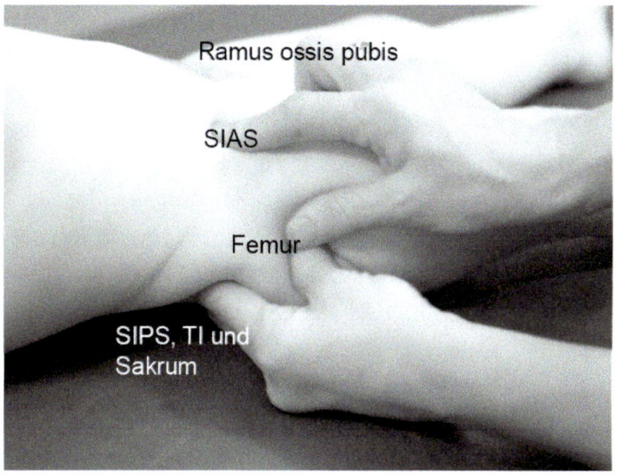

Abb. 22.10

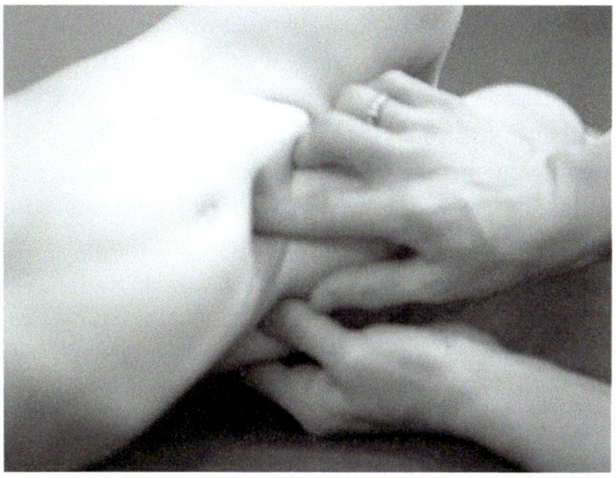

Abb. 22.11

sie verstärken könnten. Die Technik eignet sich auch für Kinder mit Fixateur-interne/externe-Versorgung. In dem Fall muss der Schwerpunkt allerdings auf den streichenden Behandlungselementen liegen.

22.4 Persistierende Anteversio femoris

22.4.1 Anmerkungen zur Klinik

Unter normalen Bedingungen erhöht sich die Spannung der vorderen Hüftgelenkkapsel und der Hüftrotatoren, sobald das Kind laufen lernt. Mit den neuen Kräfteverhältnissen verändert sich die Form des Femurhalses und lässt den ganzen Hüftkopf weiter nach lateral wandern. Das führt in Verbindung mit dem („dreistrahligen") Wachstum von Hüftpfanne und Becken zu einer nach hinten geneigten Hüftstellung (Retroversion) mit leicht auswärts gedrehtem Femur. Bei einigen Kindern kann die Anteversion jedoch aufgrund einer azetabulären Fehlstellung/Formabweichung, eines pathologisch veränderten Muskeltonus oder einer falschen Belastung von Hüftpfanne oder Femur persistieren. Die Formgebung des Femurhalses ist ein störungsanfälliges mechanisch-funktionelles Ereignis, das z.B. durch Kontrakturen, Spasmen oder Dysbalancen der umgebenden Bänder/Muskeln behindert werden kann. Während Restriktionen der Mm. iliopsoas, pectineus und adductor longus die Femurhals-Formung beeinträchtigen, können bestimmte Sitz- und Schlafpositionen (übergeschlagene Beine und Füße) eine Innenrotation und Anteversion des Femurs begünstigen.

Bei älteren Kindern wird eine persistierende femorale Anteversion durch Innenstellung der Füße und X-Beinstellung (Genu valgum) kompensiert. In einigen Fällen entwickelt sich ein sog. „Miserable-Malalignment-Syndrom", bei dem es durch eine Reihe kompensatorischer Adaptationen zu einer femoralen Anteversion mit verstärkter Außenrotation und Innentorsion der Tibia, Genu valgum, medial stehender Patella sowie einer Hyperpronation des Fußes im Sprunggelenk (Articulatio subtalaris) kommt. Im Stehen zeigt sich ein „Kissing-Patellae"- (einander zugewandte Kniescheiben) oder „Bajonett"-Zeichen (spitzer Wingel am Innenknie) bei Kindern mit „Miserable-Malalignment-Syndrom". Diese Fehlstellung bedeutet eine enorme Belastung für das Bein, vom Femur über die Patella bis hinunter zu den Füßen. Unabhängig davon, ob eine Anteversion des Femurs oder eine Hyperpronation des Fußes der Auslöser war, prädisponiert ein Miserable-Malalignment-Syndrom zu degenerativen Knie- und Hüftveränderungen im späteren Leben der Kinder.

Obwohl sich beide meist gegenseitig verstärken, besteht doch ein signifikanter Unterschied zwischen (Hüft-)Bewegungseinschränkungen durch eine funktionelle muskuläre Dysbalance oder durch eine mechanische Anteversion des Femurs: eine Anteversion lässt sich auf Nativ-Röntgenaufnahmen erkennen, eine funktionelle Fehlstellung hingegen nicht.

22.4.2 Untersuchung der Femurstellung

Kind/Sportler

1. In Bauchlage sind die Hüften des Kindes gestreckt und die Knie gebeugt (> Abb. 22.12). Die Therapeutin steht seitlich neben oder am Fußende der Liege.
2. Um die Innen- und Außenrotation beider Hüften zu vergleichen, führt sie die Füße des Kindes seitlich auseinander bzw. überkreuz in der Mittellinie des Körpers.
3. Der Bewegungsumfang sollte auf beiden Seiten symmetrisch sein. Bei Anteversion der Hüfte lässt sich

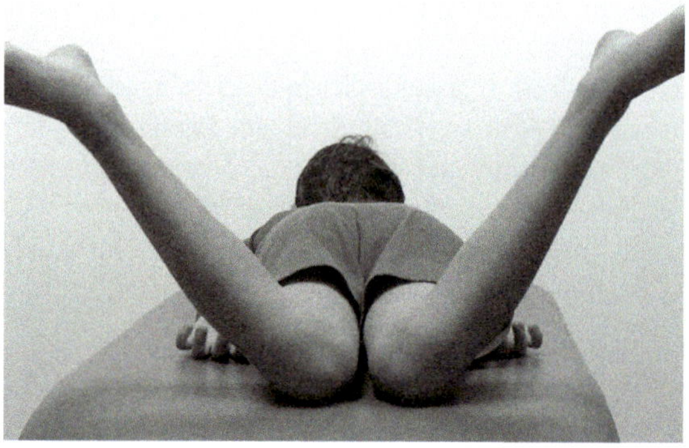

Abb. 22.12

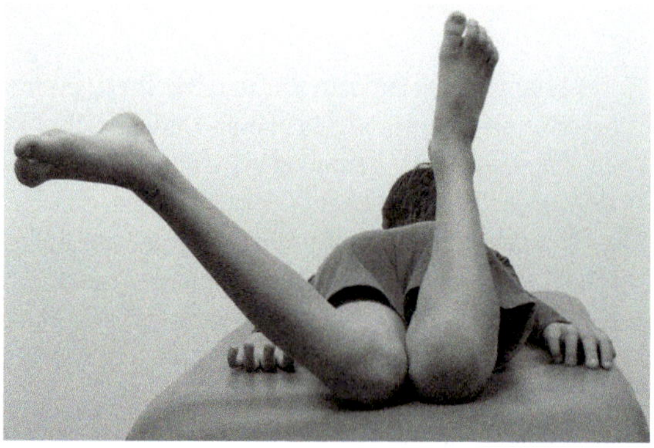

Abb. 22.13

der Fuß gewöhnlich leichter/weiter nach lateral führen (➤ Abb. 22.13), während er sich gegen eine Bewegung über die Mittellinie (Außen- oder Lateralbewegung des Femurs) sperrt.
4. Durch eine Bewegungseinschränkung der Hüftrotatoren kann sich ein falsch-positiver Befund ergeben. Nachdem die Hüftrotatoren – wie unten beschrieben – untersucht und behandelt wurden, sollte die Femurstellung erneut kontrolliert werden.

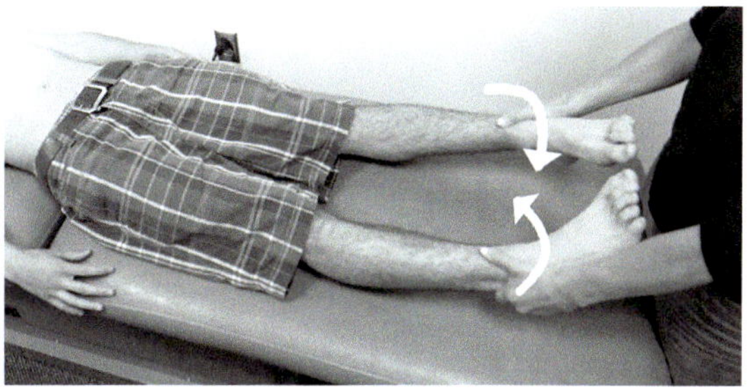

Abb. 22.14

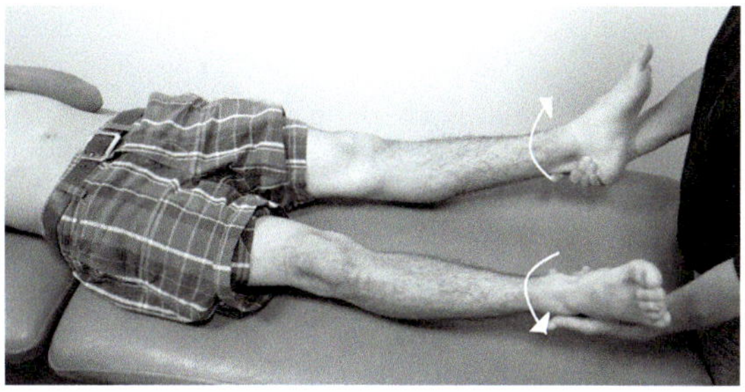

Abb. 22.15

22.4.3 Untersuchung der Hüftrotation

Kind/Jugendlicher

Bei dieser Untersuchung in Rückenlage hat der Patient Hüften und Knie gestreckt. Durch eine Hüftbeugung (z.B. im Sitzen) würde die vordere Gelenkkapsel erschlaffen.
1. Das Kind liegt auf dem Rücken. Die Therapeutin steht am Fußende der Liege und umfasst seine Beine unterhalb der Knöchel, um sie ca. 15° anzuheben. Das bringt die in Rückenlage gestreckten Hüftgelenke des Patienten in eine Neutralstellung.
2. Während der Innenrotation der Beine achtet die Therapeutin auf die Hüftbewegung.
3. Sie könnte auch die Position beider Füße vergleichen. Dabei ist allerdings zu bedenken, dass Dysfunktionen unterhalb des Knies (wie eine Tibiadrehung oder Fußfehlstellung), die sich auf die Hüfte auswirken, den Befund möglicherweise verfälschen.
4. Die Symmetrie der Innen- (➤ Abb. 22.14) und Außenrotation (➤ Abb. 22.15) beider Beine wird im Seitenvergleich untersucht. Der Grad der Innen- und Außenrotation verändert sich zwar, je mehr sich die Femurachsen nach hinten neigen, doch Bewegungsumfang und -qualität sollten trotzdem in jeder Beinposition symmetrisch bleiben.
5. Lässt sich ein Femur weiter nach innen als nach außen drehen, bezeichnet man es als „innenrotiert" oder „in Innenrotation". Lässt sich ein Femur weiter nach außen als nach innen drehen, heißt es entsprechend „außenrotiert" bzw. „in Außenrotation".

22.4.4 Anmerkungen zur Behandlung bei funktionellen Fehlstellungen

Eine femorale Anteversion kann auf einer angeborenen Fehlbildung oder funktionell-mechanischen Einflüssen beruhen. Im Fall einer schweren Malformation ist ein chirurgischer Eingriff erforderlich, doch die meisten Kinder werden rein konservativ behandelt. Muskuläre Dysbalancen in der Umgebung müssen behoben werden. Zur Verbesserung der Ruhelänge, Muskelkraft und -aktivität dürfen bei älteren Kindern isometrische und isotonische Muskelenergietechniken (MET) angewandt werden. Mit ligamentären (BLT-)Techniken lassen sich Bänder-/Fasziendysfunktionen ausgleichen, während bei Gelenkrestriktionen junger Sportler isolytische MET, artikuläre und mobilisierende Techniken in Betracht kommen können. Man sollte die Kinder dazu anhalten, die femorale Anteversion nicht noch zu verstärken, indem sie ihre Beine/Füße im Sitzen übereinander schlagen. In den meisten Fällen bevorzugen Kinder genau diese Haltung, weil sie ihnen bequemer ist. Nachdem eine mechanische Dysfunktion beseitigt wurde, normalisiert sich ihre Sitz- und Schlafposition oft automatisch. Neben den üblichen Spiel- und Sportaktivitäten sollte die Behandlung gezielte Kräftigungsübungen für die statische und dynamische Körperhaltung umfassen. Zusammen mit Eltern und Kindern wird nach einer sportlichen Betätigung gesucht, die den kindlichen Neigungen (Interessen und Fähigkeiten) am ehesten entspricht: Kampfsport, Reiten, Yoga, Pilates und bestimmte Tanzformen eignen sich nicht nur zur Erzielung des erwünschten Effekts, sondern bereiten darüber hinaus noch Vergnügen. Ich habe oft erlebt, dass die Empfehlung einer Kampfsportart Kinder (besonders Jungen) zum Strahlen brachte. Für den sinnvollen Einsatz von Kampfsportarten in der Rehabilitation ist es entscheidend, einen „Meister" zu finden, der auf die Form (Technik) mehr Wert legt als auf die Kraft. Viele meiner

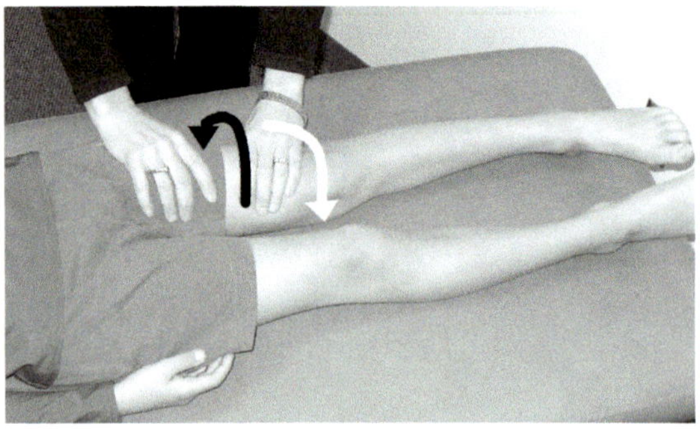

Abb. 22.16

Patienten, einschließlich derjenigen mit spastischer Lähmung und Hypotonie, haben enorm vom Karate-Training mit einem erfahrenen, freundlichen Lehrer profitiert.

Wie andere Hüft- und Beckengürtelprobleme kann sich auch eine persistierende Anteversion kompensatorisch – infolge einer sakropelvinen Dysfunktion – entwickelt haben. Zu einem „Malalignment" der Sakroiliakalgelenke tragen sowohl mechanische Dysfunktionen der Knochen (Sakrum, Ilium) als auch der beteiligten Muskeln bei. Da Stellungsanomalien im Hüft- und Sakralbereich die Beweglichkeit des einen oder anderen Knochens begrenzen, verändert sich die sakroiliakale Gelenkmechanik. Liegt der Störung eine intraossäre Spannung auf der Sakralseite zugrunde, führt dies über eine veränderte Bewegungsachse zur Asymmetrie im Sakroiliakalgelenk – einem häufigen Obduktionsbefund. Intraossäre Spannungen in Teilen des Hüftbeins werden von den sakroiliakalen Ligamenten auf das Sakroiliakalgelenk übertragen. Obwohl sich das Gelenk komplett im Os ilium befindet, spannen sich Aufhängungs- und Haltebänder auf seiner Rückseite bis zur Insertion am Tuber ischiadicum. Einfluss auf das Sakroiliakalgelenk dürften auch die Verflechtungen zwischen oberen Fasersträngen der sakroiliakalen und iliolumbalen Ligamenten haben.

Differenzialdiagnostisch und -therapeutisch ist bei Hüftproblemen von Kindern, die noch nicht laufen können, an eine ursächliche oder verstärkende Rolle des Sakroiliakalgelenks, der Rotations- und mediolateralen Bewegungsachse des Hüftgelenks sowie der Mm. adductores longus und brevis zu denken. Theoretisch können sich alle auch auf das Hüftgelenk selbst auswirken. Sobald ein Kind läuft, spielen auch Einflüsse aus dem Knie- und Fußbereich neben dem Körperschwerpunkt eine zunehmend wichtigere Rolle.

Isometrische Muskelenergietechnik bei Innenrotation des Femurs

Kind

Diese Technik wird bei gestreckten Knie- und Hüftgelenken in Rückenlage angewandt, damit die Kniebänder geschützt sind. Die Bauchlage – wie zur Untersuchung der Femurstellung – ist kontraindiziert.

1. In Rückenlage des Kindes sind Knie- und Hüftgelenke gestreckt. Die Therapeutin steht ipsi- oder kontralateral von dem Bein, das behandelt werden soll. In unserem Beispiel ist es das linke Bein (➤ Abb. 22.16).
2. Es wird am Oberschenkel umfasst und in Richtung des Widerstands (restriktive Barriere) in eine Außenrotation geführt (schwarzer Pfeil).
3. Während das Kind sein Bein (oder Knie, nicht den Fuß) auf Anweisung der Therapeutin zum anderen Bein (einwärts; weißer Pfeil) zu drehen versucht, hält sie in gleicher Stärke dagegen und verhindert die Bewegung.
4. Die isometrische Kontraktion wird 4–5 Sekunden aufrechterhalten und dann von beiden gelöst; das Kind gibt den Drehversuch auf und die Therapeutin lockert den Gegendruck.
5. Sie hält das Bein noch 4–5 Sekunden in dieser Position, bis eine veränderte Spannung im Hüftgewebe spürbar ist. Dann bewegt sie das Bein in Außenrotation bis zur neuen Widerstandsbarriere.
6. Diese Sequenz wird zweimal wiederholt.

Isometrische Muskelenergietechnik bei Außenrotation des Femurs

Kind

Die isometrische MET sollte in Rückenlage bei gestreckten Knie- und Hüftgelenken angewandt werden, damit die Kniebänder des Kindes geschützt sind. Die oben zur Untersuchung der Femurstellung beschriebene Bauchlage ist kontraindiziert. Die Methode eignet sich auch zur Behandlung von Restriktionen der Mm. piriformis, glutei und quadratus femoris.

1. In Rückenlage des Kindes sind Knie- und Hüftgelenke gestreckt. Die Therapeutin steht ipsilateral von dem Bein, das behandelt werden soll.
2. Sie umfasst es unmittelbar ober- und unterhalb des Knies und dreht es behutsam nach innen, um die restriktive Barriere anzuspannen (➤ Abb. 22.17).

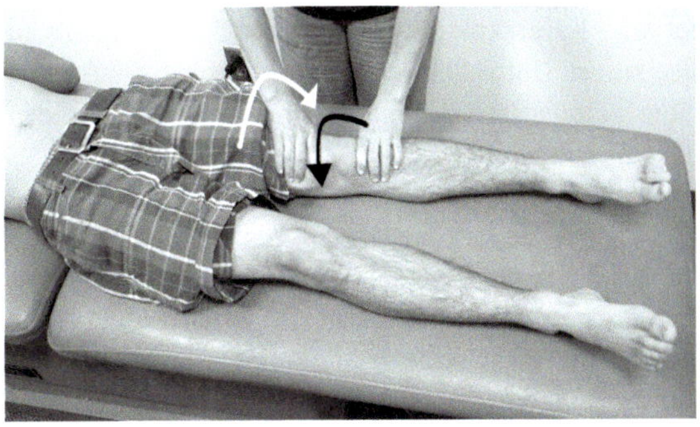

Abb. 22.17

3. Während das Kind sein Bein zur Therapeutin zu drehen versucht (weißer Pfeil), verhindert sie die Bewegung, indem sie in gleicher Stärke dagegen hält (schwarzer Pfeil).
4. Die isometrische Kontraktion wird 4–5 Sekunden aufrechterhalten und dann von beiden gelöst; das Kind gibt den Drehversuch auf und die Therapeutin lockert den Gegendruck.
5. Sie hält das Bein noch 4–5 Sekunden in dieser Position, bis eine veränderte Spannung im Hüftgewebe spürbar ist. Dann bewegt sie das Bein in Innenrotation bis zur neuen Widerstandsbarriere.
6. Diese Sequenz wird zweimal wiederholt.

22.5 Morbus Perthes (Legg-Calvé-Perthes-Syndrom)

22.5.1 Anmerkungen zur Klinik

Als Morbus Perthes oder Legg-Calvé-Perthes-Syndrom wird eine idiopathische Reifungs- und Durchblutungsstörung der Femurkopfepiphyse im Kindesalter bezeichnet. Sie manifestiert sich häufig als Hinken, bevorzugt bei Jungen im Alter von 5–8 Jahren. Die Kinder klagen über eine schmerzhafte Gelenksteife im Hüft-, Knie- und Knöchelbereich. Die Symptome treten oft intermittierend mit völlig beschwerdefreien Intervallen auf. Als klassische körperliche Untersuchungsbefunde zeigen sich Einschränkungen der Innenrotation, Extension und Abduktion des Femurs. Dies kann, muss aber nicht mit Druckschmerzhaftigkeit einhergehen. In der Rückenlage erscheinen die Beine des Patienten gelegentlich unterschiedlich lang.

Betroffen ist vor allem die Femurkopfepiphyse. Sie wird ischämisch, und aus der Entzündung entsteht eine Synovitis. In schweren Fällen kommt es zur Osteonekrose mit Deformierung des Hüftkopfs. Deformierungen des Hüftkopfs prädisponieren zu einer Osteoarthritis im Erwachsenenalter. Es scheint sich weder um einen neoplastischen oder entzündlichen primären Krankheitsprozess zu handeln, noch lässt sich in der überwiegenden Mehrheit der Fälle ein anamnestischer oder zeitlicher Bezug zu einer traumatischen Schädigung finden. Hinsichtlich der epiphysären Durchblutungsstörung bleibt unklar, ob sie Begleitsymptom oder ursächlich ist. Die Femurkopfepiphyse besitzt ein ziemlich einzigartiges Gefäßsystem. Die Blutgefäße entspringen im metaphysären Körpergewebe, ziehen in die Gelenkkapsel und dringen in die Epiphyse ein – eine Verlaufsstrecke, die sie anfällig für Druck/Kompression macht. Aus osteopathischer Sicht muss zudem der Einfluss erhöhter oder pathologisch veränderter Druckverhältnisse auf die Epiphyse berücksichtigt werden. Nach dem Wolff-Gesetz modellieren einwirkende Kräfte die Knochenform. Regelmäßig wiederkehrende Kompressionskräfte können jedoch das normale Knochenwachstum beeinträchtigen, indem sie zur Zerstörung von Chondrozyten oder zum Verschluss von Kapillargefäßen in der Epiphyse führen.

Hüftkopfdeformierung und Epiphysendestruktion sind Leitsymptome des Morbus Perthes. Die Schweregrad-/Stadieneinteilung orientiert sich an der radiologisch erkennbaren Ausdehnung des Epiphysenbefalls und der Hüftkopfdeformierung (➤ Abb. 22.18 und ➤ Abb. 22.19). Im Frühstadium oder bei milder Ausprägung lässt sich die Diagnose gelegentlich nur mit MRT oder Knochenscans stellen, da Nativ-Röntgenaufnahmen „leer" bleiben (negativ ausfallen). Trotz verschiedener Klassifikationssysteme gilt ein Befall von mehr als 50% des Hüftkopfs oder mehr als 75% der Epiphyse als prognostisch ungünstiges Zeichen.

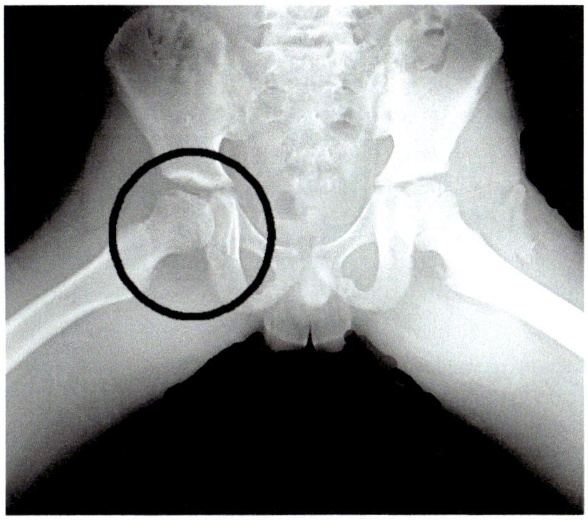

Abb. 22.18 Epiphysensklerose bei relativ intaktem Femurkopf (Röntgenbefund).

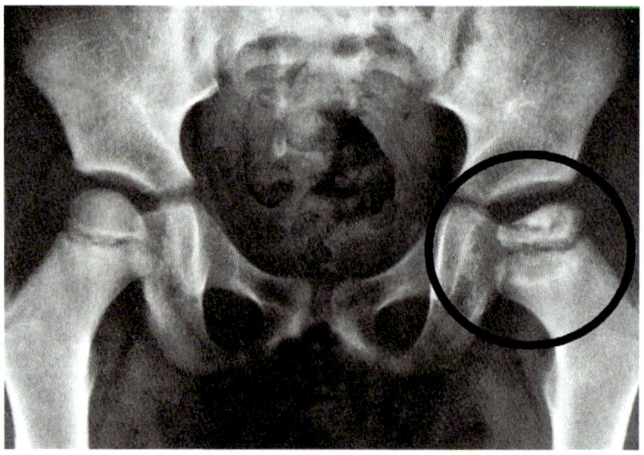

Abb. 22.19 Hochgradige Epiphysensklerose mit degenerativen Veränderungen am Femurkopf (Röntgenbefund). Der tiefer stehende Femurkopf lässt das rechte Bein in Rückenlage länger erscheinen.

22.5.2 Anmerkungen zur Behandlung

Die Therapie zielt darauf ab, Schmerzen zu lindern, die Beweglichkeit zu verbessern und – ganz wichtig – jede weitere Hüftkopfdeformierung zu verhindern. In leichteren Fällen (ohne Beteiligung des Femurkopfs) besteht die medizinische Standardversorgung in absoluter Bettruhe und Entlastung der Hüfte, bis die Synovitis bzw. die Beschwerden abgeklungen sind. Gelegentlich wird eine Traktion angewandt. Für Kinder mit Morbus Perthes kann ein Aqua-Training mit schwerelosen Bewegungsübungen sehr wohltuend sein. Bei stärkerer Hüftkopfbeteiligung bedarf es einer guten Passform (containment) des Femurkopfs, um die weitere Entwicklung unter Kontrolle zu halten. Dies wird damit begründet, dass die richtigen Druckverhältnisse, wenn der Hüftkopf korrekt in der Hüftpfanne sitzt, ein normales Wachstum stimulieren. Die richtige Positionierung soll mit Spreizschienen und verschiedenen chirurgischen (Osteotomie-) Eingriffen erreicht werden. Bei stärkeren Schweregraden dauert es sehr lange bis zur vollständigen Heilung. So müssen ältere Kinder (mit einer Beteiligung von über 50% des Femurkopfes) postoperativ oft noch regelmäßig über mehr als zwei Jahre Schienen-/Spreizverbände tragen.

Osteopathische Manipulationstechniken können bei milden bis mittelschweren Perthes-Stadien helfen, die Hüftbeweglichkeit der Kinder zu verbessern, den Krankheitsprozess fördernde Dysfunktionen zu normalisieren und die Durchblutung anzuregen. Für die gesamte Behandlungsplanung spielt die Vorstellung, dass chronische (minimale) biomechanische Dysfunktionen das normale Knochenwachstum negativ beeinflussen, eine wichtige Rolle. Aufgrund der schmerzhaften Gelenkentzündung lassen sich bei der Erstuntersuchung oft reflektorische Kontrakturen, Tender- und Trigger-Points in den kurzen Hüftstabilisatoren nachweisen bzw. Zeichen einer kompensatorischen Gewichtsverlagerung an den langen Hüftadduktoren erkennen. Im Rahmen des Krankheitsprozesses stellen solche (Muskel-)Belastungen jedoch eine chronische biomechanische Dysfunktion dar, die zur weiteren Hüftdegeneration beiträgt. Die somatische Dysfunktion kann die Grundstörung unterhalten oder sogar noch verstärken. Dysfunktionen der kurzen Hüftadduktoren und der Sakroiliakal-, Hüft- und Kniegelenke sprechen oft gut auf indirekte oder ausgleichende (BLT-)Techniken an. Dagegen sollte eine Hüft-, Becken- und Beinbehandlung mit direkten Techniken bei Kindern mit Morbus Perthes vermieden werden.

22.6 Epiphysiolysis capitis femoris

22.6.1 Anmerkungen zur Klinik

Die Epiphysiolysis capitis femoris (ECF) oder „Slipped-Caput-femoris-Epiphysis" (SCFE) ist eine Erkrankung im Adoleszentenalter, die gewöhnlich schleichend mit inguinalen oder – noch typischer – vom Knie in den Oberschenkel ausstrahlenden Schmerzen beginnt. Es sind dumpfe, starke Schmerzen, die sich bei körperlicher Betätigung verstärken. Anamnestisch lässt sich nur selten ein auslösendes Ereignis ermitteln. Häufiger kommt es zu einer langsam progredienten Entwicklung mit Bewegungseinschränkung und beginnendem Hinken. Bei der chronischen Lentaform („Epiphysenwanderung") ist das verkürzte Bein deutlich außenrotiert und abduziert, was sich beim Gehen noch verstärkt. Die körperliche Untersuchung zeigt eine Einschränkung der Innenrotation. Bei passiver Hüftbeugung kann sich automatisch eine Außenrotation des Femurs einstellen. Es handelt sich um eine Gelenkrestriktion ohne Muskelkontrakturen. Ein Bewegungsumfangstest kann für den Patienten unangenehm, aber tolerierbar sein. Obwohl bei vielen Kindern beide Hüften betroffen sind, entspricht ein einseitiger Befund dem klassischen Bild. Solange sich der Gelenkzusammenhang nicht signifikant gelöst hat, werden chronische Formen oft nicht diagnostiziert. In seltenen Fällen tritt eine ECF/SCFE akut auf; das betroffene Bein kann nicht mehr belastet werden und das Kind hat starke Schmerzen. Die Untersuchung wird noch dadurch erschwert, dass passive Bewegungen die Schmerzen verschlimmern. Begleitend zur typischen Außenrotation und leichten Beinstreckung lassen sich Muskelspasmen der Hüftadduktoren feststellen.

Eine Epiphysiolysis capitis femoris (ECF) oder „Slipped-Caput-femoris-Epiphysis“ (SCFE) entsteht, wenn sich die Femurepiphyse ablöst und sich der Hüftkopf nach medial und posterior verschiebt. Im Adoleszentenalter ist die Femurepiphyse besonders anfällig für Scherkräfte, weil sich ihre horizontale Achse mit Wachstum des Femurhalses und des Beckens schräger ausrichtet. Durch mechanische Dysbalancen der langen und kurzen Hüftadduktoren verändern sich die Kraftvektoren am Hüftgelenk. In Phasen des akzelerierten Wachstums („Wachstumsschüben“) kann die zunehmende Körpermasse eine Scherwirkung an der schrägen Epiphyse entfalten und zu Mikrofrakturen führen, die den Zusammenhang zwischen Femurkopf und -hals trennen. Der Femurkopf rutscht nach hinten und medial, während der außenrotierte Femurhals nach oben (kranial) wandert. Ist die Gefäßversorgung in der dislozierten Position des Femurkopfs beeinträchtigt, wird er ischämisch. Durch diese Ereignisabfolge droht sich eine aseptische Femurkopfnekrose und Koxarthrose/-arthritis bei den Kindern zu entwickeln.

Eine ECF/SCFE manifestiert sich typischerweise bei männlichen, seltener bei weiblichen Jugendlichen in akzelerierten Wachstumsphasen. Sie scheint nicht erblich zu sein, obwohl sich eine familiäre Häufung zeigt. Interessanterweise sind bevorzugt adipöse oder große schmale Kinder betroffen. Die Diagnose lässt sich normalerweise radiologisch (Nativ-Röntgenaufnahmen in „Froschbeinstellung“) stellen, in Frühstadien oder bei milder Ausprägung kann eine CT-Untersuchung erforderlich sein. Die Schweregradeinteilung auf einer 4-Punkt-Skala richtet sich nach der prozentualen Ablösung des Femurkopfes vom -hals. Grad 1 entspricht einer milden Form bzw. einer Ablösung von weniger als 25%, Grad 2 einer Ablösung bis 50%, Grad 3 einer Ablösung bis 75% und Grad 4 einer vollständigen Ablösung.

22.6.2 Anmerkungen zur Behandlung

Vorrangiges Behandlungsziel bei einer ECF/SCFE ist eine Stabilisierung des Femurkopfes, um Gefäßschäden und eine weitere Deformierung zu verhindern. Damit Femurkopf und -hals nicht in einer Fehlstellung ossifizieren, kann eine offene chirurgische Reposition mit Fixateur interne nötig werden. Wegen der verletzungsanfälligen Versorgungsgefäße sind direkte manualtherapeutische Techniken und eine geschlossene Reposition kontraindiziert – außer im Rahmen einer chirurgisch behandelten akuten Dislokation. Das (Versorgungs-)Gefäßnetz des Femurkopfes kann sowohl durch eine akute Epiphysiolyse als auch durch korrigierende Maßnahmen geschädigt werden.

Postoperativ gilt es zwei Risiken für den Patienten zu beachten: eine aseptische Nekrose und Gelenkknorpeldestruktion. Wie bereits erwähnt, kann das Gefäßnetz des Femurkopfs durch ein akutes Ereignis oder iatrogen verletzt werden. Eine behutsame osteopathische Behandlung zur Verbesserung des Blut- und Lymphflusses kann sich in der postoperativen Phase als wohltuende Unterstützung der (Niederdruck-) Kreislauffunktion erweisen. Mit inhibitorischen, balancierenden oder indirekten, gegen extraartikuläre Schmerzauslöser gerichteten Techniken lassen sich mechanische Dysfunktionen im Hüft- und Becken-Stützgewebe behandeln. Infolge einer intraartikulären Entzündung oder einer direkten Knorpelschädigung durch die Fixierungsnägel kann sich bei einigen Patienten eine Chondrolyse entwickeln. In letzterem Fall müssen die Nägel chirurgisch entfernt werden. Bei einer entzündlich bedingten Chondrolyse stellen osteopathische Maßnahmen eine sinnvolle Ergänzung zur Arzneimitteltherapie dar. Bis sich die Hüftkopffixierung ausreichend stabilisiert hat, sind ausgleichende (BLT-)Techniken die bestgeeignete, sicherste Form der Behandlung.

Auf längere Sicht zielt die Behandlung auf eine Rehabilitation der Muskelkraft, Flexibilität und Funktionsbeziehungen ab. Zur Stärkung der Muskelkraft und agonistisch-antagonistischen Interaktionen der Beinmuskeln können reziproke Inhibitions- sowie isotonisch-konzentrische und isotonisch-exzentrische Muskelenergietechniken (MET) in die Behandlung integriert werden. Sobald die Hüfte stabil ist, dürfen bei den meisten Kindern MET, Bewegungen gegen Widerstand und andere Kräftigungsübungen angewandt werden. Solange der Fixateur interne noch liegt, muss eine entsprechende Anpassung der Behandlung erfolgen.

Balanced-Ligamentous-Tension-(BLT-) Technik für die Hüftrotatoren mit langem Hebelarm

Sportler in Rückenlage

1. In Rückenlage winkelt der Patient das Knie auf der betroffenen Seite an. Die Therapeutin sitzt auf derselben Seite unterhalb der Hüfte mit Blick zum Patienten.
2. Ihre patientenfernere Hand liegt so unter der Hüfte, dass sie Os ilium und Os ischii mit Handinnenfläche und Fingern sowie den Oberschenkel mit dem Dau-

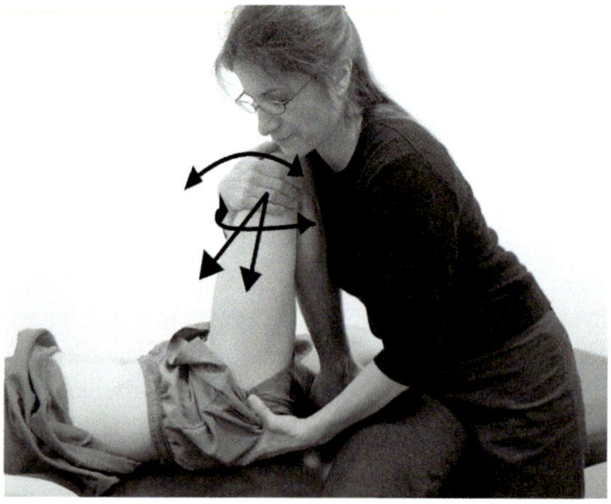

Abb. 22.20

men berührt. Mit der anderen Hand hält sie das Knie des Patienten und drückt mit der Schulter dagegen, um die Hüfte leicht zu beugen (➤ Abb. 22.20).

3. Mit dem Femur als langem Hebelarm untersucht sie das Hüftgewebe auf eine somatische Dysfunktion. Sie zieht Femur und Azetabulum auseinander (Distraktion) und schiebt sie aufeinander zu (Kompression), um die Gelenkbeweglichkeit zu testen. Zur Untersuchung der myofaszialen (Weichteil-) Spannung in der eingeschränkten („bind") und freien („ease") Bewegungsrichtung wendet sie eine Art „Stapeltechnik" mit Innen- und Außenrotation, Abduktion und Adduktion sowie Hyperflexion des Femurs an.
4. Mit dem Femur als langem Hebelarm gleicht sie schrittweise die Spannung der langen und kurzen Hüftadduktoren aus. Dazu induziert sie eine Kompression zwischen Femur und Azetabulum, bis eine leichte Entspannung des umgebenden Hüftgewebes spürbar ist. Bei zu viel Druck würde die Hüfte nach hinten ausweichen und das Sakroiliakalgelenk blockieren.
5. Durch sanfte Hüftbewegungen in verschiedene Richtungen (Innen- und Außenrotation, Abduktion, Adduktion und Hyperflexion des Femurs) lässt sich die Muskelspannung der Adduktoren ausgleichen. Dabei wird in jeder Position darauf geachtet, ob sich die Spannung im umgebenden Gewebe im Sinne eines Spannungsausgleichs (nicht gleichbedeutend mit Minimierung) verändert – und zwar im gesamten Hüftbereich.
6. Hat sich schließlich ein Spannungsgleichgewicht eingestellt, wird die Position gehalten, bis sich die Gewebetextur verändert, die Funktion verbessert oder das Stressmuster wieder normalisiert hat.

Balanced-Ligamentous-Tension-(BLT-) Technik der Hüftrotatoren mit langem Hebelarm

Kleinkind im Sitzen

1. Das Kleinkind sitzt oder liegt auf dem Rücken, so dass das Knie auf der betroffenen Seite entspannt oder leicht gebeugt ist. Die Therapeutin sitzt auf derselben Seite in Hüfthöhe mit Blick zum Patienten.
2. Sie palpiert den oberen Teil des Femurs (bei jüngeren Kleinkindern ist der Trochanter major nicht immer deutlich zu tasten). Während ihre Hand den Femurschaft umfasst, liegt ihr Daumen etwa in Höhe der Femurhals-Längsachse (➤ Abb. 22.21) und der Zeigefinger berührt den oberen Schambeinast.

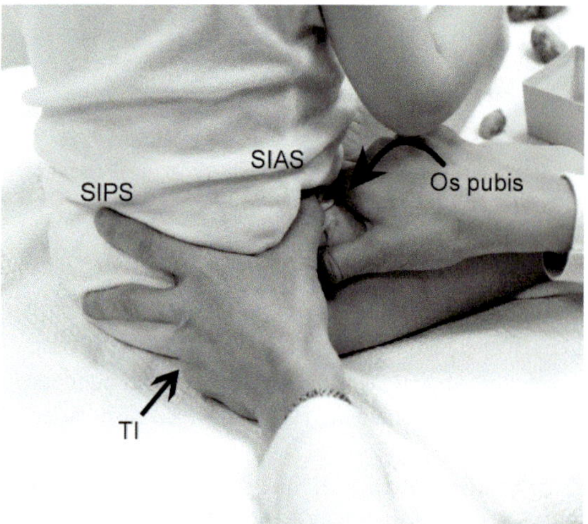

Abb. 22.21

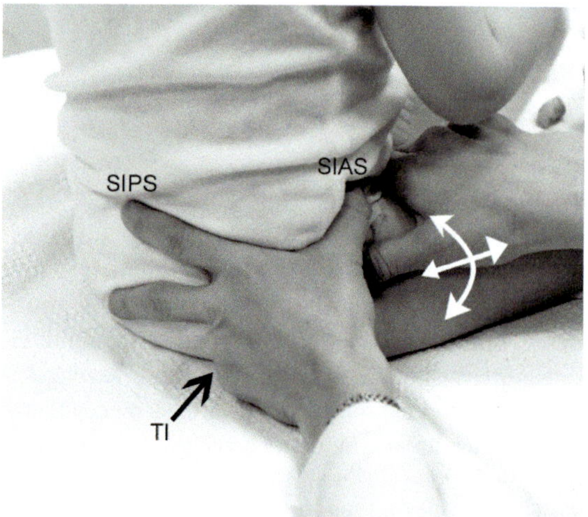

Abb. 22.22

3. Die Finger ihrer anderen Hand spreizen sich über die unterschiedlichen Hüftknochen und berühren die Spinae iliacae superiores (SIAS, SIPS), das Tuber ischiadicum und das Sakrum (➤ Abb. 22.22).
4. Mit dem Femur als langem Hebelarm untersucht sie das Hüftgewebe auf eine somatische Dysfunktion. Um die Gelenkbeweglichkeit zu testen, zieht sie Femur und Azetabulum auseinander (Distraktion) und schiebt sie aufeinander zu (Kompression).
5. Dann wendet sie eine Art „Stapeltechnik" mit Innen- und Außenrotation, Abduktion und Adduktion sowie Hyperflexion des Femurs an, um die eingeschränkte („bind") und freie („ease") Bewegungsrichtung herauszufinden.
6. Mit dem Femur als langem Hebelarm wird schrittweise die Weichteilspannung der Hüfte ausgeglichen. Durch eine Kompression zwischen Femur und Azetabulum induziert sie eine leichte Entspannung im umgebenden Hüftgewebe. Bei zu starkem Druck würde die Hüfte nach hinten ausweichen und das Sakroiliakalgelenk blockieren.
7. Sanfte Hüftbewegungen in verschiedene Richtungen (Innen- und Außenrotation, Abduktion, Adduktion und Hyperflexion des Femurs) helfen die Muskelspannung der Adduktoren auszugleichen. In dieser Altersgruppe ist eine direkte Technik am besten geeignet. In jeder Position wird geprüft, ob sich die Spannung im umgebenden Gewebe einer gleichmäßigen (nicht minimalen) Spannung annähert – und zwar im gesamten Hüftbereich.
8. Hat sich schließlich ein Spannungsgleichgewicht eingestellt, wird die Position gehalten, bis sich die Gewebetextur verändert.

Balanced-Ligamentous-Tension-(BLT-) Technik im Lumbosakral-, Becken- und Hüftbereich mit Differenzialtechnik

Sportler/älteres Kind im Sitzen

Im Anschluss an die Behandlung des primären Stressmusters kann es sinnvoll sein, mit der Differenzialtechnik nach einer kompensatorischen Anpassungsreaktion zu suchen, um sie ebenfalls zu behandeln. Mit dieser Technik lässt sich auch die primäre Störung lokalisieren, falls chronische kompensatorische Veränderungen sie maskieren sollten. Zur Behandlung von Säuglingen und Kleinkindern eignet sich die allgemeine, am Kapitelanfang beschriebene BLT-Technik.

1. Der Patient sitzt aufrecht und mit leichter LWS-Lordose (d.h. nicht zusammengesackt) auf beiden Sitzbeinhöckern. Die etwas tiefer direkt vor ihm sitzende Therapeutin presst seine Füße außen gegen ihre Knie (➤ Abb. 22.23).

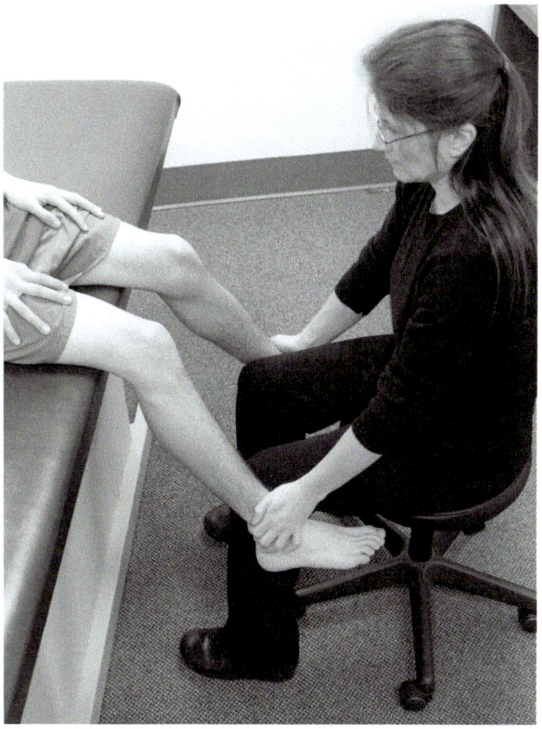

Abb. 22.23

2. Damit das Gewicht des Patienten auf den Sitzbeinhöckern lastet und sie stabilisiert, streckt die Therapeutin seine Knie gerade so weit, dass sein Körperschwerpunkt zwischen die Tubera ischiadica fällt. Nach dieser Stabilisierung kippen die Hüftbeine bei Kraftanwendungen mit dem Femur nach vorn oder hinten. Bei zu starker Kniestreckung läge der Körperschwerpunkt hinter der Beckenmitte; dann würde der Patient bei Femurbewegungen von den Sitzbeinhöckern abrollen und eine Rückwärtsbewegung (counternutation) des Sakrums ausgelöst.
3. Mit gegenläufigen Bewegungen (Druck oder Zug) an beiden Beinen kann die Therapeutin jetzt die Beweglichkeit der Hüft- und Sakroiliakalgelenke untersuchen. In unserem Beispiel (➤ Abb. 22.24 und ➤ Abb. 22.25) drückt sie das rechte Bein in die Hüfte hinein, damit sich das Hüftbein nach hinten dreht, und zieht gleichzeitig am linken Bein, um durch die Traktion eine leichte Hüftdrehung nach vorn zu induzieren. Bei synchroner Durchführung beider Bewegungen dreht sich das Sakrum um seine Schrägachse. Hier bewegt es sich z.B. links nach vorn und rechts nach hinten (➤ Abb. 22.26).

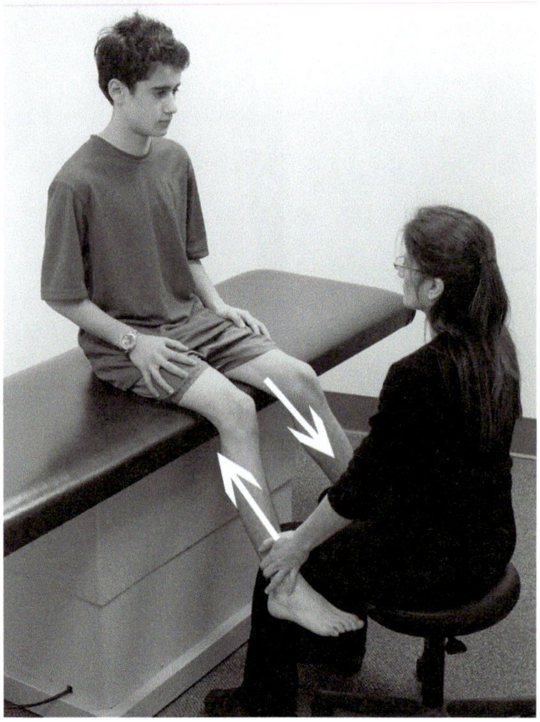

Abb. 22.24

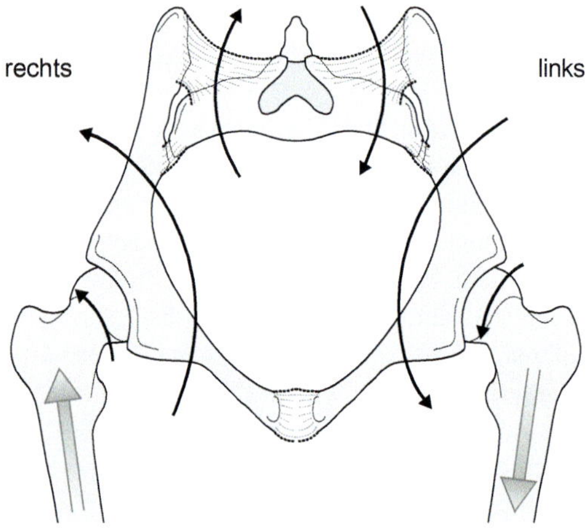

Abb. 22.25

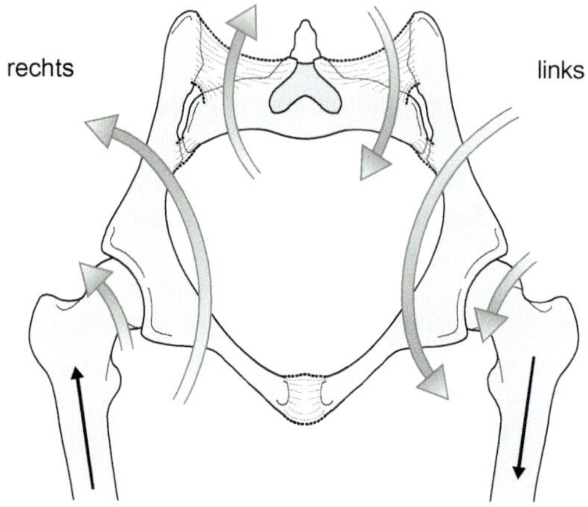

Abb. 22.26

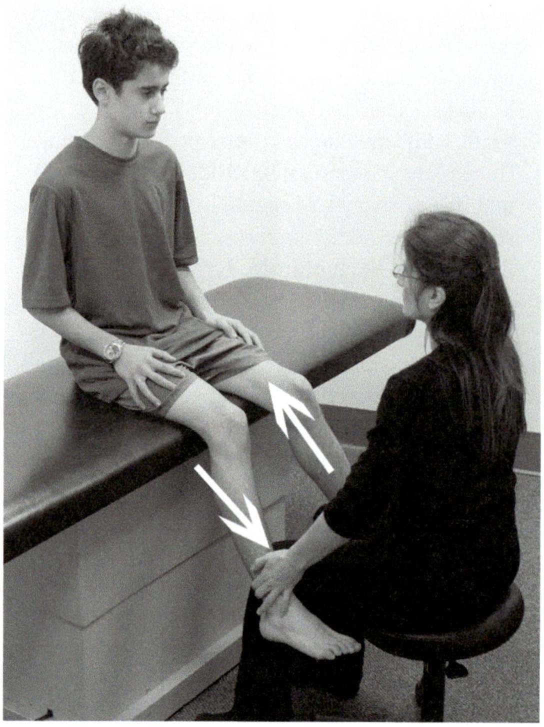

Abb. 22.27

4. Danach wird das Manöver mit umgekehrten Kraftvektoren an beiden Beinen wiederholt (➤ Abb. 22.27) und der Bewegungsspielraum auf beiden Seiten verglichen. Die Kombination, die auf den geringsten Widerstand trifft, lässt die freie, uneingeschränkte (Ease-)Position erkennen, während die mit dem größten Widerstand auf die Bewegungseinschränkung oder restriktive Barriere verweist.
5. Nach Wiedereinnahme der Ease-Position werden die Beine in dieser Stellung gehalten. Das Bein, an dem die Traktion ausgeübt wird, wird als „langes Bein" und das ins Becken gedrückte als „kurzes Bein" bezeichnet. Da im ersten Beispiel (➤ Abb. 22.26) am linken Bein gezogen wird, ist es das „lange" Bein.
6. Während die Therapeutin beide Beine festhält, bittet sie den Patienten, Kopf und Oberkörper langsam zur „langen" Beinseite, hier also nach links, zu drehen. Die Rumpfdrehung muss eine Lendenwirbelsäulen-(LWS-)Rotation bewirken, um das Sakrum anzuspannen. Sobald sich das Sakrum bewegt, verändert

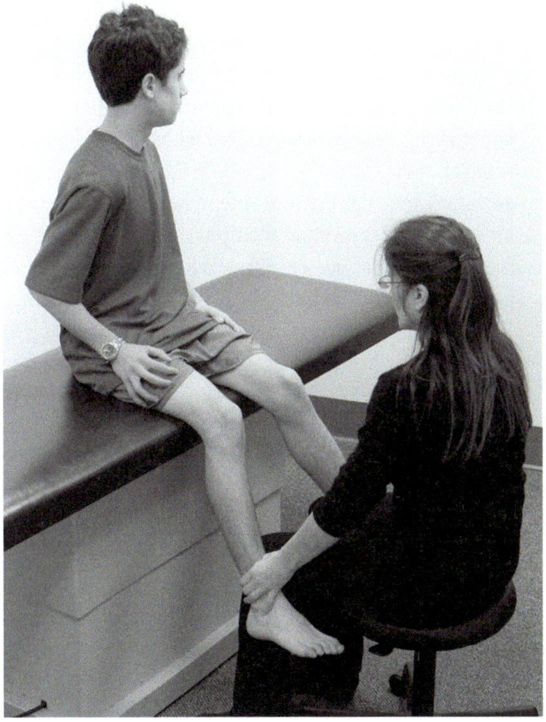

Abb. 22.28

sich die Beinspannung spürbar. In dem Moment soll der Patient innehalten und sich nicht mehr weiter drehen (➤ Abb. 22.28).

7. Die Therapeutin nimmt noch eine Feinabstimmung der Beinstellung vor, um die Spannungen im Hüft-, Sakroiliakal- und Lumbosakralbereich auszugleichen.
8. Hat sich schließlich ein Spannungsgleichgewicht eingestellt, hält sie die Beine in dieser Position und fordert den Patienten auf, sich langsam wieder in die Normalstellung zu drehen. Erst dann lässt sie die Beine los. Bei erneuter Untersuchung sollten sich Hüft- und Sakroiliakalgelenke jetzt symmetrisch bewegen.

Balanced-Ligamentous-Tension-(BLT-) Technik am Hüftgelenk

Kleinkind im Sitzen

1. In sitzender Position des Kleinkinds wird nach dem oberen Femur palpiert (bei jüngeren Kindern ist der Trochanter major nicht immer deutlich zu tasten). Während die Hand der Therapeutin den Femurschaft umfasst, liegt ihr Daumen etwa in Höhe der Femurhals-Längsachse (➤ Abb. 22.29). Der Zeigefinger berührt den oberen Schambeinast.
2. Die Finger der anderen Hand sind über die unterschiedlichen Hüftknochen gespreizt, so dass sie die Spinae iliacae superiores (SIAS, SIPS), das Tuber ischiadicum und das Sakrum berühren (➤ Abb. 22.30).
3. Spannungen in den drei Hüftknochenbereichen sollten sich in der Y-förmigen Epiphyse im Zentrum der Hüftpfanne auflösen und die Achsen von Femurkopf und -hals ebenfalls auf diese Y-Fuge hin orientiert sein.
4. Palpierbare Verspannungen oder Fehlbelastungen im Hüft-/Beckenbereich werden behutsam mit ausgleichenden und streichenden Techniken behandelt. Durch Rotation, Kompression, Distraktion, Adduktion und Abduktion des Femurs können Dreh- und Scherbewegungen des Hüftbeins (Os ilium) induziert werden. Da der Druck ins (Weichteil-)Gewebe gerichtet ist, muss sich der Knochen dabei nicht unbedingt bewegen.
5. Hat sich schließlich ein Spannungsgleichgewicht eingestellt, hält die Therapeutin diese Position, bis sich

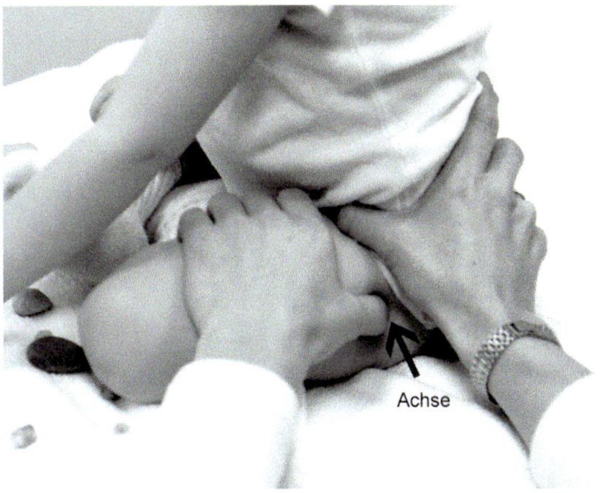

Abb. 22.29

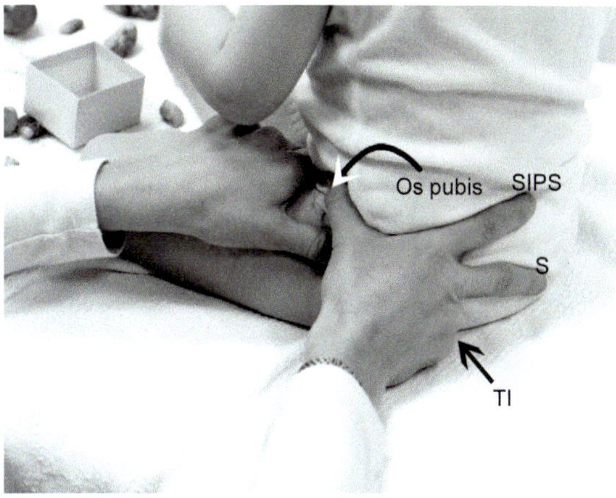

Abb. 22.30

22

die mechanische Belastung normalisiert oder die Funktion spürbar verbessert.

6. Bei älteren Kindern ist die Behandlungstechnik weniger wirksam. Sie wird mit dem Ziel angewandt, somatische Stressmuster, die eine Hüftinstabilität, Ischämie/Nekrose der Femurkopfepiphyse, eine Gelenkknorpeldegeneration oder epiphysäre Mikrotraumen unterhalten oder verschlimmern könnten, zu beseitigen. Die Technik ist auch für Kinder mit liegendem Fixateur-interne/externe geeignet. In dem Fall sollten allerdings die Streichmassage-Elemente größeres Gewicht erhalten.

Balanced-Ligamentous-Tension-(BLT-) Technik am Hüftgelenk

Sportler in Seitenlage

1. Der Patient liegt auf der gesunden Seite und hat Knie und Hüften zur Beckenstabilisierung gebeugt. Die Therapeutin sitzt seitlich versetzt hinter den Beinen, um vordere und hintere Orientierungspunkte der Hüfte palpieren zu können (➤ Abb. 22.31).
2. Nach Aufsuchen des Trochanter major (TM) legt sie beide Daumen direkt darunter auf – etwa in Längsachse des Femurhalses (Sternchen). Die Handpositionen sollten eine Berührung sämtlicher Hüftknochen ermöglichen: des Os ilium an den Spinae iliacae superiores (SIAS, SIPS), des Os ischii am Tuber ischiadicum (TI) und des Os pubis am Ramus superior.
3. Spannungen in den drei Hüftknochenbereichen sollten sich in der Y-förmigen Epiphyse im Zentrum der Hüftpfanne auflösen und die Achsen von Femurkopf und -hals ebenfalls auf diese Y-Fuge hin orientiert sein.

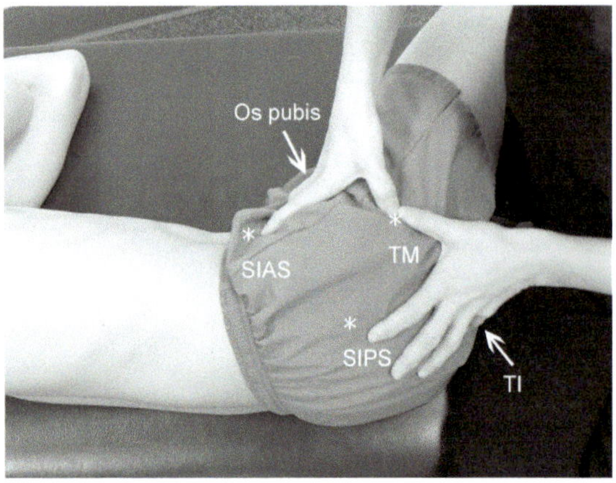

Abb. 22.31

4. Palpierbare Verspannungen oder Fehlbelastungen im Hüft-/Beckenbereich werden behutsam mit ausgleichenden und streichenden Techniken behandelt.
5. Bei älteren Kindern ist die Behandlungstechnik weniger wirksam. Sie wird mit dem Ziel angewandt, somatische Stressmuster, die eine Hüftinstabilität, Ischämie/Nekrose der Femurkopfepiphyse, eine Gelenkknorpeldegeneration oder epiphysäre Mikrotraumen unterhalten oder verschlimmern könnten, zu beseitigen. Die Technik ist auch für Kinder mit liegendem Fixateur-interne/externe geeignet. In dem Fall sollten allerdings die Streichmassage-Elemente größeres Gewicht erhalten.

Drainage-Technik im Hüftbereich

Sportler/Kleinkind in Seitenlage

Mit dieser Technik werden die intra- und extravaskulären Flüssigkeitsbewegungen im Hüftbereich verbessert. Eine osteopathische Behandlung kann unterstützend bzw. ergänzend zur medizinischen Standardversorgung von Kindern mit Femurkopf- oder Femurepiphysenproblemen angewandt werden. Die Drainage-Technik erweist sich besonders bei Ödem- oder Ergussbildung im Hüftbereich als sinnvoll. Nach einer (vorhergehenden) Behandlung muskuloskelettaler Verspannungen/Dysbalancen im Lumbosakral-, Hüft- und Beckenbereich lassen sich die besten Ergebnisse erzielen.

1. Der Patient liegt auf dem Rücken oder in stabiler Seitenlage. Die Therapeutin sucht mit ihren Daumen den Trochanter major auf und breitet beide Hände auf der betroffenen Hüftseite aus. Sie hat nun zwei Möglichkeiten, eine behutsame Fluktuation mit den Fingern anzustoßen.
2. Bei der ersten Methode erzeugt abwechselnder Druck mit den Daumen von der Seite eine laterale Fluktuation über der Epiphyse (➤ Abb. 22.32). Bei der zweiten Methode (➤ Abb. 22.33) wird zwischen den Daumen auf dem Trochanter major (weißer Pfeil) und beiden Händen (schwarze Pfeile) die Druckrichtung rhythmisch verändert. Für welche Methode sie sich entscheidet, hängt von der Reaktion des Kindes ab.
3. Beide Methoden lassen sich mit denselben Fingerpositionen auch bei Säuglingen anwenden (➤ Abb. 22.34, schwarze und weiße Pfeile, oder ➤ Abb. 22.35).
4. Nach Beginn der Fluktuation (Wellenbewegung) beobachtet die Therapeutin sie über mehrere Zyklen, bis die Amplitude schwächer wird. Dann dämpft sie

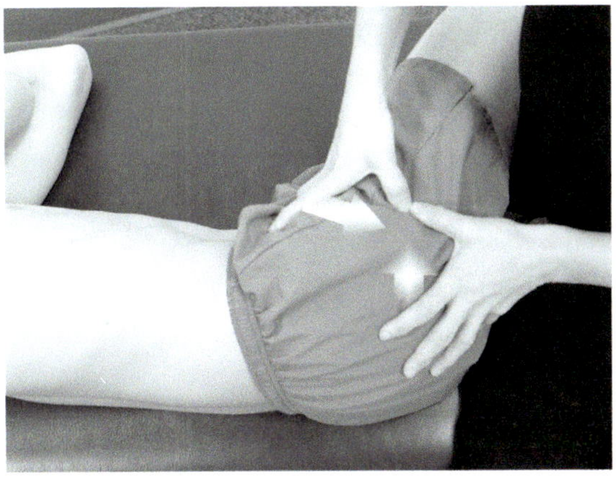

Abb. 22.32

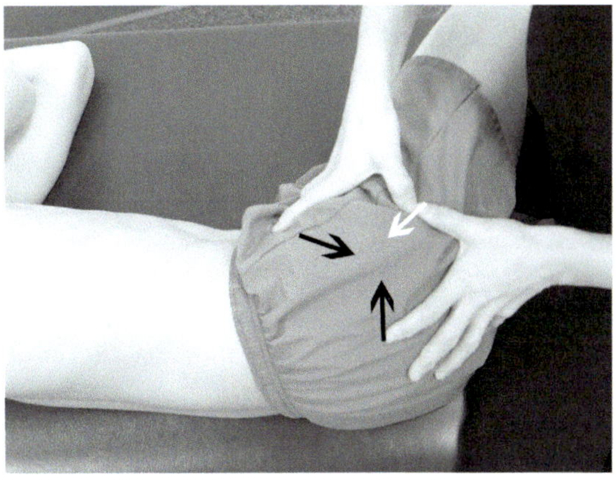

Abb. 22.33

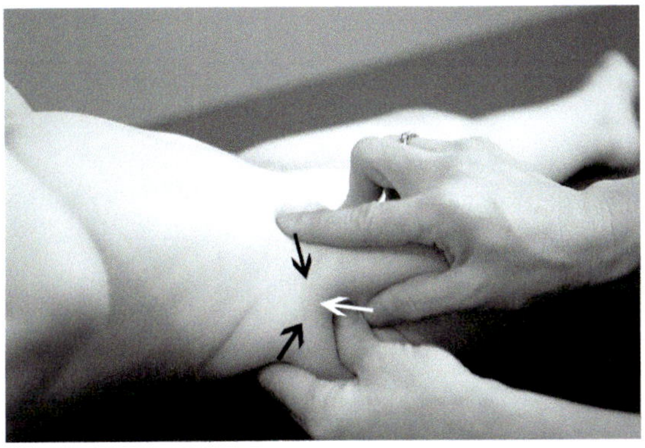

Abb. 22.34

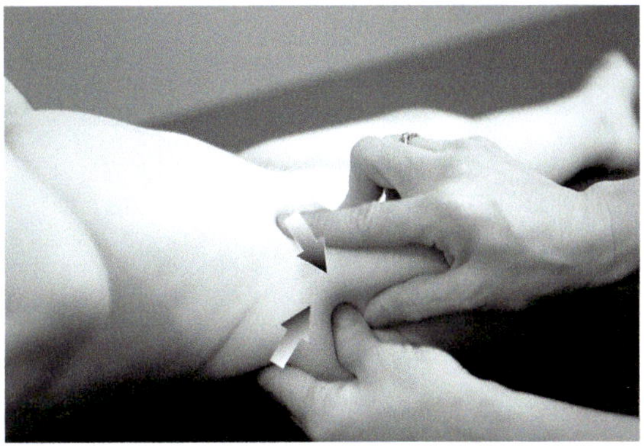

Abb. 22.35

die Welle durch behutsamen Widerstand entgegen der Ausbreitungsrichtung.

5. Dies wird so lange fortgesetzt, bis die Fluktuation nachlässt und einen „Stillpunkt" erreicht. Danach dürfen die Gewebe – ohne weiteres Zutun der Therapeutin – ihre normalen Funktionen wieder aufnehmen.

22.7 Dysfunktionen der Hüfte

22.7.1 Anmerkungen zur Klinik

Bei der Entwicklung von Hüft- und Beinproblemen spielen Dysfunktionen der Hüftknochen eine wichtige Rolle. Da die Hüftbeine aus drei Teilen bestehen, sind intraossäre Spannungen möglich. Sie wirken sich typischerweise eher auf die Hüftpfanne (Azetabulum) als auf das Sakroiliakalgelenk aus. Intra- und interossäre Dysfunktionen können als primäre Störung oder als (sekundäre) Komplikation auftreten. Hüftdysfunktionen können die Ruhelänge der Muskeln und die koordinierte Interaktion von Agonisten und Antagonisten verändern, das Gangbild beeinflussen, zu einer funktionellen Beinlängendifferenz führen, zu Fuß- und Knieanomalien sowie Wirbelsäulenerkrankungen beitragen und die Beckenstabilität beeinträchtigen. Bei Säuglingen können sie das Erreichen wichtiger Meilensteine in der frühkindlichen Entwicklung (besonders Sitzen und Stehen) hinauszögern oder behindern.

Beim Gehen zeigt sich das physiologische Bewegungsmuster der Hüften mit zwei typischen Komponenten: 1) Drehung nach vorn und hinten um eine transversale Achse, die durch das Sakroiliakalgelenk verläuft (➤ Abb. 22.36). Als anteriore Rotation ist eine Bewegung der Spina iliaca anterior superior (SIAS) nach vorn und unten definiert, so als würde sich das Hüftbein im Uhrzeigersinn um die transversale Achse drehen (➤ Abb. 22.37). Als posteriore Rotation ist eine Drehung gegen den Uhrzeigersinn um die transversale Achse beschrieben (➤ Abb. 22.38). 2) Mediale und laterale Schwerbewegungen um eine vertikale Achse in der Os-ilium-Fläche (➤ Abb. 22.39). Bei einer Scherbewegung nach innen (oder inflare) bewegt sich die SIAS definitionsgemäß nach medial und die SIPS nach lateral (➤ Abb. 22.40), während sich umgekehrt bei einer Scherbewegung nach außen (oder outflare) die SIAS nach lateral und die SIPS nach medial bewegt (➢ Abb. 22.41). Diese vier Bewegungen sind physiologische Elemente des normalen Gangmusters: In der Schwungphase des Gehens verbindet sich eine Hüftdrehung nach hinten (posteriore Rotation) mit einer

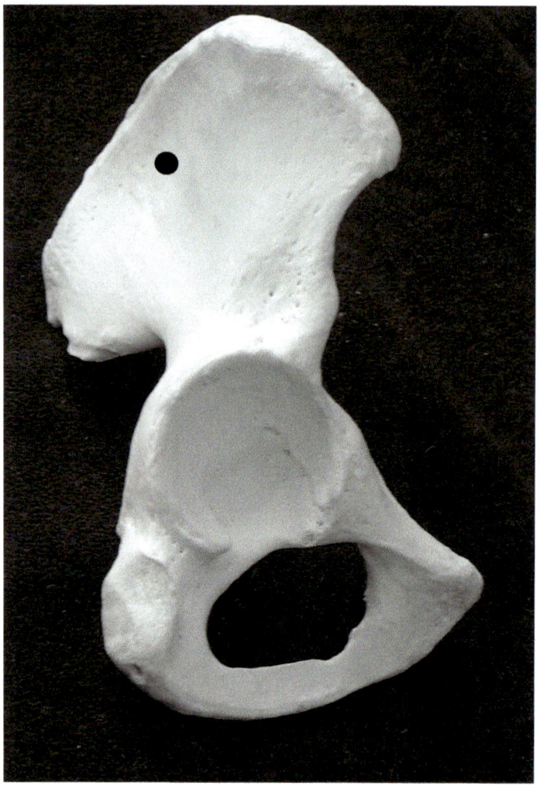

Abb. 22.36

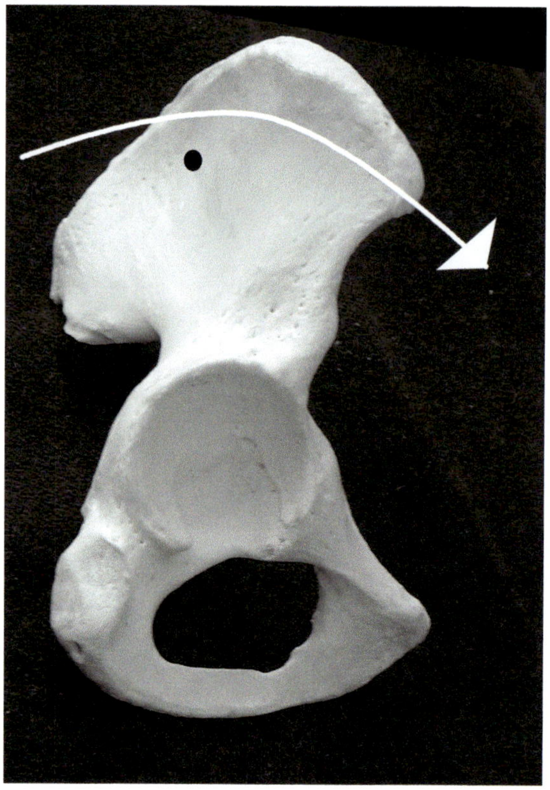

Abb. 22.37

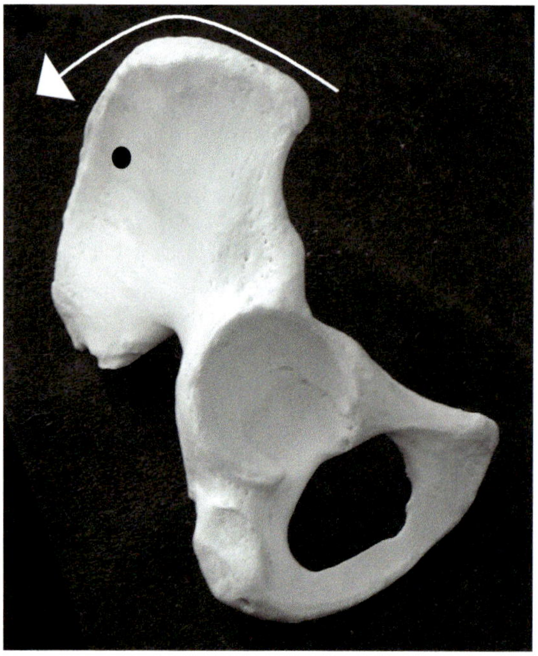

Abb. 22.38

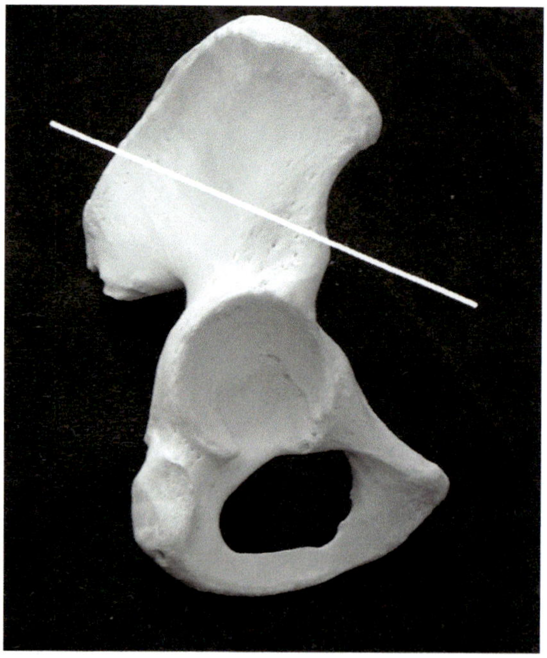

Abb. 22.39

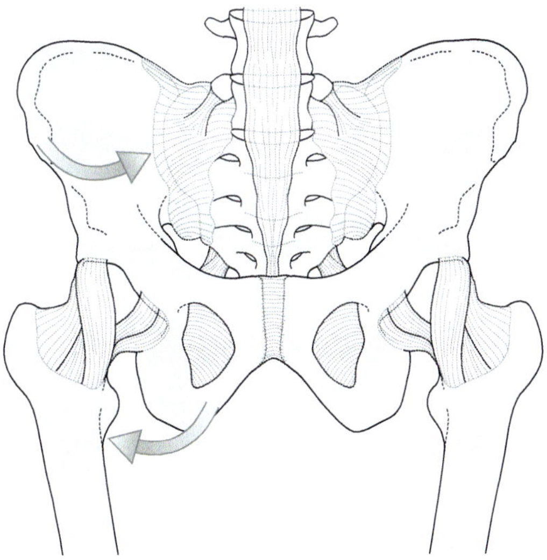

Abb. 22.40 Schematische Darstellung einer Inflare-Dysfunktion der linken Hüfte. Das Tuber ischiadicum bewegt sich nach lateral, die Spina iliaca anterior superior (SIAS) gleichzeitig nach medial.

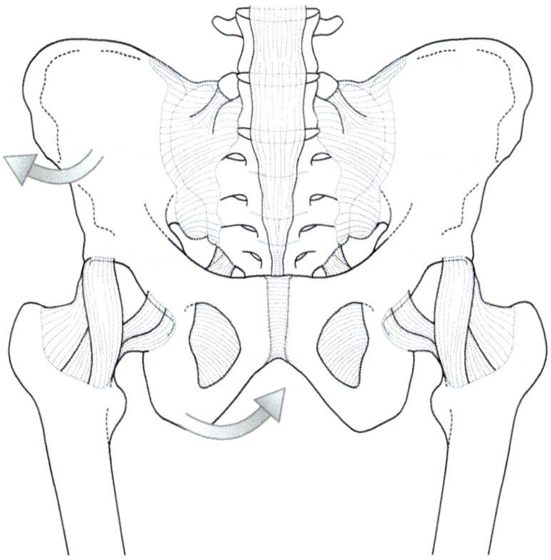

Abb. 22.41 Schematische Darstellung einer Outflare-Dysfunktion der linken Hüfte. Das Tuber ischiadicum bewegt sich nach medial, die Spina iliaca anterior superior (SIAS) gleichzeitig nach lateral.

Scherbewegung nach außen (outflare) bzw. in der Stand- und Abrollphase eine Hüftdrehung nach vorn (anteriore Rotation) mit einer Scherbewegung nach innen (inflare).

Es gibt aber auch unphysiologische Bewegungsmuster. Im Fall einer Dysfunktion kommt es gewöhnlich zu einer Verschiebung (Translation) in kaudaler oder kranialer Richtung. Bei kaudaler Translation wird von „Abrutschen", bei kranialer von „Hochrutschen" gesprochen. In der Regel sind es verletzungsbedingte, symptomatische Stressmuster, die sich durch Hüft-, Sakroiliakal- oder Rückenschmerzen bemerkbar machen. Auch Beinlängenunterschiede können auf Hüftdysfunktionen, besonders mit vertikaler und Drehkomponente, beruhen.

22.7.2 Statische Untersuchung der Hüftstellung (junger Sportler)

Hüftdysfunktionen lassen sich mit statischen oder dynamischen Tests diagnostizieren. Für eine statische Analyse sind Angaben zu drei Kriterien nötig: betroffene Seite (Lateralität) – sie wird beim Vorbeugen (Flexionstest) aus dem Stand ermittelt – sowie die Stellung von SIAS und SIPS auf der positiv getesteten Seite. Zur Diagnose kann auch ein passiver Hüftbeweglichkeitstest führen.

Flexionstest im Stehen

Der Beugetest dient zum Nachweis einer Hüftdysfunktion und ermittelt die betroffene Seite (Lateralität). Anhand von SIAS und SIPS werden danach Bewegungsachse und -richtung untersucht.

1. Der Patient steht mit dem Rücken zur Therapeutin, die beidseits die Spina iliaca posterior superior (SIPS) betastet und sich so hinstellt, dass sie beide auf Augenhöhe im Blick hat.
2. Der Patient beugt sich langsam nach vorn, wie um seine Zehen zu berühren (➤ Abb. 22.42).
3. Eine Dysfunktion liegt auf der Seite vor, auf der sich die SIPS zuerst oder am weitesten bewegt.

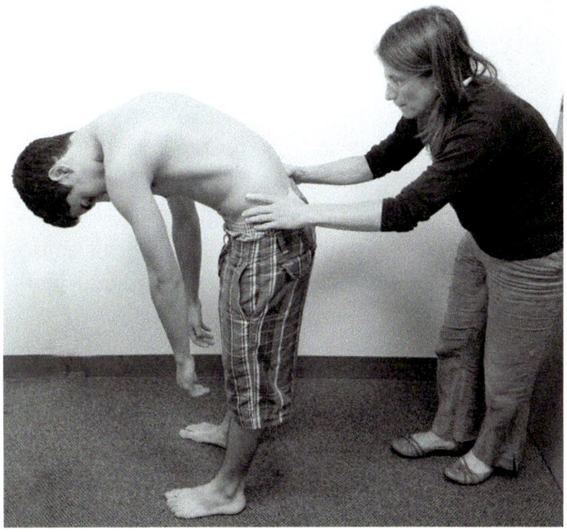

Abb. 22.42

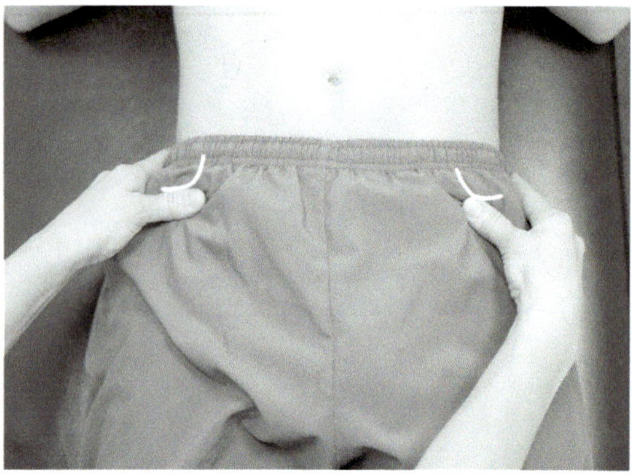

Abb. 22.43

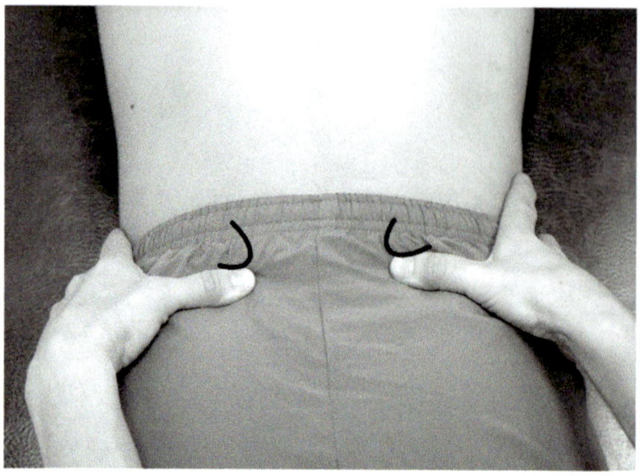

Abb. 22.44

Spina iliaca anterior superior (SIAS)

1. Der Patient liegt auf dem Rücken. Die Therapeutin steht seitlich von ihm, ihr dominantes Auge auf seine Körper-Mittellinie gerichtet, und lokalisiert beidseits die Spina iliaca anterior superior (SIAS) mit den Daumen.
2. Sie lässt ihre Daumen über die SIAS gleiten und genau darunter liegen, um beide Seiten zu vergleichen (> Abb. 22.43).
3. Im Bild scheint die linke SIAS höher und weiter außen als die rechte zu stehen. Welche Seite tatsächlich betroffen ist, wird im Flexionstest im Stehen ermittelt. Da bei diesem Patienten die rechte Seite positiv getestet wurde, stand in Wirklichkeit die rechte SIAS tiefer und weiter medial.
4. Nach der SIAS untersucht die Therapeutin noch die SIPS mit dem statischen Test, um die Dysfunktion näher zu bestimmen.

Spina iliaca posterior superior (SIPS)

1. Der Patient liegt auf dem Bauch. Die Therapeutin steht seitlich von ihm, ihr dominantes Auge auf seine Körper-Mittellinie gerichtet, und lokalisiert beidseits die Spina iliaca posterior superior (SIPS) mit den Daumen.
2. Sie lässt die Daumen über die SIPS gleiten und genau darunter liegen, um beide Seiten zu vergleichen (> Abb. 22.44).
3. Im Bild scheint die rechte SIPS höher und weiter außen als die linke zu stehen. Welche Seite tatsächlich betroffen ist, wird im Flexionstest im Stehen ermittelt. Da bei diesem Patienten die rechte Seite positiv getestet wurde, steht seine rechte SIPS höher und weiter lateral.
4. Dieser Untersuchungsbefund wird mit dem Testergebnis für die SIAS zusammengeführt.
5. In unserem Beispiel lautet die statische Testdiagnose: Hüftdysfunktion mit Anterior-Rotation und leichter Inflare-Stellung.

Dynamische Hüftuntersuchung

Junger Sportler in Rückenlage

Mit passiven Bewegungen unter Beobachtung der Gewebereaktion kann eine dynamische Hüftuntersuchung durchgeführt werden.

1. Der Patient liegt auf dem Rücken. Die Therapeutin steht seitlich von ihm, ihr dominantes Auge auf seine Körper-Mittellinie gerichtet, und hält seine Hüften. Ihre Handinnenflächen liegen beidseits auf der SIAS und ihre Finger sind an der Crista iliaca entlang um den oberen Hüftknochenrand gebogen (> Abb. 22.45).
2. Sie testet die Hüftbeweglichkeit, indem sie den Druck an der linken Hüfte nach hinten und außen, an der rechten Hüfte nach vorn und innen richtet. Dadurch wird eine Posterior-Rotation und laterale Scherbewegung (outflare) des linken bzw. eine Anterior-Rotation und mediale Scherbewegung (inflare) des rechten Hüftbeins induziert (> Abb. 22.46).
3. Die Therapeutin achtet dabei auf die Art der Gewebereaktion und spürbaren Widerstand (restriktive Barriere).
4. Sie wiederholt das Manöver mit vertauschten Seiten, damit sich diesmal das linke Hüftbein nach vorn und innen (inflare) bzw. das rechte Hüftbein nach hinten und außen (outflare) dreht. Wieder achtet sie auf die Gewebereaktion und den Widerstand.

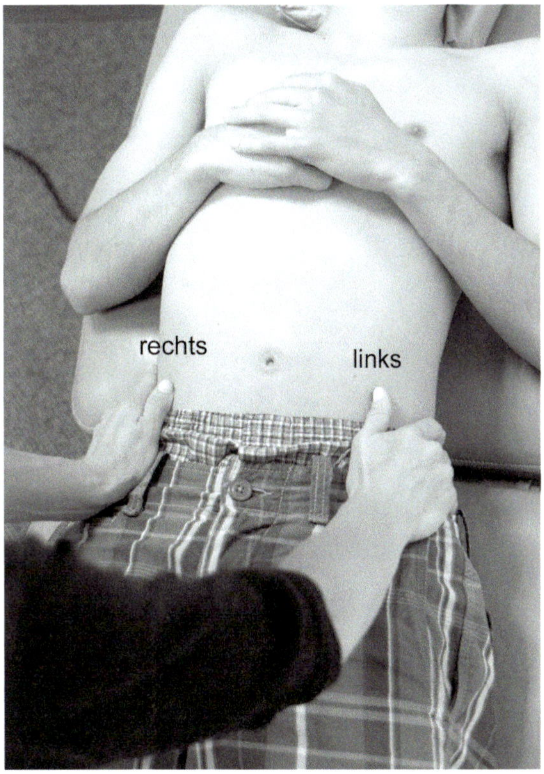

Abb. 22.45

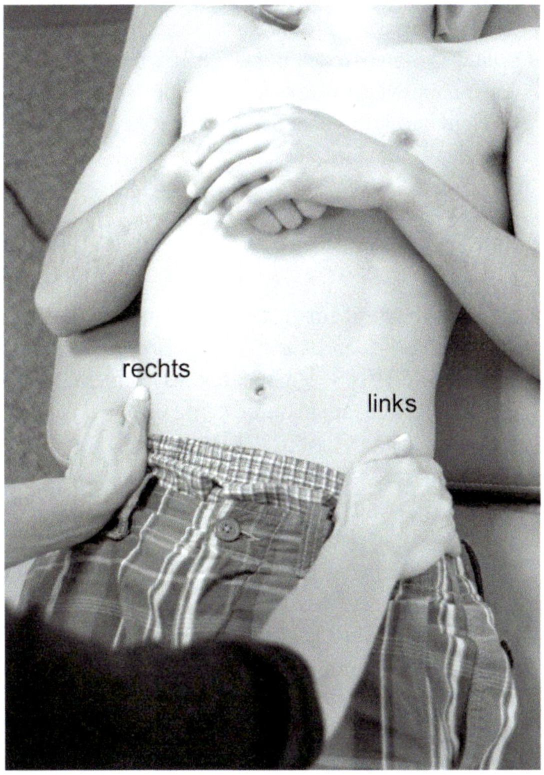

Abb. 22.46

5. Bei diesem Patienten zeigte sich die größte Bewegungsfreiheit/der geringste Widerstand bei Posterior-Rotation der linken Hüfte (➤ Abb. 22.45 und ➤ Abb. 22.46).
6. Ein „anteriores" Hüftbein wird sich leichter nach vorn drehen und sich der Drehung nach hinten widersetzen – und umgekehrt. Bei Inflare-Stellung des Iliums sind vordere Dreh- und mediale Scherbewegungen freier und in größerem Umfang möglich. Um Inflare- und Outflare-Dysfunktionen genauer zu untersuchen, wird der Druck so dosiert, dass sich die Scherbewegung verstärkt und die Rotation verringert.

Kleinkind im Sitzen

1. Das Kind sitzt mit dem Rücken zur Therapeutin auf dem Behandlungstisch. Die hinter ihm sitzende Therapeutin berührt die Spinae iliacae superiores (SIAS und SIPS) beidseits mit Daumen und Fingern (➤ Abb. 22.47).
2. Das Kind darf bei der Untersuchung spielen, damit die Therapeutin sieht, wie sich die Hüften bei aktiven Bewegungen verhalten. Dies ist ein aktiver Bewegungstest.
3. Bei einem passiven Bewegungstest wird abwechselnd eine Hüfte stabilisiert und die andere untersucht. Während des normalen Gehens bewegen sich die Hüftbeine in eine Anterior-Rotation mit leichter Inflare-Stellung und in eine Posterior-Rotation mit leichter Outflare-Stellung. Diese vier Bewegungsebenen sollten überprüft werden.
4. In unserem Beispiel wird die linke Hüfte stabilisiert, um die passive Beweglichkeit der rechten Hüfte zu untersuchen. Mit einer sanften Drehbewegung nach vorn und hinten lässt sich die Rotation der rechten Hüfte testen (➤ Abb. 22.48). Zur Prüfung der medialen und lateralen Beweglichkeit wird das Ilium dann in die Inflare- und Outflare-Stellung gebracht (➤ Abb. 22.49). Mit vertauschten Seiten wird die

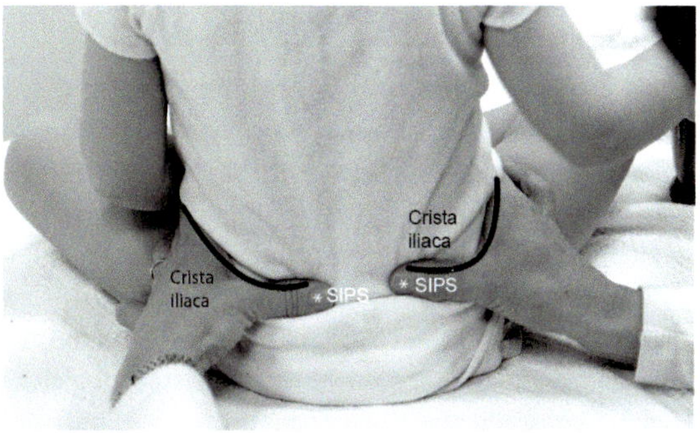

Abb. 22.47

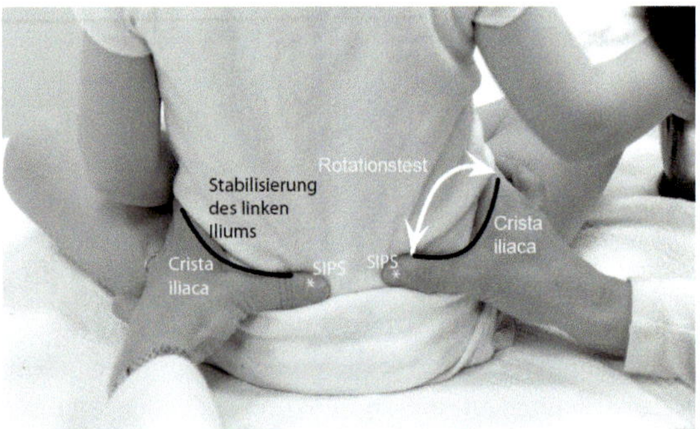

Abb. 22.48

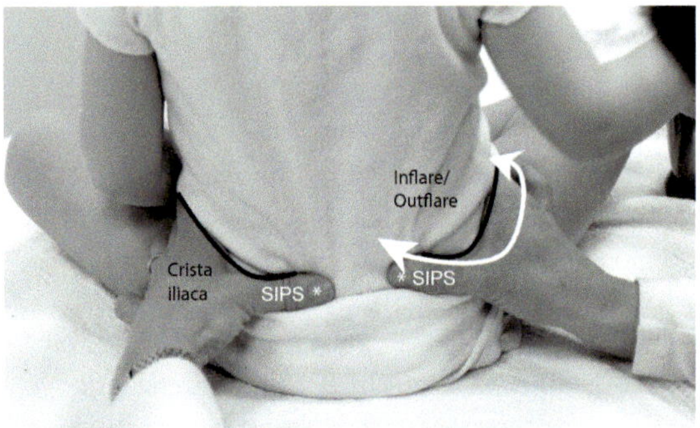

Abb. 22.49

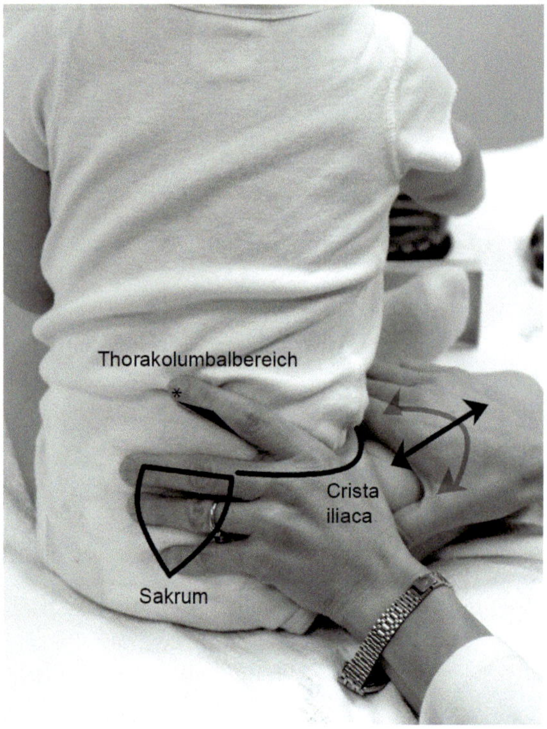

Abb. 22.50

passive Hüftbeweglichkeit dann auch links untersucht. So lässt sich vergleichen, ob sie seitensymmetrisch ist.

Zusammenspiel von Femur, Hüfte und Becken

Kleinkind im Sitzen

1. Das Kind sitzt. Die neben ihm sitzende Therapeutin hält seine Hüfte mit einer Hand. Ihr Daumen liegt auf der Spina iliaca anterior superior (SIAS), die restliche Hand am hinteren Hüftbein und Sakrum, und der Zeigefinger kontrolliert den Thorakolumbalbereich. Mit der anderen Hand umgreift sie den Oberschenkel (➤ Abb. 22.50).
2. Untersucht werden zunächst die mechanischen (Gelenk-)Beziehungen zwischen Os coxae und Femur. Bei Innenrotation des Femurs dreht sich das Hüftbein mit einer lateralen Scherbewegung (outflare) nach hinten. Dabei kann am Hüftgelenk auf die Bewegungsqualität und -quantität zwischen beiden Knochen geachtet werden. Anhand der Reaktion im Sakrum- und Thorakolumbalbereich lässt sich gleichzeitig kontrollieren, ob kompensatorische Anpassungen stattfinden.
3. Die Ergebnisse beider Seiten werden verglichen. Qualität und Quantität der Bewegung wie auch die sakralen und thorakolumbalen Anpassungsreaktionen sollten symmetrisch sein. Asymmetrien können auf einer femoralen, intraossären azetabulären, iliosakralen (auf der Ilium- oder Sakrumseite des Sakroiliakalgelenks) oder intraossären sakralen Dysfunktion beruhen.

Säugling in Rückenlage

1. Der Säugling liegt auf dem Rücken. Die Therapeutin hält ihn mit beiden Händen an den Hüften, so dass sie jeweils die SIAS, den hinteren Beckenkamm, das Tuber ischiadicum und mit einem Finger das Sakrum berühren kann (➤ Abb. 22.51).
2. Während das Kind normal atmet und sich hin und her bewegt, achtet sie einfach nur auf die Bewegungen am Sakroiliakalgelenk.
3. Dann induziert sie eine passive Bewegung, indem sie eine Hüfte nach vorn und die andere gleichzeitig nach hinten dreht (➤ Abb. 22.52, weiße Pfeile). Das Ganze wird mit vertauschten Seiten in umgekehrter Richtung wiederholt. Dabei achtet sie auf Bewegungsumfang und -qualität am Sakroiliakalgelenk.

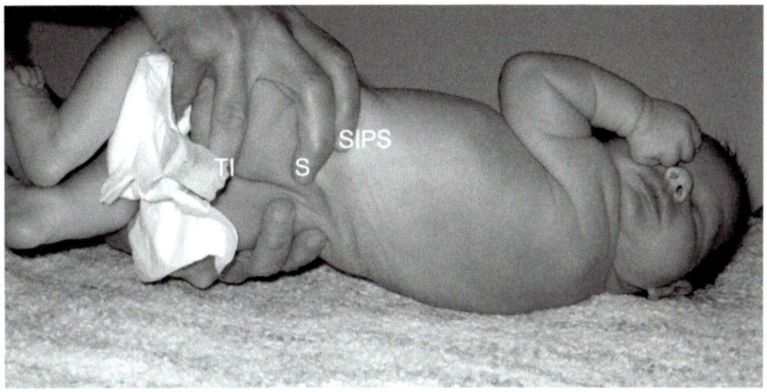

Abb. 22.51

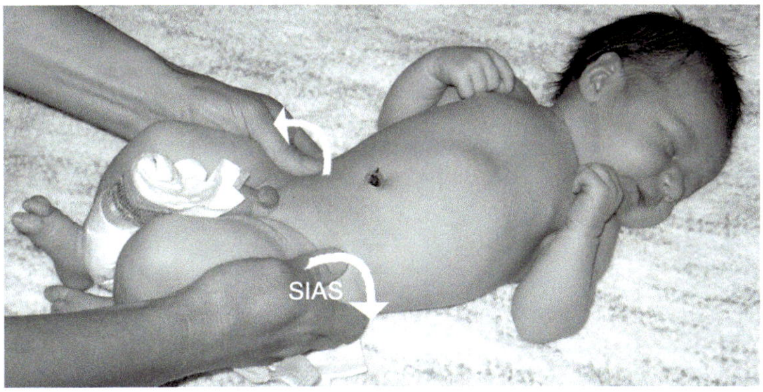

Abb. 22.52

4. Sie legt die Hände etwas tiefer an die Hüften und kann nun beidseits das Os pubis (Ramus superior) mit dem Daumen sowie Os ilium und Os ischii mit den anderen Fingern berühren.
5. Jetzt wird auf intraossäre Spannungen bei unwillkürlichen Bewegungen geachtet.

22.7.3 Anmerkungen zur Behandlung

Als primäre oder sekundäre Störung können Hüft (gelenk)dysfunktionen bei sakropelvinen, Rücken- und Beinerkrankungen eine Rolle spielen. Nach einer Steißlage oder sonstigen kindlichen Lageanomalie wird es sich bei einer Neugeborenen-Dysfunktion eher um eine primäre Störung der Hüfte handeln. Wenn sich eine (Hüftgelenk-)Dysfunktion von Kindern, die bereits laufen, unter der Behandlung nur temporär zu bessern scheint, sollte eine Beinlängendifferenz ausgeschlossen werden. Kinder können funktionelle oder strukturelle Beinlängenunterschiede aufweisen. Bei funktioneller Beinlängendifferenz ist gelegentlich eine befristete „Lift"-Therapie (Schuheinlage) der kindlichen Hüftgelenkdysfunktion zulässig.

Isotonische Muskelenergietechnik bei anterior-rotiertem Os coxae

Sportler/Kind in Rückenlage

Diese Behandlungsmethode wird bei einer (Anterior-) Dysfunktion angewandt, die in erster Linie auf einer Quadriceps-Verspannung beruht. Um das Hüftbein nach hinten zu drehen, werden die Knieflexoren angespannt.

1. Der Patient liegt auf dem Rücken. Die Therapeutin sitzt ipsilateral unterhalb der Hüfte, die behandelt werden soll (➤ Abb. 22.53).
2. Sie beugt die Hüfte des Patienten und legt seinen Unterschenkel auf ihrer Schulter ab. Dann verstärkt sie die Hüftflexion, bis sich das Ilium zur restriktiven Barriere des Sakroiliakalgelenks nach posterior dreht.
3. Während der Patient sein Knie zu beugen und den Unterschenkel in die Schulter der Therapeutin zu drücken versucht (➤ Abb. 22.53, schwarzer Pfeil), verhindert sie die Bewegung und kontrolliert, ob sich das Hüftbein anspannt (gerader weißer Pfeil).
4. Ihr Gegendruck/Widerstand richtet sich nur gegen die Kniebeugung, ohne die Hüftbewegung einzuschränken.

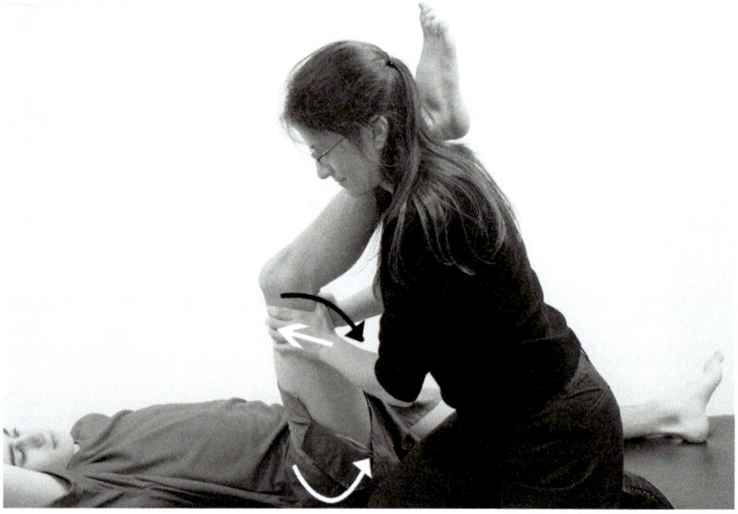

Abb. 22.53

5. Nachdem die isotonische Kontraktion 4–5 Sekunden aufrechterhalten wurde, soll der Patient mit der Anspannung nachlassen; gleichzeitig führt die Therapeutin mit einer Drehung (weißer, gebogener Pfeil) die Hüfte an die neue restriktive Barriere heran.
6. Diese Sequenz wird zweimal wiederholt.

5. Die Therapeutin berührt die Hüfte aber noch weiter, während sie die Gewebeentspannung (nach etwa 4–5 Sekunden) abwartet.
6. Mit einer Hüftdrehung nach hinten (weißer, gebogener Pfeil) stellt sie dann die neue restriktive Barriere ein.
7. Diese Sequenz wird zweimal wiederholt.

Reziproke Inhibition/isometrische Muskelenergietechnik bei anteriorrotiertem Os coxae

Sportler/Kind in Rückenlage

Anterior-Rotationen der Hüfte treten typischerweise bei Verspannung/Verhärtung des M. quadriceps femoris oder M. psoas auf. Mit dieser isometrischen Technik lassen sich sowohl artikuläre (Sakroiliakalgelenk) als auch myofasziale (Weichteil-)Verspannungen behandeln.

1. Der Patient liegt auf dem Rücken. Die Therapeutin sitzt ipsilateral unterhalb der Hüfte, die behandelt werden soll.
2. Nach einer Knie- und Hüftflexion stützt sie den Unterschenkel des Patienten gegen ihre Schulter (➤ Abb. 22.54) und führt die Hüfte bzw. das Os ilium in einer Drehbewegung nach hinten an die restriktive Barriere des Sakroiliakalgelenks heran. Dabei kontrolliert ihre andere Hand das Sakroiliakalgelenk.
3. Während der Patient sein Bein in die Schulter der Therapeutin drücken soll (schwarzer Pfeil), verhindert sie die Bewegung und prüft, ob sich das Hüftbein anspannt.
4. Diese isometrische Kontraktion wird 4–5 Sekunden aufrechterhalten, danach lassen beide gleichzeitig mit dem Druck bzw. Gegendruck nach.

Reziproke Inhibition/isotonische Muskelenergietechnik bei anteriorrotiertem Os coxae

Sportler/Kind in Rückenlage

Mit dieser isotonischen Muskelenergietechnik können sowohl artikuläre (Sakroiliakalgelenk) als auch Muskelverspannungen (M. iliopsoas und Hüftflexoren) behandelt werden. Dabei wird mit den Gesäß- und Hüftstreckmuskeln gearbeitet.

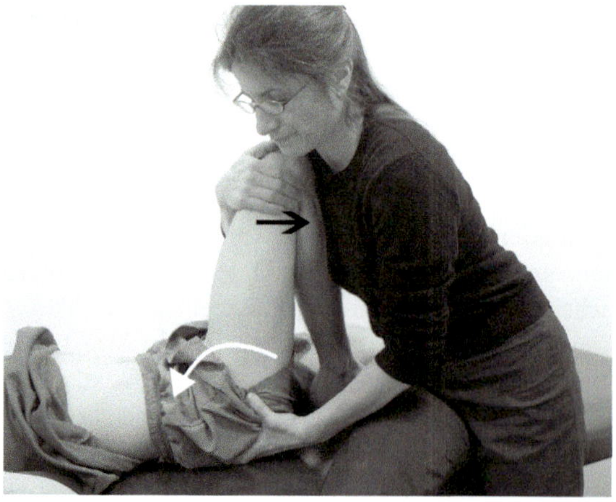

Abb. 22.54

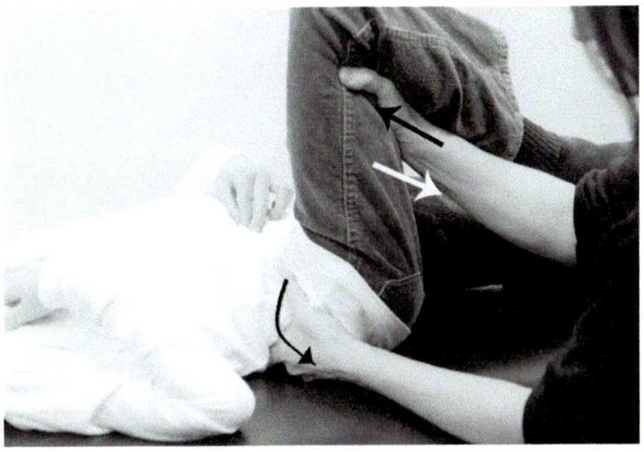

Abb. 22.55

1. Der Patient liegt auf dem Rücken. Die Therapeutin sitzt ipsilateral unterhalb der Hüfte, die behandelt werden soll.
2. Während ihre obere (näher zum Kopf des Kindes befindliche) Hand die Hüfte kontrolliert, umfasst sie den Oberschenkel knapp über dem Knie mit der anderen Hand, um die Hüfte zu beugen und das Ilium mit der posterioren Drehung an die restriktive Barriere heranzuführen (➢ Abb. 22.55).
3. Der Patient soll jetzt versuchen, sein Bein zur Liegefläche herunter oder in die Hand der Therapeutin zu drücken (weißer Pfeil), während sie die Bewegung verhindert (gerader schwarzer Pfeil) und die Anspannung des Hüftbeins überwacht.
4. Ihr Gegendruck/Widerstand richtet sich nur gegen die Hüftstreckung, ohne die Bewegungsfreiheit des Hüftbeins zu unterbinden.
5. Diese isometrische Kontraktion wird 4–5 Sekunden aufrechterhalten, danach lassen beide gleichzeitig mit dem Druck bzw. Gegendruck nach.
6. Unter Beibehaltung des Hüftkontakts wartet die Therapeutin die Gewebeentspannung (nach etwa 4–5 Sekunden) ab. Mit dem Femur als langem Hebelarm induziert sie dann eine Hüftdrehung nach hinten (gebogener, schwarzer Pfeil), um die neue restriktive Barriere einzustellen.
7. Diese Sequenz wird zweimal wiederholt.

Isometrische Muskelenergietechnik bei posterior-rotiertem Os coxae

Sportler in Bauchlage

1. In Bauchlage des Patienten ist das Knie auf der dysfunktionalen (Hüft-)Seite gebeugt. Die ipsilateral stehende Therapeutin umgreift sein Knie von der Beininnenseite her. Sein Fuß lehnt an ihrer Schulter, so dass die Quadrizeps-Gruppe gedehnt wird. Ihre andere Hand liegt hinten auf der betroffenen Hüfte, am oberen Ende des Sakroiliakalgelenks und der Crista iliaca (➢ Abb. 22.56).
2. Der Patient soll versuchen, sein Bein zur Liegefläche herunter zu drücken (gerader, weißer Pfeil), während die Therapeutin die Bewegung an Knie und Hüfte verhindert (gerader, schwarzer Pfeil).
3. Diese isometrische Kontraktion wird 4–5 Sekunden aufrechterhalten, danach lassen beide gleichzeitig mit dem Druck bzw. Gegendruck nach.
4. Unter Beibehaltung des Hüftkontakts wartet die Therapeutin die Gewebeentspannung (nach etwa 4–5 Sekunden) ab.
5. Mit dem Femur induziert sie dann eine Hüftdrehung nach vorn (gebogener, weißer Pfeil), um die neue restriktive Barriere einzustellen.
6. Nach zweimaliger Wiederholung der Sequenz wird die Hüftbeweglichkeit erneut überprüft.

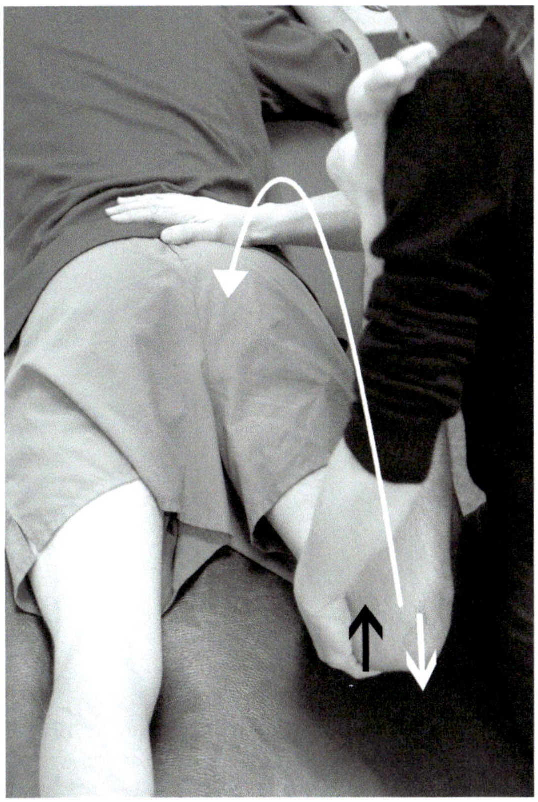

Abb. 22.56

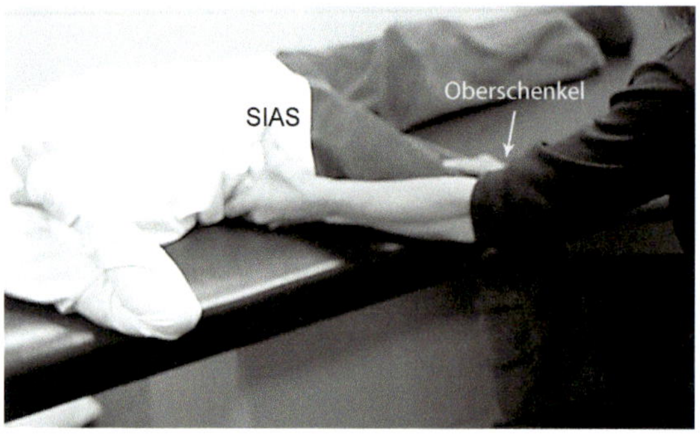

Abb. 22.57

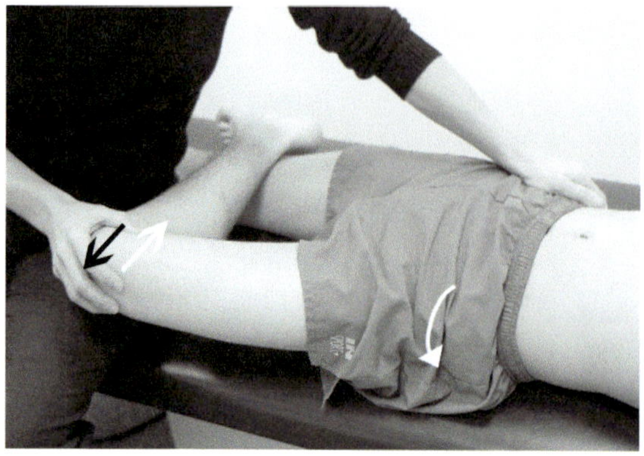

Abb. 22.58

Isotonische Muskelenergietechnik bei posterior-rotiertem Os coxae

Älteres Kind in Rückenlage

1. Das Kind liegt auf dem Rücken; die Therapeutin sitzt auf der betroffenen Seite neben ihm. Ihre obere (näher zum Kopf des Kindes befindliche) Hand kontrolliert seine Hüfte von hinten bzw. unten: die Finger die hintere Schaufel und die SIPS, der Daumen die SIAS. Ihre andere Hand hält den Oberschenkel des Kindes von vorn (➤ Abb. 22.57).
2. Unter fortgesetzter Kontrolle der Hüfte lässt sie das Bein auf der betroffenen Seite über die Liege herabhängen, damit sich das Hüftbein bis zum „Anschlag" (restriktive Barriere) nach vorn dreht.
3. Während das Kind versuchen soll, sein Bein zur Zimmerdecke hochzuheben, hält die Therapeutin mit gleicher Stärke dagegen, bis sich die restriktive Barriere anspannt.
4. Dann bittet sie das Kind, sich wieder zu entspannen, und steigert zugleich behutsam die Streckung und Vorwärtsrotation der Hüfte an die restriktive Barriere heran.
5. Nach zweimaliger Wiederholung der Sequenz wird die Hüftbeweglichkeit erneut überprüft.

Isotonisch-konzentrische Muskelenergietechnik bei Inflare-Dysfunktion des Os coxae

Junger Sportler/Kind in Rückenlage

1. In Rückenlage des Patienten steht die Therapeutin ipsilateral und unterhalb der Hüfte, die behandelt werden soll (➤ Abb. 22.58).
2. Sie beugt das Knie des betroffenen Beins, um den Unterschenkel bzw. Knöchel über das andere Bein zu legen. Die Außenrotation-Abduktion im Hüftgelenk bringt das Hüftbein in eine laterale Scher-(Outflare-) Stellung.
3. Während das Kind versuchen soll, sein Knie in die Hand der Therapeutin hochzuschieben (schwarzer Pfeil), verhindert sie die Bewegung und erzwingt durch behutsame Steigerung des Gegendrucks (gerader weißer Pfeil) eine vermehrte Anspannung. Unter Kontraktion der Hüftadduktoren (und Innenrotatoren) und gleichzeitiger Stabilisierung der anderen Hüfte wandert das Hüftbein dabei nach lateral.
4. Diese isotonische Kontraktion wird 4–5 Sekunden aufrechterhalten, danach lassen beide gleichzeitig mit der Anspannung bzw. dem Gegendruck nach.
5. Unter Beibehaltung des Kontakts wartet die Therapeutin die Gewebeentspannung ab (nach etwa 4–5 Sekunden).
6. Indem sie das Knie nach unten drückt (gebogener weißer Pfeil), verstärkt sie die Outflare-Bewegung der Hüfte, bis sich die neue restriktive Barriere einstellt.

Isometrische Muskelenergietechnik bei Outflare-Dysfunktion des Os coxae

Junger Sportler/Kind in Rückenlage

1. In Rückenlage des Patienten steht die Therapeutin ipsilateral und unterhalb der Hüfte, die behandelt werden soll (➤ Abb. 22.59).
2. Sie beugt Hüfte und Knie des betroffenen Beins und lehnt es an ihre Schulter. Mit der anderen Hand kontrolliert sie den Hüftbereich von hinten (➤ Abb. 22.60). Durch Adduktion des Femurs führt sie das Hüftbein dann an die restriktive Barriere seiner Scherbewegung (Inflare-Stellung) heran.

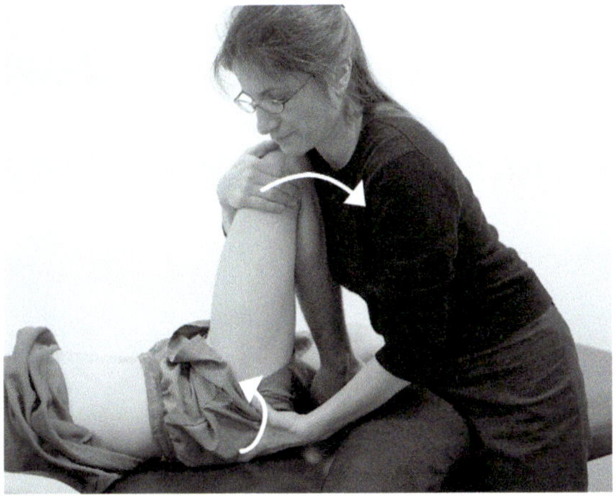

Abb. 22.59

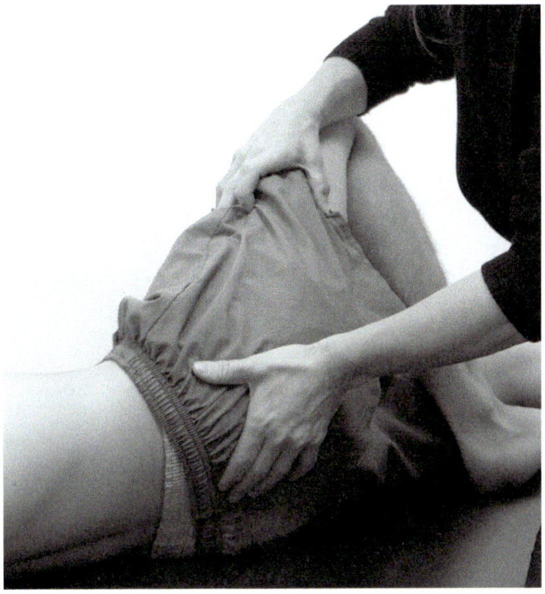

Abb. 22.60

3. Während das Kind versuchen soll, sein Knie nach außen (weißer Pfeil) zu drücken, verhindert die Therapeutin die Bewegung.
4. Diese isotonische Kontraktion wird 4–5 Sekunden aufrechterhalten, danach lassen beide gleichzeitig mit der Anspannung bzw. dem Gegendruck nach.
5. Unter Beibehaltung des Kontakts wartet die Therapeutin die Gewebeentspannung ab (nach etwa 4–5 Sekunden).
6. Dann adduziert sie den Oberschenkel und bewegt das Hüftbein mit der anderen Hand gleichzeitig an die neue restriktive Barriere heran (gebogener weißer Pfeil auf der Hüfte).

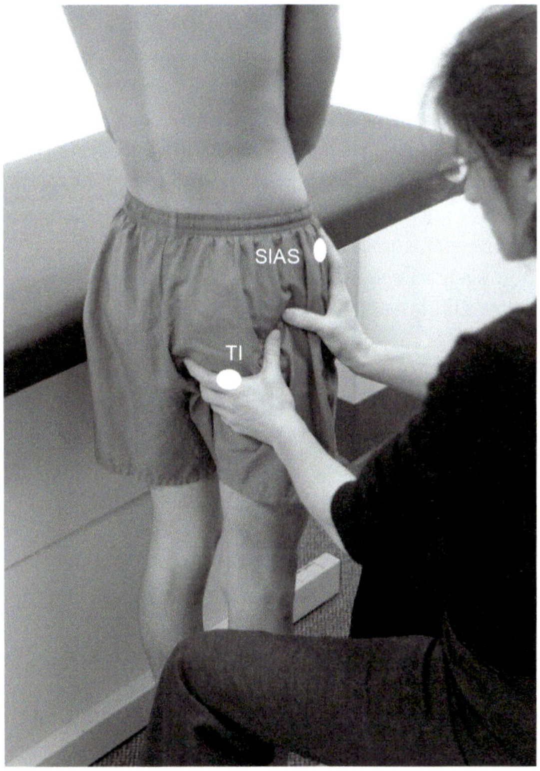

Abb. 22.61

Balanced-Ligamentous-Tension-(BLT-) Technik am Os coxae

Junger Sportler im Stehen

Neben chronischen primären Dysfunktionen können auch traumatische Beckenverletzungen mit dieser Technik behandelt werden, besonders wenn sie mit einer Dislokation (nach unten oder oben) des Hüftbeins verbunden sind.

1. Der Patient steht seitlich neben dem Behandlungstisch und stützt sich mit einer Hand auf der Liegefläche ab. Die Therapeutin sitzt neben ihm, den Blick auf die betroffene Seite gerichtet. Ihre Hände liegen am Tuber ischiadicum (TI) und auf der Spina iliaca anterior superior (SIAS), die Daumen berühren den Oberschenkel und üben kräftigen Druck aus (➤ Abb. 22.61). Achtung: Der Rücken des Patienten muss gerade bleiben – ohne sich zu verdrehen.
2. Um das Sakroiliakalgelenk zu entlasten, soll der Patient seine Beine überkreuzen (das ipsilaterale vor das andere Bein und den Fuß flach auf den Boden stellen). Damit sich das Hüftbein nicht mitbewegt, hält die Therapeutin das Tuber ischiadicum und die SIAS

fest (➤ Abb. 22.62). Manchmal muss sie ihren Ellenbogen noch auf das Knie stützen, um den Griff am Sitzbeinhöcker zu stabilisieren.

3. Der Patient wird aufgefordert, im Stehen langsam in die Knie zu gehen, bis sich das Sakroiliakalgelenk spürbar öffnet (➤ Abb. 22.63), und dann innezuhalten.
4. Mit einer Kombination unterschiedlicher Hüftbewegungen – Drehung nach vorn und hinten, Inflare und Outflare, kraniales und kaudales Verschieben – kann die Therapeutin jetzt die Spannungen im Becken- und Sakroiliakalbereich ausgleichen (➤ Abb. 22.64). Hat sich ein Spannungsgleichgewicht eingestellt, wird die Position gehalten, bis eine Verbesserung der Gewebefunktion oder eine Normalisierung der mechanischen Belastung spürbar ist.
5. Unter Beibehaltung der Hüftstellung soll der Patient seine Beine langsam wieder strecken und parallel ausrichten (nicht mehr überkreuz), damit sich das Gewicht gleichmäßig auf beide Hüften/Beine verteilt.
6. Die Behandlung sollte möglichst beidseits erfolgen.

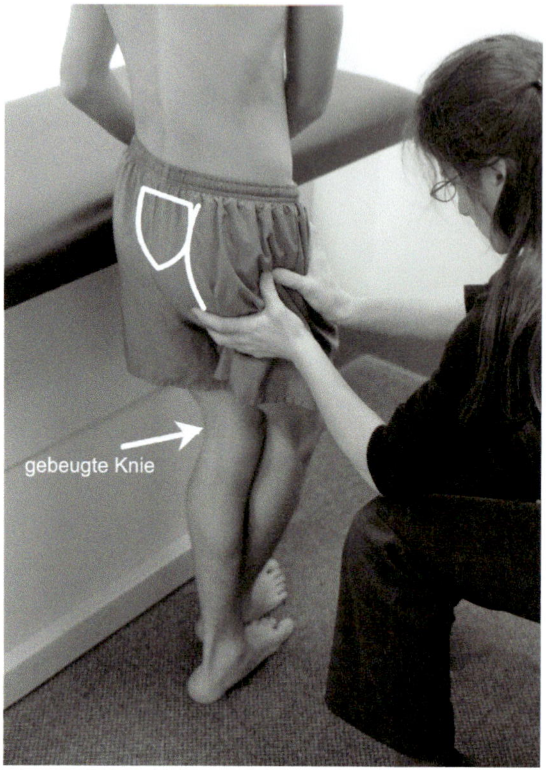

Abb. 22.63

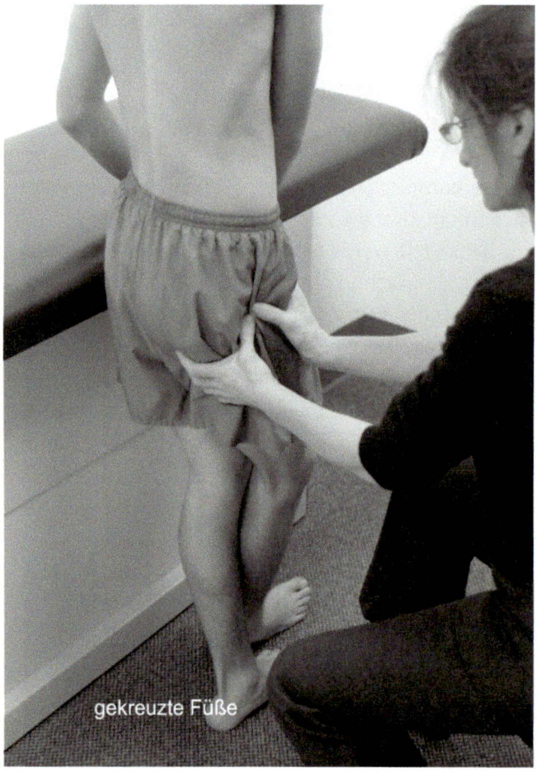

Abb. 22.62

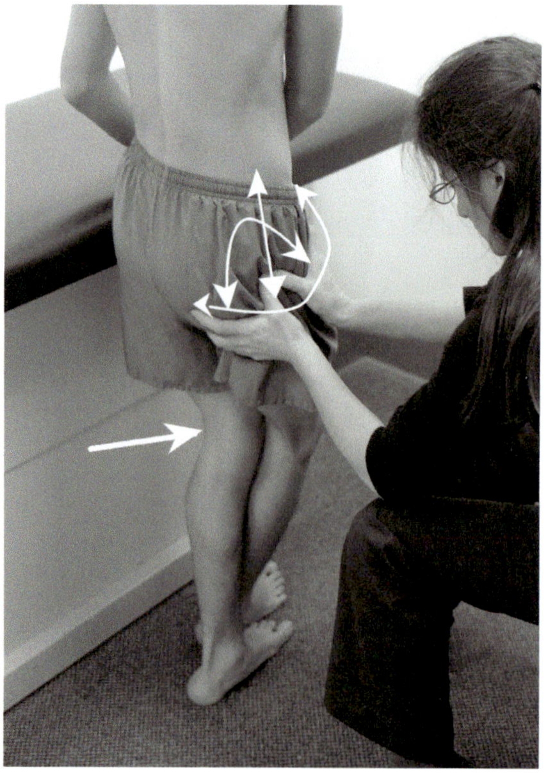

Abb. 22.64

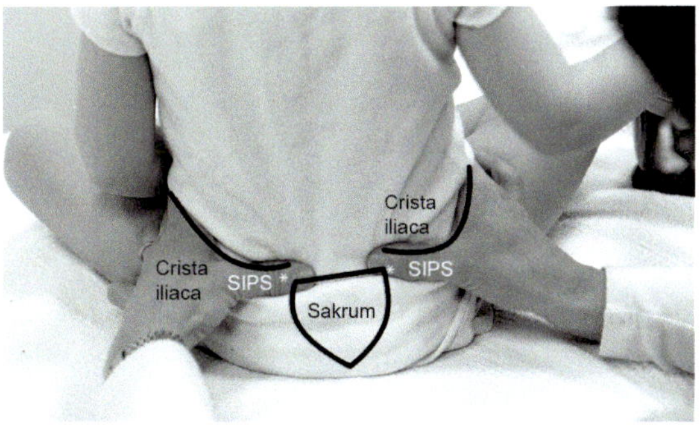

Abb. 22.65

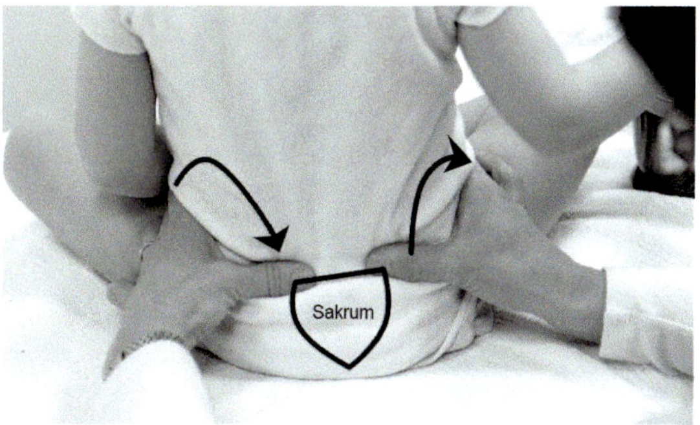

Abb. 22.66

Balanced-Ligamentous-Tension-(BLT-) Technik bei Hüft- und Beckendysfunktion

Kleinkind im Sitzen

1. Das Kind sitzt auf dem Behandlungstisch und wendet der ebenfalls sitzenden Therapeutin den Rücken zu (➤ Abb. 22.65). Sie umfasst es mit beiden Händen an den Hüften, so dass ihre Finger beidseits vorn die Spina iliaca anterior superior (SIAS) und die Daumen hinten beidseits die Spina iliaca posterior superior (SIPS) sowie das Sakrum berühren, während die Handflächen beidseits auf dem Beckenkamm (Crista iliaca) liegen.
2. Jetzt kann sie beide Hüften gleichzeitig in unterschiedliche Richtungen bewegen (➤ Abb. 22.66): z.B. die rechte Hüfte in eine Drehung nach vorn und die linke nach außen/hinten oder die rechte Hüfte in eine Inflare- und die linke in eine Outflare-Stellung. Die Daumen kontrollieren, ob und wie sich das Sakrum an die Bewegungen des Iliums anpasst.
3. Angestrebt wird ein Spannungsausgleich zwischen Sakrum und Ilium sowie im Beckengewebe.
4. Hat sich ein Spannungsgleichgewicht eingestellt, wird die Position bis zur spürbaren Normalisierung der mechanischen Belastung oder Verbesserung der Gewebefunktion gehalten.

Balanced-Ligamentous-Tension-(BLT-) Technik bei Hüft- und Beckendysfunktion

Säugling in Rückenlage

1. Der Säugling liegt auf dem Rücken. Die Therapeutin berührt beidseits vorn die SIAS mit den Daumen und hinten die SIPS, das Tuber ischiadicum und die Sakrumbasis mit den Fingern – ähnlich wie zur Untersuchung der Hüftbeweglichkeit beschrieben (➤ Abb. 22.67). Alternativ können Hüften und Sakrum mit einer Hand von hinten gehalten und die andere Hand vorn über den unteren Beckenbereich zwischen beiden SIAS gespreizt werden.
2. Zum Spannungsausgleich wendet die Therapeutin eine Art „Stapelmethode" an, indem sie sanften langsamen, steten Druck in die Hüftbeine und das Sakrum leitet, um eine Dreh- und Scherbewegung (In-/Outflare) der Ossa ilia und eine Rotation um die Schrägachse des Sakrums zu induzieren.
3. Oft findet sich ein Spannungsgleichgewicht oder „Balance-Punkt", wenn beide Hüftbeine in unterschiedliche Richtungen (bei der Rotation und Scherbewegung) gedreht sind, verbunden mit einer leichten „Vorkippung" (Nutation) der Sakrumbasis auf der Seite des „anterioren" Iliums (➤ Abb. 22.68).

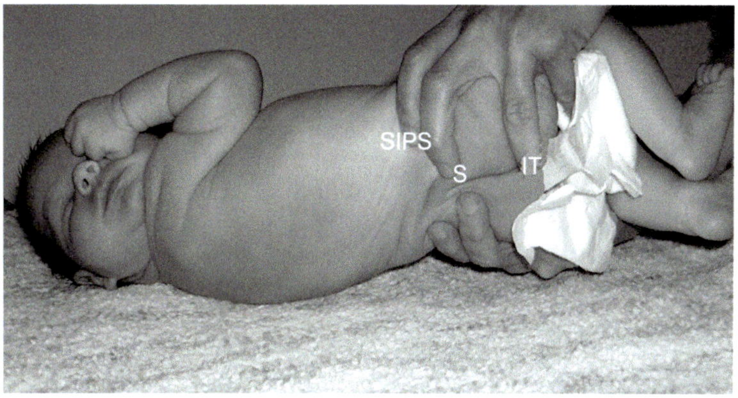

Abb. 22.67

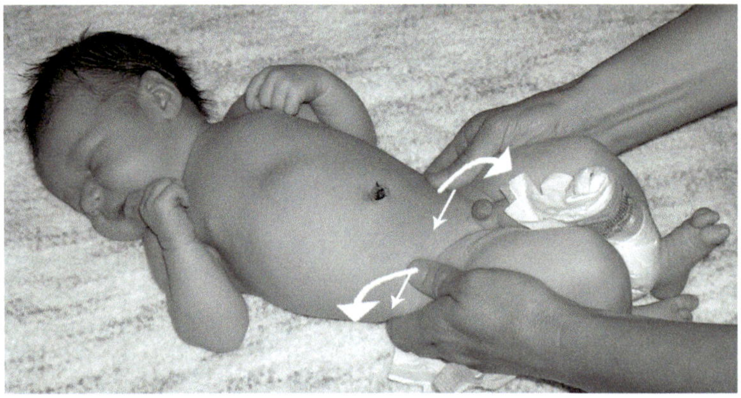

Abb. 22.68

4. Hat sich ein Spannungsgleichgewicht eingestellt, wird die Position gehalten, bis eine Veränderung der Gewebetextur, eine Normalisierung der somatischen Dysfunktion oder Verbesserung der Gelenkbeweglichkeit spürbar wird.

22.8 Beinlängendifferenz

22.8.1 Anmerkungen zur Klinik

Beinlängenunterschiede sind bei Kindern keine Seltenheit. Es kann sich um eine strukturelle oder funktionelle Störung handeln. Eine strukturelle Beinlängendifferenz entsteht z.B. durch unterschiedliches tibiales/femorales Knochenwachstum oder eine persistierende femorale Anteversion, während eine funktionelle Beinlängendifferenz auf muskulären Dysbalancen oder einem erhöhten Ruhetonus beruhen kann. Funktionelle Beinlängenunterschiede scheinen sich besonders in Phasen einer Wachstumsakzeleration zu entwickeln. Obwohl viele dieser Störungen spontan wieder verschwinden, können sie genauso häufig durch kompensatorische Bein- und LWS-Veränderungen zu muskuloskelettalen Erkrankungen oder deren Exazerbation beitragen. Das trifft besonders bei jungen Sportlern zu. Kinder gleichen einen Beinlängenunterschied dadurch aus, dass sie ihr Gewicht verlagern, auf den Zehen gehen, ein Knie stärker beugen oder durch Schwingen, Zirkumduktion oder Federn des anderen Beins [Song 1997]. Das bedeutet eine erhöhte mechanische Belastung der Knie- und Hüftgelenke.

Dass sich Beinlängenunterschiede manchmal schon durch die Behandlung muskulärer Dysbalancen oder artikulärer Belastungen normalisieren, lässt eine kompensatorische, funktionelle Asymmetrie vermuten. Falls eine Beinlängendifferenz trotzdem wieder auftritt, könnte es an einem chronischen muskulären Ungleichgewicht, das ein intensives Beüben erforderlich macht, einer Beckendrehung als Hauptursache oder an der Überkompensation einer primär strukturellen Störung liegen. Unabhängig von der Art der Beinlängendifferenz (funktionell oder strukturell) sollte, wenn sie nicht dauerhaft ausgeglichen bleibt, mit einer „Lift-Therapie" (Keil oder Einlage) verhindert werden, dass es zu kompensatorischen Anpassungsreaktionen kommt. Bei manchen Kindern, vor allem jungen Sportlern, kann der Keil ergänzend zur osteopathischen Behandlung ihrer funktionellen Beinlängendifferenz angewandt werden, bis ihr Geh- oder Muskeltraining erfolgreich abgeschlossen ist. Wenn primär Wirbelsäulenbeschwerden vorliegen, dient die Lift-Therapie (der Keil) dazu, den Schiefstand der Sakrumbasis auszugleichen, wenn Beinsymptome im Vordergrund stehen, wird die Femurhöhe mit dem Keil korrigiert. Sofern das Kind kein Hemipelvis hat, stellt eine Beckenrotation eine typische Kompensation dar, die eine Beinlängendifferenz verstärken oder zum Teil auch verzerren kann. Sie muss manualtherapeutisch, mit Muskelübungen und Keil/Einlage behandelt werden.

Röntgenübersichtsaufnahmen im Stehen (vor einem Gitternetz) lassen eine Beckenrotation sowie Seiten-/Höhenunterschiede der Cristae iliacae, der Sakrumbasis und der Femurköpfe erkennen. Das sind lauter nützliche Informationen, doch die wahre Beinlänge lässt sich unter Umständen nur per Durchleuchtung und CT (Scanogramm) bestimmen. In einigen Fällen sind zwar die Beine, nicht aber die Ober- und Unterschenkelknochen gleich lang. Das führt zu einem deutlich verzerrten Gangbild mit signifikanter Becken- und LWS-Drehung bzw. -Torsion. Bei einer Beckenrotation stehen Crista iliaca und Sakrumbasis auf der Seite tiefer, auf der das Bein verkürzt und der Femurkopf abgesenkt ist. Falls die Beckenrotation stärker ausgeprägt ist, kann die Beinlänge nur mit einem Scanogramm richtig beurteilt werden.

Bei den meisten Kindern mit Beinlängendifferenz empfiehlt es sich, zuerst die somatische Dysfunktion zu behandeln und das Ansprechen abzuwarten. Wenn sich Längenasymmetrie und Beckenrotation normalisieren, lag höchstwahrscheinlich eine funktionelle Störung vor. In dem Fall sollte das Kind seine normalen Aktivitäten wiederaufnehmen und eine Woche später nachuntersucht werden. Je nachdem, in welchem Umfang die pelvine Dysfunktion und Beinlängendifferenz bis zur Nachuntersuchung zurückgekehrt sind, können Stand-Röntgenaufnahmen nötig sein, um eine Beckenrotation, einen Sakrum-, Beckenkamm- oder Hüftkopftiefstand nachzuweisen oder auszuschließen.

22.8.2 Anmerkungen zur Behandlung

Vor der Anwendung von Keilen/Einlagen sind verschiedene Aspekte bei Heranwachsenden (besonders wenn sie gerade in die Pubertät kommen) zu berücksichtigen: Solange ihr Wachstum nicht abgeschlossen ist, besteht immer noch die Möglichkeit, dass sich die Beinlängen ausgleichen. Keile/Einlagen können ergänzend zur osteopathischen Behandlung angewandt werden, um mechanische Anpassungs- oder Stressmuster zu beheben, die das normale Wachstum beeinträchtigen können. Manchen Autoren zufolge sollte eine Keil-/Einlagen-Versorgung ausschließlich Kindern mit einer Beinlängendifferenz über 1,5 cm vorbehalten bleiben. Ich glaube allerdings, dass Gleichgewicht und Haltungsstabilität verlässlichere Indikatoren für die therapeutische Notwendigkeit von Keilen sind als der tatsächliche Längenunterschied. Wann immer eine (funktionelle oder strukturelle) Beinlängendifferenz mit Haltungsinstabilität verbunden ist, sollten neben der osteopathischen und Muskelübungsbehandlung auch Fußkeile zur Anwendung kommen.

Der Therapieansatz stützt sich auf verschiedene Kriterien, von denen der posturale Belastungstest (Haltungsgleichgewicht) am wichtigsten ist. Wenn ein Fußkeil den Beinlängenunterschied ausgleicht, aber auch eine Haltungsinstabilität bewirkt, ist es keine sinnvolle therapeutische Maßnahme. Wie Kinder auf den Keil reagieren, hängt vom Grad einer kompensatorischen Beckenrotation ab. Falls eine – scanografisch bestätigte – echte Beinlängendifferenz vorliegt, sollten sich mit dem Längenausgleich durch den Keil auch Stabilität und Gleichgewicht (im posturalen Belastungstest) sichtlich verbessern. Wenn zusätzlich eine Beckenrotation besteht, wird die Keilhöhe anhand des Sakrum-Schiefstands und der Haltungstestergebnisse bestimmt. Bei vielen Kindern hilft eine kontinuierliche osteopathische und Muskelübungsbehandlung, Beckenkompensationsmuster aufzulösen, so dass weitere Haltungs-/Belastungstests zur Neuanpassung der Keilhöhe nötig werden. Bei Kindern mit unterschiedlichen Tibia- und Femurlängen dienen Keile/Einlagen eher zur Verbesserung des Gangbilds als des Stands. Trotz gleich langer Beine differieren ihre Schrittlängen (vom Aufsetzen der Ferse bis zum Abrollen der Zehen) und der Grad der Beckenkippung. Auf der Seite des längeren Oberschenkels beginnt die Abrollphase später, so dass die Schwungphase des anderen Beins entsprechend länger dauert. In der Schwungphase des Beins mit dem kürzeren Oberschenkel muss das Becken ipsilateral angehoben werden, um ein Nachziehen des Fußes zu verhindern. Das Bein mit dem kürzeren Femur startet früher mit der Abrollphase.

22.8.3 Belastungsstabilitäts-/funktioneller Gleichgewichts-Test

1. Das Kind hat im Stehen die Füße hüftbreit auseinander und die Arme bis in Schulterhöhe abduziert. Die Therapeutin steht direkt vor oder hinter ihm. Stabilität und Gleichgewicht werden getrennt auf jeder Armseite untersucht.
2. Die Therapeutin legt ihre Hand knapp über dem Ellenbogen auf den Oberarm des Kindes (➤ Abb. 22.69), um ihn herabzudrücken (schwarzer Pfeil), und fordert das Kind auf, dies zu verhindern („Lass nicht zu, dass ich deinen Arm nach unten drücke").
3. Während sie den Arm drückt, achtet die Therapeutin auf Füße, Becken und Rumpf. Dann wiederholt sie die Übung am anderen Arm, damit sie Stellung und Gleichgewicht auf beiden Seiten vergleichen kann.
4. Das Beispiel zeigt ein Kind mit guter Stabilität bei Belastung des linken Arms (➤ Abb. 22.69), dessen Fuß- und Beckenstellung sich aber verändert, als der rechte Arm gedrückt wird (➤ Abb. 22.70, weißer Kreis).
5. Wenn eine Instabilität (Beinlängenunterschied, Sakrum-Schiefstand, kompensatorische Beckenrotation) vorliegt, sind erhebliche Unterschiede in den Balance-Bemühungen des Kindes zu erkennen. Je nach vorhandener Störung wird es versuchen, durch Supination des Fußes, Translation des Beckens und/oder Drehung und Neigung des Rumpfes zur ipsilateralen Seite den Arm zu stabilisieren. Bei einigen Kindern klappt der Arm einfach herunter, weil sie ihren Körper nicht stabilisieren können.

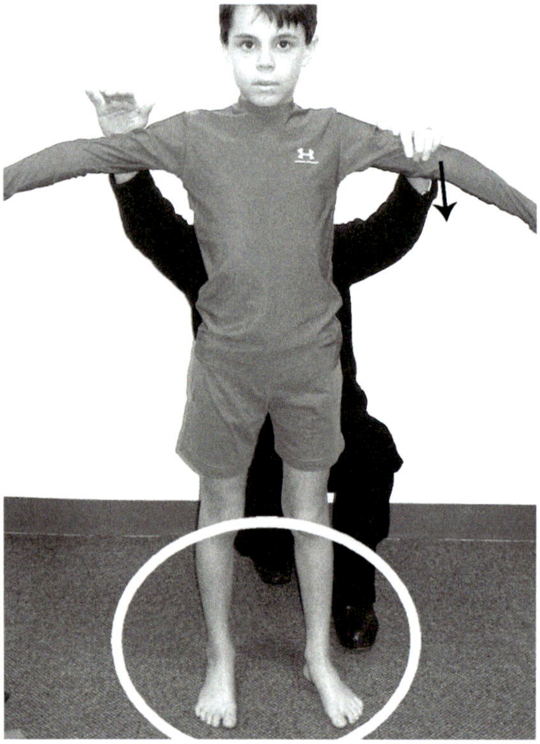

Abb. 22.69

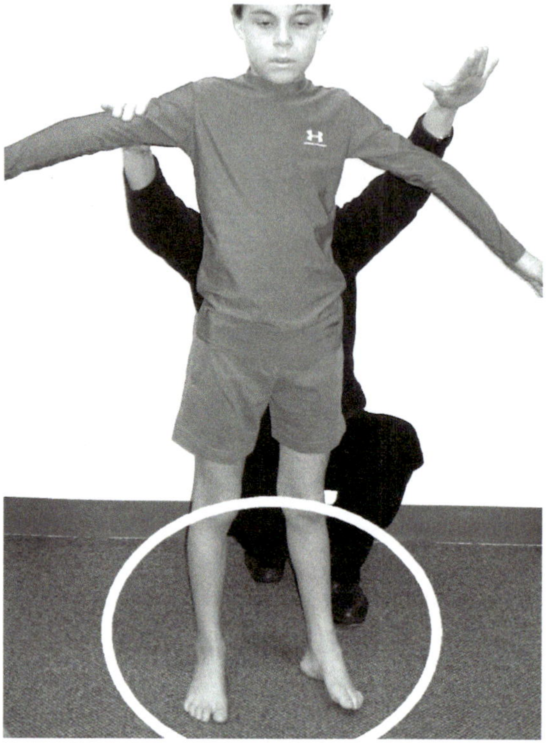

Abb. 22.70

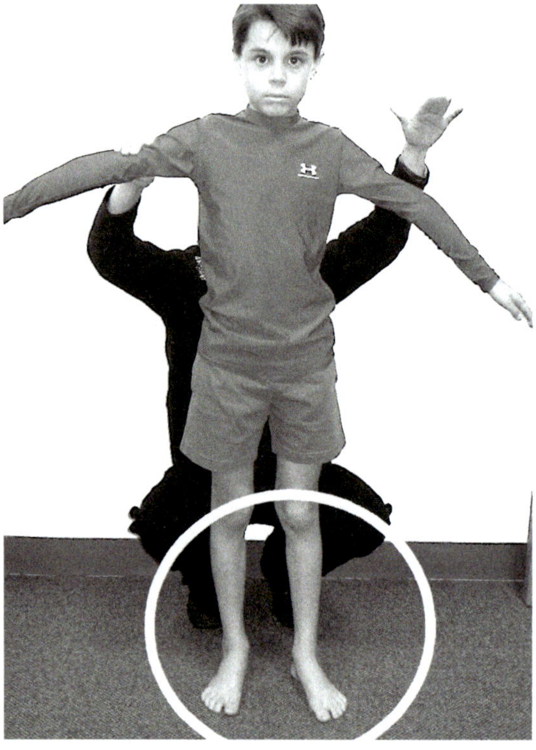

Abb. 22.71

6. Sobald das Kind seine Arme wieder seitlich herabhängen lässt, wird ein Keil unter das kürzere bzw. das Bein auf der belastungsinstabilen Seite geschoben. Da in unserem Beispiel eine Instabilität bei Belastung des rechten Arms auftrat, kommt der Keil unter den rechten Fuß. Man probiert üblicherweise die Wirkung von zwei oder drei Keilen aus (zur Anhebung um 4–8 mm).
7. Danach wird der Belastungstest wiederholt. Wenn der Keil richtig sitzt, sollten sich jetzt symmetrische Gleichgewichtsbestrebungen zeigen und der Armdruck der Therapeutin besser pariert werden können (➤ Abb. 22.71).

22.8.4 Bildgebende Diagnostik

Mit einer radiologischen „Haltungsstudie" können Stellung (Schiefstand) der Sakrumbasis, Beckenrotation, Beckenkamm- (Crista iliaca) und Femurkopfhöhe untersucht werden. Bei dieser Röntgenuntersuchung steht das Kind genau vor einem auf die Körper-Mittellinie ausgerichteten Senklot (Gitternetz) im anterior-posterioren Strahlengang (➤ Abb. 22.72). In dem Gitternetz

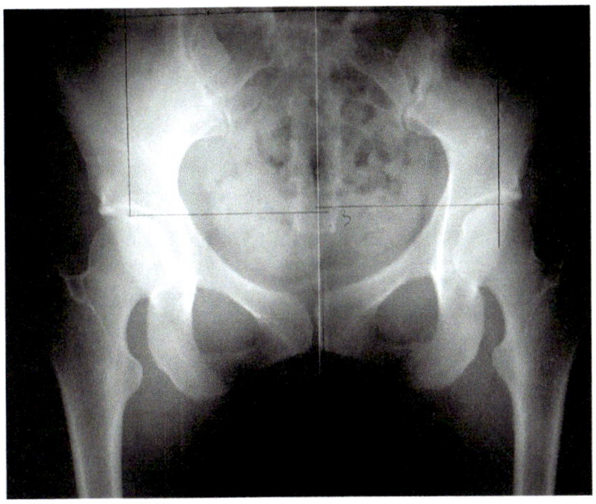

Abb. 22.72

werden die obersten Punkte beider Femurköpfe markiert und rechtwinklig mit der Referenzlinie verbunden. Ein Höhenunterschied zwischen beiden Linien entspricht einem Höhenunterschied der Hüftköpfe. Als Nächstes wird beidseits eine Linie vom Oberrand der Crista iliaca zur Referenzlinie gezogen; ein Höhenunterschied zwischen beiden Linien entspricht einem Höhenunterschied der Beckenkämme. Dann werden die obersten Punkte der Sakroiliakalgelenke markiert und durch eine senkrechte Schnittlinie mit der Referenzlinie verbunden; ihr Höhenunterschied zeigt einen Schiefstand der Sakrumbasis an. Die Referenzlinie sollte die Symphysis pubica genau in der Mitte schneiden. Jegliche Asymmetrie der Schambeinäste in Bezug zur Referenzlinie bedeutet, dass eine Beckenrotation oder -torsion vorliegt und die Genauigkeit der anderen Messergebnisse einschränkt. Eine Beckenrotation stellt oft eine Überkompensation dar, die nicht behandelt werden sollte. Bei Kindern lässt sich ein tatsächlicher Beinlängenunterschied meist nur durch Scanogramme sicher diagnostizieren. Manchmal ist die Beckenrotation so stark, dass ein langes Bein (mit Tiefstand des Femurkopfs, der Crista iliaca und der Sakrumbasis) verkürzt erscheint.

22.9 Stressfrakturen

Bei jungen Sportlern können wiederkehrende chronische Belastungen zu mikroskopisch kleinen Schäden im Übergangsbereich zwischen Knochenepiphyse und -diaphyse führen. Ähnliche Übergangsbereiche gibt es an den Bänder-, Sehnen- und Muskelansätzen am Knochen. Unter der wiederholten chronischen Belastung entwickeln sich schließlich makroskopisch sichtbare Ausfallserscheinungen. Während bei Knochen von Stressfraktur (Ermüdungsbruch) gesprochen wird, kommt es im Binde- und Muskelgewebe zu einer Zerrung, Überdehnung oder Ruptur. In allen Fällen handelt es sich jedoch um eine Reaktion auf die Überlastung des Gewebes. Solche Überlastungen entstehen mehrheitlich durch funktionell-mechanische Veränderungen in Verbindung mit chronisch wiederkehrendem Stress. Funktionsmechanische Störungen betreffen typischerweise die Gelenkbeweglichkeit, den Muskeltonus oder Aktivitätsmuster. Deshalb sollte der Behandlungsschwerpunkt auf einer Verbesserung der Gelenkmechanik, Beseitigung faszialer (Weichteil-)Restriktionen, Normalisierung der Muskel-Ruhelänge und Einübung anderer Bewegungsmuster liegen.

22.10 Apophysenlösung (Abrissfraktur) und Enthesopathien

22.10.1 Anmerkungen zur Klinik

Apophysen sind für die Größenzunahme von Knochen verantwortliche Ossifikationszentren, die sich nach der Geburt und in einigen Fällen erst zu Beginn der Pubertät entwickeln. Als Knorpelwachstumskerne sind sie anfällig für Verletzungen und extreme Muskelzugkräfte.

Eine traumatische Apophysenlösung (Avulsions- oder Abrissfraktur) tritt gehäuft bei männlichen Jugendlichen im Alter zwischen 14 und 17 Jahren auf. Betroffen sind vor allem Apophysen im Hüft- und Beckenbereich, die großen, langen, die Hüft- und Kniebeweglichkeit begrenzenden Muskeln (M. iliopsoas, M. quadratus und Adduktorengruppe) in beträchtlicher Zahl als Insertionsstelle dienen. Bei jungen Athleten sind die Muskeln oft kräftiger als die – noch im Wachstum befindlichen – Knochenverankerungen. Wenn sich die Muskeln bei sportlichen Aktivitäten mit raschem Wechsel zwischen Brems-, Beschleunigungs- und Drehbewegungen kontrahieren und strecken, sind die Apophysen enormen Zugspannungen ausgesetzt. Das trifft besonders für Sportarten zu, bei denen Stollenschuhe getragen werden.

Bei einer traumatischen Apophysenlösung zeigt sich ein typisches akutes Bild mit lokalen Schmerzen, Schwellung, Palpations-/Druckschmerzhaftigkeit und eingeschränktem Bewegungsumfang. Aktive Bewegungen sind schmerzhaft, ebenso wie passive Dehnungen oder Muskelkontraktionen gegen Widerstand. Abrissfrakturen lassen sich normalerweise auf (Röntgen-) Übersichtsaufnahmen erkennen, so dass nur selten eine Skelettszintigrafie (Knochen-Scans) erforderlich wird.

Im Unterschied zu Abrissfrakturen treten Enthesopathien bzw. Insertionstendopathien im Bereich ligamentärer oder periostaler Insertionen auf und weisen deshalb auch ein anderes Schmerzmuster auf. Statt lokaler Schmerzen an der Verletzungsstelle (wie bei einer Abrissfraktur) werden oft diffuse, bis in den Muskel ausstrahlende Schmerzen durch die Bänder-/Knochenhautbeteiligung ausgelöst. So kann es z.B. bei einer Tendopathie des M. rectus femoris (Caput rectum) an seiner Ansatzstelle an der Spina iliaca anterior inferior zur Schmerzausstrahlung in den tiefen Muskelbauch und ins Knie kommen. Da sie auf (Röntgen-)Übersichtsaufnahmen nicht erkennbar sind, müssen Insertionstendopathien mit Knochen-Scans oder MRT diagnostiziert werden.

Prädilektionsstellen für Abrissfrakturen und Enthesopathien im Beckenbereich sind die Spinae iliacae anterior superior und anterior inferior (SIAS, SIAI), das Tuber ischiadicum und die Crista iliaca. In vielen Fällen führt eine mechanische Überlastung, die bei erwachsenen Sportlern eine Muskelzerrung bewirken würde, bei Jugendlichen zur Abrissfraktur oder Enthesopathie.

22.10.2 Anmerkungen zur Behandlung

Eine akute Abrissfraktur oder Enthesopathie wird zunächst mit Ruhigstellung und Eispackungen behandelt. Die Beinlagerung sollte den betroffenen Muskel weitgehend entlasten. Indirekte Techniken können sowohl Schmerzen lindern bzw. Trigger im umgebenden Gewebe abschwächen als auch den Blut- und Lymphabfluss verbessern. Erlaubt sind sanfte, passive Bewegungsübungen unterhalb der Toleranzgrenze. Beim Nachlassen der Schmerzen wird zu aktiveren Bewegungsübungen übergegangen. Sobald der volle Bewegungsumfang wiederhergestellt ist, muss mit der Kräftigung und Rehabilitation der Muskelaktivität begonnen werden. Dazu eignen sich zunächst isometrische und später auch isotonische Muskelenergietechniken. Als zusätzliche Therapiemaßnahmen sollten Bewegungsübungen (Fahrradergometer, Aqua-Training) ins Reha-Programm aufgenommen werden. Zum Leistungssport dürfen die Patienten erst nach Erreichen ihrer normalen Muskelkraft und Beweglichkeit zurückkehren.

Gelegentlich kommt es zu chronischen Muskeladaptationen, persistierenden Schmerzen und im Extremfall zu einer Haltungsinstabilität, weil eine Enthesopathie oder Abrissfraktur nicht diagnostiziert wurde. In dem Fall kann eine Triggerpunkt-Injektion gegen die chronischen Schmerzauslöser erforderlich sein. In schwersten Fällen einer Enthesopathie sollte eine lokale „Prolotherapie" (proliferative Injektionstherapie) in Betracht gezogen werden.

22.11 Iliakale Apophysitis

22.11.1 Anmerkungen zur Klinik

Als iliakale Apophysitis wird eine Entzündung der Beckenkamm-(Crista-iliaca-)Apophyse durch wiederholte Mikrotraumen bezeichnet. Dabei handelt es sich um eine typische Folge erhöhter Zugspannungen an den Ansatzstellen des M. tensor fasciae latae oder M. obliquus externus abdominis. Eine iliakale Apophysitis ist ein Überlastungssyndrom, das häufig bei jungen Leichtathleten (Läufern), aber auch bei Alpinskifahrern, Tänzern und Turnern auftritt. Aus einem dumpfen Tiefenschmerz (mit zeitweiligem Stechen oder Pochen) entwickeln sich im Laufe der Zeit zunehmend intensivere Schmerzen. Bestimmte Positionen führen zur Exazerbation, aktive Bewegungen zur Verschlimmerung der Beschwerden. In Frühphasen klingen die Symptome in Ruhe vollständig ab. Bei der Untersuchung reagiert die Crista iliaca druckempfindlich. Manchmal liegt auch eine leichte Schwellung vor. In chronischen Fällen lassen sich in unmittelbarer Nähe zur entzündeten Stelle fibrotische oder ödematöse Bezirke sowie schmerzhafte Tender- und/oder Triggerpunkte in den betroffenen Muskeln nachweisen. Unbehandelt kann das fortgesetzte Trauma zu einer Enthesopathie führen. Da sich eine iliakale Apophysitis auch nach einer direkten (traumatischen) vorderen Beckenverletzung entwickeln kann, muss in solchen Fällen differenzialdiagnostisch eine Abrissfraktur ausgeschlossen werden.

In den meisten Fällen entsteht eine Apophysitis aber durch antagonistische Kräfte, die als wiederkehrende Belastung beim Gehen auf das Becken einwirken. Während der Rumpf- und Beckendrehung bzw. -kippung in entgegen gesetzter Richtung ziehen die Bauchmuskeln von oben und der M. tensor fasciae latae von unten an der Apophyse. Bei Erwachsenen hat eine Apophysenfusion stattgefunden, so dass derselbe Verletzungsmechanismus bei ihnen zu einem muskulären oder periostalen Mikrotrauma führen kann. Bei jugendlichen Sportlern dagegen ist die „Wachstumsplatte" der Crista iliaca noch anfällig für Mikrofrakturen durch Scher- und Zugkräfte.

22.11.2 Anmerkungen zur Behandlung

In der Behandlung von jungen Sportlern mit einer iliakalen Apophysitis stehen Linderung der Entzündung, Normalisierung der damit verbundenen biomechanischen Dysfunktionen, Kräftigung der betroffenen Muskelgruppen und allmähliche Wiederaufnahme der sportlichen Aktivität im Mittelpunkt. Die Entzündung lässt sich am besten durch Ausschalten der chronischen Stressmuster, Eisanwendungen oder bei Bedarf medikamentös (mit entzündungshemmenden Mitteln) behandeln. Zu Beginn der osteopathischen Behandlung sollte der Blut- und Lymphfluss im Entzündungsgebiet verbessert werden, um die Wundheilung zu fördern. In der frühen Regenerationsphase helfen indirekte oder ausgleichende (BLT-)Techniken auch biomechanische Dysfunktionen zu beseitigen. Wenn Entzündung und Beschwerden dann abgeklungen sind, kann ein Muskel-Kräftigungs-/Übungsprogramm mit Muskelenergie- und Dehnungstechniken angewandt werden. Bei der Rückkehr zu sportlichen Aktivitäten hilft eine engmaschige Überwachung, Rückfälle oder Rezidive frühzeitig zu erkennen. In seltenen Fällen muss auf andere Schuhe gewechselt oder eine Orthese getragen werden.

22.12 Enthesopathische Schmerzmuster

Das Schmerzmuster einer Enthesopathie kann Ähnlichkeit mit einer Triggerpunkt-Schmerzausstrahlung haben. Die druckempfindliche Stelle sitzt allerdings nicht im Muskelbauch, sondern an der Insertion (Apophyse).

M.-tensor-fasciae-latae-Insertion an der SIAS

Bei Verletzung oder chronischer Überlastung des M. tensor fasciae latae kann es zu einer Enthesopathie

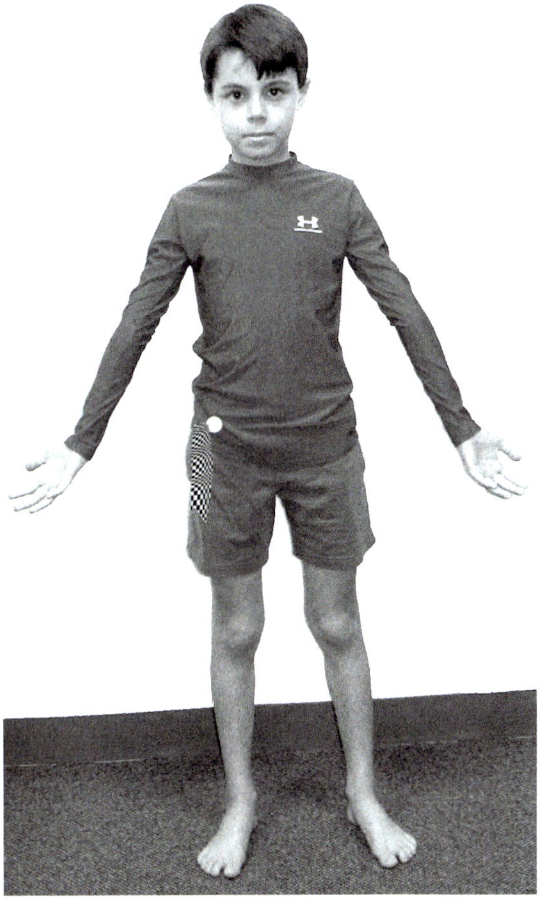

Abb. 22.73

an der Spina iliaca anterior superior (SIAS) kommen. Die auf der vorderen Außenseite des Oberschenkels lokalisierten Schmerzen (➤ Abb. 22.73) können bis ins Knie ausstrahlen. Schmerz-/Druckempfindlichkeit lassen sich durch Hochziehen des Beins über die Körpermittellinie und Abduktion gegen Widerstand auslösen.

M.-rectus-femoris-Insertion an der SIAI

Eine Enthesopathie an der Spina iliaca anterior inferior (SIAI) manifestiert sich häufig als Tiefenschmerz im vorderen Oberschenkel, der bis knapp oberhalb des Knies ausstrahlen kann (➤ Abb. 22.74). Eine exzentrische Anspannung des M. rectus femoris verstärkt den Schmerz ebenso wie eine konzentrische Muskelkontraktion gegen Widerstand. Durch eine Kniestreckung gegen Widerstand wird ein lokaler Druckschmerz über der SIAI ausgelöst.

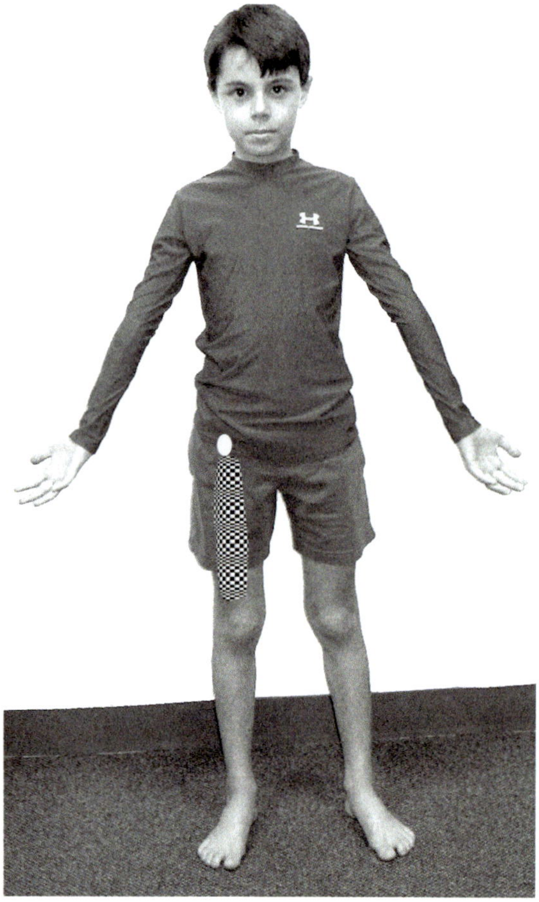

Abb. 22.74

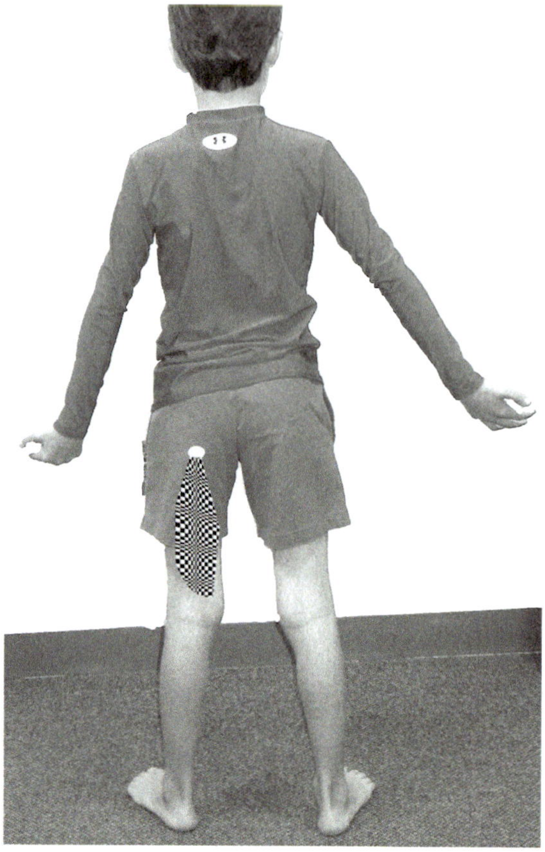

Abb. 22.75

M.-biceps-femoris-Insertion am Tuber ischiadicum

Eine Enthesopathie am Tuber ischiadicum entsteht typischerweise durch eine Schädigung des M. biceps femoris. Der tief im hinteren Oberschenkel sitzende Schmerz (➤ Abb. 22.75) wird durch eine exzentrische Muskelanspannung (z.B. Treppensteigen) akut verstärkt. Bei der Untersuchung lässt sich das Schmerzmuster in Rückenlage des Patienten durch eine Hüftbeugung und Kniestreckung reproduzieren. Eine Knieflexion gegen Widerstand führt ebenfalls zu einer Exazerbation der Schmerzen.

M.-obliquus-abdominis-Insertion an der Crista iliaca

Eine chronische Überlastung oder Zerrung des M. obliquus abdominis kann zu einer Enthesopathie an der Crista iliaca führen. Der Druckschmerz zieht sich bandartig am vorderen und seitlichen Beckenkamm entlang (➤ Abb. 22.76). Akut verstärkt werden die Schmerzen durch eine Rumpfbeugung zur anderen Seite oder durch Ausstrecken des gleichseitigen Arms über den Kopf.

22.13 Iliotibiale Bandsyndrome, schnappende Hüfte, Runner's Knee

22.13.1 Anmerkungen zur Klinik

Tractus-iliotibialis- bzw. iliotibiale Band-(ITB-)Syndrome treten üblicherweise bevorzugt bei Jugendlichen oder jungen Sportlern auf. Es gibt drei unterschiedliche Begriffe: Während ein schmerzfreies proximales Knacken oder Schnappen als „schnappende Hüfte" bezeichnet wird, ist im Fall des „iliotibialen Band-(ITB-)Syndroms" (fast) der gesamte Tractus iliotibialis schmerzhaft. Davon abgegrenzt wird das „Läuferknie" (Runner's Knee), bei dem die Schmerzen an der distalen Tractus-

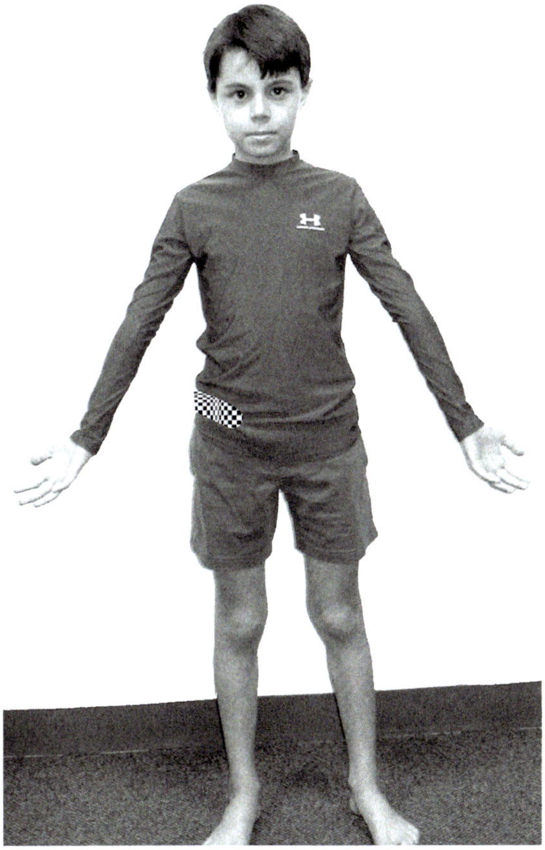

Abb. 22.76

iliotibialis-Insertion lokalisiert sind. Unabhängig von der Terminologie liegt in allen drei Fällen eine chronische Überlastung des iliotibialen Bandes vor, das sich schließlich nach wiederholten Mikrotraumen – durch Überdehnung oder direkte Prellung – entzündet. Es werden vier (Symptom-)Schweregrade unterteilt: 1) nach dem Training auftretende Beschwerden; 2) bewegungsabhängige Schmerzen ohne bzw. 3) mit Leistungseinschränkung; 4) Schmerzen, die jede sportliche Aktivität verhindern. Im akuten Schub können (besonders in leichteren Fällen) Ruhe, Eis und Entzündungshemmer eine kurzfristige Symptomlinderung bewirken und manualtherapeutische Weichteiltechniken die Durchblutung des Bereichs verbessern. Die osteopathische Behandlung der begleitenden biomechanischen Dysfunktion muss auf die beteiligten Muskeln ausgedehnt werden und deren Interaktionen ebenfalls wieder normalisieren.

Eine „schnappende Hüfte" macht sich – oft nach einer plötzlichen Drehung – im Laufen bemerkbar. Das Hüftgelenk ist aber weder geschwollen noch druckempfindlich. Durch eine rasche Bewegungsabfolge mit Flexion, Innenrotation, Extension der Hüfte lässt sich das „Schnapp-Phänomen" reproduzieren. Es entsteht gewöhnlich, wenn das straff gespannte iliotibiale Band gegen die Bursa trochanterica drückt. Aus der „schnappenden Hüfte" kann sich ein chronischer Reizzustand mit Bursitis trochanterica entwickeln. Ein „iliotibiales Band-(ITB-)Syndrom" stellt eine chronische Überlastungsstörung des Tractus iliotibialis dar. Es beginnt mit leichten Schmerzen im lateralen Oberschenkel, die nachlassen, wenn die Bewegung aufhört. Viele Sportler versuchen, die Schmerzen einfach zu „überspielen". Doch mit fortgesetzter Bewegung induzieren sie leider ständig weitere Mikrotraumen. Auch wenn Eis und Ruhe eine vorübergehende Linderung verschaffen, kehren die Beschwerden bei Wiederaufnahme der Aktivität unvermindert zurück. Ein „Läuferknie" (Runner's Knee) beruht auf einer Reizung des distalen Tractus iliotibialis, der am lateralen Femurkondylus inseriert. Da ITB-Fasern auch in die hintere Kniegelenkkapsel einstrahlen und zum Lig.-arcuatum-Komplex gehören, kann sich die distale ITB-Reizung bis in die Außenseite des Knies ausdehnen.

Reizzustände des iliotibialen Bandes können bei Verkürzung oder Überdehnung des M. tensor fasciae latae, Dauerkontraktion oder Muskelspasmen des M. gluteus maximus (oder medius) sowie Überdehnung der iliotibialen Faszien auftreten. Die ITB-Syndrome von Sportlern können sich aus einer biomechanischen Dysfunktion im Becken-, Hüft-, Bein-, Knie- oder Knöchelbereich entwickeln. Aus der Schmerzlokalisation – proximal, am Schaft oder distal – lässt sich der Sitz der primären Störung ableiten. Der Tractus iliotibialis gibt dem Hüft- und Kniegelenk von außen Halt (laterale Stabilisierung). Am vorderen Rand inseriert der M. tensor fasciae latae (TFL) und am hinteren Rand die Glutealmuskulatur (Glut; d.h. M. gluteus maximus und medius). Im proximalen Teil des Bandes bilden die Muskeln ein Gegengewicht, das im Einbeinstand zur Beckenstabilisierung beiträgt (➤ Abb. 22.77). Während des Gehens führt die TFL- und Gesäßmuskelanspannung zur Hüftbeugung und -streckung. Da sich beide Muskelgruppen antagonistisch verhalten und die Zugspannung des iliotibialen Bandes erhöhen, behält es seine Stellung bei und kann das Knie lateral stabilisieren oder ihm beim Strecken Halt geben. Dieser myofasziale (Weichteil-)Zylinder unterstützt die seitliche Gewichtsverlagerung beim Aufsetzen der Ferse und gleicht den Druck, der auf Femurkopf und -hals lastet, mit seinem Gegendruck über den Trochanter major aus. Das ist gerade bei sehr jungen Sportlern wichtig, um die Femurkopfepiphyse und den Femurhals zu schützen.

Als Reaktion auf die abwechselnde Kontraktion des M. tensor fasciae latae (TFL) und der Gesäßmuskeln

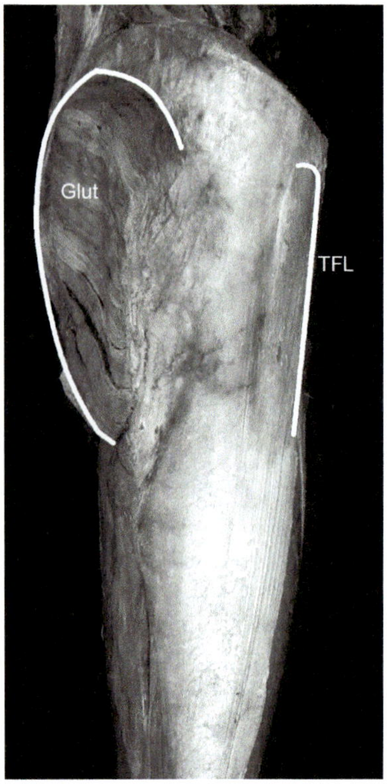

Abb. 22.77 Seitenansicht des rechten Beins im Stehen. Muskelfasern des M. gluteus (Glut) maximus und M. tensor fasciae latae (TFL) strahlen in den Tractus iliotibialis ein.

gleitet der proximale Teil des iliotibialen Bandes nach vorn oder nach hinten. In der Schwungphase des Gehens, wenn sich der TFL kontrahiert und die Hüfte beugt, bewegt es sich nach vorn. Die gleichzeitige Knieflexion führt zu einer maximalen Dehnung des ITB. Vom Aufsetzen der Ferse bis zur mittleren Standphase liegt das Gewicht auf dem Bein, so dass sich die Glutealmuskeln stärker anspannen, um das Sakroiliakalgelenk und das Becken zu stabilisieren. Dadurch wird das ITB nach hinten gezogen. Wenn TFL und Glutealmuskeln richtig zusammenarbeiten, sorgt ihr ausgewogenes Kräfteverhältnis dafür, dass die Hüfte stabilisiert wird (➤ Abb. 22.78). Falls jedoch eine biomechanische Dysfunktion den einen oder anderen Muskel dominieren lässt, kann das proximale ITB unvermittelt in eine Richtung „abrutschen" und das „schnappende" (Hüft-)Phänomen hervorrufen. Ist das ITB aufgrund der Dysfunktion überstark gespannt oder gedehnt, „scheuert" es am Trochanter major. Durch die ständige Reibung entzündet sich der Schleimbeutel und es zu einer Bursitis trochanterica kommt. Eine „schnappende" Hüfte geht mit einer ipsilateralen Beinverkürzung, einer (je nach beteiligtem Muskel) anterioren oder posterioren Rotation und Outflare-Dysfunktion der Hüfte, einem vergrößerten Q-(Quadrizeps-)Winkel, Anteversion und Außenrotation des Femurs, Piriformis-Spasmen, einer Störung der Agonisten-Antagonisten-Interaktion der Hüftstabilisatoren und der Fußgelenkmechanik sowie Schwäche des M. tensor fasciae latae einher (➤ Abb. 22.79). In einigen Fällen ist das „Schnappen" weiter vorn/medial wahrzunehmen. Tritt das Phänomen bei einer Hüftrotation mit und ohne Gewichtsbelastung auf, könnte es daran liegen, dass die Iliopsoassehne über den Femurkopf „springt", was häufiger bei Tänzern und Turnern anzutreffen ist. Dieser Störung kann ein Muskelkrampf im M. psoas oder M. iliacus, eine kontralaterale Rückenmuskelkontraktion (M. erector spinae), eine Außenrotation des Femurs oder Outflare-Dysfunktion des Iliums zugrunde liegen. Bleibt sie unbehandelt, kann eine Bursitis trochanterica die Folge sein.

Ein „Läuferknie" (Runner's Knee) entwickelt sich unter vermehrter Belastung des distalen Tractus iliotibialis. Im distalen Teil spannt sich das iliotibiale Band (ITB) über den lateralen Femurkondylus und strahlt mit Fasern in die Kniegelenkkapsel ein, ehe es vorn am Condylus lateralis tibiae inseriert. Über dem lateralen Femurkondylus ist es frei nach vorn oder hinten beweglich, wenn das Knie gebeugt oder gestreckt wird. Während des Gehens verschieben sich der distale und der proximale Teil des ITB in entgegen gesetzter Richtung. Das distale ITB befindet sich zunächst hinter dem lateralen Femurkondylus, wenn das Knie in der Abdrückphase über 30° gebeugt ist. In der Schwungphase des Beins, wenn sich das Knie streckt, verschiebt sich das ITB auf dem Femurkondylus nach vorn. Mit Aufsetzen der Ferse kehrt es wieder nach posterior zurück und bleibt dort auch in der mittleren Standphase und am Ende des Gangzyklus. Beim Laufen sowie bei den meisten Laufsportarten sind die Knie aber vorwiegend gebeugt, auch in der Standphase. Das führt dazu, dass das distale ITB selbst bei gestreckter Hüfte hinter dem Femurkondylus verläuft. In dieser Position wird es nach vorn gezogen, wenn sich der M. tensor fasciae latae bei der Hüftflexion kontrahiert. Beim Übergang zur Kniestreckung „schnellt" das Band schließlich nach vorn. Durch wiederholte Belastung kommt es zu einer entzündlichen (Sehnen-)Reizung. Über sie Faserverbindungen zur Kniegelenkkapsel kann sich eine distale ITB-Zerrung bis in den lateralen Gelenkraum auswirken. Ein „Läuferknie" (Runner's Knee) kann durch falsches Training (z.B. unzureichende Aufwärm-/Dehnübungen, zu rasche Steigerung der Laufstrecke) und schlechtes Schuhwerk bedingt sein. Es kann aber auch mit unebenen Laufflächen (z.B. Straßen mit Bodenwellen, am Strand) und einer vergrößerten Schrittlänge zusammenhängen. Wenn Sportler ihre Schrittlänge steigern, wird das ITB durch die forcierte Kniestreckung

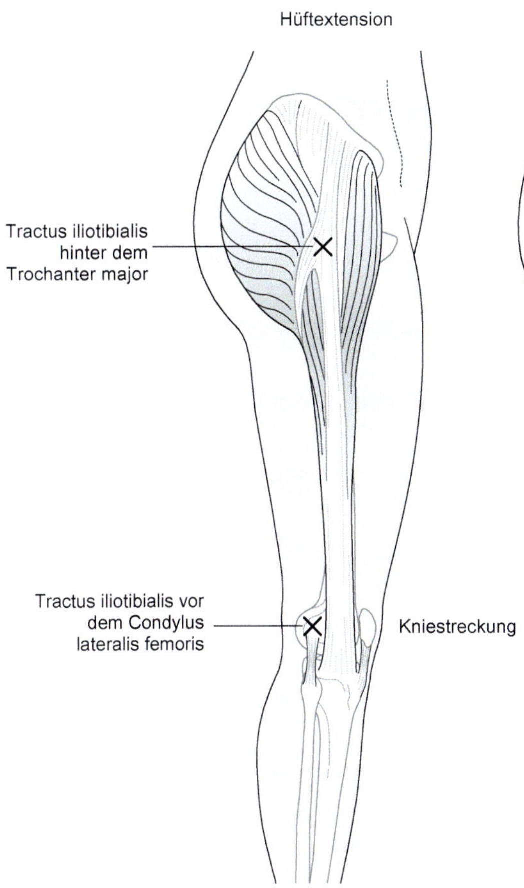

Abb. 22.78 Schematische Darstellung der (normalen) Tractus-iliotibialis-Position bei der Knie- und Hüftstreckung/-beugung. Zu beachten ist, dass sich das iliotibiale Band bei der Knie- und Hüftflexion hinter und bei der Knie- und Hüftextension vor den lateralen Femurkondylus bewegt *[mit freundlicher Genehmigung aus: Saidoff DC, McDonough AL: Critical pathways in therapeutic intervention: extremities and spine. Mosby, St. Louis 2001].*

und vermehrte Hüftbeugung noch stärker belastet. Laufen auf abschüssigem Gelände zwingt zur Hyperpronation und Innenrotation der Tibia, was vor allem die vordere Gelenkkapsel/-bänder belastet. Auf ansteigenden Laufstrecken dagegen induziert die Supinationsstellung des oberen Fußes einen Varusstress für das Knie, der das distale ITB ebenfalls belastet. Varusstress entsteht, wenn Leichtathleten mit Hohlfuß (Pes cavus) die Hypersupination durch eine Außenrotation der Tibia kompensieren, um das äußere Kniegelenk bei der Kniebeugung aufzuweiten.

Ein ITB-(Friktions-)Syndrom entwickelt sich, wenn der Tractus iliotibialis bzw. das iliotibiale Band auf ganzer Länge gezerrt ist und Mikrotraumen im Weichteilmantel des Femurschafts auftreten. Es geht üblicherweise mit generalisierten Schmerzen im lateralen Oberschenkel einher. Frauen sind etwas häufiger betroffen, weil bei ihnen der Abstand zwischen Crista iliaca und Tibia durch den größeren Q-Winkel und die Valgisierungsneigung („X-Beine") länger ist. Ein ITB-Syndrom ist oft auch mit Hyperpronation des Fußes und einer vertikalen Hüftdysfunktion (besonders „Hochrutschen") verbunden. Unbehandelt kann eine „schnappende" Hüfte oder ein „Läuferknie" – unter Ausbreitung der Entzündung auf das ganze iliotibiale Band – in ein ITB-Syndrom übergehen. Betroffen sind Läufer, Ski- und Radfahrer. Dass Radfahrer besonders anfällig sind, liegt an der exzessiven und ständigen Dehnung der iliotibialen Bänder, wenn sie in die Pedale treten. Fußbügel oder Stollen und einwärts gestellte Knie erhöhen die Belastung noch. Begleitsymptome wie eine entzündliche Schwellung nach traumatischer Verletzung des äußeren Oberschenkels prädisponieren ebenfalls zu einem ITB-(Friktions-)Syndrom. Triggerpunkte im M. tensor fasciae latae oder M. gluteus minimus können sich als ITB-Syndrom manifestieren.

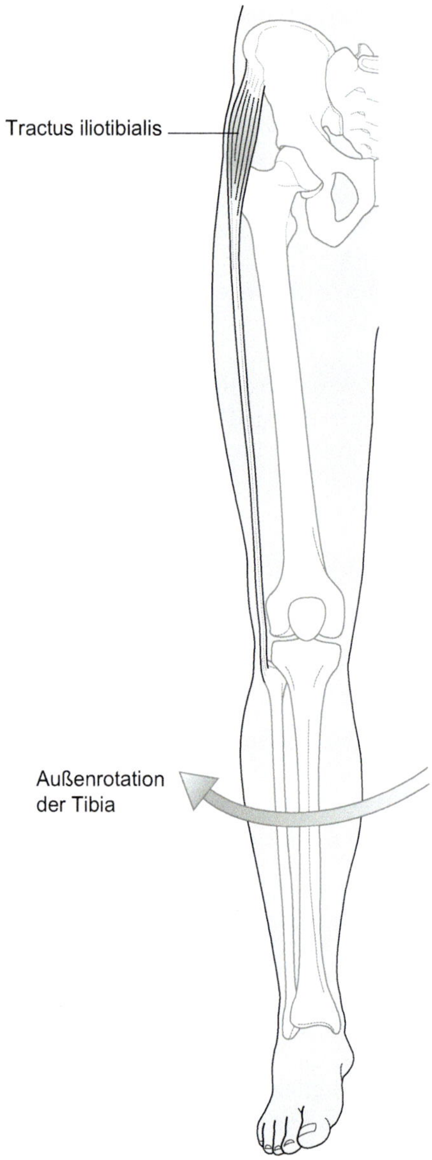

Abb. 22.79 Bei extremer Supination des Fußes mit Außenrotation der Tibia kann der Tractus iliotibialis überdehnt werden *[mit freundlicher Genehmigung aus: Saidoff DC, McDonough AL: Critical pathways in therapeutic intervention: extremities and spine. Mosby, St. Louis 2001].*

In den meisten Fällen lässt sich eine chronische Überlastung des Tractus iliotibialis oder ein ITB-Syndrom schon anhand der Anamnese, des klinischen Bildes und der Begleitsymptome diagnostizieren. Doch es gibt auch diagnostische Tests, die allerdings bei Sportlern mit milder ausgeprägten Symptomen falsch-negative Ergebnisse liefern können.

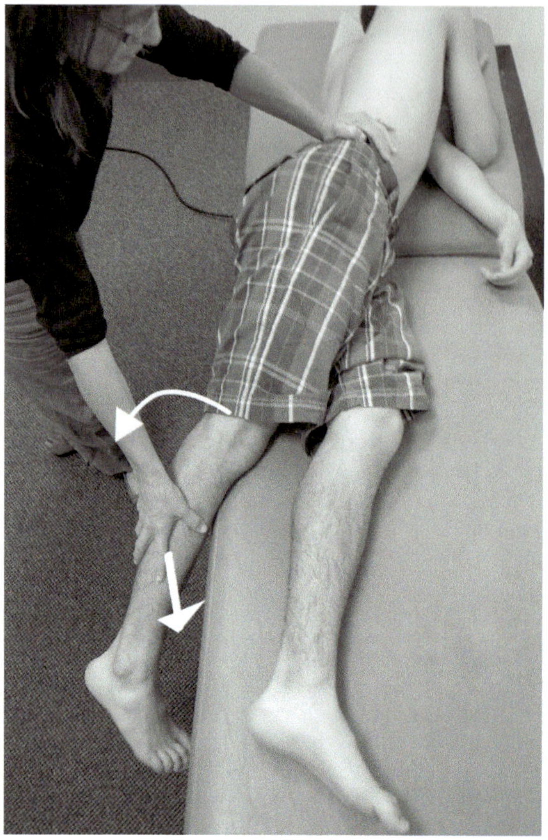

Abb. 22.80

22.13.2 Ober-Test auf eine ITB-Restriktion

1. Der Patient liegt auf der gesunden Seite, der hinter ihm stehenden Therapeutin den Rücken zugewendet. Sie legt eine Hand auf sein Hüftgelenk und die andere auf die Tuberositas tibiae der betroffenen Seite (➤ Abb. 22.80).
2. Während sie das Becken stützt, um jede Drehung im Lumbosakralgelenk zu unterbinden, hält sie die Hüfte passiv gestreckt und bewegt das Bein durch Außenrotation, Extension und Adduktion des Femurs nach hinten, bis es im Rücken des Patienten von der Liege herabhängt (➤ Abb. 22.81).
3. Das Bein sollte so weit adduziert werden können, dass der Fuß unterhalb oder in Höhe der Liegefläche „baumelt“. Falls dies unmöglich oder schmerzhaft ist, liegt eine Restriktion oder Entzündung des iliotibialen Bandes vor. (Anmerkung: Viele Patienten spüren zwar die Dehnung in dieser Position, sollten aber keine Schmerzen haben.)

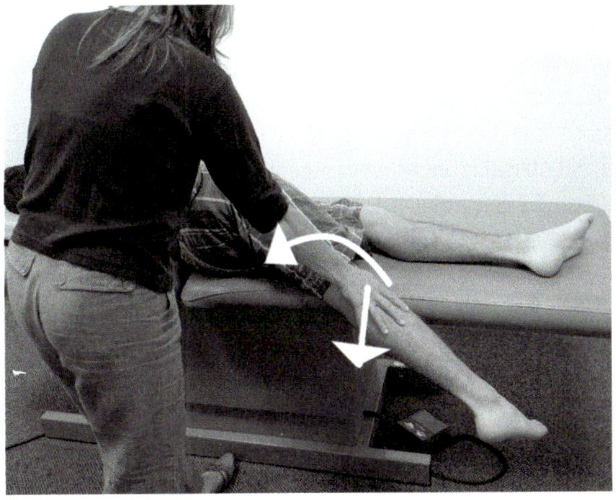

Abb. 22.81

22.13.3 Untersuchung in Rückenlage

1. In Rückenlage des Patienten stabilisiert die Therapeutin mit einer Hand das Becken und umfasst mit der anderen Hand das Fußgelenk auf der betroffenen Seite.
2. Während das Knie gestreckt bleibt, spreizt sie das Bein in leichter Hüftbeugung über das andere Bein (➤ Abb. 22.82) und achtet auf den Grad der Adduzierbarkeit. Diese Position darf nicht schmerzhaft sein.
3. Bei einer Tiefenpalpation im Längsverlauf des ITF müsste sich über der entzündlich gereizten (Friktions-) Stelle ein Druckschmerz auslösen lassen. (Ein proximaler Druckschmerz bei anterior-rotiertem Os ilium deutet auf einen Muskelspasmus des M. tensor fasciae latae hin.) In dieser Position wird auch das Gewebe über dem Trochanter major abgetastet, um eine Bursitis trochanterica nachzuweisen oder auszuschließen.
4. Nach einer Wiederholung am kontralateralen Bein kann die Symmetrie der Befunde auf beiden Seiten verglichen werden.

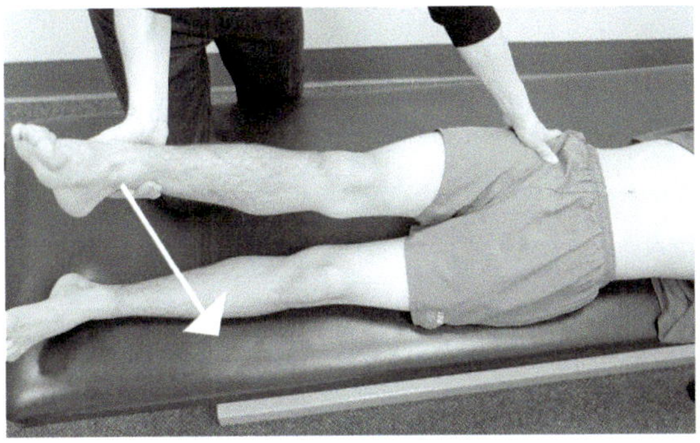

Abb. 22.82

22.13.4 Anmerkungen zur Behandlung

Nachdem die Diagnose eines iliotibialen Band-(ITB-) Syndroms gestellt wurde, muss die Ursache geklärt werden. Dazu ist eine Untersuchung sämtlicher Beinfunktionsbereiche (Tibiarotation, Hüftgelenk, Kniegelenk, muskuläres Gleichgewicht, Fußmechanik) auf Störungen erforderlich. Denn solange die zugrunde liegende Störung nicht erkannt und behoben ist, bleiben auf das iliotibiale Band gerichtete Dehn- und Kräftigungsübungen völlig wirkungslos. Sportler können ihre Fußmechanik durch das Tragen von Orthesen oder Laufschuhen verbessern. Eine Beinlängendifferenz wird mit Fußkeilen korrigiert. In chronischen Fällen können Triggerpunkte einen Teufelskreis aus Muskelspasmen, veränderten Bewegungsabläufen, Gangunsicherheit (Dysbalancen) und ITB-Reizung in Gang setzen. In solchen Fällen helfen Triggerpunktinjektionen, die nozizeptiven Reize auszuschalten, und ermöglichen dadurch eine Normalisierung der Biomechanik und eine Muskelübungsbehandlung.

Isometrische Muskelenergietechnik für Hüftabduktoren/M. tensor fasciae latae

Sportler in Rückenlage

Diese Technik sollte nach der Behebung von Hüft(gelenk)dysfunktionen angewandt werden. Mit ihr lassen sich akute und chronische Muskelverhärtungen oder Faszienverspannungen behandeln. Sie eignet sich besonders zur Behandlung eines verkürzten M. tensor fasciae latae (TFL).

1. Der Patient hat in Rückenlage Hüften und Knie gestreckt. Die Therapeutin steht auf der betroffenen Seite und stabilisiert mit einer Hand die Hüfte, während sie mit der anderen Hand den distalen Unterschenkel direkt über dem Knöchel umfasst (➤ Abb. 22.83).
2. In leichter Hüftbeugung führt (adduziert) sie den Unterschenkel über das andere Bein, um die restriktive Barriere des TFL einzustellen. Mit einer Innenrotation des Beins (gebogener weißer Pfeil) lässt sich der TFL noch besser lokalisieren.
3. Der Patient wird nun aufgefordert, sein Bein zu abduzieren, d.h. es seitlich nach außen, gegen die Hand der Therapeutin, zu drücken (schwarzer Pfeil), während sie mit gleicher Stärke dagegenhält (weißer Pfeil).
4. Diese isometrische Kontraktion wird 4–5 Sekunden aufrechterhalten. Dann lösen beide gleichzeitig die Anspannung bzw. den Gegendruck.

22

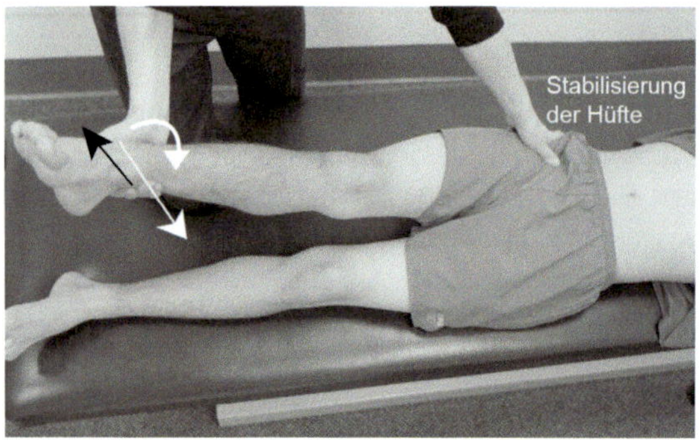

Abb. 22.83

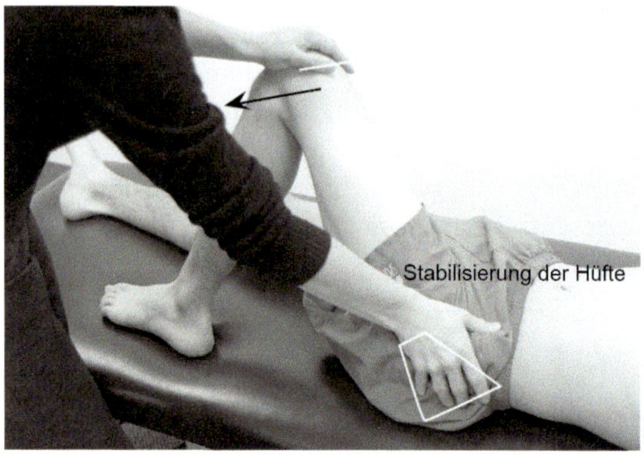

Abb. 22.84

5. Die Therapeutin wartet noch (etwa 4–5 Sekunden) die Muskelrelaxation ab, bevor sie das Bein loslässt.
6. Mit einer Adduktion führt sie das Bein an die neue restriktive Barriere heran. Auch hierbei kann eine Innenrotation das Auffinden des TFL erleichtern.
7. Diese Sequenz wird zweimal wiederholt.

Alternative Lagerung

Wenn eine Adduktion mit gestrecktem Knie schmerzhaft bzw. für das Kind nicht auszuhalten ist, kann die Übung auch mit gebeugtem Knie durchgeführt werden. Der Fuß wird dabei auf der Liege abgestützt (➤ Abb. 22.84).

Isotonisch-exzentrische Muskelenergietechnik für den M. tensor fasciae latae

Sportler in Seitenlage

Isotonisch-exzentrische Muskelenergietechniken dienen zur Rehabilitation der exzentrischen Muskelkontraktilität und werden bei Muskelverkürzung oder -fibrosen angewandt. Mit exzentrischen Kontraktionsübungen lässt sich auch die Muskelkoordination verbessern. Nach erfolgreicher Anwendung der isometrischen MET kann mit dieser etwas aggressiveren Technik innerhalb der Toleranzgrenze weiter gemacht werden. Kann das Kind die Seitenlage noch nicht gut aushalten, beginnt die Behandlung in der Rückenlage, bis sich der Zustand soweit gebessert hat, dass ein Lagewechsel möglich ist.

1. Der Sportler liegt auf der gesunden Seite, die Therapeutin steht hinter (bzw. auf der Behandlungsseite neben) ihm. Seine Hüften befinden sich direkt übereinander. Unter Stabilisierung des Beckens wird das betroffene Bein mit der anderen Hand bis zur restriktiven Barriere adduziert, so dass es über den Rand der Liege hängt (➤ Abb. 22.85).
2. Der Patient wird aufgefordert, sein Bein behutsam gegen den Widerstand der Therapeutin, die anfangs mit gleicher Stärke dagegenhält, zu abduzieren (zur Decke anzuheben).
3. Durch langsame, sanfte Steigerung des Gegendrucks überwindet die Therapeutin allmählich die Abduktion und führt das Bein des Patienten in eine Adduktion (Bewegung nach unten, zum Boden), damit sich

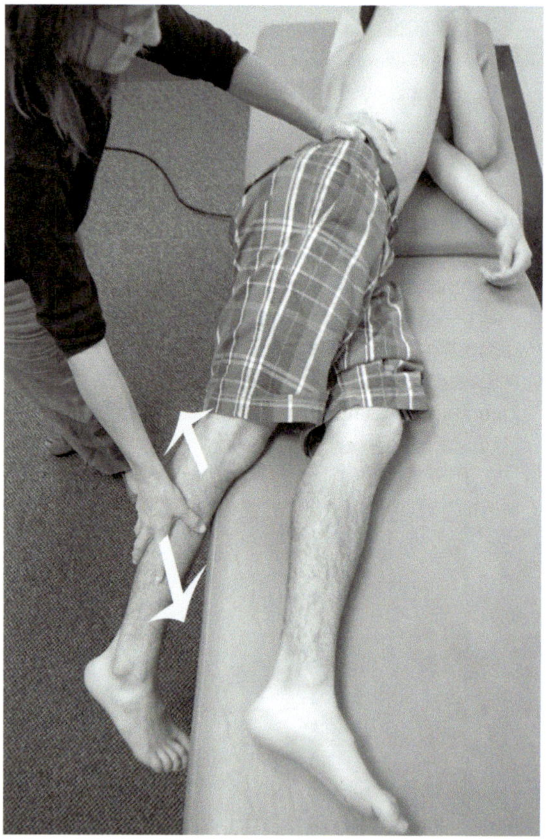

Abb. 22.85

der M. tensor fasciae latae (TFL) und der Tractus iliotibialis während der Kontraktion noch stärker anspannen.

4. Dies ist eine isotonisch-exzentrische Kontraktion, bei der sich der Muskeltonus nicht verändern darf. Eine exzentrische Kontraktion kommt dadurch zustande, dass sich der kontrahierte Muskel unter der Drucksteigerung dehnen muss. Das Bein des Patienten bewegt sich um etwa 1–2 cm.
5. Dann lösen beide gleichzeitig die Anspannung bzw. den Gegendruck. Die Therapeutin wartet 5–6 Sekunden ab, bis sich die Gewebetextur an der Hüfte spürbar verändert, und spreizt das Bein danach bis zur neuen restriktiven Barriere.
6. Dieser Ablauf wird zweimal wiederholt. Die Therapeutin überwindet die Abduktionskraft nur soweit, dass sich das Bein 1–2 cm bewegt (oder wie es für das Kind erträglich ist).

Isotonisch-exzentrische Muskelenergietechnik für den M. tensor fasciae latae

Sportler in Rückenlage

1. In Rückenlage des Sportlers steht die Therapeutin auf der Behandlungsseite neben ihm. Während sie mit einer Hand sein Becken stabilisiert, abduziert sie das betroffene Bein bis zur restriktiven Barriere, um die Abduktoren maximal zu dehnen (➤ Abb. 22.86).
2. Der Patient soll sein Bein behutsam gegen den Widerstand der Therapeutin, die anfangs mit gleicher Stärke dagegenhält, abduzieren.
3. Durch langsame, sanfte Steigerung ihres Gegendrucks überwindet die Therapeutin allmählich die Abduktion und führt das Bein des Patienten in eine Adduktion (dicker weißer Pfeil), damit sich der M. tensor fasciae latae und der Tractus iliotibialis während der Kontraktion noch stärker anspannen.
4. Dies ist eine isotonisch-exzentrische Kontraktion, bei der sich der Muskeltonus nicht verändern darf. Eine exzentrische Kontraktion kommt dadurch zustande, dass sich der kontrahierte Muskel unter der Drucksteigerung dehnen muss. Das Bein des Patienten bewegt sich um etwa 1–2 cm.
5. Dann lösen beide gleichzeitig die Anspannung bzw. den Gegendruck. Die Therapeutin wartet 5–6 Sekunden ab, bis sich die Gewebetextur an der Hüfte spürbar verändert, und spreizt das Bein danach bis zur neuen restriktiven Barriere.

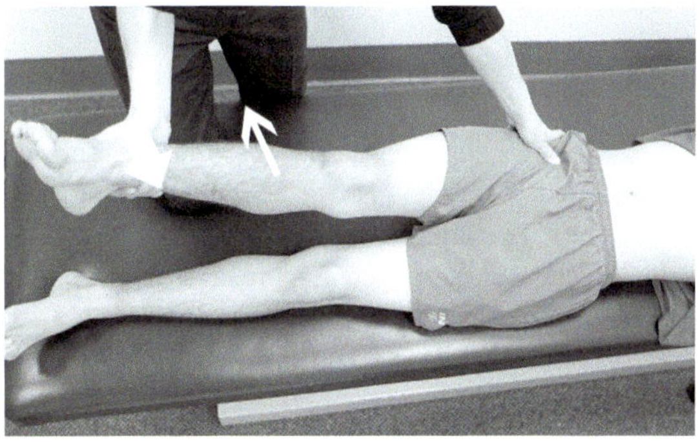

Abb. 22.86

6. Dieser Ablauf wird zweimal wiederholt. Die Therapeutin überwindet die Abduktionskraft nur soweit, dass sich das Bein 1–2 cm bewegt (oder wie es für das Kind erträglich ist).

22.14 Muskelzerrung/ Muskelspasmen

22.14.1 Anmerkungen zur Klinik

Durch rasche (Über-)Dehnung sowie übertriebenes oder falsches Training mit betonter exzentrischer Kontraktion können sich Muskelzerrungen oder -spasmen entwickeln. Die nach einer raschen oder gewaltsamen Kontraktion am Muskel-Sehnen-Übergang auftretenden Muskelzerrungen lassen sich in drei Schweregrade unterteilen: Zerrungen ersten Grades führen zu Druck-/Tastempfindlichkeit und Überdehnung, Zerrungen zweiten Grades zu Muskelverkrampfung und veränderter Gelenkstellung, Zerrungen dritten Grades zu signifikanten Schmerzen, Spasmen und Faserrissen. Während in der späten Pubertät vor allem Zerrungen dritten Grades vorkommen, sind jüngere Kinder wegen der Epiphysen-(Wachstumsplatten-)Schwäche anfälliger für Abrissfrakturen. Muskelzerrungen/-spasmen betreffen typischerweise die an exzentrischen Kontraktionen beteiligten langen Adduktoren. Übliche Beispiele sind der M. biceps femoris von Tennis- oder Baseballspielern, die ischiokrurale oder tibiale Muskulatur von Läufern und der M. quadriceps femoris von Tänzern.

In der Akutphase einer Muskelzerrung bilden Ruhe, Eis, Kompression und Hochlagern (rest, ice, compression, elevation = RICE) die Pfeiler der Therapie. Sollten sich die Schmerzen unter der „RICE-Anwendung" nicht innerhalb von 48–72 Stunden bessern, muss an ein Hämatom gedacht werden. In schweren Fällen eines intramuskulären Hämatoms (mit Druckanstieg im Kompartiment) können sich typische Zeichen eines Kompartmentsyndroms – wie Parästhesien distal der Verletzungsstelle, verringerter Pulsdruck und veränderte neurologische Befunde – entwickeln, die eine sofortige Entlastungsoperation erforderlich machen. Solange es jedoch nicht zum kompletten Sehnenriss kommt, was bei pädiatrischen Patienten ein außerordentlich seltenes Ereignis ist, müssen Muskelzerrungen in der Regel nicht chirurgisch behandelt werden.

22.14.2 Anmerkungen zur Behandlung

Reziproke Inhibitions-, balancierende (ausgleichende) und indirekte Techniken können auch schon in der Akutphase sinnvoll sein. Sobald sich die Schmerzen gebessert haben, werden Wärmeanwendungen, passive Dehnungen und Weichteiltechniken ergänzt. Unterhalb der Toleranzschwelle sind aktive Dehnungen, dynamische Belastungsübungen, isometrische und isotonisch-konzentrische Muskelenergietechniken (MET) ebenfalls erlaubt. Bei Zerrungen der Bein- und Rückenmuskulatur sind Wasserübungen (Aqua-Training) oft sehr wohltuend.

Akut verletzte, spastische Muskeln sprechen im Allgemeinen gut auf isometrische MET, Weichteil- und Balanced-Ligamentous-Tension-(BLT-)Techniken an. Für den Unterschenkel beschriebene Behandlungstechniken (> Kap. 23) eignen sich meist genauso für die langen Hüftadduktoren. Hat sich der Muskeltonus normalisiert und der Schmerz nachgelassen, sollte mit dem Muskelaufbau(-Training) begonnen werden. In der Rehabilitationsphase sind isotonisch-exzentrische und -konzentrische MET zulässig.

Isotonisch-exzentrische Muskelenergietechnik für die Knieflexoren

Sportler in Rückenlage

1. In Rückenlage des Patienten wird bei gebeugter Hüfte das Knie gestreckt, um die ischiokrurale Muskulatur maximal (bis zur restriktiven Barriere) anzuspannen (> Abb. 22.87).
2. Während der Patient sein Knie gegen den Widerstand der Therapeutin beugen soll (weißer Pfeil), hält sie mit gleicher Stärke dagegen, um die Bewegung zu verhindern. Dann verstärkt sie den Gegendruck (bzw. Widerstand; schwarzer Pfeil) langsam und behutsam bis zu einer Kniestreckung von 3–5° gegen die kontrahierte ischiokrurale Muskulatur.
3. Da es sich um eine isotonische Kontraktion handelt, darf sich der Muskeltonus der Knieflexoren während der Kniestreckung nicht verändern. Die exzentrische Kontraktion kommt durch die stärkere Kraft (Drucksteigerung) der Therapeutin zustande.
4. Dann lösen beide gleichzeitig die Anspannung bzw. den Gegendruck. Die Therapeutin wartet noch 5–6 Sekunden, bis sich die Gewebetextur an der Hüfte spürbar verändert, und streckt das Knie danach bis zur neuen restriktiven Barriere.
5. Dieser Ablauf wird zweimal wiederholt.

Isotonisch-konzentrische Muskelenergietechnik für die Abduktoren

Sportler in Rückenlage

Isotonisch-konzentrische Muskelenergietechniken (MET) erlauben eine Muskelverkürzung/-kontraktion gegen Widerstand. Dies dient zur Muskelkräftigung oder zur Behandlung von Gelenkdysfunktionen mit beträchtlicher Weichteilkomponente. Mit dieser Technik lassen sich kindliche Muskeltonusanomalien, chronische Stressmuster (Zerrungen) oder artikuläre Dysfunktionen als allgemeine sowie kindliche Beinspastiken mit Seitenstrangbeteiligung als spezifische Indikationen behandeln.

1. Das Bein wird so gehalten (Adduktionsstellung), dass sich die Hüftabduktoren maximal, d.h. bis zur restriktiven Barriere dehnen (> Abb. 22.88).

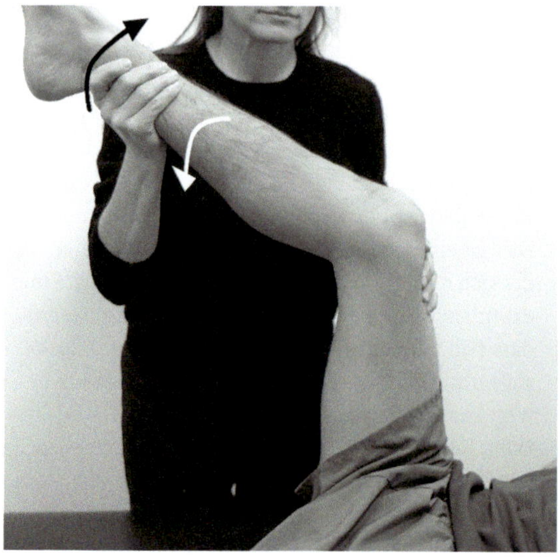

Abb. 22.87

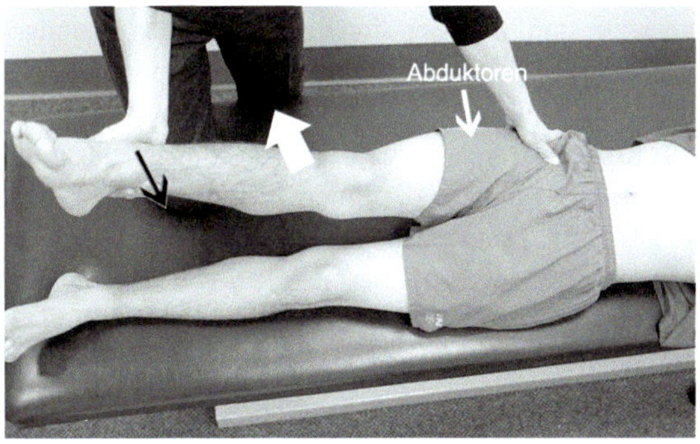

Abb. 22.88

2. Während der Patient sein Bein gegen den Widerstand der Therapeutin abduzieren soll, hält sie mit gleicher Stärke dagegen, um diese Bewegung zu verhindern. Dann verringert sie den Gegendruck (bzw. Widerstand; dünner weißer Pfeil) langsam und behutsam, damit der Patient das Bein bei gleichzeitiger Muskelkontraktion (dicker weißer Pfeil) abduzieren kann. Sie reduziert den Druck, wenn sich die Abduktoren zusammenziehen.
3. Da es sich um eine isotonische Kontraktion handelt, darf sich der Muskeltonus nicht verändern. Die konzentrische Kontraktion kommt durch den verringerten (Gegen-)Druck der Therapeutin zustande. Während sie das Becken stabilisiert, lässt sie das Bein einen Bewegungsbogen von etwa 20° beschreiben.
4. Dann lösen beide gleichzeitig die Anspannung bzw. den Gegendruck. Die Therapeutin wartet noch 5–6 Sekunden, bis sich die Gewebetextur an der Hüfte spürbar verändert, und adduziert das Bein bis zur neuen restriktiven Barriere.
5. Dieser Ablauf wird zweimal wiederholt.

Isotonisch-exzentrische Muskelenergietechnik für die Abduktoren

Sportler in Rückenlage

Isotonisch-exzentrische Muskelenergietechniken dienen zur Rehabilitation der exzentrischen Muskelkontraktilität und werden bei Muskelverkürzung oder -fibrosen angewandt. Durch exzentrische Kontraktionsübungen lässt sich auch die Muskelkoordination verbessern. Mit dieser relativ aggressiven Technik darf aber erst bei deutlicher Verbesserung des kindlichen Zustands durch andere Techniken weitergemacht werden. In diesem Beispiel stehen die Hüftabduktoren im Mittelpunkt der Behandlung.

1. Das Bein wird so gehalten (Adduktionsstellung), dass sich die Hüftabduktoren maximal, d.h. bis zur restriktiven Barriere dehnen (➤ Abb. 22.89).
2. Während der Patient sein Bein gegen den Widerstand der Therapeutin abduzieren soll (dünner weißer Pfeil), hält sie mit gleicher Stärke dagegen, um diese Bewegung zu verhindern. Dann steigert sie ihren Druck, um die Abduktion des Patienten langsam und behutsam zu überwinden und das Bein in eine Adduktion zu bringen (dicker weißer Pfeil). Das verstärkt die Anspannung der Abduktoren, die sich gerade zusammenziehen.
3. Da es sich um eine isotonische Kontraktion handelt, darf sich der Muskeltonus nicht verändern. Die exzentrische Kontraktion kommt durch den größeren Kraftaufwand der Therapeutin und die Dehnung der kontrahierten Muskeln zustande. Unter Stabilisierung des Beckens bewegt sie das Bein um 1–2 cm.
4. Dann lösen beide gleichzeitig die Anspannung bzw. den Gegendruck. Die Therapeutin wartet noch 5–6 Sekunden, bis sich die Gewebetextur an der Hüfte spürbar verändert, und adduziert das Bein bis zur neuen restriktiven Barriere.
5. Dieser Ablauf wird zweimal wiederholt.

22.15 Spastik der Beinmuskeln

22.15.1 Anmerkungen zur Klinik

Bei Kindern mit einer infantilen Zerebralparese wird das Muskelwachstum durch die Spastik behindert, so dass es zu einer intraossären Verbiegung und Torsion kommt. Die spastische Lähmung kann sich auf die primäre somatosensorische „Kartierung" (Mapping), die motorischen Aktivierungsmuster und die Bewegungsplanung/-strategien auswirken. Bei Kindern

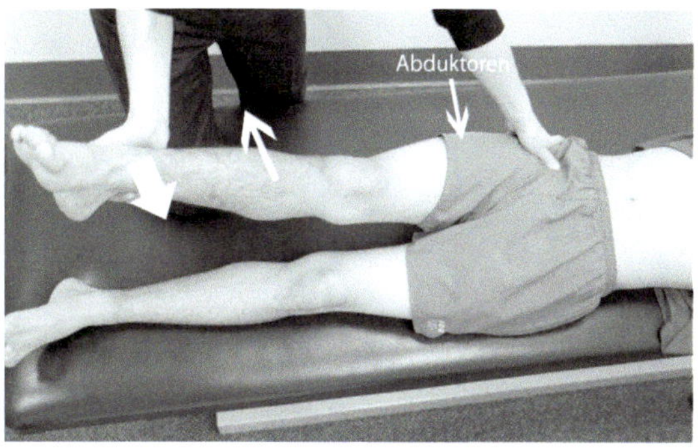

Abb. 22.89

mit spastischer Lähmung werden auch Haltung und Gleichgewicht von den gestörten biomechanischen Verhältnissen beeinflusst [Woollacott 1998]. Zudem spricht einiges dafür, dass motorische Funktionen offenbar auch bei der kognitiven Entwicklung eine Rolle spielen. Kognitive Defizite von Kindern mit spastischer Lähmung könnten damit zusammenhängen, dass sich die veränderten Bewegungsfunktionen nicht nur auf das somatosensorische „Mapping" auswirken, sondern darüber hinaus letztlich auch kognitive Leistungen wie das räumliche Vorstellungsvermögen beeinträchtigen.

22.15.2 Anmerkungen zur Behandlung

Eine infantile Zerebralparese tritt (mit) am häufigsten als spastische Beinlähmung in Erscheinung. Je nach Sitz der Schädigung können Beckenstabilisatoren, Hüftadduktoren, Knie- und Fußsohlenflexoren betroffen sein. Welche Behandlungstechniken am besten geeignet sind, hängt vom Schweregrad der Spastik ab. Bei Kindern mit schwerer spastischer Lähmung können myofasziale und Weichteiltechniken für die langen Beinmuskeln Anwendung finden. Die Gelenksteife dieser Kinder spricht möglicherweise auf Balanced-Ligamentous-Tension-(BLT-) oder Facilitated-Positional-Release-(FPR-)Techniken an. Bei älteren Kindern mit milder bis mäßig starker Spastik dürfen isotonisch-exzentrische und isometrische Muskelenergietechniken angewandt werden. Mit den von Jones beschriebenen Counterstrain-Techniken [Ward 2003] lassen sich die langen Hüftadduktoren dehnen bzw. entspannen und ihr Muskeltonus normalisieren. Während FPR-Techniken für die kurzen Hüftadduktoren geeignet sind, erweisen sich BLT-Techniken besonders bei Gelenk-, Bänder- und Membrankomponenten als sinnvoll.

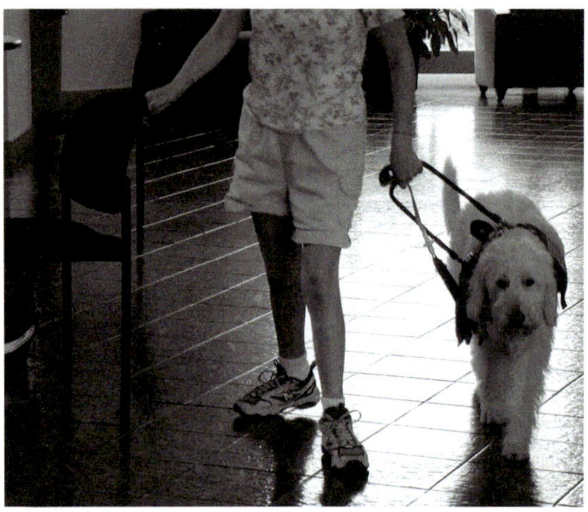

Abb. 22.90

Für Kinder mit spastischer Lähmung können Hilfsmittel und Interventionen, die ihnen mehr Stabilität geben, ohne bereits entwickelte Bewegungs- und Haltungsmuster/-strategien zu unterminieren, von großem Nutzen sein. Ein wunderbares Beispiel dafür ist ein Hund als Helfer, der auf Schritt und Tritt die Körperneigung (durch den veränderten Schwerpunkt) des Kindes ausgleichen kann (➤ Abb. 22.90).

Reziproke Inhibition/ Muskelenergietechnik für die Abduktoren

Sportler in Rückenlage

Eine reziproke Inhibitionstechnik dient zur Muskelentspannung/-verlängerung und besseren Koordinierung der Agonisten-Antagonisten-Interaktionen. In unserem Beispiel sind die Hüftabduktoren verkürzt. Diese Behandlungstechnik ist für Kinder mit milder bis mäßig starker Spastik geeignet.

1. Der Patient liegt auf dem Rücken. Die Therapeutin umgreift mit einer Hand den Unterschenkel und kontrolliert mit der anderen Hand die gleichseitige Hüfte.
2. Sie bewegt das Bein einwärts/nach medial, um die Abduktoren maximal, d.h. bis zur restriktiven Barriere in der Adduktionsstellung zu dehnen (➤ Abb. 22.91).
3. Der Patient soll sein Bein behutsam gegen den Widerstand der Therapeutin (schwarzer Pfeil) adduzieren (weißer Pfeil). Dadurch spannen sich die Adduktoren an, während die antagonistische Muskelgruppe der Abduktoren gehemmt werden müsste (➤ Abb. 22.92).
4. Diese isometrische Kontraktion wird 4–5 Sekunden aufrechterhalten, ehe beide gleichzeitig die Muskelanspannung bzw. den Gegendruck/Widerstand lösen.
5. Die Therapeutin wartet noch 5–6 Sekunden, bis sich die Gewebetextur an der Hüfte spürbar verändert, und adduziert das Bein dann bis zur neuen restriktiven Barriere.
6. Dieser Ablauf wird zweimal wiederholt.

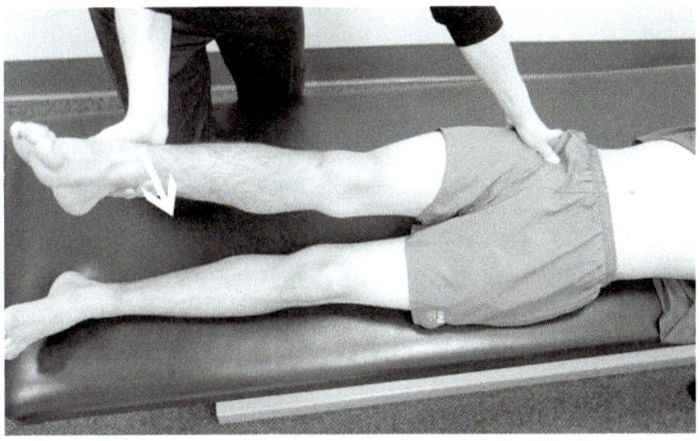

Abb. 22.91

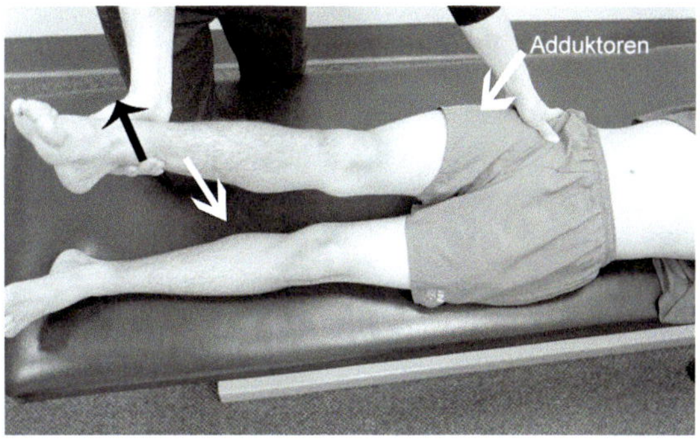

Abb. 22.92

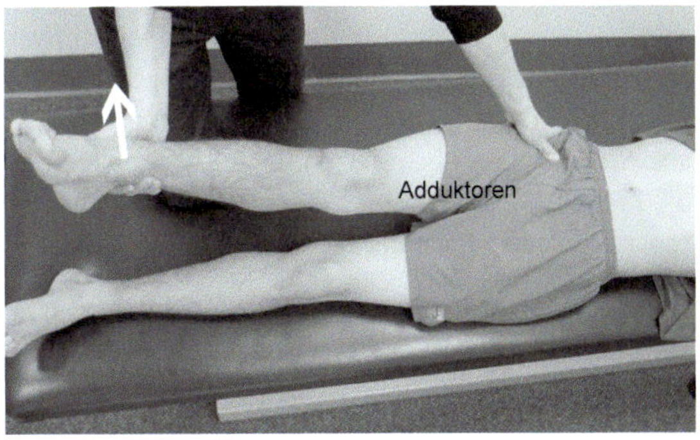

Abb. 22.93

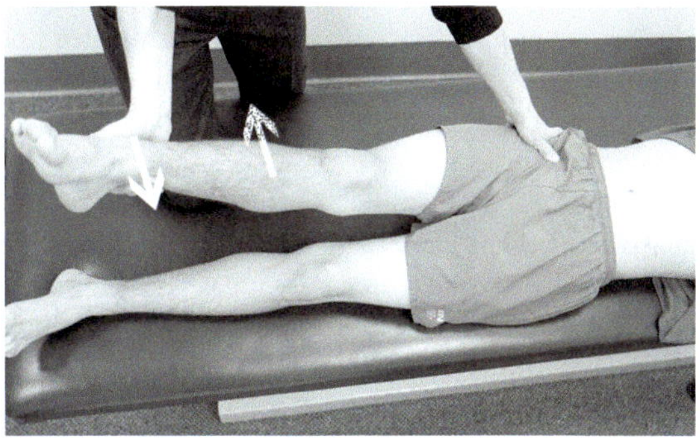

Abb. 22.94

Reziproke Inhibition/ Muskelenergietechnik für die Adduktoren

Sportler in Rückenlage

Eine reziproke Inhibitionstechnik dient zur Muskelentspannung/-verlängerung und besseren Koordinierung der Agonisten-Antagonisten-Interaktionen. In unserem Beispiel werden die Adduktoren behandelt. Diese Technik ist für Kinder mit milder bis mäßig starker Spastik geeignet. Nach der reziproken Inhibition kann die Therapeutin noch eine isotonisch-konzentrische Muskelenergietechnik anschließen, um das Aktivierungsmuster der Adduktoren zu verstärken.

1. Der Patient liegt auf dem Rücken. Die Therapeutin umgreift mit einer Hand den Unterschenkel und kontrolliert mit der anderen Hand die gleichseitige Hüfte.
2. Sie abduziert das Bein (bewegt es auswärts/nach lateral), um die Adduktoren maximal, d.h. bis zur restriktiven Barriere anzuspannen (➤ Abb. 22.93).
3. Der Patient soll sein Bein behutsam gegen den Widerstand der Therapeutin (punktierter weißer Pfeil) abduzieren, also nach lateral bewegen. Dabei spannen sich die Abduktoren an, während die antagonistische Muskelgruppe der Adduktoren gehemmt werden müsste (➤ Abb. 22.94).
4. Diese isometrische Kontraktion wird 4–5 Sekunden aufrechterhalten, ehe beide gleichzeitig die Muskelanspannung bzw. den Gegendruck/Widerstand lösen.
5. Die Therapeutin wartet noch 5–6 Sekunden, bis sich die Gewebetextur der Adduktoren spürbar verändert, und adduziert das Bein dann bis zur neuen restriktiven Barriere.
6. Dieser Ablauf wird zweimal wiederholt.

22.16 Hypotonie der Beinmuskeln

22.16.1 Anmerkungen zur Klinik

Eine kindliche Beinmuskelschwäche kann auf einer primären Muskelerkrankung, einer peripheren Neuropathie, Endokrinopathie oder neuromuskulären junktionalen Störung beruhen. Im Fall einer akuten Muskelhypotonie sollte an eine Elektrolytstörung oder eine Anämie gedacht werden. Vielfach bleibt ein schwacher kindlicher Muskeltonus jedoch ätiologisch unklar. Viele Kinder haben gleichzeitig eine Bänderschwäche/-schlaffheit. Jungen sind offenbar häufiger als Mädchen betroffen. Glücklicherweise liegt bei den meisten Kindern nur eine milde bis mäßig starke Form von idiopathischer Muskelhypotonie vor.

Durch Blockierung der tragenden Gelenke und Verkürzung der Stell-(„Antischwerkraft"-)Muskeln versuchen die Kinder, sich trotz Muskelhypotonie zu stabilisieren und im Gleichgewicht zu halten. Bei vielen von ihnen kommt es zu Muskelsteife und myofaszialen (Weichteil-)Restriktionen der Stellmuskeln. Die verkürzten Mm. adductores und quadriceps femoris lassen das Becken nach vorn kippen. Neben einer tibialen Rotation und Torsion kann sich je nach Schwere der Muskelhypotonie auch eine persistierende femorale Anteversion zeigen. Als funktionelle Deformitäten weisen die Patienten oft „Plattfüße" (Pes planus) und „X-Beine" (Genu valgum) auf. Dem Risiko einer rezidivierenden Knöchelzerrung kann durch das Tragen hochgeschlossene Turnschuhe oder – bei Bedarf – einer Fußgelenkorthese vorgebeugt werden. Wegen der Haltungsgewohnheiten, die sich Kinder mit einer Beinmuskelschwäche aneignen, gehören wiederkehrende Knie-, Hüft- und Rückenschmerzen zu den häufigsten Beschwerden. Ihre oftmals verringerte zervikale Lordose wird durch eine Extension im Atlantookzipitalbereich kompensiert, was den Eindruck eines vorgeschobenen Kopfes vermittelt. Die Verkürzung der Subokzipitalmuskeln bildet die Grundlage, auf der sich die typischen zervikogenen Kopfschmerzen, unter denen viele der Kinder leiden, entwickeln. Über die Auslösung zervikomandibulärer (Unterkiefer-)Reflexe in der Kaumuskulatur könnte eine subokzipitale Muskelverspannung zum Bruxismus beitragen – dasselbe Problem kann übrigens auch bei Kindern mit spastischen Beinmuskeln auftreten.

22.16.2 Anmerkungen zur Behandlung

Bei älteren Kindern mit Muskelhypotonie sind isotonisch-exzentrische und -konzentrische Muskelenergietechniken (MET) sinnvoll. Mit isotonisch-exzentrischen MET lässt sich die Verkürzung der Stellmuskeln beheben, während isotonisch-konzentrische MET helfen, die Flexoren und langen Adduktoren zu kräftigen bzw. die Aktivierungsmuster (Aktionspotenziale) zu verbessern. Mit isometrischen MET können sekundäre, auf dem Boden der motorischen Störung entstandene, artikuläre Dysfunktionen behandelt werden. Facilitated-Positional-Release-(FPR-), Balanced-Ligamentous-Tension-(BLT-) und andere indirekte Techniken sind für Kinder aller Altersstufen geeignet.

Den größten therapeutischen Nutzen ziehen Kinder mit Muskelhypotonie aus Aktivitäten, die richtige Haltungs- und Gleichgewichtsstrategien einüben/verstärken und zugleich die Muskeln kräftigen, wie z.B. Reiten, Kampfsport oder bestimmte Tanzformen. Selbstredend sind dabei die kindlichen Fähigkeiten ebenso zu berücksichtigen wie die Bestärkung des kindlichen Selbstvertrauens durch die sportliche Betätigung. Sämtliche Übungen, die mit Gleichgewicht, Form und Bewegung arbeiten, dürfen zur Verstärkung der zentralen Stabilisierungsmechanismen und Muskelkräftigung angewandt werden. Die Autorin hat bei einem achtjährigen Patienten mit primärer Muskelerkrankung erlebt, wie positiv sich seine Begeisterung für „Duckpin-Bowling" auswirkte. Weil sie beim Üben darauf bestand, dass er die Kugel abwechselnd mit beiden Händen rollte, lernte er schließlich beidhändig zu spielen.

Isotonisch-konzentrische Muskelenergietechnik für die Knieflexoren

Kind in Rückenlage

Isotonisch-konzentrische Muskelenergietechniken (MET) lassen eine Muskelverkürzung gegen Widerstand zu. Dies stellt nicht nur bei Kindern mit erhöhtem Muskeltonus, sondern auch bei Kindern mit untrainierten Muskeln oder milder Hypotonie eine sinnvolle Form der Behandlung dar. Unser Beispiel zeigt zwar die Behandlung der ischiokruralen Muskulatur (Knieflexoren), doch die Technik kann genauso wie andere Muskelenergietechniken auch an jeder anderen Muskelgruppe angewandt werden.

1. In Rückenlage des Patienten ist die Hüfte gebeugt und das Knie gestreckt, um die ischiokrurale Muskulatur maximal, d.h. bis zur restriktiven Barriere, anzuspannen (➤ Abb. 22.95).
2. Der Patient soll versuchen, sein Knie behutsam gegen den Widerstand der Therapeutin zu beugen (weißer Pfeil), während sie zunächst mit gleicher Stärke dagegenhält und die Bewegung verhindert. Dann lässt sie langsam und behutsam mit ihrem Gegendruck (Widerstand; schwarzer Pfeil) nach und ermöglicht dem Patienten, eine Knieflexion unter Muskelkontraktion herbeizuführen.
3. Da es sich um eine isotonische Kontraktion handelt, darf sich der Muskeltonus der Knieflexoren nicht verändern. Die exzentrische Kontraktion kommt da-

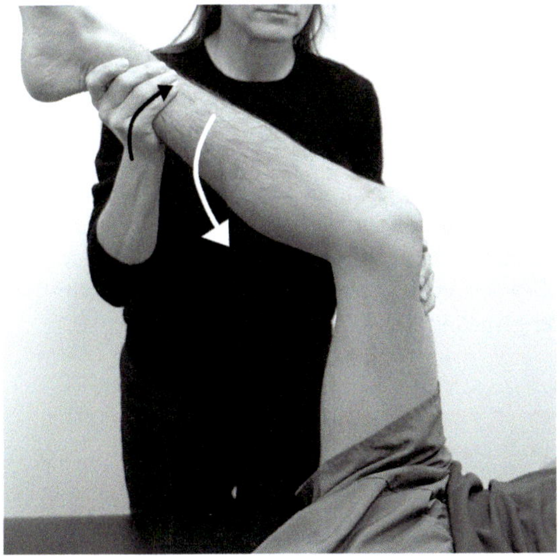

Abb. 22.95

durch zustande, dass die Therapeutin ihren Widerstand (Gegendruck) verringert und das Bein einen Bewegungsbogen von ca. 20° beschreiben lässt.
4. Dann lösen beide gleichzeitig die Anspannung bzw. den Gegendruck. Die Therapeutin wartet noch 5–6 Sekunden, bis sich die Gewebetextur an der Hüfte spürbar verändert, und streckt das Knie danach bis zur neuen restriktiven Barriere.
5. Dieser Ablauf wird zweimal wiederholt.

22.17 Myositis ossificans

22.17.1 Anmerkungen zur Klinik

Bei der Myositis ossificans handelt es sich um eine Kalkeinlagerung im Muskelbauch, die nach einer schweren oder wiederholten Prellung entsteht. Durch ein schweres/wiederholtes Kontusionstrauma kommt es zur Einblutung und einem intramuskulären Hämatom. Im nekrotischen Bereich entwickelt sich Narbengewebe, das mit der Zeit „verkalkt" (ossifiziert). Am häufigsten tritt eine Myositis ossificans im M. quadriceps oder M. biceps femoris auf. Differenzialdiagnostisch muss sie von einer Fibrodysplasia ossificans progressiva und von einem Osteosarkom abgegrenzt werden.

Die an sich benigne Myositis ossificans kann jedoch progredient verlaufen, wenn sich bereits vor Abschluss der Ossifikation (der Prozess dauert etwa ein Jahr) eine erneute Verletzung ereignet. Sportler sollten sich daher vor verletzungsträchtigen Aktivitäten hüten.

22.17.2 Anmerkungen zur Behandlung

Mit Hilfe von Übungen, Dehnungen und isotonisch-exzentrische Muskelenergietechniken lässt sich die Funktion des betroffenen Muskels verbessern bzw. erhalten. Nur in seltenen Fällen ist ein chirurgischer Eingriff erforderlich, der allerdings nicht zu früh erfolgen darf, um den Zustand nicht noch durch die postoperative Narbenbildung weiter zu verschlimmern.

22.18 Piriformis-Syndrom

22.18.1 Anmerkungen zur Klinik

Als Piriformis-Syndrom wird eine bei Sportlern auftretende und durch Muskelhypertrophie, Spasmen, Verletzung, Kontraktur oder mechanische Dysfunktionen des M. piriformis bedingte Nervenkompression bzw. Neuropathie bezeichnet. In der Frühphase kommt es zu typischen Gesäßschmerzen, die in den hinteren Oberschenkel oder ins Bein ausstrahlen und mit „Kribbeln" (Parästhesien) einhergehen können. Die Symptome verstärken sich meist bei Bewegungen und durch bestimmte Positionen. Bei der körperlichen Untersuchung zeigt sich möglicherweise ein leichter bis mäßiger Sensibilitätsverlust. Typisch für das Piriformis-Syndrom ist eine Nervenkompression/-irritation des N. peroneus (fibularis) communis oder des N. ischiadicus. Als klassische Erklärung wird eine anatomische Normvariante angeführt: Da der Nervendurchtritt den M. piriformis in zwei Hälften teilt, kann eine Muskelkontraktion oder -verspannung zur Nerveneinklemmung (Impingement) führen. Sakroiliakale und vertikale Hüftgelenkdysfunktionen, eine femorale Anteversion, Beinlängendifferenz oder kompensatorische Anpassung an Gangstörungen versetzen den M. piriformis besonders unter Spannung. Die kompressionsbedingte Neuropathie müsste sich daher durch eine Behandlung der zugrunde liegenden mechanischen Dysfunktion sowie Dehnungs- und Kräftigungsübungen für den M. piriformis beheben lassen. Das mag bei einigen Patienten zutreffen und dürfte sogar in der Mehrzahl der therapierefraktären Fälle stimmen – kann aber nicht alle Fälle erklären.

Der Nervenstamm des N. ischiadicus und der N. peroneus (fibularis) communis verlaufen in unmittelbarer Nähe zu den kurzen Hüftadduktoren (➤ Abb. 22.96). Deshalb können sie zwischen den Mm. piriformis, gemelli und obturatorii komprimiert

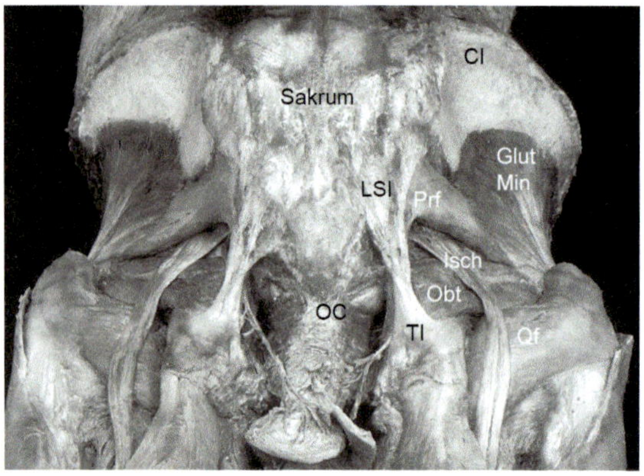

Abb. 22.96 Hinteres Becken (nach Dissektion). Die Mm. multifidi, tensor fasciae latae, gluteus maximus und gluteus medius wurden entfernt, um das Lig. sacroiliacum (LSI) und die tiefen hinteren Beckenstrukturen freizulegen. Einzeln gekennzeichnet sind Crista iliaca (CI), Tuber ischiadicum (TI), Os coccygis (OC), M. piriformis (Prf), M. gluteus minimus (GlutMin), N. ischiadicus (Isch), M. obturatorius externus (Obt) und M. quadriceps femoris (Qf).

bzw. durch eine Kontraktur oder Hypertrophie des M. quadriceps femoris gereizt werden. Man kann sich die langen und kurzen Hüftadduktoren wie eine Rotatorenmanschette vorstellen, die zur Beweglichkeit, Stabilisierung und Tiefensensibilität (Propriozeption) im Hüftbereich beiträgt.

Jede mechanische (Gelenk-)Dysfunktion zwischen den knöchernen Hüftstrukturen kann die Normalfunktionen der Rotatorenmanschette beeinträchtigen. Sie wird hauptsächlich von kurzen Hüftadduktoren gebildet. Da sich die Funktionen des M. quadratus femoris, der Mm. obturatorii internus und externus sowie der Mm. gemelli superior und inferior auf das Hüftgelenk beschränken, können sie lediglich von iliakalen und femoralen Dysfunktionen beeinflusst werden. Auf den M. piriformis, der als langer Hüftadduktor über das Sakroiliakal- und Hüftgelenk zieht, wirken sich hingegen sowohl sakrale als auch iliakale und femorale Dysfunktionen aus. Hinzu kommt, dass sich nicht nur (unmittelbar) der Muskeltonus der (Hüft-)Rotatorenmanschette, sondern darüber hinaus auch die Nervenspannung infolge einer mechanischen Dysfunktion verändert. Wenn das Hüftgelenk beispielsweise nach vorn gedreht oder nach oben verrutscht ist, sind die Nerven (N. ischiadicus, N. peroneus communis) deutlich straffer gespannt.

22.18.2 Test in Rückenlage

In Neutralstellung der Hüfte, oder wenn sie gestreckt ist, induziert der M. piriformis eine Außenrotation des Femurs. Ab einer Hüftbeugung von 90° bewirkt er dagegen eine Innenrotation des Femurs. Seine Funktion wird in beiden Positionen getestet.

1. Das Kind liegt auf dem Rücken. Die Therapeutin steht am Fußende der Liege und umfasst beide Beine unten im Knöchelbereich, um sie etwa 15° anzuheben. Dies entspricht der Neutralstellung der Hüfte (➤ Abb. 22.97).
2. Sie dreht die Füße des Patienten einwärts (nach medial) und vergleicht die Innenrotation des Femurs auf beiden Seiten.
3. Dann setzt sie sich auf dieselbe Seite, auf der die Hüfte untersucht werden soll. Während sie mit einer Hand den Oberschenkel über dem Knie hält, umgreift sie Fuß und Knöchel mit der anderen Hand (➤ Abb. 22.98).
4. Dann führt sie mit einer Hüftflexion und Abduktion des Knies eine Außenrotation des Femurs herbei. Nachdem sie den Umfang (Grad) der Außenrotation an jedem Bein überprüft hat, vergleicht sie die Ergebnisse miteinander.

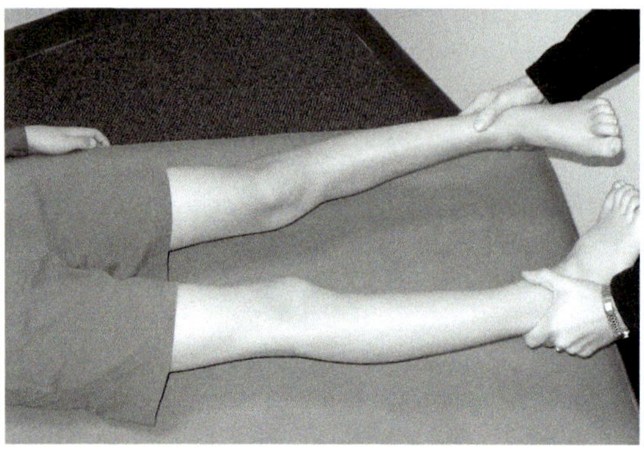

Abb. 22.97

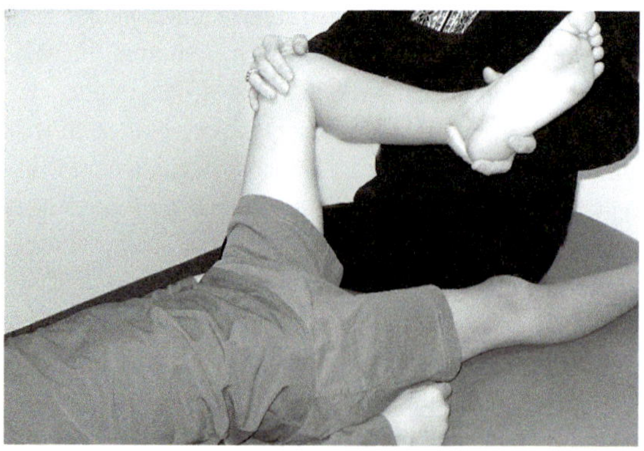

Abb. 22.98

22.18.3 Anmerkungen zur Behandlung

Die (Hüft-)Rotatorenmanschette kann mit der oben für die Hüftmuskeln beschriebenen Balanced-Ligamentous-Tension-(BLT-)Technik behandelt werden. Im Hinblick auf eine Dehnung und Kräftigung des M. piriformis können auch isometrische und isotonische Muskelenergietechniken eine positive Wirkung entfalten.

Isometrische Muskelenergietechnik für M. piriformis

Kind/Sportler in Rückenlage

Mit dieser isometrischen Muskelenergietechnik lässt sich der M. piriformis passiv dehnen („verlängern"). Normalerweise wird sie besser toleriert als die anschließend beschriebene isotonisch-exzentrische MET.

1. Die Therapeutin verhindert die Außenrotation des Femurs, indem sie mit gleicher Stärke dagegenhält (➤ Abb. 22.99, weißer Pfeil).
2. Diese isometrische Muskelkontraktion wird für 4–5 Sekunden aufrechterhalten. Dann soll der Patient die Anspannung lösen, während die Therapeutin gleichzeitig ihren Widerstand (Gegendruck) verringert.
3. Sie wartet noch die postisometrische Relaxation (etwa 4–5 Sekunden) ab, bevor sie das Bein loslässt.
4. Dann führt sie das Bein mit einer Außenrotation des Femurs an die neue restriktive Barriere heran (gebogener weißer Pfeil). Diese Abfolge wird zweimal wiederholt.

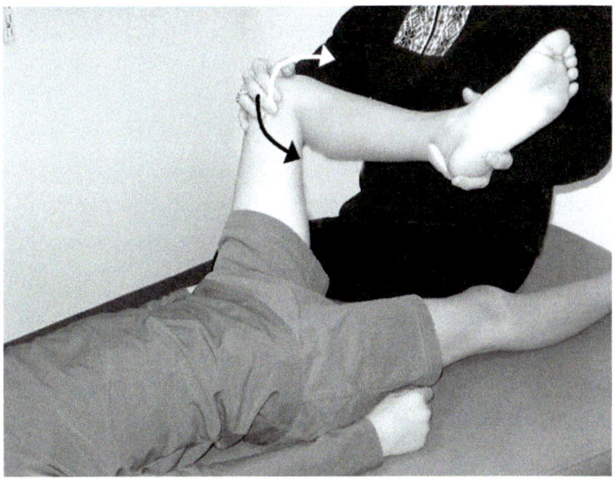

Abb. 22.99

Isotonisch-exzentrische Muskelenergietechnik für M. piriformis

Kind in Rückenlage

Mit dieser isotonisch-exzentrischen Muskelenergietechnik kann eine aktive Dehnung und Kräftigung des M. piriformis erzielt werden. Falls sie vom Patienten nicht gut toleriert wird, sollte mit der soeben beschriebenen isometrischen Technik begonnen werden. Bei einer Epiphysen- oder Femurkopfschädigung ist die isotonisch-exzentrische MET kontraindiziert.

1. Das Kind liegt auf dem Rücken und hat Hüfte und Knie gebeugt, um den Oberschenkel (Femur) maximal, d.h. bis zur restriktiven Barriere, nach außen zu drehen (➤ Abb. 22.100).
2. Die Therapeutin hält den Oberschenkel auf der Innenseite direkt über dem Knie und fordert den Patienten auf, sein Knie gegen ihre Hand zu drücken (schwarzer Pfeil). Dadurch wird eine Innenrotation des Femurs induziert.
3. Sie verhindert die Bewegung, indem sie dagegenhält und die Druckstärke des Kindes behutsam überwindet (weißer Pfeil). Der Druck der Therapeutin ist zum distalen Femur, aber keinesfalls auf das Kniegelenk oder die Tibia gerichtet.
4. Die Muskelkontraktion wird für 4–5 Sekunden aufrechterhalten. Dann soll der Patient sie lösen, während die Therapeutin gleichzeitig ihren Gegendruck verringert.
5. Sie wartet noch die postisometrische Relaxation (etwa 4–5 Sekunden) ab, bevor sie das Bein loslässt.
6. Dann führt sie das Bein mit einer Außenrotation des Femurs an die neue restriktive Barriere heran (gebogener weißer Pfeil). Diese Abfolge wird zweimal wiederholt.

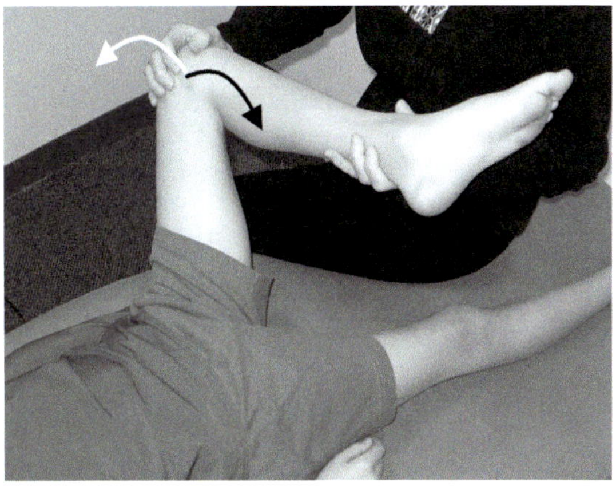

Abb. 22.100

22.19 Meralgia paraesthetica

22.19.1 Anmerkungen zur Klinik

Als Meralgia paraesthetica wird ein Kribbeln oder Taubheitsgefühl auf der Vorderseite des Oberschenkels direkt distal des Leistenbandes bezeichnet, das weder mit Druckschmerzen noch motorischen Defiziten einhergeht. Sie beruht auf einer Kompression des N. cutaneus femoris lateralis, der als sensibler Nervenast des Plexus lumbalis zwischen den Mm. psoas und quadratus lumborum unter dem Lig. inguinale verläuft und die Haut des vorderen Oberschenkels innerviert (➤ Abb. 22.101). Die Symptome können bei Bewegung oder in Ruhe auftreten. Differenzialdiagnostisch muss eine inguinale Lymphadenopathie ausgeschlossen werden. Denn eine Kompression des N. cutaneus femoris lateralis durch vergrößerte Leistenlymphknoten ist verdächtig auf ein Lymphom oder eine pelvine Neoplasie. In den meisten Fällen liegt allerdings keine systemische Erkrankung, sondern eine Kompression durch Weichteilstrukturen (Muskeln, Bänder) vor.

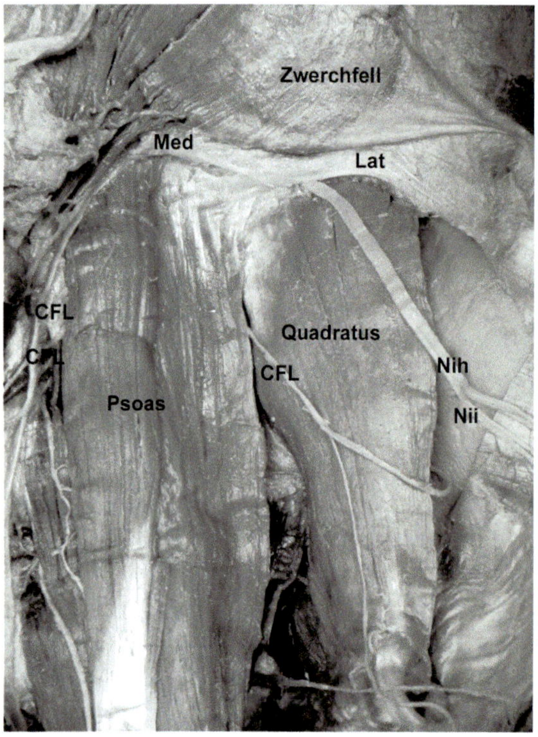

Abb. 22.101 Linke hintere Bauchwand. Das Zwerchfell ist angehoben, um das Lig. arcuatum mediale (Med) und das Lig. arcuatum laterale (Lat) besser darzustellen. Der zwischen den Mm. psoas und quadratus lumborum verlaufende N. cutaneus femoris lateralis (CFL) zieht unter dem Leistenband (Lig. inguinale) hindurch. Auch der N. iliohypogastricus (Nih) und der N. ilioinguinalis (Nii) sind hier gekennzeichnet.

Die Beschwerden können sich beim Laufen oder Treppensteigen verstärken. Obwohl sich gelegentlich ein akutes Trauma als Ursache finden lässt, entwickeln sich die Symptome viel häufiger langsam progredient. Bei Hypertrophie des M. psoas oder M. sartorius kann der Nerv gegen das Leistenband gedrückt werden. Auch Muskelspasmen (M. psoas) triggern manchmal eine Nervenkompression. Eine Meralgia paraesthetica kann durch eine Outflare-Dysfunktion, vertikale Subluxation oder Posterior-Rotation der Hüfte bedingt sein, die alle eine stärkere Dehnung des Leistenbandes bewirken. Zur Kompression des N. cutaneus femoris lateralis kann es auch durch Außenrotation des Femurs kommen. Wenn in Bauch- oder Rückenlage des Patienten die Hüfte gestreckt und das Knie gebeugt wird, lassen sich die Symptome (meistens) reproduzieren. Wenn die Nervenkompression weiter proximal zwischen M. psoas und M. quadratus lumborum auftritt, lassen sich die Symptome in Bauchlage durch Anheben der Brust und Durchbiegen des Rückens provozieren. Bei der körperlichen Untersuchung ist unter Umständen eine Senkung der 12. Rippe oder eine Druckempfindlichkeit des M. quadratus lumborum festzustellen.

22.19.2 Anmerkungen zur Behandlung

Geeignete Behandlungstechniken sind weiter vorn sowie im 3. Kapitel beschrieben.

QUELLEN

Carreiro JE. An osteopathic approach to children, 2nd ed. Edinburgh: Churchill Livingstone, 2009.

Song KM, Halliday SE, Little DG. The effect of limb-length discrepancy on gait. J Bone Joint Surg Am 1997; 79: 1690–1698.

Ward R. Foundations for osteopathic medicine. St Louis: Lippincott, Williams & Wilkins, 2003.

Woollacoot MH, Burtner P, Jensen J, et al. Development of postural responses during standing in healthy children and children with spastic diplegia. Neurosci Biobehav Rev 1998; 22: 583–589.

KAPITEL

23 Unterschenkel

23.1 Übersicht

Wenn es um die Diagnose und Therapie von Beinproblemen geht, muss die gesamte untere Extremität zusammen mit der Hüfte als funktionelle Einheit gesehen werden. Knie-, Knöchel- und Hüftverletzungen treten nicht isoliert auf. Hat sich ein Aufprall bei Gewichtsbelastung ereignet, übertragen sich die Stoßkräfte auf das ganze Bein. Während Knochenfrakturen und Bänderzerrungen oder -risse unverzüglich ärztlich versorgt werden müssen, hängt ihre vollständige Ausheilung und funktionelle Wiederherstellung von der Normalisierung der Beinmechanik ab. Die kompensatorischen Veränderungen, die sich in der Umgebung der Verletzung/des traumatisierten Gewebes entwickeln, können Stabilität und Flexibilität des Beins beeinflussen. Bei einer Knöchelverstauchung/Distorsion des oberen Sprunggelenks durch Umknicken (inversion sprain) beispielsweise führt die plötzliche Dehnung des M. peroneus (fibularis) longus oft zur Rückverlagerung der Fibula, die mit einer lateralen Drehung (Außenrotation) der ipsilateralen Tibia einhergehen kann. Durch die Außenrotation der Tibia wird sowohl die Zugspannung der Patellarsehne an der Tuberositas tibiae (bei der Knieflexion) als auch der Druck auf die Menisken verstärkt. Die nach hinten verrutschte Fibula erhöht – über den Tractus iliotibialis – die Zugspannung im gleichseitigen Hüftbereich, was eine Outflare-Dysfunktion (oft verbunden mit einer Drehung nach hinten) zur Folge haben kann. Dies wirkt sich auf die Gelenke im Sakroiliakal- und Lumbosakralbereich aus. Bei einem besonders heftigen (starken, beschleunigten) Distorsionstrauma setzen sich die Kräfte manchmal bis in die thorakalen Faszien fort. Selbst wenn der Knöchel gut verheilen sollte, wird ein Patient nicht wieder seine volle sportliche Leistungsfähigkeit erreichen, solange nicht die Fibula-, Knie- und Oberschenkel-Funktionsmechanik ebenfalls in die Behandlung einbezogen wird. Nach einem Trauma sind Athleten zum einen anfälliger für eine (erneute) Verletzung, zum anderen können sich mit der Zeit chronisch-irritative Hüft- oder Knieschmerzen entwickeln.

Chronische Störungen wie das Osgood-Schlatter- oder Patellofemoralsyndrom gehen typischerweise mit einer lokalen, mechanischen Dysfunktion einher. Allerdings passt sich das Gangmuster der Kinder mit der Zeit so an, dass die Dysfunktion kompensiert wird. Kompensatorische Veränderungen der Beinmechanik bzw. des Gangbildes können die Grundstörung unterhalten oder sogar noch verschlimmern. Beim Patellofemoralsyndrom beispielsweise sind der M. vastus lateralis und der M. vastus medialis oft unterschiedlich stark. Ihr Ungleichgewicht bewirkt eine laterale Verziehung der Kniescheibe beim Kniestrecken, weil der M. vastus lateralis die Kontraktionskraft des M. vastus medialis überwindet. Darüber hinaus liegt bei vielen Patienten eine somatische Dysfunktion des ipsilateralen Hüft- und Sakroiliakalgelenks vor. Ein erhöhter Ruhetonus des M. quadriceps femoris (bei Posterior-Stellung der Hüfte) kann die laterale Traktion an der Patella noch verstärken. Solange nicht das ganze Bein funktionell behandelt wird, hält sich der Nutzen von Knieschienen oder Kräftigungsübungen für den M. vastus medialis in Grenzen.

Bei sehr jungen Kindern können somatische Fuß-, Bein- oder Hüftdysfunktionen die optimale Entwicklung von Gang, Gleichgewicht und Stabilität behindern. Von den frühkindlichen Bewegungs- und Reflexmustern der Extremitäten werden die somatosensorischen „Landkarten" (Mapping), Haltungs- und Bewegungsstrategien (Motorik) geprägt. Nach dem Wolfe-Gesetz schlagen sich Muskelspannungs-/Muskeltonus-Anomalien auf das Knochenwachstum nieder. Dies alles ist bei Kindern mit angeborenen muskuloskelettalen Störungen zu berücksichtigen. Einige Fehlbildungen (z.B. Klumpfuß, Metatarsus adductus oder „O-Beine") können mit einer intrauterinen Lageanomalie zusammenhängen; das heißt das Skelettknochenwachstum hat auf die veränderten oder restriktiven Druckverhältnisse reagiert. Das Weichteil-/Bindegewebe der Beine passt sich den Knochenstrukturen an, und wenn das Kind größer wird, wirken sich Muskel- und Faszienverspannungen wiederum auf den wachsenden Knochen aus. Die veränderten (anomalen) Kräfteverhältnisse unterhalten die Deformität nicht nur, sondern tragen oft zur weiteren Verstärkung bei. Wenn das Kind heranwächst, entwickeln sich kompensatorische fasziale, muskuläre und mechanische Stressmuster bzw. Verspannungen, um die Deformität auszugleichen. Je nach Schwere der Deformität können die adaptiven Veränderungen bis ins Becken, die Lendenwirbelsäule und den Lumbosakralbereich hineinreichen. Das Beinwachstum ist folglich sowohl dem direkten Einfluss der Deformität als auch Spannungskräften durch kompensatorische Veränderungen im angrenzenden Gewebe unterworfen. Schienen (Orthesen) können zwar für einen gewissen Spannungsausgleich sorgen, doch in schweren Fällen muss die konservative Behandlung mit chirurgischen Korrektureingriffen kombiniert werden. Kompensatorische Geweberestriktionen müssen aber auf jeden Fall angegangen werden, um ein normales Wachstum und eine orthograde Achsenstellung zu ermöglichen.

23.2 Q-(Quadrizeps-)Winkel

Als Quadrizeps- oder kurz Q-Winkel wird die Zugrichtung der Quadrizeps-Muskelgruppe an der Patella beschrieben. Diese Muskelgruppe setzt an den vorderen Darmbeinstacheln (Spina iliaca anterior superior/inferior, SIAS/SIAI) des Beckenkamms an und zieht in Form der Patellarsehne (Lig. patellae) zur Kniescheibe. Der Q-Winkel wird am Schnittpunkt einer Senkrechten, die durch die Tuberositas tibiae und die Mitte der Kniescheibe verläuft, und einer Verbindungslinie zwischen SIAS und Mitte der Kniescheibe gemessen (➤ Abb. 23.1). Da sich der Beckendurchmesser im Laufe des Wachstums vergrößert, wandern SIAS und SIAI im Verhältnis zum Knie mehr nach außen (lateral), so dass die Patellarsehne schräg nach lateral gezogen wird. Unter den hormonellen Einflüssen in der Pubertät wird das weibliche Becken breiter als das männliche. Aufgrund der gynäkoiden Beckenform sind auch die Q-Winkel von Frauen größer (Normalbereich bei Männern: 8–14°, bei Frauen 11–20°). Typisch ist, dass sich der Q-Winkel unter Gewichtsbelastung durch die adaptive Valgusstellung der Knie noch um ein Grad vergrößert. Als allgemeine Regel gilt, dass ein Q-Winkel über 14° die Anfälligkeit für Knieprobleme, besonders Subluxation (Tracking) und Instabilität der Patella, erhöht. Bei Überstreckbarkeit der Knie (Genu recurvatum, Genu varum) und Hyperpronation des unteren Sprunggelenks kann der Q-Winkel funktionell vergrößert sein.

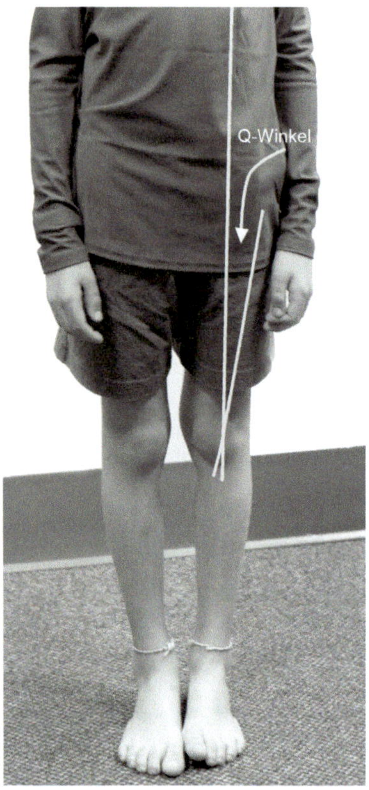

Abb. 23.1

23.3 Kniegelenkmechanik

Beim Gehen spielen sich recht komplizierte biomechanische Abläufe im Kniegelenk ab. Vereinfacht ausgedrückt ist die Kniestreckung (beim Aufsetzen der Ferse und in der Standphase) mit einer relativ lateralen Tibia- und medialen Femurstellung verbunden. Dazu tragen die Hüftstabilisatoren ebenso bei wie die unterschiedlich geformten Gelenkflächen von Femur und Tibia und die Oberschenkelmuskeln (M. quadriceps femoris, ischiokrurale Muskulatur, M. tibialis). Gemeinsam mit den Menisken ermöglichen die Bewegungen von Tibia und Femur eine Anpassung an die asymmetrischen Femurkondylen. Während der Abroll- und Schwungphase dagegen befindet sich die Tibia in einer relativen Innenstellung im Vergleich zum Femur.

Mechanische Störungen der Beweglichkeit und Stellung von Tibia und Femur im Kniegelenk können zu einer stärkeren Druckbelastung der Menisken führen, sich auf die Spannung der Kreuzbänder, Patellarsehne und Seitenbänder oder auf die Ruhelänge der Kniebewegungen steuernden Muskeln auswirken. Unphysiologische Veränderungen der Knie-, Knöchel- und Fußgelenkmechanik beeinflussen sich gegenseitig. Besonders beim Laufen zeigt sich häufig eine tibiale Innenrotation, die mit Pes planus und verstärkter Fußsupination einhergeht. Zur Innenrotation der Tibia kommt es beispielsweise, wenn ein erhöhter Muskeltonus der Adduktoren die Außenrotation einschränkt. Eine Dysfunktion/Restriktion mit innenrotierter Tibia bedeutet, dass der Meniscus medialis in der Streckphase stärker komprimiert und belastet wird. Daraus kann sich mit der Zeit eine Entzündung (mit Gelenkschmerzen im Innenknie) und letztlich Degeneration des Innenmeniskus entwickeln.

Typisch für eine Außenrotation der Tibia ist eine verstärkte Supination oder ein Pes cavus im Stehen. Beim Gehen und vor allem beim Laufen wird diese Hypersupination allerdings durch eine Pronation im hinteren Sprunggelenk (Art. subtalaris) und des Vorderfußes kompensiert. Eine Außenrotation der Tibia findet sich auch bei Varusstellung der Knie und „Säbelbeinen".

23.4 Kniestellung

Um die Kniestellung bzw. Abweichungen von der orthograden Stellung zu bestimmen, wird eine imaginäre senkrechte Linie vom Femurkopf nach unten gezogen (➤ Abb. 23.2). Da sich eine Valgusstellung manchmal nur unter Gewichtsbelastung zeigt, sollte die Untersuchung sowohl in Rückenlage als auch im Stehen erfolgen. Dass die Beine von Säuglingen und Kleinkindern, die gerade erst laufen lernen, normalerweise eine Varusstellung aufweisen, liegt zum Teil an der Hüftstellung und dem erhöhten Muskeltonus der Flexoren in diesem Alter. Sie geht zunehmend in eine Valgusstellung über, je sicherer die Kinder laufen können. Das Genu valgum, das viele 2- bis 3-Jährige haben, sollte sich bis zum Alter von 6–7 Jahren wieder begradigen. Mit dem Eintritt in die Pubertät kann es bei einigen Mädchen zu einem Genu-valgum-Rezidiv kommen, was vermutlich durch die weibliche Beckenform erklärbar ist.

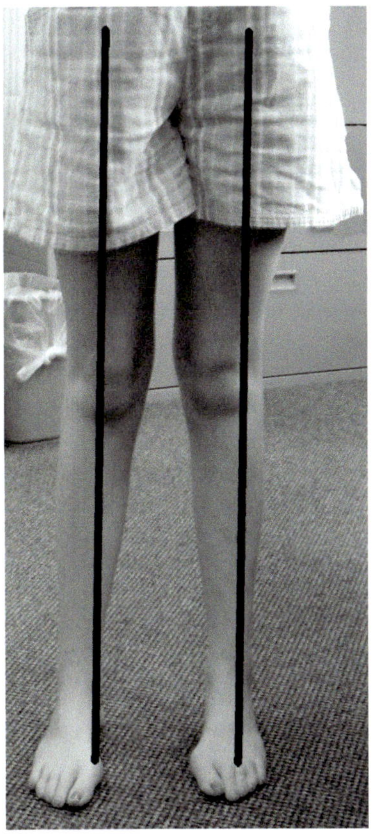

Abb. 23.2

23.4.1 Genu valgum

Bei Kindern im Krabbelalter stellt ein Genu valgum (Knick- oder X-Bein; ➤ Abb. 23.3) eine Normvariante dar, die sich in den meisten Fällen mit 6–7 Jahren oder seltener erst mit 8 Jahren wieder „auswächst". Die gelegentlich in der frühen Adoleszenz zu beobachtenden X-Beine sind wahrscheinlich auf das beschleunigte Wachstum von Jugendlichen zurückzuführen. Bei ausgeprägter Spastik der Adduktorengruppe kann sich eine Valgusdeformität entwickeln, und auch durch eine Schwäche der lateralen Hüftrotatoren (M. gluteus maximus, M. piriformis) erhöht sich das Risiko der Kinder. Im Stehen zeigt sich, dass ein Genu valgum häufig mit Pes planus, evertierter Ferse, innenrotiertem Femur, kompensatorischer Unterschenkelstellung (als Ausgleich für eine persistierende femorale Anteversion oder Beckenneigung nach vorn) verbunden ist. Eine Valgusstellung der Beine beim Laufen lässt vermuten, dass damit eine Einwärtsdrehung der Fersen (Calcaneus varus), ein gestörtes Muskelaktivitätsmuster, eine Beinlängendifferenz, ein erhöhter Muskeltonus der Adduktoren oder eine Spastik kompensiert wird.

23.4.2 Genu varum

Von der Geburt bis zu den ersten Schritten des Kindes entspricht ein Genu varum (Säbel- oder O-Bein; ➤ Abb. 23.3) der normalen Kniestellung und verschwindet gewöhnlich bis zum Alter von 2 Jahren spontan wieder. Obwohl der physiologisch erhöhte Muskeltonus der Knie- und Hüftflexoren die „O-Beine" von Neugeborenen oft ausgeprägter erscheinen lässt als sie sind, liegt in einigen Fällen eine echte Innenrotation von Tibia oder Femur vor. Physiologisch kann auch eine Verbiegung der Tibia in Verbindung mit dem Genu varum von Neugeborenen sein. Sie beruht auf der intrauterinen Kindslage mit gebeugten Hüften und einwärts (medial) übereinander geschlagenen Unterschenkeln und Füßen. Diese Körperhaltung bedingt eine Außenrotation des Femurs und Innenrotation der Tibia. Wenn sich der Muskeltonus der Flexoren abschwächt, bildet sich die (physiologische) Tibiakrümmung und Varusstellung spontan zurück, je mehr sich Femur und Tibia einer neutraleren Stellung annähern. Wird die Muskel- und Bänderverkürzung (Restriktion) jedoch durch eine begleitende biomechanische Dysfunktion aufrechterhalten, hat das Einfluss auf das Beinwachstum. Dann bildet sich die O-Beinstellung im Laufe des Wachstums nur verzögert zurück oder verschlimmert sich in schweren Fällen noch anstatt sich zu bessern. Varusdeformitäten werden üblicherweise in infantile und spät manifeste (Late-onset-) Formen unterteilt. Eine Late-onset-Varusdeformität kann

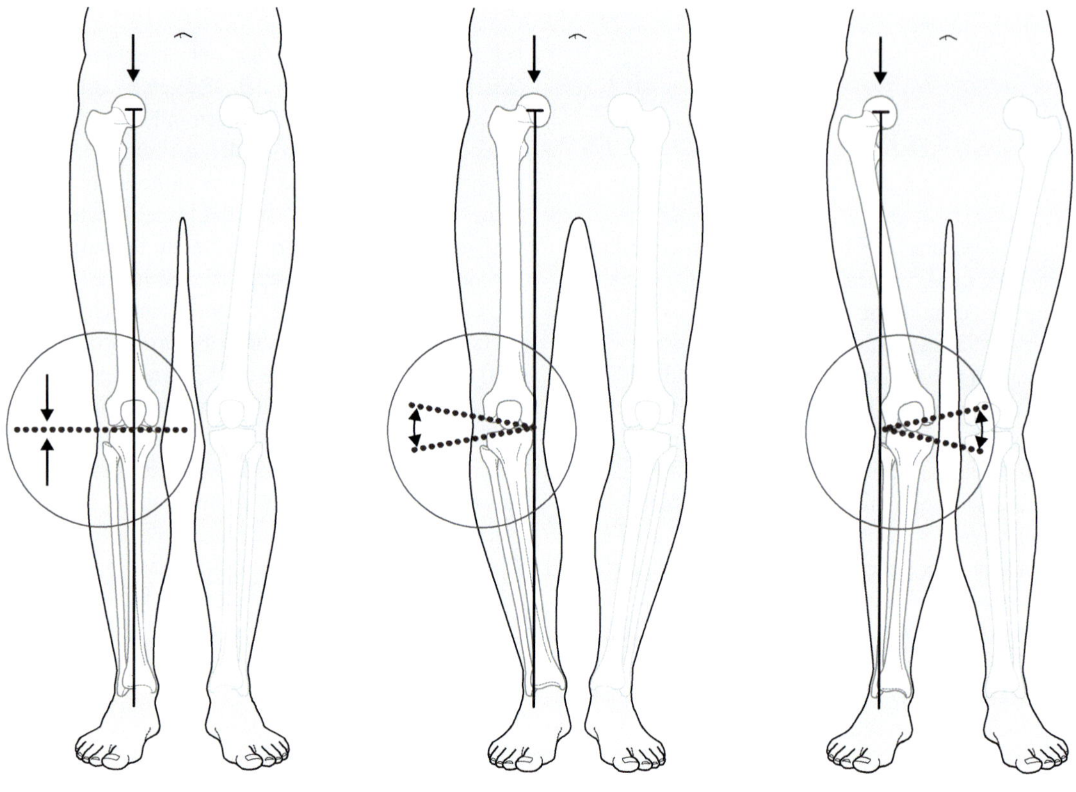

Abb. 23.3 Schematische Darstellung der normalen Kniestellung **A** im Vergleich zum Genu varum **B** und Genu valgum **C**

sich aus einer biomechanischen Fehlbelastung entwickeln. In schweren Fällen sollte allerdings an eine Rachitis oder ein Blount-Syndrom gedacht werden.

Bei manchen Kindern zeigt sich die Varusstellung, wenn sie laufen. Dabei setzen sie nicht die ganze Ferse, sondern nur die (Fuß-)Außenkante auf dem Boden auf. Um den Körper voranzubewegen, wird die Varusstellung mit einer Dorsalflexion und Hyperpronation der Füße kompensiert. Das ist eine starke Belastung für Knie und Knöchel, die zur Entwicklung eines Tibiakantensyndroms (Shin Splints) beitragen kann.

23.5 Osgood-Schlatter-Syndrom

23.5.1 Anmerkungen zur Klinik

Als Osgood-Schlatter-Syndrom wird eine Entzündung/aseptische Knochennekrose im Bereich der Tuberositas tibiae bezeichnet, deren epiphysäre Wachstumszone sehr verletzlich ist. Durch eine anomal erhöhte Zugspannung der Patellarsehne (Lig. patellae) kann es zu Mikrofrakturen kommen. Nach dem Schluss der Wachstumsfuge (Epiphyse) klingen die Symptome, die sich üblicherweise in Phasen eines beschleunigten Wachstums wie der Pubertät manifestieren, wieder ab. Trotz des selbstlimitierenden Verlaufs ist es ein sehr schmerzhafter und die Aktivitäten der Kinder einschränkender Zustand. Bei der milderen Form (Typ-I-Erkrankung) klagen die Kinder über Schmerzen und eine eventuelle Druckempfindlichkeit ohne erkennbare radiologische Veränderungen. In schwereren Fällen (Typ-II-Erkrankung) zeigen Röntgen-Übersichtsaufnahmen eine Kontinuitätsunterbrechung bzw. Entzündung der epiphysären Wachstumszone, und palpatorisch lässt sich eine druckschmerzhafte Tuberositas tibiae feststellen.

In der osteopathischen Behandlung von Kindern mit Osgood-Schlatter-Syndrom sind die wechselseitigen Einflüsse zwischen Patellarsehne und Tibia zu berücksichtigen. Dass die Tuberositas tibiae von Heranwachsenden sehr empfänglich für biomechanische Störungen ist, liegt vermutlich an der aktiven Wachstumszone (im reifen Knie dagegen sind Menisken und Gelenkflächen verletzungsanfälliger). Die Prävalenz der Erkrankung scheint leicht höher zu liegen, wenn Kinder Sportarten mit raschen Bewegungsstopps und Drehungen ausüben; d.h. genau mit den Bewegungen, die die Tuberositas tibiae belasten.

Muskelkontraktionen der Mm. rectus femoris, vastus medialis und vastus lateralis steuern die Zugspannung der Patellarsehne und die Bewegungsführung (Tracking) der Tibia von oben (➤ Abb. 23.4). Über die ischiokrurale Muskulatur und den M. quadriceps hat die Hüftstellung (Drehung nach vorn oder hinten) ebenfalls Einfluss auf die Patellarsehne. Trifft eine nach hinten rotierte Hüfte z.B. mit einem schwachen M. vastus medialis oder einer außenrotierten Tibia zusammen, wird die Zugspannung an der Patellarsehne durch die stärkere Dehnung des M. quadriceps bei der Knieflexion erhöht (➤ Abb. 23.5). Auch ein Pes planus kann den Zug an der Patellarsehne und der Tuberositas tibiae verstärken. Denn er fördert die Innenrotation der Tibia und schränkt ihre laterale bzw. Außenrotation in der Streckphase des Gehens ein. Beim Laufen spitzt sich die Situation weiter zu, weil die (Bewegungs-)Restriktion der Tibia durch eine Hyperpronation des Fußes kompensiert wird, was die Patellarsehne noch mehr belastet. Der M. tibialis anterior ist oft unterentwickelt und (mit)verantwortlich für die Abflachung des Fußlängsgewölbes („Plattfuß"); das lässt sich durch eine Kräftigung der Fußsohlenmuskel, die das Fußgewölbe stützen, korrigieren. Beruht ein Pes planus dagegen auf einer Gelenkdysfunktion oder Knochendeformität, wird der tibialen Außenrotation durch die starke Dehnung des M. tibialis anterior bei Belastung Widerstand entgegengesetzt. Und das ist tatsächlich oft die ätiologische Erklärung für tibiale Bewegungseinschränkungen.

Bei Knie- und Beinproblemen sind die biomechanischen Verhältnisse im Becken-, Ober- und Unterschenkel- sowie Fußbereich eingehend zu untersuchen. Dabei sollte man mit Tibia und Femur beginnen, um die Untersuchung danach auf Becken und Fuß und schließlich auf die Kniescheibe auszudehnen. Die Patella ist ein Sesambein und dient häufig als ein Punkt, an dem die verschiedenen Krafteinflüsse am Bein zusammenlaufen.

23.5.2 Anmerkungen zur Behandlung

Funktionell-mechanische Störungen im Fußbereich sollten manualtherapeutisch behandelt und die Patienten bei Bedarf mit einer geeigneten Orthese versorgt werden, die ihnen Halt und Bewegungsstabilität verleiht (➤ Kap. 24). Zur Stärkung der Muskelkraft und Ver-

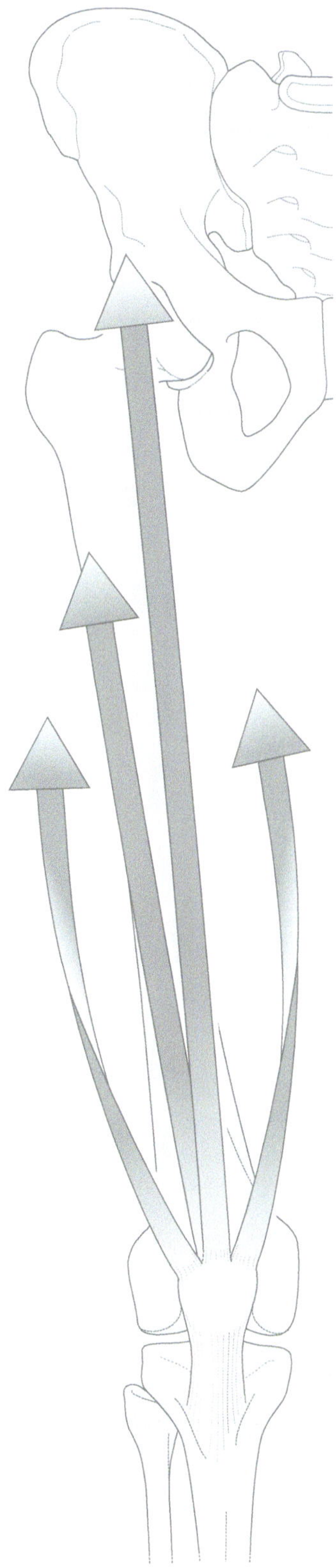

Abb. 23.4

23

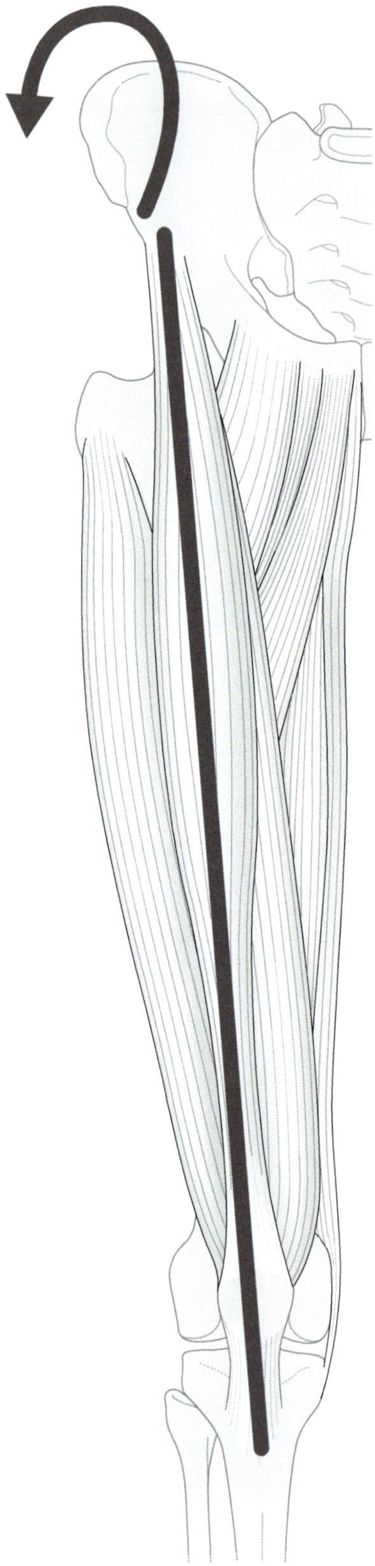

Abb. 23.5

besserung des Ruhetonus werden weiter unten Kräftigungsübungen für den M. vastus medialis und den M. vastus lateralis beschrieben.

23.6 Tibiarotation und Tibiatorsion

23.6.1 Anmerkungen zur Klinik

Während eine intraossäre Verdrehung in Längsachse als echte (Tibia-) „Torsion" bezeichnet wird, bezieht sich „Rotation" auf ihre Stellung zum Femur. Eine Tibiarotation auf dem Femur gehört als normaler Bestandteil zum Bewegungsablauf des Gehens, und eine Tibiatorsion stellt eine normale Entwicklungsstufe des menschlichen Wachstums dar. Der Übergang vom Vierfüßler- zum aufrechten „Zweibein"-Stand findet mit entsprechenden Anpassungen von Tibia (Außentorsion) und Femur (geringere Anteversion) statt. Doch in der Diskussion über klinische Bilder mit pathologischer Torsion oder Rotation werden die Begriffe leider oft vermengt. In Wirklichkeit liegt bei den meisten Patienten eher eine Rotations- statt Torsionsanomalie vor. Eine pathologische Tibiarotation kann durch ein muskuläres Ungleichgewicht, ein verändertes Gangmuster oder traumatisch bedingt sein. Wird das normale Tibiawachstum durch chronische oder gravierende Störungen des Muskeltonus (z.B. Spastik) im Kindesalter behindert, kann sich eine echte Torsion entwickeln. Tibiatorsionen entstehen aber auch auf dem Boden einer chronischen Fehlentwicklung der Fuß-, Knie- oder Hüftgelenkmechanik.

Im Neugeborenen- und Säuglingsalter lässt sich sowohl beim Kniestrecken als auch Beugen ein deutlich stärkeres Gleiten und Drehen der Tibia als bei Krabbel- oder älteren Kindern beobachten. In dem Maße, in dem die Muskeln und Bänder in der Knieumgebung reifer werden, verringern sich diese Dreh- und Translationsbewegungen. Wenn die lateralen und medialen Muskelgruppen allerdings signifikante Asymmetrien (Ruhelänge, Tonus, Kraft) aufweisen sollten, entwickelt sich eine bevorzugte Innen- oder Außenstellung der Tibia am Knie. Im ersteren Fall zeigen die Zehen nach innen, in letzterem ist der Fuß ausgestellt. Die Innen- oder Außenrotation der Tibia wirkt sich auf die Fußstellung, nicht auf die Kniescheibe von Säuglingen und Krabbelkindern aus. Obwohl sich der Fuß bei der Kniestreckung nach innen oder außen bewegt, bleibt die Patella in der Frontalebene. Eine Innenrotation der Tibia führt dazu, dass der Fuß beim Gehen abduziert wird und dass Kleinkinder etwas tollpatschig laufen oder Treppen steigen.

Als Faustregel sollte bei Kindern mit Unterschenkelproblemen immer die Gelenkmechanik von Tibia und Femur untersucht werden. Das gilt besonders, wenn ihre Beschwerden mit einer Verletzung oder wiederkehrenden Bewegungen zusammenhängen oder wenn Begleitsymptome wie allgemeine Schmerzen im Gelenkinneren, eine Kniegelenksperre, funktionell-mechanische Fußstörungen oder Schmerzen am Fibulaköpfchen/im lateralen Kompartiment auftreten. In der Abrollphase kommt es zur tibialen Außen- und femoralen Innenrotation. Dieser „Schraubschlossmechanismus" (screw home mechanism) hilft das Kniegelenk bei Belastung zu stabilisieren. Die tibiofemorale Gelenkmechanik kann am sitzenden und in Rückenlage des Patienten untersucht werden. Es sollte eine flüssige, gleichmäßige Bewegung sein, die erst bei maximal (endgradig) gestrecktem Knie plötzlich beschleunigt werden darf. Am besten eignen sich aktive Beweglichkeitstests, aber bei sehr kleinen oder unkooperativen Patienten kann auch eine passive Untersuchung erfolgen. Im Sitzen oder in Rückenlage des Patienten scheint sich die Tibia bei der Kniestreckung nach außen (von der Mittellinie weg) und bei der Kniebeugung nach innen zu drehen.

23.6.2 Untersuchungsmethoden

Test auf eine intraossäre Tibiatorsion

Säugling/Kleinkind

1. Das Kind sitzt oder liegt auf dem Rücken bzw. auf dem Schoß eines Elternteils. Die Therapeutin sitzt ihm zugewandt und hält sein Bein direkt unterhalb des Knies, so dass der Daumen die Patellarsehne berührt. Ihre andere Hand umgreift den Unterschenkel am distalen Ende, wobei der Daumen genau in der Mitte der Knöchelfalte liegt (➤ Abb. 15.21).
2. Beide Daumen sollten eine senkrechte Linie mit dem Tibiaschaft bilden. Falls eine verstärkte Tibiatorsion besteht, erscheinen sie parallel gegeneinander verschoben.

Passiver Bewegungsumfangstest

Sportler im Sitzen

1. Der Patient sitzt auf der Behandlungsliege, Hüften und Knie gebeugt, Unterschenkel hängen bei annähernd parallel ausgerichteten Oberschenkeln locker herab.

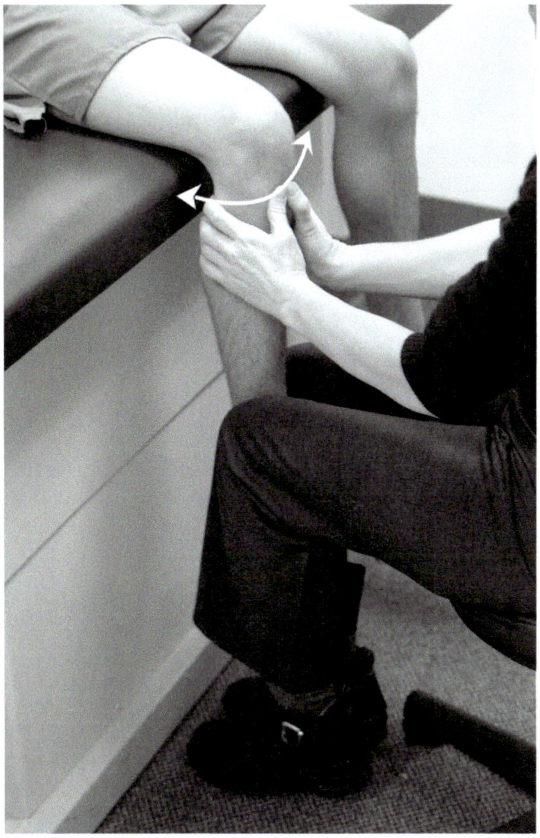

Abb. 23.6

2. Die Therapeutin hält den Unterschenkel mit beiden Händen am proximalen Ende, direkt unter der Gelenklinie, um die Tibia behutsam ein- und auswärts zu drehen (➤ Abb. 23.6).
3. Die passive Innen- und Außenrotation der Tibia sollte beidseits symmetrisch sein. Bei gebeugtem Knie lässt sich die Tibia etwas weiter nach außen als nach innen drehen.
4. Als Nächstes wird die laterale Translation und das Vor- und Zurückgleiten der Tibia untersucht. Im Unterschied zu Kleinkindern sollte sich die Tibia jugendlicher Sportler nur minimal seitlich verschieben lassen. Ihre (anterior-posterioren) Gleitbewegungen sollten seitengleich sein.

Passiver Beweglichkeitstest

Säugling/Kleinkind

1. Das Kind sitzt oder liegt auf dem Rücken oder wird von einem Elternteil im Arm gehalten. Die Therapeutin hält die Kniescheibe des Kindes mit Daumen und Mittelfinger (➤ Abb. 23.7), so dass der Zeigefinger

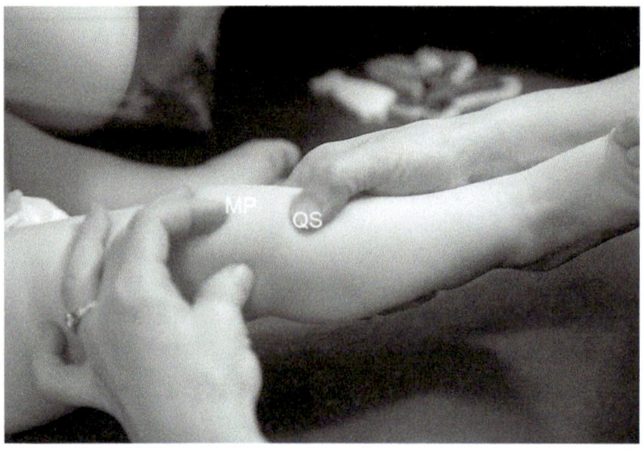

Abb. 23.7

etwa den Mittelpunkt (MP) der Patella markiert. Mit der anderen Hand umgreift sie den Unterschenkel und berührt den Ansatz der Quadrizepssehne (QS) mit dem Daumen.

2. Bei der passiven Beugung und Streckung der Tibia auf dem Femur achtet die Therapeutin auf die tibiale Beweglichkeit und die Lagebeziehung zwischen Quadrizepssehnenansatz und Patella.
3. In beiden Knien sollte sich die Tibia flüssig und symmetrisch bewegen (lassen). Wenn das Kind noch nicht laufen kann, zeigt sich eine minimale, gleichmäßige Rotation, wobei sich die Tibia aber nicht weiter einwärts (medial) als bis zum Mittelpunkt der Patella drehen sollte.
4. Hat das Kind laufen gelernt, wird die Außenrotation die Innenrotation leicht überschreiten. Bei Knieflexion sollte das Schienbein die Verlängerung zum Mittelpunkt der Patella bilden und sich nicht medial dieser Linie befinden.

Aktiver Beweglichkeitstest (Funktionstest)

Sportler in Rückenlage oder im Sitzen

1. Der Patient liegt auf dem Rücken und hat ein Knie gebeugt, während die Therapeutin mit zwei Fingern die Patella fixiert und auf deren Mittellinie achtet. Mit der anderen Hand hält sie den proximalen Unterschenkel und berührt die Tuberositas tibiae mit dem Daumen (➤ Abb. 23.8). Dies ist der zweite Orientierungspunkt. Am gebeugten Knie sollten sich beide Punkte (Kniescheibe, Tuberositas tibiae) auf einer Linie befinden. Der graue Pfeil markiert ihre normale und der schwarze Strich ihre tatsächliche Lagebeziehung zueinander.
2. Bei der Kniestreckung sollte sich die Tibia nach lateral (von der Körpermitte weg) drehen. Es ist wichtig, die Patella fortlaufend zu stabilisieren, weil eine ab-

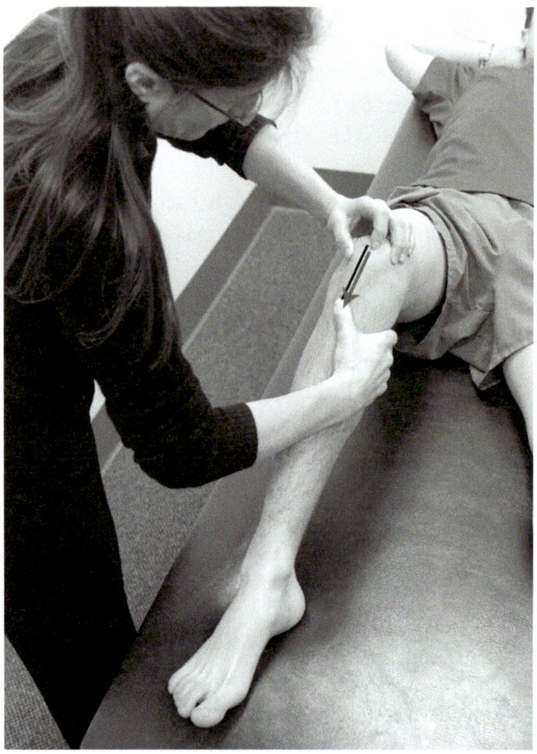

Abb. 23.8

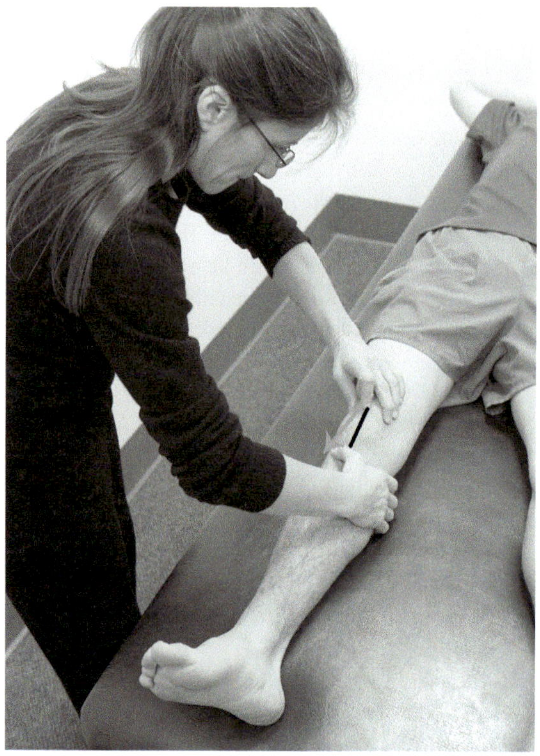

Abb. 23.9

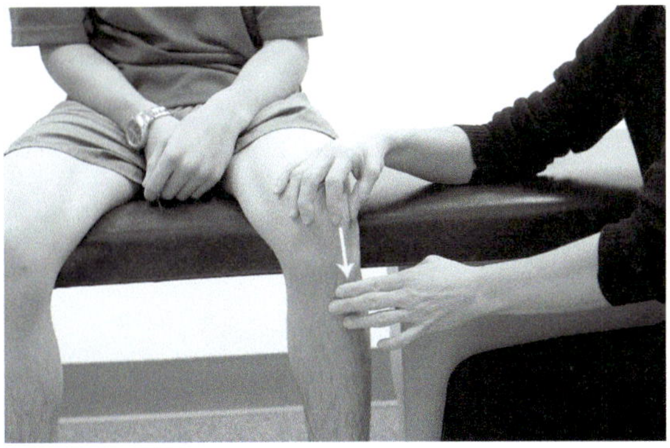

Abb. 23.10

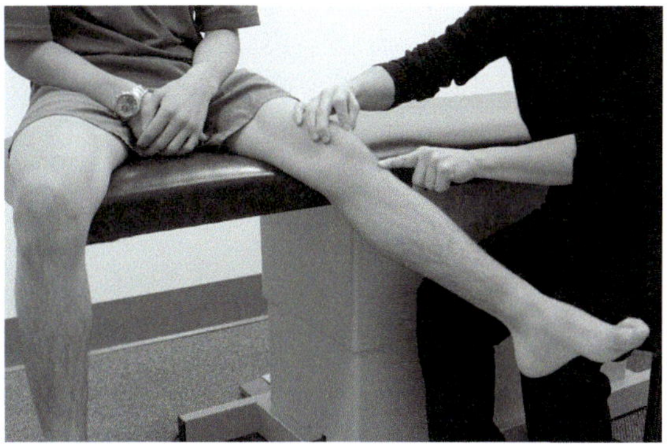

Abb. 23.11

weichende Führung (Tracking) zu falschen Befunden führen würde. Während der gesamten Streckphase ist auf Qualität und Umfang der Tibiabewegung zu achten. Bei endgradiger Knieextension müsste sich die Tuberositas tibiae lateral der Patella-Mittellinie befinden (➤ Abb. 23.9).

3. Lässt sich ein Stressmuster diagnostizieren, wird es nach der freien (Ease-Position), nicht nach der eingeschränkten Bewegungsrichtung (restriktive Barriere) benannt. Deshalb wird sowohl dann von „Innenrotation der Tibia" gesprochen, wenn sich die Tuberositas tibiae bei der Kniebeugung medial der Patella-Mittellinie befindet als auch wenn sie sich bei der Kniestreckung nicht über die Mittellinie hinaus nach lateral bewegt. Umgekehrt wird es als „Außenrotation der Tibia" definiert, wenn sich die Tuberositas tibiae bei der Kniebeugung lateral der Patella-Mittellinie befindet oder sich bei der Kniestreckung nicht zur Mittellinie hinbewegt. In beiden Fällen kann eine der für die „posteriore Tibiadysfunktion" (➤ Kap. 23.14) beschriebenen direkten Thrust-, Muskelenergie- oder Balanced-Ligamentous-Tension-(BLT-)Techniken angewandt werden.
4. Die Untersuchung kann auch am sitzenden Patienten durchgeführt werden (➤ Abb. 23.10, ➤ Abb. 23.11).

23.6.3 Anmerkungen zur Behandlung

Eine Tibiatorsion ist ein intraossäres Phänomen. Im Säuglings- und frühen Kleinkindalter können Zugspannungen am Tibiaschaft die normale Torsion, die eine Anpassung an die femorale Entwicklung darstellt, überlagern. Solche anomalen Kräfte und biomechanischen Dysfunktionen lassen sich durch eine osteopathische Behandlung (mit myofaszialen Weichteiltechniken) ausschalten, so dass sich die Knochenform wieder normalisiert. Falls sich eine (anomale) Torsion bei älteren Kindern und Jugendlichen schon als integraler Bestandteil in der Knochenstruktur niedergeschlagen hat, ist eine Remodellierung selbst nach Normalisierung der mechanischen Einflüsse nicht mehr möglich. Bei diesen Patienten müssen in erster Linie kompensatorische Stressmuster der Gelenke bzw. stabilisierenden Bein- und Beckenmuskeln behandelt werden, um weitere Komplikationen zu verhindern.

Direkte myofasziale Release-(MFR-) Technik an langen Adduktoren

Säugling

1. Der Säugling liegt auf dem Rücken, sitzt oder wird von einem Elternteil gehalten, und die Therapeutin sitzt auf der betroffenen Seite neben ihm.
2. Sie hält den Unterschenkel von hinten mit einer Hand am proximalen Ende direkt unter dem Knie und mit der anderen Hand am distalen Ende (➤ Abb. 23.12).
3. Während sie eine langsame Kompression und Distraktion ausübt, achtet die Therapeutin auf die (Muskel-)Gewebereaktion. Der Druck sollte gerade ausreichen, die restriktive Barriere anzuspannen. Zur Fein-

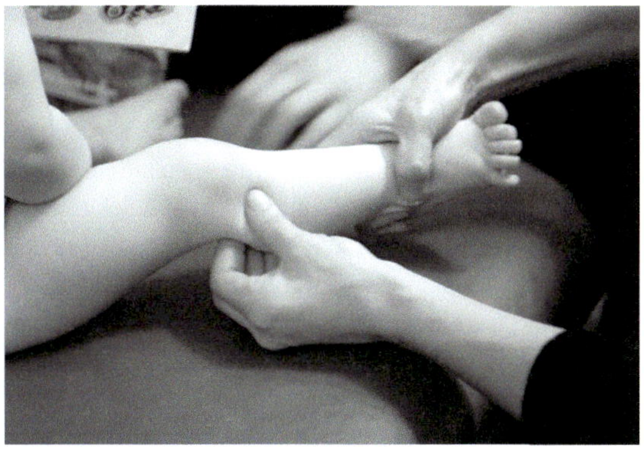

Abb. 23.12

23

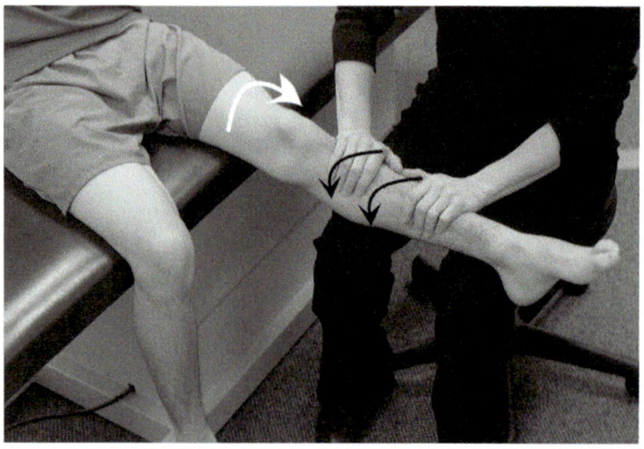

Abb. 23.13

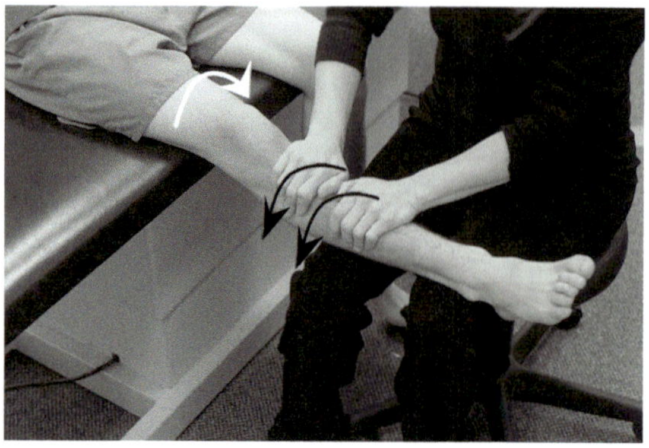

Abb. 23.14

abstimmung dieser Widerstandsbarriere lenkt sie dann vorsichtige Torsionskräfte ins Gewebe – unter Aufrechterhaltung der Spannung.
4. Sobald der Widerstand nachlässt, stellt sie mit dem geeigneten Kraftvektor die neue Barriere ein. Das wird so lange wiederholt, bis sich die Muskelspannung spürbar verändert oder sich die somatische Dysfunktion verbessert hat.

Isometrische Muskelenergietechnik bei außenrotierter Tibia

Diese mechanische Dysfunktion wird mit einer isometrischen Muskelkontraktion behandelt.

1. Der Patient sitzt auf der Behandlungsliege und hat sein passiv gestrecktes Bein auf den Knien der Therapeutin abgelegt (➤ Abb. 23.13). Die Therapeutin sitzt etwas niedriger, damit das Knie des Patienten leicht gebeugt ist.
2. Sie dreht seinen Unterschenkel/die Tibia bis zum „Anschlag" nach innen, ohne dass sich der Oberschenkel mitbewegt.
3. Der Patient wird nun aufgefordert, sein Bein behutsam nach außen zu drehen und damit eine Außenrotation der Tibia herbeizuführen. Der Gegendruck der Therapeutin, mit dem sie die Bewegung verhindert, sollte ausreichen, die langen Knieadduktoren anzuspannen. Achtung: nicht die Bänder am Kniegelenk überlasten!
4. Diese isometrische Kontraktion wird 4–5 Sekunden aufrechterhalten, ehe Patient und Therapeutin gleichzeitig die Anspannung bzw. den Gegendruck lösen.
5. Die Therapeutin wartet noch die Muskelrelaxation ab (ca. 4–5 Sekunden), bevor sie das Bein loslässt.
6. Dann dreht sie die Tibia erneut einwärts bis an die neue Barriere heran. Die ganze Sequenz wird zweimal wiederholt.

Isometrische Muskelenergietechnik bei innenrotierter Tibia

Diese mechanische Dysfunktion wird mit einer isometrischen Muskelkontraktion behandelt.

1. Der Patient sitzt auf der Behandlungsliege und hat sein passiv gestrecktes Bein auf den Knien der Therapeutin abgelegt (➤ Abb. 23.14). Die Therapeutin sitzt etwas niedriger, damit das Knie des Patienten leicht gebeugt ist.
2. Sie dreht seinen Unterschenkel/die Tibia bis zum „Anschlag" nach außen, ohne dass sich der Oberschenkel mitbewegt.
3. Der Patient wird nun aufgefordert, sein Bein behutsam nach innen zu drehen und damit eine Innenrotation der Tibia herbeizuführen. Der Gegendruck der Therapeutin, mit dem sie die Bewegung verhindert, sollte ausreichen, die langen Knieadduktoren anzuspannen. Achtung: nicht die Bänder am Kniegelenk überlasten!
4. Diese isometrische Kontraktion wird 4–5 Sekunden aufrechterhalten, ehe Patient und Therapeutin gleichzeitig die Anspannung bzw. den Gegendruck lösen.
5. Die Therapeutin wartet noch die Muskelrelaxation ab (ca. 4–5 Sekunden), bevor sie das Bein loslässt.
6. Dann dreht sie die Tibia erneut auswärts bis an die neue Barriere heran. Die ganze Sequenz wird zweimal wiederholt.

Thrust-(„J"-)Technik bei innenrotierter Tibia

Eine anomale Tibiarotation bei der Kniebeugung und -streckung darf bei älteren Kindern und Jugendlichen mit einer „J"-förmigen Thrust-Technik behandelt werden.

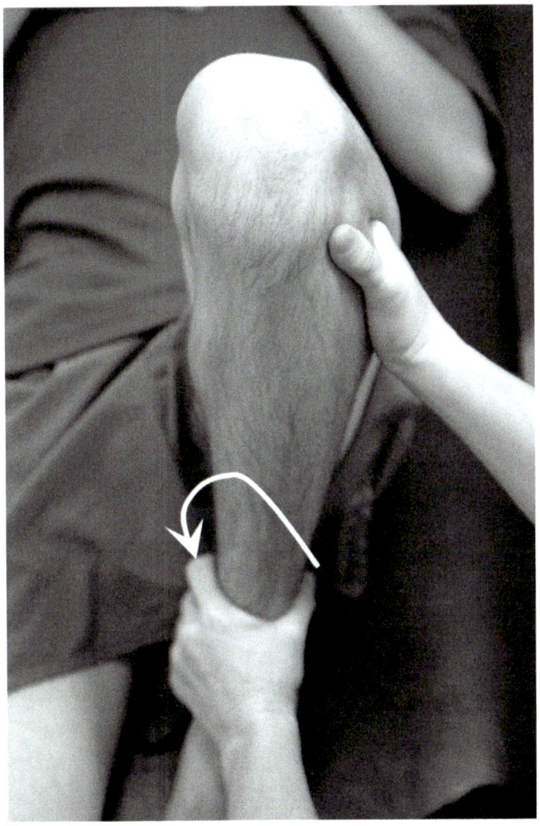

Abb. 23.15

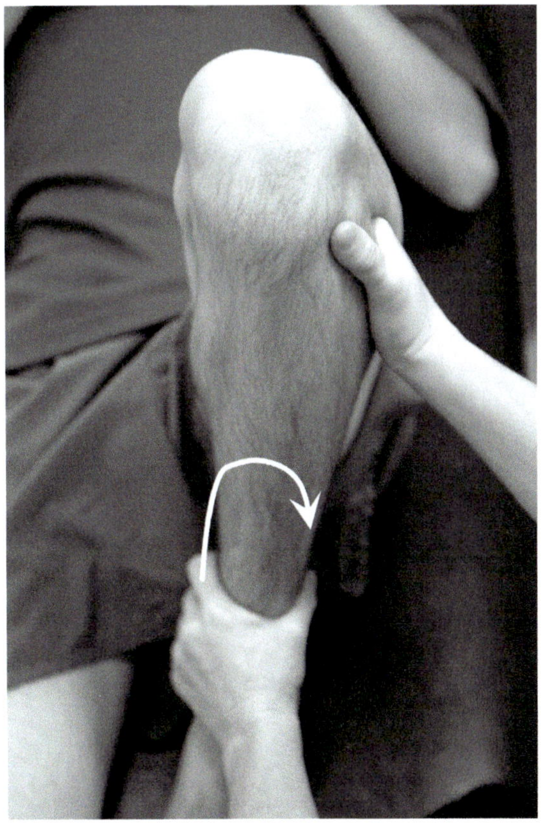

Abb. 23.16

Sportler/älteres KInd

1. Der Patient liegt mit gebeugtem Knie auf dem Rücken.
2. Die Therapeutin hält seinen Unterschenkel mit einer Hand von hinten und umgreift das distale Ende der Tibia mit der anderen Hand (➤ Abb. 23.15).
3. Die Tibia wird bis zum „Anschlag" außenrotiert.
4. Mit einem kurzen, festen Stoß (Thrust) bewegt die Therapeutin die Tibia dann auf einer „J"-förmigen Linie von lateral nach medial in Richtung der Tuberositas tibiae und verstärkt so die Außenrotation.

Thrust-(„J"-)Technik bei außenrotierter Tibia

Sportler/älteres KInd

1. Der Patient liegt mit gebeugtem Knie auf dem Rücken.
2. Die Therapeutin hält seinen Unterschenkel mit einer Hand von hinten und umgreift das distale Ende der Tibia mit der anderen Hand (➤ Abb. 23.16).
3. Die Tibia wird bis zum „Anschlag" innenrotiert.
4. Mit einem kurzen, festen Stoß (Thrust) bewegt die Therapeutin die Tibia dann auf einer „J"-förmigen Linie von lateral nach medial in Richtung der Tuberositas tibiae und verstärkt so die Innenrotation.

Direkte Artikulationstechnik mit kurzem Hebelarm an der Tibia

Kleinkind

Bei einer echten tibiofemoralen Gelenkdysfunktion von Krabbel- oder älteren Kleinkindern, die sich nicht mit Weichteiltechniken beheben lässt, kann diese Methode angewandt werden. Im Säuglings- und Krabbelalter kommen artikuläre tibiale Stressmuster eher selten vor. Falls doch, haben sie sich höchstwahrscheinlich aus einer kompensatorischen Anpassung an eine angeborene Fehlstellung, eine Knochendeformität oder Muskeltonusanomalie entwickelt. Bei dieser Technik darf nur mit kurzem, keinesfalls langem Hebelarm gearbeitet werden.

1. Das Kleinkind liegt auf dem Rücken oder sitzt oder wird von einem Elternteil im Arm gehalten. Die The-

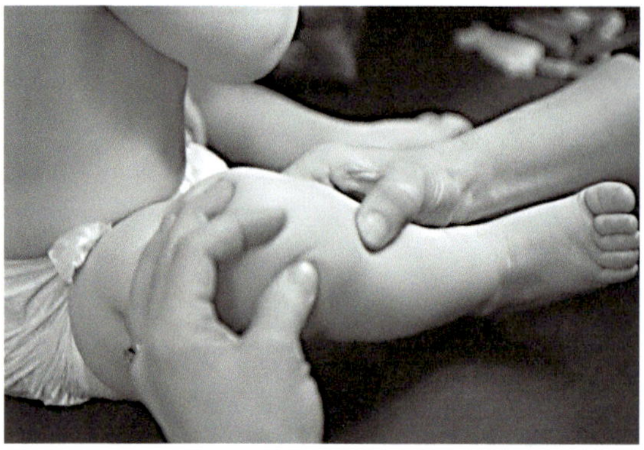

Abb. 23.17

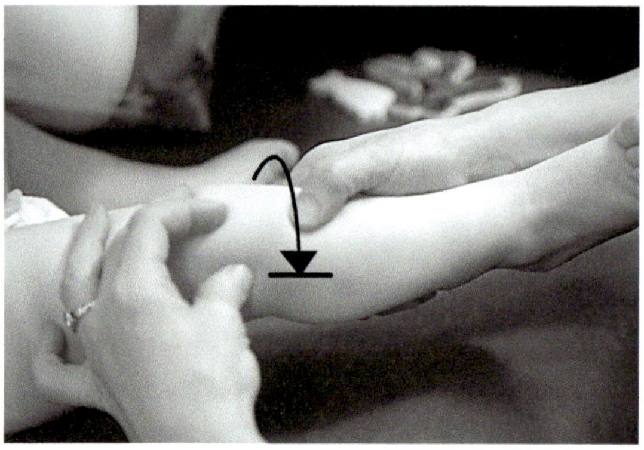

Abb. 23.18

rapeutin sitzt ihm zugewandt auf der behandlungsbedürftigen Seite. Das Bein ist im Knie gebeugt. Mit einer Hand umfasst sie den proximalen Unterschenkel, so dass der Daumen auf dem Patellarsehnenansatz liegt (> Abb. 23.17), und mit Mittelfinger und Daumen der anderen Hand das distale Femurende, wobei der Zeigefinger den Mittelpunkt der Patella markiert.

2. Während sie das Knie des Kindes voll (endgradig) streckt, achtet die Therapeutin auf den „Anschlag" (restriktive Barriere) der tibialen Außenrotation. Dann beugt sie das Knie, damit sich die Tibia nach medial drehen kann, und führt sie mit einer erneuten (Knie-)Extension an die restriktive Barriere der lateralen (Außen-)Rotation, ohne den Widerstand zu überwinden (> Abb. 23.18).
3. Bei jeder Kniestreckung drückt die Therapeutin in gleicher Stärke gegen den Widerstand bzw. die restriktive Barriere an (nicht stärker!).
4. Der schwarze Pfeil (> Abb. 23.18) symbolisiert, wie sich der Druck der Therapeutin mit dem Widerstand vereint: Die Pfeilspitze endet nicht an der restriktiven Barriere, sondern dringt in sie ein.
5. Die Therapeutin beugt das Knie des Kindes noch einmal (damit sich die Tibia einwärts drehen kann), ehe sie es erneut streckt und die Tibia bis zum „Anschlag" nach lateral dreht (außenrotiert), jedoch ohne die restriktive Barriere zu überwinden.
6. Die Behandlungssequenz wird drei- bis viermal wiederholt. Bei jeder Kniestreckung sollte sich die restriktive Barriere etwas weiter bewegen, so dass die Außenrotation der Tibia allmählich zunimmt.

Balanced-Ligamentous-Tension-(BLT-) Technik am Kniegelenk

Kleinkind/Säugling

Diese Technik kann bei kindlichen Beindeformitäten oder -dysfunktionen angewandt werden, um Verspannungen im Kniebereich zu behandeln und die Kniegelenkfunktion zu verbessern.

1. Das Kind sitzt oder liegt auf dem Rücken oder wird von einem Elternteil im Arm gehalten. Die Therapeutin sitzt auf der behandlungsbedürftigen Seite und hält mit einer Hand den proximalen Unterschenkel, so dass der Daumen den Quadrizepssehnenansatz berührt (> Abb. 23.19). Ihre andere Hand liegt auf dem distalen Femurende und fixiert außerdem die Patella.
2. Die Therapeutin überprüft die Gewebespannung in der Gelenkachse/-mittellinie.
3. Um die ligamentäre Spannung im Kniegelenkbereich auszugleichen, bewegt sie die Weichteile nacheinander durch sämtliche Ebenen („Stapelmethode"), bis überall eine gleichmäßige, ausgewogene Spannung spürbar wird.
4. Sie beginnt damit, durch eine behutsame, langsame Traktion oder Kompression des Kniegelenks die tibiale und femorale Gewebespannung im Verhältnis zu den Druck- oder Zugkräften am Knie auszugleichen.
5. Als Nächstes kann sie mit beiden Händen eine Flexion, Extension, Innen- und Außenrotation des Kniegelenks herbeiführen, damit sich Tibia und Femur direkt in unterschiedliche Richtungen bewegen.
6. Ein Valgus- oder Varusstress lässt sich dadurch induzieren, dass die entsprechende Weichteilspannung behutsam verstärkt (übersteigert) wird.
7. Mit diesen kombinierten Bewegungen kann die ligamentäre Spannung im gesamten Kniebereich ausbalanciert werden. Hat sich schließlich ein Spannungsgleichgewicht eingestellt, wird die Position beibehalten, bis sich eine mechanische Verspannung aufgelöst oder die Gewebefunktion merklich verbessert hat.

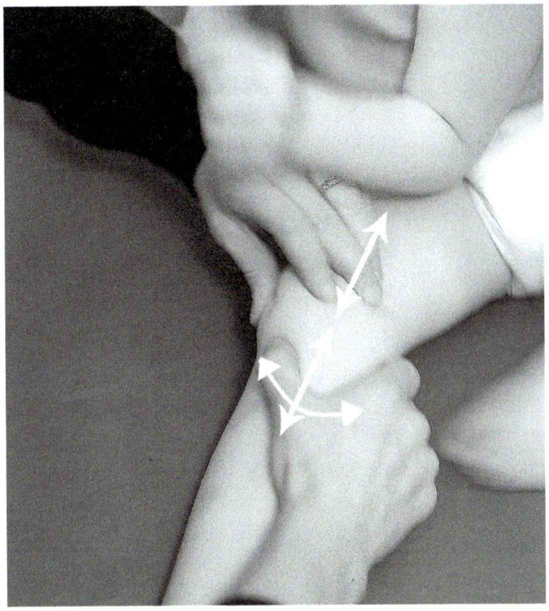

Abb. 23.19

23.7 Patellasyndrome

23.7.1 Anmerkungen zur Klinik

Zum Zeitpunkt der Geburt befindet sich die Patella in einer relativen Außenlage (lateral) und wandert erst nach und nach mit dem Femur in ihre reife Endposition. Mit etwa sechs Jahren sollte die Kniescheibe normalerweise in der Frontalebene liegen. Fehlstellungen können mit einer tibialen Deformität, femoralen Torsion, einer Hüftdysplasie oder Hüftpfannenluxation zusammenhängen. In der weit überwiegenden Zahl der Fälle handelt es sich eher um eine Fehlstellung (Malalignment) oder Instabilität der Kniescheibe – im Rahmen einer Knie-, Hüft- oder Fußgelenkdysfunktion – als um eine echte Deformität.

Sämtliche Belastungen, die am Kniegelenk auf Femur und Tibia einwirken, betreffen auch die Patella. Bei Subluxation (Tracking-Dysfunktion) der Patella lastet ein stärkerer Druck auf den tiefen Facettenknorpelflächen. Der subchondrale Bereich des Patella-Gleitlagers ist mit zahlreichen primären Nozizeptoren ausgestattet. Ständiger Druck kann sich auch auf die Femurkondylen auswirken, die Proteoglykanschicht zerstören und zur Auflösung des Gelenkknorpels (Chondrolyse) beitragen. Die entzündliche Verformung der Gelenkflächen verstärkt die Subluxation der Patella noch weiter und verursacht Schmerzen. Vor der Behandlung eines Patellasyndroms (wie Patellofemoralsyndrom, Chondromalazie, Bursitis und Subluxation) sollten zuerst die Knie-, Fuß- und Hüftgelenkfunktionen untersucht werden. Umgekehrt kann es bei einer Knie- und Hüftgelenkdysfunktion – besonders bei Beteiligung des M. quadriceps femoris – sinnvoll sein, die Patella mit in die Behandlung einzubeziehen, um Kniescheibensyndromen im späteren Leben vorzubeugen. Obwohl eine patellare Dysfunktion gewöhnlich bei wiederkehrender oder chronischer Belastung symptomatisch wird, können auch nach akuter Verletzung Beschwerden auftreten.

Gesteuert vom M. quadriceps femoris sollte sich die Patella geschmeidig auf ihrem Gleitlager zwischen den zwei Femurkondylen bewegen (➤ Abb. 2.19). Da sich bei Hüftrotationen die Ruhelänge des M. quadriceps verändert, wird die Patella-Bewegungsführung ebenfalls davon beeinflusst. Einer der häufigsten Begleitbefunde von Patellasyndromen ist eine muskuläre Dysbalance zwischen M. vastus medialis und M. vastus lateralis. In typischen Fällen ist der laterale Muskelteil deutlich stärker als der mediale. Deshalb wird die Kniescheibe bei Kontraktion des M. quadriceps nach außen gezogen (laterale Subluxation bzw. laterales Tracking der Patella), weil der M. vastus medialis die Stärke des M. vastus lateralis nicht parieren kann. Ein solches muskuläres Ungleichgewicht tritt besonders bei jungen Frauen auf und wird vermutlich durch den größeren Q-Winkel dieser Gruppe noch weiter verstärkt. Beide Faktoren könnten die höhere Prävalenz patellarer Dysfunktionen bei erwachsenen Frauen erklären.

23.7.2 Anmerkungen zur Behandlung

Bei aktiver Kniestreckung müsste sich der schräge Kopfteil des M. vastus medialis sicht- und tastbar anspannen (➤ Abb. 23.20). Wenn nicht, spricht das für eine Muskelschwäche oder im Extremfall für eine Dysplasie des M. vastus medialis. Bei diesen Patienten sollten neben der osteopathischen Behandlung zusätzlich Ausgleichs- und Kräftigungsübungen (wie unten beschrieben) auf dem Therapieplan stehen.

Auch iliotibiale (ITB-)Dysfunktionen können bei Patellasyndromen eine Rolle spielen. In Verlängerung des distalen Tractus iliotibialis verläuft das so genannte iliopatellare Band vorn direkt über dem lateralen Femurkondylus. Es kreuzt nach unten, strahlt in den M. vastus lateralis ein und inseriert am Außenrand der Patella. Im Fall einer lateralen Patellasubluxation sollte im gesamten Tractus-iliotibialis-Komplex nach einer biomechanischen Dysfunktion gesucht werden. Das schließt die Mm. tensor fasciae latae, gluteus maximus und gluteus

23

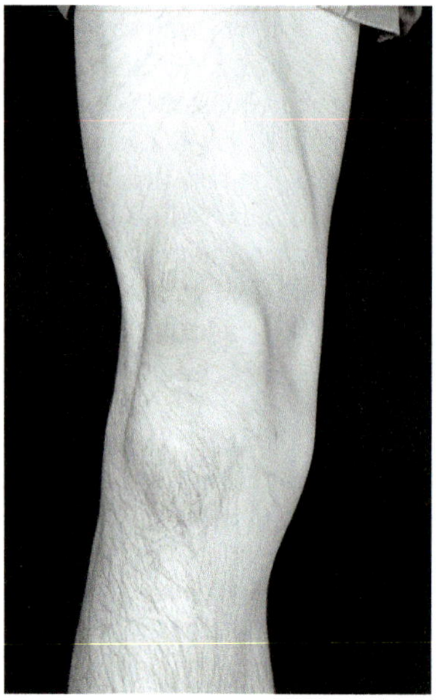

Abb. 23.20

medius ebenso ein wie die ipsilaterale Hüfte (Os coxae) und Tibia. Bei chronisch-persistierenden (ITB-)Dysfunktionen würde eine Kräftigung des M. vastus medialis allein nicht ausreichen, die mechanischen Kräfte des Tractus iliotibialis zu überwinden (➤ Kap. 22). Manchmal ist in therapierefraktären Fällen eine chirurgische Entlastung des so genannten iliopatellare Bands erforderlich.

23.8 Chondromalacia patellae oder Patellofemoralsyndrom

„Chondromalacia patellae" oder „Patellofemoralsyndrom" sind deskriptive Begriffe für unspezifische, ätiologisch unklare Knieschmerzen. Besonders nach längerem Knien oder Knieflexion unter Belastung (z.B. Treppensteigen oder Aufstehen vom Stuhl) klagen die Patienten gewöhnlich über ein Reiben, Knirschen und retropatellare Schmerzen im Knie. Manche Patienten leiden an steifen Knien, andere sprechen vom „Nachgeben" oder „Wegknicken" der Knie bei Belastung. Ein Patellofemoralsyndrom kann zwar traumatisch bedingt sein, entwickelt sich aber häufiger schleichend. Betroffen sind vor allem Laufsportler, besonders Läuferinnen im Teenageralter. Dass die Störung bei ihnen zur Chronifizierung neigt, dürfte mit dem größeren Q-Winkel der weiblichen Population zusammenhängen.

Über die Nomenklatur der vorderen Knieschmerzen gibt es erhebliche Kontroversen. So werden beispielsweise idiopathische (vordere) Knieschmerzen genauso wie eine Nekrose der Patella-Gelenkflächen allgemein als „Chondromalacia patellae" bezeichnet. Zur Nekrose kommt es, wenn anomale Druckkräfte die Knorpelgrundsubstanz der Kniescheibenfacetten erweichen bzw. zerstören. Als primäre Störung liegt in den meisten Fällen ein Malalignment der Patella vor, so dass sie sich beim Kniestrecken und -beugen nicht richtig zwischen den Femurkondylen bewegt. An der Patella lassen sich sieben Facetten unterscheiden, die verschiedene Bewegungsrichtungen bei der Kniebeugung/-streckung ermöglichen. Am deutlichsten ist ihre Gleitbewegung (nach oben/unten) in der Femurkondylenrinne. Gegen Mitte der Beugephase gleitet sie dazu noch nach lateral und dreht sich dann bei maximaler Flexion nach außen. Diese Bewegungen kommen durch den Kontakt der unterschiedlichen Facetten mit der Kondylengelenkfläche zustande. Dem M. quadriceps dient die Patella als Hebel für die Kniestreckung. Während eine Muskelhypertonie den Kompressionsdruck erhöht, unterminiert eine Quadrizepsschwäche die Stabilität der Patella.

Die patellare Bewegungsführung (Tracking) wird von ihren Bändern und den Mm. rectus femoris, vastus lateralis und vastus medialis bestimmt. Diese Strukturen stabilisieren und führen die Patella bei tibiofemoralen Bewegungen. Wenn der M. vastus medialis (besonders sein Caput obliquum) zu schwach ist, kommt es zur lateralen Subluxation und Rotation der Patella, die den Druck auf ihre Facetten (besonders die mediale) erhöht. Auch durch eine „Verkippung" (Tilt) der Patella, die aus einer Bänderschlaffheit oder -verspannung resultiert, können die medialen Facettenflächen verstärkt unter Druck geraten.

Die Unterseite der Patella besteht aus Knorpelgewebe und ist sehr verletzungsanfällig. Unter der starken Druckbelastung durch eine abweichende Bewegungsführung wird die weiche Knorpelsubstanz schließlich geschädigt – mit Ödembildung, Druckstellen oder sogar Dellen. Die Unebenheit der normalerweise glatten Knorpelfläche verstärkt die patellare „Tracking"-Störung noch weiter. Bei einer akuten Exazerbation zeigt sich eine Knieschwellung mit infrapatellarem Ödem („tanzende Patella"). Oft lässt sich anamnestisch weder ein Trauma noch ein anderer Auslöser ermitteln. Die Kniescheibenränder können druckempfindlich sein. Die Knorpelschädigung wird in vier Schweregrade eingeteilt: Grad 1 entspricht einer lokalen Erweichung und Entzündung, die unbehandelt in eine Chondrolyse übergeht. Nachdem der hyaline Knorpel zerstört ist, bilden sich erste Risse (Fissuren) in der Gelenkfläche (Grad 2). Wenn sich die Fissuren über die gesamte Gelenkfläche ausgebreitet haben, kommt es zur Neovaskularisierung (Grad 3). Dies schreitet fort bis zur Entzündung des darunter liegenden Knochengewebes (Grad 4).

23.9 Subluxation/Instabilität der Patella

Bei einer Subluxation springt die Patella aus der Kondylenrinne, was zur Instabilität des Knies beiträgt. Die Patienten geben oft an, dass sie bei Kniebewegungen (besonders bei Kniebelastung) ein knackendes, knirschendes oder reibendes Geräusch hören. Damit ist üblicherweise eine Knieschwellung verbunden, die als „Gelenksperre" empfunden werden kann. Um das instabile Knie zu schonen, vermeiden die Patienten vorsichtshalber Aktivitäten, die das Gelenk stärker belasten würden (z.B. bergab gehen oder Treppen hinuntersteigen). Eine Instabilität geht am häufigsten mit einer lateralen Subluxation der Patella einher. Im Extremfall kann eine echte Luxation mit Kapselruptur vorliegen. Bei einer rezidivierenden Subluxation kommt es oft zur Ergussbildung. Gelenkergüsse verschlimmern die Situation noch, weil sie den M. vastus medialis (Caput obliquum) reflektorisch hemmen. Wenn die Gelenkkapsel durch chronische Ergussbildung anschwillt, wird der N. femoralis gehemmt, was eine Muskelatrophie des M. vastus medialis (Caput obliquum) zur Folge haben kann.

Wie andere Patellasyndrome tritt auch eine Instabilität häufiger bei Frauen als bei Männern auf. Das liegt vermutlich an der höheren Genu-valgum-Prävalenz und dem größeren Q-Winkel der weiblichen Bevölkerung. Häufige Begleitbefunde einer Patella-/Knieinstabilität sind darüber hinaus tibiale Außenrotation, femorale Anteversion, Schwäche des M. vastus medialis, Verkürzung des M. rectus femoris oder des M. vastus lateralis, Verspannung der lateralen Kniebänder oder des Tractus iliotibialis und eine Hüftrotation nach posterior. Diese Befunde können sowohl die primäre Störung darstellen als auch zur Instabilität beigetragen haben.

Neben einer manualtherapeutischen Behandlung und Rehabilitation kann es bei bestimmten Aktivitäten nötig sein, dass die Patienten eine Knieschiene tragen, um einer weiteren Schädigung vorzubeugen. Es versteht sich von selbst, dass ein Knieverband, Ruhigstellung, Eis und Hochlagern wichtige Maßnahmen bei einer akuten Verschlechterung sind.

23.10 Bursitis patellae

Eine Schleimbeutelentzündung entwickelt sich gewöhnlich nach chronischer Belastung oder einem Mikrotrauma. Sie wird üblicherweise mit längerem Knien in Verbindung gebracht und deshalb auch als „Hausmädchenknie" bezeichnet. Eine Bursitis patellae ist aber auch keine Seltenheit bei untrainierten, enthusiastischen „Radsportlern", die etwa ab der siebten Etappe der Tour de France ihre Begeisterung fürs Radfahren entdecken. Während die Schmerzen beim Patellofemoralsyndrom hinter der Kniescheibe lokalisiert sind, sitzen sie bei einer Bursitis präpatellar und gehen häufiger mit einer umschriebenen Schwellung und Rötung auf der Vorderseite des Knies einher. Bei der Palpation reagiert die Patella druckschmerzhaft. Typisch ist, dass nur bei voller (endgradiger) Kniebeugung und -streckung, nicht aber bei mittelgradigen Bewegungen Schmerzen auftreten. Obwohl sich sämtliche Knieschleimbeutel entzünden können, sind am häufigsten die Bursae pre- und infrapatellaris sowie die Bursa am Pes anserinus betroffen. Aus Schmerzlokalisation, lokaler Druckempfindlichkeit und Schwellung lässt sich auf die Art der Bursitis schließen. Die Bursae infra- und prepatellaris verringern die Reibung zwischen Quadrizepssehnen und Haut. Bei längerer Druckeinwirkung oder wiederkehrenden Bewegungen schwillt ein Schleimbeutel an und produziert mehr Gleitflüssigkeit. Da mit der Umfangsvergrößerung aber auch der Reibungsdruck zunimmt, wird er wund gerieben. Es kommt zu einem Mikrotrauma mit Entzündung. Zur Friktion bzw. Schleimbeutelreizung bei Kniebewegungen prädisponieren Quadrizeps-Muskelspasmen sowie Hüftdysfunktionen (Rotation nach hinten, Outflare, Hochstand). Durch eine ständig außenrotierte Tibia, Genu valgum oder Muskelspasmen der medialen ischiokruralen Muskulatur wird eine Irritation der Pes-anserinus-Bursa verursacht.

Differenzialdiagnostisch müssen bei Knieschmerzen die von Travell und Simons [1983] beschriebenen Triggerpunkte ausgeschlossen werden, besonders wenn Sportler falsche Trainingstechniken anwenden. Die Autoren haben entdeckt, dass suprapatellare Schmerzen von einem Triggerpunkt am proximalen Sehnenübergang des M. rectus femoris ausgelöst werden können. Von einem Triggerpunkt im distalen Muskelbauch des M. vastus medialis strahlen Schmerzen zur Innenseite der Patella und von Triggerpunkten im M. adductor brevis zur oberen Kniescheibe aus.

23.11 Untersuchung der Patella

Um sich zu vergewissern, welche Faktoren zu einem Patellasyndrom beitragen, sollte eine statische und dynamische Untersuchung erfolgen. Wenn sich der M. quadriceps kontrahiert, müsste die Patella in einer flüssigen,

23

symmetrischen Bewegung in der Rinne zwischen den Femurkondylen aufwärts gleiten. Abweichungen von der Bein-Mittellinie kommen gewöhnlich durch ein muskuläres Ungleichgewicht zwischen M. vastus medialis und M. vastus lateralis zustande. Falls sich die Patella nach lateral bewegt, heißt das, der laterale Muskel ist stärker als der mediale.

Bei der Kniestreckung mit innenrotierter Tibia wird die mediale Gelenkfacette der Patella stärker belastet. Die Druckkräfte können sich auf die Tuberositas tibiae oder die Patella konzentrieren. Bei der Kniebeugung mit außenrotierter Tibia geraten Patellarsehne und Kniescheibe verstärkt unter Druck. Auch der Valgusstress, den ein Pes planus auf das Knie ausübt, kann bei patellaren Dysfunktionen eine Rolle spielen.

Abweichungen von der normalen Tibia- und Femurbewegung bei der Knieflexion/-extension dürften ebenfalls eine Rolle spielen. In einer relativen fixierten Außenrotation der Tibia beispielsweise spannt sich die Patellarsehne stärker an und drückt die Patella bei der Kniebeugung fester in die Kondylenrinne hinein. Deshalb sollten vor einer patellaren Dysfunktion zuerst vorhandene tibiale und femorale Störungen behandelt werden.

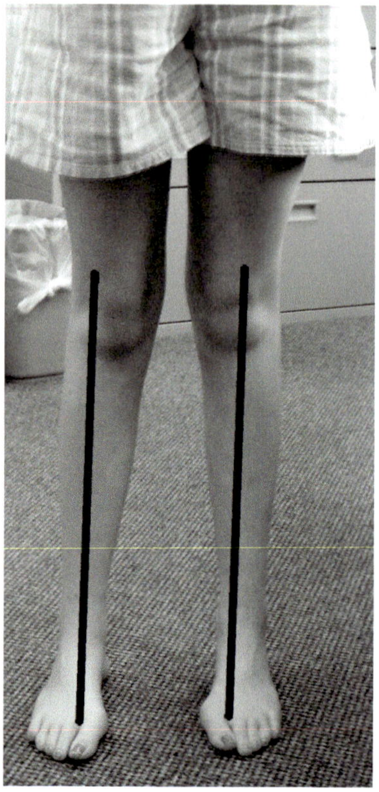

Abb. 23.21

Statische Untersuchung (Achsrichtung)

1. Der Patient steht mit Blick zur Therapeutin, die Füße geradeaus gerichtet.
2. Von der Mitte der Kniescheibe sollte ein Senklot zwischen die große und zweite Zehe fallen (➤ Abb. 23.21). Befindet sich die Patella trotz geradeaus gerichteter Füße medial dieser Senkrechten, spricht das für eine Anteversion des Femurhalses mit Innenrotation des Oberschenkels.

Aktive Untersuchung der Bewegungsführung (Patellar Tracking)

Voller Bewegungsumfang

1. Der Patient sitzt mit gebeugten Knien auf der Behandlungsliege, während die Therapeutin mit leichtem Druck die Patella palpiert (➤ Abb. 23.22).
2. Die Patella wird auch bei der Kniestreckung weiterhin kontrolliert (➤ Abb. 23.23), um auf ihre Bewegungsqualität und -ebene zu achten
3. Die Bewegungsqualität wird danach beurteilt, wie flüssig sich die Patella bewegt oder ob ein Reiben, Knirschen, Knacken/Klicken bzw. Restriktionen vorhanden sind. Die Bewegung sollte in einer Ebene mit der Längsachse der femoralen Kondylenfurche stattfinden.

Alternative Technik

1. Die Knie des Patienten sind passiv ausgestreckt, so dass Kniescheibe und Kniekehle mit leichtem Druck palpiert werden können (➤ Abb. 23.24).
2. Der Patient soll seinen M. quadriceps kräftig kontrahieren.
3. Dabei wird auf die Bewegungsqualität und -ebene der Patella geachtet. Die Qualität wird danach beurteilt, wie flüssig sich die Patella bewegt oder ob ein Reiben, Knirschen, Knacken/Klicken bzw. Restriktionen vorhanden sind. Ihre Bewegung sollte in einer Ebene mit der Längsachse der femoralen Kondylenfurche stattfinden.

Passive Untersuchung der „Kippung" (Tilt)

Eine andere Form von „Malalignment" der Patella entsteht durch ihre „Verkippung" in der Kondylenrinne.

1. Mit entspanntem M. quadriceps ist das Knie passiv ausgestreckt.

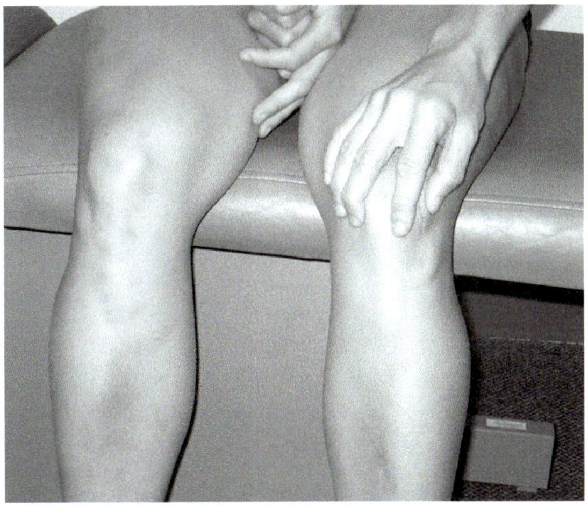

Abb. 23.22

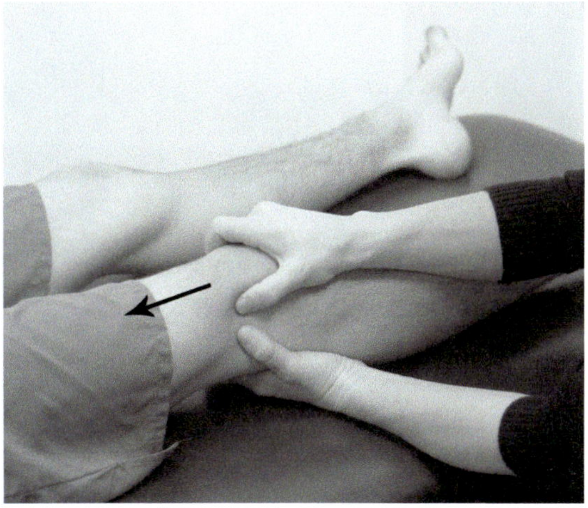

Abb. 23.24

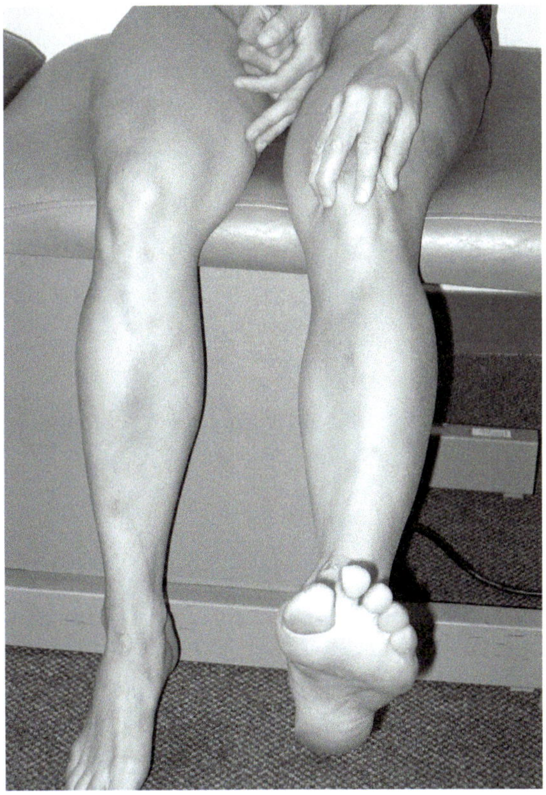

Abb. 23.23

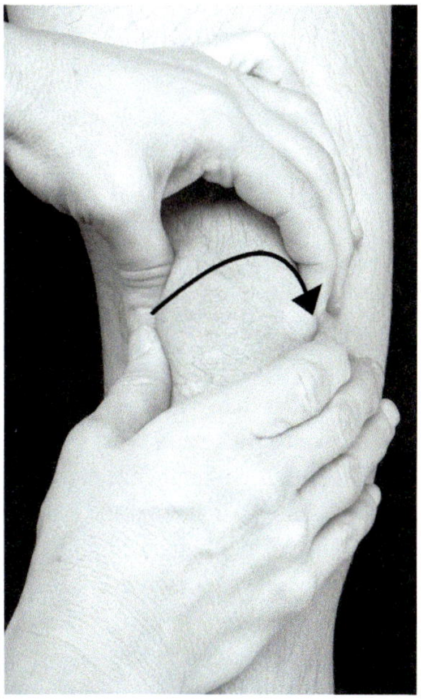

Abb. 23.25

2. Daumen und Zeigefinger beider Hände liegen am Innen- und Außenrand der Patella (➤ Abb. 23.25).
3. Jetzt kann die Beweglichkeit der Patella beurteilt werden. Sie sollte sich etwas vom Femur abheben lassen.
4. Bei einer Stellungsanomalie (Malalignment) wird sich der laterale Rand nicht anheben und die Patella nur begrenzt in medialer Richtung bewegen lassen. Wenn keine mechanische Dysfunktion vorliegt, ist die Patella normalerweise gut beweglich (mobil).

Passiver Beweglichkeitstest

Kleinkind

1. Das Kind hat im Sitzen die Beine nach vorn gestreckt. Unter Stabilisierung des Femurs mit der oberen und der Tibia mit der unteren Hand hält die Therapeutin die Patella am oberen und unteren Rand fest (➤ Abb. 23.26).
2. Aus dieser Position heraus kann sie eine Kippung, Drehung und Horizontalverschiebung (Translation) der Patella induzieren, um deren Bewegungsumfang und -qualität in verschiedenen Bewegungsebenen zu beurteilen (➤ Abb. 23.27).

23

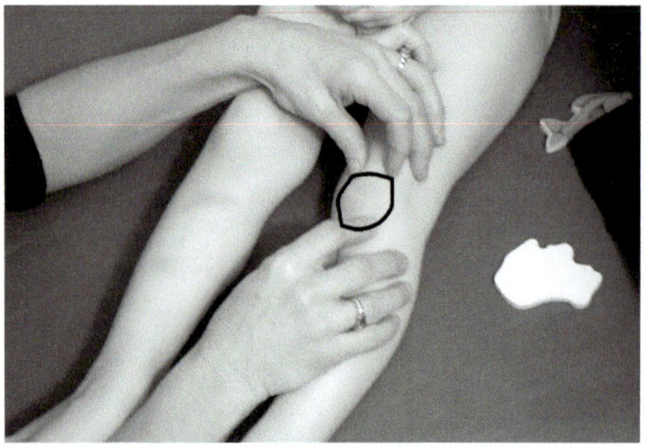

Abb. 23.26

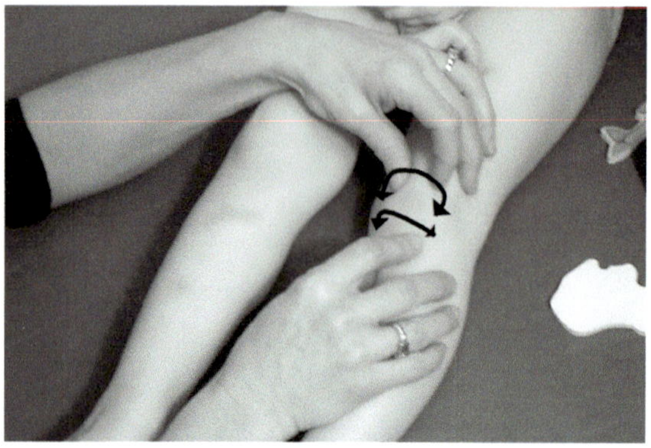

Abb. 23.27

23.12 Quadrizeps-Muskelgruppe

23.12.1 Untersuchung

Wegen des großen Einflusses, den die Quadrizeps-Muskelgruppe auf die Patellafunktion hat, sollten ihre Flexibilität, Spannung (Muskeltonus) und Stärke gesondert untersucht werden.

1. Der Patient liegt auf dem Bauch.
2. Die Therapeutin kontrolliert mit einer Hand das Becken und umgreift mit der anderen Hand den Unterschenkel direkt über dem Knöchel (➤ Abb. 23.28).
3. Mit einer passiven Knieflexion führt sie die Ferse an das Gesäß des Patienten heran, um den M. rectus femoris und die Vastus-Muskelgruppe zu dehnen.
4. Die Kniebeugung wird bis zu einer spürbaren Bewegungsgrenze (Barriere) gesteigert. Mit Erreichen der Rectus-femoris-Barriere beginnt das Becken normalerweise zu kippen. Bei einer Bewegungsrestriktion der Vastus-Gruppe stößt die Kniebeugung jedoch schon vor der Beckenkippung an ihre Grenze. Dabei wird der Fersen-Gesäß-Abstand registriert.
5. Nach Wiederholung des Tests am anderen Bein werden die Befunde beider Seiten verglichen. In unserem Beispiel zeigte sich eine normale Flexibilität.

Alternative Testmethode

1. In Rückenlage ist die Hüfte des Patienten 90° gebeugt (➤ Abb. 23.29). In dieser Position ist der M. rectus femoris entspannt, so dass eine Bewegungseinschränkung eher von der Vastus-Gruppe ausgeht.
2. Mit einer passiven Kniebeugung führt die Therapeutin die Ferse zum Gesäß des Patienten, bis die Bewegungsgrenze erreicht wird. Dabei achtet sie auf den Fersen-Gesäß-Abstand.
3. Nach Wiederholung des Tests am anderen Bein werden die Befunde beider Seiten verglichen. In unserem Beispiel zeigte sich eine normale Flexibilität.

23.12.2 Anmerkungen zur Behandlung

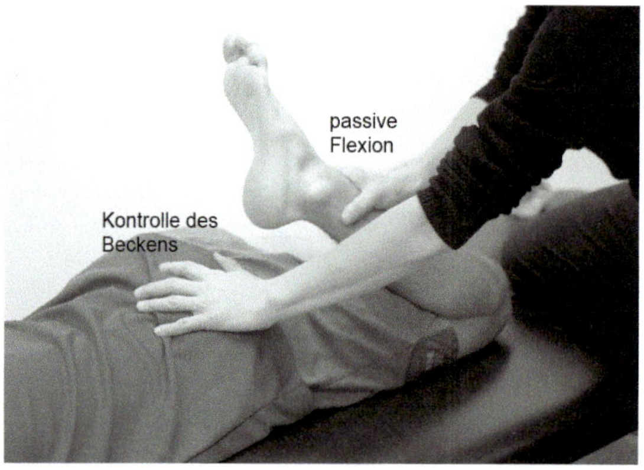

Abb. 23.28

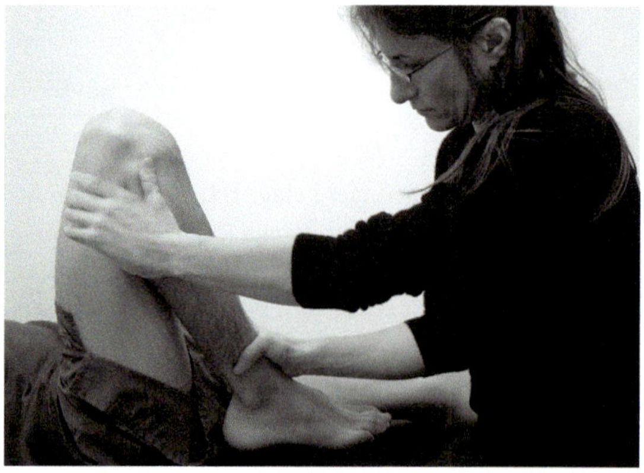

Abb. 23.29

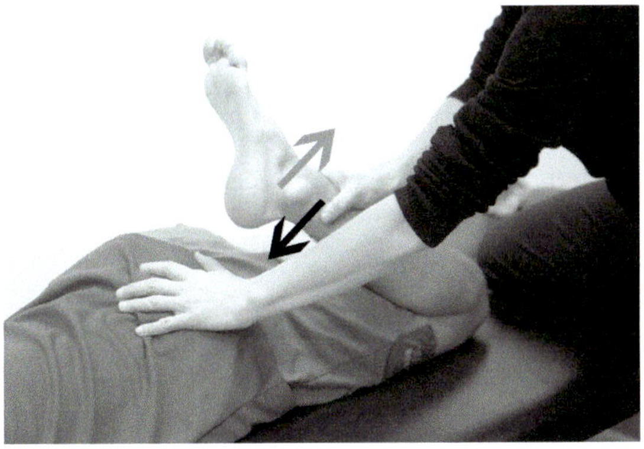

Abb. 23.30

Isometrische Muskelenergietechnik zur Behandlung der Quadrizeps-Gruppe

Sportler in Bauchlage

1. Der Patient liegt auf dem Bauch, und die Therapeutin steht neben ihm auf der Seite, die behandelt werden soll.
2. Mit einer Hand kontrolliert sie das Becken und mit der anderen Hand umgreift sie den Unterschenkel direkt über dem Knöchel, um das Knie maximal (bis zur restriktiven Barriere) zu beugen.
3. Während der Patient versuchen soll, sein Knie in Richtung der Liegefläche zu strecken (➤ Abb. 23.30, grauer Pfeil), hält die Therapeutin mit gleicher Stärke dagegen (schwarzer Pfeil) und achtet dabei auf die Beckenbewegung. Die Anspannung des Patienten sollte sich nur auf den M. quadriceps konzentrieren.
4. Diese isometrische Muskelkontraktion wird 4–5 Sekunden aufrechterhalten, ehe beide gleichzeitig die Anspannung bzw. den Gegendruck lösen.
5. Ohne das Bein loszulassen, wartet die Therapeutin noch die Muskelrelaxation ab (ca. 4–5 Sekunden). Dann beugt sie es wieder bis zur neuen Bewegungsgrenze (restriktive Barriere). Diese Sequenz wird zweimal wiederholt.

Aufbautraining des M. vastus medialis

Mit einer modifizierten Übung (Anheben des gestreckten Beins) kann der M. vastus medialis gekräftigt bzw. aufgebaut werden.

1. Die Patientin sitzt auf einer festen Unterlage gegen die Rückenlehne gestützt und hat die Beine nach vorn gestreckt. Ein Bein bleibt geradeaus gestreckt, das andere wird leicht nach außen gedreht.
2. Während sie bis 3 zählt, hebt die Patientin das außenrotierte Bein an (➤ Abb. 23.31), zählt bis 7, solange sie es oben hält, und bis 3, wenn sie es langsam wieder ablegt (also insgesamt bis 13 zählen).
3. Für den Übungserfolg sind zwei Dinge wichtig: Erstens muss das Bein so weit nach außen gedreht werden, dass sich der M. vastus medialis (weißer Pfeil) stärker als der M. vastus lateralis anspannt. Die Außenrotation darf nicht zu stark sein, weil sonst die Adduktoren den Part übernehmen würden. (Es wäre sinnvoll, einem Kind vorher ein Gespür für die Kontraktion des M. vastus medialis zu vermitteln.) Zweitens muss das Heben und Senken des Beins so langsam erfolgen, dass die konzentrische und exzentrische Wirkung ausgenutzt werden kann.
4. Wie anders es aussieht, wenn das Bein in einer Neutralstellung (ohne Außenrotation) angehoben wird, zeigt ➤ Abb. 23.32. Vergleichen Sie den M. vastus medialis hier (weißer Pfeil) und am außenrotierten Bein, wo er sich isoliert anspannt.
5. Wenn ein Gewichts-/Hanteltraining zur Kräftigung des M. quadriceps durchgeführt wird, sollte das Knie mindestens 30° gebeugt sein, um die Patella nicht zu belasten.

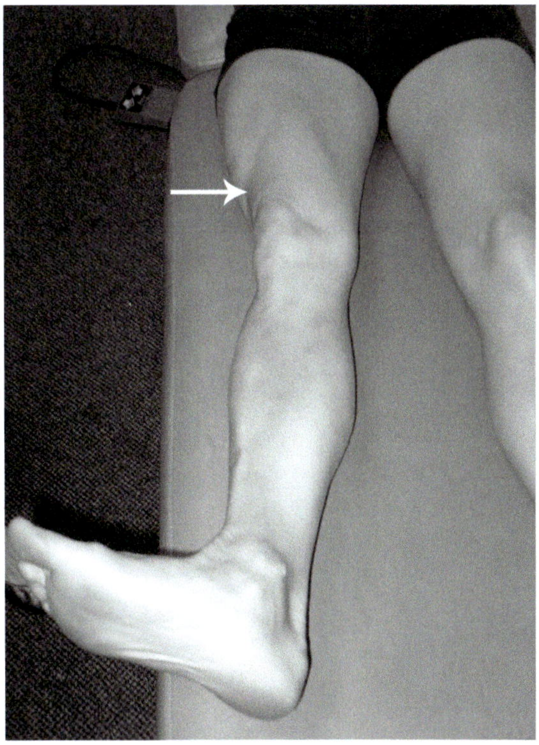

Abb. 23.31

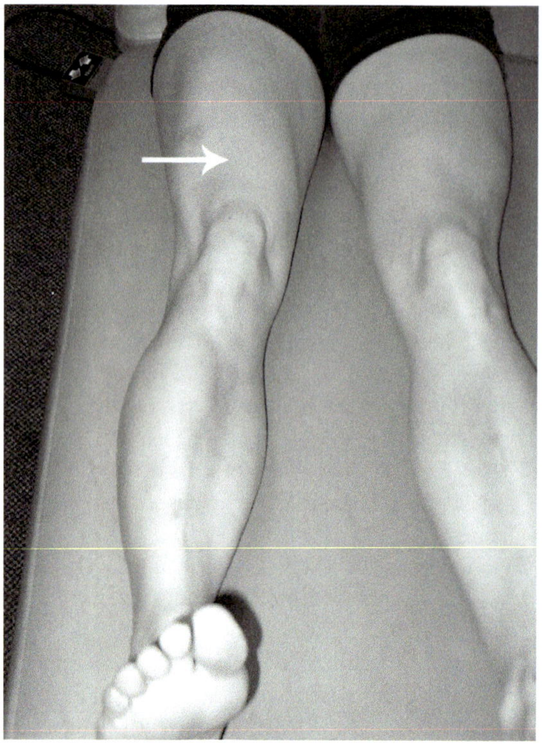

Abb. 23.32

23.13 Behandlung der Patella

Eine patellare Dysfunktion ist eine typische Kompensation oder Folgekomplikation von Fuß-, Bein- oder Hüftproblemen. Deshalb müssen zuerst somatische Dysfunktionen in diesen anderen Bereichen erkannt und behandelt werden, ehe eine Behandlung der Patella Erfolg verspricht. Es gibt zwei verschiedene Behandlungsmöglichkeiten, die von der Körpergröße des Patienten bzw. Therapeuten abhängen. Um sich die Behandlung von jungen Sportlern oder muskulösen Beinen zu erleichtern, kann eine Traktion oder Kompression am Knie ausgeübt werden.

Balanced-Membranous-Tension-Technik

Kleinkind/Kind im Sitzen

Eine patellare Dysfunktion von Kleinkindern stellt in der Regel eine Kompensation für eine Varusstellung, eine tibiale Torsion oder eine Hüftgelenk- und Ilium-Dysfunktion dar. Nur in seltenen Fällen handelt es sich um eine primäre Störung. Trotzdem sollte auch die Patella in eine umfassende Beinbehandlung miteinbezogen werden.

1. Das Kind hat im Sitzen die Beine nach vorn ausgestreckt – genau wie zur Untersuchung der Patella-Beweglichkeit. Unter Stabilisierung des Femurs mit der einen und der Tibia mit der anderen Hand fasst die Therapeutin die Kniescheibe am oberen und unteren Rand (➤ Abb. 23.33).
2. Mit einer Art „Stapelmethode" versucht sie nach und nach in allen Bewegungsebenen der Patella die Spannung auszugleichen (➤ Abb. 23.34).
3. Um das Gewebe in allen Richtungen bis zur restriktiven Barriere anzuspannen, eignet sich ein direkter Ansatz besser als ein indirekter.
4. Sobald sich ein Spannungsgleichgewicht einstellt, hält die Therapeutin die Patella in dieser Position, bis sich die Gewebetextur verändert oder die Bewegungseinschränkung verbessert.

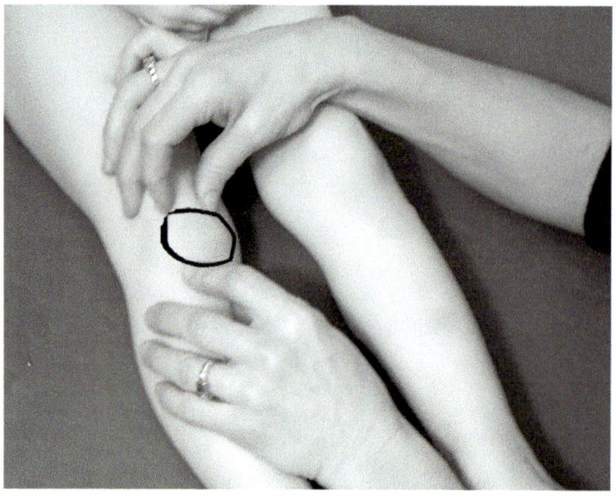

Abb. 23.33

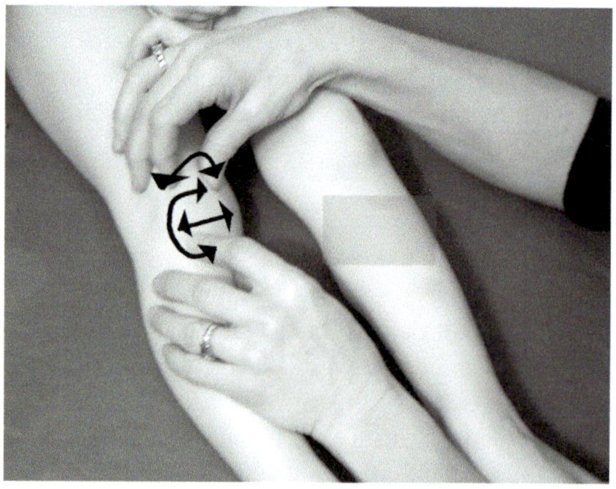

Abb. 23.34

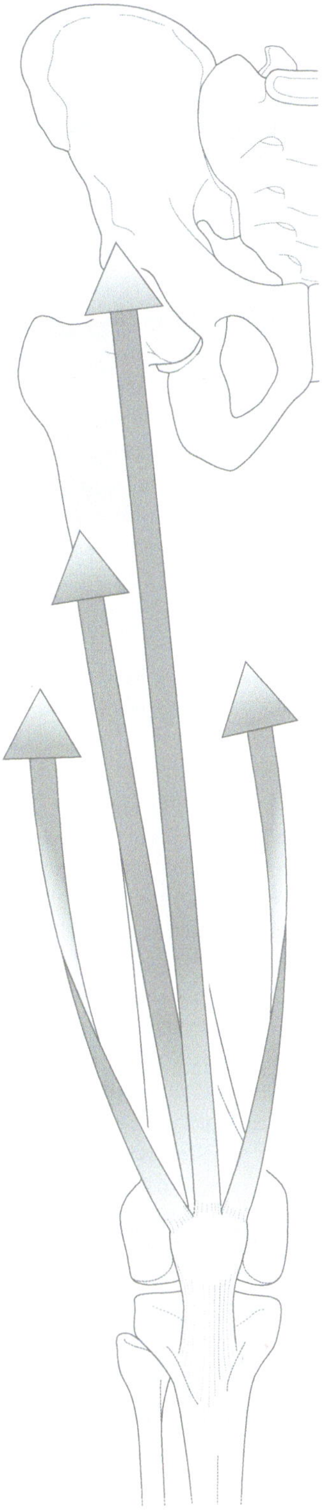

Abb. 23.35

Balanced-Ligamentous-Tension-(BLT-) Technik

Sportler im Sitzen

Mit dieser Technik können myofasziale Zug- und Druckspannungen behandelt werden, die sich auf die Patella auswirken (➤ Abb. 23.35).

1. Der Patient sitzt auf der Liege und streckt das behandlungsbedürftige Bein passiv auf den Oberschenkeln der Therapeutin aus. Damit sein Knie trotzdem leicht gebeugt ist, sollte sie etwas niedriger sitzen (➤ Abb. 23.36).
2. Die Ferse des Patienten ragt über die Beinaußenseite der Therapeutin hinaus. Sie muss daher nur ihr Bein etwas weiter öffnen, um eine Traktion am (Patienten-)Knie auszuüben.
3. Die Therapeutin hält die Patella mit Daumen und Zeigefingern beider Hände.
4. Während sie das Patientenbein unter Zugspannung bringt, führt sie die Patella behutsam durch alle Bewegungsebenen, um mit einer Art „Stapelmethode" die Weichteilspannung im Bereich der Insertionen auszugleichen. Dazu wird in jeder Ebene nacheinander eine balancierte Spannung induziert und aufrechterhalten, wenn die Patella in die nächste Richtung bewegt wird.
5. Wenn sich schließlich ein Spannungsgleichgewicht einstellt, wird der Balance-Punkt gehalten, bis sich die Gewebespannung verändert. Danach sollte die Bewegungsfreiheit der Patella zugenommen haben.

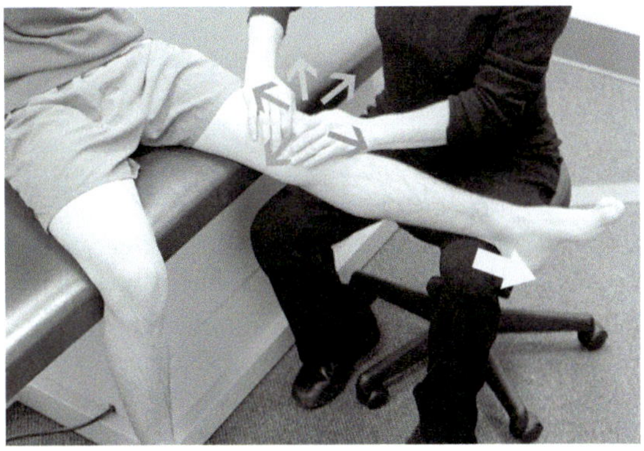

Abb. 23.36

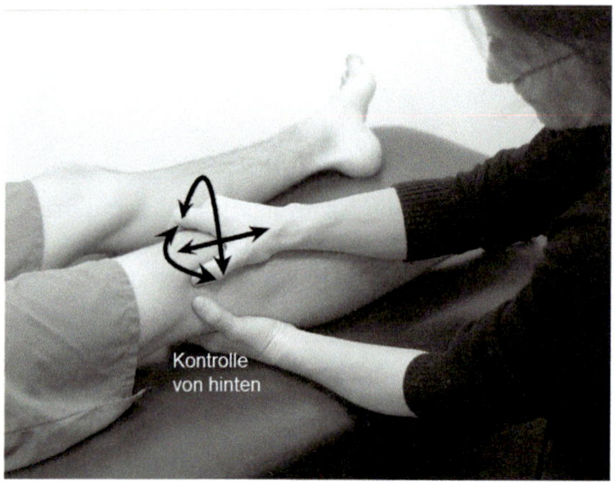

Abb. 23.37

Alternative Balanced-Ligamentous-Tension-(BLT-)Technik

Sportler in Rückenlage

Die Patella kann auch in Rückenlage des Patienten mit auf der Liege ausgestreckten Beinen behandelt werden. In dem Fall ist die Knieflexion geringer als bei der vorhergehenden Technik, was bei Hyperextension der Knie Schwierigkeiten bereiten kann.

1. Aus der Kniekehle wird das Knie mit einer Hand leicht gebeugt, während die andere Hand die Patella hält (➤ Abb. 23.37).
2. Mit einer Art „Stapelmethode" wird ein Spannungsausgleich induziert. Dazu führt die Therapeutin die Patella nach und nach durch alle möglichen Bewegungsebenen, damit sich die (Weichteil-)Spannung an den Insertionsstellen ausgleicht.
3. Ist der Balance-Punkt gefunden, wird er gehalten, bis sich die Gewebespannung verändert. Danach sollte sich die Bewegungsfreiheit der Patella verbessert haben.

Direkte myofasziale Release-(MFR-)Technik

Die oben für die BLT-Technik beschriebenen zwei Therapeut-Patient-Positionen sind auch für einen direkten myofaszialen Release der (Weichteil-)Insertionen geeignet. Dabei wird die Patella in allen Bewegungsrichtungen jeweils an die restriktive Barriere herangeführt. Die Bewegungen folgen „stapelweise" aufeinander, bis sich die Gewebespannung spürbar löst. Danach sollte sich die Bewegungsfreiheit der Patella verbessert haben.

23.14 Tibia-posterior-Dysfunktion

23.14.1 Anmerkungen zur Klinik

Eine Tibia-posterior-Dysfunktion entsteht gewöhnlich als traumatische Verletzung, wenn Fuß und/oder Knöchel stabilisiert sind, während sich Gewicht und Becken nach vorn verlagern bzw. bewegen. Auslösendes Moment ist eine Vorwärtsbewegung des Körpers, durch die Becken und Femur gegenüber der fixierten Tibia nach vorn geführt werden. Im Extremfall kann eine Tibia-posterior-Dysfunktion mit einer hinteren Kreuzbandverletzung einhergehen. Es handelt sich um eine typische Sportverletzung, z.B. von Athleten (Fußballer, American-Football-, Lacrosse-Spieler), die Stollenschuhe tragen, von Skifahrern, deren Schuhe Füße und Knöchel fixieren oder von Reitern, die vom Pferd stürzen und mit dem Fuß im Steigbügel hängen bleiben.

Als typische Beschwerden geben die Patienten Knieschmerzen an, die sich beim Strecken und Belasten verschlimmern. Normalerweise gleitet die Tibia bei der Kniestreckung etwas nach vorn und dreht sich auf dem innenrotierten Femur leicht nach außen. Dies wird als „Schraubschlossmechanismus" (screw home mechanism) bezeichnet. Wenn die Tibia jedoch hinten blockiert und die volle Streckbarkeit eingeschränkt ist, wird die „Verschraubung" des Knies ebenfalls beeinträchtigt und der Meniskus zwischen Tibia und Femur verrutscht. Das bewirkt selbst ohne Bänderriss ein instabiles Gefühl bei Kniebelastung. Besonders durch Treppensteigen, Laufen, Bergabwandern verstärken sich die Symptome. Eine schmerzhafte Kniebeugungseinschränkung kann ebenfalls vorliegen.

Bei einer somatischen Tibia-posterior-Dysfunktion kann sich im Bewegungstest Widerstand gegen das Vor- oder auch das Vor- und Zurückbewegen der Tibia zeigen. Dies kann, muss aber nicht mit Druckschmerzempfindlichkeit verbunden sein. Als Begleitbefunde sind oft ein erhöhter Quadrizeps-Muskeltonus und eine anteriore Ilium-/Hüftrotation festzustellen.

23.14.2 Untersuchung

Sportler in Rückenlage

1. In Rückenlage ist die Hüfte des Patienten 90° gebeugt (ähnlich wie zur Untersuchung der Quadrizeps-Spannung). Die Therapeutin sitzt auf der betroffenen Seite und stützt den Oberschenkel (➤ Abb. 23.38).

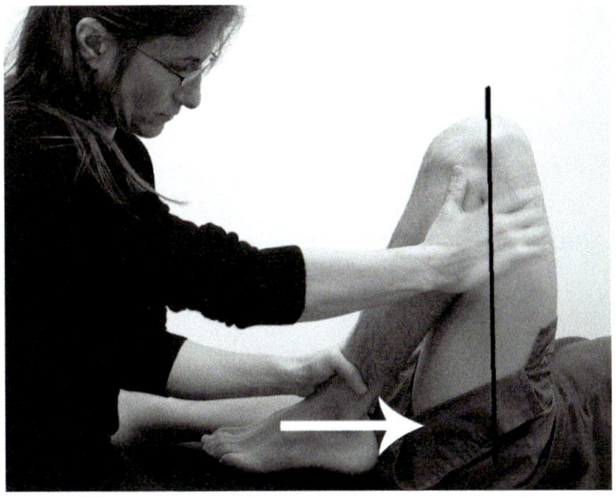

Abb. 23.38

2. Während sie den Unterschenkel am Knöchel umgreift, stabilisiert sie mit der anderen Hand Knie und Femur.
3. Um das Knie zu beugen, drückt sie den Fuß langsam auf das Tuber ischiadicum zu. Wenn eine Tibia-posterior-Dysfunktion vorliegt, macht sich fester Widerstand (restriktive Barriere) bemerkbar, der mit Schmerzempfindlichkeit oder einem „Druckgefühl" im Knie verbunden ist. Mit dem weiter unten beschriebenen Apley- oder McMurray-Test muss in dem Fall eine Meniskusverletzung ausgeschlossen werden.

Passive Untersuchung der ischiokruralen Muskulatur

1. In Rückenlage des Patienten ist die Hüfte gebeugt. Die Therapeutin stellt sich auf die Untersuchungsseite und umfasst den Unterschenkel genau über dem Knöchel. Ihre andere Hand stabilisiert den distalen Oberschenkel (➢ Abb. 23.39).
2. Sie streckt das Knie passiv soweit es geht (restriktive Barriere).
3. Dasselbe wiederholt sie am anderen Bein und vergleicht die Befunde beider Seiten. Bei diesem Sportler war die Kniestreckung durch einen ischiokruralen Muskelspasmus sichtbar eingeschränkt.
4. Mit der Hand am Femur lässt sich gleichzeitig tasten, ob die mediale und laterale Muskelgruppe verspannter ist.

23.14.3 Anmerkungen zur Behandlung

Ohne Anzeichen eines Bänderrisses dürfen in akuten Fällen direkte Techniken angewandt werden. Bei Verdacht auf einen Bänderriss sind ausgleichende (BLT-)

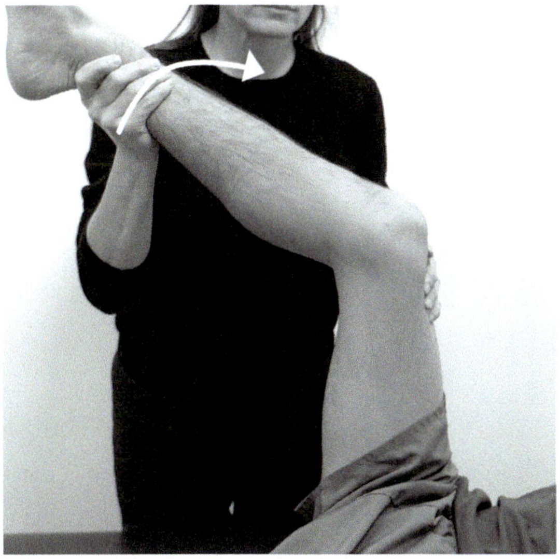

Abb. 23.39

Techniken erlaubt, indirekte Techniken sollten jedoch vermieden werden.

In chronischen Fällen einer Tibia-posterior-Dysfunktion können sich die Mm. rectus femoris, semitendinosus und semimembranosus kompensatorisch verkürzt haben. Deshalb müssen manchmal zuerst die Ruhelängen der Quadrizeps- oder ischiokruralen Muskeln mit Muskelenergietechniken normalisiert werden, bevor eine Tibia-Behandlung mit direkten Methoden sinnvoll ist.

Isometrische Muskelenergietechnik für die ischiokrurale Muskulatur

1. In Rückenlage ist die Hüfte des Patienten gebeugt. Die Therapeutin steht neben ihm auf der Behandlungsseite. Sie stützt den distalen Oberschenkel mit einer Hand und umgreift den distalen Unterschenkel mit der anderen. Mit der Hand am Femur kann sie darüber hinaus die Kontraktion der medialen und lateralen ischiokruralen Muskelkompartimente überwachen (➢ Abb. 23.40).
2. Das Knie wird bis zum „Anschlag" (restriktive Barriere) gestreckt. Während der Patient versuchen soll, sein Knie anzuwinkeln (schwarzer Pfeil), verhindert die Therapeutin die Bewegung, indem sie mit gleicher Stärke dagegenhält (weißer Pfeil). Sie dosiert ihren Gegendruck so, dass sich nur ein bestimmtes Kompartiment der Muskelgruppe anspannt.
3. Diese isometrische Muskelkontraktion wird 5–6 Sekunden aufrechterhalten, dann lösen beide gleichzeitig die Anspannung bzw. den Gegendruck.

23

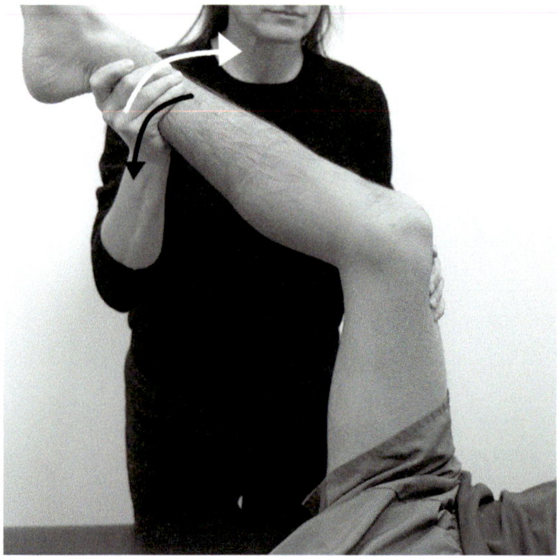

Abb. 23.40

4. Die Therapeutin hält das Bein noch in der Position, bis sich die Gewebetextur spürbar verändert (nach ca. 5–6 Sekunden).
5. Das Knie wird erneut bis zur restriktiven Barriere gestreckt und die ganze Sequenz zweimal wiederholt.

Thrust-Technik bei Tibia-posterior-Dysfunktion

1. In Rückenlage des Patienten sind Hüfte und Knie bis zur physiologischen Grenze gebeugt und der Fuß auf der Liege aufgestellt.
2. Die Therapeutin umgreift den Unterschenkel mit beiden Händen am proximalen Rand, so dass die Daumen auf der Tuberositas tibiae liegen (➤ Abb. 23.41).
3. Mit einem behutsamen Bewegungstest prüft sie die Grenzen (Barrieren) der tibialen Innen- und Außenrotation sowie des Vorschubs (Bewegung nach vorn).
4. Nach Einstellung aller Barrieren übt sie einen kurzen, festen Stoß (Thrust) nach vorn zur Tuberositas tibiae aus und überprüft danach erneut die Beweglichkeit.

Alternative Thrust-Technik

1. In Rückenlage ist die Hüfte des Patienten gebeugt.
2. Die Therapeutin umgreift den distalen Unterschenkel direkt über dem Knöchel und legt ihre andere Hand direkt unter dem Knie von hinten an die proximale Tibia (➤ Abb. 23.42).
3. Das Knie wird bis zum „Anschlag" gebeugt.
4. Mit einer behutsamen Innen- und Außenrotation der distalen Tibia nimmt die Therapeutin eine Feinabstimmung der Bewegungsgrenze vor.
5. Während sie den distalen Unterschenkel und Fuß mit einem kurzen, festen Stoß (Thrust) gegen das Tuber ischiadicum drückt, verhindert ihre obere Hand, dass sich die Tibia nach hinten bewegt.

23.15 Tibia vara/Blount-Syndrom

23.15.1 Anmerkungen zur Klinik

Die Tibia-vara-Form der „O-Beine" bei einem Blount-Syndrom unterscheidet sich durch die Scheitelhöhe der Krümmung von der Genu-varum-Form. Befindet sich der Scheitel der Krümmung in Kniehöhe, liegt ein Genu varum vor, befindet er sich am Tibiaschaft, wird von Tibia vara gesprochen. Dabei kann es sich um eine physiologische (durch die intrauterine Lage oder mechanischen Druck) oder eine pathologische (durch asymmetrisches tibiales Wachstum verursachte) Verbiegung

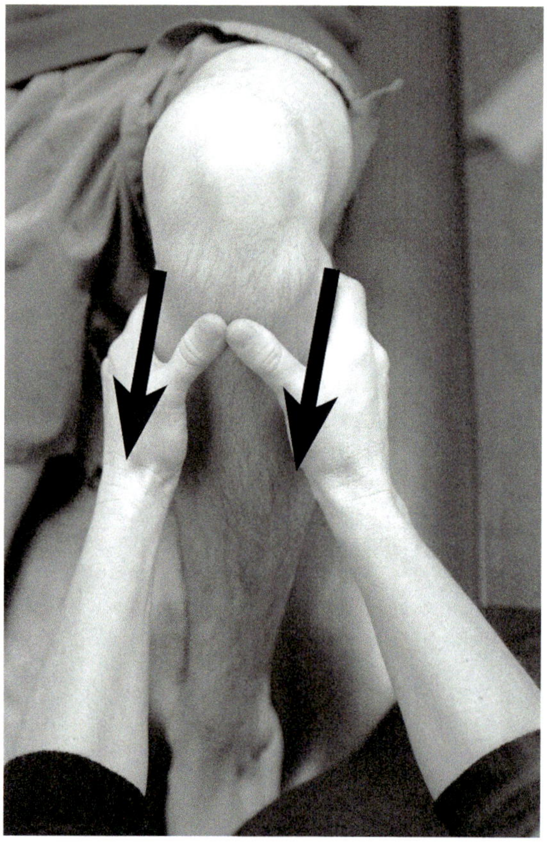

Abb. 23.41

handeln (➤ Abb. 15.19). Beim Blount-Syndrom wird das mediale Epiphysenwachstum durch anomale Druckkräfte verzögert oder unterdrückt. Während sich die laterale Wachstumszone ausdehnt, führt die Verbiegung an der medialen Epiphyse zur „Sichelform" der Tibia. Der Kompressionsdruck an der medialen Epiphyse kann durch myofasziale Verspannungen, eine biomechanische Dysfunktion, intrauterine Lageanomalie, traumatisch oder adipös bedingt sein. Das gelegentlich auch als „Tibia vara" bezeichnete Blount-Syndrom weist drei Häufigkeitsgipfel auf: Kleinkinder bis drei Jahre, Kinder im Alter von 4–10 Jahren und Jugendliche. Die häufigere infantile Form tritt in der Regel beidseitig auf und betrifft vor allem schwere Kinder, die früh laufen lernen. Auf der medialen bzw. Innenseite des Tibiaplateaus ist oft ein knöcherner Sporn („Schnabel") tastbar. Die infantile Form des Blount-Syndroms kann mit einer distalen Tibiatorsion, eventuell auch mit einer Fußdeformität einhergehen. Wenn die Kinder bereits laufen können, lässt sich manchmal ein Beinlängenunterschied erkennen.

Bei älteren Kindern oder Erwachsenen kommt das Blount-Syndrom genauso häufig ein- wie beidseitig vor. Wie die infantile ist auch die juvenile Form mit Adipositas, Beinlängendifferenz und distaler Tibiatorsion assoziiert. Im Unterschied zur infantilen Form kann sie jedoch dumpfe Druckschmerzen verursachen. Trotz radiologisch nachweisbarer Veränderungen an der medialen Metaphyse lässt sich kein „Sporn" oder „Schnabel" palpieren. Die Spätform des Blount-Syndroms ist die typische Folge einer Epiphysenverletzung/-schädigung im Bereich des Femurkondylus.

23.15.2 Untersuchung

Säugling in Rückenlage

1. Der Säugling oder das Neugeborene liegt mit gestreckten Beinen auf einer flachen Unterlage. Notfalls hält die Therapeutin seine Beine gestreckt.
2. Sie kontrolliert die Ausrichtung (Längsachse) der Unterschenkel.
3. Bei dem kleinen Mädchen in unserem Beispiel (➤ Abb. 23.43) zeigt sich am rechten Bein eine Tibia vara. Auch der rechte Oberschenkel (Femur) ist stärker nach innen gedreht als der linke.

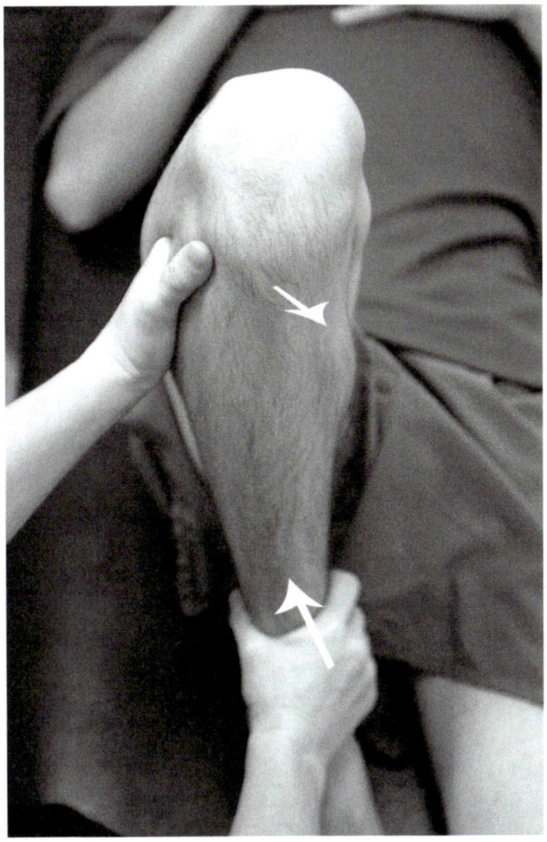

Abb. 23.42

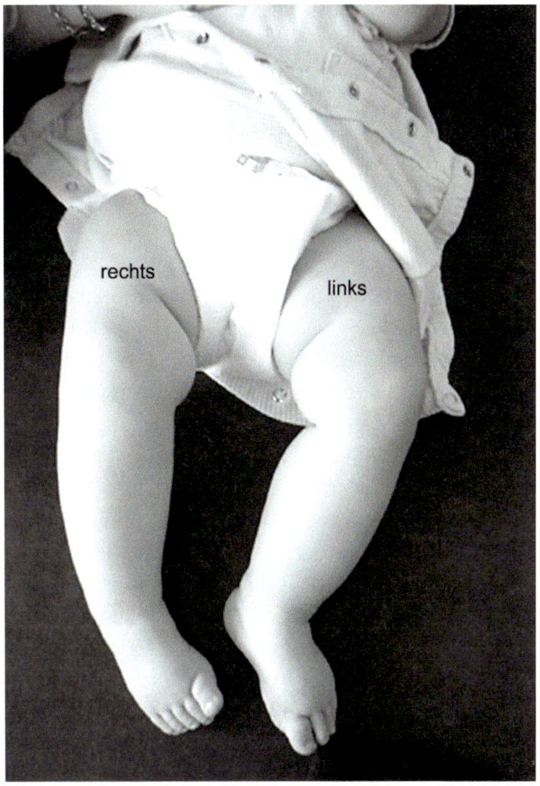

Abb. 23.43

23.15.3 Anmerkungen zur Behandlung

Im Fall von Kindern mit einem Blount-Syndrom sollte – besonders wenn es sich um eine juvenile (spät manifeste), schwere oder auf konservative Therapiemaßnahmen nicht ansprechende Form handelt – ein Orthopäde konsultiert werden. Oberstes Ziel der osteopathischen Behandlung ist die Auflösung von Weichteilverspannungen, die das normale Beinwachstum (bei der infantilen Form) beeinträchtigen. Bei einer Tibia-vara-Deformität spielt neben einer ausgeprägten Innenrotation der Hüfte oder einer Tibiatorsion oft eine erhöhte Muskelspannung am lateralen Oberschenkel oder medialen Unterschenkel eine Rolle. Radiologisch (mit Scanogramm) nachweisbare Beinlängenunterschiede von älteren Kindern oder Sportlern sollten korrigiert werden. Falls die Beinlängendifferenz mehr als 8–9 mm beträgt, sind komplette Schuheinlagen besser als reine Fersenkeile geeignet. Wird lediglich der Fersenbereich angehoben, kommt es zur weiteren Verkürzung der Plantarflexoren mit Störung der Fußmechanik.

Bei allen Kindern mit Tibia-vara-Deformität sollten zuerst somatische Dysfunktionen der Weichteilstrukturen behandelt werden, um die anomalen Zugkräfte auszuschalten und eine Normalisierung der Knochenform zu ermöglichen. Wie bei anderen Knochendeformitäten auch hängt das klinische Ergebnis direkt vom Alter des Kindes ab. Da die Remodellierung durch Knochenwachstum stattfindet, haben ältere Kinder und Sportler nur geringe Chancen, dass sich ihre Tibia vara „auswächst".

Massage-(„Molding"-)Technik

Kleinkind/Säugling

Die langen Röhrenknochen können unter denselben Voraussetzungen wie andere Knochen mit Massage-(Molding-)Techniken behandelt werden, nämlich nach vorheriger Korrektur von Weichteilverspannungen und mechanischen Restriktionen in der Umgebung [Magoun 1951]. „Molding"-Techniken lassen sich am besten nach deutlicher Besserung einer somatischen Muskel-, Bänder- oder Fasziendysfunktion anwenden. Am erfolgreichsten ist die Behandlung bei Kleinkindern (Säuglings- bis Krabbelalter). Grundlage der Technik ist die Schaffung eines Gegengewichts zu anomalen Zugkräften, damit sich die physiologischen Kräfte am Knochen durchsetzen und sein Wachstum in der richtigen Weise beeinflussen können.

1. Das Kind liegt auf dem Rücken oder auf dem Schoß eines Elternteils. Die Therapeutin hält mit einer Hand die proximale und mit der anderen Hand die distale Tibia (➤ Abb. 23.44).

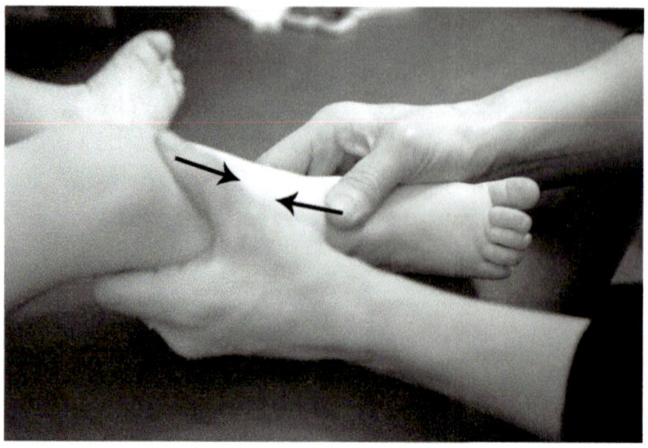

Abb. 23.44

2. Mit beiden Händen führt sie eine langsame, behutsame Kompression der Tibia aus. Sie geht also direkt gegen die intraossäre Verspannung und Zugspannung im Gewebe vor, um sie zu „entlasten" (zu verringern). Auf intraossäre Torsionskräfte wird beispielsweise so lange ausgleichend eingewirkt, bis sich das Gewebe homogener anfühlt. Das ist vergleichbar mit dem Balance-Punkt bzw. Spannungsgleichgewicht bei der BLT-Technik.
3. Sobald sich das Gewebe homogener anfühlt, wird die Position gehalten, bis eine generelle Veränderung oder verbesserte (inhärente) Beweglichkeit des Gewebes spürbar ist.

23.16 Bänderzerrung

Eine Bänderzerrung entsteht gewöhnlich durch ein Trauma oder chronische Überlastung. Solange kompensatorische Veränderungen keine unphysiologischen Kräfte an Bändern entfalten, ist eine Bänderzerrung keine typische Folge solcher Veränderungen. Während Druckschmerzpunkte im Bereich der Kniegelenkbänder (Lig. collaterale mediale/laterale) eine Bänderzerrung vermuten lassen, sprechen Druckschmerzpunkte über dem zentralen Gelenkraum für eine Kapsel- oder Meniskusverletzung. Ob Bänder und Kapsel intakt sind, kann mit dem Apley-Test untersucht werden.

Apley-Test

1. In Bauchlage des Patienten ist das Knie passiv gebeugt. Die Therapeutin umfasst den distalen Unterschenkel direkt über dem Knöchel (➤ Abb. 23.45).

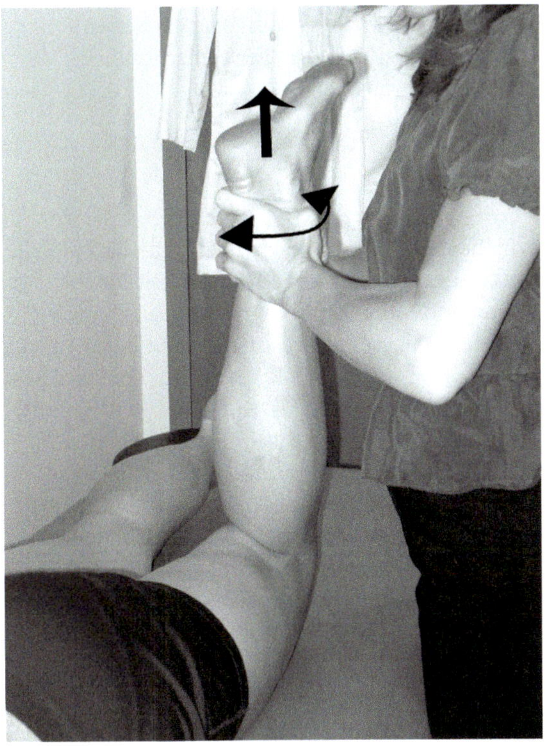

Abb. 23.45

2. Sie hebt den Unterschenkel zur Decke hoch, um Tibia und Femur auseinander zu ziehen. Dabei geraten Kniegelenkbänder und -kapsel unter Zug.
3. Unter Beibehaltung der Traktion wird der Unterschenkel innen- und außenrotiert. Schmerzen oder Hypermobilität sind verdächtig auf eine Bänderverletzung.

„Schubladen"-Test (Kreuzbänder)

Mit dem Schubladentest – Verschieben des Tibiakopfes nach vorn oder hinten gegenüber dem Femur – können die Kreuzbänder (Lig. cruciatum anterius/posterius; ➤ Abb. 2.20) auf Verletzungen untersucht werden. Man beginnt mit dem gesunden Knie.

1. Der Patient liegt auf dem Rücken und hat das Knie gebeugt. Am Fußende sitzt die Therapeutin. Sie stabilisiert den Fuß mit Hüfte oder Oberschenkel und umfasst den proximalen Unterschenkel mit beiden Händen (➤ Abb. 23.46).
2. Während sie die Tibia nach vorn verschiebt (anteriore Translation; schwarze Pfeile), achtet sie auf den Umfang und die Endpunkt-Qualität der Bewegung sowie eventuell vorhandene Schmerzen oder Beschwerden.
3. Mit einer posterioren Translation verschiebt sie die Tibia dann nach hinten (weiße Pfeile) und achtet wieder auf Bewegungsumfang, Endpunkt-Qualität und eventuell vorhandene Schmerzen.
4. Bewegungsumfang und -qualität beider Knie werden miteinander verglichen.

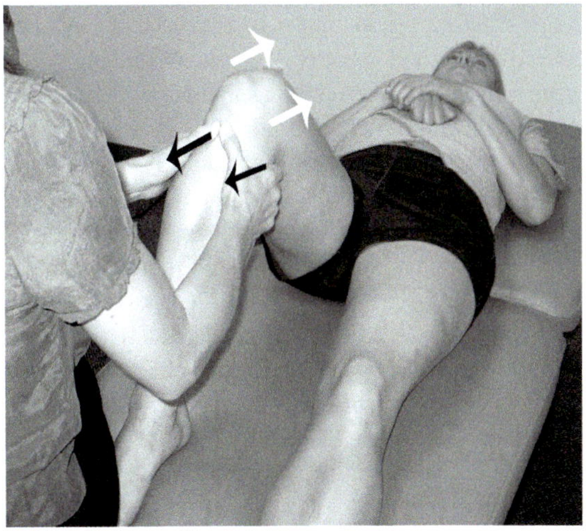

Abb. 23.46

23.17 Meniskusverletzungen

23.17.1 Anmerkungen zur Klinik

Innen- und Außenmeniskus (Meniscus medialis, Meniscus lateralis) fungieren als Gleitpolster und stabilisierende „Zwischenscheibe" zwischen Femur und Tibia, um deren Gelenkflächen-Inkongruenzen auszugleichen. Ihre Lage zwischen den zwei großen, (gewicht)tragenden Beinknochen macht die Menisken verletzungsanfällig für Druck- und Torsionskräfte. Die Menisken sind ligamentär an Tibia und Femur befestigt und bewegen sich deshalb bei der Kniebeugung und -streckung mit. Selbst bei voller Streckung und Belastung des Knies haben die Menisken bequem Platz zwischen den Gelenkflächen – vorausgesetzt, die Drehung von Femur und Tibia bleibt im normalen Umfang erhalten. Wenn aber eine Komponente wegen einer Bewegungseinschränkung nicht ihre physiologische Endstellung einnehmen kann, verengt sich der Gelenkspalt, so dass es zur Distorsion der Menisken kommt. Mit der tibialen Innenrotation in der Flexionsphase beispielsweise verlagert sich der Innenmeniskus gegenüber dem Femur nach hinten. Würde eine Bewegungsrestriktion der Tibia ihre Außenrotation bei der Kniestreckung verhindern, bliebe der Innenmeniskus zurückverlagert und wäre dadurch stärkerem Druck ausgesetzt.

Akute Meniskusverletzungen können sich bei rascher Kniestreckung mit fixierter Fußstellung ereignen, z.B. wenn Spieler Stollenschuhe tragen. Beim Bodenkontakt der Stollen wird der Fuß (und damit auch die Tibia) im Laufen blockiert. Während die (Lauf-)Bewegung eine Innenrotation des Femurs erzwingt und die Tibia nicht entsprechend mit einer Außenrotation reagieren kann, stecken die Menisken zwischen Femurkondylus und Tibiaplateau fest. Eine traumatische Meniskusverletzung kann auch entstehen, wenn die Menisken bei einem Aufprall des Knies eingeklemmt oder überdehnt werden. Das geschieht typischerweise bei belastetem, leicht gebeugtem Knie – einer Position, in der sich der Femurkondylus durch die Krafteinwirkung über den Meniskus schiebt.

Bei chronischer Druckbelastung (z.B. aufgrund einer veränderten Kniegelenkmechanik) der Menisken kann es zu einem Mikrotrauma kommen, das eine Ödembildung und Risse fördert.

Apley-(Meniskus-)Drucktest

23

1. In Bauchlage streckt der Patient einen Unterschenkel bei gebeugtem Knie in die Höhe. Die Therapeutin hält mit einer Hand den Fuß und mit der anderen das gebeugte Knie (➤ Abb. 23.47).
2. Ihr Druck ist entlang der Längsachse der Tibia nach unten gerichtet und soll eine Kompression des Kniegelenks bewirken.
3. Unter Aufrechterhaltung des Drucks dreht sie die Tibia hin und her. Bei der Innenrotation wird der Meniscus medialis, bei der Außenrotation der Meniscus lateralis belastet.

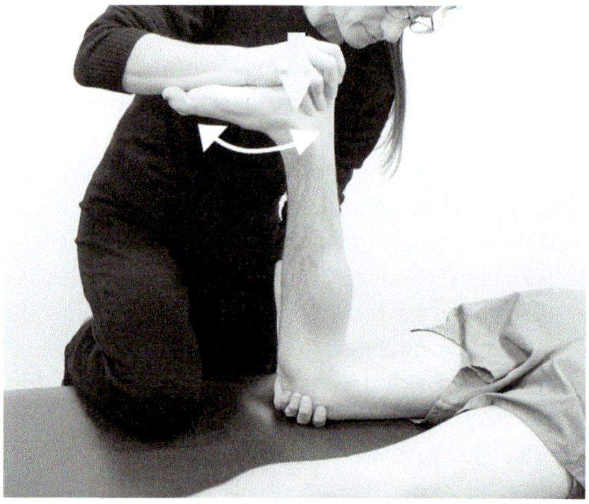

Abb. 23.47

4. Falls der Test schmerzhaft ist oder ein Reiben/Knirschen verursacht, besteht der Verdacht auf eine Meniskusverletzung.

McMurray-Test

1. In Rückenlage des Patienten (mit Hüftflexion) wird der Unterschenkel am Knöchel oder Fuß gehalten, um das Knie passiv etwa 90° zu beugen. Mit gebeugtem Knie wird der Unterschenkel nach innen und außen rotiert. Dabei ist auf Schmerzen, Restriktionen, Knirschen oder Knacken/Reiben (Krepitus) zu achten (➤ Abb. 23.48).
2. In Innenrotation wird das Knie langsam gestreckt, um zu testen, ob der Innenmeniskus intakt ist (➤ Abb. 23.49). Schmerz, Bewegungsrestriktion, Krepitus oder ein fühlbarer Klick lassen eine Verletzung des Innenmeniskus vermuten.
3. Das Bein wird in die Ausgangsposition mit Hüft- und Kniebeugung von 90° zurückgeführt. Dann wird das

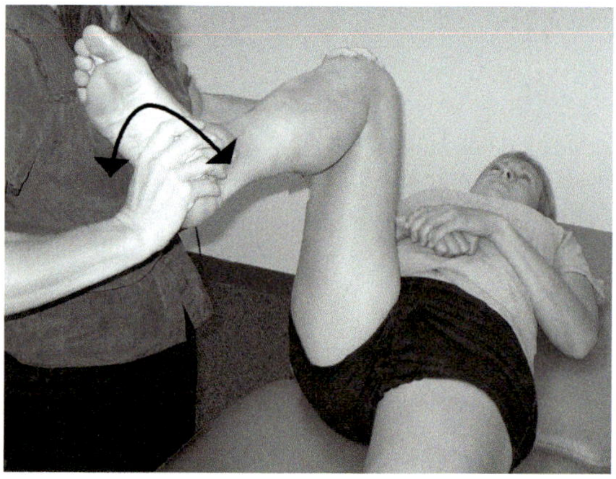

Abb. 23.48

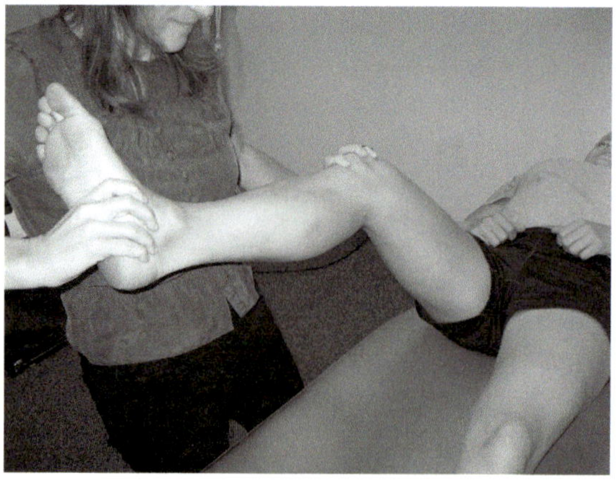

Abb. 23.49

Knie mit außenrotiertem Unterschenkel langsam gestreckt, um zu testen, ob der Außenmeniskus intakt ist. Auch hier legen Schmerz, Restriktion, Krepitus oder ein fühlbarer Klick eine Verletzung des Außenmeniskus nahe.

23.17.2 Anmerkungen zur Behandlung

Als allgemeiner Behandlungsansatz kann eine ausgleichende (BLT-)Technik bei allen Knieproblemen angewandt werden, die Bänder- und Bindegewebsstrukturen betreffen. Besonders in der Akutphase von Bänder- und Meniskusverletzungen erweist sie sich als sehr wohltuend. Aus osteopathischer Sicht ist sie auch zur Nachsorge nach einer Arthroskopie geeignet, um das Allgemeinbefinden der Patienten unter Atem-Kreislauf-(respiratorisch-zirkulatorischen) sowie mechanisch-funktionellen Aspekten zu verbessern.

Lymphdrainagetechnik

Diese Technik kann in allen Fällen eines Beinödems angewandt werden.

1. Der Patient (hier ein Sportler) liegt auf dem Rücken und lässt das betroffene Bein locker von der Liege herabhängen. Die Therapeutin steht ipsilateral am Fußende und greift nach den Faszien/Sehnen der Mm. biceps femoris, semimembranosus und semitendinosus in die Kniekehle (➤ Abb. 23.50).
2. Sie übt eine feste, aber behutsame Traktion an den Weichteilstrukturen aus (weiße Pfeile) und streicht das Gewebe gleichzeitig von der Hüfte und der Kniekehle weg.
3. Druck und Fingerkontakte bleiben bis zu einer spürbaren Veränderung der Gewebetextur aufrechterhalten. Manchmal breitet sich auch ein Gefühl von Wärme auf der Beinrückseite aus.

Knie-„Wackeltechnik"

Mit dieser Technik lässt sich der Bewegungsumfang des Knies allgemein vergrößern. Zur Verbesserung der Gelenkmechanik werden Bewegungen in unterschiedlichen Ebenen induziert. Die „Wackeltechnik" darf bei leicht- bis mittelgradigen Meniskusverletzungen oder einer leichteren Bänderzerrung angewandt werden. Bei Verdacht auf eine akute (mittlere bis schwere) Bänderverletzung ist sie kontraindiziert.

1. Der Patient (hier ein Sportler) lässt in Rückenlage Fuß und Unterschenkel locker von der Liege herabhängen. Die Therapeutin steht auf der ipsilateralen Seite. Sie umgreift den proximalen Unterschenkel direkt unter der Gelenklinie und hält den Fuß des Patienten knapp über ihren Knien (➤ Abb. 23.51).
2. Unter steter, sanfter Translation des Knies induziert sie eine Bewegung in Form einer „8", wobei sie gleichzeitig eine Kniestreckung zulässt.
3. Wie weit (zurückgelegte Strecke) und schnell diese Translation sein kann, hängt vom klinischen Zustand des Knies ab. Akute Verletzungen mit starker Ödembildung werden nur eine minimale, sehr langsame Translation erlauben. Bei älteren oder chronischen Verletzungen kann die Translation über eine größere Strecke und recht schnell erfolgen. Die Kraft der Therapeutin muss individuell an die Gewebereaktion und den Patienten angepasst werden.

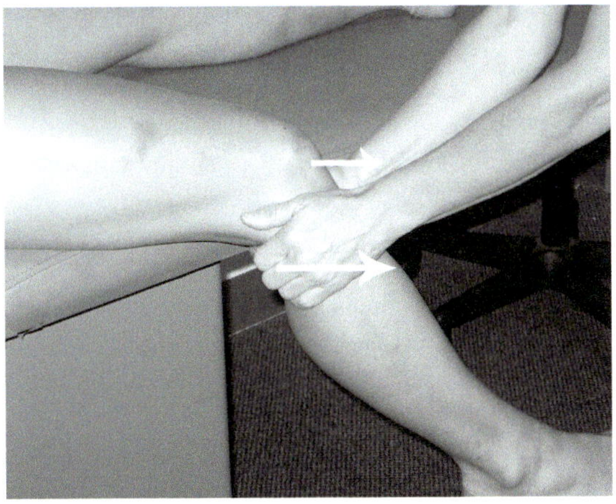

Abb. 23.50

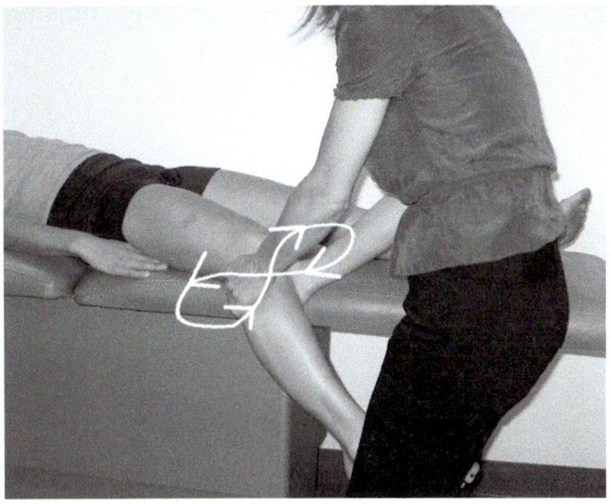

Abb. 23.51

Druckausgleichstechnik am Kniegelenk

Sportler/älteres Kind in Bauchlage

Rezidivierende oder chronische Knieprobleme führen oft zu einer schwachen (low-grade) Entzündungsaktivität und Narbenbildung, die sich als allgemeiner passiver Widerstand besonders bei Gleitbewegungen bemerkbar machen. Manchmal erweist sich ein initialer (Druck-)Spannungsausgleich als sinnvolle Methode, um die passive Beweglichkeit vor Beginn der Behandlung soweit zu verbessern, dass sich eine definitive biomechanische Diagnose stellen lässt. Dies dürfte eher bei jungen Sportlern oder muskulösen älteren Kindern der Fall sein.

1. In Bauchlage hat der Patient ein Knie gebeugt.
2. Die Therapeutin steht seitlich und hält den Unterschenkel mit beiden Händen; eine Hand liegt unter dem Knie und die andere auf der Ferse und Fußsohle (➤ Abb. 23.52). Aus dieser Position kann sie die Dorsalflexion des Fußes und das Sprunggelenk kontrollieren.
3. Die anfängliche Kniebeugung von 90° kann sich im Laufe der Behandlung verändern.
4. Während sie sanften, aber doch festen Druck über die Tibia ins Kniegelenk (Articulatio tibiofemoralis) richtet, achtet die Therapeutin auf die Gewebereaktion. Ihr Druck darf nur das periartikuläre Gewebe lockern, keine Gelenkkompression bewirken.
5. Mit einer Art „Stapelmethode" beginnt sie nach und nach die Spannung in allen Bewegungsebenen auszugleichen. Dazu induziert sie mit der oberen Hand eine Kombination aus Valgus- und Varusstellung, Innen- und/oder Außenrotation, bis die Gewebespannung gleichmäßiger wird.

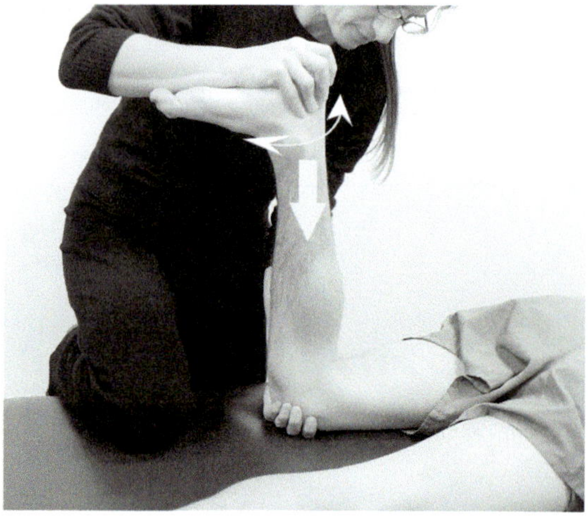

Abb. 23.52

6. Eine graduelle Anpassung der Knieflexion kann das Ausgleichen der Gewebespannung unterstützen.
7. Sobald sich ein Gleichgewicht einstellt, wird die Position bis zur Verbesserung der Gewebefunktion oder Behebung des Stressmusters beibehalten. Danach wird das Bein langsam in die Neutralstellung zurückgeführt.

Alternative Technik

Alternativ kann die von Schiowitz [1990] entwickelte fazilitierte Positional-Release-Technik angewandt werden.

1. Patient und Therapeutin nehmen dieselben Positionen wie bei der oben beschriebenen Druckausgleichstechnik ein.
2. Die Tibia wird in allen Bewegungsebenen in die freie, ungehinderte (Ease-)Richtung geführt, bis sich die geringste Gewebespannung feststellen lässt.
3. Mit einer Kompression (Druck über die Tibia zum Knie) wird dann ein Gewebe-Release angebahnt.

Balanced-Membranous-Tension-Technik am Kniegelenk

Sportler/Kind im Sitzen

Bei dieser Technik sollte sich die ausgleichende Kraft durch die oberflächlichen Schichten hindurch auf tiefer gelegene Bänder- und Bindegewebsstrukturen richten, d.h. auf die Kreuz- und Seitenbänder.

1. Der Patient sitzt auf der Liege und lässt die Beine locker herabhängen.
2. Die vor ihm sitzende Therapeutin hält seinen Fuß und Unterschenkel auf der betroffenen Seite zwischen ihren Beinen/Knien fest (➤ Abb. 23.53).
3. Direkt unter der medianen Gelenklinie (MGL) umgreift sie mit beiden Händen die Tibia (➤ Abb. 23.54), wobei sich ihre Daumen auf der Tuberositas tibiae (TT) und dem Patellarsehnenansatz (PS) kreuzen.
4. Sie kontrolliert die Gewebespannung an der Gelenklinie.
5. Um für einen Spannungsausgleich der Gelenkbänder zu sorgen, bewegt die Therapeutin das Kniegewebe in einer Art „Stapelmethode" in sämtliche Richtungen. Danach führt sie auch die Tibia durch alle Bewegungsebenen, bis die Spannung spürbar gleichmäßiger oder ausgeglichener wird.

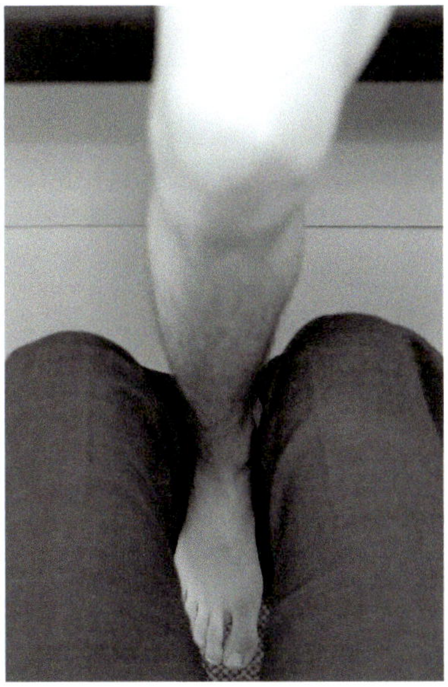

Abb. 23.53

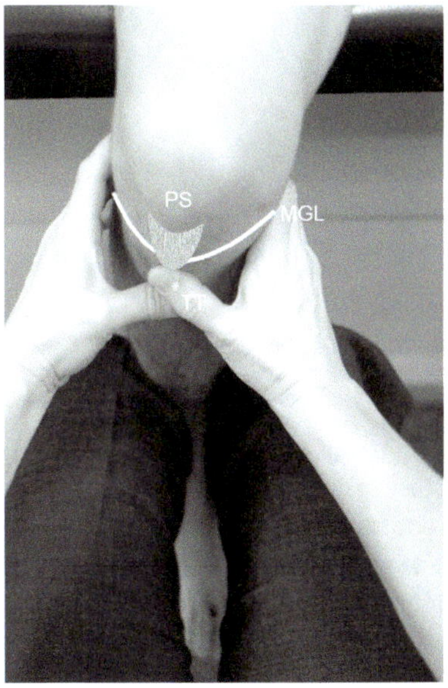

Abb. 23.54

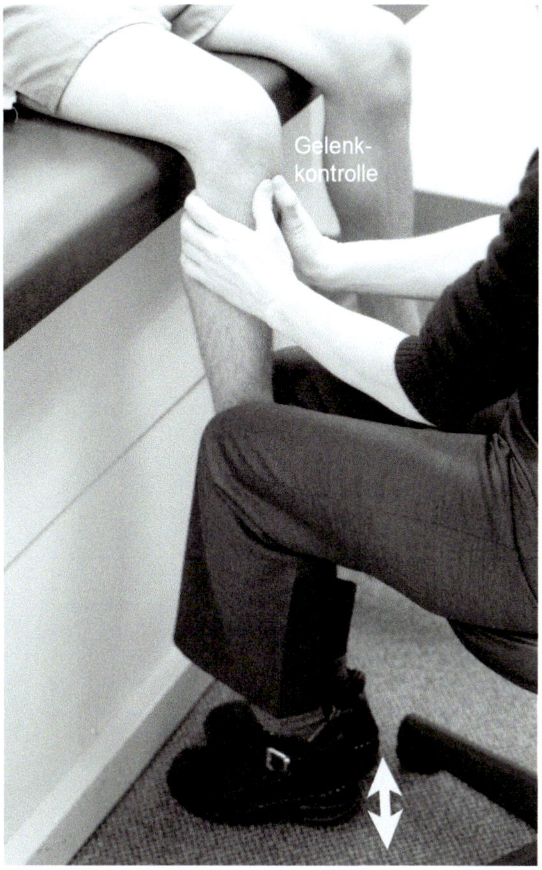

Abb. 23.55

6. Die eigentliche Behandlung beginnt mit einer Kompression oder Distraktion des Knies, um Tibia und Femur auszubalancieren. Wenn die Therapeutin ihre Fersen auf und ab bewegt, wird die Tibia des Patienten zum Femur hoch gedrückt oder von ihm weg (nach unten) gezogen. Auf diese Weise lässt sich eine Kompression bzw. Dekompression des Knies erreichen (➤ Abb. 23.55).
7. Um eine Innen- und Außenrotation der Tibia zu induzieren, kann die Therapeutin sie entweder direkt mit den Händen hin und her drehen oder ihre eigenen Knie bewegen, damit sich die Tibia entsprechend in die Gegenrichtung „drehen“ muss. Unser Beispiel (➤ Abb. 23.56) zeigt, wie eine Außenrotation der Tibia dadurch zustande kommt, dass die Therapeutin ihr linkes Bein leicht vorschiebt, während sie ihr rechtes Bein nach hinten bewegt. Da der Unterschenkel des Patienten zwischen ihren Beinen „eingeklemmt“ ist, wird die Tibia automatisch mitgedreht.
8. Durch eine Beinkippung (nach rechts oder links) kann ein Valgus- oder Varusstress am Unterschenkel des Patienten ausgeübt werden. In unserem Beispiel (➤ Abb. 23.57) sind die Beine der Therapeutin nach links vom Patienten weg geneigt, was eine Varusstellung/-stress bewirkt.
9. Mit einer Kombination dieser Bewegungen lässt sich die Gewebespannung im ganzen Kniegelenk nach und nach ausbalancieren. Stellt sich schließlich in einer Position ein Spannungsgleichgewicht ein, wird sie gehalten, bis sich das mechanische Stressmuster normalisiert oder die Gewebefunktion deutlich verbessert.

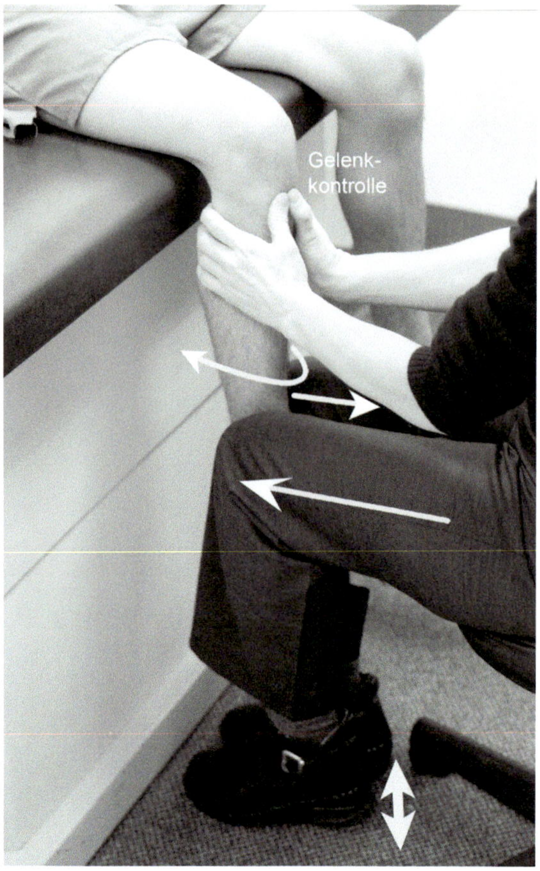

Abb. 23.56

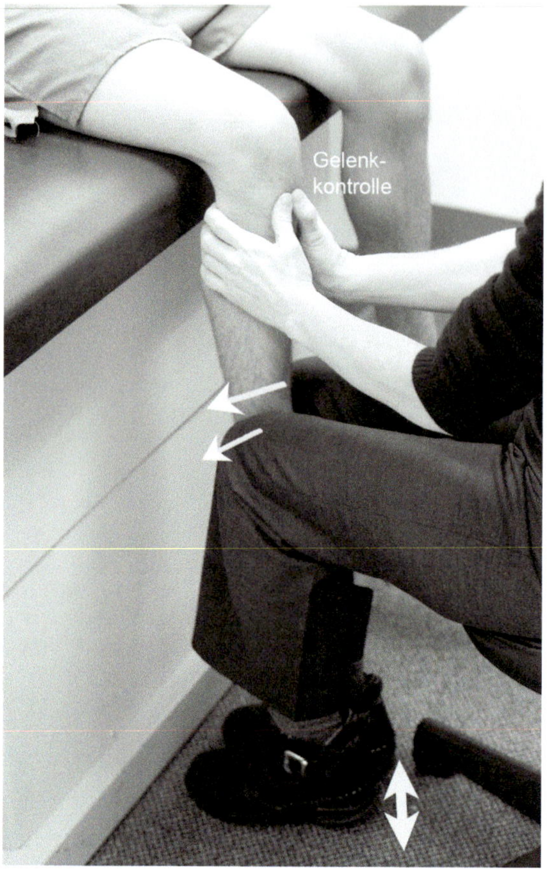

Abb. 23.57

23.18 Dysfunktionen der Fibula

23.18.1 Anmerkungen zur Klinik

Das Wadenbein gehört mit zu dem zusammenhängenden Muskel- und Fasziensystem, das dem Bein vom Sakroiliakalgelenk über die Außenseite von Ober- und Unterschenkel bis zum Knöchel und Fußgewölbe in der Belastungsphase des Gehens Stabilität verleiht [Vleeming et al. 1995]. Muskelfasern des M. biceps femoris sind noch über den oberen Ansatz am Tuber ischiadicum hinaus mit Faszien und Bändern des Sakroiliakalgelenks verwachsen. Am unteren Ende strahlen seine Fasern in den M. peroneus (fibularis) longus ein, inserieren entlang der Fibula und am Os cuboideum und geben den plantaren Fußgewölben Halt. Dieses laterale Stützsystem tritt bei Gewichtsbelastung des Beins in Aktion. Sobald jedoch das reibungslose Zusammenspiel durch eine biomechanische Dysfunktion einer der Komponenten unterbrochen wird, ist das ganze System gestört und in seiner Wirkung beeinträchtigt. Da sie die einzige Knochenstruktur innerhalb des bicipitoperonealen Funktionsmechanismus ist, konzentrieren sich in anderen Kompartimenten entstandene Spannungen natürlich oft auf die Fibula. Zudem ist sie anfällig für Gelenkdysfunktionen, insbesondere im Knöchelbereich. Eine Fibuladysfunktion kann folglich sowohl eine Weichteil- (muskuläre, fasziale) als auch eine artikuläre Komponente aufweisen.

Durch enorme Anspannung des langen Wadenbeinmuskels bei Hypersupination des Fußes wird die Fibula nach hinten gezogen. Zu einer Fibula-posterior-Dysfunktion kann es auch kommen, wenn der M. peroneus bei einer „Umknick-Knöchelzerrung" (inverse ankle sprain) überdehnt wird oder wenn sich die Bizepsbelastung durch eine nach vorn gedrehte oder nach oben verschobene Hüfte bis auf die ipsilaterale Fibula fortsetzt.

Eine Fibula-posterior-Dysfunktion kann sich bei Gewichtsbelastung oder Kniebeugung mit Schmerzen im Außenknie oder mit Parästhesien und Schmerzausstrah-

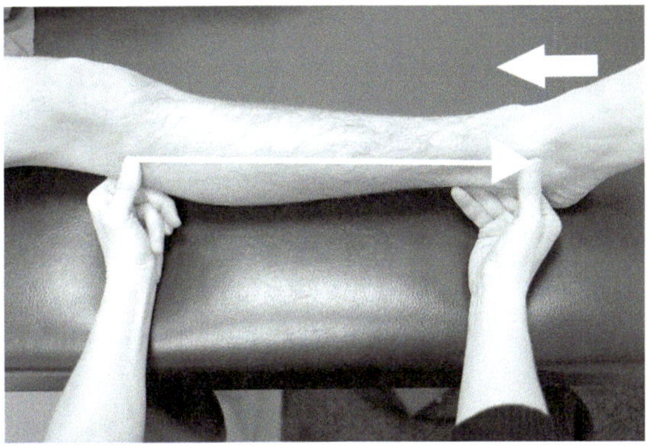

Abb. 23.58

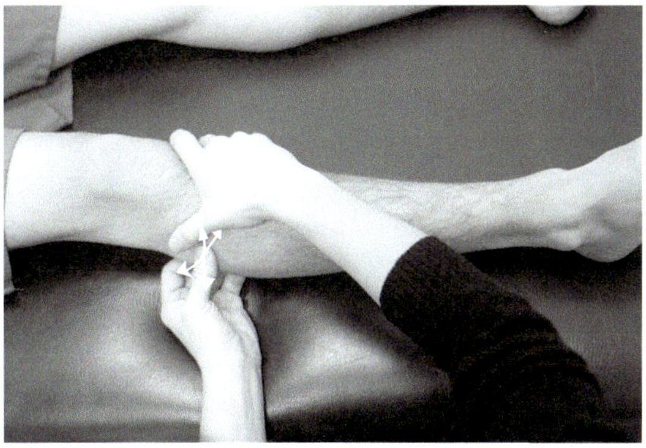

Abb. 23.59

lung am lateralen Unterschenkel manifestieren. Manchmal setzen sich die Beschwerden bis in den Fuß und den kleinen Zeh fort. Die Störung kann mit Sensibilitätsstörungen einhergehen und in schweren Fällen zur Wadenmuskelschwäche und eingeschränkten Pronation führen.

23.18.2 Untersuchung der Fibula

Jugendlicher

1. Im Sitzen oder in Rückenlage des Patienten ist das Bein passiv gestreckt. Die Fibula wird an beiden Enden mit Daumen und Zeigefinger gehalten (➤ Abb. 23.58).
2. Zunächst wird auf (inhärente) unwillkürliche Bewegungen geachtet, dann das proximale Ende der Fibula vor und zurück bewegt, um ihre passive Bewegungsfreiheit zu prüfen.
3. Die aktive Beweglichkeit der Fibula lässt sich am distalen und proximalen Ende des Wadenbeins beurteilen, während der Patient eine volle Dorsalflexion des Fußes durchführt. Dabei sollte eine leichte Bewegung nach unten und hinten wahrzunehmen sein.

Jugendlicher oder älteres Kind

1. Im Sitzen oder in Rückenlage ist das Bein des Patienten passiv gestreckt. Während die Therapeutin mit einer Hand Knie und Tibia stabilisiert, halten Daumen und Finger der anderen Hand das Fibulaköpfchen (➤ Abb. 23.59).
2. Um die Bewegungsfreiheit zu testen, bewegt sie es in anteromedialer und posterolateraler Richtung. Fester, deutlicher Widerstand lässt eine artikuläre Dysfunktion der proximalen Fibula vermuten, die am besten auf eine direkte Behandlungstechnik anspricht.
3. Um die aktive Beweglichkeit untersuchen zu können, soll der Patient den Fuß in die Liege drücken und das Knie beugen, so dass sich der M. biceps femoris anspannt. Dabei achtet die Therapeutin auf das Fibulaköpfchen: Bei Kontraktion des M. biceps sollte es sich etwas nach oben und hinten und bei der Muskelentspannung wieder (nach unten und vorn) zurück bewegen. Kehrt die Fibula nicht in ihre Ausgangslage zurück, spricht das für eine Bizeps-Hypertonie, die sich am besten mit Muskelenergietechniken behandeln lässt.

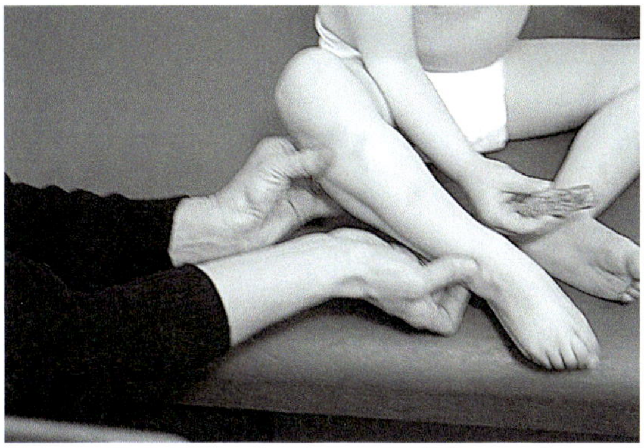

Abb. 23.60

Kleinkind oder Säugling

Zum Zeitpunkt der Geburt haben sich weder das Fibulaköpfchen noch seine Gelenkgrube in der Tibia fertig ausgebildet. Fibula und Tibia sind durch eine Syndesmose miteinander verbunden. In diesem Bereich treten vor allem ligamentäre oder muskuläre Dysfunktionen auf, die sich infolge von Fuß-, Schienbein- oder Hüftproblemen entwickeln. Primäre Störungen der Fibula kommen dagegen selten vor.

1. Das Kind sitzt oder liegt auf dem Rücken, während die Fibula am proximalen und distalen Ende gehalten und auf ihre (inhärente) Beweglichkeit geachtet wird (➤ Abb. 23.60).

23

2. Dann wird das proximale Ende behutsam vor und zurück bewegt, um die passive Beweglichkeit des Wadenbeins zu prüfen.

23.18.3 Anmerkungen zur Behandlung

Am häufigsten befindet sich das Fibulaköpfchen (Caput fibulae, CF; ➤ Abb. 23.61) in einer hinteren Position, die seine Bewegung nach vorn und oben einschränkt. Dieser Posterior-Dysfunktion kann eine artikuläre (Gelenk-) oder myofasziale (Weichteil-)Störung zugrunde liegen. Während bei einem artikulären Stressmuster direkte Techniken wirksamer sind, eignen sich Muskelenergie- und BLT-Techniken für beide Arten von Verspannung.

Thrust-Technik am Fibulaköpfchen

Diese Technik wird bei einer artikulären Dysfunktion des Fibulaköpfchens angewandt.

1. In Rückenlage sind Hüfte und Knie des Patienten gebeugt.
2. Die Therapeutin legt zwei Finger (Metakarpophalangealgelenk) von hinten gegen das Fibulaköpfchen und greift mit der anderen Hand um das distale Ende von Tibia und Fibula (➤ Abb. 23.62).
3. Unter Beibehaltung des Kontakts zum Fibulaköpfchen wird das Knie maximal (bis zur Barriere) gebeugt.
4. Mit einem kurzen, festen Stoß (Thrust) wird der Fuß des Patienten zum Tuber ischiadicum und gleichzeitig das Fibulaköpfchen nach vorn gedrückt.

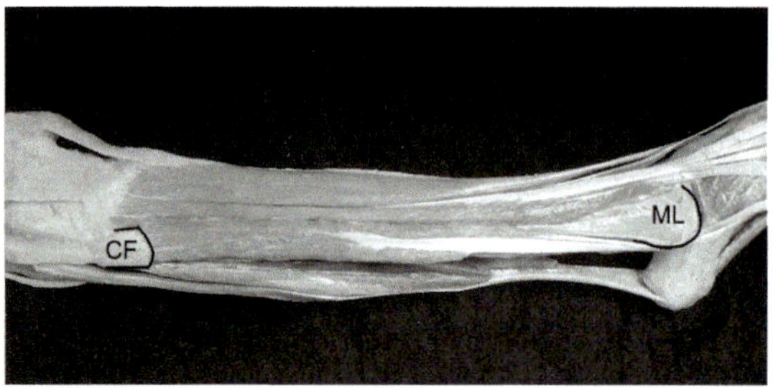

Abb. 23.61

Isometrische Muskelenergietechnik am Fibulaköpfchen/M. peroneus

Sportler in Rückenlage

Diese Technik wird angewandt, wenn eine Rückverlagerung (Posterior-Dysfunktion) des Fibulaköpfchens primär muskulären Ursprungs ist und auf einer peronealen Muskel- und Faszienverspannung beruht.

1. Der Patient liegt auf dem Rücken, das Knie gebeugt, und stützt seinen Fuß in leichter Dorsalflexion an den Schenkel der Therapeutin (➤ Abb. 23.63).
2. Die Therapeutin berührt das Fibulaköpfchen und drückt es nach vorn (bis zur restriktiven Barriere), um die Dorsalflexion des Fußes maximal zu verstärken.
3. Während der Patient aufgefordert wird, seinen Fuß am Schenkel der Therapeutin zu beugen (Plantarflexion), verhindert sie die Rückwärtsbewegung des Fibulaköpfchens.
4. Diese Kontraktion wird 4–5 Sekunden aufrechterhalten, dann soll der Patient sie lösen. Die Therapeutin behält den Kontakt bei, bis sich das Fibulaköpf-

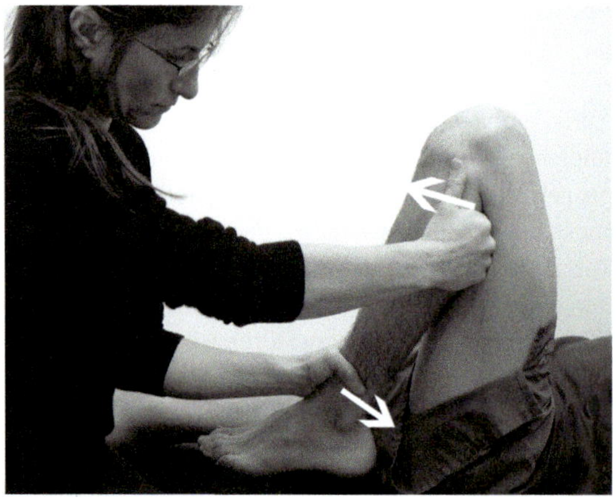

Abb. 23.62

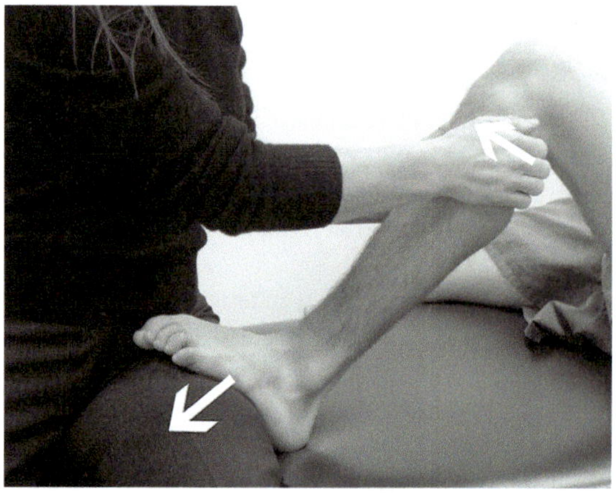

Abb. 23.63

chen nach 4–5 Sekunden passiv nach vorn bewegt, wenn die Dorsalflexion des Fußes passiv neu verstärkt wird.

5. Die Sequenz wird zweimal wiederholt.

Isotonische Muskelenergietechnik am Fibulaköpfchen/M. biceps femoris

Sportler in Rückenlage

Diese Technik wird angewandt, wenn eine Rückverlagerung (Posterior-Dysfunktion) des Fibulaköpfchens primär muskulären Ursprungs ist und auf einer Biceps-femoris-Dysfunktion beruht.

1. Der Patient liegt auf dem Rücken, das Knie gebeugt, und stützt seinen Fuß in leichter Dorsalflexion an den Schenkel der Therapeutin (➢ Abb. 23.64).
2. Die Therapeutin drückt mit einer Hand das Fibulaköpfchen nach vorn (bis zur restriktiven Barriere) und greift mit der anderen Hand auf der medialen Seite hinter das Knie, um die Tibia zu stabilisieren.
3. Der Patient soll sein Knie behutsam beugen (weißer Pfeil), bis sich der M. biceps femoris spürbar anspannt. Die Therapeutin hält an Tibia und Fibula mit gleicher Stärke dagegen und verhindert so die Knieflexion.
4. Die Muskelkontraktion wird 4–5 Sekunden aufrechterhalten, dann soll der Patient sie wieder lösen. Während er sich entspannt, verstärkt die Therapeutin den Druck an der Fibula und bewegt sie nach vorn – ein Stückchen in die restriktive Barriere hinein (schwarzer Pfeil).
5. Die Sequenz wird zweimal wiederholt.

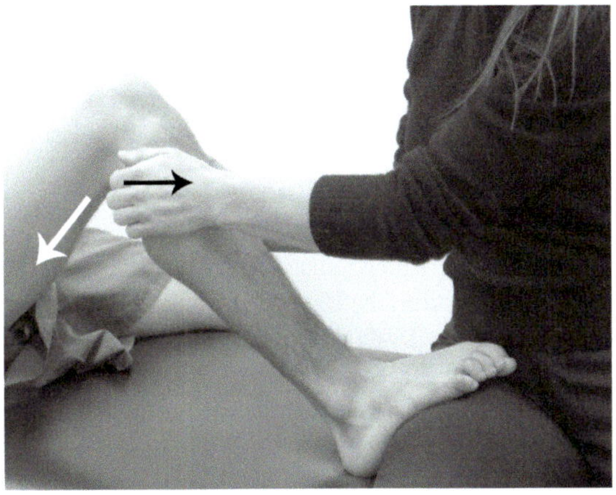

Abb. 23.64

Balanced-Ligamentous-Tension-(BLT-) Technik an der Fibula

Diese Technik kann je nach Höhe der Restriktion und Körpergröße des Patienten aus zwei verschiedenen Handpositionen angewandt werden.

1. In Rückenlage ist das Bein des Patienten passiv gestreckt. Die Therapeutin hält die Fibula am proximalen und distalen Ende (➢ Abb. 23.65 und ➢ Abb. 23.66), um Widerstände mit einer festen, konstanten Kompression zu lockern und Verspannungen zu lösen.
2. Wenn das Bein sehr muskulös oder stärker verspannt ist, kann es technisch vorteilhafter sein, auf der Innenseite des Beins zu stehen und mit dem Handballen gegen den Außenknöchel zu drücken, während die andere Hand über das Bein zum Fibulaköpfchen greift (➢ Abb. 23.67). In dieser Position kann die Therapeutin gleichzeitig ihr Gewicht nach hinten verlagern und sich nach unten lehnen, um den proximalen Unterschenkel- und Knöchelbereich zu entlasten und die Kompression der Fibula durchzuführen.
3. Sobald sich die Bewegungseinschränkung (restriktive Barriere) an den Gelenken der Fibula gelockert hat, wird ihre Spannung in Bezug zum umgebenden Ge-

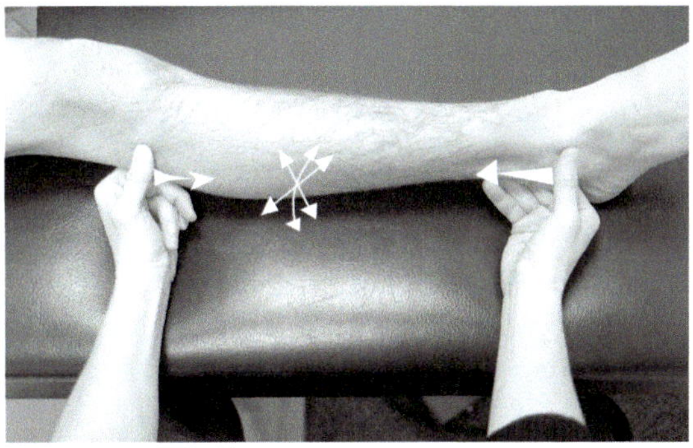

Abb. 23.65

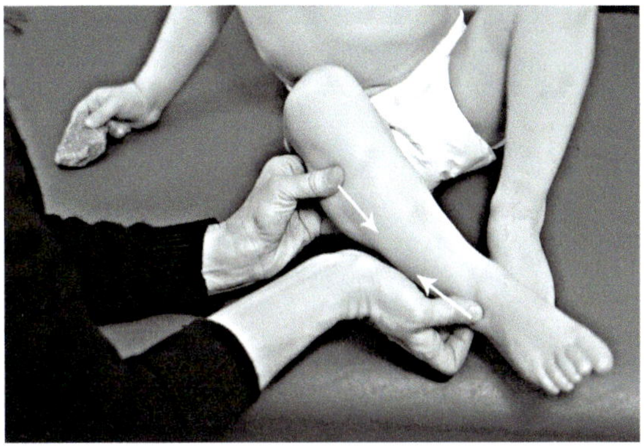

Abb. 23.66

23

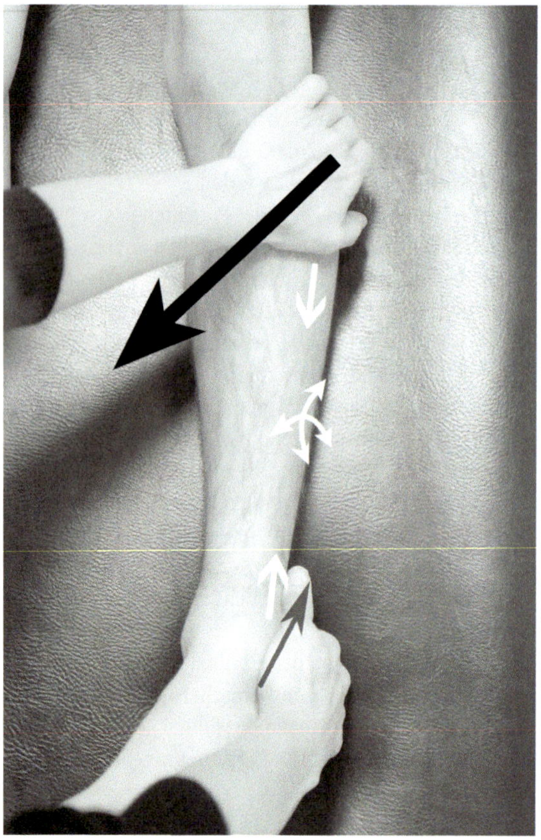

Abb. 23.67

webe – speziell der Membrana interossea cruris (Syndesmosis tibiofibularis) – ausgeglichen.
4. Dazu wendet die Therapeutin eine Art „Stapelmethode“ mit Flexion, Extension, Rotation, Torsion und Translation der Fibula an. Bei Säuglingen und Kleinkindern ist eine direkte Methode des Spannungsausgleichs vorzuziehen. Für ältere Kinder und Jugendliche sind dagegen indirekte Techniken geeignet.
5. Die Position des Spannungsgleichgewichts (balanced tension) wird gehalten, bis sich die Gewebetextur spürbar verändert oder das Stressmuster normalisiert. Diese Technik lässt sich auch als Streichmassage („Molding“) applizieren.

23.19 Kompartmentsyndrom

23.19.1 Anmerkungen zur Klinik

Der distale Unterschenkel besteht aus einem vorderen und hinteren Kompartiment, die wegen der Verletzlichkeit der darin enthaltenen Strukturen klinisch bedeutsam sind. Bei einem Kompartmentsyndrom steigt der lokale Gewebedruck und droht die Blutzufuhr (Mikrozirkulation) innerhalb des Kompartiments zu unterbinden. Im Extremfall führt die Minderdurchblutung lokaler Muskeln zur Ischämie und letztlich Nekrose des Gewebes. Ein Kompartmentsyndrom kann durch ein direktes Trauma, aber genauso durch chronisch wiederkehrende (Druck-)Belastung oder ein übermäßiges Training induziert werden. Ein Kompartmentsyndrom stellt einen medizinischen Notfall dar und macht eine Fasziotomie mit Débridement des nekrotischen Gewebes erforderlich, falls die Ischämie nicht abklingt. In der Regel ist das vordere Tibia-Kompartiment betroffen, besonders bei Läufern. Als Reaktion auf die übersteigerte (Sport-)Aktivität erhöht sich der Flüssigkeitsdruck im Kompartiment und beeinträchtigt die Mikrozirkulation der Muskeln und Nerven. Da die größeren Gefäße im Allgemeinen nicht beteiligt sind, bleibt auch das weiter distal gelegene Gewebe ausgespart. Als typische Beschwerden werden tiefe dumpfe Schmerzen oder ein Kribbelgefühl während des Laufens angegeben, die am Ende der sportlichen Betätigung sofort nachlassen. Wenn Sportler ihre Aktivität jedoch unvermindert fortsetzen, verstärken sich die Symptome bis hin zu Sensibilitätsstörungen und einem Kraftverlust (Muskelschwäche). Eine Ischämie des M. extensor hallucis longus kann sich als stolpernder, schwerfälliger Gang manifestieren. Im Frühstadium eines Kompartmentsyndroms verschwinden die Symptome gleich oder kurz nach Beendigung der Aktivität wieder. In schwereren Fällen wird der erhöhte Druck im Kompartiment jedoch durch ischämisch-entzündliche Abbauprodukte unterhalten oder sogar noch gesteigert. Jetzt beginnt ein ständiger Kreislauf aus Ischämie, Entzündung und Druckanstieg die bevorstehende Nekrose anzukündigen. In dem Fall sollten Sportler ihr Training sofort abbrechen und als Erste-Hilfe-Maßnahmen das Bein hochlagern und mit Eis kühlen. Ein belastungsinduziertes Kompartmentsyndrom geht oft mit Muskelhypertrophie, Unterschenkelfunktionsstörungen und einer veränderten Fuß(gelenk)mechanik einher.

23.19.2 Anmerkungen zur Behandlung

In chronischen Fällen oder bei milder Symptomatik kann die osteopathische Untersuchung und Behandlung der somatischen Dysfunktion mit Muskelaufbauübungen kombiniert werden. In schweren Fällen mit Verdacht auf eine neurologische Beteiligung ist unbedingt ein Chirurg zu konsultieren.

23.20 Tibiakantensyndrome (Shin Splints)

23.20.1 Anmerkungen zur Klinik

Tibiakantensyndrome (Shin Splints) sind häufigere – und zum Glück weniger destruktive – Unterschenkelerkrankungen, die typischerweise im vorderen oder hinteren Kompartiment auftreten. Es handelt sich im Wesentlichen um chronische Überlastungssyndrome, die in der Regel mit einer Sehnenentzündung an den Insertionen des M. tibialis anterior oder posterior beginnen (obwohl gelegentlich auch die laterale Muskelgruppe betroffen ist). Unbehandelt kann die Tendinitis über eine Myositis bis zur Periostitis fortschreiten. Tibiakantensyndrome entwickeln sich beispielsweise durch unzureichendes oder übermäßiges Training, schlechtes Schuhwerk, ungeeignete Boden-/Geländebeschaffenheit, falsche Fußmechanik, infolge einer Tibiatorsion, eines muskulären Ungleichgewichts, einer Hüft- oder Beckenfunktionsstörung.

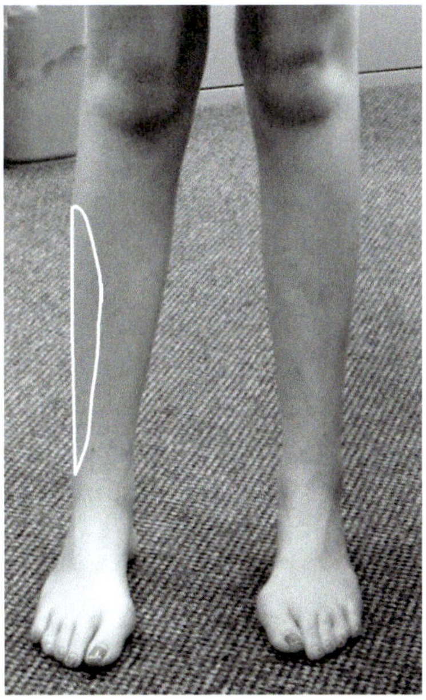

Abb. 23.68

Vorderes Tibiakantensyndrom (Anterior Shin Splint)

Ein vorderes Tibiakantensyndrom manifestiert sich meist mit Schmerzen an der Außen- und Vorderseite des mittleren Unterschenkelschafts (➤ Abb. 23.68 und ➤ Abb. 23.69). Durch Bewegungen wie beim Laufen oder der wiederholten Pronation beim Fußballspielen verstärken sich die Symptome. Die Stelle kann, muss aber nicht druckempfindlich zu tasten sein. Die anfangs auf die Insertion des M. tibialis anterior beschränkte Entzündung wird vermutlich durch eine übermäßige Dorsal- und Plantarflexion ausgelöst. Beim Gehen führt der Wechsel in die Standphase nach Aufsetzen der Ferse zu einer exzentrischen Kontraktion des M. tibialis anterior. Da seine Aktivität im Fall eines vorderen Tibiakantensyndroms jedoch durch die Entzündung gehemmt wird, sind die Mm. extensor hallucis longus und extensor digitorum stärker gefordert. Ohne rechtzeitige Behandlung der tibialen Sehnenreizung/-entzündung kommt es auch in den beiden „Ersatzmuskeln" zu Mikrotraumen. Verzögert sich die Behandlung noch weiter hinaus, greifen Entzündung und chronische Überlastung auf den Muskelbauch über. Wenn Sportler die Schmerzen einfach „überspielen" bzw. ignorieren, besteht die Gefahr, dass sich die Myositis zur Periostitis weiterentwickelt; schlimmstenfalls riskieren sie eine Stressfraktur.

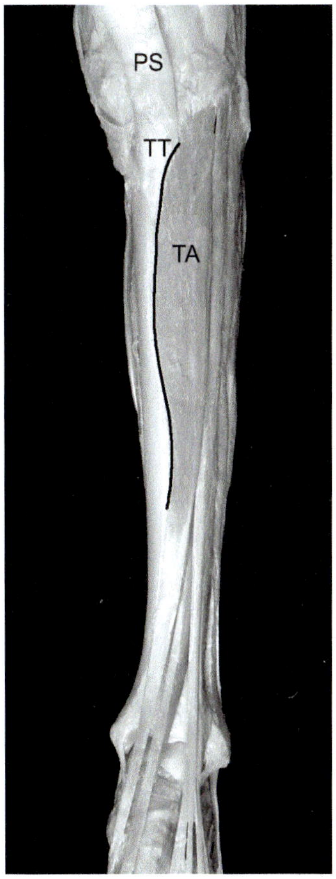

Abb. 23.69 Linker Unterschenkel (Ansicht von vorn) mit Kennzeichnung der Patellarsehne (PS), der Tuberositas tibiae (TT) und des M. tibialis anterior (TA). Die dunkle Linie markiert den Muskelansatz am Femurschaft.

23

Da der M. tibialis anterior das Längsgewölbe auf der Fußinnenseite stabilisiert, wird er bei Hyperpronation im Laufen besonders stark beansprucht. Dasselbe gilt, wenn ein Läufer die Ferse nicht richtig aufsetzt, sondern auf dem flachen oder halb abgeflachten Fuß landet. Beim Bodenkontakt werden die Kräfte, die sich im Gangzyklus aufbauen, normalerweise von den Faszien aufgefangen und auf den ganzen Fuß verteilt. Fällt das Aufsetzen der Ferse jedoch „flach", muss der M. tibialis die Kräfte absorbieren und gleichzeitig die Plantarflexion des Fußes kontrollieren. Aus dieser Überlastung resultieren mikroskopisch kleine Risse an seiner Sehneninsertion.

Auch eine Überlastung des M. tibialis anterior durch konzentrische Kontraktionen kann zu einem Tibiakantensyndrom beitragen. Daran sind hauptsächlich zwei Faktoren schuld: Laufen auf abschüssigem Gelände (bergab oder bergauf), wobei sich der M. tibialis anterior rascher kontrahieren muss, um den Fuß vom Boden abzuheben, und eine Muskelverkürzung oder -hypertonie im hinteren Kompartiment (z.B. bei Fußballspielern/Kickern), durch die sich die Vorspannung des M. tibialis anterior bei der Dorsalflexion erhöht.

Mit einem vorderen Tibiakantensyndrom gehen häufig somatische Dysfunktionen wie Innenrotation der Tibia, (funktioneller und struktureller) Pes planus, ausgestellte Ferse, pronierter Talus, verspannte Hüftrotatoren und Inflare-Dysfunktion der Hüfte einher, die vorab behandelt werden sollten, bevor das Muskelaufbautraining beginnt.

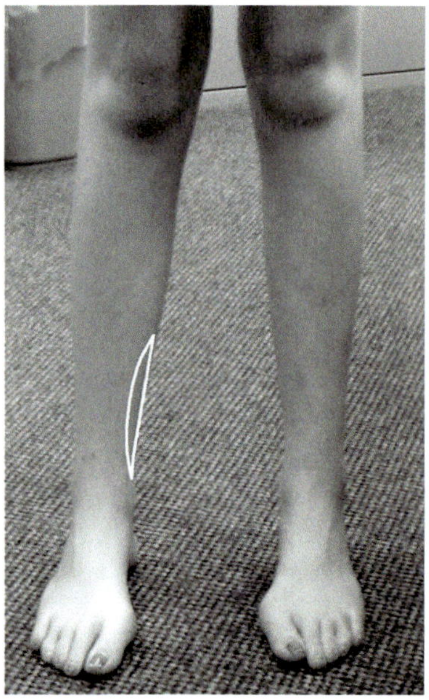

Abb. 23.70

Hinteres Tibiakantensyndrom (Posterior Shin Splint)

Ein hinteres Tibiakantensyndrom bezieht gewöhnlich die Fußsohlenbeuger und den Knöchelbereich mit ein (➤ Abb. 23.70 und ➤ Abb. 23.71). Es manifestiert sich mit Schmerzen auf der hinteren Innenseite des Unterschenkels, die manchmal in den Innenknöchel ausstrahlen. Auch hierbei handelt es sich um ein Überlastungssyndrom, nur dass im Unterschied zu einem vorderen Tibiakantensyndrom nicht die Muskel-/Sehneninsertionen an der Tibia betroffen sind, sondern eine Beugesehnenentzündung – vor allem des M. tibialis posterior – vorliegt. Wie sein vorderes Pendant (M. tibialis anterior) stützt der M. tibialis posterior das mediale Fußlängsgewölbe. Die lange Tibialis-posterior-Sehne zieht unter dem Retinaculum musculorum flexorum durch und um den Malleolus medialis herum zu ihrer Insertion am Os naviculare. In bestimmten Bereichen (um den Knöchel

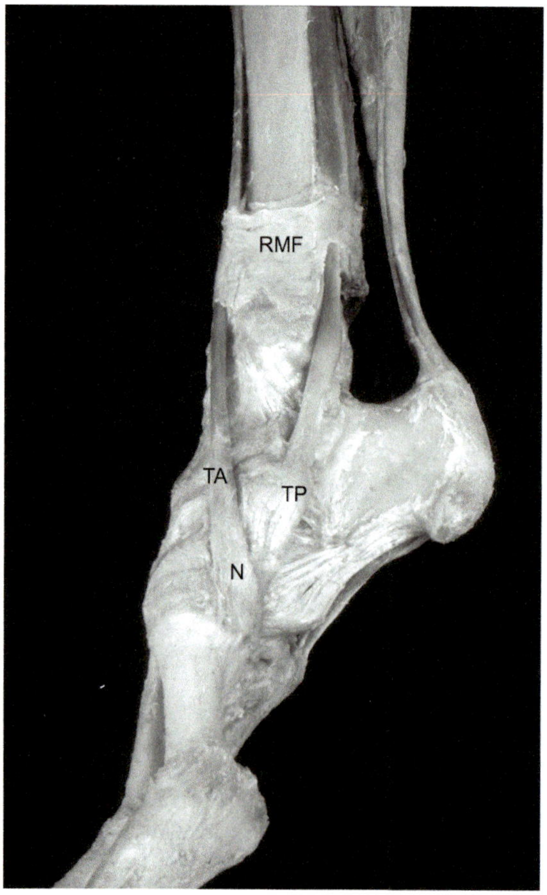

Abb. 23.71 Distaler linker Unterschenkel (Ansicht von medial). Nach Entfernung der oberflächlichen Muskelschicht sieht man, dass die Tibialis-posterior-Sehne (TP) unter dem Retinaculum musculorum flexorum (RMF) hindurch zieht und inferior-posterior der Tibialis-anterior-Sehne (TA) am Os naviculare (N) inseriert.

und unter dem Kahnbein) ihres Weges können Reibungskräfte auftreten. Während des Gehens sorgen exzentrische Kontraktionen der Mm. tibialis posterior, flexor hallucis longus und flexor digitorum longus dafür, dass der Fuß kontrolliert und ein Teil der Kräfte, die auf Fuß und Knöchel einwirken, absorbiert wird. Wiederholtes Umknicken, Hyperpronation und Varusstellung des Fußes bedeuten demnach eine anomale Belastung dieser Muskeln und Sehnen.

23.20.2 Anmerkungen zur Behandlung

Vor der osteopathischen Behandlung eines Tibiakanten- oder Kompartmentsyndroms sind zuerst Tibiatorsionen, Störungen der Fußgelenkmechanik und somatische (Bein-, Hüft-, Becken-)Dysfunktionen anzugehen bzw. zu beseitigen. Ein Muskelaufbautraining stellt eine wichtige Rehabilitationsmaßnahme dar. Bei Kindern sollte die Passform der Schuhe geprüft und bei Bedarf korrigiert werden. Als allgemeine Regel sollte man sich hinsichtlich der Verwendung orthopädischer Schienen (Orthesen) vom Alter und der Trainingsintensität des Kindes leiten lassen. Mit einer erfolgreichen, dauerhaften manualtherapeutischen Korrektur der Fußfunktion/-mechanik ist viel eher zu rechnen, wenn ein junger Sportler noch eine längere Wachstumsphase vor sich hat, als wenn er schon fast ausgewachsen ist. Genauso gilt, dass Hochleistungssportler wegen der stärkeren Belastung wahrscheinlich eher eine Orthese bei sportlichen Aktivitäten tragen müssen.

Isolytische Behandlungstechnik für das vordere Kompartment

Mit isolytischen Techniken lassen sich (myofasziale) Weichteilkontrakturen behandeln und die Flüssigkeitsmechanik verbessern. Sie können gleichzeitig oder nacheinander an beiden Beinen angewandt werden.

1. In Rückenlage sind die Beine des Sportlers ausgestreckt. Die am Fußende stehende Therapeutin umfasst seine Fußrücken.
2. Der Patient soll die Zehen anziehen, d.h. „zum Kopf zeigen" lassen (➤ Abb. 23.72, schwarzer Pfeil), damit sich der M. tibialis anterior und die „Fußrückenbeuger" (Dorsalflexoren) anspannen.
3. Die Therapeutin hält mit gleicher Stärke dagegen (weißer Pfeil), um eine isometrische Kontraktion der Dorsalflexoren zu induzieren.
4. Diese isometrische Kontraktion wird 3–5 Sekunden aufrechterhalten, dann verstärkt die Therapeutin ihren Druck und führt mit einem kurzen raschen „Ruck" (lediglich 1–2 cm) eine Plantarflexion herbei (➤ Abb. 23.73, durchbrochener weißer Pfeil). Das Ganze kann bis zu dreimal wiederholt werden.

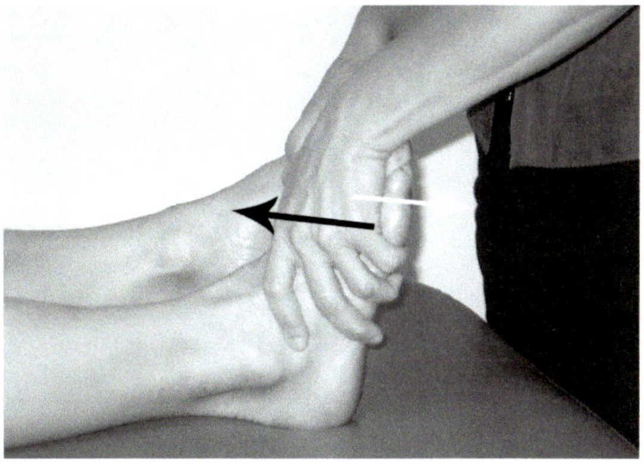

Abb. 23.72

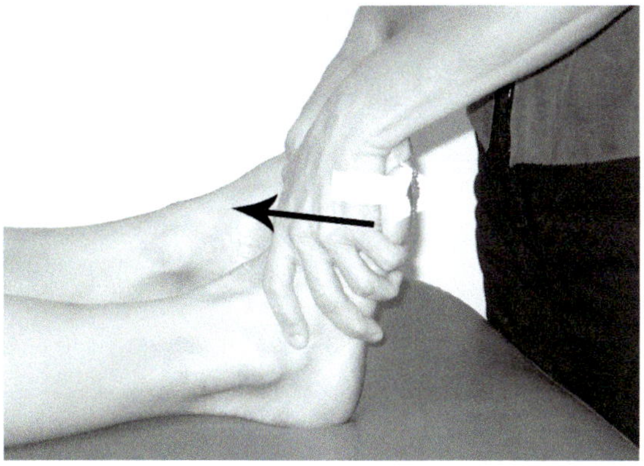

Abb. 23.73

Isolytische Behandlungstechnik für das hintere Kompartment

1. In Rückenlage sind die Beine des Sportlers ausgestreckt. Die am Fußende stehende Therapeutin umfasst seine Fußsohlen (➤ Abb. 23.74).
2. Der Patient soll seine Zehen strecken, d.h. „zur Therapeutin zeigen" lassen (➤ Abb. 23.75, schwarzer Pfeil), damit sich der M. tibialis posterior und die „Fußsohlenbeuger" (Plantarflexoren) anspannen.
3. Die Therapeutin hält mit gleicher Stärke dagegen (weißer Pfeil), um eine isometrische Kontraktion der Plantarflexoren zu induzieren.
4. Diese isometrische Kontraktion wird 3–5 Sekunden aufrechterhalten, dann verstärkt die Therapeutin ihren Druck und führt mit einem kurzen raschen „Ruck" (lediglich 1–2 cm) eine Dorsalflexion herbei

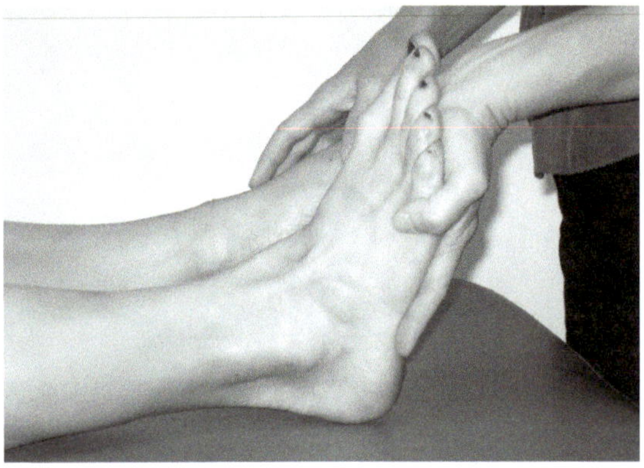

Abb. 23.74

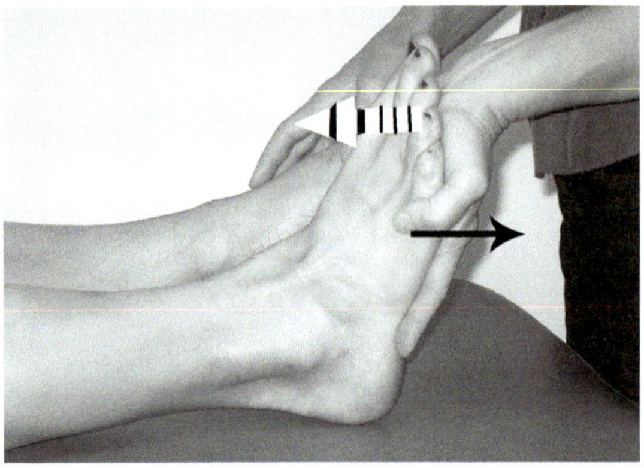

Abb. 23.75

(➤ Abb. 23.75, durchbrochener weißer Pfeil). Das Ganze kann bis zu dreimal wiederholt werden.

Myofasziale „Melk"-(Milking-)Technik

Diese allgemeine Weichteilmassagetechnik (Effleurage) kann bei klinischen Zuständen mit Unterschenkel-, Knöchel- oder Fußödemen angewandt werden. Vor dem distalen Bein sollten zunächst Hüfte, Knie und Thorax behandelt werden.

1. In Rückenlage des Sportlers steht die Therapeutin auf der Gegenseite des Beins, das behandelt werden soll. Sie mustert den Unterschenkel und teilt ihn in ein proximales, mittleres und distales Drittel ein. Sie beginnt mit dem proximalen Drittel und geht dann zum mittleren und distalen Drittel über.
2. Die Therapeutin setzt beide Hände direkt unter dem Knie auf, um das myofasziale Gewebe fest, aber mit sanftem Druck zu kneten (➤ Abb. 23.76). Dabei sollten sich ihre Hände gegeneinander, vor und zurück, bewegen (weiße Pfeile), jeweils bis zum Widerstand, ohne die restriktiven Barrieren zu überwinden.

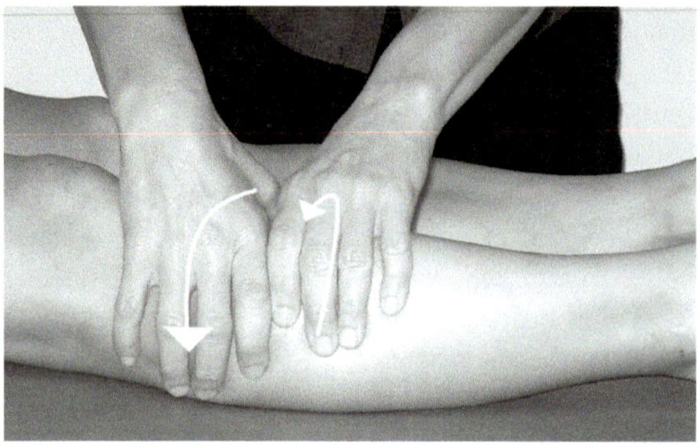

Abb. 23.76

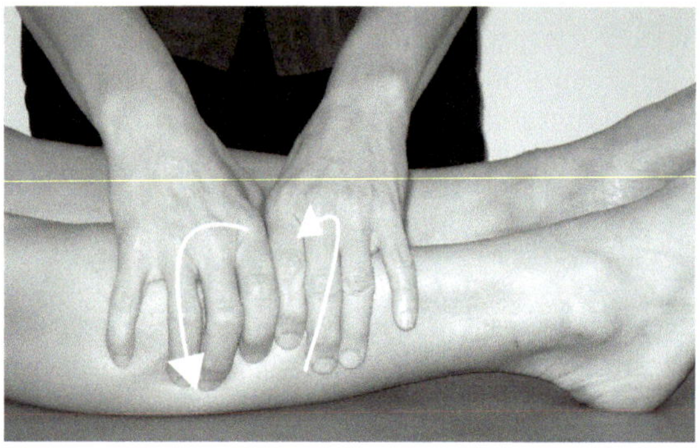

Abb. 23.77

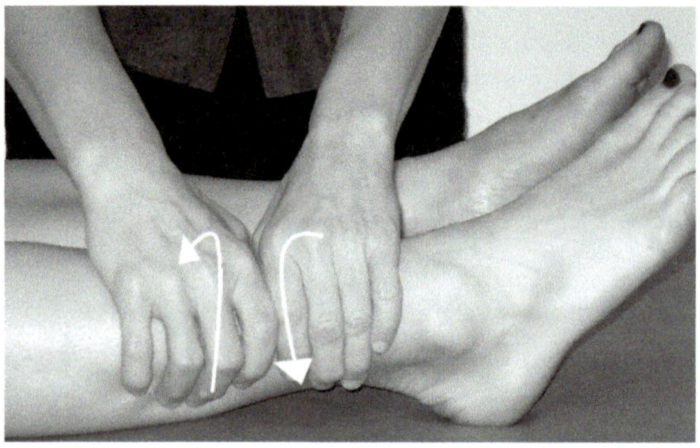

Abb. 23.78

3. Dies wird so lange fortgesetzt, bis sich die Gewebetextur verändert. Dann lässt die Therapeutin ihre Hände zum mittleren Unterschenkeldrittel weiter wandern (➤ Abb. 23.77), wo sie die Knetung bis zur Veränderung der Gewebetextur wiederholt.
4. Abschließend wiederholt sie die Behandlung auch noch im distalen Unterschenkeldrittel (➤ Abb. 23.78).

QUELLEN

Magoun HS. Osteopathy in the cranial field. Kirksville, MO: Journal Printing Company, 1951.

Schiowitz S. Facilitated positional release. J Am Osteopath Assoc 1990; 901: 145–155.

Travell JG, Simons DG. Myofascial pain and dysfunction. The trigger point manual: lower. Philadelphia: Lippincott, Williams & Wilkins, 1983.

Vleeming A, Snijders CJ, Stoeckart R, Mens JMA. A new light on low back pain: the selflocking mechanism of the sacroiliac joints and its implication for sitting, standing, and walking. In: Vleeming A, Mooney V, Snijders CJ, Dorman T, eds. European Conference Organisers 1995, 149–168.

KAPITEL

24 Fuß- und Knöchelbereich

24.1 Überblick

Der Fuß ist ein wunderbares Instrument, um allen Anforderungen der Natur gerecht zu werden. Er ist biegsam, aber zugleich stabil; und genauso empfindlich, wie er kleinste Veränderungen der Oberfläche und (räumlichen) Stellung registriert, so unempfindlich reagiert er auf einen 20 kg schweren Rücksack auf unserem Rücken. In der typischen Kindslage im Uterus sind Knie und Hüften gebeugt, die Unterschenkel nach innen gedreht und gekreuzt, die Füße supiniert und gegen die Oberschenkel gedrückt. Die intrauterine Lage führt häufig zu einer (angeborenen) Torsion oder Biegung der langen Beinknochen zum Zeitpunkt der Geburt. Die Knochenform wiederum wirkt sich auf die Fußmorphologie und besonders die Fußgewölbe aus, deren Intaktheit von normalen Funktionsbeziehungen der langen Stellmuskeln am Fußgelenk und Unterschenkel abhängt. Auch das Fußgerüst beeinflusst die Fußgewölbe, die von den langen, distalen Beinmuskeln (M. tibialis anterior, M. tibialis posterior, M. peroneus) gestützt werden. Knochendeformitäten wie eine Tibiatorsion können nicht nur die Beziehungen der Weichteilstrukturen, auf denen die Fußgewölbe aufbauen, sondern auch die Fußmechanik beeinträchtigen.

Die Fußgewölbe sind aus mehrerlei Gründen enorm wichtig: Ihr bogenförmiger Aufbau gibt dem Fuß zum einen genügend Flexibilität, um sich an unterschiedliche Oberflächenformen und Bodenstrukturen anzupassen. Zum anderen helfen sie, Kräfte/Spannungen beim Gehen besser zu verteilen und somit Fuß-, Knöchel- und Kniegelenke zu schonen. Für das Tensegrity-System des Fußes und die Vorwärtsbewegung beim Gehen spielen die Fußgewölbe eine tragende Rolle. Über eine Muskel-Faszien-Bänder-Verbindung („Schleife“) – Plantarfaszien, Mm. peroneus longus, biceps femoris, glutei, kontralateraler M. latissimus dorsi und obere Extremität – kommt es zur Energieabsorption und -freisetzung beim Gehen; sie stellt ein Energie-erhaltendes System dar. Für Haltung und Gleichgewicht ist die reichliche propriozeptive Innervation der kleinen, kurzen Fußsohlenmuskeln wichtig. Indem sie das Zusammenspiel der Fußstrukturen oder die Flexibilität des Fußes beeinträchtigen, können biomechanische Dysfunktionen sowohl auf mechanischem als auch neurologischem Wege Veränderungen im Knöchel-, Knie-, Hüft-, Becken-, Rücken- und sogar Armbereich bewirken.

Zum Zeitpunkt der Geburt ist die stärkste Dorsalflexion im Sprunggelenk-/Knöchelbereich möglich. Deshalb sollte ein begrenzter Bewegungsumfang an eine Deformität, Spastik oder Kontraktur denken lassen. Das noch unreife Nervensystem im Neugeborenen- und frühen Säuglingsalter erschwert den Nachweis von Spastiken, und tiefe Sehnenreflexe sind keine verlässlichen Indikatoren. Ein gesteigerter Muskeltonus der Flexoren (gegenüber den Extensoren) verstärkt den passiven Streckwiderstand bei Säuglingen. Kontrakturen oder Verhärtungen des M. gastrocnemius oder M. soleus können auf intrauterinen Lageanomalien beruhen. Durch einen Vergleich der Dorsalflexion (im Fußgelenk) bei Kniebeugung und -streckung lassen sich Spastiken und Kontrakturen voneinander abgrenzen. Eine Restriktion in beiden Kniepositionen legt den Verdacht auf eine Beteiligung beider Muskeln nahe – ein Befund, der für eine neurologische Störung spricht. Ist die Dorsalflexion nur bei gestrecktem Knie eingeschränkt, dürfte die Ursache im M. gastrocnemius zu suchen sein, wobei es sich ätiologisch vermutlich eher um eine mechanische und lokal begrenzte Störung handelt. Knöchel- oder Sprunggelenkdeformitäten manifestieren sich als Fußstellungsanomalien. Eine Messung der Dorsalflexion hilft knöcherne Ursachen auszuschließen. Dazu muss das hintere Sprunggelenk (Art. subtalaris) von Säuglingen und Kleinkindern stabilisiert werden, damit die Bewegung auf die Malleolengabel begrenzt bleibt und die Beweglichkeit genau bestimmt werden kann. Bei aktiver Dorsalflexion des Fußes bewegen sich normalerweise Sprunggelenk und Mittelfuß. Bei jüngeren Kindern kann eine eingeschränkte Beweglichkeit des oberen Sprunggelenks (Art. talocruralis) allerdings durch die stärkere Dorsalflexion des Vorder- im Vergleich zum Hinterfuß maskiert sein.

Bei reiferen Säuglingen kann sich eine Spastik durch den verspäteten Erwerb motorischer Fertigkeiten oder das Überdauern primitiver Reflexe, z.B. des Plantar- oder Babinski-Reflexes, bemerkbar machen. In einigen Fällen setzen Kinder zuerst die Zehen auf, was in der frühen LaufIernphase eine physiologische Normvariante darstellen kann. Allerdings ist differenzialdiagnostisch auch eine Spastik oder undiagnostizierte Deformität als Ursache des Zehenspitzen-/Steppergangs zu erwägen. Bei älteren Kindern – ab dem Krabbelalter – sollte das Sprunggelenk unter drei Gesichtspunkten untersucht werden: im Hinblick auf Widerstand gegen die passive Muskeldehnung (als Voraussetzung der Bewegung), auf das Vorliegen einer unphysiologischen Bewegungssperre (durch eine knöcherne Deformität) und auf mechanischen Widerstand (d.h. eine restriktive Barriere). Passiver Dehnungswiderstand, der mit gesteigerten tiefen Sehnen- oder persistierenden primitiven Reflexen einhergeht, lässt auf eine neuropathologische Störung oberhalb der LWS-/Lumbalmark-Ebene schließen. Fußdeformitäten können zum Steppergang und einer motorischen

Entwicklungsverzögerung führen. Bei diesen Kindern sind die primitiven Reflexe verschwunden, und es zeigt sich trotz der häufig eingeschränkten Sprunggelenkbeweglichkeit keine gesteigerte Aktivität der beidseits symmetrischen tiefen Sehnenreflexe. Neuropathologische Veränderungen betreffen typischerweise mehr als eine Muskelgruppe (z.B. die ipsilateralen Knie- und Hüftflexoren). Auch eine biomechanische Dysfunktion kann dem Zehengang von Kindern zugrunde liegen. So sich beispielsweise eine Hyperpronation des Vorderfußes als Bewegungsrestriktion ohne erhöhte Reflexaktivität manifestieren.

24.2 Gang

Kinder beginnen normalerweise nach ihrem ersten Geburtstag zu laufen. Ihr Gang ist – mit ca. 70% der Hüftbreite – breitbeinig mit kurzen, schnellen Schritten, ohne Mitschwingen des kontralateralen Armes. Dieses Gangmuster ergibt sich aus unreifen motorischen und Gleichgewichtsstrategien. Wenn Kinder gerade erst laufen lernen, haben sie ihre Fuß-/Sprunggelenk-Beugemuskeln noch nicht gut unter Kontrolle. Das gilt sowohl für die Dorsalflexion beim Aufsetzen der Ferse als auch die exzentrische Muskelkontraktion in der Standphase. Folglich findet kein fließender Übergang von der Dorsal- zur Plantarflexion statt. Es erweckt eher den Anschein, als würde der Fuß aus einer leichten Spitzfußstellung einfach flach aufgesetzt, statt richtig mit der Ferse. Da der M. quadriceps noch nicht voll entwickelt ist, bleiben die Knie von Kleinkindern in der Schwung- und Standphase stärker gebeugt. Es sieht so aus, als würden sie ihr Körpergewicht mit einer übertriebenen Dorsalflexion nach vorn verlagern. Im zweiten Lebensjahr verändert sich das Gangbild der meisten Kinder: Sie lassen den kontralateralen Arm mitschwingen, die scheinbare Spitzfußstellung verschwindet mit der leicht verbesserten Dorsalflexion, und sie können die Dauer des Einbeinstands in der Schwungphase zunehmend ausdehnen. Im Alter von ca. zwei Jahren gehen Kinder zum Fersengang/-aufsetzen über. Analog dazu entwickelt sich ihre Fähigkeit, in der mittleren Standphase das belastete Knie zu beugen [Burnett & Johnson 1971]. Die Knieflexion des Standbeins setzt eine exzentrische Quadrizeps-Kontraktion und Hüftstabilisierung voraus. Wegen einer schwach ausgeprägten und/oder fehlenden Haltungskontrolle gelingt es Kindern mit einer primären Muskelerkrankung oder neurologischen Störungen jedoch oft nicht, diese Position beizubehalten. Mit der allmählichen Herausbildung eines reiferen Gangmusters sollten die Schritte länger und die -frequenz langsamer werden. Im Alter von drei Jahren hat sich die Hüftrotation verbessert und die Stützbasis auf ca. 45% der Beckenbreite verschmälert. Bei den meisten Kindern zeigt sich mit sieben Jahren ein reifes Gangmuster mit schmaler Stützbasis, richtigem Aufsetzen der Ferse und angemessener Dauer des Einbeinstands. Im Laufe des Beinwachstums normalisiert sich dann auch noch die in dieser Altersgruppe höhere Schrittfrequenz und langsamere Gehgeschwindigkeit.

In der frühen Lauflernphase setzen Kleinkinder weder die Ferse auf noch rollen sie den Fuß über die Zehen ab. Sie landen vielmehr auf dem flachen Fuß und induzieren den nächsten Schritt eher aus dem Knie- und Hüftgelenk als durch eine propulsive Fußbewegung. In diesem Alter sind die Fußgewölbe bei einem passiven Bewegungstest zwar flexibel, doch unter der Last des Körpergewichts flachen sie sich ab. Säuglinge und Kleinkinder haben beweglichere Fußgelenke (d.h. einen größeren Bewegungsumfang) als ältere Kinder. Daher lässt eine Bewegungseinschränkung der Fußgelenke oder Fußgewölbe eine knöcherne Deformität oder Weichteilverhärtung vermuten. Eine verminderte Flexibilität der Fußgewölbe verhindert eine normale Ferse-Zehen-Abrollsequenz, aus der die vorwärts treibende Kraft (Propulsion) zum nächsten Schritt erwächst. Diese Bewegungsabfolge tritt im Allgemeinen nicht vor dem dritten Lebensjahr auf. Etwa zur selben Zeit bilden sich belastungsstabile Fußgewölbe aus. Eine Valgus- oder Varusstellung des Vorderfußes kann allerdings die Entwicklung der normalen Bewegungssequenz hemmen. Bei den meisten Kindern wachsen sich Deformierungen oder Fehlstellungen der Metatarsalgelenke nicht von selbst aus, sondern bedürfen einer (konservativen) Behandlung. In schweren Fällen kann eine Korrekturoperation erforderlich sein.

Ganganomalien lassen sich anhand der Fuß-Bein-Hüftbeziehung näher unterscheiden. Einwärts gestellte Füße können z.B. auf einer (Innen-)Torsion von Tibia oder Femur, einer tibialen Innenrotation, einem Pes/Metatarsus adductus beruhen. Um den Sitz der Störung genauer zu bestimmen, wird die Kniescheiben-Fuß-Ausrichtung am gestreckten Bein und in der Neutralposition im Stehen beurteilt. Als Faustregel gilt, dass Patella und Fuß bei einer im Hüft- oder Oberschenkelbereich lokalisierten Störung in dieselbe Richtung zeigen. Liegt nur eine Fußdeviation vor, ist die Ursache im Unterschenkel oder im Fuß selbst zu suchen. Wenn beispielsweise ein normal aussehender Fuß einwärts gedreht ist und sich auch die Kniescheibe innen (medial) befindet, könnte eine Verhärtung der Hüftrotatoren oder eine

Torsion des Femurs vorliegen. Bei neutraler oder lateraler Stellung der Patella lässt ein normaler, nach innen zeigender Fuß eine Torsion oder Innenrotation der Tibia bzw. eine Fußdeformität vermuten. Sind Patella und Fuß nach außen gerichtet, legt das den Verdacht auf eine Außenrotation des Femurs, eine Epiphysiolysis capitis femoris (bei älteren Kindern) oder eine biomechanische Dysfunktion unter Beteiligung der Hüftrotatoren nahe.

Mit einer Normalstellung oder Deviation der Patella einhergehende Fußanomalien lassen auf eine primäre Fußdeformität schließen. Klump- und Sichelfuß (Pes bzw. Metatarsus adductus) sind sog. Rotationsdeformitäten des Fußes. Während beim „Klumpfuß" (Pes adductus) der gesamte Fuß betroffen ist (Fehlstellung des Vorder- und Mittelfußes mit Adduktion im Metatarsalgelenk), beschränkt sich die Fehlstellung beim „Sichelfuß" (Metatarsus adductus) auf eine Adduktion des Vorderfußes im Metatarsalgelenk.

24.3 Einwärtsdrehung: Calcaneus varus, Inversion der Ferse

24.3.1 Anmerkungen zur Klinik

Ein Calcaneus varus oder eine Inversion der Ferse („Rückfußkippung") lässt sich am Winkel zwischen Fersenbein und Achillessehne im Stehen erkennen. Ein Varuswinkel entsteht, wenn sich Mittel- und Vorderfuß durch den invertierten Calcaneus medial vom Talus befinden. Dabei kann es sich um eine angeborene oder erworbene Fehlstellung handeln. Primitive Reflexe und der erhöhte Hüft- und Beinflexoren-Muskeltonus lassen die relative Varusstellung des Calcaneus zum Zeitpunkt der Geburt noch stärker erscheinen. Wenn sich der Fußsohlenreflex verliert, beginnen sich die Füße ihrer Neutralstellung anzunähern. Wegen der fehlenden Fußgewölbe wirken Kleinkinderfüße im Stehen wie funktionelle „Plattfüße" (Pes planum) – eventuell sogar mit Eversion oder Valgusstellung der Ferse. Im Alter von 4–5 Jahren sollte sich jedoch eine Neutralstellung des Fersenbeins bei Gewichtsbelastung zeigen. Eine strukturelle (durch Stellungsanomalie oder morphologisch bedingte) Varusstellung des Sprung- oder Fersenbeins ist typischerweise rigide. In den meisten Fällen liegt aber eine funktionelle Störung vor (Verspannung/Fehlbelastung im Rückfuß-, Bein- oder Hüftbereich).

Bei Neugeborenen und Säuglingen mit Calcaneus varus ist der invertierte und supinierte Fuß flexibel; d.h. aktiv und passiv reponierbar. Die tastbare Achillessehne weicht nach medial von der Bein-Mittellinie ab und kann unter dem Einfluss der Oberschenkelmuskeln (Adduktoren) und des Gewebes auf der Innenseite des Unterschenkels stärker gespannt sein. Die begleitende Außenrotation des Femurs ist eine typische Folge von Weichteilrestriktionen oder des gesteigerten Adduktorentonus. Gelegentlich beruht sie allerdings auf einer Gelenkstörung und trägt ihrerseits zur Hypertonie der Adduktoren bei. Eine milde Form von Genu varum oder Tibia vara ist vermutlich auf intrauterine Einflüsse zurückzuführen.

Bei älteren Kindern und Jugendlichen mit Calcaneus varus imponiert das mediale Längsgewölbe im Stehen oft als funktionell intakt. Im Gehen zeigt sich jedoch, dass die Inversion durch eine übersteigerte Eversion im hinteren Sprunggelenk (Art. subtalaris) kompensiert wird, so dass sich das mediale Fußgewölbe abflacht. Daraus resultiert ein Drehmoment im Fuß, das die Stabilität von Sprunggelenk und Vorderfuß untergräbt. Das veränderte Gangmuster bedeutet eine stärkere Belastung für den M. tibialis posterior und kann darüber hinaus ein Tibiakantensyndrom (Shin Splints) bei jugendlichen Sportlern fördern. Infolge von kompensatorischen Veränderungen im Knie geht eine Varus-Fußstellung oft mit einer Innenrotation der Tibia einher. Sie verstärkt den funktionellen Pes-planus-Effekt beim Gehen und belastet Patella und Innenknie noch zusätzlich. Ältere Kinder und Sportler mit Calcaneus varus klagen manchmal über belastungsinduzierte Schmerzen unter dem zweiten oder dritten Metatarsale. Um den betroffenen Fuß zu schonen, neigen jüngere Kinder oft dazu, ihre Schrittlänge – und damit die Dauer des Einbeinstands – zu verkürzen. Unter den Mittelfußknochen (Plantarseite) können sich Schwielen bilden oder stärkere Abnutzungserscheinungen an der Schuhsohle zeigen.

24.3.2 Untersuchung

1. Am stehenden Patienten wird die Achillessehne betrachtet (➤ Abb. 24.1). Bei Inversion der Ferse (Calcaneus varus) kann sie nach medial von der Mittellinie abweichen.
2. Auch der Gang des Kindes wird von hinten beobachtet. Beim Aufsetzen der Ferse berührt es den Boden zuerst mit der Außenkante und rollt den Fuß dann in eine Pronation hinüber. Es kann sein, dass der Fuß auf den Boden platscht. (Auch wenn die Ferse des Kindes in unserem Beispiel fast normal erscheint, war sein Calcaneus varus beim Gehen deutlich erkennbar.)

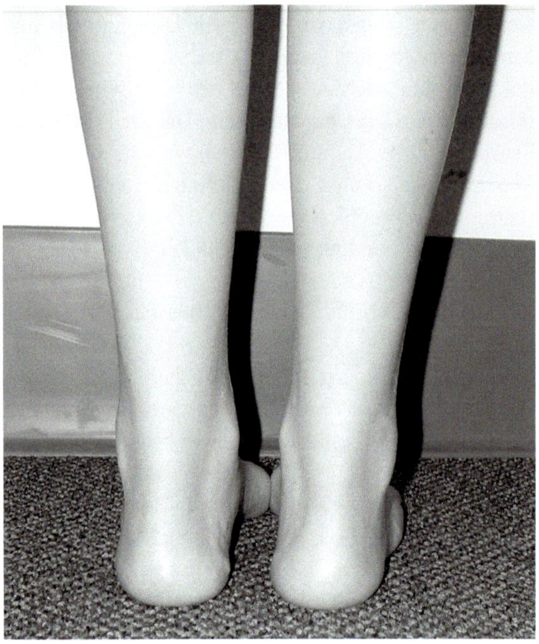

Abb. 24.1

3. Schuhe laufen sich ungleichmäßig ab und zeigen an der Außenseite der Ferse und der Innenseite des Vorderfußes stärkere Abnutzungserscheinungen. Unter den ersten und zweiten Mittelfußknochen (Caput ossis metatarsi I und II) können sich Schwielen gebildet haben.

24.4 Einwärtsdrehung: Metatarsus adductus

24.4.1 Anmerkungen zur Klinik

Ein „Sichelfuß“ (Metatarsus adductus) ist eine bereits im Säuglingsalter erkennbare Fußdeformität, bei der die Mittelfuß- (Ossa metatarsi) und Zehenknochen nach medial von der Fußachse abweichen (➤ Abb. 15.23). Auch der Vorderfuß kann leicht verformt sein. Ein „Sichelfuß“ höheren Schweregrades könnte bei Neugeborenen und Säuglingen mit einem „Klumpfuß“ verwechselt werden. Doch im Gegensatz zum Pes equinovarus ist der Rückfuß normal beweglich/flexibel und nur der Vorderfuß von der (Adduktions-)Deformität betroffen. Bei milder Ausprägung wird die Fehlbildung gleich nach der Geburt oft übersehen und erst bemerkt, wenn das Kind laufen lernt. In Neutralstellung von Patella und Femur gehen die Kinder nach innen („über den großen Zeh“). In den meisten Fällen handelt es sich um eine idiopathische, möglicherweise durch die intrauterine Lage bedingte Fußdeformität. Die mit einem „Sichelfuß“ einhergehende Bewegungsrestriktion des Quergewölbes manifestiert sich als Widerstand beim passiven Anheben. Neben Kontrakturen der medialen Fußfaszien und der Adduktoren im vorderen Fußbereich kann eine Torsion der Ossa metatarsi I und II sowie eine Inversionsrotation des Os cuneiforme I vorliegen, manchmal mit einer Eversion der Ferse verbunden. Wenn das Fibulaköpfchen nach hinten verlagert ist (Fibula-posterior-Dysfunktion), kann das laterale Fußlängsgewölbe abgeflacht sein.

24.4.2 Anmerkungen zur Behandlung

Die Behandlung sollte unverzüglich (gleich nach der Diagnosestellung) beginnen. Denn wenn das Kind erst laufen gelernt und sich die Deformität verfestigt hat, ist sie nicht mehr so leicht therapeutisch zu beeinflussen. Ergänzend zur osteopathischen Behandlung sollten den Eltern passive Dehnungsübungen für die Fußsohlen gezeigt werden. In schweren Fällen sind neben Manual- und Dehnungstechniken auch serielle Gipsverbände erforderlich. Wird die konservative Behandlung nicht vor dem 3. Lebensjahr begonnen, verspricht sie kaum noch Erfolg. Danach muss in den meisten Fällen eine chirurgische Korrektur erfolgen.

24.5 Einwärtsdrehung: Pes equinovarus

24.5.1 Anmerkungen zur Klinik

Ein „Klumpfuß“ (Pes equinovarus adductus) ist eine komplexe Deformität mit Dislokation des oberen Sprunggelenks (Art. talocalcaneonavicularis), verformtem Sprungbeinhals, Inversion des Calcaneus, Supination des Mittel- und Adduktion des Vorderfußes (➤ Abb. 24.2). Die tibiale Innentorsion geht mit einer Außenrotation des Knöchels einher. Bei höheren Schweregraden kann eine leichte Hypoplasie von Fibula, Tibia und der Fußknochen hinzukommen und eine leichte Muskelatrophie (Mm. gastrocnemius, soleus, peroneus und tibialis) vorliegen. Am Fußrücken können die Versorgungsgefäße verengt sein oder fehlen. Ein Klumpfuß lässt sich als Fehlbildung definieren, deren Schweregrad vom Widerstand gegen die Redression abhängt (d.h. wie schwer oder leicht sie sich korrigieren lässt). Anhand

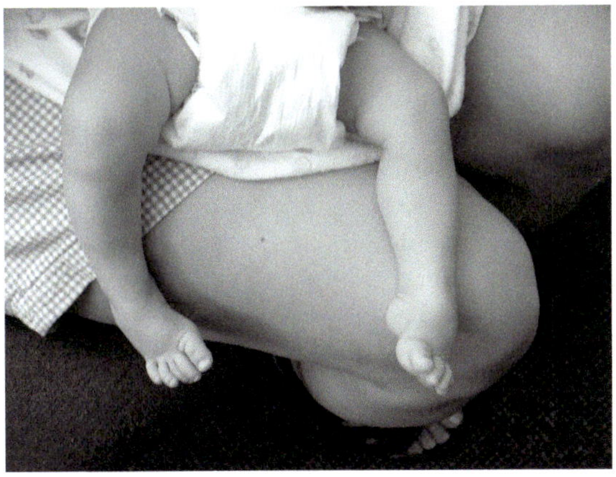

Abb. 24.2

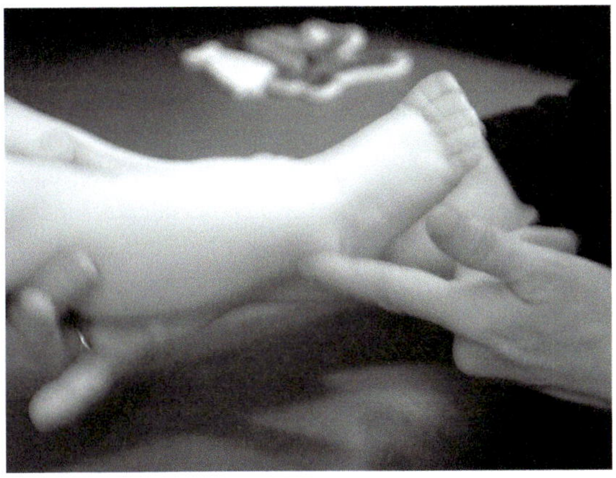

Abb. 24.3

der aktiven und passiven Bewegungstestbefunde werden drei Formen unterschieden: ein rigider oder irreponibler, ein posturaler oder partiell reponibler und ein voll reponibler bzw. korrigierbarer Klumpfuß. Beim aktiven Bewegungstest stellt sich heraus, ob ein Säugling die Fußstellung selbst korrigieren kann, wenn mehrmals hintereinander von der Mitte der Fibula bis in Höhe der Malleoli behutsam über den M. peroneus „geschabt" wird (➤ Abb. 24.3). Dieser Reiz sollte eine reflektorische Kontraktion des M. peroneus longus auslösen, die zur Eversion und Abduktion des Fußes führen müsste. Schwächt sich die Deformität tatsächlich durch den Wadenmuskelreflex ab, könnte eine konservative Behandlung Erfolg versprechen.

24.5.2 Anmerkungen zur Behandlung

Die Ätiologie des Klumpfußes ist nicht definitiv geklärt; intrauterine Lage, neuromuskuläre Störungen und genetische Faktoren spielen jedoch vermutlich eine Rolle. In der Literatur finden sich Berichte über Normabweichungen der Reizleitung, der monosynaptischen Reflexaktivität, der somatosensorischen Innervation und der Laborwerte der betroffenen Muskeln. Trotzdem fehlen noch größer angelegte Studien mit schlüssigen Ergebnissen, was eine gewisse Varianzbreite der Behandlungsprotokolle zur Folge hat. Bei Verdacht auf einen „Klumpfuß" empfiehlt es sich, einen Orthopäden/Chirurg zu konsultieren. In den ersten drei, vier Lebensmonaten wird – außer in schwersten Fällen – eine konservative Behandlung (Redressement mit Gipsverbänden/Schienen, Manualtherapie) versucht. Wenn dieser Behandlungsversuch fehlschlägt, muss operiert werden. Bei der Korrekturoperation werden das obere und untere Sprunggelenk (OSG, USG) gerichtet sowie die Achillessehne, die Sehnen der Zehenbeuger und der Mm. peroneus und tibialis gelöst oder verlängert. Postoperativ ist über Monate eine fortlaufende Anwendung von Gips-, Schienenverbänden und Dehnübungen erforderlich. Die meisten Autoren befürworten eine frühzeitige Belastung des Fußes, um das operative Korrekturergebnis zu stabilisieren. Unbehandelt verschlimmert sich die Deformität im Laufe des kindlichen Wachstums, weil sich die Muskeln verkürzen und die Fußaußenseite länger als die Innenseite wird. Deshalb wird von manchen Autoren eine chirurgische Korrektur noch vor dem ersten Geburtstag empfohlen, um einer weiteren Knochendeformierung in der Wachstumsphase vorzubeugen, während sich andere für eine Verschiebung des Operationstermins auf die Zeit danach aussprechen, wenn das Kind laufen lernt.

Ein Klumpfuß wirkt sich unmittelbar auf die Bein- und Beckenstrukturen von Neugeborenen sowie auf ihre Lendenwirbelsäule aus. Verspannungen auf der Beininnenseite gehen mit Weichteilrestriktionen einher. Die Verkürzung der Mm. tibiales anterior und posterior wird gewöhnlich von den (verlängerten) Mm. peronei kompensiert. Oft ist die Tibia verbogen. Restriktionen im Tractus iliotibialis führen häufig zu einer Outflare- und Posterior-Stellung der Hüfte, durch die sich der Druck auf das ipsilaterale Sakroiliakalgelenk erhöht.

Die Fußabduktoren müssen gekräftigt werden, damit sich ihre Ruhelänge verkürzt. Das lässt sich bei Neugeborenen durch wiederholte Stimulation des M. peroneus erreichen, die Eltern oder Betreuer mit passiven Dehnungen unterstützen können. Diese Übungen lassen sich gut in die häusliche Pflege einfügen. Denn bei jedem Windelwechsel und jeder Fütterung bietet sich für die Eltern eine Gelegenheit, die reflexhafte Eversion des kindlichen Fußes zu stimulieren und die Muskeln auf der Bein- und Fußinnenseite sanft zu dehnen.

24.6 Auswärtsdrehung: Pes calcaneovalgus

24.6.1 Anmerkungen zur Klinik

Ein „Knick-Hacken-Fuß" (Pes calcaneovalgus) entwickelt sich aufgrund der intrauterinen Lage und tritt als typische einseitige Fehlstellung bei Neugeborenen auf. Die Dorsalflexion und Abduktion des Vorderfußes ist mit einer Valgisierung des Fersenbeins verbunden, was die Beweglichkeit im Sprunggelenk einschränkt. Zur Kompensation der Fußstellung kann eine Distorsion oder in einigen Fällen auch Außenrotation der Tibia vorhanden sein. Durch ein nach hinten verlagertes Fibulaköpfchen nimmt die Muskelspannung im ipsilateralen M. peroneus longus und Tractus iliotibialis zu, und das ipsilaterale Sakroiliakalgelenk ist mechanisch-funktionell beeinträchtigt. Wie bei anderen angeborenen Fehlbildungen liegt oft auch eine Muskelschwäche mit anomalen Aktivierungsmustern vor.

Es ist wichtig, die Muskelfunktion (Plantarflexion und Inversion) wiederherzustellen und den Eltern zu zeigen, wie sie den Fuß über den Plantar-(Greif-)Reflex oder durch sanften Druck gegen die mediale Fußsohle stimulieren können. Der Stimulus darf aber nicht so irritierend sein, dass das Kind seinen Fuß reflexartig zurückzieht. Reicht die Stimulation nicht aus, den Fuß wieder normal auszurichten, könnte eine somatische Dysfunktion der Wadenmuskulatur oder in Einzelfällen eine Muskelkontraktur die Valgisierung des Fersenbeins aufrechterhalten.

Differenzialdiagnostisch muss ein Knick-Hacken-Fuß (Pes calcaneovalgus) von einer Steilstellung des Sprungbeins (Talus verticalis) bei Neugeborenen abgegrenzt werden. Dieser Unterschied wird bei der körperlichen Untersuchung deutlich: Während sich die Rückfußknochen beim Pes calcaneovalgus an ihrer normalen Position befinden, handelt es sich bei einem Talus verticalis um eine echte Verlagerung des Sprungbeins und rigide Fußdeformität. Ein angeborener Knick-Hacken-Fuß spricht typischerweise auf eine konservative Behandlung (Stimulation und Manualtherapie) an. Wie bei vielen anderen kongenitalen Fehlbildungen spielt auch hier das Wachstum eine Rolle – d.h. die Störung kann sich „auswachsen" oder aber verschlimmern, wenn ein muskuläres Ungleichgewicht oder eine Dysfunktion nicht rechtzeitig behoben wird. In der Behandlung von kleinen Kindern lohnt es sich, alte Weisheiten zu berücksichtigen (engl. „Just as the twig is bent, so grows the tree" – deutsch etwa soviel wie: „ein Häkchen [bzw. was ein Haken werden will,] krümmt sich beizeiten").

24.6.2 Anmerkungen zur Behandlung

Bei Kindern, die schon laufen können, oder jungen Sportlern kann ein Knick-Hacken-Fuß auch erworben sein und wird dann als „Rückfuß-Valgisierung" bezeichnet. Wenn er angeboren ist, lässt sich anamnestisch eine verzögerte Entwicklung der Gehfähigkeit feststellen. In den meisten Fällen handelt es sich jedoch eher um eine später aufgetretene Fehlstellung statt undiagnostizierte (angeborene) Fehlbildung des Fußes. Als typische Beschwerden geben Jugendliche und junge Sportler oft Sprunggelenk- oder Knieschmerzen an. Die „Rückfuß-Valgisierung" geht gewöhnlich mit einem gesteigerten Muskeltonus der Hüftadduktoren und -innenrotatoren sowie einer Gesäß- und Bauchmuskelschwäche einher. Da diese Kombination eine Beckenkippung nach vorn und Innenrotation der Oberschenkel begünstigt, sind Beine und Füße auf der Innenseite belastet, was die Fersen-Eversion und Mittelfuß-Pronation noch weiter verstärkt. Unter Gewichtsbelastung flacht sich das mediale Fußlängsgewölbe bei älteren Kindern und Sportlern ab. Das Gewölbe bleibt aber flexibel und wird nach Entlastung des Fußes wieder sichtbar. Dieser Senk- bzw. Plattfuß (Pes planus) stellt eine funktionelle Anpassung an den erhöhten Druck dar, der wegen der Fehlstellung des Fersenbeins auf Mittel- und Vorderfuß lastet. Um das Fußgewölbe langfristig besser stützen zu können, muss vorab die Funktionsmechanik im Fersenbereich verbessert werden. Denn die Valgisierung unterminiert den Halt des Sprungbeins und trägt dazu bei, dass sich der Talus bei Fußbelastung zur Sohle neigt (Plantarflexion). Dadurch wird die Beweglichkeit des oberen Sprunggelenks eingeschränkt und die Druckbelastung der Malleolengabel und des Innenknies verstärkt. Hat sich mit dem Sprungbein auch das Kahnbein (Os naviculare) abgesenkt, sind Längs- und Quergewölbe des Fußes betroffen.

24.7 Talus verticalis

24.7.1 Anmerkungen zur Klinik

Als seltene Fußdeformität ist eine Steilstellung des Talus („Schaukelstuhl-/Tintenlöscherfuß") oft mit anderen Fehlbildungen oder Symptomen eines kongenitalen Malformationssyndroms kombiniert. Vereinzelt kommt es allerdings durch eine intrauterine Lageanomalie oder falsches Eingipsen (stärkere Dorsalflexion des Vorder- gegenüber dem Rückfuß) zu einer ähnlich aussehenden

Fehlstellung. Trotz Deformierung bleibt der Fuß in dem Fall aber flexibel. Dagegen ist das Sprungbein bei der echten „Schaukelstuhl"- oder Talus-verticalis-Deformität nach unten und medial, in Richtung der Fußsohle, verschoben. Die Dorsalflexion des Vorderfußes und Dislokation des unteren Sprunggelenks führt dazu, dass der Calcaneus lateral des Talus liegt. Die Fußsohle ist konvex gewölbt (wie „Schaukelstuhlkufen" bzw. ein „Tintenlöscher"), das hintere Sprunggelenk versteift oder rigide. Wie beweglich der Vorderfuß noch ist, hängt vom Schweregrad der Deformität ab. Zwischen disloziertem Talus und Tibia ist keine richtige Artikulation (Gelenkverbindung) möglich, was die Sprunggelenkbewegung stark einschränkt. Da sich der Calcaneus bei Gewichtsbelastung des Fußes noch mehr nach hinten bewegt, findet kein Bodenkontakt mit der Ferse statt. In den Unterschenkelmuskeln entwickeln sich oft Kontrakturen, die zusätzlich zur Rigidität des Fußes und eingeschränkten Dorsalflexion des Sprunggelenks beitragen.

24.7.2 Anmerkungen zur Behandlung

Bei Verdacht auf eine Steilstellung des Talus sollte ein (Kinder-)Orthopäde zur Behandlung hinzugezogen werden. In den meisten Fällen werden die Kinder während des Wachstums mit orthopädischen Hilfsmitteln (Orthesen) versorgt, um die Gehbewegungen zu unterstützen und funktionell zu verbessern. Zu Beginn der Behandlung werden oft Manualtechniken und fixierende Verbände erprobt. Das reicht in milden bis mittelschweren Fällen aus, dennoch muss bei manchen Kindern eine offene chirurgische Korrektur erfolgen.

24.8 Pes planus

24.8.1 Anmerkungen zur Klinik

Als „Senk"- oder „Plattfuß" (Pes planus) wird ein pronierter Fuß mit abgeflachtem medialem Längsgewölbe bezeichnet. Es kann sich um eine flexible oder verfestigte Form handeln. Ein rigider Pes planus kommt selten vor und kann auf peronealen Muskelspasmen, metatarsalen Knochenfusionen oder einer rigiden Fußdeformität (z.B. Steilstellung des Talus) beruhen. Ein flexibler Pes planus kann strukturelle oder funktionelle Ursachen haben.

Bei Kleinkindern im Krabbelalter sind die plantaren Fußwölbungen noch nicht voll ausgebildet, so dass ihre Füße wie „Plattfüße" erscheinen. Das liegt zum Teil an unreifen Knochenstrukturen, denn insbesondere die Ossifikation des Kahnbeins (Os naviculare) beginnt erst mit 2–3 Jahren. Die ebenfalls noch unreifen Halte- und Stützbänder der Fußgewölbe weisen ein gewisses Maß an physiologischer Schlaffheit auf, die im Alter von drei Jahren ihr Maximum erreicht und dann wieder abnimmt. In Verbindung mit der neuromotorischen Unreife und normalen Varusstellung nach der Geburt tragen beide Faktoren zur Pronation des Fußes bei. Mit 4–5 Jahren sollten sich die Fußgewölbe soweit gefestigt haben, dass sie auch unter Belastung des Fußes erhalten bleiben.

Strukturellen „Plattfüßen" liegen Fußdeformitäten zugrunde, z.B. ein Pes calcaneovalgus, ein akzessorisches Os naviculare oder eine Steilstellung des Talus. Je nach Schwere der Deformität zeigt sich eine eingeschränkte Flexibilität des Längs- oder Quergewölbes im passiven Bewegungstest. Ein struktureller Pes planus tritt meist früh in Erscheinung und wird oft zuerst bei Drei- bis Fünfjährigen entdeckt, deren Füße sich gestreckt haben und unter Belastung den Talus stärker hervortreten lassen. Ein struktureller „Senk-/Plattfuß" kann auch eine Kompensation für weniger schwere angeborene Fehlbildungen von Vorderfuß, Bein oder Hüfte darstellen. Wenn Kinder laufen lernen, kann eine übermäßige Knie- oder Tibia-Varusstellung zu einer kompensatorischen Hyperpronation im Sprunggelenk (Art. subtalaris) und in den Metatarsalgelenken führen. Wird die Fehlbildung/-stellung des Beines nicht behoben, entwickelt sich eine bleibende Pronationsstellung des Fußes. Darauf reagiert nicht nur das Körpergewebe auf der Beininnenseite mit Verhärtung und Restriktionen, sondern auch der M. peroneus verspannt sich. Um den Bodenkontakt aufrechterhalten zu können, wird eine Varusstellung des kindlichen Vorderfußes durch Eversion der Ferse und Pronation des Mittelfußes ausgeglichen. Die ausgestellte Ferse bewirkt auf Dauer eine Verkürzung des Gewebes auf der Beinaußenseite. Auch eine starke Außenrotation der Hüfte kann Abduktion und Pronation des Fußes fördern. Obwohl die Außenrotation bei der Geburt noch stärker als die Innenrotation ist, sollte sich die Diskrepanz bis zum vierten Lebensjahr verringert haben. Eine chronische Verkürzung oder Restriktion der Hüftmuskeln (Außenrotatoren) kann die Pronationsstellung des Fußes bzw. den „Senk-/Plattfuß" ebenso unterhalten wie eine auf neurologischer Unreife oder Lähmung (Parese) des M. tibialis beruhende Muskelschwäche.

In den meisten Fällen handelt es sich beim flexiblen Pes planus um eine funktionelle Störung (Fehlhaltung). Der „Senk-/Plattfuß" entwickelt sich in der frühen Kindheit als Kompensation für eine mechanische oder motorische Dysfunktion von Bein, Hüfte oder Rückfuß. Bei evertierter Ferse und Plantarflexion des eventuell prominenten Talus ist das Os naviculare der Kinder abduziert und dorsalflektiert. Ein Schlüsselbefund ist die Flexibilität des Fußes. Während sich das (mediale) Längsgewölbe des Fußes bei passiver Dorsalflexion zum gewissen Grad verändert, gelingt es den Kindern üblicherweise nicht, es aktiv anspannen. Im Vergleich zwischen belastetem und unbelastetem Fuß verringert sich die Fußwölbung oft. Bleibe auch der unbelastete Fuß unverändert konvex, spreche das für einen rigiden Pes planus, heißt es. Doch Untersuchungen der Autorin zeigten, dass sich die konvexe Wölbung selbst ohne Gewichtsbelastung nicht unbedingt verändert, wenn ein funktioneller „Senk-/Plattfuß" von älteren Kindern und Sportlern lange Zeit nicht behandelt wurde. Solchen Fällen liegt typischerweise eine Gelenk- und Weichteildysfunktion zugrunde, die zur Verkürzung der Plantarfaszien/-muskeln geführt hat. Dasselbe gilt, wenn Kinder nur feste Orthesen tragen, ohne dass eine manualtherapeutische Behandlung der artikulären Dysfunktion oder ein geeigneter Muskelaufbau erfolgen würde – ihr Pes planus persistiert selbst am unbelasteten Fuß. In all diesen Fällen helfen passive und aktive Tests, die funktionellen und rehabilitativen Möglichkeitendes Fußes besser einzuschätzen.

Schließlich können auch schlecht passende Schuhe, untrainierte Muskeln und Laufträgheit zu einem funktionellen Pes planus beitragen. Ein funktioneller „Senk-/Plattfuß" kann mit biomechanischen Dysfunktionen wie Innenrotation der Tibia, tibialer oder femoraler (Innen-)Torsion, Genu valgum, Calcaneus-Eversion oder Vorkippung des Beckens einhergehen. Dass sich die Peroneus- und Achillessehne bei chronischer Pronation verkürzen und die Tibialissehne gedehnt wird, fördert die anomale Fußhaltung. In Phasen des akzelerierten Wachstums verschlimmert sich das „plattfüßige" Bild unter dem Einfluss, den die Haltung auf die Knochenentwicklung ausübt, noch weiter. Der Einfluss der Fußmechanik reicht weit über den Knöchelbereich hinaus; Störungen belasten nicht nur die Fuß-, sondern auch die Knie- und Hüftgelenke/-muskeln. Durch eine kompensatorische Anpassung der Bewegungsabläufe an die vermehrte Belastung verstärken sich mechanische Dysfunktionen im Fuß-, Knie- und Hüftbereich des Kindes noch weiter. So kann ein Pes planus beim Osgood-Schlatter- oder Patellofemoralsyndrom, bei rezidivierenden Knöchelverstauchungen, Kniegelenkschmerzen, Tibiakantensyndrom (Shin Splints) und Bewegungsschmerzen der Hüfte als (mit)ursächlicher Faktor eine Rolle spielen.

Diagnostisch sind folgende drei Aspekte eines funktionellen Pes planus zu berücksichtigen: Veränderung beim Wechsel vom belasteten zum unbelasteten Fuß, Pronation beim Gehen und Flexibilität des Fußgewölbes. Für die Behandlung heißt das: Eine manualtherapeutische Muskelübungsbehandlung dürfte erfolgreich sein, wenn sich der „Senk-/Plattfuß" passiv korrigieren lässt und sich nur der aktiven Korrektur widersetzt. Ist keine passive Korrektur möglich und zudem das Sprungbein disloziert, wird sich die Behandlung schwieriger gestalten; um die Wirkung der Manualtechniken zu steigern, können zusätzlich Orthesen nötig sein. Eine beim Gehen auftretende Hyperpronation muss vor dem Fußgewölbe behandelt werden. Manchmal verbessert sich das Fußlängsgewölbe einfach schon dadurch, dass eine Eversion der Ferse behoben wird. Allerdings tragen bei vielen Patienten auch noch Bein- und Beckenprobleme zur Dysfunktion des Rückfußes bei. Eine Hyperpronation betrifft nicht nur den Mittelteil des Längsgewölbes, sondern kann es auch vorn und seitlich (lateral) absenken. Im Extremfall flacht sich sogar das Quergewölbe etwas ab und wird steifer.

24.8.2 Untersuchung des medialen Längsgewölbes

Passiver Test

Im Stand ist das Gewicht des Kindes gleichmäßig auf beide Füße verteilt (> Abb. 24.4), dann wird die große Zehe passiv hochgezogen (> Abb. 24.5). Diese Dorsalflexion führt – über die Anspannung der Plantarfaszie und den Druck auf den ersten Zehenstrahl – zur Anhebung bzw. Verstärkung des medialen Längsgewölbes. Wenn das nicht der Fall ist, muss eine angeborene Gelenkfusion, Fußsohlenkontraktur, primäre Muskelerkrankung, rheumatoide Arthritis oder Spastik als Ursache in Erwägung gezogen werden. Reagiert das Fußgewölbe auf diese Stimulation, liegt vermutlich ein funktioneller „Senk-/Plattfuß" vor, selbst wenn er sich am unbelasteten Fuß nicht zurückbildet. Bei älteren Kindern wird anschließend noch das aktive Anheben des Fußgewölbes untersucht.

Gewichtsbelastung des Fußes

Wenn der Abstand vom Boden zur Basis des Os naviculare am belasteten und unbelasteten Fuß gemessen wird, sollte der Unterschied nicht mehr als 3 mm betragen.

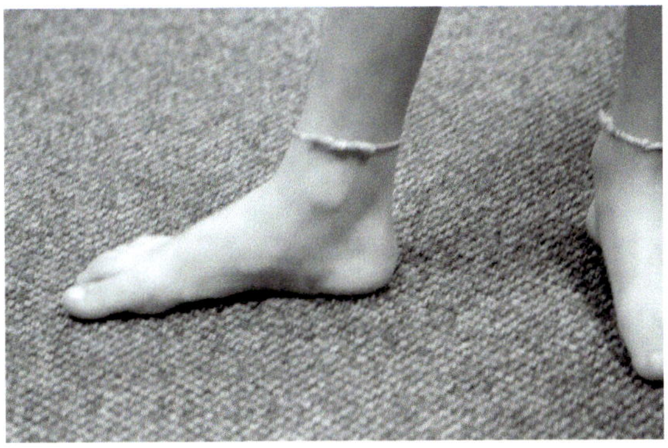

Abb. 24.4

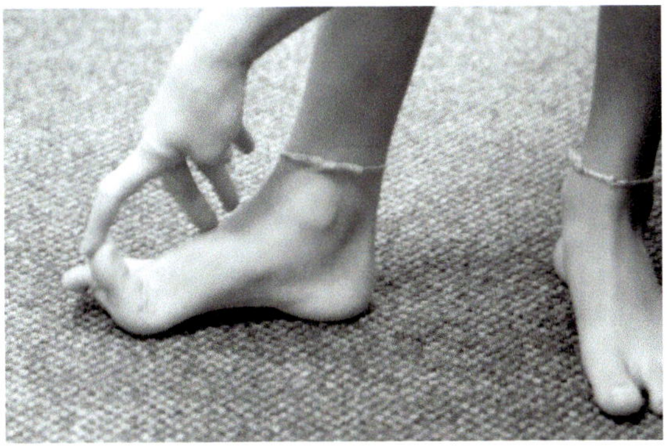

Abb. 24.5

Aktiver Test

Bei älteren Kindern hilft ein aktiver Test, einen funktionellen von einem neurologischen Pes planus abzugrenzen. Wird das Kind aufgefordert, seine Zehen in den Boden zu krallen (➤ Abb. 24.6 und ➤ Abb. 24.7), sollte sich das Fußgewölbe einige Grad anheben. Die Höhendifferenz wird mit der im passiven Test erreichbaren verglichen (➤ Abb. 24.8). Wenn sich das Gewölbe nicht anhebt, ist in den meisten Fällen eine Muskelschwäche des M. tibialis der Grund. Die Muskelschwäche kann auf einer Neuropathie, Myopathie oder fehlender Kondition beruhen. Auch plantare Gewebestrikturen bzw. -kontrakturen können ein aktives Anspannen des Fußgewölbes verhindern.

Aktiver Fersentest

Stellt das Kind sich auf die Zehenspitzen, müsste sich ein evertierter Calcaneus in eine Neutral- oder invertierte Stellung bewegen. Wenn ein echter rigider Pes planus vorliegt, bleibt die Ferse jedoch ausgestellt. Bei Kindern mit Hypotonie oder konditionell bedingter Schwäche der Plantarflexoren eignet sich der Test auch zur Höhenlokalisation der Dysfunktion.

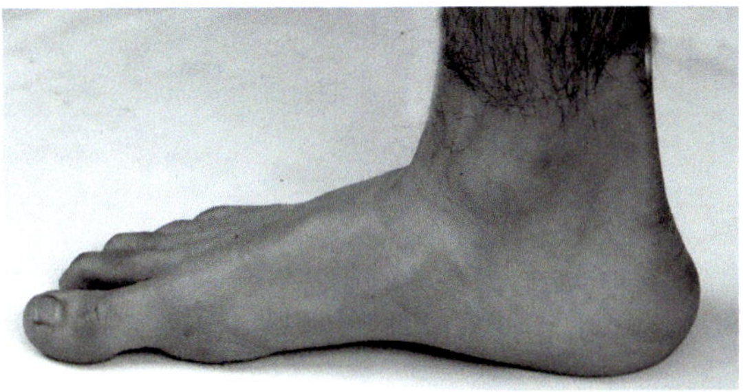

Abb. 24.6

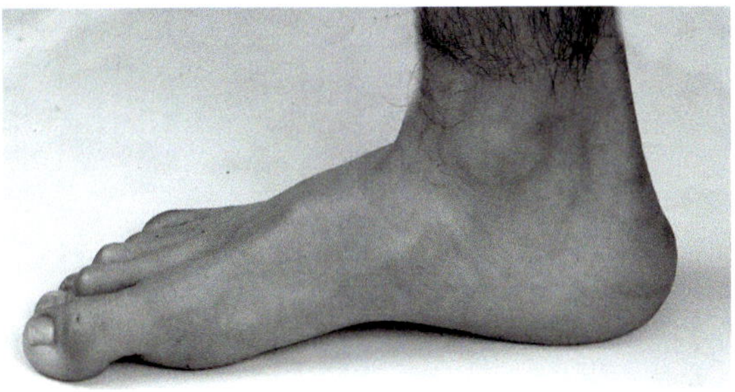

Abb. 24.7

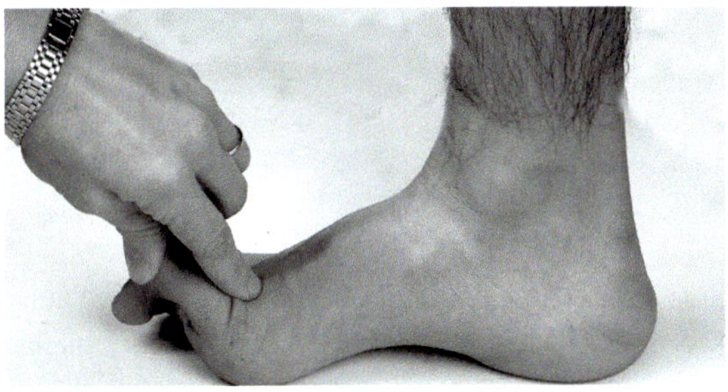

Abb. 24.8

24.8.3 Behandlung

Aufbautraining

Kinder sollten lernen, durch regelmäßige Übungen wie Zehenstand oder auf den Fersen laufen (➤ Abb. 24.9 und ➤ Abb. 24.10) die dorsalen und plantaren Fußbeuger, die auch die Fußgewölbe stützen, zu trainieren. Wenn sie sich langsam auf die Zehen(spitzen) stellen und die Füße ebenso langsam wieder absenken, ist dazu eine exzentrische Kontraktion der Mm. gastrocnemius, peroneus longus und flexor hallucis erforderlich. Laufen sie auf den Fersen (Hacken), werden die Mm. tibiales anterior und posterior angespannt.

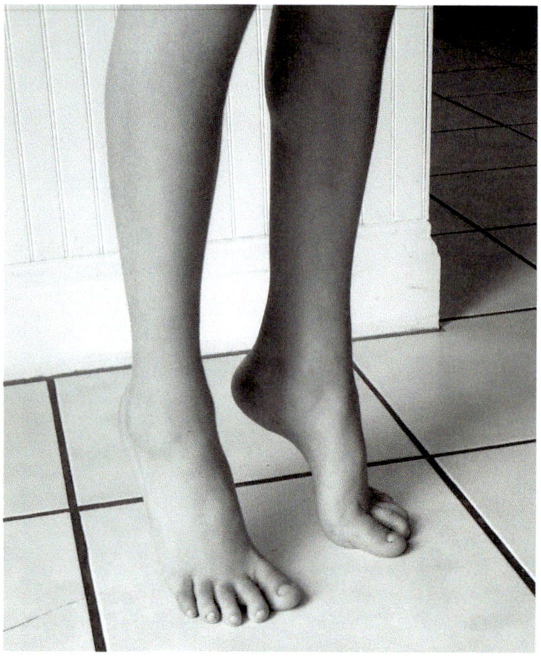

Abb. 24.9

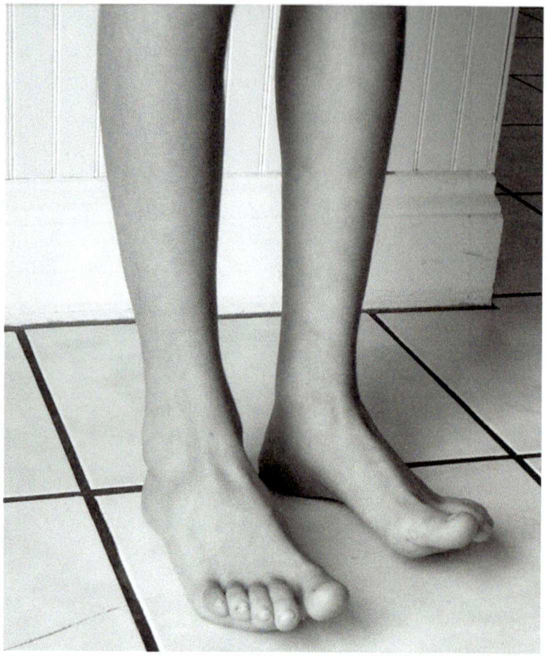

Abb. 24.10

24.9 Senkung der lateralen Fußwölbung

Eine Abflachung (Senkung) der lateralen Fußwölbung kann als Begleitsymptom eines Pes planus oder infolge eines Pes calcaneovarus bzw. einer muskulären Dysbalance auftreten. Sie geht häufig mit einer Rückverlagerung der Fibula einher und kann sich beispielsweise nach einer ipsilateralen Knöchelzerrung (inversion ankle sprain) entwickelt haben. Die Patienten klagen über Schmerzen am Fußaußenrand, im Fersen- oder Außenknöchelbereich. An der eher krummen und supinierten kleinen Zehe können sich Blasen oder Schwielen bilden. Eine abgeflachte Wölbung an der Fußaußenkante muss kein primäres Fußproblem darstellen, sondern kann Folge einer somatischen Dysfunktion (Fibula, Becken, Sakrum, M. peroneus, ischiokrurale Muskulatur) sein. Die Fußwölbung gehört zur lateralen Säule (Gruppe) von Muskelfaszien, die dem Sakroiliakalgelenk Halt geben. Die laterale Gruppe erstreckt sich von der Insertion der sakroiliakalen Bänder am Tuber ischiadicum über die Sehnen des M. biceps femoris und weiter unten des M. peroneus longus an der Fibula entlang, über die Fußaußenkante bis zur Plantarseite (➤ Abb. 24.11). Aus der Verspannung von Muskeln und Faszien entsteht ein „Tensegrity-System“, das Becken, Rumpf und Beine beim Tragen des Körpergewichts unterstützt und auch an der Vorwärtsbewegung beim Gehen beteiligt ist. Eine Dysfunktion einzelner Teile wirkt sich immer auf alle anderen aus und unterminiert die Funktionalität bzw. Ganzheitlichkeit des Systems. So kann es z.B. zu einer veränderten Gangmechanik, vermehrter Druckeinwirkung auf

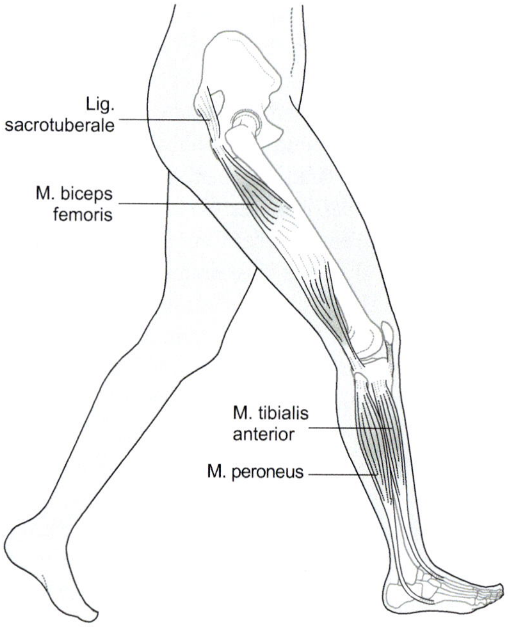

Abb. 24.11 Die laterale Muskelfasziengruppe stabilisiert Bein, Becken und Sakrum beim Gehen (modifiziert mit freundlicher Genehmigung nach: Vleeming A, Movement, stability and low back pain. Edinburgh: Elsevier, 1997).

die Gelenkflächen, einem muskulären Überlastungssyndrom und gesteigertem Sauerstoffverbrauch kommen.

Die laterale „Säule" des Tensegrity-Systems hängt von der Kondition ihrer muskulären Komponenten ab. Neben organischen Erkrankungen können auch ein unzureichender Trainingszustand, sitzende Lebensweise und falsches Schuhwerk zu einer muskulären Dysbalance beitragen. Hat sich erst einmal eine Funktionsstörung im System etabliert, entwickeln sich kompensatorische Anpassungen der anderen Komponenten, die sich ihrerseits oft als mechanische Dysfunktion manifestieren. Das muss besonders bei Kindern mit Spastik oder Hypotonie bedacht werden, denen das Gehen selbst schon eine vermehrte Anstrengung abverlangt.

24.10 Pes cavus

Bei einem „Hohlfuß" (Pes cavus, Pes excavatus) ist das mediale Längsgewölbe übermäßig hoch. Diese Fehlform ist nicht von Geburt an vorhanden, sondern entwickelt sich erst im mittleren bis späten Kindesalter. Ein „Hohlfuß" verursacht häufig Beschwerden und bei Belastung sogar richtige Schmerzen. In schweren Fällen kommen Krallenzehen oder ein Hallux valgus hinzu. Bei demyelinisierenden Neuropathien, Spina bifida, Zerebralparese, Muskeldystrophie und Kleinhirnerkrankungen kann ein „Hohlfuß" als Begleitsymptom zu finden sein. In vielen Fällen liegt dem Pes cavus ein gestörtes Gleichgewicht agonistischer und antagonistischer Muskelgruppen zugrunde. Am häufigsten tragen folgende muskuläre Dysbalancen zur Hohlfußentstehung bei: schwacher M. gastrocnemius und starke Plantarflexoren – schwacher M. tibialis anterior und starke Großzehenstrecker – schwacher M. peroneus brevis und starker M. peroneus longus. Während sich leichte Symptome durch Orthesen und Dehnübungen lindern lassen, kann in schweren Fällen eine chirurgische Korrektur nötig werden.

Manche Kinder versuchen das hohe Gewölbe beim Belasten des Fußes zu kompensieren, indem sie ihn einwärts drehen (Varusstellung des Vorderfußes). Da sich jedoch Kahn- und Sprungbein der Varusstellung widersetzen, muss sich das Fersenbein anpassen und sich ausstellen (Eversion) oder in eine Valgusstellung bewegen. Das verstärkt die Pronation des ganzen Fußes und setzt das Fußsohlengewebe noch mehr unter Spannung.

In einigen Familien sind „Hohlfüße" erblich. Deshalb sollten die Kinder Schuhe tragen, die ihr Fußgewölbe stützen, besonders wenn sie sich sportlich engagieren (z.B. als Läufer oder Spieler mit abruptem Wechsel zwischen Beschleunigung und Abbremsen). Generell gilt, dass starre Hohlfußgewölbe Kinder anfälliger für Verletzungen und Überlastungsschäden machen. Der tendenziell kompaktere „Hohlfuß" lässt kaum interossäre Bewegungen zur Anpassung an plötzliche Veränderungen der Oberflächenbeschaffenheit oder des Drucks zu. Da auch das Quergewölbe oft seitlich komprimiert und hoch gedrückt ist, werden die Metatarsalköpfchen und Plantarfaszien stärker belastet – mit der Folge, dass junge Sportler vermehrt anfällig für Stressfrakturen sind bzw. bei allen Kindern mit „Hohlfuß" das Risiko einer Plantarfasziitis im Erwachsenenalter besteht.

24.11 Beinlängendifferenz

Ein Beinlängenunterschied wirkt sich auch auf die Fußmechanik von Kindern aus. Unter der stärkeren Druckbelastung (Kompression) durch das Körpergewicht neigt der Fuß auf der kürzeren Beinseite zur Pronation. Diese Pronationsstellung kann durch Hypersupination des hinteren Sprunggelenks (Art. subtalaris) kompensiert werden, so dass die Hauptlast auf der Außenkante von Fuß und Ferse ruht. Auf der anderen Beinseite geht die stärkere Pronation des Fußes mit einer Innenrotation von Tibia und Femur einher (➤ Kap. 5 zur ausführlicheren Beschreibung von Beinlängendifferenzen bzw. der Untersuchungen).

24.12 Plantarfasziitis

Die üblicherweise als Alterserscheinung eingestufte Plantarfasziitis kann sich schon bei jungen Sportlern entwickeln, wenn falsches Training, schlechtes Schuhwerk und/oder Fußgelenk-/Bewegungsstörungen zusammenkommen. Es handelt sich um ein (chronisches) Überlastungssyndrom, bei dem extreme Zugkräfte an der Aponeurosis plantaris wiederholte Mikrotraumen verursachen. Typische Beispiele sind Laufdisziplinen oder Sportarten, die rasche Wechsel zwischen Beschleunigung und Abbremsen erfordern. Die Autorin hat jedoch die Erfahrung gemacht, dass auch Vorwärtsbewegungen mit eingeschränkter Dorsalflexion des Fußes zur Plantarfasziitis führen können, etwa wenn Rollerblade- oder Alpinskifahrer längere Zeit in den Hartschalenschuhen herumlaufen. Besonders in frühen oder intensiven Trainingsphasen von Balletttänzern bedeutet der Zehenspitzentanz eine enorme Belastung der Plantaraponeurose, durch die sich das Risiko einer Plantarfasziitis erhöht.

Die Zugspannung der Plantaraponeurose kann auf unterschiedliche Weise gesteigert werden. Nach Aufsetzen der Ferse kommt es normalerweise in der Standphase zur Dehnung und nach Abrollen des Fußes zur Kontraktion der Plantaraponeurose. Dieses Wechselspiel ist als propulsives Element an der Vorwärtsbewegung beim Gehen beteiligt. Wenn nur eine begrenzte Dorsalflexion des Sprunggelenks in der Standphase möglich ist, wird eine kompensatorische Dorsalflexion und Pronation des Vorderfußes erzwungen, die zur stärkeren Dehnung der Plantarfaszie beiträgt. Die Spannung der Plantarfaszie erhöht sich auch, wenn ihre Insertionen (Ursprung und Ansatz) wegen einer Varusstellung oder Rückverlagerung des Fersenbeins weiter auseinander liegen. Bei Kindern mit Hohlfüßen sind die – von Natur als – verkürzten und verspannten Plantarfaszien verletzungsanfälliger für Überdehnungen.

Beim Gehen bauen sich Kräfte (Energie) auf, die normalerweise von den Fußgewölben aufgefangen werden. Bei dysfunktionalen Fußgewölben wird die Energie jedoch zum Großteil auf die Faszien und Bänder der Fußsohlen übertragen, wo sie Mikrotraumen und Entzündungen auslösen kann. Bei Hyperpronation des Sprunggelenks (z.B. bei evertierter Ferse oder innenrotierter Tibia) wird die Plantarfaszie unter Gewichtsbelastung gedehnt. Da sie die Fortsetzung der Achillessehne bildet, können Wadenmuskelverspannungen oder tibiale Dysfunktionen eine ursächliche Rolle bei der plantaren Fasziitis spielen. Durch Hochziehen des Fersenbeins verstärken Verspannungen des M. gastrocnemius oder M. soleus die Dehnung der Plantarfaszie; eine ischiokrurale Muskelverspannung, die eine volle Kniestreckung verhindert, kann ebenso dazu beitragen. Daraus lässt sich ein erhöhtes Fasziitis-Risiko bei Kindern mit Spastiken ableiten. Um eine subtile Beinlängendifferenz zu kompensieren, setzen Kinder die Ferse auf der betroffenen Seite oft nicht voll auf. Dadurch wird die Plantarfaszie stärker belastet – bis sich daraus eine Fasziitis entwickelt.

Fußsohlenschmerzen sind in den meisten Fällen auf eine plantare Fasziitis zurückzuführen. Sollten sich die Symptome trotz geeigneter Behandlungsmethoden nicht bessern, müssen jedoch andere Ursachen (Rheuma, Tarsaltunnelsyndrom mit/ohne Schilddrüsenerkrankung, Apophysitis calcanei, Myositis/Tendinitis des M. abductor hallucis oder der Achillessehne, rheumatoide Arthritis) in Betracht gezogen werden. Ätiologisch liegt in der überwiegenden Mehrheit eine Funktionsstörung vor. Mit Schnittbildtechniken sollte eine Beinlängendifferenz ausgeschlossen werden. Mit Röntgenaufnahmen im Stehen lässt sich nur ein Schiefstand der Sakrumbasis oder die Hüftkopfhöhe beurteilen, die beide durch eine Beckenrotation überdeckt werden können. Zudem können Femur und Tibia unterschiedlich lang sein, obwohl die Gesamtlänge der Beine auf beiden Seiten gleich ist. Auch dies hat erhebliche Auswirkungen auf das Gangbild und die Kraftverteilung an den Fußsohlen.

24.13 Sever-Krankheit (Apophysitis calcanei, Haglund-Ferse)

Eine Entzündung des Achillessehnenansatzes am Fersenbeinhöcker wird als Apophysitis calcanei bezeichnet. Sie kann auf einer chronischen Druckreizung oder wiederkehrenden Überdehnung beruhen. Jungen sind häufiger als Mädchen betroffen, vor allem wenn sie Sportarten mit wiederholtem Anlaufen und Stoppen wie Fußball, Leichtathletik und Basketball ausüben. Im typischen Erkrankungsalter von 8–16 Jahren beginnen die beiden Ossifikationszentren des Fersenbeins zu verschmelzen. Es gibt zwei Erklärungsmodelle: nämlich Mikroläsionen und -risse der Sharpey-Fasern, die an der Apophyse inserieren, oder der Apophyse selbst. Die Patienten klagen meist über Druckschmerzen bei Fußbelastung. Ein hochverdächtiges Zeichen sind umschriebene Schmerzen, die sich durch seitliches (von lateral und medial) Zusammendrücken der Ferse auslösen lassen. Ein Hypertonus oder eine erhöhte Spannung des M. gastrocnemius und M. soleus kann die Beschwerden noch verschlimmern.

Die Behandlung zielt auf eine Druckentlastung des Gewebes ab. Als Methoden eignen sich Dehnübungen für die dorsalen Flexoren und Faszien sowie Techniken, mit denen sich mechanische Dysfunktionen im hinteren und mittleren Fußbereich beheben lassen. Manchmal kann eine Fersenerhöhung angebracht sein, um den Körperschwerpunkt nach vorn zu verlagern und das Fersenbein zu entlasten. In schweren Fällen ist eine Schienung erforderlich. Die Heilung schreitet im Allgemeinen nur sehr langsam voran und kann bis zu einem Jahr dauern.

24.14 Fuß- und Sprunggelenkbehandlung

In der großen Mehrzahl der Fälle lassen sich chronische Fußdeformitäten, Gangstörungen oder Fehlbildungssyndrome in allen Altersgruppen nur durch eine umfassende Behandlung sämtlicher Fußstrukturen verbessern. Bei

Kindern können sich signifikante adaptive und kompensatorische Veränderungen der flexiblen Strukturen und Lagebeziehungen entwickeln. Die Fußstrukturen sind so eng miteinander verbunden, dass sich eine Störung nur in den seltensten Fällen auf eine einzelne beschränkt, ohne kompensatorische Veränderungen im Gesamtgefüge hervorzurufen. Das gilt zwar besonders für Entwicklungs- und chronische Störungen, kann aber genauso auf nichtakute traumatische oder Sportverletzungen zutreffen. Auch wenn sich spezifische manualtherapeutische Ansätze bei bestimmten Zuständen als wirksamer erweisen, sollten ergänzend balancierende Behandlungstechniken angewandt werden, um das Gleichgewicht im ganzen Fußbereich wiederherzustellen.

Allgemein gilt, dass BLT-Techniken zur Behandlung angeborener und chronischer Störungen in allen Altersstufen – selbst für Kleinkinder – geeignet sind. Bei akuten Verletzungen älterer Kinder oder Sportler können Gelenk- und Thrusttechniken eine sinnvolle Therapiemethode darstellen. Als Faustregel sollten der hintere Fußbereich und die Malleolengabel vor dem vorderen Fuß behandelt werden. Ferse und Sprunggelenk sind als funktionelle Einheit anzusehen und werden normalerweise zuerst behandelt, weil sie dem stärksten Druck unterliegen. Als Nächstes wird das mediale Längsgewölbe behandelt, dessen Grundpfeiler, das Os naviculare, sowohl das Längs- wie das Quergewölbe des Fußes beeinflusst. Daran schließt sich die Behandlung des Quer- und des lateralen Längsgewölbes an. Dann kommen die Mittelfuß- und Zehenknochen an die Reihe, deren Stellung von den Fußgewölben bestimmt wird. Da die Spannung der Plantarfaszien von normalen Funktionsbeziehungen der zuvor erwähnten Strukturen abhängig ist, bildet ihre Behandlung den Abschluss.

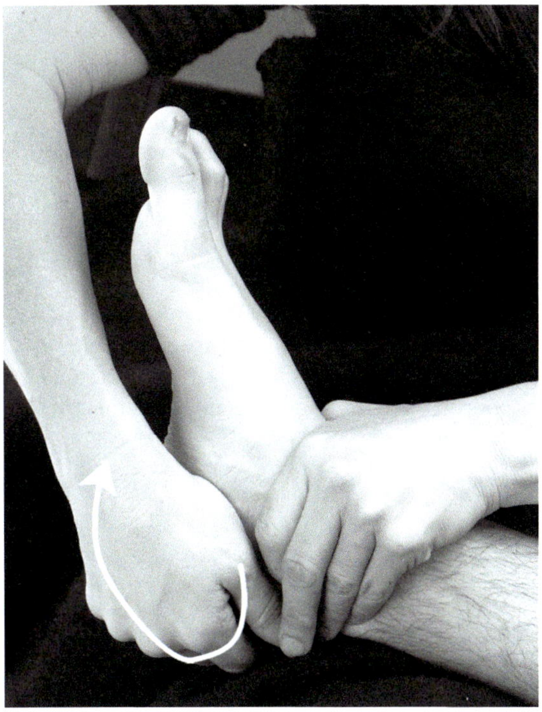

Abb. 24.12

Balanced-Ligamentous-Tension-(BLT-) Technik an der Ferse (Calcaneus)

Kind

Je nach Größe des Kindes wird eine der nachfolgend beschriebenen Handpositionen gewählt (siehe BLT-Technik mit anderer Handposition).

1. Im Sitzen oder in Rückenlage ist das Knie des Patienten gestreckt.
2. Die Therapeutin hält seine Ferse so in ihrer Hand, dass ihre Finger hinten unter den Fußknöcheln liegen. Mit der anderen Hand stabilisiert sie das Sprungbein und die Malleolengabel (> Abb. 24.12).
3. Mit einer festen, aber behutsamen Traktion zieht sie den Calcaneus vom Talus weg, um die Bänderspan-

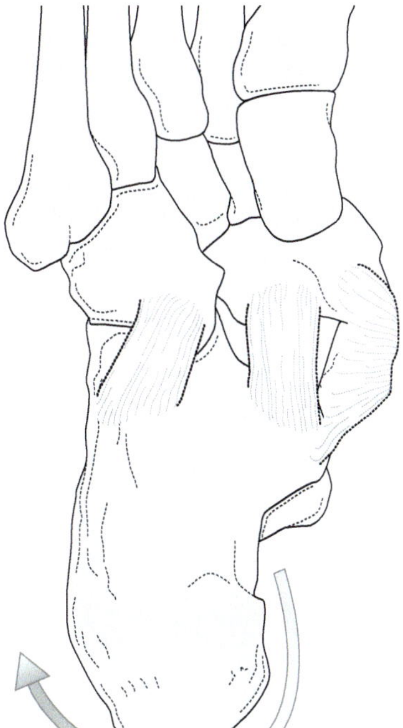

Abb. 24.13

nung auszugleichen. Nach anfänglichem Zug in posterior-inferiorer Richtung ändert sie den Kraftvektor – entsprechend dem gebogenen Pfeil (➤ Abb. 24.13) – und übt eine Traktion in anterior-superiorer Richtung aus. Durch Hin- und Herbewegen der Ferse in die Valgus-/Varus-, Eversions-/Inversions-, Supinations-/Pronationsstellung führt sie einen Spannungsausgleich in den Ligg. talocalcaneum, tibiocalcaneum und calcaneofibulare herbei.

4. Sobald sich ein Spannungsgleichgewicht einstellt, wird die Position beibehalten, bis sich die Gewebetextur spürbar verändert, die mechanische Belastung normalisiert oder die Gewebefunktion verbessert hat.

BLT-Technik mit anderer Handposition

Sportler und Jugendliche

1. Im Sitzen oder in Rückenlage hat der Sportler oder Jugendliche sein Knie gestreckt, während der Fuß über den Rand der Liege hängt.
2. Die Therapeutin hält den Fuß mit beiden Händen; ihre Daumenballen liegen unterhalb der Knöchel und ihre Finger sind hinter der Ferse verschränkt (➤ Abb. 24.14).
3. Mit einer festen, aber behutsamen Traktion zieht sie den Calcaneus vom Talus weg, um die Bänderspannung auszugleichen. Nach anfänglichem Zug in posterior-inferiorer Richtung ändert sie den Kraftvektor – in einem Bogen (Pfeil in ➤ Abb. 24.13) – und übt eine Traktion in anterior-superiorer Richtung aus. Durch Hin- und Herbewegen der Ferse in die Valgus-/Varus-, Eversions-/Inversions-, Supinations-/Pronationsstellung führt sie einen Spannungsausgleich in den Ligg. talocalcaneum, tibiocalcaneum und calcaneofibulare herbei.

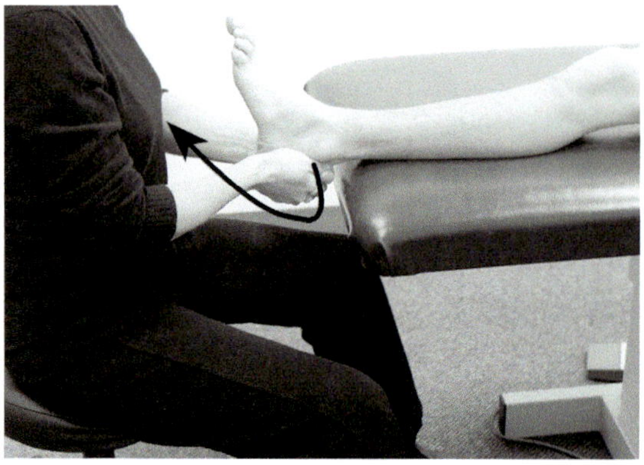

Abb. 24.14

4. Sobald sich ein Spannungsgleichgewicht einstellt, wird die Position beibehalten, bis sich die Gewebetextur spürbar verändert, die mechanische Belastung normalisiert oder die Gewebefunktion verbessert hat.

Druckentlastung mit BLT-Technik für die Malleolengabel und das obere Sprunggelenk (Art. talocruralis)

Sportler in Rückenlage

1. Im Sitzen oder in Rückenlage ist das Knie des Patienten gestreckt. Wenn ein Sportler oder Jugendlicher behandelt wird, hängt sein Fuß über den Rand der Liege.
2. Die Therapeutin hält die Fußknöchel mit Daumen und Zeigefinger beider Hände oder verhakt ihre Zeigefingerkuppen von hinten an den Knöcheln (➤ Abb. 24.15).
3. Während sie die Ferse locker herabhängen lässt, übt die Therapeutin an den Knöcheln eine feste, aber behutsame Traktion nach vorn/oben aus (➤ Abb. 24.16, graue Pfeile). Vom Eigengewicht des Fußes werden Talus und Calcaneus nach hinten/unten gezogen (weißer, punktierter Pfeil). Die Schwerkraft bildet das natürliche Gegengewicht zur Zugkraft der Therapeutin. Mit leicht nach lateral gerichtetem Druck von hinten kann sie die Knöchel auseinander bewegen (schwarzer Pfeil).
4. Durch eine Feinabstimmung dieser Position lässt sich die Bänderspannung zwischen Talus, Tibia und Fibula ausgleichen. Hat sich ein Spannungsgleichgewicht eingestellt, wird die Position beibehalten, bis sich die Gewebetextur verändert, die mechanische Belastung normalisiert oder die Gewebefunktion verbessert.

Anmerkungen

- Besonders nach einem Distorsionstrauma („Umknick-Knöchelzerrung") kann es nötig sein, eine fibulare Dysfunktion noch vor der Malleolengabel zu behandeln.
- Manchmal muss das obere Sprunggelenk (Art. talocruralis) stärker entlastet werden als nur durch das Eigengewicht des Fußes. In dem Fall kann die Therapeutin einen stärkeren Zug nach unten am Fersenbein induzieren, indem sie ihre Mittel- und Ringfinger, die den Calcaneus seitlich berühren, von den Daumen wegspreizt, die an den Knöcheln liegen.
- Bei Säuglingen und Kleinkindern kann sie Daumen und Finger einer Hand auf die beiden Fußknöchel le-

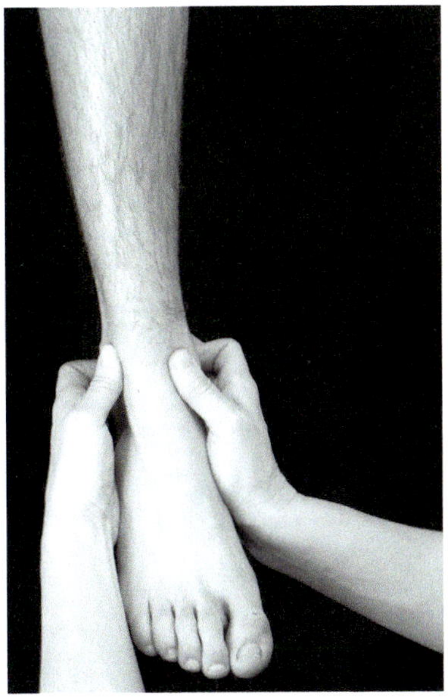

Abb. 24.15

gen und mit der anderen Hand die Ferse halten (wie oben beschrieben). Allerdings kann die eigentliche Wirkung der Behandlungstechnik (Druckentlastung) durch die Kompression des distalen Tibiofibulargelenks, die bei dieser Handposition entsteht, vermindert werden.

Kompression mit BLT-Technik am oberen Sprunggelenk (Art. talocruralis)

Sportler in Bauchlage

Nach traumatischen Verletzungen kann ein signifikanter Druck an der Malleolengabel bei größeren Kindern und Sportlern auftreten. Diese Patienten sprechen häufig nicht auf eine Druckentlastung (Dekompression) an, sondern müssen mit Druck (Kompression) behandelt werden.

1. In Bauchlage hat der Patient sein Knie gebeugt und den Unterschenkel aufgerichtet. Die Therapeutin steht seitlich neben ihm (➤ Abb. 24.17).
2. Ihre – in Bezug zum Patienten – distale Hand liegt auf die Fußsohle und hält die Ferse. Mit der anderen Hand umgreift sie den Knöchelbereich und berührt das distale Ende des Schienbeins.
3. In neutraler Fußstellung drückt die Therapeutin mit der Hand auf dem Calcaneus fest, aber behutsam in Richtung Knie, bis sich der Talus anspannt; dabei führt sie gleichzeitig die Tibia mit sanftem Druck nach hinten.

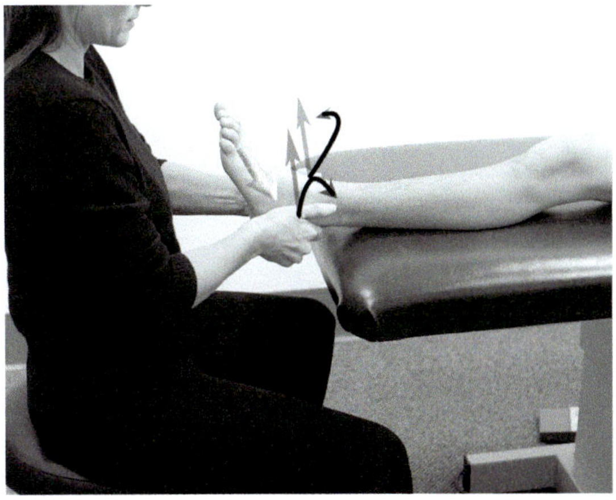

Abb. 24.16

4. Um die Spannung der Bänder auszugleichen, bewegt sie Fersen- und Sprungbein danach in eine Dorsal- und Plantarflexion sowie Inversion und Eversion, wobei sie die Tibia gleichzeitig behutsam innen- und außenrotiert.
5. Sobald sich ein Spannungsgleichgewicht einstellt, wird die Position beibehalten, bis sich die Gewebetextur spürbar verändert, die mechanische Belastung normalisiert oder die Gewebefunktion verbessert hat.

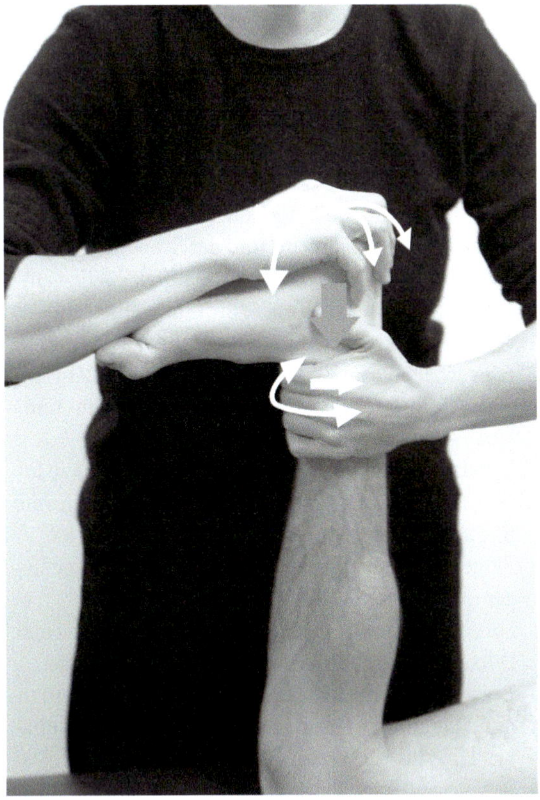

Abb. 24.17

24

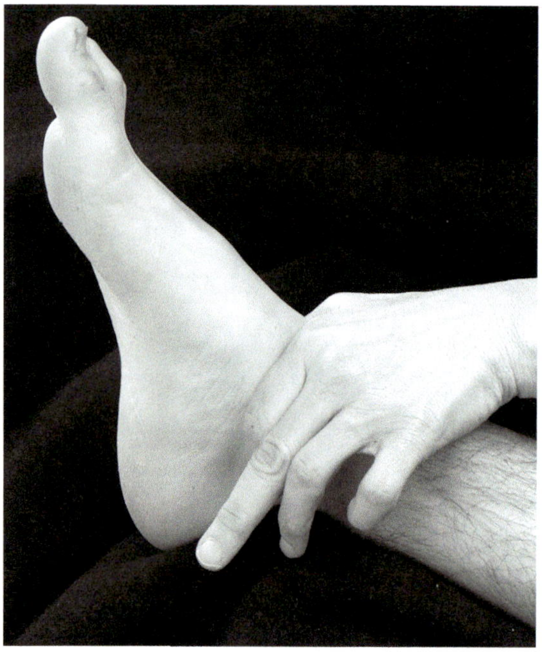

Abb. 24.18

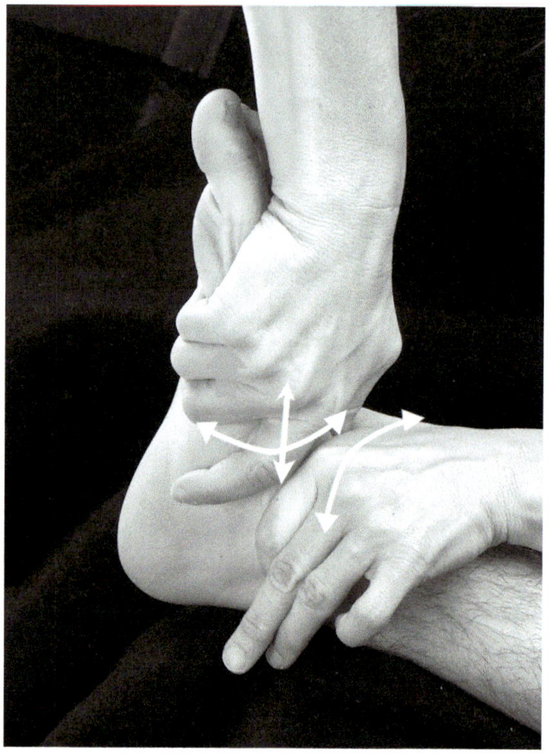

Abb. 24.19

Balanced-Ligamentous-Tension-(BLT-) Technik am unteren Sprunggelenk (Art. talocalcaneonavicularis)

1. Im Sitzen oder in Rückenlage ist das Knie des Patienten gestreckt. Der Fuß liegt in leichter Dorsalflexion auf der Behandlungsliege oder dem Schenkel der Therapeutin, damit die Ferse (Calcaneus) stabilisiert wird.
2. Die Therapeutin greift über die Malleolengabel, so dass sie beide Fußknöchel und das Schienbein berührt (> Abb. 24.18), um Druck auf die Malleolengabel ausüben und das obere Sprunggelenk stabilisieren zu können. Mit der anderen Hand hält sie den Fußrücken; die Finger sind um das mediale Längsgewölbe herum gebogen und berühren das Kahn- und Sprungbein (> Abb. 24.19).
3. Um das hintere Sprunggelenk (Art. subtalaris) zu lockern, zieht sie das Os naviculare, das Os cuneiforme und die Metatarsalknochen mit den drei lateralen Fingern sanft nach vorn (weißer Pfeil). Mit Zeigefinger und Daumen beider Hände bewegt sie das Sprung- und Kahnbein nach vorn und hinten, in eine Dorsal- und Plantarflexion sowie Inversions- und Eversionsstellung (weiße Pfeile), um die Bänderspannung im unteren Sprunggelenk (Art. talocalcaneonavicularis) auszugleichen.
4. Sobald sich ein Spannungsgleichgewicht einstellt, wird die Position beibehalten, bis sich die Gewebetextur spürbar verändert, die mechanische Belastung normalisiert oder die Gewebefunktion verbessert hat.

Artikulationstechnik am Os naviculare und medialen Längsgewölbe

1. Im Sitzen oder in Rückenlage ist das Knie des Patienten gestreckt. Der Fuß kann auf dem Behandlungstisch liegen oder über den Rand hängen.
2. Die Therapeutin sitzt am Fußende. Ihre näher zum Patientenknie befindliche Hand liegt so, dass sie den Unterarm auf dem Schienbein abstützen kann, um Sprungbein und Knöchel mit dem Hypothenar und ihrem Armgewicht zu stabilisieren. Ihr Zeigefinger ist um das Os naviculare gebogen (> Abb. 24.20).
3. Mit der anderen Hand umfasst sie den Fußrücken und legt den Zeigefinger um das Os cuneiforme I. Der Zeigefinger am Kahnbein dient als Widerlager bzw. Drehpunkt, wenn das Os cuneiforme und der Vorderfuß proniert und das Os naviculare supiniert wird, bis sich die restriktive Barriere einstellt.
4. Mit einem kurzen, schnellen Impuls (Thrust) bewegen sich beide Hände gleichzeitig in entgegen gesetzter Richtung, um die Supination des Os naviculare und die Pronation von Os cuneiforme und Vorderfuß

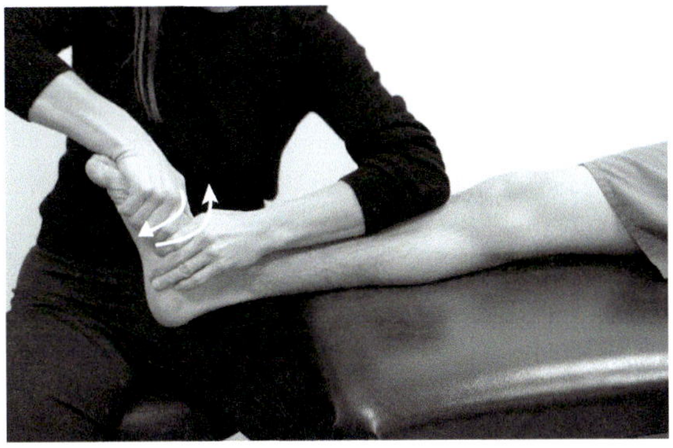

Abb. 24.20

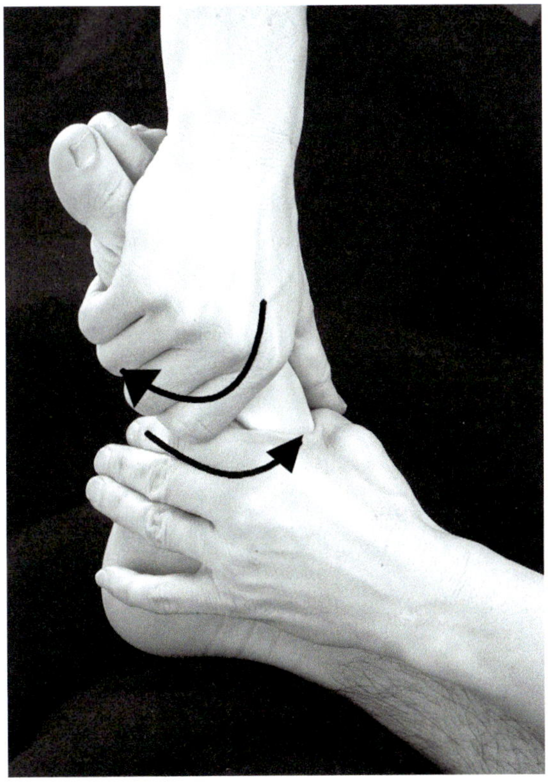

Abb. 24.21

herbeizuführen (➤ Abb. 24.21). Dies überspannt den Bogen und lässt das Kahnbein wieder zurückspringen.

Balanced-Ligamentous-Tension-(BLT-) Technik am Os naviculare und medialen Längsgewölbe

1. Im Sitzen oder in Rückenlage ist das Knie des Patienten gestreckt. Der Fuß kann auf dem Behandlungstisch liegen oder über den Rand hängen. Die Therapeutin sitzt neben dem Bein. Ihre näher zum Patientenknie befindliche Hand liegt so, dass sie den Unterarm auf dem Unterschenkel abstützen kann, um Schienbein und Knöchel zu stabilisieren. Ihr Zeigefinger berührt das Sprungbein (➤ Abb. 24.22).
2. Ihre andere Hand liegt quer auf dem Fußrücken, so dass sie mit dem Zeigefinger das Os naviculare und mit den anderen Fingern das Os cuneiforme I und den Mittelfußknochen halten kann.
3. Cuneiforme und Metatarsale werden nach vorn vom Kahnbein weggezogen (grauer Pfeil). Dann versucht die Therapeutin durch Hin- und Herbewegen des Sprung- und Kahnbeins in verschiedene Richtungen (abwechselnd Supination/Pronation, Plantar-/Dorsalflexion, Kompression/Dekompression) die Spannung der Bänder zwischen Talus und Os naviculare auszugleichen.
4. Sobald sich ein Spannungsgleichgewicht einstellt, wird die Position beibehalten, bis sich die Gewebetextur spürbar verändert, die mechanische Belastung normalisiert oder die Gewebefunktion verbessert hat.

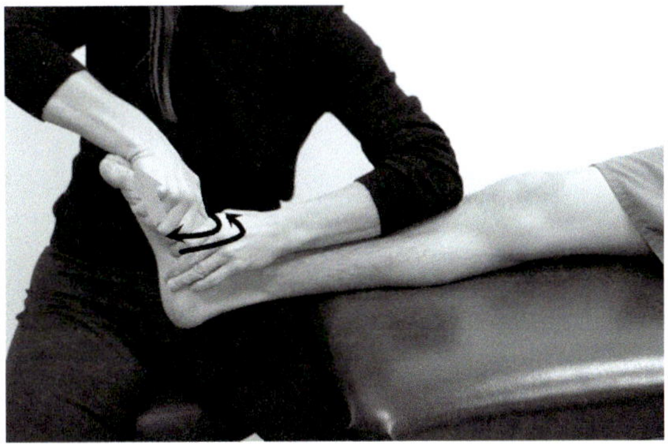

Abb. 24.22

Balanced-Ligamentous-Tension-(BLT-) Technik am Os cuboideum und lateralen Längsgewölbe

Bei den meisten Patienten ist das laterale Längsgewölbe dysfunktional oder abgeflacht. Es ist im Allgemeinen das Fußgewölbe, das sich bei Kindern als letztes entwickelt.

1. Im Sitzen oder in Rückenlage ist das Knie des Patienten gestreckt, der Fuß liegt auf dem Behandlungstisch oder dem Oberschenkel der Therapeutin. Die Therapeutin sitzt auf der gegenüberliegenden Seite. Mit der näher zum Patienten befindlichen Hand greift sie über das behandlungsbedürftige Bein nach dem Os cuboideum und hält es zwischen Daumen und Zeigefinger (➤ Abb. 24.23).
2. Ihre andere Hand liegt auf dem Fußrücken und umfasst den IV. und V. Mittelfußknochen (Os metatar-

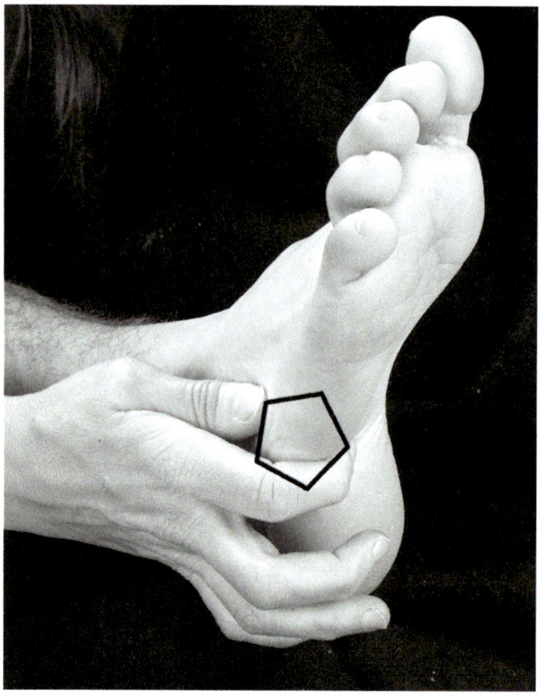

Abb. 24.23

sale IV und V) auf voller Länge (➤ Abb. 24.24 und ➤ Abb. 24.25).

3. Die Mittelfußknochen werden behutsam vom Os cuboideum weg gezogen (grauer Pfeil), bis eine minimale Bewegungsfreiheit am Würfelbein spürbar ist, und dann in eine Adduktion-Supination geführt. Gleichzeitig wird das Os cuboideum nach oben (dorsal) gedrückt und in eine Pronation oder Supination bewegt (schwarze Pfeile), bis sich die Spannung ausgleicht.
4. Sobald sich ein Spannungsgleichgewicht einstellt, wird die Position beibehalten, bis sich die Gewebetextur spürbar verändert, die mechanische Belastung normalisiert oder die Gewebefunktion verbessert hat.

Druckentlastung (Dekompression) für Quergewölbe und Os cuneiforme II

Wenn das Quergewölbe komprimiert oder steif (rigide) ist, liegt dies gewöhnlich an einer schwachen Fußmechanik oder Knöchelverletzung. In typischen Fällen wird das Os cuneiforme mediale zwischen Os cuneiforme I und III eingekeilt. Aufgrund der räumlichen Enge („Verkeilung") verliert das Gewölbe seine ohnehin geringe Flexibilität. Das hat zur Folge, dass auf den Fuß einwirkende Kräfte direkt auf die Metatarsalköpfchen übertragen werden und Druckschmerzen am Fußballen

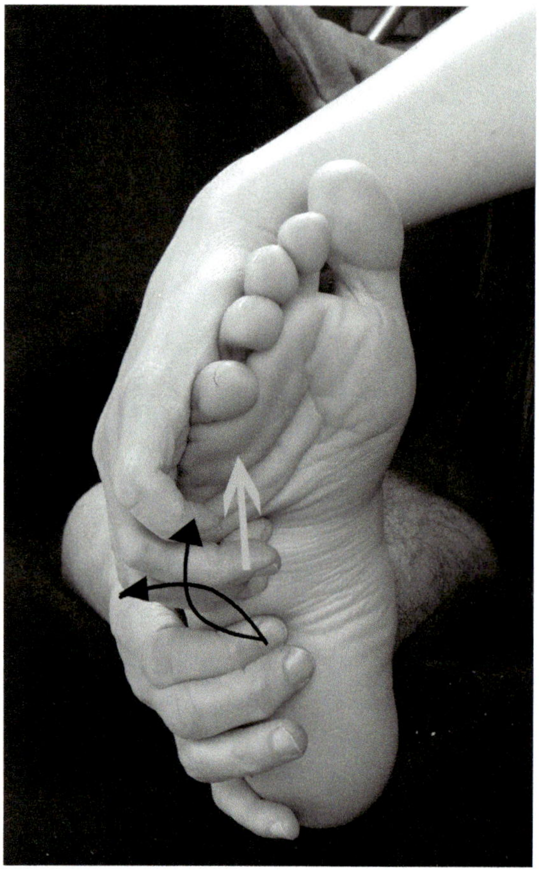

Abb. 24.24

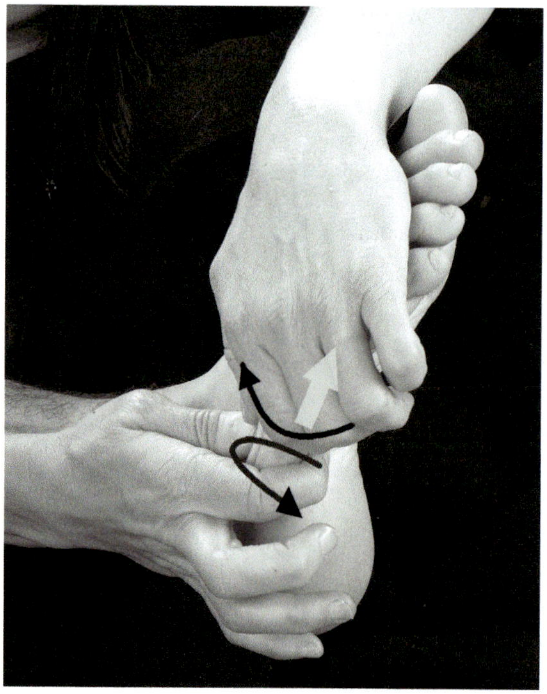

Abb. 24.25

oder zwischen den Mittelfußknochen auslösen. Am häufigsten ist das Os metatarsale II oder III betroffen.

1. In Rückenlage des Patienten ist das Knie gestreckt und der Fuß liegt auf. Die Therapeutin sitzt am Fußende und hat ihre Daumen an die Fußsohle, unter das II. Keilbein (Os cuneiforme mediale), und die Finger oben auf den Fußrücken des Patienten gelegt (➤ Abb. 24.26).
2. Während ihre Daumen das Os cuneiforme anheben, dehnen ihre Finger gleichzeitig das Quergewölbe. Diese Position wird bis zur spürbaren Lockerung (Release) des Gewebes gehalten. Ältere Kinder können aktiv mitarbeiten: Wenn sie die Zehen nach unten ziehen (einrollen), lässt sich das Os cuneiforme noch höher drücken.

Balanced-Ligamentous-Tension-(BLT-) Technik am Metatarsal-Keilbein-Gelenk

Sowohl Stellung als auch Funktion der Mittelfußknochen werden direkt vom Quergewölbe beeinflusst. Bei Kompression oder Senkung des Quergewölbes flacht sich der vordere Bogen ab und die Metatarsalköpfchen sind auseinander gespreizt. Wird der Fuß belastet, verstärkt sich der Druck im Bereich der proximalen Mittelfußknochen an der Fußsohle. Die gespreizten Metatarsalköpfchen führen zur Zehenkrümmung und zur Verlagerung des Schwerpunkts nach lateral, zur Fußaußenkante hin. Dadurch nimmt der Druck zwischen dem II. und III. Metatarsale zu, was häufig mit Muskelschmerzen (Mm. lumbricales) einhergeht.

Harte Einlagen oder Fußsohlenverletzungen können ebenfalls ein höheres Quergewölbe nach sich ziehen. In dem Fall wird das Os cuneiforme II vom I. und III. Keilbein komprimiert. Obwohl das mediale und laterale Längsgewölbe normal erscheinen, sind sie doch weniger beweglich. Unter dem vermehrten Druck, der bei Belastung des Fußes besonders auf dem I. Metatarsalköpfchen liegt, kann sich die Großzehenbeugesehne entzünden (Tendinitis des M. flexor hallucis longus) entwickeln.

1. Im Sitzen oder in Rückenlage ist das Knie des Patienten gestreckt. Zwischen Daumen und Zeigefinger einer Hand hält die Therapeutin den proximalen Mittelfußknochen und das Os cuneiforme, mit dem er artikuliert, mit der anderen Hand (➤ Abb. 24.27, ➤ Abb. 24.28, ➤ Abb. 24.29). Im Fall des Os metatarsale IV und V müsste sie also das Os cuboideum berühren.
2. Durch Hin- und Herbewegen des Mittelfußknochens und seines „Artikulationspartners" in verschiedene Richtungen lässt sich die Spannung der Gelenkbänder ausgleichen. Im Beispiel hier ist die Behandlung des I. Metatarsale gezeigt (➤ Abb. 24.27). Während einer behutsamen Supination/Pronation, Abduktion/Adduktion, Plantar-/Dorsalflexion des Mittelfußknochens induziert die Therapeutin gleichzeitig eine Rotation und Translation des Os cuneiforme.
3. Sobald sich ein Spannungsgleichgewicht einstellt, wird die Position beibehalten, bis sich die Gewebetextur spürbar verändert, die mechanische Belastung normalisiert oder die Gewebefunktion verbessert hat.

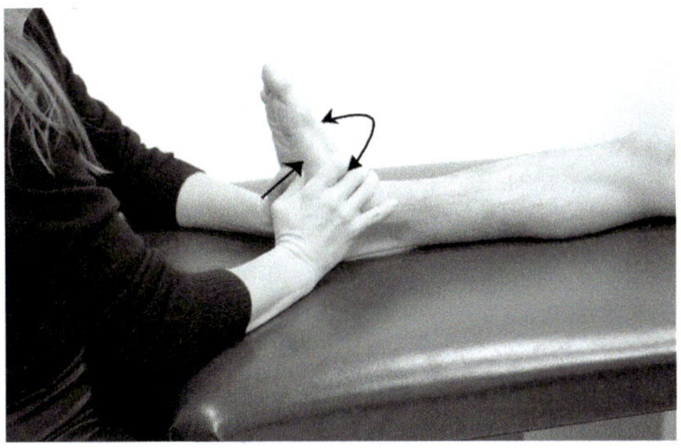

Abb. 24.26

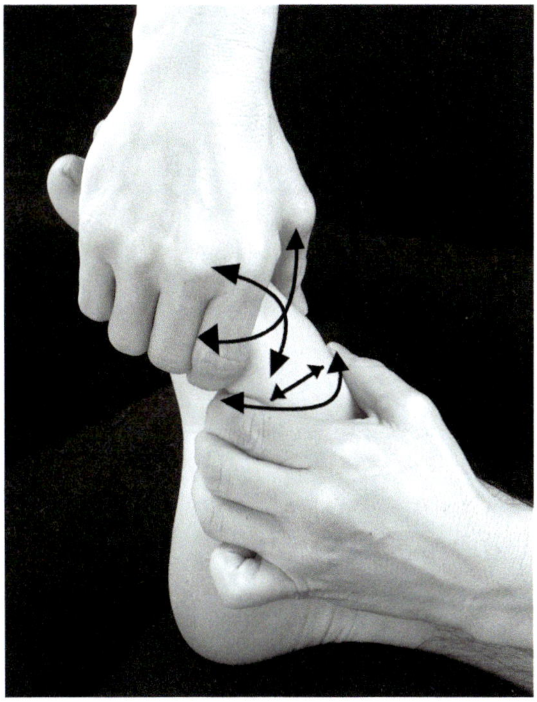

Abb. 24.27

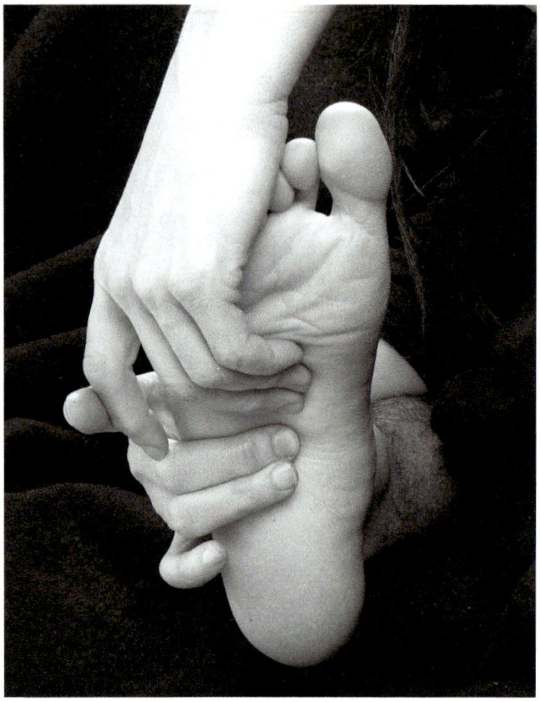

Abb. 24.28

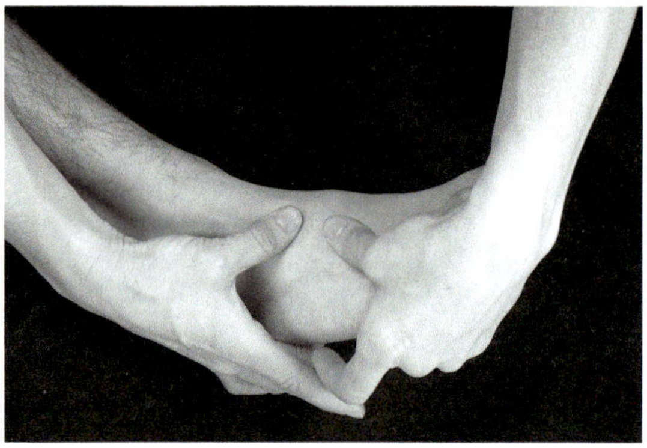

Abb. 24.29

4. Bei älteren Kindern lässt sich mit den gleichen Handgriffen eine Artikulations- bzw. Gelenktechnik anwenden.

24.15 Fußorthesen

Orthopädische Schuheinlagen (Orthesen) können sich als sehr sinnvoll erweisen, da sie eine physiologische Fußstellung unterstützen und die Funktion/Mechanik verbessern. Wenn Kleinkinder schon laufen können, bevorzugt die Autorin flexible Einlagen. Während harte Einlagen offensichtlich nur eine passive Fußformung ermöglichen, fördern Einlagen aus Polypropylen oder anderen elastischen Materialien noch eine gewisse Beweglichkeit der Fußstrukturen. Vom Aufsetzen der Ferse bis zur mittleren Standphase findet normalerweise eine leichte Pronation statt und gegen Ende der Standphase bleibt der Vorderfuß geringfügig proniert. Die physiologischen Veränderungen des medialen Längsgewölbes und Vorderfußes während des Gangzyklus werden durch harte Einlagen oftmals verhindert. Dass viele harte Orthesen das hintere Sprunggelenk (Art. subtalaris) in einer Neutralstellung schienen, hat in den letzten Jahren zu Kontroversen geführt. Denn das hintere Sprunggelenk nimmt nur für einen Bruchteil des Gangzyklus eine Neutralstellung ein, während es im Einbeinstand bei den meisten Menschen dorsalflektiert ist. Obwohl sie anatomisch korrekt ist, handelt es sich bei der Neutralstellung des hinteren Sprunggelenks unter funktionellen Gesichtspunkten also um ein Artefakt. Darüber hinaus muss im Kontext des „respiratorisch-zirkulatorischen" osteopathischen Behandlungsmodells berücksichtigt werden, dass die passive Beweglichkeit des plantaren Gewebes eine wichtige Rolle für die Durchblutung und den Lymphabfluss des Fußes spielt. Harte Einlagen dürften die unwillkürlichen, natürlichen Bewegungen des Sohlengewebes stärker einschränken als flexible Einlagen.

Obwohl sie üblicherweise eine Hyperpronation des medialen Längsgewölbes korrigieren sollen, sind Schuheinlagen an alle drei Fußgewölbe anzupassen. Bei Kindern stellen sie – außer in schwersten Fällen – lediglich eine Ergänzung zur manualtherapeutischen und rehabilitativen Behandlung dar. Denn allzu oft werden Schuheinlagen zu „Krücken", die für eine Konditionsschwäche der Bein- und Fußmuskeln bis hin zum Verlust ihrer früheren Funktionskapazität sorgen. Je jünger das Kind, desto besser stehen die Chancen auf Wiederherstellung der optimalen Funktionskapazität. Das ist eine wichtige Überlegung im Hinblick auf Kinder mit Spastiken. Deren Knöchel-Fußorthesen kombinieren nämlich oft Gelenkfixierung und harte Schuheinlagen, was die Kinder zu adaptiven Fehlstellungen im Knie-, Hüft- und Beckenbereich zwingt. Das bedingt ein größeres Schwank- und Drehmoment, wodurch sich wiederum ihre Haltungsinstabilität verstärkt.

Auch der Rückfuß muss bei der Anwendung von Orthesen berücksichtigt werden. Für Kinder mit disloziertem Fersenbein, tibialer Torsion oder Kniedeformität ist es wichtig, dass eine gut angepasste Fersenkappe den Calcaneus stabilisiert und seine Rückkehr zur Neutralstellung anbahnt. Wegen ihrer flexiblen Fußstrukturen passen sich jüngere Kinder oft mühelos an Unterschenkel-, Knie- oder Hüftdysfunktionen an, indem sie einfach die Füße anders stellen. So können

Kleinkinder beispielsweise eine unbehandelte tibiale Innentorsion oder ein Genu valgum durch Gewichtsverlagerung nach medial kompensieren, was zur Valgisierung des Rückfußes führt. Werden Störungen/Deformitäten im Laufe der kindlichen Entwicklung nicht rechtzeitig behandelt, „wächst" das Kind quasi in ein anomales Bewegungsmuster hinein, weil es falsche Muskelaktivierungsmuster einübt und sich die Muskelruhelänge sowie das Knochenwachstum entsprechend anpassen. Durch adaptive Veränderungen der Füße verstärken sich Bein- und Hüftdysfunktionen, so dass eine Spirale von Fehlanpassungen anfängt. Dieser Teufelskreis lässt sich oft durch Rückfuß-Stützorthesen durchbrechen, die ihn in der richtigen Position halten, bis sich Hüft- und Beindysfunktionen normalisiert haben.

Gute Fußorthesen wirken sich nicht nur auf die Füße, sondern auf das ganze Bein, den Beckengürtel und die Wirbelsäule aus. Dies setzt allerdings umfassende Messungen der Fußmerkmale und eine (dynamische) Untersuchung des Gangbildes voraus. Trotzdem muss der Arzt im Einzelfall anhand von Haltung und Gleichgewicht kontrollieren, ob die Einlagen richtig passen und „sitzen". Am besten lässt sich die Passform beurteilen, wenn das Kind in bzw. auf den Einlagen steht: Die Achillessehne sollte beidseits in der Beinmitte verlaufen – ohne Valgus- oder Varus-Abweichung sowie bei leichter Außenrotation der Schienbeine, leichter Innenrotation, aber nicht nach vorn gedrehten Oberschenkeln (Femora) und neutraler Beckenstellung. Falls keine Beinlängendifferenz vorliegt, müssten die Beine im Stand gleich lang sein und sich die Beckenkämme (Cristae iliacae) mit den SIPS und SIAS als Orientierungspunkten seitensymmetrisch auf gleicher Höhe befinden. Es darf sich weder eine Innenrotation der Hüften noch ein auffälliger Befund im Flexionstest zeigen. Eine Rippenasymmetrie sollte sich beim Vornüberbeugen, d.h. beim Flexionstest im Stehen, abschwächen. Bei manchen Kindern helfen richtig angepasste Einlagen, eine funktionelle Skoliose zu korrigieren. In der Seitenansicht sollten Ohr, Schulter, Hüfte und Knöchel auf einer Linie liegen, während in der Vorderansicht eine senkrechte Linie (Senklot) von der Hüfte über die Mittelachse von Bein und Fuß-/Sprunggelenk genau zwischen dem I. und II. Mittelfußknochen auftreffen müsste. Auch ein Valgusstress-/Belastungstest sollte ein gutes Gleichgewicht und symmetrische Haltung ergeben.

Natürlich müssen Einlagen, unabhängig von ihrer Stärke/Dicke, in beiden Schuhen getragen werden. Selbst die dünnsten Einlagen führen zur Hüftrotation, zur Beckenkippung und zum Sakrumschiefstand, wenn der Höhenunterschied nicht durch eine Einlage im anderen Schuh ausgeglichen würde.

24.16 Verletzungen: Tibia-anterior-auf-Talus

24.16.1 Anmerkungen zur Klinik

Bei einer Vorverlagerung der Tibia auf dem Sprungbein handelt es sich um eine typische Sportverletzung, die sich bei plötzlichem Abbremsen in vollem Lauf mit Stollenschuhen ereignet. Der Fuß des Sportlers wird von den Stollen am Boden festgehalten (d.h. in der Bewegung blockiert), doch der Schwung reißt den Körper nach vorn. Nach demselben Mechanismus kann sich die Tibia auf dem Femur nach hinten verschieben, und bei einem ausreichenden Drall reißt das hintere Kreuzband. Wenn eine nach vorn gerutschte Tibia die primäre Störung darstellt, klagen die Patienten über Schmerzen im vorderen Fuß- und Knöchelbereich bei der Dorsalflexion. Ihre Schmerzen treten daher auch beim Laufen, Treppensteigen und am Ende der Standphase (beim Gehen) auf. Im Seitenvergleich zeigt sich ein begrenzter Umfang der passiven und aktiven Dorsalflexion im Sprunggelenk, die sich auch auf andere Bewegungsebenen auswirkt. Neben einer druckempfindlichen Stelle über dem vorderen Sprungbein liegen häufig schmerzhafte Druckpunkte („Tenderpoints") im M. gastrocnemius und M. soleus vor.

24.16.2 Anmerkungen zur Behandlung

Thrusttechnik I

1. In Bauchlage des Patienten ist sein Knie gebeugt und der Fuß zeigt nach oben. Die seitlich stehende Therapeutin umgreift den Unterschenkel mit der näher zur Hüfte des Patienten befindlichen Hand (➤ Abb. 24.30).
2. Mit der anderen Hand hält sie seine Ferse. Ihr Handgelenk und Unterarm liegen in der Längsachse auf der Fußsohle, so dass sie mit dem Unterarm eine Dorsalflexion des Fußgelenks bis zur restriktiven Barriere induzieren kann.
3. Die Therapeutin übt mit beiden Händen einen festen, aber sanfte Impuls (Thrust) aus: Während sie den Fuß mit der Hand auf der Sohle in einer bogenförmigen Bewegung herunterdrückt (in eine Dorsalflexi-

24

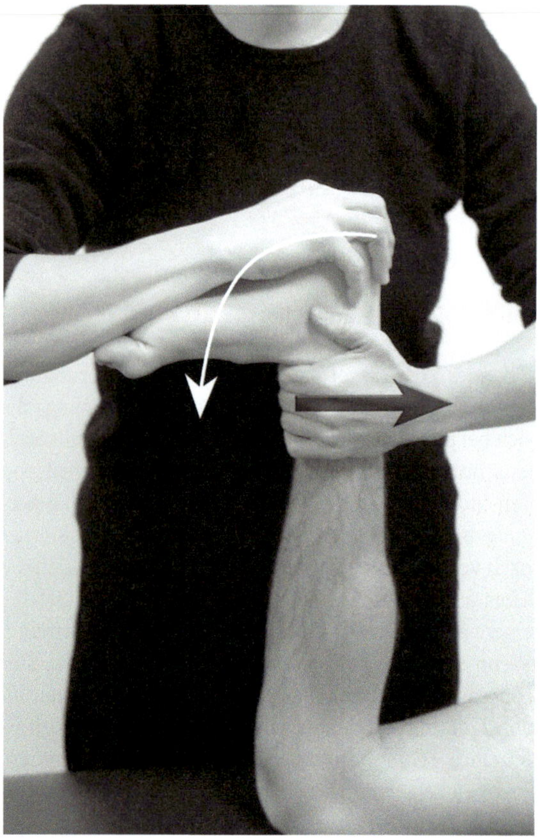

Abb. 24.30

on), zieht sie mit der anderen Hand gleichzeitig die Tibia nach hinten. Danach sollten sich der Bewegungsumfang bei der Dorsalflexion und die Druckschmerzen gebessert haben.

Thrusttechnik II

1. In Rückenlage des Patienten ist sein Knie gebeugt. Die Therapeutin steht neben ihm auf der Behandlungsseite. Ihre näher zur Hüfte des Patienten befindliche Hand liegt möglichst dicht am Sprungbein auf der Malleolengabel (➤ Abb. 24.31).
2. Mit der anderen Hand hält sie den Fuß von unten: Die Ferse ist auf die Hand gebettet, Handgelenk und Unterarm befinden sich in der Längsachse der Fußsohle.
3. Während der Fuß maximal, d.h. bis zur restriktiven Barriere nach hinten gebeugt ist (Dorsalflexion), wird die Tibia sanft zur Liegefläche herunter gedrückt. Mit einem kurzen, festen Impuls (Thrust) überwindet sie den Widerstand der Dorsalflexion und schiebt die Tibia gleichzeitig zurück (zur Liege herunter).

Balanced-Ligamentous-Tension-(BLT-) Technik

Mit dieser Technik (oder einer der weiter oben beschriebenen) lassen sich Dysfunktionen behandeln, die sich nach einer traumatischen Verletzung des oberen sowie des hinteren unteren Sprunggelenks entwickelt haben. Der Druck wird zuerst auf die Articulatio talocruralis (OSG) und danach auf die Articulatio subtalaris (hinteres USG) gerichtet.

1. In Bauchlage des Patienten ist das Knie gebeugt und der Fuß zeigt nach oben. Die Therapeutin steht seitlich neben dem behandlungsbedürftigen Knöchel. Ähnlich wie bei der Artikulationstechnik umgreift sie den Unterschenkel mit der näher zum Patienten befindlichen („proximalen") Hand und die Ferse mit der anderen („distalen") Hand, wobei Handgelenk und Unterarm auf der Fußsohle liegen (➤ Abb. 24.15).
2. Auf das hintere USG wird ein fester, aber behutsamer Kompressionsdruck gerichtet, bis es etwas beweglicher ist. Wenn der Druck zu stark ist, würde das Gelenk blockiert. Er darf lediglich das angrenzende Gewebe lockern/entspannen, ohne das Gelenk einzubeziehen.
3. Durch Tibia- und Fußbewegungen wird die Gewebespannung in der Umgebung des OSG und hinteren USG ausgeglichen. Die Tibia lässt sich nach innen und außen rotieren sowie vor- und zurückschieben (Translation), während gleichzeitig eine Abduktion/Adduktion, Inversion/Eversion und Plantar-/Dorsalflexion des Fußes induziert wird.
4. Sobald sich ein Spannungsgleichgewicht einstellt, wird die Position beibehalten, bis sich die Gewebetextur spürbar verändert, die mechanische Belastung normalisiert oder die Gewebefunktion verbessert hat.

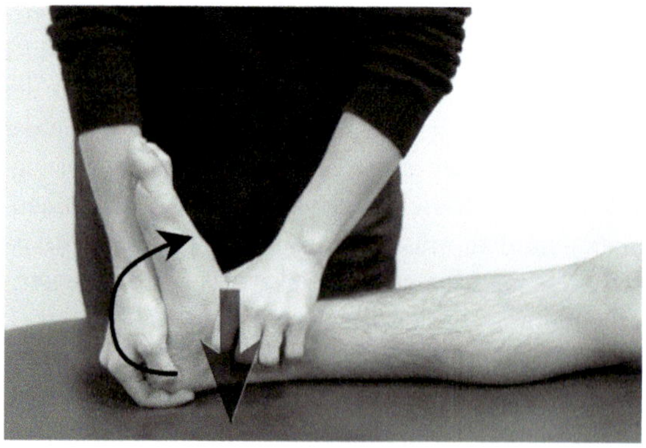

Abb. 24.31

24.17 Knöchelzerrung (Umknicktrauma)

24.17.1 Anmerkungen zur Klinik

Als häufigste Knöchelverletzung geht eine Distorsion durch Umknicken (inversion sprain) mit einer Außenbandverletzung einher. In schweren Fällen kann es zu Bänderrissen und zum Vorrutschen des Sprungbeins gegenüber der Tibia kommen. Nach einem Umknicktrauma des Sprunggelenks neigen Sportler oft zu Rezidiven. Bei fast einem Drittel der Patienten entwickelt sich eine mechanische Gelenkinstabilität und bis zu 30% haben noch Monate nach dem akuten Ereignis Beschwerden. Bei Sprunggelenkverletzungen ist es wichtig, die Talusfunktion im Auge zu behalten. Das Körpergewicht überträgt sich von der Tibia auf den Taluskopf und weiter zum Fuß. Da der Talus drei wichtige Gelenke mit der Malleolengabel (Tibia und Fibula), dem Calcaneus und Os naviculare bildet, hängt die Normalfunktion im Fuß- und Knöchelbereich wesentlich von ihm ab. In der Malleolengabel kann er sich in Dorsalflexion mit Außenrotation und Plantarflexion mit Innenrotation bewegen. Das obere Sprunggelenk (OSG, Art. talocruralis) ist wegen der Keilform des hinteren Talus und der langen Fibula, die ein Zurückbewegen bzw. seitliches Drehen des Talus begrenzen, relativ stabil bei Dorsalflexion. Verletzlicher ist es bei der Plantarflexion. Denn bei geöffnetem Gelenk kann sich der vorn breitere Taluskopf an der Tibia entlang nach vorn schieben, während der kleine Malleolus medialis eine Innenrotation zulässt. Zudem bleibt nur noch der hintere Teil des Taluskopfes bei der Plantarflexion mit der Tibia in Verbindung, so dass die Gelenkstabilität mehr von den Bändern als den Knochen abhängt.

Bei einem Umknicktrauma lastet das Gewicht voll auf dem Fuß, wenn der Talus gerade in Plantarflexion supiniert ist. In dieser Position ist er besonders verletzungsanfällig, da die offene Gelenkverbindung zur Malleolengabel eine Innenrotation und Dislokation nach vorn zulässt. In dieser Position sind die Seitenbänder maximal gespannt, besonders das Lig. talofibulare anterius und das Lig. calcaneofibulare. Knöchelzerrungen lassen sich im Hinblick auf die Bänderverletzung in verschiedene Schweregrade einteilen. Grad 1 entspricht kleinen Einrissen des Lig. talofibulare anterius, die gewöhnlich nach einer länger anhaltenden Plantarflexion auftreten und sich als geringe lokale Schwellung mit druck-/schmerzempfindlichen Stellen und Bewegungseinschränkung, aber ohne Hautblutungen (Ekchymosen) manifestieren. Das Lig. calcaneofibulare wird eher bei starker Supination überdehnt. Bei Grad-2-Distorsionen liegen tiefe Einrisse oder sogar eine Ruptur des Lig. talofibulare anterius sowie Teilrisse des Lig. calcaneofibulare vor. Dies geht mit einer generalisierten Schwellung sowie Hauteinblutung und Druckschmerzen am Außenknöchel und der hinteren Fußaußenseite einher. Auch die Sprunggelenkkapsel kann verletzt sein. Die Patienten haben Schmerzen, wenn sie den Fuß belasten, und können nicht auf ihm stehen. Im passiven Bewegungstest kann sich eine gewisse Instabilität zeigen. Bei einer Knöchelzerrung dritten Grades sind die vorderen und seitlichen (Außen-)Bänder samt Gelenkkapsel gerissen; der Fuß kann nicht mehr belastet werden. An seiner Außenkante und im Knöchelbereich entwickelt sich eine diffuse, druckschmerzhafte Schwellung mit Hauteinblutung. Im passiven Bewegungstest lässt sich eine Instabilität nachweisen. Eine Ruptur des Lig. talofibulare anterius führt zu einem positiven vorderen Schubladenzeichen. Ist das Band gezerrt, klagen die Patienten über Schmerzen und reagieren eventuell mit Abwehrspannung. Mit dem „Talus-Tilt-(Kipp-)Test" kann eine Inversion des Calcaneus abgeklärt werden – in leichter Plantarflexion wird die Ferse einwärts gedreht und mit der Beweglichkeit des anderen Fußes verglichen. Bei Grad-3-Zerrungen fallen sowohl der Talus-Tilt- als auch der Schubladentest positiv aus. Wenn bei einem Distorsionstrauma zweiten Grades kein Bänderriss vorliegt, ist der Talus-Tilt-Test schmerzhaft, ergibt aber keine Instabilität. Wegen der verletzlichen Epiphysenfuge von Kleinkindern muss vor allem eine akute traumatische Epiphysiolyse (Knochenfraktur) ausgeschlossen werden. Am häufigsten kommen Inversionsfrakturen vom Typ Salter-Harris und Abrisse/Avulsionen vor. Der Bereich über der Fraktur ist außerordentlich druckschmerzhaft.

Neben den (primären) Dysfunktionen im oberen und hinteren unteren Sprunggelenk können auch (sekundäre) Dysfunktionen in anderen Bereichen durch ein Umknicktrauma ausgelöst werden. Beim Umknicken wird das Sprungbein nach vorn gezogen und innen rotiert, das Fersenbein einwärts gedreht und das Quergewölbe verbogen. Unter dem starken Zug des M. peroneus longus verlagert sich die Fibula nach hinten, oft mit gleichzeitiger Außenrotation der Tibia. Die Dislokation des Talus wirkt sich auf das hintere Sprunggelenk (Art. subtalaris) und – in Form einer Abflachung – auf das mediale Längsgewölbe aus. Der fasziale Stress, den die Vorwärtsbewegung des Körpers auf dem kollabierenden Fuß erzeugt, kann sich bis in die Becken- und thorakolumbale Faszie oder den kontralateralen Thorax ausbreiten [Blood 1980].

24.17.2 Anmerkungen zur Behandlung

Die Behandlungsschritte richten sich nach der Chronizität und Schwere der Verletzung. Um die normale Gelenkfunktion wiederherzustellen, ist es aber unverzichtbar, Talus, Calcaneus und Fibula zu behandeln.

Allgemein gilt, dass ein erfahrener und versierter Arzt eine Dislokation oder Distorsion des Talus sofort, d.h. gleich nach dem Ereignis, behandeln kann. Wenn die Entzündungsphase beginnt, muss die Behandlungsweise oft geändert werden, weil Ödeme die Bänder- und Gelenkbeweglichkeit erheblich einschränken.

In den ersten 24 Stunden nach der Verletzung sind Hochlagern und Kompression wichtig. Falls sich die Gelegenheit bietet, Patienten direkt nach dem akuten Ereignis zu sehen, und ihr Sprunggelenk stabil ist, kann eine Korrektur des Fersen- und Sprungbeins zu einer deutlichen Zustandsbesserung führen. Bei instabilem Gelenk sollte das Redressement des Talus aber ausschließlich geübten und spezialisierten Ärzten vorbehalten bleiben. In der osteopathischen Behandlung stehen stattdessen Manualtechniken im Vordergrund, die den venösen und arteriellen Blutfluss verbessern und dadurch die Wundheilung fördern. Um den venösen Abfluss und die Lymphdrainage zu unterstützen, werden die rumpfnahen Bereiche, der Beckenboden (Diaphragma pelvis) und die Kniekehle mit in die Behandlung einbezogen. Umstritten ist der Nutzen von Schmerzmitteln, die nicht nur antientzündlich wirken, sondern auch die Heilung des Bindegewebes hemmen können. Selbst nach einem Distorsionstrauma ersten Grades sind Krücken oder ein Gehstock sinnvoll, da das Gleichgewichtsempfinden aufgrund der verzerrten Propriozeption im Fußbereich zeitweilig beeinträchtigt sein kann.

Die Behandlung von Verletzungen zweiten und dritten Grades wird vom klinischen Bild bestimmt. In welcher Reihenfolge die primären und sekundären Stressmuster behandelt werden, hängt von der Stärke der Beschwerden ab. Sobald die entzündliche Erstreaktion eingesetzt hat, wird der therapeutische Zugang zur primären Störung im oberen und hinteren Sprunggelenk oft schon rein mechanisch durch die schmerzhafte Schwellung erschwert oder verhindert. In dem Fall konzentriert sich die Behandlung zunächst auf die Lymphdrainage, die Linderung von Muskelspasmen und die Normalisierung sekundärer Dysfunktionen. So könnten z.B. die entsprechenden Wirbelsäulenabschnitte, Thorax, Becken, Kniekehle, der M. peroneus und die Fibula behandelt werden. Geeignet sind sanfte, passive Techniken (BLT, passiver Bewegungsumfang und FPR), die 24–36 Stunden nach dem akuten Ereignis angewandt werden dürfen, während Erstmaßnahmen wie Venen- und Lymphdrainage, Hochlagern und Kompression weitergeführt werden. Wenn die Ödembildung zurückgeht, wird das Sprunggelenk leichter zugänglich. Im Allgemeinen sollten die Patienten am ersten Tag (nach dem akuten Ereignis) mit Bewegungsübungen ohne Gewichtsbelastung beginnen. Eine besonders bequeme Methode sind Übungen, bei denen der Fuß bis über den Knöchel in kaltes Wasser getaucht und langsam im vollen Umfang bewegt wird. Diese Übungen sollten Abduktion/Adduktion, Flexion/Extension, Inversion/Eversion und subtile Bewegungen zur propriozeptiven Stimulation (z.B. Buchstabenschreiben mit den Zehen) beinhalten. Sie werden ohne Bandage oder Kompressionsverband durchgeführt und sollen schmerzfrei möglich sein. Schmerzen dürfen keinesfalls ignoriert werden. Die aktive Rehabilitation des Sprunggelenks erfolgt mit Bewegungen unterhalb der Schmerzschwelle. Bei jüngeren Heranwachsenden können Dauerschmerzen im unbelasteten Fuß auf eine verdeckte Fraktur hindeuten. Möglichst bald sollten die Patienten zu Übungen gegen kontrollierten Widerstand übergehen (z.B. Fahrradergometer), die Bewegungen dürfen aber nicht schmerzhaft sein. Je nach Schädigungsausmaß kann ab der ersten bis dritten Woche mit Belastungsübungen begonnen werden – seitliche Schritte oder Rückwärtsgehen, Treppensteigen, Zehen- oder Hackengang. Es ist normal, wenn Patienten über Steifheit klagen, doch bei Schmerzen müssen die Übungen modifiziert werden.

Bei Verletzungen dritten Grades ist meist eine Ruhigstellung im Gips- oder Hartschienen-Verband erforderlich. In der Anfangsphase der osteopathischen Behandlung steht eine Verbesserung der Durchblutung und Lymphdrainage zur beschleunigten Wundheilung im Mittelpunkt; oder es werden zunächst andere Bereiche behandelt, in denen sich anomale Gangmuster durch den Gehgips oder den Gebrauch von Krücken bemerkbar machen. Solche Dysfunktionen treten üblicherweise im Lumbosakral- und Thorakolumbalbereich, im Brustkorb oder der Brustwirbelsäule, im Schulter- und Thoracic-Inlet-Bereich auf. Als übliche Verletzungsfolgen sollten erhöhte Spannungen im Bereich des Fibulaköpfchens, der Tibia, des M. peroneus und M. biceps femoris sowie des Iliums mit sanften Techniken behandelt werden. Aus osteopathischer Sicht stimuliert der Abbau solcher sekundären Stressmuster die körpereigenen Heilungskräfte und fördert somit die lokale Gewebereparatur. Die Funktion der betroffenen Bereiche sollte zumindest einmal wöchentlich überprüft werden. Gegen Ende der zweiten Woche wendet sich die Behandlung langsam und behutsam der Fußmechanik zu. Wieder werden zunächst Verspannungen in der Umgebung gelöst und ausgeglichen, während der Talus ausgespart bleibt. Bei einer Gelenkinstabilität sind Artikulations-, Thrust- und Muskelenergietechniken kontraindiziert – mit einer Ausnahme: spezifische manuelle Repositionsmanöver, die geübte und kundige Therapeuten bei dislozierten oder luxierten Strukturen anwenden dürfen. Zur Behandlung von Calcaneus, Os naviculare, distaler Fibula und distaler Tibia sind sanfte Balance-, Unwinding- und myofasziale Weichteiltechniken geeignet. Sobald die an das hintere und obere Sprunggelenk angrenzenden Strukturen wieder besser beweglich sind, kann sich die Behandlung gezielt auf den mechanischen Stress oder die Dislokation des Talus richten. Welche Behandlungstechnik im Einzelnen gewählt wird, hängt vom Gewebegefühl, Alter und Begleiterkrankungen des Patienten sowie von der Präferenz des Therapeuten ab. Bei instabilem Gelenk kann es über drei Wochen dauern, bis die Bänder ausreichend verheilt sind. Erst dann können Bewegungsübungen ohne Gewichtsbelastung durchgeführt werden, die so früh wie möglich beginnen sollten. Ein Fußbad bietet gewissen passiven Widerstand bei den Übungen. Zu empfehlen sind die gleichen Bewegungen wie oben für weniger schwere Zerrungen angegeben. Da Beingips oder -schienen zur Muskelatrophie führen, kann es von Vorteil sein, wenn die Patienten – noch während sie Gips/Schiene tragen – isometrische Übungen machen oder sich Bewegungen vorstellen (Visualisierung).

Chronische oder rezidivierende Knöchelprobleme nach einem Umknicktrauma hängen oft mit einer unverminderten Dysfunktion des Talus und kompensatorischen Veränderungen im mittleren Fuß- und Fersenbereich zusammen. Selbst nach Abheilung der Bänderzerrung bleibt eine gewisse Plantarflexion, Innenrotation oder Supination des Talus bei diesen Patienten bestehen. Da sich der Schwerpunkt dadurch verlagert, müssen sich Calcaneus und Os naviculare entsprechend anpassen. In typischen Fällen entsteht die Verletzung bei invertiertem Calcaneus, so dass sich die Kontaktfläche beim Aufsetzen der Ferse nach lateral verschiebt. Das kompensieren die Patienten durch eine Hyperpronation des Vorderfußes. Oft zeigt sich schon im Stehen eine Abflachung des medialen Längsgewölbes, doch manchmal ist die Pronation nur beim Gehen erkennbar. Durch die häufiger vorhandene Rückverlagerung des Fersenbeins gerät das Sohlengewebe stärker unter Spannung. Über die Peroneus-Biceps-femoris-Verbindung können sich Weichteilrestriktionen ausbreiten, so dass lumbale, pelvine und sakrale Dysfunktionen das biomechanische Beschwerdebild noch weiter verkomplizieren. Deshalb müssen neben der Normalisierung der Fußmechanik auch diese Bereiche in die Behandlung einbezogen werden. Geeignete Therapiemethoden sind Manualtechniken in Kombination mit propriozeptiven, ausgleichenden und kräftigenden Übungen.

Myofasziales Ausstreichen („Milking"-Technik)

Sportler

Als allgemeine Regel gilt für alle Flüssigkeits-, Lymphdrainage- und Weichteiltechniken, dass mit dem Ausstreichen (Milking) im proximalsten Teil begonnen wird, um sich dann nach distal voranzuarbeiten. Auf jeden Fall ist es wichtig, rumpfnahe Bereiche vor den Extremitäten zu behandeln. Dieselbe Technik wurde bereits für Kompartment- und Tibiakantensyndrome (➤ Kap. 6) beschrieben. Es gibt jedoch einen Unterschied: Während sich die Aufmerksamkeit dort auf das Kompartiment richtet und mit minimalem Druck palpiert wird, bleibt die Palpation von Fuß- und Knöchelödemen oberflächlicher, kann jedoch mit stärkerem Druck erfolgen.

1. Der Patient liegt auf dem Rücken. Die Therapeutin steht auf der gegenüberliegenden Seite und mustert den Unterschenkel, der behandelt werden soll, um ihn in drei Abschnitte zu unterteilen. Die Behandlung beginnt am unteren Ende des obersten Drittels.
2. Mit einer behutsamen Knetung streicht sie das Gewebe mit beiden Händen aus. Sie bewegt sich von distal nach proximal innerhalb des oberen Drittels (➤ Abb. 24.32). Der Durchgang wird zweimal wiederholt.
3. Dann lässt sie ihre Hände zum unteren Ende des mittleren Unterschenkeldrittels wandern (➤ Abb. 24.33). Sie knetet das Gewebe wieder sanft mit beiden Händen von distal nach proximal durch und achtet dabei auf Veränderungen der Gewebetextur. Der Durchgang wird zweimal wiederholt.
4. Danach wandern ihre Hände zum unteren Ende des unteren Unterschenkeldrittels weiter

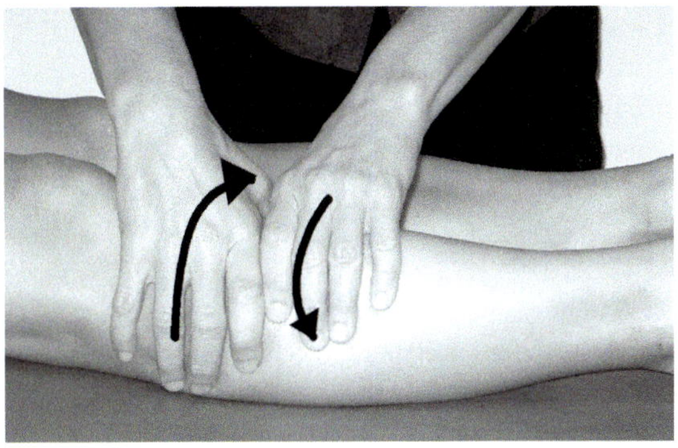

Abb. 24.32

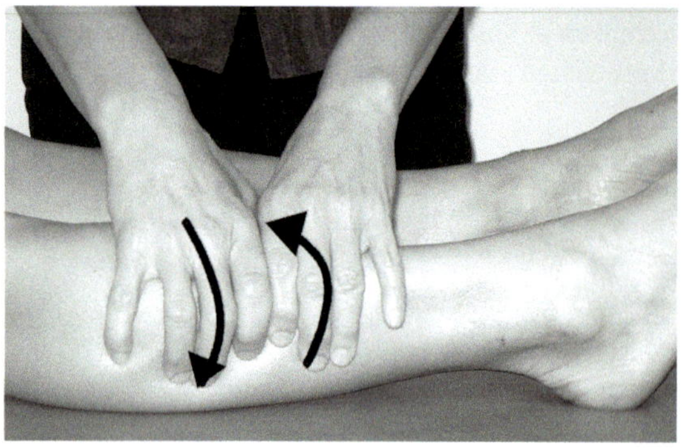

Abb. 24.33

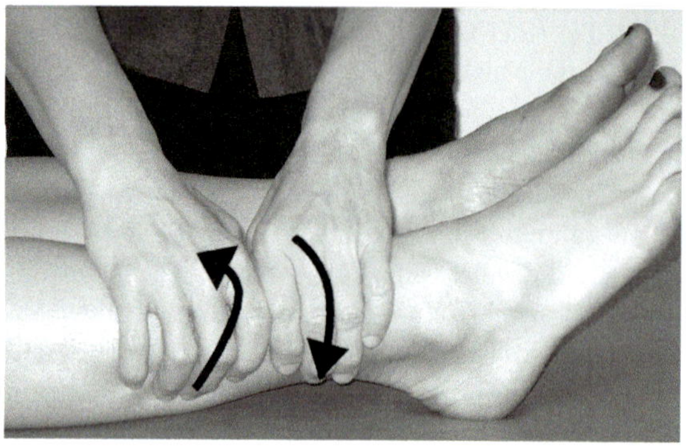

Abb. 24.34

(➤ Abb. 24.34). Sie führt wieder eine sanfte beidhändige Knetung von distal nach proximal durch und achtet auf Veränderungen der Gewebetextur. Der Durchgang wird zweimal wiederholt.

5. Die ganze Behandlungssequenz kann zwei- oder dreimal wiederholt werden, bis sich die Gewebetextur spürbar geändert oder die Gewebefunktion verbessert hat.

High-Velocity-Low-Amplitude-(HVLA-) Thrust

Nach einem talotibialen Distorsionstrauma klagen die Patienten oft über Schmerzen bei der Dorsalflexion und Belastung des Fußes. Auf der Vorderseite des Talotibialgelenks befindet sich eine druckempfindliche Stelle, und im aktiven und passiven Bewegungstest zeigt sich eine eingeschränkte Dorsalflexion.

1. In Rückenlage hat der Patient Hüfte und Knie gebeugt. Die Therapeutin sitzt am Fußende und hält den Fuß des Patienten mit beiden Händen: die Finger liegen auf dem Fußrücken und die Daumen auf der Sohle (➤ Abb. 24.35).
2. Sie bewegt den Fuß in eine Dorsalflexion-Eversion, bis sich Widerstand (restriktive Barriere) bemerkbar macht.
3. Mit einem kurzen, raschen Impuls (HVLA-Thrust) wird eine Traktion, Dorsalflexion und Eversion des Fußes eingeleitet, um den Talus wieder in die Malleolengabel zu bringen.

Thrusttechnik am Fibulaköpfchen

Diese Technik ist auch in Kapitel 6 beschrieben. Sie wird an dieser Stelle aber erneut vorgestellt, weil sie nach Einrenkung des Talus bei Patienten mit einer Knöchelzerrung angewandt werden sollte. Dies gilt besonders, wenn die Rückseite des Fibulaköpfchens druckempfindlich oder die Fibula bei der Dorsal- und Plantarflexion nur eingeschränkt beweglich ist.

1. In Rückenlage hat der Patient Hüfte und Knie gebeugt.
2. Die Therapeutin schiebt ihren Zeige- und Mittelfinger bis zum Metakarpophalangealgelenk hinter das Fibulaköpfchen. Mit der anderen Hand umgreift sie Tibia und Fibula am distalen Ende (➤ Abb. 24.36).

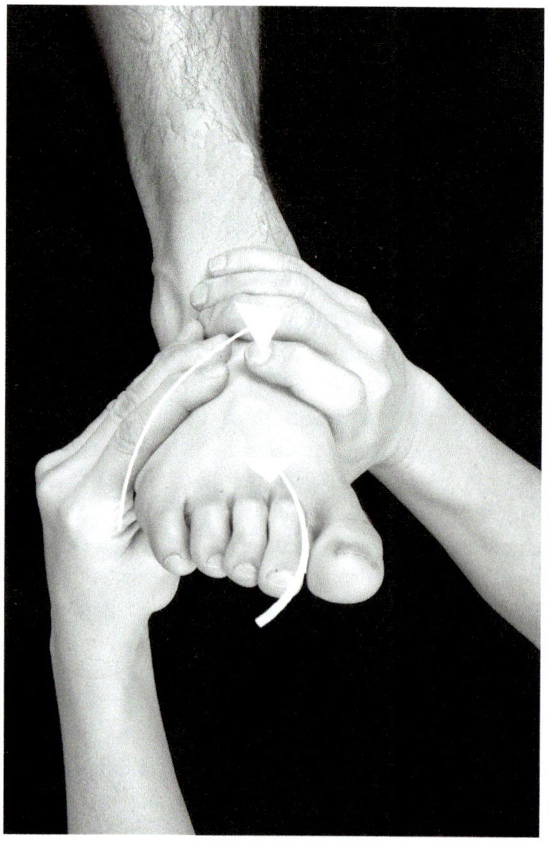

Abb. 24.35

3. Unter Aufrechterhaltung des Kontakts zum Fibulaköpfchen wird das Knie bis zum „Anschlag“ gebeugt.
4. Dann wendet die Therapeutin gleichzeitig zwei kurze, feste Stöße (Thrust) an: Der eine dient dazu, den Fuß des Patienten zum Tuber ischiadicum zu drücken (weißer Pfeil), und durch den anderen wird das Fibulaköpfchen nach vorn bewegt (schwarzer Pfeil).

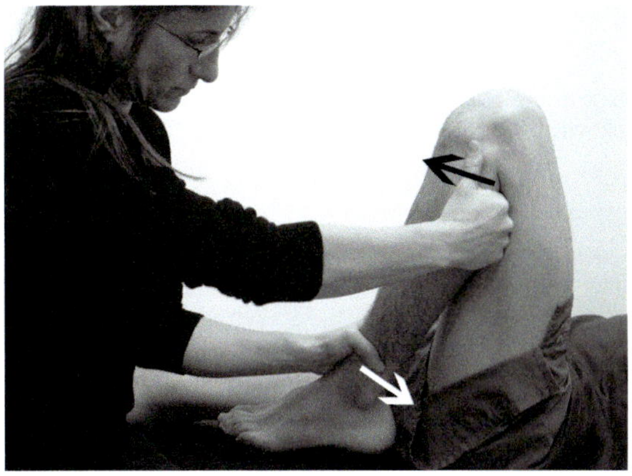

Abb. 24.36

QUELLEN

Blood SD. Treatment of the sprained ankle. J Am Osteopath Assoc 1980; 79: 680–692.
Burnett C, Johnson E. Development of gait in childhood II. Dev Med Child Neurol 1971; 13: 207–215.

Index

B

G

M

N

O

U

V